Moffet

Infectología pediátrica

Enfoque orientado a problemas
5.ª Edición

En la primera parte del método científico formal, que es el establecimiento del problema, la principal habilidad es establecer únicamente lo que uno está seguro que sabe. Es mucho mejor plantear el enunciado "Problema a solucionar: ¿Por qué no funciona mi motocicleta?", que aunque suene tonto es correcto, a establecer el enunciado "Problema a solucionar: ¿Qué está mal con el sistema eléctrico?" cuando no se está por completo seguro de que el problema se encuentra en ese sistema. Lo que uno debería establecer es "Problema a solucionar: ¿Qué está mal con la motocicleta?", y a continuación establecer la primera entrada de la segunda parte: "Hipótesis número uno: el problema está en el sistema eléctrico". Usted puede pensar en todas las hipótesis que quiera, y luego diseñar experimentos para evaluarlas y ver cuáles son verdaderas y cuáles falsas. Este cuidadoso abordaje al comienzo de un cuestionamiento le ayuda a desviarse de forma importante, lo cual le puede costar semanas de trabajo adicional o incluso detenerlo por completo. Las preguntas científicas a menudo tienen la apariencia superficial de ser tontas por este motivo. Se hacen a fin de prevenir que ocurran errores tontos más adelante.

ROBERT M. PIRSIG
Zen y el Arte del Mantenimiento de una Motocicleta
New York, William Morrow & Co., Inc., 1974

Moffet

Infectología pediátrica

Enfoque orientado a problemas
5.ª Edición

Randall G. Fisher, MD

Professor of Pediatrics
Eastern Virginia Medical School
Director, Pediatric Infectious Diseases Division
Children's Specialty Group, PLLC
Children's Hospital of the King's Daughters
Norfolk, Virginia

Thomas G. Boyce, MD, MPH

Associate Professor of Pediatrics
Mayo Clinic College of Medicine
Division of Pediatric Infectious Diseases
Mayo Clinic
Rochester, Minnesota

Armando G. Correa, MD

Assistant Professor of Pediatrics
Baylor College of Medicine
Section of Academic General Pediatrics
Texas Children's Hospital
Houston, Texas

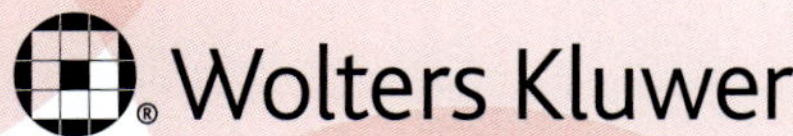

Philadelphia • Baltimore • New York • London
Buenos Aires • Hong Kong • Sydney • Tokyo

Av. Carrilet, 3, 9.ª planta – Edificio D
Ciutat de la Justícia
08902 L'Hospitalet de Llobregat
Barcelona (España)
Tel.: 93 344 47 18
Fax: 93 344 47 16
e-mail: consultas@wolterskluwer.com

Revisión científica:
Dra. Mercedes Macías Parra
Pediatra infectóloga
Directora Médica del Instituto Nacional de Pediatría

Traducción:
Dr. Israel Luna
Dra. Diana Vanegas

Director editorial: Carlos Mendoza
Editora de desarrollo: Cristina Segura Flores
Gerente de mercadotecnia: Juan Carlos García
Cuidado de la edición: Teresa Parra Villafaña
Maquetación: Carácter Tipográfico/Eric Aguirre • Aarón León • Ernesto A. Sánchez
Diseño de portada: Jesús Mendoza M.
Impresión: C&C Offset-China
Impreso en China

A mi esposa, Kathi, por su apoyo;
a mis hijos Natalie, Timothy, Margaret, y George, por su inspiración;
y a mis padres, George y Gloria, por su estímulo.
TGB

Prólogo

La mayoría de los médicos recuerda con cariño uno o dos libros de texto porque tuvieron un papel muy importante durante sus años formativos en la escuela de medicina y en la residencia. Para mí, este libro especial es la primera edición de *Infectología pediátrica de Moffet: enfoque orientado a problemas*. Mi última rotación en la escuela de medicina fue en infectología pediátrica en el Columbus Children's Hospital. Mi adscrito tenía reputación de ser un profesor excelente cuyas lecciones eran duras, pero también muy informativas. En un esfuerzo por estar preparado para mi rotación, le pregunté a mi adscrito qué libro de texto debía leer. Sin dudarlo un segundo, me dijo que fuera a la librería y comprara *Infectología pediátrica de Moffet*. Hizo énfasis en que el libro no era sólo informativo, sino que también proporcionaba estrategias para desarrollar diagnósticos diferenciales relevantes y planes de tratamiento para mis pacientes durante mi rotación. Seguí su consejo. Utilizar el libro de texto de Moffet me preparó para las guardias en enfermedades infecciosas, así como para interacciones futuras con los pacientes. El enfoque orientado a problemas de este texto guió mi forma de pensar cuando me enfrentaba no sólo a niños con enfermedades infecciosas, sino también con otros niños cuyo diagnóstico y manejo requería consideración cuidadosa y organizada para establecer un diagnóstico. Desarrollé tal apego por este libro de texto que compré la segunda, tercera y cuarta ediciones.

La quinta edición conserva el objetivo del Dr. Moffet de utilizar un enfoque orientado a problemas. Proporciona una estructura para guiar a los médicos hacia el desarrollo lógico de diagnósticos diferenciales y planes de evaluación y tratamiento cuando su paciente presenta un problema y no un diagnóstico o agente etiológico. Como sucedió con las cuatro ediciones anteriores, la quinta edición sigue siendo organizada y sistemática al tiempo que guía al médico al uso de la queja de presentación y los signos físicos como el método óptimo para establecer posibles diagnósticos y un plan de evaluación. Una vez que se han establecido los diagnósticos diferenciales. Hay pasos claros para confirmar el diagnóstico correcto y proporcionar la terapia adecuada para manejar el padecimiento.

La publicación de la quinta edición llega muy a tiempo, ya que sale poco después de que el Institute of Medicine reportase un impacto significativo en los errores en el diagnóstico sobre los resultados en la atención médica. El arte del diagnóstico diferencial parece haberse perdido en una era de pruebas multiplex e imagenología de alta tecnología. Sin un diagnóstico diferencial bien desarrollado, el desenlace del paciente sufre de la llamada "visión en túnel". Un abordaje organizado para la evaluación del paciente puede reducir el riesgo de error diagnóstico, sobrediagnóstico, exceso de pruebas, sobretratamiento, e incremento en los costos de la atención médica. El enfoque orientado a problemas resaltado en este libro de texto no sólo dirige la evaluación del médico al proporcionar la estructura para establecer diagnósticos diferenciales apropiados, sino que también establece un "proceso de pensamiento" que es útil en otros contextos clínicos.

El enfoque orientado a problemas claramente beneficia a los médicos en entrenamiento. Además, aun el médico más experimentado encontrará que en cada capítulo hay nueva información que mejorará sus habilidades para evaluar y manejar a los pacientes. Mientras que aquellos que han disfrutado de las cuatro ediciones previas estarán satisfechos al ver que el objetivo y diseño originales del Dr. Moffet han sido respetados, esta quinta edición está actualizada en su totalidad. El número de figuras se ha duplicado. Las nuevas adiciones incluyen perlas clínicas, una lista de puntos clave al final de cada capítulo, y una lista apropiada de ligas en internet.

Estoy muy emocionado por haber recibido la oportunidad de expresar mis pensamientos en este prólogo. El haber sido incluido en este libro que valoro y que he disfrutado tanto es un gran honor para mí.

Michael T. Brady, MD
Profesor de Pediatría
The Ohio State University
Director Médico Asociado
Nationwide Children's Hospital

Prefacio

Para ser sincero, yo (Dr. Fisher) no estoy seguro de quién fue la idea de actualizar de nuevo este libro para una quinta edición. Cuando se publicó la cuarta edición en 2005, asumí que vendrían más ediciones. Después de todo, los tiempos cambian, las enfermedades cambian, los tratamientos cambian, y por supuesto, este libro seguro tendría éxito. Por lo tanto, una quinta edición era inevitable.

Sin embargo, lo que en realidad sucedió, fue que cuando se publicó la cuarta edición, no rompió precisamente ningún récord de ventas (aunque sí recibió algunas revisiones positivas), y después hubo algunos cambios en la lista de empleados en la empresa editora. Nadie estaba en realidad a cargo de asegurarse de que el libro se actualizara. Yo seguía pensando que el momento llegaría, pero no sucedía. Eventualmente, según recuerdo, tuve una conversación por correo electrónico con el Dr. Boyce acerca del tema, y contactamos al editor para preguntar sobre una quinta edición. El Dr. Boyce y yo decidimos que, esta vez, sería mejor si sacábamos el libro de forma más temprana. Para ello, le solicitamos apoyo al Dr. Armando Correa. Como especialista en infectología pediátrica que practica la pediatría general, él trae consigo una perspectiva fresca acerca de algunos de nuestros "frentes" en el escrito. Nos dividimos los capítulos y comenzamos a trabajar. De nuevo, fue más trabajo del que habíamos anticipado, y nos tomó más tiempo del que pensé que nos llevaría completarlo. Los tres somos médicos ocupados con muchas otras responsabilidades. Una vez más, espero que esto le dé al libro un particular enfoque clínico que de otra forma no tendría.

Hemos realizado varios cambios considerables en la quinta edición. Primero, a fin de salvar árboles, elegimos omitir las extensas secciones de referencias al final de cada capítulo como las tenían las ediciones previas. Continuamos utilizando la literatura actual de la misma forma, y todos nuestros enunciados en el libro están apoyados por la literatura; simplemente no sentimos que hubiese necesidad de citar cada referencia en forma individual. En lugar de ello, tenemos una lista de algunos de los artículos más destacados que se han publicado en relación con el tema de cada capítulo. Esta modificación nos permitió actualizar todo, añadiendo información adicional a cada tema, sin hacer el libro considerablemente más extenso de lo que ya era. Creo que la ausencia de frecuentes números en superíndice también hace más fácil para los ojos la lectura del libro. En segundo lugar, decidimos añadir algunas perlas clínicas en cada capítulo y un resumen de los puntos clave al final de cada capítulo para una revisión rápida. El Dr. Boyce se encargó de realizar dicho trabajo. Tercero, añadimos muchas figuras nuevas y quitamos algunas de las tablas anteriores que sentimos que ya no tenían lugar. La mayoría de las fotografías nuevas también es cortesía del Dr. Boyce. Esperamos que esto haga el libro más amigable para el lector.

Hemos hecho nuestro mejor esfuerzo para mantener el espíritu del texto original escrito por el Dr. Moffet: mantener el enfoque en diagnósticos clínicos diferenciales orientados a problemas, y a un abordaje lógico y repetible al diagnóstico y tratamiento de las enfermedades infecciosas. Este abordaje ha funcionado muy bien con el paso de los años. He encontrado que el apego estricto a este proceso de pensamiento cada que vemos a un paciente, aun en los que parecen casos sencillos, prepara nuestra mente de modo que, cuando nos encontramos ante un paciente complejo, seremos más capaces de llegar al diagnóstico correcto.

Muchos de nuestros colegas fueron clave para revisar secciones del libro para las cuales tenían particular experiencia. Estamos muy agradecidos con las siguientes personas que nos ayudaron con la quinta edición: Matthew Binnicker (microbiología), Kristen Thomas, Catherine Marks, y Amy Kolbe (radiología), David Driscoll (cardiología), Roshini Abraham (inmunología), Samar Ibrahim (hepatología), Mark Weatherly (fibrosis quística), Charles Huskins (control de infecciones), Cheryl Tran (nefrología), Mark Bartlett (gastroenterología), Paul Galardy (hematología-oncología), Raymond Razonable (trasplantes), Kevin Arce (cirugía oral), Julie Baughn (neumología), Peter Havens (VIH), Ritu Banerjee (sepsis), Marc Ellsworth (neonatología), Candace Granberg (urología), Karthik Balakrishnan (otorrinolaringología),

Robert Kahoud (cuidados intensivos), y a Wendy Smith (oftalmología), Theresa Madigan (problemas por exposición), Judith V. Williams, Donald W. Lewis, Laura A. Sass. El Dr. E. Stephen Buescher nos proporcionó una bella ilustración sobre la anatomía de la infección en hueso. La Dra. Judith V. Williams nos proporcionó varias fotografías sobre condiciones dermatológicas.

Agradecemos a nuestros editores en Wolters Kluwer Health, particularmente a Ashley Fischer, sin cuyo apoyo no hubiese sido posible completar esta edición. Agradecemos a nuestras familias por permitirnos sacrificar tiempo con ellas a fin de tener tiempo para escribir. Por último, estamos en deuda con el Dr. Hugh Moffet, el autor de las primeras tres ediciones, y nuestra inspiración para continuar con la tradición del abordaje orientado a problemas para el diagnóstico. Esperamos que disfrute esta edición del libro, y que sea para usted una herramienta valiosa en la atención de niños con enfermedades infecciosas.

Randall G. Fisher, MD
Norfolk, Virginia

Thomas G. Boyce, MD
Rochester, Minnesota

Armando G. Correa, MD
Houston, Texas

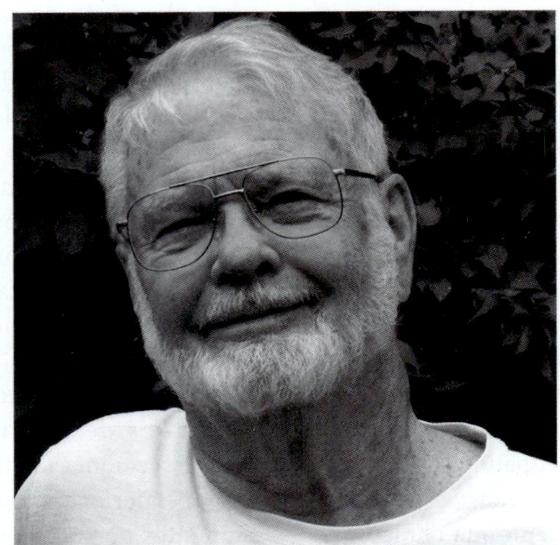

Hugh L. Moffet, MD

Contenido

Toma de decisiones clínicas en infectología pediátrica

> **Perla clínica:** siempre lleve a cabo un diagnóstico descriptivo y elaborado basado en síndromes anatómicos antes de intentar realizar un diagnóstico etiológico específico.

El objetivo de este capítulo es servir como introducción a algunos conceptos teóricos acerca de enfermedades infecciosas. Los médicos que ya estén familiarizados con estos conceptos, pueden pasarlos por alto. Sin embargo, no debe omitirse solo porque trata de manera predominante acerca de generalidades, ya que muchos de estos conceptos pueden ser en extremo útiles.

PROBLEMAS ESPECIALES EN LOS NIÑOS

Los niños tienen una susceptibilidad especial para las infecciones, o una mayor severidad de las mismas, por varias razones. El menor tamaño de los conductos en los niños (p. ej., los bronquios, la laringe, y las trompas de Eustaquio) hace que se obstruyan con más facilidad por edema o secreciones. La exposición a un agente por primera vez a menudo produce una enfermedad más severa. Es más probable que una reexposición, como puede ocurrir en un niño de mayor edad o en un adulto, produzca una enfermedad más leve, modificada tanto por inmunidad humoral como celular a una infección previa. Los niños más pequeños también tienen menor probabilidad de tener anticuerpos con reactividad cruzada derivados de una infección previa con un organismo antigénicamente relacionado. Los neonatos, en especial los prematuros, tienen una inmunidad celular y humoral menos desarrollada. La capacidad para producir una respuesta con anticuerpos a antígenos compuestos por polisacáridos (como el *Streptococcus pneumoniae*) sigue estando alterada hasta los 18 a 36 meses de edad. Con ciertas enfermedades prevenibles por vacunas, como la tos ferina, los lactantes pueden adquirir una infección antes de tener la suficiente edad para ser vacunados contra ellas. Por último, los niños están expuestos con mayor frecuencia a otras personas con infecciones, por ejemplo, en las estancias infantiles y los salones de clase.

ENFOQUE CLÍNICO DE LA INFECTOLOGÍA

El estudio de las enfermedades infecciosas es diferente al de la microbiología. Esta última se concentra en el estudio de los microorganismos, en tanto que la disciplina de infectología tiene que ver con el estudio de los pacientes. En la medicina clínica, el conocimiento acerca de los microorganismos es solo una parte de lo que se requiere para poder analizar lo que se observa en un paciente con una infección.

Dos enfoques

Existen dos formas de abordar las enfermedades infecciosas: el enfoque por agente etiológico, y el enfoque por síndrome anatómico (Fig. 1-1). De manera tradicional, la introducción del estudiante a la infectología es en términos del agente en particular involucrado. El estudiante aprende a identificar las características del organismo infeccioso y las enfermedades que puede causar. Sin embargo, los pacientes no pueden ser clasificados con facilidad con base en agentes etiológicos, de modo que cuando comienza la experiencia clínica, el estudiante debe cambiar sus puntos de vista para que sean como los de un clínico, y pensar en términos de síndromes anatómicos. Los síndromes pueden definirse en términos empíricos y mutuamente excluyentes, y la enfermedad de un paciente a menudo puede clasificarse en un único síndrome anatómico.

Estos dos enfoques para las enfermedades infecciosas pueden ilustrarse con el ejemplo del estreptococo del grupo A y la faringitis exudativa (Fig. 1-1). En el enfoque por agente etiológico, se consideran los distintos tipos de enfermedades que pueden ser causados por estreptococo del grupo A. En el enfoque

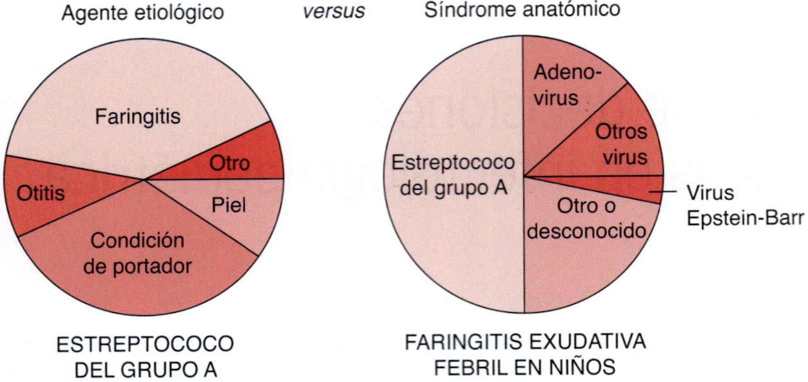

Figura 1-1. Dos enfoques para las enfermedades infecciosas: síndrome anatómico *versus* agente etiológico.

por síndrome anatómico, se requiere un patrón clínico amplio del síndrome (p. ej., faringitis exudativa). Después de eso, se evalúan los diversos microorganismos que pueden causar este síndrome.

Es importante realizar el diagnóstico del síndrome anatómico antes de intentar determinar el diagnóstico etiológico específico. Este orden de prioridades evita que el médico pase por alto posibilidades razonables. Aunque no se acostumbra decir "síndrome similar a influenza, tal vez causada por virus de influenza", esta forma de parafrasear un diagnóstico le recuerda al médico que otros agentes pueden imitar la enfermedad producida por virus de influenza, en especial en las etapas iniciales de la infección. También es un ejemplo del enfoque de dos pasos para el diagnóstico: primero, un diagnóstico del síndrome descriptivo, y después un diagnóstico etiológico probable.

Niño normal *versus* inmunocomprometido

Al evaluar a un niño con un posible problema infeccioso, el enfoque puede diferir dependiendo de si el niño tiene un sistema inmunológico normal o uno comprometido. La condición de compromiso inmunológico puede conocerse de antemano, como en un niño que recibe quimioterapia por un padecimiento maligno, o puede sospecharse, como en el niño con antecedente de infecciones severas y recurrentes. La susceptibilidad a la infección variará dependiendo de la naturaleza y severidad del defecto inmunológico específico. Dado que la lista de posibles agentes infecciosos es más amplia en estos pacientes, la búsqueda de un diagnóstico etiológico en general debe ser más agresiva. Los procesos infecciosos coexistentes también son más frecuentes en el huésped inmunocomprometido. Puede requerirse tratamiento intravenoso en vez de oral, y a menudo hay que administrarlo durante un mayor tiempo que en un huésped normal.

Espectro de severidad

Hay un espectro de severidad en las enfermedades clínicas causadas por un único agente etiológico. La mayoría de las enfermedades al inicio se identifica en su forma más severa. Después de que se empezaron a desarrollar técnicas para detección del agente, es posible identificar formas más leves y asintomáticas de la enfermedad.

Antes de hacer generalizaciones acerca de cualquier enfermedad, se debe identificar la existencia de varios grados de severidad de la misma. El médico no debe considerar las enfermedades en términos de un promedio de todos los grados de severidad, ya que existen diferencias clínicas importantes en el pronóstico para los diferentes grados de severidad. Él debe saber que se requiere una terapia más a fondo para la forma más severa que para la forma más leve de una enfermedad causada por el mismo agente. Son más frecuentes las presentaciones severas –y atípicas– de enfermedades comunes que las presentaciones clásicas de enfermedades raras.

EL PROCESO DIAGNÓSTICO

El diagnóstico clínico es un proceso intelectual por el que atraviesa el médico al analizar la enfermedad de un paciente. Es un juicio que comienza en el momento en el que se ve al paciente por primera vez, y el médico comienza a razonar desde la naturaleza general de los signos y síntomas del paciente hasta las enfermedades específicas posibles. Finaliza cuando el diagnóstico ya no puede afinarse más.

PASOS EN EL DIAGNÓSTICO

Historia clínica y exploración física

La primera historia que se obtiene es, por lo general, solo una aproximación, y la calidad varía de acuerdo con la capacidad del paciente de proporcionar información, la capacidad del médico de obtener la información necesaria y el tiempo disponible.

El médico experimentado va formulando hipótesis, también llamadas diagnósticos o problemas potenciales, desde el inicio de la historia clínica, y dirige las preguntas de manera que pueda probar estas hipótesis. De manera deliberada uno mantiene amplias las hipótesis, y permite que las preguntas les vayan dando forma. Esto evita la tendencia a sacar conclusiones diagnósticas mientras aún se mantiene la discusión dentro de los límites razonables.

Los detalles importantes de la exploración física pueden obtenerse en un tiempo breve, y deben completarse en relación con la enfermedad sospechada. Algunas partes de la exploración deben repetirse cuando la situación clínica lo indique. Tal vez durante la elaboración de la historia clínica y la exploración física no sea posible obtener la información crítica necesaria para el diagnóstico final de una enfermedad complicada y se tenga que obtener hasta una segunda o tercera evaluación.

Diagnóstico diferencial

Esta es una lista de las posibles causas de enfermedad de un paciente. Debe listar las posibilidades en orden de probabilidad, así como causas menos frecuentes que puedan causar daño grave si no se detectan (la lista pesimista, ver más abajo). El diagnóstico diferencial debe considerar al paciente como un todo, y estar basado en el(los) síndrome(s) anatómico(s) identificado(s), y no con base en una lista de posibilidades encontradas en un libro de texto o en una búsqueda en internet, que típicamente generan listas demasiado largas como para que el médico pueda manejarlas.

La lista pesimista

Una vez que el médico ha hecho diagnósticos presuntivos, se debe realizar una lista de posibles complicaciones serias, una "lista pesimista". El médico debe intentar pensar en qué posibilidades diagnósticas puedan ser pasadas por alto. Debe pensar más allá de lo probable, a fin de estar preparado para lo inusual, y debe planear qué hacer en caso de que ocurra lo peor. Esta actitud no debe llevarlo a solicitar estudios diagnósticos o a indicar tratamientos innecesarios, pero debe mantenerlo alerta ante la posibilidad de que ocurra algo distinto a lo que parece muy claro.

Diagnósticos presuntivos

El médico siempre debe tener una lista de diagnósticos presuntivos en los cuales basar los estudios de laboratorio y la terapia. Los diagnósticos presuntivos deben formularse de manera temprana durante la evaluación y estar basados en la historia clínica y la exploración física, y en algunos casos en los estudios de laboratorio iniciales. Estudios han demostrado que los médicos más experimentados no sacan más de cuatro o cinco hipótesis con las cuales trabajar.

Tipos de diagnósticos

Para la mayoría de las enfermedades se puede realizar varios tipos de diagnósticos presuntivos, como se lista a continuación.

1. *Anatómicos*: describir el área anatómica (p. ej., faringitis, neumonía, o meningitis no purulenta); también llamados diagnósticos sindromáticos. Estos diagnósticos deben ser empíricos y descriptivos, y deben ser algo en lo que fácilmente concuerden quienes revisan la información disponible.
2. *Etiológicos*: indican la causa de la alteración fisiológica o anatómica (p. ej., *Shigella*, meningococo, o virus sincicial respiratorio). Los diagnósticos etiológicos deben darse como la etiología única más probable, junto con una lista de las demás posibilidades razonables, con comentarios acerca de cada posibilidad.
3. *Fisiológicos*: indican las alteraciones en la fisiología involucradas (p. ej., acidosis respiratoria, insuficiencia cardiaca congestiva, o choque séptico). A menudo es posible dar terapia dirigida a una alteración fisiológica como una medida inmediata sin tener conocimiento del agente involucrado. El diagnóstico fisiológico a menudo puede expresarse en forma cuantitativa (p. ej., acidosis respiratoria con un pH sanguíneo de 7.2 y pCO_2 de 50 mm Hg).

Los diagnósticos fisiológicos no deben confundirse con teorías sobre patogénesis. Dichos diagnósticos pueden definirse de forma operativa por medio de observaciones empíricas, como en el choque, edema cerebral o acidosis respiratoria. Las teorías sobre la patogénesis no pueden definirse por observación directa (p. ej., reacción antígeno-anticuerpo, infección latente, viremia, y enfermedad del colágeno).

Enfoque progresivo en el diagnóstico

Los síndromes anatómicos deben definirse de manera precisa, pero deben ser lo suficientemente amplios para incluir todas las posibilidades. Después de diagnosticar el síndrome anatómico, el médico puede ir eliminando de manera gradual agentes etiológicos hasta enfocarse en la posibilidad correcta. El principal problema en el diagnóstico es considerar el correcto. Intentar establecer diagnósticos etiológicos antes que sindromáticos es como intentar pescar con una lanza. Sin embargo, cuando se utiliza el concepto de síndromes anatómicos, es como echar una red al agua, atrapando todas las causas posibles, y excluyendo luego aquellas que no son consistentes con la información, e ir seleccionando poco a poco la más probable. El médico no puede establecer un diagnóstico que no ha considerado.

Superposición de categorías

Las enfermedades de los pacientes, en particular en sus etapas iniciales, son difíciles de clasificar en un único síndrome. El diagnóstico es gris, no blanco y negro, y está mezclado, no puro. Esta situación se maneja mejor de manera temprana al formular las listas de diagnósticos o problemas del paciente teniendo una actitud "separadora" en lugar de "amontonadora", y listando varios problemas por separado en lugar de combinarlos. Esto se describe en una sección posterior.

Algoritmos

Se han desarrollado algoritmos que establecen los enfoques fundamentados para la evaluación de ciertos síndromes clínicos. Sin embargo, la sobredependencia en algoritmos, en particular cuando la justificación para su desarrollo no ha sido bien estudiada e internalizada, afecta de manera negativa la agudeza diagnóstica de los médicos en entrenamiento. Se debe hacer énfasis en la comprensión de los procesos patológicos en lugar de trazar líneas algorítmicas. A veces, el médico puede requerir un enfoque algorítmico para una enfermedad poco común a fin de ahorrar tiempo y recursos.

Guías

Se han desarrollado muchas guías excelentes, incluyendo aquellas publicadas por la Infectious Diseases Society of America, para condiciones comunes y que están basadas en evidencia. Igual que los algoritmos, éstas pueden ser útiles para estandarizar la atención médica. Sin embargo, muchos pacientes no entran con claridad en las categorías establecidas por las guías, y requieren juicio clínico –además del conocimiento de las guías– para una atención médica adecuada.

Diagnósticos etiológicos presuntivos y finales

Entre más amplio sea el diagnóstico anatómico y más específicas sean las posibilidades etiológicas que incluye, es más probable incluir el diagnóstico etiológico correcto. Como el detective en una historia de misterio siempre tiene una hipótesis sobre la identidad del criminal, el médico necesita tener diagnósticos etiológicos presuntivos como una guía para tomar acciones apropiadas y establecer una terapia lógica. Si los médicos no tienen un diagnóstico etiológico presuntivo, no hay una base para justificar una terapia específica. El diagnóstico por síndrome anatómico rara vez requiere modificarse, ya que es descriptivo, y todos los observadores deben concordar en la forma en la que se describe. Sin embargo, los diagnósticos etiológicos presuntivos pueden tener que modificarse a medida que se obtenga nueva información.

El diagnóstico etiológico final puede definirse como el mejor diagnóstico que puede establecerse cuando toda la información, incluyendo datos de laboratorio, esté completa. El diagnóstico final puede realizarse pasado ya tiempo desde el inicio de la enfermedad. No siempre tiene que establecerse con base en pruebas de laboratorio, sino que puede hacerse durante el curso de la enfermedad del paciente o incluso en una exploración *post mortem*.

Diagnósticos etiológicos concluyentes

Los diagnósticos etiológicos concluyentes no son tan frecuentes como los legos podrían imaginar. Para la mayoría de los pacientes con enfermedades infecciosas, se establece un diagnóstico etiológico probable en lugar de uno concluyente. Sin embargo, es importante un diagnóstico etiológico concluyente ya que le permite al médico establecer una terapia específica, evitar solicitar más pruebas, establecer un pronóstico más acertado, iniciar atención preventiva, aprender acerca de la historia natural de la enfermedad, e identificar epidemias potenciales. También pueden ayudar a confortar a la familia del paciente, ya que excluye etiologías más graves.

Todo diagnóstico concluyente aumenta el conocimiento del médico, mientras que los diagnósticos no confirmados no lo hacen. Para la educación científica del médico, un diagnóstico concluyente vale más que mil diagnósticos equívocos, dudosos o no confirmados. El médico debe utilizar todos los métodos disponibles para establecer el diagnóstico clínico, siempre y cuando sea lo más benéfico para el paciente. Para que el médico obtenga beneficio de un diagnóstico final establecido posteriormente, es esencial contar con observaciones registradas de forma precisa de los síntomas y signos tempranos, de modo que puedan ser evaluadas y analizadas.

El análisis científico de la terapia debe estar basado en los resultados en pacientes con el mejor diagnóstico etiológico posible. Para padecimientos de etiología desconocida, como la enfermedad de Kawasaki, la definición del caso debe ser los más específica posible a fin de evitar incluir a pacientes con otros diagnósticos.

A menudo, por motivos de salud pública, es deseable un diagnóstico etiológico concluyente. Por ejemplo, el sarampión y la difteria son de gran importancia en salud pública, y es fundamental la confirmación por los métodos de laboratorio más concluyentes disponibles para justificar las medidas de prevención masivas que en general se requieren.

La función del laboratorio

En el caso de las enfermedades infecciosas, el médico rara vez debe basar sus decisiones sobre un paciente particular considerando solo estudios de laboratorio. En vez de ello, los estudios de laboratorio deben ser utilizados para indicar si el diagnóstico clínico y las decisiones terapéuticas basadas en él fueron correctas. Los estudios de laboratorio deben ser un mecanismo de control para la interpretación en retrospectiva de la enfermedad del paciente y una guía para educar al médico para el tratamiento de pacientes similares. Dichos estudios pueden influenciar al médico para modificar o cambiar el diagnóstico de un paciente específico, pero rara vez deben ser la primera pista para el diagnóstico final. Un error común es hacer el diagnóstico con base en una prueba de laboratorio que no es consistente con la presentación clínica del paciente o, peor aún, con base en una prueba de laboratorio que no estaba indicada.

El valor predictivo positivo de una prueba está relacionado no solo con su sensibilidad, sino también con la prevalencia de una enfermedad dentro de una población. Cuando se obtiene una prueba que no está indicada, por ejemplo una prueba cutánea de tuberculina realizada como condición para entrar a una escuela en un niño sin factores de riesgo para tuberculosis, casi todos los resultados positivos son falsos positivos. De manera similar, las pruebas serológicas para enfermedad de Lyme obtenidas en pacientes que no viven en regiones endémicas de enfermedad de Lyme, o cuyos síntomas no son consistentes con dicha enfermedad, es más probable que resulten engañosas en lugar de informativas para el proceso diagnóstico.

Algunas veces se utiliza la frase "diagnóstico de laboratorio" a diferencia de "diagnóstico clínico", como si el laboratorio pudiese hacer un juicio. Es mejor utilizar los términos "diagnóstico presuntivo" y "diagnóstico final", que representan opiniones humanas que pueden modificarse por los datos del laboratorio.

DESCRIBIR Y REGISTRAR LOS PROBLEMAS DEL PACIENTE

Clasificaciones

Las clasificaciones están diseñadas para ser útiles, y no son intrínsecamente significativas fuera de su utilidad práctica. La mayoría de los legos tiene puntos de vista en extremo simples sobre los diagnósticos médicos, y no discriminan entre variedades de neumonía, por ejemplo. Algunos médicos utilizan pocos diagnósticos, y tienden a combinar varios cuadros clínicos diferentes dentro de la misma categoría general. A este proceso a veces se le llama "amontonar", pero esto es en realidad una sobresimplificación. Sin embargo, los mejores clínicos discriminan de forma tan precisa como es posible en la clasificación de tipos de neumonía. Como analogía, en el idioma inglés solo existe una palabra para nieve, ya que toda la nieve es más o menos la misma para las personas que hablan ese idioma. Sin embargo, se dice que los nativos de Alaska tienen varias palabras diferentes para nieve, describiendo las variedades que pueden distinguir, todas las cuales son importantes para ellos. La guía más útil para el valor de las distinciones es si dichas variante o diferencias tienen alguna utilidad en la experiencia del médico que las utiliza.

La diferencia entre amontonar y separar puede ilustrarse a través de varios ejemplos. El síndrome de meningitis aséptica en general tiene una etiología viral benigna. Por otro lado, la encefalitis aguda por lo general tiene un pronóstico grave y, con menor frecuencia, una etiología específica determinada. La distinción entre síndromes de meningitis aséptica y de encefalitis aguda es muy útil clínicamente, pero pierde dicha utilidad al amontonar ambas condiciones bajo el término "meningoencefalitis". De manera similar, el uso del término "infección de vías respiratorias superiores" o "IVRS" para incluir al resfriado común, la faringitis estreptocócica, y la enfermedad similar a influenza, es otro ejemplo de sobre simplificación por amontonamiento. En el aspecto clínico es útil distinguir el síndrome de resfriado común (para el que no existe tratamiento específico) de la faringitis estreptocócica (para la cual es efectiva la terapia con antibióticos), y de la influenza (que es una enfermedad más severa con complicaciones potenciales).

Los términos "amontonar" y "separar" también se utilizan algunas veces en el contexto de con qué tanto vigor intenta el médico hacer que todos los síntomas del paciente entren en un diagnóstico clínico único. A menudo se piensa que los pacientes pediátricos tienen solo una enfermedad. En general, es cierto que los síntomas de los niños están relacionados con una única causa subyacente; sin embargo, hay que recordar que la presencia de una enfermedad no necesariamente excluye otra(s). En algunos casos, como en las infecciones severas por virus de la influenza, la presencia de una enfermedad (influenza) de hecho predispone al paciente al desarrollo de otra (superinfección bacteriana). Como ya se mencionó, los pacientes inmunocomprometidos a menudo también tendrán más de un proceso infeccioso.

Registros orientados a problemas

En el método orientado a problemas, a los diagnósticos se les llama problemas, y se hace mucho énfasis en cambiar la forma en la que éstos se definen a medida que se obtiene nueva información. Este sistema enfatiza la importancia de definir el problema solo en términos de lo que es razonablemente seguro, y evitar hacer diagnósticos que no puedan ser demostrados por la evidencia disponible. Este concepto se ilustra con la cita del libro *Zen y el Arte del Mantenimiento de Motocicletas* en la página frontal de este libro.

La lista de problemas

Esta lista es un elemento clave en el método orientado a problemas. Tiene dos funciones principales. La primera es su uso como índice o tabla de contenidos para facilitar el seguimiento de un problema a través de la masa de datos. La segunda es forzar al médico a seguir una regla estricta de precisión al establecer el problema del paciente o el diagnóstico. El nombre del problema debe ser objetivo, descriptivo, y que cualquier médico con la misma información aceptaría. El problema no debe incluirse en la lista de problemas de forma demasiado temprana (aunque puede mencionarse tentativamente durante la evaluación). Luego de que se obtiene más información (horas en una enfermedad aguda, 1 o 2 días en una enfermedad más crónica), se puede poner el problema en la lista permanente de problemas.

Uno de los propósitos principales de este libro es proporcionar definiciones operativas de síndromes infecciosos en niños, de modo que el médico pueda identificar el patrón y establecer un diagnóstico sindromático orientado en problemas. Entonces se puede proseguir con el segundo paso al realizar un hallazgo etiológico utilizando las probabilidades y las pruebas de laboratorio confirmatorias también descritas en este libro.

Sobrediagnóstico

Los médicos en general asumen que sus pacientes tienen una enfermedad. Sin embargo, algunos pacientes están sobrediagnosticados y pueden tener lo que se conoce como una "no enfermedad". Los pacientes también pueden padecer enfermedades que no tienen una etiología orgánica, sino manifestaciones de problemas psicológicos. El sobrediagnóstico puede evitarse si se mantienen los diagnósticos por síndromes anatómicos como descripciones exactas del problema, si se identifica la ausencia de alteración fisiológica, y si la falta de una "base orgánica" se mantiene en la lista de posibles diagnósticos etiológicos.

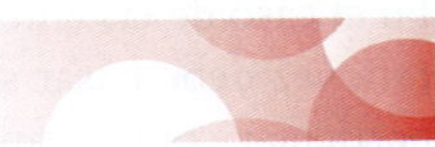

EL MANEJO DE LAS INFECCIONES

Diagnóstico *versus* manejo

Es útil distinguir los problemas diagnósticos de aquellos relacionados al manejo. Aunque ambos problemas pueden estar presentes en grados variables, en general uno es más prominente en cualquier paciente en particular. Si no hay certeza en el diagnóstico etiológico, la mayor parte de los esfuerzos del médico van dirigidos a la definición de un diagnóstico anatómico y a tratar de determinar el agente etiológico. Cuando el paciente tiene un diagnóstico fisiológico o uno por síndrome anatómico, se puede administrar tratamiento de apoyo o sintomático. El paciente aún tiene un problema diagnóstico hasta que el diagnóstico etiológico tenga una certeza razonable. En la presentación oral de un paciente con un problema no diagnosticado, el primer enunciado debe establecer este hecho. Por ejemplo, "John es un niño de 10 años de edad con fiebre y artralgia de causa no diagnosticada".

En contraste, si el paciente cuenta con un diagnóstico etiológico conocido, el énfasis está en el manejo y la terapia. Cuando se conocen el problema del paciente y el diagnóstico etiológico, la evidencia debe establecerse de inmediato durante la presentación del caso. Por ejemplo, "Mary es una niña de 4 años de edad con el problema de manejo de su empiema por estafilococo, un diagnóstico basado (en este momento) en el hallazgo de grupos de cocos grampositivos en el fluido purulento extraído por toracocentesis".

Manejo *versus* tratamiento

A menudo se considera que el tratamiento es administrar medicamentos o realizar procedimientos quirúrgicos. El manejo es un término más amplio, y debe recordarle al médico la importancia de lidiar con las inquietudes del paciente y seguir el curso de la enfermedad a fin de anticipar complicaciones, y aliviar el impacto total de la misma. Aunque no todas las enfermedades pueden ser curadas, todos los pacientes pueden ser atendidos. No existe situación en la que el médico no pueda ejercer un impacto positivo.

Manejo de los sentimientos

La ansiedad de un padre y las interrelaciones entre el niño, los padres y el médico son importantes al lidiar con las enfermedades infecciosas, al igual que con cualquier enfermedad. El médico debe discutir los problemas con la familia y con el niño si es posible. Si el trasfondo del paciente es diferente al del médico, es en especial probable una mala comunicación. El médico debe proporcionar atención personal e individualizada al paciente explicándole los síntomas y dándole instrucción, ánimo y apoyo. En las enfermedades severas o crónicas, también puede ser apropiado el apoyo complementario para el paciente y su familia. El no proporcionar a los padres una explicación adecuada es una causa muy importante en el incumplimiento de las instrucciones del médico. Las enfermeras en general son muy útiles para interpretar problemas y dar instrucciones al paciente.

Diagnóstico anticipatorio

A medida que el médico adquiere experiencia, debe haber una tendencia hacia un diagnóstico más temprano de las enfermedades severas debido a una mayor familiaridad con las complicaciones esperadas. Es más importante para el médico identificar las etapas iniciales de una enfermedad potencialmente peligrosa que las de una enfermedad avanzada. El diagnóstico temprano es esencial para el médico de atención primaria, pero entre más pronto, más difícil es. Es mucho más importante pensar en una complicación que puede poner en peligro la vida o causar daño permanente para intentar su prevención, que permitir que la enfermedad progrese bajo observación hacia un estado más peligroso pero que es más fácil de identificar. Por ejemplo, se debe identificar una celulitis orbitaria de forma temprana, y tratarla vigorosamente para prevenir la complicación de una trombosis del seno cavernoso. Es más importante para el médico saber cómo reconocer una celulitis orbitaria que una trombosis del seno cavernoso, ya que la celulitis orbitaria en general no debe progresar hacia esta complicación bajo el cuidado de un médico.

Complicaciones

Las complicaciones pueden hacer más difícil el diagnóstico al oscurecer los hallazgos habituales de la enfermedad primaria. Tan pronto como se establecen los diagnósticos presuntivos, se debe tomar nota mental de las complicaciones conocidas de dichos diagnósticos, así como las terapias utilizadas, y se deben buscar de forma frecuente los signos y síntomas de estas complicaciones potenciales.

Seguimiento ambulatorio de las infecciones

Como regla general, el médico debe agendar una consulta de seguimiento o una llamada telefónica en lugar de dejar esto a criterio de los padres, en especial en el caso de los niños pequeños con enfermedades febriles, ya que muchos padres no tienen experiencia para reconocer signos que el médico podría identificar como graves.

Identificar alternativas

El médico debe tener un conocimiento total de las alternativas en el manejo de una enfermedad. Los problemas en el diagnóstico en general involucran una lista de las posibilidades (el diagnóstico diferencial) y los procedimientos que siguen en forma lógica (el plan).

En los problemas de manejo, el médico debe considerar todas las alternativas aceptables disponibles. Se puede tener errores cuando el médico no tiene un conocimiento claro de las alternativas y sus consecuencias. Es más probable que ocurra un error al no identificar una posible alternativa que al elegir una incorrecta. El médico debe considerar con cuidado todos los métodos lógicos de tratamiento en lugar de intentar seguir una rutina o esquema.

Nueva información

Cuando el médico comienza a creer en una hipótesis diagnóstica, a veces ignora o malinterpreta la información contradictoria. La información nueva puede utilizarse para confirmar una hipótesis existente cuando, de hecho, debe ser ignorada, utilizada para rechazar la hipótesis o como la base de una nueva hipótesis. El médico puede exagerar la importancia de hallazgos que caen dentro de una idea preconcebida. El médico no debe bloquear la información nueva que pueda cambiar el consenso científico actual sobre una enfermedad. Esta actitud abierta ante el cambio científico ha sido llamada "alta tolerancia para la incertidumbre" y aplica tanto a conceptos sobre una enfermedad como a problemas particulares del paciente.

El negarse a considerar nuevos hechos que alterarían una decisión ha sido llamado "evasión defensiva", ejemplificada por la apatía tranquila o la negación ante nuevos datos que sugieren que el plan actual está destinado al fracaso. Los diagnósticos operativos no deben ser considerados diagnósticos etiológicos. Los médicos no deben "casarse" con un diagnóstico o plan de tratamiento en particular. Los planes de contingencia son útiles y facilitan el desenlace si se anticipan complicaciones. Un plan deficiente es aquel que no permite modificación alguna.

Predictores redundantes

Cuando un paciente tiene varios de los predictores clásicos de una enfermedad, el médico puede sentirse confiado con su diagnóstico. No obstante, esta confianza pudiera no estar justificada si los signos y síntomas en los que se basa suelen ocurrir juntos, incluso en otras condiciones. Por ejemplo, un médico puede establecer de manera errónea un diagnóstico clínico de faringitis estreptocócica basándose en la presencia de fiebre, odinofagia y eritema faríngeo al examen físico. Sin embargo, estos tres predictores no son independientes. Su presencia no incrementa la posibilidad del diagnóstico de faringitis estreptocócica en forma proporcional. Por el contrario, el diagnóstico reciente de faringitis estreptcócica en un familiar del paciente es un predictor independiente, e incrementa la posibilidad de ese diagnóstico en el paciente.

Asociación temporal *versus* causa y efecto

Cuando existe incertidumbre diagnóstica, a menudo se utiliza una prueba terapéutica con un medicamento para observar si la condición del paciente mejora. Sin embargo, los cambios en el estado de enfermedad que coinciden con la administración del fármaco pueden ser debido a variación al azar o a la historia natural del proceso mórbido. Por ejemplo, los niños con resfriado común a menudo mejoran tras 1 a 2 días de haber recibido antibiótico, ya que para cuando el niño ha estado lo suficientemente enfermo como para buscar atención médica, típicamente se acerca al final de la historia natural de la enfermedad. Los médicos deben ser cuidadosos antes de establecer conclusiones de causa y efecto basándose en asociaciones azarosas. Además, los padres pueden aferrarse a creencias basadas en asociaciones temporales.

Sobregeneralización

Al principio en toda práctica clínica, existe una tendencia natural a extrapolar experiencias clínicas a generalizaciones sobre procesos de enfermedad. Esto es en especial cierto cuando el médico ha atendido a alguien con una enfermedad relativamente poco frecuente. Ya que es más fácil para la mente recordar enfermedades y síndromes cuando se ligan con experiencias de pacientes reales, la propia experiencia clínica predomina sobre lo aprendido en el salón de clases, libros de textos o revistas médicas. Si el paciente en cuestión tuvo una forma clásica de la enfermedad, este proceso es relativamente inocuo. Sin embargo, las experiencias personales deben ser contextualizadas de forma apropiada. Es evidente que, mientras más pacientes con una enfermedad particular que haya visto el médico, es más probable que el grupo de pacientes se asemeje a un caso "típico".

Los médicos experimentados también son propensos a este fenómeno, en especial si uno de sus pacientes tuvo una complicación terrible con una enfermedad común, o si se omitiera el diagnóstico de alguna enfermedad catastrófica debido a una presentación relativamente benigna. Aunque la tendencia es natural, los médicos no deben adoptar el enfoque estilo "eso no me volverá a pasar nunca" al atender a sus pacientes con enfermedades comunes y autolimitadas, ya que esto puede conducir a pruebas diagnósticas e intervenciones terapéuticas innecesarias.

Opciones de decisión

En cualquier momento determinado, existen varias opciones de decisión disponibles para el médico. Éstas pueden describirse en los siguientes términos generales:

1. No darle mucha importancia a la situación. Asegure al paciente que los síntomas no son significativos, *pero aconseje una nueva consulta* o una llamada telefónica si se desarrollan nuevos síntomas.
2. Esperar y observar. Lea, interconsulte, solicite pruebas de laboratorio.
3. Definir la situación con base en la información presente. Establezca un diagnóstico.
4. Manipular la situación. Administre medicamentos u opere.

Es útil para el médico revisar con frecuencia estas cuatro posibilidades lógicas para asegurarse de que todas se están considerando en un caso individual. Uno de los escenarios más comunes involucra una combinación de opciones: el médico a menudo establecerá un diagnóstico tentativo y después realizará pruebas adicionales para confirmar o refutar dicho diagnóstico.

Rituales ocupacionales

La medicina ha evolucionado a rituales que sirven para maximizar las decisiones correctas y reducir tensiones que pudiesen surgir de los juicios basados en información incompleta. Las clases, entregas de guardia y las conferencias sobre morbilidad y mortalidad están, en parte, diseñadas para socializar el proceso de toma de decisiones y proporcionar una estructura para lidiar con las dudas. Puede ayudar al médico a aceptar que algunas de estas convenciones son rituales que fueron diseñados porque no siempre es fácil saber qué hacer.

ANÁLISIS DE LOS DATOS DE LABORATORIO

Existen varias clases de métodos de laboratorio utilizados para auxiliar en el diagnóstico de las enfermedades infecciosas: microscopia, cultivo (aislamiento del agente), serología (demostración de una respuesta significativa de anticuerpos contra el agente), detección del antígeno, reacción en cadena de la polimerasa (PCR, por sus siglas en inglés) en tiempo real, y pruebas cutáneas.

Microscopia

La tinción de Gram es el método microscópico más común, y siempre debe realizarse de inmediato en todas las muestras purulentas. En ocasiones, las observaciones microscópicas son ya sea patognomónicas, como en los cuerpos de Negri en la rabia, o altamente específicas, como las inclusiones intranucleares (ojo de búho) observadas en las infecciones por citomegalovirus. Los métodos con anticuerpos fluorescentes y microscopia electrónica inmunológica incorporan la especificidad añadida de la reacción antígeno-anticuerpo, y pueden ayudar a llegar al diagnóstico.

Cultivo

El cultivo es el procedimiento de laboratorio utilizado con más frecuencia en el diagnóstico de las enfermedades infecciosas. La primera etapa de este proceso involucra la recuperación o el aislamiento del agente. Al inicio pueden detectarse bacterias u hongos al observar una colonia en una laminilla o turbidez en un fluido. La detección de un virus puede hacerse observando un efecto citopático (ECP) o hemadsorción en cultivos celulares o muerte o enfermedad en un modelo animal.

La segunda etapa en el cultivo es la identificación. La identificación preliminar por lo regular se basa en características generales (tamaño de la colonia, color de la colonia, cambios en el medio de cultivo) que le permiten al técnico catalogar al organismo en uno de varios grupos amplios (p. ej., grampositivo, gramnegativo, levadura, moho). La identificación final de los microorganismos usualmente se basa en reacciones bioquímicas o serológicas, por ejemplo, por neutralización del ECP por un antisuero específico (para virus) o por reacción de aglutinación con diluciones altas de un antisuero específico (para bacterias u hongos). La identificación final también puede hacerse mediante el uso de anticuerpos fluorescentes que se unen a antígenos virales o bacterianos específicos. Algunos laboratorios utilizan secuenciación de ácidos nucleicos o espectrometría de masa para realizar la identificación final de organismos inusuales. Esto puede llevarse a cabo en un laboratorio de referencia.

Métodos serológicos (detección de anticuerpos)

Estos métodos por lo general se basan en la demostración de elevación en el título de un anticuerpo específico entre el suero agudo y convaleciente. Los niveles de anticuerpo se miden en suero que se diluye en forma seriada con solución salina amortiguada (p. ej., una parte de suero por una parte de solución salina sería una dilución 1:2 o "uno a dos"; la siguiente dilución sería 1:4, y así sucesivamente). El "título terminal" es la dilución más alta en la cual el anticuerpo puede aún ser detectado. Los métodos serológicos son especialmente útiles en enfermedades para las que el agente infeccioso no crece de manera rutinaria en un cultivo (p. ej., virus Epstein-Barr), o si se ha iniciado terapia antimicrobiana antes de que se hayan podido obtener muestras. Otros agentes infecciosos (p. ej., *Francisella tularensis*, el agente de la tularemia) pueden ser peligrosos de cultivar en el laboratorio; los métodos serológicos también pueden ser útiles en el diagnóstico de estos patógenos.

Cuando se identifica un agente infeccioso en un paciente sin que exista la presencia de un incremento correspondiente en la concentración de anticuerpos contra dicho agente, la implicación es que el huésped no ha generado una respuesta inmunológica humoral apropiada contra el agente. Típicamente, se requiere un aumento significativo (en general de cuatro veces) en los títulos de anticuerpos IgG (p. ej., 1:4 a 1:16) entre las muestras de suero agudo y convaleciente para realizar el diagnóstico serológico de una infección aguda o reciente.

La detección del anticuerpo IgM específico también ha sido aceptada como un método para detectar una infección reciente con base en una sola muestra de suero. Esto no es necesariamente un método viable para todos los tipos de infección; por ejemplo, el virus de Epstein-Barr puede inducir algo de IgM en la reactivación asintomática de una infección latente. Otras enfermedades, como la enfermedad por arañazo de gato, algunas veces se diagnostican con base solo en una medición de IgG por la intensidad de la respuesta de anticuerpos. En este caso, se ha determinado que la infección previa rara vez produce títulos de anticuerpo más allá de cierto nivel; por lo tanto, se puede asumir que los títulos de anticuerpos por encima de dicho nivel representan una infección. En general, es más probable que los anticuerpos IgM den falsos positivos en comparación con los anticuerpos IgG.

Detección de antígenos

Los agentes microbianos pueden detectarse a través de varios métodos, incluyendo tinción directa e indirecta con anticuerpos fluorescentes, coaglutinación, contrainmunoelectroforesis, aglutinación con látex, reacciones con preciptina, y ensayo inmunoabsorbente ligado a enzimas (ELISA, por sus siglas en inglés). El uso de métodos de detección de antígenos, en particular las pruebas de aglutinación en látex, fue en algún tiempo el estándar en la evaluación de muchas infecciones bacterianas, pero hoy en día se considera un método diagnóstico no confiable para algunas enfermedades debido a la posibilidad de reacciones falsas positivas.

Reacción en cadena de la polimerasa en tiempo real

La reacción en cadena de la polimerasa en tiempo real (comúnmente llamada PCR, por sus siglas en inglés), es una técnica diagnóstica molecular que utiliza cebadores o primers, sondas fluorescentes, nucleótidos y enzimas a fin de amplificar e identificar ADN o ARN en muestras clínicas. Dado que esta técnica amplifica ácidos nucleicos de forma logarítmica (p. ej., una copia se convierte en dos copias, dos copias en cuatro, y así sucesivamente), es un método sensible para detectar la presencia de números muy pequeños de organismos, aun después de que los organismos ya no son viables. Es un procedimiento relativamente complicado y requiere entrenamiento especial. La PCR en tiempo real se ha vuelto muy útil clínicamente, y hoy en día se considera el estándar para la detección de muchos organismos, incluyendo virus del herpes simple, virus varicela zoster, y *Bordetella pertussis*.

Pruebas cutáneas

Puede utilizarse la inyección intradérmica de un antígeno para detectar hipersensibilidad retardada, como en la prueba cutánea de tuberculina. La hipersensibilidad retardada por lo general indica una infección previa con el microorganismo, y proporciona evidencia que apoya que la presente enfermedad puede ser causada por dicho agente. Sin embargo, el valor de las pruebas cutáneas es limitado, ya que al momento en que se ve al paciente por primera vez, la infección puede ser demasiado temprana como para una prueba positiva. De forma alternativa, el paciente puede estar anérgico y ser inmunológicamente incapaz de responder con una prueba cutánea positiva.

Asociación etiológica

Es importante enfatizar que la evidencia de laboratorio de la presencia de una infección no es necesariamente prueba de una relación etiológica. El laboratorio sólo puede reportar qué organismos fueron detectados. Aun cuando se recupere el organismo de la sangre u otro sitio normalmente estéril, el médico debe establecer la significancia del resultado de laboratorio siguiendo ciertas convenciones para determinar si la enfermedad individual es causada por dicho organismo. Un ejemplo de esto sería la detección de citomegalovirus, u otro herpes virus en un individuo inmunocompetente por lo demás sano. Ciertos agentes, incluyendo a los herpes virus, pueden establecer infección latente o causar infección asintomática, y su detección puede no ser clínicamente significativa en ciertos pacientes. La interpretación de los cultivos puede dificultarse aún más cuando éstos se obtienen de sitios que normalmente no están estériles, como un tubo endotraqueal en un paciente con ventilación mecánica.

Asociación *versus* diagnóstico

La asociación etiológica es un problema de investigación teórico para el científico médico. No debe confundirse con el diagnóstico, que es un problema de práctica para el médico.

El problema de asociación es determinar si un agente en particular puede causar *alguna vez* una enfermedad particular de ocurrencia natural. Las infecciones experimentales pueden demostrar que es posible que el agente cause la enfermedad. Las observaciones en los brotes, o el estudio estadístico de un agente en una enfermedad comparado con controles normales, pueden demostrar que el agente es una causa probable de la enfermedad de ocurrencia natural. El médico que intenta establecer un diagnóstico etiológico a menudo se ve limitado por circunstancias prácticas. Algunas veces no se utilizan pruebas de laboratorio. Otras, el médico acepta al agente aislado como la causa probable de la enfermedad. Algunas veces, resultados erróneos de anticuerpos deben ser tomados como la mejor información diagnóstica disponible. Por lo tanto, el médico puede no ser capaz de llegar a un diagnóstico etiológico concluyente, pero siempre se deben establecer diagnósticos anatómicos, fisiológicos y presuntivos.

ENFOQUES UTILIZADOS EN EL RAZONAMIENTO MÉDICO

Los médicos experimentados utilizan dos enfoques amplios para el razonamiento clínico. El **enfoque intuitivo** es el que más se usa. Es rápido y requiere poco esfuerzo cognitivo. Este método depende mucho del razonamiento inductivo, la experiencia, y la identificación de patrones. El diagnóstico de patrón involucra identificar y combinar características clínicas. La fiebre, la faringe hiperémica y el exudado se combinan como el síndrome o patrón de una faringitis exudativa febril. Enseguida, el médico considera las probabilidades estadísticas en términos de edad, exposición y otras variables, y llega a un diagnóstico etiológico presuntivo para el paciente, a la espera de los resultados del cultivo faríngeo. Por lo tanto, varias características conforman un patrón anatómico. Las causas probables de dicho patrón constituyen un diagnóstico etiológico probable.

Las decisiones tomadas mediante el enfoque intuitivo pueden establecerse utilizando heurística, que se refiere a atajos mentales que en general, aunque no siempre, funcionan bien. Un ejemplo es la ley de Petersdorf: "Cuando un paciente tiene fiebre en forma posoperatoria, en general se relaciona al procedimiento quirúrgico". Aunque esto es usualmente cierto, la sobredependencia en la heurística puede ocasionar que se pase por alto un diagnóstico. El enfoque intuitivo es más útil cuando la situación clínica le es familiar al médico.

El otro método de razonamiento clínico se denomina **enfoque analítico**. Este es un método más confiable, pero consume mucho más tiempo. Involucra un enfoque sistemático, pensamiento deliberado, y razonamiento deductivo, algunas veces con el uso de algoritmos. Es más útil cuando el médico se enfrenta a un patrón clínico completo con el que no está familiarizado. Esta situación puede presentarse con frecuencia, cuando los médicos tienen poca experiencia clínica, o en menor medida, cuando el médico experimentado se enfrenta a un caso inusual. En los casos inusuales o complicados, las frecuencias de varias etiologías para un determinado patrón son de poco valor. El médico debe razonar desde la localización anatómica y la alteración fisiológica y tiene pocas bases para discriminar entre probabilidades etiológicas. En estos casos, los estudios de laboratorio no específicos son de poco valor. Pueden ser necesarias las pruebas específicas, como la biopsia o la tomografía computarizada, o el cultivo directo del área involucrada si la enfermedad es lo suficientemente severa como para justificar dicho estudio.

Los estudios muestran que los médicos experimentados de manera subconsciente pasan de un lado a otro entre el pensamiento intuitivo y el analítico, dependiendo de la complejidad del caso. Ninguno de los métodos es superior en forma inherente; ambos enfoques están sujetos a sesgos cognitivos, descritos más adelante.

Tres causas de errores diagnósticos

Dos de los principales objetivos de la atención médica son establecer diagnósticos y administrar tratamientos; si el primero es correcto, el segundo tiene una mayor posibilidad de ser correcto. Sin embargo, en medicina es común el error en el diagnóstico, y se estima que ocurre entre 10 a 15% de los encuentros médicos. Existen tres causas principales de errores diagnósticos: falta de conocimiento, errores de sistema, y sesgos cognitivos. De forma interesante, la falta de conocimiento acerca de la enfermedad como causa de error médico es en exceso infrecuente. Los errores de sistema han sido objeto de mucha discusión en la última década. Éstos incluyen problemas técnicos, descuidos organizacionales, políticas deficientes, falta de comunicación o seguimiento, o documentación inadecuada. Menos discutidos, pero igual de comunes, son los sesgos cognitivos. Éstos pueden interpretarse como pensamiento erróneo: no son falta de conocimiento, sino un mal uso del mismo que resulta en un razonamiento distorsionado. La mayoría de los errores diagnósticos ocurre en pacientes con condiciones comunes y no necesariamente en aquellos con enfermedades raras.

Sesgos cognitivos comunes

Se han descrito más de 100 tipos de sesgos cognitivos. Aquí mencionamos solo algunos de los más comunes.

- ● *Sesgo de anclaje.* Esta es la tendencia a anclarse a un diagnóstico de forma muy temprana. El médico puede "casarse" con un diagnóstico y no reconsiderarlo incluso en presencia de evidencia contradictoria.
- ● *Sesgo heurístico.* Como se mencionó antes, la heurística se refiere a atajos mentales que pueden ser bastante útiles. Sin embargo, el confiar de más en ellos puede hacer que el médico se equivoque al momento de realizar el diagnóstico correcto.

- ***Sesgo de disponibilidad.*** Esto ocurre cuando el médico considera un diagnóstico porque le viene a la mente con facilidad. Ejemplos de ello son considerar un diagnóstico debido a que recién se observó en otro paciente o por haber escuchado hace poco una clase sobre el tema.
- ***Sesgo de exceso de confianza.*** Esta es la inclinación a pensar que se sabe más de lo que en realidad se sabe. Por desgracia, es una causa común de error en el diagnóstico, incluso en los médicos experimentados.
- ***Sesgo de cierre prematuro.*** Éste también es común, en especial en pacientes complicados. Se acepta un diagnóstico inicial incluso cuando no explica todos los hallazgos, olvidándose que el diagnóstico puede estar equivocado o que el paciente puede tener más de un diagnóstico.
- ***Sesgo de inercia diagnóstica.*** Una vez que un paciente ha sido "etiquetado" con un diagnóstico determinado, otros miembros que entran después al equipo están renuentes a cuestionar esa etiqueta inicial. Esto es en particular cierto si el diagnóstico lo realizó un médico más experimentado.
- ***Negación de la tasa basal.*** Esta es la tendencia a ignorar la verdadera incidencia de una enfermedad y a buscar diagnósticos raros pero más exóticos.

Existen muchos otros tipos de sesgo. El médico sabio utiliza la conciencia –pensar acerca de su propio modo de pensar– para protegerse de ellos. El médico debe preguntarse a sí mismo: ¿Qué otra cosa puede ser esto? ¿Hay algo que no encaja? ¿Hay más de un diagnóstico? En los casos en especial difíciles, el pedirle a un colega que no esté involucrado de forma emocional en la situación que revise el caso puede proporcionar un punto de vista fresco y libre de sesgo.

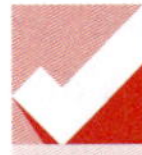

Puntos clave

- **Se debe establecer un diagnóstico descriptivo por síndrome anatómico antes de establecer un diagnóstico etiológico.**
- **Los resultados de las pruebas de laboratorio y los estudios de imagen pueden ser útiles, pero solo un médico tiene la capacidad para establecer un diagnóstico.**
- **Los médicos experimentados utilizan enfoques tanto intuitivos como analíticos para el razonamiento clínico y se cuidan de sesgos cognitivos específicos que puedan resultar en errores diagnósticos.**

REFERENCIAS SELECCIONADAS

http://www.improvediagnosis.org/page/ClinicalReasoning (Society to Improve Diagnosis in Medicine: clinical reasoning toolkit).

Baron EJ, Miller JM., Weinstein MP, *et al*. A guide to utilization of the microbiology laboratory for diagnosis of infectious diseases: 2013 recommendations by the Infectious Diseases Society of America (IDSA) y la American Society for Microbiology (ASM). *Clin Infect Dis* 2013;57:e22-121.

Croskerry P. A universal model of diagnostic reasoning. *Acad Med* 2009;84:1022–8.

Croskerry P. From mindless to mindful practice: cognitive bias and clinical decision making. *N Engl J Med* 2013;368:2445–8.

Kassirer J, Wong J, Kopelman R. *Learning Clinical Reasoning.* 2nd ed. Philadelphia, PA: Lippincott Williams & Wilkins, 2010.

Sexton DJ, McDonald M, Spelman D, *et al*. Thirty operating rules for infectious disease apprentices. *Infect Dis Clin Pract* 2007;15:100–3.

Vick A, Estrada CA, Rodriguez JM. Clinical reasoning for the infectious disease specialist: a primer to recognize cognitive biases. *Clin Infect Dis* 2013;57:573–8.

2   Síndromes nasofaríngeos

DEFINICIONES Y CLASIFICACIONES

Las "infecciones de vías respiratorias superiores", a menudo abreviadas IVRS, son un término colectivo. Tiene el mismo tipo de significado que "infección de vías respiratorias inferiores", es decir, engloba varios síndromes anatómicos. La IVRS se ha convertido en un término para el lego como "faringitis por estreptococo" o "gripa".

El término IVRS es simplista de forma innecesaria. La habilidad clínica de un médico se relaciona con la capacidad para establecer diagnósticos específicos, que se basan en la discriminación y distinción entre varias diferencias, no en sobresimplificaciones. Siempre que sea posible es mejor emplear un diagnóstico más específico.

Dos síndromes a menudo son mal diagnosticados con infecciones de vías respiratorias superiores. El primero es un síndrome sistémico, manifestado por fiebre relativamente alta y síntomas generales como cefalea y fiebre, pero con examen físico normal. Es útil para clasificar dichas enfermedades en términos diagnósticos que enfatizan la fiebre, como "fiebre sin signos localizadores", como se describe en el capítulo de síndromes febriles. Este término es mucho más descriptivo que "síndrome viral", una frase no sofisticada que a menudo implica fiebre pero es vaga, asume la etiología y carece de un componente anatómico.

El segundo síndrome mal diagnosticado se distingue por síntomas respiratorios prominentes (p. ej., tos y odinofagia) con fiebre moderada a elevada o debilidad generalizada. Es útil clasificar estas enfermedades como tipo influenza, como se describe en el Capítulo 7. Este capítulo sobre síndromes de nariz y faringe incluye el resfriado común, rinitis purulenta y faringitis (ver Cuadro 2-1). Otros síndromes respiratorios se describen en los capítulos 7 y 8. Las infecciones dentales, gingivitis, estomatitis e infecciones de lengua se discuten en el capítulo de síndromes de boca y glándulas salivales (Capítulo 4).

SÍNDROME DE RESFRIADO COMÚN

El síndrome de resfriado común es una enfermedad autolimitada con flujo nasal hialino, constipación nasal, en ocasiones prurito faríngeo, estornudos, calosfríos, ardor ocular y de membranas nasales, y mialgia leve. La tos puede estar presente pero por lo general no es prominente. Es inusual que se presente con tos significativa, definida como temperatura oral de 38.9 °C (102 °F) o mayor, en especial en niños mayores. El síndrome de resfriado común puede ser considerado de manera razonable como rinosinusitis. La mucosa de los senos paranasales se continúa con la mucosa nasal y típicamente se inflama durante el curso de un resfriado común.

Etiologías posibles

Rhinovirus

Los rhinovirus son la causa más común del síndrome de resfriado común. Existen más de 100 serotipos de rhinovirus. Puede ocurrir reinfección con el mismo serotipo pero por lo general es menos sintomática. A diferencia de otros virus humanos, los rhinovirus son sensibles a la temperatura. Crecen mejor a 33 °C, la temperatura de la mucosa nasal, y su crecimiento se inhibe de forma gradual a temperaturas mayores. *In vitro*, la mayoría de los rhinovirus no crecen bien a 37 °C, razón por la cual, por lo general, no causan infecciones de vías respiratorias inferiores. Sin embargo, se ha reportado que algunos rhinovirus pueden causar y de hecho causan infecciones de vías respiratorias en algunos individuos y que la infección del tracto respiratorio superior con un rhinovirus en general induce sibilancias en pacientes con asma.

La inoculación de voluntarios susceptibles con un rhinovirus causa una enfermedad que inicia casi el primer día de la inoculación y dura cerca de 7 días. Los síntomas de infecciones por rhinovirus de cepa silvestre en niños se resuelven a los 15 días en 90% de los casos. Los virus pueden aislarse de la nasofaringe durante 1 a 2 semanas.

Cuadro 2-1. Clasificación de las infecciones respiratorias superiores

Infecciones anatómicamente localizadas en vías respiratorias superiores
- **Síndrome de resfriado común**
- **Estornudos**
- **Rinorrea hialina, que a menudo se vuelve espesa y luego amarilla a verde más tarde en el curso de la enfermedad**
- **Obstrucción nasal**
- **Fiebre baja**
- **Rinitis purulenta (raro)**
- **Flujo nasal fétido y espeso, con fiebre o excoriación cerca de la narina**
- **Faringitis**
- **Evidencia objetiva de inflamación faríngea (es decir, eritema o exudado faríngeo)**
- **Usualmente con odinofagia o fiebre**

Diagnósticos mal catalogados como de infecciones de vías respiratorias superiores
- **"Bronquitis"**
- **Enfermedad similar a influenza**
- **Fiebre sin signos localizadores**

Coronavirus

Al menos dos serotipos de estos virus causan el síndrome de resfriado común. La infección experimental en voluntarios adultos provoca una enfermedad similar a la causada por rhinovirus. El periodo de incubación es de cerca de 24 horas más largo, y la duración de la enfermedad es por lo general de 2 a 3 días más corto. Ochenta y cinco por ciento de los voluntarios infectados por coronavirus 229E reportó cefalea *versus* la mitad de aquellos infectados por rhinovirus. El resfriado por coronavirus es más frecuente en niños pequeños y su frecuencia disminuye de manera gradual a lo largo de la vida. Puede ocurrir la reinfección. Con frecuencia se reportan sibilancias.

Otros virus

El "resfriado en verano" a menudo se refiere a infecciones leves por enterovirus, que en particular no provocan diarrea pero sí fiebre, con frecuencia acompañada de rinitis o tos leve.

Mycoplasmas

La infección por *Mycoplasma pneumoniae* a menudo es asintomática, en especial en lactantes y niños peque-
ños. Cuando es sintomática, puede haber rinitis y tos leve, clasificada de manera razonable como "síndrome de resfriado común". Las infecciones más graves asociadas con infección por *M. pneumoniae* se discuten en el Capítulo 7.

Infección viral modificada (reinfección)

En los adultos, muchas infecciones diagnosticadas como resfriado común tal vez son infecciones modificadas causadas por virus que producen enfermedad leve en caso de reinfección y una enfermedad más grave cuando se trata de primoinfección. El más común de éstos es el virus sincicial respiratorio, que circula en epidemias anuales y con el cual los voluntarios humanos adultos pueden ser infectados de manera repetida. Los virus de influenza y parainfluenza también pueden causar este fenómeno. Los adenovirus y enterovirus en ocasiones son aislados en pacientes con enfermedad similar al resfriado común.

Pródromo de una infección más grave

Algunas infecciones graves, como la bronquiolitis, neumonía o meningitis, pueden iniciar con síntomas similares a los del resfriado común. En el caso de la bronquiolitis, los síntomas del resfriado común son parte del curso natural de la enfermedad. En la meningitis, el síndrome de resfriado común puede en realidad ser un factor de riesgo para un desarrollo, debido a la alteración de la barrera mucosa nasal.

Rinitis alérgica

Esta condición es muy parecida al síndrome de resfriado común de etiología infecciosa. Puede ocurrir incluso desde el primer mes de vida, en especial si el lactante es alérgico a la leche de vaca, pero es rara en la infancia. El hallazgo de respiración oral, frote de la nariz, episodios recurrentes de epistaxis, historia familiar o personal de asma o dermatitis atópica, episodios estacionales o eosinofilia nasal o sistémica, apoya el diagnóstico de rinitis alérgica.

Rinitis no alérgica

La rinitis no alérgica puede ser difícil de diferenciar con respecto de la rinitis alérgica y es posible que también se parezca al resfriado común. Por lo general es intermitente y persistente y en ocasiones es desencadenada por factores ambientales o por alimentos.

Pólipos nasales

Los pólipos nasales múltiples y bilaterales pueden ser la manifestación inicial de la fibrosis quística, ya sea que la obstrucción o rinorrea respondan o no a manejo antialérgico.

Plan diagnóstico

Por lo general no son necesarios o útiles los estudios diagnósticos para evaluación del paciente con el síndrome de resfriado común.

Tratamiento

Antibióticos

Los estudios realizados en alumnos universitarios, militares y niños con frecuencia han documentado la ineficacia de los antibióticos en el manejo del resfriado común. Una revisión Cochrane de estudios prospectivos controlados con placebo concluyó que el manejo antibiótico del resfriado común no aporta beneficio clínico. El resfriado común sólo en ocasiones se complica con infección bacteriana secundaria, y la profilaxis contra esta lejana posibilidad no es efectiva. Peor aún, el abuso de antibióticos en pediatría clínica es un factor contribuyente importante en la aparición de bacterias con resistencia antimicrobiana. En la última década, los departamentos de emergencias en Estados Unidos han disminuido el uso inapropiado de antibióticos en niños por resfriado común. El deseo de los padres por recibir antibióticos no es una indicación válida en el caso de esta enfermedad benigna y autolimitada. La mayoría de los padres acepta el juicio clínico del médico respecto al uso de antibióticos si confían en su médico y sienten que él es abierto y honesto con ellos.

Medicamentos para la tos

La tos no es en sí misma una indicación para suprimirla. Los medicamentos antitusígenos por lo general no son necesarios en el resfriado común y nunca han demostrado ser efectivos en pacientes pediátricos. Lo que es peor, se han reportado efectos adversos graves de preparaciones para la tos de venta libre. La American Academy of Pediatrics (AAP) recomienda evitar el empleo de antitusígenos y medicamentos para el resfriado en niños menores de 6 años de edad. Múltiples estudios han demostrado que una pequeña cantidad de miel (1/2 cucharadita) es superior al dextrometorfano para suprimir la tos en pacientes pediátricos de 2 a 18 años de edad. Un estudio controlado mostró que la aplicación de ungüento Vick VapoRub en tórax y cuello redujo la tos nocturna y permitió al paciente dormir mejor. La tos grave o intratable debe hacer al médico reconsiderar el diagnóstico de resfriado común. El asma es en particular subdiagnosticado en este contexto, ya que el resfriado común puede desencadenar una exacerbación de enfermedad reactiva de la vía aérea (ver Capítulo 7). Otra posibilidad es tos ferina.

Medicamentos descongestivos y expectorantes

Las gotas y aerosoles nasales así como descongestivos orales pueden brindar mejoría temporal de la obstrucción nasal. Sin embargo, el uso excesivo de gotas nasales puede producir sensibilización y vasodilatación de rebote (rinitis medicamentosa). Muchos estudios prospectivos, controlados con placebo de combinaciones de antihistamínicos y descongestivos en niños no han demostrado eficacia medible. Mientras más pequeño sea el niño, es menos probable que estas medicinas sean efectivas.

Los medicamentos como guaifenesina están diseñados para reducir la viscosidad del esputo. Son innecesarios e inefectivos en el resfriado común no complicado.

Antihistamínicos

Los síntomas del resfriado común son causados por replicación del virus y por la respuesta inmune al mismo, no por liberación de histamina. Sin embargo, algunos pacientes pueden tener mejoría parcial de la congestión nasal por los efectos secantes de los antihistamínicos de primera generación, que es un efecto colateral inespecífico de estos medicamentos. Los antihistamínicos de segunda generación no son útiles.

Vitamina C

A pesar de estudios cuidadosamente diseñados y controlados, no ha sido demostrada la eficacia de la vitamina C para la prevención o tratamiento del síndrome de resfriado común. Son infrecuentes los efectos adversos de la vitamina C a dosis altas, además de malestar gástrico. No obstante la orina se acidifica, lo cual puede incrementar la excreción de ácido oxálico (un subproducto metabólico del ácido ascórbico); esto a su vez puede condicionar litiasis urinaria en pacientes predispuestos.

Preparaciones de zinc

Una revisión Cochrane de zinc para el manejo del síndrome de resfriado común llegó a la conclusión de que el zinc reduce la duración de la enfermedad en aproximadamente un día, pero no modifica en forma significativa la intensidad de los síntomas. Los pacientes que recibieron tratamiento con zinc reportaron con mayor frecuencia disgeusia y náusea. En niños aún no se han demostrado beneficios del gluconato de zinc. La aplicación intranasal de zinc en ocasiones se ha asociado con anosmia y no debe recomendarse.

Otros tratamientos

Se han probado otros tratamientos, incluyendo aerosoles nasales anticolinérgicos, estabilizadores del mastocito, esteroides, equinácea y antivirales contra rhinovirus. Baste decir que ninguno de estos tratamientos ha demostrado ser consistentemente efectivo. El tratamiento más efectivo con el mejor perfil de seguridad es tal vez la irrigación nasal con solución salina tibia, pero no ha sido bien estudiado. Los aerosoles con solución salina estéril que no contienen conservadores ya se encuentran muy difundidos; son mejores que aquellos con cloruro de benzalconio, que es tóxico para los leucocitos *in vitro*.

Prevención

Evitar el contagio

Evitar el contagio no es una medida práctica dentro de una familia, aunque el lavado de manos y no compartir vasos, cubiertos, etc. puede ser de utilidad. Las tasas de ataque de infección por rhinovirus en una familia son altas pero irregulares.

Los rhinovirus pueden transmitirse por autoinoculación de la nariz o conjuntiva con los dedos. Al ser virus no encapsulados y cubiertos con proteínas duras, pueden sobrevivir en superficies ambientales y fomites por periodos prolongados. Estos virus pueden diseminarse por partículas grandes de aerosol pero rara vez por gotas, lo cual implica que el virus de manera habitual no se extiende más allá de 3 a 6 pies por aire. Un programa educativo de lavado de manos y gérmenes redujo la incidencia de infecciones respiratorias en estancias infantiles.

Rinitis purulenta y absceso nasal

La rinitis purulenta es un diagnóstico objetivo que implica la presencia de flujo nasal espeso, en general de color amarillo a verde. Este diagnóstico no implica la presencia de infección bacteriana. Incluso si se ha retirado el exudado, las narinas suelen tener costras. Puede haber fiebre pero por lo general es menor a 38.9 °C (102 °F). Puede haber excoriaciones cerca de las narinas.

Esta clasificación diagnóstica debe ser empleada como un diagnóstico preliminar descriptivo solo cuando no hay hallazgos que sugieran sinusitis u otitis. La mayoría de los niños en quienes el único diagnóstico es la rinitis purulenta es menor de 5 años de edad. La rinitis purulenta o febril ha sido excluida de los estudios para evaluar el valor de los antibióticos en infecciones de vías respiratorias superiores.

No es raro que el flujo nasal cambie de hialino al principio de la enfermedad de un resfriado común a más viscoso y verde o amarillo en 4 a 7 días desde el inicio. Esto es parte de la historia natural de la enfermedad. Los cambios de color del moco se deben al flujo de linfocitos, que acuden a lisar y eliminar la infección. Por lo tanto, el aspecto de flujo nasal espeso y tal vez de otro color es un buen signo, que suele preceder la curación dentro de 3 a 4 días. El niño por lo general se siente bastante bien para esta fecha. Los padres y médicos por igual suelen creer que el moco verde es indicativo de una infección bacteriana que debe ser tratada con antibióticos, pero ningún estudio ha demostrado correlación entre el color de la secreción nasal y la presencia de bacterias. A pesar de esto, en un estudio 97% de los médicos admitió prescribir de manera rutinaria antibióticos para "rinitis purulenta" de cualquier duración. En ocasiones la rinitis purulenta persistente es causada por infección bacteriana de los senos paranasales. A menudo, la mucosa nasal o el tejido linfoide adenoideo es la fuente de pus. La sinusitis bacteriana puede diagnosticarse clínicamente cuando el flujo nasal persiste por más de 10 días sin mejora (ver la sección sobre Sinusitis, Capítulo 5).

Posibles etiologías

Estreptococo del grupo A

Este microorganismo típicamente causa flujo hialino y un poco sanguinolento. Si existe una excoriación de lenta cicatrización cerca de la narina, es posible que sea causada por estreptococo del grupo A. En neonatos puede haber un exantema eritematoso y eccematoso.

Streptococcus pneumoniae

Con este microorganismo el flujo suele ser verde y espeso. Si la rinorrea es crónica o hay signos de sinusitis (fiebre, dolor facial, edema periorbitario), el paciente puede responder a un curso de tratamiento con amoxicilina o amoxicilina-clavulanato.

Sinusitis

Este diagnóstico debe ser considerado en cualquier paciente con flujo nasal purulento y se revisa con detalle en el Capítulo 5.

Causas infrecuentes

Debe considerarse un cuerpo extraño en niños pequeños, en especial si el flujo es unilateral o fétido. La difteria nasal es una causa poco común de rinitis purulenta. En ocasiones se observa una membrana y a menudo hay ligero sangrado. Es poco probable que la rinitis alérgica cause rinorrea purulenta. Las infecciones virales, como las de adenovirus, pueden causar flujo purulento, pero esto no ha sido bien documentado.

Plan diagnóstico

La nariz debe revisarse con cuidado para excluir la presencia de un cuerpo extraño. En ocasiones está indicado realizar cultivo del flujo para excluir infección por estreptococo del grupo A. Por lo general no son útiles los estudios radiológicos como radiografías de senos paranasales o tomografías.

Tratamiento

Antibióticos

Los antibióticos son usados por muchos médicos para tratar la rinitis purulenta. Una revisión de estudios de Cochrane que incluyó a 723 pacientes pediátricos demostró que el manejo con antibióticos no tuvo efecto en la duración de la rinitis purulenta, pero los efectos adversos fueron más comunes en niños aleatorizados a manejo antibiótico.

Con gran frecuencia la secreción se vuelve más espesa y descolorida cerca del final del resfriado común. En general está indicada la observación sin tratamiento en pacientes con flujo nasal verde a menos que haya una fuerte sospecha de estreptococo del grupo A (que puede confirmarse mediante cultivo) o un diagnóstico concomitante de sinusitis.

Complicaciones

Puede ocurrir otitis media purulenta o sinusitis como complicación de la rinitis purulenta. La frecuencia de estas complicaciones es desconocida, ya que no se han hecho estudios prospectivos sobre rinitis purulenta.

Absceso o hematoma del septum nasal

En estos casos suele haber historia de traumatismo o furúnculo nasal. Otras fuentes pueden ser infecciones dentales o sinusitis esfenoidal, en especial en casos no traumáticos. Son más frecuentes en varones. *Staphylococcus aureus* es el microorganismo causante en cerca de 70% de los casos. El edema suele ser bilateral y parece surgir de la línea media.

Suele encontrarse fiebre y obstrucción nasal, pero la rinorrea tiende a ser serosa en lugar de purulenta.

Está indicado realizar aspiración con aguja para cultivo y drenaje quirúrgico, el cual es seguido por antibioticoterapia intravenosa. La reconstrucción septal temprana con cartílago autólogo previene disfunción nasal y deformidad facial posterior. Un hematoma del septum nasal puede estar asociado con bacterias sin necesidad de absceso.

Los hematomas pueden infectarse y producir drenaje purulento; deben ser evacuados de urgencia para prevenir erosión de cartílago del septum nasal.

FARINGITIS

Los términos amigdalitis, faringoamigdalitis y faringitis a menudo se usan de manera indistinta. En esta sección se utiliza el término "faringitis" ya que es más corto, y el paciente podría carecer de amígdalas por cirugía. La faringitis se define mejor por evidencia objetiva de inflamación de la faringe, como exudados, ulceración o eritema evidente. El eritema leve de la garganta puede ocurrir como parte del eritema generalizado de todas las membranas mucosas de un paciente con fiebre. Por lo tanto, el diagnóstico de faringitis no está justificado cuando la faringe no es más eritematosa que el resto de la mucosa oral o si solo hay leve inyección de la faringe.

El síntoma de dolor de garganta debe ser distinguido del diagnóstico clínico de faringitis, que debe basarse en evidencia de signos definitivos al examen físico. El "dolor de garganta" a menudo se refiere a irritación traqueal, que puede demostrarse pidiendo al paciente que señale en dónde es el dolor. En el caso de traqueítis, el paciente suele señalar la tráquea en la línea media con un dedo. En la faringitis, el paciente típicamente señala con una mano, señalando con el pulgar y dedo índice a las amígdalas.

Enfoque diagnóstico

Es importante revisar con cuidado la faringe empleando una luz adecuada y si es necesario, reteniendo al paciente de manera firme. La exploración de la faringe puede ser una de las partes más incómodas del examen físico y tiende a revisarse de forma superficial. Los exudados deben distinguirse de los residuos en las criptas, que lucen brillantes, firmes, de color amarillo y de superficie lisa, formando una cubierta sobre las criptas amigdalinas. Pueden encontrarse áreas esféricas blancas en la submucosa, que dan a las amígdalas el aspecto de carne molida cruda, de color rojo mezclado con esferas blancas. Estas zonas blancas de la submucosa no son exudados sino hiperplasia de nódulos linfoides. Este hallazgo es inespecífico pero es en particular frecuente en infección por adenovirus.

Deben revisarse el paladar, la mucosa bucal, las encías y la lengua buscando eritema o úlceras. Debe determinarse el tamaño y sensibilidad de los ganglios anteriores (amigdalinos) y cervicales posteriores. Es importante revisar con cuidado en busca de adenopatías generalizadas, esplenomegalia, dolor a la palpación del hígado y edema de párpados o región malar superiores, todos los cuales sugieren mononucleosis infecciosa. La presencia de soplo cardiaco y edema dependiente son importantes ya que apoyan el diagnóstico de fiebre reumática y glomerulonefritis. Un exantema escarlatiniforme sugiere infección por estreptococo del grupo A; un exantema morbiliforme sugiere infección viral, por lo general por VEB. Es necesario registrar los signos vitales, incluyendo presión arterial. Deben tenerse en cuenta las complicaciones inmediatas de la faringitis que se detallan en el Cuadro 2-2.

Clasificación anatómica

Faringitis exudativa

La faringitis exudativa se define como presencia de placas blancas o grises en la superficie de las amígdalas o la faringe. Estas placas semejan leche o yogur y pueden retirarse con facilidad sin causar sangrado.

Faringitis ulcerativa

El criterio para diagnosticar faringitis ulcerativa es la presencia de úlceras circulares u ovales superficiales en paladar blando, región amigdalina o faringe posterior. La herpangina es un término antiguo que aún se emplea para este síndrome, que se discute más adelante.

Faringitis membranosa

Se define por la presencia de una membrana (también llamada pseudomembrana) en las amígdalas, paladar u otra parte de la faringe. Se trata de una capa blanca-gris de materiales que puede ser retirada de la faringe, y por lo general deja hemorragia en la superficie. La faringitis membranosa es rara. En Estados Unidos, la causa rara vez es difteria, que típicamente ocurre en niños no vacunados. Más bien la mayoría de los casos suele ser por mononucleosis infecciosa, en especial en adolescentes y adultos jóvenes.

Uvulitis

La uvulitis es poco común. Puede asociarse con enfermedades graves o ser un hallazgo aislado. Se han reconocido varios patrones. La uvulitis puede ocurrir en conjunto con otros tipos de faringitis estreptocócica o de otros tipos graves. En este caso, la úvula se encuentra eritematosa y con gran edema, al igual que las amígdalas y el resto de la faringe.

La uvulitis también puede representar una extensión del proceso inflamatorio de la epiglotitis, así que deben buscar signos laríngeos u obstructivos. Podría estar indicada una radiografía lateral de tejidos blandos del cuello, como se describió en la sección de epiglotitis. La uvulitis aislada se ha reportado acompañando a la bacteriemia por *Haemophilus influenzae* tipo B sin epiglotitis. En Estados Unidos la epiglotitis y bacteriemia por este agente se han presentado con menor frecuencia. La uvulitis debido a infección por estreptococo del grupo A en ocasiones se encuentra en niños de edad escolar y no causa dificultad respiratoria o fiebre alta.

Cuadro 2-2. Complicaciones inmediatas de la faringitis

Si estos síntomas se encuentran presentes	Considere enviar al servicio de urgencias o interconsultar al especialista por
Disfagia, voz apagada y amígdalas asimétricas	Absceso periamigdalino
Cervicalgia, fiebre alta y toxicidad	Absceso parafaríngeo o retrofaríngeo
Hipotensión, exantema y falla orgánica múltiple	Síndrome de choque tóxico por estreptococo
Faringitis grave, prueba negativa para estreptococo del grupo A y dolor a la palpación de la vena yugular	Síndrome de Lemierre (tromboflebitis séptica de la vena yugular)

Clasificación etiológica

Para efectos prácticos, la faringitis puede ser clasificada como estreptocócica o no estreptocócica de acuerdo con la detección rápida del antígeno, cultivo faríngeo o PCR para estreptococo beta hemolítico del grupo A (EGA).

Realizar un hisopado de la garganta para buscar EGA es útil sobre todo para excluir el diagnóstico de faringitis por estreptococo. El aislamiento de estreptococo beta en el cultivo faríngeo no comprueba que la infección es por estreptococo ya que el paciente podría ser portador. Sin embargo, un cultivo positivo para EGA en un paciente con faringitis es un método práctico y útil para definir la faringitis por estreptococo. El estado de portador depende de muchas variables, que se discuten más adelante en esta sección.

> **Perla clínica: los hallazgos clínicos pueden ayudar a decidir cuáles pacientes deben ser estudiados para descartar estreptococo del grupo A, pero no son los suficientemente sensibles o específicos para permitir su diagnóstico y tratamiento sin realizar pruebas confirmatorias.**

Frecuencia de la faringitis por estreptococo

La faringitis estreptocócica es una enfermedad frecuente en los niños. En un estudio realizado en niños de edad escolar, EGA fue la causa más frecuente de faringitis moderada a grave y la causa más común de fiebre mayor a 38.4 °C (101 °F). La frecuencia de EGA como causa de faringitis se relaciona de manera estrecha con la edad. En niños menores a 3 años de edad, la faringitis exudativa grave por lo general no es por estreptococo. No se comprende bien la razón exacta por la cual la faringitis estreptocócica del grupo A no es frecuente en lactantes y niños pequeños. Los niños menores de 3 años de edad que tienen hermanos en edad escolar podrían tener mayor riesgo. Se les debe realizar cultivo faríngeo si tienen síntomas sugestivos y hermanos mayores o adultos en la familia con enfermedad compatible o cultivo faríngeo positivo. La experiencia clínica sugiere que los niños pequeños tienen un patrón algo distinto de la enfermedad, con menos síntomas referidos a la faringe. No es raro que un niño pequeño no se queje de odinofagia pero sí refiera cefalea, dolor abdominal, fiebre, náusea y vómito, o alguna combinación de estos síntomas (ver Fig. 2-1). En general, es mejor no hacer cultivo faríngeo en pacientes con muy baja probabilidad preprueba de la enfermedad; si incluso 5% de los niños son portadores, puede comprenderse con facilidad que este porcentaje confundiría el total de niños que sí sufren de la enfermedad por estreptococo del grupo A.

Los adultos jóvenes sin exposición a niños o adultos mayores también contraen rara vez la faringitis por estreptococo de grupo A. Sin embargo, un estudio realizado en adultos que acudieron a urgencias con faringitis indicó que es de utilidad cultivar a aquellos pacientes con fiebre o exudado.

Métodos de laboratorio

Métodos de detección de antígenos

Las pruebas de detección de antígeno de estreptococo de grupo A en cultivo faríngeo con frecuencia se uti-

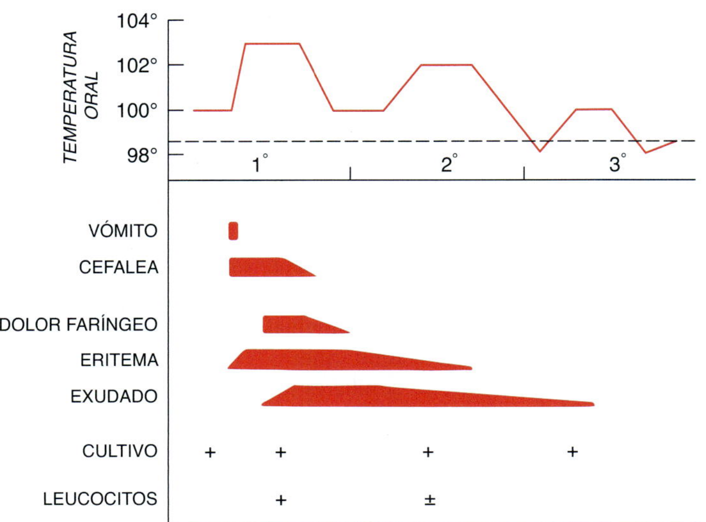

Figura 2-1. Curso promedio de la faringitis por estreptococo en niños de edad escolar en los primeros 3 días de la enfermedad, de acuerdo con las observaciones del Dr. Moffet cada 12 horas durante un periodo de 3 días. Se administró terapia sintomática (ácido acetilsalicílico) y enjuagues bucales el primer día, y los antibióticos se iniciaron al segundo día. (Reproducida con permiso de Moffet HL, Cramblett HG, Smith A. Group A streptococcal infection in a children's home. II: clinical and epidemiologic patterns of illness. *Pediatrics* 1964;33:11–7.)

lizan como primer paso en la evaluación del paciente con faringitis.

Los estudios muestran que la mayoría de los equipos de detección de antígeno tiene una sensibilidad de 70 a 90%, comparada con las técnicas convencionales de cultivo faríngeo. La prueba negativa de antígeno debe ser seguida ya sea por cultivo convencional o prueba específica de PCR (ver más adelante). Los niños con prueba positiva de antígeno deben recibir tratamiento, y aquellos con pruebas negativas no, a menos que el cultivo faríngeo o PCR sea positivo.

Las consecuencias de tener resultados disponibles con rapidez en el consultorio son importantes. El paciente (o su familia) a menudo está interesado en tener un diagnóstico rápido para comenzar lo antes posible el tratamiento. También hay un beneficio psicológico de tener el diagnóstico el mismo día de la consulta. Existe un problema potencial con empezar pronto el tratamiento contra EGA, ya que el manejo temprano puede reducir la respuesta de anticuerpos del paciente, lo cual en teoría pudiera predisponer a reinfección más frecuente. Sin embargo, esta práctica tiene el beneficio de reducir la contagiosidad.

Puede haber resultados falsos negativos de detección de antígeno, cultivos y PCR cuando el hisopado se toma con demasiado cuidado o rapidez (toma de muestra inadecuada).

Cultivo faríngeo y PCR

El método práctico y específico para reconocer la faringitis por estreptococo es el hisopado de la región amigdalina para inocular un medio de cultivo con agar sangre de oveja. En algunos laboratorios, el cultivo ha sido remplazado por la PCR. Esta es igual de sensible que el cultivo y por lo general se encuentra disponible en unas cuantas horas.

Títulos antiestreptolisina-O y anti-DNasa B
Los métodos serológicos no son de utilidad práctica para establecer si la faringitis es por estreptococo o no, debido a que detectan eventos pasados y no actuales. Se encuentra comercialmente disponible una prueba de aglutinación en laminilla, llamada prueba estreptozima, para detectar anticuerpos contra varios antígenos del estreptococo. Esta prueba ha sido menos estandarizada y es menos reproducible que otras pruebas de anticuerpos, por lo tanto no debe utilizarse. El incremento en títulos de antiestreptolisina-O (ASO) tarda 3 a 6 o más semanas en ocurrir, y los títulos anti-DNasa B toman incluso más tiempo (cerca de 6 a 8 semanas). El manejo con antibióticos suele impedir el incremento de los títulos de

ASO, pero si esto sucede a pesar de los antibióticos, puede considerarse evidencia certera de faringitis por estreptococo. En ocasiones se señala que el no desarrollar elevación en los títulos de anticuerpos es evidencia de que el paciente era portador de estreptococo y que la faringitis era por otra causa. Sin embargo, ésta no es la manera de definir el estado de portador, puesto que los títulos de ASO son suprimidos por el manejo antibiótico e incluso más en tratamiento temprano y a dosis altas. Un título de ASO positivo también puede ser causado por infección por estreptococo del grupo C o G, no solo por el grupo A; el anti-DNasa B es específico de estreptococo del grupo A.

El título de ASO también puede ser de utilidad para demostrar que hubo una infección reciente no tratada por estreptococo en un paciente con sospecha de fiebre reumática aguda, como se señala en el Capítulo 18.

Métodos de laboratorio no específicos
Estos estudios son de poco valor para el diagnóstico etiológico de la faringitis. La cuenta de leucocitos a menudo no es de valor específico para descartar el diagnóstico de enfermedad por estreptococo. La presencia de linfocitosis o linfocitos atípicos puede ayudar en el diagnóstico de mononucleosis infecciosa. La leucocitosis importante puede ocurrir tanto en las faringitis virales como en las causadas por estreptococo del grupo A.

La medición en el consultorio de proteína C reactiva demostró, en un estudio realizado en el departamento de emergencias, reducir la prescripción inapropiada de antibióticos para faringitis viral; sin embargo, el empleo de un juicio clínico estricto tal vez brinde resultados similares sin necesidad de tomar sangre y realizar estudios de laboratorio.

Razones para realizar cultivo faríngeo

Se recomienda realizar cultivo faríngeo para buscar estreptococo cuando se cumplen las siguientes condiciones, en especial en niños de edad escolar y preescolar:

1. Faringitis sin ronquera o tos importante, en especial con fiebre.
2. Adenitis cervical febril.
3. Enfermedades con fiebre establecida pero sin foco infeccioso aparente, en especial si están presentes cefalea, dolor abdominal, vómito sin diarrea o exantema escalatiniforme.
4. Contactos familiares sintomáticos de pacientes con faringitis por estreptococo.

No deben realizarse cultivos a contactos familiares asintomáticos.

Tabla 2-1 **Diagnósticos clínicos finales de 230 pacientes ingresados en un hospital pediátrico de niños en edad escolar con temperatura de 101 °C o mayor**

DIAGNÓSTICO CLÍNICO	NÚMERO	PORCENTAJE CON PRUEBA POSITIVA PARA EGA
Faringitis	128	78
Otitis media	18	28
FOD*	59	19
IVRS†	13	8
Otro	12	0
Total	230	

*Fiebre de origen desconocido.
†Infección de vías respiratorias superiores.
Reproducida con permiso de Moffet HL, Cramblett HG, Smith A. Group A streptococcal infections in a children's home; II. Clinical and epidemiologic patterns of illness. *Pediatrics* 1964;33:11–7.

Como se muestra en la Tabla 2-1, tanto la otitis media como la fiebre sin signos localizadores se asocian de manera significativa con mayor frecuencia con estreptococo del grupo A que en el grupo control normal. La detección rápida del antígeno de estreptococo es una manera sencilla y poco costosa para detectar faringitis por estreptococo concomitante. En pacientes con otitis media aguda evidente que requiere manejo con antibióticos (ver Capítulo 5), el cultivo faríngeo puede omitirse puesto que los antibióticos para tratar otitis media también funcionan para faringitis por estreptococo. No debe hacerse cultivo a lactantes y niños muy pequeños con otitis media aguda sin signos o síntomas clínicos de faringitis.

Métodos para el hisopado faríngeo

El personal encargado de obtener los cultivos faríngeos debe estar entrenado en la técnica correcta para adquirir información útil. Se utiliza un hisopo de una sola punta para realizar el hisopado del área amigdalina del paciente. Refrigerar el hisopo por la noche o mantenerlo a temperatura ambiente por varias horas no reduce de forma significativa la eficacia del método.

La hemólisis beta a menudo puede reconocerse tras 12 a 16 horas de incubación a 37 °C. El área de hemólisis luce grande comparada con el tamaño de la colonia. Las bacterias no EGA son inhibidas por un disco de bacitracina colocado en el medio de cultivo al momento de la inoculación.

Faringitis no estreptocócica del grupo A

Desde hace al menos 35 años se sabe que otros estreptococos beta hemolíticos distintos al grupo A pueden causar faringitis. El principal sostén de esta evidencia han sido los brotes por intoxicación alimentaria, en los cuales estreptococos del grupo C o G han contaminado alimentos, en especial leche, y han causado brotes de faringitis. En un estudio diseñado para buscar de manera específica faringitis por estreptococo de grupo no A, un tercio de los cultivos positivos fue por microorganismos grupo no A. El estreptococo del grupo C fue el más frecuente de ellos, seguido por estreptococo de grupo G. Los síntomas de faringitis en pacientes con estreptococo de grupo C o G fueron similares pero de menor magnitud que en aquellos infectados con grupo A. Por supuesto, también se han reportado brotes de infección por estreptococo del grupo A por contaminación de alimentos, por lo general cuando el alimento ha sido manipulado por alguien con faringitis activa por estreptococo del grupo A. Los estreptococos del grupo B también tienen relación estadística con faringitis. Los estreptococos del grupo C, G y B pueden formar parte de la flora faríngea normal; por lo tanto aún no se sabe si es importante buscar estos microorganismos en situaciones distintas a brotes o si se debe administrar penicilina después de haberlos aislado en el cultivo faríngeo. Una solución razonable sería que si el cultivo faríngeo de un paciente con faringitis tiene estreptococos que no son sensibles a bacitracina, deben volverse a verificar los síntomas del paciente; si este sigue enfermo, puede considerarse el manejo con penicilina, ya que podría ofrecer alivio sintomático. No obstante, debe subrayarse que no hay riesgo de desarrollar fiebre reumática aguda tras faringitis por estreptococo de grupo no A.

Interpretación del cultivo faríngeo

Estado de portador

La interpretación del cultivo faríngeo a veces es complicada por el hecho de que aislar el estreptococo del grupo A de faringe no necesariamente implica infección. La frecuencia del estado de portador de estreptococo del grupo A en niños normales es variable de estudio a estudio y es función de la sensibilidad del método de cultivo y la certeza relativa de que el paciente está sano. Las tasas de portador de EGA en niños de edad escolar varían de 5 a 40% y por lo general se ubican en 20 a 30%.

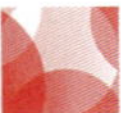

Tabla 2-2 Tipificación y elevación de los títulos de ASO como función del número de colonias de estreptococo beta hemolítico en niños no tratado estudiados en el hospital Children´s Memorial de Chicago, 1956-1968

	NÚMERO DE COLONIAS	PACIENTES TOTALES	PACIENTES CON ELEVACIÓN EN LOS TÍTULOS (%)
Grupo A tipificable	< 10	82	27 (33)
	> 10	343	176 (51)
Grupo A no tipificable	< 10	125	30 (24)
	> 10	338	143 (42)
Grupo no A	< 10	72	13 (18)
	> 10	39	130 (30)

Tomada de Siegal AC, Johnson E, Loeffen M, Yarashus D; datos no publicados.

El estado de portador puede ser continuo o intermitente, de forma que un cultivo negativo ocasional no excluye que el paciente sea portador. Además, títulos bajos positivos de ASO no prueban una infección verdadera, ya que tanto los estreptococos de grupo C y G inducen ASO positivos. Un nivel por completo negativo de ASO en un paciente con historia de faringitis tal vez por estreptococo recurrente es evidencia bastante convincente de un estado de portador (Tabla 2-2).

FARINGITIS POR ESTREPTOCOCO

La evidencia objetiva de faringitis y una prueba positiva para estreptococo del grupo A es la forma más práctica de establecer el diagnóstico presuntivo de faringitis por estreptococo.

Importancia

Complicaciones no supurativas

La faringitis por estreptococo es importante ya que pocos pacientes sin tratar desarrollan fiebre reumática aguda y algunos pacientes con fiebre reumática aguda desarrollan daño permanente a válvulas cardiacas. Por lo tanto, la razón más importante para tratar la faringitis estreptocócica es prevenir la fiebre reumática y la cardiopatía reumática. Los síntomas pueden ser aliviados de manera habitual con paracetamol y gárgaras con agua tibia. El tratamiento antibiótico temprano también brinda una mejoría un poco más rápida en los síntomas.

Otra complicación no supurativa de la faringitis por estreptococo es la glomerulonefritis aguda. Esta complicación no puede prevenirse con el manejo con antibióticos de la faringitis. Ambas complicaciones son mediadas inmunológicamente, no causadas por extensión directa de la infección.

Dos complicaciones no supurativas poco frecuentes pero interesantes que se han asociado con la infección por EGA son (1) artritis reactiva posestreptocócica (PSRA, por sus siglas en inglés) y (2) trastornos neuropsiquiátricos pediátricos autoinmunes asociados a infecciones por estreptococo (PANDAS, por sus siglas en inglés). Los pacientes con PSRA desarrollan artritis asimétrica no migratoria que involucra sobre todo articulaciones grandes, una a varias semanas tras la faringitis por EGA, sin otras características de la fiebre reumática aguda. Aunque por lo general no se asocia a secuelas a largo plazo, cerca de 5% de los pacientes con PSRA desarrolla posteriormente carditis, por lo cual los expertos recomiendan emplear profilaxis con penicilina durante un año en estos pacientes. La PSRA puede distinguirse de la fiebre reumática aguda por la naturaleza no migratoria de la artritis, falta de respuesta rápida al manejo con antiinflamatorios y recaída de los síntomas articulares al suspender el tratamiento.

La teoría que explica el segundo de estos síndromes, originalmente llamado PANDAS, es que en algunos pacientes la infección por estreptococo desencadena la exacerbación de trastornos obsesivo-compulsivos (TOC) o tics preexistentes. Originalmente se pensaba que era mediada por el mismo mecanismo que la corea de Sydenham; sin embargo múltiples estudios han demostrado que los anticuerpos séricos no distinguen a los pacientes con PANDAS de los niños sanos. De manera adicional, las pruebas *in vitro* muestran que la IgG de niños con corea de Sydenham se une a proteínas neuronales específicas, pero la IgG de niños con PANDAS o síndrome de Tourette no lo hace. Ya que otros agentes además de EGA se han implicado también como potenciales causantes, algunos autores proponen que se cambie el nombre a trastorno pediátrico neuropsiquiátrico autoinmune desencadenado por infecciones (PITAND, por sus siglas en inglés) o síndrome neuropsiquiátrico pediátrico agudo (PANS, por sus siglas en inglés).

Un estudio longitudinal prospectivo de 31 niños que cumplieron los criterios diagnósticos de PANDAS y 53 niños con tics o TOC no pudo establecer una relación clara entre la infección por EGA y exacerbaciones. De hecho, incluso en pacientes en quienes se había establecido el diagnóstico de PANDAS, 85% de las exacerbaciones fueron demostradas sin relación con infecciones por EGA. En un estudio más antiguo realizado por Swedo y colaboradores se siguió a los niños de una consulta pediátrica general con faringitis viral o por EGA y no encontró mayor tendencia al desarrollo de síntomas de PANDAS en las 12 semanas tras el diagnóstico de EGA. No obstante, parece haber un subgrupo de niños con trastorno de tics o TOC que experimenta exacerbación relacionada de manera temporal con la infección por EGA, pero incluso en estos niños la infección por EGA no es con claridad el desencadenante único o ni siquiera el más frecuente. Por lo tanto, el diagnóstico de PANDAS o PANS sigue siendo controversial, y no parece existir una justificación de peso para dar profilaxis con antibiótico a largo plazo contra infección por EGA en estos pacientes. Existen reportes de casos aislados de pacientes que han experimentado remisión de los síntomas luego de amigdalectomía.

Si bien se desconoce la causa de la enfermedad de Kawasaki, hasta 25% de los pacientes con esta enfermedad tuvo infección previa por EGA. Al menos pudiera existir una cierta sobreposición entre la sintomatología clínica de la infección por EGA (en especial por cepas productoras de toxinas) y la enfermedad de Kawasaki. Ciertamente el médico no debe excluir la posibilidad de enfermedad de Kawasaki en el paciente con faringitis por EGA concomitante o reciente; es el caso de un niño que desarrolla síndrome similar a la enfermedad de Kawasaki en asociación temporal con faringitis aguda con cultivo positivo para EGA y después desarrolla aneurismas de las arterias coronarias como se describió (la enfermedad de Kawasaki se describe en el Capítulo 11).

Complicaciones supurativas

Las extensiones purulentas directas de la faringitis por estreptococo incluyen:

1. Otitis media (se discute en el Capítulo 5).
2. Sinusitis o mastoiditis (se revisa en el Capítulo 5).
3. Celulitis o absceso periamigdalino, que debe sospecharse cuando una amígdala es más grande y se desplaza hacia la línea media, con o sin desviación lateral de la úvula. Un absceso es difícil de distinguir

clínicamente de la celulitis. Las infecciones periamigdalinas se tratan más adelante en este capítulo.
4. Absceso retrofaríngeo, que por lo general produce disfagia y puede confundirse con epiglotitis (se revisa en el Capítulo 6).

Diagnóstico clínico

Diagnóstico presuntivo

El diagnóstico clínico presuntivo de faringitis por estreptococo puede basarse en probabilidades empleando datos epidemiológicos e históricos así como observaciones del examen físico. Los siguientes hallazgos incrementan la probabilidad de que la faringitis sea estreptocócica:

1. Exantema escarlatiniforme.
2. Fiebre mayor a 38.4 °C (101 °F), evidencia de exudados y edema faríngeo.
3. Adenopatías amigdalinas dolorosas, petequias en el paladar y edema de úvula.
4. Cefalea frontal, dolor abdominal y vómito (en especial en pacientes más jóvenes).
5. Edad de 5 a 16 años.
6. Exposición a un familiar u otro contacto con faringitis estreptocócica conocida.
7. Alta frecuencia de faringitis por estreptococo en la comunidad cuando el paciente tiene la enfermedad.

Por el contrario, los siguientes hallazgos reducen la posibilidad que la faringitis se deba a estreptococo del grupo A:

1. Síntomas concomitantes de resfriado, incluyendo rinorrea, obstrucción nasal, disfonía o tos.
2. Conjuntivitis.
3. Ausencia de fiebre.
4. Exantema inespecífico (es decir, no escarlatiniforme).
5. Hepatomegalia o esplenomegalia.

Dichas características ayudan al médico a decidir si debe realizar pruebas para buscar faringitis por EGA; no tienen la suficiente sensibilidad o especificidad para permitir un diagnóstico exacto sin recurrir a confirmación mediante cultivo faríngeo.

Se han desarrollado múltiples puntajes para ayudar al médico a establecer si debería hacer pruebas para faringitis por estreptococo o no. Entre los más utilizados se encuentran los criterios de Centro (Cuadro 2-3). Este sistema de puntuación debe emplearse sólo para pacientes que tienen evidencia objetiva de faringitis al examen físico. Los pacientes con puntaje de 3 o 4 usualmente deben ser estudiados para descartar faringitis por estreptococo. Nótese que los niños menores

<table>
<tr><td colspan="2">

Cuadro 2-3. Criterios de Centro para determinar cuáles pacientes con faringitis deben ser estudiados para buscar estreptococo del grupo A

</td></tr>
</table>

	Puntos
Fiebre (temperatura > 38 °C)	1
Ausencia de tos	1
Adenopatías cervicales anteriores dolorosas e inflamadas	1
Edema o exudado amigdalino	1
Edad 3 a < 15 años	1
Edad 15 a < 45 años	0
Edad > 45 años	–1
Puntaje	*Riesgo de faringitis estreptocócica*
0 o menos	1 a 2.5%
1	5 a 10%
2	11 a 17%
3	28 a 35%
4 o más	51 a 53%

de 3 años de edad no deben ser evaluados con estos criterios.

Historia natural de la faringitis estreptocócica

Si un niño de edad escolar es revisado al principio de la faringitis por estreptococo, el exudado amigdalino podría no estar presente todavía (ver Fig. 2-1). Si el niño se evalúa más tarde en la enfermedad, pudiera ya no encontrarse la fiebre y el eritema faríngeo, y solo permanecer el antiguo exudado. El diagnóstico clínico se vuelve menos exacto tras 1 a 2 días de la enfermedad.

Usando las características clínicas para establecer el diagnóstico presuntivo de faringitis por estreptococo, el médico a menudo puede iniciar manejo antibiótico basándose en la prueba rápida de antígeno de estreptococo. Los pacientes con prueba rápida negativa para estreptococo casi nunca deben recibir antibióticos, hasta que se tengan resultados del cultivo faríngeo o PCR. El tratamiento de pacientes con prueba rápida negativa de antígeno en ocasiones causa confusión y complicaciones costosas; una serie de estudios de laboratorio inapropiados puede alterar más la historia

natural y dificultar el diagnóstico que de otro modo hubiera sido evidente. Uno de los autores fue consultado por un paciente quien, después de haber sido tratado de forma inapropiada para faringitis por EGA a pesar de una prueba rápida de antígeno negativa, desarrolló un exantema de intensidad moderada que fue confundido con fiebre de las montañas Rocallosas en un servicio de emergencias. Se solicitaron pruebas serológicas inapropiadas para fiebre de las montañas Rocallosas, que alejaron aún más a los médicos del diagnóstico verdadero, que era infección por virus de Epstein Barr (VEB) (ver Capítulo 3).

El tratamiento puede retrasarse por 24 horas mientras se esperan los resultados del cultivo sin incrementar el riesgo de desarrollar complicaciones supurativas o no supurativas. De hecho, el tratamiento puede retrasarse varias semanas sin aumentar el riesgo de fiebre reumática aguda.

Tratamiento

Objetivo

La antibióticoterapia tradicionalmente se ha defendido por el principal objetivo de prevenir las complicaciones supurativas y no supurativas. Como se mostró en los militares en la década de 1950, la fiebre reumática aguda puede reducirse en frecuencia hasta a 0.02% en pacientes manejados con antibióticos, comparado con 2 a 3% en controles no tratados. (La tasa de fiebre reumática aguda en la actualidad es más baja). Los pacientes que desarrollaron fiebre reumática a pesar de los antibióticos aún tenían estreptococos presentes en la faringe luego del tratamiento. El manejo causa una reducción estadísticamente significativa en los síntomas por las primeras 48 a 72 horas. El manejo de la faringitis por EGA también disminuye la contagiosidad de la infección a otros. Más de 80% de los niños tendrá cultivos negativos a EGA dentro de 24 horas de iniciado el antibiótico correcto y pueden regresar más rápido a la escuela o estancia infantil.

Recomendaciones de la American Heart Association (AHA)

Un comité de la American Heart Association (AHA) ha establecido recomendaciones para el manejo de la faringitis estreptocócica de acuerdo con su eficacia primaria para eliminar microorganismos de la faringe, así como por su eficacia para prevenir la fiebre reumática aguda. La AHA aún recomienda 10 días de manejo con penicilina V oral como el fármaco de elección para la faringitis aguda por estreptococo. Algunos estudios que han sugerido cursos de manejo más breves con cefalosporinas orales son igualmente eficaces para erradicar al microorganismo de la faringe, pero se carece de estudios que demuestren protección subsecuente contra fiebre reumática y dichos antibióticos son mucho más caros y tienen un espectro más amplio que la penicilina. El EGA sigue siendo muy sensible a la penicilina, y aún no se han detectado cepas de EGA resistentes a ella.

Dosis recomendadas

Para niños que pesan ≤ 27 kg (60 lb), la dosis de penicilina es 250 mg 2 a 3 veces al día, y para aquellos que pesan > 27 kg, la dosis es 500 mg 2 a 3 veces al día. Una alternativa es amoxicilina, que puede administrarse en dosis de 50 mg/kg una vez al día, hasta una dosis máxima de un gramo. En el caso de la penicilina benzatínica intramuscular (una inyección), la dosis es 1.2 millones de unidades para adultos y 600 000 unidades para niños que pesan < 27 kg (60 lb). Para niños es suficiente con 900 000 unidades de penicilina benzatínica combinadas con 300 000 unidades de procaína. La penicilina intramuscular tiene la ventaja de que garantiza el cumplimiento del régimen. Los médicos deben saber que si la penicilina benzatínica opaca y viscosa es accidentalmente inyectada en una vena puede ocurrir el poco frecuente síndrome de Hoigne. El paciente puede caer al suelo y moverse como pez fuera del agua. No se trata de una reacción alérgica a la penicilina sino de una reacción no alérgica a la procaína. La inyección accidental en una arteria puede causar necrosis tisular distal.

Portadores

Los portadores crónicos de estreptococo se encuentran en muy bajo riesgo de desarrollar fiebre reumática aguda, y no se consideran reservorios importantes que puedan diseminar la infección por EGA. Por lo tanto, no es necesario identificar y tratar a los portadores. Surge la dificultad cuando un portador desarrolla faringitis viral; un curso de tratamiento es apropiado cuando la faringitis viral no puede distinguirse clínicamente de una infección aguda por estreptococo.

Si, en circunstancias especiales, se decide erradicar el estado de portador, puede administrarse solo clindamicina o rifampicina más penicilina. Un estudio sugirió que es más probable erradicar el estado de portador con clindamicina. Puede volver a adquirirse el estado portador tras haberse erradicado. El estado de portador de EGA también puede ser intermitente.

Opciones para pacientes alérgicos a penicilina

Si el paciente es alérgico a penicilina pero no hay antecedentes de reacción de hipersensibilidad inmediata (urticaria, anafilaxia, sibilancias o edema) puede emplearse una cefalosporina de primera generación. Si existe antecedente de alguna de estas reacciones, las opciones son clindamicina o azitromicina. No obstante, entre 15 y 20% de los EGA son resistentes a dichos antibióticos, y se ha reportado un caso de fiebre reumática aguda en un paciente que fue tratado con azitromicina. No deben utilizarse tetraciclinas o sulfonamidas.

Recaídas

La recaída clínica se define como faringitis y un cultivo positivo dentro de los 30 días de iniciado el manejo. No es posible diferenciar recaídas del mismo tipo de infección con un nuevo tipo, ya que no está disponible la tipificación de cepas.

Las recaídas clínicas o bacteriológicas son relativamente frecuentes (5 a 15%) después de la terapia con antibióticos orales, dependiendo de la dosis y tipo de antibiótico empleado. Incluso con penicilina benzatínica intramuscular ha habido tasas importantes de recurrencia (cercanas a 20% del mismo serotipo). Una "falsa" recaída (aislamiento de un estreptococo de grupo no A) puede reconocerse realizando pruebas de resistencia a bacitracina o empleando PCR. No se recomienda volver a practicar cultivo excepto en pacientes con antecedente de fiebre reumática o cardiopatía reumática.

Las recaídas clínicas documentadas por EGA tal vez deban ser tratadas con clindamicina o una cefalosporina oral; cualquiera de ellas es más efectiva que la penicilina oral o intramuscular para erradicar el microorganismo. Sin embargo no existen datos que sugieran que clínicamente son más eficientes.

Manejo de las recaídas

1. Asegurar que la recaída es realmente una **infección** por estreptococo y que no se está cultivando EGA de un paciente portador en un caso de faringitis viral. Es útil buscar características clínicas que sugieren infección viral, como tos, disfonía, rinorrea, inicio indolente, etcétera.
2. Confirmar que la recaída es causada por estreptococo del grupo A enviando la muestra a un laboratorio capaz de identificar el grupo A mediante métodos de aglutinación o PCR.
3. En la segunda o tercera recurrencia, utilizar clindamicina en lugar de penicilina oral o intramuscular.
4. Considerar amigdalectomía para pacientes seleccionados que tienen faringitis recurrente por estreptococo. Esto a largo plazo puede ser menos costoso que múltiples cursos de antibiótico y consultas, aunque el médico debe tomar en cuenta el tamaño de las amígdalas y la gravedad de la enfermedad.

Amigdalectomía

Se han llevado a cabo varios estudios prospectivos sobre el efecto de la amigdalectomía en la faringitis grave recurrente; uno de ellos asignó a pacientes adultos a una amigdalectomía inmediata *versus* diferida en forma aleatoria y después comparó la incidencia de recurrencia en cada grupo. La incidencia de faringitis grave no fue diferente, pero hubo un número significativamente menor de episodios de dolor faríngeo en aquellos a quienes se les realizó amigdalectomía inmediata. En niños, la incidencia de recurrencia tiende a disminuir con el tiempo; por lo tanto, es más difícil demostrar un beneficio claro.

Las guías de práctica clínica para amigdalectomía publicadas por la American Academy of Otolaryngology-Head and Neck Surgery Foundation recomiendan esperar y observar si el paciente ha tenido menos de siete episodios durante el año previo, menos de cinco episodios por año durante los últimos 2 años, o menos de tres episodios por año durante los últimos 3 años. Las guías de la Infectious Diseases Society of America sugieren no realizar amigdalectomía con el único objetivo de disminuir la frecuencia de infecciones por estreptococo beta-hemolítico del grupo A.

Prevención

Antecedente de fiebre reumática

La penicilina oral diaria o la inyección mensual de penicilina benzatínica son efectivas en la prevención de infecciones por estreptococo. Este tipo de profilaxis se utiliza casi exclusivamente en pacientes que tal vez han tenido fiebre reumática, pero se ha utilizado en situaciones donde existe un alto riesgo de infección, como en los cuarteles militares.

Manejo de los contactos familiares expuestos

Si existe el antecedente de fiebre reumática en la familia, los padres y hermanos deben ser cultivados de 2 a 3 días después de que el paciente índice ha comenzado a recibir terapia antibiótica, y deben tratarse en caso de que los cultivos sean positivos, incluso en ausencia de síntomas. De forma alternativa, las familias confiables, incluso con antecedente de fiebre reumática, pueden ser cultivadas solo cuando desarrollan síntomas.

Síndrome neuropsiquiátrico agudo pediátrico grave (PANS)

De momento, no existen datos que apoyen la terapia antibiótica profiláctica en pacientes con PANS (por sus siglas en inglés). Otras terapias, como la inmunoglobulina intravenosa (IGIV) y la plasmaféresis siguen siendo experimentales.

Axiomas

El diagnóstico y manejo de la faringitis extreptocócica son complejos y controversiales. Existen estudios contradictorios con relación a la detección de laboratorio así como sobre las guías prácticas para el tratamiento. Los axiomas para el médico se muestran en el Cuadro 2-4.

Cuadro 2-4. Axiomas para el diagnóstico y tratamiento de la faringitis por estreptococo

1. No cultivar a nadie que no se vaya a tratar en caso de que el cultivo sea positivo.
2. Un cultivo faríngeo es un auxiliar de laboratorio, no el responsable de tomar las decisiones.
3. No tratar a pacientes a menos que se tenga confirmación de laboratorio de infección por estreptococo.
4. No buscar portadores asintomáticos a menos que esté involucrado un caso de fiebre reumática.
5. No cultivar bacterias distintas a estreptococo beta (usualmente).
6. No tratar faringitis por estreptococo con antibióticos de amplio espectro.
7. No realizar cultivos de seguimiento a menos que exista duda en el apego al tratamiento oral.
8. No solicitar títulos de ASO a menos que se sospeche fiebre reumática.
9. No solicitar proteína C reactiva, estreptozima o biometría hemática con diferencial para leucocitosis en caso de faringitis (si se sospecha mononucleosis, pedir serie blanca con diferencial y una laminilla para buscar anticuerpos heterófilos).
10. Gran parte de la controversia acerca de la faringitis por estreptococo se debe a:
    a. sensibilidad variable según los métodos de cultivo.
    b. agrupar los resultados de casos clínicamente muy graves, muy leves e intermedios.
    c. ausencia de una definición cuidadosa de niños asintomáticos incluyendo historia clínica y examen físico.
    d. definir como portadores a pacientes tratados con antibióticos que no desarrollaron anticuerpos.

CELULITIS O ABSCESO PERIAMIGDALINO

Los abscesos periamigdalinos pueden definirse como colecciones de pus laterales a las amígalas que las desplazan hacia la línea media. Estos abscesos por lo general resultan de amigdalitis grave, aunque no siempre existe el antecedente de faringitis grave, en especial en pacientes pequeños. La celulitis periamigdalina también desplaza medialmente las amígdalas pero consiste en edema y mucosa inflamada, sin formación de pus. Puede ser difícil distinguir entre ambas. La tomografía computarizada (TC) distingue con facilidad ambas condiciones; por ello la TC es el estudio de imagen de elección.

Ambas entidades son más comunes en adolescentes y adultos, quizá como resultado de una reacción focal intensa antígeno-anticuerpo tras años de formar anticuerpos variados contra estreptococo. En un estudio, el rango de edad fue 11 a 73 años, siendo la mitad de los pacientes de 25 años o menores.

Diagnóstico clínico

Por lo general existe fiebre y odinofagia. El paciente puede hablar con una voz apagada de "papa caliente". Es posible que haya otalgia y trismus del lado afectado. Tanto el trismus como la odinofagia son resultado de inflamación de los músculos de la masticación. En caso de toxicidad o edema de cuello debe buscarse extensión hacia el cuello. En el caso de la celulitis suele ser frecuente el trismus y que los pacientes sean menores de 12 años de edad; en los abscesos es común que el paciente sea de 13 años o mayor y presente disfagia y sialorrea.

Bacterias

Con frecuencia se encuentran estreptococos del grupo A, grupo no A, alfa hemolítico y del grupo D. El microorganismo aerobio aislado con mayor frecuencia es *Streptococcus pyogenes*, (EGA) grupo *Streptococcus anginosus* y otros estreptococos alfa hemolíticos. Los anaerobios pueden ser más comunes que los aerobios, en especial en adolescentes mayores y adultos. De éstos, las especies de *Fusobacterium* y *Prevotella* son las más frecuentes, seguidas por *Actinomyces*, *Peptostreptococcus* y otros. Muchos pacientes tienen infecciones mixtas. En ocasiones es posible aislar flora bucal como *Eikenella corrodens*. No es común que la infección se deba a *H. influenzae* y *S. aureus*. Con frecuencia el cultivo faríngeo es negativo, pero los cultivos de aspirado amigdalino pueden encontrar EGA o cualquiera de las bacterias antes mencionadas.

Tratamiento

Debe hospitalizarse a los pacientes con sospecha de absceso periamigdalino e interconsultar con el especialista en otorrinolarigología para llevar a cabo un posible drenaje quirúrgico. El manejo con antibióticos debe cubrir estreptococos, estafilococos y anaerobios de la boca. No hay consenso sobre el mejor manejo antibiótico en el caso de absceso periamigdalino; sin embargo algunas alternativas razonables son ampicilina-sulbactam (o piperacilina tazobactam), clindamicina o combinaciones de penicilina más metronidazol. Se requieren altas dosis de penicilina para lograr adecuadas concentraciones tisulares.

En un estudio, una dosis única de corticoesteroide mejoró el dolor y redujo la estancia hospitalaria, comparado con placebo; la mejoría relativa fue aparente en los primeros días. Se requiere estudiar más a los grupos de pacientes más pequeños antes que esta práctica pueda ser recomendada de rutina.

Complicaciones

Se ha reportado fascitis necrotizante del cuello en adultos que inician de forma tardía el tratamiento. Rara vez puede ocurrir mediastinitis u otras infecciones profundas del cuello. La enfermedad de Lemierre, también conocida como sepsis posangina, es una condición rara causada casi siempre por infección de tejidos blandos profundos del cuello por *Fusobacterium necrophorum*, en la cual se observa bacteriemia y embolización séptica intermitente por infección de la vena yugular (ver p. 31).

Amigdalectomía

La amigdalectomía durante la fase aguda de la enfermedad o después de su recuperación para prevenir recurrencias aún es causa de debate. Muchos otorrinolaringólogos realizan amigdalectomía de rutina en todos los pacientes con absceso periamigdalino, ya que existen tasas de recurrencia reportadas de 10 a 15%. Un absceso grande que compromete la vía aérea pudiera requerir drenaje urgente. Cerca de 30% de los pacientes tendrá indicación relativa para amigdalectomía inmediata. Si se realiza la cirugía, los estudios prospectivos muestran que técnicamente es más sencillo hacerla de inmediato, relacionada con menor pérdida de días laborales (en pacientes adultos) y hay menor hemorragia intraoperatoria.

La mayoría de los pacientes no tiene enfermedad tan grave y en realidad tienen celulitis periamigdalina, que responde a antibióticos intravenosos. En una revisión, solo uno de 41 pacientes a quienes se les realizó drenaje por punción tuvo periamigdalitis recurrente. La cantidad de pus obtenida en el drenaje inicial pudiera ayudar a predecir la necesidad de realizar un segundo procedimiento. Pudiera haber una mayor tasa de crecimiento de anaerobios en los pacientes que presentan recurrencia. Otro estudio comparó las técnicas de incisión y drenaje contra drenaje con aguja y encontró que las ventajas del drenaje con aguja superaban su baja tasa de falla.

FARINGITIS NO ESTREPTOCÓCICA

La faringitis no estreptocócica puede definirse como evidencia objetiva de faringitis y cultivo faríngeo negativo para estreptococo beta hemolítico. La faringitis ulcerativa y la faringitis membranosa son tipos anatómicos especiales de faringitis que se revisan a continuación.

Es un error muy común aislar un microorganismo de la faringe de un paciente con faringitis y asumir que es el causante. Es menos probable que el hallazgo sea coincidencia cuando el paciente cursa con bacteriemia. Sin embargo, son necesarios estudios estadísticos que comparen controles normales y pacientes con faringitis para demostrar una asociación. Incluso la producción experimental de faringitis al inocular un microrganismo pudiera no ser confirmada por estudios epidemiológicos, como es el ejemplo de *Mycoplasma hominis*, que se revisa más adelante.

El "dolor de garganta" no es faringitis y puede ser causado por traumatismo, alergia e irritación traqueal por virus respiratorios, tabaquismo o inhalación de otros irritantes. Esta sección discute acerca de la faringitis demostrada, como es mediante observaciones objetivas realizadas en el examen físico.

Posibles etiologías

Adenovirus

Los adenovirus son la causa más frecuente de faringitis no estreptocócica en niños pequeños (Cuadro 2-5). Existen más de 30 serotipos respiratorios de este virus, pero la mayoría de las infecciones son causadas por los tipos 1 a 7.

A menudo se encuentra obstrucción o flujo nasal y tos. En ocasiones se observa conjuntivitis. En algunos pacientes puede encontrarse un pequeño infiltrado pulmonar, con o sin evidencia de neumonía al examen físico. Ocasionalmente se encuentra dolor

---

Cuadro 2-5. Causas de faringitis no estreptocócica

Comunes
Adenovirus (en especial en preescolares)
VEB (en particular en adolescentes)
Herpes simple tipo 1

Menos comunes
Enterovirus
Virus de influenza (en epidemias)
Virus sincicial respiratorio (en epidemias)
Faringitis como parte de una enfermedad sistémica (como en la enfermedad de Kawasaki)
Sarampión
Virus parainfluenza
Meningococo
Paperas
Arcanobacterium hemolyticum

Raras
Difteria
Anaerobios
Yersiniosis
M. pneumoniae
Corynebacterium ulcerans, Corynebacterium pseudodiphtheriticum
Estreptococo del grupo no A

Exposiciones especiales
Herpes simple tipo 2
Tularemia
H. ducreyi
Gonococo

---

abdominal leve a moderado, con evacuaciones blandas, así como otitis media (Fig. 2-2). Puede evidenciarse exantema, que por lo general dura menos de 3 días. Este exantema suele ser máculo-papular y rara vez es petequial.

Las amígdalas con frecuencia tienen escaso exudado superficial o áreas blancas esféricas bajo la superficie; en ocasiones tienen aspecto de exudado necrótico que semeja al de la mononucleosis infecciosa. Eso suele ser típico en niños menores de 5 años de edad.

Las infecciones por adenovirus suelen relacionarse con fiebre alta, leucocitosis y elevación de la proteína C reactiva.

Los adenovirus también causan un síndrome muy específico llamado fiebre faringoconjuntival.

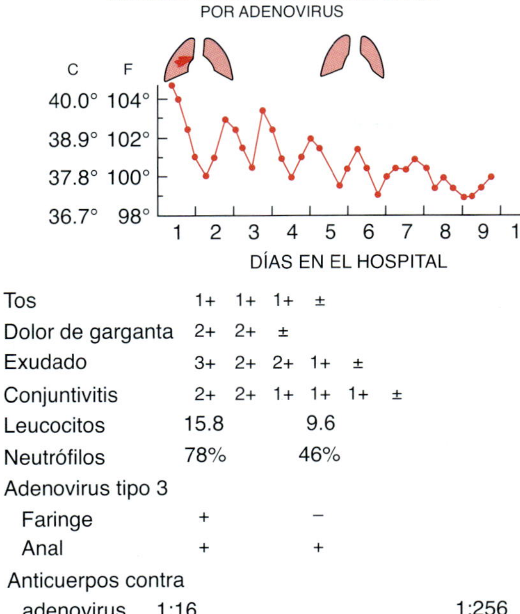

Tos	1+	1+	1+	±		
Dolor de garganta	2+	2+	±			
Exudado	3+	2+	2+	1+	±	
Conjuntivitis	2+	2+	1+	1+	1+	±
Leucocitos	15.8		9.6			
Neutrófilos	78%		46%			
Adenovirus tipo 3						
Faringe	+		−			
Anal	+		+			
Anticuerpos contra						
adenovirus	1:16				1:256	

Figura 2-2. La faringitis por adenovirus suele relacionarse con conjuntivitis. Pueden encontrarse también leve neumonía, otitis media, diarrea leve, convulsiones febriles o leucocitosis con predominio de neutrófilos.

El paciente presenta faringitis de inicio abrupto, conjuntivitis leve a moderada, y fiebre. En un tercio de los pacientes la faringitis es exudativa. Los síntomas oculares son menores a lo esperado, de acuerdo con el aspecto de la conjuntiva palpebral, que usualmente luce granular. En casos graves, semeja hemorragia subconjuntival. En 50% de los pacientes se observa fiebre > 39 °C (102.2 °F) y se acompaña de cefalea. Los episodios de fiebre duran desde 4 hasta 7 días, y la duración total de la enfermedad puede ser de 14 días.

Virus de herpes simple

Aunque se asocia más comúnmente a gingivoestomatitis en lactantes, la primoinfección por herpes simple tipo 1 puede producir odinofagia con eritema y en ocasiones un exudado amigdalino. Las úlceras típicas o hemorragia pueden aparecer hasta 1 a 2 días desde el inicio de los síntomas (Fig. 2-3). Muchos adolescentes llegan a la universidad sin haber formado anticuerpos neutralizantes contra este virus.

El herpes simple tipo 2 puede causar faringitis exudativa así como faringitis ulcerativa en individuos con contacto orogenital.

Enterovirus

Estos virus típicamente causan faringitis ulcerativa pero a veces pueden aislarse de pacientes sin lesiones vesiculares o ulcerativas. Pueden causar lesiones ulcerativas en el contexto de la enfermedad manopie-boca (ver Capítulo 11). Coxsackie B en ocasiones produce faringitis así como fiebre alta que dura varios días, en cuyo caso es infrecuente encontrar exudado. Echovirus a veces se asocia a faringitis clara y se ha detectado mediante PCR en amígdalas retiradas por hipertrofia.

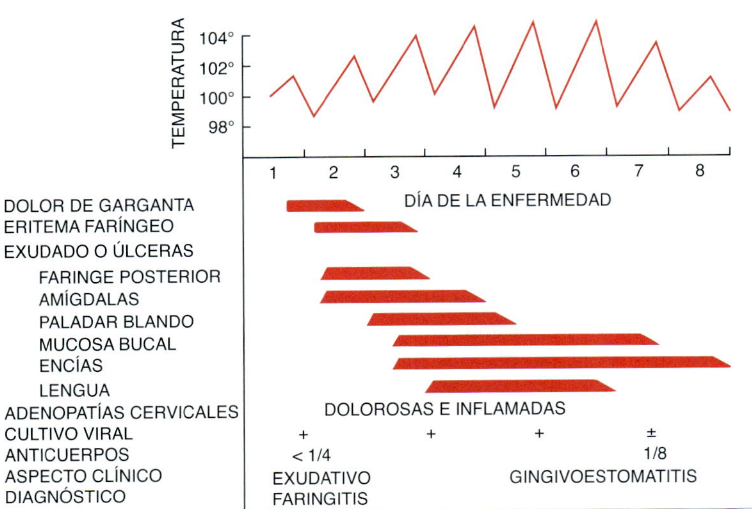

Figura 2-3. Curso típico de la faringitis ulcerativa causada por virus de herpes simple. (Tomada de Moffet HL, *et al.*, *J Pediatr* 1968;73:51–60.)

Virus parainfluenza

Por lo general estos virus causan una faringitis leve asociada con tos y bronquitis importante.

Virus de influenza

Este virus puede causar eritema faríngeo, pero si hay exudado por lo general hay coinfección por estreptococo del grupo A. El dolor de garganta que causa el virus de influenza en general es de localización traqueal, en lugar de faríngeo. La queja de dolor de garganta por lo general es desproporcionada con la evidencia al examen físico.

Virus sincicial respiratorio

Aunque no suele ser un virus que cause faringitis, una revisión de 20 años de infecciones por virus sincicial respiratorio en una clínica encontró que casi 70% de los pacientes con este virus tuvo faringitis al examen físico. Es posible que algunos o todos esos niños hayan tenido eritema faríngeo por irritación causada por toser. Los signos clínicos más prominentes son tos, sibilancias y taquipnea.

Virus de Epstein-Barr

Luego de los 10 años de edad, la mononucleosis infecciosa con anticuerpos heterófilos positivos es una causa frecuente de faringitis exudativa, como se menciona más adelante y en el Capítulo 3. La prueba de anticuerpos heterófilos a menudo es falsamente negativa antes de los 10 años de edad. En un estudio, la faringitis no estreptocócica febril exudativa se asoció con anticuerpos heterófilos positivos en solo tres (3%) de 93 niños pequeños con faringitis no estreptocócica, aunque algunos de esos niños pudieron haber tenido infecciones por VEB. La infección por VEB que causa faringitis puede ser menos común en niños menores a 10 años de edad, aunque se han realizado pocos estudios sobre VEB y faringitis en este grupo de edad. La infección aguda por VEB puede diagnosticarse mediante serología a cualquier edad.

Mycoplasmas

M. hominis es capaz de causar faringitis exudativa cuando se inocula de manera experimental a adultos voluntarios. *M. pneumoniae* puede causar faringitis leve en niños pequeños, y faringitis más grave en niños mayores y adultos jóvenes, usualmente asociada con cefalea y tos. Un estudio que utilizó PCR encontró *M. pneumoniae* en 4% de 182 pacientes con faringitis y en ninguno de los 60 controles.

Tularemia

La tularemia orofaríngea es una causa muy poco común de faringitis no estreptocócica. La faringitis y adenopatías cervicales semejan a la faringitis por estreptococo. Además, los pacientes pueden tener formación de membranas indistinguibles de las de difteria.

Gonococco

El "dolor de garganta" es un síntoma frecuente de gonorrea en individuos con contacto orogenital, pero no es común la faringitis exudativa. La frecuencia de *Neisseria gonorrhoeae* como causa de faringitis no ha sido establecida en estudios que excluyen otras causas.

El chancroide (infección por *Haemophilus ducreyi*) puede agregarse a la lista de causas de faringitis en personas con antecedente de exposición orogenital.

Anaerobios

Ya que los anaerobios son flora normal de la orofaringe, es difícil comprobar una relación causal entre su aislamiento y la presencia de faringitis. *Bacteroides melaninogenicus* es tal vez una causa rara de faringitis. Puede producir beta lactamasa que interfiera con el manejo con penicilina para faringitis por estreptococo. Las especies de *Fusobacterium* son una causa rara de faringitis grave exudativa con celulitis del cuello y embolismos sépticos.

Difteria

La infección por *Corynebacterium diphtheriae* se ha vuelto poco frecuente debido a la disponibilidad de vacunación, pero siempre debe considerarse como una posible causa de faringitis exudativa no estreptocócica. Al inicio de la enfermedad pudiera no encontrarse la típica pseudomembrana. Por lo general esta pseudomembrana se encuentra en el paladar blando, úvula, amígdalas o faringe posterior. Si dicha membrana se encuentra presente, el diagnóstico debe ser "faringitis membranosa", con lo cual se limitan mucho las posibilidades etiológicas, como se describe más adelante en este capítulo.

Arcanobacterium hemolyticum

Se ha reportado *Arcanobacterium hemolyticum* como causante de faringitis, ocasionalmente con exantema similar a la fiebre escarlata en adolescentes y adultos jóvenes. También se han descrito exantemas inespecíficos. Se aísla con mayor frecuencia de pacientes con faringitis aguda que de controles. También se ha demostrado que los pacientes crean una respuesta de anticuerpos contra este microorganismo luego de un episodio de faringitis en el cual fue demostrado. En estudios longitudinales, se aisló *A. hemolyticum* de aproximadamente 0.2 a 3% de los pacientes con faringitis aguda. A pesar de su parecido con la faringitis por EGA, la enfermedad causada por *A. hemolyticum* es autolimitada, y no ocurren complicaciones supurativas.

Paperas

Este virus a veces causa faringitis. Sin embargo, el diagnóstico clínico por lo general se basa en eritema mínimo. También puede asumirse que hay faringitis ya que el edema parotídeo y de glándulas submandibulares se confunde con adenitis cervical.

Sarampión

En los casos clásicos de sarampión, puede ser muy notorio el eritema de las membranas mucosas de la boca. En este caso, el médico debe reconocer que el eritema faríngeo es similar al del resto de la mucosa oral y que también hay importante conjuntivitis y tos.

Otros microorganismos

Candida albicans, *S. aureus*, *Streptococcus pneumoniae*, bacterias fusiformes y espiroquetas no han demostrado ser causales de faringitis pero en ocasiones son aislados de pacientes afectados en forma coincidental.

De los casos de yersiniosis por contaminación de leche en todos los grupos de edad, solo los adultos desarrollaron fiebre y faringitis con cultivo faríngeo positivo para *Yersinia enterocolitica*.

Causas no infecciosas

Rara vez el linfoma puede presentarse como faringitis exudativa en adolescentes.

Plan diagnóstico y tratamiento

Si el cultivo faríngeo es negativo para estreptococo beta hemolítico, pocos estudios son de utilidad excepto en circunstancias clínicas especiales. Puede estar indicado buscar mononucleosis infecciosa mediante pruebas de laminilla en niños mayores o serología para VEB en niños menores con sospecha de infección por VEB. Los cultivos virales o PCR (p. ej., para adenovirus) en ocasiones son útiles, en especial en el paciente inmunocomprometido. Los pacientes con

factores de riesgo para otros microorganismos, como puede ser tras la ingestión de carne mal cocida (tularemia) y antecedente de contacto orogenital (gonorrea), deben ser evaluados buscando esas enfermedades específicas. Esto obliga a notificar al laboratorio de microbiología para que las muestras sean procesadas en los medios adecuados. Los cultivos convencionales para EGA no detectan gonococo. *Arcanobacterium haemolyticum* crece en medio de cultivo convencional, pero puede tardar hasta 48 horas en desarrollar colonias pequeñas. La tularemia se diagnostica mediante serología, ya que cultivar el microorganismo es peligroso para el personal de laboratorio.

No hay tratamiento específico para la faringitis no estreptocócica excepto lo ya mencionado. En general, lo único necesario es observación y evitar el uso innecesario de antibióticos.

Sepsis posangina (síndrome de Lemierre)

Rara vez la faringitis se complica por extensión de la infección a las venas adyacentes, con tromboflebitis que inicia en la vena amigdalina. Esta sepsis posangina (también llamada síndrome de Lemierre) puede suceder tanto en niños sanos (en especial adolescentes) como en niños inmunocomprometidos. El síndrome de Lemierre clásicamente se asocia con *F. necrophorum*, aunque a veces se han reportado otros anaerobios, como *Bacteroides* o *Eikenella*, que forman parte de la flora normal.

Se han reportado múltiples casos de síndrome similar a Lemierre en la comunidad, asociados a *S. aureus* meticilino resistente.

Hemos visto diversas variantes del síndrome de Lemierre clásico a lo largo de los años; por ejemplo dolor de garganta, fiebre, émbolos sépticos a distancia pero con hemocultivo negativo, o ausencia de trombosis de la vena yugular. Estos pacientes pueden clasificarse como "enfermedad similar a Lemierre" y deben ser tratados de manera agresiva incluso aunque no tengan todos los signos y síntomas clásicos.

Los hallazgos al examen físico incluyen faringitis grave, adenopatías amigdalinas dolorosas, y dolor e inflamación a lo largo de la parte lateral del músculo esternocleidomastoideo (sobre la vena yugular interna). La parte séptica de la enfermedad puede ocurrir de 4 a 8 días luego de la faringitis.

Por lo tanto, en muchos casos, para cuando el paciente acude a consulta la faringitis ya ha sido resuelta. Pueden ocurrir embolismos sépticos pulmonares, así como a órganos abdominales, músculos, huesos o articulaciones. De éstas, las más afectadas son rodillas y caderas. El tratamiento antibiótico empírico recomendado es ampicilina/sulbactam, mientras se tienen resultados de hemocultivos, ya que las especies de *Eikenella* son resistentes a clindamicina. Puede agregarse metronidazol por su buena actividad contra la mayoría de los anaerobios resistentes a la penicilina. Muchos laboratorios no realizan pruebas de sensibilidad a fusobacterias sino que solo reportan si la cepa es positiva a beta lactamasas. Rara vez una cepa de *Fusobacterium* es negativa a beta lactamasas pero resistente a penicilina por otro mecanismo. Por lo tanto, es apropiado el tratamiento inicial con ampicilina-sulbactam y metronidazol.

Recaídas

Un problema frustrante para la familia y el médico es la faringitis no estreptocócica recurrente que se vuelve un rompecabezas, en especial por la dificultad para identificar una causa infecciosa o defecto del huésped. El síndrome conocido como PFAPA es una causa cada vez más reconocida de faringitis, aunque por lo general se presenta como fiebre de origen desconocido. PFAPA (por sus siglas en inglés) es un acrónimo para Fiebre Periódica, Adenitis, Faringitis y estomatitis Aftosa. No todas las características deben estar presentes para establecer el diagnóstico. La característica más consistente es la fiebre realmente "periódica", es decir, que viene y va en intervalos casi exactos, por lo general cada 28 días. La mayoría de los pacientes tiene algún grado de faringitis y adenitis y pudieran ser erróneamente tratados como infección recurrente por EGA, en especial si no se obtienen cultivos de manera rutinaria. La fiebre suele ser alta y los síntomas duran de 3 a 5 días y luego desaparecen en forma espontánea. Aún se desconoce la etiología de este síndrome; la información acerca de su tratamiento, pronóstico y diagnóstico diferencial se discute en el Capítulo 10.

FARINGITIS ULCERATIVA Y HERPANGINA

La faringitis ulcerativa se define como lesiones ulcerativas o vesiculares en el paladar blando, anillo amigdalino o faringe posterior. Si se encuentra también gingivoestomatitis, el paciente tal vez tiene gingivoestomatitis herpética. Por lo tanto el diagnóstico de faringitis ulcerativa implica la ausencia de encías y mucosa oral eritematosa, edematizada o hemorrágica.

"Herpangina" es un término que se usó por primera vez en 1920 para describir una faringitis con pequeñas vesículas en la faringe posterior. En la actualidad, este término se usa con frecuencia y se refiere a cualquier tipo de faringitis vesicular o ulcerativa. La herpangina ocurre casi exclusivamente en verano u otoño cuando son frecuentes los virus Coxsackie y echovirus. La faringitis nodular sin vesículas se ha llamado faringitis aguda linfonodular y se ha atribuido al virus Coxsackie A. Cuando ocurre estomatitis ulcerativa o vesicular con exantema vesicular o papular en manos y pies, se llama enfermedad de mano, pie y boca (clásicamente debida a Coxsackie A16) y se revisa a detalle en el Capítulo 11.

Posibles etiologías

Virus Coxsackie A

El virus Coxsackie A es tal vez la causa más común de faringitis ulcerativa. Las lesiones aparecen poco después de la fiebre y al inicio pueden ser papulares, pero con rapidez se vuelven vesiculares y luego ulcerativas. Para cuando los pacientes acuden a consulta, las lesiones suelen ser ulcerativas. A menudo se encuentran pocas lesiones, entre una a 15, y son pequeñas, de 1 a 2 mm de diámetro con eritema alrededor. El lugar más frecuente donde se encuentran es en el pilar amigdalino anterior, pero puede haber úlceras en cualquier parte de la boca. En ocasiones el síndrome de mano, pie y boca realmente sólo involucra la boca; a veces se puede encontrar el exantema de manos y pies sin lesiones concomitantes en boca. Este síndrome en general es leve y autolimitado y dura de 4 a 6 días. Conforme resuelve el exantema, a menudo hay descamación fina de las lesiones papulares.

Herpes simple

En estos casos, las úlceras del paladar blando y faringe suelen ser más grandes (de 3 a 8 mm de diámetro) que las producidas por el virus Coxsackie A. Si se encuentran también úlceras circulares en boca o labios, la causa probable es el virus de herpes simple (Fig. 2-4). En un estudio en alumnos universitarios, la faringitis ulcerativa fue la presentación usual de la infección por virus del herpes simple (VHS), y solo un cuarto de ellos tuvo lesiones anteriores de boca o labios. La reactivación del VHS-1 usualmente produce lesiones en los labios ("fue-

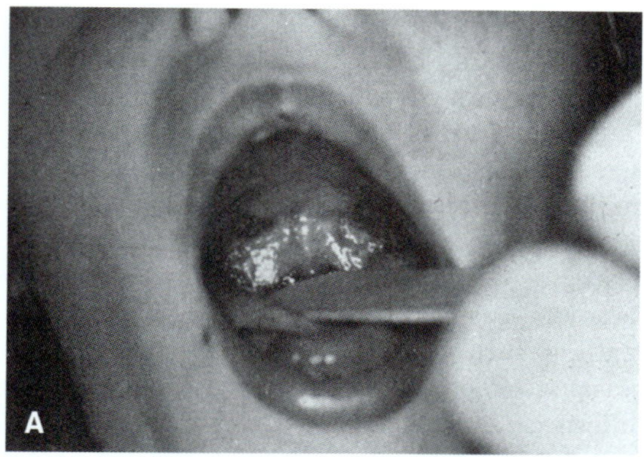

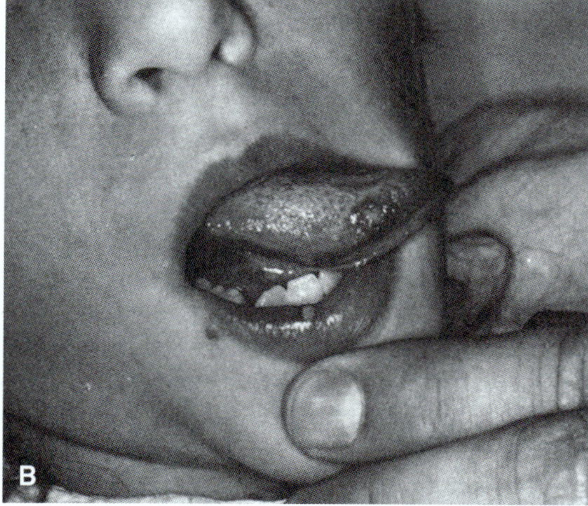

Figura 2-4. Úlceras circulares en el paladar (**A**), labio y lengua (**B**) de un niño con infección por virus de herpes simple.

gos") a cualquier edad. Un antecedente de exposición genital quizá es de mayor utilidad para el diagnóstico de faringitis por VHS-2 que el aspecto en sí de la faringe.

Otras causas

Los virus Coxsackie B y echovirus pueden causar una faringitis ulcerativa o vesicular indistinguible de la causada por los virus Coxsackie A. Otros enterovirus, incluyendo poliovirus, pueden producir lesiones similares, y este enantema se ha detectado tanto en casos de poliomielitis esporádica como epidémica. *Corynebacterium ulcerans* es una causa rara de faringitis ulcerativa. La enfermedad es una zoonosis y se observa en pacientes que tienen contacto con animales o antecedente de consumo de leche bronca contaminada. La sífilis primaria puede causar una úlcera en la amígdala, normalmente sin fiebre y con aspecto similar a chancro primario.

Algunas enfermedades no infecciones pueden causar úlceras en la faringe posterior. Por ejemplo, en ocasiones así es la presentación de la enfermedad de Crohn. Puede acompañarse de fiebre, dolor abdominal, diarrea, náusea o dolor articular. La mayoría de los pacientes muestra elevación de marcadores inflamatorios y anemia normocrómica. Una revisión cuidadosa de la región perianal puede revelar fisuras o colgajos cutáneos. Los niveles de calprotectina fecal por lo general están elevados. Los pacientes con enfermedad de Behçet usualmente tienen úlceras genitales y problemas oculares. Una prueba de patergia (puncionar la piel con una aguja estéril) es una prueba sencilla que puede realizarse en el consultorio. Una prueba positiva consiste en la formación de un pequeño nódulo o pústula después de 1 a 2 días. Aunque la prueba de patergia positiva es útil en el diagnóstico de la enfermedad de Behçet, solo una minoría de pacientes con la enfermedad presenta el fenómeno de patergia (es decir, tienen pruebas positivas).

Plan diagnóstico

Detección de antígenos

A menudo el diagnóstico de estomatitis herpética es clínico, pero el antígeno de herpes simple puede detectarse con una prueba de aglutinación en laminilla, o el virus puede cultivarse a partir de lesiones activas, cuando el diagnóstico es dudoso. El aislamiento de cualquier virus de la familia herpesvirus se mejora tomando muestra de lesiones frescas (no en fase de costra) y mediante su transporte rápido en frío para inoculación en tejidos y cultivo. La PCR también puede emplearse para detectar el ADN del VHS con alta sensibilidad y especificidad.

Cultivo de virus

La faringitis ulcerativa típicamente es causada por virus. Puede pedirse cultivo faríngeo para estreptococo del grupo A cuando hay signos y síntomas que sugieren una infección coexistente por estreptococo. Los cultivos virales pueden ser de utilidad educativa pero rara vez son prácticos.

Tratamiento

En la mayoría de los casos solo se requiere manejo sintomático. El tratamiento de la faringitis por VHS se revisa en el Capítulo 4 en el tema de gingivoestomatitis por VHS.

FARINGITIS MEMBRANOSA

La faringitis membranosa se define como la presencia definitiva de una membrana sobre las amígdalas, faringe, paladar blando o úvula. La hemorragia es típica cuando la membrana es retirada, lo cual puede hacerse con un hisopo o un abatelenguas. Por conveniencia, aquí se utiliza "membrana" como sinónimo de "pseudomembrana". En realidad existe una diferencia fundamental, ya que las pseudomembranas no tienen una capa epitelial verdadera.

Posibles etiologías

Mononucleosis infecciosa por VEB

Actualmente la faringitis membranosa en Estados Unidos suele ser causada por mononucleosis infecciosa, que se revisa en el Capítulo 3.

Difteria

Aunque la difteria es una enfermedad rara en Estados Unidos, debe considerarse una posible causa de faringitis membranosa en sujetos no vacunados. El periodo de incubación es de 2 a 5 días. Típicamente la membrana es de gris a negra, dependiendo de la cantidad de sangre que contenga. Sangra fácilmente y por lo general comienza en las anginas y se extiende hacia la úvula. Es mucho más probable que una membrana diftérica se extienda sobre el paladar blando y la úvula (Fig. 2-5).

Los hallazgos adicionales que sugieren difteria son adenitis cervical con edema importante del cuello (en cuello de toro); taquicardia, hipotensión o arritmia, que sugieren miocarditis (esta complicación puede verse después de 3 a 5 días después del inicio de la enfermedad); y proteinuria, secundaria al efecto de la toxina en los riñones. La parálisis del paladar, que refleja un efecto local de la toxina, también puede encontrarse en la primera semana de la enfermedad. El involucramiento nasal con una membrana visible o epistaxis o involucramiento de la laringe o tráquea, causa tos similar a crup o estridor, y en ocasiones coexiste con la faringitis membranosa.

La miocarditis puede causar choque cardiogénico o falla cardiaca congestiva. A veces el hallazgo de alteraciones electrocardiográficas compatibles con miocarditis es la mejor evidencia disponible para el diagnóstico de difteria cuando los cultivos han sido negativos. Las complicaciones tardías incluyen con mayor frecuencia polineuritis reversible, que involucra nervios motores y por lo general es simétrica. La difteria cutánea se manifiesta como exantema descamativo o con la presencia de úlceras con bordes bien definidos. La mayoría de las cepas no produce toxina.

Otras causas

Rara vez se han descrito exudados similares a las membranas en faringitis viral o estreptocócica. El exudado que se forma tras la adenoamigdalectomía puede semejar una membrana. Se ha reportado que *Arcanobacterium hemolyticum* produce infecciones muy similares a la difteria. Rara vez, otras especies de corinebacterias (como *C. pseudodiphtheriticum* o *C. ulcerans*) causan el síndrome clínico conocido como difteria. La tularemia orofaríngea es una causa rara de faringitis membranosa que puede ser indistinguible de la difteria.

Plan diagnóstico

Pruebas para mononucleosis infecciosa

Debe hacerse de inmediato una prueba rápida o serología para VEB aunque pudiera no ser positiva sino

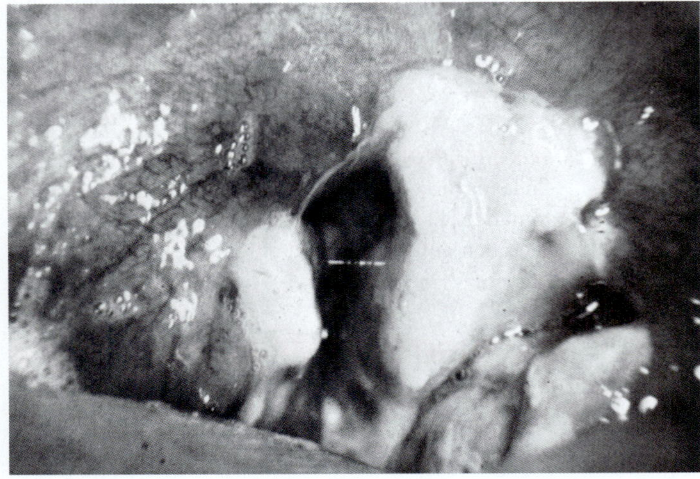

Figura 2-5. Membrana diftérica en el paladar blando y úvula. (Tomada de Kallick CA, *et al., Ill Med J* 1970;137:505–12.)

hasta después. Puede examinarse la sangre periférica en busca de linfocitos atípicos.

Antecedentes de vacunas

La evidencia escrita de un esquema adecuado de vacunación contra difteria reciente no excluye el diagnóstico pero sí lo vuelve mucho menos probable. Ya que la inmunización es con un toxoide, no protege contra cepas que no producen la toxina, que sí causan la infección pero suele ser una enfermedad menos grave.

Frotis faríngeo

Los difteroides son especies de *Corynebacterium* distintos a *C. diphtheriae* que pueden encontrarse en la faringe de personas sanas, así que el diagnóstico de difteria no puede basarse en el frotis faríngeo. Incluso en presencia de microorganismos de aspecto típico, no puede establecerse el diagnóstico de difteria.

Cultivo faríngeo

El bacilo de difteria puede reconocerse por el aspecto de sus colonias en medios especiales (telurita o Tinsdale), pero por fortuna el microorganismo también crece en agar de sangre bovina o placas agar chocolate. La toxigenicidad del bacilo de difteria puede determinarse mediante pruebas en un laboratorio de referencia.

Importancia para la salud pública

La confirmación de laboratorio de un caso clínicamente sospechoso de difteria es de gran importancia para la salud pública. La difteria respiratoria es ahora una enfermedad rara en Estados Unidos, pero la difteria toxigénica por *C. diphtheriae* a veces se aísla de lesiones cutáneas, en especial en ciertas comunidades de nativos americanos. Un solo caso de difteria por lo general requiere importantes medidas de prevención a nivel de salud pública para prevenir la diseminación. El factor más importante en el problema de salud pública que presenta la difteria es que entre 50 y 60% de los adultos en Estados Unidos no están actualizados en sus vacunas de refuerzo.

Tratamiento

Vía aérea

Los pacientes con membrana faríngea deben ser tratados con laringoscopia o broncoscopia y estar preparados para proteger la vía aérea, en caso necesario. La intubación orotraqueal es una forma de asegurar la vía aérea de emergencia.

Antitoxina

Si clínicamente se diagnostica difteria, nunca debe retrasarse la admnistración de antitoxina por esperar confirmación de laboratorio. La morbilidad y la mortalidad de la difteria se relacionan con el tiempo de retraso en la administración de la antitoxina. En Estados Unidos, los médicos que atienden a pacientes con sospecha de difteria pueden solicitar la antitoxina contactando al Centro de Operaciones de los Centers for Disease Control and Prevention (CDC) al número 770-488-7100. Antes de su uso debe realizarse una prueba de alergia, como se señala en el empaque, ya que es producto de suero de caballo.

Otros tratamientos

El manejo antibiótico no sustituye a la antitoxina pero previene la contagiosidad en el lapso de 48 horas. Se administra penicilina G procaínica intramuscular (o eritromicina oral si el paciente es alérgico a penicilina) durante 14 días.

Manejo de contactos

Deben consultarse a las autoridades de salud pública para el manejo de los contactos y tratar a los contactos sintomáticos. A todos los contactos se les debe administrar eritromicina por 7 días o penicilina benzatínica intramuscular (1.2 millones de unidades para adultos; 600 000 unidades para niños menores de 6 años de edad), se les debe vacunar con el toxoide y vigilarlos diario buscando evidencia clínica de difteria. Los cultivos deben realizarse al día 1 y a las 2 semanas después del tratamiento. Si no es posible la vigilancia, todos los contactos del hogar no vacunados también deben recibir la antitoxina diftérica.

Todos los sujetos con cultivos positivos deben ser aislados (ver Procedimiento de aislamiento).

Procedimientos de aislamiento

Se recomiendan precauciones de gotas para los pacientes y portadores con difteria faríngea hasta que al menos dos cultivos nasales y faríngeos sean negativos. Los pacientes con difteria cutánea requieren precauciones de contacto. Todo el personal médico que atiende a pacientes con difteria debe estar al día con sus vacunas de refuerzo contra difteria. Cuando se presenta un brote en una comunidad con muchas personas no vacunadas, por lo general se administra el toxoide de difteria a todos, sin individualizar.

Puntos clave

- **La causa más común de faringitis febril en niños de edad escolar es estreptococo del grupo A.**
- **Para evitar el uso innecesario de antibióticos deben emplearse estudios como determinación de antígeno, cultivo o PCR.**
- **El tratamiento reduce el riesgo de fiebre reumática aguda así como las complicaciones supurativas como absceso periamigdalino.**
- **Los pacientes pueden regresar a la estancia infantil, escuela o trabajo tras 24 h de haber iniciado el antibiótico.**
- **No es necesario realizar cultivo posterior para comprobar cura.**

REFERENCIAS SELECCIONADAS

http://www.cdc.gov/features/strepthroat/ (CDC: is it strep throat?).

Fisher RG, Gruber WC, Edwards KM, *et al.* Twenty years of outpatient respiratory syncytical virus infection: a framework for vaccine efficacy trials. *Pediatrics* 1997;99(2):E7.

Gwaltney JM Jr, Phillips CD, Miller RD, *et al.* Computed tomographic study of the common cold. *N Engl J Med* 1994;330:25–30.

Hall CB, Walsh EE, Long CE, *et al.* Immunity to and frequency of reinfection with respiratory syncytical virus. *J Infect Dis* 1991;163:693–8.

Hersh AL, Jackson MA, Hicks LA. Principles of judicious antibiotic prescribing for upper respiratory tract infections in pediatrics. *Pediatrics* 2013;132:1146–54.

Logan LK, McAuley JB, Shulman ST. Macrolide treatment failure in streptococcal pharyngitis resulting in acute rheumatic fever. *Pediatrics* 2012;129:e798-802.

Moffet HL, Cramblett HG, Smith A. Group A streptococcal infection in a children's home. II: clinical and epidemiologic patterns of illness. *Pediatrics* 1964;33:11–7.

Morris-Berry CM, Pollard M, Gao S, *et al.* Anti-streptococcal, tubulin, and dopamine receptor 2 antibodies in children with PANDAS and Tourette syndrome: single-point and longitudinal assessments. *J Neuroimmunol* 2013;264:106–13.

Perrin EM, Murphy ML, Casey JR, *et al.* Does group A beta-hemolytic streptococcal infection increase risk for behavioral and neuropsychiatric symptoms in children? *Arch Pediatr Adolesc Med* 2004;158:848–56.

Shulman ST, Bisno AL, Clegg HW, *et al.* Clinical practice guideline for the diagnosis and management of group A streptococcal pharyngitis: 2012 update by the Infectious Diseases Society of America. *Clin Infect Dis* 2012;55:1279–82.

Thompson M, Vodicka TA, Blair PS, *et al.* Duration of symptoms of respiratory tract infections in children: systematic review. *BMJ* 2013;11:f7027.

Mononucleosis infecciosa y síndromes similares a mononucleosis

> **Perla clínica:** en niños y adolescentes sanos, la infección por virus de Epstein-Barr puede resultar en infección asintomática, mononucleosis infecciosa, o fiebre sin signos de localización.

MONONUCLEOSIS INFECCIOSA (MI) CLÁSICA

Definiciones y clasificaciones

La terminología es un problema en la MI y los síndromes relacionados, y el uso histórico debe integrarse con definiciones prácticas y significativas. La MI clínica fue clasificada por Hoagland en 1960 en formas faríngea (muy común), tifoidea (solo fiebre), e ictérica. Hoy en día, estas últimas dos formas pueden identificarse con facilidad si se realiza serología para virus de Epstein-Barr (VEB) en pacientes con hepatitis aguda y en pacientes febriles con linfocitos atípicos en el frotis de sangre periférica. La clasificación utilizada en este libro se describe en la Tabla 3-1. La MI clásica se define cuando cumple los tres criterios de características clínicas, hematológicas y serológicas.

Las características clínicas de la MI clásica por lo común incluyen al menos tres de los siguientes: faringitis exudativa, linfadenopatía generalizada, esplenomegalia, edema facial malar, y fatigabilidad fácil. La característica hematológica es la presencia en el frotis de sangre periférica de al menos 5% de linfocitos atípicos (Fig. 3-1). La característica serológica es una prueba positiva para anticuerpos de MI (aglutininas para eritrocitos de oveja o caballo) o pruebas para anticuerpos específicos (leer más adelante). La infección primaria por VEB puede demostrarse mediante los títulos de anticuerpos. Sin embargo, la "infección por VEB" y la "mononucleosis infecciosa" no deben utilizarse como sinónimos: la infección por VEB con frecuencia no resulta en MI clásica, y la enfermedad similar a mononucleosis puede tener causas distintas a la infección por VEB. Esta distinción en la terminolo-gía es análoga a diferenciar entre infección por el virus de las paperas y parotiditis. En la actualidad existe amplia evidencia de que la tendencia a desarrollar síntomas de MI cuando se está infectado por VEB es al menos de manera parcial regulada por aspectos genéticos. El riesgo es mayor entre más cercana es la relación genética; los gemelos monocigóticos, luego los dicigóticos, y por último los hermanos tienen el mayor riesgo. El VEB es una etiología posible para varios síndromes que no son como la MI, como se discute en capítulos sobre otros síndromes. La MI con anticuerpos heterófilos negativos se discute en la sección sobre síndromes similares a mononucleosis.

Diagnóstico clínico

Faringitis

La faringitis exudativa febril es el cuadro clínico más frecuente de la MI. A menudo es intensa y puede parecer faringitis membranosa o difteria. La faringitis concurrente por estreptococo del grupo A (EGA) no es más común que en los controles normales. Las petequias en el paladar duro son una característica ocasional tanto de la faringitis por EGA como por VEB. En ocasiones puede observarse faringitis en la exploración física incluso cuando el paciente no se está quejando todavía de dolor de garganta.

Linfadenopatía

La mayoría de los pacientes con MI presenta adenopatía generalizada. El agrandamiento de los nódulos cervicales anteriores (amigdalinos) es de poco valor diagnóstico, ya que puede acompañar a la amigdalitis por cualquier causa. La adenopatía cervical posterior es mucho más sugerente de mononucleosis infecciosa.

Esplenomegalia

La mayoría de los pacientes con MI clásica presenta esplenomegalia, un signo que puede hacer al médico sospechar MI. Los adolescentes atléticos a menudo tienen una musculatura abdominal bien desarrollada que dificulta la palpación, pero en general presentan esplenomegalia a la percusión.

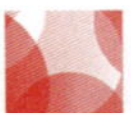

Tabla 3-1 Combinaciones lógicas de tres características de los síndromes similares a mononucleosis infecciosa

CLASIFICACIÓN DIAGNÓSTICA	CLÍNICA	HEMATOLÓGICA	SEROLÓGICA
MI clásica	+	+	+
MI sin linfocitosis atípica	+	0	+
MI asintomática	0	+ o 0	+
MI negativa para anticuerpos heterófilos	+	+	0
Faringitis, linfadenopatía, esplenomegalia	+	0	0
Linfocitosis atípica	0	+	0

Edema alrededor de los ojos

El edema del párpado superior, y en especial de la parte superior de la mejilla justo por debajo del ojo, es un hallazgo extremadamente útil, y a menudo pasado por alto, que está presente en alrededor de un tercio de los adolescentes o adultos jóvenes con MI (Fig. 3-2). Esta característica fue descrita por primera vez por Hoagland y en algunas ocasiones se le llama "Signo de Hoagland".

Ictericia

Alrededor de 5% de los adultos jóvenes con MI presenta ictericia. Se observa elevación de las enzimas hepáticas en 40 a 80%. Cuando se encuentran niveles inusualmente altos de fosfatasa alcalina en adolescentes o adultos jóvenes con niveles de bilirrubina mínimos y desproporcionadamente bajos, se debe sospechar mononucleosis infecciosa.

Dolor abdominal leve

El hígado o bazo agrandado, o una linfadenopatía mesentérica leve, pueden producir dolor abdominal y a la palpación. Alrededor de un tercio de los pacientes con MI refiere "malestar abdominal".

Exantema

El exantema de hecho no es un síntoma muy frecuente de la infección por VEB. La incidencia del exantema varía dependiendo del estudio, pero en general se encuentra entre 5 y 20%. Históricamente se reportaba que si se administraba ampicilina, casi todos los pacientes con MI desarrollarían exantema. Un estudio más reciente en Israel de 238 pacientes en quienes al final se comprobó el diagnóstico de MI, pero que al inicio fueron tratados con antibióticos, mostró que la incidencia del exantema fue de solo 33%. En otro pequeño estudio de Francia, la incidencia del exantema de hecho no fue tan diferente en aquellos que recibieron penicilina (o derivados de la penicilina) en comparación con aquellos que no habían recibido antibióticos. Está claro que el dogma acerca de que la ampicilina siempre produce exantema con la MI es incorrecto.

Fatigabilidad fácil

La gran mayoría de los niños lo suficientemente grandes como para expresar que padece este síntoma, lo expresará de manera voluntaria o aceptará presentarlo si se les pregunta por él.

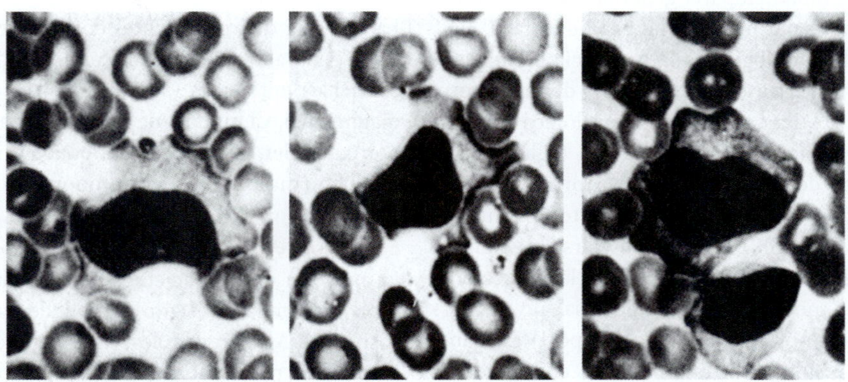

Figura 3-1. Citoplasma festoneado o indentado de los linfocitos atípicos. Este hallazgo puede ser identificado con facilidad incluso por un observador inexperto, y es muy sugerente de mononucleosis infecciosa. (Fotografía del Dr. I. Davidsohn.)

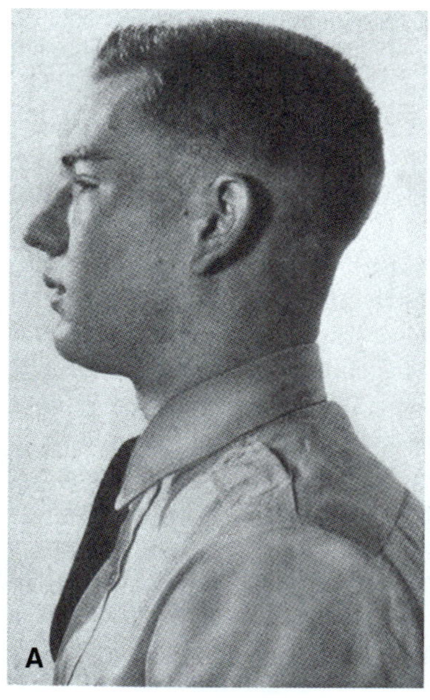
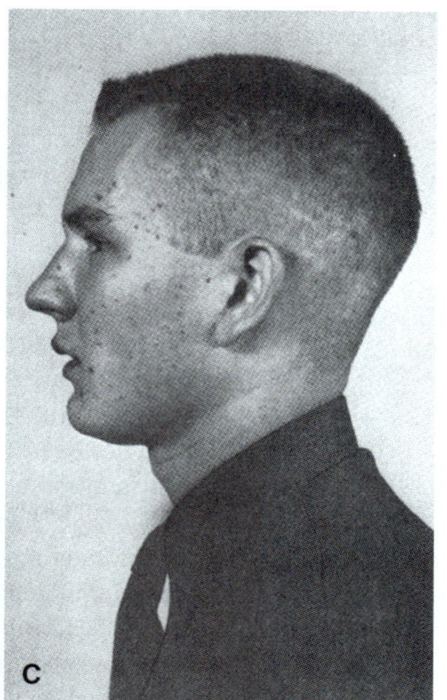
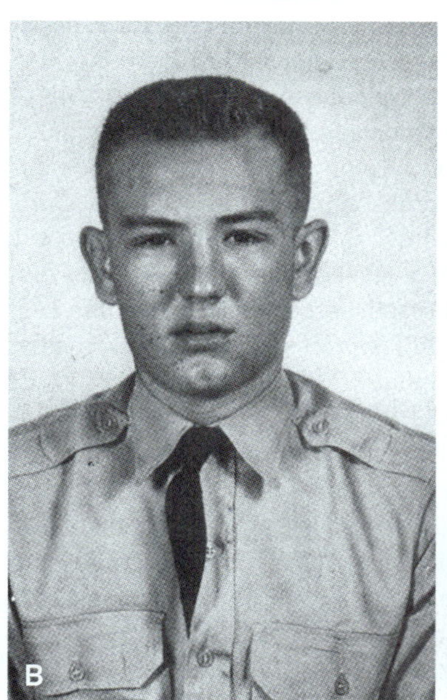
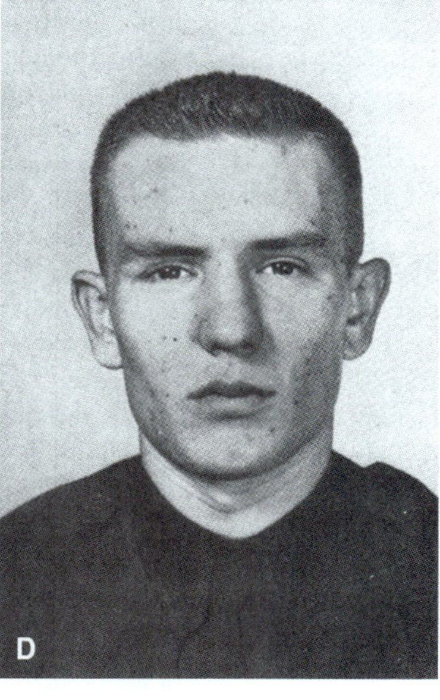

Figura 3-2. Edema palpebral durante mononucleosis infecciosa. **(A y B)** Durante la enfermedad; **(C y D)** después de la recuperación. (© Copyright 1958 CIBA Pharmaceutical Company, Division of CIBA-GEIGY Corporation. Reimpreso con autorización de CLINICAL SYMPOSIA. Todos los derechos reservados.)

Dolor corporal y cefaleas

Cerca de la mitad de los pacientes padece "dolores corporales" similares a los asociados a la influenza. Las cefaleas son incluso más comunes, presentándose en alrededor de 70 por ciento.

Enfoque de laboratorio

Linfocitosis atípica

En la MI casi siempre se encuentra un aumento en el número de linfocitos con formas atípicas. Estos linfocitos atípicos no son las propias células infectadas por VEB, sino células CD8+ T que responden a ellas. La linfocitosis atípica puede observarse en asociación con muchas enfermedades virales (Cuadro 3-1), algunas enfermedades no virales (toxoplasmosis, babesiosis, paludismo, enfermedad de tsutsugamushi), envenenamiento, exposición a toxinas, radiación, malignidades, reacciones medicamentosas, y alergias. Por lo tanto, el hallazgo de linfocitos atípicos no es específico, pero es útil para estimular la búsqueda de información diagnóstica más específica, en especial si > 10% de los linfocitos son atípicos.

Los pacientes con MI comúnmente tienen también un "desplazamiento" hacia la línea linfocítica, y > 50% de los leucocitos son linfocíticos. La presencia de

Cuadro 3-1. Causas de linfocitosis

Linfocitos atípicos

Comunes
Virus de Epstein-Barr
Citomegalovirus

Poco comunes
Virus de hepatitis A
Virus sincicial respiratorio[a]

Raras
Toxoplasmosis
Babesiosis
Malaria
Dengue
Síndromes de hipersensibilidad a medicamentos
Exposición a toxinas
Malignidades (en especial linfoma no Hodgkin)

Linfocitosis típica
Pertussis
Linfocitosis infecciosa aguda

[a]Usualmente no causa linfocitosis atípica.

indentaciones en los linfocitos causadas por eritrocitos es un hallazgo útil (Fig. 3-1). La pertussis o tos ferina de manera clásica se asocia con linfocitosis, pero los linfocitos no son atípicos y la presentación clínica no se asemeja a la MI (*véase* Capítulo 7). En raras ocasiones otras infecciones pueden asociarse con conteos leucocitarios en extremo altos, con un predominio linfocítico, sin linfocitos atípicos. Este patrón ha sido nombrado linfocitosis infecciosa aguda. En general no se descubre el agente etiológico.

Diagnóstico serológico

Las pruebas de tamizaje en laminilla (como el Monospot®) tienen un alto grado de especificidad para MI; es decir, los resultados falsos positivos son infrecuentes. Sin embargo, un pequeño porcentaje de individuos normales tendrá pruebas persistentemente falsas positivas. La sensibilidad de las pruebas de laminilla por lo general es buena, pero una prueba de tamizaje negativa no elimina de ninguna forma el diagnóstico de MI, en particular en niños pequeños. En un estudio involucrando a 299 niños y adolescentes con MI, se encontró que el valor predictivo negativo de la prueba fue de 82%. Otro estudio mostró que 271 (82%) de 329 pacientes con MI clínica que eventualmente tuvieron pruebas positivas para anticuerpos heterófilos requirieron más de una muestra antes de que se obtuviese un resultado positivo. El momento en el que se realiza la prueba también es importante: solo 25% de los pacientes con infección por VEB tiene anticuerpos heterófilos detectables en la primera semana de la enfermedad. Por último, en una pequeña cohorte, no se pudo encontrar correlación entre la intensidad de la enfermedad y el porcentaje positivo por pruebas para anticuerpos heterófilos. Esto implica que incluso los pacientes que están muy enfermos con MI inducida por VEB pueden tener pruebas falsas negativas con los métodos para detectar anticuerpos heterófilos. La práctica clínica respalda la experiencia reportada en estos estudios; se han observado pacientes hospitalizados con MI inducida por VEB que tuvieron dos o incluso tres pruebas de Monospot® negativas. En estos pacientes, el diagnóstico puede realizarse al buscar producción de anticuerpos específicos con serología para VEB. Aquellos con MI inducida por citomegalovirus (CMV) también tienen pruebas negativas para anticuerpos heterófilos, de modo que a menudo es útil incluir títulos de CMV en la evaluación de los pacientes con sospecha clínica de MI pero pruebas de tamizaje negativas.

Interpretar los resultados serológicos para VEB es más simple si se utiliza la analogía, absurda pero útil, y se piensa en el VEB como un M&M® relleno de cacahuate. La cubierta dulce equivale al antígeno de cápside viral (ACV). Dado que el caramelo es lo primero que se prueba cuando al comer uno de estos M&M®, esto le recuerda que los anticuerpos (tanto IgM como IgG) contra el ACV son los primeros anticuerpos creados por el sistema inmune tras la infección por VEB. La siguiente capa es el chocolate, que representa el antígeno temprano (AT) del VEB. Por lo tanto, el siguiente anticuerpo en ser producido es el anticuerpo contra el AT. Por último, el cacahuate representa el antígeno nuclear de Epstein-Barr (ANEB). El anticuerpo contra ANEB es el último en aparecer. El anticuerpo IgG contra el ACV y el anticuerpo contra el ANEB persisten de por vida, pero el anticuerpo contra el antígeno temprano desaparece, por lo general en 6 a 9 meses (Tabla 3-2). Ampliando un poco más la analogía, pensar que el chocolate se derrite hace más fácil recordar que el anticuerpo contra el AT desaparece con el tiempo.

Duración de la positividad

El anticuerpo específico más útil para el diagnóstico de la infección primaria por VEB es el anticuerpo IgM contra la cápside del VEB (Tabla 3-2). Este aparece en el primer mes y se vuelve negativo para los tres meses en 80% de los pacientes. Como se mencionó antes, el AT desaparece en los primeros 9 meses en la mayoría de los pacientes, pero puede persistir durante muchos años. No hay significancia clínica para este fenómeno. Las pruebas para anticuerpos heterófilos pueden permanecer positivas en 75% de los pacientes hasta por un año.

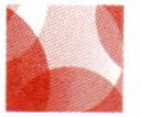 **Tabla 3-2** Anticuerpos incluidos generalmente en un panel de anticuerpos contra VEB (serología para VEB), y su interpretación

ANTICUERPO Y TIPO	ANTÍGENO CONTRA EL QUE ESTÁ DIRIGIDO EL ANTICUERPO	COMENTARIOS
Anticuerpo IgM contra ACV	**A**ntígeno de **C**ápside **V**iral (ACV)	Aparece rápidamente; desaparece para los 4 meses; su ausencia no descarta infección por VEB
Anticuerpo IgG contra ACV	ACV	Tiene un pico a las 3 sem; permanece de por vida
Anticuerpo AT	Antígeno temprano de VEB	Aparece poco después del anticuerpo contra ACV; en general desaparece y se vuelve indetectable para los 6 a 9 meses; en algunos pacientes puede persistir durante varios años, pero no tiene significancia clínica
Anticuerpo contra ANEB	Antígeno nuclear de Epstein-Barr	Aparece más de 1 mes después de la infección; permanece de por vida. En ocasiones las respuestas contra el ANEB se forman de manera tardía o ni siquiera se forman

PCR para VEB

Aunque es útil para el monitoreo de la enfermedad linfoproliferativa en huéspedes inmunocomprometidos, esta prueba no debe utilizarse para el diagnóstico de infección por VEB en individuos sanos. No todos los pacientes con MI inducida por VEB tendrán una PCR positiva. Además, la PCR puede detectar reactivación asintomática del VEB en un paciente que no tiene mononucleosis infecciosa.

Frecuencia de edad

La prueba heterófila positiva en laminilla se da con más frecuencia en el grupo de edad de 10 a 29 años. Sin embargo, esto no sugiere que la infección por VEB no se presente en niños menores, sino que estos pueden no producir una respuesta positiva con anticuerpos heterófilos. No se sabe porqué los niños pequeños no producen anticuerpos heterófilos de forma confiable en respuesta a la infección por VEB. Sin embargo, estos pacientes pueden ser diagnosticados mediante serología específica para virus de Epstein-Barr.

En resumen, la mayoría de los niños menores de 10 años de edad con infección por VEB está sintomática o tiene enfermedades que no se asemejan a una MI clásica. Sin embargo, si un niño pequeño parece tener MI clásica, se deben solicitar pruebas de anticuerpos específicas para VEB. Algunos tendrán respuestas en laminilla positivas; un estudio mostró que 35% de los niños de entre 2 y 3 años de edad fueron positivos *versus* 80% de los niños entre 4 y 11 años de edad.

Contagio

La replicación lítica inicial del VEB tal vez tiene lugar en las células epiteliales de la mucosa de la orofaringe. Desde ahí, el virus infecta y luego inmortaliza a un pequeño porcentaje de células B, en las que establece latencia. Se ha demostrado que se replica de manera periódica en la orofaringe. Varios estudios sugieren que la replicación en las células B en ocasiones debe ser lítica; utilizando PCR, se puede encontrar ADN de VEB en el suero de al menos 20% de los pacientes con MI inducida por VEB. La diseminación de la enfermedad a través de la saliva fue deducida por Hoagland desde la década de 1960 en sus estudios en cadetes de West Point. Observó ausencia de diseminación entre compañeros de cuarto y un periodo de incubación de 5 a 7 sem con base en antecedentes de episodios breves de besos. También observó un periodo de incubación de 21 días tras una transfusión de sangre.

Estudios en familias han indicado que alrededor de una cuarta parte de los miembros susceptibles desarrollará infección evidenciada por seroconversión, pero que los niños más pequeños en general no desarrollan enfermedad clínica. Se ha recuperado el virus de la faringe 9 días antes del inicio de la enfermedad, y puede persistir hasta por 6 meses. También se ha demostrado que la excreción asintomática del VEB en la saliva es intermitente durante la vida después de la infección por VEB. En cualquier momento determinado, entre 6 y 20% de los adultos presenta cantidades medibles de VEB en la saliva. Muchos factores, incluyendo el estrés y las enfermedades intercurrentes, han sido implicados en la reactivación asintomática periódica de la replicación del virus de Epstein-Barr.

Un estudio prospectivo de 143 estudiantes de primer año de universidad que no habían padecido infección por VEB antes, en quienes se monitorearon los síntomas y se les realizaron pruebas serológicas cada 8 sem, reveló que 66 (46%) adquirieron infección aguda durante la universidad. La incidencia fue más alta durante el primer año de universidad, y se asoció con "besos apasionados". Casi todos los sujetos presentaron síntomas, pero 25% no tuvo síntomas clásicos de mononucleosis infecciosa.

Tratamiento y prevención

En general el reposo es el único tratamiento que se necesita. La mayoría de los pacientes tiene fatigabilidad significativamente fácil, de modo que no es difícil que cumplan con el reposo. Una revisión de Rochester mostró que casi 45% de los pacientes con MI que buscaban ayuda médica terminó recibiendo terapia con corticoesteroides; es dudoso que dicho tratamiento tan potente esté justificado para el alivio sintomático en una enfermedad autolimitada, y la terapia puede incluso prolongar la recuperación. Se ha aconsejado terapia con corticoesteroides durante 6 a 10 días en los casos graves, como en aquellos con obstrucción potencial de la vía aérea, anemia autoinmune, o trombocitopenia autoinmune utilizando dosis en pulsos comenzando con 60 mg al día y disminuyendo rápidamente.

In vitro, el aciclovir inhibe la replicación lítica del VEB. El aciclovir administrado de forma intravenosa (10 mg/kg) cada 8 h durante 7 días fue significativamente más efectivo que el placebo, pero solo cuando se combinaron seis medidas de mejoría. Las enzimas hepáticas no mejoraron en el grupo tratado. Otro estudio evaluó el uso de prednisolona y aciclovir en MI no complicada. La excreción orofaríngea del VEB disminuyó de manera significativa en el grupo tratado, pero no se observó efecto sobre la duración de la enfermedad, la odinofagia, la pérdida de peso, u otros parámetros sintomáticos. Un pequeño estudio mostró que el tratamiento con valaciclovir redujo el número de síntomas y su intensidad. En este estudio, hubo una reducción de la carga viral en las secreciones orales, pero no en la sangre. En la actualidad, la terapia antiviral no está indicada para la MI inducida por virus de Epstein-Barr.

Complicaciones de la mononucleosis infecciosa y la infección por VEB

Las complicaciones típicamente asociadas con el síndrome clínico de MI y aquellas asociadas con la infección por VEB (no necesariamente en el contexto de MI sintomática) se discutirán por separado. Las complicaciones listadas como locales y hematológicas, como el absceso periamigdalino, la obstrucción parcial de la vía aérea y la anemia hemolítica aguda, se presentan más a menudo en pacientes con MI clínicamente típica, pero muchas de las otras complicaciones de la infección por VEB se presentan en pacientes que no tienen enfermedad similar a mononucleosis típica.

Complicaciones de la MI

Puede ocurrir ruptura espontánea del bazo, en especial durante las primeras 2 sem de la enfermedad en que se establece la esplenomegalia, pero esta complicación es rara en la infancia. Se piensa que la ruptura posterior se relaciona con traumatismos en el bazo de mayor tamaño. El retorno a las actividades de clases no atléticas puede basarse en la fuerza y fatigabilidad del paciente.

El regreso a las competencias atléticas una vez que el paciente se siente bien no puede basarse solo en el tiempo, puesto que las recomendaciones han variado desde 3 sem hasta 6 meses. Un bazo de tamaño normal es una guía más razonable que el tiempo ya que este es arbitrario; en general puede determinarse al examen físico o en una radiografía simple de abdomen. Algunas ocasiones se recomienda la confirmación ultrasonográfica de un bazo de tamaño normal antes de iniciar deportes de contacto en especial traumáticos, en caso de que la exploración o los rayos X no sean concluyentes.

Puede ocurrir obstrucción de la vía aérea secundaria a hipertrofia linfoide y edema de las amígdalas y la faringe. El adolescente puede estar ansioso y evitar recostarse debido a la dificultad para deglutir las secreciones. Por lo común, la obstrucción de la vía aérea puede anticiparse y tratarse con corticoesteroides, lo que a menudo produce un alivio dramático secundario a reducción en el tamaño del tejido linfoide hipertrófico. En algunos pacientes ha llegado a requerirse intubación traqueal y traqueostomía. La MI puede complicarse con síndrome de Lemierre (Capítulo 2); en una serie de casos, 10% de los casos de infección invasiva por *Fusobacterium* estuvo precedido de infección por VEB. La neumonía con nódulos o derrame pleural parece ser muy rara, pero la neumonía por micoplasma concurrente puede ser más común y más grave de lo esperado, y ser la causa de algunas de las neumonías atribuidas a mononucleosis infecciosa.

Las complicaciones neurológicas, como la meningitis aséptica, encefalitis, mielitis, parálisis de nervios periféricos, ataxia cerebelar, encefalomielitis desmielinizante aguda, y síndrome de Guillain-Barré, usualmente son autolimitadas y reversibles. Sin embargo, la encefalitis inducida por VEB puede ser intensa, y un estudio retrospectivo de casos de encefalitis por VEB sugiere que los desenlaces pueden no ser universalmente favorables. Se ha recuperado VEB en el líquido cefalorraquídeo. En algunas ocasiones, el involucramiento neurológico es el primer hallazgo predominante, de modo que se deben solicitar de rutina pruebas serológicas específicas para VEB en una enfermedad de este tipo cuando no se conoce la etiología. En niños con trastorno convulsivo pueden presentarse convulsiones como resultado del incremento en el aclaramiento de la fenitoína. Se han descrito alucinaciones y distorsiones visuales como una complicación denominada "síndrome de Alicia en el país de las maravillas" debido a que los objetos parecen encogerse y agrandarse.

Alrededor de 5% de los casos presenta hepatitis clínica, y 20 a 40% presenta hepatitis subclínica. También se ha reportado falla hepática aguda, así como muerte no explicada.

Las complicaciones hematológicas incluyen anemia hemolítica con prueba de Coombs directo positiva; por fortuna, esta complicación es rara. La neutropenia grave es mucho más común, pero en general no conduce a superinfección con bacterias u hongos. Rara vez ocurre agranulocitosis como complicación posinfecciosa. La trombocitopenia también es rara, y en ocasiones se ha reportado pancitopenia acompañada por síndrome de fuga capilar (con expansión del volumen plasmático, edema pulmonar y ascitis).

Se ha reportado falla renal aguda como resultado de rabdomiólisis intensa. También se ha observado síndrome nefrótico, al igual que nefritis intersticial. Se ha reportado ulceración genital de los labios en ausencia de infección por herpes simple. Las complicaciones cardiacas incluyen bloqueo cardiaco completo, miocarditis intensa y pericarditis.

Complicaciones del VEB

Se han reportado numerosas complicaciones durante la infección por VEB, algunas de las cuales pueden ser ocurrencias coincidentes (Cuadro 3-2). Algunas veces, la infección por VEB se manifiesta como una MI clásica, pero en niños más pequeños a veces no hay hallazgos clínicos o linfocitos atípicos que lleven al médico a sospechar VEB. Las malignidades asociadas con VEB, como el linfoma de Burkitt y el carcinoma nasofaríngeo, no están en la lista, ya que su presentación no es aguda, y tampoco semejan una enfermedad infecciosa. La MI clínica crónica o recurrente, o la fatiga atribuida a MI se discuten más adelante.

El VEB se asocia con enfermedad linfoproliferativa en pacientes con inmunodeficiencia congénita o

---

Cuadro 3-2. Complicaciones asociadas con infección por VEB

Locales
Absceso periamigdalino; sepsis postanginal (síndrome de Lemierre)
Obstrucción parcial de la vía aérea
Ruptura esplénica
Falla hepática
Linfadenopatía mediastinal
Sinusitis, celulitis orbitaria
Hematemesis, melena
Laringitis membranosa
Enteropatía

Hematológicas
Anemia hemolítica, crioglobulinemia
Trombocitopenia
Agranulocitosis; pancitopenia
Síndrome hemofagocítico
Linfadenopatía angioinmunoblástica
Síndrome linfoproliferativo ligado al X
Enfermedad linfoproliferativa postrasplante
Anemia aplásica

Neurológicas o conductuales
Encefalitis
Polineuritis
Ataxia, parálisis, cerebelitis
Alucinaciones; psicosis
Depresión; ansiedad

Convulsiones secundarias a aumento del aclaramiento de la fenitoína
Migraña; corea
Radiculoplexopatía lumbosacra
Afonía (parálisis del nervio laríngeo recurrente)
Neuritis craneal
Neuritis retrobulbar
Opsoclonus-mioclonus

Otras
Sordera
Miocarditis
Pancreatitis
Insuficiencia renal; rabdomiólisis
Neumonía por micoplasma
Acrocianosis o urticaria inducida por frío
Úlceras genitales
Secreción inapropiada de hormona antidiurética
Poliartritis migratoria
Derrame pleural
Eritema multiforme
Neumonía
Síndrome de Gianotti-Crosti
Hidrops de vesícula biliar
Precipitación de angioedema hereditario
Estenosis aguda acueductal

adquirida, y es la causa más común de enfermedad linfoproliferativa postrasplante (ELPT). Estos pacientes tienen alterada su inmunidad celular y no son capaces de controlar la proliferación de células B infectadas por VEB. Aunque pueden presentar síntomas de MI, presentan más comúnmente linfoproliferación localizada o diseminada involucrando los nódulos linfáticos, hígado, pulmón, riñón, médula ósea, sistema nervioso central, o intestino delgado. El diagnóstico requiere demostración del genoma de VEB en material de biopsia.

Una complicación rara pero importante de la infección por VEB es el desarrollo de síndrome hemofagocítico, también llamado linfohistiocitosis hemofagocítica (LHH). A diferencia de la MI, en la que se infectan sobre todo las células B, los pacientes con LHH desarrollan proliferación de células T con producción de citocinas proinflamatorias. Estos pacientes típicamente desarrollan citopenias, exantema, y un nivel sérico de ferritina en extremo alto. El médico debe mantener un alto índice de sospecha para este padecimiento, ya que puede ser fatal sin terapia inmunosupresora temprana. Esto se discute más a detalle en el Capítulo 23.

Diagnóstico

En general, cuando los niños no tienen linfocitosis atípica con las infecciones por VEB, tampoco tienen las características clínicas de la MI clásica. Por lo tanto, los niños manifiestan al menos dos patrones distintos de infección por VEB: el patrón clínico clásico de MI con linfocitos atípicos, y una forma asintomática o atípica sin linfocitosis. Un estudio previo de Israel también describió algunos niños pequeños que tenían linfocitosis atípica con síntomas no específicos y pruebas negativas para anticuerpos heterófilos.

Cuando se encuentran como problemas diagnósticos las enfermedades y los padecimientos listados como complicaciones, la prueba más útil es para el anticuerpo IgM contra el antígeno de cápside de VEB, que por lo general se incluye en cualquier panel de anticuerpos para virus de Epstein Barr.

Tratamiento

A menudo se utiliza el tratamiento con corticoesteroides, en especial para complicaciones más graves, pero el tratamiento debe individualizarse. Para un adolescente con obstrucción respiratoria parcial, se puede utilizar un pulso de prednisona comenzando con 60 mg y reduciendo la dosis en el transcurso de 10 días. Para la anemia hemolítica se puede utilizar una dosis diaria moderada (40 mg para un adolescente) e ir disminuyendo cuando se observe suficiente mejoría.

ENFERMEDAD SIMILAR A MONONUCLEOSIS

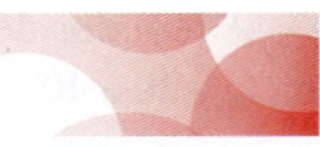

Existen tres combinaciones lógicas de las características clínicas o hematológicas de los síndromes similares a mononucleosis con anticuerpos heterófilos negativos: las características clínicas, las características hematológicas, o ambas (ver la Tabla 3-1). Ya se ha discutido antes la linfocitosis atípica. Si solo la prueba rápida es negativa, el patrón en general se denomina enfermedad similar a mononucleosis con anticuerpos heterófilos negativos (Cuadro 3-3).

Enfermedad similar a mononucleosis negativa para anticuerpos heterófilos

Infección por VEB

Este virus es la causa más frecuente de síndrome similar a MI con anticuerpos heterófilos negativos. Los anticuerpos heterófilos pueden no producirse debido a la joven edad del paciente, o puede pasarse por alto debido al momento de la obtención del suero. Pueden ocurrir infecciones duales con VEB y otros herpesvirus, pero también puede haber pruebas falsas positivas para uno o más de los virus.

Infección por CMV

Este virus es otra causa común de IM con anticuerpos heterófilos negativos, y que en un estudio representó

Cuadro 3-3. Causas de síndrome similar a mononucleosis con pruebas para anticuerpos heterófilos negativas

Con linfocitosis atípica
VEB
Citomegalovirus
Toxoplasmosis aguda
Hepatitis A
VHH-6
Infección aguda por VIH

Sin linfocitosis atípica
VEB
Citomegalovirus
Infección aguda por VIH
Toxoplasmosis aguda
Virus Coxsackie
Adenovirus
Virus del herpes simple
Rubeola
Fármacos (p. ej., fenitoína, sulfas)
Malignidades

a 30 (70%) de 43 pacientes. Rara vez un paciente con CMV puede tener anticuerpos heterófilos positivos, o incluso una prueba falsa positiva para IgM contra ACV de VEB. El CMV, ya sea adquirido por transfusión sanguínea o por otras rutas, en particular la saliva, puede causar fiebre, linfocitosis atípica, esplenomegalia y en ocasiones involucramiento hepático. La faringitis y la linfadenopatía son menos frecuentes en la infección por CMV que en la mononucleosis por VEB. A menudo hay tos. Es más probable que la infección por CMV asemeje una MI clásica inducida por VEB en niños pequeños que en adolescentes o adultos. Debe considerarse la infección por CMV en individuos que desarrollan fiebre y linfocitosis atípica 2 a 3 sem después de una transfusión, aunque este síndrome se está volviendo cada vez menos común dado que muchos bancos de sangre filtran la sangre donada para remover los leucocitos.

En un reporte de 124 niños desde el nacimiento hasta los 12 años de edad con síntomas clínicamente compatibles con MI, el VEB fue más común que el CMV en todas las edades. Sin embargo, 14 (70%) de los 20 casos de CMV fueron diagnosticados en niños desde el nacimiento hasta los 4 años de edad, mientras que los casos de MI por VEB se distribuyeron de forma bastante equitativa entre todos los grupos de edad. En una comparación de mononucleosis por CMV en Brasil, se observó amigdalitis exudativa en niños pero no en adultos. La edad promedio de los niños fue de 5 años, y su enfermedad típicamente era similar a mononucleosis.

Toxoplasmosis aguda

Este protozoario puede causar fiebre, linfocitosis atípica, linfadenopatía generalizada, esplenomegalia, y mialgia. También puede haber leucopenia o exantema. A menudo existe el antecedente de exposición a gatos, carne de venado o cordero mal cocida, o leche de cabra.

Hepatitis A

Como se discute en el Capítulo 13, la hepatitis A en ocasiones puede presentarse como una enfermedad similar a mononucleosis, con fiebre, hepatoesplenomegalia, elevación de enzimas hepáticas, linfadenopatía generalizada, y linfocitos atípicos.

Herpesvirus humano tipo 6 (VHH-6)

Dado que el VHH-6 es miembro de la misma familia de virus, y causa cambios patológicos en los monocitos similares a los causados por VEB, no es de sorprender que haya sido descrito como la causa de síndrome similar a mononucleosis en adultos jóvenes. Las características clínicas de esta enfermedad eran indistinguibles de las de la infección por VEB o CMV, y los pacientes desarrollaban linfocitosis atípica leve. Se debe tener cuidado al interpretar las pruebas serológicas para estos virus, debido a que el VEB es un activador policlonal de células B conocido, y se ha demostrado que incrementa en específico los títulos contra VHH-6. Es muy poco probable que la infección por VEB estimule la producción de anticuerpo contra VHH-6 sin causar de forma concurrente una respuesta por anticuerpos contra virus de Epstein-Barr.

VIH

La mayoría de los pacientes que contrae infección por VIH presenta un síndrome retroviral agudo días o semanas después de adquirir la infección. Este síndrome clínicamente se asemeja a la MI. Los estudios de laboratorio pueden mostrar linfopenia y trombocitopenia, pero los linfocitos atípicos son infrecuentes. El síndrome retroviral agudo debe incluirse dentro del diagnóstico diferencial de la enfermedad similar a mononucleosis negativa para anticuerpos heterófilos, en especial en pacientes sexualmente activos o con otros factores de riesgo para infección por VIH. La infección por VIH se estudia con más detalle en el Capítulo 20.

Enfermedad similar a mononucleosis sin linfocitosis atípica

Este síndrome consiste en las manifestaciones clínicas de la MI, como faringitis febril con linfadenopatía o esplenomegalia, sin linfocitosis atípica. La linfadenopatía cervical se analiza en el Capítulo 6.

El CMV puede producir un síndrome similar a mononucleosis sin linfocitos atípicos. Este es también el patrón usual en la infección aguda por VIH. La toxoplasmosis aguda típicamente produce linfadenopatía y fiebre, pero en ocasiones se observan esplenomegalia y faringitis.

Coxsackievirus

Estos virus han sido asociados con un síndrome de faringitis febril, linfadenopatía generalizada, conjuntivitis y agrandamiento doloroso del hígado o el bazo. Unos cuantos pacientes tienen linfocitosis atípica o exantema.

Otras causas infecciosas

El adenovirus, el herpes simple, el VHH-6 y otros agentes como los causantes de la faringitis no estreptocócica, pueden causar enfermedad similar a mononucleosis. La infección por virus de la rubeola sin exantema puede producir este patrón.

Fármacos

La fenitoína, las sulfas y otros medicamentos pueden producir un síndrome similar a MI negativo para anticuerpos heterófilos.

Malignidades

El linfoma y otras malignidades hematológicas también pueden causar fiebre relacionada con esplenomegalia o hepatoesplenomegalia.

Plan diagnóstico

Serología

Se pueden determinar anticuerpos IgM para agentes específicos como citomegalovirus, toxoplasma, y rubeola. Un resultado serológico definitivo elimina la inquietud sobre una posible malignidad linfática. El linfoma o la leucemia son padecimientos raros a considerar cuando la adenopatía y la esplenomegalia persisten después del periodo febril inicial.

Las pruebas para un síndrome retroviral agudo inician con un inmunoensayo combinado de VIH 1/2 antígeno/anticuerpo. Esta prueba busca antígeno p24 en suero, lo que permite identificar pacientes con infección aguda por VIH antes de la producción de una respuesta por anticuerpos medible. Si la prueba es negativa, no se requieren más pruebas para infección por VIH. Si es positiva, se requieren más pruebas; se debe consultar a un especialista en enfermedades infecciosas.

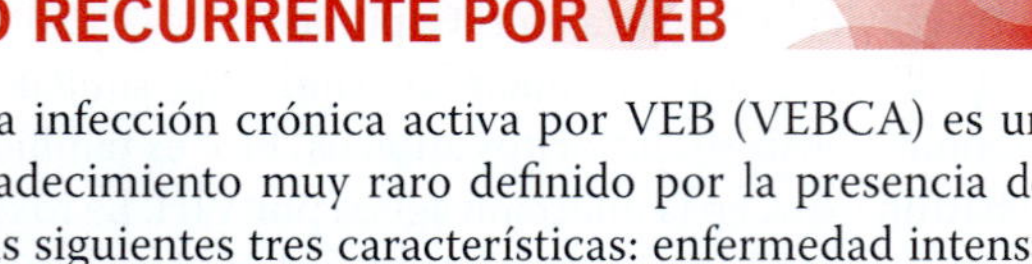

INFECCIÓN CRÓNICA O RECURRENTE POR VEB

La infección crónica activa por VEB (VEBCA) es un padecimiento muy raro definido por la presencia de las siguientes tres características: enfermedad intensa > 6 meses de duración que comienza como una infección primaria por VEB o que se asocia con títulos anormales de anticuerpos contra VEB; evidencia histológica de enfermedad orgánica, como neumonitis, hepatitis, hipoplasia de médula ósea, o uveítis; y demostración de antígenos de VEB o ADN de VEB en el tejido. A menudo hay elevaciones extremas en los títulos de anticuerpos específicos contra el virus. Al igual que con la LHH, parece involucrar proliferación de células no B (ya sea células T o células NK). Aunque la patogénesis no está clara, es posible que represente una forma más lentamente progresiva de LHH. La mayoría de los casos bien descritos se ha presentado en Japón u otros países de Asia del este. Los síntomas más comunes son aquellos asociados con la infección aguda por VEB: faringitis, adenopatía, fiebre, cefalea y fatiga. Algunos pacientes también se quejan de mialgias, artralgias y depresión. Se desconoce porqué el virus, que de manera normal transforma a las células B

y establece latencia, produce una infección crónica con replicación viral concurrente en algunas personas. Algunos investigadores han encontrado diferencias en la elaboración de productos de genes tempranos que se piensa son importantes en la inducción de la latencia. En algunos pacientes existe un antecedente familiar del padecimiento. El diagnóstico de infección VEBCA debe establecerse con precaución, y solo cuando se cumplan los criterios establecidos anteriormente. Los pacientes con sospecha de tener este raro síndrome deben ser manejados en conjunto por un especialista en enfermedades infecciosas.

La mayoría de los pacientes con sospecha de infección crónica o recurrente por VEB no presenta los parámetros clínicos y de laboratorio antes descritos, sino que desarrolla su enfermedad inmediatamente después de un episodio clínico documentado de MI. En estos casos, es aconsejable utilizar la "fatiga posmononucleosis" como categoría diagnóstica. Muchos adolescentes desarrollan fatigabilidad fácil y prolongada después de la MI. Algunos cumplen con el perfil socioeconómico y fisiológico de los pacientes que desarrollan síndrome de fatiga crónica (SFC), pero la mayoría de las veces la enfermedad nunca llega a ser tan intensa como para cumplir con los criterios diagnósticos del SFC. Si los títulos de anticuerpos caen a niveles en general asociados con infección previa por VEB y se genera una respuesta apropiada con anticuerpo contra ANEB, se puede descartar de forma efectiva el diagnóstico de infección VEBCA. Se desconoce cuál es la patogénesis de la fatiga posmononucleosis.

El SFC es un fenómeno común algunas veces observado en adolescentes y adultos jóvenes. No existe una causa infecciosa conocida. El Institute of Medicine recién propuso que el SFC sea renombrado como enfermedad sistémica de intolerancia al ejercicio (ESIE). Los pacientes por lo común pueden fechar el inicio de su fatiga coincidiendo con alguna enfermedad aguda en el pasado distante. La enfermedad pudo haber sido una similar a mononucleosis, algunas veces incluso con infección confirmada por VEB. Sin embargo, los pacientes con SFC tienen la misma probabilidad que los controles sanos de tener evidencia virológica de infección reciente por virus de Epstein-Barr.

Los pacientes con SFC a menudo tienen un alto desempeño, pero tienen dificultad para retomar actividades normales después de un periodo de convalecencia de la enfermedad aguda. Como resultado de la inactividad, pierden condición, de modo que incluso el ejercicio leve les provoca fatiga extrema. Los aspectos psicológicos y psicosomáticos también pueden jugar un papel en la génesis y perpetuación del síndrome. Incluso puede haber un elemento de condicionamiento clásico en el síndrome; en específico, el esperar una enfermedad hace que la recuperación sea difícil.

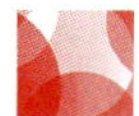

Tabla 3-3 Definición de caso revisada de síndrome de fatiga crónica de los Centers for Disease Control and Prevention

Fatiga clínica evaluada clínicamente, no explicada, persistente o recurrente durante 6 meses o más que es:

- De inicio nuevo o definido
- No es resultado de ejercicio
- No se alivia considerablemente con el reposo, resultando en una reducción considerable en los niveles previos de actividades ocupacionales, educacionales, sociales y personales **Y**

La presencia de al menos cuatro de los siguientes síntomas:

- Alteración en la concentración o la memoria a corto plazo
- Dolor de garganta
- Nódulos linfáticos cervicales o axilares dolorosos
- Dolor muscular
- Artralgia sin inflamación o eritema
- Cefaleas de diferente tipo, patrón o intensidad
- Sueño no reparador
- Malestar general posejercicio que dura > 24 h

El diagnóstico de SFC es de exclusión, y deben descartarse otras causas de fatiga, como anemia, hipotiroidismo y enfermedad de Addison. Muchos pacientes con SFC también desarrollan una forma de disfunción autonómica a la que se ha llamado síndrome de taquicardia postural ortostática (STPO). Los criterios diagnósticos para el SFC se listan en la Tabla 3-3. El manejo es con terapia de apoyo. Los pacientes con componentes de STPO pueden beneficiarse de una mayor ingesta de líquidos y sal. El médico a menudo debe andar sobre una línea delgada: el descartar que el padecimiento sea la enfermedad es contraproducente, pero el solicitar demasiadas pruebas de laboratorio y mostrar una simpatía excesiva por la enfermedad puede exacerbar o perpetuar el síndrome. Es importante para la recuperación un programa de incremento gradual en la actividad física; un fisioterapeuta puede ayudar al médico a planear el programa. Se debe evaluar cuidadosamente la higiene del sueño y llevar a cabo los cambios apropiados. La evaluación por un psiquiatra o psicólogo puede ayudar al paciente a lidiar con la depresión y el estrés familiar que casi siempre acompaña o precipita el SFC en adolescentes. Muchos de estos adolescentes estaban involucrados en exceso en actividades extracurriculares antes de desarrollar la fatiga, y necesitan priorizar qué actividades retomar. Se deben evitar las clases en casa, y se debe aconsejar con firmeza el acudir nuevamente a la escuela.

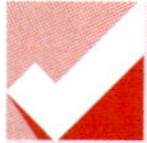

Puntos clave

- La infección primaria con VEB en niños pequeños a menudo es asintomática y resulta solo en fiebre; los adolescentes y adultos jóvenes desarrollan más comúnmente enfermedad sistémica.
- El VEB es la causa más común de mononucleosis infecciosa, caracterizada por fiebre, faringitis, adenopatía y una linfocitosis atípica.
- La infección primaria por VEB es seguida por una latencia de por vida del virus en las células B; la reactivación en huéspedes inmunocomprometidos puede conducir a enfermedad linfoproliferativa monoclonal o policlonal.
- En un adolescente con mononucleosis infecciosa, los anticuerpos heterófilos son una forma rápida de hacer el diagnóstico de infección por VEB; en niños más pequeños, a menudo es necesario medir anticuerpos específicos contra VEB; la PCR para VEB está reservada para los huéspedes inmunocomprometidos.

REFERENCIAS SELECCIONADAS

http://www.cdc.gov/epstein-barr/about-mono.html (CDC: about infectious mononucleosis)

Chovel-Sella A, Ben Tov A, Lahav E, et al. Incidence of rash after amoxicillin treatment in children with infectious mononucleosis. *Pediatrics* 2013;131:e1427–7.

Crawford DH, Macsween KF, Higgins CD, et al. A cohort study among university students: identification of risk factors for Epstein-Barr virus seroconversion and infectious mononucleosis. *Clin Infect Dis* 2006;43:276–82.

Domachowski JB, Cunningham CK, Cummings DL, et al. Acute manifestations and neurologic sequelae of Epstein-Barr virus encephalitis in children. *Pediatr Infect Dis J* 1996;15:871–5.

Fleisher G, Lennette ET, Henle G, et al. Incidence of heterophil antibody responses in children with infectious mononucleosis. *J Pediatr* 1979;94:723–8.

Givner LB, McGehee D, Taber LH, et al. Sinusitis, orbital cellulitis, and polymicrobial bacteremia in a patient with primary Epstein-Barr virus infection. *Pediatr Infect Dis J* 1984;3:254–6.

Hoagland RJ. The clinical manifestations of infectious mononucleosis: a report of two hundred cases. *Am J Med Sci* 1960;240:21–8.

Horwitz CA, Henle W, Henle G, et al. Persistent falsely positive rapid tests for infectious mononucleosis. *Am J Clin Pathol* 1979;72:807–11.

Kerns DL. Ampicillin rash in childhood. *Am J Dis Child* 1973;125:187–90.

Niederman JC, Miller G, Pearson HA, et al. Infectious mononucleosis: Epstein-Barr-virus shedding in saliva and the oropharynx. *N Engl J Med* 1976;294:1355–9.

Odumade OA, Hogquist KA, Balfour HH Jr. Progress and problems in understanding and managing primary Epstein-Barr virus infections. *Clin Microbiol Rev* 2011;24:193–209.

Portnoy J, Ahronheim GA, Ghibu F, et al. Recovery of Epstein-Barr virus from genital ulcers. *N Engl J Med* 1984;311:966–8.

Ramirez S, Hild TG, Rudolph CN, et al. Increased diagnosis of Lemierre's syndrome and other *Fusobacterium necrophorum* infections at a children's hospital. *Pediatrics* 2003;112:e380

Sanguineti G, Crovato F, De Marchi R, et al. "Alice in Wonderland" syndrome in a patient with infectious mononucleosis. *J Infect Dis* 1983;147:782.

GINGIVITIS, ESTOMATITIS E INFECCIONES DENTALES

Definiciones

La enfermedad inflamatoria de la cavidad oral debe diagnosticarse primero en términos del área anatómica involucrada y luego en términos de la etiología probable. Los diagnósticos anatómicos utilizados por lo común incluyen estomatitis (inflamación de la mucosa oral), gingivitis (inflamación de las encías), gingivoestomatitis y glositis (inflamación de la lengua). La inflamación de los labios se conoce como queratitis (Tabla 4-1).

Patrones clínicos

Estomatitis aftosa recurrente

Estas lesiones por lo regular casi siempre aparecen como un anillo rojo superficial con una ulceración poco profunda de la mucosa cubierta por una membrana grisácea (Fig. 4-1). Involucran la mucosa húmeda y móvil (típicamente la mucosa oral, en ocasiones la superficie ventral de la lengua, y de manera menos común los labios o las encías). Estas lesiones en general no involucran las encías o el paladar blando. En la forma más grave, estas lesiones se extienden hacia la submucosa y se conocen como periadenitis aftosa. La causa de la estomatitis aftosa sigue sin conocerse del todo, pero las investigaciones sugieren varias asociaciones. Primero, las úlceras aftosas se asocian con una mala función de los linfocitos T citotóxicos y neutropenia. Segundo, algunos pacientes con estomatitis aftosa recurrente tienen una regulación deficiente de la cascada de citocinas inflamatorias, incluyendo polimorfismos en el gen que codifica al receptor tipo Toll 4. También se han encontrado asociaciones con estrés psicológico, niveles bajos de vitamina B_{12}, deficiencia de zinc y alteración en la regulación del sistema enzimático antioxidante.

La estomatitis aftosa recurrente asociada con fiebre puede ser una pista de un síndrome de causa desconocida llamado FPAFE (fiebre periódica, adenitis, faringitis y estomatitis aftosa) (ver Capítulo 10). Los niños con infección por virus de inmunodeficiencia humana (VIH) también pueden verse afectados por úlceras aftosas refractarias. Los niños con neutropenia cíclica o enfermedad granulomatosa crónica (EGC) también pueden presentar úlceras aftosas recurrentes. De forma interesante, la mayoría de los portadores de EGC ligada al X presenta también úlceras aftosas recurrentes. En raras ocasiones la estomatitis aftosa es una pista para el diagnóstico de enfermedad de Behçet, que se discute más adelante. Las aftas recurrentes o intensas también han sido asociadas con enfermedad celiaca y enfermedad inflamatoria intestinal.

Se desconoce si agentes infecciosos causan algunas veces úlceras aftosas. La mayoría de los intentos por asociar agentes infecciosos con esta enfermedad no ha rendido frutos. Las úlceras aftosas se resuelven sin tratamiento. Puede obtenerse alivio del dolor con productos de venta libre en mostrador. La ulceración frecuente o intensa puede responder a la aplicación tópica de aerosoles de esteroides no acuosos diseñados para administración intranasal. Simplemente se seca la mucosa y se aplica el aerosol sobre la úlcera. Esto puede hacerse dos veces al día, y en general resulta en una rápida resolución. La aplicación tópica de geles de esteroide también ha sido efectiva, igual que el tratamiento de una sola vez con pasta de doxiciclina o la aplicación de nitrato de plata. Los pacientes con úlceras aftosas recurrentes no relacionadas a una enfermedad subyacente a menudo responden al cambio a una pasta dental que no contenga sulfato láurico de sodio. Las úlceras aftosas graves, refractarias o diseminadas en ocasiones se tratan con talidomida, rebamipide o levamisol. Estos pacientes deben estar bajo el cuidado de un especialista en enfermedades infecciosas o de un reumatólogo.

Gingivitis ulcerativa necrotizante

Antes llamada "boca de trinchera" (porque era común en los soldados en las trincheras en la Segunda Guerra Mundial) o "angina de Vincent", la gingivitis ulcerativa necrotizante (GUN) se presenta en las papilas gingiva-

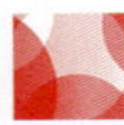

Tabla 4-1 Enfermedad inflamatoria dental y de la boca

SÍNDROME	POSIBLES CAUSAS
Estomatitis bucal	Estomatitis aftosa Síndrome de Behçet Trauma
Gingivitis	Herpes simplex Enterovirus (síndrome mano-pie-boca)
Gingivoestomatitis	Herpes simplex Síndrome de Stevens-Johnson *Candida albicans* Eritema multiforme oral
Gingivitis ulcerativa necrotizante (angina de Vincent)	Periodontitis (mala higiene; fusobacterias espiroquetas como colonizadores secundarios)
Queratitis	Herpes simplex (úlceras o edema general)
Glositis	Estreptococo del grupo A, *S. aureus*, *H. influenzae*, herpes simplex (ulcerativa)
Absceso gingival	Flora oral normal local; rara vez bacteriemia oculta (embólico)
Pulpitis	Flora normal local
Absceso periapical	Flora normal local
Uvulitis	Estreptococo del grupo A, *H. Influenzae*, *S. pneumoniae*

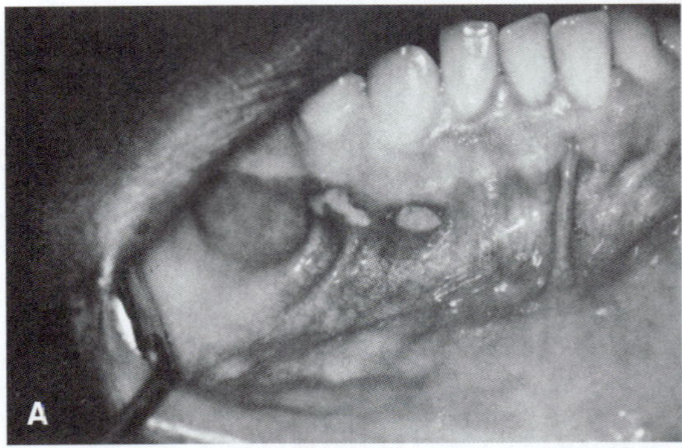

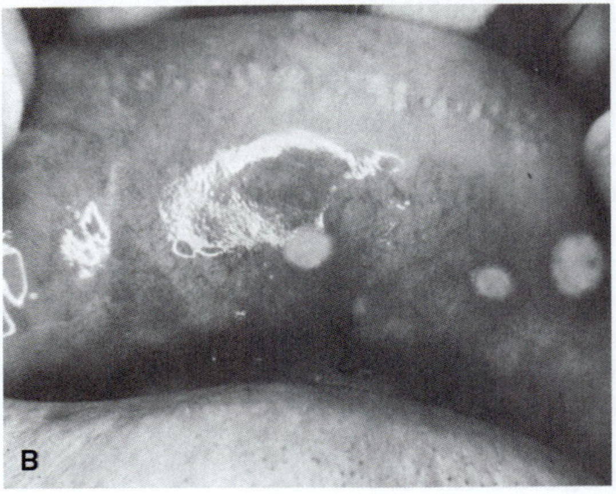

Figura 4-1. Estomatitis aftosa. **(A)** Lesiones de la mucosa por debajo de las encías. (Fotografía cortesía del Dr. John Duffy.) **(B)** Lesiones del labio superior. (Fotografía cortesía del Dr. Edward Graykowski.)

les entre los dientes (Fig. 4-2A). La tríada diagnóstica de GUN consiste en dolor, ulceración interdental y sangrado, y los pacientes también pueden desarrollar aliento fétido y formar una seudomembrana. La GUN ha sido atribuida a una infección sinérgica con espiroquetas, fusobacterias o, en especial en la niñez, *Aggregatibacter actinomycetemcomitans*. Todos estos organismos son habitantes normales de la boca, de modo que ha sido difícil demostrar una asociación causal.

La mayoría de los casos se presenta en adultos, pero la enfermedad puede observarse en adolescentes o niños más pequeños. La GUN grave juvenil debe despertar la sospecha de un defecto en la función de los neutrófilos. Los pacientes con síndrome de inmunodeficiencia adquirida (sida) también tienen un riesgo más alto de GUN. El tratamiento es con debridamiento mecánico junto con antibióticos sistémicos; la penicilina en general resulta en una mejoría espectacular. De forma interesante, se descubrió la efectividad contra anaerobios del metronidazol, un medicamento antiparasitario, cuando se utilizó para la vaginitis por *Trichomonas vaginalis*, y produjo una mejoría importante en una paciente con gingivitis ulcerativa necrotizante.

Absceso gingival (encías)

Este absceso puede observarse antes de la erupción de los dientes. Por lo común es causado por flora normal de la boca, pero se ha reportado un caso causado por gonococo. También se conoce como parulis o "flemón dental". Un absceso en las encías también puede ser un absceso periodontal, o puede representar el punto de drenaje de un absceso periapical (ver más adelante).

Glositis

Una lengua inflamada y dolorosa puede ser causada por una infección bacteriana aguda de cualquier tipo, pero en niños es más común que sea causada por estreptococo beta hemolítico del grupo A, estafilococo o en raras ocasiones por infección por *Haemophilus*

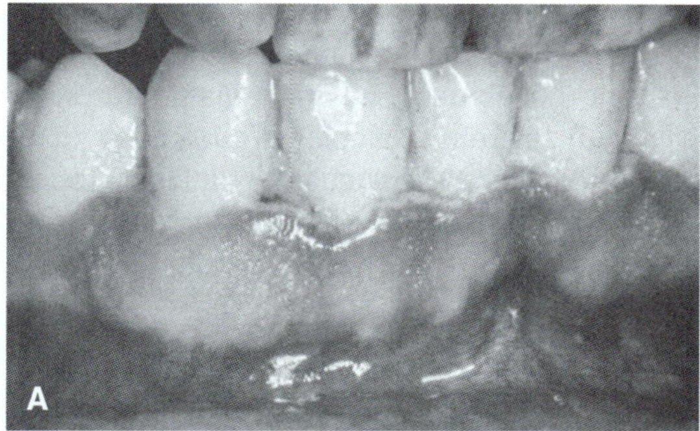

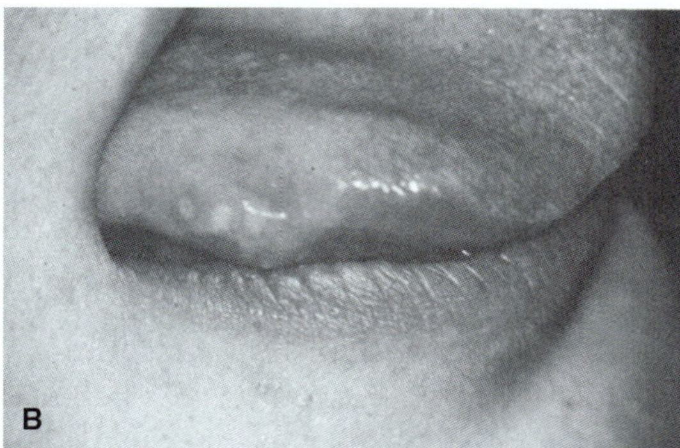

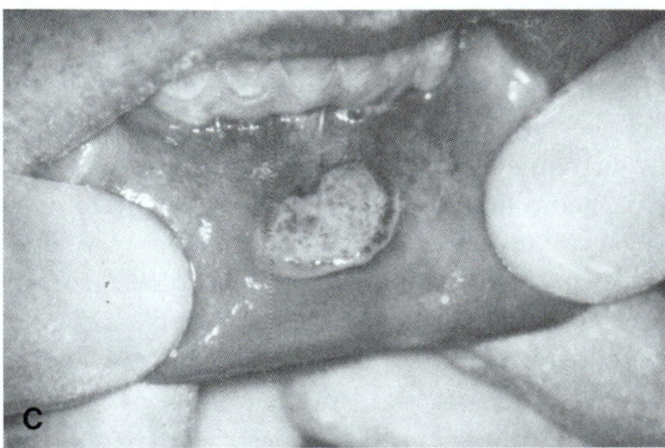

Figura 4-2. **(A)** Gingivitis ulcerativa necrotizante mostrando involucramiento de las papilas de las encías entre los dientes. **(B)** Lesión traumática de la lengua. **(C)** Lesión traumática del labio inferior (Fotografías cortesía del Dr. John Duffy.)

influenzae tipo B. En pacientes con infección por VIH u otro tipo de inmunosupresión, el virus del herpes simple (VHS) puede causar un síndrome conocido como glositis geométrica herpética. Este síndrome clínico está marcado por fisuras dolorosas en la lengua, y responde al aciclovir intravenoso.

La glositis también ha sido asociada con enfermedades sistémicas, en especial deficiencia de vitamina B_{12}. También puede presentarse con síndrome de Sjögren y en la enfermedad celiaca. La lengua geográfica es un padecimiento no infeccioso obser-

vado en alrededor de 3% de la población. El patrón en la lengua cambia con el tiempo, y en general no es sintomático. La lengua cubierta es una condición que puede observarse en niños normales durante el curso de una infección aguda con virus respiratorios. La causa de la lengua cubierta no está bien establecida. Desaparece con la resolución de la infección respiratoria. La excepción es la "lengua cubierta" en pacientes con supresión inmunológica. Este escenario clínico es tal vez una manifestación de candidiasis y debe ser tratada.

Pulpitis y absceso periférico

La infección de la pulpa de un diente es la causa más común de dolor dental intenso. El dolor en general se exacerba con el calor, el frío y la percusión. En determinadas ocasiones se desarrolla celulitis facial. El tratamiento definitivo es incisión y drenaje, aunque también se prescriben antibióticos.

Complicaciones de las infecciones dentales

Un absceso periapical de un diente mandibular puede drenar hacia afuera del hueso alveolar inferior como un tracto, o puede extenderse medialmente para producir una infección en el espacio del cuello. Un absceso de un diente maxilar puede extenderse medialmente para formar un absceso submucoso del paladar duro o en forma lateral para producir celulitis facial.

La periostitis proliferativa crónica (osteomielitis de Garré) puede ser una reacción a una infección dental adyacente. Produce una apariencia de "piel de cebolla" de la mandíbula en la radiografía, y se asemeja a la enfermedad de Caffey. Está indicado el tratamiento del problema dental, pero en general no se requieren antibióticos sistémicos.

Uvulitis

Una úvula enrojecida o inflamada puede tener varias causas, discutidas en la sección sobre faringitis (Capítulo 2).

Posibles etiologías

Herpes simplex

Este virus es la causa usual de la gingivoestomatitis en niños. La infección primaria típicamente se presenta en los primeros 6 años de vida (con un pico entre los 10 meses y los 4 años). La enfermedad en general se asocia con fiebre. A menudo hay ligero sangrado cuando se tocan las encías o la mucosa oral. Puede haber glositis, con ulceración circular superficial de la lengua, cubierta o una delgada capa de exudado blanco o gris (ver Figs. 2-4 y 4-3). El explorar con cuidado la mucosa oral con un abatelenguas en general revelará úlceras en las encías. El involucramiento de los labios no es común en la primera infección. El periodo de incubación es de alrededor de 7 días, con un rango de 3 a 9 días. El paciente casi siempre mejora en 3 a 5 días y se ha recuperado para los 14 días. La reactivación de la infección latente por VHS puede también causar estomatitis recurrente, gingivoestomatitis o queratitis. Las recurrencias en general son extraorales, sobre o cerca de los labios (ver Fig. 11-11), a diferencia de la infección primaria, que por lo común es intraoral con extensión extraoral variable. La intensidad de la enfermedad recurrente en general es mucho menor a la del primer episodio. El VHS es el desencadenante más común de eritema multiforme (EM) en niños, conduciendo en algunos casos a episodios recurrentes de este.

La queratitis o estomatitis recurrente causada por herpes simple puede ser precipitada por otra enfermedad, como neumonía por neumococo o meningococo o meningitis por *H. influenzae*. A veces la queratitis o estomatitis precede a los signos de la enfermedad precipitante, de modo que el niño debe ser revisado con detalle en busca de otra enfermedad si es que algunos hallazgos clínicos parecen atípicos o demasiado graves como para ser explicados solo por la estomatitis herpética.

La estomatitis por herpes simple puede presentar un problema diagnóstico difícil cuando se revisa a un niño febril al inicio de la enfermedad y aún no ha aparecido la estomatitis. Cuando se presenta estomatitis 1 o 2 días después, es difícil estar seguro de que la gingivoestomatitis no representa una reactivación secundaria de una infección latente por fiebre de alguna otra causa. En un estudio, algunas veces la fiebre precedió a la estomatitis por 1 o 2 días, y se pensó que el herpes simple era la causa tanto de la fiebre como de la estomatitis posterior. Sin embargo, en infecciones experimentales en adultos con otros virus, el herpes simple con frecuencia fue recuperado antes de la enfermedad experimental, lo que sugiere que el herpes es a menudo un aislado coincidente asociado con otro proceso infeccioso. Desde un punto de vista práctico, si el paciente desarrolla úlceras orales, uno puede asumir que la fiebre se debe a una infección primaria por VHS; si son extraorales, la fiebre seguro se debe a otra causa.

La excreción de virus en pacientes con herpes labial recurrente es mayor durante episodios de resfriado común o después de un trauma oral. Los pacientes con síntomas prodrómicos que los llevan a esperar una recurrencia a menudo tienen un aumento en la excreción del virus en ausencia de lesiones visibles.

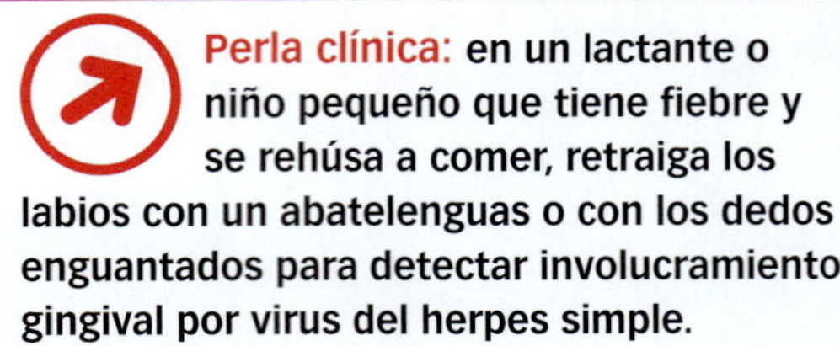

Coxsackievirus

El virus coxsackie A puede causar una estomatitis que asemeja en cierta forma a una estomatitis aftosa. Sin embargo, las lesiones por infección con coxsackievirus en general son más pequeñas y más eritematosas, y tienden a estar más localizadas de manera predominante en la orofaringe posterior. La enfermedad es conocida como síndrome mano-pie-boca cuando se asocia con un exantema papular en las palmas y plantas, como se describe en el Capítulo 11. La enfermedad algunas veces se presenta solo con estomatitis.

Síndrome de Behçet

La estomatitis aftosa rara vez es un indicativo de que un niño tiene síndrome de Behçet. Este síndrome ha sido observado en niños desde los 2 meses de edad, y de manera eventual incluye artritis, eritema nodoso, celulitis estéril, úlceras perineales o genitales, e involucramiento del ojo, tracto gastrointestinal o sistema neurológico. La terapia con corticoesteroides en general proporciona alivio síntomático. Los niños con sospecha o confirmación de síndrome de Behçet deben ser atendidos en conjunto por un reumatólogo pediatra.

Candida albicans

La estomatitis producida por esta levadura de manera típica se presenta en lactantes pequeños e involucra la lengua así como la mucosa oral. Cuando se identifican levaduras como causa de estomatitis después de los 12 meses de edad, se debe sospechar un defecto en la inmunidad celular. La candidiasis mucocutánea crónica se discute en el Capítulo 23.

Sífilis

El chancro de la sífilis primaria es una causa rara de una úlcera en el labio, mucosa oral o paladar. Casi siempre hay linfadenopatía regional presente.

Síndrome de Stevens-Johnson

El síndrome de Stevens-Johnson en raras ocasiones también causa gingivoestomatitis grave (se discute en el

Capítulo 11). Normalmente existe involucramiento en al menos otra membrana mucosa, como la conjuntiva o la uretra. Este síndrome tal vez representa una reacción de hipersensibilidad. Es más común que sea inducido por medicamentos, en cuyo caso, casi siempre existe exantema asociado, pero en ocasiones también puede ser secundario a un proceso infeccioso. Cuando la enfermedad carece de componente exantemático, se conoce como enfermedad de Fuchs, y con frecuencia se asocia con infección por *Mycoplasma pneumoniae*.

Otras causas

Debe excluirse la neutropenia por cualquier causa mediante un conteo leucocitario con diferencial cuando se observen lesiones ulcerativas o necróticas en las encías. La histiocitosis por células de Langerhans es una rara causa de gingivitis necrotizante. La mononucleosis infecciosa en raras ocasiones se asocia con gingivitis o estomatitis.

El trauma a la mucosa oral o a las encías puede producir lesiones que asemejan las úlceras de la estomatitis (Fig. 4-2 A y C). Es comúnmente secundaria a masticar, procedimientos quirúrgicos, o succionar. El liquen plano puede producir lesiones en la mucosa oral que asemejan las de la estomatitis aftosa.

El virus de la estomatitis vesicular del ganado rara vez produce infecciones en humanos. Estas infecciones se presentan en personas expuestas a ganado o que trabajan con el virus en un laboratorio. Las manifestaciones clínicas incluyen cefalea, fiebre, vómito y faringitis. Las lesiones vesiculares se presentan en las encías, mucosa oral, faringe, y rara vez en los dedos o los labios.

Además de la glositis, como se mencionó antes, la estomatitis y las úlceras mucosas son signos bien identificados de deficiencia de vitamina B_{12}. Los cambios orales pueden preceder al desarrollo de anemia y macrocitosis. La glosodinia es otra característica prominente de los síntomas orales en pacientes con anemia perniciosa.

Plan diagnóstico

Pueden estar indicadas la tinción de Gram y el cultivo para buscar *Candida albicans*. El cultivo y la PCR para VHS por lo general son positivos en los casos típicos de gingivoestomatitis aguda. Las características clínicas de esta enfermedad son tan familiares como para que la mayoría de los médicos pueda establecer el diagnóstico solo con los antecedentes y la exploración física. La neutropenia inducida por quimioterapia a menudo se asocia con mucositis. Si la mucositis es más grave o más prolongada de lo esperado, se debe descartar la infección concomitante por VHS mediante PCR o cultivo.

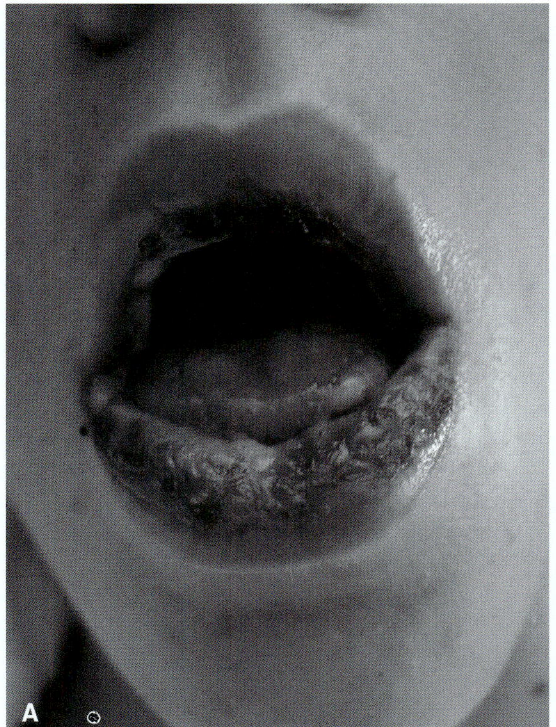
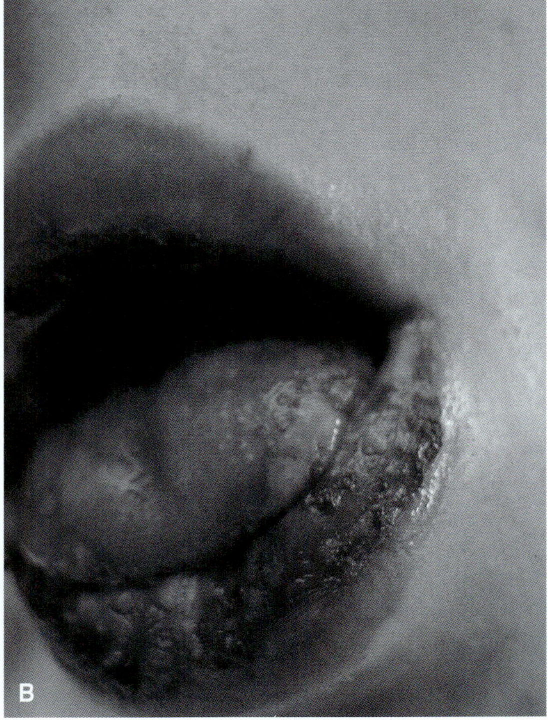

Figura 4-3. **(A)** y **(B)** Glositis por VHS. (Cortesía de la Dra. Judith V. Williams.)

Pueden estar indicados los estudios de laboratorio para descartar deficiencia de vitamina B_{12} y anemia perniciosa. Las úlceras aftosas recurrentes, en especial en presencia de fiebre, ameritan evaluación en busca de neutropenia cíclica y considerar el diagnóstico de FPAFE, así como trastornos en la función de los neutrófilos como EGC. La asociación de úlceras orales con úlceras genitales y problemas oculares amerita referencia a un reumatólogo por posible síndrome de Behçet. Las úlceras orales asociadas con dolor abdominal recurrente, diarrea, náusea o pliegues cutáneos perianales deben hacer al médico pensar en enfermedad de Crohn. Los pacientes con infección por VIH que desarrollan estomatitis aftosa grave o recurrente deben ser referidos a un especialista en enfermedades infecciosas pediátricas.

Tratamiento

Medidas de apoyo

En la estomatitis grave, el niño afectado a menudo rechazará el alimento sólido. Las comidas frías, como el helado, pueden calmar la molestia. Se debe estimular la ingesta de líquidos por vía oral a fin de prevenir la deshidratación y suministrar nutrientes. Beber jugos cítricos puede provocar dolor. Puede ser necesario administrar líquidos intravenosos a los niños pequeños con fiebre elevada que rechazan los líquidos por vía oral. Los antipiréticos pueden ser benéficos para aquellos con fiebre.

En un estudio controlado con placebo, el gel de lidocaína al 2% no le permitió a los pacientes beber más líquidos; de manera adicional, los niños pueden lastimarse solos al morderse la mucosa anestesiada. Por lo tanto, no se recomienda el uso de anestésicos tópicos. Enjuagar la boca con enjuagues bucales blandos diluidos o con soluciones bicarbonatadas ligeras puede ser calmante. Los antibióticos no son necesarios. La enfermedad periodontal debe ser tratada por un dentista.

Terapia específica

Un estudio controlado sobre ungüento tópico de aciclovir no demostró beneficio clínico sobre el placebo en el tratamiento del VHS labial recurrente. Un estudio grande sobre crema de penciclovir mostró beneficio mínimo (tiempo promedio de cicatrización de las lesiones de 4.8 días *versus* 5.5 días con placebo). Los agentes antivirales orales también tienen resultados desalentadores cuando se administran al inicio de los síntomas en pacientes con estomatitis recurrente por VHS. Por el contrario, son efectivos para el tratamiento de la infección primaria. El aciclovir oral es benéfico para la gingivoestomatitis primaria en niños que no requieren hidratación intravenosa. Los niños pequeños

hospitalizados para terapia de hidratación debido a gingivoestomatitis herpética grave deben ser tratados con aciclovir intravenoso.

La penicilina usualmente es efectiva para la gingivitis ulcerativa necrotizante.

La candidiasis oral puede tratarse con nistatina, 200000 unidades por dosis. Para los casos refractarios, deben descartarse las fuentes persistentes como el chupón, un dedo que el niño acostumbra chuparse, el pezón de la madre o el biberón. Para las áreas con una capa gruesa, como la lengua, a menudo debe cepillarse la nistatina con un hisopo de algodón para que sea efectiva. Administrar nistatina cada 3 h en lugar de cada 6 h puede curar a los casos refractarios. También se han aconsejado el clotrimazol (trociscos para los niños más grandes, tópico o vaginal para aplicación al pezón y la mucosa oral) y los supositorios de miconazol emulsificado o en crema vaginal. Los casos con falla a las medidas anteriores, o de candidiasis en huéspedes inmunocomprometidos tal vez son tratados mejor con fluconazol oral. En la experiencia de los autores, los casos en los que hay falla al tratamiento con fluconazol, a menudo tienen diagnósticos errados.

Prevención

El aciclovir vía oral a largo plazo limita enormemente el número de recurrencias de infección por VHS en pacientes inmunodeficientes. El aciclovir oral o intravenoso se utiliza para prevenir la reactivación del VHS latente durante periodos de máxima inmunosupresión en pacientes con neutropenia luego de un trasplante de médula ósea o quimioterapia. También puede considerarse el aciclovir profiláctico en personas inmunocompetentes con recurrencias frecuentes de estomatitis por VHS. En adultos, 400 mg de aciclovir dos veces al día disminuyeron el número de episodios clínicos de estomatitis por VHS en un 53% en comparación con el placebo. En niños se pueden utilizar 20 a 30 mg/kg/dosis divididos en dos tomas al día. La absorción del aciclovir oral es impredecible, y en general pobre; se recomienda el uso de valaciclovir en pacientes que pueden tragar pastillas y son lo suficientemente grandes como para que las dosis de los preparados con valaciclovir sean apropiadas. La profilaxis por lo general se continúa durante 1 a 2 años y luego se suspende para ver si se presentan nuevas recurrencias.

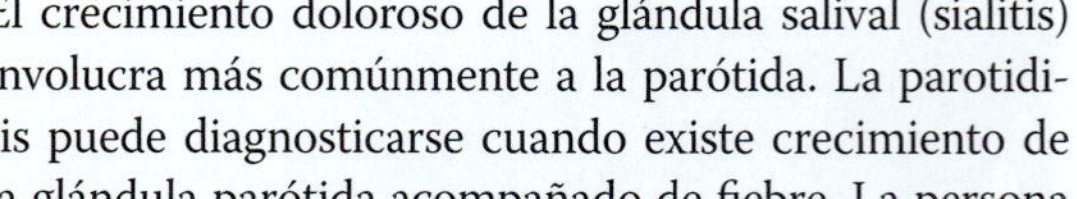

PAROTIDITIS Y SIALITIS

El crecimiento doloroso de la glándula salival (sialitis) involucra más comúnmente a la parótida. La parotiditis puede diagnosticarse cuando existe crecimiento de la glándula parótida acompañado de fiebre. La persona lega puede pensar de manera errónea que un niño tiene "paperas", cuando en realidad son los nódulos linfáticos cervicales anteriores (amigdalinos) los que están crecidos. El médico debe ser capaz de distinguir una adenitis cervical de una parotiditis al examinar con cuidado la localización anatómica de la inflamación. Cuando la glándula parótida está crecida, la inflamación se distribuye de forma equitativa por encima y por debajo del ángulo de la mandíbula (excepto que el edema algunas veces se ve algo más por debajo del centro de la inflamación). En contraste, cuando los nódulos cervicales están crecidos, el centro de la inflamación se localiza debajo de la mandíbula. La inflamación parotídea mínima puede detectarse mejor mediante la inspección del área de la parótida que por palpación.

Existen otros varios hallazgos que pueden ser útiles para identificar una parotiditis. El crecimiento de la parótida puede presentarse con rapidez si los conductos mayores están obstruidos. La parotiditis en general es algo dolorosa debido al estiramiento de la cápsula, y por lo común empeora con las comidas que estimulan la producción de saliva. Una infección bacteriana, como un absceso cervical, casi siempre es doloroso a la palpación, mientras que la parotiditis no lo es a menos que sea purulenta (lo cual es raro después del periodo neonatal). En la parotiditis, las aberturas de los conductos de Stenon, que se observan con facilidad en la mucosa oral, a menudo están enrojecidas e inflamadas, y pueden presentar salida de pus si el padecimiento es purulento (Fig. 4-4).

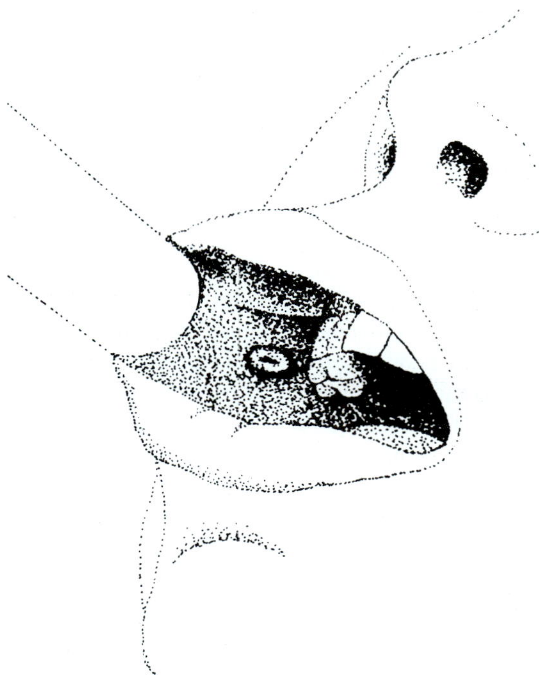

Figura 4-4. Orificio del conducto de Stenon edematoso, a menudo presente en la parotiditis por cualquier causa.

También debe buscarse el crecimiento de la glándula salival submandibular en los pacientes con exposición a paperas o con parotiditis concurrente. El crecimiento de esta glándula salival a menudo se confunde con el de los nódulos linfáticos. El crecimiento aparente de una sola glándula salival con frecuencia resulta ser ya sea un nódulo linfático reactivo, o bien un absceso de tejidos blandos no relacionado con la glándula.

> **Perla clínica:** los pacientes con linfadenitis cervical anterior significativa por cualquier causa algunas veces tendrán edema concomitante de la glándula parótida, ya que existe tejido linfoide dentro de la glándula.

Paperas *versus* parotiditis

La palabra "paperas" originalmente se refería a la inflamación observada en la parotiditis epidémica. El virus de las paperas es una causa común de parotiditis, pero esta también puede ser causada por otros padecimientos infecciosos e inflamatorios. Además, la parotiditis solo se presenta en 30 a 40% de las infecciones por virus de las paperas. Por lo tanto, la palabra "paperas" no debe ser utilizada como sinónimo de parotiditis. La mejor frase para formular un diagnóstico orientado a problemas es "parotiditis, posiblemente causada por virus de las paperas". Los brotes de parotiditis, o los casos de parotiditis que pueden relacionarse con exposición a otra persona con parotiditis, son casi siempre causados por virus de las paperas (Cuadro 4-1). Sin embargo, es probable que los casos esporádicos no sean causados por infección del virus de las paperas.

Causas infecciosas

Infección por virus de las paperas

Anteriormente, esta era por mucho la causa más común de parotiditis. Con el uso rutinario de la vacuna contra sarampión-rubeola-paperas (SRP), hoy en día las paperas son poco comunes. Aún se presentan brotes, incluso en poblaciones con una buena tasa de vacunación. Inmunológicamente, puede haber una memoria subóptima en algunos pacientes con esquema completo de vacunación si la exposición ocurre mucho tiempo después de la vacunación primaria. Otros estudios han sugerido que la exposición intensa, prolongada y repetida en una situación de brote sobrepasa a la respuesta protectora. Sin embargo, la eficacia de la vacuna, incluso cuando se mide en una situación de brote, en general es de alrededor de 86%. La infección clásica por virus de las paperas es una parotiditis dolorosa, con crecimiento de las glándulas

Cuadro 4-1. Causas de parotiditis

Aguda

No purulenta	*Purulenta*
Virus de las paperas	*Staphylococcus aureus*
Virus de parainfluenza	*Streptococcus pyogenes*
Virus de influenza	*Streptococcus pneumoniae*[a]
Coxsackie virus	*Haemophilus* sp
Ecovirus	*Pseudomonas aeruginosa*[b]
Virus Epstein-Barr	*Escherichia coli*[b]
Citomegalovirus	*Klebsiella* sp[b]
Virus de la coriomeningitis linfocítica	*Proteus* sp[b]
Medicamentos Yodo Nitrofurantoína Cimetidina	*Salmonella* sp[b] **Bacterias anerobias** **Peptoestreptococos** *Prevotella* sp **Fusobacteria** *Actinomyces* sp

Recurrente

Parotiditis recurrente juvenil **Sialolitiasis** **Sialectasia** **Pneumoparotiditis autoinducida**	

Subaguda o crónica

Bartonella henselae **(arañazo de gato)** *Mycobacterium tuberculosis*[c] *Mycobacterium avium intercellulare*[c] **Enfermedad mixta del tejido conectivo** **Hipertrofia del músculo masetero**	**Sarcoidosis** **Enfermedad de Mikulicz** **Síndrome de Sjögren** **Carcinoma mucoepidermoide**

[a]**Mayor incidencia en niños con VIH/sida.**
[b]**Especialmente observada en neonatos.**
[c]**Causa parotiditis granulomatosa.**

parótidas y fiebre. La inflamación parotídea es unilateral al inicio, y de manera subsecuente se torna bilateral en tres cuartas partes de los casos. A menudo puede observarse edema de las aberturas de los conductos de Stenon en la boca. Las demás glándulas salivales también pueden estar aumentadas de tamaño. Puede haber edema del cuello o del área preesternal en los casos graves. La cefalea y el vómito pueden ser muy intensos. El periodo de incubación es más largo que el de otras enfermedades comunes de la infancia, siendo en promedio de 21 días, de modo que puede olvidarse el haber estado expuesto.

Otros virus

El virus de la parainfluenza es una de las causas más comunes de parotiditis aguda. Otros virus que han sido asociados con la parotiditis incluyen el virus Epstein-Barr, el virus de la influenza, el virus de la coriomeningitis linfocítica, los virus Coxsackie A y B, ecovirus y adenovirus.

Enfermedad por arañazo de gato

Esta enfermedad bacteriana rara vez puede causar inflamación de los nódulos linfáticos dentro de la glándula parótida, produciendo un síndrome clínico que se asemeja mucho a la parotiditis.

Parotiditis bacteriana (purulenta)

El causante usual de la parotiditis bacteriana es el *S. aureus*. A veces el *H. influenzae* puede causar parotiditis purulenta. La parotiditis purulenta posoperatoria es rara en niños. En estos casos, a menudo puede obtenerse material purulento a la compresión de los conductos. Puede ocurrir parotiditis purulenta en el periodo neonatal, en especial en niños prematuros. En estos casos, pueden recuperarse bacilos gramnegativos como *Klebsiella* o *Pseudomonas*. El estreptococo del grupo B es también una causa bien descrita de parotiditis.

Se han reportado huéspedes con parotiditis por *Salmonella*, tanto inmunocompetentes como inmunocomprometidos. El *Streptococcus pneumoniae* parece ser una causa común en niños con infección por VIH. Este organismo tal vez llega a la parótida a través del torrente sanguíneo.

Otras

El *Mycobacterium tuberculosis* es una causa rara de crecimiento parotídeo por parotiditis granulomatosa. También se han observado micobacterias no tuberculosas, incluyendo complejo de *Mycobacterium avium*. Las micobacterias pueden infectar a la propia glándula o al tejido linfoide dentro de la glándula parótida. La actinomicosis es una causa rara de parotiditis; en general se asocia con una lesión facial o cervical.

Causas no infecciosas

Hiperplasia folicular reactiva

La glándula parótida es la única glándula salival que contiene tejido linfoide dentro de ella. Por lo tanto, la hiperplasia folicular reactiva puede causar un síndrome clínico indistinguible de la parotiditis recurrente. Esto ha sido reportado en niños por demás sanos, pero es más común en niños infectados por VIH. Los niños con infección por VIH también pueden ser más susceptibles a la parotiditis purulenta y viral.

Cálculos de las glándulas salivales

La sialolitiasis es rara en niños. La edad promedio de presentación es alrededor de los 10 años. Los cálculos pueden resultar en fiebre, parotiditis purulenta y trismus. Algunas veces pueden palparse, y pueden ser radiopacos, en especial aquellos en el conducto submandibular.

Crecimiento persistente o recurrente de la parótida

La idea generalizada de que una segunda infección por virus de las paperas es una causa común de parotiditis recurrente es incorrecta, y se basa en un desconocimiento de que la parotiditis puede tener muchas causas. Un segundo episodio de parotiditis puede ser ocasionado por un virus distinto al de las paperas, pero siempre se deben considerar muchas otras posibilidades. El síndrome de parotiditis recurrente juvenil (PRJ) es una causa subestimada de parotiditis en niños. Este padecimiento se caracteriza por inflamación parotídea recurrente periódica aguda o subaguda, por lo general acompañada de dolor así como de fiebre y malestar general. El niño está libre de síntomas entre los ataques. El inicio típico es entre los 3 y 6 años de edad. Las exacerbaciones se presentan cada 3 a 4 meses, pero casi siempre desaparecen después de la pubertad. Se han descrito formas tanto autosómica dominante como esporádica. Los sialogramas muestran múltiples sialectasias pequeñas. El ultrasonido muestra áreas hipoecoicas heterogéneas, y es más sensible que los sialogramas para detectar cambios con el paso del tiempo. Los hallazgos histológicos incluyen conductos interlobulares dilatados con infiltración circundante. Aunque se han cultivado diversas bacterias de la saliva de estos niños, los episodios se resuelven con o sin antibióticos en 2 a 5 días.

Puede ocurrir estasis salival en niños, algunas veces debido a estrechamiento de los conductos parotídeos (sialectasia), que presumiblemente es secundaria a la inflamación previa. La hipersensibilidad a medicamentos, como ciertas formas de yodo o nitrofurantoína, y la inflamación reumatoide de la articulación mandibular, también pueden causar sialectasia recurrente.

Causas poco comunes de crecimiento persistente o recurrente de la parótida incluyen al síndrome de Sjögren, que rara vez se presenta en niños. La enfermedad de Mikulicz por lo general se presenta en adultos, pero se ha observado en niños y usualmente se relaciona con una inadecuada producción de lágrima, así como crecimiento de las glándulas salivales y lagrimales, a menudo con enfermedad del colágeno como lupus eritematoso sistémico. En niñas adolescentes, la enfermedad mixta del tejido conectivo es una causa rara de crecimiento persistente de la parótida, con fiebre intermitente y artritis. Existen unos cuantos reportes de casos de granulomatosis de Wegener que se presenta como inflamación de las glándulas salivales mayores. La sialodoquitis fibrinosa (también conocida como "enfermedad de Kussmaul") es secundaria a tapones mucofibrinosos, y es una causa rara de inflamación recurrente de las parótidas.

La neumoparotiditis es una causa inusual de inflamación (casi siempre) bilateral de la glándula parótida. Es causada por forzar el paso retrógrado de aire a través del conducto de Stenon y de hecho inflar la glándula parótida. Se ha reportado en forma secundaria a procedimientos y anestesia dentales ("paperas anestésicas"). Las personas que tocan instrumentos de viento también tienen un mayor riesgo. Se han reportado varios casos de niños que se autoinflaron sus glándulas parótidas, ya sea al soplar con fuerza contra la palma de su mano o realizando maniobra de Valsalva con la boca cerrada. En esta situación, se presenta inflamación recurrente de la parótida. Los pacientes están afebriles, y la parótida no está eritematosa. La crepitación sobre la glándula, y la salida de aire o saliva espumosa pero clara del conducto de Stenon al presionar de forma externa sobre la parótida son patognomónicas. Los pacientes que repetidamente se autoinflan las glándulas parótidas deben ser referidos para una evaluación psiquiátrica.

La hiperostosis cortical infantil, que se presenta en el primer año de vida, a veces se confunde con paperas persistentes. La sarcoidosis es también una causa rara de crecimiento persistente de las parótidas en niños. Las neoplasias de la glándula parótida son igualmente raras. La hipertrofia unilateral del músculo masetero en ocasiones se confunde con crecimiento parotídeo.

El carcinoma mucoepidermoide, que es la neoplasia maligna más común de las glándulas salivales en adultos, rara vez se observa en adolescentes.

Complicaciones de la infección por virus de las paperas

En 2006 se presentó el mayor brote de paperas en 20 años en Estados Unidos, como lo reportaron Dayan y cols. Hubo 6 584 casos reportados, ocurriendo un 85% de estos en 8 estados contiguos del medio oeste. La incidencia más alta se presentó en personas de edad universitaria. De 4 039 pacientes cuyos datos estuvieron disponibles, se encontró parotiditis en 92%, inflamación de otras glándulas salivales en 7%, fiebre en 29%, y cefalea, mialgia o fatiga en 57 por ciento.

Las complicaciones fueron de manera relativa poco comunes. Se encontró orquitis en 10% de los varones y ooforitis y mastitis en 1% de las mujeres. La meningitis, encefalitis, sordera y pancreatitis se encontraron cada una en < 1% de los casos.

Estudios de laboratorio

Cultivos virales

Los virus de las paperas, parainfluenza, citomegalovirus e influenza pueden aislarse de manera relativamente fácil en laboratorios equipados para aislamiento de virus.

Anticuerpos séricos

El inmunoensayo enzimático se encuentra disponible comercialmente y es la prueba más sensible. Se tienen pruebas tanto para IgM como IgG. Los anticuerpos IgM tienen su pico cerca de 1 sem tras el inicio de la enfermedad, pero esta elevación pasa desapercibida con facilidad. Se piensa que la detección de IgG es poco sensible para establecer el diagnóstico. Además, son frecuentes los resultados falsos positivos de IgM. La detección de IgA es más sensible pero no se encuentra disponible en la mayoría de los laboratorios. También puede establecerse el diagnóstico documentando un incremento de 4 veces o mayor en los títulos de IgG en especímenes obtenidos con 2 a 4 sem de diferencia.

PCR

Muchos virus asociados con parotiditis pueden ser aislados mediante PCR, que ahora se considera el método de elección en muchos laboratorios. En el caso de las paperas, la mayoría de los laboratorios estatales tiene la capacidad de detectar el virus mediante PCR. Durante los primeros 5 días de edema parotídeo, debe tomarse un hisopado bucal para ser estudiado; de los días 6 a 9 deben enviarse tanto hisopado bucal como muestra de orina. Tras 9 días del edema, la sensibilidad de la PCR es mucho menor.

Prueba de VIH

En el niño con parotiditis crónica, es razonable buscar anticuerpos/antígeno de VIH.

Amilasa sérica

En pacientes con parotiditis, la concentración de amilasa sérica se encuentra elevada. Esto puede ser una guía de laboratorio útil para distinguir la parotiditis de la adenitis cervical u otros tumores cervicales. Sin embargo, la elevación de amilasa no es específica de parotiditis viral. Se encuentran disponibles métodos que miden fracciones de amilasa, que permiten distinguir la amilasa parotídea de la pancreática.

Estudios de imagen

En la PRJ, el ultrasonido es el primer estudio de imagen de elección. Puede ser de utilidad la sialoendoscopia y, en algunos casos, puede ser terapéutica al menos en forma transitoria. En la parotiditis crónica, la tomografía puede ser útil para ayudar a definir el proceso.

Histopatología

En la parotiditis crónica o frecuentemente recurrente de etiología desconocida, puede estar indicada la biopsia. Algunas veces, esta ayudará al diagnóstico de infecciones parotídeas crónicas con micobacterias no tuberculosas o especies de actinomicetos.

Tratamiento

Parotiditis

No existe tratamiento específico para la parotiditis viral, y rara vez se requiere tratamiento sintomático. Las personas legas que tienen temor a que pueda ocurrir orquitis incluso en el varón prepubescente, a menudo aconsejan reposo en cama para prevenir complicaciones (aunque esta es una complicación solo de los varones pospubescentes). No se ha demostrado que el reposo sea de utilidad, pero las complicaciones que se presentan en pacientes a quienes se les permite actividad a menudo son atribuidas a la actividad y a la persona que la permitió.

La parotiditis purulenta aguda que se presenta en neonatos o en niños posoperados debe tratarse con antibióticos de amplio espectro que cubran estafilococo y estreptococo, así como organismos gramnegativos y anaerobios. La *Klebsiella*, *Salmonella* y *Pseudomonas* están entre los patógenos gramnegativos aislados de bebés con esta enfermedad. Se han documentado casos estrictamente anaerobios, así como infecciones mixtas. La terapia antibiótica puede dirigirse contra un organismo en específico después de que se obtengan los resultados de la tinción de Gram y el cultivo. El material obtenido por expresión del conducto de Stenon es la mejor fuente para obtener el organismo infectante.

La parotiditis purulenta recurrente debe tratarse con antibióticos anti estafilococo. Las recurrencias frecuentes ameritan evaluación por ENT en busca de posibles cálculos o estrechamiento. Puede haber predisposición familiar.

Aunque la PRJ usualmente se resuelve de forma espontánea al llegar la pubertad, la enfermedad puede causar síntomas frecuentes y molestos. Como se mencionó antes, se ha utilizado la sialoendoscopia, y con frecuencia es útil, pero el padecimiento también parece responder a infusión de corticoesteroides directamente en el conducto. Un estudio retrospectivo sugirió que el corticoesteroide puede ser el principal motivo de mejoría, restándole importancia a la sialoendoscopia. Algunos autores han aconsejado una parotidectomía superficial para casos graves.

Orquitis

En un estudio controlado sobre orquitis, los esteroides no fueron de utilidad para aliviar el dolor, la inflamación o el dolor a la palpación, y al parecer no influenciaron la extensión de la atrofia testicular observada 6 meses después de la infección. El interferón-alfa-2b administrado en forma subcutánea acelera la resolución de los síntomas en varios días, pero estudios a largo plazo sugieren una posible pérdida tardía de la función testicular. Se requieren más estudios. Los medicamentos antiinflamatorios y utilizar un suspensorio para dar soporte al escroto en general proporcionan cierto grado de alivio. En el Capítulo 15 se discuten otras causas de orquitis.

Prevención

La vacuna con virus vivos atenuados es segura y efectiva. Habitualmente se recomiendan para todos los niños dos dosis de la vacuna contra parotiditis (administrada como SRP) separadas por al menos 4 sem. La primera dosis de SRP debe administrarse a los 12 a 15 meses de edad. La segunda dosis por lo general se administra a los 4 a 6 años de edad. En caso de brotes, la vacuna puede ofrecerse a otros grupos, incluyendo administrar una tercera dosis a las personas con exposición prolongada o intensa.

Puntos clave

- **La infección primaria por VHS-1 es una causa común de fiebre elevada y falta de apetito en niños pequeños.**
- **La mayoría de los pacientes con estomatitis aftosa recurrente no tiene ninguna condición predisponente; sin embargo, si también tienen síntomas o infecciones GI recurrentes, considere una alteración inmunológica o enfermedad intestinal inflamatoria.**
- **La parotiditis puede tener muchas causas; las paperas ya no son la causa más común, pero ocasionalmente se presentan brotes.**

REFERENCIAS SELECCIONADAS

http://www.bmj.com/content/350/bmj.h1300 (Revisión clínica: manejo de las infecciones dentales agudas intensas.)

Ah-See KW, McLaren K, Maran AG. Wegener's granulomatosis presenting as major salivary gland enlargement. *J Laryngol Otol* 1996;110:691–3.

Amir J, Harel L, Smetana Z, Varsano I. Treatment of herpes simplex gingivostomatitis with acyclovir in children: a randomised double blind placebo controlled study. *BMJ* 1997;314:1800–3.

Barskey AE, Juieng P, Whitaker BL, et al. Viruses detected among sporadic cases of parotitis, United States, 2009–2011. *J Infect Dis* 2013;208:1979–86.

Brook I, Frazier EH, Thompson DH. Aerobic and anaerobic microbiology of acute suppurative parotitis. *Laryngoscope* 1991;101:170–2.

Dayan GH, Quinlisk MP, Parker AA, et al. Recent resurgence of mumps in the United States. *N Engl J Med* 2008;358:1580–9.

Goguen LA, April MM, Karmody CS, et al. Self-induced pneumoparotitis. *Arch Otolaryngol Head Neck Surg* 1995;121:1426–9.

Herlofson BB, Barkvoll P. The effect of two toothpaste detergents on the frequency of recurrent aphthous ulcers. *Acta Odontol Scand* 1996;54:150–3.

McCartan BE, Lamey PJ, Wallace AM. Salivary cortisol and anxiety in recurrent aphthous stomatitis. *J Oral Pathol Med* 1996;25:357–9.

Otrakji CL, Carreno T, Tesini SS, et al. Reactive follicular hyperplasia of intraparotid lymphoid tissue presenting as a recurrent parotid enlargement. *Pediatr Pathol* 1992;12:737–41.

Reid E, Douglas F, Crow Y, Hollman A, Gibson J. Autosomal dominant juvenile recurrent parotitis. *J Med Genet* 1998;35:417–9.

Roby BB, Mattingly J, Jensen EL, et al. Treatment of juvenile recurrent parotitis of childhood: an analysis of effectiveness. *JAMA Otolaryngol Head Neck Surg* 2015;141:126–9.

Rodenas JM, Ortego N, Herranz MT, et al. Cyclic neutropenia: a cause of recurrent aphthous stomatitis not to be missed. *Dermatology* 1992;184:205–7.

Sun A, Chiang CP, Chiou PS, et al. Immunomodulation by levamisole in patients with recurrent aphthous ulceration or oral lichen planus. *J Oral Pathol Med* 1994;23:172–7.

5 Síndromes de ojos, oídos y senos paranasales

OTITIS MEDIA

La otitis media es el término utilizado para indicar la presencia de inflamación en el revestimiento mucoperióstico del oído medio, y comprende la otitis media aguda (OMA) y la otitis media con derrame (OMD). La mayoría de los niños ha experimentado al menos un episodio de OMA para los 3 años de edad, y hacia los 6 años, casi 40% ha presentado tres infecciones de oído. Casi 20% de los niños de primaria, en cualquier momento determinado, tiene derrame de oído medio (DOM). El inicio y el curso pueden ser agudos, subagudos, crónicos, asintomáticos o recurrentes.

Perla clínica: la otitis media aguda es la causa más común de prescripción de antibióticos en niños.

El término *otitis media aguda* se utiliza para indicar el inicio rápido de signos y síntomas de infección dentro del oído medio. La *otitis media con derrame* indica la presencia de líquido en el oído medio ya sin signos ni síntomas de infección aguda. El *derrame de oído medio* indica la presencia de líquido en el oído medio sin referencia a la etiología, patogénesis, patología, o duración. Los DOM pueden ser purulentos, serosos o mucoides. En el contexto agudo, la extensión de la infección más allá del oído medio puede causar complicaciones purulentas como mastoiditis o absceso intracraneal. Crónicamente, la presencia de líquido en el oído medio puede conducir a alteración de la audición.

El tratamiento de la OMA y la OMD se realiza sobre un diagnóstico preciso. Esto evita la sobreprescripción de antibióticos, que a su vez disminuye el desarrollo de resistencia antimicrobiana así como costos en la atención médica. A pesar de esto, no existe un estándar de oro para el diagnóstico de OMA y OMD. Son diagnósticos clínicos con síntomas que evolucionan basados en el estado y progresión de la enfermedad.

OTITIS MEDIA AGUDA

Es mejor considerar a la otitis media como una disfunción de la trompa de Eustaquio. Las bacterias atrapadas en el oído medio representan la flora nasofaríngea. El tratamiento antibiótico es ayudado por la mejoría gradual y espontánea en la función de la trompa de Eustaquio durante la historia natural de la enfermedad. La fisiología y el mecanismo de la disfunción de la trompa de Eustaquio, así como la frecuencia de varios patógenos han sido bien revisados por Klein y Bluestone.

Exploración de oído

Aunque parece obvio, para diagnosticar de manera apropiada una otitis media, se debe obtener una visión clara de la membrana timpánica (MT). Esto no siempre es fácil. En general, se debe utilizar el espéculo más grande posible para explorar el oído. Esto permite el campo de visión más amplio posible. El espéculo debe caber de forma cómoda y quedar bien apoyado sobre la porción cartilaginosa del canal auditivo externo (CAE). Utilizar un espéculo de menor tamaño limita el campo de visión, es mucho más fácil insertar de más el espéculo, lo que puede resultar en contacto con el CAE óseo, lo cual es sumamente doloroso. El CAE a menudo es tortuoso; puede utilizarse tracción posterior suave sobre el pabellón auricular para rectificar el CAE y permitir una mejor inserción del espéculo. Además, se debe sostener el otoscopio de forma en que la mano del médico quede apoyada contra la cabeza del paciente (p. ej., debe sostenerse al igual que un lápiz, no un martillo), como se muestra en la Figura 5-1. Por lo tanto, con cualquier movimiento súbito, el espéculo y el otoscopio no se moverán con la cabeza del paciente. Todas estas técnicas de posicionamiento están diseñadas para reducir la incomodidad asociada con la exploración. Esto es en especial importante en los niños.

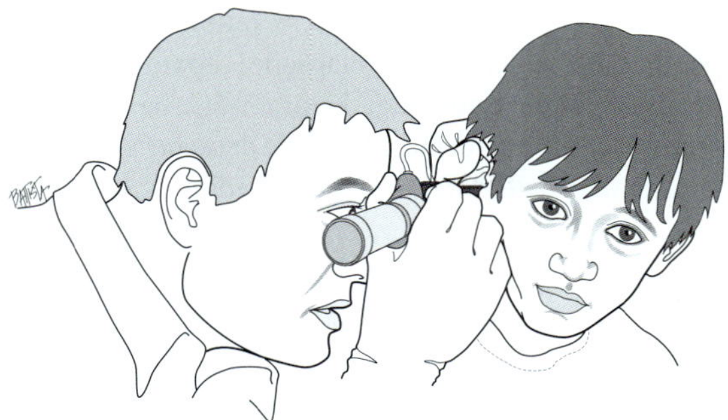

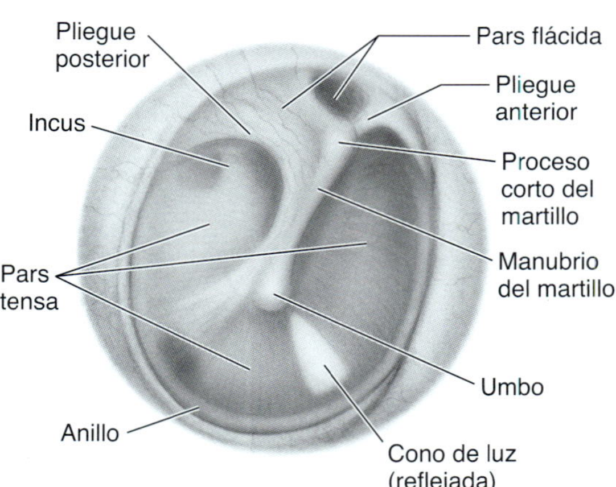

Figura 5-1. Otoscopia neumática correcta. Nótese que el otoscopio se sostiene como un lápiz, de modo que la mano del médico se recarga sobre la cabeza del niño.

Limpieza del canal auditivo

El oído debe explorarse de forma tan cuidadosa como sea posible antes de intentar retirar cerumen, ya que los intentos a ciegas algunas veces dificultan el retiro adecuado y la visibilidad.

La succión es el método más efectivo para extraer cerumen. Un método popular y en especial útil para el cerumen pegajoso es con una aguja de punta roma calibre 14 unida mediante una manguera a una máquina de succión con trampilla. La irrigación con agua también es útil en caso de que no exista perforación. Esto puede llevarse a cabo utilizando ya sea una jeringa para oído o una máquina con chorro de agua como las utilizadas para limpiar entre los dientes. Este tipo de máquina debe colocarse con el parámetro de fuerza más bajo, ya que con una fuerza de chorro mayor puede haber perforación. También pueden utilizarse herramientas como un asa roma o un espéculo para remover el cerumen. Los hisopos de algodón grandes no son útiles, pero los hisopos nasofaríngeos pequeños pueden serlo. Los hisopos de alginato de calcio son muy flexibles, y pueden doblarse para formar un asa maleable. Algunos médicos han encontrado útiles los solventes de cerumen o el peróxido de hidrógeno seguidos de irrigación con agua o succión. Sin embargo, se han reportado reacciones locales graves a los solventes comerciales para cerumen. Se pueden evitar estas reacciones irrigando el canal auditivo con agua después de dejar que el solvente trabaje durante algunos minutos.

Apariencia de la membrana timpánica

Después de que se ha retirado de manera adecuada el cerumen, se debe examinar con cuidado la MT. El tímpano normalmente es de color gris o rosado, pero puede también ser rojo, azul o con inyección (vasos sanguíneos prominentes). Las MT a menudo están enrojecidas en un bebé que llora o que tiene fiebre por

Figura 5-2. Diagrama de las referencias anatómicas de la membrana timpánica derecha. Nótese que una línea desde el umbo hasta el proceso corto apunta hacia la derecha, el lado que se está revisando. (Modificada de Moore KL, Agur AM, Dalley AF. Essential Clinical Anatomy. 5th ed. Philadelphia, PA: Wolters Kluwer, 2014.)

cualquier causa. Puede ser útil comparar el grado de eritema con la otra membrana timpánica.

El tímpano en general se ve delgado y refleja la luz del otoscopio. Los tímpanos enfermos se ven opacos o gruesos, sin reflexión de luz. El tímpano tiene una posición neutral normal, pero puede estar protruido o retraído (atelectásico). Pueden observarse perforaciones, calcificaciones, exudado blanquecino, o bulas. Se deben identificar las referencias anatómicas como un auxiliar al momento de hacer la descripción. Entre más completa sea la descripción, más fácil será evaluar la mejoría en las exploraciones subsecuentes. Se puede dibujar un diagrama simple del tímpano, y agregarlo al expediente del paciente (Fig. 5-2).

Otoscopia neumática

Se debe evaluar la movilidad del tímpano aplicando presión y succión, en general con una perilla de goma unida a la cabeza del otoscopio a través de una manguera de plástico. Para que esta técnica sea efectiva, debe haber un sello adecuado entre el espéculo y el canal auditivo. Cualquier exploración del oído medio que no incluya una evaluación de la movilidad está incompleta. La exploración incompleta con frecuencia conduce a un diagnóstico incorrecto.

Si el tímpano no se mueve con la succión y la presión, esto implica que el oído medio está lleno de líquido o bajo presión negativa. Un tímpano normal se mueve con facilidad hacia adentro y hacia afuera con cambios suaves de presión (Fig. 5-3A). Si el tímpano no se mueve, puede haber derrame o perforación

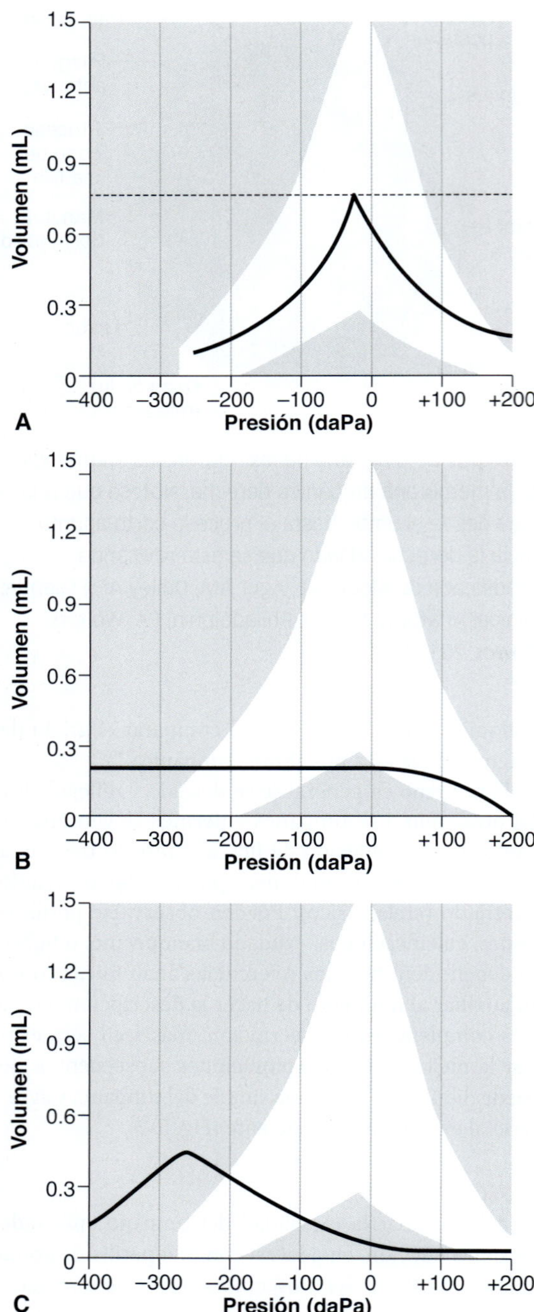

Figura 5-3. (A) Timpanograma tipo A (normal) que demuestra presión y compliancia normales en el oído medio. **(B)** Timpanograma tipo B, encontrado en la otitis serosa o perforación, demostrando una reducción en la compliancia del tímpano y sin punto de pico en la compliancia durante el rango de presión de aire. **(c)** Timpanograma tipo C demostrando presión negativa en el oído medio (retracción de la membrana timpánica). (Modificada de Rees TS. Clin Pediatr 1976;15:368–73 y http://www.audiologyonline.com/ask-the-experts/common-types-of-tympanoGrams-361)

(Fig. 5-3B). Si el tímpano sólo se mueve hacia fuera, puede estar atelectásico (colapsado), como en el timpanograma mostrado en la Figura 5-3C. La otoscopia neumática es una forma precisa de detectar y observar la presencia de líquido en el oído medio.

Timpanometría

En la timpanometría, también llamada audiometría por impedancia, se miden los cambios en la reflexión de la energía de sonido por la MT en el canal auditivo externo en respuesta a cambios en la presión en el canal (Fig. 5-3). La compliancia se representa sobre el eje y como función de la presión, la cual se grafica en el eje x. Al igual que en la otoscopia neumática, se requiere un sello de presión. Este método es en especial útil para estudiar el desarrollo de DOM y para tamizar a niños pequeños en busca de derrames asintomáticos, ya que se requiere un gran número de exploraciones para hacer que el equipo sea costo-efectivo. La timpanometría también se utiliza para investigar el inicio, diagnóstico y curso de una OMA. Como medida más objetiva de la presencia de líquido en el oído medio, la timpanometría también es una buena herramienta de enseñanza para el médico en entrenamiento; el aprendiz puede examinar el oído medio utilizando primero otoscopia neumática y luego confirmar la validez de sus hallazgos mediante una timpanometría.

Reflectometría acústica

Los DOM pueden detectarse con un otoscopio acústico simple y ser confirmados mediante miringotomía o timpanocentesis.

Timpanocentesis

Desde la década de 1970, se ha utilizado de forma esporádica la punción con aguja de la MT (timpanocentesis). Puede ser de utilidad para obtener información estadística acerca de la frecuencia de varias bacterias en los DOM. La timpanocentesis también es utilizada por algunos médicos en situaciones particulares, como se describe más adelante. Se ha descrito la técnica para obtención de muestras tanto de aerobios como de anaerobios. En un estudio de Pelton y cols., 6 (5%) de 122 niños con OMA bilateral tuvieron resultados de cultivos con diferentes patógenos en ambos oídos. Es poco probable que esto tenga significancia clínica, ya que muchos casos se resuelven sin necesidad de terapia, como se discute más adelante. Sin embargo, puede explicar por qué en algunas ocasiones un lado puede responder mal al tratamiento mientras que el otro responde bien.

Los criterios para considerar una timpanocentesis incluyen (1) un niño muy enfermo que ha desarrollado otitis media mientras recibe un antibiótico o que aún está tóxico después de 48 a 72 h de terapia antibiótica; (2) otitis media en el recién nacido de aspecto enfermo o en un niño inmunocomprometido; (3) DOM en un lactante tóxico sin otros signos de infección o en quien existe una complicación purulenta sin material accesible para cultivo (p. ej., un absceso cerebral o trombosis de seno cerebral); (4) DOM crónico con una exacerbación aguda, y (5) falla clínica después de dos ciclos de antibiótico.

Factores predisponentes

Un gran número de factores, tanto del huésped como ambientales, han sido identificados como factores de riesgo independientes para OMA grave o recurrente. Los factores predisponentes incluyen al sexo masculino, la prematuridad, la etnicidad (nativos americanos, esquimales de Alaska), edad temprana al inicio de la OMA, y la presencia de ciertos defectos anatómicos o inmunológicos (como un paladar hendido, un paladar hundido submucoso, la trisomía 21 y la deficiencia de inmunoglobulina).

Los factores ambientales incluyen falta de alimentación con seno materno, uso de chupete, acudir a una estancia infantil, exposición a humo de cigarro y otros contaminantes, y dormir en posición prona. La mayoría de los casos de OMA está precedida por una infección respiratoria viral. Todos los virus respiratorios pueden predisponer al desarrollo de otitis media.

Hallazgos clínicos clásicos

El cuadro clínico clásico de la otitis media es el desarrollo súbito de fiebre y otalgia en un paciente con infección respiratoria, por lo común el síndrome de resfriado común. Desafortunadamente a menudo están ausentes los hallazgos clínicos. La presencia de fiebre es variable. Los niños pequeños no son capaces de quejarse de dolor de oído, pero pueden agarrarse o meterse el dedo en el oído constantemente. El agarrarse el oído con frecuencia no es, por sí mismo (p. ej., en ausencia completa de otros signos de enfermedad), un signo de OMA. Los niños pequeños pueden tener signos no específicos de enfermedad, como irritabilidad, disminución del apetito o diarrea.

La exploración del oído puede mostrar una MT enrojecida que está tensa o protruida, o la presencia de pus por detrás de una membrana timpánica engrosada. La insuflación muestra disminución del movimiento tanto con presión positiva como negativa. La MT puede tener ampollas o bulas (miringitis bulosa, discutida más adelante). Puede observarse una membrana gris y protruida. Es rara la fiebre muy alta (más de 40 °C). El conteo leucocitario no tiene valor predictivo para diagnosticar OMA, pero se espera que esté elevada en pacientes con complicaciones purulentas de otitis media.

Clasificación

La otitis media puede clasificarse basándose en el número de variables. El inicio y el curso pueden ser agudos, subagudos, crónicos, asintomáticos o recurrentes. La clasificación precisa con base en el líquido en el oído medio es posible solo si se examina este directamente; esto es, solo si existe perforación espontánea con drenaje o si se realiza una timpanocentesis o miringotomía. El líquido en el oído medio puede ser purulento (turbio, con muchos leucocitos), seroso (claro y amarillo como el suero), o mucoide (pegajoso, con hilos de moco).

Los diagnósticos orientados en problemas aún no son muy utilizados para describir la OMA, pero están ganando popularidad. La frecuencia de prescripciones de antibióticos para otitis media ha acelerado el desarrollo de resistencia en el *Streptococcus pneumoniae*, lo que ha forzado a los pediatras a aceptar el concepto de diagnóstico orientado a problemas en la otitis media a fin de tener una base conceptual para un enfoque de "observar y esperar" para ciertas clases de otitis media. Por lo tanto, es útil realizar un diagnóstico descriptivo orientado a problemas con base en el inicio y el curso de la enfermedad y en la apariencia y movilidad de la MT. Si se obtiene líquido del oído medio para su estudio, se pueden lograr descriptores diagnósticos adicionales. En el Cuadro 5-1 se muestra una clasificación razonable de acuerdo con los diagnósticos que usualmente pueden establecerse.

Cuadro 5-1. Clasificación orientada a problemas en la otitis media

Fiebre y tímpanos enrojecidos y móviles
Otitis media aguda
Otitis media con derrame
Miringitis bulosa
Otitis media recurrente
Oído que drena
Otitis media aguda con perforación *versus* otitis externa
Otitis media crónica sin perforación
Otitis media crónica con perforación
Otitis media aguda en un niño con tubos de timpanostomía
Oído que drena crónicamente en un niño con tubos de timpanostomía
Derrame asintomático en oído medio

El manejo de un paciente con otitis media puede basarse en el subgrupo de diagnóstico específico de la siguiente forma:

1. *Fiebre con tímpanos enrojecidos pero móviles.* Esta categoría, algunas veces llamada de manera ambigua "oídos enrojecidos", es tal vez la forma más frecuente de la llamada OMA reportada en series publicadas antes de la década de 1970. Sin embargo, aquellos que piensan que se requiere líquido en el oído medio para el diagnóstico de OMA no consideran un tímpano enrojecido pero móvil como otitis media. Esta es quizá la postura más razonable, dado que las MT pueden enrojecerse de forma transitoria con el llanto o la fiebre. La mayoría de los niños pequeños que son llevados al consultorio médico y a quienes se les revisa el oído con un espéculo tendrá fiebre y *además* estará llorando. La frecuencia de aparición de líquido en el oído medio en estos pacientes no ha sido estudiada de forma adecuada, pero es razonable sospechar que las series grandes que concluyeron que los antibióticos no eran más efectivos que el placebo tal vez incluyeron a muchos de estos pacientes.

2. *Otitis media aguda* (OMA). Esta categoría diagnóstica ha sido denominada otitis media purulenta. Es una enfermedad con un inicio súbito, y por lo general cierto grado de fiebre. El tímpano usualmente está enrojecido, las referencias anatómicas normales están borradas, y existe líquido por detrás del tímpano que puede observarse a simple vista o por una mala motilidad en la insuflación. No siempre es fácil determinar la consistencia exacta del líquido detrás de la MT inflamada en este padecimiento; puede asumirse que hay pus con base en la presentación y el curso de la enfermedad. Esta es la clasificación de otitis media que en general requiere terapia antimicrobiana, como se discute más adelante.

3. *Otitis media con derrame.* Algunas veces llamada "otitis media serosa", la OMD es una condición en la que el paciente presenta líquido por detrás de la MT, pero no tiene signos ni síntomas de enfermedad aguda. El paciente puede tener opacidad o incluso leve enrojecimiento del tímpano. Puede haber burbujas en el líquido (Fig. 5-4A). En general no hay otalgia. Los adultos mayores pueden quejarse de disminución de la agudeza auditiva, o comentar que sienten los oídos tapados y "no los pueden destapar". La OMD puede seguir a un curso de OMA, o puede aparecer por sí sola. En algunos pacientes se han recuperado bacterias en la timpanocentesis, pero en la mayoría no. Muchos de estos derrames se resolverán de manera espontánea durante el transcurso de 1 a 3 meses.

4. *Miringitis bulosa.* Esta condición se caracteriza por la formación de ampollas o bulas en la MT, algunas veces creando un aspecto empedrado. Tiende a ser muy dolorosa, aunque a algunos niños parece no molestarles. Al inicio se relacionaba con infección por *Mycoplasma*, pero se ha demostrado que solo es una variante de OMA, como se discute más adelante.

5. *Otitis media recurrente.* Se define por recurrencias de la OMA con MT normales entre los episodios agudos.

6. *Oído que drena.* Este es un diagnóstico preliminar que de forma eventual debe establecerse como otitis externa aguda, OMA con perforación, u otitis media crónica con perforación.

7. *Derrame crónico del oído medio.* Si el derrame persiste durante > 3 meses, como ocurre en 5 a 10% de los casos agudos, se define como crónico. La miringotomía con aspiración es a menudo el primer paso en el tratamiento quirúrgico. Si el derrame vuelve a acumularse, entonces pueden ser necesarios los tubos de ventilación (Fig. 5-4B). En general, entre

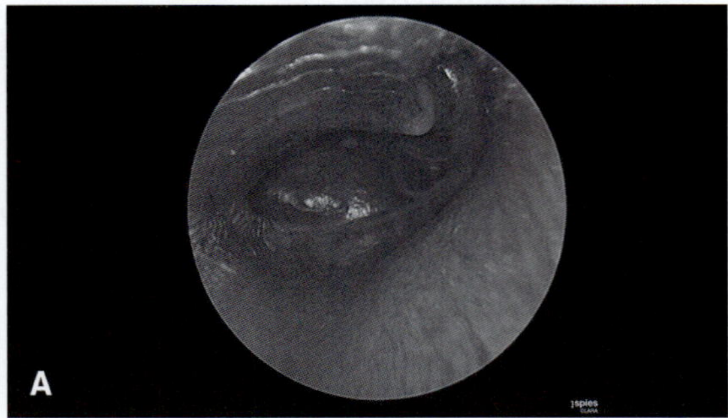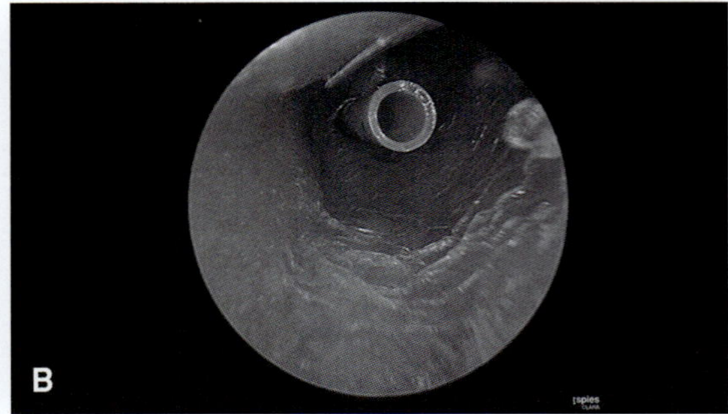

Figura 5-4. **(A)** Otitis media con derrame, membrana timpánica derecha. Nótense las burbujas justo inferiores al proceso corto del martillo. **(B)** Mismo oído **(A)**, inmediatamente después de la colocación de un tubo de timpanostomía. El derrame ya no está presente. (Fotografías cortesía del Dr. Karthik Balakrishnan.)

más tiempo esté el líquido en el oído medio, más viscoso se vuelve, y por lo tanto es más difícil que drene de forma espontánea.

8. *Derrame asintomático del oído medio de duración desconocida.* Este diagnóstico orientado a problemas puede establecerse cuando se observan tímpanos inmóviles y opacos en una exploración de rutina. Se requiere un buen sello de aire para la prueba. Esta condición también se conoce como DOM asintomático, aunque este término asume que el líquido es seroso en lugar de purulento o mucoide. El derrame asintomático puede ser una etapa en el curso de una OMA. Esta condición en particular por lo común no amerita el uso de antibióticos.

9. *Oído que drena en un niño con tubos de timpanostomía.* Es apropiado considerar a esta condición como una categoría diferente debido a que el manejo es distinto del de un niño sin tubos de timpanostomía. Al igual que en un niño con tubos de timpanostomía, este debe clasificarse ya sea como drenaje agudo o crónico.

Posibles causas infecciosas

Bacterias

En niños con otitis media, las bacterias más frecuentemente cultivadas de la punción de oído son *S. pneumoniae* (neumococo), *Haemophilus influenzae* tipo no b, y *Moraxella catarrhalis*. La frecuencia de los diversos organismos cultivados tras una miringotomía parece estar cambiando. Históricamente, el neumococo era responsable de 25 a 50% de los casos de OMA, el *H. influenzae* de 15 a 30%, y la *M. catarrhalis* de 3 a 20%. A partir de la introducción de la vacuna neumocócica conjugada 7-valente (PCV7) en el año 2000, y posteriormente de la vacuna conjugada 13-valente (PCV13) en 2010, la proporción de casos ocasionados por *S. pneumoniae* ha disminuido, de modo que en algunos estudios, el *H. influenzae* es ahora el origen más común de OMA. El estreptococo del grupo A causa < 5% de los casos de otitis media aguda.

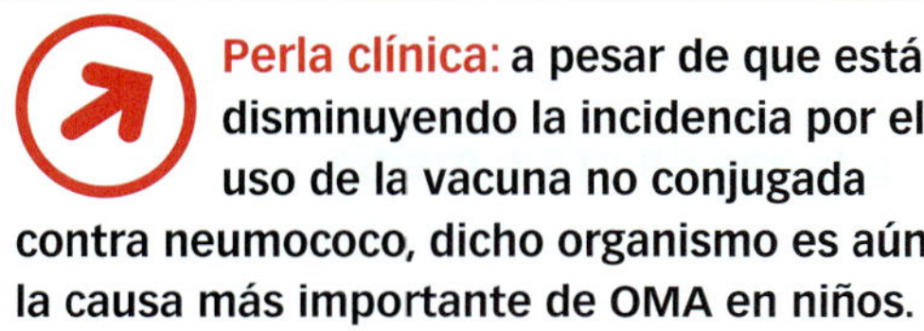

Virus

Las infecciones virales predisponen a la otitis media debido a la inflamación de las trompas de Eustaquio; en raras ocasiones pueden ser también agentes etiológicos de otitis media. En un estudio utilizando técnicas microbiológicas sensibles, 66% de los casos de OMA detectó tanto bacterias como virus, 27% detectó únicamente bacterias, 4% detectó solo virus, y 4% no detectó ninguno de los dos. En los cultivos celulares convencionales obtenidos de líquido del oído medio se han detectado virus sincicial respiratorio, virus de parainfluenza, coxsackievirus y otros. Estudios sugieren que la presencia concomitante de un patógeno viral y uno bacteriano en el espacio del oído medio indica un proceso más difícil de erradicar. En ocasiones el único patógeno recuperado es un virus. También se han encontrado antígenos virales y material genético por ELISA y PCR. La positividad de la PCR no demuestra infección activa, ya que los virus muertos o que no son capaces de replicarse producirán de cualquier forma una PCR positiva.

Mycoplasma

En algunos casos de infección experimental de voluntarios humanos con *Mycoplasma pneumoniae* se presenta una miringitis bulosa. Sin embargo, estudios más recientes han reportado que el *Mycoplasma* es una causa rara de otitis media, incluso en presencia de miringitis bulosa. De hecho, cuando se realiza timpanocentesis en pacientes con miringitis bulosa, los patógenos son similares a los de aquellos con OMA sin bulas. Estos hallazgos sugieren que la miringitis bulosa es, de hecho, solo una variante de OMA. Como tal, debe tratarse con los mismos antibióticos que se utilizarían para una OMA no complicada.

Etiologías no infecciosas

En raras ocasiones el trauma puede resultar en una miringitis hemorrágica o bulosa.

Tratamiento

Se han realizado muchos estudios sobre antibióticos, y hay disponibles excelentes revisiones sobre el tema. Es importante distinguir el subgrupo de pacientes con otitis media en los que se aplica un manejo particular.

Sin tratamiento antibiótico

La rápida emergencia de *S. pneumoniae* resistente a la penicilina en la mayor parte de Estados Unidos ha hecho replantearnos el enfoque rutinario con antibióticos para el manejo de pacientes con otitis media. Está claro que un alto porcentaje de casos etiquetados como "otitis media" se resolverá sin necesidad de terapia con antibióticos.

Las recomendaciones de la American Academy of Pediatrics (AAP) enfatizan el enfoque selectivo para el tratamiento de la otitis media. A los pacientes con OMD (enrojecimiento leve de la MT, fiebre de bajo grado o sin fiebre, colección serosa por detrás del tímpano, y sin toxicidad) es mejor observarlos sin terapia antibiótica. En caso necesario puede prescribirse analgesia ya sea con paracetamol o ibuprofeno. A los pacientes solo con eritema leve de la MT no se les debe administrar terapia antibiótica.

Otitis media aguda

La siguiente discusión asume un diagnóstico correcto de OMA. Deben sopesarse los riesgos del tratamiento en contra de la historia natural de la otitis media. Una revisión de Cochrane reportó que hasta 82% de los niños con OMA mejorará de forma espontánea, aunque este porcentaje varía de acuerdo con el patógeno (Tabla 5-1), como lo demuestra el estudio clásico de Howie. La OMA causada por *S. pneumoniae* tiene menor probabilidad de resolverse por sí sola en comparación con la causada por *H. influenzae*. Por el contrario, la gran mayoría de las infecciones de oído por *M. catarrhalis* se resuelve con placebo y timpanocentesis seriada. El hecho de que las complicaciones purulentas de la otitis media, como la mastoiditis, casi nunca son causadas por *M. catarrhalis* resalta aún más el bajo potencial patogénico de este organismo en la otitis media aguda.

Desde 2004, la AAP y la American Academy of Family Practice han enfatizado un enfoque selectivo para el tratamiento de la otitis media con la publicación de guías de práctica clínica para el diagnóstico y manejo de la OMA. En 2013, la AAP publicó una extensa revisión de estas guías que incorpora datos recientes sobre el efecto de la vacuna contra neumococo sobre la microbiología de la OMA. Estas guías proporcionan los criterios específicos y estrictos para el diagnóstico de OMA, así como una opción para la observación inicial *versus* terapia en pacientes seleccionados. También enfoca selecciones apropiadas de antibióticos, manejo del dolor y medidas preventivas.

Las guías de la AAP proporcionan varios escenarios clínicos para determinar si están indicados los antibióticos. Estos se basan en la presentación clínica, gravedad de los síntomas, y la edad del niño, e incluyen los siguientes:

- La OMA unilateral o bilateral grave, caracterizada por otalgia moderada/grave, otalgia por al menos 48 h, o fiebre ≥ 39 °C, debe tratarse de inmediato, sin importar la edad del niño.
- De forma similar, debe iniciarse de inmediato el tratamiento antibiótico para la OMA con otorrea.
- La otitis media bilateral no grave en un niño pequeño (< 24 meses) también debe tratarse con antibióticos.
- La OMA unilateral no grave en niños pequeños (< 24 meses) puede tratarse con antibióticos u observación de cerca si tanto el médico como el cuidador están de acuerdo con este plan.
- La OMA no grave (unilateral o bilateral) en niños ≥ 24 meses debe ser tratada ya sea con antibióticos u observación con base en una decisión conjunta con los cuidadores.

Las guías también enfatizan que si se elige la observación, se debe iniciar terapia antibiótica si el niño empeora o no mejora en las primeras 48 a 72 horas.

La mayoría de los expertos está de acuerdo en que la amoxicilina sigue siendo el agente de elección para la OMA. Las ventajas de este antibiótico incluyen una buena eficacia en la OMA, un buen perfil de seguridad, bajas tasas de malestar gastrointestinal, sabor aceptable, y un bajo costo en comparación con otros antibióticos de segunda línea comúnmente utilizados. En especial es efectiva contra *S. pneumoniae*, el cual es la causa más importante de OMA. Aproximadamente 50% del *H. influenzae* y casi 100% de *M. catarrhalis* producen β-lactamasa, y por lo tanto son resistentes a la amoxicilina. Sin embargo, también debe considerarse la frecuencia de los distintos patógenos, así como la tasa de auto-curación (ver Tabla 5-1). Recordando que las probabilidades se multiplican, es posible ver que para el *H. influenzae*, el riesgo de que la amoxicilina sea

 **Tabla 5-1** **Comparación de las tres causas comunes de otitis media**

AGENTE ETIOLÓGICO	FRECUENCIA	PRODUCCIÓN DE β-LACTAMASA	AUTOCURACIÓN	SECUELAS GRAVES
S. pneumoniae	40%	0%	20%	++
H. influenzae	30%	50%	50%	+
M. catarrhalis	20%	100%	100%	–

++, comunes; +, poco comunes; –, raras.

inadecuada es $0.3 \times 0.5 \times 0.5 = 7.5\%$. Para la *M. catarrhalis*, el riesgo se aproxima a cero, ya que casi todos los episodios de OMA causados por dicho organismo se resuelven por sí solos. Se prefiere la amoxicilina a dosis altas (80 a 90 mg/kg/día) a fin de eliminar cepas de *S. pneumoniae* con susceptibilidad intermedia a la amoxicilina.

De las terapias antibióticas disponibles aprobadas por la FDA para la OMA, solo unas cuantas están aprobadas por las guías actuales de la AAP, ya que existe inquietud o falta de información acerca de la efectividad del resto de ellas. La ceftriaxona intramuscular, aunque recomendada por la AAP como tratamiento de segunda o tercera línea, no es utilizada comúnmente por los médicos para la OMA refractaria no complicada. La Tabla 5-2 lista algunos de los antimicrobianos comúnmente utilizados para la otitis media aguda.

El agente de segunda línea que más se utiliza es la amoxicilina con ácido clavulánico. Una preparación de este antibiótico que contenga estos agentes en una tasa de 14:1 permite un esquema de dosis alta sin tasas excesivas de diarrea. La amoxicilina con clavulanato también se prefiere en los pacientes que han recibido amoxicilina en los 30 días previos o con antedecente de OMA recurrente que no responde a amoxicilina.

Existen varias terapias iniciales alternativas aceptables para los pacientes alérgicos a la penicilina. La cefpodoxima, cefuroxima, y el cefdinir son efectivos en el tratamiento de la OMA. Aunque el riesgo de reactividad alérgica cruzada entre las penicilinas y las cefalosporinas de segunda y tercera generación es muy bajo, se aconseja precaución en el paciente con antecedente de anafilaxia real o una reacción grave no mediada por IgE (como síndrome de Stevens-Johnson) causada por una penicilina.

La clindamicina tiene actividad contra la mayoría de las cepas de neumococo, pero no contra *H. influenzae* o *M. catarrhalis*, y tal vez debe reservarse su uso para los casos en los que se ha cultivado *S. pneumoniae* del líquido del oído medio, o cuando se sospeche fuertemente este organismo. Si se utiliza la clindamicina de forma empírica en un paciente que ha presentado falla al tratamiento convencional, algunos expertos recomiendan darla en combinación con un agente que sea estable contra la β-lactamasa, como una cefalosporina de segunda o tercera generación.

Una inyección única de ceftriaxona intramuscular (50 mg/kg) es tan efectiva como lo es un curso de 10 días de amoxicilina-clavulanato para el tratamiento inicial de la OMA. Para el tratamiento de casos que previamente no han respondido, 3 días consecutivos de terapia son superiores a una sola inyección. Sin embargo, el uso de ceftriaxona para el tratamiento de la otitis media no debe ser rutinario. Una dosis única de ceftriaxona intramuscular ha demostrado aumentar la resistencia a la penicilina entre los neumococos que colonizan la nasofaringe. Aunque algunos casos refractarios de OMA por organismos multirresisten-

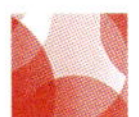 **Tabla 5-2 Algunos antibióticos comúnmente utilizados para el tratamiento de la otitis media aguda**

ANTIBIÓTICO	DOSIS	DURACIÓN	COMENTARIOS
Amoxicilina	80 a 90 mg/kg/día div BID	7 a 10 d	Tratamiento de elección
Amoxicilina-clavulanato	90/6.4 mg/kg/día div BID	7 a 10 d	Tratamiento de elección para falla reciente a antibióticos
Cefdinir	14 mg/kg/día div BID	7 a 10 d	Tratamiento de elección para pacientes con alergia no anafiláctica a la penicilina
Ceftriaxona (IM o IV)	50 mg/kg/día	1 a 3 d	Para casos refractarios
Azitromicina	10 mg/kg/día el día 1; 5 mg/kg/día los días 2 a 5	5 d	Pobre actividad contra neumococo; úsese solo para pacientes con reacción anafiláctica a las penicilinas
Clindamicina	30 mg/kg/día div TID	7 a 10 d	Riesgo de diarrea por *C. difficile*; sin actividad contra *H. influenzae* o *M. catarrhalis*
TMP-SMX	8 a 10 mg/kg/día de componente TMP div BID	7 a 10 d	Altas tasas de resistencia a *S. pneumoniae* en algunas zonas

BID, cada 12 h; d, día; div, dosis dividida; TID, tres veces por día; TMP-SMX, trimetoprim-sulfametoxazol.

tes responderán a un esquema de 3 días consecutivos de ceftriaxona intramuscular, esta terapia es dolorosa y a menudo inconveniente.

El linezolid y la levofloxacina son antibióticos más recientes que no están aprobados por la FDA para el tratamiento de la OMA, pero pueden estar indicados para el tratamiento de cepas multirresistentes, en general después de que se ha establecido confirmación bacteriológica. Al igual que la clindamicina, el linezolid no tiene actividad contra organismos gramnegativos. También es muy caro. La levofloxacina es una quinolona antibiótica cuyo uso no ha sido aprobado en niños, pero que ha sido utilizada con éxito para el tratamiento de la otitis media pediátrica, incluyendo los casos causados por *S. pneumoniae* serotipo 19A multirresistente.

La combinación de trimetoprim-sulfametoxazol (TMP-SMX) ha caído en desuso como tratamiento para la OMA debido a la resistencia del neumococo. Sin embargo, con la falta de uso durante las últimas 2 décadas, las tasas de resistencia han disminuido. En muchos lugares, 80 a 85% de las cepas de neumococo son susceptibles a TMP-SMX, tasas similares a las de las cefalosporinas de segunda generación. El TMP-SMX conserva una excelente actividad contra *H. influenzae* y *M. catarrhalis*.

En general se prescribe azitromicina para la OMA debido a su conveniente esquema de dosificación de una vez al día durante 5 días. Por desgracia, tiene una actividad inherentemente deficiente contra el neumococo. Además, alrededor de un tercio de los neumococos es resistente a los macrólidos, haciendo de ellos una pobre elección para el tratamiento de la otitis media aguda.

Un niño que no mejora después de cursos consecutivos de dos o más antibióticos diferentes quizá requiere una timpanocentesis. Esto tiene el beneficio de drenar el pus, lo cual puede ser terapéutico, además de permitir la obtención de una muestra para cultivo y pruebas de susceptibilidad.

Un paciente con OMA unilateral y conjuntivitis ipsilateral tiene un síndrome otitis-conjuntivitis. Los pacientes con este síndrome tienen mayor probabilidad de tener *H. influenzae* como agente causal de sus infecciones. Debido a la alta probabilidad de producción de β-lactamasa por las cepas de *H. influenzae*, los pacientes con síndrome de otitis-conjuntivitis deben ser tratados con un medicamento estable ante la β-lactamasa. Es apropiada la amoxicilina con clavulanato o una cefalosporina de segunda o tercera generación.

En un lactante < 2 meses de edad con otitis media que parece tóxico, están indicadas la hospitalización, timpanocentesis, punción lumbar, hemocultivo y los antibióticos intravenosos. La OMA con fiebre de bajo grado en un niño de aspecto sano en general puede ser tratada con un antibiótico oral, siempre y cuando se pueda dar un seguimiento cercano.

Derrame persistente del oído medio

El derrame persiste en alrededor de 50% de los niños 10 días después del tratamiento, en especial en aquellos < 24 meses de edad. Para los tres meses, 90% de los derrames se ha resuelto. Después de ese tiempo, pocos casos se resuelven.

Antes era práctica común tener una consulta de seguimiento a las 2 sem para todos los niños con OMA. Debido a que la historia natural de la enfermedad es que al menos la mitad de los niños no tendrá una exploración de oído normal en dicha consulta, es prudente retrasar la consulta de seguimiento hasta alrededor de 4 sem en niños cuyos síntomas se han resuelto. Como se mencionó antes, los niños que todavía presentan síntomas moderados o graves deben ser vistos antes de las 2 sem, de preferencia a los 2 o 3 días. Los niños con derrame persistente, pero sin síntomas en la consulta de las 4 sem pueden manejarse solo con observación y evaluación de seguimiento. No se ha demostrado que los antibióticos, los corticoesteroides o los antihistamínicos-descongestivos promuevan la resolución del derrame.

La persistencia del líquido en oído medio luego de una OMA se presenta con más frecuencia en niños de raza blanca menores a los 2 años de edad, y puede causar disminución transitoria de la audición, aunque el seguimiento a largo plazo muestra una audición normal y un desarrollo del habla y el lenguaje normales en la mayoría de los niños. Cuando un episodio de OMA resulta en persistencia del líquido en oído medio durante > 3 meses, es aconsejable consultar con un otorrinolaringólogo pediátrico.

Miringitis bulosa

Como se ha descrito antes, esta condición debe considerarse como una variante de OMA, y tratarse de forma apropiada. Si existen hallazgos de vías respiratorias media o baja asociados, puede ser razonable considerar la terapia con un macrólido, aunque no existe suficiente información en relación con la eficacia de este enfoque.

Otitis media neonatal

La exploración del oído en un recién nacido requiere una penetración relativamente más profunda con el espéculo, y jalar el pabellón auricular hacia abajo y hacia atrás a fin de rectificar el canal. En los primeros 3 meses de vida, los lactantes hospitalizados, en especial aquellos en la unidad de cuidados intensivos, pueden tener *Staphylococcus aureus* o bacilos gramnegativos en el material obtenido por timpanocentesis, en tanto que los lactantes de esta edad vistos en forma ambulatoria tienen mayor probabilidad de tener patógenos convencionales.

La trompa de Eustaquio es más horizontal, y el músculo tensor del velo del paladar –cuya contracción abre la trompa– no tiene una función madura en el lactante pequeño. De hecho, la inervación y función de este músculo en general no se completa sino hasta los 6 años de edad. Esto puede explicar en parte porqué la otitis media es mucho más común después de los años preescolares.

Otros tratamientos

Las alergias y las infecciones de vías respiratorias superiores parecen alterar la función de la trompa de Eustaquio. La prevención de la otitis media mediante el tratamiento de las alergias no ha sido demostrada. La incidencia de OMA es menor en niños a quienes se les aplica la vacuna contra la influenza en comparación con los controles con placebo.

Miringotomía

La incisión de la MT puede ser útil para aliviar el dolor, pero no parece alterar de manera significativa el curso clínico o el pronóstico de la enfermedad. Rara vez se ha utilizado en el tratamiento de la OMA desde la década de 1970, y usualmente no necesita ser considerada a menos que falle la terapia médica. La miringotomía solo debe ser realizada por médicos con experiencia en el procedimiento. En casos seleccionados, se puede realizar timpanocentesis para aliviar la presión. Con más frecuencia, se hace para obtener líquido para cultivo en casos refractarios. La recuperación e identificación de patógenos es muy útil debido a que se pueden realizar pruebas de susceptibilidad y utilizar los resultados para guiar la terapia.

Algunos médicos hoy en día están utilizando un dispositivo láser para puncionar la MT, sobre todo para aliviar la presión en casos de OMA grave o refractaria. Se requieren más estudios para determinar la verdadera utilidad del procedimiento; muestra potencial para reducir el uso innecesario de terapia antibiótica. Sin embargo, no permite la recuperación del organismo, lo cual es el mayor beneficio de la timpanocentesis.

Analgésicos

Se puede utilizar el paracetamol o el ibuprofeno para aliviar el dolor de oído. Los narcóticos no están indicados. La aplicación tópica de soluciones óticas que contengan glicerina deshidratada, antipirina y benzocaína

es útil en ocasiones, pero no está aprobada para este propósito, y su eficacia no ha sido establecida.

Duración de la terapia y el seguimiento

Se debe reexaminar al niño a las 48 a 72 h en los casos graves o que no responden. Se puede posponer la evaluación hasta las 4 sem para otros. Los niños > 4 años de edad pueden incluso no requerir exploración de seguimiento.

La duración óptima de la terapia ha sido motivo de intensa investigación durante los últimos años. Se ha recomendado que los antibióticos con vidas medias prolongadas, como la azitromicina, se administren solo por 5 días. Más recientemente, se han publicado recomendaciones que establecen que los niños con bajo riesgo de complicaciones purulentas (≥ 4 años de edad, sin antecedentes de OMA frecuente o grave, y aquellos sin enfermedad grave al momento del diagnóstico) puedan ser tratados por 5 a 7 días con antibióticos convencionales. Los niños < 4 años de edad, aquellos con OMA frecuente o antecedente de OMA grave o con complicaciones, y los pacientes con fiebre alta o con aspecto muy enfermo al momento del diagnóstico deben recibir un curso completo de 10 días de terapia antibiótica.

Oídos que drenan

El drenaje de nuevo inicio del canal auditivo externo puede ser causado por una OMA perforada u otitis externa aguda. El drenaje por el oído es un hallazgo esperado en el niño con tubos de timpanostomía y OMA. Si el drenaje es de inicio muy reciente (< 24 h), debe enviarse para cultivo y pruebas de susceptibilidad para guiar la terapia. En algunos niños, el tubo de timpanostomía produce una reacción intensa de cuerpo extraño que puede causar drenaje crónico. De manera alternativa, el tubo se puede colonizar con un organismo (a menudo *S. aureus*), y la otorrea no se resuelve hasta que se retira el tubo.

Un oído con drenaje crónico puede ser causado por otitis media crónica con perforación, y el pus que drena produce una otitis externa secundaria. Un oído que drena en forma crónica casi nunca es atribuible solo a otitis externa. El drenaje crónico también puede ser un signo de mastoiditis, o rara vez, laberintitis.

OTITIS EXTERNA

Otitis externa aguda

La otitis externa se define como enrojecimiento, prurito o edema del canal auditivo externo, con o sin exudado.

El canal por lo común es muy doloroso, en especial al mover el pabellón auricular o al insertar el espéculo en el canal auditivo externo. La fiebre no es común. Puede haber eritema y edema alrededor del conducto auditivo externo, de modo que el médico puede sospechar mastoiditis o parotiditis. En la otitis externa grave, el edema inflamatorio estrecha el meato auditivo externo, dificultando la exploración.

El "oído de nadador" es una otitis externa al parecer iniciada o exacerbada por agua en el oído.

Otitis externa crónica

Esta condición en general es secundaria al drenaje crónico por un tímpano perforado o un tubo de timpanostomía permeable.

Otitis externa necrotizante (maligna)

Este padecimiento es una infección invasiva del cartílago y el hueso del canal auditivo externo. Un término más apropiado es osteomielitis de la base del cráneo secundaria a otitis externa grave. Se presenta con mayor frecuencia en adultos con diabetes mellitus. Otros factores predisponentes incluyen deficiencia inmunológica, en especial sida, neutropenia inducida por quimioterapia, y trastornos de la función de los neutrófilos. En raras ocasiones ha sido descrita en niños sin factores de riesgo, incluyendo lactantes.

Los síntomas de presentación son otalgia intensa y otorrea, ambas ocurriendo en > 90% de los pacientes. Más de la cuarta parte de los niños presentará parálisis facial, que puede ser permanente.

Mecanismos

La otitis externa en general se relaciona con la presencia de agua en el canal auditivo. Puede ser causada por exposición excesiva al agua, como al nadar (en especial bajo el agua), baños en jacuzzi, o por no secarse bien el oído después de exponerlo al agua. El canal auditivo externo se protege a sí mismo con una capa de cerumen, que de manera normal remueve contaminantes atrapándolos y moviéndolos lentamente hacia la apertura externa del canal, donde pueden retirarse con una limpieza suave. Cualquier cosa que dañe a esta capa puede predisponer a otitis externa, incluyendo la limpieza excesiva o vigorosa con un hisopo de algodón. La exposición prolongada del canal auditivo al agua reduce la capa protectora de queratina, eleva el pH, y puede macerar o fisurar la piel.

En la otitis externa necrotizante, la infección se extiende desde el canal auditivo externo hacia el cartílago cercano, y después hacia la base del cráneo, conduciendo a destrucción ósea. El involucramiento mastoideo es común.

Perla clínica: la otitis externa aguda en general es causada por exposición prolongada al agua, y de manera típica responde a antibióticos tópicos o ácido acético.

Etiologías

El principal problema en el diagnóstico diferencial en un oído que drena es distinguir la otitis externa de la otitis media con perforación y drenaje que obstruye la visión del tímpano. El problema se complica por el hecho de que un oído que drena crónicamente de forma secundaria a una otitis media puede predisponer a una otitis externa subsecuente. Es útil el antecedente de práctica de natación reciente o de otitis media en el pasado. La exploración física, incluyendo manipulación del canal, también es útil. Los pacientes con rotura de la MT por otitis media a menudo tendrán el antecedente de dolor intenso de oído con una resolución súbita, ya que la rotura de la MT a menudo trae consigo el alivio del dolor por presión. También pueden haber tenido fiebre antes de la rotura de la MT. Por el contrario, los pacientes con otitis externa usualmente tienen dolor intenso con el movimiento del trago.

La succión del drenaje puede permitirle al médico ver la perforación de la MT. Las perforaciones también pueden alterar los resultados de la timpanometría, ya que mide el volumen de aire comunicándose con el canal auditivo externo.

La *Pseudomonas aeruginosa* es el organismo recuperado con mayor frecuencia en la otitis externa aguda, mientras que *S. pneumoniae, H. influenzae,* y el estreptococo beta-hemolítico son más comunes en la OMA con ruptura. Además de la *Pseudomonas,* también pueden recuperarse *S. aureus,* especies de *Proteus, Escherichia coli,* o anaerobios de un oído que drena de manera crónica. La *Candida, Aspergillus,* u otros hongos pueden causar otitis externa, en especial en climas cálidos y húmedos. Las micobacterias no tuberculosas son una causa ocasional.

La otitis alérgica externa es usual, y puede ser resultado de gotas para los oídos o una otitis externa eczematoide crónica. La otitis externa eczematoide crónica debe ser tratada por un otorrinolaringólogo. Otras enfermedades, como la histiocitosis por células de Langerhans, la granulomatosis con poliangitis (granulomatosis de Wegener), y el síndrome de Wiskott-Aldrich son causas raras de oídos que drenan.

En el paciente con dolor intenso y toxicidad, se debe considerar la otitis externa necrotizante. La *P. aeruginosa* es por mucho la causa más común. Otras causas incluyen *S. aureus* y especies de *Aspergillus*. La tomografía computarizada (TC) es útil para detectar erosión ósea, formación de absceso e involucramiento mastoideo. La resonancia magnética (RM) es superior para demostrar extensión intracraneana e involucramiento medular.

Enfoque diagnóstico

Tinción de Gram

En un oído con drenaje crónico, una tinción de Gram puede revelar más de un tipo de bacilo gramnegativo. Si solo crece uno en el cultivo, el otro puede ser un anaerobio.

Cultivo

Los pacientes con drenaje del oído externo secundario a otitis externa no requieren cultivos a menos que se sospeche infección necrotizante. A los pacientes con otitis media con drenaje a través de una MT perforada o un tubo de timpanostomía se les debe hacer cultivo del pus. El hisopado del pus que ya está presente en el canal en general muestra una mezcla de aerobios y anaerobios, la mayoría de los cuales es comensal y no proporciona información útil. Si se puede limpiar primero el área, a veces se puede recuperar pus fresco. Un otorrinolaringólogo es capaz de succionar pus por el orificio del tubo de timpanostomía o a través de una perforación, y obtener así una muestra más útil. Si se obtiene un cultivo en las primeras 24 h en una otitis media perforada, puede proporcionar información útil incluso sin desinfección del canal auditivo.

Con frecuencia el cultivo no muestra crecimiento, o muestra solo un contaminante de la piel. Sin embargo, si crece neumococo, *H. influenzae*, o estreptococo beta hemolítico, el cultivo es útil e indica drenaje de una otitis media recién perforada. El crecimiento de *P. aeruginosa*, *S. aureus*, o un bacilo entérico gramnegativo sugiere exudado de una otitis externa o una otitis media perforada crónicamente infectada. Los canales auditivos sanos con frecuencia contienen *Staphylococcus epidermidis* y difteroides. La *Pseudomonas* no es un comensal común a menos que el canal se dañe.

Tratamiento

Otitis externa

Una solución al 2% de ácido acético es un tratamiento barato y por lo general efectivo para la otitis externa bacteriana. Se encuentran disponibles fórmulas comerciales en combinación con hidrocortisona o acetato de aluminio.

Si la membrana timpánica se encuentra intacta, puede utilizarse una suspensión con polimixina B, neomicina e hidrocortisona. Puesto que la neomicina es un aminoglucósido, esta preparación no debe emplearse en caso de perforación de la membrana timpánica o en presencia de tubos de ventilación. La preparación transparente tiene la ventaja teórica de permitir una mejor visualización pero es más ácida que la suspensión y a menudo se tolera mal debido a la sensación de ardor o comezón.

Las fluoroquinolonas tópicas (ofloxacino o ciprofloxacino) en combinación con un corticoesteroide parecen ser opciones efectivas para el tratamiento de la otitis externa. En caso de haber edema en el canal, pueden utilizarse las mechas para oído comercialmente disponibles, humedecidas en ácido acético al 2% en solución de Burow modificada. Si el edema es marcado, es poco probable que los agentes tópicos lleguen a los sitios deseados. En esta situación, a menudo es necesario referir a un otorrinolaringólogo para la succión diaria de detritus y colocación de la mecha.

El uso profiláctico de ácido acético al 2% en el canal auditivo después de exposición al agua parece prevenir el oído de nadador. Algunos expertos recomiendan combinar el agente acidificante con un astringente como alcohol o solución de Burow. Puede ser útil un secador de cabello, pero no se recomienda el uso de hisopos de algodón para secar el oído, ya que el trauma al canal facilita el desarrollo de otitis externa. El calor seco puede ser útil para el dolor. Algunas veces pueden ser necesarias unas cuantas dosis de paracetamol, ibuprofeno o incluso anestésicos tópicos.

Otitis externa necrotizante

La mayoría de los casos de otitis externa necrotizante puede manejarse médicamente; sin embargo, la cirugía es importante para obtener muestras de tejido para cultivo e histología, y para debridar el tejido necrótico. Al inicio pueden administrarse antibióticos por vía intravenosa. La cobertura empírica debe incluir dos agentes con actividad contra *Pseudomonas* (como ceftazidima y gentamicina) y un agente contra *S. aureus* (como vancomicina). La duración de la terapia debe individualizarse, pero usualmente es de al menos 6 sem. Con la terapia apropiada, la tasa de letalidad hoy en día es < 5%. Sin embargo, pueden ocurrir parálisis facial permanente y pérdida de la audición por destrucción de los huesecillos.

OTITIS MEDIA CRÓNICA Y RECURRENTE

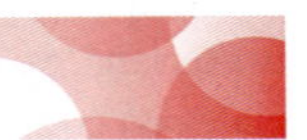

Definiciones

Otitis media recurrente

La OMA recurrente se define como ≥ 3 episodios en un periodo de 6 meses o ≥ 4 episodios en un periodo de 12 meses. El oído medio está normal entre los episodios, sin derrames.

Otitis media crónica

Antes llamada otitis serosa crónica, este patrón en general se define como un DOM que ha estado presente durante al menos 3 meses. Los cambios estructurales constantes, como una perforación persistente del tímpano, implican otitis media previa, pero no siempre infección crónica. El manejo de estos problemas cae dentro del terreno del otorrinolaringólogo, y por lo tanto aquí solo se dará una breve discusión introductoria de los principios. La disfunción de la trompa de Eustaquio es el principal factor predisponente.

Oído con drenaje crónico

El diagnóstico de un oído con drenaje crónico puede establecerse con base en una historia clínica confiable. Típicamente existe una otitis media purulenta crónica (OMPC) con perforación. Las perforaciones que se presentan en el borde son un problema especial, ya que a menudo están asociadas con colesteatoma, discutido más adelante en esta sección. El oído con drenaje crónico también puede ser un signo de mastoiditis. La OMPC en un niño con tubos de timpanostomía es un problema en particular común, que se presenta después de 5 a 10% de las inserciones del tubo.

Oído con drenaje recurrente

El oído con drenaje recurrente debe ser el diagnóstico cuando se presenta drenaje de forma intermitente. Es posible establecer el diagnóstico de otitis externa si se puede excluir una perforación, como se discutió antes en este capítulo.

Derrame persistente en el oído medio

Cuando un episodio de otitis media resulta en persistencia de líquido en el oído medio por > 3 meses y la MT permanece inmóvil, es aconsejable consultar con un otorrinolaringólogo pediátrico. La persistencia de líquido en el oído medio después de una OMA es más común en niños de raza blanca menores de 2 años de edad.

En general deben omitirse los términos que impliquen conocimiento acerca del carácter del líquido en el oído medio (como otitis serosa) o el mecanismo de patogénesis (como otitis secretora). Es preferible el término otitis media con derrame (OMD).

En raras ocasiones el tímpano tiene un color violáceo o azul como resultado de líquido sanguinolento. El trauma también puede causar este cuadro clínico.

La conducción ósea (sonido que se escucha a través de la mastoides) es mejor que la conducción aérea (sonido que se escucha a través del conducto auditivo externo). El sonido de un diapasón colocado encima de la cabeza se lateraliza hacia el oído con la mayor alteración en la audición.

En las fases iniciales de la OMA, el líquido en general es acuoso y amarillo (seroso); después se vuelve más denso y pegajoso, y el tímpano puede parecer retraído. Algunos expertos creen que la producción de líquido de estas dos consistencias es causada por mecanismos distintos en lugar de por diferencias en la duración de la enfermedad, pero esto no ha sido demostrado.

Una fístula de líquido cefalorraquídeo hacia el oído medio es una causa rara de líquido en oído medio unilateral, y puede ser resultado de trauma craneal o incluso sin identificación de una lesión.

Posibles mecanismos

Disfunción de la trompa de Eustaquio

En esencia todos los niños desde el nacimiento hasta los 4 o 5 años de edad pueden considerarse con algún grado de disfunción en las trompas de Eustaquio, ya que la inervación del músculo tensor del velo del paladar aún no está completa. Un subgrupo de niños tiene una función muy pobre, con obstrucción, reflujo y falla para aclarar el líquido en el oído medio. Por ejemplo, es muy común que los pacientes con paladar hendido y aquellos con incompetencia velofaríngea tengan OMA secundaria a disfunción de las trompas de Eustaquio. Los niños con síndrome de Down tienen una tasa muy alta de OMA debido a que tienen trompas de Eustaquio más estrechas.

Otros mecanismos

El riesgo de infecciones crónicas o recurrentes del oído medio puede aumentar debido a mecanismos independientes de la disfunción de las trompas de Eustaquio. Defectos en la acción mucociliar o de los mecanismos inmunológicos protectores del oído medio también pueden estar involucrados en la infección en ausencia de una verdadera obstrucción. La capacidad para aclarar bacterias del líquido del oído medio está muy relacionada con la presencia de anticuerpos específicos en el líquido. Por lo tanto, algunos niños con deficiencias de inmunoglobulina tienen cuadros frecuentes de otitis media (ver Capítulo 23). La exposición ambiental al humo de tabaco y el acudir a estancias infantiles aumentan el riesgo de OMA. La alimentación con seno materno protege contra la OMA, tal vez por la transferencia de IgA secretora así como a una posición más erguida al alimentarse en comparación con los lactantes alimentados con biberón.

Alergia

La hipersecreción de moco por alergia es otra explicación posible de formación de líquido en el oído medio sin obstrucción. También se ha postulado la obstrucción de la trompa de Eustaquio por hipertrofia linfoide secundaria a alergia.

Producción descontrolada de moco o discinesia ciliar primaria

Los pacientes con fibrosis quística tienen riesgo de otitis media frecuente. La dismotilidad ciliar como factor predisponente en la OMA frecuente se discute en la sección sobre discinesia ciliar primaria (DCP) más adelante en este capítulo (y en el Capítulo 23).

Causas infecciosas

Otitis recurrente

Las bacterias en la OMA recurrente son las mismas que las que se encuentran en un primer episodio único, excepto que en los niños que han sido sometidos a múltiples esquemas de terapia antibiótica, los agentes causales tienden a volverse cada vez más resistentes con el paso del tiempo. Los segundos episodios con mayor frecuencia son causados por una nueva infección con un diferente patógeno que por la recurrencia del patógeno antiguo.

Otitis media crónica

Típicamente, estos pacientes han sido tratados con varios esquemas de antibióticos diferentes, de modo que la flora nasofaríngea y el líquido en el oído medio a menudo contienen bacterias resistentes. La OMPC que ha sido tratada con varios cursos de antibióticos convencionales a menudo es causada por *S. pneumoniae* resistente a penicilina. Muchas muestras tienen cultivos negativos. Otras posibilidades incluyen *H. influenzae, S. aureus, S. viridans, S. epidermidis, P. aeruginosa*, bacilos gramnegativos, y anaerobios.

Cuando se atiende a un niño con oídos con drenaje crónico a pesar de múltiples esquemas de antibióticos, el médico debe excluir mastoiditis por exploración física o por TC. El paciente debe ser explorado por un otorrinolaringólogo y se deben obtener cultivos del líquido. La terapia apropiada depende de un diagnóstico anatómico preciso.

Infecciones virales o por Mycoplasma

Los virus respiratorios son una causa ocasional de OMA. Se han propuesto las infecciones virales o por *Mycoplasma* como una posible causa de OMA, pero hay poca evidencia para apoyar esta noción. Los cultivos y las pruebas con PCR del líquido seroso en el oído rara vez revelan un virus.

La reactivación del virus de varicela-zoster (VVZ) en el séptimo par craneal resulta en herpes zoster ótico, que se caracteriza por otalgia unilateral y vesículas auriculares, así como síntomas auditivos y vestibulares. Cuando estos hallazgos se asocian con parálisis facial periférica, el complejo se conoce como síndrome de Ramsay-Hunt.

Otras

Aunque el *Mycobacterium tuberculosis* es una causa rara de otitis media crónica, es importante identificarlo. En general se encuentra una MT crónicamente perforada, a menudo con pérdida asociada de la audición y algunas veces con parálisis facial unilateral. Las micobacterias no tuberculosas y los hongos también son causas ocasionales de OMPC y requieren métodos de cultivo especiales para su detección.

Tratamiento y prevención

El cultivo del drenaje del oído algunas veces es útil como una guía para la terapia antibiótica en la otitis media crónica. Sin embargo, los comensales del canal auditivo a menudo serán las bacterias predominantes en los cultivos, dificultando la interpretación. Si existe un tímpano perforado crónicamente, el organismo a menudo entra al oído medio desde fuera, y pueden encontrarse bacterias entéricas o *S. aureus*.

A menudo está indicada la terapia antibiótica sistémica para la OMPC, pero se debe reparar la perforación de ser posible. Por desgracia, este procedimiento no será exitoso a menos que primero se cure la infección. A veces, el drenaje se debe a la respuesta corporal a un cuerpo extraño generada por un tubo de timpanostomía, o el tubo puede colonizarse crónicamente con bacterias. En cualquier caso, el retiro del tubo en general resultará en cese del drenaje.

Para los niños con otorrea a través del tubo, las gotas de antibiótico con glucocorticoide son superiores a los antibióticos orales y a la observación inicial. En un estudio aleatorizado de 230 niños, 4 (5%) de 76 niños tratados con gotas de antibiótico-glucocorticoide todavía tuvieron otorrea a las 2 sem en comparación con 34 (44%) de 77 niños tratados con amoxicilina-cla-vulanato vía oral y 42 (55%) de 77 niños manejados solo con observación. La duración del tratamiento es típicamente de 7 días.

Profilaxis antibiótica

En el pasado, a los niños con episodios frecuentes de OMA a menudo se les administraba profilaxis antibió-tica para prevenir el desarrollo de nuevos episodios. Debido al riesgo de desarrollo de resistencia, ya no se recomienda esta práctica.

Vacunación

La vacuna de conjugado proteico de neumococo (PCV, por sus siglas en inglés) disminuye, aunque de forma modesta, la incidencia de otitis media en quienes reci-ben la vacuna. La reducción observada con el uso de PCV7 fue de 10 a 20%. Puede ser un poco más alta con el advenimiento de la PCV13. La vacunación contra el virus de la influenza estacional reduce la incidencia de OMA en 5 a 30%, y se recomienda su uso en todos los niños > 6 meses de edad.

Otras terapias

Los antihistamínicos y los descongestivos nasales no han demostrado ser de valor, ya sea por sí solos o en combinación. Debe minimizarse la exposición al humo de cigarro. De ser posible, se debe evitar asisi-tir a estancias infantiles y los niños deben ser inscritos en estancias pequeñas. Se debe fomentar la alimen-tación con seno materno. El evitar que el niño tome biberón en posición supina puede disminuir la inci-dencia de otitis media recurrente.

No existe evidencia científica para apoyar la idea de que las terapias alternativas, como la manipula-ción por un quiropráctico, la homeopatía, los reme-dios naturistas, proporcionan beneficio alguno a los pacientes con otitis media frecuente. Dos estudios realizados por el mismo grupo mostraron que los niños que mascan chicle con xilitol tienen una menor incidencia de otitis media. La plausibilidad biológica de esta intervención es baja. Además, el grupo de edad con la mayor incidencia de otitis media recurrente es demasiado joven como para mascar chicle.

Complicaciones

Disminución de la audición

Las exploraciones audiométricas seriadas en aquellos pacientes con OMA indican cierto grado de pérdida temporal de la audición en la mayoría de los sujetos, y una pérdida persistente de la audición en 10 a 15%.

Debido a la correlación entre la apariencia del tím-pano y la pérdida de audición, se debe considerar la audiometría a los 6 y 12 meses después de un epi-sodio de enfermedad en el oído medio, ya que dicha pérdida de la audición podría resultar en retrasos sig-nificativos en el aprendizaje y adquisición del lenguaje si no se identifica.

Extensión de la infección

El absceso cerebral, la meningitis y la trombosis del seno lateral son secuelas raras de la otitis media desde que se ha generalizado el uso de los antibióticos. La mastoiditis (discutida más adelante) es mucho más común que cualquiera de las otras complicaciones. La ocurrencia de infección en espacios contiguos además de la mastoides es rara, incluso en países donde no se prescribe de rutina terapia antibiótica para los niños con otitis media.

Parálisis

La parálisis del nervio facial o del nervio oculosim-pático (pupila miótica con ptosis) es rara, pero se ha reportado.

Síntomas vestibulares

En ocasiones, los niños con otitis media presentan pro-blemas del equilibrio secundarios al involucramiento del sistema vestibular. Se debe sospechar laberintitis si persisten los síntomas vestibulares; se diagnostica mejor por resonancia magnética.

Colesteatoma

El colesteatoma es una masa de epitelio escamoso estratificado que va creciendo, y es peligroso debido a que es invasivo y puede erosionar el hueso. Puede comenzar con una invaginación o perforación de la MT. En general se relaciona con una infección cró-nica adherente del oído medio. Una OM adherente se refiere a una condición causada por la cicatrización de inflamación crónica en el oído medio que conduce a proliferación de tejido fibroso en el revestimiento mucoso y alteración del movimiento osicular. En raras ocasiones el colesteatoma es congénito o es resultado de la implantación de un tubo de timpanostomía. A la exploración otoscópica, el colesteatoma se observa como detritus de color blanco, brillante y grasoso por detrás de la MT (Fig. 5-5), acompañado de drenaje de olor fétido. No puede curarse con antibióticos, sino que debe retirarse en forma quirúrgica antes de que se infecte y permita que la infección se extienda hacia el hueso o al cerebro. El colesteatoma en general es una enfermedad silenciosa e indolora.

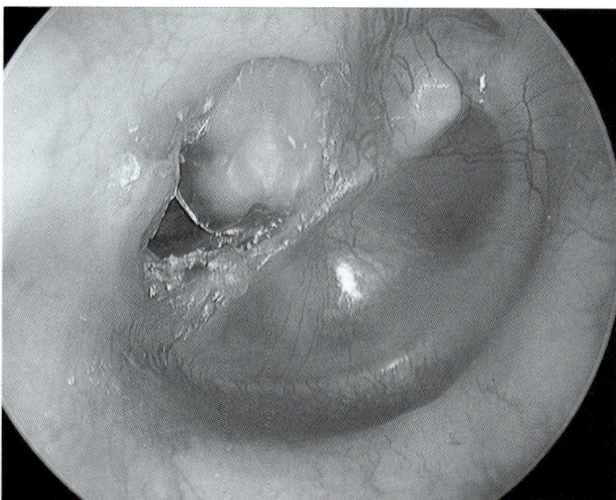

Figura 5-5. Colesteatoma en la cara superior del oído medio derecho de un niño. (Fotografía cortesía del Dr. Karthik Balakrishnan.)

Hidrocefalia otítica

La protrusión de la fontanela anterior puede ser una complicación de una otitis media bilateral grave. Puede ser secundaria a aumento de la presión intracraneal con recuperación espontánea o, menos común, resultado de trombosis del seno lateral.

Referencia al otorrinolaringólogo

Está indicada la referencia a un especialista en los casos de infección de oído bajo las siguientes circunstancias:

- Por miringotomía para dolor inusualmente intenso, parálisis del nervio facial, supuración intracraneal concurrente, o sospecha de un patógeno inusual en un niño inmunosuprimido. La miringotomía también puede estar indicada en niños con persistencia de otitis media aguda sintomática que progresa o no mejora después de terapia de primera y segunda línea.
- Para colocación de un tubo de timpanostomía para DOM persistente (> 3 meses) o para otitis media recurrente (≥ 3 episodios en 6 meses o ≥ 4 episodios en 12 meses). La colocación de un tubo de timpanostomía debe realizarse en el momento en el que su beneficio sea máximo. Por ejemplo, a menudo es posible evitar la colocación de un tubo de timpanostomía cerca del final de la estación de virus respiratorios, cuando es muy probable que la OMA se resuelva de cualquier forma. De manera similar, dado que la edad pico para OMA es entre los 6 y 24 meses, si el niño se está acercando a su segundo año de edad, es muy probable que disminuya la frecuencia de infección en el oído medio incluso sin la colocación de un tubo. Los padres deben comprender que la mejoría con el procedimiento es temporal (usualmente 6 a 12 meses); sin embargo, esto con frecuencia es el tiempo suficiente para llevar al niño a través del periodo de máxima incidencia de otitis media aguda.
- Para mastoidectomía por mastoiditis crónica simple con otitis media purulenta que no para después de 1 sem de antibiótico intravenoso apropiado; para mastoiditis purulenta aguda con inflamación posauricular, trombosis del seno venoso dural, o supuración intracraneal.

Los estudios sobre el valor de la adenoidectomía para la prevención de la obstrucción de la trompa de Eustaquio y la otitis media recurrente han obtenido resultados contradictorios; sin embargo, hoy en día se recomienda que la OMA por sí misma no es una indicación apropiada para la adenoidectomía.

MASTOIDITIS

La mastoiditis se refiere a la infección de los espacios aéreos mastoideos y los huesos que los rodean. Las celdillas mastoideas se comunican con el oído medio, y su membrana mucosa es contigua a la del oído medio. Por lo tanto, todas las infecciones purulentas del oído medio tal vez involucran en cierto grado a las celdillas mastoideas. El síndrome clínico conocido como mastoiditis aguda es un involucramiento más intenso de dichas celdillas o del hueso en el proceso infeccioso. Puede aumentar la presión en el espacio del oído medio cuando la MT está intacta y la trompa de Eustaquio está obstruida por completo; esto tal vez participa en la patogénesis de la mastoiditis aguda.

La mastoiditis aguda es poco común, pero no es una complicación rara de la otitis media. Hay datos que sugieren que la incidencia de la mastoiditis puede ir a la baja, quizá por la introducción de la PCV13.

Se debe sospechar la mastoiditis aguda cuando la otitis media se complica con dolor mastoideo, dolor a la palpación, eritema, o edema por detrás del oído. A menudo ha habido una perforación reciente de la MT; puede haber o no drenaje al momento de la exploración. El pabellón típicamente está desplazado hacia adelante y hacia abajo por la inflamación posauricular en niños < 1 año de edad, mientras que los niños de mayor edad tienen una apófisis mastoides neumatizada, y el pabellón se eleva y es empujado hacia afuera. Los estudios de imagen típicamente muestran opacificación de una o ambas mastoides, y pueden mostrar destrucción y coalescencia de las celdillas mastoideas, así como destrucción ósea (Fig. 5-6). La mastoiditis puede ser considerada un absceso; la terapia antibiótica puede ayudar a contener o localizar la infección, pero en general se requiere drenaje quirúrgico.

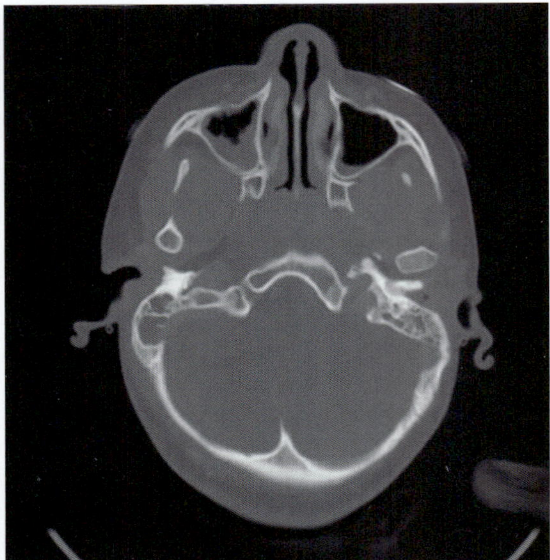

Figura 5-6. Mastoiditis del lado derecho con coalescencia de las celdillas mastoideas y erosión de la placa ósea del seno sigmoideo. (Fotografía cortesía del Dr. Karthik Balakrishnan.)

La mastoiditis crónica de manera típica se presenta en niños con un oído con drenaje crónico, que puede no presentar signos físicos de enfermedad mastoidea.

> **Perla clínica: se debe inspeccionar y palpar el área de la mastoides en todos los pacientes con OMA a fin de detectar la presencia de mastoiditis.**

Estudios de imagen

Cuando existe evidencia clínica que sugiere mastoiditis aguda, colesteatoma u otomastoiditis crónica que produce un oído con drenaje crónico, está indicada la TC con contraste. La RM es más costosa que la TC, y es más probable que requiera anestesia general. Por lo tanto, típicamente se reserva para cuando se sospechan complicaciones intracraneales, ya que es más sensible para detectar colecciones de líquido extra axial e involucramiento de los senos venosos durales y otros vasos sanguíneos.

Diagnóstico diferencial

La otitis externa puede extenderse y producir una celulitis posauricular que se asemeja a una mastoiditis, pero el dolor se centra en el canal, no sobre el área de la mastoides. En la otitis externa, a menudo hay dolor cuando se manipula con suavidad el pabellón auricular, cosa que no ocurre con la mastoiditis. Un forúnculo dentro del canal auditivo puede producir inflamación y dolor, pero en general no se asocia con fiebre o toxicidad. La parotiditis puede empujar el oído hacia afuera, y confundirse con una mastoiditis. La celulitis o una infección de una herida detrás del oído por lo general tiene un sitio visible de lesión en la exploración cuidadosa. En raras ocasiones la histiocitosis de células de Langerhans puede imitar una mastoiditis (Fig. 5-7).

Posibles etiologías

En la mastoiditis aguda, el neumococo, otros estreptococos y el *S. aureus* parecen ser las causas más comunes. El estreptococo viridans parece estarse cultivando con mayor frecuencia. El *H. influenzae* es una causa menos probable, y la *M. catarrhalis* casi nunca se ve.

En la mastoiditis crónica o en la mastoiditis aguda que complica una otitis crónica que ha sido tratada con varios cursos de antibióticos, son más probables las bacterias anaerobias (como *Fusobacterium*), bacterias entéricas, y *P. aeruginosa*. En los últimos años, se han visto varios casos de mastoiditis aguda causada por *S. pneumoniae* multirresistente en pacientes con otitis media frecuente y numerosos tratamientos con antibióticos de amplio espectro.

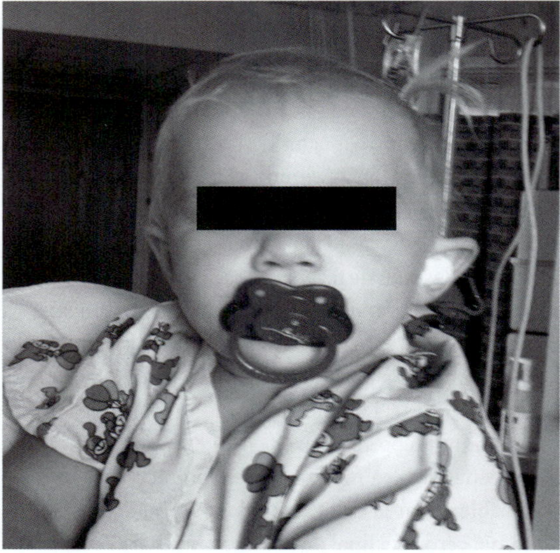

Figura 5-7. Niña de 21 meses de edad que se presenta con antecedente de 5 días de inflamación auricular y otorrea pero sin fiebre. El área mastoidea estaba eritematosa e inflamada, pero no dolorosa a la palpación. El pabellón estaba desplazado hacia afuera y hacia abajo. La biopsia de la mastoides fue consistente con histiocitosis de células de Langerhans.

En raras ocasiones, micobacterias como *M. tuberculosis* o *Mycobacterium avium-intracellulare* producirán una mastoiditis aguda o crónica en un paciente inmunocompetente. De forma similar, los hongos son una causa ocasional.

A fin de detectar cada una de estas posibilidades, se debe enviar material de cultivo para tinción de Gram y cultivo bacteriano (tanto aerobios como anaerobios), así como para tinciones y cultivos para micobacterias y hongos.

Tratamiento

Para la mastoiditis aguda, se debe realizar una miringotomía si el oído no está ya drenando de manera adecuada. Se deben administrar antibióticos intravenosos que cubran a los patógenos más probables (como una cefalosporina de tercera generación en combinación ya sea con vancomicina o con clindamicina), y deben ajustarse de acuerdo con los resultados del cultivo y antibiograma. Se puede cambiar a antibióticos por vía oral luego de que se observe mejoría clínica. La terapia antibiótica debe continuarse durante un mínimo de 3 sem; en casos con involucramiento óseo extenso, algunas veces se requieren 6 semanas.

Los autores de un estudio sobre mastoiditis aguda recomendaron que los niños sin complicaciones neurológicas o absceso subperióstico se trataran con miringotomía y antibióticos intravenosos, y que debe reevaluarse la necesidad para una mastoidectomía en aquellos que no responden en 24 a 48 horas.

En un oído que drena en forma crónica y que no responde a 2 o más esquemas de antibióticos orales, una TC puede indicar una mastoiditis coalescente crónica, que debe ser tratada con mastoidectomía. La terapia con antibióticos empíricos debe cubrir *P. aeruginosa*, por ejemplo con piperacilina-tazobactam o la combinación de clindamicina y gentamicina.

Complicaciones

La mastoiditis no identificada puede extenderse al cerebro o las meninges, produciendo un absceso cerebral o meningitis. Incluso en la era de los antibióticos, pueden presentarse complicaciones de la mastoiditis. Goldstein y cols. observaron que 18 (25%) de 72 niños con mastoiditis requirieron mastoidectomía total por un absceso subperióstico o absceso de Bezold (un absceso en los espacios profundos del cuello), o colesteatoma; se presentó parálisis facial completa o parcial en 31%. Se observó periostitis que requirió mastoidectomía en 6%, y se diagnosticó laberintitis en 7%. La trombosis del seno lateral es una complicación rara.

SINUSITIS

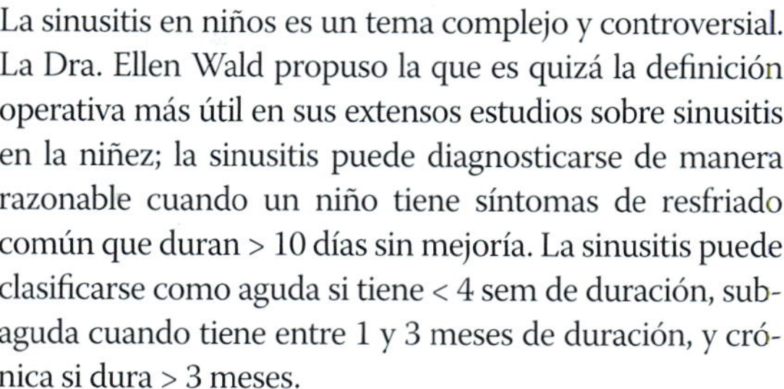

Definiciones

La sinusitis en niños es un tema complejo y controversial. La Dra. Ellen Wald propuso la que es quizá la definición operativa más útil en sus extensos estudios sobre sinusitis en la niñez; la sinusitis puede diagnosticarse de manera razonable cuando un niño tiene síntomas de resfriado común que duran > 10 días sin mejoría. La sinusitis puede clasificarse como aguda si tiene < 4 sem de duración, subaguda cuando tiene entre 1 y 3 meses de duración, y crónica si dura > 3 meses.

La sinusitis purulenta aguda puede definirse como pus en un seno, ya sea que se observe drenando a través del orificio de un seno o encontrado al aspirar el seno. Si se obtiene pus, la TC muestra interfaces aire-líquido u opacificación completa del seno. El área involucrada puede ser dolorosa, aunque ninguno de estos hallazgos es muy sensible. Otros síntomas incluyen descarga y obstrucción nasal, mal aliento, y tos diurna (en especial por la mañana), que en general es productiva. Puede haber edema periorbitario si están involucrados los senos etmoidales. Si se conocen, se deben establecer los senos involucrados.

Estudios experimentales

El dolor sinusal ha sido bien estudiado por experimentos en adultos utilizando estimulación con una sonda eléctrica, calor y frío, o presión en los senos. En los estudios clásicos de dolor sinusal por McAuliffe y cols. en 1943, se encontró que el área más sensible al dolor es la mucosa que cubre a las aberturas nasales de los senos paranasales.

El dolor sinusal y los síntomas sinusales son tal vez mucho más frecuentes que la sinusitis bacteriana verdadera. Esto tal vez se debe a la práctica común de diagnosticar sinusitis cuando hay síntomas nasales y dolor referido a los senos paranasales. Esto podría explicar en parte porqué entre 30 y 65% de los episodios de "sinusitis" se resuelve sin necesidad de terapia.

La presión en los senos paranasales es un desencadenante común de la migraña. En un amplio estudio en adultos, 80% de los pacientes con "cefalea sinusal" autodiagnosticada o diagnosticada por un médico cumplió con los criterios de migraña.

Factores de la edad

La distribución de edad de la sinusitis en niños depende de la edad a la que se desarrollan los senos paranasales, y son lo suficientemente grandes para formar una cavidad que pueda obstruirse. El desarrollo de los senos maxilar y etmoidal comienza en el útero, pero estos senos en general no están tan desarrollados como para ser clínicamente relevantes hasta alrededor de los 18 a 24 meses. Los senos frontal y esfenoidal son identificables y se vuelven clínicamente importantes alrededor de los 6 años de edad, aunque la mayoría de los pacientes con infecciones clínicas de estos senos tiene al menos 10 años de edad. En el niño con infecciones frecuentes de vías respiratorias superiores, la sinusitis en general no se vuelve común hasta un par de años de otitis media recurrente.

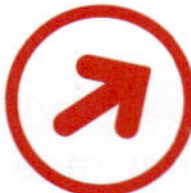

Perla clínica: la sinusitis bacteriana complica alrededor de 5 a 10% de los episodios de resfriado común.

Factores predisponentes

La sinusitis se debe a retención de secreciones, lo cual puede tener varios factores contribuyentes, incluyendo obstrucción de los orificios de salida de los senos, disminución en el número de cilios funcionales, y cambios en la producción o la viscosidad de las secreciones. El factor predisponente más común es una reciente infección viral de vías respiratorias superiores. La obstrucción mecánica puede ser causada por edema de la mucosa nasal por una infección viral, alergias, nadar, trauma, cuerpos extraños, pólipos o un septum nasal desviado. La presencia de una sonda nasogástrica o intubación nasotraqueal también puede conducir a obstrucción y al desarrollo de sinusitis en pacientes hospitalizados. La función ciliar es anormal en pacientes con DCP, y los predispone a sinusitis, otitis y neumonía.

Las infecciones virales, en especial la infección por virus de influenza o parainfluenza, pueden inmovilizar con rapidez a los cilios, incluso en huéspedes normales. La exposición ambiental a humo de tabaco altera la función de los cilios en las células epiteliales respiratorias, y el aclaramiento mucociliar nasal. En pacientes con fibrosis quística, las secreciones mucosas son anormalmente viscosas, y se vuelven abundantes de manera poco usual en pacientes con infecciones respiratorias virales. Los pacientes con rinitis crónica por alergia y aquellos con asma están propensos a desarrollar sinusitis. Algunos pacientes con deficiencia inmunológica humoral tienen sinusitis crónica o recurrente. Por último, la enfermedad cardiaca cianótica congénita a menudo se complica con sinusitis (Cuadro 5-2).

Asociación con otras enfermedades

La otitis media purulenta se presenta con la sinusitis purulenta. Puede haber bronquiectasias si existe una causa subyacente de sinusitis recurrente, como se describe más adelante.

Cuadro 5-2. Posibles factores predisponentes para la sinusitis recurrente o persistente

Alergia
Discinesia ciliar primaria
Granulomatosis de Wegener
Infección no bacteriana (p. ej., sinusitis fúngica, ver texto)
Intubación nasotraqueal
Tubo nasogástrico
Fibrosis quística
Angiofibroma de nasofaringe
Estado inmunocomprometido
Infección dental
Enfermedad cardiaca cianótica congénita

Se debe considerar la fibrosis quística en pacientes con sinusitis crónica o poliposis nasal. La granulomatosis con poliangitis (granulomatosis de Wegener) es una rara enfermedad que de manera clásica se presenta con sinusitis crónica, lesiones nodulares pulmonares con hemoptisis, y hematuria. El angiofibroma de la nasofaringe posterior típicamente se presenta en varones adolescentes y puede producir sinusitis refractaria debido a obstrucción.

Discinesia ciliar primaria

La DCP es el término utilizado para enfermedades que se caracterizan por varias aberraciones ultraestructurales en los brazos de dineína o en las fibras radiales de los cilios en el epitelio respiratorio de la nariz, bronquios y oído medio. Además, las colas de los espermatozoides en general son inmóviles en pacientes con DCP debido a la ausencia de brazos de dineína. El aclaramiento mucociliar es defectuoso debido a la alteración resultante en el movimiento ciliar. Son frecuentes la sinusitis y la otitis media, y eventualmente se desarrollan bronquiectasias. Los niños con DCP a menudo también tienen rinitis crónica, pólipos nasales, senos ausentes o mal desarrollados, bronquitis crónica, y neumonía recurrente. La mayoría de los pacientes con DCP tiene antecedente de dificultad respiratoria en el periodo neonatal. El diagnóstico puede establecerse por microscopia electrónica de biopsias tomadas de la mucosa nasal o bronquial. Un pequeño porcentaje de pacientes tiene cilios que son ultraestructuralmente normales, pero con una función anormal. Pueden diagnosticarse mediante pruebas genéticas.

Aproximadamente 12% de las personas con DCP tiene un padecimiento conocido como síndrome de heterotaxia, el cual se caracteriza por anormalidades en el corazón, hígado, intestinos o bazo. Estos órganos pueden ser estructuralmente normales o estar posicionados de forma inapropiada. De manera adicional, los individuos afectados pueden carecer de bazo (asplenia) o tener múltiples bazos (poliesplenia).

Sinusitis purulenta aguda

La sinusitis purulenta aguda se define mejor como pus en una cavidad sinusal. Se puede establecer este diagnóstico con relativa certeza si se observa pus que parece provenir de un meato justo después de limpiar el área, o si se obtiene pus a través de la canalización o punción de un seno. El dolor con la presión sobre un seno y la opacidad a la transiluminación, que son sugerentes de sinusitis en adultos, no son útiles en los niños, aunque estos pueden presentar dolor a la percusión. Este hallazgo en la exploración física es parte de un patrón de sinusitis que a veces se observa en niños de edad escolar o adolescentes, que está marcado por un inicio agudo de los síntomas, leucocitosis, flujo nasal purulento, y dolor en los senos paranasales. La microbiología típicamente refleja la flora normal de la nasofaringe en niños.

En niños más pequeños, la sinusitis en general se presenta de forma diferente a la de los niños de mayor edad, a menudo como un resfriado prolongado. La fatiga, mal aliento, flujo nasal que persiste durante 10 días sin mejoría, tos diurna y nocturna (tal vez por un mecanismo reflejo respiratorio), y edema periorbitario breve por las mañanas, son signos que han sido correlacionados con sinusitis purulenta documentada por aspiración sinusal.

Otros patrones de sinusitis

Es más probable que la sinusitis subaguda o crónica esté relacionada con una enfermedad subyacente. En los estudios sobre la sinusitis crónica han predominado los anaerobios, pero puede encontrarse la flora respiratoria habitual. Estos pacientes tienen mayor probabilidad de tener patógenos resistentes a los antimicrobianos estándar. Las infecciones por hongos en los senos paranasales producen una enfermedad de curso indolente y de larga duración. Puede predominar la inflamación alérgica, en especial en la sinusitis inducida por especies de *Aspergillus*. También se pueden encontrar comúnmente otros mohos negros (hongos dematiáceos). Aunque estos no son invasivos, los pacientes a menudo desarrollan problemas secundarios a fenómenos de presión, y pueden presentar proptosis que complica el curso de una sinusitis crónica. Los criterios diagnósticos para sinusitis alérgica fúngica son los siguientes: sinusitis confirmada radiográficamente, presencia de mucina alérgica negra y espesa dentro de un seno, demostración de hifas en

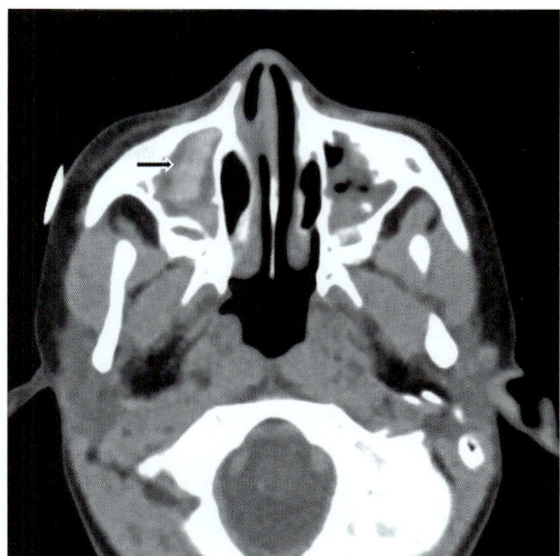

Figura 5-8. Apariencia característica en la TC de una sinusitis alérgica fúngica con opacificación y calcificación del seno maxilar derecho (*flecha*) en una niña de 4 años de edad con antecedente de sinusitis recurrente.

la mucina alérgica, ausencia de invasión fúngica, y ausencia de compromiso inmunológico. Los criterios de apoyo incluyen elevación de la IgE sérica, eosinofilia periférica, recuperación de hongos en los senos, y calcificación de los senos en la TC (Fig. 5-8).

En el huésped inmunocomprometido, *Aspergillus*, *Mucor*, o *Fusarium* pueden causar sinusitis invasiva. Estos organismos deben considerarse en pacientes con diabetes mellitus o malignidad que desarrollan enfermedad de senos paranasales.

Enfoque diagnóstico

Diagnóstico clínico

La mayoría de los niños con sinusitis aguda no complicada puede diagnosticarse con solo la historia clínica y la exploración física, sin recurrir a pruebas de laboratorio o estudios radiológicos. Los criterios discutidos antes, sobre todo el flujo nasal persistente en asociación con un resfriado que dura al menos 10 días y no está mejorando, proporcionan una definición operativa razonable de sinusitis. Sin embargo, esta definición resulta en un sobrediagnóstico de sinusitis bacteriana en alrededor de 20 por ciento.

Las guías de la AAP de 2013 para el diagnóstico y manejo de la sinusitis bacteriana aguda diferencian entre tres diferentes patrones clínicos a partir de los cuales se puede establecer el diagnóstico presuntivo de sinusitis aguda: (1) **enfermedad persistente**, caracterizada por flujo nasal de cualquier calidad o tos diurna, o ambos, con una duración > 10 días sin mejoría;

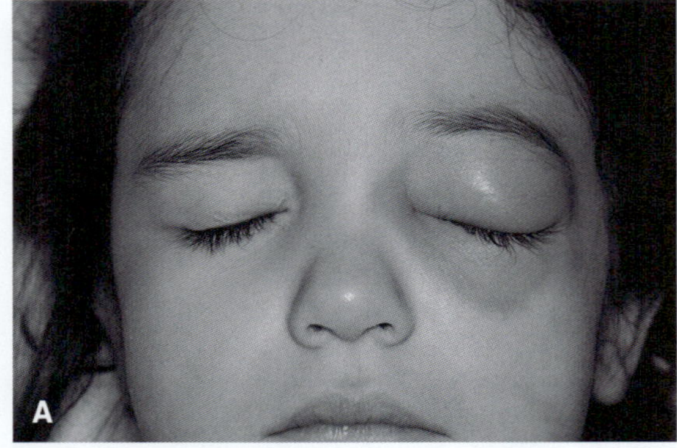

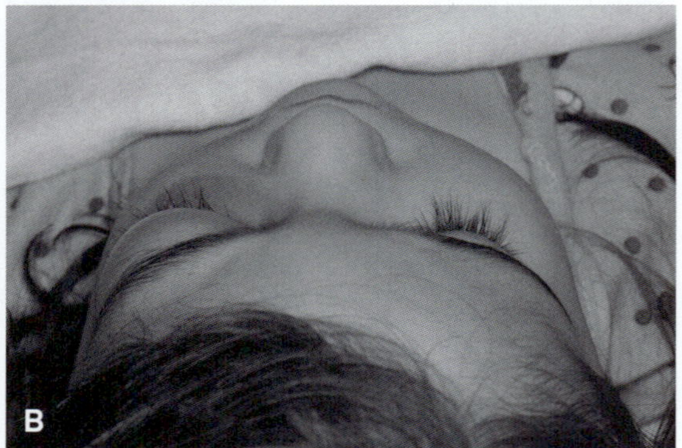

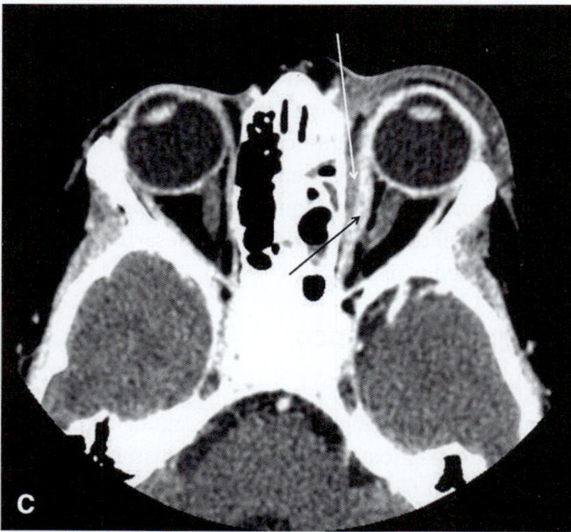

Figura 5-9. **(A)** Una niña de 3 años de edad se presentó con antecedente de fiebre alta y dolor e inflamación del ojo izquierdo de un día de evolución. **(B)** La proptosis de la órbita izquierda es evidente desde este ángulo. **(C)** La TC con contraste de la órbita muestra una masa de tejidos blandos (celulitis orbitaria, *flecha blanca*) entre la lámina papirácea izquierda y el músculo recto medial izquierdo (*flecha negra*), que está edematoso e inflamado. Hay una opacificación casi completa de las celdillas etmoidales izquierdas, que fue la fuente de la celulitis orbitaria.

(2) *curso que empeora*, caracterizado por flujo nasal de nuevo inicio o empeoramiento del mismo, tos diurna o fiebre después de una mejoría inicial, y (3) *inicio grave*, caracterizado por fiebre concurrente > 39 °C y flujo nasal purulento durante al menos 3 días consecutivos.

Estudios de imagen

El consenso basado en evidencia a partir de varios estudios observacionales es que los estudios de imagen para diferenciar la sinusitis aguda de una IVRS viral no son necesarios.

Aunque no es útil para la infección aguda y no complicada de los senos paranasales, existen situaciones en las que es importante la imagenología de los mismos. Las radiografías simples de los senos paranasales carecen de sensibilidad y especificidad, y en general no deben solicitarse. La TC puede ser útil en el paciente con historia clínica consistente con sinusitis crónica o recurrente. Debe realizarse una RM con gadolinio si existe sospecha de alguna complicación de la sinusitis, como celulitis orbitaria (Fig. 5-9), absceso cerebral (Fig. 5-10), empiema subdural (Fig. 5-11A), o trombosis del seno (Fig. 5-11B).

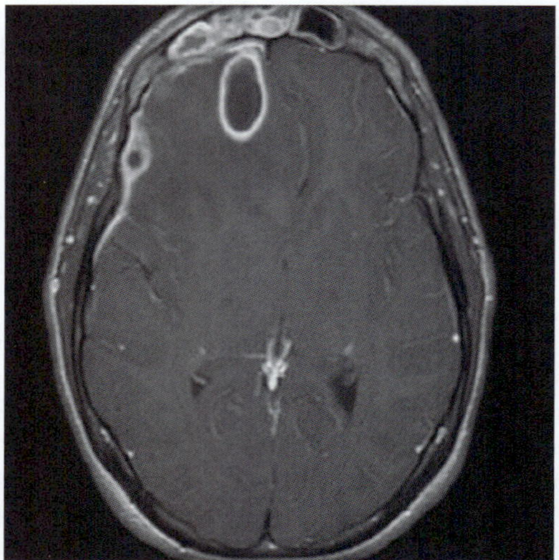

Figura 5-10. Un joven de 16 años se presentó con antecedente de cefalea y tos productiva de 6 sem de evolución, y antecedente de somnolencia y cambios en el estado mental de 1 día de evolución. La RM muestra sinusitis frontal del lado derecho con un absceso cerebral con reforzamiento en anillo en el lóbulo frontal derecho. También hay abscesos subdurales y epidurales pequeños, así como edema cerebral con algo de desplazamiento de la línea media. Los cultivos sinusales mostraron 6 organismos, y respondió a un esquema de 12 sem de meropenem intravenoso.

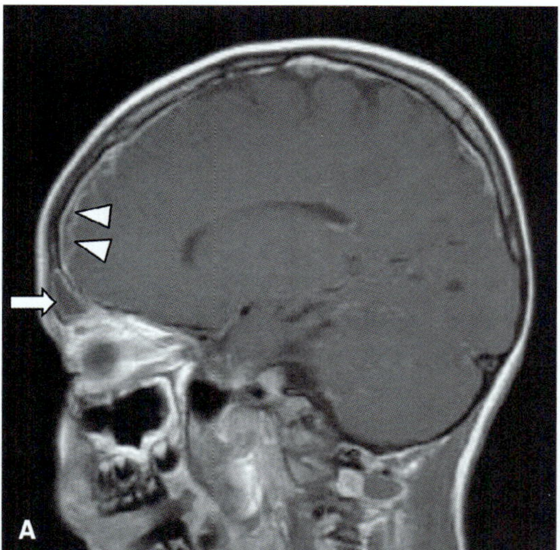 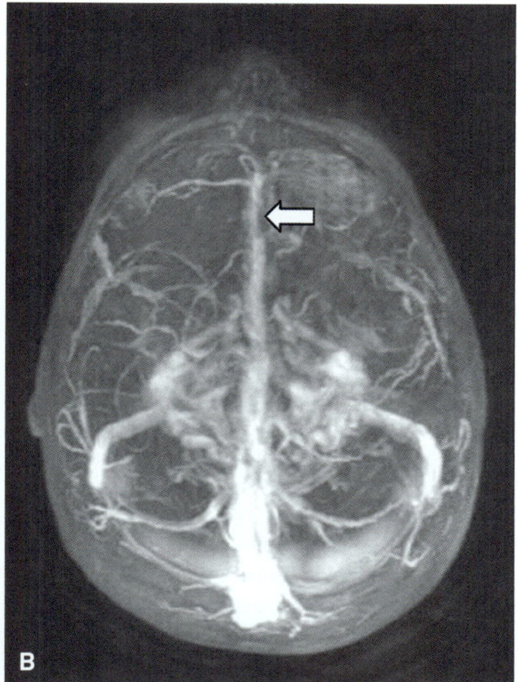

Figura 5-11. (A) Un niño de 7 años de edad desarrolló cefalea, vómito y letargo. Los hemocultivos mostraron estreptococo del grupo A. Tenía pleocitosis en el LCR (227 leucocitos con 94% de neutrófilos), pero los cultivos fueron negativos, sugiriendo una infección parameníngea. La TC mostró pansinusitis. La RM con gadolinio (mostrada en la fotografía) demostró empiema subdural (*puntas de flecha*), justo por encima del nivel del seno frontal opaco (*flecha*). **(B)** La venografía por resonancia magnética demostró una trombosis del seno sagital superior (*flecha*). Respondió a 6 sem de heparina de bajo peso molecular y ceftriaxona.

Cultivos

Un otorrinolaringólogo puede llevar a cabo una aspiración de los senos paranasales de manera ambulatoria. No está indicada para la sinusitis aguda no complicada. Sin embargo, es útil en casos de sinusitis recurrente, crónica o refractaria. Es apropiada en los huéspedes inmunocomprometidos y en pacientes con complicaciones que ponen en riesgo la vida. La recuperación de patógenos puede ayudar a dirigir la terapia para tratar la infección de los senos paranasales y también la infección en sitios más profundos y menos accesibles.

En el cultivo en la sinusitis aguda se obtiene la flora normal de vías respiratorias superiores de los niños, con predominio de *S. pneumoniae*, *H. influenzae*, y *M. catarrhalis*. En la sinusitis crónica, con frecuencia se encuentran anaerobios, y estos pueden predominar. Pueden encontrarse *S. aureus* y *S. viridans*. Los niños con fibrosis quística tienen mayor probabilidad de tener *P. aeruginosa*, otros gramnegativos y anaerobios, así como la flora respiratoria habitual.

Diagnóstico diferencial

El diagnóstico de sinusitis en la niñez es fácil de establecer si se siguen las guías clínicas. Sin embargo, existen otras enfermedades que imitan una sinusitis, y deben ser tomadas en cuenta (ver Cuadro 5-3).

Tratamiento

Antibióticos

La primera consideración es si está indicada la terapia con antibióticos. Es difícil estudiar la efectividad de los

---

Cuadro 5-3. Diagnóstico diferencial de la sinusitis

1. **Flujo nasal crónico o abundante**
   - **Cuerpo extraño nasal**
   - **Rinitis alérgica**
   - **Rinitis medicamentosa**
2. **Tos persistente**
   - **Asma, variante de tos**
   - **Fibrosis quística**
   - **Pertussis**
   - **Neumonía atípica**
   - **Reflujo gastrointestinal**

antibióticos ya que (1) la sinusitis a menudo está sobre-diagnosticada y (2) algunos casos de sinusitis verdadera se resolverán sin necesidad de terapia. Cuando se utiliza una definición estricta de sinusitis, los estudios sugieren beneficio con la terapia antimicrobiana, y la mayoría de los niños responde en 48 a 72 horas.

Las guías de la AAP establecen el siguiente manejo inicial para la sinusitis bacteriana aguda con base en el cuadro clínico (descrito antes):

- Inicio grave: prescriba terapia antibiótica
- Curso que empeora: prescriba terapia antibiótica
- Enfermedad persistente: opción de iniciar terapia antibiótica u ofrecer observación clínica durante 3 días

Las guías para sinusitis de la Infectious Diseases Society of America (IDSA) recomiendan la terapia antibiótica para todos los niños en los que se ha establecido el diagnóstico de sinusitis bacteriana aguda.

A los ojos de muchos expertos, la amoxicilina sigue siendo el medicamento de elección. La amoxicilina con clavulanato ofrece el beneficio adicional de una cobertura predecible contra organismos productores de betalactamasa como el *H. influenzae* y *M. catarrhalis*; se deben sopesar sus beneficios contra el aumento en el costo y los efectos secundarios al hacer la comparación con la amoxicilina sola. Aunque las guías de la AAP dan la opción de utilizar amoxicilina sola o en combinación con clavulanato, la IDSA considera que se debe preferir la amoxicilina-clavulanato como agente antimicrobiano de elección. Casi todos los expertos concuerdan en que, con cualquiera de los dos medicamentos, se debe utilizar una dosis más alta del componente de amoxicilina (p. ej., 80 a 90 mg/kg/día divididos en dos dosis, con un máximo de 2 g por dosis). Los pacientes deben ser reevaluados si no hay mejoría en las primeras 72 horas.

Al igual que con la OMA, la mayoría de los pacientes con alergia no anafiláctica a la penicilina puede tratarse de forma segura utilizando cefdinir, cefuroxima o cefpodoxima. En general se utiliza azitromicina en el paciente con antecedente de anafilaxia por penicilinas. Se puede utilizar levofloxacina en el paciente alérgico > 12 años de edad.

Tradicionalmente, se pensaba que era necesario un curso prolongado de terapia. Para la mayoría de los niños con sinusitis aguda, es adecuado un curso de 10 a 14 días. Si los síntomas son persistentes, puede ser necesario repetir el esquema. Los niños con sinusitis crónica pueden requerir de 3 a 4 sem de terapia con antibióticos. Aquellos que no responden a este curso de antibióticos deben ser referidos a un otorrinolaringólogo para cultivo de senos paranasales y terapia dirigida al patógeno.

Terapia adyuvante

Descongestivos

No se ha demostrado que los descongestivos orales y los antihistamínicos sean efectivos. La aplicación tópica de medicamentos vasoconstrictores puede tener algo de beneficio al inicio, pero tiende a inducir estasis ciliar. Estos medicamentos deben utilizarse en forma juiciosa, ya que el sobreuso puede causar rinitis medicamentosa (vasodilatación de rebote), empeorando la condición del paciente.

Aerosoles de solución salina normal y salina hipertónica

Aunque tal vez no hay daño en utilizar gotas nasales o aerosoles de solución salina normal de los que se venden en mostrador, nunca han demostrado ser efectivos como terapia adyuvante para los niños con sinusitis. Se pueden utilizar gotas nasales (en lactantes y niños pequeños) para aflojar el moco de modo que pueda extraerse de forma más efectiva con una perilla de succión. Irrigar los senos con solución salina normal utilizando una jeringa con perilla puede proporcionar alivio sintomático. Sin embargo, la solución salina hipertónica no ha demostrado beneficio, y se asoció con quemadura en un tercio de los pacientes tratados en un estudio aleatorizado doble ciego.

Corticoesteroides

Algunas veces se utilizan corticoesteroides intranasales en pacientes con sinusitis. Una revisión de Cochrane de 4 estudios reportó un ligero beneficio cuando se utilizan como adyuvantes a la terapia antibiótica. El beneficio de los corticoesteroides orales es menos claro, y tienen un mayor potencial de efectos secundarios. Hasta que se cuente con mayor información, deben evitarse.

Complicaciones

Extensión de la infección

La sinusitis frontal aguda puede asociarse con absceso cerebral, empiema subdural, absceso epidural y meningitis. La celulitis orbitaria (discutida en la siguiente sección) es una complicación importante de la sinusitis etmoidal y maxilar. Otras complicaciones incluyen la osteomielitis del hueso frontal, también llamada tumor de hinchado Pott (Fig. 5-12), absceso orbitario, neuritis óptica, aneurismas carotídeos bacterianos y trombosis de los senos cavernoso, sagital superior o lateral (Cuadro 5-4). La terapia antibiótica para las complicaciones purulentas debe incluir una cobertura contra anaerobios, por ejemplo, una cefalosporina de tercera generación junto con metronidazol, o piperacilina-tazobactam, o monoterapia con meropenem.

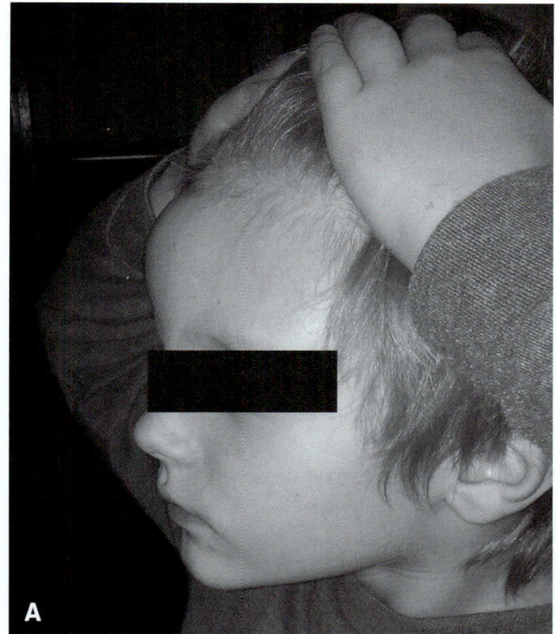
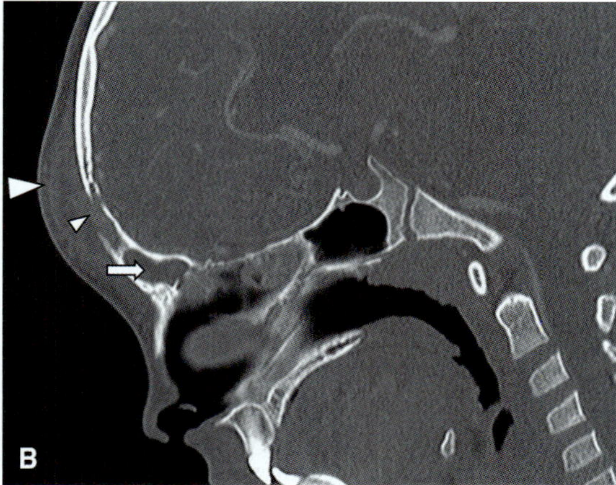

Figura 5-12. **(A)** Un niño de 7 años de edad se presentó con antecedente de prominencia ósea de aumento gradual sobre el lado derecho de su frente y cefalea progresiva de 1 mes de evolución. **(B)** La TC mostró opacificación del seno frontal derecho (*flecha*) con erosión completa de la lámina anterior del hueso frontal (*punta de flecha pequeña*) y una colección compleja de líquido por debajo de la piel cabelluda (*punta de flecha grande*), consistente con un tumor hinchado de Pott. Los cultivos quirúrgicos mostraron *Streptococcus anginosus*.

Meningitis reactiva o parainfecciosa

La sinusitis o mastoiditis aguda a veces se asocia con pleocitosis en líquido cefalorraquídeo con un cultivo negativo. El conteo leucocitario en general es < 1 000 células/mcL, y la concentración de glucosa es típicamente normal. Esto puede denominarse "meningitis reactiva", y por lo regular es secundaria a infección cerca de las meninges que no está produciendo una verdadera meningitis bacteriana. A estos pacientes se les deben realizar estudios de imagen del SNC para detectar el foco de infección. La RM es más sensible que la TC para este propósito, El tratamiento para esta clase de meningitis reactiva debe consistir en antibióticos intravenosos como los recomendados para las extensiones de infecciones de senos paranasales al sistema nervioso central.

CELULITIS PERIORBITARIA Y ORBITARIA

Es importante distinguir entre la celulitis orbitaria y la periorbitaria. La celulitis orbitaria implica inflamación por detrás del septum orbitario, indicada por proptosis y limitación de los movimientos oculares. Por lo general hay fiebre y leucocitosis.

La celulitis periorbitaria (a menudo llamada celulitis preseptal) carece de los hallazgos más graves de la celulitis orbitaria, y se define por eritema y edema de los párpados y el área periorbitaria. Tiene muchas causas posibles, incluyendo conjuntivitis grave, trauma local, impétigo, picaduras de insectos, o infección con *H. influenzae*, *S. aureus*, o estreptococo del grupo A. Puede ser secundaria a bacteriemia, en particular con *H. influenzae* tipo b, sin un foco aparente. El edema facial causado por sinusitis maxilar o etmoidal puede causar celulitis periorbitaria. Tanto la celulitis periorbitaria como la orbitaria en general son unilaterales.

Cuadro 5-4. Complicaciones de la sinusitis

Infección del sistema nervioso central (absceso cerebral, absceso epidural, meningitis)
Celulitis orbitaria
Meningitis reactiva (foco parameníngeo)
Aneurisma carotídeo
Neuritis óptica
Osteomielitis del hueso suprayacente
Trombosis del seno cavernoso o lateral

A la celulitis del área de la mejilla se le debe llamar celulitis facial o bucal. Esta enfermedad (discutida en el Capítulo 6), alguna vez muy común, a menudo se asociaba con bacteriemia por *H. influenzae* tipo b en lactantes y niños pequeños. Hoy en día se ha vuelto muy rara debido a la vacuna conjugada Hib.

Mecanismos

Tanto la celulitis periorbitaria como orbitaria por lo regular son una extensión de una infección de un seno paranasal o, con menor frecuencia, de una lesión cercana al ojo. Es útil determinar la fuente probable de infección, ya que el *S. aureus* y las bacterias entéricas gramnegativas son más frecuentes en la celulitis traumática, mientras que la celulitis secundaria a sinusitis etmoidal en general es causada por patógenos de las vías respiratorias superiores. Rara vez, la celulitis orbitaria es una extensión de una pústula u orzuelo cerca del ojo o un absceso dental. En un niño pequeño, el seno que más comúnmente causa celulitis orbitaria es el etmoidal (Fig. 5-9), mientras que en niños > 10 años de edad, la sinusitis frontal es una causa más probable.

Las venas orbitarias se conectan con venas faciales sin valvas, de modo que las infecciones cutáneas cerca de la nariz pueden ser una fuente de celulitis orbitaria. No existen linfáticos en el espacio periorbitario, y el edema tiende a aparecer sobre todo en el párpado superior, donde está el tejido más blando y el espacio potencial.

La celulitis orbitaria secundaria a sinusitis frontal requiere terapia agresiva, a menudo con drenaje abierto, debido a la proximidad del seno con el cerebro.

Diagnóstico clínico

El eritema y edema del área periorbitaria junto con fiebre son suficientes para un diagnóstico presuntivo de celulitis periorbitaria. Otros hallazgos comunes incluyen cefalea y flujo nasal purulento. Si hay proptosis, limitación de los movimientos oculares, dolor ocular o disminución de la visión, el diagnóstico debe ser celulitis orbitaria. Es posible que la proptosis temprana sea sutil; inclinar la cabeza del niño hacia abajo y mirar hacia abajo por encima de la cabeza desde el ápex puede revelar la presencia de proptosis que no es evidente desde la exploración cara a cara (ver Fig. 5-9B). La pérdida de pulsación en la vena retiniana indica trombosis, pero a menudo no se puede examinar de manera adecuada el fondo de ojo debido al intenso edema de los párpados. La proptosis bilateral no es común y sugiere trombosis del seno cavernoso. En general no hay papiledema, pero algunas veces se

observa si los párpados pueden separarse lo suficiente como para explorar el fondo del ojo. La gravedad y toxicidad de la enfermedad pueden ser más leves si de manera previa se administraron antibióticos orales. Se puede observar un espectro de gravedad, que va desde edema inflamatorio periorbitario hasta trombosis del seno cavernoso.

Estudios de laboratorio

Típicamente hay importante leucocitosis. Debe cultivarse el pus presente en ojo o nariz, pero los resultados no pueden ser considerados concluyentes hasta tener un hemocultivo positivo. Por desgracia, los hemocultivos a menudo son negativos. En una serie de casos, los hemocultivos fueron positivos en solo 6 (10%) de 59 casos. Si el paciente tiene absceso subperióstico, la mejor posibilidad para confirmar directamente la etiología es la tinción de Gram y cultivo del material retirado en la cirugía. Los cultivos de líquido de seno etmoidal o frontal también son definitivos. El drenaje de senos paranasales es terapéutico en casos de pus a presión.

La aspiración directa del área de celulitis para tinción de Gram o cultivo tiene bajas tasas de éxito y no se recomienda.

Diagnóstico diferencial

Conjuntivitis purulenta

Si es lo suficientemente grave, la conjuntivitis (en especial la gonocócica) puede producir suficiente edema y eritema circundante como para causar celulitis periorbitaria.

Conjuntivitis por adenovirus

En niños pequeños (de 5 meses hasta 2 años de edad), la infección conjuntival por adenovirus causa mucha mayor inflamación de los anexos que en niños mayores y adultos. La conjuntivitis por este virus puede causar un cuadro clínico difícil de distinguir de celulitis periorbitaria. Una serie de 80 niños referidos a consulta de oftalmología ya sea por celulitis periorbitaria u orbitaria incluyó a 13 pacientes con adenovirus tipo 8 o 19. Estos casos se presentaron entre diciembre y marzo. Una característica clave al examen físico fue la presencia de una membrana blanca en la conjuntiva palpebral. Puede ser de utilidad el antecedente de exposición a un compañero o familiar con infección ocular reciente. La presencia de adenopatías preauriculares o aspecto folicular *versus* no folicular de la conjuntivitis no fue de utilidad para distinguir la conjuntivitis por adenovirus de celulitis periorbitaria en esta serie de pacientes. Si se encuentra disponible, la PCR para adenovirus es útil para confirmar el diagnóstico.

Infecciones virales cercanas al ojo

La infección por el virus de herpes simple es una posible causa de celulitis en la zona de las pústulas, que puede encontrarse cerca del ojo (Fig. 5-13). A menudo se sospecha infección bacteriana secundaria debido a la intensa reacción inflamatoria al virus. La reactivación del virus de varicela (herpes zoster) capaz de causar un cuadro similar. Cualquiera de estas condiciones puede condicionar ceguera y requiere interconsulta inmediata con oftalmología.

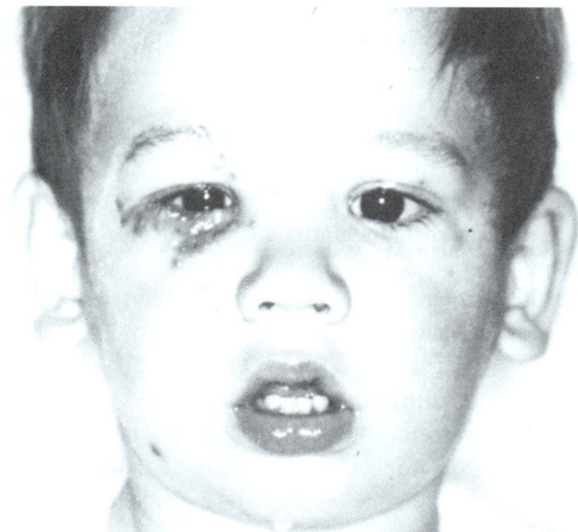

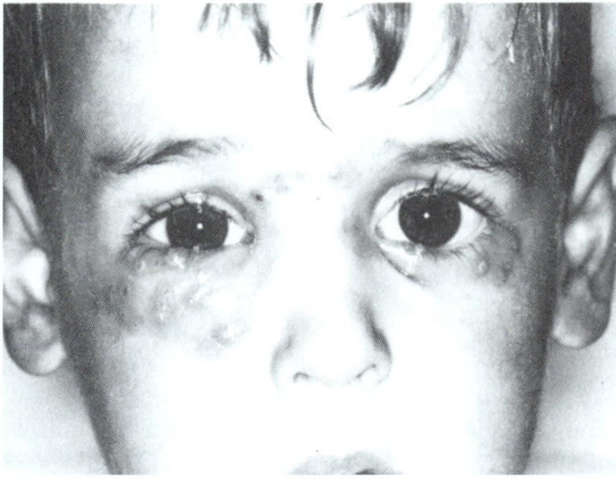

Figura 5-13. Infección por virus del herpes simple cerca del ojo en dos niños diferentes. El diagnóstico se confirmó por aislamiento del virus en ambos casos.

Otras causas infecciosas

Se ha reportado mionecrosis traumática del párpado por Clostridium.

Seudotumor inflamatorio orbitario idiopático

Cuando se presenta el seudotumor inflamatorio en la infancia, por lo general son lesiones pulmonares asintomáticas que se encuentran como hallazgo en radiografías de tórax obtenidas por otros motivos. Los tumores extrapulmonares por lo general se encuentran en abdomen o pelvis, y rara vez, en la órbita. Es un tumor no maligno de etiología desconocida. Cuando se encuentra en la órbita produce edema matutino, quemosis, inyección conjuntival, proptosis, tumor orbitario superior palpable y limita los movimientos oculares. Ya que la biopsia a menudo muestra infiltración por eosinófilos, puede considerarse un origen parasitario. En cerca de un tercio de los niños se desarrolla papiledema o iritis.

El edema responde a los corticoesteroides. Sin embargo, debido a que este tratamiento puede exacerbar la celulitis orbitaria bacteriana, el diagnóstico de seudotumor que requiere corticoesteroides debe hacerse con mucha precaución.

Otras causas

El rabdomiosarcoma es el tumor maligno primario del ojo más frecuente en niños. El retinoblastoma puede presentarse de manera muy similar a la celulitis orbitaria. Rara vez, otros tumores como linfoma de Hodgkin o Burkitt, leucemia o histiocitosis de células de Langerhans pueden simular la celulitis orbitaria. La sarcoidosis puede causar edema supraorbitario. La miositis orbitaria idiopática puede causar un párpado doloroso, con edema y en aducción. Estos pacientes no tienen fiebre ni se ven enfermos. Se han reportado infartos de huesos faciales, que se manifiestan como fiebre y proptosis, en pacientes con hemoglobinopatías. Debe poder distinguirse el exoftalmos causado por distiroidismo de la celulitis orbitaria. Muchas otras condiciones causan edema palpebral bilateral, como el síndrome nefrótico y mononucleosis infecciosa (ver Fig. 3-2).

Posibles etiologías

Haemophilus influenzae tipo b (Hib) fue una causa frecuente de celulitis orbitaria y, en especial, de celulitis periorbitaria; ahora es una causa poco común. *S. aureus* es la causa más común cuando la celulitis periorbitaria se desarrolla luego de un traumatismo o picadura de insecto. Cuando la infección es secundaria a extensión de sinusitis etmoidal o frontal, las causas más frecuentes son *S. pneumoniae*, estreptococo del grupo A y estreptococo viridans.

Algunas bacterias gramnegativas o *P. aeruginosa* pueden causar celulitis orbitaria por contaminación de heridas. *P. aeruginosa* es una causa rara de celulitis secundaria a conjuntivitis en niños muy pequeños.

Los abscesos orbitarios fúngicos son raros, pero pueden ocurrir en pacientes con diabetes u otro tipo de compromiso inmunológico. El *Aspergillus* y los agentes de la mucormicosis son los patógenos más comunes. Puede presentarse un "síndrome de ápex orbitario", marcado por parálisis de todos los músculos oculares. La terapia incluye anfotericina B intravenosa o voriconazol y debridamiento quirúrgico.

Las larvas del *Echinococcus granulosus* pueden causar quistes hidatídicos en la órbita con capacidad de imitar un absceso orbitario. Los pacientes presentan proptosis no inflamatoria y dolor orbitario sordo.

Enfoque diagnóstico

Se debe cultivar y teñir con Gram el pus, ya sea que se encuentre en una herida cerca del ojo o exudando de la conjuntiva. El hemocultivo es positivo en algunos casos, y por lo tanto está indicado.

La TC de órbita puede definir un absceso orbitario o subperióstico que puede requerir drenaje quirúrgico. Debe incluir cortes finos de los lóbulos frontales. También es útil la RM, en particular para dar seguimiento a la progresión de la enfermedad en tejidos blandos, pero puede no estar disponible, y requiere sedación en los niños pequeños.

En general, no está indicada la punción lumbar a menos que el paciente muestre signos o síntomas sugerentes de alguna complicación intracraneal, o cumpla con los criterios para realizar una punción lumbar (p. ej., niño de muy corta edad con fiebre alta, huésped inmunocomprometido).

Tratamiento

Hospitalización

Dependiendo de la gravedad, algunos pacientes con celulitis periorbitaria pueden ser tratados con antibióticos orales de forma ambulatoria. Debido al riesgo de complicaciones y a la necesidad de antibióticos intravenosos, está indicada la hospitalización en todos los pacientes con hallazgos clínicos sugerentes de celulitis orbitaria.

Terapia antibiótica

La ceftriaxona o cefotaxima intravenosa es un antibiótico empírico apropiado si la fuente es una sinusitis aguda, ya que los patógenos habituales son susceptibles. Muchos de los expertos recomiendan añadir vancomicina al esquema antimicrobiano a fin de brindar cobertura contra *S. aureus*, incluyendo SARM. Esto es en particular importante si el paciente tiene < 3 meses de edad, si la tinción de Gram del pus muestra estafilococos, o si la infección es secundaria a una herida y no se puede obtener material satisfactorio para cultivo. La piperacilina-tazobactam y la vancomicina son apropiadas en caso de una herida penetrante contaminada, si la fuente es un seno crónicamente infectado o un absceso dental, o si se sospecha extensión intracraneal.

La duración de la terapia antibiótica debe individualizarse. La celulitis periorbitaria con frecuencia se trata con antibióticos IV hasta que el eritema y el edema disminuyan de manera significativa, y luego se administran antibióticos orales durante 7 a 10 días adicionales. A aquellos pacientes con involucramiento orbitario en general se les administran antibióticos parenterales hasta que todos los signos de celulitis orbitaria han desaparecido (por lo regular en 1 a 2 sem) y se continúa con antibióticos orales con un seguimiento ambulatorio cercano para completar un esquema total de 3 a 4 sem de terapia, dependiendo de la respuesta clínica del paciente. La terapia oral debe ir dirigida contra los organismos causales; cuando un organismo no se ha podido aislar, quizá resulte razonable la combinación de clindamicina y amoxicilina con clavulanato.

Terapias y medidas adyuvantes

Se debe consultar a un oftalmólogo y a un otorrinolaringólogo. Se deben realizar exploraciones visuales diarias y, de manera ideal, las debe hacer la misma persona. Se debe repetir la TC si el paciente muestra una mejoría lenta con la terapia estándar, o si los hallazgos físicos o el curso clínico sugieren el desarrollo de una complicación. Si hay sinusitis presente, como ocurre en hasta 96% de los pacientes con celulitis orbitaria y 81% de aquellos con celulitis periorbitaria, los aerosoles con vasoconstrictor nasal pueden ser útiles para encoger la mucosa nasal y permitir el drenaje a través de los meatos.

Drenaje quirúrgico

Es posible la presencia de pus por detrás o adyacente al globo ocular o en el área subperióstica contigua al seno etmoidal. Puede ser necesario el drenaje quirúrgico por un oftalmólogo si no hay respuesta a la terapia antibiótica adecuada, en particular si hay disminución de la agudeza visual.

No todos los pacientes con hallazgos en la TC que sugieren un absceso orbitario requieren drenaje quirúrgico, ya que una prueba con terapia antibiótica puede producir la resolución del mismo, en especial si se inicia de forma temprana en el curso de la enfermedad. Los abscesos subperiósticos son más propensos a resolución no quirúrgica en comparación con los abscesos orbitarios verdaderos, en los que la órbita entera está llena de pus. La presión ejercida por el absceso podría comprometer la visión; en estos casos, es aconsejable el drenaje temprano para salvar la agudeza visual. Otras indicaciones relativas para drenaje quirúrgico incluyen edad > 9 años, presencia de sinusitis frontal, sospecha de infección por anaerobios (presencia de gas dentro del espacio del absceso en la TC), evidencia de sinusitis crónica, compromiso al nervio óptico o la retina, e infección de origen dental.

En los pacientes con celulitis orbitaria es más común llevar a cabo drenaje quirúrgico de los senos paranasales en comparación con el drenaje intraorbitario. Esto permite una resolución clínica más rápida de la infección, así como recuperación del organismo a fin de diseñar la terapia antibiótica.

Complicaciones

La mayoría de los pacientes se recupera sin secuelas. Alrededor de 5 a 10% de los pacientes con celulitis orbitaria desarrollará pérdida visual, en general por aumento de la presión sobre el nervio óptico. Puede haber queratitis por exposición si el ojo proptótico no se protege, aunque por lo regular el edema de los tejidos blandos cubre al ojo.

Las complicaciones purulentas incluyen meningitis, que se estima ocurre en aproximadamente 2% de los pacientes; trombosis del seno cavernoso y abscesos cerebrales, cada uno de los cuales ocurre en alrededor de 1% de los pacientes; el absceso subperióstico, que se presenta en cerca de 7% de los pacientes. La trombosis del seno cavernoso puede ser secundaria a forúnculos estafilocócicos cercanos a la nariz. El involucramiento ocular es típicamente bilateral, y las venas retinianas pueden estar ingurgitadas. El pus en la cámara anterior (hipopion) es una complicación rara.

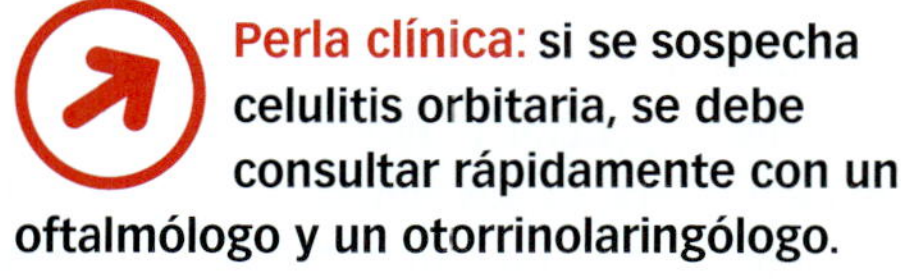

Curso habitual

De manera típica, la celulitis responde a la terapia adecuada con disminución de la toxicidad, reducción gradual de la fiebre, y oscurecimiento del color de la piel de rosa o roja a roja oscura o morada. Puede esperarse que ocurra edema por debajo del ojo contralateral con la mejoría, ya que este tejido subcutáneo se edematiza con facilidad.

La progresión de involucramiento ocular unilateral a bilateral, con persistencia o empeoramiento de los signos de toxicidad, sugiere el desarrollo de trombosis del seno cavernoso, y requiere evaluación inmediata con venografía por resonancia magnética (VRM).

INFECCIONES OCULARES 

Clasificación

Las infecciones oculares se clasifican de acuerdo con su localización anatómica. En niños, son comunes las infecciones pustulares menores que involucran los párpados. Las lesiones oculares penetrantes y las infecciones secundarias a lesión o cuerpos extraños también son más o menos comunes. La infección corneal (queratitis) es relativamente poco común en niños, como lo es la infección crónica de los bordes palpebrales (blefaritis).

Las pústulas y la conjuntivitis pueden ser manejadas por pediatras y médicos familiares, pero las demás infecciones oculares discutidas en esta sección en general requieren consulta con un oftalmólogo. Estas infecciones más difíciles se mencionan de modo que el médico logre identificar los signos de una infección ocular grave y pueda referir a un especialista rápidamente.

Pústulas

Es útil distinguir dos tipos de orzuelo. El primero y más común, es un orzuelo externo, que es una infección estafilocócica superficial de una glándula de Zeis (glándulas sebáceas que se extienden a lo largo de la base de las pestañas). Este tipo de orzuelo es comúnmente llamado "perrilla". Se trata de una infección autolimitada; con o sin terapia, de manera invariable drenan en un periodo de varios días. Las compresas calientes pueden acelerar el proceso. En general no está indicada la incisión. No es necesaria la terapia antibiótica para este tipo de padecimiento. Por otro lado, un orzuelo interno es una infección de una glándula de Meibomio. Estas glándulas se localizan dentro del tarso, y rara vez drenan en forma espontánea. Los síntomas son bastante peores que los del orzuelo común. La terapia para un orzuelo interno también consiste en compresas calientes; ocasionalmente se requiere un antibiótico antiestafilocócico oral. Los antibióticos también están indicados si existe celulitis preseptal concurrente, pero esto es raro.

El saco lagrimal puede infectarse, en particular si está obstruido de manera parcial. Los lactantes y niños pequeños con obstrucción del conducto nasolagrimal están propensos a esta condición. El saco se localiza del lado nasal, por debajo del canto interno. A la infección del saco lagrimal se le llama dacriocistitis. Se presenta en formas aguda y crónica. La infección en general es por estafilococos o neumococo, pero puede ser causada por otras bacterias. Una revisión de 54 casos de dacriocistitis aguda y crónica mostró que dos tercios de los casos eran la forma crónica, insidiosa. El promedio de edad de los pacientes fue de 20 meses, con un rango de 4 meses a 5 años. La dacriocistitis crónica usualmente se trató con éxito de forma ambulatoria mediante sondeo del conducto nasolagrimal; los pacientes con dacriocistitis aguda fueron hospitalizados para tratamiento con antibióticos intravenosos con o sin intervención quirúrgica. Un caso se complicó con celulitis orbitaria. En casi todos los casos, al final se requirió sondeo del conducto nasolagrimal.

El *Staphylococcus epidermidis* y *S. aureus* pueden cultivarse con tanta frecuencia en personas asintomáticas que pueden considerarse flora normal. Por lo tanto, la presentación clínica y la tinción de Gram de la secreción ocular son esenciales. En lactantes sin control de esfínteres, las bacterias entéricas gramnegativas en ocasiones pueden ser cultivadas del ojo, presumiblemente llevadas hasta ahí con las manos.

CONJUNTIVITIS

La conjuntivitis puede definirse como enrojecimiento de la conjuntiva, con hiperemia y congestión de los vasos, con o sin secreción purulenta. Es posible la presencia de adenopatía preauricular (ver Fig. 6-3). Cuando la hiperemia involucra solo la conjuntiva palpebral, tal vez sea muy difícil estar seguro de que hay una conjuntivitis presente, ya que el enrojecimiento es posible que sea el resultado de hiperemia de todas las membranas mucosas. Cuando los vasos de la conjuntiva bulbar están hiperémicos y congestionados, puede establecerse con más certeza el diagnóstico de conjuntivitis.

En la mayoría de los casos de conjuntivitis, el enrojecimiento es más prominente lejos de la córnea. El enrojecimiento que es intenso y cercano a la córnea sugiere queratitis o iridociclitis (discutidas más adelante). Estas condiciones a menudo se acompañan de dolor, mientras que la conjuntivitis aguda con más frecuencia está asociada con prurito, ardor o sensación de cuerpo extraño. La conjuntivitis aguda no complicada nunca causa disminución de la agudeza visual; por lo tanto, cualquier cambio en la visión amerita la búsqueda de otras enfermedades oculares.

Clasificación

Es de utilidad distinguir varios síndromes de conjuntivitis (Cuadro 5-5).

Conjuntivitis no purulenta

Las dos causas más comunes de conjuntivitis no purulenta son la alergia y la infección viral; a veces son difíciles de diferenciar. Con cualquiera de dichas causas, la secreción purulenta es mínima. La estasis y las secreciones serosas secas también pueden producir la apariencia de purulencia al despertar por la mañana. Con la conjuntivitis viral, el prurito en general no es prominente, y los síntomas son unilaterales al inicio, aunque a menudo el otro ojo se ve secundariamente infectado. Algunas veces, los folículos linfoides se agrandan, produciendo una apariencia de empedrado llamada conjuntivitis folicular; esto por lo común indica una causa viral.

Varios serotipos de adenovirus son la causa más común de infecciones con este patrón en niños. Los pacientes pueden presentar fotofobia leve, sensación de cuerpo extraño, lagrimeo e hiperemia. En ocasiones es posible la presencia de hemorragia subconjuntival. Una membrana friable de color grisáceo-rosado que se adhiere a la conjuntiva palpebral es el signo más específico de conjuntivitis por adenovirus. Esta membrana puede retirarse con un hisopo de algodón, lo que proporciona mucho alivio sintomático. Sin embargo, existe la posibilidad de que vuelva a formarse varias veces durante un periodo de 3 a 4 días, y quizá sangrar ligeramente cuando se retira.

Los pacientes a menudo tienen antecedente de contacto con otra persona con conjuntivitis. A veces está implicada una fuente común, como una alberca. A menudo están presentes signos prodrómicos de una infección de vías respiratorias superiores, como faringitis o rinitis. La conjuntivitis por adenovirus es altamente contagiosa. El periodo de incubación es aproximadamente 5 a 10 días, pero puede ser de hasta 21 días. El virus en general se replica durante 7 a 12 días. La duración total de los síntomas puede ser de hasta 2 a 4 sem. Es de suma importancia una buena higiene para limitar el contagio. No es práctico excluir a los niños de las estancias infantiles durante este periodo, y la terapia antimicrobiana no ofrece beneficio alguno. En ocasiones, se forma una queratitis punteada difusa que dura más tiempo que la conjuntivitis. El tratamiento es sintomático, con compresas frías y

---

Cuadro 5-5. Causas de varios síndromes de conjuntivitis

No purulenta
Adenovirus (frecuente)
Alergia (frecuente)
Virus de herpes simplex
Luz ultravioleta
Enfermedad de Kawasaki
Sarampión

Purulenta
Leve
H. influenzae **(no tipo b)**
H. aegyptius
Moraxella catarrhalis
Anaerobios grampositivos (susceptibles a antibióticos comunes)
S. pyogenes

Grave
N. gonorrhoeae
N. meningitidis
S. aureus
S. pneumoniae
H. influenzae **(en niños < 5 años)**

Folicular
Adenovirus
Chlamydia trachomatis, C. pneumoniae, C. psittaci

Oculoglandular
Tularemia (*Francisella tularensis*)
Esporotricosis, tuberculosis, sífilis (rara)
B. henselae **(bacilo del arañazo de gato)**
Adenovirus

Neonatal
N. gonorrhoeae
C. trachomatis
S. pneumoniae
S. aureus
Haemophilus **spp**
Herpes simplex virus (rara)
Química (secundaria a profilaxis oftálmica)
Rara vez otras especies listadas bajo el apartado de purulenta

Conjuntivitis hemorrágica
Enterovirus tipo 70
Coxsackievirus tipo a24
Adenovirus tipo 11 (en ocasiones otros tipos)

Síndrome otitis-conjuntivitis
H. influenzae **(no tipo b)**

Queratoconjuntivitis
Adenovirus (varios tipos)

---

paracetamol. Si la queratitis es intensa, se debe consultar con un oftalmólogo.

La conjuntivitis alérgica también es muy común, y se presenta con prurito y lagrimeo como los síntomas más prominentes. Usualmente ambos ojos están involucrados, y con frecuencia hay síntomas concomitantes de rinitis alérgica. La presencia de eosinófilos en los raspados conjuntivales apoya el diagnóstico, pero su ausencia no excluye alergia. La conjuntivitis alérgica puede responder a antihistamínicos tópicos o sistémicos. También puede ser útil la reducción de la exposición a alérgenos conocidos o la inmunoterapia para aquellos con otros signos de alergia.

Conjuntivitis purulenta

En esta forma, hay pus en mayor grado y durante todo el día, y puede haber edema de los párpados. La conjuntivitis bacteriana puede ser unilateral o bilateral, pero es más común que sea bilateral al inicio en comparación con la conjuntivitis viral. La quemosis puede ser prominente. La conjuntivitis gonocócica se caracteriza por secreción espesa y abundante.

La conjuntivitis bacteriana fuera del periodo neonatal es un síndrome autolimitado, que se resuelve en 2 a 5 días en la mayoría de los individuos, incluso sin terapia. Cualquiera de los ungüentos o gotas antibióticas disponibles puede acelerar la cura clínica y microbiológica en pacientes con sospecha de conjuntivitis bacteriana. Sin embargo, este beneficio es marginal, de modo que algunos médicos optan por sugerir la aplicación solo si los síntomas no mejoran después de un par de días. No existe beneficio terapéutico particular de una fórmula sobre las demás. La polimixina B con trimetoprim es una opción popular con una cobertura amplia y que es bien tolerada. Las gotas que contienen sulfas conllevan un pequeño riesgo de reacciones alérgicas incluyendo anafilaxia y síndrome de Stevens-Johnson, y las gotas arden al aplicarlas. La neomicina y otras gotas con aminoglucósidos pueden inducir una blefaroconjuntivitis alérgica que es más grave de lo que lo era la enfermedad original. Los niños muy pequeños con conjuntivitis bacteriana (que pueden no tolerar la aplicación ocular de antibióticos) pueden ser tratados con antibióticos orales, en caso de que se juzgue que se requiere tratamiento.

En muy raras ocasiones la conjuntivitis bacteriana puede ser grave, en particular si el niño está inmuno-comprometido. Esta forma puede poner en peligro la visión e incluso la vida, y requiere rápida atención y terapia con antibióticos intravenosos. La tinción de Gram del material conjuntival puede proporcionar una guía para establecer la terapia inicial, que puede modificarse después con base en los resultados del cultivo. Los cocos grampositivos en la tinción de Gram original deben tratarse con nafcilina u oxacilina intravenosa. Debe utilizarse vancomicina si se sospecha o se cultiva SARM. Si la tinción de Gram muestra cocos gramnegativos, el tratamiento debe ser con ceftriaxona intravenosa. Si hay bacilos gramnegativos presentes, se pueden utilizar ceftazidima (o cefepime) y un aminoglucósido.

Conjuntivitis folicular

Algunos casos de conjuntivitis, en particular aquellos que involucran preferencialmente la conjuntiva palpebral, se asocian con un patrón folicular prominente. El adenovirus es responsable de muchos casos de este síndrome. La *Chlamydia trachomatis* es otra posible causa (Fig. 5-14).

Síndrome oculoglandular

Este síndrome se caracteriza por conjuntivitis y adenopatía preauricular ipsilateral. La conjuntivitis se presenta a menudo en forma de uno o múltiples granulomas en la conjuntiva palpebral. En un área endémica, la enfermedad por arañazo de uña de gato es la causa más común, y tanto la conjuntivitis como la adenopatía son indoloras (ver Fig. 6-3). La tularemia también puede causar este síndrome, en cuyo caso tanto el nódulo como la conjuntiva son en general muy dolorosos. Los pacientes con conjuntivitis por adenovirus por lo común tienen un nódulo preauricular palpable. Por el contrario, la conjuntivitis bacteriana típicamente no se asocia con adenopatía.

Conjuntivitis neonatal

El término oftalmía neonatal está desapareciendo, y en la actualidad se utiliza "conjuntivitis neonatal". En los países desarrollados, muchos casos son evitados mediante el uso de profilaxis, discutida más adelante. Aunque hay muchas etiologías posibles, los agentes más importantes de la conjuntivitis neonatal son *Chlamydia trachomatis* y *Neisseria gonorrhoeae*. El *S. aureus* es otra causa a considerar. También puede estar presente el VHS con involucramiento conjuntival aislado; es importante la detección, de modo que se pueda administrar tratamiento antes de que el virus se disemine.

La conjuntivitis por *C. trachomatis* puede comenzar en cualquier momento entre el nacimiento y las 3 sem de edad, pero en general se presenta alrededor de la primera semana de vida. La conjuntivitis por *N. gonorrhoeae* usualmente se presenta más temprano. La secreción asociada con conjuntivitis por *N. gonorrhoeae* típicamente es abundante y mucopurulenta, y se acumula de nuevo con rapidez después de limpiarla. Sin embargo, no se pueden establecer diagnósticos etiológicos en la conjuntivitis neonatal solo por la historia clínica y los hallazgos en la exploración.

Los bebés que presentan conjuntivitis en las primeras 4 sem de vida deben ser investigados en busca de un diagnóstico etiológico. Se deben obtener tinción de Gram y cultivo del exudado. Se deben raspar células de la conjuntiva palpebral inferior para pruebas para antígeno de *Chlamydia* (p. ej., inmunoensayo enzimático o inmunofluorescencia directa), cultivo para *Chlamydia*, o pruebas de amplificación de ácidos nucleicos.

Si en la tinción de Gram se observan diplococos gramnegativos, el bebé debe ser hospitalizado con diagnóstico de probable infección gonocócica. Se debe llevar a cabo investigación en busca de enfermedad diseminada, incluyendo una exploración física cuidadosa, hemocultivo, y punción lumbar con cultivo de líquido cefalorraquídeo. Solo un pequeño porcentaje de los pacientes tiene enfermedad diseminada, pero es imperativo el tratamiento apropiado. El tratamiento

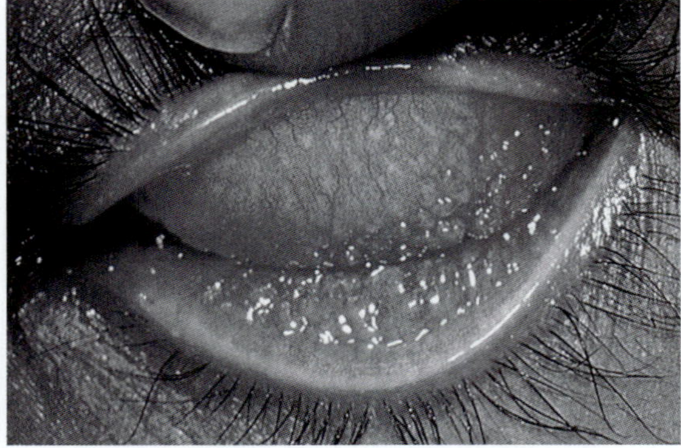

Figura 5-14. Conjuntivitis folicular (de inclusión) causada por *Chlamydia trachomatis*. (Imagen cortesía de los Centers for Disease Control and Prevention y Susan Lindsley.)

de la conjuntivitis gonocócica en el recién nacido es con ceftriaxona 50 mg/kg (dosis máxima 125 mg) IV o IM. En general es suficiente una sola dosis para erradicar la enfermedad, pero a los pacientes a menudo se les dan múltiples dosis mientras se esperan los resultados de los cultivos de sangre y líquido cefalorraquídeo. La irrigación frecuente de los ojos con solución salina es una terapia adyuvante que puede ser útil en pacientes con secreción espesa.

Los pacientes con conjuntivitis por *Chlamydia* deben tratarse con azitromicina oral a dosis de 10 mg/kg/día el primer día, y luego 5 mg/kg/día durante 4 días adicionales. Una alternativa es eritromicina, 50 mg/kg/día divididos en cuatro dosis y administrados durante 14 días. La eritromicina tópica es inferior a la terapia oral, ya que la terapia oral erradica el transporte del organismo y previene el desarrollo de neumonía por *Chlamydia.*

Los neonatos con conjuntivitis por gonococo o *Chlamydia* deben ser evaluados en busca de sífilis e infección por virus de inmunodeficiencia humana.

Síndrome conjuntivitis-otitis

La asociación entre conjuntivitis unilateral con otitis media ipsilateral en general es causada por infección por *H. influenzae* no tipo b. Los pacientes con este síndrome deben tratarse al inicio con antibiótico oral estable contra betalactamasa, como amoxicilina-clavulanato. No es necesaria la administración concomitante de antibióticos tópicos.

Conjuntivitis en huéspedes inmunocomprometidos

Muchas bacterias oportunistas pueden causar conjuntivitis; la *P. aeruginosa* es en especial prominente. La conjuntivitis fúngica primaria casi nunca se presenta, incluso en huéspedes con inmunocompromiso grave.

Conjuntivitis hemorrágica aguda

La conjuntivitis por adenovirus algunas veces se complica con hemorragia subconjuntival. El enterovirus 70 y el coxsackievirus A24 son causas ocasionales de esta enfermedad. La mononucleosis infecciosa inducida por virus Epstein-Barr en ocasiones se acompaña de hemorragia subconjuntival (Fig. 5-15). Esto también puede observarse con la trombocitopenia y en pacientes con tos intensa, como con la tos ferina.

Queratoconjuntivitis

En este patrón, la córnea también está involucrada, como lo sugiere el dolor corneal, y se confirma por la observación de infiltrados subepiteliales en la córnea a la exploración en la lámpara de hendidura. La

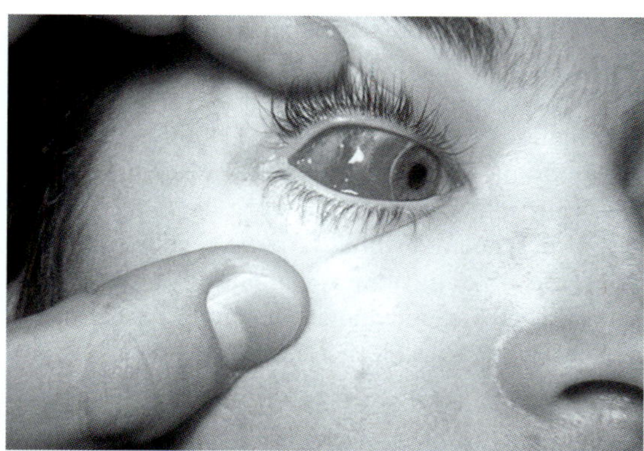

Figura 5-15. Hemorragia subconjuntival en un paciente con mononucleosis infecciosa. (Imagen cortesía de los Centers for Disease Control and Prevention y del Dr. Thomas F. Sellers.)

sensación de cuerpo extraño también es un síntoma frecuente. La sensación de cuerpo extraño intensa o persistente requiere tinción con fluoresceína y la referencia del paciente a un oftalmólogo para exploración en la lámpara de hendidura. A estos pacientes también se les debe examinar con detalle la conjuntiva palpebral, ya que una membrana ahí (como las que se observan en la conjuntivitis por adenovirus) puede producir síntomas similares.

Los pacientes con queratoconjuntivitis en general tienen secreción mucoide en lugar de purulenta, y el lagrimeo puede ser copioso. La hiperemia de la conjuntiva podría ser peor en la parte central que en la periferia. Este patrón es inusual en niños, pero es posible observar en brotes de adenovirus tipos 8, 19 y 37, que han sido bien documentados en Estados Unidos. La infección por virus del herpes simple también puede producir este patrón. La tinción con fluoresceína seguida de exploración en lámpara de hendidura tiene capacidad de mostrar un patrón dendrítico de la córnea. Los pacientes con sospecha de queratitis por virus de herpes simple deben ser referidos al oftalmólogo de inmediato, ya que esta infección también llega a poner en riesgo la visión. Estos pacientes pueden o no tener lesiones herpéticas en la piel periocular de forma simultánea.

Diagnóstico diferencial de conjuntivitis infecciosa

Conjuntivitis asociada con enfermedades sistémicas

Varias enfermedades sistémicas, infecciosas y no infecciosas, se asocian con involucramiento conjuntival. En pediatría, la más importante de ellas es quizá la enfermedad de Kawasaki. Los niños con enfermedad de

Kawasaki casi siempre tienen conjuntivitis, que es bilateral, no purulenta, respeta el limbo corneal, y en general afecta la conjuntiva bulbar en mayor medida que la conjuntiva palpebral (ver Fig. 11-3). Los pacientes con síndrome de Stevens-Johnson casi siempre tienen inyección conjuntival. El síndrome de choque tóxico, ya sea causado por *S. aureus* o *S. pyogenes*, usualmente se acompaña de inyección conjuntival difusa. Varios padecimientos reumatológicos, como la enfermedad de Behçet, se caracterizan por conjuntivitis.

Edema periorbitario

El edema de los párpados y la congestión de los vasos conjuntivales son difíciles de distinguir de una conjuntivitis, pero el tejido conjuntival entre los vasos no está excesivamente enrojecido. Se han descrito el eritema y edema palpebral migratorios en la fiebre faringoconjuntival por adenovirus. En la celulitis periorbitaria u orbitaria, discutida antes en este capítulo, están presentes tanto el edema palpebral como los vasos conjuntivales congestionados. La mononucleosis infecciosa (ver Fig. 3-2) y la triquinosis son causas de edema periorbitario, y deben tomarse en cuenta. En raras ocasiones la manifestación inicial de la púrpura de Henoch-Schönlein es edema periorbitario.

Conjuntivitis medicamentosa

Las gotas oftálmicas con descongestivos de libre venta en mostrador pueden causar una conjuntivitis bastante grave. En general ocurre después de > 3 días de uso, pero puede ocurrir incluso después de las primeras 8 h. La hiperemia conjuntival es el patrón más prominente, pero también pueden observarse conjuntivitis folicular y, en raras ocasiones, blefaroconjuntivitis eczematoide. El tratamiento de este padecimiento consiste sobre todo en suspender el uso de las gotas. La conjuntivitis puede persistir durante > 4 sem después de haber suspendido las gotas.

Eversión de las pestañas laterales

Los ojos recurrentemente enrojecidos, con dolor, lagrimeo y prurito en niños pueden deberse a esta condición, en la que pestañas laterales largas y flexibles se curvan hacia adentro y raspan la conjuntiva y la córnea. Esta condición puede diagnosticarse mediante la inspección de las pestañas laterales. El tratamiento consiste en reposicionamiento manual de las pestañas. El no identificar esta condición, que es bastante frecuente, puede llevar al uso innecesario de antibióticos tópicos.

Ptosis

Un párpado superior caído puede parecer estar inflamado, pero no hay inflamación presente.

Alergia

Esta se discute en la sección de conjuntivitis no purulenta.

Obstrucción del conducto nasolagrimal (dacrioestenosis)

La obstrucción del conducto nasolagrimal puede ser congénita o adquirida. Los lactantes con este tipo de obstrucción presentarán lo que parecen ser episodios recurrentes de conjuntivitis purulenta, o bien una infección crónica. Los ojos estarán especialmente llenos de secreción al despertar, y los padres pueden reportar que el ojo "amanece pegado". El problema en el tratamiento de estos pacientes ha sido siempre el diferenciar una infección conjuntival verdadera de los síntomas que se presentan por completo como un epifenómeno de la obstrucción al flujo normal de la lágrima.

Se puede dar masaje sobre el conducto nasolagrimal, pero no está claro si esto aumenta la tasa de resolución espontánea. Más de 90% de los pacientes tendrá resolución hacia los 12 meses de edad. Después de esa edad, es muy poco probable que el problema se resuelva, y los pacientes deben ser referidos a un oftalmólogo para sondeo u otros procedimientos según sea apropiado.

Profilaxis para conjuntivitis neonatal

El ungüento de eritromicina al 0.5% es la única forma de profilaxis para la conjuntivitis neonatal utilizada en Estados Unidos. Ya no se utiliza el nitrato de plata debido al riesgo de conjuntivitis química. La eritromicina es muy efectiva para prevenir la conjuntivitis por *N. gonorrhoeae*. Sin embargo, no previene la conjuntivitis por *C. trachomatis*. Un estudio mostró que una solución de yodopovidona al 2.5% era un agente profiláctico más efectivo contra la *C. trachomatis* en comparación con el nitrato de plata y la eritromicina, y fue igualmente efectivo contra *N. gonorrhoeae*. En la actualidad, su uso no se encuentra aprobado para este propósito en Estados Unidos. La profilaxis con eritromicina contra la conjuntivitis neonatal es obligatoria por ley en todos los estados, y está recomendada por la AAP, CDC, y la Organización Mundial de la Salud.

QUERATITIS

La queratitis (inflamación corneal) típicamente es unilateral y provoca dolor, así como sensación de cuerpo extraño. Fuera de los brotes de queratoconjuntivitis por adenovirus, la queratitis es una condición poco común en la niñez. Debido a que la infección de la córnea puede conducir a cicatrización, perforación corneal y pérdida de visión, este padecimiento es potencialmente una urgencia, y los pacientes con sospecha de conjuntivitis deben ser referidos a un oftalmólogo tan pronto como sea posible. Se debe sospechar queratitis cuando los síntomas oculares como dolor, lagrimeo y fotofobia sean intensos. La tinción con fluoresceína en el consultorio del pediatra puede revelar úlceras corneales. En una serie pediátrica reciente, el trauma ocular y las lentes de contacto fueron el principal factor predisponente para queratitis infecciosa.

Queratitis viral

El virus del herpes simple es la principal causa de queratitis en países desarrollados, pero su incidencia en la niñez es baja. Rara vez ocurre daño a la visión en la queratitis primaria en la niñez, pero cierto grado de pérdida de visión puede ser difícil de prevenir, incluso con gotas de antivirales. La infección usualmente es unilateral. En general el virus produce una lesión dendrítica (ramificada), aunque algunas veces esta tiene forma ameboidea. El diagnóstico puede sospecharse con fuerza con base en la evidencia clínica; pueden utilizarse las muestras de raspado estromal para cultivo viral o PCR. La terapia local con un agente antiviral tópico (trifluridina, ganciclovir o aciclovir) es el tratamiento de elección. El aciclovir oral es equivalente al tratamiento tópico en adultos, y evita la toxicidad epitelial. El uso de esteroides tópicos en el ojo es peligroso ya que la infección herpética puede hacerse más intensa con el uso de estos medicamentos. De manera paradójica, los casos graves, en especial los que involucran el estroma, pueden requerir la acción antiinflamatoria de un esteroide tópico. Los corticoesteroides oculares deben utilizarse bajo la dirección de un oftalmólogo. Son comunes las recurrencias.

Otros virus del grupo de los herpesvirus también pueden producir queratitis, pero lo hacen con menor frecuencia en comparación con el virus del herpes simple. La queratitis por VVZ ocurre en raras ocasiones durante la varicela primaria. El VVZ causa más a menudo queratitis por reactivación endógena (zoster); la enfermedad se conoce como herpes zoster oftálmico. Como en la mayoría de los casos de zoster, la alteración en la inmunidad celular es el heraldo de esta condición; por lo tanto, se observa en la niñez sobre todo en el contexto de los síndromes de inmunodeficiencia. Pueden observarse lesiones dendríticas en la córnea, pero en general son un poco diferentes de las producidas por el VHS, y menos destructivas. También se ha reportado queratitis dendrítica que imita la producida por VHS en la infección por virus

Epstein-Barr. El citomegalovirus puede causar queratitis; por lo común, esta infección se acompaña de rinitis, y se observa en pacientes inmunosuprimidos. El virus del sarampión, que comúnmente causa conjuntivitis, a veces involucra la córnea. En niños sanos y bien nutridos, es transitoria y se resuelve sin terapia. Puede ser devastadora en niños con desnutrición, deficiencia en la inmunidad celular, o deficiencia de vitamina A.

Queratitis bacteriana y fúngica

La queratitis bacteriana puede ser aguda y destructiva. Una córnea rasgada o un cuerpo extraño son factores predisponentes frecuentes, en especial si se han utilizado gotas oftálmicas contaminadas con bacterias. Los usuarios de lente de contacto tienen un riesgo 80 veces mayor de adquirir esta enfermedad, con una incidencia estimada en el rango de 10 a 30 casos por cada 100 000 usuarios. El riesgo para pacientes que utilizan lentes de contacto de uso prolongado es aún más elevado. La *P. aeruginosa* es el patógeno más común en casos atribuidos a infección luego del uso de lente de contacto blanda. El *S. aureus* y el neumococo son las causas más frecuentes de úlceras corneales infectadas con bacterias no asociadas con el uso de lente de contacto blanda.

Causas bacterianas raras incluyen a la *Listeria*, muchos miembros de la familia de las enterobacterias, micobacterias no tuberculosas, *Nocardia*, y anaerobios como *Propionibacterium acnes* y *Peptostreptococcus*. También se ha reportado queratitis causada por *Shigella*. Puede ser tratada con neomicina-polimixina-bacitracina tópicas o preparaciones oftálmicas con sulfa o gentamicina. Las infecciones por enterobacterias como la *Serratia marcescens* son difíciles de prevenir debido a que las concentraciones de antibacterianos que necesitarían estar en las soluciones para lente de contacto suficientes para prevenir su crecimiento son tóxicas para el ojo.

Los hongos también pueden ser una causa de queratitis, en especial después de una lesión corneal con una rama o una vara de madera. Varias especies de hongos han sido implicadas. La mayoría son saprófitos del suelo. Los hongos con hifas septadas ramificadas, como las especies de *Aspergillus*, son comunes en los climas cálidos y húmedos cerca del ecuador. En el sur de Estados Unidos, predominan los hongos pigmentados como la *Curvularia*, y en el norte de Estados Unidos y Canadá, las especies de *Candida* son los patógenos más frecuentes.

El uso de lente de contacto también puede predisponer a queratitis por amibas, y tiende a ser grave. La escasa frecuencia de las infecciones corneales es testimonio de la poderosa actividad antibacteriana de la lágrima y la resistencia de una capa epitelial corneal intacta. Un estudio, en el que se cultivaron los estuches para lente de contacto de 101 usuarios que empleaban peróxido de hidrógeno como desinfectante y solo utilizaban soluciones salinas comerciales, mostró que 81% de los estuches estaba contaminado. Diecisiete por ciento fue positivo para patógenos bacterianos, 24% para hongos, y 20% para protozoarios. Se encontró *Acanthamoeba* en 8%. Todas las bacterias cultivadas producen catalasa, que inactiva el peróxido de hidrógeno. A los usuarios de lente de contacto se les debe recordar limpiar bien sus estuches para lente con frecuencia, lavarlos en agua muy caliente, permitirles secarse con el aire entre usos, y cambiar de estuche periódicamente.

Diagnóstico y tratamiento

La evaluación de laboratorio de la queratitis debe incluir exploración microscópica directa y cultivo de un raspado corneal en busca de hongos y *Acanthamoeba*, que requieren ambos de medios de cultivo especiales. La PCR para *Acanthamoeba* se encuentra disponible en los CDC. También se debe enviar el raspado para tinción de Gram y cultivo bacteriano. La queratitis dendrítica también debe cultivarse en busca de virus y enviarse para PCR para VHS y virus varicela zoster.

La queratitis bacteriana se trata con antibióticos locales y sistémicos después de haber obtenido el cultivo. Tradicionalmente se han utilizado dos antimicrobianos, pero la monoterapia con fluoroquinolonas ha sido popular desde que se ha comercializado su preparación para uso tópico. Sin embargo, las especies de *P. aeruginosa* resistentes a ciprofloxacino se están volviendo comunes. La queratitis micótica en general se trata con la aplicación local de natamicina o solución oftálmica de fluconazol. En algunas ocasiones puede requerirse solución de anfotericina B. Todos estos padecimientos deben ser tratados por un oftalmólogo.

La sífilis congénita es una causa de queratitis estromal intersticial. Las manifestaciones clínicas por lo común comienzan entre los 5 y 25 años de edad. La condición comienza como una inflamación corneal periférica y progresa en forma central. Usualmente es bilateral, y puede alterar de manera significativa la visión.

Las causas no infecciosas incluyen el síndrome de queratitis, ictiosis y sordera (QIS), el síndrome de Cogan, que es un trastorno vasculítico de etiología desconocida, la incontinencia pigmentaria, y la tirosinemia tipo II, en la cual se acumula tirosina en la córnea e induce una reacción inflamatoria. El abuso de gotas de anestésico tópico también puede causar queratitis en anillo.

Perla clínica: si la inyección conjuntival se acompaña de dolor del ojo, disminución de la agudeza visual, una pupila irregular, fotofobia significativa, o lesiones vesiculares en la piel cercana, el paciente debe ser referido a un oftalmólogo para una evaluación inmediata.

UVEÍTIS

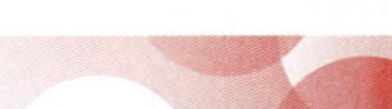

La uveítis es la inflamación del tracto uveal (iris, cuerpo ciliar y coroides). En general se clasifica como anterior (iridociclitis), intermedia, posterior (coriorretinitis) o panuveítis. La uveítis puede ser secundaria a numerosas causas, incluyendo al trauma, irritación química, artritis idiopática juvenil (AIJ) pauciarticular, infección o sarcoidosis. Sin embargo, en la mayoría de los casos no puede establecerse la etiología, y se denomina uveítis idiopática.

Uveítis anterior (iridociclitis)

Cuadro clínico

La iridociclitis aguda puede semejar una conjuntivitis debido a la hiperemia de la conjuntiva, pero la iridociclitis casi siempre se asocia a dolor, y es mucho más grave que una conjuntivitis, siendo una verdadera emergencia oftalmológica. Se distingue de la conjuntivitis por fotofobia e inflamación intensa cerca de la córnea. Los vasos sanguíneos individuales no se observan tan bien como en la conjuntivitis, y no se mueven con la conjuntiva. Puede haber una ligera constricción de la pupila afectada, que puede estar irregular. Hay ausencia de secreciones purulentas, aunque puede haber lagrimeo. La iridociclitis de la AIJ es insidiosa, y puede ser por completo asintomática.

Etiologías

La mayoría de las uveítis anteriores pediátricas es no infecciosa. Entre los casos secundarios a infección, muchos de los herpesvirus pueden estar implicados. El virus del herpes simple en general produce iridociclitis asociada con enfermedad corneal, discutida antes. El VEB produce una conjuntivitis folicular en un pequeño porcentaje de los niños con mononucleosis infecciosa, y un subgrupo de los mismos puede desarrollar iridociclitis. En los pacientes postrasplantados, el VEB puede causar una enfermedad linfoprolifera-

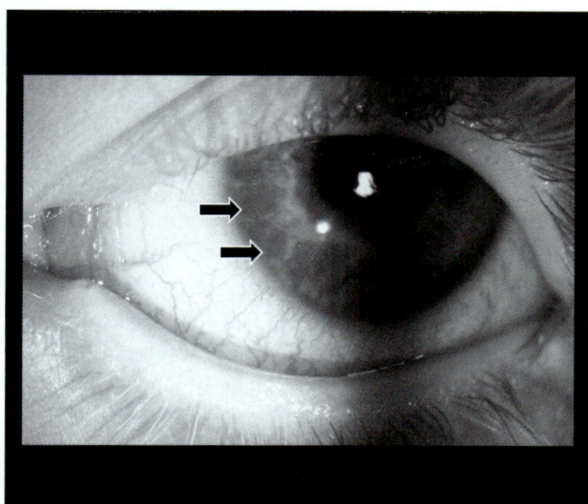

Figura 5-16. Inyección conjuntival y uveítis anterior con nódulos en el iris (*flechas*) en el ojo izquierdo de un niño de 8 años de edad postrasplante cardiaco que inició con hiperemia conjuntival y lagrimeo. La biopsia de los nódulos y de la cámara anterior reveló enfermedad linfoproliferativa postrasplante debida a infección por VEB. La PCR para VEB en sangre periférica fue negativa. Respondió a inyecciones intravítreas de rituximab.

tiva postrasplante que involucra la cámara anterior y el ojo (Fig. 5-16). El VVZ rara vez produce uveítis anterior durante la varicela primaria, y también puede producir la enfermedad cuando se reactiva, algunas veces en ausencia de las típicas lesiones cutáneas zosteriformes. Se ha propuesto la infección por herpesvirus humano tipo 6 como una posible causa de iridociclitis, pero hay pocos datos que apoyen una asociación. Por último, el CMV puede causar una uveítis anterior en los pacientes inmunocompetentes, en particular en los del sudeste de Asia. Sin embargo, más comúnmente causa retinitis en pacientes con sida avanzado y otro tipo de inmunosupresión grave.

En la infección primaria por virus de las paperas se pueden observar varias complicaciones oculares. La más común de estas es la dacrioadenitis, pero también pueden observarse conjuntivitis, escleritis, queratitis e iridociclitis. Los enterovirus como el coxsackievirus A24 y el enterovirus 71 causan una conjuntivitis folicular que rara vez está asociada con iridociclitis. Se han reportado al menos dos grandes brotes de echovirus 11 que causaron uveítis grave en bebés y lactantes en Europa del este; a la fecha no ha habido brotes similares en Estados Unidos. La enfermedad de Kawasaki se asocia con uveítis como un hallazgo temprano en cerca de dos tercios de los pacientes.

Algunas enfermedades infecciosas que causan enfermedad sistémica y que se asocian con uveítis han traspasado su barrera geográfica en años recientes. Ejemplos incluyen virus del oeste del Nilo, dengue, chikungunya y fiebre del Valle Rift.

Mycobacterium tuberculosis puede infectar cualquier parte del ojo; se ha reportado iridociclitis por *M. tuberculosis* en una niña de 2 años de edad que vivía en una zona no endémica.

La sífilis es una posible causa de iridociclitis crónica. Puede ocurrir junto con queratitis intersticial, que es un hallazgo tardío en la sífilis congénita, o puede presentarse durante la sífilis secundaria. A cualquier paciente con sospecha de iridociclitis sifilítica se le debe realizar una punción lumbar para descartar neurosífilis asintomática. La leptospirosis y la fiebre moteada de las Montañas Rocallosas son causas raras de uveítis aguda, pero típicamente hay manifestaciones sistémicas más prominentes de la enfermedad.

La AIJ puede producir iridociclitis aguda, aunque es más frecuente la iritis crónica con inicio insidioso. La iritis puede detectarse clínicamente ya avanzada la enfermedad al observar pupilas irregulares, pero se requiere una evaluación en lámpara de hendidura para detectar en forma temprana una iritis silenciosa en niños con AIJ pauciarticular. Las niñas pequeñas con enfermedad pauciarticular con anticuerpos antinucleares (ANA) positivos tienen un riesgo en particular alto. Deben ser tamizadas cada 3 a 4 meses. Otra causa no infecciosa es la nefritis tubulointersticial con uveítis (síndrome NTIU), una enfermedad de etiología desconocida que se presenta en adolescentes.

Uveítis intermedia, posterior y panuveítis

La uveítis más allá de la cámara anterior puede ser congénita o adquirida. La uveítis posterior congénita en general se sospecha en recién nacidos o lactantes pequeños debido a otros defectos sistémicos asociados, como se describe en el Capítulo 19. Sin embargo, algunas veces se detecta por primera vez por una exploración fundoscópica de rutina. Los niños con uveítis intermedia, posterior o panuveítis adquiridas pueden quejarse de disminución de la visión o de ver manchas flotantes; sin embargo, los casos unilaterales y aquellos que se presentan en niños muy pequeños pueden ser asintomáticos.

Etiologías

El diagnóstico de uveítis posterior infecciosa a menudo puede establecerse con base en los signos y los síntomas clínicos sistémicos y oculares. La PCR del humor vítreo puede ser una prueba diagnóstica útil si el laboratorio de microbiología es capaz de realizar pruebas para patógenos bacterianos y fúngicos comúnmente implicados. También se puede realizar PCR para otros organismos como *Toxoplasma gondii* y *M. tuberculosis*, pero puede haber pruebas falsas negativas debido a la escasez de organismos en el vítreo.

La toxoplasmosis es tal vez la causa más frecuente de uveítis posterior infecciosa congénita, y se discute en el Capítulo 19. La coriorretinitis por toxoplasma diagnosticada en la lactancia y la niñez casi siempre es congénita, pero a veces puede deberse a infección adquirida en forma posnatal. Otras causas de uveítis posterior congénita incluyen el virus de la coriomeningitis linfocítica y el virus del Zika. La infección por *Toxocara canis*, causada por la ingesta de huevos de ascáride canina, es una causa ocasional de uveítis posterior adquirida. Puede presentarse como un granuloma prerretiniano o panuveítis, y puede estar asociada con eosinofilia.

En pacientes con síndrome de infección congénita por varicela-zoster es común encontrar retinitis. Sin embargo, la infección primaria *in utero* por VVZ en ocasiones causa una retinitis no identificada. Por esta razón, cualquier paciente que presente zoster durante el primer año de vida debe ser referido a un oftalmólogo para una exploración retiniana. La infección diseminada por virus del herpes simple en un neonato también puede resultar en una retinitis fulminante, mientras que el citomegalovirus es una causa rara de retinitis congénita o neonatal. La retinitis por citomegalovirus puede observarse en pacientes con disminución de la inmunidad celular por sida, trasplante u otras causas (ver Fig. 22-8). La criptococosis diseminada también ha sido descrita como causa de coriorretinitis en los pacientes gravemente inmunocomprometidos.

Causas infecciosas poco comunes de uveítis posterior o panuveítis incluyen tuberculosis, histoplasmosis y otras enfermedades granulomatosas, amibiasis, o virus coxsackie B4. En raras ocasiones, la mononucleosis infecciosa inducida por virus Epstein-Barr puede complicarse con una coriorretinitis. La sífilis secundaria también puede producir coriorretinitis. También se ha reportado a la enfermedad de Lyme (infección por *Borrelia burgdorferi*) como causa de coriorretinitis bilateral o unilateral, así como de otras formas de inflamación sintraocular. La *Bartonella henselae* (el bacilo de la enfermedad por arañazo de gato) ha sido asociada con una neurorretinitis (patrón de exudados en estrella macular observado en la retina). Es común el involucramiento del nervio óptico, y un pequeño porcentaje de los pacientes tiene una disminución residual de la visión después de que se ha resuelto la enfermedad aguda. Por último, la neurorretinitis subaguda difusa unilateral (NSDU) es una infección ocular por nematodos asociada con *Ancylostoma caninum* (anquilostoma de perro) y *Baylisascaris procyonis* (ascáride de mapache), y ambas pueden resultar en una pérdida significativa e irreversible de la visión si no se diagnostican y tratan de forma oportuna.

El diagnóstico diferencial de la uveítis infecciosa incluye síndrome de Aicardi, el cual tiene defectos neurológicos y coriorretinopatía característicos que asemejan la apariencia clínica de una toxoplasmosis congénita grave. Los lactantes típicamente son de sexo femenino, con espasmos infantiles, retraso mental y anormalidades en la columna vertebral. Se desconoce la etiología. Los niños con enfermedad granulomatosa crónica con frecuencia tienen lesiones retinianas "en sacabocado" con aglomeración de pigmento. En un estudio, 9 (24%) de 38 pacientes, y 3 (8%) de 36 portadores tuvieron patología retiniana en la exploración de fondo de ojo.

Tratamiento

Cuando está indicado, un agente midriático (como atropina al 1%) es un tratamiento sintomático de emergencia para la iridociclitis aguda de causa a determinar, aunque es mejor no iniciar ningún tratamiento antes de que el paciente sea revisado por un oftalmólogo. Pueden estar indicados los corticoesteroides locales o incluso sistémicos, pero deben ser prescritos únicamente por un oftalmólogo.

Las uveítis intermedia, posterior y panuveítis infecciosas pueden requerir inyecciones intravítreas de agentes antimicrobianos o antimicrobianos sistémicos, en especial si son necesarios los corticoesteroides para tratar las complicaciones intraoculares inflamatorias de la infección. Para toxoplasmosis ocular de reciente diagnóstico, a menudo están indicados los esteroides junto con quimioterapia antiparasitaria con pirimetamina, sulfadiazina y ácido folínico. La pirimetamina intraocular puede ser un tratamiento eficaz para la toxoplasmosis ocular en caso de que los medicamentos sistémicos estén contraindicados.

Complicaciones

La iridociclitis aguda puede volverse crónica y conducir a la formación de sinequias (adherencias) posteriores, edema retiniano, edema del disco óptico, formación de cataratas o glaucoma. Además de las cataratas y el glaucoma, la uveítis intermedia, posterior y la panuveítis pueden también causar edema retiniano, cicatrización coriorretiniana, falta de perfusión retiniana, neovascularización, hipotonía, y desprendimiento de retina, que pueden conducir a una disminución irreversible de la visión, ceguera o incluso pérdida del ojo.

INFECCIONES INTRAOCULARES

El pus en la cámara anterior del ojo es denominado hipopion. Puede deberse a una extensión de una infección bacteriana dentro del ojo, o una reacción estéril a una infección corneal. A la sangre en la misma área se le llama hifema, y por lo general es resultado de una lesión al ojo.

Las lesiones oculares penetrantes conllevan un mayor riesgo de infección dentro del ojo (endoftalmitis), y es aconsejable la profilaxis antibiótica. La terapia empírica con vancomicina y cefepime es una combinación razonable luego de una lesión abierta en el ojo. Se debe consultar de manera urgente con un oftalmólogo. A menudo está indicada la administración intravítrea o subconjuntival de antibióticos, en especial en los casos graves o recidivantes. El oftalmólogo típicamente inyectará de forma empírica antibióticos intravítreos en un intento por obtener humor vítreo o acuoso como parte de la evaluación inicial de la endoftalmitis. Pueden estar indicadas la biopsia de vítreo y la extracción de material inflamatorio intraocular (vitrectomía vía pars plana) si la inflamación es grave y no responde al tratamiento médico. Las biopsias de vítreo obtenidas mediante vitrectomía pueden tener un mayor valor diagnóstico que las muestras de humor acuoso obtenidas con aspiración con aguja fuera del quirófano.

La endoftalmitis también puede presentarse después de una cirugía ocular, aunque la incidencia de infección posquirúrgica es muy baja, < 0.1% en una serie de casos grande. Los microorganismos aislados de una endoftalmitis posoperatoria no difieren mucho de aquellos en la infección postraumática; la incidencia de organismos gramnegativos y hongos puede ser un poco más alta. El *S. epidermidis*, *S. aureus*, *Bacillus cereus*, y *P. acnes* son causas comunes. La *Candida* también es una posible causa.

La endoftalmitis por *Candida* puede presentarse en lactantes prematuros, por lo común en asociación con candidemia e infección diseminada. La anfotericina B es el medicamento de elección, aunque el fluconazol es también efectivo si la cepa es susceptible. Las equinocandinas tal vez no alcanzan una concentración antifúngica suficiente en el ojo.

La ceftazidima y el cefepime penetran bien en el humor acuoso y tal vez son útiles en las lesiones oculares penetrantes cuando se sospechan bacilos gramnegativos, en especial especies de *Pseudomonas*.

Puntos clave

- Es importante el diagnóstico preciso de OMA para prevenir las complicaciones purulentas en pacientes con infección del oído medio y para evitar el uso innecesario de antibióticos en aquellos sin infección.
- La evaluación de una otitis media requiere a un niño quieto, visión sin obstrucción de la MT, y el uso de otoscopia neumática.
- Aunque el *H. influenzae* es hoy en día una causa más común de OMA en algunos estudios, el *S. pneumoniae* sigue siendo la causa más importante en términos de gravedad de los síntomas y predilección por causar complicaciones.
- La otitis externa por lo común es causada por *P. aeruginosa* en pacientes con exposición al agua; puede ser tratada con antibióticos antiseudomona tópicos, a menos que exista edema intenso del canal, en cuyo caso puede ser necesaria la irrigación y curetaje por un otorrinolaringólogo.
- Se debe sospechar mastoiditis aguda cuando la otitis media se complica con dolor mastoideo, eritema o edema por detrás del oído. Se debe sospechar mastoiditis crónica en el niño con un oído con drenaje crónico a pesar de la terapia apropiada. En cualquier caso, está indicada una TC para confirmar el diagnóstico.
- La sinusitis aguda puede diagnosticarse de forma razonable cuando un niño tiene síntomas de resfriado común que duran > 10 días sin mejoría.
- La celulitis periorbitaria se presenta con fiebre y eritema palpebral. Puede haber edema palpebral leve. Se debe diagnosticar celulitis orbitaria y referir al paciente a un oftalmólogo ante la presencia de alguno de los siguientes: inflamación grave, proptosis, limitación de los movimientos oculares, dolor ocular o disminución de la visión.
- La causa más común de conjuntivitis infecciosa es el adenovirus. Ya sea viral o bacteriana, la conjuntivitis sin fiebre no requiere que el niño deje de asistir a la estancia infantil.
- Es importante considerar la posibilidad de enfermedad de Kawasaki en el niño pequeño con fiebre e inyección conjuntival bilateral.

REFERENCIAS SELECCIONADAS

http://www.nejm.org/doi/full/10.1056/NEJMvcm0904397
(Diagnosing otitis media: otoscopy and cerumen removal)

Otitis media

Block S, Correa AG. Update on the management of pediatric acute otitis media and acute bacterial sinusitis. *Contemp Pediatr* 2006;23:1–12.

Heikkinen T, Thint M, Chonmaitree T. Prevalence of various respiratory viruses in the middle ear during acute otitis media. *N Engl J Med* 1998;340:260–4.

Howie VM. Natural history of otitis media. *Ann Otol Rhinol Laryngol* 1975;84(suppl 19):67–72.

Klein JO, Bluestone CD. Acute otitis media. *Pediatr Infect Dis* 1982;1:66–73.

Lieberthal AS, Carroll AE, Chonmaitree T, et al. The diagnosis and management of acute otitis media. *Pediatrics* 2013;131:e964–99.

Ngo CC, Massa HM, Thornton RB, et al. Predominant bacteria detected from the middle ear fluid of children experiencing otitis media: a systematic review. *PLoSOne* 2016;11:e0150949.

Riding KH, Bluestone CD, Michaels RH, et al. Microbiology of recurrent and chronic otitis media with effusion. *J Pediatr* 1978;93:729–43.

Riley DN, Herberger S, McBride G, et al. Myringotomy and ventilation tube insertion: a ten-year follow-up. *J Laryngol Otol* 1997;111:257–61.

Roberts JE, Rosenfeld RM, Ziesel SA. Otitis media and speech and language: a meta-analysis of prospective studies. *Pediatrics* 2004;113:238–48.

Shurin PA, Pelton SI, Donner A, et al. Persistence of middle ear effusion after acute otitis media in children. *N Engl J Med* 1979;300:1121–3.

van Zan A, van der Heijden GJ, van Donga TM, et al. Antibiotics for otitis media with effusion in children. *Cochrane Database Syst Rev* 2012;(9):CD009163.

Otitis externa

Coser PL, Stamm AEC, Lobo RC, et al. Malignant external otitis in infants. *Laryngoscope* 1980;90:312–6.

Dibb WL. The normal microbial flora of the outer ear canal in healthy Norwegian individuals. *NIPH Ann* 1990;13:11–6.

Rosenfeld RM, Schwartz SR, Cannon CR, et al. Clinical practice guideline: acute otitis externa. *Otolaryngol Head Neck Surg* 2014;150:S1–24.

Sabella C. Management of otorrhea in infants and children. *Pediatr Infect Dis J* 2000;19:1007–8.

van Dongen TMA, van der Heijden GJMG, Venekamp RP, et al. A trial of treatment for acute otorrhea in children with tympanostomy tubes. *N Engl J Med* 2014;370:723–33.

Mastoiditis

Antonelli PJ, Dhanani N, Giannoni CM, et al. Impact of resistant pneumococcus on rates of acute mastoiditis. *Otolaryngol Head Neck Surg* 1999;121:190–4.

Block SL. Mastoiditis mimicry: retro-auricular cellulitis related to otitis externa. *Pediatr Ann* 2014;43:342–7.

Goldstein NA, Casselbrant ML, Bluestone CD, et al. Intratemporal complications of acute otitis media in infants and children. *Otolaryngol Head Neck Surg* 1998;119:444–54.

Hawkins DB, Dru D, House JW, et al. Acute mastoiditis in children: a review of 54 cases. *Laryngoscope* 1983;93:568–72.

Osborn AJ, Blaser S, Papsin BC. Decisions regarding intracranial complications from acute mastoiditis in children. *Curr Opin Otolaryngol Head Neck Surg.* 2011;19(6):478–85.

Venezio FR, Naidich TP, Shulman ST. Complications of mastoiditis with special emphasis on venous sinus thrombosis. *J Pediatr* 1982;101:509–13.

Sinusitis

Brook I. Bacteriologic features of chronic sinusitis in children. *JAMA* 1981;246:967–9.

Chow AW, Benninger MS, Brook I, et al. IDSA clinical guideline for acute bacterial rhinosinusitis in children and adults. *Clin Infect Dis* 2012;54:1041–45.

DeMuri GP, Gern JE, Moyer SC, et al. Clinical features, virus identification, and sinusitis as a complication of upper respiratory tract illness in children ages 4–7 years. *J Pediatr* 2016;171:133–9.

DeMuri GP, Wald ER. Acute bacterial sinusitis in children. *N Engl J Med* 2012;367:1128–34.

deShazo RD, Chapin K, Swain RE. Fungal sinusitis. *N Engl J Med* 1997;337:254–9.

Gwaltney JM Jr. Computed tomographic study of the common cold. *N Engl J Med* 1994;330:25–30.

Hosie P, Fitzgerald DA, Jaffe A, et al. Primary ciliary dyskinesia: overlooked and undertreated in children. *J Paediatr Child Health* 2014;50:952–8.

Venekamp RP, Thompson MJ, Hayward G, et al. Systemic corticosteroids for acute sinusitis. *Cochrane Database Syst Rev* 2014;CD008115.

Wald ER, Applegate KE, Brodley C, et al. Clinical practice guideline for the diagnosis and management of acute bacterial sinusitis in children aged 1 to 18 years. *Pediatrics* 2013;132:e262–80.

Wald ER, Guerra N, Byers C. Upper respiratory tract infections in young children; duration of and frequency of complications. *Pediatrics* 1991;87:129–33.

Wald ER, Pang D, Milmoe GJ, et al. Sinusitis and its complications in the pediatric patient. *Pediatr Clin North Am* 1981;28:777–96.

Zalmanovici TA, Yaphe J. Intranasal steroids for acute sinusitis. *Cochrane Database Syst Rev* 2013;CD005149.

Celulitis periorbitaria y orbitaria

Bedwell J, Bauman NM. Management of pediatric orbital cellulitis and abscess. *Curr Opin Otolaryngol Head Neck Surg* 2011;19:467–73.

DeMuri GP, Wald ER. Complications of acute bacterial sinusitis in children. *Pediatr Infect Dis J* 2011;30:701–2.

Garcia GH, Harris GJ. Criteria for nonsurgical management of subperiosteal abscess of the orbit: analysis of outcomes 1988–1998. *Ophthalmology* 2000;107:1454–6.

Givner LB. Periorbital versus orbital cellulitis. *Pediatr Infect Dis J* 2002;21:1157–8.

Starkey CR, Steele RW. Medical management of orbital cellulitis. *Pediatr Infect Dis J* 2001;20:1002–5.

Infecciones oculares

Baum J. Infections of the eye. *Clin Infect Dis* 1995;21:479–88.

Chirinos-Saldaña P, Bautista de Lucio VM, Hernandez-Camarena JC, et al. Clinical and microbiological profile of infectious keratitis in children. *BMC Ophthalmol* 2013;13:54.

Dhoot DS, Martin DF, Srivastava SK. Pediatric infectious posterior uveitis. *Int Ophthalmol Clin* 2011;51:113–28.

Eping J. Bacterial conjunctivitis. *BMJ Clin Evid* 2012;2:704.

Khan S, Athwal L, Zarbin M, Bhagat N. Pediatric infectious endophthalmitis: a review. *J Pediatr Ophthalmol Strabismus* 2014;51:140–53.

Madigan WP, Raymond WR, Wroblewski KJ, et al. A review of pediatric uveitis: Part I. Infectious causes and the masquerade syndromes. *J Pediatr Ophthalmol Strabismus* 2008;45:140–9.

Zaidman GW. The pediatric corneal infiltrate. *Curr Opin Ophthalmol* 2011;22:261–6.

ADENITIS Y ADENOPATÍA CERVICAL

La adenitis cervical se define como ganglios grandes, inflamados y dolorosos a la palpación en cuello. La adenitis cervical aguda unilateral por lo general es causada por bacterias piógenas. El involucramiento de los ganglios cervicales anteriores (amigdalinos) bajo el ángulo mandibular sugiere enfermedad amigdalina. Pueden estar involucrados los ganglios submandibulares. El crecimiento de adenopatías cervicales posteriores, atrás del músculo esternocleidomastoideo, se asocia con frecuencia a mononucleosis infecciosa.

El diagnóstico debe ser de adenopatía cervical cuando no existe eritema sobre el ganglio ni dolor a la palpación. Hasta 45% de los niños por lo demás sanos tiene ganglios cervicales palpables. Una adenopatía se define como tejido ganglionar que mide > 1 cm de diámetro. Una adenopatía cervical por lo general representa una respuesta transitoria a una infección benigna o generalizada (llamada adenopatía reactiva), pero en ocasiones puede indicar una enfermedad más grave de base. Por lo tanto, el reto del clínico es evitar estudios diagnósticos excesivos para la mayoría de los niños y establecer el diagnóstico oportuno en caso adecuado. Aunque en muchos casos de adenopatías se encuentra una causa infecciosa, existen muchas otras causas no infecciosas que también causan crecimiento de ganglios cervicales.

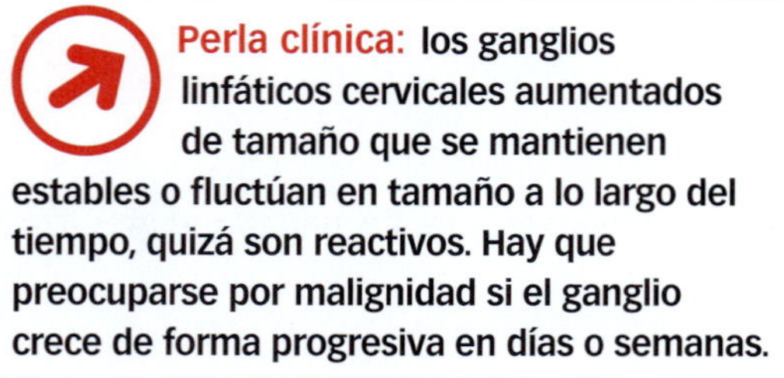

Adenitis aguda cervical unilateral

Un enfoque práctico para la adenitis cervical es dividirla en adenitis cervical febril unilateral y todas las otras formas. La adenitis cervical aguda unilateral puede tratarse de manera empírica con antibióticos orales contra las dos etiologías más probables: *Staphylococcus aureus* y estreptococo del grupo A (empleando un agente como clindamicina, o en algunas zonas, cefalexina o amoxicilina con clavulanato). Dentro de las primeras 48 h debe haber alguna mejoría sintomática y, al final, la mayoría de los pacientes se cura, en especial si acuden al inicio de la enfermedad. Sin embargo un pequeño número de pacientes no responde, en especial cuando el edema apareció de forma súbita o ya es grande. Dichos pacientes deben ser hospitalizados y administrárseles antibióticos intravenosos como clindamicina o vancomicina por 24 a 48 h. Durante este tiempo, el proceso inflamatorio circundante por lo general se vuelve menos prominente, y el nódulo se palpará más firme. Aunque el ganglio no sugiera que sea fluctuante o compresible, la sensibilidad del ganglio tal vez es causada por pus bajo presión. Dentro del ganglio puede encontrarse licuefacción en distintos grados (Fig. 6-1) rodeada por un proceso inflamatorio intenso con firmeza secundaria a infiltración celular. El ultrasonido puede ayudar a definir la afectación, pero por lo general confirma lo que clínicamente se conoce.

Si no hay mejoría sustancial tras 24 a 48 h con el antibiótico, es apropiado consultar al especialista en otorrinolaringología (ORL) para llevar a cabo incisión y drenaje de los ganglios, por lo regular dejando un drenaje. El microorganismo causal puede crecer a partir de cultivo de pus, incluso si es susceptible a un antibiótico previamente administrado.

Con este enfoque, la mayoría de los pacientes tendrá una estancia intrahospitalaria corta y mínimas complicaciones. Una vez que la fiebre ha disminuido con antibióticos intravenosos, luego del drenaje del absceso y tras el retiro del drenaje en un día, suele ocurrir con rapidez la cicatrización. El paciente puede ser egresado con antibiótico oral para completar tratamiento por 10 a 14 días.

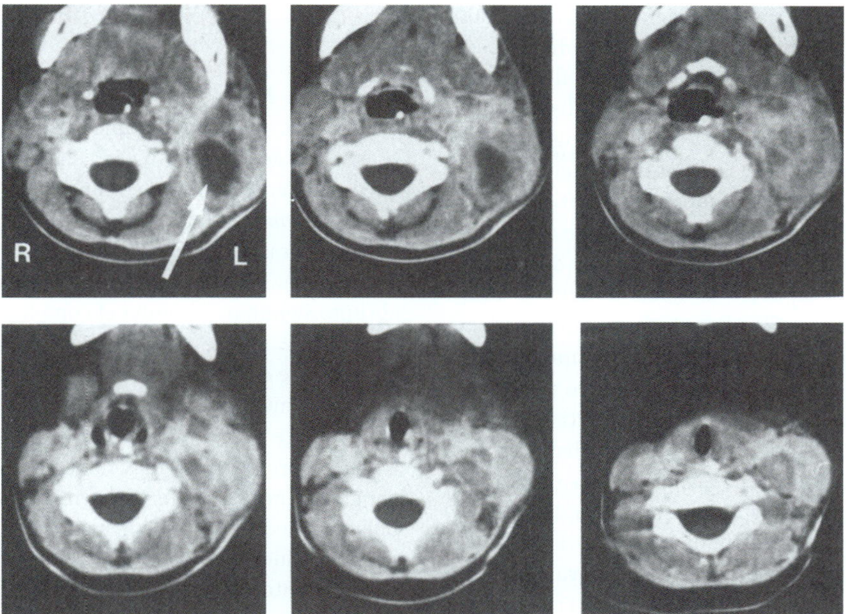

Figura 6-1. Seis cortes de una TC de cuello que muestra licuefacción irregular (*flecha*) y loculación de un ganglio linfático cervical infectado. Se obtuvo pus líquido y material semisólido al hacerse el drenaje, cuando el cirujano rompió los septos loculados. (TC cortesía del Dr. Richard Logan.)

El tratamiento de otros tipos de adenitis cervical es distinto y depende de si la enfermedad es crónica o aguda.

Etiologías infecciosas

Existe sobreposición de causas entre la adenitis y adenopatía cervical, ya que las bacterias que pueden causar adenitis también pueden causar adenopatía, en especial si los hallazgos son menos aparatosos en caso de que el paciente haya recibido ya tratamiento antibiótico previo o haya montado una respuesta inmune. Por lo tanto, el estreptococo del grupo A, una de las causas más comunes de adenitis cervical, lo es también de adenopatía cervical en general bilateral. Las causas infecciosas de adenitis o adenopatía cervical se muestran en el Cuadro 6-1 en orden aproximado de frecuencia.

Estreptococo del grupo A y *Staphylococcus aureus*

Es difícil determinar si la causa más frecuente de adenitis cervical aguda unilateral es estreptococo del grupo A o *S. aureus*. Por lo general se acepta que de 65 a 90% de todos los casos es debido a alguno de ellos. Una serie sugirió que la incidencia de estreptococo de grupo A y *S. aureus* es casi idéntica. En una serie de niños que no habían recibido antibióticos, los estreptococos del grupo A fueron la causa más

---

Cuadro 6-1. Causas infecciosas de adenitis cervical

Adenitis cervical aguda
S. aureus
Estreptococo del grupo A
Otros estreptococos, incluyendo neumococos
Flora anaerobia de la boca, en especial después de trabajo dental
Virus de Epstein-Barr (VEB)[a]
Citomegalovirus (CMV)[a]
Adenovirus[a]
Enterovirus[a]
H. influenzae
Mycoplasma hominis (en recién nacidos)
Enfermedad de Kawasaki

Adenitis/Adenopatía crónica o subaguda
Mycobacterias no tuberculosas
Bartonella henselae (enfermedad por arañazo de gato)
Virus de inmunodeficiencia humana (VIH)[a]
Tularemia
Hongos (histoplasmosis, coccidioidomicosis)
M. tuberculosis[a]
Toxoplasmosis[a]
Actinomycosis/nocardiosis
[a]*Comúnmente asociado con linfadenopatía cervical bilateral o generalizada.*

común de adenitis cervical, demostrado mediante cultivo del microorganismo tomado mediante aspiración con aguja o drenaje de ganglios fluctuantes, o por títulos crecientes de antiestreptolisina O. En algunos casos, *S. aureus* se aisló del ganglio, ya sea solo o en conjunto con estreptococo del grupo A, y se pudo demostrar respuesta con anticuerpos a estreptococo del grupo A. Otra serie ubicó a estreptococo beta hemolítico como segundo después de *S. aureus*, sin importar si habían recibido antes manejo antibiótico. El cultivo faríngeo no por fuerza es predictivo del microorganismo infectante; algunos pacientes tienen cultivo faríngeo positivo a estreptococo del grupo A incluso si la linfadenitis se debe a *S. aureus*; en ocasiones no se puede aislar el estreptococo beta hemolítico de faringe, incluso cuando se logra identificar por aspirado con aguja del ganglio. Los estudios publicados pudieran subestimar la frecuencia de estreptococo del grupo A, ya que estos niños tienden a curarse tras el manejo con antibiótico oral y por lo tanto no son sometidos a drenaje y cultivo.

Es más probable encontrar *S. aureus* en pacientes que han fallado al tratamiento antibiótico y requieren drenaje; en una serie de 65 pacientes con dichas características, *S. aureus* fue cuatro veces más frecuente. La adenitis por estafilococo también puede suceder en lactantes como resultado de colonización en la estancia infantil.

Otras bacterias

Rara vez se asocian con adenitis cervical otras bacterias como neumococo, bacterias anaerobias o bacilos gramnegativos, en especial en niños pequeños. Los recién nacidos también pueden desarrollar un síndrome llamado "síndrome celulitis-adenitis" por estreptococo del grupo B. Esta condición es más frecuente en varones. Las infecciones dentales pueden ser un factor predisponente para algunos microorganismos inusuales, en especial anaerobios. *Haemophilus influenzae* es una causa rara de adenitis cervical.

Mononucleosis infecciosa

La adenitis cervical en niños mayores y adolescentes puede ser causada por el virus de Epstein Barr (VEB). El dolor a la palpación varía según la gravedad de la faringitis. A menudo se asocia con esplenomegalia y adenopatías generalizadas (Capítulo 3). El VEB puede asociarse con un tumor cervical unilateral.

Adenitis cervical subaguda

Mycobacterias no tuberculosas (MNT)

La mayoría de estas *mycobacterias*, antes llamadas no clasificadas, anónimas o atípicas, ya ha recibido nombres. Antes de 1978, la especie aislada con más frecuencia de la adenitis cervical en niños era *Mycobacterium scrofulaceum*, llamada así por la escrófula, un término antiguo para referirse a la adenitis cervical tuberculosa. A finales de la década de 1970 hubo un cambio abrupto siendo más común el complejo *M. avium-intracellulare*. No se tiene explicación sobre por qué ocurrió este cambio.

La adenitis por MNT es una enfermedad que afecta sobre todo a niños entre 1 y 5 años de edad. Casi siempre es unilateral y tiene predilección por los ganglios cervicales anteriores en la región submandibular, cerca del ángulo de la mandíbula (Fig. 6-2). Los pacientes lucen sanos por lo demás y se presentan con aumento de volumen ganglionar no dolorosos, sin fiebre importante u otros síntomas sistémicos. Los signos de inflamación local son mínimos. Con el tiempo, los ganglios pueden adquirir un tinte violáceo pero por lo general no lucen color rojo brillante. Si no son tratados, muchos progresan a rotura espontánea y desarrollan fístulas que drenan de manera crónica. El curso clínico es variable, y es muy difícil predecir la progresión local de algún caso en particular. A veces el edema ganglionar es rápido, presentándose a lo largo de varios días, y puede ser indistinguible de la adenitis bacteriana. La enfermedad diseminada no ocurre en el paciente inmunocompetente.

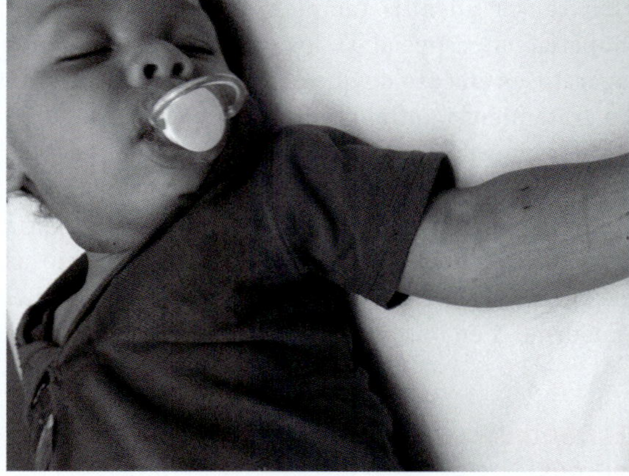

Figura 6-2. Adenitis cervical crónica causada por *mycobacterias* no tuberculosas. Note la presencia de eritema e induración en donde se aplicó PPD.

El aspecto histológico del espécimen de biopsia depende en parte del tiempo de evolución de la lesión y cuándo se reseca: tienden a progresar de ser granulomas no necrotizantes a granulomas necrotizantes y por último a granulomas calcificados. Los bacilos de crecimiento rápido pueden a menudo detectarse en los frotis de pus aspirado o cortes de biopsia. En una serie grande, 72 (73%) de 99 pacientes tuvo prueba cutánea de tuberculina (PCT) con > 5 mm de induración, siendo la mayoría de 6 a 15 mm; 9 (69%) de los 13 que no mostraron induración fueron positivos al recibir una segunda inoculación de derivado purificado de proteína (PPD, por sus siglas en inglés) de 250 TU. Esta respuesta de PCT, a diferencia de la causada por la inmunización con BCG, parece durar varios años. Otros han encontrado que es menos confiable la PCT inicial; Hazra y colegas reportaron que solo 2 (15%) de 13 pacientes tuvieron PCT positiva al diagnóstico. El cultivo positivo de una *mycobacteria* no tuberculosa a partir de un ganglio linfático establece el diagnóstico de forma concluyente, pero en una serie, solo cerca de la tercera parte de los niños con el diagnóstico (basado en prueba cutánea) tuvo cultivo positivo.

La biopsia excisional del ganglio es el tratamiento de elección. Se desconoce si el manejo *antimycobacteriano* previene la progresión de la enfermedad. Existen reportes anecdóticos de éxito que pueden reflejar la historia natural de la enfermedad. El uso de antibióticos debe reservarse para los casos en los cuales la resección quirúrgica conlleva riesgo considerable o cuando la excisión fue incompleta (en general debido a proximidad con el nervio facial). En esos casos, puede ser adecuado el manejo prolongado con terapia combinada según las pruebas de sensibilidad y bajo la vigilancia de un especialista en infectología pediátrica. En nuestra experiencia, el manejo antimicrobiano rara vez es necesario luego de la cirugía.

Adenitis tuberculosa

Esta condición es poco frecuente en niños nacidos en Estados Unidos pero debe considerarse en niños provenientes de otros países o en aquellos con antecedente de exposición a tuberculosis. *Mycobacterium tuberculosis* afecta con mayor frecuencia a los ganglios tras el músculo esternocleidomastoideo profundos en el cuello, justo encima de la clavícula. Es más probable que la adenopatía por *M. tuberculosis* sea bilateral, que la causada por MNT. Antes, la mayoría de los pacientes con linfadenitis por *M. tuberculosis* también tenía involucramiento pulmonar o mediastinal, quizá por la presentación tardía en el curso de la enfermedad. Sin embargo, en una serie de 60 pacientes con linfadenitis cervical tuberculosa se reportaron hallazgos anormales en la radiografía de tórax solo en 10 (16%). En esta serie, el grupo de edad más afectado fue el de 11 a 20 años, los síntomas constitucionales fueron infrecuentes, y la PCT fue > 10 mm en 95% y > 15 mm en 84% de los pacientes. El tratamiento es igual que el de tuberculosis pulmonar (ver Capítulo 8).

Tularemia

Francisella tularensis puede causar adenitis cervical, que se disemina mediante picadura de garrapatas o por manejar tejido infectado. Ya que el ganglio drena una zona con infección regional, la adenopatía por tularemia por lo general es unilateral. El ganglio típicamente es resistente a antibióticos antiestafiloccocicos y se vuelve fluctuante, pudiendo ulcerarse. Suele haber antecedente de enfermedad aguda caracterizada por fiebre, cefalea, dolor abdominal y malestar que ocurrieron antes de la linfadenopatía. Un examen físico cuidadoso podría revelar una úlcera en fase de cicatrización en el sitio de la picadura de garrapata en la piel cabelluda o inflamación concomitante ya sea de la conjuntiva o faringe. El diagnóstico se establece demostrando respuesta con anticuerpos contra *F. tularensis*. Clásicamente esto requiere un incremento de cuatro veces o más en los títulos de anticuerpos. Sin embargo, dado que la exposición a *F. tularensis* es infrecuente, puede establecerse un diagnóstico presuntivo con una sola determinación de anticuerpos de 1:160 o mayor. Los anticuerpos pueden no detectarse sino hasta la segunda o tercera semana de la enfermedad. No se recomienda el cultivo debido al alto riesgo de que el personal de laboratorio adquiera la enfermedad por inhalación.

Toxoplasmosis

No está bien establecida la frecuencia relativa de toxoplasmosis como causa de adenitis o adenopatía cervical en Estados Unidos. Tal vez suele ser infradiagnosticada porque los pacientes mejoran de manera espontánea y no se realizan estudios diagnósticos. En un brote, 25 (68%) de 37 pacientes fueron lo suficientemente enfermos para buscar atención médica, pero el diagnóstico correcto se estableció solo en 3 (12%). Los síntomas de presentación más frecuentes fueron fiebre, linfadenopatía, cefalea y mialgias. La adenopatía es resultado de la infección sistémica, por lo cual suele ser bilateral o incluso generalizada, pero puede ser unilateral.

La exposición a heces de gatos o carne mal cocida puede hacer sospechar el diagnóstico. También debe sospecharse toxoplasmosis cuando se observa linfocitosis atípica con prueba heterófila negativa (*Monospot®*). Puede confirmarse el diagnóstico al demostrar un incremento en cuatro veces de los títulos de inmunoglobulina (IgG) contra *Toxoplasma* o por la presencia de anticuerpos IgM en una sola muestra. No obstante, la calidad de las pruebas es muy variable; con algunos equipos comerciales son frecuentes los falsos positivos, y en menor medida, los falsos negativos. Por otro lado, los hallazgos patológicos son muy característicos y pueden ser identificados por un patólogo con experiencia. La forma quística del parásito en ocasiones puede encontrarse en los ganglios linfáticos resecados.

> **(↗)** **Perla clínica:** la adenopatía por enfermedad por arañazo de gato ocurre en el sitio de drenaje de una infección adenitis regional; por lo tanto casi siempre es unilateral.

Enfermedad por arañazo de gato (EAG)

Los ganglios afectados con mayor frecuencia por esta enfermedad son los axilares, debido a los arañazos en extremidades superiores. Los pacientes con EAG casi siempre tienen una sola adenopatía aumentada de tamaño. En cerca de un cuarto de los pacientes el ganglio inflamado se encuentra en la cabeza o el cuello (Fig. 6-3A). Los arañazos de gato aún pueden encontrarse en algunos pacientes; es muy frecuente que se reporte exposición a gatos. La bacteriemia por *Bartonella henselae*, el causante de la EAG, es más frecuente en cachorros que en gatos adultos y en gatos que pasan tiempo fuera de casa que en aquellos que no salen. Es más probable que dichos gatos tengan pulgas, que transmiten el microorganismo a los gatos. De 10 a 25% de los ganglios infectados supuran. A pesar de que esta enfermedad originalmente se llamaba fiebre por arañazo de gato, los síntomas sistémicos como fiebre son relativamente infrecuentes; cerca de un cuarto puede tener fiebre > 38.3 °C (101 °F), en general por menos de 1 sem. En 3 a 5% de los pacientes puede haber exantema, conjuntivitis o crecimiento parotídeo. El término síndrome oculoglandular de Parinaud se utiliza en pacientes con conjuntivitis y adenopatía preauricular ipsilateral. La EAG es una causa frecuente de este síndrome, que ocurre cuando el paciente recibe una lengüetada o un rasguño cerca del ojo (Fig. 6-3B). El ganglio crecido por lo general se nota cerca de 2 sem tras el arañazo pero pueden ocurrir tan tarde como después de 7 sem o tan temprano como después de 3 días. En algunas áreas geográficas (p. ej., al sureste de Estados Unidos), esta condición es una de las causas más frecuentes de

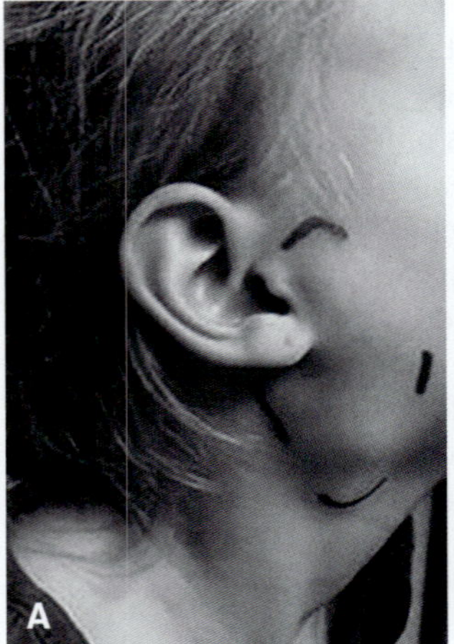
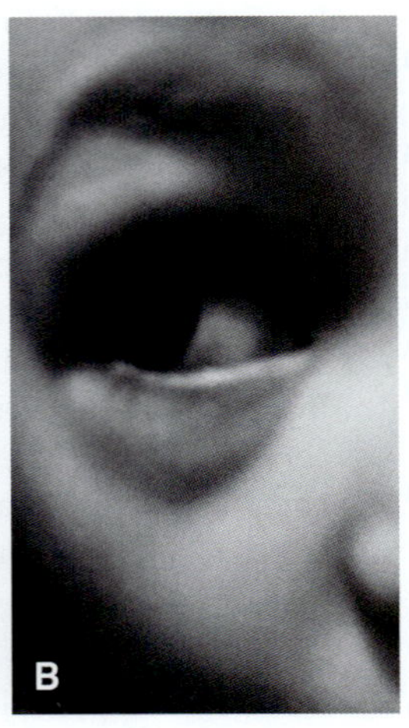

Figura 6-3. **(A)** Niña de 6 años de edad con linfadenopatía preauricular derecha y submandibular. **(B)** El mismo paciente con inyección conjuntival derecha, que involucra el canto medial. Esta combinación se llama síndrome oculoglandular de Parinaud y la EAG es una causa común. Su título sérico de IgG para *Bartonella henselae* era 1:1024. (Tomada de Acheampong B, Loar RW, Boyce TG. Lymphadenopathy with ipsilateral eye involvement. *Clin Pediatr* 2015;54(9):910–2.)

linfadenopatía regional subaguda en niños. Los gatos también pueden transmitir la enfermedad al lamer piel no intacta. No es necesaria la escisión quirúrgica ni la biopsia, pero en ocasiones se realiza para aliviar dolor al paciente.

El diagnóstico por lo general es serológico, se considera cuando hay una sola elevación de títulos de IgG o IgM contra *B. henselae* aunque, desafortunadamente son frecuentes los resultados falsos negativos y falsos positivos. En nuestra experiencia, algunos niños con EAG tienen serología negativa hasta más tarde en la enfermedad; por lo tanto si la sospecha de EAG es alta, deben repetirse las determinaciones de títulos serológicos. Si el diagnóstico sigue en duda, el diagnóstico definitivo puede obtenerse mediante PCR de pus aspirado.

Actinomicosis

Las especies de *Actinomyces* son anaerobios filamentosos, ramificados grampositivos que habitan la cavidad oral, tracto gastrointestinal y tracto genital femenino humano. En la forma cervicofacial de la enfermedad, se forma un nódulo firme, doloroso en la región submandibular, que a menudo se acompaña de uno o más tractos drenajes sinusales. La secreción de dichos drenajes puede contener los característicos "gránulos de azufre", que son cúmulos de microorganismos de color blanco a amarillo que pueden verse a simple vista. Sin embargo, no son patognomónicos de la actinomicosis. La infección se disemina en forma local sin respetar espacios potenciales o fascias. Ocurren más casos en varones que en mujeres. Rara vez, la enfermedad se extiende a la mandíbula y causa osteomielitis. Típicamente, el centro del tumor se vuelve negro y necrótico. Ya que los actinomicetos forman parte de la flora normal de la cavidad oral, su aislamiento de esputo o lavado bronquial sin demostrar invasión tisular es poco útil.

Nocardiosis

La nocardiosis cervicofacial en niños puede ocurrir sin inmunodeficiencia y típicamente se presenta como una pústula y adenopatía regional submandibular, las cuales pueden producir drenaje crónico. El líquido drenado puede contener gránulos de azufre, semejando la actinomicosis. A diferencia de los actinomicetos, que no son acidorresistentes, *Nocardia* es acidorresistente débil, y la tinción Kinyoun en ocasiones ayuda a diferenciar ambas enfermedades.

Hongos

Histoplasmosis, blastomicosis y coccidioidomicosis al gunas ocasiones causan adenitis cervical en zonas de Estados Unidos donde estos organismos son endémicos. Los hongos requieren consideración especial en niños con leucemia.

Otras causas

Los pacientes con infección aguda por VIH pueden presentar enfermedad similar a mononucleosis, que a menudo incluye adenopatía cervical bilateral. *Yersinia enterocolitica* es una causa rara de adenitis cervical.

Linfogranuloma venéreo es una causa rara de linfadenitis cervical y se encuentra en individuos con contacto oral-genital. La sífilis es otra causa excepcional que puede excluirse con pruebas treponémicas.

Mycoplasma hominis es una posible causa de adenitis en la etapa neonatal. Esta infección tal vez resulta de aspiración de la flora normal del cérvix uterino antes o durante el parto. Algunas series señalan a *Mycoplasma pneumoniae* como una posible causa de adenitis cervical, aunque no parece ser una manifestación común de la infección por este microorganismo. Rara vez, la enfermedad de Lyme se presenta como adenopatía cervical.

Enfermedad de Kawasaki

"Síndrome mucocutáneo ganglionar" es un sinónimo para esta causa de linfadenopatía cervical; se revisa en el Capítulo 11. Se ha documentado bien la presentación inicial de la enfermedad de Kawasaki como linfadenitis cervical extensa que semeja adenitis bacteriana o infección profunda del cuello.

FPAFE

El síndrome febril conocido como FPAFE (por las siglas de fiebre periódica, adenitis, faringitis y estomatitis aftosa) se caracteriza por episodios recurrentes, regulares de adenopatía febril que hacen sospechar de causas bacterianas. Este síndrome se discute en el Capítulo 10.

Parotiditis

Como se señala en el Capítulo 4, la parotiditis puede confundirse con adenitis. Además, a diferencia de otras glándulas salivales, la parótida contiene tejido linfoide; por lo tanto puede desarrollarse linfadenitis de la misma parótida.

Causas no infecciosas

Alteraciones congénitas del cuello

El higroma quístico, quistes del arco branquial o quistes del conducto tirogloso pueden confundirse con ganglios linfáticos. Estos quistes pueden infectarse y los tumores confundirse con adenopatía cervical.

Histiocitosis sinusoidal

También llamada enfermedad de Rosai-Dorfman, es una causa de linfadenopatía cervical masiva indolora que se acompaña de fiebre, leucocitosis e hipergammaglobulinemia. Es una condición benigna que puede durar varios años. Los ganglios afectados muestran senos dilatados con múltiples histiocitos. Es de causa desconocida.

Síndrome linfoproliferativo autoinmune

Este trastorno ocurre cuando los linfocitos no sufren el proceso normal de apoptosis (muerte celular programada). Se presenta como linfadenopatía subaguda o crónica bilateral cervical (o en ocasiones generalizada). Es frecuente encontrar hipergammaglobulinemia y esplenomegalia, así como otros trastornos autoinmunes como anemia hemolítica y trombocitopenia. Algunos pacientes responden a corticoesteroides. Los pacientes con hiperesplenismo grave pueden requerir esplenectomía.

Linfadenitis histiocítica necrotizante (enfermedad de Kikuchi)

Originalmente descrita en Japón en 1972, es una causa poco reconocida de adenopatía cervical en niños, adolescentes y adultos. Es frecuente que se presente con fiebre, y en 20% de los casos hay leucopenia, lo cual vuelve necesario descartar cáncer y tomar biopsia del ganglio crecido. Aunque algunos casos al inicio se diagnostican como linfoma, la enfermedad de Kikuchi puede distinguirse del linfoma por su aspecto polimorfo y su involucramiento focal y circunscrito a los ganglios linfáticos. Las mujeres son afectadas cuatro veces más que los varones. Los ganglios rara vez son > 2 cm y no son dolorosos o fijos a planos profundos. La causa es desconocida. Los síntomas desaparecen de manera espontánea después de 1 a 6 meses. En algunos pacientes, la enfermedad de Kikuchi puede preceder al desarrollo subsecuente de lupus eritematoso sistémico.

Neoplasias

El linfoma no Hodgkin o enfermedad de Hodgkin son causas poco frecuentes de adenopatía cervical en niños pero en ocasiones pueden ocurrir en adolescentes. Suele haber eosinofilia. Otras claves para el diagnóstico son elevación del ácido úrico sérico y lactato deshidrogenasa (LDH) y linfadenopatías mediastinales en la radiografía del tórax. El paciente puede tener fiebre, diaforesis o pérdida de peso. Típicamente la adenopatía es indolora y sin signos de inflamación. Los ganglios linfáticos con estas características que son grandes (> 4 cm) o con crecimiento rápido deben ser sometidos a biopsia excisional para descartar causas malignas.

Fármacos

Algunos medicamentos, incluyendo la fenitoína, carbamacepina, atenolo, alopurinol y captopril han sido reportados como causa de adenopatía cervical.

Plan diagnóstico

La biometría hemática con diferencial puede revelar leucocitosis con neutrofilia predominante, que implica adenitis bacteriana. La linfocitosis atípica sugiere mononucleosis infecciosa por VEB, CMV o rara vez, toxoplasmosis. La prueba serológica rápida en laminilla para anticuerpos heterófilos (*Monospot®*) debe hacerse si el paciente es mayor de 5 años de edad. En niños de menor edad, debe hacerse la prueba serológica específica para VEB. De forma selectiva puede pedirse serología para CMV, toxoplasmosis, coccidioidomicosis o virus de inmunodeficiencia humana.

Una PCT (para niños < 5 años de edad) o estudio de liberación de interferón gamma (para niños mayores) por lo general está indicada en un paciente con adenitis cervical adenitis o adenopatía que no responde al manejo antibiótico inicial o cuya adenopatía persiste por más de 2 sem. Las reacciones equívocas e incluso positivas pueden ser resultado cruzado por infección con *mycobacterias* no tuberculosas. Un estudio reportó induración de 15 mm en 17 (59%) de 29 niños con linfadenitis por *mycobacterias* no tuberculosas. El diagnóstico definitivo puede establecerse mediante cultivo o sondas de ADN de material obtenido de una biopsia excisional.

La radiografía de tórax a veces es anormal en la adenitis cervical tuberculosa pero en general suele ser normal en la adenitis por *mycobacterias* no tuberculosas. Puede revelar linfadenopatía mediastinal si la adenopatía es por neoplasia o enfermedad fúngica, por ejemplo por histoplasmosis.

En la adenitis cervical aguda, la aspiración con aguja o incisión y drenaje con tinción de Gram y cultivo de pus suele ser concluyente. La aspiración de ganglios fluctuantes debe realizarse por lo general si tras 48 h de manejo antibiótico no hay mejoría o si la infección es tan grave como para requerir antibióticos intravenosos y existe material que pueda aspirarse. Puede ser de utilidad el cultivo de pus para anerobios. También debe hacerse frotis y cultivo de pus buscando microorganismos ácido-alcohol resistentes y hongos. En la adenitis subaguda o crónica, se prefiere escisión quirúrgica en lugar de incisión y drenaje. La biopsia o escisión del ganglio para estudio histológico puede revelar lesiones granulomatosas necrotizantes de *mycobacterias* u hongos, los granulomas no necrotizantes típicos de la EAG o los acúmulos de histiocitos epilioides de la toxoplasmosis.

La EAG a menudo se diagnostica sólo con datos clínicos, en especial si hay una importante historia de exposición a gatos o si se puede encontrar una pápula típica. Esto es en particular verdadero en zonas con alta incidencia de EAG, como sucede en el sureste de Estados Unidos. Como se mencionó antes, las pruebas serológicas están disponibles con facilidad pero carecen de sensibilidad y especificidad. La muestra de pus aspirado puede enviarse a un laboratorio de referencia para buscar mediante infección PCR para *B. henselae*.

Los estudios de laboratorio no son necesarios en la mayoría de los niños con adenopatía cervical. En casos en los cuales persiste la adenopatía por más de 2 sem, las pruebas serológicas descritas antes pueden identificar la causa específica, evitando así la biopsia escisional. No obstante, si la adenopatía sigue creciendo con el tiempo, debe realizarse biopsia escisional para excluir malignidad.

Tratamiento

El calor local puede ser de utilidad para alivio sintomático en casos leves. Debido a que la mayoría de los casos son ya sea por estreptococo del grupo A o *S. aureus*, el manejo inicial debe incluir un antibiótico que cubra ambos patógenos. En los últimos 15 años, la prevalencia de *S. aureus* meticilina-resistente adquirido en la comunidad (CA-MRSA, por sus siglas en inglés) se ha incrementado en la mayoría de las áreas de Estados Unidos y a nivel mundial. En áreas donde el porcentaje de infecciones por CA-MRSA es mayor de 5 a 10%, la clindamicina se considera el agente de elección, siendo linezolid oral una alternativa costosa en áreas donde existen también altas tasas de resistencia a clindamicina entre CA-MRSA. En las pocas zonas geográficas en donde aún no hay impacto por CA-MRSA, cefalexina o

amoxicilina-clavulanato son apropiados. Por lo general los ganglios reducen su tamaño poco después de iniciar el antibiótico. Si no hay mejoría en 2 a 3 días, debe considerarse aspiración con aguja del ganglio, y cambiar el manejo antibiótico de acuerdo con el resultado de la tinción de Gram y cultivo. Si a pesar de esto sigue sin haber reducción en el tamaño del ganglio después de otros 3 días, quizá será necesario realizar incisión y drenaje. Muchos médicos optan por obviar la aspiración con aguja y proceden directo a la incisión y drenaje. Cuando la masa se vuelve fluctuante, al absceso debe abrirse en forma amplia y romper los septos. Si la prueba de tuberculina es positiva o se sospecha clínicamente MNT, el ganglio debe ser resecado quirúrgicamente para prevenir formación de drenajes crónicos.

Si se encuentra *M. tuberculosis* está indicado el manejo con antifímicos. Aunque antes se recomendaba la escisión quirúrgica, una serie reportó desenlaces excelentes en 60 casos con linfadenopatía cervical tuberculosa. En esta serie, la biopsia escisional se realizó solo en cuatro pacientes; los demás recibieron manejo combinado durante 6 meses. A los 6 meses de haber completado el manejo, no hubo recurrencia local o sistémica.

Para la adenitis por *mycobacterias* no tuberculosas, es suficiente con cirugía, pero en ocasiones es imposible la resección completa sin comprometer el nervio facial. En estos casos, puede estar indicado el manejo combinado de acuerdo con las pruebas de sensibilidad. La mayoría de los casos de adenitis por EAG cede sin manejo antibiótico específico, aunque a menudo se prescribe azitromicina (12 mg/kg una vez al día por 5 días).

Como ya se mencionó, la mayoría de los casos de linfadenopatía cervical sin otros síntomas asociados suele ser autolimitada y no requiere manejo. Las indicaciones para referir al paciente incluyen: (1) ganglio firme, gomoso o fijo > 2 cm de diámetro, (2) crecimiento del ganglio durante el manejo antibiótico, (3) presencia de fiebre, diaforesis o pérdida de peso y (4) adenopatía que persiste por > 4 semanas.

INFECCIONES DE CARA Y CUELLO

En esta sección se discuten la celulitis de cara y cuello, tiroiditis supurativa y absceso retrofaríngeo. La celulitis orbitaria, que por lo general se relaciona con sinusitis, se revisa en el Capítulo 5; las complicaciones amigdalinas del absceso periamigdalino y síndrome de Lemierre se comentan en el Capítulo 2.

Celulitis facial (bucal)

La celulitis "facial" o "bucal" se refiere a celulitis de las mejillas. Esta es otra enfermedad que hoy en día es rara debido a la eficacia de la vacuna conjugada contra *H. influenzae* tipo b. En ausencia de una herida o sinusitis maxilar, típicamente ocurre en lactantes < 2 años de edad. La mejilla por lo general luce edematosa y con leve eritema, y en ocasiones después se vuelve purpúrea-azul. El paciente a menudo luce enfermo y con fiebre alta. Los hemocultivos son positivos en 50 a 80% de los pacientes; la enfermedad a veces es bilateral. Antes que hubiera vacunas solía haber pequeños brotes.

Históricamente la causa habitual era *H. influenzae* tipo b; otros serotipos distintos al b de *H. influenzae* no suelen causar esta infección. El aspecto azul-púrpural de las mejillas no es específico de *H. influenzae*, ya que se ha observado también en celulitis bucal por neumococo. La meningitis puede complicar hasta a 9% de los casos de celulitis bucal bacterémica. Por lo tanto, está indicado realizar punción lumbar a niños pequeños no vacunados que padezcan celulitis bucal, en quienes se sospeche *H. influenzae* tipo b. En el recién nacido o en el niño de edad escolar con absceso dental, *S. aureus* es una posibilidad. *S. aureus* también se observa en algunos niños que tienen celulitis facial secundaria a heridas u otra pequeña vía de entrada. El estreptococo del grupo B puede causar celulitis en los primeros tres meses de vida, con frecuencia como parte de un síndrome celulitis-adenitis mencionado antes.

Tratamiento

Ceftriaxona o cefotaxima son útiles para tratar la celulitis ya que son efectivas contra *H. influenzae* resistente a ampicilina y contra la mayoría de las cepas de *S. pneumoniae*. La cobertura contra estafilococo, como por ejemplo con clindamicina, debe agregarse si la celulitis facial es resultado de un absceso dental, picadura de insecto o fuente traumática.

Causas inusuales

Las infecciones agudas de heridas suelen estar relacionadas con una lesión reciente. Sin embargo, algunas bacterias pueden causar abscesos faciales crónicos e indolentes, cuando la herida original ya ha cicatrizado o ha sido olvidada. Este patrón puede ocurrir en casos de MNT como *Mycobacterium chelonae*. Típicamente se requiere realizar incisión y drenaje. Estas MNT de crecimiento rápido suelen ser resistentes a antifími-cos convencionales. La terapia depende de la especie particular y debe ser asesorada por un especialista en infectología.

El edema facial con induración es una complicación infrecuente del acné quístico grave. Otras condiciones que semejan celulitis facial infecciosa incluyen trauma, picadura de insecto, quemadura, dermatitis atópica, dermatitis por contacto, eritema infeccioso y exposición al frío. Un tipo especial de paniculitis por frío que ocurre en verano es la llamada paniculitis por paleta de hielo.

Angina de Ludwig y otras infecciones del cuello

Definiciones

La angina de Ludwig se define como una celulitis indurada de los espacios submandibular o sublingual. Es poco frecuente y por lo general se relaciona con infección dental, laceración del piso de la boca o fractura mandibular. Se ha reportado un caso relacionado con perforación de la lengua.

Otras infecciones del cuello pueden clasificarse por los compartimentos anatómicos formados por la fascia cervical superficial y las tres capas de fascia cervical profunda. Las infecciones del espacio fascial superficial ocurren por encima del músculo platisma y rara vez se extienden a través de la fascia profunda pero pueden llegar a la región axilar. El espacio cervical fascial anterior, delimitado por la capa superficial de la fascia profunda, comprende las glándulas parótidas y submandibulares. El espacio medio comprende la laringe, el esófago y la glándula tiroides. La capa profunda se localiza al frente de la columna vertebral y se extiende desde la base del cráneo al coxis. Estos espacios y compartimientos tienen nombres y números, pero para el médico que no es otorrinolaringólogo, es mejor nombrar a las áreas por la glándula o referencia anatómica más cercana. Algunos ejemplos incluyen el espacio dentro de la vaina carotídea, espacio submandibular (angina de Ludwig), espacio faríngeo lateral (absceso parafaríngeo), espacio periamigdalino (absceso periamigdalino), espacio bucal, espacio retrofaríngeo (absceso retrofaríngeo o prevertebral) y espacio parotídeo. Por fortuna las infecciones del espacio profundo del cuello son infrecuentes en niños.

Estudios diagnósticos

La tomografía computarizada y RMN son excelentes métodos para definir la extensión de infecciones cervicales y distinguir flemón de absceso (Fig. 6-4).

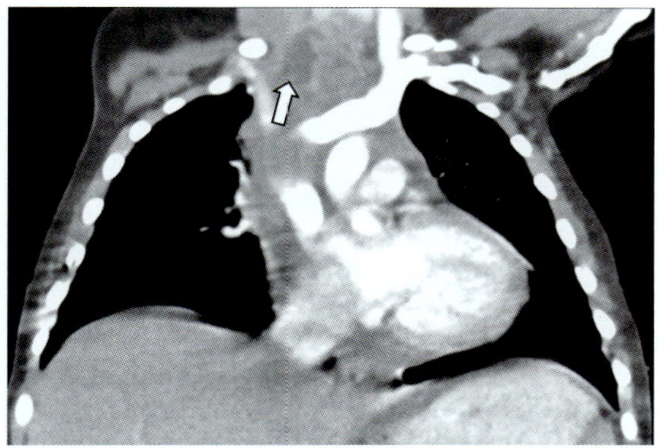

Figura 6-4. Una niña de 16 meses de edad que se presentó con fiebre persistente de 2 sem de evolución y linfadenopatía cervical derecha. La TC de tórax y cuello mostró un absceso tímico que se extiende hacia la porción lateral derecha del cuello (*flecha*). El absceso se drenó quirúrgicamente; en los cultivos se aisló *Streptococcus anginosus, Streptococcus mitis* y *Prevotella pallens*.

Microorganismos infectantes

Las bacterias usuales involucradas en las infecciones del cuello son estreptococo viridans, *S. aureus*, *S. epidermidis*, estreptococo beta hemolítico y anaerobios de la boca. La prevalencia de estreptococo del grupo A como causa de infecciones profundas del cuello ha bajado de manera considerable en los últimos años, tal vez debido al manejo rápido con antibióticos para faringitis por estreptococo; solo 8 (7%) de 110 abscesos profundos del cuello tuvo aislamiento de estreptococo del grupo A en una revisión.

Tratamiento

Las infecciones de los espacios del cuello deben ser tratadas en forma agresiva con antibióticos efectivos contra anaerobios y *S. aureus* (incluyendo CA-MRSA) como cefotaxima o ceftriaxona más vancomicina o clindamicina, con interconsulta temprana a cirugía en caso de requerir drenaje. Un absceso que es pequeño o no se ha licuado (llamado flemón) en ocasiones puede manejarse sin cirugía.

Complicaciones

La complicación más frecuente y grave de la angina de Ludwig es la obstrucción de la vía aérea, que puede ocurrir con rapidez y sin aviso previo. En una revisión de abscesos cervicales profundos, 4 (50%) de 8 pacientes con angina de Ludwig a quienes no se les practicó traqueotomía al momento del diagnóstico requirieron traqueotomía de emergencia más tarde. Los autores de dicha revisión sugieren realizar traqueotomía en todos los niños con esta enfermedad. Sin embargo, en otro estudio, solo 1 (7%) de 14 pacientes requirieron traqueotomía; dichos autores consideran que la cirugía temprana con manejo antibiótico agresivo puede reducir la tasa de traqueotomía y mortalidad. Este enfoque conservador para pacientes seleccionados se ha recomendado por publicaciones recientes. La angina de Ludwig (celulitis fascial submandibular-submentoniana) puede extenderse y producir un absceso mediastinal, así como tromboflebitis yugular y con embolismos sépticos (sepsis posanginal o síndrome de Lemierre, que se revisa en el Capítulo 2). Puede ocurrir fascitis necrotizante en el cuello, que causa obstrucción de la vía aérea.

Abcesos cervicales

La adenitis cervical puede producir un absceso cervical como se mencionó en el apartado de adenitis cervical. La tortícolis adquirida, cuando es ocasionada por procesos infecciosos, a menudo es secundaria a infección de un ganglio linfático, infección periamigdalina o absceso retrofaríngeo.

Las alteraciones congénitas que pueden infectarse incluyen quistes del conducto tirogloso y quistes o tractos sinusales del arco branquial. El quiste de conducto tirogloso infectado casi siempre se encuentra bajo el nivel del hueso hioides, cerca o justo en la línea media del cuello. La inflamación recurrente en ocasiones causa rotura con drenaje a través de un tracto sinusal externo. Los quistes o fístulas de la hendidura branquial pueden infectarse; por lo general se encuentran a lo largo del borde anterior del músculo esternocleidomastoideo, aunque una fístula de la primera hendidura branquial puede abrirse hacia el conducto auditivo externo. Los quistes de la hendidura branquial también pueden convertirse en abscesos y se tratan mediante drenaje con remoción quirúrgica de las estructuras remanentes.

La mayoría de los higromas quísticos se localiza debajo del músculo esternocleidomastoideo en la fosa supraclavicular y son suaves y redondos, con transiluminación positiva. Su manejo comprende resecar la lesión completa.

Absceso retrofaríngeo

La incidencia del absceso retrofaríngeo, el tipo de absceso de espacios profundos del cuello más frecuente en la infancia, ha disminuido de forma importante en la era de los antibióticos. Aunque es infrecuente, es importante considerar este diagnóstico por su potencial de complicaciones graves e incluso mortales. Ya que suele ser resultado de infección de ganglios linfáticos retrofaríngeos, que desaparecen antes o durante la pubertad, es mucho más frecuente en niños pequeños. En una revisión de 65 casos de abscesos retrofaríngeos, la mitad de los pacientes tenía menos de 3 años de edad y 71% eran menores de 6 años. Sin embargo, se ha reportado en niños mayores y en adultos. En estos últimos es más probable debido a traumatismo, cuerpos extraños o complicación de infecciones dentales. En niños, por lo general es secundario a enfermedad adenoamigdalina grave. Los aerobios más frecuentes incluyen estreptococos alfa y gamma hemolíticos, *S. aureus*, especies de *Haemophilus* y estreptococo beta hemolítico del grupo A. Los anaerobios aislados con mayor frecuencia son *Bacteroides*, peptostreptococcos y Fusobacterias. La infección a menudo es polimicrobiana. Rara vez una infección vertebral cervical como la tuberculosis se presenta como absceso cervical.

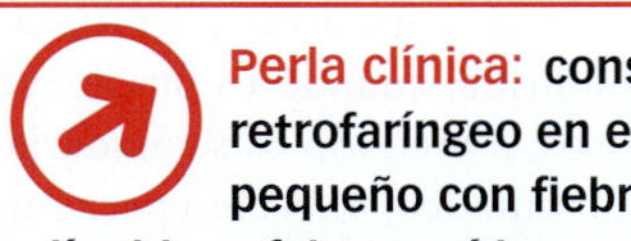

Perla clínica: considere absceso retrofaríngeo en el lactante o niño pequeño con fiebre y meningismo y líquido cefalorraquídeo normal.

Diagnóstico

Puede presentarse dolor o dificultad para deglutir, sialorrea o regurgitación, así como meningismo. En lactantes el compromiso de la vía aérea y estridor pueden ser síntomas relativamente tardíos. La revisión directa a menudo muestra una tumoración faríngea posterior que protruye hacia adelante. Las radiografías laterales de tejidos blandos del cuello en inspiración deben mostrar a los tejidos retrofaríngeos protruir hacia la faringe. Debe tenerse cuidado al interpretar radiografías laterales de cuello tomadas durante la *espiración*, ya que pueden lucir normales.

La TC es una herramienta útil también. Dos estudios han comparado los hallazgos de TC preoperatorios con hallazgos quirúrgicos y concluyeron que la TC tiene una sensitibilidad de 85 a 90% y especificidad de 87 a 88%.

Otras causas de tumores retrofaríngeos incluyen higroma quístico, neuroblastoma u otras neoplasias neurogénicas, o bocio. Sin embargo, ninguna de estas causas produce fiebre, leucocitosis o toxicidad como un abceso.

Tratamiento

Se requiere intubación traqueal para asegurar la vía aérea en casos avanzados. Un flemón retrofaríngeo sin formación real de un absceso que de manera usual responde a manejo antibiótico parenteral. Existe evidencia que el manejo antibiótico temprano puede prevenir

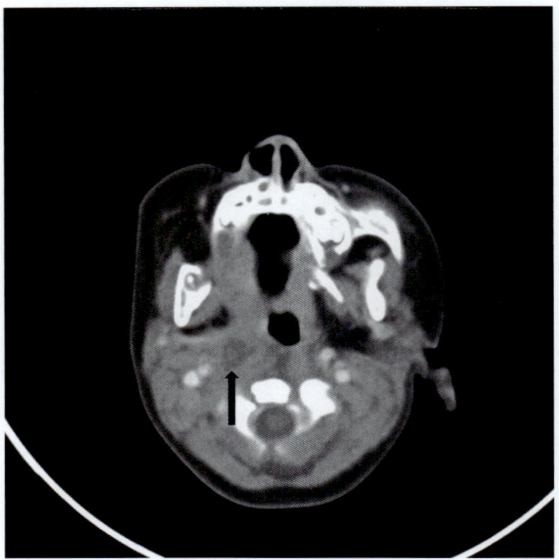

Figura 6-5. TC de cuello de un niño de 4 meses de edad con inicio agudo de fiebre, irritabilidad, menor rango de movimiento del cuello y adenopatía cervical dolorosa derecha. Muestra un absceso retrofaríngeo derecho (*flecha*), que se manejó de manera conservadora. Recibió 4 días de ampicilina-sulbactam IV seguidos de 10 días de amoxicilina-clavulanato oral con resolución completa de sus síntomas.

que la celulitis progrese a un absceso. Los abscesos verdaderos por lo general se tratan con cirugía; incluso en algunos casos puede hacerse de forma intraoral. El absceso se aspira para cultivo y detección de pus y se drena en caso de encontrarse pus. Algunos otorrinolaringólogos tratan a los abscesos pequeños (por ejemplo, < 2 cm) de forma conservadora y vigilan con tomografía seriada (Fig. 6-5). El tratamiento antibiótico debe cubrir a estreptococo del grupo A, *S. aureus* y anaerobios. Algunas elecciones razonables son clindamicina y cefotaxima o ceftriaxona.

Complicaciones

El absceso puede disecar hacia el mediastino o romperse hacia la faringe, con empiema resultante o aspiración de pus.

Tiroiditis supurativa

La tiroiditis supurativa es rara en niños. Se piensa que esto se debe al excelente flujo sanguíneo y drenaje linfático de la tiroides, además de su cápsula protectora y alto contenido local de yodo. La tiroiditis no supurativa bacteriana puede observarse en neonatos.

La enfermedad por lo general es precedida por una infección respiratoria superior. Los pacientes pueden presentarse después con fiebre, tos, disfagia y una masa dolorosa torácica anterior izquierda. La masa suele ser no fluctuante al principio, pero posteriormente es posible que se vuelva fluctuante. El lóbulo izquierdo de la tiroides está involucrado en casi 90% de los casos. Esto se debe a que la patogénesis de esta condición en la niñez casi siempre es por una fístula del seno piriforme, que se encuentra a la izquierda. Por lo tanto en los pacientes con tiroiditis supurativa debe realizarse esofagograma para detectar la alteración. Una revisión cuidadosa de todos los casos pediátricos en la literatura demostró que el esofagograma es anormal en 89% de los niños con tiroiditis supurativa. En otros, la fístula del seno piriforme fue descubierta mediante exploración quirúrgica, incluso si el esofagograma fue normal (la inflamación aguda puede cerrar de manera temporal el tracto sinusal, causando estudios falsos negativos). Las fístulas del seno piriforme deben ser reparadas quirúrgicamente o habrá recurrencias. Los remanentes del conducto tirogloso se han asociado con el desarrollo de tiroiditis supurativa.

La mayoría de los casos es causada por flora nativa de la orofaringe. Cerca de 40% de las infecciones son polimicrobianas.

La psitacosis también puede causar tiroiditis. Algunos hongos y *mycobacterias* pueden causar tiroiditis infecciosas, de manera especial en sujetos inmunocomprometidos.

El ultrasonido es útil para diferenciar esta condición de cáncer. La TC con o sin contraste puede ayudar a estrechar el diagnóstico diferencial. La tiroiditis supurativa realza con el contraste. Los gammagramas tiroideos son anormales en todos los casos. Se han reportado pruebas de función tiroidea en todos los casos pediátricos, fuera del periodo neonatal. La tiroiditis no supurativa es con frecuencia un diagnóstico inicial difícil.

Los agentes antibióticos iniciales deben incluir cobertura contra microorganismos anaerobios. Algunas elecciones lógicas son ampicilina-sulbactam más un aminoglucósido o penicilina más clindamicina. El manejo quirúrgico y reparación de trayectos fistulosos son partes importantes del manejo de esta condición.

Esofagitis infecciosa

Los niños con esofagitis infecciosa por lo general son inmunocomprometidos, y las causas suelen ser *Candida albicans*, virus de herpes simple (VHS) o citomegalovirus (CMV). Los recién nacidos pueden tener esofagitis por cándida, que causa vómito frecuente. Aunque la esofagitis por cándida puede ocurrir en personas sanas que recibieron manejo con antibióticos, este diagnóstico en una persona supuestamente inmunocompetente obliga a buscar inmunodeficiencias adquiridas o congénitas (Capítulo 23). La esofagitis por VHS se ha observado en niños sanos como extensión de herpes oral.

Los síntomas típicamente incluyen dificultad para deglutir u odinofagia y dolor retroesternal. La esofagitis por *Candida* puede ocurrir en ausencia de candidiasis oral hasta en 50% de los casos. El esofagograma con medio de contraste parece ser muy sensible y revela úlceras, motilidad anormal o placas. De forma alterna, puede realizarse endoscopia con frotis, biopsia y cultivo.

La esofagitis por VHS se trata con aciclovir, mientras que la debida a CMV suele tratarse con ganciclovir. La esofagitis por Candida casi siempre responde a fluconazol. Los casos refractarios pueden tratarse con itraconazol, voriconazol, amfotericina B, caspofungina o micafungina.

Puntos clave

- **La causa más frecuente de adenomegalias cervicales en niños es la linfadenopatía reactiva.**
- **La linfadenitis aguda unilateral con mayor frecuencia se debe a estreptococo del grupo A o *S. aureus*.**
- **VEB, CMV y toxoplasmosis suelen causar linfadenopatías generalizadas (bilaterales), mientras que la enfermedad por arañazo de gato, tularemia y *mycobacterias* no tuberculosas (MNT) causan adenopatías regionales (unilateral); en el caso de MNT, casi siempre se localiza a la región cervical anterior.**

REFERENCIAS SELECCIONADAS

Adenitis cervical

http://bmcearnosethroatdisord.biomedcentral.com/articles/10.1186/1472-6815-14-8 (Acute cervical lymphadenitis and infections of the retropharyngeal spaces in children)

Baker CJ. Group B streptococcal cellulitis-adenitis in infants. *Am J Dis Child* 1982;136:631–3.

Boyce TG, Moffet HL, Roh SK, Desouky SS. Kikuchi's disease (histiocytic necrotizing lymphadenitis). *Arch Pediatr Adolesc Med* 1994;148:427–8.

Hazra R, Robson CD, Perrez-Atayde Husson RN. Lymphadenitis due to nontuberculous mycobacteria in children: presentation and response to therapy. *Clin Infect Dis* 1999;28:123–9.

Locke R, Comfort R, Kubba H. When does an enlarged cervical lymph node in a child need excision? A systematic review. *Int J Pediatr Otorhinolaryngol* 2014:78:393–401.

Marcy SM. Infections of lymph nodes of the head and neck. *Pediatr Infect Dis* 1983;2:397–405.

Margileth AM. Cat scratch disease: nonbacterial regional lymphadenitis: the study of 145 patients and a review of the literature. *Pediatrics* 1968;42:803–18.

Meier JD, Grimmer JF. Evaluation and management of neck masses in children. *Am Fam Physician* 2014; 89:353–8.

Rafaty FM. Cervical adenopathy secondary to toxoplasmosis. *Arch Otolaryngol* 1977;103:547–9.

Rosai J, Dorfman RF. Sinus histiocytosis with massive lymphadenopathy: a pseudolymphomatous benign disorder. *Cancer* 1972;30:1174–88.

Wolinsky E. Mycobacterial lymphadenitis in children: a prospective study of 105 nontuberculous cases with long-term follow-up. *Clin Infect Dis* 1995;20:954–63.

Infecciones de cara y cuello

Fisher RG, Benjamin DK Jr. Facial cellulitis in childhood: a changing spectrum. *South Med J* 2002;95:672–4.

Goldenberg D, Golz A, Joachims HZ. Retropharyngeal abscess: a clinical review. *J Laryngol Otol* 1997;111:546–60.

Myers EN, Cunningham MJ. Inflammatory presentations of congenital head and neck masses. *Pediatr Infect Dis J* 1988;7:S162–8.

Paonessa DF, Goldstein JC. Anatomy and physiology of head and neck infections (with emphasis on the fascia of the head and neck). *Otolaryngol Clin North Am* 1976;9:561–90.

7 Síndromes de vía respiratoria media

CONCEPTOS GENERALES

La vía respiratoria media puede definirse como el área desde la parte superior de la laringe hasta los bronquiolos. La faringitis y otras infecciones de vía respiratoria superior se discuten en el Capítulo 2. Los síndromes de neumonía se encuentran en el Capítulo 8, aunque la frecuencia y algunos de los problemas fisiológicos tanto de la neumonía como de los síndromes de vía respiratoria media se revisan en esta sección.

La fisiología respiratoria, la insuficiencia respiratoria y el análisis de gases arteriales se discuten en términos simplificados. Para mayores detalles se deben consultar libros de texto más especializados.

Síntomas en la enfermedad pulmonar

Taquipnea

La respiración rápida a menudo es obvia, pero en general se pasa por alto el conteo y la observación de las respiraciones. El niño debe ser observado y explorado sin ropa que cubra el tórax. Si no hay tos u otro signo físico de enfermedad pulmonar que acompañe a la taquipnea, se debe sospechar una acidosis metabólica (como acidosis diabética o acidosis por deshidratación). En este caso, la hiperventilación es una compensación respiratoria para la acidosis metabólica. Si hay tos y otros signos pulmonares, la hipoxemia es la causa más probable de la taquipnea. La fiebre en niños pequeños a menudo causará tanto taquipnea como taquicardia.

Dolor torácico agudo

En niños con enfermedad respiratoria, el dolor torácico agudo por lo común aumenta con la respiración (pleurítico) e indica enfermedad pleural, en general infección. El dolor al toser también implica enfermedad pleurítica. En niños pequeños, la enfermedad pleural se manifiesta con protección voluntaria o una expansión asimétrica del tórax.

El dolor torácico puede ser causado por neumotórax o neumomediastino, que pueden ser espontáneos o presentarse después de trauma leve o por toser; también puede estar relacionado con ansiedad, costocondritis, o a desgarro de los músculos intercostales. El embolismo pulmonar y el infarto son muy raros en niños, y deben sugerir un trastorno trombótico. La infección por virus coxsackie B puede causar fiebre y dolor torácico (pleurodinia).

Signos físicos en la enfermedad pulmonar

Ansiedad

La hipoxemia puede causar aumento del trabajo respiratorio manifestado por taquipnea, aleteo nasal, retracción costal y ronquidos. Esto puede hacer que el paciente tenga un aspecto ansioso.

Protección voluntaria

Algunas veces puede inferirse dolor a la inspiración al observar que el paciente protege el lado involucrado al sujetarlo con el brazo, no moverlo bien, o recostándose sobre él.

Nombres para los signos torácicos

Los estertores crepitantes se refieren a sonidos crepitantes finos que pueden simularse al frotar la mano por detrás del oído entre el pulgar y el dedo índice. Son más comunes en la inspiración. Pueden escucharse en la neumonía, bronquiolitis, atelectasias y en la falla cardiaca. Los estertores al final de la inspiración son típicos de la neumonía. Los estertores que desaparecen después de toser son comunes en pacientes con asma, y por lo regular no tienen importancia. Los estertores roncantes son ruidos ásperos de la vía respiratoria inferior que típicamente se presentan tanto en la inspiración como durante la espiración. Las sibilancias son ruidos silbantes de tono alto que se presentan de manera más común durante la espiración, y son producidas por el flujo de aire a través de una vía aérea parcialmente obstruida. Las sibilancias polifónicas (musicales) son típicas del asma, mientras que las que se presentan en otros padecimientos (como la broncomalacia) a menudo son monofónicas. El estridor es un sonido cacareante de tono alto similar que en general indica obstrucción de las vías respiratorias de alto calibre. Si la obstrucción es extratorácica (desde la nariz hasta la parte media de la tráquea), el estridor es sobre todo inspiratorio, como en el crup; si la obstrucción es intratorácica, el estridor es usualmente espiratorio. Estertor es el nombre que se le da a ruidos fuertes que ocurren por restricción nasofaríngea, en general por moco (similar a los ronquidos). La disnea, o dificultad durante la respiración, se manifiesta en niños con aleteo nasal, retracciones supraesternales e infraesternales, cianosis y una frecuencia respiratoria rápida.

Episodios de apnea

Los periodos de ausencia de respiración (apnea) pueden tener muchas causas; las infecciones están siempre dentro del diagnóstico diferencial. La apnea que dura < 15 s a menudo es un hallazgo normal en los lactantes, mientras que los episodios de apnea de > 15 s por lo regular son anormales. Ciertas infecciones pueden producir apnea, en especial la pertussis, la infección por clamidia, y por virus sincicial respiratorio (VSR) (Cuadro 7-1). Con el advenimiento de las pruebas de PCR multiplex para secreciones respiratorias, se están añadiendo más virus a la lista. En un estudio, un evento inexplicado breve resuelto (EIBR) fue el síntoma de presentación en tres (27%) de 11 niños hospitalizados con infección grave por metaneumovirus humano. El coronavirus humano también ha sido asociado con EIBR por PCR. Entre los niños con infección por VSR, los factores de riesgo para apnea incluyen edad temprana, prematuridad, hipercapnia, hipotermia y atelectasias en la radiografía.

Clasificación

En las infecciones de vías respiratorias medias y bajas, un diagnóstico completo, de manera ideal, incluye un diagnóstico anatómico (como "neumonía del lóbulo medio derecho"), un diagnóstico etiológico (como "tal vez neumocócico") y un diagnóstico fisiológico formulado tan cuantitativamente como sea posible (como "acidosis respiratoria, quizá bien compensada en este momento"). Por lo tanto, los síntomas respiratorios pueden clasificarse con base en el síndrome anatómico, agente etiológico o problema fisiológico.

Síndrome anatómico

Se acostumbra utilizar el término diagnóstico que indica la enfermedad más grave en caso de que esté involucrada más de un área anatómica. Por ejemplo, si el paciente tiene tanto bronquitis como neumonía, en general solo se registra la neumonía. Más aún, un síndrome de términos múltiples, como laringotraqueobronquitis (LTB) tiene la desventaja de ser vago y difuso. El diagnóstico de "síndrome de crup" o "laringitis" identifica de forma más precisa el sitio del involucramiento más peligroso: la laringe. El diagnóstico anatómico debe localizar la enfermedad de forma tan específica como sea posible. Por ejemplo, "neumonía intersticial bilateral" es mucho más significativo que "neumonía". En las siguientes secciones se discuten los diagnósticos anatómicos, comenzando con la laringe en la parte superior del árbol traqueobronquial y descendiendo hasta los bronquiolos pequeños (Cuadro 7-2). Los síndromes que involucran a los alveolos y al espacio pleural se discuten en el Capítulo 8.

Cuadro 7-1. Causas de apnea en la infancia

Infecciosas
Virus sincicial respiratorio (VSR)
Pertussis
Neumonía por clamidia
Rotavirus
Virus Epstein-Barr
Neumonía por *Pneumocystis jirovecii*
Otras infecciones de vías respiratorias inferiores

No infecciosas
Reflujo gastroesofágico
Convulsiones
Prematuridad
Otras

Cuadro 7-2. Clasificación de los síndromes de vía respiratoria media

Solo tos
Laringitis:
    Supraglotitis (epiglotitis)
    Crup
    Crup episódico (crup "espasmódico")
    Traqueobronquitis purulenta
Bronquitis aguda
Enfermedad similar a pertussis
Enfermedad similar a influenza
Bronquiolitis

Clasificación etiológica

En las siguientes secciones se discuten los diagnósticos etiológicos en términos de probabilidades para cada síndrome anatómico. Se puede establecer una predicción clínica de la etiología de la infección de vías respiratorias inferiores en un paciente con base en el área anatómica involucrada, las manifestaciones clínicas particulares de la enfermedad, los estudios estadísticos previos sobre casos similares y la tinción de Gram de las muestras a cultivar.

Los principios generales para el uso de procedimientos de laboratorio y cultivos tanto para neumonía como infecciones de vías respiratorias medias se discuten al comienzo del Capítulo 8. Los diagnósticos etiológicos son importantes y necesarios para la terapia específica. Sin embargo, en las infecciones graves de vías respiratorias inferiores, el diagnóstico y tratamiento tempranos de las alteraciones fisiológicas pueden salvar la vida.

Alteraciones fisiológicas

El médico debe identificar y evaluar el grado de alteración fisiológica en todos los pacientes con problemas respiratorios significativos (Tabla 7-1).

Frecuencia

Se estima que en > 30% de todas las consultas para atención médica, el motivo de consulta son infecciones de vías respiratorias. En un estudio de consultas a un departamento de emergencias durante las horas en las que los consultorios médicos estaban cerrados, los niños < 18 años de edad representaron 60% de las consultas. De las 858 consultas por infecciones seleccionadas aleatoriamente, alrededor de 24% se clasificó como de vías respiratorias superiores, 12% como de vías respiratorias medias, 6% de vías respiratorias inferiores, 23% como pararrespiratorias (como otitis o sinusitis) y 35% como otras infecciones. Por lo tanto, los síndromes de vías respiratorias medias fueron el doble de comunes en comparación con los síndromes de vías respiratorias inferiores (neumonía).

Insuficiencia respiratoria

La insuficiencia respiratoria puede conducir a insuficiencia respiratoria, definida como hipoxemia, hipercarbia (acidosis respiratoria), o ambas. El médico debe ser capaz de identificar los signos clínicos que sugieren una falla respiratoria inminente.

Acidosis respiratoria

Resultado de un exceso de CO_2 (hipercarbia), la acidosis respiratoria es secundaria a hipoventilación o a un desequilibrio grave entre ventilación y perfusión. Los signos de acidosis respiratoria aguda incluyen sudoración, expresión de ansiedad en el rostro, frecuencias respiratoria y cardiaca que van disminuyendo, y elevación de la presión arterial. La cianosis es un signo tardío. Después se presenta un patrón con ensanchamiento del intervalo QRS en el ECG. Debido a que la acidosis respiratoria en general es resultado de hipoventilación, por lo regular se trata mejor con ventilación mecánica a menos que la causa de la hipoventilación pueda revertirse rápidamente.

Hipoxemia

Ésta se define como una baja pO_2 arterial, en tanto que la hipoxia implica deficiencia de oxígeno en los tejidos.

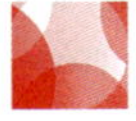

Tabla 7-1 Problemas fisiológicos respiratorios medios y bajos

PROBLEMA	EJEMPLOS
Obstrucción de vía respiratoria superior	Crup; cuerpo extraño; traqueobronquitis purulenta
Obstrucción de vía respiratoria inferior	Bronquiolitis; asma; cuerpo extraño
Debilidad de los músculos respiratorios	Cualquier infección prolongada aguda de vía respiratoria inferior, en especial en un lactante prematuro o débil o en un paciente con enfermedad muscular
Alteración en la difusión de oxígeno (bloqueo en la difusión alveolar)	Fibrosis intersticial
Restricción de la expansión pulmonar	Neumotórax; derrame pleural; ascitis; obesidad grave
Desequilibrio entre perfusión y ventilación	Atelectasias; derivación arteriovenosa; reducción del flujo sanguíneo pulmonar; choque, especialmente séptico
Depresión del centro respiratorio	Medicamentos; lesión craneoencefálica
Hiperventilación central	Meningitis; encefalitis
Hiperventilación acidótica	Cetoacidosis diabética

La hipoxemia en general es secundaria a un desequilibrio entre ventilación y perfusión, una derivación venosa-arterial, hipoventilación o alteración de la difusión. Los signos de hipoxemia incluyen taquipnea, cianosis, inquietud, mal juicio, debilidad y confusión. En la hipoxia grave, el tono muscular es pobre, y el paciente a menudo carece de fuerza. La hipoxemia, a menos que sea causada por hipoventilación, se trata mejor con oxígeno, primero con concentraciones altas, y luego con ventilación asistida en caso necesario. El monitoreo continuo de la saturación de oxígeno proporciona una guía útil para la administración del mismo.

Anticipación de la insuficiencia respiratoria

El error más grave en el tratamiento de las infecciones de vías respiratorias medias es el no reconocer cómo está el paciente. La identificación temprana de la insuficiencia respiratoria es difícil a menos que el médico tenga experiencia y puede realizar observaciones clínicas frecuentes. Por lo tanto, cuando haya duda, el paciente debe ser trasladado a un sitio donde se pueda llevar a cabo una observación intensiva y se puedan medir de forma frecuente y precisa los gases arteriales.

SOLO TOS

Solo tos es un diagnóstico preliminar útil ante la presencia de tos sin fiebre, estertores roncantes o crepitantes o disnea. Por definición, es un síntoma aislado, sin signos respiratorios inferiores y sin fiebre (temperatura ≥ 38.4 °C [≥ 101 °F]). La tos crónica puede definirse como persistencia de la tos > 3 sem. Excepto por las toses psicológicas, este síntoma por lo general refleja irritación del árbol traqueobronquial. Esta irritación puede ser causada por sustancias inhaladas (como humo de cigarro), inflamación local o secreciones que entran a la tráquea desde arriba (senos paranasales). Los receptores de la tos también están localizados en el oído y el tracto GI. La presencia solo de tos es rara vez causada por enfermedad pulmonar parenquimatosa, como se discute más adelante.

Causas y enfoque diagnóstico

Las posibles causas de solo tos se listan en el Cuadro 7-3. El asma es una causa común de tos crónica en niños. Aunque hay mucha controversia acerca del diagnóstico de asma de variante tos, la mayoría de los expertos está de acuerdo en que algunos niños evidencian su asma solo con tos. Estos niños tienen pruebas de función pulmonar anormales y una respuesta deficiente al reto con metacolina similar a los pacientes con asma clásica. Es muy posible que la tos sea peor por las noches, que despierte al niño, y que sea seca. También puede exacerbarse con el ejercicio o la exposición al aire frío. La deficiencia en la respuesta al broncodilatador o a la terapia antiinflamatoria durante el curso de varias semanas debe llevar al médico a considerar otras posibilidades diagnósticas.

La infección por pertussis y *Mycoplasma pneumoniae* pueden producir una tos prolongada, donde la tos por pertussis dura más. Cerca de 20% de los niños con tos prolongada al final tiene diagnóstico de pertussis cuando se le realizan pruebas cuidadosas. Además, los niños con asma tienen una mayor incidencia de pertussis. De estar presente, la emesis posepisodio de tos es sugerente de pertussis. Sin embargo, en los niños vacunados, este dato con frecuencia está ausente. Al igual que con el asma, la tos de la pertussis es típicamente seca.

La tos productiva crónica puede ser causada por bronquitis bacteriana prolongada. En un estudio, más de la mitad de los niños con tos productiva crónica intratable tuvo bronquitis purulenta descubierta por broncoscopia, y los cultivos fueron positivos para patógenos respiratorios clásicos como *Streptococcus pneumoniae*, *Haemophilus influenzae* no tipificable y *Moraxella catarrhalis*. Los autores especulan que esta infección bacteriana prolongada de los bronquios puede estar asociada con una alteración en el aclaramiento mucociliar o deficiencias inmunológicas sutiles o no diagnosticadas. El tratamiento con antibióticos conduce a la resolución de los síntomas. Si

---

Cuadro 7-3. Posibles causas de solo tos

Asma de variante tos
Posinfecciosa (después de bronquitis, influenza, pertussis, o infección por micoplasma)
Cuerpo extraño en la laringe o bronquios principales
Rinitis, sinusitis o síndrome de goteo retronasal
Tos por hábito
Tabaquismo (activo o pasivo)
Irritación de la pleura, diafragma o pericardio
Irritación de la rama auricular del nervio vago (cuerpo extraño o cerumen en el canal auditivo)
Úvula elongada
Síndrome de Tourette
Reflujo gastroesofágico
Anillo vascular o banda vascular
Contaminación o exposición a irritantes (polvo, humo de tabaco, etc.)

la bronquitis bacteriana prolongada es recurrente, se requiere un mayor enfoque en búsqueda de enfermedad pulmonar purulenta crónica a fin de prevenir la progresión a bronquiectasias.

La fibrosis quística es una causa rara de solo tos. Se debe medir la concentración de cloro en el sudor en niños con pólipos nasales, pobre crecimiento o ambos, además de tos. En general hay evidencia radiológica de enfermedad pulmonar en los pacientes con tos secundaria a fibrosis quística.

La calidad de la tos puede también ser sugestiva de algunas patologías. La tos de foca o crup sugiere traqueomalacia. La tos de los niños con anillos vasculares puede ser similar.

La sinusitis crónica o subaguda puede causar tos en ausencia de cefalea o fiebre, como se discute en el Capítulo 5. La tos típicamente es productiva y más prominente por la mañana. Los antecedentes pueden mostrar que la tos comenzó durante un episodio de síndrome de resfriado común. Por lo tanto, debe diferenciarse del síndrome de tos posviral, que se presenta en ausencia de infección demostrable de los senos paranasales. La tomografía computarizada (TC) de senos paranasales puede ser útil cuando se está considerando con seriedad el diagnóstico de sinusitis crónica.

El reflujo gastroesofágico (RGE) puede causar una tos en apariencia húmeda que se presenta con más frecuencia cuando el lactante o niño está acostado. De manera paradójica, se ha demostrado que el espesar la fórmula láctea con cereal de arroz de hecho incrementa la frecuencia de tos en lactantes con reflujo gastroesofágico.

Los niños pueden aspirar un cuerpo extraño, como un cacahuate, que puede atorarse en cualquier parte de la vía aérea. Típicamente, el niño tiene de 1 a 2 años de edad. Puede haber antecedente de un cuerpo extraño en la boca, por lo regular comida, con un episodio de ahogamiento, seguido de tos persistente, sibilancias unilaterales y disminución de la entrada de aire del lado afectado. Por desgracia, el propio evento de aspiración muchas veces no es presenciado, y puede estar seguido de una etapa clínicamente silenciosa. El cuerpo extraño aspirado es a menudo materia vegetal y por lo tanto es radiolúcido. Esto en raras ocasiones puede conducir a un niño con una neumonía crónica intratable. A menudo es necesaria la laringoscopia o broncoscopia. Si se sospecha un cuerpo extraño, se prefiere un broncoscopio rígido en lugar de uno flexible.

En la mayoría de los casos, una historia clínica y exploración física cuidadosas pueden establecer la causa de la tos. Cuando la tos está presente durante > 2 semanas, en general está indicada la radiografía

de tórax. A los niños > 6 años se les deben realizar pruebas de función pulmonar. Es necesario obtener antecedentes de posibles exposiciones a tuberculosis y, de ser positivos, realizar una prueba cutánea con tuberculina o un ensayo de liberación de interferón gamma. En una serie de niños con tos crónica, un esquema de terapia dirigida hacia la causa más probable estableció el diagnóstico probable en 58% de los casos.

Se debe considerar la endoscopia o el trago de bario si los estudios previos son negativos y la tos persiste, en especial en lactantes.

La tos psicógena puede ser en particular persistente y sorprendentemente intensa. Desaparece durante el sueño y algunas veces cuando se distrae al paciente. Este es un diagnóstico de exclusión. La tos por hábito es fácil de identificar y en general se puede diagnosticar clínicamente.

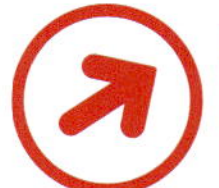

Perla clínica: las causas más comunes de tos crónica dependen de la naturaleza de la tos: si esta es seca, son comunes el asma o el reflujo gastroesofágico; si la tos es productiva, son más probables la sinusitis bacteriana o la bronquitis bacteriana prolongada; si la tos es paroxística, es factible la pertussis.

Tratamiento

No se requiere terapia específica en ausencia de una etiología específica. La terapia sintomática incluye intentos por mejorar la humidificación y el uso de antihistamínicos de venta libre en mostrador para reducir el goteo retronasal. La tos psicógena puede tratarse con terapia cognitivo-conductual. Los pacientes con tos productiva crónica cuya etiología no puede establecerse deben ser referidos a un neumólogo.

Los jarabes para la tos se discuten en el Capítulo 2. Deben evitarse en niños pequeños, ya que no se ha estudiado la eficacia o seguridad de ningún supresor de la tos en niños < 2 años de edad.

SÍNDROMES LARÍNGEOS

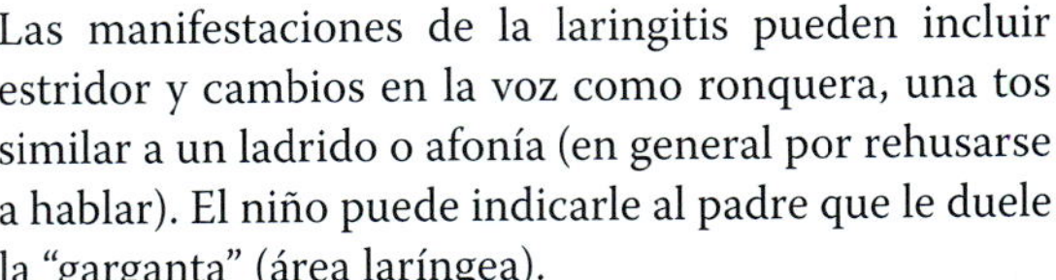

Definiciones

Las manifestaciones de la laringitis pueden incluir estridor y cambios en la voz como ronquera, una tos similar a un ladrido o afonía (en general por rehusarse a hablar). El niño puede indicarle al padre que le duele la "garganta" (área laríngea).

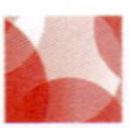

Tabla 7-2 Hallazgos en los síndromes laríngeos

	SUBGLÓTICO (CRUP VIRAL)	SUPRAGLÓTICO (EPIGLOTITIS)	TRAQUEOBRONQUITIS PURULENTA
Apariencia	Por lo regular no se ve gravemente enfermo	Gravemente enfermo, salivando	Variable
Posición predilecta	Recostada	Sentada	Variable
Tos en ladrido	Típica	Rara	Posible
Ronquera o afonía	Variable	Típica	Poco común
Epiglotis enrojecida o edematosa	Ausente	Típica	Ausente
Estridor inspiratorio o retracción	Presente	Presente	Variable
Sibilancias espiratorias	Ausentes	Ausentes	A menudo presente
Fiebre	Variable	Usualmente alta	Moderadamente alta
Secreciones purulentas en la tráquea	Ausentes	Raras	Típicas
Curso	Gradual-días	Rápido-horas	Formación rápida de atelectasias; se requiere vía aérea permeable

En adultos, la laringitis se identifica por ronquera. En niños, a la laringitis subglótica usualmente se le llama crup. El estridor inspiratorio es el signo más característico en el crup, y es el rasgo distintivo de la obstrucción de vía respiratoria alta por cualquier causa (Tabla 7-2). En los casos moderados a intensos por lo regular hay retracción inspiratoria subesternal, y es también un signo general de obstrucción de la vía respiratoria alta (extratorácica).

Un niño con laringitis o cualquier otro tipo de obstrucción de la vía aérea tiene dificultad para *meter* aire a los pulmones, mientras que el niño con bronquiolitis, u otro tipo de obstrucción de vía respiratoria baja (intratorácica), tiene dificultad para *sacar* el aire de los pulmones. En la laringitis, los ruidos respiratorios en general están disminuidos en todos los campos pulmonares, y esto por lo regular se describe como un deficiente intercambio de aire.

Clasificación

La literatura contiene una infinidad de términos diagnósticos para las diversas condiciones que afectan a la laringe y la tráquea. La laringitis es un diagnóstico que es mejor utilizado cuando no se puede identificar de forma más precisa la localización de la enfermedad laríngea. La laringitis puede clasificarse en subglótica y supraglótica. Aunque es útil distinguir entre laringitis subglótica y supraglótica, esta definición es a menudo difícil cuando el niño es visto por primera vez. Laringitis o síndrome de crup es un diagnóstico descriptivo preliminar útil hasta que se cuente con información más definitiva (como una radiografía lateral del cuello). También se ha utilizado el término "síndrome de crup" para enfatizar la varie-

dad de posibles causas y localización de la enfermedad laríngea. En esta sección, se utilizará el término "crup" para referirse a la laringitis subglótica, presumiblemente viral (Tabla 7-2). "Epiglotitis" es un término impreciso a menudo utilizado en lugar del término "supraglotitis", que es más adecuado; este último término es superior debido a que la epiglotis puede tener un involucramiento mínimo en algunos casos en los que la mayor parte de la inflamación se presenta en los pliegues ariepiglóticos. El crup espasmódico también es un mal término, debido a la falta de evidencia de que el laringoespasmo desempeñe un papel etiológico en este padecimiento. Los términos preferidos son los siguientes (con los términos usuales entre paréntesis): crup, supraglotitis (epiglotitis), crup episódico (crup espamódico), y traqueítis supurativa, laringotraqueítis o LTB (traqueítis bacteriana), dependiendo de la extensión de la superinfección bacteriana.

La laringitis grave, ya sea subglótica o supraglótica, es una emergencia pediátrica. Si se sospecha, se debe evitar el intentar visualizar la vía aérea, y se debe llamar a un anestesiólogo u otorrinolaringólogo para realizar una intubación traqueal o una traqueostomía. El médico en entrenamiento debe aprender a realizar intubaciones difíciles, así como ventilación de emergencia con bolsa y mascarilla. Sin embargo, la intubación puede ser imposible en algunos pacientes con supraglotitis (epiglotitis), de modo que puede requerirse un procedimiento quirúrgico, como una traqueostomía o una punción en la membrana cricotiroidea.

Edad y frecuencia

La laringitis en adultos produce característicamente solo ronquera o pérdida de la voz. Sin embargo, cuando los niños tienen laringitis, pueden tener una enfermedad mucho más seria dado que la laringe es más pequeña. El edema en la laringe de un niño produce más obstrucción de la vía aérea en comparación con la misma cantidad de edema en un adulto. Además, los niños pequeños en general están padeciendo una infección primaria con un virus respiratorio particular, mientras que los adultos ya habrán sido infectados antes. La infección primaria con los virus de parainfluenza y el VSR tiende a ser más grave y a diseminarse de manera más amplia en la vía respiratoria. Esto contrasta con las infecciones subsecuentes, en las que estos virus tienden a limitarse a la vía aérea superior.

Solo se requiere hospitalización para un pequeño porcentaje de los pacientes con laringitis vistos en el consultorio o en clínicas ambulatorias. Aunque solo unos cuantos niños hospitalizados por crup requerirán intubación endotraqueal, se debe recordar la posibilidad de una obstrucción aguda.

El crup viral tiende a ser estacional, en especial cuando es causado por virus de parainfluenza tipo 1, su agente etiológico más frecuente. La estación pico para hospitalizaciones por crup en climas templados es a finales del otoño, y la epidemia es más intensa en los años nones. El virus de parainfluenza tipo 3 también puede producir crup intenso con patrón endémico. El crup veraniego puede deberse a enterovirus, adenovirus o parainfluenza tipo 3.

La supraglotitis, por el contrario, no tiene un pico estacional. Esta enfermedad, casi siempre causada por *H. influenzae* tipo b, ha sido casi erradicada. La edad pico de frecuencia para el crup es entre los 1 y 3 años. La supraglotitis se presenta en niños mayores, con una edad pico entre los 3 y los 6 años. La traqueobronquitis purulenta también tiende a ser una enfermedad de niños en edad preescolar y escolar. La causa más común es el *Staphylococcus aureus*.

Principios fisiológicos

Edema laríngeo

Los principales componentes en la obstrucción laríngea por laringitis son el edema y el espasmo.

La laringitis es un ejemplo clásico de una infección respiratoria en la que el problema principal es la obstrucción de vías respiratorias superiores.

Laringoespasmo

El laringoespasmo es una complicación temida de la supraglotitis. La manipulación de la faringe posterior, como el despertar el reflejo nauseoso del paciente con un abatelenguas, puede producir aspiración de secreciones, laringoespasmo, o ambos, y

conducir a una rápida obstrucción de la vía aérea. No se debe intentar la exploración de la faringe posterior en el niño con dificultad respiratoria intensa donde se sospeche que la causa sea una supraglotitis, en especial si involucra sujetar al niño en posición supina. En un niño mayor que puede cooperar, y en quien se piensa que es poco probable una supraglotitis, un laringoscopista experimentado puede algunas veces efectuar una laringoscopia indirecta para descartar el diagnóstico. Sin embargo, si se intenta la exploración visual directa, se debe contar con equipo y conocimiento para utilizar ventilación con bolsa y mascarilla e intubación.

La principal causa de crup episódico ("crup espasmódico") no es el laringoespasmo, sino una edematización aguda de los tejidos subglóticos. No se comprende bien qué es lo que causa este proceso. La apariencia de los tejidos se asemeja a la del edema no inflamatorio.

Secreciones purulentas

En raras ocasiones las secreciones purulentas agravan la obstrucción en la tráquea y los bronquios principales. No es necesaria la succión en la mayoría de las formas de laringitis, y debe ser evitada, ya que el trauma por el tubo de succión puede empeorar el espasmo o el edema.

Hipoxemia

La principal alteración fisiológica en el crup es la hipoxemia, cuyo mecanismo es complejo. Puede ser causada por un bloqueo en la difusión por involucramiento de las vías respiratorias inferiores por la infección, o por edema pulmonar secundario a aumento de la resistencia. En cualquier caso, con frecuencia hay una pO_2 arterial baja en el crup. Es inusual la retención de CO_2, y la pCO_2 es en general baja por la hiperventilación. Cuando la pCO_2 se normaliza o se eleva, la ventilación puede ser inadecuada, indicando una situación más grave. Excepto por una pCO_2 que se eleva, los gases arteriales no se correlacionan bien con la necesidad de intubación.

Apariencia clínica de los síndromes laríngeos

La obstrucción respiratoria superior aguda puede clasificarse en síndromes anatómicos graves con base en la localización de la obstrucción y los hallazgos clínicos (Tabla 7-2). Sin embargo, no pueden diferenciarse los síndromes en sus etapas tempranas. A menudo el crup viral leve y el crup episódico no pueden diferenciarse.

Supraglotitis (epiglotitis)

La obstrucción de la glotis y por encima de ella (cuerdas vocales) causada por edema se caracteriza por acumulación de secreciones en la faringe, con salivación. La posición de confort del paciente es estar sentado con la barbilla hacia adelante (Fig. 7-1). Las respiraciones pueden ser lentas y cuidadosas. En ocasiones se observa edema de todo el cuello. Hay ausencia de voz (afonía), o puede ser que la voz sea ronca, apagada o gutural. Por lo regular el paciente parece bastante ansioso. El inicio de la enfermedad en general es muy rápido, y debido a que es común que esta condición se acompaña por bacteriemia, hay fiebre alta. Este síndrome es una situación urgente, ya que la obstrucción puede presentarse de forma súbita. La epiglotis puede tener una coloración rojo cereza y una forma esférica, pero en raras ocasiones puede ser normal, con el edema localizado en los pliegues ariepiglóticos.

Crup

La obstrucción de las cuerdas vocales por edema se caracteriza por acumulación de secreciones por debajo de las cuerdas vocales en la tráquea o por edema en el cono elástico, el tejido alveolar laxo por debajo de las cuerdas vocales. La posición de confort del paciente es usualmente en posición recostada, pero el niño puede

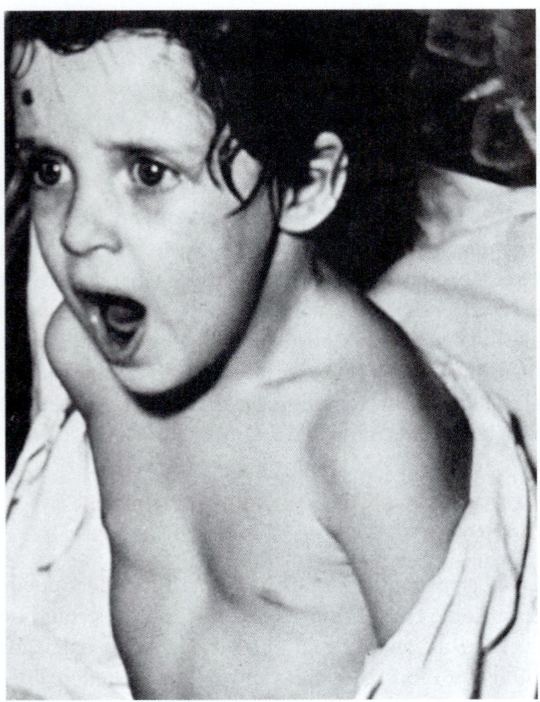

Figura 7-1. Aspecto típico de una obstrucción supraglótica grave. Ver texto. (Fearon B: *Pediatr Clin North Am* 1962;9:1095–1112).

preferir acostarse sobre la espalda con el cuello hiperextendido sobre una almohada. La respiración casi siempre es rápida. Hay una tos áspera o en ladrido, en general sin ronquera. La afonía es poco común. Esta forma de laringitis por lo regular tiene un inicio y curso graduales, siendo la fatiga un factor principal en la insuficiencia respiratoria. Algunas veces hay antecedentes de crup.

Traqueobronquitis purulenta

También llamada traqueítis bacteriana y traqueítis seudomembranosa, la traqueobronquitis purulenta debe ser considerada como una entidad separada, ya que la alteración fisiológica y el tratamiento son diferentes de los de los dos síndromes previos. Este padecimiento se asemeja al crup, con mínimas manifestaciones laríngeas. A menudo se sospecha un cuerpo extraño debido a las sibilancias inspiratorias y espiratorias de tono bajo. Se caracteriza por acumulación de secreciones purulentas en la tráquea y los bronquios principales. Se pueden succionar cantidades abundantes de secreciones purulentas, o estas pueden ser expectoradas con la tos. Las manifestaciones laríngeas son mínimas o variables, de modo que puede no identificarse la gravedad de la obstrucción. En general no hay tos áspera o estridor como en el crup, aunque la traqueítis viral puede ser un factor predisponente. Sin embargo, con el estetoscopio se pueden escuchar sibilancias inspiratorias y espiratorias y en ocasiones estertores crepitantes. Es común el atrapamiento de aire. Las sibilancias pueden estar lateralizadas hacia uno de los bronquios principales, que está parcialmente obstruido por secreciones purulentas, y esto puede dar lugar a la sospecha de un cuerpo extraño. Las atelectasias son comunes en los casos graves. La radiografía de tórax puede mostrar involucramiento pulmonar difuso, y en ocasiones se pueden observar seudomembranas. Las placas laterales muestran con mayor facilidad el estrechamiento de la vía aérea traqueal, con bordes mal definidos por las secreciones purulentas y espesas (Fig. 7-2).

Puede presentarse insuficiencia respiratoria debido a la obstrucción de la tráquea o varios bronquios mayores. La intubación nasotraqueal o la broncoscopia con succión pueden salvar la vida. Puede ser necesaria una traqueostomía para facilitar la succión de secreciones. Es importante diagnosticar este padecimiento con rapidez, ya que el retraso en el diagnóstico lleva a un pronóstico deficiente.

Crup episódico (crup espasmódico)

Este patrón clínico se caracteriza por un inicio súbito de tos similar al crup y estridor inspiratorio que típicamente dura menos de 1 día, pero tiende a recurrir en días subsecuentes. También puede recurrir sema-

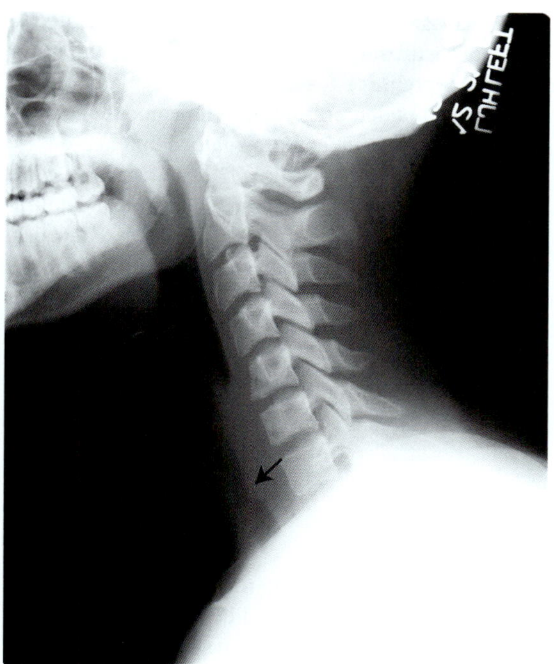

Figura 7-2. Placa lateral de cuello que muestra irregularidad focal de la pared posterior de la parte inferior de la tráquea cervical (*flecha*). Esto es consistente con exudado inflamatorio como se observa en la traqueítis bacteriana.

nas o meses después. El síndrome por lo regular se desarrolla en un niño sano o solo un poco enfermo al momento que se fue a dormir. El paciente despierta más tarde con una tos áspera, con o sin estridor inspiratorio. No hay fiebre.

La exploración laringoscópica muestra que los síntomas son causados por la rápida acumulación de edema en los tejidos laríngeos. Es común que estén implicadas las infecciones virales, pero algo que no se comprende bien es por qué algunos niños desarrollan edema súbito. Esta predisposición tiende a correr en las familias. Los estudios a largo plazo muestran una mayor incidencia de asma en pacientes con antecedente de crup episódico.

Se observa una rápida respuesta al vapor de agua. Algunas veces, el trayecto al hospital en el auto con las ventanas abajo será suficiente para eliminar por completo los síntomas. Tiende a recurrir, algunas veces en la misma noche, y casi siempre en noches subsecuentes durante 1 a 4 días. Durante el día, el niño estará bien, o casi bien. Los padres pueden exponerlo al vapor en la regadera del baño, o evitar una recurrencia humidificando el aire en la habitación del niño. No es necesario que el vapor esté frío. A pesar de esta apariencia inicial, en ocasiones atemorizante, el crup episódico casi siempre es benigno.

Etiologías posibles

Virus

Los virus de parainfluenza son la causa viral más común de crup, y son responsables de 30 a 40% de los episodios de laringitis en niños. Los virus de parainfluenza tipos 1 y 3 causan crup moderado a grave, mientras que el curso del crup secundario a virus de parainfluenza tipo 2 en general es leve. El VSR, los virus de influenza A y B, adenovirus, coronavirus y enteroviris son causas ocasionales de síndrome de crup, al igual que el metaneumovirus. El crup causado por un virus casi siempre tiene un inicio y curso graduales, aunque el crup secundario a virus de influenza puede ser grave. Además, la traqueítis bacteriana es más común después del crup inducido por influenza.

Los niños con infección por sarampión tienen una alta tasa de síndrome de crup. Se reportaron brotes graves de sarampión entre las poblaciones no vacunadas a inicios de la década de 1990; en uno de ellos, 82 (19%) de 440 niños diagnosticados con sarampión, también tuvieron crup.

El virus del herpes simple (VHS) ha sido identificado como la causa de síntomas de crup prolongados en pacientes con gingivoestomatitis grave. El virus Epstein-Barr fue la causa en un niño de 12 años de edad que desarrolló una seudomembrana.

Los virus de parainfluenza e influenza parecen ser causas raras de laringitis supraglótica.

Una causa en particular recalcitrante de ronquera recurrente, estridor, y en algunas ocasiones obstrucción respiratoria, es la papilomatosis laríngea, una condición causada por virus del papiloma humano (por lo regular serotipos 6 u 11), que se adquiere en el paso a través del canal del parto. Pueden requerirse múltiples procedimientos quirúrgicos para aliviar los síntomas obstructivos.

Bacterias

Por fortuna rara actualmente, la supraglotitis por *H. influenzae* es una emergencia médica. En general se caracteriza por un inicio rápido de obstrucción supraglótica, con una epiglotis roja e inflamada.

Otras bacterias, en particular el estreptococo beta-hemolítico de grupo A, B o C, pueden en raras ocasiones producir una laringitis grave. El *Mycoplasma pneumoniae* ha sido asociado con crup en algunos pacientes. La difteria puede producir una obstrucción membranosa en la laringe o la tráquea. Esta enfermedad en la actualidad es relativamente rara, pero incluso así debe tomarse en cuenta, en especial ante la presencia de faringitis purulenta con crup en un niño no vacunado. El *S. aureus* es la causa usual de traqueo-bronquitis purulenta de acuerdo con los cultivos de los aspirados traqueales purulentos. Los organismos entéricos gramnegativos rara vez están implicados en la LTB purulenta.

Hongos

La *Candida albicans* es causa de estridor inspiratorio en lactantes pequeños y supraglotitis en adultos inmunocomprometidos. Existe un reporte de un niño pequeño con crup recurrente causado por infección por *Sporothrix schenckii*, que se exacerbó con el tratamiento con corticoesteroides sistémicos.

Cuerpo extraño

La aspiración de un cuerpo extraño hacia la laringe o el esófago en un niño pequeño puede producir síndrome de crup, casi siempre con obstrucción subglótica. La enfermedad puede semejar bastante a un crup infeccioso, en especial si se desarrolla fiebre a causa de neumonía en el pulmón obstruido.

Reflujo gastroesofágico

El RGE puede ser causa de crup episódico. Un estudio retrospectivo de 66 pacientes con episodios de crup recurrente encontró que 47% de los pacientes tenían RGE. Debido a su naturaleza retrospectiva, este estudio seguramente estuvo sujeto a sesgo de selección. Sin embargo, los autores sí demostraron una especie de relación "dosis-respuesta"; los niños que habían estado hospitalizados tres o más veces por crup tuvieron una mayor prevalencia de RGE. Estos pacientes tendieron a ser más jóvenes y a tener un intervalo más corto entre los episodios de crup. No se evaluaron controles.

Alergia o irritación

El edema laríngeo alérgico puede ser grave y peligroso. Los irritantes inhalados pueden producir espasmo laríngeo en individuos en particular susceptibles. Esta puede ser una posible causa de crup episódico. Algunos casos parecen estar precipitados por el aire frío (p. ej., de un aire acondicionado). La aspiración de una pequeña cantidad de contenido gástrico también parece ser una causa ocasional de irritación laríngea y enfermedad similar a crup. Los tóxicos inhalados pueden producir crup episódico. Las bebidas calientes pueden causar epiglotitis térmica en lactantes.

Otros síndromes

Se puede sospechar una laringitis cuando la obstrucción de la vía aérea superior resulta en estridor inspiratorio. Los abscesos retrofaríngeos pueden producir estridor, y se discuten en el Capítulo 6. La epilepsia

puede causar laringoespasmo recurrente. Cualquier cosa que estreche la vía aérea puede ser un factor predisponente; la estenosis subglótica o los quistes subglóticos pueden presentarse clínicamente con síndrome de crup recurrente. El angioedema hereditario puede producir un rápido inicio de síntomas de crup. Esta condición está relacionada a deficiencia del inhibidor de esterasa C1. Los adolescentes pueden presentar obstrucción aguda de la vía aérea superior por disfunción de las cuerdas vocales. Este trastorno es causado por un cierre paradójico de las cuerdas vocales, y se puede presentar con estridor o sibilancias. Es más común en mujeres adolescentes, y responde a terapia del lenguaje y psicoterapia.

Enfoque diagnóstico

Radiografías simples

Con frecuencia se utilizan radiografías laterales de cuello para determinar el área de obstrucción cuando la condición del paciente es buena (Fig. 7-3). Con estas radiografías se puede excluir un cuerpo extraño. La revisión de radiografías laterales de cuello por radiólogos que no conocían el diagnóstico indicó que, para la laringitis subglótica, la interpretación es muy confiable excepto en casos de radiografías de mala calidad. Un estudio comparó los resultados de la radiografía simple con el diagnóstico establecido por microlaringoscopia y broncoscopia en 144 niños con obstrucción aguda de la vía respiratoria superior. El diagnóstico por radiografía fue > 86% sensible para diagnosticar laringotraqueítis purulenta, cuerpo extraño y compresión de la arteria innominada. La sensibilidad de las radiografías simples en el diagnóstico de laringomalacia y traqueomalacia fue de 5 y 62%, respectivamente.

En ocasiones se utilizan las radiografías anteroposteriores para demostrar estrechamiento del área subglótica en niños con crup (Fig. 7-4). Este llamado "signo de la torre" no es sensible ni específico para crup.

Un niño con dificultad respiratoria intensa no debe ser enviado para una radiografía, sino que se le debe realizar una exploración directa contando con instalaciones de quirófano, un anestesiólogo y un otorrinolaringólogo que pueda intubar o realizar una traqueostomía. Incluso un niño un poco enfermo debe ser acompañado por alguien capaz de establecer una vía aérea de emergencia o proporcionar ventilación.

Conteo leucocitario y diferencial

Algunas veces se utilizan el conteo leucocitario y el diferencial para guiar la decisión de utilizar antibióticos; estos estudios en general no tienen valor especial.

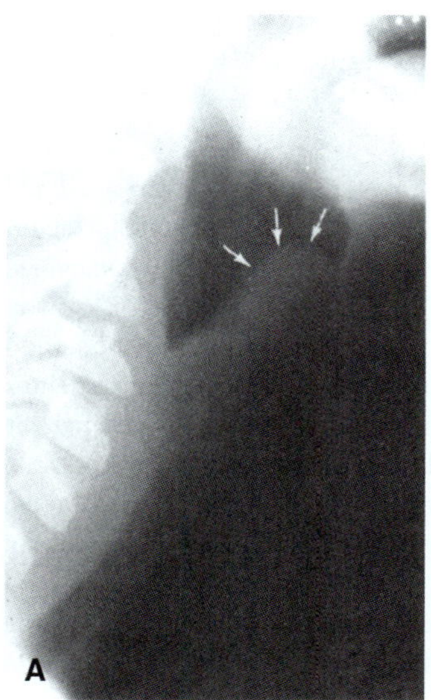
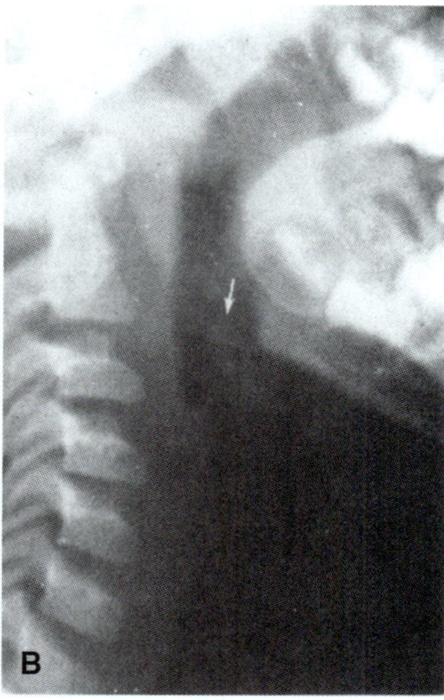

Figura 7-3. Radiografías laterales de cuello. **(A)** Epiglotitis. **(B)** Normal. (De Rapkin RH. J Pediatr 1972;80:96–8).

Cultivos y pruebas con PCR

El cultivo faríngeo para detección de bacterias no tiene valor. Se deben cultivar las secreciones traqueales recuperadas al momento de la intubación en búsqueda de *H. Influenzae* y otras bacterias, así como de virus. La PCR multiplex de las secreciones respiratorias puede identificar la etiología viral, pero esta información rara vez es útil clínicamente. El hemocultivo puede ser de valor en niños con sospecha de supraglotitis, aunque el valor diagnóstico es bajo. Los pacientes con crup no requieren ser hemocultivados. En un estudio de 249 niños con fiebre elevada (temperatura > 39 °C) de entre 3 y 36 meses de edad con un diagnóstico clínico de crup, ninguno tuvo hemocultivo positivo.

Gases arteriales

Si el paciente se ve gravemente enfermo y tal vez requiera una vía aérea pronto, entonces no se debe inmovilizar al niño, como se haría por ejemplo para una punción arterial. Los gases capilares son más útiles en la enfermedad gradualmente progresiva, donde puede ser difícil de valorar si el intercambio de gases es adecuado. Sin embargo, no se correlacionaron con la necesidad de intubación endotraqueal en un estudio sobre crup y supraglotitis.

Tratamiento de la sospecha de supraglotitis

Aunque la supraglotitis es algo que rara vez se observa, su diagnóstico y tratamiento son críticos debido a que puede ser rápidamente fatal. Los principales puntos del enfoque ante la sospecha de supraglotitis son (1) evitar una exploración o procedimientos de laboratorio que asusten al paciente y que puedan desencadenar un espasmo y (2) asegurar la vía aérea tan pronto como sea posible. Se debe notificar a un otorrinolaringólogo y a un anestesiólogo. Si el niño hace espasmo de la vía aérea, se debe utilizar ventilación con bolsa-mascarilla hasta que se pueda asegurar la vía aérea.

Intubación nasotraqueal

En la obstrucción laríngea grave, puede requerirse intubación nasotraqueal. Se ha utilizado de forma

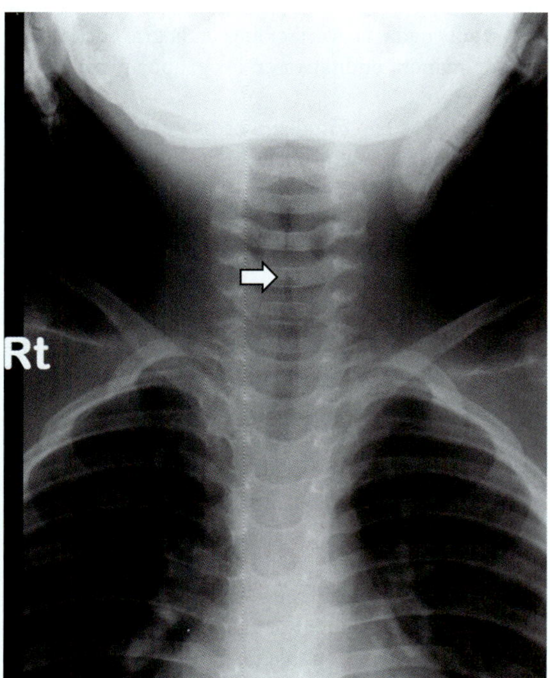

Figura 7-4. Estrechamiento del área subglótica (signo de la torre) en un paciente con crup.

exitosa en lugar de la traqueostomía en muchos casos de supraglotitis aguda. Si el edema laríngeo es grave, puede fallar.

Traqueostomía

La traqueostomía electiva de rutina fue aconsejada a principios de la década de 1970 para los pacientes con supraglotitis, ya que por lo regular se requerían de 20 a 30 min para movilizar al paciente para realizar una traqueostomía urgente, y la intubación era difícil. Se prefiere la intubación nasotraqueal debido a la menor tasa de complicaciones.

Antibióticos

La ceftriaxona (o su equivalente) está indicada para los pacientes febriles y tóxicos. Los antibióticos no disminuyen la necesidad de observación cuidadosa al inicio del curso de una laringitis grave, y tienen menor prioridad que la evaluación de la vía aérea.

Tratamiento del crup

El manejo del crup intenso incluye muchos de los mismos pasos antes descritos para la supraglotitis; aunque rara vez se requiere, el asegurar la vía aérea puede salvar la vida en casos graves de crup. A continuación, se discuten otras posibilidades de tratamiento.

Epinefrina racémica nebulizada o L-Epinefrina

Al parecer, la epinefrina produce alivio de la obstrucción por vasoconstricción local, que encoge la mucosa edematosa. La epinefrina se utiliza ampliamente y parece ser útil en la laringotraqueítis, al menos durante varias horas. La dosis usual es epinefrina racémica al 2.5% o L-epinefrina al 1% diluida 1:8 (0.5 mL de epinefrina en 3-5 mL de agua destilada) administrada mediante una mascarilla sin presión positiva.

Una desventaja de la epinefrina nebulizada ha sido el potencial de rebote, donde el paciente mejora de forma transitoria, pero después empeora de manera súbita cuando "pasa" el efecto de la terapia. Debido a esta inquietud, antes se tenía la idea de que los pacientes que recibían epinefrina en el departamento de emergencia debían ser hospitalizados. Un estudio prospectivo de cohorte mostró que los pacientes con crup que recibieron tanto epinefrina como dexametasona, y al final de un periodo de observación de 2 h no tuvieron ni estridor ni retracciones intercostales en reposo, podían ser dados de alta sin problema. Sin embargo, la epinefrina nebulizada no carece de riesgo. En un reporte de caso, un niño pequeño desarrolló un infarto miocárdico agudo después de recibir múltiples dosis de epinefrina racémica en el departamento de emergencias.

Corticoesteroides

Los corticoesteroides son efectivos en el crup ya sea que se administren por vía intramuscular, por nebulización o por vía oral. La dosificación de la dexametasona va de 0.15 mg/kg a 0.6 mg/kg IM o VO. Se debe reservar la terapia con esteroides para pacientes con crup moderado a intenso, y se debe utilizar poco, si acaso, en pacientes que presentan crup episódico clásico, que por lo regular responden muy rápido con solución salina nebulizada. Sin embargo, los pacientes con crup episódico grave no responden a los corticoesteroides; por lo tanto, este tratamiento se puede emplear de manera selectiva. Si el paciente requiere un curso de terapia prolongado o que se aumenten las dosis para controlar los síntomas, está indicada la referencia a un especialista en oídos, nariz y garganta para una laringoscopia.

Los estudios sobre terapia con corticoesteroides han recibido críticas por no estratificar por qué los pacientes tenían crup episódico, pero estas críticas no son correctas. Los pacientes con crup episódico grave que requieren hospitalización a menudo no pueden ser diferenciados de manera adecuada de pacientes con crup viral. Por lo tanto, los estudios con números y controles adecuados que indican un beneficio no deben ser rechazados por el hecho de no hacer determinaciones diagnósticas clínicas que son difíciles o incluso imposibles. Si la aleatorización se realiza de forma adecuada, las variaciones en la gravedad deben caer de manera equitativa en los grupos placebo y de tratamiento.

También se han estudiado otros esteroides y métodos de administración, incluyendo budesonida nebulizada; estos tratamientos también funcionan, pero casi siempre son más costosos, y por lo tanto deben reservarse para situaciones especiales. En general, los beneficios de los corticoesteroides tienen una duración relativamente corta; se observan mejorías en los puntajes de crup desde los 30 min después de la administración, y se mantienen durante alrededor de 12 h; el beneficio después de 24 h ha sido difícil de demostrar. Sin embargo, esta mejoría a corto plazo es a menudo todo lo que se requiere para aliviar los síntomas difíciles y evitar la hospitalización en este grupo de pacientes.

Epinefrina

El uso de una prueba con dosis de 0.01 mL/kg de la solución acuosa estándar de epinefrina 1:1 000 por vía intramuscular es razonable cuando hay fuerte sospecha de una base *alérgica*, ya sea de crup episódico o edema supraglótico alérgico.

Mezclas de helio-oxígeno

Debido a que su densidad es menor a la del nitrógeno, el helio, cuando se mezcla con oxígeno, debe facilitar el paso de oxígeno a través de las vías aéreas parcialmente obstruidas. Estudios muestran beneficios de corta duración que por lo general desaparecen a los 90 a 120 min después de su administración.

Complicaciones

Edema pulmonar

La obstrucción laríngea puede producir edema pulmonar, manifestado por infiltrados pulmonares extensos sin hipertrofia cardiaca. El tratamiento incluye presión positiva al final de la espiración (PPFE), oxígeno y un diurético, como furosemida.

Infección extralaríngea

La meningitis, la pericarditis y la artritis séptica son complicaciones en extremo raras de la epiglotitis por *H. influenzae.*

BRONQUITIS Y SÍNDROMES DE TOS

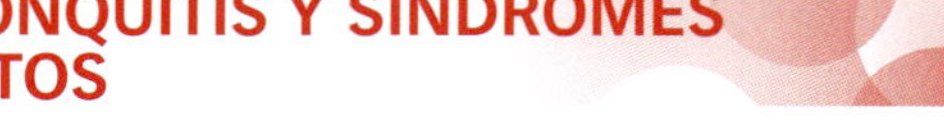

Definiciones

No existe un consenso claro sobre una definición operativa de bronquitis aguda en la niñez. La definición de diccionario, "inflamación de los bronquios", es claramente inconveniente para propósitos diagnósticos, ya que los bronquios no pueden visualizarse de forma no invasiva. Para muchos médicos ocupados, el término *bronquitis* ha sido un "diagnóstico de basurero". Los médicos también pueden establecer el diagnóstico de

bronquitis para justificar la administración de agentes antimicrobianos cuando así lo esperan los padres del niño, aunque el diagnóstico en general no es capaz de proporcionar una indicación para el uso de terapia antibiótica. La bronquitis aguda tal vez se define mejor como tos con estertores roncantes o crepitantes que aclaran con la tos y sin evidencia de neumonía. La tos puede ser paroxística o nocturna. A menudo hay traqueítis presente. Casi siempre hay fiebre, pero usualmente no es significativa. Si existe linfocitosis o sonidos ululantes, se trata de una enfermedad similar a pertussis (Tabla 7-3). Si son prominentes la cefalea y la debilidad, la condición debe diagnosticarse como enfermedad similar a influenza (ESI). Si hay sibilancias persistentes, la enfermedad por lo regular se diagnostica como bronquitis asmática (Tabla 7-4).

La bronquiolitis y la bronquitis asmática se discuten en una sección posterior sobre síndromes con sibilancias.

Clasificación

La bronquitis aguda en niños puede clasificarse en subgrupos y posibles etiologías con base en características adicionales (ver Tabla 7-3). Debe utilizarse la tabla que distingue entre bronquiolitis, bronquitis asmática y asma (Tabla 7-4) para completar el espectro de síndromes.

Epidemiología y patología

El diagnóstico de "bronquitis" es muy común en la práctica pediátrica. En un estudio sobre 5 489 pacientes ambulatorios con enfermedades de vías respiratorias distintas al resfriado común, a 40% se les asignó el

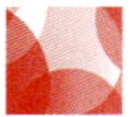 **Tabla 7-3** **Clasificación de los síndromes de tos agudos**

SUBGRUPOS	RASGOS CARACTERÍSTICOS
Bronquitis aguda	Tos, estertores roncantes o sibilancias Estertores crepitantes que aclaran con la tos Fiebre variable
Enfermedad similar a pertussis	Bronquitis aguda, con linfocitosis o episodios paroxísticos de tos con o sin sonido ululante a la inspiración o emesis posepisodio de tos
Enfermedad similar a influenza	Bronquitis aguda, con mialgia o cefalea marcada, fiebre con calosfríos, epidemia de influenza en la comunidad
Otro	Aspiración de cuerpo extraño: niño pequeño, sibilancias focales Clamidia: 1 a 6 m, por lo regular afebril, con o sin eosinofilia periférica Sarampión: no vacunado, conjuntivitis, posible linfopenia Alergia: algunas formas de asma (ver Tabla 7-4)

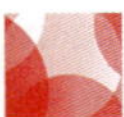

Tabla 7-4 Diferenciación entre tres síndromes de sibilancias

	BRONQUIOLITIS	BRONQUITIS ASMÁTICA	ASMA
Edad usual	< 2 a	1-4 a	> 4 a
Recurrencias	No	Algunas veces	Repetidas
Presunta localización	Bronquiolos	Bronquios pequeños	Todos los bronquios
Características a la auscultación	Rudeza respiratoria, sibilancias, estertores roncantes	Sibilancias, estertores roncantes	Sibilancias musicales
Etiología habitual*	VSR, MNVh, AV, VPI, VI, EV	RV, AV, VPI, VI, EV, otros virus respiratorios	Alérgenos, compuestos inhalados, o virus respiratorios

*En orden decreciente aproximado de frecuencia.
VSR, virus sincicial respiratorio; MNVh, metaneumovirus humano; AV, adenovirus; VPI, virus de parainfluenza; RV, rinovirus; VI, virus de influenza; EV, enterovirus.

diagnóstico de bronquitis aguda. La tasa de ataque en este estudio fue más alta en el segundo año de vida.

Los factores predisponentes claramente establecidos incluyen acudir a estancias infantiles y el tabaquismo pasivo. Los bebés que fueron prematuros con displasia broncopulmonar a menudo presentan bronquitis recurrente.

Dado que la bronquitis es rara vez fatal, se conoce muy poco acerca de la histopatología de esta condición.

Causas

Respiratory Viruses

La mayoría de los casos se debe a infección con un virus respiratorio. El adenovirus (en especial los tipos 4 y 7), la influenza, parainfluenza y el VSR son las causas más comunes de bronquitis aguda en la niñez. Los rinovirus, algunos enterovirus, el metaneumovirus humano y algunos coronavirus también son capaces de causar bronquitis aguda. De los virus de parainfluenza, el tipo 3 es una causa más común de bronquitis que los tipos 1 o 2, en contraste con las frecuencias relativas observadas en el crup.

La infección por virus del sarampión siempre involucra los bronquios. Como se discute en el Capítulo 11, la tos y la fiebre son prominentes antes de la erupción del exantema.

Micoplasmas

El *Mycoplasma pneumoniae* es una causa ocasional de bronquitis aguda, en especial en niños en edad escolar. No se detecta evidencia radiológica o clínica de neumonía, a pesar de la tos importante y la fiebre. Puede haber un deficiente intercambio de gases e incluso cianosis. Por lo regular el diagnóstico se establece mediante pruebas serológicas. Una prueba de IgM positivo por inmunoensayo enzimático debe confirmarse mediante

inmunofluorescencia, que es una prueba más específica. Algunos laboratorios pueden detectar *M. pneumoniae* por PCR a partir de hisopados faríngeos, ya sea solo o como parte de un panel de patógenos respiratorios.

Chlamydia y Chlamydophila

La *Chlamydia trachomatis* puede causar tos y taquipnea en el lactante de 1 a 6 meses de edad, junto con neumonía intersticial bilateral y algunas veces eosinofilia. Se discute más a detalle en el Capítulo 8.

La información en relación con el papel de la *Chlamydophila pneumoniae* en la bronquitis aguda es contradictoria, sobre todo debido a que el diagnóstico de infección por *C. pneumoniae* está plagado de dificultades. Dado que solo crece en cultivos celulares, no puede ser cultivado en las placas de agar típicas utilizadas para cultivar bacterias. Las pruebas directas con antígenos son muy poco confiables. Las respuestas serológicas pueden ser sugerentes de una infección reciente; aparece una respuesta por IgM alrededor de las 3 sem, y por IgG alrededor de las 6 a 8 sem. Grayston y colaboradores sugieren que una elevación de cuatro veces en el título de anticuerpos entre las muestras de fase aguda y de fase de convalecencia, o un único título de IgM de 1:16 o mayor, o un único título de IgG de 1:512 o mayor son criterios razonables que demuestran infección por *C. pneumoniae*.

Un estudio de 365 adultos con enfermedades respiratorias agudas encontró que nueve (47%) de 19 pacientes con evidencia serológica de infección por *C. pneumoniae* tuvieron broncoespasmo al momento de la evaluación, y que hubo una fuerte asociación cuantitativa entre el título de anticuerpos contra *C. pneumoniae* y las sibilancias. Por el contrario, un estudio que intentó encontrar *C. pneumoniae* en muestras de agua con la que se hicieron gárgaras de 193 niños con infecciones respiratorias no tuvo el menor éxito; la inmunofluorescencia indirecta fue negativa en todas el ensayo enzimático inmunoabsorbente fue negativo en todas y la PCR detectó *C. pneumoniae* en un total de tres casos (1.6%). De esos tres, todos tuvieron síntomas similares a bronquitis crónica o subaguda, y en dos, la radiografía de tórax confirmó involucramiento del parénquima pulmonar. Parte del problema puede ser que la nasofaringe y no la orofaringe, es el sitio óptimo para el aislamiento del organismo.

Tabaquismo pasivo

Los lactantes expuestos a humo de tabaco tienen el doble de riesgo de padecer un ataque de bronquitis o neumonía en el primer año de vida.

Cuerpo extraño

Esto ya se ha comentado en la sección previa de solo tos.

Infecciones bacterianas

Las posibles etiologías bacterianas de la bronquitis aguda en niños no han sido estudiadas de manera adecuada. La *Bordetella pertussis* causa un síndrome bronquítico, casi siempre asociado a otras características, como se discute más adelante. En adultos con bronquitis crónica se ha encontrado con mayor frecuencia *H. influenzae* no tipificable en las exacerbaciones agudas que durante las remisiones, y la terapia antibiótica dirigida contra *H. influenzae* por lo regular es útil.

Los niños pueden tener bronquitis bacteriana complicando a una sinusitis, o de manera más común, los síntomas de una sinusitis pueden imitar a los de una bronquitis.

Las bacterias, en particular el *S. aureus*, pueden causar traqueobronquitis purulenta, que puede confundirse con laringitis o con un cuerpo extraño aspirado, como se discute en la sección sobre síndromes laríngeos.

Tratamiento de la bronquitis aguda

Observación

Dado que la mayoría de los casos es causada por infecciones virales, en general no están indicados los antibióticos. Hay una gran variedad de medicamentos para la tos/resfriado de venta libre en mostrador, pero la mayoría tiene poca o nula eficacia, y en ocasiones una toxicidad impresionante, en especial en los niños más pequeños.

La bronquitis asmática se discute en la sección sobre bronquiolitis. Las sibilancias con bronquitis pueden responder bien a las terapias utilizadas para el asma.

Antibióticos

Algunos niños diagnosticados con bronquitis tal vez tienen sinusitis bacteriana como causa de la tos, y pueden beneficiarse de un esquema de antibióticos. Es más probable que la tos que ha persistido durante > 2 sem sin mejoría sea causada por sinusitis (Capítulo 2), y es razonable iniciar un esquema de amoxicilina o amoxicilina-clavulanato. Se pueden considerar otros estudios, como la medición del flujo pico, las pruebas de función pulmonar y las pruebas cutáneas con tuberculina, siempre y cuando las circunstancias clínicas así lo indiquen. Puede estar indicada una prueba con medicamentos para el asma, en especial si las pruebas de función pulmonar o los antecedentes personales son sugerentes de asma de variante tos.

Si la tos dura más de 2 sem y no está mejorando, se deben realizar intentos por establecer un diagnóstico tanto anatómico como etiológico. Esto puede incluir estudios como radiografía de tórax, serología para *Mycoplasma* y *Chlamydophila pneumoniae*, o pruebas para pertussis.

Bronquitis crónica

En los niños, a diferencia de los adultos, la bronquitis crónica no está bien definida. Encuestas a médicos han mostrado la ausencia de una definición operativa aceptada. Además de los niños con asma, fibrosis quística, o disquinesia ciliar primaria, la bronquitis crónica puede demostrarse por broncoscopia en niños con inmunodeficiencia común variable u otros trastornos inmunológicos, incluyendo VIH. La bronquitis bacteriana prolongada se discute en la sección de solo tos.

Bronquitis con cilindros (Plástica)

En niños con bronquitis crónica (en general secundaria a asma) se pueden extraer cilindros bronquiales grandes y ramificados durante la broncoscopia, o bien pueden ser expectorados durante los episodios de tos. Este padecimiento es bastante raro en la niñez. Se ha reportado bronquitis plástica secundaria a infección por influenza. Puede observarse en niños con enfermedad cardiaca congénita, en especial después de un procedimiento de Fontan.

ENFERMEDAD SIMILAR A PERTUSSIS

Pertussis típica

La pertussis típica puede definirse como una bronquitis aguda prolongada junto con linfocitosis marcada o bien un sonido ululante característico (ver Tabla 7-3).

La enfermedad ha sido dividida históricamente en tres etapas. La *etapa catarral* dura poco más de 1 sem, y está marcada por síntomas de resfriado común. La *etapa paroxística* recibe su nombre por los episodios de tos fuerte. Esta etapa puede durar desde 1 sem hasta más de 1 mes. Por último, una larga *etapa de convalecencia* conduce a una recuperación eventual. Los lactantes con pertussis clásica por lo regular tienen contacto cercano con un adulto con la enfermedad. Sin embargo, la pertussis en adultos o niños a menudo sigue un curso menos clásico (que se asemeja a una bronquitis refractaria, como la observada con la infección por *C. pneumoniae*), de modo que puede no tenerse conocimiento de exposición. El cuadro clínico en la lactancia se caracteriza por tos paroxística seguida de un ruido ululante inspiratorio o apnea. La tos emetizante es otro síntoma frecuente. La linfocitosis (conteo leucocitario por encima de 15 000 con > 60% de linfocitos) es una pista útil, cuando está presente. Los conteos linfocitarios pueden ser lo suficientemente altos como para despertar sospecha de leucemia. La linfocitosis es menos común en lactantes < 2 meses de edad. No hay adenopatía ni esplenomegalia, y puede ser frecuente la eosinofilia, aunque enmascarada por la linfocitosis.

Pertussis atípica

En lactantes pequeños, la infección por *B. pertussis* puede presentarse sin el sonido característico. Pueden tener enfermedad leve o enfermedad intensa con tos emetizante. El diagnóstico puede sospecharse sólo por la exposición a un hermano mayor o padre con un diagnóstico confirmado de pertussis, o bien una enfermedad con tos prolongada y no explicada.

Se han descrito casos de pertussis neonatal que se presentan dentro de las primeras 3 sem de vida. Todos los lactantes tenían linfocitosis extrema, episodios de apnea, dificultades para alimentarse, complicaciones neurológicas y bronconeumonía. Dos de los lactantes tenían cerca de 1 sem de empeoramiento antes de ser hospitalizados. En un estudio sobre lactantes < 6 meses de edad, alrededor de la mitad de 35 lactantes no hospitalizados no manifestaron el sonido característico, y en general se les realizaron pruebas para pertussis debido a exposición a un caso conocido. La pertussis en lactantes a menudo es mal diagnosticada como bronquiolitis o neumonía, que por lo regular se presentan sin tos en este grupo de edad.

Los niños mayores, adolescentes o adultos, muchos de los cuales tienen inmunidad parcial debido a inmunización previa, infección previa, o ambas, usualmente carecen de características de una pertussis clásica. La tos paroxística es frecuente, pero a menudo está ausente el sonido ululante característico. Los parámetros de laboratorio, como la linfocitosis, están por completo ausentes; un estudio sobre pertussis en adultos vistos en la sala de emergencias encontró que tanto el conteo leucocitario como el conteo linfocitario absoluto en pacientes con pertussis eran indistinguibles de aquellos con otras enfermedades con tos. En bebés con pertussis a veces se observan convulsiones, apnea, y otras manifestaciones del sistema nervioso central que están ausentes en pacientes de mayor edad. La pertussis es una causa importante de tos prolongada en niños mayores, adolescentes y adultos, siendo responsable de 10 a 20% de estas enfermedades.

Diagnóstico diferencial

La pertussis clásica produce un síndrome fácilmente diagnosticable. Sin embargo, otros patógenos también pueden causar síndromes similares a pertussis. En un estudio serológico en niños que tosieron durante > 7 días y no tenían evidencia de infección por *B. pertussis*, el adenovirus fue el patógeno más encontrado, seguido de los virus de parainfluenza, *Mycoplasma pneumoniae* y VSR. Los pacientes con adenovirus no tosieron durante tanto tiempo como aquellos con pertussis, pero > 80% cumplió con los criterios diagnósticos de los Centers for Disease Control and Prevention (CDC) (2 sem o más con tos, asociada con paroxismos, "sonido ululante" inspiratorio, o tos emetizante, sin otra causa evidente). El ruido característico se presentó en 20% de los pacientes sin diagnóstico serológico de pertussis, y la tos emetizante se observó en > 50% de los pacientes con diagnóstico serológico de infección por adenovirus. Sin embargo, la evidencia serológica de infección por adenovirus no siempre es confiable, y la infección por *B. pertussis* puede causar una respuesta serológica. Se ha reportado un brote de enfermedad similar a pertussis secundaria a *C. pneumoniae* en Japón. La *Bordetella parapertussis* es una causa relativamente común de enfermedad similar a pertussis. A menudo se detecta por PCR en un paciente con sospecha de pertussis. En el Cuadro 7-4 se establecen las diferencias entre *B. pertussis* y *B. parapertussis*.

La mayoría de los pacientes con bronquitis aguda (tos por < 2 sem) no requiere estudios de imagen ni de laboratorio. Si la tos persiste durante > 2 sem y no está mejorando, está indicada una combinación de estudios de imagen, laboratorio y terapia empírica. Si la tos es productiva, las causas más probables son sinusitis bacteriana y bronquitis bacteriana prolongada. Es razonable tratar a estos pacientes con un curso de 14 días de un antibiótico, como amoxicilina o amoxicilina-clavulanato. Si la tos es seca, es más probable que

Cuadro 7-4. Diferencias entre pertussis y parapertussis

	Pertussis	Parapertussis
Síntomas	Tos prolongada	Tos prolongada
Curso	Más grave	Menos grave
Tasa de complicaciones	Más alta	Más baja
Protegido por la vacuna contra pertussis	Sí	No
Asociada con brotes	Comúnmente	Rara vez
Tratada con antibióticos	Sí (macrólido)	Sí (macrólido)
Dejar de acudir a la estancia infantil, trabajo o escuela	Sí, hasta cumplir 5 días de terapia efectiva	No
Profilaxis para los contactos cercanos	Sí	No

la causa sea asma. Son apropiados tanto la espirometría como los broncodilatadores empíricos.

Enfoque diagnóstico a la enfermedad similar a pertussis

PCR, cultivo e inmunofluorescencia directa (IFD)

La PCR es por mucho la prueba más sensible, y la mayoría de los sitios la prefieren. El cultivo es menos sensible ya que el organismo es difícil de cultivar a menos que las muestras se obtengan y manejen de forma precisa. Tanto para el cultivo como para la PCR, el valor diagnóstico se maximiza obteniendo una muestra de la nasofaringe en vez de las fosas nasales. La mayoría de las pruebas de PCR puede diferenciar entre *B. pertussis* y *B. parapertussis*. Las pruebas de IDF no son sensibles, y en su mayoría han sido abandonadas.

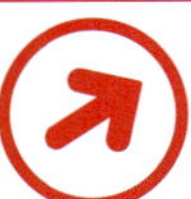

Perla clínica: realice pruebas para pertussis si algo de lo siguiente está presente:

- **Tos no productiva que dura > 2 sem**
- **Tos paroxística de cualquier duración o tos emetizante, sonido ululante o apnea**
- **Una enfermedad con tos con exposición conocida a un caso infeccioso de pertussis durante las 3 sem previas al inicio de la enfermedad**
- **Una enfermedad con tos que se presenta durante un brote local de pertussis**

Estudios para Chlamydia

Los métodos utilizados para diagnosticar *Chlamydia* se describen en la sección de infiltrados pulmonares con eosinofilia en el Capítulo 8.

Anticuerpos séricos

El diagnóstico serológico de pertussis no se encuentra comercialmente disponible en muchos sitios, y está lleno de dificultades. Algunas veces se utiliza en estudios sobre la epidemiología de la enfermedad.

Enfoque diagnóstico

Tratamiento de la pertussis

La azitromicina es el medicamento de elección para la pertussis demostrada o sospechada en cualquier edad. Si se comienza el tratamiento de forma temprana en el curso de la enfermedad, puede tener algo de efecto positivo sobre la sintomatología de la misma, pero dado que la enfermedad está mediada por toxinas, estos efectos por lo general son mínimos. Si hay fuerte sospecha, se debe iniciar tratamiento antes de contar con los resultados de las pruebas, en especial en niños pequeños. Para los adultos mayores, el principal propósito del tratamiento es disminuir el contagio de la enfermedad a otros.

La azitromicina administrada en las primeras 6 sem de vida conlleva un aumento en el riesgo de estenosis pilórica infantil, aunque este incremento en el riesgo no es tan grande como el observado con el tratamiento con eritromicina. En un estudio, el riesgo varió de acuerdo con la edad de la siguiente forma: en los lactantes de 0 a 2 sem de edad, nueve (3%) de 291 lactantes expuestos a eritromicina y tres (2%) de 148 lactantes expuestos a azitromicina desarrollaron estenosis pilórica. En los lactantes de 2 a 6 sem de edad, hubo cinco casos (0.9%) entre 535 lactantes expuestos a eritromicina y cinco (0.7%) entre 729 lactantes expuestos a azitromicina. En los lactantes de 7 a 13 sem de edad, tres (0.3%) de 1 076 lactantes expuestos a eritromicina desarrollaron estenosis pilórica *versus* ninguno de 3 998 lactantes expuestos a azitromicina. Aunque estas tasas están muy por encima de las tasas basales para estenosis pilórica en este grupo de edad, la azitromicina sigue siendo el tratamiento de elección para la pertussis debido a que el riesgo de desarrollar complicaciones por pertussis sobrepasa al riesgo potencial de estenosis pilórica.

Hospitalización

Los lactantes < 12 meses de edad con pertussis –y los niños de mayor edad con pertussis severa– deben ser hospitalizados. El paciente debe ser internado en una habitación individual con precauciones para transmisión de patógenos por gotas aerosolizadas. Se debe monitorear para detectar apnea. Puede ser aconsejable la alimentación parenteral en niños muy enfermos. El medir la pCO_2 para detectar hipercapnia puede ser útil en los casos graves. El registrar el número de ataques paroxísticos de tos por cada turno de 8 o 12 h puede proporcionar una guía sobre el progreso de la enfermedad y ayudar a planear el alta del paciente.

Vapor, oxígeno y succión

Algunas veces se utiliza el vapor de agua para prevenir que se sequen las secreciones bronquiales si la humedad relativa de la habitación del hospital es baja. En la pertussis, se debe succionar la orofaringe después de un ataque de tos, en particular si se pueden obtener secreciones pegajosas. La intubación o broncoscopia para facilitar la succión pueden ser útiles en lactantes pequeños con enfermedad grave. Se puede administrar oxígeno mediante una mascarilla o puntas nasales, en especial si existen periodos de cianosis. En casos graves, puede requerirse ventilación mecánica.

Complicaciones de la pertussis

Apnea

Los episodios de apnea y bradicardia son comunes en la pertussis grave, y pueden estar relacionados a una toxina producida por el organismo, ya que pueden presentarse en ausencia de episodios de tos paroxística, y ser el dato de presentación de la enfermedad. Todas las complicaciones de la pertussis son más comunes en los lactantes pequeños; esto es en particular cierto para la apnea. Se debe asumir que un lactante pequeño con apnea y un conteo linfocitario > 10 000/mcL tiene pertussis.

Neumonía

La neumonía inicial en la pertussis es típicamente perihiliar, a menudo produciendo irregularidad en el borde derecho del corazón, el "corazón peludo". En casos graves, la neumonía puede progresar, y otras bacterias, como el *S. aureus* o *Pseudomonas aeruginosa*, pueden producir una neumonía secundaria. El grado de

hipoxia a menudo parece ser más grave de los que el cuadro radiológico lo indica. La disnea entre paroxismos, la taquipnea y la fiebre no están presentes en la pertussis no complicada, y cuando se presentan sugieren neumonía bacteriana secundaria (o un diagnóstico primario diferente al de pertussis).

Atelectasias

Esta es una complicación frecuente de la pertussis, y típicamente involucra el lóbulo medio derecho o superior derecho. Antes de que se utilizaran técnicas modernas de terapia respiratoria, la reexpansión podía tomar varios meses. Hoy en día, las bronquiectasias o el cambio en la función pulmonar son raros.

Encefalopatía

Esta es una complicación rara de la pertussis. Puede presentarse por hipoxemia, pero también puede deberse a la toxina de la pertussis, que estimula a los linfocitos y a los islotes pancreáticos. La hipoglucemia puede ser un factor contribuyente. Un reporte de una niña de 7 años de edad vacunada que desarrolló encefalopatía con pertussis, demostró un título de anticuerpo contra hemaglutinina filamentosa (HAF) en líquido cefalorraquídeo (LCR) nueve veces más alto que el encontrado en el suero. La tasa de albúmina en LCR/suero fue normal. Esto sugiere que la paciente tuvo producción de anticuerpos dentro del LCR contra un antígeno de la *B. pertussis* distinto a la toxina de la pertussis.

En los lactantes pequeños se observan convulsiones en 1 a 4% de los casos, y en general tienen una tasa de cinco a 10 veces más alta que la de la encefalopatía demostrada. En ocasiones aparecen reportes de encefalopatía en un niño de edad escolar o ataxia cerebelar en adolescentes.

Función pulmonar a largo plazo

Los adultos con antecedente de pertussis durante la niñez tienen una disminución pequeña, pero medible, en la función pulmonar en comparación con aquellos que no tienen antecedente de pertussis.

Prevención de la pertussis

Durante la pasada década se ha presentado un resurgimiento de la pertussis, con grandes brotes reportados en varias partes del mundo. En 2014, la tasa en California alcanzó cinco veces su basal, hasta 26 casos/100 000 personas. La incidencia de la pertussis es cíclica, y tiene un pico cada 3 a 5 años, pero los datos recientes han excedido incluso esas expectativas epidémicas.

Ha habido mucha especulación y discusión acerca de los motivos detrás del resurgimiento de la pertussis.

Seguro hay muchos factores que influyen. Entre ellos, el más discutido y estudiado ha sido el cambio de vacunas celulares completas de pertussis (que eran reactogénicas pero efectivas) a las varias vacunas acelulares que hoy se utilizan (que son mejor toleradas pero producen una inmunidad que dura poco). Se estima, con base en estudios de casos y controles, que un individuo vacunado expuesto tiene un riesgo 1.3 veces más alto de contraer pertussis por cada año que ha pasado desde que recibió la vacuna más reciente. Modelos matemáticos poblacionales predicen que alrededor de 10% de los pacientes seguirán siendo inmunes 8.5 años después de la vacunación. Un estudio reciente de la Tdap en adolescentes mostró que la dosis de refuerzo produjo una eficacia de 70% de la vacuna; sin embargo, ésta se redujo a 34% en 2 a 4 años. La protección con la vacuna celular entera antiguamente utilizada también se redujo, así como la protección creada por la enfermedad de tipo silvestre, pero la reducción es un poco más rápida con las vacunas acelulares.

Una investigación reciente sobre cepas de *B. pertussis* aisladas mostró que 85% de ellas eran cepas mutantes pertactina-negativas; la enfermedad clínica fue indistinguible de la causada por las cepas pertactina-positivas, excepto que la apnea fue más común en este último grupo. Una persona tuvo una probabilidad 2.2 veces más alta de haber contraído una cepa pertactina-negativa si había recibido incluso una sola dosis de vacuna acelular contra pertussis. Esto sugiere que el organismo puede también estar evolucionando para evitar la detección inmune.

Contactos expuestos

Los contactos expuestos deben recibir profilaxis con azitromicina tan pronto como sea posible, y no más de 21 días después de la exposición. También se debe llevar a cabo inmunización activa de todas las personas expuestas que no estén vacunadas de manera adecuada.

Inmunización primaria en niños

En la actualidad hay siete vacunas acelulares que contienen de tres a cinco antígenos de pertussis registradas en Estados Unidos. Todas han demostrado ser inmunogénicas y protectoras. La incidencia de efectos secundarios por las vacunas acelulares es, por mucho, más baja que la de las vacunas de células enteras. De manera poco frecuente, los pacientes experimentarán edema de toda la extremidad luego de una dosis de refuerzo de vacuna acelular contra pertussis. En todos los pacientes ha ocurrido recuperación completa sin secuelas permanentes. La incidencia de este efecto secundario no parece estar relacionada con el número de antígenos contenidos en la vacuna. La vacunación rutinaria contra la pertussis es una medida de salud pública en extremo importante, y a diferencia de la polio (donde existe la posibilidad de erradicación), la pertussis es una amenaza siempre presente. Se debe educar a los padres y cuidadores acerca de la pertussis, y se deben efectuar esfuerzos por inmunizar a todos los lactantes y niños.

Refuerzo de la inmunización en adolescentes y adultos

La inmunidad contra la pertussis, ya sea engendrada por la infección natural o por la vacunación, tiene una duración relativamente corta. Aunque los adultos por lo general experimentan una pertussis atípica, la enfermedad de todos modos es muy inquietante. Además, actúan como reservorio para *B. pertussis* y ayudan a diseminar la infección a lactantes por completo susceptibles, quienes sufren una enfermedad más intensa. La mayoría de los casos de pertussis neonatal o infantil puede ser rastreada hasta un contacto cercano en el hogar.

Se recomienda la Tdap para todos los adultos que requieran refuerzo contra el tétanos. También se recomienda que los adolescentes de 11 años de edad y mayores reciban una dosis única de Tdap. Por desgracia, solo alrededor de 60% de la población adulta actual cumple con la dosis de refuerzo de cada 10 años de la vacunación contra el tétanos. Más aún, modelos matemáticos sobre la epidemiología de la pertussis predicen que un programa de vacunación para adultos sería incapaz de producir inmunidad en masa, y por lo tanto podría tener solo un efecto marginal sobre la incidencia de pertussis intensa en niños pequeños. El principio epidemiológico subyacente es que es difícil producir una inmunidad en masa significativa para una enfermedad endémica utilizando una vacuna que causa inmunidad de poca duración.

Es de suma importancia proteger a los neonatos y a los lactantes pequeños de la pertussis, ya que son ellos quienes con mayor probabilidad se verán gravemente enfermos o incluso podrán fallecer a causa de la enfermedad. El concepto de "envolvimiento", también denominado "estrategia capullo" en el que se vacuna a todas las personas que tienen contacto cercano con un bebé, es interesante, pero es poco probable que sea exitoso por sí solo. La inmunización de las madres embarazadas es mucho más prometedora. Estudios han mostrado que vacunar a las mujeres embarazadas entre las 27 y 30 sem de gestación produce anticuerpos con la mayor avidez. La transferencia transplacentaria de anticuerpos antipertussis excede 140%, y los bebés conservan niveles protectores de anticuerpo antipertussis a los 2 meses de edad. Estudios poblacionales grandes han mostrado que los desenlaces en el embarazo no se ven afectados de forma adversa por la inmunización activa de las madres contra la pertussis; de hecho, las tasas de parto prematuro, la incidencia de niños pequeños para la edad gestacional y la duración de la hospitalización neonatal fueron significativamente mejores para los bebés nacidos de madres vacunadas. Hoy se recomienda de rutina la vacunación durante el tercer trimestre de cada embarazo. Esta estrategia, en combinación con el "capullo", quizá tiene la mejor oportunidad de disminuir la incidencia de pertussis infantil.

ENFERMEDAD SIMILAR A INFLUENZA

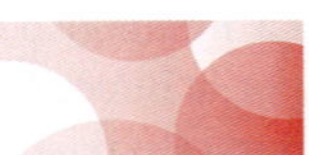

Definiciones

Influenza y *gripe* son palabras que a menudo son utilizadas por las personas legas para referirse a casi cualquier enfermedad gastrointestinal o respiratoria. El médico puede a veces querer utilizar la comprensión que los pacientes tienen de estas palabras para comunicarse con ellos. Sin embargo, para lograr una mejor comunicación entre médicos, es preferible evitar la palabra *gripe* y utilizar *influenza* solo en el contexto de infección por virus de influenza o enfermedad similar a influenza (ESI), una frase en general empleada para referirse al patrón clásico de enfermedad producido por el virus de influenza.

La ESI clásica se caracteriza por fiebre, tos, cefalea, dolor de garganta a menudo localizado en la tráquea, mialgias y debilidad (Cuadro 7-5). El inicio es bastante abrupto en general. La enfermedad por virus de influenza se presenta en el contexto de una epidemia

o brote; son raros los casos esporádicos. Por lo tanto, las pistas epidemiológicas son útiles para establecer un diagnóstico presuntivo de influenza. La fiebre por lo regular es un componente notorio de la enfermedad, en particular en niños pequeños; un estudio mostró que la mayoría de los niños pequeños con infección demostrada por virus de influenza tuvo fiebre > 38.9 °C. Para que una enfermedad respiratoria sin fiebre significativa sea catalogada como similar a influenza, las mialgias deben ser importantes.

La exploración física en general no muestra signos respiratorios importantes que correspondan con los síntomas respiratorios. No hay disnea ni estertores crepitantes en los casos no complicados. Pueden escucharse estertores crepitantes ásperos que aclaran con la tos. La ESI algunas veces se asemeja a una bronquitis o laringitis, pero hay debilidad severa o postración que parece fuera de proporción con el resto de la enfermedad.

Desafortunadamente, los criterios de ESI se correlacionen poco con la infección demostrada por virus de influenza, con un valor predictivo positivo de alrededor de 36%. El valor predictivo negativo es bastante bueno, cercano a 88%. En un estudio, la respuesta de los médicos del departamento de urgencias a la pregunta "¿cree usted que el paciente tiene influenza?" tuvo una sensibilidad solo un poco más alta que las definiciones operativas. Los criterios revisados de la OMS para influenza han sido muy simplificados; ahora incluyen solo tos y fiebre > 38 °C. Muchos otros virus pueden causar ESI; las definiciones de caso y la intuición tienen mejores valores predictivos durante las épocas pico de actividad del virus de influenza en la comunidad.

Espectro de gravedad

El patrón clásico de la ESI es el de una enfermedad aguda de solo unos cuantos días de evolución, pero la intensidad de la enfermedad es variable. En los casos graves, la temperatura puede ser tan alta como 40 a 40.5 °C (104 a 105 °F) durante 5 a 7 días, aunque los niños de edad escolar en general no se ven gravemente enfermos en ningún momento. En el patrón más leve, el paciente no tiene fiebre alta, pero tiene mialgias o debilidad y ronquera, obstrucción nasal o tos que pueden persistir durante varias semanas. Este patrón es más común en alguien que ha sido vacunado contra la influenza o que ha sido infectado con una cepa similar de virus de influenza en el pasado.

Infección por virus de influenza en niños pequeños

La presentación de la influenza en lactantes y niños pequeños puede diferir de la observada en niños de edad escolar, adolescentes y adultos. Los niños < 6

Cuadro 7-5. Hallazgos típicos en la infección por virus de influenza

- **Fiebre (> 101 °F o 38.3 °C), por lo regular con sudoración; a veces con temblor**
- **Tos**
- **Cefalea**
- **Dolor de garganta a menudo localizado en la tráquea; presión subesternal; "sensación de congestión"; ronquera ocasional**
- **Fatiga, debilidad, somnolencia excesiva o postración**
- **Dolores musculares; dolor ocular; mareo**
- **Anorexia**
- **Los signos respiratorios significativos, como estertores crepitantes, no son comunes, a menos que exista una infección bacteriana secundaria**
- **Los signos y síntomas abdominales no son comunes, excepto en los muy jóvenes**

meses de edad tienen una incidencia más alta de hospitalización relacionada a influenza. De manera típica, se presenta como una enfermedad febril inespecífica. El paciente puede parecer moderadamente tóxico y presentar rinorrea hialina, irritabilidad y tos. Los síntomas gastrointestinales son mucho más comunes en niños pequeños, y pueden dominar el cuadro clínico. Un estudio de 53 lactantes (< 12 meses de edad) encontró que la diarrea fue un síntoma importante en 18 (34%). Los niños pequeños también pueden presentar convulsiones febriles. En niños pequeños con influenza puede observarse una laringotraqueítis clásica o síndrome de crup, y su curso tiende a ser más grave que el observado con los virus de parainfluenza.

Causas de enfermedad similar a influenza

Virus de influenza

El virus de influenza es la causa usual de ESI en brotes grandes. En niños en edad escolar, los hallazgos clínicos en general son clásicos, como se observó en un brote que involucró a 280 niños en una casa hogar. Un estudio grande mostró que los síntomas y signos más comunes en niños que en adultos fueron anorexia, dolor abdominal, náusea y vómito, linfadenopatía cervical y temperatura > 38.9 °C. Los síntomas más prominentes en adultos fueron los estornudos y la producción de esputo.

El dolor y la sensibilidad muscular, en particular en los músculos de las pantorrillas, son frecuentes en niños, y típicamente están asociados con elevación de las concentraciones de enzimas musculares (en especial creatina fosfoquinasa) en suero. La mialgia puede volverse tan intensa que el niño no será capaz de caminar o no querrá hacerlo. La mialgia grave es más común cuando la enfermedad es causada por uno de los virus de influenza B. Algunas veces el inicio de la miositis ocurre varios días después del de la ESI, y se resuelve sin debilidad residual en el transcurso de 1 semana.

La enfermedad causada por infección por virus de influenza es más grave en niños con problemas médicos subyacentes, como displasia broncopulmonar, diabetes mellitus, enfermedades cardiacas congénitas, trastornos neuromusculares o neoplasias. La enfermedad respiratoria crónica es el problema médico previo más común observado en niños hospitalizados con infección por virus de influenza.

Otros virus

Los adenovirus y virus de parainfluenza son las siguientes causas más frecuentes de ESI. Los niños en general no reconocen la mialgia o la debilidad, y la cefalea o el dolor general no son importantes en los adultos. Los enterovirus, rinovirus, metaneumovirus humano y coronavirus son causas ocasionales de enfermedad similar a influenza.

Otros agentes infecciosos

El *Mycoplasma pneumoniae* puede producir ESI sin neumonía. El estreptococo del grupo A debe considerarse como una posible causa de ESI, ya que la fiebre, cefalea, dolor de garganta y la mialgia pueden presentarse en una faringitis estreptocócica. El síndrome de choque tóxico, ya sea por estreptococo del grupo A o por *S. aureus*, puede presentarse con un pródromo que se asemeja a la influenza. La ESI en verano debe hacer pensar en la posibilidad de fiebre moteada de las Montañas Rocallosas o erliquiosis. Varios agentes potenciales de bioterrorismo (p. ej., el carbunco, la peste, la tularemia y la viruela) pueden presentarse al inicio como una ESI grave.

Enfoque de laboratorio

El diagnóstico de ESI o probable influenza a menudo se establece junto a la cama del paciente. Los pediatras en la práctica privada a menudo saben cuando la influenza estacional ha alcanzado el área por aumento súbito en el número de niños enfermos con fiebre. En muchos casos, no se requiere establecer un diagnóstico de laboratorio. Antes de solicitar cualquier tipo de prueba de laboratorio para influenza, el médico debe pensar en si la prueba ayudará al paciente o proporcionará información epidemiológica importante que pueda ayudar a otros.

Pruebas de detección rápida de antígenos

Los kits comerciales para detección de antígenos para el diagnóstico de influenza se encuentran ampliamente disponibles en el mercado. Estos detectan tanto influenza A como B, pero no pueden diferenciar entre subtipos de influenza A o linajes de influenza B. La sensibilidad de las pruebas rápidas de antígenos está entre 50 y 70%, de modo que muchas personas con infección por virus de influenza tendrán un resultado negativo en la prueba. La especificidad está entre 90 y 95%, lo que significa que los pacientes con otros virus respiratorios en general tendrán pruebas negativas.

Estas pruebas tal vez se utilizan de más en el contexto de la atención médica aguda.

Cultivos virales

Los virus que causan ESI crecen bien en los cultivos celulares convencionales. Los cultivos virales también son útiles para confirmar la presencia de virus de influenza en una comunidad y para definir el tipo de virus. Dado que son necesarios entre 3 y 10 días para que estén disponibles los resultados del cultivo viral, estos no ayudarán al médico a proporcionar atención inmediata al paciente.

En los primeros 3 o 4 días de infección sintomática por virus de influenza, entre 70 y 90% de los niños tiene replicación del virus, pero al quinto día de la enfermedad, este porcentaje disminuye hasta alrededor de 20%. El virus se replica en su título más alto cuando la enfermedad está en su pico.

PCR

La PCR para influenza es altamente sensible, específica y rápida, y puede distinguir entre influenza A y B. Por desgracia, no está tan disponible como las pruebas rápidas para antígenos. Hoy, muchos sitios cuentan con pruebas de PCR multiplex para virus respiratorios. Este tipo de prueba puede ser muy útil en ciertas situaciones clínicas, que por lo común involucran a pacientes hospitalizados, con enfermedades subyacentes, o con una enfermedad clínica enigmática. La prueba de PCR multiplex también es costosa. En general no se recomienda el uso de estas pruebas en el departamento de emergencias o de forma ambulatoria ya que la mayoría de los agentes en el panel no cuenta con una terapia específica disponible. Para un paciente con alto riesgo de complicaciones por influenza, en general es más efectivo, en relación al costo, el realizar pruebas solo para influenza.

Pruebas rápidas multivirus (prueba de fluorescencia directa con anticuerpo)

Con el desarrollo de las pruebas rápidas de antígenos y las de PCR multiplex, las pruebas de inmunofluorescencia directa (IFD), que consumen tiempo, son laboriosas, y requieren personal capacitado, han caído en general en desuso. La sensibilidad de la PCR es mucho más alta.

Anticuerpos séricos

La infección por influenza, parainfluenza y adenovirus puede confirmarse por demostración de una elevación en el título entre una muestra de suero obtenida en las etapas iniciales de la enfermedad y una obtenida alrededor de 2 sem después. La producción de anticuerpos contra el virus de la influenza puede medirse ya sea por ELISA o por hemaglutinación-inhibición. Ambos métodos son razonablemente sensibles. La confirmación de laboratorio de dicha infección viral es sobre todo de interés retrospectivo, principalmente para las enfermedades graves o confusas, y rara vez se utiliza.

Tratamiento de la influenza

En la mayoría de los pacientes, la influenza es una enfermedad autolimitada que se resuelve en alrededor de 5 días. Se han utilizado varios antivirales en el tra-

tamiento de la influenza, pero debido a la resistencia cada vez mayor, solo los inhibidores de la neuraminidasa son todavía útiles. La resistencia a la amantadina y a la rimantadina es casi universal en las cepas circulantes de virus de influenza.

El oseltamivir es un inhibidor oral de la neuraminidasa. La dosis para neonatos de término y lactantes de 2 sem a 8 meses es 3 mg/kg; para lactantes de 9 a 11 meses, 3.5 mg/kg; para niños mayores de 12 meses de edad, se dosifica de acuerdo con el peso corporal: 30 mg si ≤ 15 kg, 45 mg si > 15 a 23 kg, 60 mg si > 23 a 40 kg y la dosis adulta de 75 mg si > 40 kg. Se administra 2 veces al día para el tratamiento, y solo una vez al día para la profilaxis en todas las edades. Es un poco efectivo contra la enfermedad por influenza, acortando la duración de los síntomas, en promedio, en alrededor de 1 día. Entre más temprano se administre el medicamento, es más probable que haya un beneficio perceptible. La mayoría del beneficio se pierde si el tratamiento no se inicia durante las primeras 48 h de la enfermedad. En la profilaxis, el oseltamivir también es más efectivo si se administra en las primeras 48 h de exposición a influenza. El medicamento en general es bien tolerado, aunque aumenta la tasa de vómito (en niños, de 9 a 15%). En adultos previamente sanos, el porcentaje de hospitalización se reduce de 1.7 a 0.6 por ciento.

El zanamivir es un inhibidor de la neuraminidasa que se inhala a través de un dispositivo. La dosis es de dos inhalaciones (10 mg) dos veces al día para el tratamiento y una vez al día para profilaxis. La eficacia del zanamivir es similar a la del oseltamivir en adultos; nunca se ha demostrado su eficacia en niños. El zanamivir puede en ocasiones inducir broncoespasmo, en especial en pacientes con enfermedad broncoespástica previa, y por lo tanto debe evitarse su uso en pacientes con hiperreactividad bronquial o asma.

El peramivir, una preparación intravenosa disponible para el tratamiento de pacientes mayores de 18 años de edad, aún no ha sido estudiado de manera adecuada en niños.

Los líquidos y el tratamiento sintomático con antipiréticos son benéficos para la mayoría de los pacientes que padece influenza.

Debe iniciarse tratamiento empírico con oseltamivir para todo niño hospitalizado con sospecha de enfermedad por virus de influenza, sin esperar la confirmación del laboratorio. Algunos pacientes que no están tan enfermos como para ser hospitalizados pueden y deben ser tratados, incluyendo a aquellos de < 2 años de edad, los que están inmunocomprometidos, quienes tienen alguna enfermedad subyacente que los predisponga a un mal desenlace en cuanto a la infección por virus de influenza, o que viven con una persona con alto riesgo de enfermedad grave. Estos pacientes deben ser tratados incluso si han tenido síntomas por > 48 h. Los pacientes que no cumplen con los criterios arriba mencionados no deben ser tratados con oseltamivir. Esto evitará el desarrollo de resistencia contra el oseltamivir y conservará las reservas del medicamento para aquellos que lo necesitan más.

> **Perla clínica:** un paciente de alto riesgo debe ser evaluado, de ser posible, en busca de influenza, pero no debe retrasarse el tratamiento en espera de los resultados.

Complicaciones

Neumonía o bronquiolitis

La ESI causada por virus de influenza u otro virus algunas veces se complica con neumonía o bronquiolitis. Este tema se discute más a detalle en las secciones sobre neumonía atípica y neumonía fulminante en el Capítulo 8. La neumonía fue la complicación más común entre los niños hospitalizados por influenza en un reporte, presentándose en 28% de los casos.

Síndrome de choque tóxico

El *Staphylococcus aureus* puede superinfectar a los pacientes con infección por virus de influenza, y si se trata de una cepa productora de TSST-1, el paciente puede desarrollar hipotensión, exantema, y las demás manifestaciones del síndrome de choque tóxico discutido en el Capítulo 10.

Encefalopatía

En raras ocasiones, la infección por virus de influenza se acompaña de una encefalitis aguda o encefalopatía. Esto puede presentarse durante la infección con influenza o como una complicación posinfecciosa. La pandemia de H1N1 de 2009 se asoció con una alta tasa de complicaciones neurológicas, incluyendo encefalopatía y convulsiones. Las tasas de encefalopatía parecen ser más altas en Japón que en Estados Unidos. En muchos países surgieron reportes de encefalitis aguda necrotizante, en algunos casos con lesiones localizadas en el esplenio del cuerpo calloso. Alrededor de la mitad de los niños con manifestaciones neurológicas de infección por virus de influenza tenía alguna anormalidad neurológica preexistente. En algunos casos, se observó edema reversible que no dejó secuelas permanentes.

El síndrome de Reye es una encefalopatía aguda con hepatopatía que ha sido asociado con la infección por virus de influenza y la ingesta de aspirina o productos que la contienen. El síndrome de Reye se discute más a detalle en el Capítulo 9.

Otras

Otras complicaciones raras incluyen insuficiencia renal por mioglobinuria, síndrome de Stevens-Johnson y síndrome de Guillain-Barré. La infección por virus de influenza puede acompañarse de leucopenia con cierta frecuencia; también se han reportado pancitopenia, anemia y trombocitopenia que se desarrollaron de forma concurrente con la infección por virus de influenza y se resolvieron de manera espontánea cuando se curó la enfermedad respiratoria. La influenza en la niñez puede causar enfermedad pulmonar crónica, como fibrosis pulmonar o bronquiectasias. En un estudio con voluntarios infectados en forma experimental con virus de influenza silvestre, se presentó un aumento en la reactividad bronquial que persistió durante alrededor de 4 semanas.

Prevención de la influenza

Quimioprofilaxis

Los estudios sobre prevención de la infección por influenza con inhibidores de la neuraminidasa han mostrado que son entre 70 y 90% efectivos para la profilaxis. Son activos tanto contra influenza A como B. El oseltamivir está aprobado para la profilaxis en niños de 12 meses de edad y mayores. Para la profilaxis, solo se administra una vez al día. El zanamivir está aprobado para la profilaxis a partir de los 7 años de edad; los niños más pequeños tienen mayor dificultad para utilizar el dispositivo de inhalación.

Vacunación contra la Influenza

Existen múltiples vacunas diferentes para la prevención de la influenza. Es importante un poco de trasfondo para comprender por qué hay tantas vacunas.

En una determinada temporada de influenza, generalmente circulan al mismo tiempo cuatro cepas diferentes de influenza, en un grado u otro. Existen dos subtipos de influenza A (H1N1 y H3N2) y dos linajes de influenza B (Yamagata y Victoria). Por lo regular, uno de los subtipos A y uno de los linajes B serán las cepas circulantes predominantes. Desde finales de la década de 1970, las vacunas contra la influenza en general han sido trivalentes, proporcionando antígenos para proteger contra ambos subtipos de influenza A, pero solo uno de los linajes B (el que se ha predicho que será el predominante). El pronóstico de la estación de influenza no es una ciencia exacta, y en alrededor de 40% de los casos, las predicciones sobre qué linaje de influenza B será el que predomine son incorrectas. La protección inmunológica cruzada entre los dos linajes B es poca o nula. Por esta razón, las compañías comenzaron a agregar ambos linajes B a sus vacunas, creando una vacuna tetravalente. Algunas compañías ofrecen tanto vacunas trivalentes como tetravalentes, a diferentes precios.

Las indicaciones para la vacunación contra la influenza también se han ampliado. Los niños desempeñan un papel muy importante en el inicio y la propagación de las epidemias locales de influenza, ya que tienen mayores tasas de infección, títulos más altos de replicación del virus, y son contagiosos durante un tiempo más largo en comparación con los adultos. En los adultos mayores, que tienen mayor riesgo de muerte por infección por virus de influenza, la vacunación ofrece una deficiente protección. El ampliar el número de personas vacunadas e incluir a tantos niños sanos como sea posible ha demostrado, en algunos estudios a gran escala, ser una medida efectiva para atenuar la epidemia completa, protegiendo, asimismo, a los individuos más vulnerables. Por lo tanto, actualmente se recomienda la vacunación contra la influenza para toda persona de 6 meses de edad o mayor.

La respuesta inmunológica por la vacunación tarda alrededor de 2 sem en desarrollarse. En la actualidad, las vacunas se están poniendo a disponibilidad desde finales de agosto y principios de septiembre. Es razonable comenzar a vacunar tan pronto como la vacuna se encuentra disponible.

Vacunas contra influenza con virus inactivo

Las vacunas con virus inactivo se encuentran disponibles en presentaciones trivalentes y tetravalentes; al final, es muy probable que las trivalentes desaparezcan. Las vacunas con virus inactivo en general se fabrican utilizando huevos con embriones. Esta ha sido durante mucho tiempo una inquietud para las personas con alergia severa al huevo. Sin embargo, las reacciones anafilácticas verdaderas a la vacunación contra la influenza son raras; en la actualidad ya no existe una recomendación para realizar pruebas cutáneas, o para un reto gradual de dos pasos antes de administrar la vacuna contra la influenza a aquellos con antecedente de alergia al huevo, siempre y cuando no exista antecedente de anafilaxia o problemas de vía respiratoria después de la exposición al mismo. Para aquellos con antecedente de anafilaxia, se puede referir al paciente con un alergólogo. De manera adicional, hoy existen dos vacunas diseñadas para evitar este problema. Una se realiza en cultivo celular, y la otra es por completo recombinante. Ambas son trivalentes por ahora, pero seguro saldrán al mercado formas tetravalentes.

También existe una vacuna intradérmica disponible; esta utiliza un volumen mucho menor (0.1 mL) y una menor carga antigénica; las respuestas inmunológicas son similares a las generadas por la vacuna intramuscular. Esta vacuna se administra a través de un novedoso sistema inyector con una aguja muy pequeña; al igual que las pruebas cutáneas para tuberculosis, genera una pápula. Se encuentra disponible en formas trivalente y tetravalente.

Hay una compañía que fabrica una vacuna contra influenza de dosis alta dirigida a personas de la tercera edad, cuyas respuestas a la vacuna estándar son subóptimas. Los estudios han llegado a conclusiones que difieren en cuanto a si una vacuna de dosis altas produce una mejor protección en comparación con la dosis estándar.

Vacuna contra influenza con virus vivos atenuados

En 2013, la FDA aprobó una vacuna contra influenza con virus vivos atenuados que se administra a través de un aerosol nasal (FluMist) para ser utilizada en personas sanas de entre 2 y 49 años de edad. Al principio, mostró una eficacia superior a la de las vacunas con virus inactivado en niños pequeños, y una eficacia similar a la de las vacunas con virus inactivo en adolescentes y adultos. Sin embargo, en 2014-2015 y 2015-2016, la eficacia de la vacuna con virus vivos atenuados fue dramáticamente inferior a la de las vacunas con virus inactivo en todos los grupos de edad, llevando a los CDC a no recomendar su uso para la temporada de influenza de 2016-2017.

Dado que es una vacuna viva, no debe ser administrada a personas con compromiso inmunológico importante ni a aquellas con alto riesgo de complicaciones severas por infección con virus de influenza silvestre. A los niños entre los 2 y 4 años de edad con sibilancias recurrentes, hiperreactividad bronquial, o algún episodio de sibilancias que haya requerido atención médica en los últimos 12 meses, se les debe vacunar de preferencia con la vacuna con virus inactivo.

BRONQUIOLITIS Y SIBILANCIAS 

El término *bronquiolitis* indica inflamación de los bronquiolos, aunque esto no puede observarse de manera directa. No existe una definición clínica universalmente aceptada de la bronquiolitis como un síndrome; la utilizada en la edición de 1975 de este texto, basada en un estudio colaborativo, se muestra a continuación.

Tres características son los aspectos típicos de la bronquiolitis:

1. Obstrucción aguda y generalizada de la vía aérea periférica ("atrapamiento de aire"), demostrada por taquipnea, disminución de los ruidos respiratorios, y diafragmas bajos en la radiografía de tórax

2. Ocurrencia durante el periodo de lactancia (< 12 meses de edad), ya que las vías respiratorias son más pequeñas y contribuyen a una mayor fracción de la resistencia de la vía aérea

3. Usualmente sin evidencia de episodios en el pasado

Puede establecerse una definición clínica más amplia de bronquiolitis, describiendo el patrón clínico clásico de enfermedad que requiere hospitalización (ver la siguiente sección). Variantes del patrón clásico pueden aún ser clasificadas de manera legítima como bronquiolitis como diagnóstico presuntivo a la espera de mayor información.

Bronquiolitis clínica clásica

De forma típica, un lactante en el primer año de vida tiene síntomas respiratorios leves durante unos cuantos días. Luego, los padres identifican una dificultad cada vez mayor para respirar y un aumento de la frecuencia respiratoria. Cuando se revisa al lactante por primera vez, por lo regular hay taquipnea, retracciones intercostales bilaterales y un débil intercambio de aire (disminución de los ruidos respiratorios) en todos los campos pulmonares. Las sibilancias son una característica importante. Después de la terapia con oxígeno humidificado, el paso de aire a los alveolos mejora, como lo indican los ruidos respiratorios más altos. Luego pueden escucharse ruidos inspiratorios y espiratorios ásperos o estertores crepitantes en el tórax. En la bronquiolitis, los crepitantes son ásperos y a menudo se escuchan durante casi toda la inspiración y algunas veces durante la espiración, lo que sugiere enfermedad en los pasajes pequeños de la vía respiratoria en lugar de los alveolos. Esto contrasta con la neumonía, en el que los estertores son finos y se presentan al final de la espiración.

La radiografía de tórax en inspiración casi siempre mostrará diafragmas bajos (hiperinflación) (Fig. 7-5). A veces, la placa muestra protrusión intercostal de los pulmones, áreas de atelectasias lineales o áreas pequeñas de neumonía intersticial. Las densidades pulmonares segmentarias o en parche por lo regular representan atelectasias y son más comunes en el lóbulo superior derecho. Rara vez se ven consolidaciones verdaderas. El principal problema fisiológico en la bronquiolitis es la obstrucción de las vías respiratorias bajas, no la presencia de líquido en los alveolos ("neumonía"). La gravedad de los síntomas a menudo aumenta y disminuye antes de que haya evidencia clara de mejoría. La saturación de oxígeno medida por oximetría de pulso también puede variar de un momento a otro. A menudo, la capacidad del lactante de alimentarse con biberón o seno materno es el mejor indicador de la severidad de la enfermedad, y la indicación más útil de hospitalización. La disnea dura alrededor de 5 días.

En una cohorte poblacional de 280 niños hospitalizados por bronquiolitis desde 1990 a 1999, la edad

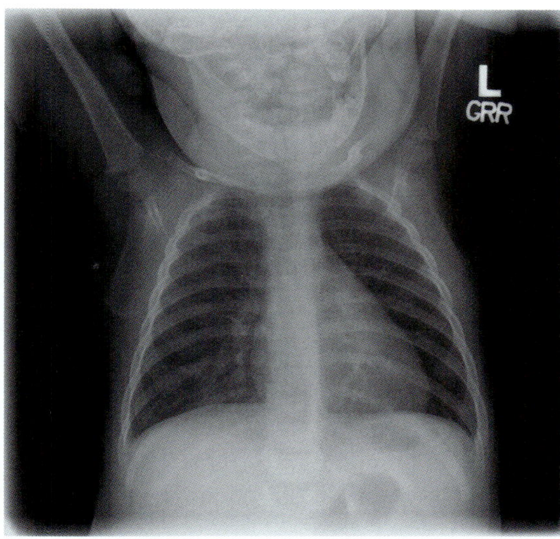

Figura 7-5. Radiografía de tórax de una niña de 11 meses de edad con bronquiolitis por VSR. Nótese la hiperinflación de ambos pulmones, el infiltrado basal derecho leve y los cambios leves en la vía respiratoria con engrosamiento de la pared.

promedio al momento del diagnóstico fue de 4 meses, y casi dos tercios de los pacientes fueron de sexo masculino. Catorce por ciento había nacido antes de las 36 sem de gestación, 5% tenía enfermedad cardiaca congénita, 2% tenía displasia broncopulmonar y 12% tenía un diagnóstico previo de hiperreactividad bronquial. Dos tercios de los pacientes requirieron oxígeno suplementario, 27% fue ingresado a la unidad de cuidados intensivos y 6% requirió ventilación mecánica. El promedio de la estancia hospitalaria fue de 2.7 días (rango de 1 a 15 días).

Otros síndromes sibilantes

Las siguientes definiciones se utilizaron en la edición de 1975 de este libro, y todavía parecen ser de uso común en Estados Unidos.

El asma bronquial aguda, la hiperreactividad bronquial y la bronquiolitis se refieren a enfermedades con obstrucción de la vía respiratoria inferior (vía aérea periférica) (ver Tabla 7-4). El término *asma* (o asma bronquial) en general se reserva para los episodios recurrentes de sibilancias que tienen una base alérgica, viral o inducida por el ejercicio, y de manera típica responden a los broncodilatadores, corticoesteroides inhalados, o ambos. Este diagnóstico rara vez puede establecerse con certeza durante el primer episodio en lactantes, y por lo regular no se utiliza hasta que los episodios recurren y se ha demostrado una respuesta a la terapia con broncodilatadores y antiinflamatorios.

Los niños pequeños que tienen varios episodios de bronquitis con sibilancias no siempre llegan a desarrollar asma clásica. La enfermedad respiratoria asociada con sibilancias es un diagnóstico operativo razonable. El término asma se utiliza si los episodios recurrentes continúan.

Bronquiolitis usualmente es el diagnóstico más apropiado para el primer episodio de obstrucción aguda de vías respiratorias inferiores en un lactante. Casi siempre el lactante tiene < 1 año si es el primer episodio. En dos estudios poblacionales grandes sobre hospitalizaciones por bronquiolitis, alrededor de dos tercios se presentaron en niños < 6 meses de edad. La recuperación de un virus es más probable en un lactante con un primer episodio (bronquiolitis) que en uno con antecedente de sibilancias.

Alteraciones fisiológicas

Obstrucción de vías respiratorias inferiores

Una de las razones por la que un lactante tiene mayor dificultad con la obstrucción de la vía respiratoria puede ser el pequeño tamaño de la misma y su mayor contribución a la resistencia total de la vía aérea. Se presume que el principal mecanismo de obstrucción en la bronquiolitis es el edema de los bronquiolos, ya que a menudo hay mejoría en unos cuantos días. Las revisiones de los hallazgos de autopsias en la bronquiolitis aguda muestran que los bronquiolos están tapados con moco y detritus celulares necróticos, pero esto quizá es más característico de los casos fatales. El broncoespasmo, definido por mejoría en el intercambio de aire tras la administración de broncodilatadores, rara vez puede ser documentado. Puede haber presencia de secreciones en los bronquios, como lo evidencian los estertores crepitantes, pero no son un hallazgo constante. Los intentos por aspirar estas secreciones por lo regular son innecesarios y pueden ser dañinos.

Respuesta inmunológica y gravedad de la enfermedad

Una vacuna inactivada en formalina en la década de 1960 hizo que quienes la recibieron montaran una respuesta con anticuerpos, pero exacerbó la enfermedad clínica cuando los pacientes se infectaron por VSR de tipo silvestre. Algunos investigadores mostraron que estos anticuerpos no eran neutralizadores, lo que avivó la especulación de que los anticuerpos pasivos empeoraban la enfermedad por VSR. Estudios subsecuentes han demostrado que el anticuerpo pasivo a VSR es al menos de manera parcial protector contra la enfermedad grave, y que entre más alto sea el título del anticuerpo, mejor. Modelos murinos sugieren que la enfermedad más grave fue resultado de la activación selectiva de linfocitos CD4+ tipo 2, conduciendo a una producción alterada de citocinas (p. ej., IL-4) e inmunoglobulinas (p. ej., IgE). Entre los lactantes con infección por VSR, aquellos que manifiestan bronquiolitis tienen títulos significativamente más elevados de IgE específica para VSR en las secreciones nasofaríngeas en comparación con aquellos sin bronquiolitis. En el infiltrado pulmonar se encuentran eosinófilos; también a veces se observa eosinofilia periférica, y es un marcador de enfermedad más grave. No está claro qué es lo que determina si la respuesta inmunológica contra la infección por VSR es predominantemente de tipo 1 o de tipo 2.

Hipoxemia

Debido a la obstrucción bronquiolar, hay una ventilación desigual en varias partes del pulmón, resultando en desequilibrio entre ventilación y perfusión, y por lo tanto hipoxemia. La pCO_2 arterial por lo regular es normal en los casos leves, o puede ser baja debido a la hiperventilación. En pacientes con obstrucción más grave de las vías respiratorias pequeñas, también ocurre retención de CO_2 pero es rara, excepto como un hallazgo tardío. La obstrucción grave persistente puede resultar en insuficiencia respiratoria aguda.

Causas de bronquiolitis o sibilancias

El síndrome de bronquiolitis se presenta cada mes del año en el norte de Estados Unidos, y puede considerarse que tiene muchas posibles etiologías. Es útil para distinguir entre bronquiolitis epidémica, que usualmente es causada por VSR, y bronquiolitis esporádica, que puede tener varias causas posibles.

Infección viral

El virus sincicial respiratorio es la causa viral más frecuente de bronquiolitis en todo el mundo. Estas infecciones tienden a ser estacionales y típicamente asociadas con brotes. Alrededor de 65% de los lactantes experimenta infección por VSR en los primeros 12 meses de vida; para la edad de 2 años, casi todos los niños se han infectado al menos una vez. La bronquiolitis positiva para VSR se presenta sobre todo en lactantes < 6 meses de edad, en general con menos fiebre y leucocitosis de la que se observa en la bronquiolitis negativa para VSR. La reinfección por VSR es en extremo común; algunas ocasiones, los niños se infectan dos veces dentro de una misma temporada de VSR. Por fortuna, la enfermedad con reinfecciones es menos severa que la observada con la infección primaria.

En múltiples estudios, el rinovirus humano ha sido la segunda causa más común de bronquiolitis. Estos estudios observaron a los pacientes desde el nacimiento hasta los 2 años de edad. Los pacientes con rinovirus tienen más probabilidad de tener mayor edad y de haber tenido un episodio previo de sibilancias. La duración de la hospitalización es un poco menor en aquellos con infección por rinovirus. El adenovirus es una causa ocasional de bronquiolitis. Los virus de la influenza, parainfluenza, metaneumovirus humano, y tal vez el coronavirus, también son causas de bronquiolitis. En estudios longitudinales sobre enfermedades respiratorias en lactantes, en una cierta proporción no se aísla ningún virus. Con el uso de la PCR multiplex, ha disminuido de manera significativa el porcentaje de pacientes con una etiología desconocida. También se ha demostrado que entre 9 y 15% de los pacientes están coinfectados con más de un virus respiratorio. En algunos estudios, la coinfección conduce a un curso clínico más grave o a una rehospitalización más frecuente en un periodo de 2 semanas.

El esforzarse por encontrar la etiología virológica exacta de la bronquiolitis es en general innecesario, ya que el tratamiento no difiere, y todos los pacientes requieren las mismas precauciones de aislamiento.

Infección por micoplasma

El *Mycoplasma pneumoniae* es una causa poco común de bronquiolitis en lactantes. Se recuperó en alrededor de 50% de las enfermedades respiratorias asociadas con sibilancias en niños de 9 a 15 años de edad, pero solo en 3% de los niños < 2 años de edad con enfermedad similar.

Fibrosis quística

Esta enfermedad puede causar un episodio agudo persistente de obstrucción espiratoria, a menudo diagnosticado al inicio como bronquiolitis. La persistencia de la obstrucción espiratoria con diafragmas bajos durante > 1 sem en la bronquiolitis debe sugerir la posibilidad de fibrosis quística. Esta enfermedad también puede causar obstrucción espiratoria recurrente.

Otras

La insuficiencia cardiaca congestiva puede imitar a una bronquiolitis. Además, la bronquiolitis de gravedad inusual puede ser la primera manifestación de una enfermedad cardiaca congénita no diagnosticada previamente.

Curso

La bronquiolitis tiene un espectro de gravedad. La enfermedad promedio dura de 3 a 7 días. La tasa de hospitalización es de 1 a 2%, y la de mortalidad es de alrededor de 2.4 por cada 100 000 lactantes < 1 año de edad. Las tasas de fatalidad son más altas en pacientes con enfermedad cardiaca grave o enfermedad pulmonar subyacentes. Aunque la tasa de infección bacteriana secundaria es baja, los pacientes con bronquiolitis pueden desarrollar neumonía, en especial después de un paro cardiaco o respiratorio y reanimación.

El aumento reciente en la sobrevivencia de lactantes de muy bajo peso al nacer, y el aumento en el número de lactantes con enfermedad pulmonar crónica, ha hecho que aumente el número de lactantes con bronquiolitis de mayor gravedad. A pesar de esto, la incidencia de muerte por bronquiolitis no ha aumentado.

Al principio, las frecuencias respiratorias rápidas en general indican una buena compensación por parte del paciente. En los casos graves, la frecuencia respiratoria puede disminuir a medida que el niño se fatiga, y puede indicar insuficiencia respiratoria inminente. Los lactantes que están débiles antes de la enfermedad pueden no ser capaces de ventilar de forma adecuada al inicio de la misma. En estos lactantes pueden ocurrir acidosis respiratoria y paro cardiaco, y la medición de pO_2 arterial, pCO_2 y el pH pueden ser útiles para alertar al médico sobre una falla respiratoria progresiva y un paro cardiaco inminente.

Enfoque diagnóstico

Evaluación clínica

En la mayoría de los casos, el médico tratante puede diagnosticar la bronquiolitis a través de una buena historia clínica y una exploración física cuidadosa. Esto es en especial cierto una vez que la temporada de bronquiolitis está avanzada. Durante la epidemia, la mayoría de los lactantes de < 6 meses de edad con síntomas de bronquiolitis están infectados por VSR; los demás por lo regular tienen otro virus respiratorio que causa el mismo escenario clínico, de modo que la diferenciación no es en particular importante.

Radiografía de tórax

No se necesita solicitar radiografías de tórax en los pacientes ambulatorios, e incluso tampoco en la mayoría de los bebés hospitalizados con bronquiolitis afebril no complicada.

Conteo leucocitario y diferencial

En la bronquiolitis, los conteos leucocitarios típicamente no son útiles, y no deben solicitarse de rutina.

Cultivos

Algunos centros pueden contar con cultivos virales, pero los resultados de los cultivos no tienen influencia sobre el manejo inicial.

Pruebas antigénicas rápidas

Las pruebas antigénicas rápidas para VSR son fáciles de realizar utilizando un kit de ELISA comercial. Toma alrededor de 20 min realizar la prueba, pero en general se procesan las muestras en lotes. La prueba casi siempre es positiva en niños con bronquiolitis por VSR, ya que estos pacientes típicamente replican grandes cantidades de virus en la nasofaringe. Los lavados nasales son muestras más confiables, pero también son aceptables los hisopados de nasofaringe.

Una vez que se sabe si el VSR está circulando en la comunidad, las pruebas para VSR no son en particular útiles, y no se requiere realizarlas en bebés con bronquiolitis clásica. La mayoría de los lactantes pequeños con bronquiolitis hospitalizados durante la temporada está infectada por VSR. Puede ser útil hacer pruebas para VSR (e influenza) en el lactante con una enfermedad respiratoria febril durante el invierno que no es un caso clásico de bronquiolitis. Si el bebé tiene influenza, puede administrarse tratamiento específico; si tiene VSR, se puede omitir una evaluación por sepsis.

Cuando se desea la identificación de otros virus, se pueden realizar pruebas con anticuerpos marcados con fluoresceína en los lavados nasales, o bien PCR multiplex.

Reacción en cadena polimerasa con transcriptasa inversa

Muchos centros cuentan hoy con pruebas de PCR para virus respiratorios. En la mayoría de los casos de bronquiolitis, estas pruebas son innecesarias. Algunos centros detectan VSR solo con PCR normal.

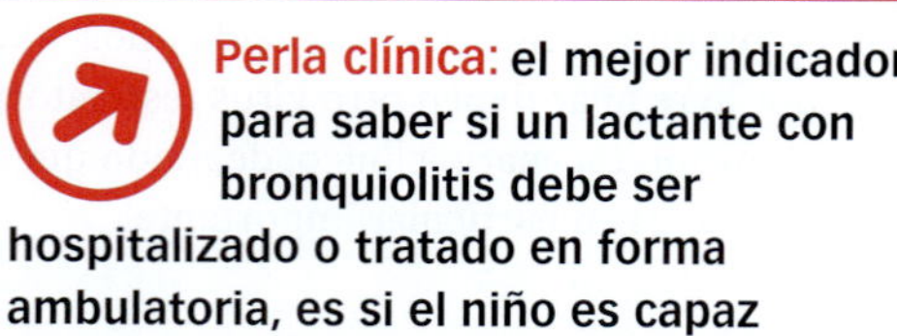

Tratamiento

A lo largo de los años se han estudiado varias estrategias de tratamiento, y estas han sido utilizadas de diversas formas por los médicos que tratan a lactantes con bronquiolitis. Por desgracia, además de las medidas de apoyo con oxígeno humidificado y líquidos IV según se requieran, ninguna otra intervención ha demostrado ser benéfica de forma consistente. Por lo tanto, el tratamiento de la bronquiolitis en realidad no ha cambiado en los últimos 40 años. El sobretratamiento de estos bebés es un problema que aún persiste.

Oxígeno humidificado

Los lactantes con bronquiolitis, en el contexto de la atención ambulatoria, que son capaces de alimentarse bien, no requieren que se les mida la saturación de oxígeno. Sin embargo, en esencia todos los lactantes enfermos como para ser hospitalizados con infección por VSR tienen cierto grado de hipoxemia. Por lo tanto, se debe ofrecer a todos los pacientes internados oxígeno humidificado guiado por el monitoreo de la saturación de O_2. El oxígeno humidificado es el único tratamiento que ha demostrado de manera consistente proporcionar beneficio a los pacientes con bronquiolitis por VSR, y por lo tanto es la piedra angular de la terapia. Un nivel de oxígeno de 30 a 40% en general es suficiente para mejorar la hipoxemia, y no resulta en retención de CO_2. En estudios pequeños, los desenlaces tanto a corto como a largo plazos parecen ser similares en los pacientes en quienes la saturación de O_2 se mantuvo > 90 o 95%. Los bebés más pequeños con niveles más altos de hemoglobina fetal podían tener una PaO_2 de alrededor de 40 con una saturación de O_2 de 90%; por lo tanto, algunos expertos creen que es mejor mantener el nivel de saturación de O_2 a 95% o mayor. La saturación debe monitorearse de forma continua hasta que el paciente empiece a mostrar mejoría; de ahí en adelante, puede revisarse de forma intermitente, o incluso no hacerlo.

Broncodilatadores

Muchos bebés hospitalizados con bronquiolitis son tratados con broncodilatadores, a pesar de la falta de evidencia concluyente acerca de su utilidad. Se han publicado dos revisiones de la base de datos Cochrane acerca de este tema: la primera reportó un beneficio limitado en aproximadamente uno de cada siete pacientes tratados; la segunda no mostró beneficio alguno. Dado el beneficio marginal (cuando mucho) y el costo anual total de 37 millones de dólares para administrar terapia con broncodilatadores inhalados a los lactantes con un primer episodio de bronquiolitis, su uso rutinario no está justificado. La idea de utilizar terapia con broncodilatadores, extrapolada a partir de la respuesta en pacientes con asma, tal vez está equivocada desde el inicio. La fisiopatología de las sibilancias en estos lactantes difiere de la de los asmáticos. Los lactantes pequeños, que son los que se enferman con más gravedad por la infección por VSR, carecen tanto de la cantidad de músculo liso como de receptores betaadrenérgicos que necesitarían para obtener una respuesta clínica con los broncodilatadores. Más aún, la principal causa de estrechamiento de la vía respiratoria es el edema y el taponamiento con moco, no el broncoespasmo. Las guías actuales de bronquiolitis desaconsejan el uso de broncodilatadores, y la recomendación es sólida.

Corticoesteroides

Se sospecha que gran parte de la patología en la bronquiolitis se debe a la respuesta del huésped (inflamación), de modo que sería lógico que la terapia antiinflamatoria proporcionara beneficios. Por desgracia, estudios sobre pacientes heterogéneos no han mostrado ninguna diferencia estadística entre los grupos tratados con corticoesteroides y con placebo. Incluso estudios que iniciaron terapia con corticoesteroides de forma temprana, y los continuaron durante 6 sem, no mostraron beneficio. No se deben utilizar los corticoesteroides.

Epinefrina

En el pasado se utilizaba una prueba clínica con epinefrina subcutánea en un esfuerzo por ayudar a diferenciar la bronquiolitis de la enfermedad alérgica. Algunos médicos han administrado epinefrina nebulizada a lactantes hospitalizados con bronquiolitis o a aquellos en el departamento de emergencia que estaban muy graves a su llegada. No hay datos que hayan demostrado que la epinefrina previene la hospitalización en pacientes que llegan al departamento de emergencia con bronquiolitis, y tampoco se ha demostrado que la epinefrina nebulizada reduzca la duración de la estancia en los niños hospitalizados. Las guías actuales de tratamiento contienen una fuerte recomendación en contra del uso de epinefrina subcutánea o nebulizada.

Solución salina hipertónica

La nebulización de solución salina hipertónica (3%) ha demostrado tener un beneficio limitado y quizá transitorio en algunos niños hospitalizados con bronquiolitis. Un estudio en 2016 probó que los análisis previos que habían demostrado resultados positivos habían estado impulsados por poblaciones atípicas y grupos de tratamiento desbalanceados. Su estudio concluyó que no había beneficio alguno en el uso de solución salina hipertónica para disminuir la duración de la estancia intrahospitalaria en lactantes con bronquiolitis.

Antibióticos

La incidencia de infección bacteriana secundaria en la bronquiolitis es muy baja. Hall y sus colegas documentaron infección bacteriana solo en siete (1.2%) de 565 casos; Greenes y Harper encontraron un hemocultivo positivo en solo uno (0.2%) de 411 niños de entre 3 y 36 meses de edad, incluso cuando los sujetos fueron seleccionados para el estudio debido a la presencia de fiebre elevada (> 39 °C). Otro estudio buscó infecciones bacterianas secundarias en lactantes muy pequeños (< 90 días de vida) quienes tenían probabilidad de ser evaluados por sepsis: a 165 (78%) de 211 lactantes consecutivos con fiebre y bronquiolitis se les realizó alguna

combinación de cultivos de sangre, orina y LCR; no se encontró un solo caso de infección bacteriana. La neumonía bacteriana secundaria es rara incluso si se encuentra un infiltrado pulmonar definido. Por desgracia, a menudo se prescriben antibióticos de forma inapropiada en este contexto. Rara vez puede desarrollarse neumonía bacteriana causada por estreptococo del grupo A, *S. pneumoniae* o *S. aureus*. Si esto ocurre, en general hay una descompensación clínica.

La infección bacteriana grave más común encontrada con la bronquiolitis es la de vías urinarias, que en la mayoría de los estudios tiene una incidencia de alrededor de 5%. La gran mayoría de los lactantes que tiene bronquiolitis con fiebre no requiere una evaluación pos sepsis; puede ser prudente revisar un examen general de orina y solicitar cultivos de forma selectiva.

La otitis media aguda (OMA), por otro lado, es común en pacientes con bronquiolitis inducida por VSR. En un estudio de 42 niños con bronquiolitis, 36 (86%) tuvieron OMA en algún momento durante el curso clínico de la enfermedad. Los cultivos de líquido del oído medio mostraron un patógeno bacteriano en todos los casos, y la proporción de casos debidos a *S. pneumoniae*, *H. influenzae* tipo no b y *M. catarrhalis* fue idéntica a la observada en otros estudios sobre cultivos de líquido del oído medio. También con frecuencia se encontró VSR en el líquido del oído medio, pero no usualmente como patógeno solitario. En este contexto, la terapia para la OMA no necesita ser diferente del enfoque habitual.

Surfactante

Se han encontrado anormalidades en la cantidad y calidad del surfactante en los lactantes con bronquiolitis intensa por VSR. Un metaanálisis sugirió que los bebés que han sido trasladados a la UCI por enfermedad grave con insuficiencia respiratoria inminente o completa, pueden obtener cierto beneficio del tratamiento con surfactante.

Terapia con vapor de agua

El uso de vapor de agua no ha demostrado tener valor en la bronquiolitis.

Fisioterapia pulmonar

Los lactantes con bronquiolitis no obtienen beneficio con esta intervención.

Óxido nítrico inhalado

El óxido nítrico ejerce un efecto broncodilatador, y ha sido utilizado con grados variables de éxito en el tratamiento de otras enfermedades respiratorias. Un pequeño estudio prospectivo sobre óxido nítrico inhalado en lactantes con bronquiolitis no resultó prometedor; no se demostró efecto broncodilatador aparente ni hubo beneficio clínico medible.

Helio-oxígeno (heliox)

La teoría detrás del heliox es que el oxígeno y los medicamentos aerosolizados son capaces de llegar a los alveolos con mayor facilidad debido a la densidad reducida del heliox en comparación con las mezclas convencionales de aire-oxígeno. Los estudios clínicos sobre el heliox sugieren que, cuando mucho, puede haber un beneficio transitorio en los primeros 30 a 60 min. El compuesto parece ser seguro.

Ventilación mecánica y CPAP

La presión positiva continua sobre la vía aérea con ventilación mecánica se está utilizando cada vez con más frecuencia, ya que más lactantes con discapacidad respiratoria o muscular subyacente están sobreviviendo después de los cuidados intensivos neonatales.

Ribavirina

La ribavirina es un análogo de la guanina con actividad antiviral de amplio espectro *in vitro*. Es activa contra VSR tanto *in vitro* como *in vivo*. Por desgracia, parece tener poco o nulo efecto benéfico, incluso en los lactantes gravemente enfermos que requieren ventilación. También es muy costosa y difícil de administrar.

Muchos expertos en la actualidad creen que la ribavirina nunca debe utilizarse en el tratamiento de la bronquiolitis por VSR, sin importar cuán grave sea. Puede tener utilidad en el tratamiento de niños con supresión severa del sistema inmunológico por cáncer o quimioterapia, trasplante de médula ósea, sida avanzado o inmunodeficiencia combinada severa (IDCS). En estos casos, existe replicación viral que puede ser detenida con la ribavirina.

Inmunoterapia

El palivizumab, un anticuerpo monoclonal humanizado que neutraliza al VSR *in vitro*, no fue capaz de producir beneficio clínico en el tratamiento de la bronquiolitis establecida.

Vitamina A

Aunque los niveles de vitamina A son bajos en los pacientes hospitalizados con bronquiolitis, el tratamiento con vitamina A no mejora los desenlaces.

Antagonistas del receptor de leucotrieno

El montelukast tal vez no es útil en el tratamiento de la bronquiolitis aguda. Estudios pequeños sugieren que puede ser benéfico en pacientes con problemas de sibilancias posbronquiolitis.

Complicaciones

Apnea

Los episodios de apnea son frecuentes en los lactantes pequeños con bronquiolitis o neumonía causada por VSR, como se discutió al comienzo de este capítulo.

Falla respiratoria

La mayoría de los lactantes tiene cierto grado de hipoxemia, y en los casos más graves puede haber hipercapnia. En los casos graves puede requerirse ventilación mecánica.

Disritmia cardiaca

Aunque es rara, se han reportado varios casos de taquicardia supraventricular en asociación con bronquiolitis por virus sincicial respiratorio.

Daño pulmonar

Se han reportado bronquiectasias y pulmón hiperlúcido unilateral (síndrome de Swyer-James) como complicaciones de la bronquiolitis, al parecer causada por adenovirus, en canadienses y nativos de Alaska. Son frecuentes el broncoespasmo inducido por el ejercicio o las pruebas de función pulmonar anormales 10 años después.

Neumonía y atelectasias

Las complicaciones de la bronquiolitis en los lactantes a menudo se detectan por radiografía de tórax. La neumonía o las atelectasias con frecuencia son en parche y mínimas, y no tienen un impacto significativo sobre la enfermedad, ya que el problema principal es la obstrucción, y no los alveolos colapsados o llenos de líquido. La neumonía en ocasiones es segmentaria y más extensa. En raras ocasiones puede haber una neumonía lobular significativa, o incluso neumonía necrotizante causada por infección bacteriana secundaria.

Niños inmunocomprometidos

Los niños mayores inmunocomprometidos por leucemia o un defecto en la inmunidad mediada por células pueden presentar una bronquiolitis causada por VSR que puede poner en peligro la vida.

Relación con el asma

Desde hace décadas se ha identificado una asociación entre la bronquiolitis aguda en la infancia y sibilancias recurrentes en etapas posteriores de la vida. Ya sea que una infección temprana por VSR predisponga al paciente hacia el desarrollo de asma o bien si la enfermedad grave por VSR se presenta debido a que existe una predilección preexistente hacia las sibilancias en los pacientes que subsecuentemente desarrollan asma, siempre han existido estas preguntas: "¿qué fue primero? ¿el huevo o la gallina?" Seguro las respuestas son una combinación de ambas. Es cierto que los lactantes con un riesgo familiar y ambiental elevado para el desarrollo de asma tienden a tener más sibilancias cuando desarrollan bronquiolitis por virus sincicial respiratorio.

Por otro lado, modelos animales de infección por VSR sugieren que las infecciones tempranas con ciertos patógenos pueden "configurar" al sistema inmunológico de una persona de modo que responda de forma algo diferente a infecciones posteriores de lo que normalmente lo haría. Este fenómeno fue la causa de la tan exagerada enfermedad por VSR que se presentó en pacientes que recibieron la vacuna inactivada en formalina en la década de 1960 y después contrajeron infección por VSR de tipo silvestre. Larsen y sus colaboradores también han documentado alteraciones a largo plazo en el control neuronal del músculo liso de la vía respiratoria después de una infección experimental por VSR en un modelo animal.

Lo que está claro es que la bronquiolitis en el periodo de lactancia, incluso la bronquiolitis leve, se asocia después con sibilancias en la infancia, incluso cuando se consideran variables de antecedentes familiares y personales de alergia y exposición pasiva al humo de tabaco.

Prevención

Vacunas

En la actualidad se están desarrollando muchos tipos de vacunas contra VSR, incluyendo vacunas con virus vivos atenuados, vacunas con ADN, vacunas con vectores y partículas o nanopartículas similares al virus. Se está investigando la vacunación materna con transferencia pasiva en modelos animales. También está siendo investigada una vacuna de virus vivos atenuados con el virus de parainfluenza 3 que expresa la proteína F del VSR como vacuna ambivalente para proteger a los receptores tanto contra el virus de parainfluenza 3 como contra VSR. Algunas de estas vacunas han llegado a fases de experimentación en humanos, y parecen prometedoras.

Anticuerpo pasivo

El palivizumab es un anticuerpo monoclonal murino humanizado comercialmente disponible que redujo la tasa de hospitalización asociada a VSR de 10.6% en el grupo placebo a 4.8% en el grupo de intervención (una reducción relativa de 55%). Se administra de forma intramuscular a los bebés de alto riesgo una vez al mes durante 5 meses, justo antes de que comience la temporada de VSR. A lo largo de los años, ha habido mucha inquietud en relación al costo y al índice costo/beneficio de esta intervención. En comparación con otros medicamentos biológicos, el precio es bajo; sin embargo, la magnitud del beneficio es mucho más pequeña que la asociada con otros medicamentos biológicos usados en el tratamiento de, por ejemplo, la artritis idiopática juvenil, la enfermedad de Crohn, y otras enfermedades autoinmunes o autoinflamatorias.

Otra consideración adicional tiene que ver con el beneficio potencial del palivizumab en la prevención de episodios subsecuentes de sibilancias. En un estudio aleatorizado de 429 lactantes nacidos entre las 33 y 35 sem de gestación, el porcentaje de niños con sibilancias recurrentes durante el primer año de vida fue 11% en el grupo de palivizumab y 21% en el grupo placebo ($p = 0.01$). Esto sugiere que el prevenir la infección sintomática por VSR puede prevenir las sibilancias subsecuentes, al menos en algunos niños.

La American Academy of Pediatrics publica guías para el uso de palivizumab; con el paso de los años desde la introducción del producto, las guías se han vuelto considerablemente más estrictas en términos de qué lactantes califican para esta prevención. Las guías más recientes recomiendan considerar administrar palivizumab durante su primera temporada de VSR a los siguientes niños:

1. Lactantes prematuros nacidos antes de las 29 sem de edad gestacional.
2. Lactantes prematuros nacidos antes de las 32 sem de edad gestacional que tienen enfermedad pulmonar crónica, definida como requerimiento de oxígeno durante al menos las primeras 4 sem de vida.
3. Lactantes con insuficiencia cardiaca congénita hemodinámicamente significativa, definido como lactantes con enfermedad cardiaca no cianótica que están recibiendo medicamento para controlar la insuficiencia cardiaca congestiva y requerirán cirugía cardiaca, y aquellos con hipertensión pulmonar de moderada a grave.
4. Niños con anormalidades anatómicas pulmonares o trastornos neuromusculares.
5. Lactantes con fibrosis quística con enfermedad pulmonar crónica o deficiencias nutricionales.

Las guías recomiendan además considerar extender la administración de palivizumab durante la segunda temporada de VSR en los siguientes casos:

1. Niños con deficiencia inmunológica significativa.
2. Lactantes prematuros < 32 sem de edad gestacional que requirieron al menos 4 sem de oxígeno después del nacimiento y continúan requiriendo oxígeno suplementario, terapia sistémica con corticoesteroides, o terapia diurética en los 6 meses previos al inicio de la segunda temporada de virus sincicial respiratorio.

Múltiples estudios han demostrado que muchos niños que son elegibles para profilaxis no la están recibiendo de manera adecuada. En nuestra opinión, es prudente administrar palivizumab 48 a 72 h antes del alta a los neonatos que califican para la profilaxis y están a punto de ser enviados a casa desde la unidad de cuidados intensivos. Esto disminuye el porcentaje de lactantes que no reciben la primera dosis de forma oportuna.

También es importante evitar otros factores de riesgo para infección por VSR. Los lactantes en riesgo deben evitar la exposición a humo de tabaco. Deben mantenerse alejados de las multitudes; en lo posible, se deben evitar las estancias con grupos grandes. Los familiares y amigos con infecciones de vías respiratorias deben evitar el contacto cercano con estos lactantes, y se debe tener higiene cuidadosa de las manos.

Puntos clave

- **La infección por virus de parainfluenza típicamente causa laringitis en adultos pero crup en niños pequeños debido al menor tamaño de su vía respiratoria.**
- **La inmunidad conferida por la vacuna contra la pertussis desaparece con rapidez; por lo tanto, la tos ferina es una causa infra identificada de enfermedad con tos grave o crónica.**
- **En Estados Unidos, la influenza es por mucho la enfermedad más común prevenible por vacunación; es responsable de alrededor de 40 000 muertes al año en este país.**
- **El tratamiento de la infección por VSR en el lactante con un sistema inmunológico normal sigue siendo un sistema de apoyo, incluyendo oxígeno y apoyo ventilatorio en caso requerido. Ninguna otra intervención ha demostrado ser efectiva.**

REFERENCIAS SELECCIONADAS

https://www.youtube.com/watch?v=S3oZrMGDMMw (Video of infant girl with whooping cough)

Acosta AM, DeBolt C, Tasslimi A, et al. Tdap vaccine effectiveness in adolescents during the 2012 Washington State pertussis epidemic. *Pediatrics* 2015;135:981–9.

American Academy of Pediatrics. Policy statement: updated guidance for palivizumab prophylaxis among infants and young children at increased risk of hospitalization for respiratory syncytial virus infection. *Pediatrics* 2014;134:415–20.

Beem MO, Saxon EM. Respiratory tract colonization and a distinctive pneumonia syndrome in infants infected with *Chlamydia trachomatis. N Engl J Med* 1977;296:306–10.

Belshe RB, Mendelman PM, Treanor J, et al. The efficacy of live attenuated, cold-adapted, trivalent, intranasal influenzavirus vaccine in children. *N Engl J Med* 1998;338:1405

Blanken MO, Rovers MM, Molenaar JM. Respiratory syncytial virus and recurrent wheeze in healthy preterm infants. *N Engl J Med* 2013;368:1791–9.

Boyce TG, Mellen BG, Mitchel EF Jr, et al. Rates of hospitalization for respiratory syncytial virus infection among children in medicaid. *J Pediatr* 2000;137:865–70.

Boyce TG, Virk A. While waiting for better pertussis vaccines, let's use the ones we have. *J Infect Dis* 2015;211:1196–7.

Brooks CG, Harrison WN, Ralston SL. Association between hypertonic saline and hospital length of stay in acute viral bronchiolitis: a reanalysis of 2 meta-analyses. *JAMA Pediatr* 2016;170:577–84.

Capili CR, Hettinger A, Rigelman-Hedberg N, et al. Increased risk of pertussis in patients with asthma. *J Allergy Clin Immunol* 2012;129:957–63.

Chang AB, Van Asperen PP, Glasgow N, et al. Children with chronic cough: when is watchful waiting appropriate? Likelihood ratios for assessing children with chronic cough. *Chest* 2015;147:745–53.

Church NR, Anas NG, Hall CB, et al. Respiratory syncytial virus-related apnea in infants. *Am J Dis Child* 1984;138:247–50.

Dobson J, Whitley RJ, Pocock S, et al. Oseltamivir treatment for influenza in adults: a meta-analysis of randomized controlled trials. *Lancet* 2015;385:1729–37.

Dugas AF, Valsamakis A, Atreya MR, et al. Clinical diagnosis of influenza in the ED. *Am J Emerg Med* 2015;33:770–5.

Eberly MD, Eide MB, Thompson JL, et al. Azithromycin in early infancy and pyloric stenosis. *Pediatrics* 2015;135:2014–26.

Feltes TF, Cabalka AK, Meissner HC, et al. Palivizumab prophylaxis reduces hospitalization due to respiratory syncytial virus in young children with hemodynamically significant congenital heart disease. *J Pediatr* 2003;143:523–40.

Forsyth K, Plotkin S, Tan T, et al. Strategies to decrease pertussis transmission to infants. *Pediatrics* 2015;135:e1475–82.

Glezen WP, Paredes A, Allison JE, et al. Risk of respiratory syncytial virus infection for infants from low-income families in relationship to age, sex, ethnic group, and maternal antibody level. *J Pediatr* 1981;98:708–15.

Hall CB, Powell KR, Schnabel KC, et al. Risk of secondary bacterial infection in infants hospitalized with respiratory syncytial virus infection. *J Pediatr* 1988;1113:266–71.

Hall CB, Weinberg GA, Iwane MK, et al. Respiratory syncytial virus-associated hospitalizations among children less than 24 months of age. Pediatrics 2013;132(2);e341–8. Disponible en: www.pediatrics.org/cgi/content/full/132/2/e341

Hayden FG, Atmar RL, Schilling M, et al. Use of the selective oral neuraminidase inhibitor oseltamivir to prevent influenza. *N Engl J Med* 1999;341:1336–43.

Hayden FG, Treanor JJ, Fritz RS, et al. Use of the oral neuraminidase inhibitor oseltamivir in experimental human influenza: randomized controlled trials for prevention and treatment. *JAMA* 1999;282:1240–6.

Honein MA, Paulozzi LJ, Himelright IM, et al. Infantile hypertrophic pyloric stenosis after pertussis prophylaxis with erythromycin: a case review and cohort study. *Lancet* 1999;354:2101–5.

The Impact-RSV Study Group. Palivizumab, a humanized respiratory syncytial virus monoclonal antibody, reduces hospitalization from respiratory syncytial virus infection in high-risk infants. *Pediatrics* 1998;102:531–7.

Johnson DW, Jacobsen S, Edney PC, et al. A comparison of nebulized budesonide, intramuscular dexamethasone, and placebo for moderately severe croup. *N Engl J Med* 1998;339:498–503.

Kapikian AZ, Mitchell RH, Chanock RM, et al. An epidemiologic study of altered clinical reactivity to respiratory syncytial (RS) vaccine in children previously vaccinated with an inactivated RS virus vaccine. *Am J Epidemiol* 1969;89:405–21.

Keller MA, Aftandelians R, Connor JD. Etiology of pertussis syndrome. *Pediatrics* 1980;66:50–5.

Liebelt EL, Qi K, Harvey K. Diagnostic testing for serious bacterial infection in infants aged 90 days or younger with bronchiolitis. *Arch Pediatr Adolesc Med* 1999;153:525–30.

Loeffelholz MJ, Thompson CJ, Long KS, et al. Comparison of PCR, culture, and direct fluorescent antibody testing for detection of *Bordetella pertussis. J Clin Microbiol* 1999;37:2872–6.

McGirr A, Fisman DN. Duration of pertussis immunity after DTaP immunization: a meta-analysis. *Pediatrics* 2015;135:331–43.

Miller A, Aballea S, Annemans L, et al. A critical literature review of health economic evaluations in pertussis booster vaccination. *Expert Rev Pharmacoecon Outcomes Res* 2012;12:71–94.

Morgan JL, Baggari SR, McIntire D, et al. Pregnancy outcomes after antepartum tetanus, diphtheria, and acellular pertussis vaccination. *Obstet Gynecol* 2015;125:1433–8.

Navorro-Mari JM, Perez-Ruiz M, Contado-Munoz P, et al. Influenza-like illness criteria were poorly related to laboratory-confirmed influenza in a sentinel surveillance study. *J Clin Epidemiol* 2005;58:275–9.

Neuzil KM, Mellen BG, Wright PF, et al. The effect of influenza on hospitalizations, outpatient visits, and courses of antibiotics in children. *N Engl J Med* 2000;342:225–31.

Poland GA, Hall CB. Influenza immunization of schoolchildren: can we interrupt community epidemics? *Pediatrics* 1999;103:1280–2.

Ralston SL, Lieberthal AS, Meissner HC, et al. Clinical practice guideline: the diagnosis, management, and prevention of bronchiolitis. *Pediatrics* 2014;134(5):e1474–502.

Reichert TA, Sugaya N, Fedson DS. The Japanese experience with vaccinating schoolchildren against influenza. *N Engl J Med* 2001;344:889–96.

Vilajeliu A, Gonce A, Lopez M, et al. Combined tetanus-diphtheria and pertussis vaccine during pregnancy: transfer of maternal pertussis antibodies to the newborn. *Vaccine* 2015;33:1056–62.

Waisman Y, Klein BL, Boenning DA, et al. Prospective randomized double-blind study comparing L-epinephrine and racemic epinephrine aerosols in the treatment of laryngotracheitis (croup). *Pediatrics* 1992;89:302–6.

Winter K, Glaser C, Watt J, et al., CDC. Pertussis epidemic—California, 2014. *MMWR Morb Mortal Wkly Rep* 2014;63:1129–32.

Wright PW, Edwards KM, Decker MD, et al. Pertussis infection in adults with persistent cough. *JAMA* 1995;273:1044–6.

Yaari E, Yafe-Zimerman Y, Schwartz SB, et al. Clinical manifestations of Bordetella pertussis infection in immunized children and young adults. *Chest* 1999;115:1254–8.

8 Síndromes de neumonía

CONCEPTOS GENERALES Y MÉTODOS

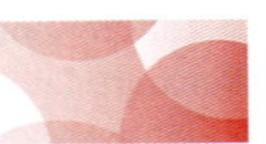

Se debe sospechar neumonía cuando hay antecedentes de tos, fiebre y dificultad para respirar o respiración rápida. Hallazgos físicos como estertores crepitantes inspiratorios, disminución de los ruidos respiratorios, matidez a la percusión, y respiración dolorosa por lo regular son confiables para considerarse como evidencia presuntiva de neumonía. (La exploración física del tórax se discute con más detalle en el Capítulo 7). En general, los signos y síntomas que tienen un alto grado de sensibilidad (p. ej., fiebre y taquipnea) carecen de especificidad, y aquellos que tienen un alto grado de especificidad (p. ej., estertores crepitantes y dolor pleurítico) carecen de sensibilidad.

Por lo tanto, si se sospecha neumonía, por lo general se debe solicitar una radiografía de tórax; los hallazgos radiológicos en general se consideran definitivos para la confirmación de la presencia y localización de neumonía, y proporcionan ayuda para distinguir una causa probable.

El término *neumonitis* literalmente significa inflamación de los pulmones; algunas veces, se utiliza de forma intercambiable con el término neumonía, y otras se utiliza para referirse a una neumonía leve. La frase *infiltrado pulmonar* es más precisa y orientada al problema que el término *neumonía*, y puede utilizarse cuando el médico sospeche un proceso no infeccioso. Una revisión define la neumonía en niños como la presencia de fiebre, síntomas respiratorios agudos, o ambos, además de evidencia de infiltrados en el parénquima pulmonar en la radiografía de tórax.

Las etiologías más frecuentes de neumonía aguda discutidas en este capítulo se listan en la Tabla 8-1.

Clasificación

La clasificación histórica de las neumonías en la década de 1920 utilizaba los términos "típica" para la neumonía clásica por neumococo, y "atípica" para casi todas las demás neumonías. Cuando la radiografía de tórax estuvo disponible en la década de 1930, se identificaron la "neumonía silenciosa" y la "neumonía ambulante", en particular durante el tamizaje de los reclutas para el ejército. Hoy en día "neumonía ambulante" es un término lego que no se utiliza.

Las neumonías se clasifican mejor como síndromes específicos, utilizando ciertas variables:

1. *Inicio y curso*: la neumonía puede ser aguda o crónica, progresiva o con mejoría y recurrente o episódica.
2. *Gravedad*: la neumonía puede clasificarse con base en la gravedad, estimada por observaciones clínicas o por cuantificación de acidosis respiratoria e hipoxemia.
3. *Patrón anatómico*: la neumonía puede clasificarse como lobar, multilobar, segmentaria, subsegmentaria, lobular, perihiliar, nodular o militar. También son posibles combinaciones de estas formas.
4. *Características anatómicas adicionales*: puede haber engrosamiento o derrame pleural, cavitación, neumatoceles o neumotórax.
5. *Características extrapulmonares*: puede haber eosinofilia en el frotis de sangre periférica y enfermedad crónica subyacente. La neumonía que complica a la fibrosis quística o a una enfermedad maligna se discute en el Capítulo 22.
6. *Etiología*: la mayoría de las neumonías en niños es causada por agentes infecciosos: virus, bacterias (incluyendo micobacterias), micoplasmas, hongos y en raras ocasiones, parásitos. Los diagnósticos etiológicos no son tan fáciles de determinar o tan precisos como algunas veces se infiere, y en la mayoría de los casos no se obtiene prueba de la etiología.

Los hallazgos radiológicos en el tórax de los niños no son suficientes por sí solos para diferenciar una etiología viral de una bacteriana con la suficiente precisión como para tomar decisiones terapéuticas. Sin embargo, la edad del niño en un factor muy importante al momento de seleccionar la terapia antibiótica. Las características pulmonares adicionales también

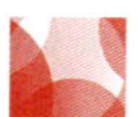 **Tabla 8-1 Etiologías más frecuentes de síndromes de neumonía aguda**

SÍNDROMES DE NEUMONÍA	ETIOLOGÍAS MÁS FRECUENTES
Neumonía lobar, segmentaria, esférica, o neumonía con derrame	*Streptococcus pneumoniae*, estreptococo del grupo A, *Staphylococcus aureus*, *Haemophilus influenzae*
Neumonía intersticial bilateral o neumonía subaguda leve con infiltrados mínimos	*Mycoplasma pneumoniae*, *Chlamydia pneumoniae*, o adenovirus (edad escolar), VSR (lactantes), otros virus
Neumonía fulminante	Virus de influenza, *S. pneumoniae*, estreptococo del grupo A, *S. aureus*, *M. pneumoniae*, CMV o varicela (niño inmunosuprimido)
Enfermedades pulmonares eosinofílicas	Desconocida, *C. pneumoniae*, *Aspergillus*
Neumonía miliar	Tuberculosis, histoplasmosis
Neumonía nodular	Bacteriemias diseminadas (por lo general *S. aureus*), fungemias diseminadas
Neumonía que complica la fibrosis quística	*S. aureus*, *H. influenzae*, *Pseudomonas aeruginosa*, *Burkholderia cepacia*
Estado inmunosuprimido o malignidad	*S. aureus*, *P. aeruginosa*, *Pneumocystis jirovecii*, *Aspergillus*, otras micosis, *Mycobacterium tuberculosis*, otras micobacterias, CMV, otros virus

son útiles, ya que las neumonías virales confirmadas rara vez son lobares, aunque pueden ser sublobares y casi nunca producen adenopatía hiliar, derrame, neumotórax, neumatoceles o cavitación.

Es útil realizar una descripción precisa del diagnóstico primario o establecer el problema. El diagnóstico etiológico por lo regular debe expresarse como una probabilidad, junto con una enumeración de otras posibilidades razonables. Ejemplos de estos diagnósticos clínicos preliminares incluyen los siguientes:

- Neumonía lobar aguda; tal vez neumocócica, quizá por estreptococo del grupo A
- Neumonía intersticial bilateral grave; tal vez causada por virus de influenza
- Neumonía recurrente del lóbulo medio derecho; tal vez neumocócica; considerar obstrucción bronquial parcial
- Neumonía periférica derecha persistente con adenopatía hiliar; quizá tuberculosa
- Neumonía intersticial bilateral que complica una leucemia aguda; considerar citomegalovirus (CMV)

El resto de esta sección estudia los principios generales involucrados en la obtención de muestras microbiológicas en las neumonías, y la frecuencia de varios agentes etiológicos. Las secciones subsecuentes estudian los síndromes, como la neumonía lobar y los agentes etiológicos más comúnmente asociados con cada uno. Los principios fisiológicos involucrados en la neumonía, incluyendo la insuficiencia respiratoria, se analizan en el Capítulo 7.

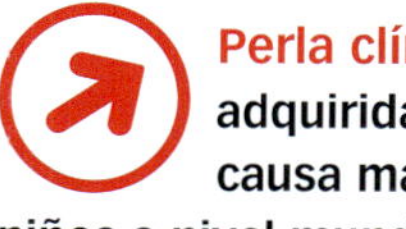

Fuentes etiológicas

Los intentos por obtener un diagnóstico etiológico definitivo en la neumonía involucran el uso de tinción de Gram, cultivo, histología (frotis o biopsia), pruebas cutáneas, serología y reacción de polimerasa en cadena (PCR). La significancia de los resultados de los cultivos en la neumonía depende de la fuente del cultivo, y la probabilidad de encontrar el agente infeccioso en dicha fuente en individuos normales. Una forma de clasificar a los organismos es si pueden algunas veces colonizar la vía respiratoria en ausencia de enfermedad. Para los organismos que no colonizan la vía respiratoria, el aislarlos en el cultivo puede considerarse diagnóstico de infección, sin importar el contexto clínico (ver Cuadro 8-1).

Al considerar procedimientos como la biopsia pulmonar o la broncoscopia flexible, el médico debe sopesar el balance entre el posible valor del procedi-

Cuadro 8-1. Clasificación de patógenos con base en si el aislamiento del organismo en la vía respiratoria es generalmente diagnóstico de infección

Diagnóstico	No diagnóstico
Bacterias	
Mycobacterium tuberculosis	**Micobacterias no tuberculosas**
Legionella pneumophila	**Todas las demás bacterias**
Francisella tularensis	
Bordetella pertussis	
Especies de Nocardia	
Mycoplasma pneumoniae	
Virus	
Influenza	**Todos los demás virus**
Parainfluenza	
Virus sincicial respiratorio	
Metaneumovirus humano	
Enterovirus	
Adenovirus	
Hongos	
Histoplasma capsulatum	**Especies de Candida**
Blastomyces dermatitidis	**Especies de Aspergillus**
Coccidioides immitis	
Cryptococcus neoformans	
Pneumocystis jirovecii	
Parásitos	
Toxoplasma gondii	**Todos los demás**
Strongyloides stercoralis	

miento y los riesgos para el paciente. En la mayoría de las situaciones clínicas, no es esencial un diagnóstico etiológico concluyente obtenido por uno de estos procedimientos para poder establecer un tratamiento óptimo, y por lo tanto puede conllevar un riesgo innecesario para el paciente. Sin embargo, en niños inmunocomprometidos, pueden estar indicadas las técnicas invasivas como la biopsia pulmonar. No se han realizado estudios prospectivos aleatorizados sobre los riesgos y beneficios, incluso en adultos.

Fuentes de cultivo concluyentes

Los cultivos de sangre, líquido pleural y material obtenido por biopsia pulmonar en general se consideran concluyentes. A veces, uno encuentra afirmaciones sobre la neumonía que no están fundamentadas en ningún dato preciso, y, de hecho, son ejemplos de lógica reversa. Por ejemplo, la afirmación de que 20% de los pacientes con neumonía neumocócica tienen bacteriemia neumocócica requiere evidencia concluyente de que el 80% restante sin bacteriemia tiene neumonía por neumococo. Estas estadísticas por lo regular no están apoyadas por ninguna prueba concluyente. Sin embargo, puede ser acertado decir que 20% de un grupo de pacientes con neumonía lobar tiene bacteriemia por neumococo.

Fuentes de cultivo ocasionalmente significativas

El material obtenido por broncoscopia flexible, secreciones de traqueostomía, aspiración por broncoscopia rígida y aspiraciones transtraqueales, en ocasiones puede ser útil para identificar al agente etiológico. La aspiración transtraqueal, aunque utilizada en adultos, rara vez se ha utilizado en niños debido a sus tráqueas pequeñas y que aún están en crecimiento. En un estudio en niños, la correlación entre los tipos de bacterias recuperadas por aspiración transtraqueal y las recuperadas por punción pulmonar fue leve. Las complicaciones reportadas incluyen hemoptisis transitoria, enfisema mediastinal o subcutáneo, y paro cardiaco, quizá secundario a anoxia, reflejo vagal o vómito con broncoaspiración.

Cultivos de significancia dudosa

Los aspirados orotraqueales directos algunas veces son útiles en lactantes con neumonía. El cultivo de esputo por lo regular no es útil, ya que los niños casi nunca producen esputo antes de los 10 años de edad. Después de esta edad, la recolección de muestras a veces puede facilitarse por técnicas para inducir la producción de esputo, como la solución salina hipertónica nebulizada. En ocasiones, los niños pequeños tosen y expectoran secreciones traqueales, en especial si tienen enfermedad pulmonar crónica. Sin embargo, el esputo es una fuente poco confiable para cultivo en niños con neumonía aguda, ya que a menudo puede encontrarse más de un patógeno potencial, incluso en individuos normales.

Los cultivos de secreciones del tubo endotraqueal en pacientes con ventilación mecánica están también plagados de dificultades para la interpretación. Un estudio sugiere que los aspirados de tubo endotraqueal con tinciones de gramnegativas o con > 10 células escamosas epiteliales por campo de bajo poder deben ser rechazados. Un estudio reciente sobre niños con ventilación mecánica concluyó que las tinciones de Gram y los cultivos de aspirados traqueales no parecen diferenciar entre infección y colonización. El obtener cultivos de vigilancia de los tubos endotraqueales en todos los pacientes con ventilación mecánica no predice la etiología de la enfermedad invasiva subsecuente. Fuera de propósitos epidemiológicos, esta práctica debe abandonarse.

Los cultivos nasofaríngeos han tenido un bajo valor predictivo positivo y no son útiles para el diagnóstico de neumonía bacteriana. A veces pueden ser útiles si se sospecha un patógeno viral, como virus sincicial respiratorio (VSR) o influenza. Los cultivos faríngeos no son útiles en el diagnóstico etiológico de la neumonía.

Tinción de Gram

A menudo es útil la tinción de Gram del material clínico. Cuando la tinción se realiza en material de una fuente de cultivo moderadamente significativa, puede ayudar a guiar la terapia empírica. El resultado de la tinción de Gram también puede ayudar a la interpretación de cultivos obtenidos de sitios que a menudo están contaminados, como el tubo endotraqueal, que puede ser cultivado cuando se sospecha neumonía asociada al ventilador. Los tubos endotraqueales casi siempre están colonizados con flora común en la unidad de cuidados intensivos, y por lo tanto, los cultivos son con frecuencia positivos en pacientes que han estado intubados durante > 48 h. Si la tinción de Gram muestra muchos neutrófilos y una única morfología bacteriana, es más probable que el organismo cultivado sea un patógeno en comparación a si la tinción de Gram muestra pocos leucocitos y flora mixta. Los aspirados de tubo endotraqueal sólo pueden ser interpretados en el contexto del paciente. Si el paciente está requiriendo cada vez más apoyo ventilatorio y tiene un conteo leucocitario alto, fiebre, e infiltrado pulmonar de nueva aparición, la tinción de Gram y el cultivo pueden indicar la fuente de una neumonía asociada al ventilador. Si dichas características clínicas están ausentes, los organismos encontrados en las secreciones traqueales sin duda representan colonización.

Detección de antígenos

Para el diagnóstico de neumonía no es útil ni está aprobado realizar pruebas en el esputo, líquido pleural o suero en busca de antígeno. En 1999, la FDA (Food and Drug Administration) aprobó una prueba rápida para la detección de antígeno neumocócico en orina. Sin embargo, esta prueba carece de especificidad en niños, y no se recomienda su uso en esta población. Es más específica para neumonía neumocócica si se utiliza en líquido pleural, aunque la prueba no está aprobada por la FDA para este tipo de muestra.

Lavado broncoalveolar

Este a menudo es un procedimiento útil en huéspedes inmunocomprometidos con infiltrados pulmonares. En pacientes no neutropénicos con infiltrados pulmonares difusos, la sensibilidad del lavado broncoalveolar (LBA) es de 80 a 90%, y es más alta para detectar neumonía por *Pneumocystis jirovecii* (PCP) en pacientes con infección por VIH. Es algo menos sensible en pacientes neutropénicos con cáncer, y por lo tanto, un resultado negativo no puede descartar la posibilidad de una causa infecciosa de los infiltrados. La especificidad del LBA es algo menor que su sensibilidad, ya que con frecuencia el broncoscopio se contamina con flora orofaríngea durante la inserción inicial en la vía aérea. Para cualquier población de pacientes, el valor diagnóstico en el caso de infiltrados focales es relativamente bajo.

Se han publicado los conteos celulares del LBA en niños, y se resumen en el Cuadro 8-2.

Biopsia de pulmón o pleura

La biopsia pulmonar puede tomarse por toracoscopia, por toracotomía (biopsia abierta), o con aguja. La biopsia pulmonar abierta es más útil en el diagnóstico de tuberculosis (TB) o microorganismos oportunistas como *Pneumocystis* en un paciente inmunocomprometido o en las neumonías crónicas (descritas más adelante). Puede realizarse utilizando una toracotomía limitada (p. ej., sin resección de costilla). Un pequeño estudio piloto en 13 pacientes inmunocomprometidos con neumonía mostró que la biopsia pulmonar abierta aportó mayor información diagnóstica en comparación con el lavado broncoalveolar; a 5 de los pacientes se les pudo establecer el diagnóstico solo con la biopsia de pulmón. Sin embargo, en ocasiones hemos

Cuadro 8-2. Rango normal de los conteos celulares diferenciales en el LBA en niños*	
Macrófagos	84 a 93%
Linfocitos	7 a 13%
Neutrófilos	1 a 4%
Eosinófilos	0 a 0.2%

*Los valores indican el rango aproximado de los valores promedio basados en cinco estudios.

observado pacientes en los que ocurrió lo opuesto (p. ej., el diagnóstico se estableció mediante LBA mientras que la biopsia pulmonar fue negativa).

La biopsia transbronquial utilizando un broncoscopio flexible de fibra óptica ha sido útil para distinguir un tumor de una infección oportunista en adultos. El uso de esta técnica en niños es limitado debido a un aumento en el riesgo de sangrado y neumotórax en comparación con los adultos. Además, la biopsia transbronquial está contraindicada en pacientes que están recibiendo ventilación mecánica debido al riesgo de neumotórax a tensión.

La biopsia percutánea con aguja bajo guía fluoroscópica para diagnóstico histológico es a veces útil en adultos, en especial cuando existe la posibilidad de malignidad, pero rara vez se realiza en niños. La biopsia pleural se discute en la sección sobre neumonía con derrame.

Toracoscopia

Este procedimiento ha sido utilizado en niños para descartar neumonía por PCP, en general utilizando sedación y anestesia local. También es útil para evaluar tumores intratorácicos, pero algunas veces se complica con neumotórax o sangrado. En niños, su papel principal es en la decorticación de un empiema loculado; esto se discute en la sección sobre neumonía con derrame.

Tomografía computarizada y ultrasonido

El uso de estos procedimientos se discute en las secciones sobre los síndromes donde son útiles. Por ejemplo, el ultrasonido es más útil para detectar derrame pleural, y para guiar una toracocentesis. La tomografía computarizada (TC) es más sensible que las radiografías simples de tórax para detectar derrames pleurales; sin embargo, de manera típica cualquier derrame lo suficientemente pequeño como para ser detectado solo por TC es tal vez demasiado pequeño como para ser clínicamente significativo. La TC también mejora la visualización de abscesos y le proporciona al médico una mejor visión del mediastino y sus estructuras.

Anticuerpos séricos

El diagnóstico serológico por lo común es retrospectivo. El evaluar muestras pareadas de suero es más útil para el diagnóstico de *Chlamydophila pneumoniae*, *Mycoplasma pneumoniae*, fiebre Q y psitacosis.

Pruebas cutáneas

Las pruebas cutáneas con tuberculina son muy útiles para el diagnóstico de neumonía tuberculosa. Las tinciones y cultivos del líquido pleural pueden ser negativos, incluso en la TB activa. En algunos casos, también se pueden utilizar pruebas con liberación de interferón gamma (IGRA, por sus siglas en inglés) (ver sección sobre TB).

NEUMONÍA FOCAL AGUDA

La neumonía lobar o segmentaria aguda en general es causada por neumococo en todos los grupos después del periodo neonatal. Antes se le conocía como neumonía típica, en contraste con la neumonía atípica.

Las siguientes características pueden ser consideradas típicas: por lo regular hay *fiebre significativa* > 38.8 °C (102 °F). Los niños mayores y los adultos a menudo refieren *calosfríos*. El paciente puede tener un *aspecto tóxico*, definido como el verse muy enfermo, ansioso y preocupado. Por lo común existen *signos torácicos definitivos* lateralizados. Estos incluyen *consolidación*, definida como matidez a la percusión, disminución de los ruidos respiratorios, aumento del frémito (vibración que se siente al palpar la pared torácica, producida al hablar), y algunas veces, broncofonía (aumento de la intensidad y claridad de los sonidos de la voz escuchados sobre un bronquio rodeado de tejido pulmonar consolidado). A menudo hay *estertores crepitantes finos inspiratorios*. Con frecuencia se describen *estertores roncantes*, que pueden ser tan fuertes como para dificultar la identificación de los crepitantes al final de la inspiración. También puede haber *dolor pleurítico* o bien el paciente puede *sujetarse el costado*.

El dolor en la neumonía del lóbulo inferior en ocasiones se confunde con dolor abdominal, o se refiere al abdomen. El paciente puede negarse a respirar profundamente para ayudar en la auscultación. Las respiraciones superficiales (protección del dolor) y la frecuencia respiratoria rápida son a veces los únicos signos definidos que sugieren que la enfermedad involucra al tórax. Los lactantes o niños pequeños pueden presentar sonidos similares a gruñidos al respirar. Los niños mayores pueden no querer respirar profundamente cuando se les pide, o comenzar a toser o quejarse de dolor cuando lo hacen. En ocasiones, los niños con una neumonía redonda (esférica) por *S. pneumoniae* solo presentarán fiebre.

El término *pleuresía* es a menudo utilizado como término lego o término médico antiguo para referirse a la pleuritis o al dolor pleural. La *pleurodinia* se refiere a dolor torácico que por lo general es pleurítico, pero sin neumonía o derrame pleural, y de manera característica es causado por infección por virus coxackie B. En la neumonía típica, la radiografía de tórax muestra un *infiltrado denso* (Fig. 8-1A). Puede parecer segmentario o lobar, o incluso esférico (Fig. 8-2), pero típicamente no tiene múltiples zonas esponjosas o infiltrados lineales delgados bilaterales. La respuesta a la terapia antibiótica en los casos no complicados puede ser (aunque

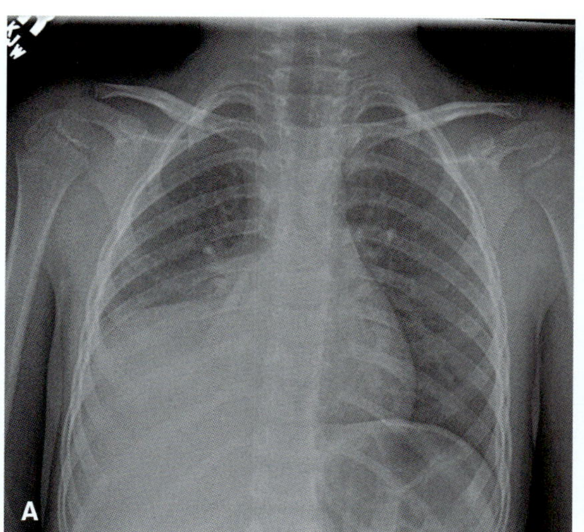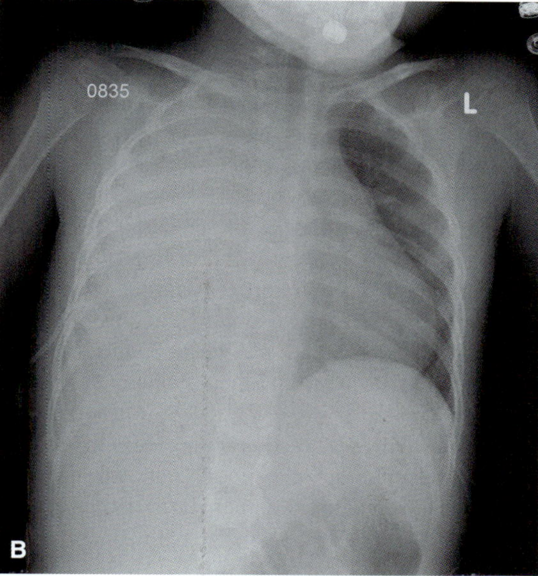

Figura 8-1. **(A)** Radiografía de tórax de un niño de 4 años de edad con neumonía aguda del lóbulo inferior derecho causada por *S. pneumoniae*. **(B)** Desarrollo de un derrame paraneumónico derecho grande en el mismo paciente 7 días después.

no siempre) dramática, y la temperatura puede bajar de 40 °C (104 °F) a 36.7 °C (98 °F) después de una o dos dosis, y permanecer normal después de eso.

> **Perla clínica:** los pacientes con neumonía por neumococo (neumonía típica) casi nunca presentan sibilancias en la exploración física, incluso si tienen antecedente de asma.

Posibles causas

La mejor evidencia sobre la frecuencia de algunas causas de neumonía lobar es la que se basa en estudios sobre punción pulmonar o hemocultivo.

Streptococcus pneumoniae

El neumococo es casi siempre la causa de la neumonía típica clásica, como ya se describió. Sin embargo, el neumococo también puede producir otras formas de neumonía, como neumonía que no responde

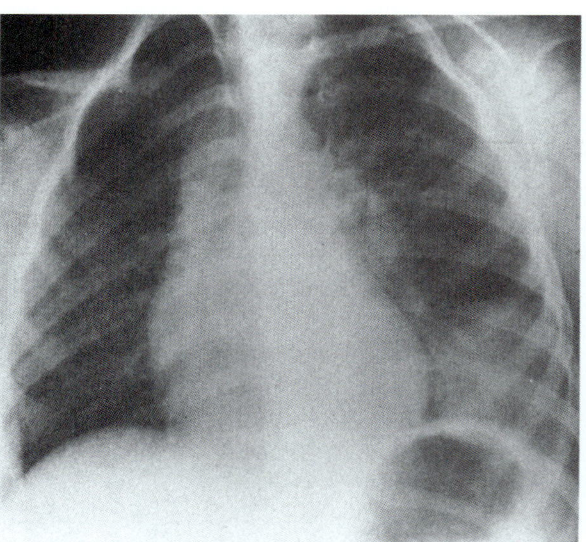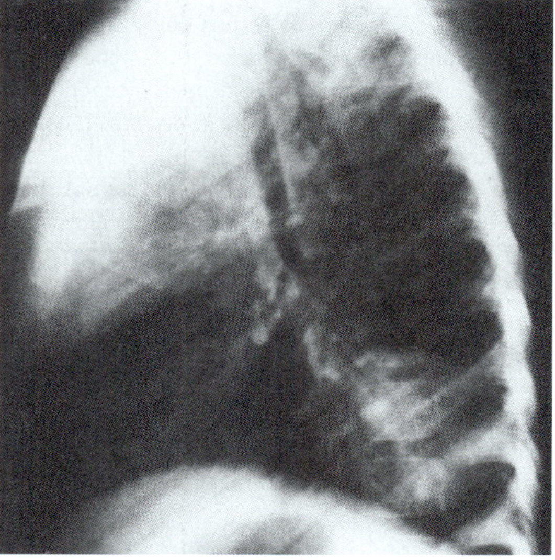

Figura 8-2. Neumonía esférica en el lóbulo inferior izquierdo en un niño de 4 años de edad. No es necesaria una evaluación especial en esta variante de neumonía focal, que responde a la terapia con antibióticos (radiografía de tórax cortesía del Dr. Richard Logan).

con rapidez a los antibióticos, neumonía con derrame, e incluso neumonía intersticial. Un estudio retrospectivo de 85 niños entre las edades de 5 meses y 16 años de edad con neumonía neumocócica bacterémica encontró que 70% de los niños tenía la enfermedad "típica" descrita antes, con fiebre alta, leucocitosis (conteo > 15 000 por mcL), y consolidación lobar o segmentaria en la radiografía de tórax. Sin embargo, de forma interesante, la cuarta parte de los pacientes no presentó ningún síntoma respiratorio. Treinta y ocho por ciento de los pacientes tuvo sintomatología de tracto gastrointestinal, pero solo 5 (6%) de los 85 niños tuvieron síntomas gastrointestinales en ausencia de síntomas respiratorios.

El uso rutinario de la vacuna conjugada contra neumococo ha disminuido de manera significativa la tasa de hospitalización para la neumonía con neumococo.

Haemophilus influenzae tipo b (Hib)

La prevalencia de este organismo como causa de neumonía en niños ha disminuido en forma significativa debido al uso generalizado de la vacuna conjugada contra Hib. Aún es una posible causa de neumonía lobar o segmentaria en el niño no vacunado, y con frecuencia se acompaña por derrame pleural. El inicio suele ser gradual, pero puede ser agudo. Es frecuente la otitis media. En ocasiones hay conjuntivitis purulenta. El Hib puede producir neumonía lobar o segmentaria en niños mayores y adultos. La respuesta a la amoxicilina en los casos establecidos es típicamente mala. El *Haemophilus influenzae* tipo no b también es una causa ocasional de neumonía, en especial en niños menores de 10 años de edad.

Causas poco comunes

El *Staphylococcus aureus* es una causa poco común de neumonía lobar (ver Cuadro 8-3). Debe considerarse en lactantes pequeños o débiles, o cuando existe derrame o neumatoceles, como se discute en una sección posterior.

La neumonía por estreptococo del grupo A se asocia a menudo con dolor pleurítico y leucocitosis marcada. Con frecuencia el organismo no puede ser aislado en un cultivo faríngeo. Puede haber un exantema escarlatiniforme. En ocasiones se presentan empiema y neumatoceles, y puede sospecharse infección por *S. aureus*. La neumonía por estreptococo del grupo A tiende a presentarse después de una infección viral (en especial varicela) y tener un curso bastante grave y prolongado. En contraste con la neumonía causada por

neumococo, la fiebre en la neumonía por estreptococo del grupo A persiste durante días a semanas, incluso con la terapia antibiótica apropiada. La neumonía causada por cepas de *S. aureus* o estreptococo del grupo A productoras de toxinas puede resultar en un síndrome de choque séptico (ver Capítulo 11).

Se debe considerar al *Mycoplasma pneumoniae* como posible causa de neumonía lobar. Esto se discute más adelante, en la sección sobre síndromes de neumonía atípica.

La TB pulmonar primaria a veces causa una neumonía lobar aguda, y en este caso, la prueba de tuberculina es casi siempre positiva al momento de presentarse la neumonía. Todos los niños con neumonía lobar aguda que responde pobremente a la terapia antimicrobiana empírica deben ser evaluados en busca de tuberculosis. La tuberculosis también puede ser la base de una neumonía bacteriana segmentaria, en particular en el lóbulo medio derecho, o por la obstrucción de un bronquio principal por un nódulo linfático. El *Histoplasma* y otros hongos sistémicos también pueden causar esto, y deben ser considerados como posibles causas en áreas endémicas.

El síndrome de lóbulo medio derecho, y otras neumonías lobares recurrentes o crónicas se discuten más adelante en este capítulo.

Cuadro 8-3. Causas de neumonía focal aguda

Habituales
Streptococcus pneumoniae

Poco comunes
H. influenzae tipo b (< 5 años de edad)
H. influenzae tipo no b
S. aureus
Estreptococo del grupo A
Mycoplasma pneumoniae
Chlamydia pneumoniae

Raras
Francisella tularensis
Mycobacterium tuberculosis
Virus respiratorios (por lo general lobular):
    VSR, parainfluenza, adenovirus
Meningococo
Bacterias entéricas

En raras ocasiones se ha documentado *Klebsiella pneumoniae* como causa de neumonía en niños, por hemocultivo o punción pulmonar, en especial en asociación con sepsis neonatal, en infección nosocomial, y en pacientes inmunocomprometidos.

También ha sido documentada por hemocultivo la neumonía por neumococo sin meningitis, pero es poco común en niños. Puede ser más frecuente en poblaciones militares de 16 a 30 años de edad, y seguir a la neumonía por influenza o adenovirus. En comparación con los demás serotipos, es más probable que el serogrupo Y esté asociado con neumonía. Puede ocurrir choque séptico, pero en general está ausente el exantema purpúrico típico.

La *Francisella tularensis* también es una posible causa de neumonía. La mayoría de las causas de tularemia ocurre después de la picadura de una garrapata, y causa enfermedad sistémica e inflamación local en el sitio de la mordedura. La forma neumónica de la tularemia en general se presenta después de inhalación de organismos en el aire. En estos casos, típicamente existe un interesante antecedente de exposición; por ejemplo, golpear con un palo a un conejo muerto infectado puede causar aerosolización. En la tularemia tifoidea, que en niños se adquiere en ocasiones por la ingesta del microorganismo, también se presenta involucramiento pleuro-pulmonar. Las bacterias entéricas como la *Escherichia coli*, *Enterobacter* y *Pseudomonas aeruginosa* son causas neumonía raras en extremo, a menos que exista una enfermedad subyacente o adquisición nosocomial en una unidad de cuidados intensivos. La psitacosis con neumonía lobar segmentaria puede presentarse con un inicio agudo de calosfríos y fiebre alta. Los pacientes con psitacosis por lo regular no presentan leucocitosis.

El adenovirus es una causa ocasional de neumonía lobar (Fig. 8-3). La presentación puede imitar a una neumonía neumocócica con fiebre alta, leucocitosis con predominio de neutrófilos y PCR elevada.

Tratamiento

Terapia antibiótica para la presunta neumonía por neumococo

La amoxicilina es el medicamento oral de elección para los pacientes con enfermedad leve a moderada y adecuadamente inmunizados con sospecha de neumonía por neumococo, a menos que los datos locales indiquen una resistencia considerable a la penicilina. Para los pacientes que requieren terapia intravenosa, se pueden utilizar ampicilina o penicilina. La administración de penicilina por infusión continua es un enfoque efectivo y costo-efectivo. La dosis en general es de 150 000 a 250 000 unidades/kg/día (con un máximo

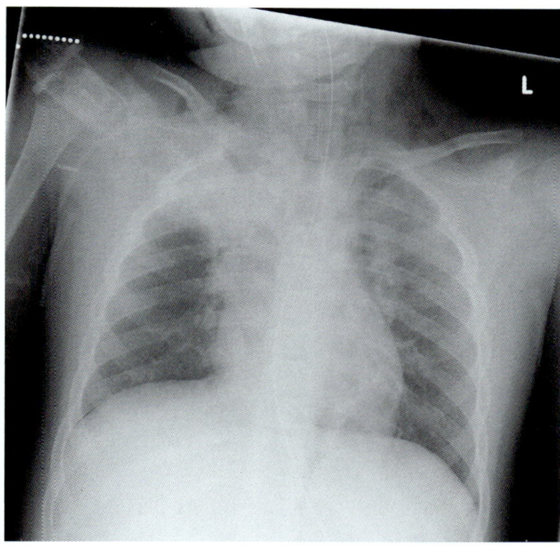

Figura 8-3. Radiografía de tórax de un niño de 5 años de edad con neumonía del lóbulo superior derecho causada por adenovirus tipo 3. Hay también infiltrados en parche en el lóbulo superior izquierdo que, en retrospectiva, pudieron haber sido una pista de que éste no era un patógeno típico.

de 24 millones de unidades al día). Esto proporciona niveles séricos contantes que con facilidad exceden la concentración mínima inhibitoria (CMI) para todas las cepas, excepto para las más resistentes a la penicilina. El desenlace en los pacientes con neumonía es similar ya sea que el organismo sea sensible o resistente a la penicilina.

Con el neumococo, la resistencia es relativa, y a menudo puede vencerse con altas dosis de antibióticos. También depende de la capacidad del antibiótico para alcanzar niveles terapéuticos en el sitio de la infección (p. ej., tejido pulmonar o meninges), como se muestra en la Tabla 8-2. Algunos reportes se refieren a las cepas altamente resistentes y a las cepas con resistencia intermedia como cepas no susceptibles, cuando en realidad las infecciones con cepas con resistencia intermedia a menudo se pueden tratar con dosis más altas de penicilina o ampicilina. Se deben utilizar cefalosporinas de tercera generación en pacientes con inmunización incompleta y en sitios donde la epidemiología local muestra una cantidad significativa de cepas altamente resistentes. La adición de vancomicina en general no es útil en pacientes con neumonía con neumococo; la mala respuesta a la terapia tal vez se debe más al drenaje inadecuado de un empiema (Fig. 8-1B). Se pueden añadir vancomicina y clindamicina cuando la sospecha de infección estafilocócica es alta.

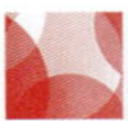

Tabla 8-2 Estándares de interpretación para *S. pneumoniae*

ANTIBIÓTICO	CONCENTRACIÓN MÍNIMA INHIBITORIA (mcg/mL)		
	SUSCEPTIBLE	INTERMEDIO	RESISTENTE
Oral			
Penicilina V	≤ 0.06	0.12 a 1	≥ 2
Amoxicilina	≤ 2	4	≥ 8
Intravenosa			
Penicilina G			
Meningitis	≤ 0.06	—	≥ 0.12
No meningitis	≤ 2	4	≥ 8
Ceftriaxona			
Meningitis	≤ 0.5	1	≥ 2
No meningitis	≤ 1	2	≥ 4

Un estudio de 26 niños con neumonía neumocócica demostrada por hemocultivo y derrames paraneumónicos complicados encontró que los niños con cepas resistentes a la penicilina eran más jóvenes en comparación con aquellos con organismos susceptibles. La bacteriemia también fue más común en aquellos con cepas resistentes.

Los pacientes con presunta neumonía por neumococo que están lo suficientemente bien como para ser manejados de forma ambulatoria, pueden ser tratados con altas dosis de amoxicilina (80 mg/kg/día divididos en dos dosis) con seguimiento cercano. Debido a las tasas relativamente altas de resistencia, no se debe utilizar tetraciclina para el tratamiento de la presunta neumonía neumocócica, aunque puede utilizarse si se documenta susceptibilidad. Los macrólidos tienen una actividad antineumocócica relativamente deficiente, así como tasas de resistencia de 30 a 40%. Por lo común se utiliza levofloxacina para la neumonía adquirida en la comunidad en adolescentes y adultos. Un reporte sugiere que la exposición reciente a una fluoroquinolona incrementa el riesgo de resistencia a este tipo de antibióticos y de falla al tratamiento de la neumonía por neumococo.

Los pacientes con enfermedad grave o subyacente no deben ser tratados de forma ambulatoria.

> **Perla clínica: no es necesaria la adición de un inhibidor de beta-lactamasa (p. ej., añadir ácido clavulánico a la amoxicilina) para el tratamiento de la infección por neumococo, ya que el mecanismo de resistencia del *S. pneumoniae* es la alteración de la proteína transportadora de penicilina, no la producción de beta-lactamasa.**

Tratamiento de los niños pequeños

Los pacientes ambulatorios con neumonía en edad preescolar no deben ser tratados de forma rutinaria con antibióticos para la neumonía, ya que la mayoría de los casos es virales. Si tienen enfermedad leve o moderada, pero no están tan enfermos como para ser hospitalizados, deben ser tratados con amoxicilina oral. Los niños en edad preescolar con enfermedad moderada o grave deben ser hospitalizados y tratados con ampicilina o penicilina intravenosas, a menos que se sospeche infección por *S. aureus* o por *H. influenzae* tipo b, en cuyo caso una cefalosporina de tercera generación (quizá con vancomicina) sería una buena elección.

Terapia con medidas de apoyo

El oxígeno, el reposo en cama, el posicionamiento y otras medidas de apoyo se discuten más adelante. La fisioterapia pulmonar no es útil para el tratamiento de la neumonía aguda. Aunque por lo regular se administran, los broncodilatadores nebulizados tampoco juegan papel alguno en el tratamiento de la neumonía típica.

Complicaciones

Neumonía persistente

Esta se define como la presencia de consolidación en la radiografía de tórax durante > 1 mes. Algunos casos pueden ser explicados por engrosamiento pleural, parálisis del diafragma, o atelectasias. Otras causas de densidades lobares o segmentarias persistentes se describen en la sección sobre neumonía crónica.

Síndrome urémico hemolítico

Esta es una complicación importante, aunque poco común, de la neumonía por neumococo. Aunque ocurre a través de un mecanismo diferente, se presenta de forma similar a otras formas de síndrome urémico hemolítico (SUH), con anemia, trombocitopenia y falla renal aguda. La neuraminidasa producida por el *S. pneumoniae* remueve el ácido *N*-acetilneuramínico de las glucoproteínas de la superficie celular, exponiendo el antígeno T (también conocido como antígeno Thomsen-Friedenreich) en los eritrocitos, plaquetas y glomérulos. Los anticuerpos IgM presentes en la mayor parte del plasma humano reaccionan con el antígeno T expuesto, resultando en hemólisis y daño a las células endoteliales glomerulares.

Los casos se presentan típicamente en niños (1 a 2 años de edad) con neumonía neumocócica grave o incluso fulminante. La mayoría de los pacientes tiene una prueba de Coombs directo positiva. Algunos laboratorios también cuentan con pruebas para evaluar la presencia de antígeno T.

Debido a que los derivados del plasma contienen anticuerpos IgM que pueden activar al antígeno T, su uso está contraindicado. Además, en caso de que las transfusiones sean necesarias, los derivados sanguíneos deben ser lavados para reducir la cantidad de IgM presente.

Respuesta lenta a la terapia con antibióticos

Cuando la terapia no ha producido una mejoría clínica significativa a las 48 a 72 h, el paciente debe ser revalorado con cuidado. Algunas veces la respuesta es lenta, pero se puede observar mejoría en la temperatura, los requerimientos de oxígeno y en el bienestar general; en este caso, es muy probable que el paciente continúe mejorando. Los marcadores inflamatorios en suero pueden demostrar mejoría. El continuar con la terapia en general resulta en una recuperación completa. En otros casos puede no haber mejoría alguna, o el paciente puede mostrar signos clínicos de empeoramiento. En estos casos, pueden ser útiles una reevaluación cuidadosa, los estudios de sangre, y por lo regular volver a solicitar estudios de imagen. Algunas veces el paciente desarrolla complicaciones como un derrame paraneumónico, empiema o la formación de una cavitación/absceso pulmonar.

En algunas ocasiones existe una deficiente respuesta en los casos de neumonía neumocócica no complicada. Los pacientes con conteos leucocitarios bajos e involucramiento multilobar tienen la tasa de mortalidad más alta. También puede haber una débil respuesta clínica en pacientes infectados con cepas de neumococo muy resistentes a la penicilina. A veces, los pacientes con neumonía tan grave como para requerir ventilación mecánica tendrán una respuesta inicial a la terapia, pero después desarrollan fiebre recrudescente. A menudo se encuentra que estos pacientes tienen una neumonía nosocomial secundaria con un organismo diferente (por lo regular un bacilo gramnegativo).

Complicaciones raras pero graves incluyen pericarditis, meningitis, endocarditis, artritis, y peritonitis. El derrame pleural y el empiema se describen más a detalle en la siguiente sección, y siempre deben considerarse cuando una neumonía lobar no responde a la terapia adecuada (Fig. 8-4).

Efecto sobre la función pulmonar en la edad adulta

La mayoría de los niños hospitalizados con neumonía se recupera por completo, y su función pulmonar regresa a su estado premórbido. Un estudio antiguo de Inglaterra sugirió que quizás existía un defecto residual muy pequeño en la función pulmonar cuando se comparaba a aquellos pacientes hospitalizados con neumonía con los controles, pero nunca quedó claro si esta era una causa o un efecto. La diferencia fue insignificante; por lo tanto, para fines prácticos, un solo episodio de neumonía adquirida en la comunidad no tiene secuelas adversas a largo plazo.

Radiografía de tórax de seguimiento

Los hallazgos en la radiografía de tórax regresan a la normalidad, pero este proceso puede tomar unos cuantos meses en algunos niños. Algunos neumólogos recomiendan repetir la radiografía de tórax en 6 a

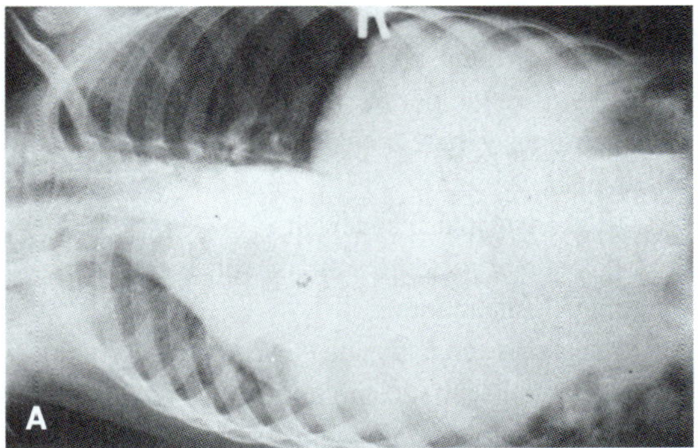

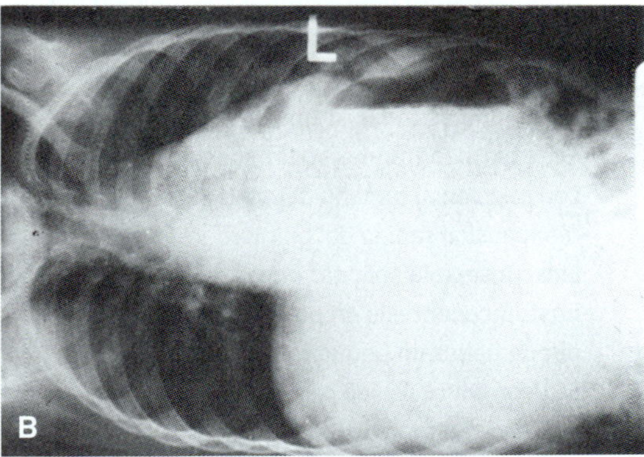

Figura 8-4. Posición de decúbito lateral para mostrar derrame pleural. **(A)** Lado derecho hacia arriba; **(B)** lado izquierdo hacia arriba. El derrame pleural izquierdo se observa mejor como una densidad en la vista **(A)**. Se puede observar una cavidad por detrás del corazón en el lado izquierdo.

10 sem para detectar malformaciones pulmonares congénitas subyacentes (en caso de que existan). Si se trata del primer episodio de neumonía del niño, y la recuperación clínica es completa, puede ser razonable omitir la radiografía de control.

NEUMONÍA AGUDA CON DERRAME O NEUMATOCELE

Definiciones

Alrededor de 5 a 10% de las neumonías adquiridas en la comunidad en niños se acompañan de derrame pleural.

La incidencia es mayor en lactantes y niños pequeños que en niños de mayor edad. Los derrames pleurales también pueden ser causados por otras entidades, como la falla cardiaca congestiva. Al derrame pleural en presencia de una neumonía conocida se le llama derrame paraneumónico. El manejo de los derrames paraneumónicos se muestra en el Cuadro 8-4.

De manera tradicional se han establecido distinciones entre los derrames como exudados o trasudados, que pueden definirse con base en la concentración de proteínas y LDH. Los exudados por lo regular tienen una concentración de proteínas en el líquido pleural

---

Cuadro 8-4. Manejo de los derrames paraneumónicos en niños

1. Sospeche un derrame cuando haya tos, disnea y matidez a la percusión en un lóbulo inferior. Otros hallazgos incluyen una disminución en el frémito táctil y la presencia de egofonía (a la auscultación, el sonido "e" se escucha como "a").

2. Confirme con radiografías posteroanterior y lateral en posición de pie o ultrasonido.

3. Si la densidad se encuentra en el espacio pleural pero no se extiende al ángulo costovertebral, considere loculación.

4. El ultrasonido portátil es útil para localizar derrames y marcar el lugar para insertar la aguja.

5. Es aconsejable la sedación.

6. Coloque al paciente sentado con la espalda recta (usualmente).

7. Anestesie con lidocaína al 1 o 2% e inserte una aguja de calibre 20 con una jeringa de 10 mL.

8. Es útil *heparinizar* la jeringa y el contenedor de plástico estéril para evitar la coagulación del líquido, de modo que se puedan realizar las pruebas.

9. A menudo es útil usar una llave de tres vías.

10. Evite extraer grandes volúmenes de líquido con relación al tamaño del niño para evitar la reexpansión rápida del pulmón.

11. Es aconsejable solicitar una radiografía postoracocentesis en posición de pie, ya que puede haber un pequeño neumotórax.

12. Se debe enviar líquido para conteo celular con diferencial, tinción de Gram, y cultivo bacteriano; si la enfermedad ha tenido una duración mayor a 1 sem, envíe también para cultivo de hongos y micobacterias.

13. A menos que el niño tenga una enfermedad subyacente que puede causar trasudados, como enfermedad cardiaca o síndrome nefrótico, no se requieren estudios adicionales del líquido pleural para distinguir un trasudado.

14. Cuando se considere a los trasudados, como en la falla cardiaca congestiva, como una posibilidad razonable, estudios adicionales que pueden resultar útiles incluyen medición del pH, lactato deshidrogenasa (LDH) y proteínas. La glucosa y la gravedad específica por lo general no aportan mayor información, pero confirman que el derrame es secundario a una infección como se sospechaba.

15. En casos seleccionados, puede ser apropiado centrifugar una muestra para estudio citológico en busca de células malignas.

16. Los derrames pleurales en niños sin enfermedad crónica casi siempre son exudados infecciosos y no son secundarios a ninguna de la larga lista de causas de derrame en adultos.

17. Incluso cuando el derrame pleural sea hialino y color paja, por lo regular es aconsejable insertar un tubo de tórax para un drenaje completo; en los derrames infecciosos, el líquido a menudo se vuelve más espeso y loculado, y es más difícil de drenar si se inserta el tubo de tórax después. La administración de un agente fibrinolítico puede evitar la necesidad de una toracoscopia.

18. Si el líquido está loculado, a menudo es necesaria la toracoscopia con lisis de adherencias y decorticación de la corteza pleural.

mayor de la mitad de la del suero, y en general tienen una LDH elevada (> 200 unidades o más de dos tercios por encima del límite normal superior de la LDH en suero). Para clasificar un derrame como exudado también se han utilizado otros factores, como una glucosa < 40 mg/dL y pH < 7.2.

Como regla, los niños que tienen líquido en el tórax secundario a falla cardiaca congestiva, falla renal crónica o una concentración baja de proteínas en suero, tienen estas causas predisponentes, de modo que el encontrar un trasudado mediante el análisis del líquido pleural no es una sorpresa.

El *empiema* es el término tradicional para un derrame pleural espeso y purulento. Un empiema puede ser simple, esto es, con pus que fluye libremente, o loculado. Además, muchos exudados que son resultado de una enfermedad infecciosa en el tórax al principio tienen un color paja y son serosos, y con el tiempo se vuelven turbios y espesos. El conteo leucocitario de un empiema es > 10 000 por mcL (y a menudo > 50 000 por mcL) con > 50% de neutrófilos. Siempre que un hemitórax completo se vea opaco, se debe sospechar un derrame pleural grande o un hemotórax (Fig. 8-1B).

(↗) **Perla clínica: el motivo más común de deficiencia con la terapia antimicrobiana en un niño con neumonía lobar es el desarrollo de un derrame paraneumónico.**

Estudios radiográficos

Un derrame pleural puede definirse, con una base clínica práctica, como cualquier líquido en el espacio pleural, determinado por toracocentesis. Esta definición debe distinguirse de los criterios diagnósticos de derrame pleural, ya que se requiere mucho más líquido (alrededor de 50 mL en niños) para que sea visible en una radiografía de tórax. Más aún, la demostración de un derrame pleural por radiografía de tórax depende de la posición adecuada del paciente. Para mostrar un derrame, una proyección en decúbito lateral o en posición de pie es mejor que una en posición supina (Fig. 8-4).

Existen otros métodos de imagen para detectar líquido pleural. Quizá las evaluaciones con ultrasonido portátil son el método más conveniente para detectar pequeñas cantidades. El ultrasonido también puede ser útil para diferenciar un derrame de una consolidación, y puede definir el derrame como fluido o loculado. La toracocentesis o la colocación de un tubo de tórax puede facilitarse al realizar el procedimiento bajo la guía del ultrasonido. La TC es en extremo útil para estudiar derrames pleurales inusuales detectados por otros métodos, en particular para determinar una enfermedad subyacente.

En adultos, por lo general se requieren de 200 a 500 mL de líquido para producir aplanamiento del ángulo costofrénico en una radiografía posteroanterior en posición erguida. Esta cantidad de líquido de manera típica produce un incremento notable en la densidad de la zona pulmonar inferior en la radiografía en posición supina. A medida que la cantidad de líquido aumenta según lo demuestra la radiografía en posición de pie, la densidad de la radiografía en posición supina también se incrementa paso a paso. El hallazgo clásico de aumento de la densidad sobre el hemitórax entero con nivelación apical se presenta solo con un derrame pleural grande (Fig. 8-5). Otro signo útil en la radiografía frontal es de la espina, una protrusión de líquido similar a una espina en el extremo lateral de la cisura menor.

El líquido recuperado por toracocentesis puede considerarse como líquido pleural si no tiene el mismo hematocrito que la sangre venosa del paciente. La apariencia del líquido pleural puede ser sanguinolenta (sugiriendo un hemotórax traumático o entrada de la aguja en un vaso sanguíneo), manchado de sangre (a menudo resultado de sangrado ligero causado por

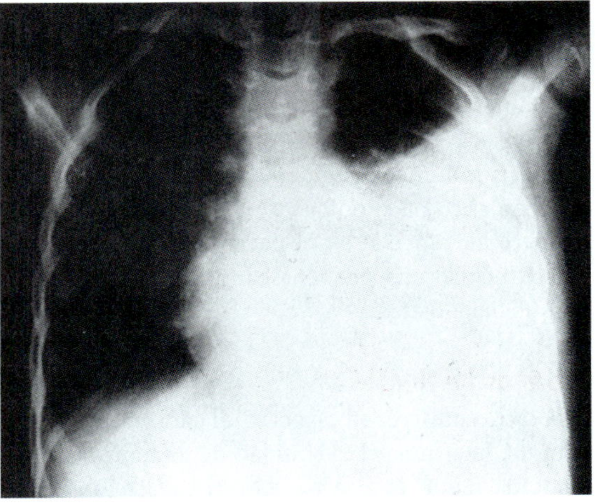

Figura 8-5. Empiema causado por *H. influenzae*. Observe el desplazamiento de la tráquea y el borde derecho del corazón hacia la derecha, lo que sugiere líquido del lado izquierdo. Siempre se debe considerar un derrame pleural cuando existe opacidad de la parte inferior del hemitórax, en especial si la respuesta clínica a la terapia es deficiente.

el procedimiento), turbio y purulento (sugiriendo un exudado por un proceso infeccioso), o seroso (sugiriendo un trasudado). Los pacientes a quienes se les ha realizado una cirugía torácica reciente pueden tener un derrame quiloso (con aspecto lechoso) por lesión del conducto torácico.

Incluso si el líquido obtenido no es francamente purulento, debe ser teñido con Gram y cultivado. Es útil solicitar un conteo leucocitario con diferencial. Hoy en día casi nunca se utilizan las mediciones de proteínas y LDH, ya que rara vez afectan el manejo del paciente.

Procedimientos diagnósticos

Hay varios procedimientos que pueden ser útiles en pacientes con sospecha de derrame pleural. La toracocentesis es el procedimiento más común ante la presencia evidente de líquido. La biopsia de pleura con aguja es algo que rara vez se hace en niños. Los derrames paraneumónicos serosos pequeños en niños pueden resolverse con la terapia antimicrobiana sin necesidad de otro procedimiento. Sin embargo, la mayoría de los empiemas requiere drenaje con tubo para la resolución del cuadro.

Toracentesis

A los pacientes con derrames moderados o aquellos con derrames pequeños que evolucionan o no se resuelven con la terapia antibiótica se les debe extraer líquido para conteo celular con diferencial, así como tinción de Gram y cultivo. La toracocentesis rara vez se asocia a complicaciones. Puede presentarse un neumotórax, pero es raro. El propósito del procedimiento es obtener suficiente líquido para fines diagnósticos, pero en ocasiones las expansiones de tórax mejoran al extraer volúmenes moderados. La toracocentesis y el diagnóstico bacteriológico preciso son algo que se requiere en especial en el paciente con enfermedad grave. Incluso una pequeña cantidad es útil para un estudio diagnóstico.

Estudios de fluidos

La toracocentesis es en especial útil para cultivo del pus a fin de determinar la identidad del organismo infectante, de modo que se pueda dirigir la terapia antibiótica. Si se cuenta con una rápida tinción de Gram que muestra una bacteria definida, el conteo celular, el diferencial, las mediciones de proteínas y glucosa, y otros estudios añaden poca información. Se deben solicitar cultivos tanto para aerobios como anaerobios. La mayoría de los pacientes ya ha estado bajo terapia antimicrobiana para cuando se identifica el derrame; por lo tanto, son comunes los cultivos negativos.

Pruebas rápidas de antígenos y PCR

La prueba rápida de antígeno en líquido pleural para *S. pneumoniae* es más sensible que la PCR, y puede ser positiva incluso en pacientes cuyos cultivos de líquido pleural resultan estériles.

Biopsia de pleura con aguja

La biopsia percutánea de pleura con aguja es en especial útil en el diagnóstico de pleuresía tuberculosa en adultos. El procedimiento también ha sido utilizado en niños.

Etiologías infecciosas del derrame pleural

Los derrames infecciosos estériles son relativamente frecuentes. En una revisión reciente de 76 casos de derrames paraneumónicos complicados en niños, 32 (42%) fueron estériles. Los agentes más identificados fueron *S. pneumoniae* (31 pacientes), *S. aureus* (siete pacientes), y estreptococo del grupo A (cinco pacientes). La proporción de casos causados por *S. aureus* aumentó de forma continua del 2 000 hasta el 2009, pero luego se estabilizó.

Estudios más antiguos sugieren que 85% de las neumonías por *S. aureus* se asocian con derrame; el porcentaje de *S. pneumoniae* es de alrededor de 55%. La neumonía por micoplasma se acompaña de pequeños derrames en alrededor de 5 a 20% de las veces, y la neumonía por adenovirus produce derrames en alrededor de 8 a 15%.

Derrames fluidos

Si el exudado pleural es relativamente claro, hay varias etiologías que son más probables (Cuadro 8-5). La tuberculosis es una posibilidad si el líquido parece seroso pero la concentración de proteínas es alta. La prueba de tuberculina es casi siempre positiva en el líquido de un derrame tuberculoso, que refleja hipersensibilidad. La neumonía bacteriana con derrame tratada de forma parcial puede causar un exudado que no es francamente purulento, aunque de manera típica lo es.

El *Mycoplasma pneumoniae* puede causar pequeños derrames en niños. En un estudio en adultos jóvenes con neumonía viral y por micoplasma, se encontraron pequeños derrames pleurales en alrededor de 20% de los 59 pacientes con evidencia serológica de neumonía no bacteriana. Se observaron derrames pleurales en 6 (21%) de 29 pacientes con *Mycoplasma*, 1 (14%) de siete con adenovirus, y 1 (25%) de cuatro con neumonía por virus de influenza. Otro estudio de 56 pacientes con enfermedad moderadamente grave

Cuadro 8-5. Causas de neumonía con derrame

Comunes
S. pneumoniae
S. aureus
Mycoplasma pneumoniae (derrame pequeño)
Estreptococo del grupo B (recién nacidos)
**Derrames estériles (en general por uso
   previo de antibióticos)**

Poco comunes
Estreptococo del grupo A
Otros estreptococos
***H. influenzae* tipo b**
***H. influenzae* tipo no b**
Hongos sistémicos
Bacterias entéricas anaerobias
Tuberculosis (adolescentes)

Raras
F. tularensis
Pasteurella multocida
Adenovirus (recién nacidos)
Paragonimiasis (inmigrantes del Lejano Oriente)
Bacilos aerobios entéricos gramnegativos
Hepatitis B
Hepatitis A
Yersinia, Listeria, Chlamydia
Enfermedad por arañazo de gato
Amibiasis
Dengue
Leptospirosis

No infecciosas
Falla cardiaca congestiva
Síndrome nefrótico
Cirrosis (complicación tardía de la fibrosis quística)
Intoxicación por vitamina A
Malignidad
Enfermedades con proteínas en suero bajas
Envenenamiento por mordedura de serpiente
Anormalidades linfáticas

por *M. pneumoniae* reveló que hubo derrames pleurales detectables en 8 (14%). Sin embargo, otros estudios han indicado que la frecuencia de los derrames pleurales en la neumonía por *Mycoplasma pneumoniae* en adultos jóvenes se acerca a 5 por ciento.

El adenovirus, en particular el tipo 7, puede causar derrames pleurales masivos y enfermedad dise-minada que puede ser fatal. Algunas veces se asocia al virus de Epstein-Barr (VEB) con derrame pleural. En lactantes y niños pequeños, la enfermedad puede no semejar una mononucleosis infecciosa excepto por la presencia de linfocitosis atípica. Cuando un derrame pleural acompaña a una mononucleosis infecciosa típica en adolescentes, puede haber una neumonía concurrente por micoplasma.

En la hepatitis viral puede presentarse un derrame pleural pequeño que puede preceder a la ictericia. En un derrame secundario a hepatitis B, que es una reacción por complejos inmunes, tanto la sangre como el líquido pleural son positivos para antígeno de superficie de hepatitis B, y las transaminasas séricas están elevadas incluso cuando no haya aparecido todavía la ictericia. También se ha reportado derrame pleural durante el curso de una infección por virus de hepatitis A. La enfermedad por arañazo de gato puede producir derrame pleural y hepatitis anictérica. La leptospirosis puede asociarse con derrame pleural; otras características de la enfermedad pueden llevar al diagnóstico correcto. El síndrome de uñas amarillas es una anormalidad linfática muy rara que puede causar derrames pleurales, así como pericárdicos.

Derrames purulentos
El líquido pleural francamente purulento (empiema) es casi siempre causado por una neumonía bacteriana. Antes de que los antibióticos estuviesen disponibles, el neumococo y el estreptococo beta hemolítico eran las causas más comunes de empiema. Durante un tiempo después, el *Staphylococcus aureus* se volvió la causa más frecuente de empiema, pero en años recientes, el *S. pneumoniae* ha vuelto a ser predominante. El porcentaje de pacientes con neumonía neumocócica que tienen derrames paraneumónicos no es tan alto como el observado con el *S. aureus*, pero los casos de neumonía por neumococo superan en número a las neumonías por estafilococo por un amplio margen. En una serie, 88% de los casos de derrame paraneumónico con cultivo positivo fueron causados por *S. pneumoniae*. Como se mencionó antes, el estreptococo del grupo A es una causa ocasional. Las causas raras incluyen *F. tularensis*, *H. influenzae* tipo b, y bacterias entéricas gramnegativas como *Pseudomonas* o *Salmonella*.

Los estreptococos del grupo viridans y los difterioides (que son flora normal en la cavidad oral) son causas raras de empiema asociado con neumonía por broncoaspiración, en particular en adultos. La *Pasteurella multocida* ha causado empiema en un niño con enfermedad pulmonar y exposición a animales. La *Nocardia* es una causa rara de derrame pleural, de manera típica en pacientes inmunocomprometidos.

Otras causas infecciosas comunes de derrame pleural incluyen *Yersinia*, *Chlamydia trachomatis* y *Listeria*.

Las especies de *Bacteroides* o *Clostridium*, el *Actinomyces* y los estreptococos anaerobios son causas ocasionales de empiema (en particular en adultos), de modo que cualquier líquido extraído debe ser cultivado para anaerobios. La blastomicosis, histoplasmosis y coccidioidomicosis pueden estar asociadas con derrames pleurales hialinos o poco purulentos. Estos hongos, junto con el *Cryptococcus*, representan riesgos especiales para los pacientes inmunocomprometidos. Sin embargo, en ocasiones puede presentarse enfermedad pulmonar masiva en huéspedes inmunológicamente normales que han estado expuestos a grandes cantidades de inóculo de hongos. Las causas parasitarias incluyen paragonimiasis (en inmigrantes del lejano oriente) y amibiasis.

Causas no infecciosas

También se deben considerar enfermedades no infecciosas como posibles causas de derrame pleural. Las malignidades que involucran la pleura, en especial el linfoma y neuroblastoma, algunos peces producen derrames que se asemejan a los de la tuberculosis. La artritis reumatoide, la pancreatitis y el infarto pulmonar, que pueden presentarse en adultos, son causas raras de derrames hialinos en niños. Se ha reportado a la nitrofurantoina como causa de neumonitis alérgica con derrame en adultos. En raras ocasiones el trauma puede causar derrame con eosinófilos. El envenenamiento por mordedura de serpiente ha sido citado como causa de derrame pleural. La intoxicación por vitamina A es una causa rara en niños.

Absceso intraabdominal

El empiema rara vez es resultado de un apéndice perforado. Algunas veces, es difícil determinar si el líquido está por encima o por debajo del diafragma si no se cuenta con una TC. Por lo regular es mejor realizar una toracocentesis y buscar primero líquido pleural, ya que su extracción a menudo resulta en la desaparición de líquido subdiafragmático radiológicamente aparente.

Embolismo pulmonar

Este es poco común en niños y cuando se presenta, en general se retrasa el diagnóstico. Los síntomas de taquipnea, dolor torácico, disnea y fiebre con facilidad se confunden con una neumonía, que por lo general es el diagnóstico inicial. La mayoría de los niños con embolismo pulmonar (EP) tiene uno de varios factores de riesgo bien descritos, como cirugía reciente, inmovilización, malignidad, embarazo, obesidad, enferme-

dad cardiaca, la presencia de un catéter venoso central, uso de anticonceptivos orales, síndrome nefrótico y anemia por células falciformes.

En niños que desarrollan EP sin factores de riesgo aparentes, casi todos tienen anticuerpo antifosfolípidos o alguna anormalidad en las proteínas de la coagulación (como deficiencia de proteína C o S).

Derrames pleurales tuberculosos

La tuberculosis es mucho más común hoy en día en Estados Unidos de lo que era antes. Sin embargo, sigue siendo común en los países en desarrollo, y los médicos deben considerar el diagnóstico en pacientes que provienen de áreas endémicas o con un antecedente sugerente de exposición. En un estudio de 202 niños con derrame pleural por tuberculosis publicado en 1958, el promedio de duración de la tos fue de 21 días. Se observó dificultad para respirar solo en 25 (12%) de los niños. El rango de edad para aquellos con derrame pleural indicó una distribución bastante equitativa entre 1 y 13 años de edad. Alrededor de la quinta parte de los niños con TB pulmonar tiene derrames; en más de un tercio, los derrames son la única manifestación radiográfica de la TB pulmonar. Los pacientes con derrames tuberculosos los desarrollan de forma más gradual en comparación con aquellos con derrames bacterianos típicos. Muchos tienen pruebas cutáneas de tuberculina positivas o IGRA positivas. Los derrames pleurales en la TB a menudo se acompañan de eritema nodoso. Algunas veces se desarrollan derrames pleurales durante la quimioterapia para tuberculosis pulmonar.

El líquido pleural por lo regular tiene un alto contenido de proteínas (> 5 g/dL), un alto porcentaje de linfocitos (> 80%), y un nivel elevado de adenosina deaminasa (ADA) (> 45 U/L). Los niveles de interferón gamma en el líquido pleural también están en general elevados. La biopsia pulmonar es la forma más precisa para confirmar el diagnóstico de un derrame por tuberculosis cuando no puede detectarse la presencia de bacilos ácido-alcohol resistentes en el líquido examinado. Los cultivos de líquido pleural son positivos en alrededor de 40%, los de las biopsias en > 60%, y la biopsia pleural proporciona hallazgos sugerentes de tuberculosis en > 80%. La biopsia pleural puede no ser necesaria en un niño con sospecha de derrame por tuberculosis si ya están presentes los hallazgos típicos de tuberculosis pulmonar, en especial si el organismo puede ser cultivado de otra fuente, como aspirados gástricos (o de un contacto cercano). En la tuberculosis pulmonar, lo que parece ser un derrame pleural puede de hecho ser engrosamiento pleural (Fig. 8-6).

Otras micobacterias además del *Mycobacterium tuberculosis* también pueden causar derrame, aun-

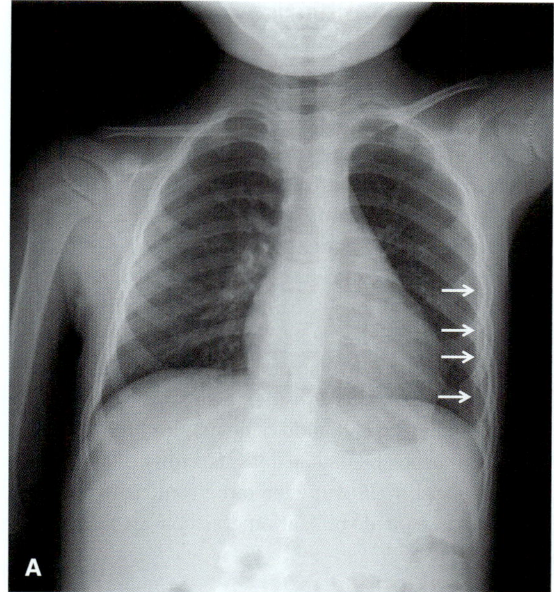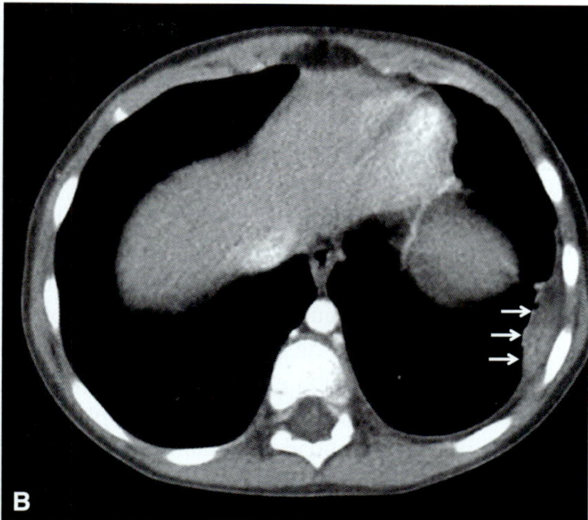

Figura 8-6. **(A)** Derrame pleural aparente (*flechas*) en un niño de 3 años de edad causado por tuberculosis. El resto de la radiografía de tórax es normal. **(B)** La TC de tórax muestra que lo que parecía ser un derrame pleural en la radiografía era de hecho un engrosamiento de la pleura (*flechas*) debido a tuberculosis pulmonar primaria. La lesión se resolvió con terapia antituberculosa.

que esto se asocia de manera más común con sida en adultos. La mayoría de las veces, el organismo pertenece al complejo *Mycobacterium avium*.

Causas infecciosas en el recién nacido

En el periodo neonatal existen varias causas de neumonía asociada con derrame pleural. Estas incluyen:

1. Estreptococos del grupo B.
2. Adenovirus con derrame pleural congénito.
3. *E. coli.*
4. Terapia ventilatoria de larga duración, en especial con múltiples cursos de antibióticos; esto puede resultar en empiema causado por casi cualquiera de los patógenos nosocomiales encontrados en las unidades de cuidados intensivos neonatales.

La neumonía neonatal y otras enfermedades pulmonares se discuten más a detalle en el Capítulo 19.

Neumatoceles

Los neumatoceles (Cuadro 8-6) que se presentan con empiema en general indican neumonía por estafilococo (Fig. 19-3). Sin embargo, la neumonía necrotizante causada por otras bacterias, incluyendo *H. influenzae*, *Pseudomonas* y *Klebsiella*, puede resultar en la formación de neumoatoceles. Los estreptococos del grupo A pueden producir neumatoceles, y los cultivos farín-

geos pueden resultar negativos para estreptococos beta hemolíticos. *Escherichia coli* es una causa ocasional de empiema, en especial en el periodo neonatal, y puede producir neumatoceles idénticos a los causados por estafilococos. En raras ocasiones, los émbolos sépticos secundarios a infección por *Fusobacterium* producen neumatoceles y pueden originarse de una faringitis purulenta (síndrome de Lemierre, Capítulo 2). Los neumatoceles también pueden ocurrir con la neumonía neumocócica, luego de aspiración de hidrocarburos y en la neumonía por *Pneumocystis*.

Cuadro 8-6. Causas de neumatoceles

Comunes
S. aureus

Menos comunes
S. pneumoniae
Estreptococo del grupo A
E. coli (recién nacidos)
P. aeruginosa
Pneumocystis jirovecii (pacientes inmunosuprimidos)
Anaerobios broncoaspirados
Klebsiella pneumoniae
H. influenzae

Tubos de tórax

Después de que la toracocentesis ha confirmado un empiema, se debe colocar un tubo de tórax de forma temprana de modo que se pueda extraer el líquido a través de él antes de que se vuelva demasiado espeso. Se puede colocar un tubo de tórax en loculaciones de líquido auxiliado por guía ultrasonográfica.

Sin embargo, si se trata de un derrame que fluye libremente, como lo pueden determinar las placas en decúbito lateral (Fig. 8-4) o el ultrasonido, se puede colocar el catéter un una localización dependiente y cómoda, de modo que el paciente pueda yacer con comodidad. También se puede utilizar la toracoscopia para la inserción del tubo de tórax.

Se debe insertar un tubo grande con succión continua o drenaje sin succión en todos los pacientes con más de una pequeña cantidad de líquido. Los catéteres pequeños en cola de cochino pueden drenar de manera adecuada los trasudados, pero nunca deben utilizarse para drenar derrames paraneumónicos. Rara vez se requiere la decorticación si se ha drenado en forma adecuada con tubo de tórax de forma temprana. Si el derrame es seroso, la colocación del tubo de tórax puede esperar hasta que se haya analizado el líquido obtenido por toracocentesis. Sin embargo, incluso si el líquido es hialino, si tiene las características de un exudado, se debe colocar un tubo de tórax, ya que puede volverse más purulento excepto cuando la causa es tuberculosis.

El enfoque para el líquido pleural loculado o espeso que drena poco es sujeto de debate. Estudios muestran que la decorticación temprana reduce la duración de la hospitalización y la de la enfermedad. Sin embargo, otros han reportado que la instilación de terapia fibrinolítica a través de un tubo de tórax ya insertado resultó en un aumento del drenaje con el que se pudo evitar la cirugía en > 80% de los niños con derrames pleurales loculados. Estos autores recomiendan una prueba con instilación intrapleural de fibrinolíticos antes de la decorticación quirúrgica. Si esto aumenta el drenaje del líquido, o si el paciente no está mejorando clínicamente, está indicada la cirugía toracoscópica asistida por video (VATS, por sus siglas en inglés).

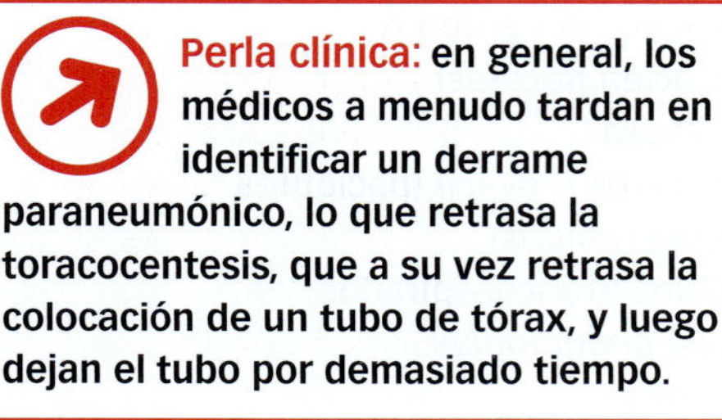

Tratamiento antibiótico

El tratamiento antibiótico debe estar dirigido contra estafilococos resistentes a penicilina y *S. pneumoniae* a menos que el frotis o el cultivo indiquen un organismo diferente. Como agente único, la cefuroxima tiene una actividad razonable tanto contra neumococo como contra *S. aureus*, aunque no es el agente de elección para ninguno de los dos. Por lo tanto, a menudo se utiliza una combinación de oxacilina (para una mayor cobertura contra *S. aureus*) y cefotaxima (para una mayor cobertura contra *S. pneumoniae*). En áreas con una alta incidencia de *S. aureus* resistente a meticilina adquirido en la comunidad, se debe considerar el uso de vancomicina o clindamicina. Si el líquido tiene un olor fétido, se debe considerar la posibilidad de una infección por anaerobios y se debe añadir clindamicina o metronidazol; de forma alternativa, se puede utilizar piperacilina-tazobactam.

Complicaciones

Puede ocurrir neumotórax debido a una fístula broncopleural resultado de una roptura en la pared de un bronquio. Un aumento súbito en la disnea y la cianosis sugieren neumotórax a tensión. Puede presentase cuando el desgarro bronquial produce un efecto de válvula, con entrada de aire hacia el espacio pleural con la inspiración, y atrapamiento de aire por cierre del pasaje durante la espiración. Esto puede producir colapso del pulmón y desplazamiento del corazón y el mediastino, en especial en lactantes, que tienen un mediastino más móvil en comparación con los niños mayores. Se debe realizar la liberación de emergencia de la presión mediante la inserción de una aguja grande con extracción del aire libre hasta que se pueda insertar un tubo de tórax.

Al igual que con otras infecciones graves, la anemia es común en el empiema grave por cualquier causa; la transfusión solo es necesaria si el niño está sintomático, lo cual no es común.

SÍNDROMES DE NEUMONÍA ATÍPICA

Definiciones

Los criterios para el diagnóstico preliminar de neumonía atípica son los opuestos a los de la neumonía lobar típica. En general se observan las siguientes características en pacientes con neumonía atípica:

1. *Inicio subagudo.* El inicio es gradual, con tos durante varios días antes de que el paciente busque atención médica. No hay toxicidad, y la fiebre, si es que está presente, es de bajo grado.

2. *Características extrapulmonares notables.* Puede haber cefalea, dolor de garganta y exudado faríngeo, y a menudo son más importantes que la tos no productiva o la disnea.
3. *Signos torácicos mínimos o desiguales.* Los estertores crepitantes pueden ser bilaterales o localizados, pero a menudo hay disparidad entre los hallazgos en la auscultación y los radiográficos. Esto es, la radiografía a menudo muestra un involucramiento mucho más extenso de los que el médico escucha. Por otro lado, algunas veces los hallazgos radiológicos son mínimos cuando el paciente está cianótico con un bloqueo grave en la difusión.
4. *Infiltrados torácicos no focales.* El infiltrado es en parche o moteado, con varios grados de densidad, por lo regular sin una única área de consolidación. Puede haber infiltrado en forma de cuña o lineal, o bien un infiltrado intersticial bilateral.
5. *No hay respuesta clínica significativa a la penicilina o a las cefalosporinas.*
6. *No hay leucocitosis significativa.*
7. *Curso lento.* La mejoría es gradual, algunas veces con una larga convalecencia.

Existen otros patrones clínicos de neumonía que no son típicos de una neumonía lobar, y que pueden ser excluidos del grupo de neumonías atípicas debido a características distintivas. Estas neumonías se discuten en otras secciones en este capítulo: neumonía crónica o recurrente, neumonía progresiva o fulminante, neumonía con eosinofilia (síndrome de Loefler) y neumonía miliar o nodular múltiple. La bronquiolitis con neumonía y la pertussis se discuten en el Capítulo 7.

Clasificación

Es útil conservar el término neumonía atípica como un diagnóstico preliminar clínico y radiológico amplio que puede subdividirse en diagnósticos orientados a problemas más específicos con base en ciertas características. La mayoría de los pacientes con neumonía atípica puede ser clasificada en uno de los siguientes subgrupos o una combinación de dos de ellos. Como se mencionó antes, la mayoría de las neumonías atípicas tiene un inicio subagudo.

Neumonía en parche mínima subaguda

Este subgrupo se distingue por un inicio gradual a lo largo de varios días, por lo regular con síntomas extrapulmonares importantes. La radiografía de tórax muestra uno o más parches de focos mínimos de neumonía. Las causas más comunes son *Mycoplasma pneumoniae*, *Chlamydophila pneumoniae* y adenovirus. Otras causas se discuten en la siguiente sección sobre posibles etiologías.

Neumonía focal densa subaguda

Este subgrupo se distingue por un inicio agudo y un infiltrado focal inesperadamente denso que es segmentario o, con menor frecuencia, lobar (Fig. 8-3). La mayoría de las demás características de las neumonías focales agudas (neumonía típica), como fiebre, toxicidad, leucocitosis marcada y signos torácicos focales, está ausente. La tuberculosis es una consideración importante a excluir.

Neumonía intersticial aguda

Este subgrupo se distingue por la ausencia de un infiltrado focal sólido o incluso focal mínimo. El infiltrado algunas veces se describe como reticular, en rayas o en parche (Fig. 8-7). Existen muchas causas posibles, la mayoría de las cuales es viral y autolimitada, pero algunas no son virales o son progresivas (Cuadro 8-7). El *Mycoplasma pneumoniae* es una causa común en niños > 5 años de edad.

Diagnósticos preliminares que deben evitarse

No debe utilizarse el término neumonía por *Mycoplasma* como un diagnóstico preliminar sin tener prueba de la etiología, ya que muchas neumonías atípicas no son causadas por *M. pneumoniae*. Más aún, no es posible diferenciar una neumonía por *Mycoplasma* de otros tipos de neumonía atípica solo con la clínica.

El término neumonía no bacteriana es una conclusión que en general se basa en observaciones como la deficiencia a la respuesta con terapia antimicrobiana, ausencia de leucocitosis, e infiltrado difuso. Sin embargo, no debe utilizarse el término neumonía no bacteriana, ya que esto implica que se han excluido las causas bacterianas, cuando el hecho es que esto rara vez puede hacerse con certeza.

Posibles etiologías

Las siguientes etiologías se listan en un orden aproximado de frecuencia decreciente en cuanto a la ocurrencia de los agentes infecciosos dentro de cada categoría microbiológica.

Mycoplasmas

El *Mycoplasma pneumoniae* es la causa más frecuente de neumonía atípica, en especial en niños de edad escolar y adultos jóvenes. Por lo regular, el paciente se presenta a consulta en forma subaguda con densidades mínimas en la radiografía de tórax, pero a veces el inicio es más agudo, con neumonía intersticial bilateral (Fig. 8-7). En raras ocasiones es lobar, como se comentó en la sección previa sobre neumonías focales. El médico a menudo está al tanto de un brote de síndrome de neu-

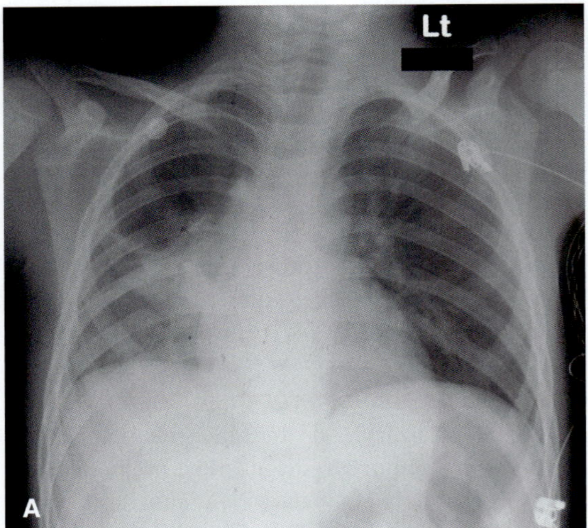

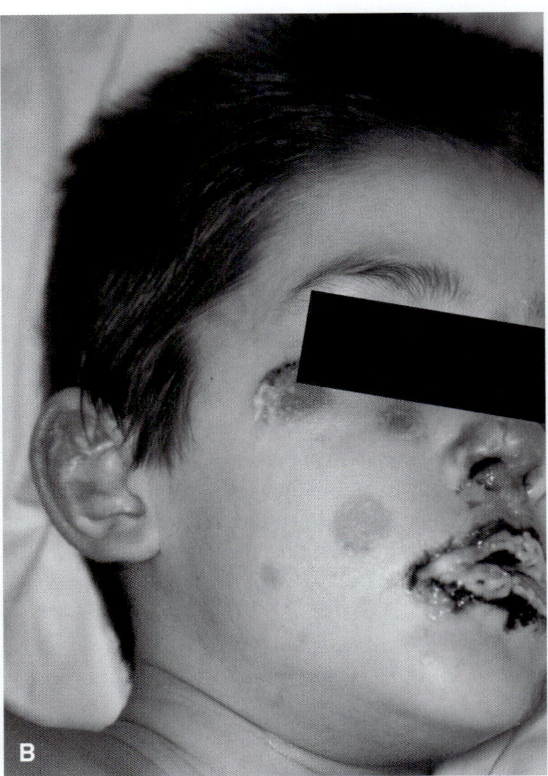

Figura 8-7. **(A)** Radiografía de tórax de un niño de 8 años de edad con neumonía por *Mycoplasma*. Hay infiltrados perihiliares bilaterales en parche, más prominentes del lado derecho. **(B)** Desarrolló un exantema similar a síndrome de Stevens-Johnson involucrando la piel, boca, nariz y ojos.

monía atípica ("neumonía ambulante") en la comunidad. Típicamente hay un periodo de incubación largo (2 a 3 sem) entre las enfermedades dentro de la misma familia, una característica que ayuda a establecer el diagnóstico. Sin embargo, los casos que se presentan en asociación con brotes pueden tener periodos de incubación tan cortos como 1 sem. En ocasiones se presentan brotes con fuentes fijas, pero en general la enfermedad involucra a distintos miembros de una familia durante un largo periodo.

Algunos casos se asocian con exantemas tipo urticaria o maculopapulares inespecíficos. No es inusual la eosinofila que excede 5%. Las complicaciones más graves se discuten al final de esta sección.

Aunque los infiltrados intersticiales bilaterales son lo más común, casi cualquier patrón radiográfico es posible. Brolin y Wernstedt reportaron los hallazgos radiográficos de 56 pacientes con infección de vías respiratorias inferiores por *M. pneumoniae*: 8 (14%) de los pacientes tuvieron consolidación lobar, y 21 (38%) tuvieron hallazgos lobares o predominantemente alveolares. Algunos tuvieron una combinación de infiltrados lobares/alveolares *e* intersticiales; si se añaden esos casos,

36 (64%) de 56 pacientes presentaron algún componente de infiltración lobar o alveolar. Veinte (36%) pacientes mostraron un patrón puramente intersticial y 33 (59%) tuvieron algún componente de infiltración intersticial. De forma interesante, 22% tuvieron adenopatía hiliar y 14%, derrame pleural.

La neumonía por *Mycoplasma pneumoniae* se presenta con más frecuencia en individuos de 5 a 12 años de edad. Tal vez es común la infección subclínica antes de los 5 años de edad, pero el organismo es una causa muy inusual de neumonía en este grupo. La mayoría de los adultos jóvenes tiene anticuerpos IgG en suero, lo que sugiere una infección previa e indica que muchas infecciones quizás son leves o asintomáticas.

> **Perla clínica:** debido a que la tasa de falsos positivos para la IgM contra *Mycoplasma* es alta, solo se debe diagnosticar serológicamente la infección por *M. pneumoniae* si existe un síndrome clínico compatible.

Cuadro 8-7. Posibles causas de patrones de neumonía atípica

Comunes

Chlamydia trachomatis (< 4 meses)
Viris sincicial respiratorio (< 5 años)
Mycoplasma pneumoniae (> 5 años)
Chlamydia pneumoniae (> 5 años)
Adenovirus
Virus de parainfluenza
Virus de influenza (en epidemias)
Citomegalovirus (pacientes inmunocomprometidos)
Virus varicela zoster (pacientes inmunocomprometidos)
B. pertussis **(en general no se asocia con neumonía)**

Poco comunes

Neumonitis por hipersensibilidad
Hipersensibilidad a medicamentos
Virus de herpes simple
Pneumocystis jirovecii
Chlamydia psittaci
H. influenzae
S. pneumoniae
Hongos sistémicos
Tuberculosis

Raras o no demostradas

Ureaplasma urealyticum (< 3 meses)
Mycoplasma hominis (< 3 meses)
Fiebre Q
Rinovirus; enterovirus
Síndrome de rubeola de inicio tardío
Metaneumovirus humano
Síndrome respiratorio agudo (SRAS-coronavirus)
Síndrome respiratorio del Medio Oriente (SRMO-coronavirus)

Chlamydophila y Chlamydia

La *Chlamydia trachomatis* es una causa rara de neumonía bilateral afebril en lactantes < 4 meses de edad, y una causa menos frecuente de neumonía en niños de mayor edad y adultos. Dado que algunas veces se asocia con eosinofilia periférica, se discute en la sección sobre enfermedades pulmonares eosinofílicas.

La infección por *Chlamydophila psittaci* (psitacosis) es infrecuente en Estados Unidos, y solo se reportan alrededor de 50 casos al año. Incluso así, es importante identificarla ya que responde a la doxiciclina. Típicamente existe el antecedente de exposición a pericos u otras aves. Se han reportado grandes brotes en plantas procesadoras de pavo. Las aves psitácidas (con pico doblado) tienen mayor probabilidad de estar infectadas, y la mayoría de las aves con psitacosis está enferma. La infección por *Chlamydophila psittaci* en humanos por lo regular produce fiebre, calosfríos, y cefalea intensa; algunas veces hay artralgias. Por lo regular el inicio es gradual con tos, y en la radiografía se observan infiltrados en parche. En general no hay leucocitosis, pero algunas veces hay eosinofilia. Puede haber elevación de las transaminasas y la fosfatasa alcalina en suero.

La *Chlamydophila pneumoniae*, originalmente clasificada como una cepa de *C. psittaci* conocida como agente TWAR (nombrado así por las primeras dos cepas respiratorias cultivadas, TW-183 y AR-39), y hoy en día reclasificada dentro del género *Chlamydophila*, es una causa de enfermedad respiratoria en niños en edad escolar, adolescentes y adultos. Los estudios que documentan su prevalencia han estado obstaculizados por la falta de un estándar de oro para el diagnóstico. El organismo no crece en medios libres de células, pero es cultivable en medios de cultivo tisulares. Un hisopado nasofaríngeo es una muestra apropiada. Se debe trasladar la muestra en medios de transporte de cultivos y ser procesada en las primeras 24 h después de la recolección. También forma parte de muchos paneles multiplex de patógenos respiratorios. La epidemiología de la *C. pneumoniae* es similar a la del *M. pneumoniae* en el hecho de que la infección con este organismo es rara en la lactancia, se vuelve más común durante la niñez, y hace un pico en la adolescencia. La mayoría de las infecciones tal vez es asintomática.

En todos los grupos de edad, es menos común que la *M. pneumoniae*. La enfermedad respiratoria causada por *C. pneumoniae* es muy similar a la causada por *M. pneumoniae*. Un estudio retrospectivo de 667 estudiantes universitarios con enfermedad respiratoria aguda encontró a 20 pacientes (3%) con infección por *C. pneumoniae* y 29 (4%) con infección por *M. pneumoniae*; aquellos con *C. pneumoniae* tuvieron menor probabilidad de tener una temperatura > 37.8 °C (100 °F) y menor probabilidad de referir dolor de garganta como queja principal (80 contra 52%). Se observó ronquera en 30% de los pacientes con infección por *C. pneumoniae*, pero solo en 3% de los pacientes con *M. pneumoniae*. Por último, el tiempo desde el inicio de los síntomas hasta la búsqueda de atención médica fue mayor en los pacientes con infección por *C. pneumoniae*.

La serología con ensayo inmunoabsorbente ligado a enzimas (ELISA, por sus siglas en inglés) puede identificar falsamente a pacientes con infección por *M. pneumoniae*. Las pruebas de inmunotinción y microinmunofluorescencia son más específicas. La gran mayoría de los pacientes monta una respuesta positiva con IgM que persiste durante un promedio de 5 meses. Las respuestas de IgG son menos confiables; al momento del diagnóstico, son positivas en < 10%, y muchos pacientes no montan una elevación de cuatro veces durante la convalecencia. La *C. pneumoniae* puede diagnosticarse de forma confiable por PCR en secreciones respiratorias.

Algunas personas albergan al organismo durante meses después de la infección aguda. Estos pacientes pueden estar asintomáticos, o tener problemas con sibilancias periódicas y asma. Se ha sugerido que es posible que algunos adultos con sibilancias refractarias graves tengan una infección crónica con *C. pneumoniae*. En un estudio, la resolución de la infección se correlacionó con mejoría en el control del asma. Otro estudio encontró que los niños con positividad persistente de *C. pneumoniae* medida por PCR sufrían de ataques de asma con más frecuencia. Se encontró IgE específica contra *C. pneumoniae* en 12 (86%) de 14 niños con cultivo positivo con sibilancias en comparación con solo 1 (9%) de 11 niños con cultivo positivo sin sibilancias. En adultos, se encontró IgE específica contra *C. pneumoniae* en casi 80% de aquellos con asma grave persistente contra solo 21% de aquellos con asma leve intermitente. Se desconoce la relación precisa entre la infección por *C. pneumoniae* y el asma. Los pacientes con fibrosis quística pueden sufrir exacerbaciones pulmonares en asociación con infección por *C. pneumoniae*. En un estudio publicado sobre este tema, no se encontró que el *M. pneumoniae* estuviera asociado con exacerbaciones.

Causas bacterianas inusuales

Algunas neumonías bacterianas son intersticiales o en parche y no responden a los macrólidos, la terapia antibiótica usual para el *M. pneumoniae*. La tularemia es un ejemplo.

Virus

El VSR es una causa frecuente e importante de neumonía atípica, que en general está dentro del grupo de las neumonías intersticiales bilaterales agudas, pero puede ser en parche o incluso focal densa. La enfermedad de la vía respiratoria es mucho más importante que el involucramiento alveolar (ver Capítulo 7).

El metaneumovirus humano, al igual que el VSR, causa infección sintomática más comúnmente en el primer año de vida. Los síntomas van de problemas respiratorios leves a bronquiolitis grave o neumonía, a menudo acompañada de fiebre alta y vómito. Las pruebas serológicas sugieren que la infección dentro de los primeros 5 años de vida es casi universal.

Los adenovirus, de los cuales existen más de 40 serotipos, son una causa frecuente de neumonía atípica (Fig. 8-3). La neumonía por adenovirus no puede diferenciarse con base en la clínica de la neumonía por *Mycoplasma*. En ocasiones ocurren epidemias con la enfermedad grave, a menudo acompañadas de síntomas gastrointestinales. La leucocitosis leve con predominio neutrofílico y la elevación de la PCR pueden confundir al médico a un diagnóstico erróneo de neumonía bacteriana típica.

Los virus de influenza casi siempre se asocian con epidemias y brotes grandes. Pueden causar neumonía atípica en general asociada con manifestaciones extrapulmonares importantes.

El virus de parainfluenza tipo 3 puede causar neumonía atípica, en especial en niños pequeños. Por lo regular produce bronquiolitis (discutida en el Capítulo 7), tal vez con neumonitis en parche mínima, pero a veces produce neumonía intersticial bilateral o neumonía perihiliar sin bronquiolitis.

Los rinovirus rara vez causan neumonía atípica. De igual forma, los virus coxsackie A o B rara vez están asociados. El virus coxsackie B ha sido cultivado de los pulmones de pacientes que mueren con neumonía, y en los raros casos de recién nacidos o lactantes, el síndrome clínico es en general el de una enfermedad fulminante con miocarditis concurrente. El enterovirus D68 ha sido asociado con neumonía grave.

El virus del sarampión con frecuencia se asocia con infiltrados intersticiales cuando se presenta la enfermedad clásica por sarampión. No se considera ordinariamente como causa de neumonía atípica, ya que el diagnóstico es obvio en los casos clásicos. Sin embargo, la neumonitis está presente antes de la erupción en alrededor de 20% de los pacientes con sarampión clásico. El virus del sarampión puede causar una neumonía fulminante, como se describe en una sección posterior.

El virus de varicela zoster puede producir una neumonía atípica, en especial en adultos. El diagnóstico no debe representar problema alguno si el exantema típico está presente. El síndrome por lo regular se presenta como varicela con neumonía en lugar de como una neumonía atípica tal vez causada por virus de la varicela. El virus puede causar una neumonía fulminante en un paciente inmunosuprimido.

El CMV puede producir una neumonía atípica, pero es más común que produzca neumonía intersticial aguda en un paciente con un problema inmunológico (en especial en receptores de trasplante de órgano sólido o de células madre). En esta población, la neumonía por CMV se caracteriza por fiebre alta, hipoxemia e infiltrados intersticiales difusos. Antes de que el ganciclovir estuviese disponible, se asociaba con una alta tasa de mortalidad. El CMV también puede causar neumonía intersticial en lactantes muy pequeños, que parecen colonizarse a partir del tracto genitourinario de su madre justo antes o durante el parto.

El virus del herpes simple puede causar neumonía intersticial que puede volverse grave y extensa, en especial en recién nacidos y pacientes inmunosuprimidos (Fig. 22-10).

El síndrome de rubeola de inicio tardío es una causa rara de neumonía intersticial bilateral. Típicamente se asocia con diarrea, exantema e hipoglobulinemia. En general se presenta entre los 3 y los 12 meses de edad con tos, taquipnea y cianosis, y se asocia con complejos inmunes circulantes.

La mononucleosis infecciosa puede producir adenopatía hiliar como parte de la linfadenopatía generalizada, y unos cuantos pacientes tienen infiltrados pulmonares pequeños. La infección concurrente con *M. pneumoniae* puede explicar algunos casos de mononucleosis infecciosa con neumonía, ya que ambas enfermedades son comunes en adolescentes y adultos jóvenes.

El SRAS-coronavirus y el SRMO se discuten en la sección sobre neumonías progresivas o fulminantes.

Bacterias

La *Bordetella pertussis* puede asociarse con una neumonía atípica con inicio subagudo de tos, fiebre ligera e infiltrados pulmonares, en especial infiltrados intersticiales lineales en el lóbulo inferior, infiltrados perihiliares (borde cardiaco lanudo), o infiltrados en el lóbulo superior en forma de cuña, quizá por atelectasias. Por lo general hay linfocitosis; cuando no está presente, el diagnóstico clínico es el de una neumonía atípica con infiltrado perihiliar. La mayoría de los niños con pertussis no tiene fiebre ni infiltrados pulmonares, a menos que se presente una neumonía bacteriana secundaria (p. ej., por *S. aureus*). Las enfermedades similares a pertussis se discuten en el Capítulo 7.

Otras bacterias que causan neumonía atípica incluyen al neumococo y al *H. influenzae*. Tal vez son una causa más frecuente de neumonía atípica en comparación con otras bacterias que rara vez causan infección en humanos, como la *F. tularensis*. La *Pseudomonas aeruginosa*, adquirida por agua contaminada, rara vez puede causar neumonía atípica. La *Legionella* no es común en pacientes pediátricos, pero debe ser considerada en aquellos inmunocomprometidos (Fig. 8-8).

Micobacterias

El *Mycobacterium tuberculosis* es una causa poco común, aunque importante, de neumonía atípica con inicio subagudo, fiebre de bajo grado e infiltrados

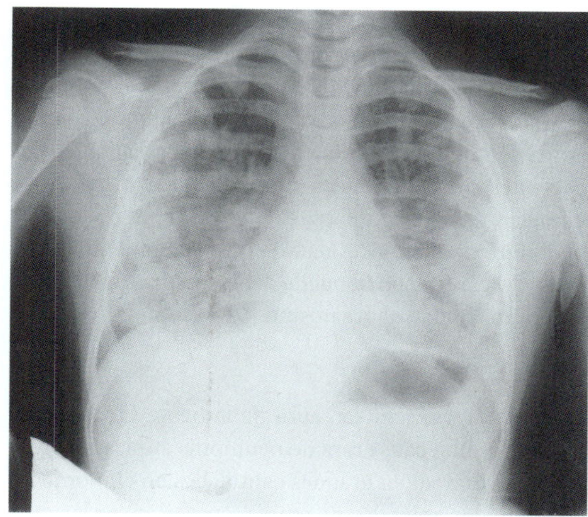

Figura 8-8. Neumonía nodular bilateral en una niña de 10 años de edad causada por *Legionella pneumophila*. Había estado recibiendo terapia inmunosupresora por hemosiderosis pulmonar idiopática, y desarrolló fiebre y disnea 1 sem después de la exposición a una tina con agua caliente.

lineales difusos. Más a menudo, la neumonía es focal y densa (Fig. 8-9), pero el resto de las características son atípicas, lo que caería dentro del subgrupo de neumonía focal densa subaguda.

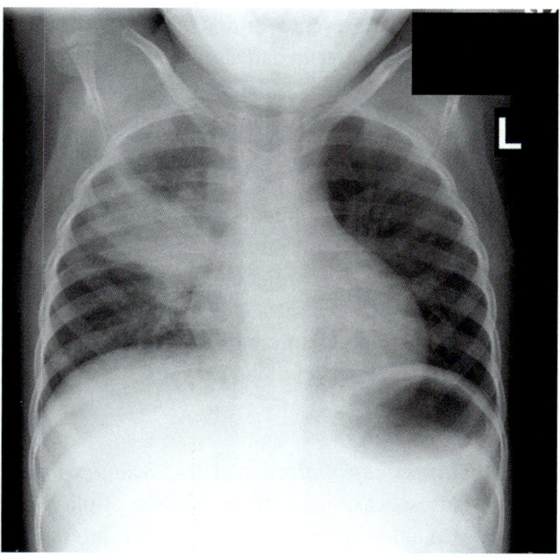

Figura 8-9. Infiltrado consolidado en el lóbulo superior derecho en una niña somalí de 4 años de edad con antecedente de 3 sem de tos pero sin fiebre. El infiltrado no respondió a un curso de amoxicilina. En el cultivo del líquido del LBA creció *M. tuberculosis*.

En ocasiones otras especies de micobacterias se asocian con una nuemonía atípica. Las micobacterias no tuberculosas (MNT) (en especial el complejo *M. avium*) han sido asociadas con una neumonía difusa en pacientes expuestos a tinas con agua caliente. Los pacientes presentan de forma subaguda disnea, tos, hipoxia y fiebre. Algunos pacientes responden a los corticoesteroides sin necesidad de otro tratamiento, y por lo tanto la enfermedad puede deberse a una reacción de hipersensibilidad al organismo.

Rickettsias

La *Coxiella burnetii*, la causa de la fiebre Q (fiebre de Query), es una causa rara de neumonía atípica. El organismo se excreta en grandes cantidades en el momento en el que los animales de granja, en particular las ovejas, dan a luz. Mucho tiempo después del acontecimiento, quedan organismos viables que permanecen en el suelo, y pueden ser arrastrados por el viento. Por lo tanto, el paciente no tiene que haber estado presente en el momento del parto, sino que por lo regular vive en un área rural y tiene algún antecedente de exposición a animales de granja. La enfermedad con frecuencia responde a doxiciclina o macrólidos, que pueden administrarse ante la sospecha de neumonía por micoplasma.

Carbunco por inhalación

Esta enfermedad es muy rara y se presenta sobre todo en personas expuestas a productos animales contaminados. Es un agente potencial de bioterrorismo. La enfermedad se presenta en dos etapas. La primera etapa es la de una enfermedad similar a influenza, con fiebre, tos y dolor torácico. La segunda etapa se presenta unos cuantos días después con el inicio abrupto de fiebre alta, disnea grave y choque. La radiografía de tórax típicamente demuestra solo un mediastino ensanchado, pero también puede haber infiltrados perihiliares progresivos. Para el tratamiento de la infección por *B. anthracis* se recomiendan por lo menos dos medicamentos activos contra el organismo (como una fluoroquinolona mas rifampina). A pesar de la terapia apropiada, la tasa de mortalidad es > 50%.

Hongos

El *Histoplasma capsulatum* y el *Coccidioides immitis* son causas ocasionales de neumonía atípica. Los pacientes pueden presentar un patrón intersticial agudo o miliar cuando ha ocurrido una sola exposición abrumadora, pero más a menudo presentan infiltrado focal de inicio subagudo.

La *Pneumocystis jirovecii* puede causar infiltrados pulmonares bilaterales en lactantes inmunocompetentes de 2 a 12 sem de vida. Los lactantes que reciben altas dosis de corticoesteroides sistémicos durante periodos prolongados tienen un riesgo aumentado (Fig. 8-10), al igual que los niños con infección por VIH (Fig. 20-2), los receptores de trasplantes y los pacientes con cáncer (Fig. 22-5), y los pacientes con inmunodeficiencia celular primaria (Capítulo 23). Puede haber tos, taquipnea y episodios de apnea, pero la fiebre es inusual, de modo que el patrón clínico se asemeja al de una neumonía por *Chlamydia* o pertussis. Sin embargo, a diferencia de la pertussis y la *Chlamydia*, la mayoría de los pacientes con neumonía por *Pneumocystis* presenta hipoxia, en especial después del ejercicio, por ejemplo al llorar. Por lo común la IgM y la LDH en suero están elevadas. El tratamiento es con trimetoprim-sulfametoxazol, que hoy en día se utiliza como profilaxis de rutina para los pacientes inmunocomprometidos.

Especies misceláneas de Mycoplasma

El *Mycoplasma hominis* y el *Ureaplasma urealyticum* son flora cervical uterina que colonizan a un lactante justo antes o durante el parto, y conducen a neumonía. Se ha reportado un caso de neumonía con derrame pleural en una adolescente posparto causada por *M. hominis*.

Causas no infecciosas

La falla cardiaca congestiva a menudo se asemeja a una neumonía atípica. El infarto o el embolismo pulmonar son poco comunes en niños, como se discute en la sección sobre neumonía con derrame.

Las alergias a especies de *Actinomyces* (que pueden contaminar a los aires acondicionados), a las palomas

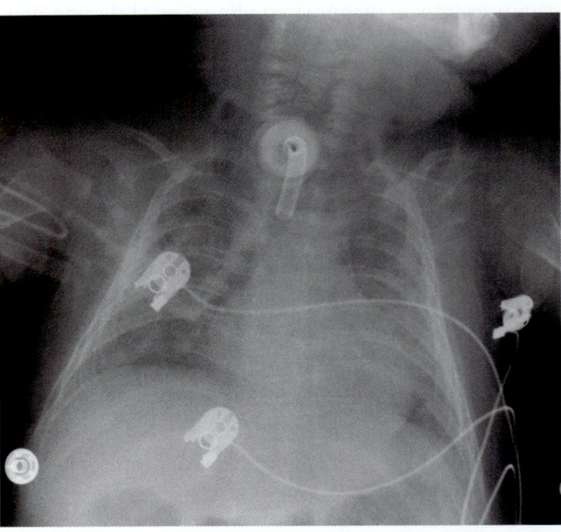

Figura 8-10. Infiltrados bilaterales difusos causados por *Pneumocystis jirovecii* en un lactante de 3 meses de edad recibiendo altas dosis de corticoesteroides por un hemangioma de la vía respiratoria.

(enfermedad del criador de palomas), y a la corteza del maple también pueden causar neumonía atípica no infecciosa con infiltrados intersticiales difusos. Estas neumonías se discuten en la sección sobre neumonía crónica y recurrente y en la de enfermedades pulmonares eosinofílicas.

Las causas tóxicas incluyen enfermedad por forraje almacenado en silos (*silo filler's* disease, en inglés), causada por inhalación de N_2O y otros inhalantes ocupacionales. Medicamentos como la fenitoína y la nitrofurantoína son causas raras de neumonía intersticial aguda.

Las enfermedades del colágeno que en ocasiones se asocian con neumonía atípica incluyen la fiebre reumática (Capítulo 18) y la artritis idiopática juvenil (Capítulo 10).

Pruebas de laboratorio

Anticuerpos séricos

Puede haber anticuerpos IgM contra *M. pneumoniae* en concentraciones bajas a moderadas en la primera muestra de suero obtenida, lo que a menudo sucede alrededor de 1 sem después del inicio de la enfermedad. Las pruebas falsas positivas de IgM contra *Mycoplasma* por método ELISA son en extremo comunes. Las pruebas positivas deben confirmarse mediante una prueba de inmunofluorescencia más específica. Las pruebas tempranas para IgM son un poco más confiables para *C. pneumoniae*. La positividad de la IgM puede persistir durante varios meses para ambos organismos.

La serología durante la convalecencia es razonablemente precisa para el *M. pneumoniae*, pero lo es menos para *C. pneumoniae*. También se puede utilizar la serología en la etapa aguda y en la de convalecencia para el diagnóstico de tularemia y fiebre Q cuando se sospechan estas enfermedades.

Pruebas de PCR multiplex

Las pruebas de PCR multiplex para patógenos respiratorios ya tienen algún tiempo disponibles, y se están introduciendo pruebas nuevas con capacidades aún mayores. Algunas de estas plataformas detectan tanto *M. pneumoniae* como *C. pneumoniae* además de un amplio rango de virus respiratorios. La mayoría puede realizarse en una muestra simple de hisopado nasofaríngeo. Las nuevas pruebas también son técnicamente más sencillas, lo que permite utilizarlas durante las horas donde los laboratorios están menos ocupados, como en los turnos nocturnos y los fines de semana.

Métodos de detección rápida de antígenos

Algunos centros ofrecen detección simultánea con anticuerpo fluorescente de los virus respiratorios más frecuentes, incluyendo VSR, influenza A y B, los virus de parainfluenza y adenovirus. También hay pruebas ELISA disponibles para la detección rápida de agentes respiratorios. Estas pruebas rápidas son en especial útiles si ya hay un tratamiento establecido, como para el herpes simple, virus de varicela, influenza o *M. pneumoniae*. Las pruebas ELISA comerciales para VSR son muy sensibles. Las pruebas ELISA para virus de influenza son mucho menos sensibles que la PCR o el cultivo.

Cultivos virales

Los cultivos para agentes virales en general son lentos. El VSR puede crecer en 3 a 4 días. De igual forma, el virus del herpes simple puede crecer bastante bien en cultivos celulares. A otros virus respiratorios les puede tomar 1 o 2 sem. Cuando están disponibles los cultivos virales y no son tan costosos, pueden ser útiles en casos seleccionados, en especial para identificar virus prevalentes en la comunidad. Algunos laboratorios son capaces de realizar una prueba de "vial" para adenovirus, la cual utiliza centrifugación y detección de productos genéticos tempranos para acelerar el proceso, en cuyo caso los resultados pueden estar disponibles dentro de las 48 h siguientes. El cultivar virus tiene el beneficio añadido de determinar el serotipo específico que causa la infección. Fuera de ello, los cultivos virales están siendo remplazados por las pruebas de PCR, que son más rápidas y en algunos casos más sensibles.

Tratamiento de la neumonía atípica

Las decisiones sobre el tratamiento deben estar basadas en algoritmos diagnósticos que comienzan con la edad del niño, luego consideran factores clínicos y epidemiológicos, y al final toman en cuenta los resultados de los estudios de laboratorio y la radiografía de tórax.

Indicaciones para antibióticos

Los antibióticos no tienen valor en el tratamiento de la neumonía viral, y no han sido estudiados de manera adecuada para determinar su valor en la *prevención* de neumonía bacteriana secundaria. En un estudio en reclutas militares con neumonía epidémica por adenovirus, la distinción clínica entre neumonía viral y bacteriana fue "en extremo difícil, si no imposible" utilizando técnicas radiológicas y de laboratorio. De forma similar, en general hay una gran dificultad para estar seguro de que un niño tiene una neumonía viral no complicada. Los médicos con experiencia que han evitado administrar antibióticos en estas circunstancias algunas veces han observado que el curso de la enfermedad indicaba una neumonía bacteriana, y que la administración temprana de la terapia antibiótica pudo haber hecho menos grave la enfermedad. Estas son las razones básicas por las cuales en general se administran antibióticos a los niños con neumonía atípica de origen incierto, que estadísticamente es muy probable que sea viral.

El uso de antibióticos en un niño con neumonía atípica sigue siendo una decisión compleja, basada en los criterios de edad, gravedad, confiabilidad de los padres, capacidad para observar de cerca al niño y agentes etiológicos prevalentes. El tratamiento antibiótico del niño con neumonía subaguda leve como si se tratase de un cuadro por *Mycoplasma*, es un enfoque general razonable dado el conocimiento y las técnicas diagnósticas actuales (ver Tabla 8-3). Sin embargo, los datos actuales no alientan a que el tratamiento de la neumonía por *Mycoplasma* afecte de manera considerable el desenlace. Por lo tanto, si no se está seguro del diagnóstico y existe la posibilidad de que la causa sea neumococo, la monoterapia con amoxicilina es apropiada.

Terapia antibiótica

En muchos casos, el paciente ya habrá sido tratado con amoxicilina o una cefalosporina sin ninguna respuesta clínica. En la neumonía por *Mycoplasma* tratada de forma temprana, la doxiciclina o los macrólidos pueden ser efectivos para hacer que algunos pacientes se recuperen un poco más rápido que aquéllos en un grupo sin tratamiento. Sin embargo, en pacientes tratados > 1 sem después del inicio, seguro no habrá efecto. La doxiciclina puede ser utilizada en niños > 8 años de edad, ya que no existe riesgo de que se manchen los dientes. Tanto la psitacosis como la fiebre Q responden a la doxiciclina. Los macrólidos se prefieren para niños < 8 años de edad en quienes aún se está desarrollando la dentadura. La incidencia de efectos secundarios gástricos observados con la claritromicina o azitromicina es de manera considerable menor que la observada con la eritromicina. Los macrólidos tienen solo actividad leve contra *S. pneumoniae* y en casi todos los lugares > 30% de las cepas de *S. pneumoniae* son resistentes a los macrólidos. Por lo tanto, si la enfermedad tiene algunas características de una neumonía típica, algunas veces es razonable prescribir amoxicilina (para cubrir *S. pneumoniae*) junto con un macrólido (para cubrir *Mycoplasma*). Para el adolescente mayor, las fluoroquinolonas respiratorias como la levofloxacina o la moxifloxacina algunas veces tienen la ventaja de una buena actividad contra estos dos organismos.

Una mutación puntual en el dominio V del ARN ribosomal 23S conduce a la resistencia a los macrólidos del *M. pneumoniae*. Esta forma de resistencia a los macrólidos es hoy en día común en los niños en Asia, con tasas tan altas como 90% o más encontradas en algunos estudios en Japón y China. En Estados Unidos, la resistencia a los macrólidos sigue siendo relativamente poco común, aunque un reporte reciente utilizando muestras de áreas geográficamente diversas de Estados Unidos mostró una tasa de resistencia de alrededor de 13%. Todos los casos resistentes fueron susceptibles a la doxiciclina y la levofloxacina. Los macrólidos deben seguir siendo el medicamento de elección para la sospecha de infección por *Mycoplasma*, pero los médicos deben estar al pendiente, y pueden requerir cambiar a terapias alternativas en casos más graves con falla al tratamiento.

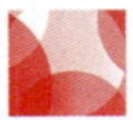

Tabla 8-3 Tratamiento empírico inicial para neumonía

EDAD	TRATAMIENTO		PATÓGENOS PRINCIPALES
	AMBULATORIO	**HOSPITALIZADO**	
0 a 4 sem	—	Ampicilina y gentamicina (+/−)	Estreptococo del grupo B (++); bacilos entéricos gramnegativos (+)
1 a 5 meses	Amoxicilina (o amoxicilina-clavulanato)	Ampicilina o penicilina G*	Neumococo (++); virus (++); *S. aureus* (+)
6 meses a 6 años	Amoxicilina (o amoxicilina-clavulanato)	Ampicilina o penicilina G* (+/− macrólido†)	Neumococo (++); virus (++); *S. aureus* (+); estreptococo del grupo A (+); *Mycoplasma* (+)
> 6 años	Amoxicilina si es una neumonía típica; macrólido† si es una neumonía atípica	Ampicilina o penicilina G* y macrólido†	*Mycoplasma* (++); neumococo (+); *S. aureus* (+); estreptococo del grupo A (+); *Chlamydia* (+)
Inmunocomprometido	—	Ceftazidima (o cefepime) y vancomicina	Muchos

+ causa ocasional.
++ causa común.
* Sustituya por ceftriaxona o cefotaxima si no está completamente inmunizado contra *S. pneumoniae* y en regiones con índices considerables de resistencia de alto nivel a la penicilina. Se pueden añadir clindamicina, linezolida o vancomicina cuando la sospecha de infección por *S. aureus* es alta.
† Eritromicina, azitromicina o claritromicina.

Manejo de los individuos expuestos

La administración de tetraciclinas a los miembros de la familia expuestos a los pacientes con neumonía atípica pareció resultar en infecciones subclínicas en vez de enfermedad clínica. (La doxiciclina ha reemplazado a la tetraciclina como medicamento de elección en esta clase ya que puede ser administrada dos veces al día y es menos probable que manche los dientes). Este resultado sugiere que cuando los contactos familiares de los individuos con neumonía atípica muestran síntomas tempranos, el tratamiento rápido con doxiciclina o azitromicina puede reducir la gravedad de la enfermedad clínica. La adición de azitromicina a las medidas de control de la infección ayudó a la interrupción de un brote de *Mycoplasma* en una institución.

Complicaciones

Complicaciones neurológicas

En la encefalitis por *Mycoplasma*, el paciente típicamente tiene el antecedente de una enfermedad de vía respiratoria inferior progresiva durante 1 a 2 sem antes del inicio de manifestaciones del sistema nervioso central, que van desde cefalea y rigidez de cuello hasta convulsiones focales y coma. De manera *típica, los títulos seriados de anticuerpo contra Mycoplasma pneumoniae* son altos o se elevan. El conteo celular en el líquido cefalorraquídeo por lo regular es de 30 a 300 por mcL, con > 90% de neutrófilos al inicio y predominantemente linfocitos en etapas posteriores. El *M. pneumoniae* ha sido cultivado del líquido cefalorraquídeo en algunos casos. También se utilizan pruebas de PCR. Se ha reportado enfermedad paralítica (hemiplejia, parálisis ascendente, parálisis de nervios craneales y mielitis). También puede haber miositis.

> **Perla clínica:** las manifestaciones extrapulmonares se presentan en hasta 25% de los pacientes con infección por *Mycoplasma pneumoniae*. Tal vez están más a menudo mediadas inmunológicamente, y en general se presentan entre 3 días y 3 sem después del inicio de los síntomas respiratorios.

Anormalidades hematológicas e hipercoagulación

La neumonía por *Mycoplasma* rara vez es fatal, pero pueden ocurrir trombosis, anemia hemolítica aguda o ambas. Se han reportado dos casos en los que niños con anormalidades hematológicas preexistentes desarrollaron anemia aplásica en asociación con infección aguda por *M. pneumoniae*. Un niño en Taiwán sufrió un caso grave de infección pulmonar por *M. pneumoniae* complicada con un absceso pulmonar, derrame pleural, trombocitopenia y coagulación intravascular diseminada. Se ha descrito linfohistiocitosis hemofagocítica (LHH) como consecuencia de la neumonía por *Mycoplasma*.

Enfermedad pulmonar residual

La neumonía grave por *Mycoplasma* puede resultar en bronquiectasias, por lo general manifestadas como neumonía focal (o multifocal) recurrente. La neumonía grave por adenovirus también puede resultar en enfermedad pulmonar residual, incluyendo bronquiectasias.

Problemas dermatológicos

Es frecuente que se presente un exantema macular o maculopapular eritematoso en la infección aguda por *M. pneumoniae*, como se discutió antes. También se han reportado en varias ocasiones complicaciones más graves, como síndrome de Stevens-Johnson y síndrome similar a Stevens-Johnson sin exantema o con exantema mínimo (Fig. 8-7B). Por el contrario, el eritema multiforme es raro con la infección por *Mycoplasma*.

Otras complicaciones

Las artralgias o la artritis son complicaciones raras de la neumonía por *Mycoplasma*. De igual forma, rara vez se observa pancreatitis en asociación con infección grave por *Mycoplasma*.

Infecciones dobles

Con frecuencia la neumonía es "atípica" debido a que está complicada con un segundo patógeno, resultando en una persistencia confusa de la enfermedad o en hallazgos importantes en otro sistema orgánico, como diarrea. Un estudio prospectivo de 201 niños con neumonía adquirida en la comunidad en Finlandia encontró que 9 pacientes (4%) tenían evidencia serológica de infección concomitante con *M. pneumoniae* o *C. pneumoniae*. Durante el invierno, la persistencia de la fiebre en un niño con neumonía típica o atípica puede deberse a influenza. Por otro lado, la influenza es capaz de predisponer a estas neumonías secundarias. La infección por VSR puede presentarse de forma concomitante con pertussis o shigelosis; se ha reportado también diarrea por salmonelosis o rotavirus en conjunto con infección por VSR. Son frecuentes las infecciones respiratorias virales dobles.

NEUMONÍAS MILIARES Y NODULARES

Esta sección asume que estas neumonías son aguda o al menos urgentes cuando se identifican, aunque la enfermedad puede en realidad ser crónica. La neumonía miliar o nodular es un diagnóstico anatómico basado en un estudio de imagen del tórax que muestra múltiples densidades circulares. *Miliar* se refiere al tamaño de una semilla de mijo (el mijo es un pasto que se cultiva para el heno). En general el término miliar se refiere a densidades pequeñas (de alrededor de 2 mm de diámetro), mientras que *nodular* se refiere a densidades más grandes (en general de alrededor de 6 mm de diámetro). Por conveniencia, se utiliza el término nodular para incluir tanto a patrones diseminados finos como gruesos (Tabla 8-4).

Mecanismos

Cualquier agente o partícula infecciosa en la sangre puede diseminarse hacia los pulmones. Las densidades distribuidas en forma relativamente equitativa del mismo tamaño son resultado de la liberación gradual de pequeñas partículas. En modelos experimentales de tuberculosis miliar en ratones causada por bacilo bovino virulento o avirulento, las lesiones miliares fueron visibles alrededor de 3 sem después de la inyección intravenosa. Si la diseminación de bacterias o émbolos al pulmón ocurre de forma irregular, con frecuencia produce una apariencia radiográfica con densidades más grandes con un involucramiento más focal en algunas partes de los pulmones.

Clasificación

Los síndromes asociados con estos hallazgos radiológicos se clasifican mejor con base en el inicio y curso de la enfermedad clínica.

Neumonía nodular aguda

El paciente presenta fiebre alta y se ve un poco enfermo. Las posibles etiologías se discuten más adelante.

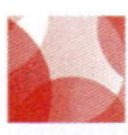

Tabla 8-4 **Causas de neumonía nodular y miliar**

TIPO O SITUACIÓN	POSIBLES CAUSAS
Miliar	
Patrón intersticial agudo de apariencia reticular o miliar	Por lo general viral
Presencia de hepatoesplenomegalia	Tuberculosis
Nodular	
Aguda, grave	Émbolos sépticos
En paciente inmunocomprometido	Hongos diseminados, CMV, *Pneumocystis*
Ventilador o debilidad muscular	Broncoaspiraciones múltiples

Neumonía nodular crónica

Este tipo tiene un inicio gradual, a menudo con pérdida gradual de peso y fiebre de bajo grado, y el paciente se ve crónicamente enfermo. Las neumonías nodulares crónicas son raras en niños a menos que exista una inmunodeficiencia subyacente. Posibles etiologías incluyen tuberculosis miliar, enfermedad fúngica diseminada, metástasis pulmonares, poliarteritis nodosa, granulomatosis de Wegener, y otras enfermedades vasculares del colágeno e incluso neumoconiosis. La histiocitosis pulmonar de células de Langerhans es una causa rara de nódulos crónicos en niños. La proteinosis alveolar, hemosiderosis pulmonar, sarcoidosis y la fibrosis intersticial difusa se discuten en la sección cobre neumonía crónica.

Nódulos pulmonares asintomáticos

Estos nódulos son raros en niños. Al paciente por lo regular se le toma una radiografía de tórax por síntomas presumiblemente no relacionados con el hallazgo. Las densidades múltiples en estas circunstancias muchas veces están calcificadas. La causa más probable de calcificaciones miliares asintomáticas es la histoplasmosis o la coccidioidomicosis. La tuberculosis miliar es una causa rara. La varicela puede causar calcificaciones irregulares y numerosas. La microlitiasis alveolar es una causa rara de calcificaciones en niños. Las partículas son pequeñas y en general requieren placas con sobreexposición para ser visibles.

Etiologías de las neumonías miliares agudas

La mayoría de los pacientes con un patrón miliar agudo en la radiografía de tórax se trata como si tuviese tuberculosis miliar, al menos hasta que se pueda establecer un diagnóstico más definitivo. Es importante notar las otras características de la tuberculosis miliar y otras neumonías nodulares, lo que puede ayudar al diagnóstico diferencial.

Neumonía intersticial aguda

Varios virus pueden causar neumonía intersticial aguda bilateral que puede ser llamada reticular (en forma de red), como se describe en la sección de neumonía atípica. El aspecto reticular puede ser ligeramente nodular, pero las placas de seguimiento esclarecen la situación mostrando ya sea coalescencia o aclaramiento.

Tuberculosis miliar aguda

La tuberculosis hematógena aguda en general se asocia con una exposición conocida a tuberculosis activa, pero de 30 a 75% de los pacientes no tienen una prueba cutánea de tuberculina positiva al momento de la hospitalización. A veces, los niños con tuberculosis pulmonar presentan sibilancias secundarias a obstrucción bronquial, y se diagnostican de manera errónea como con asma. El tratamiento empírico con corticoesteroides puede ayudar al desarrollo de enfermedad miliar.

La tuberculosis miliar es en su mayoría una enfermedad de la infancia, aunque puede presentarse en pacientes inmunocomprometidos o desnutridos de cualquier edad (Fig. 8-11). Una revisión de 94 casos en la niñez reportó una edad promedio de 11 meses. Esto quizá se debe a que el sistema inmunológico del lactante produce menos citocinas proinflamatorias, incluyendo FNT-alfa, que son importantes para controlar la TB. Los síntomas más comunes fueron tos y fiebre, observados en 72 y 61%, respectivamente. Cuarenta por ciento de los pacientes tuvieron disminución del apetito o pérdida de peso. La tercera parte de esta cohorte presentó vómito y diarrea. En la mayoría de los casos se observó hepatomegalia y esplenomegalia, y en casi la mitad, linfadenopatía. La disnea solo se observó en los casos más graves.

Son comunes la neumonía focal adicional y la adenopatía hiliar. Se pueden observar tubérculos en la retina. Son frecuentes las lesiones cutáneas; muchas de éstas muestran granulomas en la biopsia. Las lesiones pulmonares típicamente tienen un diámetro de

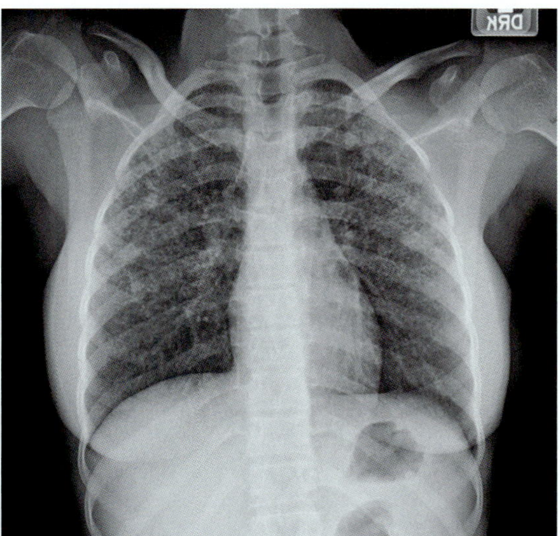

Figura 8-11. Joven mujer de 17 años de edad con desnutrición que se presentó con antecedente de 3 meses de fatiga, pérdida de peso y sudoración nocturna poco después de haber migrado desde Liberia. También presentaba dolor abdominal y proteinuria significativa. No había antecedente de fiebre o tos. La radiografía de tórax mostró opacidades reticulonodulares extensas. El LBA fue negativo, pero la biopsia pulmonar transbronquial resultó positiva para *M. tuberculosis*. La prueba de VIH fue negativa.

0.5 a 2 mm, pero pueden presentarse lesiones de 4 a 8 mm en la tuberculosis diseminada. En adultos, se han reportado trombocitopenia y secreción inapropiada de hormona antidiurética con hiponatremia. También puede haber involucramiento renal.

Alrededor de 20% de los niños con enfermedad tuberculosa diseminada presenta meningitis franca. Es mucho más común el involucramiento más sutil del SNC; Gupta y colaboradores llevaron a cabo estudios de RM en siete pacientes con tuberculosis pulmonar miliar sin ningún signo de enfermedad en el sistema nervioso central, y encontraron anormalidades en todos ellos. Tres pacientes tenían múltiples lesiones > 3 mm de diámetro, que fueron observadas con facilidad. Los otros tenían lesiones < 3 mm de diámetro; éstas se observaron mejor con reforzamiento con contraste. Se desconoce la significancia clínica de este hallazgo. Estas lesiones desaparecieron con la terapia en los siete pacientes.

Émbolos sépticos múltiples

Cualquier bacteria puede causar émbolos sépticos múltiples que pueden crear un patrón nodular fino o grueso, o producir el signo de la diana, una densidad dentro de un quiste de pared delgada, que representa cavitaciones a medida que progresa el proceso necrótico. La brucelosis y la tularemia, los ejemplos que se dan a menudo, son raras hoy en día. En niños, una infección focal por *S. aureus* (p. ej., endocarditis, osteomielitis o absceso un en un órgano) es quizá la causa más común de émbolos sépticos. Los múltiples focos sépticos en el pulmón son a menudo más grandes que las lesiones de la tuberculosis miliar, son con frecuencia de tamaño y distribución irregulares, y pueden estar conectados o confluir. Típicamente hay tos con esputo purulento, disnea y una aparente fuente de bacteriemia. La enfermedad de Lemierre, por lo regular causada por *Fusobacterium necrophorum*, es una causa rara de émbolos sépticos, y se discute en el Capítulo 2.

Enfermedades fúngicas diseminadas

La histoplasmosis, coccidioidomicosis, aspergilosis, candidiasis, mucormicosis, paracoccidioidomicosis y la blastomicosis pueden verse muy similares a una tuberculosis miliar en la radiografía de tórax (Fig. 8-12). También se ha reportado que cualquier cantidad de otros patógenos fúngicos menos comunes pueden causar un patrón similar en la radiografía. La neumonía por *Pneumocystis* puede producir una neumonía nodular bilateral, y se discute en la sección sobre neumonía crónica (aunque esta presentación en general es más subaguda).

Enfermedad viral

El CMV puede producir infiltrados pulmonares difusos. Los pacientes gravemente inmunocomprometidos pueden desarrollar neumonías nodulares secundarias tam-

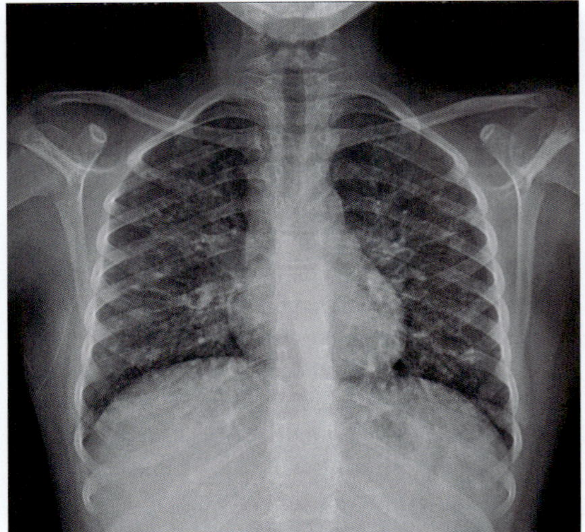

Figura 8-12. Radiografía de tórax de un niño de 9 años de edad con antecedente de fiebre de 3 sem de evolución causada por histoplasmosis pulmonar aguda. Muestra un patrón reticulonodular difuso. El título de anticuerpo por fijación de complemento de histoplasma en la fase de levadura estuvo elevado en 1:256. En la inmunodifusión hubo una banda M positiva para histoplasma.

bién a otros virus del grupo del herpes, incluyendo virus varicela zoster, virus del herpes simple y VEB. Cualquiera de los virus respiratorios comunes puede producir un patrón reticulonodular en la radiografía de tórax, aunque es más común que causen infiltrados en parche o lineales.

Broncoaspiraciones múltiples

Esta es una causa común de densidades nodulares en niños con predisposición a la broncoaspiración. Estas densidades en general son grandes y tienen una predilección por los lóbulos inferiores. La causa predisponente de las broncoaspiraciones por lo regular es evidente.

Neumonía linfocítica intersticial

Este padecimiento, asociado con la infección con VEB, produce un patrón reticulonodular en la radiografía de tórax en niños con infección por VIH. La linfadenopatía difusa y los dedos hipocráticos son hallazgos comúnmente asociados. Los niños con neumonía linfocítica intersticial (NLI) algunas veces tienen también parotiditis crónica o recurrente. Los corticoesteroides parecen proporcionar beneficio en los pacientes más gravemente afectados.

Otras causas

La psitacosis y la infección por *Mycoplasma* en ocasiones pueden provocar neumonías nodulares agudas.

En recién nacidos, la listeriosis puede producir un patrón miliar, al igual que la infección por estreptococo

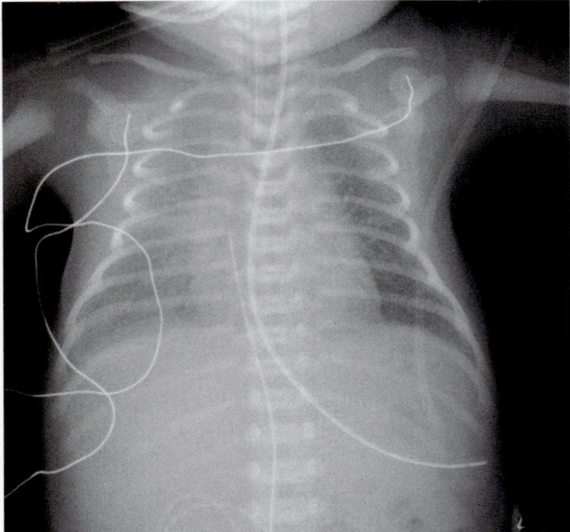

Figura 8-13. Un lactante de término desarrolló respiraciones roncantes a las 5 h de haber nacido. La radiografía de tórax muestra infiltrados bilaterales finos en vidrio esmerilado y un pequeño derrame pleural derecho. Los hemocultivos fueron positivos para estreptococo del grupo B.

del grupo B. Más a menudo, estas infecciones producen un patrón reticulonodular fino que se asemeja al patrón en vidrio esmerilado del síndrome de dificultad respiratoria (Fig. 8-13). La enfermedad de inicio tardío puede manifestarse con este aspecto en vidrio esmerilado o con consolidación, infiltrados granulares difusos, o alguna combinación de estas características (Fig. 8-14).

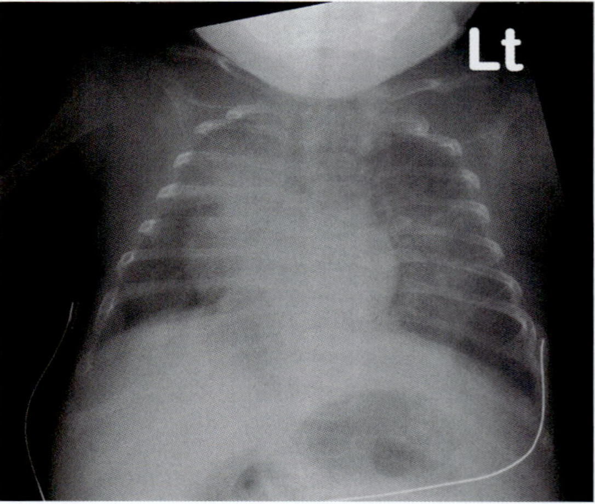

Figura 8-14. Radiografía de tórax de una niña de 3 meses de edad que había nacido a las 24 sem de gestación. Se presentó con antecedente de apnea, palidez y cianosis de un día de evolución. La imagen muestra infiltrados granulares difusos bilaterales y consolidación en el lóbulo superior derecho. Los hemocultivos fueron positivos para estreptococo del grupo B.

La nocardiosis es una causa poco frecuente de neumonía nodular. La aspergilosis suele ser causante de neumonía nodular crónica, en especial en pacientes con defectos en la muerte intracelular, como en la enfermedad granulomatosa crónica y la neutropenia inducida por quimioterapia (Fig. 22-4), o en aquellos que reciben inhibidores del FNT (Fig. 22-3). La infección por *Coxiella burnetii*, el agente de la fiebre Q, puede producir un patrón reticulonodular en la radiografía.

La leptospirosis es una enfermedad zoonótica en general asociada con infección sistémica caracterizada por un patrón bifásico, fiebre, involucramiento hepatorrenal y algunas veces meningitis. Sin embargo, en una serie, 91 (59%) de 154 casos tuvieron involucramiento pulmonar y se observó infiltrado reticulonodular en 40% de estos pacientes.

La *Legionella* puede causar neumonía aguda con un patrón nodular en la radiografía de tórax, en particular en pacientes inmunocomprometidos (Fig. 8-8).

Causas no infecciosas

El edema pulmonar en ocasiones tiene un aspecto miliar, pero en general es más uniforme (Fig. 8-15). La inhalación de gases tóxicos o vapores de ácido puede producir una neumonía aguda con aspecto miliar (bronquiolitis con fibrosis obliterante). La granulomatosis de Wegener se puede presentar como una neumonía nodular crónica. La histiocitosis de células de Langerhans puede ser una causa de reticulares bilaterales o reticulonodulares pulmonares infiltrados. Este tipo de patrón en la radio-

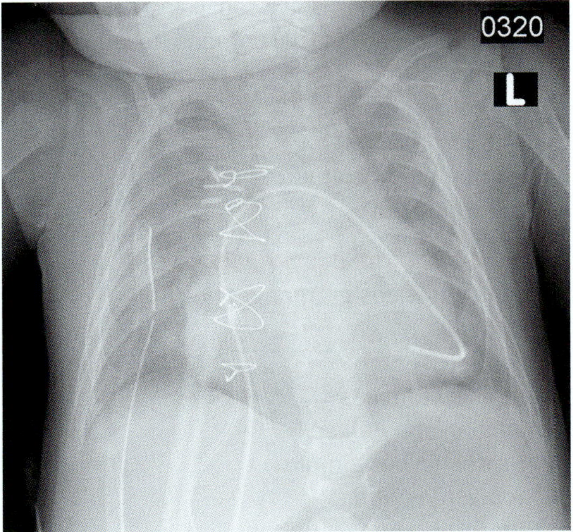

Figura 8-15. Edema pulmonar bilateral en un niño de 5 meses de edad después de 3 días de una cirugía de corazón.

grafía de tórax también es común en la neumonía por hipersensibilidad. La mayoría de los casos de neumonía lipoidea produce consolidación bilateral del espacio aéreo, pero en ocasiones puede observarse un patrón reticulonodular. A diferencia de la enfermedad en adultos, que con frecuencia produce un patrón confluente en la radiografía, la proteinosis pulmonar alveolar (PPA) en la niñez produce patrones variables en la radiografía de tórax, incluyendo densidades nodulares, miliares y lineales dispersas.

Enfoque diagnóstico

Se debe obtener una historia clínica cuidadosa con énfasis en factores de riesgo y posible exposición a tuberculosis. En niños con tuberculosis, a menudo la mejor forma de obtener al organismo es aislarlo del esputo de un caso en un adulto. Se debe realizar una prueba cutánea de tuberculina de fuerza intermedia o una IGRA en sangre, aunque los pacientes con tuberculosis miliar a menudo están anérgicos. Se debe obtener esputo, si es posible, para tinción de Gram, tinción BAAR y cultivo para bacterias, micobacterias y hongos. En niños más pequeños, muchas veces se realizan aspirados gástricos en lugar de la toma de esputo. Es mejor hacer esto en el hospital, donde personal entrenado en el procedimiento pueda obtener tres muestras consecutivas por la mañana. Se puede realizar PCR para *M. tuberculosis* en el esputo, aspirados gástricos y líquido de LBA.

En las neumonías nodulares agudas se deben realizar hemocultivos para bacterias. Si se sospecha tuberculosis miliar, se debe abalizar el líquido cefalorraquídeo en busca de evidencia de meningitis tuberculosa. Se puede realizar PCR para *M. tuberculosis* en líquido cefalorraquídeo.

La biopsia de hígado o la aspiración de médula ósea pueden ser de utilidad en las neumonías miliares crónicas, ya que pueden revelar evidencia de tuberculosis o enfermedad fúngica diseminada. Los métodos serológicos pueden ayudar al diagnóstico de enfermedades fúngicas diseminadas (Fig. 8-12). La prueba de antígeno de histoplasmosis en orina es casi siempre positiva en los casos de histoplasmosis diseminada. También se puede cultivar la orina en busca de *M. tuberculosis*. El LBA puede ser útil si otros métodos no son capaces de revelar el diagnóstico. En niños con tuberculosis pulmonar, el valor diagnóstico del LBA es similar al de los aspirados gástricos (30 a 40%), pero en ocasiones el realizar ambas pruebas incrementa la posibilidad de obtener el organismo. El LBA tiene la ventaja de que puede realizarse como un procedimiento ambulatorio y no requiere hospitalización.

La biopsia transbronquial o pleural puede proporcionar un diagnóstico si en la histología se observan granulomas caseosos o bacilos ácido-alcohol resistentes, o si el organismo crece en el cultivo. Estos procedimientos se discuten al inicio de este capítulo.

Tratamiento

Terapia antimicrobiana

Si existe una sospecha razonable de tuberculosis miliar aguda, se debe iniciar terapia antimicrobiana con cuatro medicamentos (por lo común isoniazida, rifampina, pirazinamida, y etambutol). En general no es necesario añadir otro antibiótico dirigido contra bacterias como el estafilococo. Sin embargo, esto puede ser un paso razonable si el paciente está gravemente enfermo o si la información diagnóstica es escasa.

Se puede realizar una modificación en el diagnóstico presuntivo de tuberculosis miliar aguda con base en los resultados de las pruebas iniciales y el curso de la enfermedad.

Perla clínica: si se sospecha tuberculosis, está indicado un enfoque agresivo para establecer el diagnóstico, ya que el curso de tratamiento es prolongado y las implicaciones en cuanto a salud pública son complejas.

Corticoesteroides

Según los reportes, se han obtenido buenos resultados en los pacientes con tuberculosis miliar aguda que han sido tratados con esteroides además de la terapia antituberculosa apropiada. Sin embargo, no se han realizado estudios controlados, y la mayoría de los expertos reserva la terapia con corticoesteroides para pacientes con enfermedad confirmada en el SNC o con adenopatía hiliar grave que causa obstrucción bronquial. Pueden ser útiles en casos donde la reacción inflamatoria está causando bloqueo alveolo-capilar con cianosis.

NEUMONÍAS PROGRESIVAS O FULMINANTES

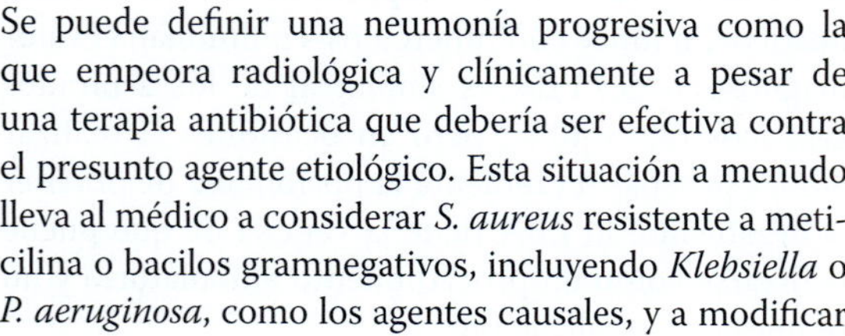

Se puede definir una neumonía progresiva como la que empeora radiológica y clínicamente a pesar de una terapia antibiótica que debería ser efectiva contra el presunto agente etiológico. Esta situación a menudo lleva al médico a considerar *S. aureus* resistente a meticilina o bacilos gramnegativos, incluyendo *Klebsiella* o *P. aeruginosa*, como los agentes causales, y a modificar

la terapia antibiótica para tratar estas posibilidades. Sin embargo, la causa a menudo no es bacteriana, e incluso no infecciosa (Cuadro 8-8). Otra razón común para esta situación es el desarrollo de un derrame paraneumónico, como se discutí en una sección previa.

La neumonía fulminante puede definirse como una neumonía bilateral grave con una progresión

---

Cuadro 8-8. Causas de neumonía progresiva o fulminante

Comunes
Virus de influenza (durante las epidemias)

Poco comunes
B. pertussis
Virus del sarampión
Virus de varicela
Adenovirus
Mycoplasma pneumoniae
Chlamydia psittaci
Vasculitis pulmonar
Legionella pneumophila
Listeria monocytogenes **(en recién nacidos)**
Coxiella burnetii **(fiebre Q)**
Neoplasia
Estreptococo del grupo A
Estreptococo del grupo B (en recién nacidos)
Estreptococo del grupo C
Hantavirus
Virus Nipah (exposición a cerdos en Malasia y Singapur)
Virus Hendra (exposición a caballos en Australia)
Fiebre moteada de las Montañas Rocallosas
Erliquiosis
SRAS-coronavirus
SRMO-coronavirus
Síndrome de dificultad respiratoria del adulto (SDRA)

En inmunosuprimidos (Principalmente)
Bacilos entéricos gramnegativos
Legionella
Tuberculosis
Hongos sistémicos
Pneumocystis jirovecii
Virus del herpes simple
Toxoplasma gondii
Stenotrophomonas maltophilia
Acinetobacter baumannii
Mycobacterium chelonae

inusualmente rápida, clínica o radiológicamente, en un periodo de 24 a 48 h. Por lo regular se escuchan estertores inspiratorios finos y húmedos en todos los campos pulmonares, como en el edema pulmonar agudo. La neumonía en los recién nacidos y en los pacientes inmunocomprometidos se discute en los capítulos 19 y 22, respectivamente.

Posibles etiologías infecciosas

Virus de influenza

La neumonía fulminante se ve con más frecuencia durante los brotes de influenza, y algunos casos son documentados con claridad por recuperación del virus en el pulmón durante la autopsia. En general, la neumonía es bilateral e intersticial (Fig. 8-16). En los casos rápidamente fatales, a menudo también se cultiva *S. aureus* de los pulmones en la autopsia, pero puede encontrarse *Pseudomonas aeruginosa* en pacientes que han recibido ventilación mecánica. El conteo leucocitario es excesivamente variable, pero a menudo es bajo en los casos fatales. También pueden ocurrir miocarditis, coagulación intravascular o neumonía fúngica invasiva. En adultos jóvenes y en adultos mayores se reportó neumonía grave causada por la pandemia de virus de influenza de 2009. En un estudio, la falta de una respuesta a los antibióticos, demostrada por bajos títulos de inhibición de hemaglutinación, fue predictiva de enfermedad fulminante.

La neumonía bacteriana que complica a la neumonía por virus de influenza puede ser en particular virulenta, en especial la causada por estafilococos o estreptococos. El virus de la influenza y algunas bacterias grampositivas pueden tener un efecto sinérgico: la bacteria transporta enzimas que catalizan el rompimiento de proteínas virales, lo que acelera la infectividad del virus; esta, a su vez, causa disminución del movimiento ciliar, denudación y fuga de líquido, creando una atmósfera propicia para el crecimiento bacteriano. El síndrome de choque tóxico por estafilococo puede ser una complicación fatal (Capítulo 10).

> **Perla clínica:** el *Staphylococcus aureus*, en especial el SARM, es una causa común de neumonía grave con absceso pulmonar, neumatoceles y derrames.

SRAS-coronavirus

En la primavera de 2003, se presentó a nivel mundial un brote de síndrome respiratorio agudo grave (SRAS). En cuestión de semanas, se demostró que era causado por un coronavirus nuevo y altamente transmisible denominado SRAS-CoV. El brote comenzó en China y se extendió con rapidez a otros 30 países. Se reportaron más de 8 000 casos, siendo alrededor de 10% de ellos fatales.

La enfermedad tiene un curso bifásico, o algunas veces trifásico. Después de un periodo de incubación de 2 a 10 días, los pacientes presentan síntomas de influenza inespecíficos como fiebre, mialgia y cefalea. La linfopenia es común. La fase respiratoria comienza de 2 a 4 días después del inicio de la fiebre, con tos seca y no productiva. La tercera fase, que se presenta en alrededor de 20% de los pacientes, se manifiesta con hipoxemia intensa y SADR. Las radiografías de los pacientes con SRAS muestran infiltrados focales en parche o consolidación, a menudo con una distribución periférica, que puede progresar a infiltrados difusos. En comparación con los adultos y adolescentes, el SRAS parece tener un curso menos agresivo en los niños más pequeños. El diagnóstico puede establecerse con base en los laboratorios por cultivo o RT-PCR de secreciones respiratorias o, en retrospectiva, por muestras pareadas de suero que demuestran una respuesta con anticuerpos. No existe terapia antiviral que haya demostrado ser efectiva. El tamizaje de

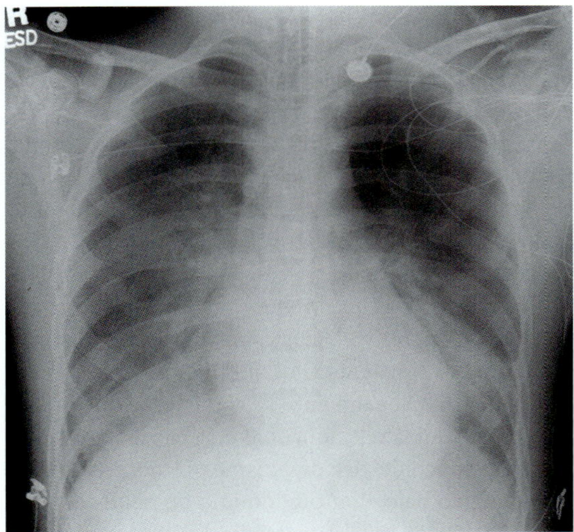

Figura 8-16. Radiografía de tórax de un adolescente de 13 años de edad que muestra infiltrados en parche perihiliares y bibasilares bilaterales, peores del lado derecho. El paciente tuvo una infección aguda por virus de influenza B complicada con una neumonía secundaria por neumococo. También desarrolló miositis y encefalopatía posinfecciosa.

los casos sospechosos y los procedimientos estrictos de control de infecciones son críticos para prevenir la diseminación. No se han presentado casos adicionales desde el año 2003.

SRME-coronavirus

En septiembre de 2012, se reportó un nuevo coronavirus como la causa de síntomas respiratorios graves en pacientes en la península arábiga. De forma subsecuente, se han encontrado casos confirmados en 9 países en el área, y se han encontrado casos relacionados con viajes en 17 países más, incluyendo Estados Unidos. En 2015, hubo un brote grande en Corea del Sur.

La mayoría de los casos se ha presentado en adultos; la edad promedio es de 50 años de edad, y hay un predominio en los pacientes de sexo masculino. La enfermedad en general comienza alrededor de cinco días después de la infección. Al momento de la hospitalización, la mayoría de los pacientes tiene fiebre, calosfríos, cefalea, tos no productiva, disnea y mialgia. También se han reportado casos inusuales con diarrea y dolor abdominal antes del inicio de los síntomas respiratorios. Por lo común, los pacientes tendrán leucopenia, linfopenia, trombocitopenia y elevados niveles de LDH en suero. La radiografía de tórax puede mostrar densidades en parche, infiltrados intersticiales o consolidación, con o sin derrame. En los pacientes más enfermos, la enfermedad puede progresar con rapidez a SADR y falla orgánica múltiple. La tasa de mortalidad es de alrededor de 35%.

No existe terapia específica. Se debe considerar esta condición en especial en aquellos con antecedente de viaje reciente al Medio Oriente.

Otros virus

Los adenovirus pueden causar una neumonía progresiva fatal. El paciente puede ser un huésped normal, pero a menudo tiene alguna enfermedad subyacente. Con frecuencia se encuentran conjuntivitis o faringitis. En los casos graves pueden ocurrir rabdomiolisis y hemoglobinuria.

Se ha reportado al virus del herpes simple como causa de neumonía fulminante fatal en un niño de nueve meses de edad previamente sano.

La infección por sarampión de tipo silvestre puede producir una neumonía fulminante, en particular en pacientes inmunosuprimidos. La enfermedad también ha sido reportada en individuos aparentemente normales. En algunos pacientes no se presenta el exantema típico, en especial si el paciente tiene una enfermedad subyacente grave, por ejemplo leucemia.

El VEB también puede causar neumonía progresiva en lactantes y niños preescolares. Por lo regular hay hepatoesplenomegalia y linfocitos atípicos, pero la prueba de anticuerpo heterófilo es casi siempre negativa en este grupo de edad.

El virus varicela zoster puede producir una neumonía rápidamente progresiva, a menudo fatal, en mujeres embarazadas. Los pacientes con compromiso de la inmunidad celular también pueden sufrir neumonía grave causada por este agente. En ocasiones se ha reportado en adolescentes previamente sanos.

La infección por hantavirus causa falla respiratoria progresiva y a menudo fatal después de un pródromo similar a influenza. La mayoría de los casos se presenta en adultos. La enfermedad, el síndrome pulmonar por hantavirus (SPH), fue descrita por primera vez en 1994 después de un brote de casos en el suroeste de Estados Unidos. Desde entonces se han descrito casos aislados en otras partes del continente americano. El principal factor de riesgo para la infección es la exposición a roedores, los huéspedes naturales del virus. Los elementos que ayudan a distinguir al SPH de otras causas de neumonía fulminante incluyen tres características clínicas al momento de la hospitalización (mareo, náusea y ausencia de tos) y tres parámetros de laboratorio (trombocitopenia, acidosis y elevación del hematocrito).

Bacilos gramnegativos

La *Pseudomonas aeruginosa, E. coli, Klebsiella, Enterobacter, Acinetobacter, Burkholderia* y otros bacilos entéricos gramnegativos algunas veces causan neumonía. Los factores predisponentes incluyen fibrosis quística, EGC (Fig. 8-17), neutropenia, quemaduras, malignidad, enfermedad pulmonar crónica, terapia con corticoesteroides y otro tipo de inmunosupresores, terapia antimicrobiana previa, traqueostomía, ventilación mecánica, procedimientos quirúrgicos en el riñón o intestino, inhalación de aerosoles contaminados en la terapia con aerosoles y exposición a baños en jacuzzis contaminados.

En adultos, la *K. pneumoniae* puede producir ya sea neumonía progresiva o fulminante, en particular si el organismo es resistente a los antibióticos que se están utilizando. El padecimiento se caracteriza por esputo abundante, quizá relacionado con la cápsula extremadamente mucoide del organismo. El conteo celular es a menudo bajo, con predominio de neutrófilos. El frotis de esputo revela neutrófilos y bacilos gramnegativos. En niños, la *K. pneumoniae* es una causa muy rara de neumonía. Los resultados del cultivo deben ser interpretados con precaución, ya que este organismo en ocasiones se puede cultivar de muestras de la vía respiratoria superior de lactantes sanos. El tratamiento previo con amoxicilina (y tal vez otros antibióticos) predispone a la vía respiratoria superior a la colonización con *Klebsiella.*

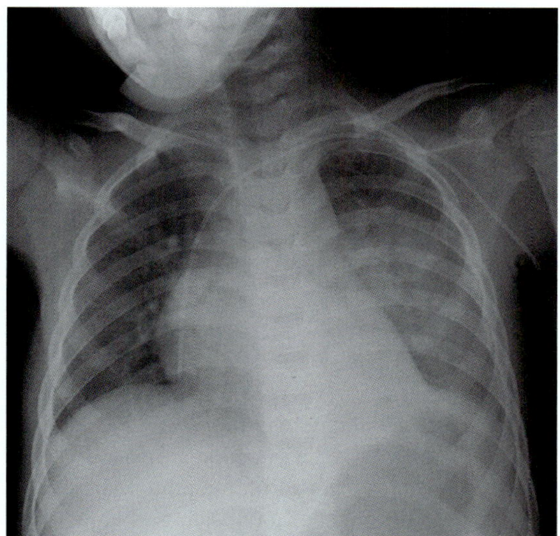

Figura 8-17. Un niño de 7 años de edad previamente sano presentó fiebre progresiva y tos que no respondían a los antibióticos orales. La radiografía de tórax mostró una neumonía multifocal con consolidación densa en ambos lóbulos inferiores retrocardiacos y en el pulmón medio izquierdo. En el líquido del LBA se cultivó *Burkholderia*, que al inicio se pensó que era un contaminante. El estallido oxidativo de neutrófilos mostró fluorescencia leve de DHR, y las pruebas genéticas confirmaron mutaciones bialélicas en el p40phox, consistentes con enfermedad granulomatosa crónica autosómica recesiva.

En adultos, la apariencia radiológica de una neumonía por gramnegativos es con frecuencia focal o nodular difusa. La neumonía por *Pseudomonas* a menudo presenta infiltrados alveolares nodulares difusos que progresan con rapidez a cavitación. La neumonía infiltrante, localizada o cavitaria por *Pseudomonas aeruginosa* se observa en adultos y niños con sida u otras condiciones que causan compromiso inmunológico. La *K. pneumoniae* por lo regular causa consolidación lobar densa, con predilección por la parte superior de los pulmones. A menudo hay protrusión de las cisuras y formación de abscesos con cavitación. El derrame pleural extenso con empiema pútrido es sugerente de *Bacteroides*. Sin embargo, cualquier bacilo entérico gramnegativo puede producir cualquiera de estos patrones radiográficos.

Puede ser difícil diferenciar una colonización coincidente del tracto respiratorio, frecuente en pacientes crónicamente enfermos, de una infección pulmonar. Se pueden encontrar bacilos entéricos gramnegativos en los cultivos de esputo sin que se trate de la causa de la neumonía, y puede haber pequeñas cantidades de coliformes presentes en la vía respiratoria superior, en particular en pacientes que están recibiendo antibióticos. También puede haber contaminación durante la recolección de la muestra. Si existe un retraso significativo antes de que la muestra sea cultivada, los coliformes, que se multiplican a temperatura ambiente, crecen más que la otra flora. El diagnóstico bacteriológico es seguro solo si el organismo se recupera de una biopsia pulmonar, líquido pleural, o sangre, o por encontrar el patrón histológico característico descrito antes. Sin embargo, el médico a menudo debe comenzar el tratamiento con base en pistas obtenidas a partir de la tinción de Gram, sin un posible diagnóstico bacteriológico, en especial cuando el paciente está extremadamente enfermo.

Mycoplasma

El *M. pneumoniae* es una causa ocasional de neumonía que puede poner en peligro la vida con cianosis grave. Una serie de casos de Japón incluyó a 52 pacientes observados durante alrededor de 25 años. La terapia con oxígeno es importante, y los esteroides pueden producir una mejoría importante.

Causas raras

La psitacosis puede manifestarse como una neumonía progresiva, pero en general responde a la doxiciclina. La tuberculosis puede causar una neumonía fulminante o progresiva. De manera característica se pueden escuchar estertores crepitantes.

La enfermedad de los legionarios parece no ser frecuente en niños, pero los patrones en la niñez de la enfermedad causada por especies de *Legionella* no están por completo definidos. La *L. pneumophila* es capaz de causar una neumonía necrotizante fulminante en adultos jóvenes previamente sanos. En raras ocasiones se ha reportado que cause enfermedad que complique a malignidades hematológicas (ver Capítulo 22).

También deben considerarse la histoplasmosis, blastomicosis, coccidioidomicosis, aspergilosis, y nocardiosis. La infección por *Burkholderia pseudomallei* (melioidosis) puede causar una neumonía progresiva y sospecharse en refugiados o en personas que recién han regresado del sureste de Asia o la India. La leucocitosis puede no ser importante a pesar de la formación de abscesos en el hígado y el bazo, así como en los pulmones. El tratamiento inicial con ceftazidima o imipenem se asocia con una disminución de la mortalidad en comparación con otros esquemas. Una vez que el paciente responde clínicamente, se administra terapia oral múltiple durante varios meses.

Se ha reportado a la mucormicosis como causa de neumonía rápidamente progresiva en pacientes con diabetes mellitus y en un paciente con lupus eritematoso siendo tratado con rituximab. La *Pneumocystis jirovecii* también puede causar neumonía fulminante en pacientes con enfermedades reumáticas que reciben agentes biológicos. Se ha reportado que la fiebre Q, que por lo regular causa una neumonía atípica (ver antes), puede causar neumonía rápidamente progresiva. Incluso con neumonía, pueden predominar los síntomas sistémicos como la cefalea, mialgia, y fiebre. Puede haber neumonía presente incluso en ausencia de tos. En pacientes con sida, el *Toxoplasma gondii* puede causar neumonía grave, progresiva.

La endocarditis de la válvula tricúspide (Capítulo 18) se presenta con dolor torácico pleurítico, fiebre e infiltrados purulentos, y se confunde fácilmente con neumonía. El paciente por lo regular presenta un soplo sistólico que es más fuerte en la inspiración. Sin embargo, los estigmas periféricos de la endocarditis están ausentes. Los usuarios de drogas intravenosas y aquellos con catéteres venosos centrales tienen un riesgo en especial alto para esta infección, pero en ocasiones se presenta en aquellos sin factores de riesgo conocidos, en cuyo caso la anemia y la hematuria microscópica pueden ser las únicas pistas.

La fiebre moteada de las Montañas Rocallosas puede presentarse con falla respiratoria aguda, imitando un proceso primario de vías respiratorias. En un estudio retrospectivo, 15 (43%) de 35 pacientes con fiebre moteada de las Montañas Rocallosas desarrollaron estertores crepitantes, radiografías de tórax anormales y alteración en el intercambio de gases, muy probablemente por edema pulmonar no cardiogénico. En 8 pacientes (23%), la presencia de síntomas respiratorios condujo a un diagnóstico inicial incorrecto y a un retraso en la terapia apropiada.

También se han reportado tos (30%) e infiltrados pulmonares (10%) en la erliquiosis; en raras ocasiones se puede presentar SADR grave. También se ha reportado SADR en pacientes con enfermedad de Lyme y babesiosis.

La mediastinitis purulenta aguda (Capítulo 18) puede estar asociada con leucocitosis marcada o leucopenia, taquipnea y un patrón peculiar de inspiración interrumpida. Se presenta más comúnmente después de una cirugía de corazón abierto. Además de la terapia antimicrobiana, puede ser necesario el drenaje quirúrgico.

Etiologías no infecciosas

Las malignidades, en particular el linfoma Hodgkin o no Hodgkin, son una causa ocasional de infiltrados pulmonares progresivos en niños. La hemorragia o infarto causado por un émbolo son también una causa ocasional.

El edema pulmonar agudo (Fig. 8-15) secundario a administración de líquido intravenoso, enfermedad cardiaca congénita, miocarditis aguda, o glomerulonefritis aguda, pueden ser una causa de infiltrados pulmonares progresivos en niños. De manera adicional, varios tipos de neumonía han sido asociados con el desarrollo subsecuente de glomerulonefritis aguda. El *Mycoplasma* es quizá la asociación más citada. La neumonía recurrente y la glomerulonefritis deben traer a la mente la posibilidad de deficiencia de C3.

En raras ocasiones, los pacientes con fiebre reumática aguda tienen neumonía fulminante. Típicamente se asocia con carditis. La granulomatosis con poliangiitis (GPA), antes conocida como granulomatosis de Wegener, el síndrome de Goodpasture, el lupus eritematoso sistémico, y la púrpura de Henoch-Schönlein pueden presentarse con involucramiento tanto renal como pulmonar. La granulomatosis patérgica es una enfermedad muy rara que combina características de periarteritis nodosa, GPA y vasculitis alérgica. Se han reportado fiebre alta, conjuntivitis, neumonía focal y leucocitosis marcada, con muerte que ocurre en alrededor de 2 sem. La púrpura trombocitopénica trombótica puede causar neumonía fulminante en adultos jóvenes.

La granulomatosis eosinofílica con poliangiitis (antes llamada síndrome de Churg-Strauss) es una enfermedad sistémica que se presenta con eosinofilia, asma, infiltrados pulmonares y evidencia clínica de vasculitis. Se han descrito algunos casos en asmáticos recibiendo antagonistas del receptor de leucotrienos.

Enfoque de laboratorio

Es importante el análisis del esputo (de ser posible) o de las secreciones traqueales en busca de neutrófilos y bacterias. Se deben considerar tinciones especiales para hongos o micobacterias, así como cultivos virales. Puede ser apropiado el análisis en orina de antígeno de *Histoplasma capsulatum* o *Legionella pneumophila* serotipo 1, así como serología para hongos endémicos. Se debe considerar una prueba cutánea con tuberculina o una IGRA, aunque una prueba negativa no excluye la posibilidad de tuberculosis.

Se deben realizar hemocultivos. El conteo leucocitario por lo general no tiene valor específico. Un conteo leucocitario bajo por lo regular sugiere que la enfermedad pulmonar básica no es bacteriana, pero en algunas neumonías bacterianas graves, el conteo también es bajo, usualmente con desplazamiento hacia la izquierda.

El ultrasonido demostrará la presencia y el carácter de un derrame pleural. En ocasiones, la TC de tórax revelará pistas diagnósticas que no se aprecian en las radiografías de tórax o en el ultrasonido, como puede ser una masa, cavidad, adenopatía, absceso parenquimatoso o bronquiectasias.

Se debe realizar un examen general de orina para buscar evidencia de glomerulonefritis aguda. Puede estar indicado un electrocardiograma o ecocardiograma para buscar evidencia de miocarditis o enfermedad cardiaca congénita. Es frecuente que los niños con un defecto cardiaco o cardiomiopatía congénitos no detectados se presenten al inicio con una neumonía secundaria, lo que puede resultar en dificultad respiratoria grave debida a una baja reserva cardiaca.

En la neumonía progresiva que no está respondiendo a los antibióticos empíricos, el médico debe considerar fuertemente técnicas diagnósticas más invasivas, como el LBA o la biopsia pulmonar abierta o por toracoscopia, dependiendo de la situación.

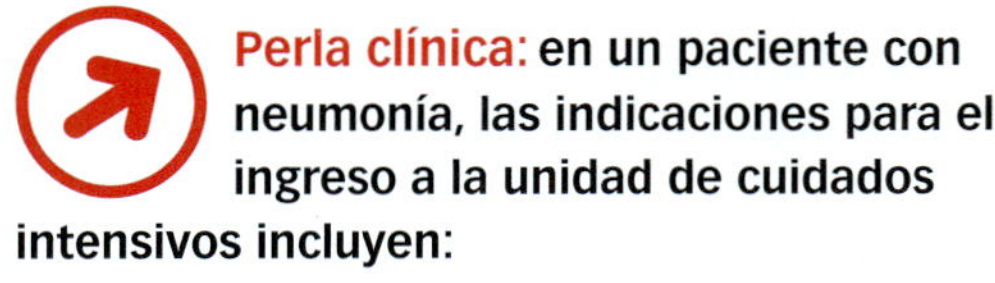

Perla clínica: en un paciente con neumonía, las indicaciones para el ingreso a la unidad de cuidados intensivos incluyen:

- **Falla respiratoria inminente que requiere CPAP, BiPAP o ventilación mecánica**
- **Hipotensión o taquicardia sostenida**
- **Saturación de oxígeno < 93% mientras se respira oxígeno a > 50%**
- **Estado mental alterado**
- **Sepsis clínica**
- **Necesidad de observación y monitoreo cuidadoso**

Tratamiento

Está indicada la adminstración inmediata de oxígeno con mascarilla. Pueden requerirse intubación y ventilación asistida de emergencia.

Se deben excluir otras condiciones, como el edema pulmonar, un neumotórax grande y las atelectasias extensas. Si se diagnostica edema pulmonar, está indicada la furosemida (y quizás un agente inotrópico).

La terapia antibiótica debe estar determinada por la situación específica. La nafcilina (o cefuroxima) y la gentamicina pueden ser una buena combinación para la sospecha de neumonía bacteriana en un paciente sin inmunodeficiencia subyacente que tiene una neumonía grave adquirida en la comunidad. Se debe añadir vancomicina al antibiótico beta-lactámico si el paciente adquirió la infección en el hospital o si la incidencia de *S. aureus* resistente a meticilina es alta en la comunidad. Se debe considerar el uso de un macrólido para cubrir causas atípicas. Si existen pistas clínicas o epidemiológicas sobre la posibilidad de psitacosis, fiebre moteada de las Montañas Rocallosas o erliquiosis, se debe añadir doxiciclina. Los pacientes con fibrosis quística o estados de inmunodeficiencia tienen una mayor probabilidad de tener una neumonía por gramnegativos; se debe considerar el uso de ceftazidima junto con gentamicina o vancomicina, ceftazidima y gentamicina o alguna otra combinación con antibiótico antiseudomonas de amplio espectro. La terapia debe estar guiada por los resultados de la historia clínica, la exploración física, las tinciones de Gram y los cultivos.

NEUMONÍAS POR BRONCOASPIRACIÓN

Clasificación

Las neumonías por broncoaspiración pueden clasificarse de acuerdo con lo que se broncoaspira, que puede ser relativamente inerte (agua, solución salina, sangre, contenido gástrico amortiguado), tóxico (hidrocarburos, contenido gástrico ácido), o secreciones orofaríngeas. La *neumonitis por broncoaspiración* es una lesión química causada por la inhalación de contenido gástrico estéril, mientras que la *neumonía por broncoaspiración* es un proceso infeccioso causado por la inhalación de secreciones orofaríngeas que están colonizadas por bacterias patogénicas. La neumonía por broncoaspiración secundaria a secreciones orofaríngeas puede clasificarse como aguda (como en un paciente recientemente inconsciente que está teniendo el primer episodio de neumonía por broncoaspiración) o crónica o recurrente (como en un niño muy dañado neurológicamente o en estado de coma prolongado, o pacientes con ventilación mecánica que a menudo están recibiendo antibióticos). El manejo de estos diferentes síndromes debe considerarse por separado. Por ejemplo, es mejor tratar de forma muy agresiva una gran broncoaspiración única en un niño después de una cirugía cardiaca, ya que se puede esperar que el problema subyacente mejore en 1 sem, de modo que la resistencia a los antibióticos sería menos problemática. Por otro lado, es mejor tratar paso a paso una neumonía por una pequeña broncoaspiración en un paciente con debilidad permanente, comenzando con terapia simple dirigida contra la flora faríngea usual y continuando hacia terapia más potente y tóxica solo después de que no haya mejoría con la terapia simple.

Neumonías agudas por broncoaspiración

Neumonía por hidrocarburos

Los niños pequeños pueden tragar y aspirar hidrocarburos, como queroseno. Dado que puede ocurrir una mayor broncoaspiración, no se debe inducir el vómito. Esta discusión se limita a la neumonía por broncoaspiración que a menudo resulta, pero pueden presentarse varios efectos tóxicos. Los antibióticos profilácticos no parecen tener valor clínicamente y no se recomiendan. Puede requerirse oxígeno y ventilación asistida.

Si después de 24 a 48 h el paciente desarrolla fiebre y leucocitosis, pueden estar indicados los antibióticos para una presunta superinfección bacteriana. La ceftriaxona sería una opción razonable como monoterapia para el tratamiento empírico de la infección con flora faríngea usual, en particular *S. aureus*, *S. pneumoniae* y *H. influenzae*.

Casi ahogamiento

En general, los principios para el uso de antibióticos son los mismos que los mencionados antes. Esto es, no se recomiendan los antibióticos profilácticos, pero son razonables los antibióticos utilizados empíricamente o con base en cultivos apropiados cuando se presenta una infección pulmonar, por lo regular varios días después

(Fig. 8-18). Los estudios controlados no apoyan ni la profilaxis con esteroides ni la terapia con esteroides.

Aspiración de contenido gástrico

En los niños neurológicamente normales, la broncoaspiración de contenido gástrico en general ocurre como complicación de anestesia para procedimientos quirúrgicos. La incidencia general de la aspiración clínicamente significativa en niños sometidos a cirugía es baja: solo 52 (0.1%) de 50 880 niños que fueron sometidos a anestesia general en un reporte, y 24 (0.04%) de 63 180 en otro. La aspiración es más común en las cirugías de emergencia que en los procedimientos programados. En los estudios antes citados, el desenlace general fue bueno; la morbilidad respiratoria grave fue inusual, y no se presentaron fallecimientos. El contenido del estómago es por lo general estéril; por lo tanto, no se aconsejan los antibióticos profilácticos. Los corticoesteroides no afectan la resolución del daño. El vaciado gástrico es más lento con la leche materna, más rápido con la leche baja en grasa y aún más rápido con una solución de glucosa. Los estudios han mostrado que ayunar por más de 2 h después de la ingesta de líquidos claros no cambia ni el volumen gástrico ni el pH del contenido gástrico. Sin importar la duración del ayuno, menos de la mitad de los pacientes pediátricos logran alcanzar un volumen gástrico menor

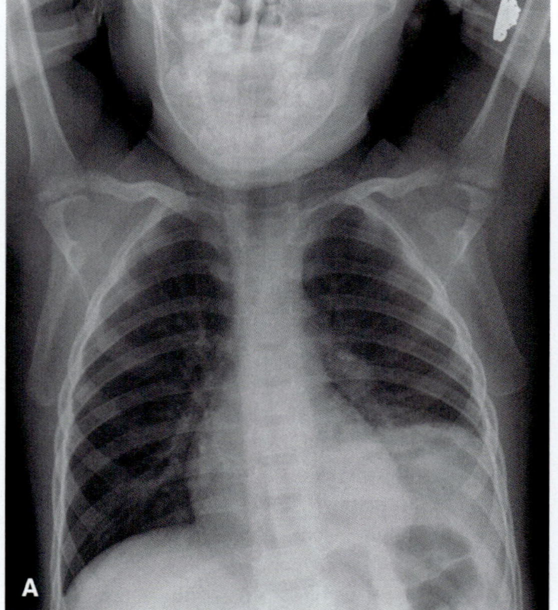
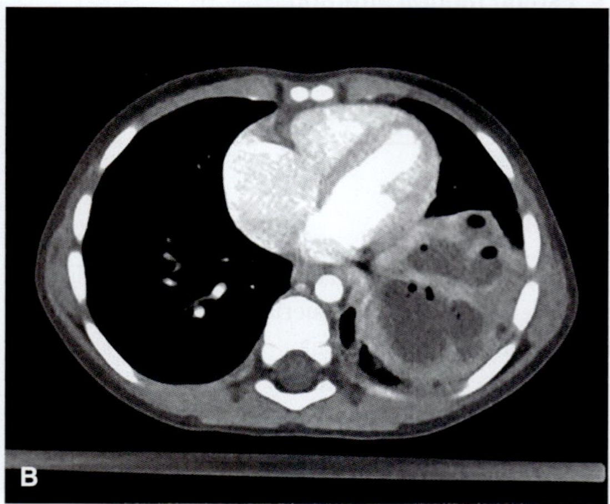

Figura 8-18. **(A)** Radiografía de tórax de un niño de 3 años de edad con fiebre y tos 2 sem después de un episodio de casi ahogamiento en una alberca pública. **(B)** Lo que parece ser una neumonía en la radiografía, es de hecho un absceso pulmonar complejo con bolsillos de líquido y aire. La infección respondió a un curso de 3 sem de piperacilina-tazobactam por vía intravenosa seguido de 1 sem de amoxicilina-clavulanato por vía oral.

a 0.4 mL/kg de peso corporal, ni alcanzan un pH gástrico > 2.5 (valores que se han establecido como "deseables" para minimizar el riesgo de neumonitis por aspiración con sedación o anestesia).

La aspiración gástrica puede presentarse en forma crónica o recurrente en niños con alteraciones neurológicas, dificultades de succión-deglución, o varios defectos raros como epiglotis bífida.

Aspiración de partículas

Siempre que se aspiran partículas sólidas, como en la aspiración de tierra, es esencial la broncoscopia para extraerlas, de modo que la ventilación sea adecuada. Se han reportado casos de lactantes que han desarrollado falla respiratoria por la inhalación de varios polvos utilizados durante el cambio de pañal, incluyendo talco o almidón de maíz.

Neumonías bacterianas por broncoaspiración

Como se mencionó antes, se debe distinguir la neumonía por aspiración de la neumonitis por aspiración, en la que se aspira contenido gástrico. A menos que el paciente esté tomando de forma crónica antiácidos, bloqueadores del receptor H2 o inhibidores de la bomba de protones, la acidez del estómago vuelve estéril al contenido gástrico. Por lo tanto, la neumonitis por aspiración es un proceso químico y en general no requiere terapia con antibióticos. Los síntomas y los hallazgos en la radiografía se presentan en las primeras 24 h después del evento de aspiración, y se resuelven en 1 o 2 días. Por el contrario, el defecto básico que conduce a una neumonía bacteriana por aspiración es la falla de los mecanismos normales de defensa orofaríngeos, en particular el reflejo de la tos. Esto hace que el paciente aspire secreciones colonizadas de la orofaringe, conduciendo a una neumonía en los segmentos dependientes de los pulmones. El paciente típicamente tiene disminución del estado de conciencia o algún defecto neuromuscular que impide un reflejo de tos adecuado. A diferencia de la neumonitis por aspiración, los síntomas y los hallazgos radiográficos de neumonía por aspiración por lo común aparecen varios días después del evento de aspiración (Fig. 8-18). Por desgracia, a menudo se desconoce el momento de la aspiración.

Neumonía recurrente

En muchos pacientes con depresión del estado de conciencia o alteración neuromuscular, puede ser inevitable la neumonía bacteriana recurrente por aspiración. Las amígdalas y adenoides muy hipertróficas pueden contribuir a la aspiración durante el sueño y a infección recurrente de la vía respiratoria baja.

La prevención a través de selección de alimentos, posicionamiento o succión puede ser el método más importante de manejo. Algunos niños con reflujo gastroesofágico demostrado pueden beneficiarse de la alimentación por sonda gástrica. De forma inevitable, un subgrupo de estos pacientes requerirá algún procedimiento quirúrgico para controlar la aspiración crónica o recurrente. El procedimiento quirúrgico tradicional es la fundoplicatura de Nissen, pero la escisión bilateral de glándulas submandibulares y la ligadura de los conductos parotídeos también puede ser un tratamiento quirúrgico efectivo para la aspiración crónica o recurrente en niños con alteración neurológica.

Los episodios agudos de aspiración recurrente en ausencia de terapia antibiótica reciente pueden ser tratados utilizando antibióticos dirigidos contra la flora faríngea normal. De nuevo, es crucial hacer la distinción entre neumonitis por aspiración (por aspiración de contenido gástrico) en la que en general es innecesaria la terapia antibiótica y neumonía por aspiración (por aspiración de secreciones orofaríngeas) en la que sí se requieren antibióticos. La decisión de utilizar o no antibióticos no siempre es sencilla y debe ser individualizada. No existen estudios prospectivos de buena calidad que esclarezcan la decisión, de modo que se debe utilizar el juicio clínico. La aspiración transtraqueal percutánea ha indicado que la neumonía por aspiración en niños hospitalizados es polimicrobiana, y a menudo involucra anaerobios. Estos niños tienen una alta probabilidad de albergar organismos anaerobios resistentes a penicilina. Un estudio que comparó la clindamicina, ticarcilina-clavulanato y la ceftriaxona para la neumonía por aspiración en niños con alteración neurológica, mostró que los antibióticos efectivos contra los anaerobios resistentes a penicilina fueron superiores a la ceftriaxona, con respuestas clínica y microbiológica satisfactorias en 89 a 91% de los pacientes tratados con ticarcilina-clavulanato o clindamicina contra 50% de aquellos tratados con ceftriaxona. Hoy en día ya no está disponible la combinación de ticarcilina-clavulanato, pero en lugar de ello se puede utilizar la piperacilina-tazobactam. Este agente tiene el beneficio de cobertura también contra bacilos entéricos gramnegativos aerobios, que a veces están implicados en la neumonía por aspiración.

Neumonía aguda por broncoaspiración

No se han realizado estudios bien controlados para este padecimiento. En el niño que recientemente ha broncoaspirado por primera vez y cuya enfermedad subyacente es aguda y seguro mejorará, puede aconsejarse un esquema agresivo de antibióticos. Esperar a que los hallazgos clínicos empeoren antes de administrar cobertura amplia para anaerobios y bacilos gramnegativos puede hacer que la neumonía se agrave. Opciones razonables en este caso incluyen la combinación de clindamicina y gentamicina o monoterapia ya sea con piperacilina-tazobactam o ampicilina-sulbactam.

ENFERMEDADES PULMONARES EOSINOFÍLICAS

Dado que la presentación, hallazgos clínicos, pronóstico y tratamiento de las enfermedades pulmonares eosinofílicas varían ampliamente, en general se utiliza un esquema de clasificación. La clasificación es la siguiente:

1. *Neumonía eosinofílica idiopática*
   a. *Eosinofilia pulmonar simple*
   b. *Neumonía eosinifílica crónica*
   c. *Neumonía eosinofílica aguda*
2. *Granulomatosis alérgica* (síndrome de Churg-Strauss)
3. *Aspergilosis broncopulmonar alérgica* (ABPA)
4. *Eosinofilia inducida por parásitos*
5. *Reacción medicamentosa*
6. *Síndrome hipereosinofílico idiopático*

Estas se discutirán en orden. El Cuadro 8-9 lista algunas causas de enfermedad pulmonar eosinofílica.

Neumonías eosinofílicas idiopáticas

Estas pueden ser divididas en tres tipos: (1) eosinofilia pulmonar simple, (2) neumonía eosinofílica crónica y (3) neumonía eosinofílica aguda.

Cuadro 8-9. Causas de enfermedades pulmonares eosinofílicas

Comunes

C. trachomatis (en especial en lactantes < 3 meses de edad)

Aspergilosis broncopulmonar alérgica (ABPA)

Poco comunes

Larvas parasitarias en los pulmones: *Toxocara, Ascaris* **y otros**

Hongos dismórficos

No infecciosas

Neumonitis por hipersensibilidad (alveolitis alérgica aguda)

Malignidades hematológicas

Hipersensibilidad a medicamentos

Vasculitis pulmonares

Idiopática

- La eosinofilia pulmonar simple, también conocida como síndrome de Loefler, es una condición asintomática o poco sintomática, con eosinofilia periférica (> 500 por mcL) y cualquier tipo de infiltrado pulmonar (que algunas veces se encuentra de forma incidental). La eosinofilia pulmonar simple con frecuencia es causada por infección parasítica o reacciones medicamentosas, pero también puede ser idiopática.

- La neumonía eosinofílica crónica es rara en la infancia, con un pico de incidencia en la quinta década de la vida. Afecta a las mujeres dos veces más que a los hombres. Las personas afectadas a menudo tienen antecedente de atopia o asma. Se presenta con tos, disnea, fiebre y pérdida de peso. La exploración por lo general es normal, aunque algunas veces se pueden escuchar sibilancias o estertores crepitantes. Son raros los síntomas extrapulmonares. El conteo absoluto de eosinófilos en sangre periférica está elevado en casi todos los pacientes. La IgE también puede estar elevada. La radiografía de tórax puede mostrar infiltrados periféricos. La enfermedad responde con rapidez a la administración de corticoesteroides, aunque puede regresar cuando se suspenden los esteroides.

- La neumonía eosinofílica aguda es por mucho la más grave de las neumonías eosinofílicas idiopáticas. De manera usual se presenta con un inicio rápido de fiebre, disnea, tos, dolor torácico pleurítico y mialgias. En la mayoría de los pacientes se escucha estertores crepitantes y la hipoxemia es común. La causa no siempre es evidente de inmediato; sin embargo, uno de los eventos desencadenantes identificados con más frecuencia es empezar a fumar. Otros casos pueden deberse a reacciones medicamentosas o ser idiopáticos. La enfermedad puede progresar con rapidez a una falla respiratoria total. La eosinofilia en la sangre periférica no es impresionante, con un conteo eosinofílico absoluto promedio de 350 por mcL. Los eosinófilos periféricos pueden estar hipersegmentados. El líquido del LBA tiene al menos 20% de eosinófilos. Este padecimiento puede responder con rapidez a los corticoesteroides, y a diferencia de la neumonía eosinofílica crónica, no recurre.

Granulomatosis alérgica (síndrome de Churg-Strauss)

El síndrome de Churg-Strauss (hoy en día oficialmente nombrada granulomatosis eosinofílica con poliangiitis) es una vasculitis sistémica asociada a ANCA con infiltrados eosinofílicos y granulomas. Por lo general existe antecedente de una enfermedad alérgica durante varios años antes del inicio. La eosinofilia periférica es importante.

Los síntomas están relacionados, al menos en parte, a la infiltración de eosinófilos en los tejidos. Cualquier sistema orgánico puede estar involucrado, pero los nervios periféricos, los pulmones y la piel son los órganos afectados con más frecuencia. La IgE en suero está elevada. Alrededor de 40% de los pacientes son positivos para p-ANCA. La radiografía de tórax muestra infiltrados pulmonares en parche, y alrededor de un tercio de los pacientes tiene derrame pleural. Estos pacientes por lo común son manejados por reumatólogos. El tratamiento farmacológico principal es con corticoesteroides, pero la respuesta en general es lenta.

Aspergilosis broncopulmonar alérgica

Esta se presenta más comúnmente en asmáticos y en pacientes con fibrosis quística. Es una reacción alérgica aumentada contra antígenos del *A. fumigatus.* La reacción es desencadenada por IgE. Los niveles de IgE en suero en general son > 1000 UI/mL. En pacientes cuyos niveles de IgE están por debajo de este umbral, se pueden encontrar IgE o IgG antígeno-específicas para *Aspergillus*. También hay una reacción de tipo I contra antígeno de *Aspergillus* en la piel. La piedra angular del tratamiento son los corticoesteroides, pero se ha demostrado que la terapia adyuvante con itraconazol es útil en la etapa aguda y también para disminuir la frecuencia de las recurrencias. Debe haber un especialista en pulmón involucrado en el tratamiento.

Aspergilosis invasiva

El cuadro clínico de la neumonía eosinofílica aguda rara vez es causado por aspergilosis pulmonar invasiva. En un caso, se encontró que una niña antes sana diagnosticada al inicio con neumonía eosinofílica idiopática (que después se demostró que era una aspergilosis invasiva con granulomas necrotizantes) tenía enfermedad granulomatosa crónica. Tenía dos hermanos sanos que también fueron positivos para enfermedad granulomatosa crónica. Otro caso es el de un niño diagnosticado con neumonía eosinofílica aguda que tuvo una respuesta inicial a la terapia con esteroides, pero después tuvo un rápido deterioro clínico y falleció por aspergilosis invasiva.

Eosinofilia inducida por parásitos

Muchos parásitos pueden producir infiltrados pulmonares con eosinófilos en sangre periférica y en los alveolos. En Estados Unidos los más comunes son estrongiloidiasis, ascariasis, toxocariasis y ancilostomiasis. La estrongiloidiasis puede producir infiltrados pulmonares antes de la aparición de huevos en las heces; los estudios en heces pueden no detectar los huevos, incluso cuando están presentes. La serología es sensible, pero los títulos positivos no demuestran infección activa. El tratamiento es con ivermectina 200 mcg/kg/día durante 2 días, repitiendo el tratamiento 2 sem después.

Los síntomas pulmonares de la ascariasis pueden presentarse hasta 8 sem antes de liberar huevos en las heces. Son comunes la tos no productiva y la fiebre de bajo grado. La radiografía de tórax por lo común revela densidades pulmonares bilaterales, de hasta varios centímetros de diámetro, a menudo en las regiones perihiliares. El tratamiento es con albendazol 400 mg vía oral dosis única.

La *Toxocara canis* causa larva migrans visceral; hasta 80% de los pacientes tienen síntomas pulmonares. El parásito nunca madura en humanos, de modo que los estudios en las heces son siempre negativos. El diagnóstico se establece de manera epidemiológica y serológica. La enfermedad es autolimitada, pero se puede acelerar la resolución con el tratamiento con tiabendazol o albendazol. El *Ancylostoma* causa infiltrados pulmonares en alrededor de 50% de los pacientes. El estudio de las heces en busca de huevos es negativo. El tratamiento es con albedazol o ivermectina. Muchos otros parásitos pueden causar eosinofilia pulmonar.

Reacción medicamentosa

Existen muchos reportes de caso de pacientes que presentan infiltrados pulmonares con eosinofilia periférica o alveolar como reacción medicamentosa. Los antidepresivos, las sulfas, la nitrofurantoína y la minociclina son algunos de los medicamentos más comúnmente asociados. Los síntomas en general se resuelven al suspender el agente causal, pero algunas veces se requieren corticoesteroides.

Síndrome Hipereosinofílico Idiopático

En este padecimiento, los pacientes tienen un conteo periférico de eosinófilos > 1500 por mcL en dos ocasiones separadas sin ninguna causa evidente. Con el paso del tiempo, se desarrolla daño a órgano blanco. En general es una enfermedad de la edad madura, con una tasa hombre:mujer de 7:1. Dos tercios de los pacientes desarrollan enfermedad tromboembólica, y a menudo se manifiesta con hemorragias en astilla. Es poco común en la niñez.

Neumonía por Chlamydia

La *C. trachomatis* puede producir neumonía bilateral sin fiebre en lactantes pequeños (por lo regular de 1 a

3 meses de edad) que está marcada por el inicio gradual y empeoramiento de una neumonía intersticial crónica, en general con eosinofilia periférica moderada. A menudo el lactante presenta una conjuntivitis mucoide leve y persistente que inicia unos cuantos días después del nacimiento, resultado de la infección por *C. trachomatis* contraída del cérvix de la madre durante el parto. La infección conjuntival puede presentarse a pesar de la profilaxis oftálmica apropiada. La enfermedad también puede ocurrir en lactantes muy pequeños que han nacido por cesárea.

La enfermedad puede semejar una bronquiolitis debido a la taquipnea afebril y a la hiperinflación de los pulmones con aplanamiento del diafragma, pero la neumonía por *Chlamydia* es más subaguda. En ocasiones se escuchan crepitantes difusos, pero las sibilancias son inusuales. Los hallazgos radiográficos incluyen infiltrados intersticiales y reticulonodulares simétricos bilaterales (Fig. 8-19). Puede haber áreas de atelectasias moderadas, pero no se observa consolidación, derrame pleural ni cardiomegalia. Los hallazgos en la radiografía de tórax típicamente están fuera de proporción con los síntomas clínicos. La tos es entrecortada y persistente, y puede diferenciarse de la tos paroxística de la pertussis por el patrón de respiración. La tos entrecortada se caracteriza por una respiración entre cada tosido, mientras que los paroxismos de pertussis consisten en una serie prolongada de tosidos, seguida de una única respi-

ración profunda, por lo general con un sonido ululante. Puede haber leucocitosis leve con predominio de linfocitos, pero a diferencia de la pertussis, es raro un conteo linfocitario absoluto > 10 000 por mcL. En ocasiones se pueden encontrar linfocitos atípicos en el frotis.

En una serie se encontró eosinofilia > 300 por mcL en 71% de los casos. La IgM sérica típicamente está muy elevada para la edad del paciente, lo que es consistente con una infección crónica presente desde el nacimiento. Las concentraciones de IgA e IgG también están con frecuencia elevadas.

El diagnóstico clínico a menudo es evidente, pero ante la ausencia de conjuntivitis, es más difícil. El diagnóstico etiológico definitivo se establece al recuperar el organismo en un cultivo tisular. Dado que la *C. trachomatis* es un patógeno intracelular obligado, las muestras para cultivo deben incluir células, no solo secreciones. Se deben utilizar hisopos con punta de dacron. Existe una prueba con anticuerpo inmunofluorescente directo que proporciona una sensibilidad y especificidad excelentes cuando se utiliza para diagnosticar infección conjuntival; su sensibilidad se reduce de manera considerable cuando se utiliza en secreciones nasofaríngeas en un intento por diagnosticar neumonía por *C. trachomatis*. La PCR es más sensible y más específica, y puede utilizarse en los lugares que cuenten con ella. Es posible el diagnóstico serológico; la presencia de anticuerpo IgM específico contra *C. trachomatis* es diagnóstica. Se pueden utilizar muestras pareadas de suero para de-mostrar una elevación de cuatro veces en el título de anticuerpo IgG. En pacientes con conjuntivitis por *Chlamydia* concurrente, el diagnóstico etiológico tal vez se establece más rápido al enviar una muestra de raspado conjuntival para prueba de inmunofluorescencia directa y reacción de polimerasa en cadena.

La eritromicina y el sulfisoxazol detienen la excreción de la *Chlamydia* y parecen ayudar en la enfermedad clínica. La terapia actualmente recomendada es con eritromicina oral 40 a 50 mg/kg/día dividida cada 6 h durante 14 días. Dado que la administración de eritromicina a bebés de < 2 meses de edad se ha asociado con el desarrollo de estenosis pilórica hipertrófica idiopática, los padres deben ser informados sobre este riesgo potencial. Tanto la claritromicina como la azitromicina tienen una excelente actividad *in vitro* contra la *C. trachomatis*, y a menudo se utiliza la azitromicina para el tratamiento de la infección genital con este organismo. Ninguno de estos nuevos macrólidos ha sido estudiado para el tratamiento de la neumonía afebril de la lactancia. Si se elige la azitromicina, el tratamiento es por 3 días. Las sensibilidades *in vitro* no siempre se han correlacionado con la eficacia *in vivo* en modelos animales de enfermedad pulmonar por *C. trachomatis*. Existe una fórmula de

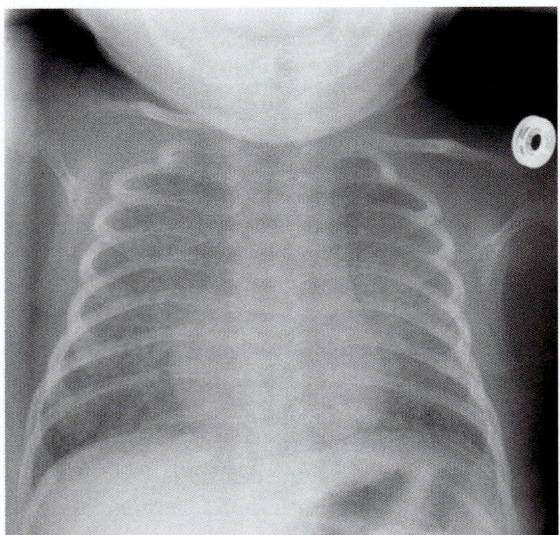

Figura 8-19. Radiografía de tórax de un niño de 21 días de edad con neumonía por *Chlamydia trachomatis*. Muestra leve hiperinflación e infiltrados intersticiales bilaterales. Estaba afebril y con síntomas mínimos; tuvo un examen pulmonar normal. Su conteo eosinófilo periférico era normal. Respondió con rapidez al tratamiento con eritromicina.

azitromicina intravenosa que ha sido estudiada en el tratamiento de la infección genital, pero no en el tratamiento de la neumonía.

La superinfección bacteriana es rara. La miocarditis también es una complicación rara. A veces el lactante puede presentar apnea o desarrollarla durante el curso de la enfermedad. Puede desarrollarse enfermedad respiratoria crónica con tos persistente y una función pulmonar anormal. Las infecciones en lactantes prematuros con *C. trachomatis* pueden resultar en enfermedad pulmonar crónica que asemeja una displasia broncopulmonar.

Otras causas infecciosas

Neumonía por Corynebacteria

Se ha reportado un caso de neumonía eosinofílica en la que se recuperó *C. pseudotuberculosis* en un aspirado transtraqueal en un estudiante de veterinaria que había estado expuesto a caballos. La *C. pseudotuberculosis* causa linfadenitis en el ganado, pero no se había reportado en humanos.

Parásitos

Las causas parasitarias más comunes se han discutido antes. La amibiasis, triquinosis, trichuriasis (tricocéfalo), anquilostomiasis y la lariasis son otras posibles causas.

Causas no infecciosas

Neumonía por hipersensibilidad

El inicio agudo de una neumonía intersticial bilateral con eosinofilia asociada puede ser causado por hipersensibilidad a diversos antígenos. Los episodios se presentan varias horas después de la exposición, y por lo regular duran solo 1 o 2 días. Se han identificado varios alérgenos inhalados, la mayoría de los cuales son mohos: moho del heno (pulmón de granjero), polvo mohoso de los aires acondicionados, *Actinomyces* termofílico en los humidificadores, antígenos en los saunas y polvo de pájaros.

Las neumonías por hipersensibilidad son de dos tipos: (1) alveolitis aguda difusa (alveolitis alérgica extrínseca) con disnea intensa, tos, fiebre, sudoración y crepitantes basales, como en el pulmón del criador de palomas, y (2) infiltrados crónicos y quizás localizados, con sibilancias y fiebre de bajo grado, expectoración de tapones de moco y eosinofilia periférica, como en la aspergilosis broncopulmonar. Las neumonías por hipersensibilidad pueden causar neumonía crónica o recurrente sin eosinofilia como se discute en esa sección.

Asma

En pacientes con asma puede haber eosinofilia e infiltrados pulmonares, pero la eosinofilia con frecuencia es leve.

Otras causas

La poliarteritis nodosa, la enfermedad de Hodgkin y otros linfomas, la granulomatosis con poliangiitis, antes conocida como granulomatosis de Wegener, la granulomatosis eosinofílica con poliangiitis y otras vasculitis pulmonares, la enfermedad reumatoide, la hipersensibilidad a nitrofurantoína o tetraciclina y la eosinofilia tropical de etiología desconocida, son causas raras de neumonía eosinofílica y se presentan sobre todo en adultos. Varias de estas enfermedades se discutieron más a detalle antes. El trauma torácico puede causar derrame y eosinofilia periférica.

Se ha reportado neumonía eosinofílica en asociación con drogas ilegales inhaladas, incluyendo Scotchgard® y cocaína en crack.

Idiopática

Muchos niños con neumonía eosinofílica se recuperan por completo sin que se encuentre una causa específica. Quizás algunas de estas enfermedades son causadas por hipersensibilidad a una infección autolimitada o a un alérgeno inhalado.

Enfoque diagnóstico

En general está indicado el análisis de las heces en busca de parásitos aunque, como se mencionó antes, en muchos casos los parásitos que causan neumonía eosinofílica escapan al diagnóstico por medio del análisis de las heces. Si se sospecha ascariasis, el análisis del aspirado gástrico diluido en solución salina normal con hidróxido de sodio puede revelar larvas de *Ascaris*.

Si se sospecha aspergillosis, está indicado un frotis y cultivo de esputo en busca de *Aspergillus*. Sin embargo, el aislamiento de *Aspergillus* a partir de las secreciones respiratorias no necesariamente es diagnóstico de asociación causal (ver Cuadro 8-1). Algunos centros médicos pueden contar con pruebas serológicas para especies de *Aspergillus*, pero pueden darse resultados falsos positivos y falsos negativos. Los niveles séricos de IgE con frecuencia son extremadamente altos en la ABPA, y pueden ser útiles para el diagnóstico y para dar seguimiento al curso de la enfermedad. La proteína eosinofílica catiónica está elevada en el suero de los pacientes con neumonía eosinofílica, y los niveles disminuyen con la terapia exitosa.

Las pruebas para el diagnóstico de neumonía por *Chlamydia* en un lactante pequeño se discutieron antes. Si se sospecha neumonitis por hipersensibilidad, se puede analizar el suero del paciente en un laboratorio de referencia en busca de anticuerpos contra una batería de antígenos sospechados.

Hoy en día se pueden detectar anticuerpos contra toxocara por métodos sensibles, y debe buscarse este organismo si se sospecha larva migrans visceral.

En pacientes con síndrome hipereosinofílico idiopático se debe evaluar la presencia de gen de fusión asociado con *FIP1L1/PDGFRA*, ya que esta variante responde al tratamiento con imatinib, un inhibidor de la tirosina quinasa.

Tratamiento

Con las excepciones de la neumonía eosinofílica aguda y la hipereosinofilia idiopática, que pueden poner en peligro la vida, el síndrome por lo general tiene una etiología benigna, y no es necesaria ninguna terapia especial a menos que se encuentre una causa específica. La aspergilosis alérgica en general responde a los corticoesteroides. De hecho, la mayoría de los casos de neumonía eosinofílica es sensible a la terapia con corticoesteroides. La neumonía por *Chlamydia* mejora con el tratamiento con eritromicina o azitromicina. Las causas parasitarias en general pueden tratarse con agentes antiparasitarios. La falla pulmonar, si se presenta, debe ser tratada con ventilación mecánica. Algunos casos de neumonía eosinofílica requieren oxigenación con membrana extracorpórea (OMEC).

SÍNDROMES DE NEUMONÍA CRÓNICA Y RECURRENTE

La neumonía crónica puede definirse como una densidad pulmonar que no mejora en 1 mes. Por lo general hay tos y fiebre al inicio, pero pueden no persistir. La neumonía recurrente puede definirse como más de un episodio en un periodo de 1 año, o más de tres episodios a lo largo de la vida. Los infiltrados se aclaran entre los episodios. Se puede pensar que muchos niños con una lesión pulmonar crónica (en especial una anomalía congénita) tienen una neumonía recurrente si se toma la radiografía de tórax solo durante una infección respiratoria febril.

Clasificación

Las neumonías crónicas se clasifican mejor con base en el patrón anatómico, ya sea focal, intersticial, con adenopatía hiliar, o con quistes, cavidades o masas esféricas (cuadros 8-10 y 8-11).

Para propósitos de discusión, las neumonías recurrentes se clasifican como focales o intersticiales (Cuadro 8-12).

Neumonías crónicas focales

Neumonía aguda no tratada o mal tratada

La neumonía causada por un patógeno común que no ha sido tratada o en la que nunca se completó el tratamiento, es una posible causa de neumonía crónica.

Cuadro 8-10. Causas de enfermedad pulmonar focal subaguda o crónica

Infecciosas
Mycobacterium tuberculosis
Hongos sistémicos
Micobacterias no tuberculosas
Paragonimiasis

No infecciosas
Malignidades
Atelectasias
Cuerpo extraño
Anormalidades congénitas del pulmón, timo y mediastino
Anillos vasculares
Eventración del diafragma
Granuloma de células plasmáticas
Seudotumor inflamatorio

Las fallas al tratamiento pueden deberse a organismos resistentes. El *S. pneumoniae* resistente a penicilina tratado con antibióticos (como TMP-SMX o un macrólido) que tienen actividad moderada o pobre contra el neumococo, puede producir este cuadro clínico. Sin embargo, la mayoría de las neumonías bacterianas que se trata de manera inadecuada progresará clínica y radiográficamente. En contraste, el infiltrado con la mayoría de las neumonías crónicas, como la tuberculosis, permanecerá estable a lo largo de un periodo de varias semanas.

Tuberculosis

La neumonía causada por *M. tuberculosis* a menudo se detecta cuando se toma una radiografía de tórax por una prueba cutánea de tuberculina positiva en un niño expuesto pero asintomático. De forma alternativa, el infiltrado puede descubrirse cuando al niño se le toma una radiografía de tórax por fiebre con signos y síntomas respiratorios leves sin otra causa. A veces, la tuberculosis se presenta como una neumonía lobar febril aguda. Puede observarse falla en el aclaramiento del infiltrado después de la terapia antibiótica incluso antes de que se sospeche tuberculosis. A menudo el infiltrado tiene forma de cuña (Fig. 8-9) y se asocia con adenopatía hiliar regional. La tuberculosis se discute más a detalle en una sección más adelante.

Neumonía micobacteriana no tuberculosa

El complejo *M. avium-intracellulare* y otras micobacterias pueden producir una enfermedad similar

Cuadro 8-11. Causas de enfermedad pulmonar no focal subaguda o crónica

Causas de enfermedad pulmonar intersticial crónica

Infecciosas
Pneumocystis jirovecii
CMV
Neumonía linfocítica intersticial (en pacientes con infección por VIH)
C. trachomatis
Síndrome de rubeola congénita de inicio tardío

No infecciosas
Displasia broncopulmonar
Falla cardiaca congestiva
Fibrosis intersticial crónica
Granulomatosis linfoide
Proteinosis pulmonar alveolar
Neumonitis intersticial lipoidea
Bronquiolitis obliterante
Neumonía intersticial descamativa
Hemosiderosis pulmonar
Histiocitosis
Sarcoidosis
Artritis idiopática juvenil
Neumonitis de células gigantes
Alveolitis fibrosante idiopática (neumonitis intersticial usual)

Causas de neumonía con adenopatía hiliar

Comunes
Mycobacterium tuberculosis
Histoplasmosis
Mycoplasma pneumoniae
Chlamydia pneumoniae

Poco comunes
Micobacterias no tuberculosas

Hongos diferentes a histoplasmosis
Actinomicosis
F. tularensis
Absceso pulmonar
Anthrax

No infecciosas
Linfoma
Otras neoplasias

Causas de neumonías crónicas con cavitación, quistes o nodulares

Infecciosas
Tuberculosis
Hongos sistémicos
Absceso pulmonar
Dirofilaria immitis (dirofilariasis canina)
Paragonimiasis (inmigrantes del Lejano Oriente)
Mycoplasma pneumoniae
Neumonía bacteriana necrotizante, en especial bacilos gramnegativos como *Pseudomonas y Klebsiella*
Actinomicosis
Nocardiosis

No infecciosas
Anormalidades congénitas
Malignidad
Quiste traumático
Deficiencia de alfa$_1$-antitripsina
Terapia antitiroidea
Granuloma eosinofílico (histiocitosis pulmonar de células de Langerhans)
Sarcoidosis pulmonar

Cuadro 8-12. Causas de neumonía recurrente

Densidades focales recurrentes
Asma
Fibrosis quística
Bronquiectasias
Síndrome del lóbulo medio derecho
Neumonía múltiple por aspiración
Cuerpo extraño migratorio
Anormalidades obstructivas congénitas

Enfermedades que causan inmunodeficiencia
Disquinesia ciliar primaria

Infiltrados intersticiales recurrentes
Asma
Neumonías por hipersensibilidad
Pulmón hiperlúcido unilateral
Neumonía intersticial linfocítica (en pacientes con infección por VIH)

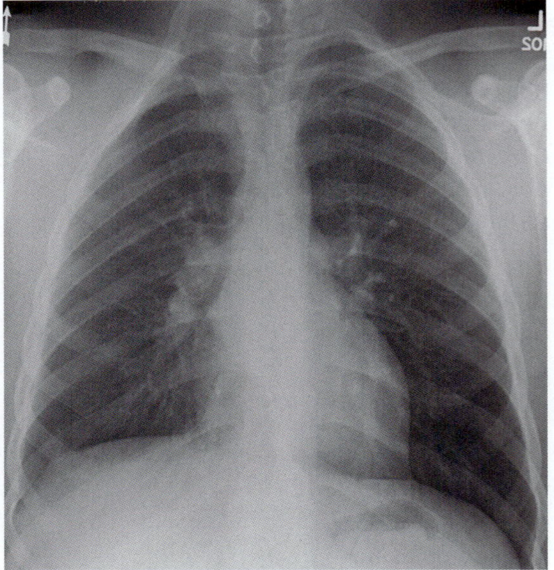

Figura 8-20. Radiografía de tórax de un joven de 16 años de edad con antecedente de varios meses de sudoración nocturna y pérdida de peso. La placa muestra adenopatía hiliar derecha. La TC mostró una masa mediastinal grande con áreas de calcificación y necrosis. En el cultivo de la biopsia creció *Histoplasma capsulatum*.

a tuberculosis, en especial en niños con defectos en la inmunidad mediada por células, pero rara vez en niños normales.

Neumonía por hongos

La histoplasmosis, coccidioidomicosis, blastomicosis, cryptococcosis y la esporotricosis pueden producir una neumonía focal crónica en niños. La presentación clínica puede ser tan variada como en la tuberculosis, desde un cuadro asintomático, uno con tos crónica con fiebre de bajo grado, hasta una neumonía lobar aguda. El aspecto radiográfico a menudo es una consolidación segmentaria crónica, pero puede haber nódulos múltiples o una lesión cavitaria. A menudo se observa adenopatía hiliar, en especial en la histoplasmosis (Fig. 8-20). La infección con cualquiera de las micosis endémicas puede asociarse con eritema nodoso (Fig. 8-21).

Patógenos inusuales

La *Coxiella burnetii* (agente de la fiebre Q) y la *Chlamydia psittaci* pueden causar neumonía crónica. La sintomatología sistémica, como la cefalea y las mialgias, pueden dominar el cuadro clínico. Una clave para el diagnóstico es hacer las preguntas adecuadas con relación a posibles exposiciones (ver Capítulo 21).

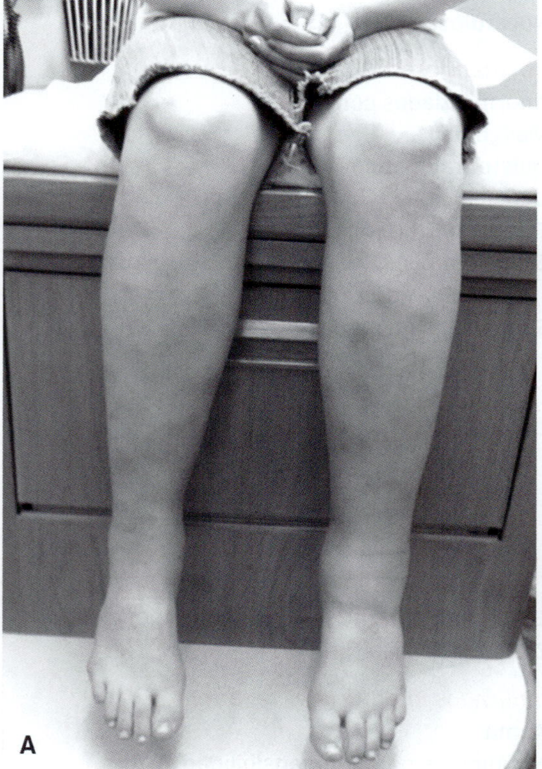

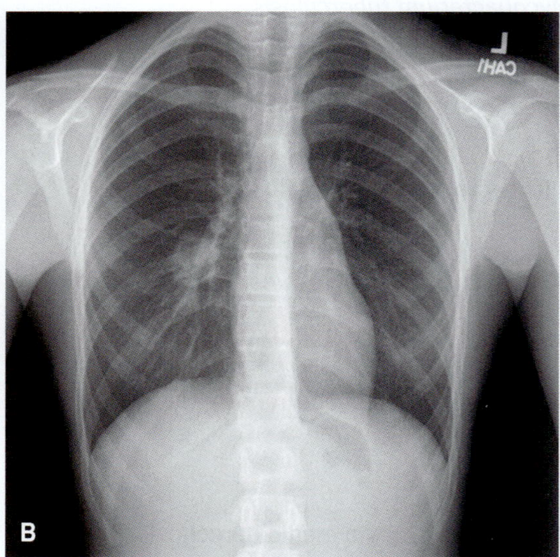

Figura 8-21. Una niña de 14 años de edad se presentó con nódulos dolorosos en las piernas e inflamación de los tobillos de 2 sem de evolución. También tenía antecedente de tos y sudoración nocturna de 1 sem de evolución. **(A)** Eritema nodoso y edema de tobillo, mayor del lado izquierdo. **(B)** Su radiografía de tórax mostró una lesión cavitaria de paredes gruesas en la parte media del pulmón derecho. La serología para blastomicosis fue positiva. Respondió al tratamiento con itraconazol.

Atelectasias

Las neumonías focales crónicas o recurrentes pueden ser secundarias a una anormalidad anatómica focal, como una atelectasia. La causa subyacente de las atelectasias puede ser un cuerpo extraño, impactación mucoide de un bronquio pequeño después de un ataque de asma o después de pertussis, o un bronquio estrecho obstruido por secreciones. Las atelectasias también pueden ser resultado de compresión de un bronquio por anormalidades cardiovasculares, un nódulo linfático hipertrófico, tumor o cambios inflamatorios posneumónicos. Las atelectasias pueden ser redondas y dar la impresión de que hay un tumor presente.

Cuerpo extraño

Un cuerpo extraño pequeño radiolúcido, como un cacahuate o un trozo de poliestireno, pueden causar una neumonía focal. Con frecuencia se reporta un antecedente de ahogamiento. Algunas veces hay sibilancias presentes. Las radiografías de tórax en inspiración y espiración algunas veces muestran hiperinflación en el lado no afectado y un desplazamiento mediastinal hacia el lado afectado. La TC puede ser útil en los casos difíciles. Es muy probable que sea necesaria la broncoscopia rígida para detectar y extraer cuerpos extraños ocultos.

La aspiración de la cabeza (influorescencia) de un pasto como la hierba timotea puede causar problemas especialmente graves con neumonía focal presistente, a menudo con hemoptisis. Con frecuencia se olvida la aspiración, y la extracción broncoscópica muchas veces no tiene éxito, conduciendo a bronquiectasias y de manera eventual a una resección pulmonar. Los síntomas agudos de aspiración de un cuerpo extraño se discuten en el Capítulo 7.

Anomalías congénitas

Muchas anomalías raras pueden dar la impresión de una neumonía focal crónica y a menudo se detectan al inicio cuando se toma una radiografía de tórax durante un episodio de fiebre y síntomas respiratorios. Por lo demás, algunas condiciones predisponen a neumonía bacteriana secundaria en el área afectada del pulmón debida a atrapamiento de secreciones. Estas anomalías incluyen hipoplasia del pulmón, tumores o quistes en el timo, un timo accesorio mediastinal posterior, malformación adenomatoide quística, quistes broncogénicos y secuestro pulmonar congénito de tejido pulmonar no funcional.

Parásitos

La paragonimiasis puede causar infiltrados perihiliares difusos, quistes o adenopatía hiliar en individuos del Lejano Oriente que comen cangrejos de río contaminados. La diferenciación de la tuberculosis pulmonar con frotis negativo puede ser difícil. El diagnóstico se realiza por detección del parásito en el esputo o en un aspirado gástrico.

Neoplasias

Las "neumonías" focales sólidas en ocasiones son el resultado de una neoplasia, como un neuroblastoma o linfoma. En ocasiones, la biopsia inicial puede mostrar solo necrosis, que no distingue entre infección y tumor.

Infiltrados lineales o intersticiales crónicos

Aunque estas neumonías crónicas rara vez se deben a infecciones, se deben considerar primero las posibilidades infecciosas.

Neumonía por Chlamydia

Como se describió en la sección sobre enfermedades pulmonares eosinofílicas, la *C. trachomatis* típicamente produce una neumonía intersticial subaguda o crónica en lactantes de 1 a 3 meses de edad. Este organismo también es una causa rara de este síndrome en niños mayores y adultos, pero por lo regular no hay eosinofilia.

Neumonía por Citomegalovirus

Típicamente, el CMV produce enfermedad en individuos inmunosuprimidos, en especial en receptores de trasplante de órgano sólido o células madre, como se describió en el Capítulo 22. Los lactantes pueden colonizarse con CMV en el cunero o durante el parto, y desarrollan neumonía crónica intersticial incluso sin la inmunosupresión asociada con la enfermedad por CMV. Puede haber tos, sibilancias y taquipnea sin neumonía intersticial crónica, pero la mayoría de los lactantes con síntomas que aparecen después de los 3 meses de edad tiene alguna enfermedad subyacente.

Neumonía por Pneumocystis

Se ha encontrado que los lactantes inmunocompetentes de 2 a 12 sem de edad tienen neumonía difusa crónica con taquipnea causada por *Pneumocystis jirovecii*. El promedio de hospitalización fue de 3 sem, con una respuesta clínica aparente al oxígeno y al trimetoprim-sulfametoxazol.

Enfermedad pulmonar crónica (displasia broncopulmonar)

Los lactantes prematuros que han requerido ventilación mecánica pueden desarrollar este síndrome caracterizado por infiltrados difusos, con frecuencia lineales, hiperinflación focal e insuficiencia pulmonar crónica con exacerbaciones durante infecciones respiratorias intercurrentes. La definición de EPC con frecuencia se enfoca en la necesidad de oxígeno suplementario durante al menos 28 días después del nacimiento.

Falla cardiaca congestiva

Esta es una causa frecuente de infiltrados intersticiales bilaterales con enfermedad cardiaca congénita. A menudo hay cardiomegalia y hepatomegalia.

Enfermedades pulmonares intersticiales idiopáticas

Este es un término general para un grupo de neumonías no infecciosas. Algunas formas progresivas crónicas son familiares, y en la patogénesis de algunas de ellas pueden estar involucrados complejos inmunes circulantes. Es necesaria la biopsia pulmonar para hacer el diagnóstico. La terapia con hidroxicloroquina, ciclosporina o ciclofosfamida produce mejoría en algunas formas de estas complejas enfermedades cuando la terapia de primera elección, los corticoesteroides, falla.

La *proteinosis alveolar pulmonar* se caracteriza por disnea progresiva con bloqueo en la difusión de oxígeno y cianosis. La enfermedad se conceptualiza mejor como un defecto en la homeostasis del surfactante. Los alveolos se llenan de un material derivado de los fosfolípidos del surfactante. El factor estimulante de colonias de granulocitos y macrófagos (GM-CSF) ayuda a los macrófagos a catabolizar el surfactante; muchos pacientes con PAP tienen anticuerpos contra el GM-CSF. La administración sistémica de GM-CSF beneficia solo a alrededor de la mitad de los pacientes. Otras causas de disfunción de los macrófagos pueden algunas veces resultar en PAP, incluyendo sida y algunos procesos infecciosos, en especial la nocardiosis. La inhalación de polvos minerales también puede precipitar el síndrome. Una causa importante es la deficiencia de GATA-2, discutida en el Capítulo 23.

La radiografía de tórax puede semejar edema pulmonar sin cardiomegalia, pero con frecuencia muestra infiltrado reticulonodular, miliar o nódulos en cicatrización. La TC muestra un patrón característico "en lajas". Los neonatos con deficiencia de proteína B asociada a surfactante desarrollan un síndrome miliar, que quizás es responsable de los raros reportes de PAP en lactantes tan pequeños como 3 meses de edad. El tratamiento de la PAP es el lavado completo del pulmón para aclarar el material proteínico.

Hoy día se sabe que otras enfermedades raras antes de etiología desconocida, incluyendo neumonitis crónica de la infancia, neumonitis intersticial descamativa de la infancia, neumonía intersticial no específica, y fibrosis pulmonar no específica, son causadas por trastornos genéticos que causan disfunción del surfactante.

Varias enfermedades intersticiales difusas idiopáticas se observan solo en la lactancia. La *taquipnea persistente de la infancia* se presenta con taquipnea e hipoxia y una radiografía normal de tórax. Se ha dividido en dos formas: hiperplasia de células neuroendócrinas de la lactancia y glucogenosis pulmonar intersticial. Ambas formas tienen un pronóstico excelente y en general se resuelven en el transcurso de meses a años sin dejar secuelas.

La *neumonía intersticial descamativa (NID)* se asocia con el uso de cigarrillos sin filtro en adultos; la incidencia ha ido disminuyendo a lo largo de la última década. Sin embargo, la incidencia de NID en la niñez no ha cambiado. Hoy en día se piensa que la mayoría de los casos de NID en la infancia es causada por anormalidades en el metabolismo del surfactante. La NID se caracteriza por disnea progresiva con bloqueo de la difusión de oxígeno y cianosis, donde los alveolos se llenan de células descamadas. En lactantes pequeños, algunas veces se ha asociado con síndrome de rubeola congénita, al parecer resultado de la deposición de complejos antígeno-anticuerpo en los pulmones. También ha sido asociada con otros agentes infecciosos, incluyendo citomegalovirus.

La *neumonía intersticial usual* (el término antiguo *"alveolitis fibrosante idiopática"* ha caído en desuso dado que implica inflamación) se observa de manera casi exclusiva en adultos. Típicamente tiene un aspecto reticular fino o nodular fino, pero puede ser lineal. Puede ser familiar o asociada con enfermedades reumáticas, y por lo regular progresa de forma implacable.

La *hemosiderosis pulmonar idiopática* se caracteriza por anemia, hemoptisis recurrente, densidades bilaterales difusas moteadas, y "pulmón en panal", y ha sido reportada en lactantes tan jóvenes como 9 meses de edad, aunque la edad promedio al momento del diagnóstico fue alrededor de los 7 años de edad en un pequeño estudio.

El *síndrome de Goodpasture* (más apropiadamente llamada enfermedad anti-MBG) es una enfermedad en la que anticuerpos contra la membrana basal glomerular causan daño renal y hemorragia pulmonar. La enfermedad tiene un componente genético; se ha asociado más fuertemente con el HLA-DR15. Se piensa que por lo común ocurre una agresión pulmonar antes del inicio del daño al pulmón; la agresión puede ser derivada de infecciones como la influenza. El inicio se asocia con hemoptisis y anemia por deficiencia de hierro, con uremia posterior.

Otras causas

La histiocitosis pulmonar de células de Langerhans (granuloma eosinofílico) es una causa rara de neumonía intersticial difusa en niños. La granulomatosis linfoide es una causa rara de insuficiencia respiratoria progresiva con neumonía reticular difusa bilateral. También se ha reportado en asociación con hipogammaglobulinemia, infección por VIH y artritis idiopática juvenil. La neumonitis intersticial linfoide solía ser algo frecuente en niños con VIH/sida (ver Capítulo 20). Los infiltrados crónicos difusos pueden ser una presentación temprana de sarcoidosis.

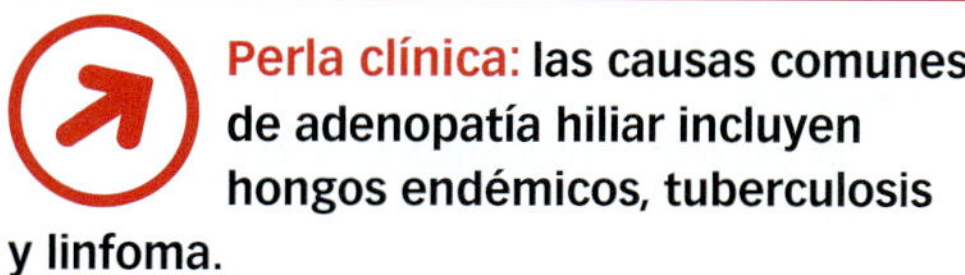

Perla clínica: las causas comunes de adenopatía hiliar incluyen hongos endémicos, tuberculosis y linfoma.

Adenopatía hiliar

Los nódulos hiliares típicamente se ven como una masa redonda y lobulada que puede verse mejor en una radiografía lateral de tórax y se definen más a detalle con la tomografía computarizada.

La neumonía crónica con adenopatía hiliar en niños por lo regular se debe a micobacterias u hongos. La neumonía subaguda con adenopatía hiliar puede ser causada por *Mycoplasma*. La neumonía crónica más común asociada con adenopatía hiliar en niños es quizá la tuberculosis, que se discute más adelante. La histoplasmosis puede ser más común en áreas endémicas. La coccidioidomicosis y, menos comúnmente, la blastomicosis, son posibilidades que deben considerarse. El *Actinomyces* y las micobacterias no tuberculosas son causas raras.

La sarcoidosis es una causa muy rara de neumonía crónica con adenopatía hiliar y paratraqueal en niños. En general hay moteo bilateral y adenopatía generalizada. Algunas veces pueden encontrarse uveítis, hipercalcemia, lesiones óseas en las manos y eritema nodoso. La enfermedad puede afectar a niños tan jóvenes como 2 años de edad. La mayoría de las series grandes ha sido reportada en Virginia o las Carolinas.

El absceso pulmonar es otra causa de adenopatía hiliar, que desaparece cuando el absceso se resuelve. Por lo regular, el absceso puede identificarse como una masa circular, que de manera eventual se cavita, como se describe en una sección posterior.

La tularemia puede causar adenopatía hiliar y se discute en las secciones sobre neumonía focal y derrames pleurales.

Los linfomas o neoplasias del mediastino son una causa de adenopatía hiliar y pueden confundirse con infecciones crónicas.

Quistes, cavidades y masas esféricas

Las masas esféricas, con o sin cavitación, a menudo tienen un origen infeccioso en los niños. Puede sospecharse que un niño con una enfermedad febril aguda y una densidad esférica en la radiografía de tórax tiene un tumor. Sin embargo, estas masas esféricas casi siempre son infecciosas, cosa que puede determinarse por su resolución durante la terapia antibiótica.

Micobacterias y hongos

La tuberculisis es una posible causa de cavitación pulmonar en adolescentes, y en raras ocasiones, en niños más pequeños. También deben considerarse la histoplasmosis, esporotricosis, coccidioidomicosis, cryptococcosis, actinomicosis, nocardiosis y blastomicosis (Fig. 8-21). La esporotricosis es una rara causa de enfermedad pulmonar crónica con cavitación.

Cavidades y abscesos pulmonares

Las bacterias que producen neumonía necrotizante incluyen *S. aureus*, entéricos gramnegativos, y anaerobios. Antes del advenimiento de buenas técnicas de cultivo para anaerobios, el *S. aureus* era el organismo más cultivado. La mayoría de las series de casos es en pacientes adultos, muchos de los cuales son alcohólicos o diabéticos, condiciones que los predisponen a un grupo diferente de organismos que típicamente se encuentra en el niño antes sano. En una serie de 205 pacientes en Asia, las especies de estreptococo fueron las más comunes, seguidas de los anaerobios, especies de *Gemella* y *K. Pneumoniae*. La *E. Coli* y la *Klebsiella pneumoniae* son los organismos gramnegativos más comunes encontrados en los abscesos pulmonares. El neumococo es una causa infrecuente de enfermedad cavitaria en la infancia; se ha reportado una serie de tres casos pediátricos en los que una neumonía lobar típica fue seguida varios días después por la aparición de neumatoceles o abscesos francos. En adultos, por lo regular está presenta una infección adicional con anaerobios. Se han recuperado estreptococos del grupo A de los abscesos pulmonares. *H. influenzae* y *M. pneumoniae* han sido reportadas como causas raras de neumonía cavitaria o abcesos pulmonares. En el paciente inmunocomprometidos deben considerarse los hongos, en especial el *Aspergillus*. En pacientes con VIH/sida, se deben añadir la *Nocardia*, *Pneumocystis* y el *Rhodococcus equi* al diagnóstico diferencial.

Los abscesos pulmonares pueden tener apariencia quística, cavitada o sólida, y en niños por lo regular se asocian con riesgos subyacentes, con más frecuencia problemas neuropsiquiátricos o padecimientos oncológicos. La formación de abscesos es también más común en pacientes con ciertas inmunodeficiencias. La obstrucción bronquial, la neumonía purulenta y las infecciones dentales también aumentan el riesgo. En lactantes y niños, la debilidad de los músculos respiratorios, las alteraciones en la deglución, o la ventilación asistida pueden ser causas de broncoaspiración, que puede llevar a la formación de un absceso.

El diagnóstico de absceso pulmonar por lo regular se basa en la demostración radiológica de una densidad circular con una interface aire-líquido (Fig. 8-22A). La TC es excelente para definir a los abscesos y permite la detección de abscesos más pequeños (Fig. 8-22B). Se deben examinar el esputo y las secreciones obtenidas por broncoscopia en busca de *Aspergillus*, bacilos tuberculosis y bacterias anaerobias además de las causas habituales de neumonía. Los estudios sobre aspiración transtraqueal percutánea indican que los anaerobios son comunes, y en los casos graves o refractarios pueden utilizarse las técnicas invasivas para obtener material para cultivo para ayudar a la terapia.

El tratamiento consiste en terapia antibiótica basada en los resultados de las tinciones y cultivos, y la corrección de las condiciones subyacentes, de ser posible. En general, la terapia empírica debe cubrir anaerobios, *S. pneumoniae*, *S. aureus*, estreptococo del grupo A, y estreptococo microaerófilo. La piperacilina-tazobactam más vancomicina es una terapia empírica razonable. En general, la terapia intravenosa se continúa hasta que el paciente muestra mejoría en el estado clínico y los parámetros de laboratorio, por lo regular menos de 1 sem. La duración total de la terapia es con frecuencia de 2 a 4 sem, pero los casos complicados pueden requerir una terapia más prolongada. La amoxicilina-clavulanato o la clindamicina (dependiendo de la situación clínica) pueden ser agentes orales apropiados para completar la terapia. Los abscesos pulmonares algunas veces pueden drenarse por broncoscopia o aspiración percutánea guiada por fluoroscopia, pero los procedimientos invasivos por lo regular no están indicados, ya que la mayoría de los casos sana bien sin necesidad de drenaje. La resolución radiográfica puede llevar semanas o meses. Se deben obtener radiografías de seguimiento para documentar la desaparición de la lesión.

Parásitos

Las enfermedades parasitarias son causas raras de enfermedad cavitaria. Por ejemplo, la paragonimiasis puede ser una causa de neumonía cavitaria en un niño adoptado o inmigrante del Lejano Oriente.

En la infección humana con *Dirofilaria immitis* se pueden presentar densidades nodulares o en forma de moneda. Los perros son el reservorio, y las micro-

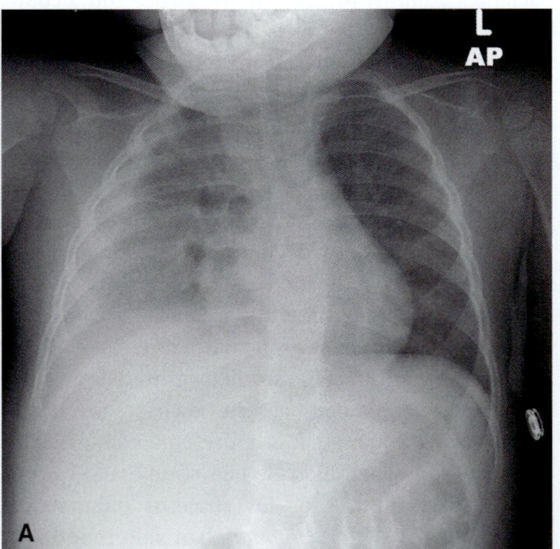

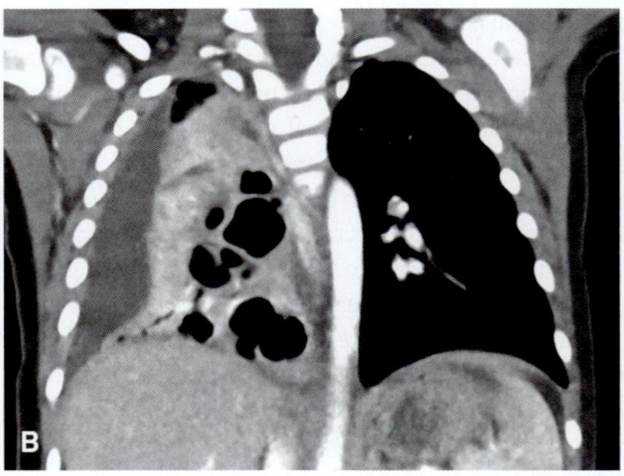

Figura 8-22. **(A)** Radiografía de tórax de una niña de 20 meses de edad con neumonía neumocócica necrotizante. Hay un derrame pleural derecho y una consolidación del lado derecho con niveles aire-líquido sugerentes de abscesos. **(B)** Los cortes coronales de la TC mostraron una neumonía necrotizante extensa en el lóbulo inferior derecho con múltiples cavidades llenas de aire rodeadas de pulmón consolidado, así como un derrame pleural extenso.

filarias al parecer son transferidas desde la sangre del perro a través de una picadura de mosquito, que primero pica al perro y después al humano, donde el adulto maduro muere y se encapsula dentro del pulmón. El adulto maduro no puede producir microfilarias en humanos. La incidencia a nivel mundial al parecer está aumentando, pero a la fecha no se han diagnosticado casos en niños. Puede haber tos, mialgia y fiebre de bajo grado. En las lesiones pulmonares hay eosinófilos, pero los eosinófilos periféricos rara vez exceden 10%. Los abscesos pulmonares por amibiasis son frecuentes en los países en desarrollo. Los pacientes con involucramiento pulmonar casi siempre tienen abscesos hepáticos amibianos concomitantes.

Los quistes hidatídicos pulmonares por infección con *Echinococcus granulosus* son frecuentes en áreas endémicas (partes de África, Asia central y Australia). En niños, el pulmón es el sitio de involucramiento más común y puede haber uno o varios quistes. La cirugía es el tratamiento de elección para la mayoría de los pacientes con enfermedad hidatídica pulmonar, y en general se prefieren los métodos quirúrgicos tradicionales que conservan el parénquima pulmonar.

Causas no infecciosas

Las neoplasias, en especial los linfomas o las malignidades metastásicas, son una causa ocasional de lesiones pulmonares esféricas en niños. La histiocitosis por células de Langerhans puede asociarse con quistes múltiples en el pulmón, algunas veces con neumotórax (Fig. 8-23). Es muy probable que haya adenopatía generalizada o cervical. El seudotumor inflamatorio es una causa rara de una masa pulmonar circular en niños; por lo regular es asintomático.

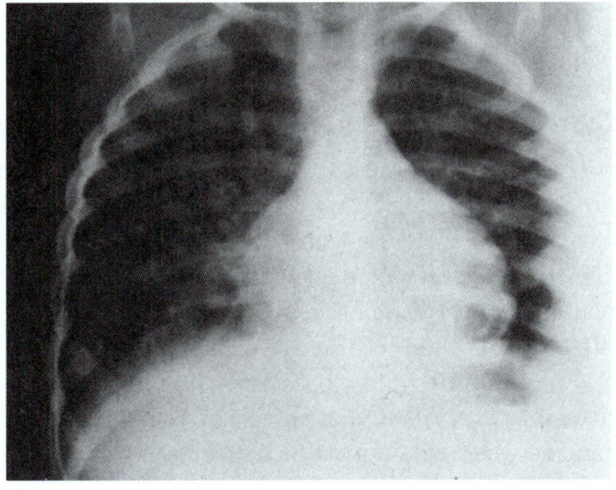

Figura 8-23. Quistes múltiples causados por histiocitosis de células de Langerhans (granuloma eosinofílico). Nótese el gran quiste por detrás del corazón.

La cavitacion pulmonar puede ser resultado de deficiencia de alfa$_1$-antitripsina en niños. El trauma puede causar la formación de quistes pulmonares. Otras causas incluyen la displasia broncopulmonar, granulomatosis con poliangiitis (granulomatosis de Wegener), enfermedad autoinmune y bronquiectasias quísticas. Los medicamentos antitiroideos pueden producir efectos secundarios tóxicos que incluyen vasculitis cutánea y cavitación pulmonar.

Neumonía focal recurrente

El niño con solo unos cuantos episodios de neumonía recurrente a menudo no tiene un defecto detectable, y ha sido categorizado como un niño "normal pero con mala suerte", si todos los hallazgos son normales entre los episodios, el crecimiento y los antecedentes familiares son normales, no existe antecedente de otras infecciones, y el niño tiene una prueba cutánea de tuberculina negativa (ver Cuadro 8-3). La siguiente causa más frecuente de neumonía focal o intersticial recurrente es el asma.

Cuadro 8-13. Valores de corte para una prueba cutánea con tuberculina positiva

5 mm

Niños en contacto cercano con tuberculosis contagiosa conocida o sospechada

Niños con sospecha de tener tuberculosis con base en anormalidades en la radiografía de tórax o evidencia clínica de tuberculosis

10 mm

Niños en riesgo de diseminación, incluyendo algunos menores de 4 años de edad y aquellos con padecimientos médicos como infección por VIH, diabetes, falla renal o tumores sólidos

Niños con aumento en la exposición, incluyendo exposición frecuente a personas infectadas por VIH, usuarios de drogas, personas encarceladas, trabajadores en granjas y residentes de casas hogar

Niños de áreas endémicas para tuberculosis y niños que tienen contacto directo con adultos provenientes de estas áreas (Asia, Medio Oriente, África, América)

15 mm

Niños de 4 años de edad o más sin factores de riesgo

Síndrome de lóbulo medio

A la neumonía o atelectasias recurrentes o persistentes en el lóbulo medio derecho se le ha llamado síndrome de lóbulo medio, pero el mismo patrón puede presentarse en otros lóbulos. La causa subyacente en niños a menudo es el asma, con obstrucción por espasmo y secreciones bronquiales. Los cuerpos extraños, tumores o nódulos hiliares u otro tipo de compresión extrínseca de un bronquio, son otro mecanismo. En un paciente se encontró que la causa era una blastomicosis, aunque la infección fúngica por lo regular no se asocia con este síndrome. Un estudio de seguimiento a 7 años de 17 niños en quienes se había establecido el diagnóstico en la infancia temprana, mostró que 5 (29%) tenían problemas respiratorios concurrentes: 4 tenían asma y 1 bronquiectasias. Las pruebas de función pulmonar fueron más bajas en aquellos que continuaron con enfermedad respiratoria. La broncoscopia con fibra óptica puede ser útil para extraer tapones de moco o secreciones, incluso en lactantes pequeños. El diagnóstico y la intervención tempranos tienen un efecto benéfico en la prevención de la progresión a bronquiectasias y la necesidad de lobectomía. En una serie de 21 casos, se pensó que la broncoscopia fue terapéutica en 14 (67%).

Fibrosis quística

La enfermedad subyacente en las neumonías crónicas o recurrentes puede ser la fibrosis quística (ver Capítulo 22), que puede descartarse mediante una prueba en sudor. El tipo de neumonía observada en la fibrosis quística es variable, pero por lo regular es segmentaria o lobular, aunque también puede ser en parche e intersticial (Fig. 8-24).

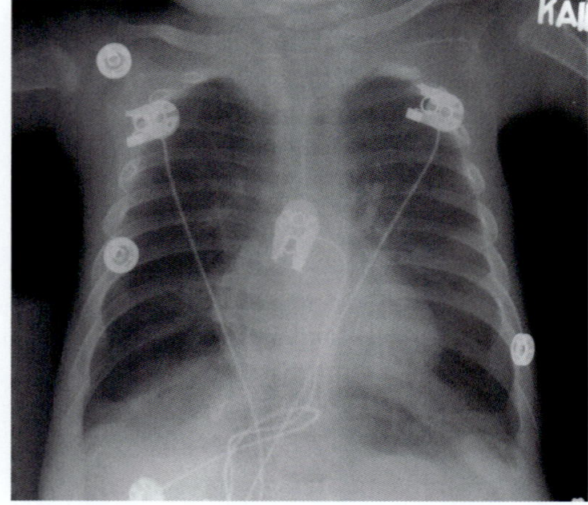

Figura 8-24. Radiografía de tórax de un niño de 5 meses de edad con retraso en el crecimiento y dificultad respiratoria de reciente inicio. Muestra hiperinflación marcada e infiltrados perihiliares bilaterales. La prueba para fibrosis quística fue positiva.

Broncoaspiraciones múltiples

Durante la hospitalización a menudo puede observarse algún episodio de broncoaspiración. Un esofagograma con bario puede descartar una fístula traqueoesofágica tipo H o la aspiración causada por alguna anormalidad de la deglución. Muchos casos de aspiración recurrente en niños están relacionados con alteraciones neuromusculares, en particular debilidad muscular, como se discutió en una sección previa.

Reflujo gastroesofágico

Algunos niños con neumonía focal recurrente tienen reflujo gastroesofágico.

Bronquiectasias

En pacientes con más de un episodio de neumonía focal, se deben sospechar bronquiectasias, en particular si la misma zona está involucrada y si cada enfermedad responde con rapidez a la terapia antibiótica. El diagnóstico también debe considerarse en pacientes con tos productiva diaria durante más de 6 sem. En pediatría, las bronquiectasias se observan más comúnmente en asociación con fibrosis quística. En ocasiones, las radiografías seriadas demostrarán la resolución gradual de atelectasias, cuando en realidad se trata de un colapso completo con hiperexpansión gradual de un lóbulo adyacente a medida que el lóbulo enfermo se atrofia. Algunas veces se prescriben antibióticos, por lo general en respuesta a los cultivos obtenidos por broncoscopia. No se recomiendan los corticoesteroides.

Las bronquiectasias algunas veces son reversibles. En una serie, se realizaron broncogramas en 60 neumonías agudas consecutivas en soldados. Se demostraron bronquiectasias en 8 (13%), de los cuales 3 regresaron a la normalidad dentro de un periodo de 4 meses. Se demostraron anormalidades bronquiales leves en otros 17 soldados (28%), y la mayoría regresó a la normalidad para los dos meses.

Las bronquiectasias y la neumonía recurrente también pueden ser resultado de un bronquio aberrante congénito. Otras causas congénitas o familiares de bronquiectasias incluyen fibrosis quística, disquinesia ciliar primaria, deficiencia de alfa$_1$-antitripsina, deficiencia de IgG o IgA, y defectos del complemento o los neutrófilos. La disquinesia ciliar primaria se discute más a detalle en los capítulos 5, 22 y 23.

Enfermedades infecciosas específicas como la pertussis, *Mycoplasma*, o la infección por adenovirus, algunas veces resultan en bronquiectasias o neumonía recurrente, a menudo con un pulmón hiperlúcido unilateral. Los pacientes con infección por VIH y neumonitis intersticial linfoide algunas veces desarrollan bronquiectasias. En un paciente recientemente diagnosticado con bronquiectasias, es apropiado realizar pruebas para fibrosis quística, tuberculosis, VIH y deficiencia en la inmunidad humoral.

Cuerpo extraño migratorio

Un cuerpo extraño radiolúcido migratorio puede causar neumonía focal recurrente.

Anormalidades congénitas

Las neumonías recurrentes pueden ser secundarias a traqueomalacia, broncomalacia, un anillo vascular, o una fístula traqueoesofágica tipo H. Causas raras de neumonías focales crónicas incluyen secuestro intralobar, una fístula enteral-respiratoria, malformación adenomatoide quística congénita y parálisis o eventración del diafragma.

Enfermedades con deficiencia inmunológica

En muchas de estas enfermedades ocurren neumonías bacterianas recurrentes o progresivas, en particular en la hipogammaglobulinemia y en la enfermedad granulomatosa crónica (ver Capítulo 23).

Infiltrados lineales o intersticiales recurrentes

Asma

La causa más común de neumonía intersticial recurrente es el asma, discutida en el Capítulo 7. Estos diagnósticos algunas veces no son fáciles de establecer solo con un segundo o tercer episodio, en especial si hay pocas sibilancias y los signos de infección precipitante son notorios.

Pnemonitis por hipersensibilidad

También llamada alveolitis extrínseca, esta enfermedad es causada por reacciones alérgicas a una variedad de compuestos inhalados. Se discute en la sección sobre enfermedad pulmonar eosinofílica.

Neumonías en niños con sida

Los lactantes y los niños pequeños con infección por VIH con frecuencia tienen neumonías crónicas o recurrentes, como se discute en el Capítulo 20. Típicamente también hay hepatoesplenomegalia, linfadenopatía generalizada y retraso en el crecimiento.

Hay tres tipos de neumonía que se asocian de manera especial con el sida en niños pequeños:

1. Neumonía por *Pneumocystis jirovecii*, que por lo regular es una neumonía intersticial, difusa y subaguda.
2. Neumonitis linfoide intersticial, que típicamente tiene un patrón nodular, difuso, crónico y a menudo se asocia con dedos hipocráticos y un nivel muy alto de IgG contra virus de Epstein-Barr.
3. Un subgrupo de niños con infección por VIH es propenso a desarrollar infección recurrente por *S. pneumoniae*. En algunos casos, esta se presenta como una neumonía recurrente, aunque también pueden desarrollar bacteriemia o meningitis, o mostrar crecimiento del neumococo en cultivos de sitios inusuales, incluyendo la glándula parótida, los nódulos linfáticos cervicales, o incluso los huesos largos.

Enfoque diagnóstico

La prioridad relativa de estas pruebas depende de las etiologías sospechadas. Al comienzo de este capítulo se discute el uso de las pruebas de laboratorio y procedimientos diagnósticos para la neumonía.

Pruebas para micobacterias y hongos

Se debe realizar de manera rutinaria prueba cutánea con tuberculina o una IGRA en un paciente con neumonía crónica o recurrente. El analizar la orina en busca de antígeno de *Histoplasma* quizá vale la pena, aunque un resultado negativo no excluye histoplasmosis. También está disponible una prueba en orina para blastomicosis. Las pruebas serológicas para histoplasmosis y coccidioidomicosis en general son útiles. Las pruebas serológicas para blastomicosis y esporotricosis pueden estar disponibles en un laboratorio de referencia. La prueba serológica para blastomicosis no es sensible.

Frotis y cultivo

Las secreciones traqueales o bronquiales obtenidas mediante los procedimientos endoscópicos descritos más adelante tal vez son el mejor material para frotis y cultivo. En los niños mayores, o incluso en los preescolares, se puede obtener esputo si tienen una enfermedad pulmonar crónica. La broncoscopia flexible puede proporcionar muestras útiles en niños pequeños.

Estudios radiográficos

El esofagograma es útil en lactantes o niños pequeños en quienes se sospecha compresión de la tráquea o un bronquio principal. Durante una fluoroscopia, se pueden observar broncoaspiración, defectos en la deglución o una fístula traqueoesofágica tipo H a medida que el material radiopaco es tragado. La TC es útil para identificar quistes o cavidades dentro de masas aparentemente sólidas. Un aortograma puede demostrar arterias bronquiales aberrantes hacia un segmento de pulmón secuestrado. El escaneo pulmonar con radioisótopos puede ser apropiado para encontrar anormalidades sospechadas en la ventilación o perfusión.

Procedimientos endoscópicos

En los lactantes pequeños se puede realizar una laringoscopia directa para propósitos diagnósticos y para obtener secreciones para análisis. La broncoscopia es en especial útil para confirmar la sospecha de traqueomalacia, cuerpo extraño o compresión externa del árbol traqueobronquial. También es útil para obtener secreciones para conteo celular y diferencial (ver Cuadro 8-2), análisis microscópico y cultivo, y para aspirar tapones de moco o secreciones que obstruyen. El cepillado bronquial es en especial útil para documentar infección pulmonar con patógenos oportunistas en pacientes inmunocomprometidos.

Biopsias

Las biopsias de pulmón y pleura se discuten al inicio de este capítulo. Puede ser aconsejable la biopsia pulmonar abierta o toracoscópica en casos difíciles de neumonía crónica.

Serología para VIH

En un niño pequeño, la neumonía crónica o intersticial, la hepatoesplenomegalia, el retraso en el crecimiento u otras infecciones recurrentes deben sugerir la posibilidad de sida adquirido en forma perinatal. La IgG contra VEB típicamente está muy elevada en la neumonitis intersticial linfoide.

TUBERCULOSIS PULMONAR

Definiciones

La tuberculosis (TB) es compleja, pero el comprender unas cuantas definiciones puede simplificar mucho las cosas. *Exposición* a TB se define como contacto con un caso infeccioso (contagioso) en los 3 meses previos. El niño expuesto tiene una prueba cutánea con tuberculina (PCT) o una IGRA negativa, una exploración física normal, y una radiografía de tórax negativa. La PCT o IGRA es negativa incluso en los niños que se han infectado, ya que puede tomarle al niño de 8 a 10 sem montar la respuesta de hipersensibilidad retardada. Dado que los niños < 4 años de edad tienen un mayor riesgo de progresión rápida de la enfermedad, son tratados con isoniazida durante 3 meses y al final de dicho periodo se repite la prueba cutánea. Si la prueba nueva es negativa, se puede suspender la isoniazida. Se puede hacer lo mismo con niños mayores, en especial los contactos en el hogar; de forma alternativa, se puede omitir la terapia con isoniazida y repetir la prueba cutánea en 3 meses.

Los pacientes con una *infección latente por TB (ILTB)* tienen una PCT o IGRA positivas (ver Cuadro 8-13 para la definición de una prueba positiva), pero no tienen signos ni síntomas, y tienen una radiografía de tórax negativa (o una con evidencia de infección de la que ya sanaron, como puede ser una calcificación o fibrosis). Está indicado el tratamiento, por lo regular con isoniazida durante 9 meses. En el pasado, a esto se le ha denominado "terapia preventiva", lo cual es una contradicción; el término "tratamiento de la ILTB" es más apropiado, y por lo tanto se prefiere. El objetivo de la terapia en este caso es prevenir que el niño progrese a *enfermedad por TB* (definida más adelante). Aunque el niño con ILTB está infectado por *M. tuberculosis*, la carga del organismo es mucho más baja que en pacientes con enfermedad por tuberculosis y, por lo tanto, usualmente es suficiente el tratamiento con un solo agente. Las personas con ILTB no son contagiosas.

La *enfermedad por TB* (algunas veces llamada *TB activa*) se define como enfermedad en una persona con infección en la que son evidentes los síntomas, signos o manifestaciones radiográficas causadas por *M. tuberculosis*. La *enfermedad primaria* se presenta como complicación de la infección inicial, y este es el caso habitual en niños. La *enfermedad secundaria* o *reactivación* se presenta después de un periodo de latencia, y es típica de la enfermedad en adolescentes y adultos. La enfermedad por tuberculosis puede o no ser contagiosa, dependiendo de la edad del paciente, el sitio de involucramiento orgánico, los síntomas y la duración de la terapia efectiva. Los adultos con tuberculosis pulmonar a menudo son contagiosos y son la fuente habitual de transmisión de la infección en niños. Es crítico distinguir entre la enfermedad y la infección, ya que el tratamiento de la enfermedad requiere terapia con múltiples medicamentos para evitar la creación de organismos resistentes, lo que puede ser desastroso tanto desde la perspectiva del paciente individual como desde el punto de vista de salud pública.

TB típica de la infancia

Adenopatía hiliar

La mayoría de los niños con TB en Estados Unidos hoy día presenta adenopatía hiliar con o sin neumonía periférica, o se descubre por PCT o IGRA, por lo regular debido a una posible exposición. El caso fuente con frecuencia adquirió la enfermedad fuera de Estados Unidos o en un área de alto riesgo dentro del país, como una prisión o una casa hogar.

Complejo primario ("Ghon")

La segunda forma más común de tuberculosis pulmonar en niños (después de la adenopatía hiliar aislada) es un infiltrado pulmonar periférico con adenopatía hiliar, a menudo denominado complejo primario o complejo Ghon (Fig. 8-25). Los nódulos hiliares pueden mostrar depósitos de calcio, lo que por lo general indica que el complejo ha estado presente durante al menos 6 meses, pero pueden presentarse incluso desde los dos

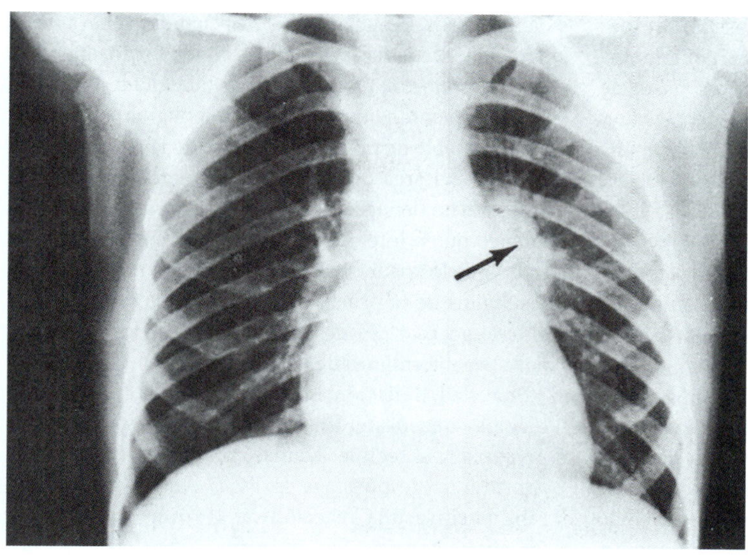

Figura 8-25. Adenopatía hiliar (*flecha*) con neumonía difusa en un niño con complejo primario causado por tuberculosis. (Fotografía cortesía del Dr. Justin Wolfson.)

meses. Los nódulos tuberculosos pueden comprimir a un bronquio, resultando en atelectasias, o pueden erosionar a través del bronquio, causando diseminación de la enfermedad a la vía respiratoria. También puede ocurrir compresión del esófago, causando disfagia. La obstrucción bronquial puede producir enfisema o, de manera más común, una lesión segmentaria en forma de abanico (Fig. 8-9). La compresión bronquial puede causar sibilancias, y es posible que el niño sea diagnosticado de forma errónea como con asma.

> (→) **Perla clínica:** la tuberculosis se presenta con infección extrapulmonar en hasta una cuarta parte de los pacientes; casi cualquier órgano puede estar involucrado.

Evaluación de laboratorio

Los niños pequeños a menudo no tosen ni producen esputo. Aunque se puede realizar un lavado gástrico, el buscar el contacto fuente (por lo regular un familiar) y obtener el aislado del esputo de dicha persona es en general más rápido y más confiable. Esto se facilita reportando de inmediato los casos al departamento de salud local. El valor diagnóstico de los lavados gástricos, si se realizan de manera adecuada, puede ser tan alto como 40%; es incluso más alto en lactantes. Los lavados deben hacerse temprano por la mañana, justo cuando el niño está despertando, antes de comer o cualquier actividad, y antes de que las secreciones deglutidas por la noche hayan abandonado el estómago. Dado que el *M. tuberculosis* es sensible al sodio, se debe utilizar una solución libre de sal, como agua estéril. Los lavados

deben realizarse durante tres días consecutivos. Si se cuenta con un broncoscopista con experiencia, se puede realizar ese procedimiento en lugar del lavado gástrico. Una tinción de BAAR positiva en el esputo, el líquido de los lavados gástricos, o la broncoscopia indica un diagnóstico presuntivo de tuberculosis, y significa que muy probablemente se pueda cultivar un organismo que pueda utilizarse para pruebas de sensibilidad.

Existen varias pruebas de amplificación de ácidos nucléicos (NAAT, por sus siglas en inglés). En general, su sensibilidad es superior a la del frotis para detectar bacilos ácido-alcohol resistentes, e inferior a la del cultivo de micobacterias. Una NAAT diseñada por GeneXpert detecta *M. tuberculosis* en muestras y examina de manera simultánea en busca de resistencia a la rifampina. Al igual que con otras NAAT, esta prueba es altamente específica pero menos sensible que el cultivo. En un estudio de 150 niños con sospecha de TB y utilizando TB confirmada por cultivo como el estándar de oro, la sensibilidad del frotis fue de 32% y la de la prueba de GeneXpert fue de 68%. También es menos sensible que los métodos tradicionales para detectar resistencia a la rifampina. Las NAAT pueden llevarse a cabo en esputo espontáneo, esputo inducido y aspirados gástricos.

Prueba cutánea con tuberculina

Indicaciones

A las personas en grupos de alto riesgo se les debe realizar una prueba de tuberculina anualmente. El objetivo primario de dicha prueba rutinaria es la identificación temprana de infección por tuberculosis de modo que se pueda administrar tratamiento antes de que haya progresión o diseminación. Las otras indicaciones para realizar la prueba son síntomas compatibles con enfermedad por TB (p. ej., tos crónica, fiebre y enfermedad de vías respiratorias inferiores) y exposición sospechada o conocida a TB. Por lo regular se requiere una valoración de seguimiento a las 48 a 72 h en busca de enfermedad, momento en el cual se pueden evaluar los resultados de la prueba. Es prudente realizar una PCT en pacientes con fiebre de origen desconocido, incluso en ausencia de síntomas respiratorios. A los niños con presunta neumonía bacteriana que no responden a la terapia antimicrobiana empírica se les debe realizar una PCT. Cuando la tuberculosis pulmonar primaria se presenta como una neumonía, la prueba de tuberculina será positiva desde el inicio.

No es apropiado el tamizaje de rutina de pacientes con bajo riesgo de tuberculosis (como para el ingreso a una escuela o en las consultas de revisión del niño sano); > 90% de todas las pruebas positivas en estas poblaciones de bajo riesgo son falsos positivos. Debido a que no existe una prueba diagnóstica de seguimiento, todos los pacientes con prueba positiva deben recibir tratamiento con isoniazida (INH) durante 9 meses ("la decisión de hacer la prueba es una decisión de dar tratamiento"). Los Centers for Disease Control and Prevention y la American Academy of Pediatrics desde hace mucho recomiendan abandonar la prueba rutinaria de tuberculina en las escuelas.

El método óptimo para controlar la enfermedad involucra investigaciones concienzudas en busca de brotes y terapia rápida y efectiva para los casos de enfermedad por TB. Un niño con ILTB es indicador de que existe un adulto no tratado con enfermedad por TB contagiosa en la comunidad. Cuando se identifica un nuevo caso activo de TB, se les debe realizar prueba de tuberculina (o IGRA) y una radiografía de tórax a los contactos cercanos.

MÉTODOS

A menos que se especifique lo contrario, PCT se refiere a la administración de cinco unidades de tuberculina (fuerza intermedia) de proteínas purificadas del organismo. La inyección intradérmica, llamada prueba de Mantoux, es el estándar de oro y debe utilizarse siempre.

Una localización conveniente para la prueba es a la mitad del camino entre la muñeca y el pliegue del codo, en el lado cubital del brazo, utilizando 0.1 mL de derivado purificado de proteína (PPD) diluido. Debe administrarse con la aguja insertada a lo largo del eje largo del brazo.

INTERPRETACIÓN

Se debe medir la reacción a las 48 a 72 h, y registrar los milímetros de induración (no eritema) a lo largo del eje corto del brazo. Las pruebas dudosas a las 48 h

deben leerse de nuevo a las 72 h, cuando ya haya desaparecido el edema inespecífico de los tejidos blandos. La interpretación de la PCT tiene dificultades. Muchos expertos piensan que el método del bolígrafo es la forma más confiable de medir el diámetro de la respuesta. Sin embargo, el área debe palparse primero; ¡la punta del bolígrafo no tiene terminaciones nerviosas! Debe ser un médico quien interprete la PCT. Estudios han demostrado que los padres con frecuencia malinterpretan los resultados de la prueba cutánea; en una población de alto riesgo, solo 22% de los padres leyeron los resultados de la prueba cutánea de forma precisa.

La edad, nutrición, infecciones virales concomitantes, los corticoesteroides y otras terapias inmunosupresoras, y el recibir vacunas con virus vivos, pueden suprimir la respuesta a la PCT. Antes, se consideraba positiva una reacción de 10 mm, sin importar las circunstancias. Sin embargo, en un esfuerzo por aumentar tanto los valores predictivos negativo como positivo de la prueba, las guías hoy día sugieren que el valor de corte debe variar dependiendo de factores epidemiológicos y antecedentes (Cuadro 8-13). En los pacientes con contacto conocido con individuos contagiosos, o aquellos con alto riesgo para diseminación si es que llegan a infectarse, se considera que la prueba es positiva si la reacción alcanza los 5 mm. En quienes no tienen un riesgo particular y no tienen exposición conocida (p. ej., aquellos a los que, de acuerdo con los CDC y la AAP, no se les debió haber realizado la prueba en primer lugar), se considera una prueba positiva cuando alcanza 15 mm. Para todos los demás aún aplica el estándar de oro de ≥ 10 mm.

En ciertas partes del país, la exposición a MNT en el suelo es común. Es probable que este tipo de exposición cause una pequeña reacción a cinco unidades de PPD. La infección con alguna de las MNT (p. ej., en un nódulo cervical) producirá una respuesta algo más grande (por lo regular 6 a 9 mm). Algunas veces, la infección con MNT producirá una respuesta > 15 mm, en cuyo caso la interpretación puede ser difícil. Sin embargo, la mayoría de los niños infectados por *M. avium-intracellulare* (la más común de las MNT en Estados Unidos) tiene respuestas < 10 mm. Las IGRA (discutidas más adelante) pueden ayudar a esclarecer la situación, ya que no tienen reactividad cruzada con los antígenos del CMA.

El recibir la vacuna con bacilo de Calmette-Guérin (BCG) en general produce una respuesta moderada y que desaparece pronto; la mayoría de los niños que recibió la vacuna BCG de recién nacidos tendrá una PCT negativa para los 3 a 5 años. Por lo demás, los niños con antecedente de haber recibido la BCG por lo regular provienen de regiones del mundo donde la prevalencia de TB es muy alta; en estos casos, una prueba positiva es más probable que represente exposición a TB en lugar de un residual de la vacuna BCG. Por lo tanto, es imperativo no ignorar un resultado positivo de la PCT con base en el antecedente de vacunación previa con BCG. DE hecho, no está indicada ninguna modificación de las guías: se debe ignorar la vacunación previa con BCG. Un estudio reciente en una población pediátrica con una alta cobertura de vacuna contra BCG confirmó la utilidad de la PCT para predecir infección verdadera en este contexto. Las IGRA no tienen reactividad cruzada con la BCG; por lo tanto, ésta es otra situación en la que su uso puede ser útil.

La vacuna contra el sarampión, el sarampión y la varicela pueden suprimir de manera temporal la reacción a la tuberculina, pero el administrar una vacuna de virus vivos atenuados y la prueba de tuberculina el mismo día no invalida los resultados de la prueba. Sin embargo, si no se administra el mismo día, se debe diferir la prueba con tuberculina hasta 6 sem después de la administración de la vacuna con virus vivos atenuados. Los esteroides y los agentes inmunosupresores también suprimen la reacción a la tuberculina.

La inyección accidental del antígeno de forma subcutánea, en lugar de la inyección intradérmica apropiada, tal vez no es una fuente importante de error. En un estudio de niños con TB pulmonar primaria, la extensión de la induración no fue significativamente diferente entre las pruebas de PPD de fuerza intermedia administradas concurrentemente en forma intradérmica y subcutánea. Más aún, 0.05 mL son tan precisos como 0.1 mL cuando se administran en forma intradérmica; por lo tanto, si algo de la PPD "fuga" durante la administración, los resultados siguen siendo confiables.

Anergia

Una PCT positiva indica infección pasada o presente, pero no es útil como guía para establecer inmunidad. Los individuos con una prueba de tuberculina positiva que han recibido nueve meses de quimioterapia con INH pueden considerarse relativamente inmunes, pero pueden tener reactivación de la enfermedad bajo condiciones adversas. Una PCT negativa es un indicador confiable de susceptibilidad, pero puede ser resultado de supresión por una enfermedad como varicela, rubeola, o incluso tuberculosis abrumadora.

La anergia a la tuberculina (falta de reacción a la PCT incluso cuando la infección está presente) no es rara en adultos. En un estudio, 25% de 200 adultos con TB pulmonar activa tuvieron < 10 mm de induración en respuesta a una PPD de fuerza intermedia. La frecuencia de la anergia a la tuberculina en niños no ha sido estudiada de manera adecuada. La anergia específica a la tuberculina en adultos en la mayoría de los casos parece ser resultado de inhibidores circulantes en lugar de una pérdida de células T o falta de sensibilización de las células T. Se han aplicado en forma simultánea antígenos de control, como la *Candida*, a fin de evaluar la reactividad general de las células T a antígenos a los que el niño ha sido expuesto antes. Sin embargo, esta práctica no es efectiva y ya no se recomienda. En algunos casos, la anergia contra *M. tuberculosis* es específica, lo que falsamente lleva al médico a pensar que se ha excluido TB del diagnóstico diferencial. Una PCT negativa *nunca* excluye el diagnóstico de tuberculosis. De hecho, los niños con tuberculosis miliar o meníngea a menudo tienen PCT negativas. Los niños que pueden desarrollar una respuesta de hipersensibilidad retardada a la tuberculosis (que es lo que mide la PCT) muy probablemente son capaces de controlar la infección y por lo regular presentan ILTB o granulomas en el pulmón o nódulos linfáticos. Por el contrario, los niños que desarrollan enfermedad diseminada no han sido capaces de montar una respuesta inmunológica mediada por células suficiente a la infección con *M. tuberculosis*, y a menudo no responderán tampoco a la PPD.

Efecto de refuerzo

Se puede observar un efecto de refuerzo cuando se administran dos pruebas de tuberculina con 1 sem de diferencia en individuos que tienen hipersensibilidad a la tuberculina que se ha desvanecido pero que se "refuerza" por la primera de las pruebas. Le primera prueba estimula la proliferación de células T con memoria, de modo que la segunda prueba es positiva. Se ha recomendado el uso de dos pruebas de tuberculina con 1 sem de separación para determinar el verdadero estatus de tuberculina de aquellos que son evaluados de forma rutinaria y repetida (como los trabajadores de la salud, por ejemplo), pero no es necesario para evaluar a los niños. En ausencia de infección real por *M. tuberculosis*, el recibir múltiples dosis de PCT no proporciona estimulación antigénica para causar una PCT falsa positiva. Sin embargo, si se realizan pruebas de rutina con mayor frecuencia que cada dos años, el efecto de refuerzo puede resultar en falsos positivos por exposición previa a micobacterias no tuberculosas o por una BCG previa.

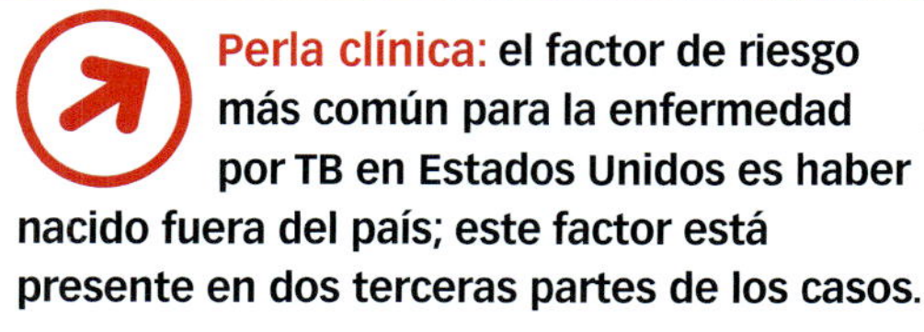

Pruebas de liberación de interferón gamma

Existen dos IGRA disponibles. Una se llama QuantiFERON Gold y la otra se conoce como prueba de TB-spot. Ambas pruebas miden la producción de interferón gamma por los linfocitos estimulados por antígenos de *M. tuberculosis*. Estas pruebas representan otra forma de medir la misma respuesta inmunológica que se mide con la PCT; por lo tanto, los resultados de estas pruebas también se ven alterados por el estado inmunológico del paciente, infecciones virales recientes, etc. Una ventaja de las IGRA es que no tienen reacción cruzada ni con antígenos de la BCG ni con antígenos del complejo *Mycobacterium avium*. Sin embargo, sí tienen reactividad cruzada con *Mycobacterium marinum* y por lo tanto no son por completo específicas para MTB. En la prueba se incluyen controles positivos y negativos. Los pacientes anérgicos tendrán una respuesta indeterminada.

Las IGRA son la prueba de elección para pacientes que han recibido la BCG; un enfoque alternativo menos costoso sería realizar una PCT y solo realizar una IGRA en aquellos con PCT positiva. Existen más datos que apoyan el uso de IGRA en adolescentes y niños en edad escolar de los que existen para niños pequeños y preescolares. La tasa de resultados indeterminados es > 20% en niños < 5 años de edad, y la mayoría de los expertos no recomienda su uso en este grupo de edad.

Manejo de ILTB en niños

Se define como "conversor" a la tuberculina a los individuos cuya PCT ha cambiado de negativa a positiva durante los 2 años previos. Los "reactores" a la tuberculina son los individuos que tienen una PCT positiva.

En vista de su corta edad, los lactantes y niños < 4 años de edad con ILTB por definición han sido infectados recientemente, y tienen alto riesgo de progresión de la enfermedad. La terapia con isoniazida para la ILTB parece ser más efectiva en niños que en adultos, y hay varios estudios clínicos grandes que demuestran una reducción en el riesgo de 70 a 90%.

El esquema que hoy en día es utilizado para los pacientes con ILTB por una cepa sensible o presuntamente sensible a INH, es con INH a dosis de 10 a 15 mg/kg/día hasta una dosis máxima de 300 mg/día durante nueve meses. La terapia se inicia cuando un paciente cumple con los criterios establecidos en las guías para una PCT positiva, con base en antecedentes de exposición, edad y grado de riesgo (Cuadro 8-13) y

se ha excluido enfermedad activa. Las terapias alternativas incluyen rifampina diaria durante 4 meses y la combinación de INH y rifampina administrada cada semana mediante tratamiento directamente observado (TDO) durante 3 meses. La combinación de INH y rifampina administrada diaria durante 3 meses ha sido utilizada en adultos, pero prácticamente no ha sido estudiada en niños. En general, se prefiere un curso de 9 meses de INH. Se pueden considerar terapias más cortas en circunstancias especiales, en particular cuando es probable que el paciente no se apegue al esquema de INH de 9 meses. Las PCT y las IGRA en general permanecen positivas de forma indefinida; no deben repetirse en pacientes que han completado la terapia para ILTB.

Se debe intentar a toda costa determinar las susceptibilidades de la cepa. Esto por lo regular se logra estudiando la cepa aislada del esputo del caso fuente. Si se sospecha fuertemente resistencia a la INH en la cepa obtenida del caso fuente, se debe añadir rifampina al inicio. Para la terapia para ILTB en niños cuando se sabe que el caso fuente está infectado con un organismo resistente a INH, la American Academy of Pediatrics recomienda un curso de 4 meses de rifampina, aunque este esquema no ha sido bien estudiado en niños. El tratamiento de la ILTB causada por cepas multirresistentes debe llevarse a cabo en conjunto con un experto en TB.

Tratamiento de enfermedad por TB

Asumiendo que se trata de una cepa susceptible, la terapia empírica de la enfermedad por TB en niños debe ser con cuatro medicamentos (rifampina, isoniazida, pirazinamida y etambutol, algunas veces llamada terapia "RIPE") durante los primeros 2 meses, y después INH y rifampina durante los 4 meses siguientes. Los medicamentos se administran diariamente durante al menos las primeras 2 sem; de ahí en adelante, en general pueden administrarse dos veces por semana. Todos los pacientes con enfermedad por TB en Estados Unidos deben recibir TDO, lo que significa que una tercera persona no involucrada (no un miembro de la familia) observa al paciente tomando el medicamento. Los CDC publican y actualizan periódicamente guías para el tratamiento de la TB. Debido a su complejidad, la enfermedad por TB por lo general debe manejarse con la ayuda de un experto en TB. Después de completar la terapia para TB pulmonar, la radiografía de tórax puede permanecer anormal durante varios meses; esto no indica que el tratamiento haya sido inadecuado.

El tratamiento de la enfermedad activa conocida o sospechada causada por una cepa de tuberculosis resistente a INH, multirresistente o extensamente resistente a los medicamentos, es complejo, y va más allá del objetivo de este capítulo.

Uso de la vacuna BCG

Eficacia

La BCG es la vacuna más comúnmente administrada en el mundo. En la actualidad se le administra a los recién nacidos en más de 100 países. La vacuna BCG es efectiva para reducir la infección diseminada y la meningitis debida a *M. tuberculosis*. Sin embargo, los estudios con relación a su eficacia en la prevención de la TB pulmonar han variado enormemente. La BCG no previene la infección por *M. tuberculosis*. También existe variación en la potencia de diferentes subcepas de la vacuna. Los estudios controlados previos a 1995 utilizando diferentes cepas de BCG indicaron una protección de 0 a 80% en los receptores. Debido a que la protección no está asegurada, siempre se debe considerar la TB como una posible causa de enfermedad similar a TB en personas vacunadas con BCG.

La BCG rara vez es utilizada en Estados Unidos. Puede recomendarse su uso en el raro caso de exposición constante a una persona con TB pulmonar contagiosa que está siendo tratada de manera inadecuada o bien que tiene infección con una cepa multirresistente, y cuando no es factible evitar la exposición. En estas situaciones, es preferible la separación física. Se debe realizar una PCT para asegurar negatividad a la tuberculina antes de la administración de BCG en lactantes < 2 meses de edad.

Complicaciones y efectos secundarios

Dado que una de las indicaciones para la vacunación con BCG es la falta de confiabilidad en la búsqueda de atención médica para TB temprana, no es de sorprender que las complicaciones y los efectos secundarios no hayan sido estudiados en forma adecuada. Puede ocurrir linfadenitis regional, que algunas veces puede progresar a un absceso frío. Es más común en niños con infección por VIH. Es rara la osteomielitis. En pacientes con inmunodeficiencia, en especial inmunodeficiencia combinada grave o deficiencia del receptor de interferón gamma, puede presentarse enfermedad diseminada por BCG (algunas veces llamada BCGosis). La enfermedad causada por BCG a menudo no responde a INH, y debe considerarse la terapia con rifampina y etambutol o etionamida antes de la INH en un paciente con enfermedad significativa.

Contraindicaciones

Cualquier individuo con un defecto conocido en la inmunidad celular o innata no debe recibir la BCG. También son contraindicaciones infecciones cutáneas, abrasiones superficiales, quemaduras y terapia con corticoesteroides. La administración concurrente de INH es una contraindicación, ya que esto por lo regular previene una infección efectiva con el organismo en la vacuna. No se debe administrar la BCG a personas con prueba de tuberculina positiva.

Consideraciones de salud pública

La TB en la infancia es una emergencia de salud pública, ya que representa transmisión y falla en las medidas de control en la comunidad. Por lo tanto, cada caso de sospecha de TB debe ser reportado de inmediato a las autoridades de salud locales. Además, la ILTB en niños < 4 años de edad también debe ser reportada ya que, en vista de su escasa edad, la adquisición (y por lo tanto la transmisión) ha sido relativamente reciente.

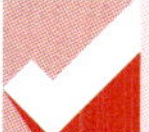

Puntos clave

- **En lactantes pequeños con neumonía, la tos típicamente está ausente; los síntomas son inespecíficos e incluyen fiebre o hipotermia, pérdida del apetito, irritabilidad, gruñidos, taquipnea y apnea.**
- **Los niños con neumonía pueden presentar vómito y dolor abdominal, en particular con la neumonía que involucra los lóbulos inferiores.**
- **A menudo la causa de la neumonía sigue sin conocerse; sin embargo, en un paciente inmunocomprometido, se deben realizar todos los esfuerzos por establecer un diagnóstico etiológico.**
- **Muchos virus respiratorios, en especial la influenza, predisponen a una neumonía bacteriana secundaria.**
- **Los niños con neumonía que están deshidratados, hipóxicos, con vómito o con dificultad respiratoria deben ser hospitalizados; la mayoría de los niños puede ser tratada de forma ambulatoria.**
- **La complicación más común de la neumonía por neumococo es el desarrollo de un derrame paraneumónico, que debe ser diagnosticado y drenado con rapidez.**

- El efecto del tratamiento sobre el curso clínico de la neumonía por *Mycoplasma* quizás es pequeño; por el contrario, el tratamiento temprano es altamente benéfico en las causas típicas de neumonía (neumococo, *S. aureus*, y estreptococo del grupo A).
- Se debe considerar tuberculosis en cualquier paciente con fiebre y tos > 2 sem, en particular si existen factores de riesgo para adquisición de *M. tuberculosis*, como haber nacido fuera de Estados Unidos.

REFERENCIAS SELECCIONADAS

https://www.healthychildren.org/English/health-issues/conditions/chest-lungs/Pages/Pneumonia.aspx (Pneumonia)

Aviles R, Boyce TG, Thompson DM. Pneumocystis carinii pneumonia in a 3-month-old infant receiving high-dose corticosteroid therapy for airway hemangiomas. *Mayo Clin Proc* 2004;79:243–5.

Banerjee R, Hersh AL, Newland J, et al. Streptococcus pneumoniae-associated hemolytic uremic syndrome among children in North America. *Pediatr Infect Dis J* 2011;30:736–9.

Biondi E, McCulloh R, Alverson B, et al. Treatment of mycoplasma pneumonia: a systematic review. *Pediatrics* 2014; 133:1081–90.

Bradley JS, Byington CL, Shah SS, et al. The management of community-acquired pneumonia in infants and children older than 3 months of age: clinical practice guidelines by the Pediatric Infectious Diseases Society and the Infectious Diseases Society of America. *Clin Infect Dis* 2011;53:e25–e76.

Burin des Roziers N, Chadebech P, Bodivit G, et al. Red blood cell Thomsen-Friedenreich antigen expression and galectin-3 plasma concentrations in Streptococcus pneumoniae-associated hemolytic uremic syndrome and hemolytic anemia. *Transfusion* 2015;55:1563–71.

Chan JF, Lau SK, To KK, et al. Middle East respiratory syndrome coronavirus: another zoonotic betacoronavirus causing SARS-like disease. *Clin Microbiol Rev* 2015;28:465–522.

Correa AG. Diagnostic approach to pneumonia in children. *Semin Respir Infect* 1996;11:131–8.

Duchin JS, Koster FT, Peters CJ, et al. Hantavirus pulmonary syndrome: a clinical description of 17 patients with a newly recognized disease. *N Engl J Med* 1994;330:949–55.

Fine NL, Smith LIZ, Sheedy PF. Frequency of pleural effusions in mycoplasma and viral pneumonias. *N Engl J Med* 1970;283:790–93.

Giang do C, Duong TN, Ha DT, et al. Prospective evaluation of GeneXpert for the diagnosis of HIV- negative pediatric TB cases. *BMC Infect Dis* 2015;15:70.

Hussey G, Chisholm T, Kibel M. Miliary tuberculosis in children: a review of 94 cases. *Pediatr Infect Dis J* 1991;10:832–6.

Khoor A, Leslie KO, Tazelaar HD, et al. Diffuse pulmonary disease caused by nontuberculous mycobacteria in immunocompetent people (hot tub lung). *Am J Clin Pathol* 2001;115:755–62.

Ksiazek TG, Erdman D, Goldsmith CS, et al. A novel coronavirus associated with severe acute respiratory syndrome. *N Engl J Med* 2003;348:1953–66.

Marik PE. Aspiration pneumonitis and aspiration pneumonia. *N Engl J Med* 2001;344:665–71.

McCarthy VP, Patamasucon P, Gaines T, et al. Necrotizing pneumococcal pneumonia in childhood. *Pediatr Pulmonol* 1999;28:217–21.

McIntosh K. Community-acquired pneumonia in children. *N Engl J Med* 2002;346:429–37.

Nahid P, Dorman SE, Alipanah N, et al. Official American Thoracic Society/Centers for Disease Control and Prevention/Infectious Diseases Society of America clinical practice guidelines: treatment of drug-susceptible tuberculosis. *Clin Infect Dis* 2016;1–49. http://www.cdc.gov/tb/publications/guidelines/pdf/clin-infect-dis.-2016-nahid-cid_ciw376.pdf.

Oermann CM, Panesar KS, Langston C, et al. Pulmonary infiltrates with eosinophilia syndromes in children. *J Pediatr* 2000;136:351–8.

Shingadia D, Novelli V. Diagnosis and treatment of tuberculosis in children. *Lancet Infect Dis* 2003;3:624–32.

Singh M, Moosa NV, Kumar L, et al. Role of gastric lavage and broncho-alveolar lavage in the bacteriological diagnosis of childhood pulmonary tuberculosis. *Indian Pediatr* 2000;37:947–51.

Stagno S, Pifer LL, Hughes WT, et al. Pneumocystis carinii pneumonitis in young immunocompetent infants. *Pediatrics* 1980;66:56–62.

Starke JR. Interferon-gamma release assays for diagnosis of tuberculosis infection and disease in children. *Pediatrics* 2014;134:e1763–73.

Tay YK, Huff JC, Weston WL. Mycoplasma pneumoniae infection is associated with Stevens-Johnson syndrome, not erythema multiforme (von Hebra). *J Am Acad Dermatol* 1996;35:757–60.

Trujillo M, McCracken GH. Prolonged morbidity in children with group A beta-hemolytic streptococcal pneumonia. *Pediatr Infect Dis J* 1982;1:19–23.

Vichinsky EP, Neumayr LD, Earles AN, et al. Causes and outcomes of the acute chest syndrome in sickle cell disease. *N Engl J Med* 2000;342:1855–65.

Watson AM, Boyce TG, Wylam ME. Legionella pneumonia: infection during immunosuppressive therapy for idiopathic pulmonary hemosiderosis. *Pediatr Infect Dis J* 2004;23:82–4.

Willson DF, Conaway M, Kelly R, et al. The lack of specificity of tracheal aspirates in the diagnosis of pulmonary infection in intubated children. *Pediatr Crit Care Med* 2014;15:299–305.

Wlodarska M, Johnston JC, Gardy JL, et al. A microbiological revolution meets an ancient disease: improving the management of tuberculosis with genomics. *Clin Microbiol Rev* 2015;28:523–39.

9 Síndromes neurológicos

GENERAL

La infección aguda del sistema nervioso central (SNC) es la causa más probable de enfermedad febril con manifestaciones de involucramiento del SNC (Tabla 9-1). La rigidez del cuello en un niño o el llanto al ser manipulado sugiere irritación meníngea. La fontanela abombada, cefalea, o vómito sugiere aumento de la presión intracraneal (PIC). El papiledema es inusual en cualquiera de las infecciones neurológicas, pero debe ser excluido antes de realizar una punción lumbar. En caso de que haya papiledema grave, puede estar involucrado un proceso más crónico.

Un cambio en el estado de conciencia, como confusión o desorientación, es un signo de alarma que sugiere una alteración de la función cerebral cortical que puede tener muchas causas, incluyendo anoxia cerebral, inflamación o edema. Cualesquiera de los hallazgos listados en la Tabla 9-1 debe considerarse como una emergencia médica hasta que se haya evaluado más a fondo.

Perla clínica: la rigidez de nuca no es un hallazgo confiable en la meningitis bacteriana sino hasta los 18 meses de edad.

CLASIFICACIÓN

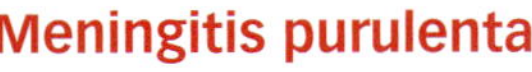

Meningitis purulenta

La meningitis purulenta se define como un líquido cefalorraquídeo (LCR) de aspecto turbio y que contiene > 1 000 leucocitos por mcL (con > 50% de neutrófilos). Ya sea que se demuestre o no con una etiología bacteriana en el cultivo, la meningitis purulenta casi siempre es bacteriana. Cuando el término "meningitis" no se modifica más, usualmente se refiere como meningitis purulenta (Tabla 9-2).

Meningitis no purulenta

La meningitis purulenta puede definirse como un conteo de leucocitos en el LCR de 10 a 500 por mcL, en general con predominio de células mononucleares (linfocitos y monocitos), que usualmente indica un proceso no bacteriano (síndrome de meningitis aséptica), aunque no siempre. Los pacientes con conteos celulares en el LCR en un rango intermedio (500 a 1 000 por mcL por lo regular pueden clasificarse como con presunta meningitis bacteriana o síndrome de meningitis aséptica con base en el conteo celular y el diferencial, glucosa, proteínas, tinción de Gram, y estado de conciencia. Las definiciones del síndrome de meningitis aséptica se discuten más adelante en dicha sección.

Encefalitis aguda

La encefalitis aguda se define en este libro como una alteración intensa y no transitoria de la conciencia, con un conteo celular en el LCR similar al de la meningitis no purulenta (10 a 1 000 leucocitos por mcL). Usualmente hay fiebre. Por lo general, el número de leucocitos es < 300, pero algunas veces excede 1 000 por mcL. Se debe considerar una alteración de la conciencia como no transitoria si persiste > 12 h, y debe diferenciarse del delirio febril, el cual se presenta solo cuando hay fiebre alta. Los pacientes inmunocomprometidos en ocasiones desarrollarán encefalitis con < 10 leucocitos en el líquido cefalorraquídeo.

Encefalopatía aguda

En este libro, la encefalopatía aguda se define como el inicio agudo de una alteración de la conciencia grave y no transitoria, y un conteo de leucocitos en

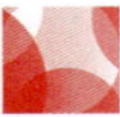

Tabla 9-1 Manifestaciones de las infecciones del sistema nervioso central

SIGNOS O SÍNTOMAS	SUGIEREN
Cefalea intensa Vómito persistente Fontanela abombada	Aumento de la presión intracraneal
Rigidez de cuello Llanto al manipular al niño	Irritación meníngea
Alteración del estado de conciencia (letargo, irritabilidad)	Involucramiento cerebral
Fiebre alta	Infección

el LCR normal (< 10 por mcL). Una declaración de consenso reciente (Venkatesan A, y cols.) utiliza un punto de corte < 5 leucocitos por mcL. Pueden estar presentes de forma variable otras manifestaciones de enfermedad cerebral, como convulsiones y signos neurológicos focales. A menudo la fiebre está ausente. Por lo demás, la encefalopatía tiene el mismo patrón clínico que la encefalitis, excepto por un conteo leucocitario normal en el LCR. Esta diferencia entre encefalitis y encefalopatía es útil, ya que las causas de la encefalitis usualmente son infecciosas, posinfecciosas, o autoinmunes, mientras que las causas de la encefalopatía por lo común son tóxicas, metabólicas, o vasculares. La encefalitis y la encefalopatía se discuten con detalle más adelante en este capítulo.

Esta clasificación no es perfecta, pero es preliminar y continúa siendo útil con el paso de los años. También es conveniente consultar las secciones tanto de encefalitis como de encefalopatía en busca de respuestas.

En muy raras ocasiones los autores han utilizado dos diagnósticos preliminares orientados a problemas, como meningitis o encefalitis purulenta (en un caso de encefalitis de La Crosse), o encefalitis o encefalopatía aguda (en un caso donde nunca se encontró la causa). El término "meningoencefalitis" se utiliza con mucha frecuencia, cuando en realidad el paciente puede ser clasificado como con una meningitis no purulenta o bien una encefalitis aguda, utilizando el estado de conciencia para distinguirlas.

OTROS SÍNDROMES DEL SNC 

Otros síndromes asociados con parálisis, ataxia, rigidez tipo tétanos, o ventriculitis se discuten en secciones posteriores. La frecuencia relativa de estos síndromes en las hospitalizaciones depende de la edad del niño, la estación del año, y si se ha realizado o no una punción lumbar antes de la hospitalización. En los hospitales comunitarios, la meningitis aséptica es más frecuente que la purulenta, en especial en los meses de verano y otoño. Los hospitales de referencia tienen más ingresos por meningitis purulenta que aséptica, tal vez debido a que una enfermedad tan grave clínicamente a menudo requiere referencia. Todos estos síndromes se presentan con mayor frecuencia en lactantes pequeños.

DIAGNÓSTICO DIFERENCIAL 

Meningismo

El "meningismo" es un término que se utiliza para describir rigidez de cuello secundaria a irritación local o refleja, la cual puede presentarse por faringitis por

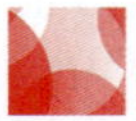

Tabla 9-2 Clasificación de los principales síndromes neurológicos infecciosos

SÍNDROME	HALLAZGOS EN EL LCR			ESTADO DE CONCIENCIA
	LEUCOCITOS (POR mcL)	PROTEÍNAS (mg/dL)	GLUCOSA (mg/dL)	
Meningitis purulenta	> 1000 (en su mayoría neutrófilos)	> 100 (altas)	< 40 (baja)	Letárgico o comatoso
Meningitis no purulenta				
Subgrupo con glucosa normal	10 a 500 (usualmente linfocitos)	Normales	> 40	Irritable; variable
Subgrupo con glucosa baja		Usualmente altas	< 40	Letárgico o comatoso
Encefalitis aguda	10 a 1000	Algunas veces altas	Varía	Gravemente alterado
Encefalopatía aguda	< 10	Normales	Normal	Gravemente alterado

estreptococo o neumonía. La artritis reumatoide y el tétanos también pueden estar asociados con rigidez de nuca y un líquido cefalorraquídeo normal. Este diagnóstico no debe establecerse a menos que el líquido cefalorraquídeo sea normal. En ocasiones se utiliza el término "meningismo" como sinónimo de "rigidez de nuca" o "rigidez de cuello", esto debe evitarse, ya que altera su significado de "rigidez de cuello con líquido cefalorraquídeo normal", que es un sustituto tedioso para "meningismo".

Absceso retrofaríngeo

La adenitis cervical profunda y el absceso retrofaríngeo pueden producir meningismo, y se discuten en el Capítulo 6.

Hipertensión intracraneal idiopática (seudotumor cerebri)

La hipertensión intracraneal idiopática (ICP, por sus siglas en inglés), se define como el aumento de la presión intracraneal, manifestado por el abombamiento de la fontanela o del papiledema, habiendo descartado infección, tumor, trombosis de seno, y obstrucción del sistema ventricular. Existen muchas causas posibles. La falla cardiaca congestiva temprana también puede producir una fontanela abombada.

PUNCIÓN LUMBAR 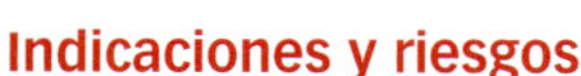
Indicaciones y riesgos

Una vez que se sospecha meningitis, la punción lumbar (PL) es un procedimiento de emergencia. Esta punción es relativamente sencilla en niños y debe llevarse a cabo cuando se sospecha meningitis bacteriana, debido a que el riesgo de una meningitis no diagnosticada o tratada inadecuadamente es significativo. Si los resultados son normales, pero la condición clínica del niño está empeorando y aún sugiere una meningitis, entonces se debe repetir la punción lumbar. No se debe ignorar la sospecha clínica; nosotros hemos visto meningitis bacteriana confirmada por cultivo en pacientes con una presentación clásica pero un LCR normal al inicio.

Antes de realizar la punción lumbar, se debe revisar el fondo de ojo para descartar papiledema. Este toma tiempo en desarrollarse, y su ausencia no descarta una elevación de la presión intracraneal. Las características que sugieren elevación de la presión intracraneal incluyen signos neurológicos focales, anormalidades posturales o respiratorias, ausencia de reflejo oculocefálico (ojos de muñeca), pupilas dilatadas e irregulares,

oftalmoplejía, convulsiones prolongadas, y obnubilación grave o coma (puntaje en la Escala del Coma de Glasgow < 8). A los pacientes con estos signos o síntomas se les debe realizar una tomografía computarizada (TC) de emergencia antes de la PL a fin de minimizar el riesgo de herniación cerebral. Si la tomografía no puede llevarse a cabo rápidamente, se debe iniciar terapia antibiótica y realizar después la punción lumbar.

Por desgracia, incluso una tomografía normal no es del todo predictiva de una punción lumbar segura. Se han reportado casos de niños que han experimentado herniación después de una punción lumbar a pesar de una TC normal, pero afortunadamente esto es raro. Otras complicaciones raras de la punción lumbar incluyen la formación de hematomas subdurales de LCR y hematomas intracraneales. Aunque la decisión de realizar o no una punción lumbar debe ser muy pensada, en la mayoría de los pacientes los beneficios de una PL temprana sobrepasan por mucho a los riesgos. La literatura no apoya la práctica de obtener de forma rutinaria una TC de cabeza antes de una PL, y esto causa un retraso innecesario en el inicio del tratamiento, así como un gasto innecesario.

Varias enfermedades pueden requerir cuidado especial o diferimiento de la punción lumbar. El síndrome de Reye es una enfermedad en la que se debe evitar la punción lumbar por el aumento de la presión intracraneal. Usualmente no hay papiledema, sin embargo, el edema cerebral puede ser muy importante. Una concentración elevada de transaminasas en suero y la elevación del amoniaco en sangre son útiles para establecer el diagnóstico si los hallazgos clínicos son compatibles, como se describe en la sección sobre encefalopatía aguda. Por fortuna hoy en día el síndrome de Reye es bastante raro.

Los niños con tumores de la fosa posterior pueden presentar fiebre y rigidez de nuca, pero una historia clínica cuidadosa por lo regular indicará que la enfermedad comenzó varios días o incluso semanas antes. La sospecha de un absceso cerebral puede ser el motivo por el que el médico posponga la punción lumbar si se puede obtener una TC de cerebro de forma urgente. Una punción lumbar cuidadosa 30 min después de una infusión de manitol, extrayendo < 1 mL de líquido, es quizá la mejor manera de lidiar con este dilema cuando se sospecha aumento de la presión intracraneal, pero no puede evaluarse.

A los pacientes con hemofilia A (o B) se les puede realizar el procedimiento sin riesgo si se les administran infusiones de factor VIII (o factor IX) antes de la PL; no se presentaron complicaciones en una serie de 58 pacientes manejados de esta forma.

Técnica

La técnica para llevar a cabo una punción lumbar se describe en un breve video en la página de internet del New England Journal of Medicine: http://www.nejm.org/doi/full/10.1056/NEJMvcm054952 Las agujas espinales vienen con un estilete que se retira después de que se ha avanzado la aguja a través de la piel y el tejido subcutáneo. Las agujas son de calibre 20 o 22 y de 1.5 pulgadas de longitud (para lactantes), 2.5 pulgadas de longitud (para niños), o 3.5 pulgadas (para los adolescentes y adultos). El área a puncionar debe ser preparada y esterilizada, y se deben utilizar guantes estériles. Es apropiado utilizar anestesia local. En general se prefiere la posición de decúbito lateral, aunque algunos médicos realizan la PL con el paciente en posición sentada. Se localiza la apófisis espinosa de L4 intersectando las partes superiores de ambas crestas iliacas. Se utiliza el interespacio ya sea de L3-L4 o L4-L5 para la inserción de la aguja. La aguja se dirige aproximadamente a 15° en dirección cefálica, hacia el ombligo del paciente.

La punción lumbar en recién nacidos requiere cuidado especial. Estudios han indicado que el recién nacido no debe colocarse con el cuello flexionado en la posición lateral, y tal vez es preferible la posición sentada para evitar un deterioro respiratorio.

La medición de la presión no está indicada cuando se sospecha infección aguda, y los intentos por medir la presión con un manómetro pueden resultar en una punción traumática. En niños más grandes, puede obtenerse más fácilmente la medición de la presión de apertura sin comprometer la integridad del procedimiento.

Si el líquido se observa turbio o purulento, está indicada sin demora una infusión rápida o inyección inmediata de una cefalosporina de tercera generación, seguida de infusión de vancomicina, como se describe más adelante en la sección sobre el tratamiento de emergencia de la meningitis. Se puede administrar una dosis de dexametasona antes de la administración de antibióticos en el niño no vacunado.

Conteo celular

Se debe examinar una tinción de Wright en el frotis con aceite para un conteo diferencial preciso. Cuando la punción ha sido traumática, la presencia de eritrocitos sugiere que algunos leucocitos provienen de la sangre periférica. Se han utilizado varias fórmulas para intentar calcular el efecto de la contaminación del LCR por la sangre periférica, pero los cálculos no han sido bien validados. La fórmula más comúnmente utilizada es la siguiente:

Conteo leucocitario real en LCR = Leucocitos reportados en LCR − (Leucocitos periféricos × eritrocitos en LCR)/Eritrocitos periféricos

Algunas veces es importante distinguir una punción traumática de una hemorragia subaracnoidea. La contaminación con sangre del LCR tiende a disminuir del primer tubo hasta el último, y a menudo la diferencia puede observarse a simple vista. De manera adicional, la centrifugación del líquido por lo regular produce un sobrenadante claro en una punción traumática, mientras que la xantocromía persiste en casos de hemorragia subaracnoidea. La mejor prueba para diferenciar una punción traumática de una hemorragia subaracnoidea es la de dímero D; esta prueba es negativa en una punción traumática. Las proteínas en el LCR con frecuencia también están elevadas más allá de los cálculos esperados en el tubo de una "punción sanguinolenta".

Un estudio de líquido cefalorraquídeo de 108 neonatos nacidos de término en quienes se excluyó infección de forma muy cuidadosa, mostró un promedio de 7.3 leucocitos por mcL, con una media de 4 y un rango de 0 a 130. Sin embargo, el paciente con 130 leucocitos era claramente un caso atípico. Estudios anteriores definieron como normal un máximo de 7 por mcL con tantos como 60% de ellos siendo células polimorfonucleares. Después de las 6 sem de edad, el conteo máximo en el LCR normal puede considerarse 5 por mcL, de los cuales 40% pueden ser polimorfonucleares. En un estudio previo, en la primera semana de vida, los lactantes normales nacidos de término tuvieron un máximo de 32 leucocitos con una media de 8 por mcL. Los lactantes prematuros tuvieron un máximo de 29 leucocitos, con una media de 9 por microlitro.

Glucosa y proteínas

En general, siempre que se obtenga líquido cefalorraquídeo deben determinarse los valores de glucosa y proteínas. La importancia de estos valores y los mecanismos involucrados en la generación de valores anormales se discuten en las secciones sobre Meningitis purulenta y Meningitis no purulenta. La glucosa en el LCR puede considerarse anormal cuando es < 40 mg/dL o < 40% de la glucosa en sangre. Al igual que con el conteo leucocitario en el LCR, la concentración de proteínas debe corregirse por eritrocitos en el LCR. Por cada incremento de 1 000 células en los eritrocitos en el LCR, las proteínas en el LCR aumentan 1.1 mg/dL. Para calcular la cantidad corregida de proteínas en el LCR, se puede utilizar la siguiente ecuación:

Cantidad real de proteínas
en LCR = Proteínas reportadas en LCR
    − (eritrocitos en LCR × 1.1)/1 000

Frotis

Puede ser útil la centrifugación del líquido cefalorraquídeo antes del análisis microscópico, pero por lo regular no es práctica cuando se han obtenido cantidades pequeñas de líquido. Se debe permitir que una gota de sedimento del LCR centrifugado se seque en dos laminillas por separado y fijarse cuidadosamente con el calor de una flama. Una de las muestras se tiñe con Gram y se analiza en busca de bacterias. La otra se tiñe con tinción de Wright para obtener conteo diferencial en caso de ser necesario.

Todas las muestras de LCR con leucocitos aumentados deben teñirse con Gram. Es más probable observar bacterias en el líquido purulento, y rara vez se observan en el LCR con conteos normales de leucocitos. Las excepciones incluyen algunos casos de meningitis neonatal y en pacientes inmunocomprometidos, donde puede haber una deficiente respuesta leucocitaria. La infección temprana con meningococo o neumococo en ocasiones produce una tinción de Gram positiva en el LCR, confirmada por cultivo, antes de que se presente pleocitosis importante en el líquido cefalorraquídeo.

La contaminación de los tubos u otro material es rara. En estos casos, típicamente se observa una variedad de bacterias teñidas.

Cultivo del LCR

Aunque el principal propósito es el cultivo del líquido cefalorraquídeo en busca de bacterias, se puede conservar un tubo extra en el laboratorio hasta que se determinen el conteo celular y los niveles de glucosa y proteínas, en caso de que esta información sugiera la necesidad de más estudios como cultivo o PCR para virus o tuberculosis (TB).

El laboratorio microbiológico puede retrasar el reporte de la especie obtenida del líquido cefalorraquídeo hasta que se hayan completado todos los estudios metabólicos. Sin embargo, el médico puede realizar juicios clínicos antes, y puede presumir, por ejemplo, que un cultivo solo con diplococos gramnegativos será meningococo, aun cuando la identificación definitiva puede requerir 2 o 3 días.

Se ha estudiado la frecuencia de varios contaminantes en los cultivos de LCR. El *Staphylococcus epidermidis* y los difteroides con los contaminantes más comunes, pero en circunstancias especiales (particularmente en presencia de derivaciones de LCR), pueden ser patógenos.

Cultivos positivos de LCR con mínimas anormalidades en el LCR (meningitis sembrada)

Algunas veces el médico encuentra un cultivo de LCR positivo con mínimas anormalidades. En general se encuentra bacteriemia si se ha tomado un hemocultivo, e involucra al organismo que creció en el cultivo del LCR, aunque el conteo celular, la tinción de Gram, la glucosa y las proteínas son normales. Por lo regular los pacientes con estos hallazgos están muy enfermos con sospecha de bacteriemia de fuente desconocida. Típicamente, el paciente es hospitalizado y tratado por sepsis y a menudo se le realiza una segunda punción lumbar 12 a 36 h después de que revela meningitis purulenta. En ocasiones puede observarse este patrón en la endocarditis (Capítulo 18) o en la bacteriemia en un paciente ambulatorio (Capítulo 10).

El diagnóstico operativo para los pacientes gravemente enfermos debe ser "probable sepsis" hasta encontrar evidencia objetiva de anormalidades en el LCR o un cultivo de LCR positivo. El patrón de "siembra" del LCR durante una bacteriemia sin otras anormalidades en el LCR normalmente no se asocia con las complicaciones de una meningitis purulenta. El pronóstico depende más de la enfermedad que causa la bacteriemia.

Detección de antígenos

Se han desarrollado varios métodos para detectar antígenos bacterianos en el LCR. Se esperaba que estas pruebas fueran positivas cuando el uso previo de antibióticos hubiese impedido un cultivo positivo. En realidad, estas pruebas tienen baja sensibilidad y especificidad y por lo general no deben solicitarse.

Pruebas de PCR multiplex en LCR

Algunas instituciones hoy en día utilizan pruebas de PCR multiplex en LCR, que pueden detectar varios patógenos, a menudo incluyendo *Streptococcus pneumoniae*, *Neisseria meningitidis*, *Escherichia coli*, *Klebsiella pneumoniae*, enterovirus, VHS-1 y -2, VEB, CMV, VHH-6, y *Cryptococcus*. Estas pruebas son mucho más útiles que las pruebas de aglutinación en látex en el contexto de un paciente que ha sido pretratado con antibióticos. Dado que permanecen positivas incluso cuando las bacterias se consideran ya no viables, no deben ser solicitados cuando el paciente con meningitis demostrada requiere una PL de seguimiento para demostrar esterilidad.

Otras pruebas en el LCR

Se han estudiado pruebas para endotoxina bacteriana, enzimas bacterianas, productos bacterianos, y reactivos de fase aguda en el LCR, en un intento para auxiliar en la diferenciación de meningitis viral de una meningitis bacteriana parcialmente tratada. Muchas de estas sustancias están elevadas en el LCR, pero o la sensibilidad y especificidad no son suficientes para ayudar en el diagnóstico, o la prueba se refleja en otras pruebas más simples.

Ninguna prueba ha podido demostrar correlacionarse mejor con los cultivos que la combinación del conteo de proteínas, glucosa, y leucocitos con un estudio diferencial. En caso de estar disponible, la prueba de PCR enteroviral (o multiplex) en LCR puede ser útil para distinguir una meningitis viral de una meningitis bacteriana enmascarada por el uso previo de antibióticos orales.

Pruebas en suero

Las pruebas en suero pueden ser mejores para diferenciar una meningitis bacteriana de una no bacteriana. En un estudio de 325 niños con meningitis bacteriana y 182 con meningitis viral demostrada o sospechada, una PCR sérica < 2.0 mg/dL tuvo un valor predictivo negativo de 99% para meningitis bacteriana.

La detección de procalcitonina parece ser un biomarcador diagnóstico prometedor para el diagnóstico de meningitis bacteriana. En un metaanálisis que incluyó 22 estudios con > 2 000 sujetos (en su mayoría niños), las especificidades y sensibilidades generales fueron 0.86 y 0.80 para la procalcitonina en LCR, y 0.97 y 0.95 para la procalcitonina en sangre, respectivamente. La mayoría de los médicos aún no depende de estos biomarcadores no específicos para tomar una decisión clínica en el paciente con sospecha de meningitis.

FIEBRE Y CONVULSIONES

Definiciones

Se utilizan varias frases diagnósticas para describir una variedad de situaciones clínicas con fiebre y convulsiones. La expresión neutral más común es "fiebre y convulsiones", y por lo tanto, el mejor diagnóstico sindromático cuando no es posible aún un diagnóstico etiológico. "Convulsiones precipitadas por fiebre" es un diagnóstico etiológico que indica que se sabe que el paciente tiene un trastorno convulsivo y ahora ha presentado una convulsión precipitada por la fiebre.

Es mejor considerar una "convulsión febril simple" como un diagnóstico etiológico que debe basarse en la exclusión de muchas otras posibilidades. En un niño con una primera convulsión con fiebre, deben estar presentes los siguientes criterios para establecer el diagnóstico etiológico de convulsión febril simple.

1. Fiebre al momento de la convulsión.
2. Convulsión generalizada (no focal) breve, que usualmente dura < 5 min y no más de 20 min, en un niño de 6 meses a 5 años de edad. No hay recurrencia de la convulsión en las primeras 24 horas.
3. Recuperación inmediata del estado de conciencia normal sin anormalidades neurológicas definitivas, como parálisis por debilidad. Si el estado de conciencia no regresa a la normalidad en 30 min después de la convulsión, debe considerarse que el paciente tiene una encefalopatía aguda o una infección en el SNC hasta que se demuestre lo contrario.
4. Los antecedentes familiares de convulsiones febriles o una convulsión previa con fiebre apoyan el diagnóstico de convulsión febril simple, pero no es suficiente por sí solo para establecer el diagnóstico.
5. Exclusión de una presión intracraneal elevada por exploración del fondo de ojo.
6. Exclusión de infecciones en el SNC como meningitis o encefalitis cuando está indicada la punción lumbar.
7. Exclusión de causas metabólicas de convulsiones, como hipoglucemia, hipocalcemia, o hiponatremia, cuando esté indicado.
8. Antecedentes de desarrollo normales.

La principal ventaja del uso del diagnóstico de la convulsión febril simple es que evita el término "epilepsia", que con frecuencia se relaciona con mucha confusión y temor entre los legos. La desventaja principal es que el uso inadecuado de este diagnóstico puede calmar al médico en la terapia sintomática sin buscar causas específicas tratables y a veces urgentes.

Manejo de emergencia

Se debe obtener una *historia clínica rápida* en relación con trauma craneoencefálico reciente (en cuyo caso puede estar contraindicada la sedación) y uso actual o reciente de medicamentos como anticonvulsivos o ingesta de toxinas o venenos. Se debe realizar una *exploración física rápida* en busca de evidencia de lesión craneoencefálica y para aclarar la vía aérea y para colocar al niño con la cabeza girada para evitar broncoaspiración. Debe iniciarse de inmediato *reducción de la fiebre* por medios farmacológicos si la temperatura está por encima de 40 °C (104 °F). Si el paciente está cianótico está indicado el uso de *oxígeno*, y se debe revisar la vía aérea para asegurarse de que esté libre.

Pueden administrarse *medicamentos anticonvulsivos* para detener la convulsión si es que no se ha detenido ya. Con frecuencia se prefiere un agente anticonvulsivo de corta duración, como lorazepam. A fin de detener una convulsión prolongada (definida aquí como > 20 min), en general se recomienda la administración intravenosa de lorazepam, midazolam, diazepam, o fosfenitoína. Todos estos medicamentos tienen efectos secundarios potenciales. Todos los médicos de atención primaria y de los departamentos de emergencia deben contar con un protocolo por escrito que pueda consultarse rápidamente para el control de convulsiones prolongadas.

Posibles etiologías

Infección del SNC

Alrededor de 25% de todos los pacientes con meningitis tendrá una convulsión ya sea al momento de la presentación o bien en algún momento durante el curso de la enfermedad. Los pacientes con meningitis casi siempre tienen síntomas además de la convulsión que sugieren el diagnóstico. Siempre se debe excluir meningitis o encefalitis mediante el análisis del líquido cefalorraquídeo si es que existe alguna duda sobre la presencia de irritación meníngea o alteración en el estado de conciencia.

Infección fuera del SNC

La infección que no involucra el SNC con una convulsión precipitada por fiebre o toxinas, como shigelosis, bacteriemia neumocócica, o infección con virus del herpes humano tipo 6 (VHH-6) es otra categoría de causas. La infección por VHH-6 no tiene una predilección particular para causar convulsiones. Sin embargo, es una causa frecuente de fiebre elevada en el grupo de edad en riesgo de presentar convulsiones febriles.

Causas tóxicas y metabólicas

Una convulsión secundaria a una causa específica como encefalopatía por plomo o hipoglucemia puede acompañar a la fiebre causada por una infección, y puede necesitar descartarse.

Trastorno convulsivo

El trastorno convulsivo idiopático ("epilepsia") con convulsión precipitada por fiebre es el diagnóstico apropiado si existe un electroencefalograma (EEG) anormal obtenido al menos 1 sem antes de la convulsión O si las convulsiones también se presentan sin fiebre. La enfermedad febril es un desencadenante común de convulsiones en el paciente con epilepsia conocida.

El síndrome de Dravet es un trastorno genético al que también se le conoce como epilepsia mioclónica grave de la infancia. La mayoría de los casos se debe a una mutación en el SCN1A, que codifica para un canal de sodio específico. El inicio de las convulsiones es a menudo con fiebre o después de recibir una vacuna. En el pasado, erróneamente se culpaba a las vacunas de causar convulsiones.

Convulsión febril simple

Es por mucho la causa más frecuente de convulsiones con fiebre, presentándose en aproximadamente 4% de los niños entre las edades de 6 meses y 5 años. Una convulsión febril simple es una condición benigna cuya principal complicación es la recurrencia, lo que ocurre en alrededor de dos tercios de los pacientes. El riesgo de recurrencia es difícil de predecir, pero parece ser mayor en niños que presentan el trastorno a una edad más joven. El diagnóstico de convulsión febril simple es bastante directo en niños de mayor edad que tienen una historia clínica y exploración física clásicas, pero es más difícil en pacientes más pequeños.

> **Perla clínica:** considere realizar una punción lumbar en niños menores de 12 meses de edad con una convulsión febril, ya que los signos y síntomas de meningitis bacteriana pueden ser mínimos en este grupo de edad.

Enfoque diagnóstico

Punción lumbar

La necesidad de una punción lumbar en la evaluación de una convulsión y fiebre ha sido objeto de debate; el valor diagnóstico es bajo en casos donde se sugiere clínicamente el diagnóstico de una convulsión febril simple. Sin embargo, la meningitis puede presentarse con fiebre y convulsiones, y en niños pequeños, otros signos de meningitis pueden ser sutiles. Debido a esto, los parámetros de práctica de la American Academy of Pediatrics (AAP) recomiendan excluir una infección en el SNC mediante punción lumbar en cualquier niño con síntomas o signos meníngeos o cuya historia clínica/exploración física sugiera la presencia de infección intracraneal. De manera adicional, debe considerarse en lactantes menores de 12 meses de edad que no han sido vacunados contra Hib o neumococo y en niños que han sido pretratados con antibióticos.

Una revisión de 503 casos de meningitis (de los cuales en 97% se sospechó o se demostró que fueron causados por bacterias) mostró que 115 (23%) presentaron convulsiones. De estos pacientes, 105 (91%) tuvieron obnubilación o coma, y por lo tanto eran candidatos obvios para una punción lumbar. De los 10 pacientes restantes, 6 tuvieron rigidez de nuca, 1 tuvo convulsiones focales prolongadas, y 1 tuvo convulsiones múltiples y un exantema petequial, todas ellas causas independientes para obtener líquido cefalorraquídeo por punción lumbar. Los últimos dos pacientes tuvieron sospecha de meningitis viral, con base en el cuadro clínico.

En una revisión más antigua de 152 niños con meningitis purulenta, 27 (18%) tuvieron fiebre y convulsiones. De estos 27 niños, 11 (41%) no tuvieron irritación meníngea registrada ni cambio en el estado de conciencia o abombamiento de la fontanela; todos estos niños tenían < 18 meses de edad. A menudo se ha comentado que los médicos con experiencia pueden descartar una meningitis solo con la clínica; sin embargo, no existen datos que apoyen esta aseveración. De hecho, uno de los autores de este último estudio argumentó que después de años de experiencia, aún es difícil descartar una meningitis en niños pequeños solo con base en el cuadro clínico, y que él realizaría una punción lumbar en todos los niños < 16 meses de edad que presentan fiebre y una convulsión.

Electroencefalograma

No está indicado el ECG en la evaluación de un niño neurológicamente sano con una convulsión febril simple. A menudo será anormal incluso después de una convulsión febril simple, aunque un experto puede distinguir entre una normalidad posictal simple y anormalidades que sugieren epilepsia. El patrón de actividad observado en el ECG agudo no es predictivo del riesgo de recurrencia.

Otras pruebas

Es poco probable que los estudios de neuroimagen y las mediciones de glucosa en sangre, electrolitos, calcio, fósforo, magnesio, y nitrógeno de la urea (BUN) revelen una anormalidad, y no se recomiendan salvo que exista una base clínica para sospechar una anormalidad.

No se recomienda la hospitalización excepto en caso de convulsiones graves o múltiples o cuando los padres están demasiado asustados o no son capaces de observar al niño.

Prevención

Medicamentos antipiréticos

Se han evaluado varios medicamentos antipiréticos, administrados al inicio de la fiebre y a intervalos fijos durante el curso de la enfermedad febril, como profilaxis contra las convulsiones. Estudios prospectivos aleatorizados sobre paracetamol e ibuprofeno no han sido capaces de demostrar una reducción en el número de recurrencias, y no se recomienda su uso para esta indicación.

Medicamentos anticonvulsivos

Alrededor de un tercio de los niños con una convulsión febril desarrollarán de manera subsecuente una segunda, y la mitad de esos pacientes llega a presentar un tercer episodio. Estas recurrencias pueden ser disminuidas mediante la terapia anticonvulsiva continua con fenobarbital, primidona o ácido valproico, o con la terapia intermitente con diazepam (administrado al inicio de la fiebre). Sin embargo, estos medicamentos no están libres de riesgo. La AAP no recomienda el uso de anticonvulsivos para la prevención de la recurrencia de una convulsión febril, excepto en raras instancias, en cuyo caso puede utilizarse de forma intermitente el diazepam oral.

Pleocitosis posictal

A veces surge la pregunta sobre si la actividad convulsiva por sí sola puede ser responsable del hallazgo de leucocitos en el LCR. En aproximadamente 5% de los casos pueden encontrarse leucocitos en el LCR durante las primeras 72 h después de una convulsión, y más comúnmente en las primeras 12 h. El número máximo de leucocitos en el líquido cefalorraquídeo es por lo general < 15 por mcL, pero puede llegar a ser tan alto como 80 por mcL. También se puede observar un incremento leve en el nivel de proteínas después de una convulsión en alrededor de 10% de los casos. Puede ocurrir pleocitosis después de las convulsiones simples, parciales complejas, o tónico-clónicas generalizadas. Claramente este es un diagnóstico de exclusión, y se deben buscar activamente causas infecciosas.

MENINGITIS PURULENTA

Definiciones

La meningitis purulenta es una emergencia médica. En general se manifiesta con signos clínicos de infección neurológica aguda y un líquido cefalorraquídeo turbio. Típicamente, el LCR tiene > 1 000 leucocitos por mcL con predominio de neutrófilos, glucosa baja (a menudo < 20 mg/dL), y elevación de las proteínas (usualmente > 100 mg/dL). Algunos pacientes con meningitis bacteriana temprana tienen conteos celulares, glucosa, y proteínas dentro del mismo rango encontrado en la meningitis no purulenta. La terapia antibiótica oral previa disminuye el valor diagnóstico del cultivo de LCR, pero no altera significativamente los parámetros en el líquido. A fin de evitar sacar conclusiones etiológicas, es útil emplear los términos meningitis "purulenta" y "no purulenta" hasta que se haya confirmado o excluido una etiología bacteriana. En el paciente con una meningitis purulenta aparente, pero con una tinción de Gram negativa, debe considerarse la posibilidad de infección parameníngea (como un absceso cerebral o empiema subdural) (ver Fig. 5-11).

La ventriculitis puede ocurrir sin meningitis, en particular si el flujo de LCR está obstruido. Es más común que ocurra como complicación de operaciones neuroquirúrgicas de derivación para hidrocefalia, y se discute más adelante en este capítulo.

Edad

En el pasado, la meningitis purulenta se presentaba predominantemente en los niños. El advenimiento de la vacuna conjugada contra *H. influenzae* tipo b y la vacuna contra *S. pneumoniae* trajo consigo un efecto dramático sobre la epidemiología de la meningitis bacteriana desde su introducción en 1990 y 2000, respectivamente, llevando a una disminución en la incidencia de meningitis bacteriana en todos los grupos de edad excepto en niños < 2 meses. En 1986, 62% de todos los casos de meningitis bacteriana en Estados Unidos ocurrió en niños < 2 años de edad, y 79% se presentó en niños < 18 años. Para 2007, los niños < 2 años de edad representaron 6% de todos los casos de meningitis bacteriana, y aquellos < 18 representaron el 35 por ciento.

Factores de riesgo

Los hombres tienen una probabilidad ligeramente mayor de adquirir meningitis en comparación con las mujeres. Se ha sugerido que la meningitis es más común en poblaciones de menor estrato socioeco-

nómico. La incidencia de meningitis por neumococo es mayor en personas de raza negra, sin importar el estatus socioeconómico o las condiciones de hacinamiento. Los pacientes con asplenia, anemia por células falciformes, u otras hemoglobinopatías que causan disfunción esplénica tienen un mayor riesgo en comparación con la población general. Los pacientes con malignidades e inmunodeficiencias (en especial deficiencias del complemento terminal) tienen una tasa más alta de meningitis, y una mayor probabilidad de ser infectados por bacterias poco comunes. La desnutrición causa desregulación inmunológica, y es la causa probable del aumento de riesgo en estos niños. Los niños con infección por VIH tienen un riesgo aumentado de meningitis bacteriana. Los pacientes con defectos conocidos u ocultos durales o en los senos dérmicos tienen un riesgo más alto (Fig. 9-1). De forma similar, los pacientes con defectos óseos de los senos paranasales, ya sea congénitos o traumáticos, tienen un riesgo más elevado (ver Fig. 23-1). Los niños con implantes cocleares tienen un riesgo 30 veces mayor de meningitis por neumococo. Por último, las enfermedades sistémicas, en especial la diabetes mellitus o la enfermedad crónica hepática o renal, pueden conferir un mayor riesgo de meningitis.

Presentación clínica

Los pacientes que sufren de meningitis purulenta por lo general tienen un aspecto muy enfermo. En general tienen alguna combinación de fiebre, cefalea, náusea, vómito, fotofobia y rigidez de cuello. Pueden estar irri-

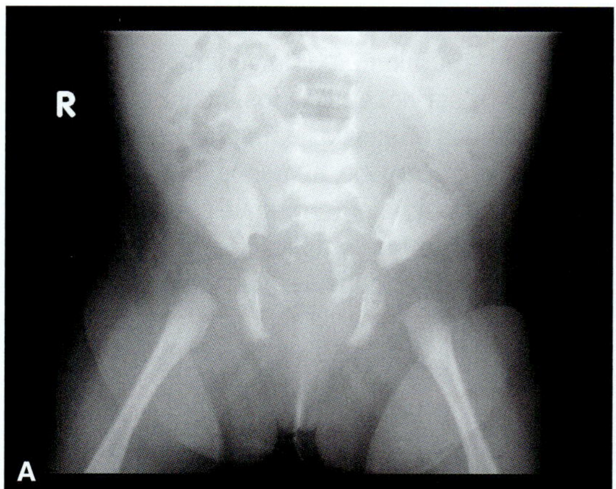

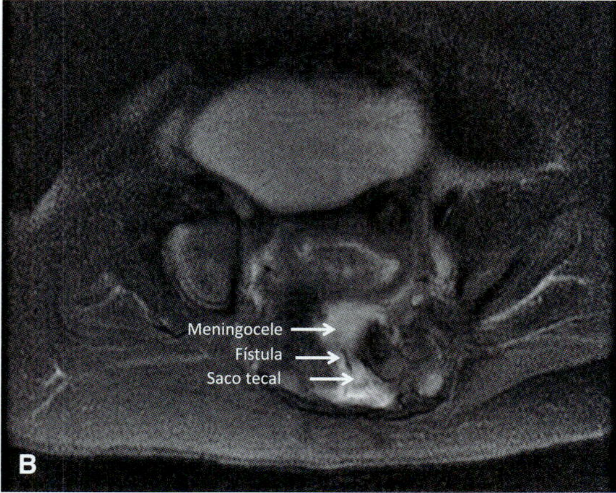

Figura 9-1. Niña de 3 sem de edad con meningitis con cultivo negativo y fiebre persistente y pleocitosis a pesar de la terapia empírica apropiada. A la exploración física, el ano era pequeño y estaba desplazado en forma anterior. Placa de columna **(A)** mostrando un defecto de división en la parte media inferior del sacro y ausencia de la parte inferior derecha del mismo. La RM **(B)** mostró un meningocele de 1.5 cm en el defecto del sacro que se comunicaba con el saco tecal. También existía médula espinal anclada. El mielograma de seguimiento demostró una fístula rectotecal. Los hallazgos fueron diagnósticos de síndrome de Currarino, un síndrome de regresión caudal.

tables o letárgicos. La obnubilación y el coma son signos tardíos. En la exploración física, puede encontrarse rigidez de nuca; este hallazgo es menos común en lactantes. De forma clásica se buscan los signos de Kernig y Brudzinski. El primero se busca de la siguiente forma: con el paciente en posición supina y la cadera flexionada 90° (la rodilla apuntando hacia arriba), se extiende la articulación de la rodilla levantando lentamente el pie hacia arriba. El signo de Kernig es positivo si este movimiento causa una incomodidad extrema. Con el paciente en posición supina, el signo de Brudzinski es positivo si las caderas se flexionan de manera voluntaria cuando el médico flexiona la cabeza hacia abajo hacia el pecho. Al igual que la prueba simple para la rigidez de nuca, los signos de Kernig y Brudzinski están diseñados para ayudar al médico a detectar inflamación de las meninges. Aunque estos signos a menudo se discuten, hace falta demostración de su utilidad clínica. Un estudio prospectivo de 295 adultos con sospecha de meningitis encontró que ninguno de los signos era de utilidad clínica para distinguir a los pacientes con meningitis de aquellos sin meningitis.

Posibles causas infecciosas

La mayor parte de las meningitis purulentas después del periodo neonatal es causada por el *Streptococcus pneumoniae*, *Neisseria meningitidis*, o el *Haemophilus influenzae* tipo b (Hib). La epidemiología de la meningitis ha cambiado de manera dramática desde la introducción de la vacuna conjugada contra Hib en 1990. La vacuna induce protección contra el estado de portador nasofaríngeo, lo que le confiere incluso a los no vacunados cierto grado de protección.

En 2011, la Red de Programas sobre Infecciones Emergentes de los CDC publicó los resultados de la vigilancia de meningitis bacteriana en 8 sitios centinela. De 2003 a 2007, encontraron 587 casos confirmados de meningitis bacteriana en niños < 18 años de edad. El estreptococo del grupo B fue responsable de 222 (38%) de ellos. Este organismo afecta de manera predominante a los recién nacidos y a los lactantes pequeños, y se revisa en el Capítulo 19. El neumococo fue responsable de 203 casos (35%). Es más común en niños de 2 a 24 meses de edad. La *Neisseria meningitidis* causó 107 casos (18%), siendo más comúnmente afectados los pacientes de entre 11 y 17 años de edad. Solo se identificaron 13 casos (2%) causados por *Listeria monocytogenes*. Igual que estreptococo del grupo B, este organismo afecta principalmente a lactantes pequeños.

Diagnóstico temprano

En niños de aspecto enfermo, es importante realizar una punción lumbar y examinar el líquido cefalorraquí-deo siempre que haya una aparente rigidez de cuello o la fontanela anterior esté aparentemente abombada. La alteración en el estado de conciencia (letargo, irritabilidad) y el llanto al ser manipulado el niño, son síntomas en especial importantes que sugieren una meningitis temprana, ya que la rigidez de nuca puede estar ausente o aparecer más tarde en los lactantes pequeños.

Tratamiento antes de la punción lumbar

Algunas veces la enfermedad puede ser tan grave como para tener que iniciar terapia de apoyo y antibióticos antes de obtener estudios diagnósticos. Cualquiera de los patógenos de la meningitis puede causar choque séptico o edema cerebral. En pacientes en quienes se sospecha meningococemia por la aparición de púrpura e hipotensión, se debe establecer un acceso intravenoso adecuado e iniciar tratamiento para el choque antes de realizar la punción lumbar. La meningococemia puede presentarse sin meningitis, y es más importante el tratamiento temprano del choque séptico que determinar si la meningitis está presente. Se puede administrar ceftriaxona por vía intravenosa tan pronto como se cuente con un acceso. Algunos pacientes con evidencia de edema cerebral que pone en peligro la vida pueden tratarse con manitol antes de realizar la punción lumbar. Las prioridades en el manejo de emergencia de la meningitis purulenta se listan en el Cuadro 9-1.

En pacientes que van a ser trasladados a un hospital, si la punción lumbar no puede realizarse de manera local, se debe iniciar terapia antibiótica empírica sin obtener LCR si se sospecha de meningitis y el traslado retrasará el tratamiento.

Perla clínica: los niños con meningitis purulenta por lo general deben ser hospitalizados en una unidad de cuidados intensivos para un monitoreo neurológico cercano, al menos durante las primeras 24 h de enfermedad, cuando son más comunes las complicaciones como choque, infarto cerebral, convulsiones y herniación.

Análisis del líquido cefalorraquídeo

Se debe llevar a cabo un análisis completo del LCR a fin de detectar cualquier anormalidad que pueda ser útil en el diagnóstico. Se debe examinar un frotis con tinción de Gram aun cuando se encuentren pocos o ningún leucocito. Algunas veces pueden encontrarse unos cuantos organismos que se originan de la laminilla o de la tinción, pero en raras ocasiones se encuentran muchos organismos en líquidos cefalorraquídeos

---

Cuadro 9-1. Tratamiento de emergencia de la meningitis

1. *Obtenga una historia clínica y realice una exploración física rápida*, incluyendo signos vitales, pruebas para irritación meníngea, tamaño de las pupilas y reflejos pupilares, discos ópticos edematosos, y tiempo de llenado capilar en los lechos ungueales.

2. *Tome la presión arterial.* En caso de hipotensión infle nuevamente el manguito y obtenga un acceso intravascular antecubital para administrar terapia con líquidos para el choque antes de realizar la punción lumbar. Administre 25 mL/kg de solución salina o solución de lactato de Ringer durante un periodo de 5 a 30 min. Administre una cefalosporina de tercera generación como bolo e inicie infusión de vancomicina a pasar en 1 h. Se puede obtener un hemocultivo y otros estudios al momento de iniciar la infusión intravenosa. Si se observa hipotensión o exantema petequial, todos los presentes deben colocarse cubrebocas si es que no lo han hecho ya.

3. Si el paciente tiene signos de un rápido deterioro del estado de conciencia, *se debe intubar la tráquea y comenzar hiperventilación.* Examine las pupilas; si son desiguales o están dilatadas y reaccionan lentamente a la luz, administre 0.5 mL/kg de manitol durante un periodo de 30 min antes de realizar la punción lumbar. El coma profundo, las convulsiones, la apnea, el paro cardiopulmonar o la respiración de Cheyne-Stokes en general son también indicaciones para la infusión de manitol. En estos casos, quizá se debe obtener una TC antes de realizar la punción lumbar. Por

supuesto, no debe retrasarse la terapia antibiótica intravenosa a la espera de obtener el estudio de imagen.

4. *Revise el fondo de ojo.* Si no hay papiledema, proceda con la punción lumbar. No mida la presión. En la meningitis es usual el borramiento mínimo o dudoso de los discos ópticos, y la punción lumbar es menos riesgosa que un retraso en el diagnóstico. La coincidencia de fiebre alta en un niño con aumento crónico y grave de la presión intracraneal (p. ej., por un tumor cerebral, envenenamiento por plomo, o absceso) es muy poco común, y típicamente produce un papiledema evidente.

5. *Se obtiene líquido turbio.* Envíe líquido cefalorraquídeo (LCR) para estudio. Tan pronto como finalice la punción lumbar, obtenga un hemocultivo de una vena grande y administre una cefalosporina de tercera generación (como ceftriaxona). Inicie también vancomicina hasta que se conozca la identidad y las sensibilidades del organismo causal de la meningitis. Conserve la vía IV si es práctico hasta que se pueda establecer una línea segura en otra vena. El bolo de antibióticos le permite al médico mover al paciente y sentir menos urgencia para asegurar una vía IV, siempre que no haya hipotensión.

6. *Inicie una hoja de registro.* Registre cada 30 min el pulso, la presión arterial, la frecuencia y regularidad de la respiración, el estado de conciencia, el tamaño pupilar y los reflejos a la luz, así como los movimientos espontáneos.

---

que no tienen pleocitosis, en especial en la meningitis por neumococo. El meningococo es el organismo que con mayor frecuencia se pasa por alto en el frotis, pero se encuentran en el cultivo, y a menudo el *H. influenzae* es interpretado como otro organismo.

No debe retrasarse la terapia antibiótica hasta que se cuente con estudios de líquido cefalorraquídeo, en especial si este está francamente turbio. Tan pronto como se obtenga LCR, se debe administrar en forma de bolo intravenoso una cefalosporina de tercera generación, como ceftriaxona, 100 mg/kg como dosis de carga. Si no se cuenta con una vía intravenosa, se puede administrar el antibiótico de forma intramuscular. Tan pronto como se cuente con una línea intravenosa se debe administrar también vancomicina.

Terapia antibiótica previa

A menudo los pacientes están recibiendo terapia con antibióticos orales (p. ej., para otitis media) para cuando se presentan hallazgos clínicos y en el LCR de meningitis purulenta (o no purulenta). A esto se le conoce a menudo como "meningitis parcialmente tratada". Sin embargo, es más preciso utilizar el término "meningitis durante la terapia antibiótica", y no implica una meningitis bacteriana que se pasó por alto. La meningitis durante la terapia antibiótica representa una de las más frecuentes y difíciles situaciones en pediatría. La terapia antibiótica previa se asocia con una mayor duración de los síntomas.

Se desconocen los efectos específicos de la terapia antibiótica previa en cuanto a la modificación de los hallazgos en el LCR en la meningitis bacteriana. Ciertamente disminuye la probabilidad de una tinción de Gram y cultivos positivos. Los efectos sobre el conteo celular, el diferencial, la glucosa y las proteínas seguramente son más leves.

En ausencia del estudio prospectivo definitivo, los siguientes estudios ofrecen una guía:

1. *Meningitis bacteriana demostrada.* Los hallazgos en el LCR en la meningitis bacteriana demostrada no difieren de manera significativa entre los pacientes con y sin uso previo de antibióticos cuando el cultivo es positivo. Además, no existe diferencia en la mortalidad o en las secuelas tardías entre ambos grupos.

2. *Análisis del LCR después de la terapia IV.* Los estudios que tratan sobre el efecto de los antibióticos IV sobre los parámetros del LCR han tenido resultados contradictorios. En un estudio, la terapia antibiótica IV apropiada de la meningitis bacteriana establecida durante 2 o 3 días no alteró los hallazgos característicos de la meningitis bacteriana. Sin embargo, en un estudio sobre meningitis por *H. influenzae*, muchos valores en las pruebas cayeron dentro de un rango normal para la glucosa, proteínas, y conteo leucocitario total después de 1 a 4 días de terapia IV. Por lo tanto, debe realizarse una PL tan pronto como sea posible una vez que se sospeche meningitis bacteriana, sin importar la terapia antibiótica previa.

3. *Pruebas alternativas.* No existe evidencia de que las pruebas con antígenos bacterianos sean más sensibles que la tinción de Gram para la detección de meningitis en pacientes pretratados con antibióticos. Sin embargo, el uso de PCR en tiempo real en el LCR en busca de patógenos bacterianos parece prometedor. En un estudio de 451 muestras de LCR, la sensibilidad de la PCR fue 96% comparada con 81% para el cultivo y no se vio afectada por la terapia antibiótica previa.

Los investigadores continúan en la búsqueda de un marcador biológico que diferencie con claridad la meningitis viral de la bacteriana con tratamiento antibiótico. Como se discutió antes, los niveles de procalcitonina parecen ser los más prometedores para este fin.

A pesar de las diversas interpretaciones de los estudios disponibles, se pueden proponer guías razonables para continuar la terapia antibiótica en un niño que esté desarrollando meningitis mientras recibe antibióticos, considerando que los médicos con experiencia discrepan. Los autores sugieren continuar la terapia antibiótica IV si algo de lo siguiente está presente:

1. Signos neurológicos significativos como letargo, vómito, paresia o convulsiones.
2. Edad < 1 año (algunos incluirían lactantes de mayor edad)
3. Nivel de glucosa o proteínas en el LCR claramente anormal.
4. Conteo leucocitario en el LCR > 300 por mcL o > 60% de neutrófilos.
5. Cualquier complicación temprana de la meningitis bacteriana.

Si el paciente está neurológicamente normal a las 72 h, cuando el cultivo de LCR es negativo y la temperatura máxima es < 38.4 °C (101 °F), se pueden suspender los antibióticos. Si se observan bacterias en la tinción de Gram inicial y se encuentran en la revisión, o si hay anormalidades neurológicas presentes, se debe continuar la terapia por la duración habitual. También se pueden tomar en consideración los resultados de la PCR multiplex; sin embargo, el juicio clínico no debe sesgarse por el resultado de una prueba que no es consistente con la presentación clínica del paciente y los parámetros del líquido cefalorraquídeo.

Puede estar indicada una segunda punción lumbar ante la persistencia de fiebre significativa o signos neurológicos, considerando los estudios apropiados para las numerosas causas de meningitis no purulenta. Puede estar indicada una TC o una RM en caso de persistencia de la fiebre o las anormalidades neurológicas.

Por fortuna, la mayoría de los pacientes con meningitis viral habrá mejorado mucho clínicamente después de 72 h. Un paciente con meningitis bacteriana suficientemente modificada por antibióticos que no tienen ninguno de los criterios antes mencionados para continuar con ellos tiene mucha probabilidad de estar curado para las 72 h de antibióticos intravenosos.

En infantes de edad escolar con un buen estado de conciencia y sin signos neurológicos significativos, < 300 células por mcL (predominantemente mononucleares), y niveles de glucosa y proteínas en el LCR normales, el médico puede elegir suspender los antibióticos y mantener en observación. Si el paciente no ha mejorado de manera definitiva en 8 a 12 h, se puede reanalizar el LCR, teniendo en mente las diversas causas de meningitis no purulenta y solicitando los estudios correspondientes.

Presentaciones atípicas

La meningitis bacteriana puede no desarrollarse con el patrón clínico normal (Tabla 9-3). Quizá la presentación atípica más común se confunde con neumonía; el cuadro clínico está dominado por fiebre y respiración rápida, presumiblemente causada por hiperventilación central. La debilidad o la ataxia también pueden tener un presunto origen en el sistema nervioso central.

Incluso después del periodo neonatal, los signos de irritación meníngea estuvieron ausentes en 16 (1.5%) de 1 064 pacientes en una serie. Se ha reportado pér-

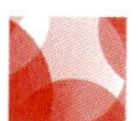

Tabla 9-3 Presentaciones atípicas de la meningitis

HALLAZGOS CLÍNICOS

Fiebre y taquipnea

Debilidad o ataxia

Ausencia de signos meníngeos

Hemiparesia

Afebril

HALLAZGOS DE LABORATORIO

Muchas bacterias; pocos leucocitos

Pocos (< 100) leucocitos en LCR

Predominio de linfocitos en el LCR

LCR dentro de límites normales

dida aguda de la audición como signo de presentación en un niño de 6 años de edad con meningitis después de una fractura postraumática de la base del cráneo.

Es importante destacar que la fiebre no está uniformemente presente en los niños con meningitis bacteriana. Los neonatos con meningitis tienen la misma probabilidad de presentar una temperatura normal o baja que una elevada. En niños después del periodo neonatal, > 85% tendrá fiebre al momento de la presentación. Sin embargo, en una revisión de niños > 6 años de edad con meningitis bacteriana, 11 (44%) de 25 estuvieron afebriles al momento de la presentación, lo que sugiere que la fiebre puede ser menos común en niños de mayor edad. En general, la tríada clásica de fiebre, rigidez de cuello, y cambios en el estado mental se presenta solo en 50 a 75% de los pacientes con meningitis bacteriana.

Cultivo de LCR positivo sin pleocitosis

Los hallazgos atípicos en el LCR incluyen conteo celular, glucosa y proteínas dentro de los límites normales, una situación en la bacteriemia "siembra" las meninges, y las bacterias pueden cultivarse antes de que se presente una reacción inflamatoria. Una revisión encontró que 7 (3%) de 261 niños con meningitis bacteriana tuvieron hallazgos en el LCR dentro de límites normales cuando se vieron por primera vez. Todos se veían lo suficientemente enfermos como para ser hospitalizados, y todos excepto uno fueron tratados de inmediato por sepsis, indicando que los niños con bacteriemia con cultivos de LCR positivos y hallazgos normales en LCR pueden verse tan enfermos como para ser hospitalizados tratados por sospecha de septicemia. Otro reporte describió el hallazgo atípico de un LCR turbio con innumerables neumococos y pocos leucocitos.

Los conteos celulares bajos en el LCR (meningitis no purulenta) también pueden presentarse con la bacteriemia. El pronóstico en esta situación depende más del de la enfermedad que causó la bacteriemia que del de la meningitis si se administra terapia antibiótica apropiada. La meningococemia temprana o la endocarditis infecciosa pueden producir "siembra" del LCR con menos de 100 leucocitos por mcL y niveles normales de glucosa y proteínas en el líquido cefalorraquídeo.

Otros patrones atípicos

La terapia antibiótica previa es quizás el factor más frecuente que causa un retraso en el diagnóstico de meningitis bacteriana.

En la listeriosis o en la tularemia puede presentarse un predominio de células mononucleares con glucosa baja y proteínas altas. Por otro lado, varias infecciones virales (como los enterovirus o el virus de La Crosse) pueden presentarse con un conteo de leucocitos por encima de 1 000 por mcL, aunque la glucosa y las proteínas en el LCR típicamente tienen niveles normales o casi normales (ver la sección sobre Meningitis purulenta con cultivo negativo).

La meningitis eosinofílica se revisa en la sección sobre Meningitis no purulenta.

Terapia antibiótica inicial

Los dos patógenos más probables en niños después del periodo neonatal son el neumococo y la *N. meningitidis*; la terapia empírica debe estar dirigida contra estos dos patógenos (Tabla 9-4). Las cefalosporinas de tercera generación, como la ceftriaxona, penetran bien en el LCR y tienen una buena actividad contra todas las cepas de *N. meningitidis*; también tienen actividad contra todas las cepas de *S. pneumoniae* susceptibles a penicilina y la mayoría de las resistentes a la penicilina. Para cubrir el pequeño porcentaje de cepas de *S. pneumoniae* resistentes a cefalosporinas, se añade vancomicina al tratamiento empírico de la meningitis bacteriana sospechada en niños después del periodo neonatal. La vancomicina cruza débilmente la barrera hematoencefálica; por lo tanto, a los niños se les deben administrar dosis altas (15 a 20 mg/kg/dosis) para mejorar la penetración al LCR. Se deben monitorear los niveles séricos, con una meta de 15 a 20 mcg/mL. Una vez que se haya identificado el organismo y se cuente con los resultados de las pruebas de susceptibilidad, la terapia puede ajustarse según sea conveniente.

La terapia empírica para los neonatos debe estar dirigida contra estreptococo del grupo B y bacilos entéricos gramnegativos. La combinación de ampicilina y gentamicina, o ampicilina y ceftazidima, son opciones razonables. Algunos expertos recomiendan

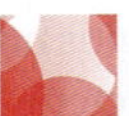 **Tabla 9-4 Terapia empírica Inicial para la meningitis bacteriana**

EDAD/CONDICIÓN	PATÓGENOS BACTERIANOS COMUNES	TERAPIA EMPÍRICA RECOMENDADA
0 a 4 sem*	Estreptococo del grupo B, *E. coli*, *K. pneumoniae*, *Salmonella*, otros bacilos gramnegativos, *Listeria*, *Enterococcus*	Ampicilina 300 mg/kg/día div c/6 h MÁS gentamicina 3 mg/kg/día div c/8 h MÁS ceftazidima 150 mg/kg/día div c/8 h ([†])
4 a 12 sem	Estreptococo del grupo B, *S. pneumoniae*, *N. meningitidis*, *E. coli*, *H. influenzae*, *Listeria*	Ampicilina 300 mg/kg/día div c/6 h MÁS gentamicina 3 mg/kg/día div c/8 h MÁS ceftazidima 150 mg/kg/día div c/8 h ([†, ‡])
3 meses a 18 años	*S. pneumoniae*, *N. meningitidis*, *H. influenzae*	Ceftriaxona 100 mg/kg/día div c/12 h (dosis diaria máxima 4 g) MÁS vancomicina 60 a 80 mg/kg/día div c/6 h
Huésped inmunocomprometido	*S. pneumoniae*, *N. meningitidis*, *Listeria monocytogenes*, bacilos gramnegativos incluyendo *Pseudomonas*	Ampicilina 300 mg/kg/día div c/6 h (dosis diaria máxima 12 g) MÁS cefepime 150 mg/kg/día div c/8 h (dosis diaria máxima 6 g) MÁS vancomicina 60 a 80 mg/kg/día div c/6 h
Fractura de la base del cráneo	*S. pneumoniae*, *H. influenzae*, estreptococo del grupo A	Ceftriaxona 100 mg/kg/día div c/12 h (dosis diaria máxima 4 g) MAS vancomicina 60 a 80 mg/kg/día div c/6 h MÁS metronidazol 30 mg/kg//día div c/8 h
Trauma craneoencefálico; posneurocirugía	*S. aureus*, *S. epidermidis*, bacilos gram-negativos (incluyendo *Pseudomonas*)	Cefepime 150 mg/kg/día div c/8 h (dosis diaria máxima 6 g) MÁS vancomicina 60 a 80 mg/kg/día div c/6 h MÁS metronidazol 30 mg/kg/día div c/8 h
Infección de derivación de líquido cefalorraquídeo	*S. epidermidis*, *S. aureus*, *P. acnes*, bacilos gramnegativos (incluyendo *Pseudomonas*)	Cefepime 150 mg/kg/día div c/8 h (dosis diaria máxima 6 g) MÁS vancomicina 60 a 80 mg/kg/día div c/6 h

* La dosis puede ser diferente para lactantes prematuros o con bajo peso al nacer.
[†] Si se sospecha estreptococo del grupo B, enterococo o *Listeria*, añadir gentamicina 3 mg/kg/día div c/8 h.
[‡] Si se sospecha *S. pneumoniae*, añadir vancomicina 60 a 80 mg/kg/día div c/6 h.
Nota: Todas las dosis asumen una función renal adecuada.

utilizar los tres medicamentos al inicio si se obtiene el líquido cefalorraquídeo purulento o si se observan bacilos gramnegativos en la tinción de Gram. Usualmente se evita la ceftriaxona en las primeras 6 sem de vida debido a su propensión por desplazar la bilirrubina de los sitios de unión a la albúmina y causar "acumulación de lodo biliar" en la vesícula; ambos efectos elevan los niveles de bilirrubina sérica.

Manejo antibiótico específico

Meningitis por neumococo

Tan pronto como se identifique el *S. pneumoniae* como la causa de la meningitis y se haya excluido resistencia a la penicilina y a las cefalosporinas mediante difusión de oxacilina en disco, prueba de concentración mínima inhibitoria (CMI), o la prueba-e, la penicilina por sí sola es terapia suficiente y es menos costosa que la ampicilina. La dosis es 250 000 unidades/kg/día divididas en cuatro dosis. Los pacientes alérgicos a la penicilina pueden ser tratados con ceftriaxona, a menos que exista ante-cedente de anafilaxia, en cuyo caso deben evitarse los agentes beta-lactámicos. En esta circunstancia inusual puede utilizarse vancomicina más rifampina.

Los pacientes infectados con cepas resistentes a la penicilina deben ser tratados con una cefalospo-rina de tercera generación. Si la cepa tiene una resistencia intermedia, o es por completo resistente a las cefalosporinas de tercera generación también, se debe continuar la vancomicina durante todo el curso de la terapia. No se deben suspender las cefalosporinas, ya que los niveles alcanzados en el líquido cefalorraquídeo pueden exceder la CMI incluso de las cepas "resistentes". Para los casos de meningitis causados por cepas altamente resistentes, repita la punción lumbar 72 h después de haber iniciado la terapia para documentar si la esterilización del LCR ha sido apropiada.

Meningitis por meningococo

La penicilina, la ampicilina y las cefalosporinas de tercera generación son efectivas para tratar el meningococo. La penicilina es el medicamento de elección para las cepas susceptibles. Por lo regular, los pacientes alérgicos a la penicilina pueden ser tratados con una cefalosporina de tercera generación. Debe llevarse a cabo profilaxis en el hogar y con otros contactos cercanos (estancias infantiles) como se explica en la Tabla 21-9. Existen varios medicamentos que han demostrado erradicar el estado de portador del meningococo; estos son agentes profilácticos efectivos. La rifampina a 600 mg dos veces al día para un total de cuatro dosis es efectiva en adultos; a los niños se les puede administrar una dosis de 10 mg/kg/dosis cada 12 h hasta completar cuatro dosis. En los menores a 1 mes de edad, será suficiente con 5 mg/kg/dosis. La ciprofloxacina a dosis única de 500 mg ha demostrado ser efectiva en adultos, y es mucho menos incómoda. Una dosis intramuscular de ceftriaxona también es efectiva, y puede considerarse en casos donde el apego a los otros tratamientos es poco probable o en situaciones en las cuales los otros medicamentos están contraindicados, por ejemplo, durante el embarazo.

La deficiencia de componentes terminales del complemento es lo suficientemente común en la infección sistémica por meningococo como para que el paciente deba ser tamizado para este padecimiento con un CH_{50}. Es más común en pacientes de ascendencia afroamericana. Un segundo caso de infección invasiva por meningococo es en especial sospechoso. La prueba debe posponerse hasta que se haya resuelto la enfermedad, ya que puede haber consumo del complemento con cualquier infección bacteriana grave.

Meningitis por H. influenzae

Para este organismo al inicio se utiliza ceftriaxona. Se puede utilizar ampicilina una vez que se haya identificado el organismo como una cepa beta-lactamasa negativa.

Causas bacterianas inusuales

Otras causas bacterianas por lo regular están relacionadas con trauma, al periodo neonatal, o a algún defecto en el huésped. En la Tabla 9-5 se muestra la quimioterapia inicial recomendada. La nafcilina parece ser la mejor de las penicilinas resistentes a penicilinasa para penetrar en el LCR. La clindamicina penetra poco en el LCR. La meningitis por *Bacteroides* ha sido tratada de manera exitosa con metronidazol oral.

Duración de la terapia

Para el paciente con meningitis no complicada, la terapia con antibióticos debe administrarse durante al menos 7 días en el caso de meningococo, 10 días para neumococo y 14 días para *H. influenzae*. Los pacientes por lo general deben estar afebriles durante 48 h

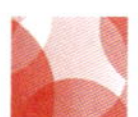

Tabla 9-5 Antibióticos para bacterias habituales que causan meningitis

BACTERIA	ANTIBIÓTICO	ALTERNATIVA
Listeria	Ampicilina + gentamicina	TMP-SMX
SASM	Nafcilina	Vancomicina
SARM	Vancomicina	Linezolid
S. epidermidis	Vancomicina	Linezolid
S. viridans	Ceftriaxona	Vancomicina
Enterococo	Ampicilina + gentamicina	Vancomicina + gentamicina
E coli., Klebsiella	Ceftriaxona	Meropenem
Pseudomonas	Cefepime	Meropenem
Stenotrophomonas	TMP-SMX	Levofloxacina
Bacteroides	Metronidazol	Meropenem

TMP-SMX, trimetoprim-sulfametoxazol; SASM, *Staphylococcus aureus* susceptible a meticilina, SARM, *Staphylococcus aureus* resistente a meticilina.

antes de suspender la terapia. Para la meningitis causada por organismos gramnegativos (diferentes al *H. influenzae*), la duración es de 21 días.

En opinión de los autores, el tratamiento de la meningitis bacteriana debe completarse en el hospital y por vía intravenosa. Los niveles de proteínas y leucocitos en el LCR usualmente no regresan a la normalidad hasta mucho después de que se ha completado la terapia; no debe utilizarse la normalización de los parámetros del LCR como criterio para la duración de la terapia.

Importancia relativa de la terapia antibiótica

El manejo de la meningitis requiere más que la elección del mejor antibiótico, la mejor dosis, y la mejor vía. De hecho, la terapia antibiótica para la meningitis está relativamente estandarizada; se deben enfatizar la anticipación, identificación temprana, y el tratamiento efectivo de las complicaciones, en particular del edema cerebral.

Meningitis neonatal

La meningitis que se presenta durante el primer mes de vida difiere de aquella en individuos de mayor edad en varios aspectos importantes:

1. *Mal pronóstico*. El diagnóstico a menudo se retrasa debido a que los síntomas son mínimos. Además, son más probables las complicaciones cerebrales, y también más graves, ya que el SNC aún se está desarrollando.

2. *Respuesta clínica engañosa.* En los recién nacidos a menudo la temperatura regresa a la normalidad muy rápido y se alimentan bien, y sin embargo pueden terminar desarrollando hidrocefalia o signos de daño cerebral. Se deben realizar punciones lumbares repetidas para dar seguimiento a la respuesta a la terapia en las etapas iniciales del curso.

3. *Organismos infectantes.* El estreptococo del grupo B y la *E. coli* son los patógenos habituales, pero también puede haber *Listeria*, otros estreptococos, estafilococos, *Haemophilus*, y muchos bacilos gramnegativos. La *E. coli* casi nunca es una causa de meningitis después de las primeras 6 sem de vida.

4. *Terapia empírica.* La terapia inicial para la sospecha de sepsis neonatal es típicamente con la ampicilina junto con, ya sea gentamicina o ceftazidima. La combinación de ampicilina con gentamicina tiene el beneficio de una sinergia contra el estreptococo del grupo B y contra *Listeria*, mientras que la ceftazidima tiene una cobertura más amplia contra organismos gramnegativos y una mayor penetración al SNC. Muchos expertos recomendarían utilizar los tres agentes en el neonato con sospecha de meningitis. La terapia definitiva se puede ajustar después de acuerdo con los resultados del cultivo y las pruebas de sensibilidad.

Terapia definitiva

Algunos expertos recomiendan una PL de seguimiento a las 72 a 96 h para asegurar la esterilidad del LCR como una guía para medir la eficacia y establecer el pronóstico. Para la meningitis por estreptococo del grupo B se utilizan juntas penicilina (o ampicilina) y gentamicina hasta que se haya demostrado esterilidad del LCR, tras lo cual se puede continuar con monoterapia con penicilina (o ampicilina). Aunque no se han identificado cepas de estreptococo del grupo B resistentes a la penicilina, algunas son tolerantes a la penicilina (la concentración bactericida mínima es más de 4 veces mayor a la concentración mínima inhibitoria). Por lo tanto, se deben utilizar dosis altas de penicilina (450 000 U/kg/día) o ampicilina (300 mg/kg/día).

Para bacilos gramnegativos, el añadir gentamicina a la ceftazidima puede producir un efecto sinérgico. Algunos de estos bacilos (en especial *Enterobacter, Citrobacter* y *Acinetobacter*) poseen una beta-lactamasa cromosomal inducible y pueden desarrollar resistencia a los beta-lactámicos durante la terapia, incluso si las pruebas iniciales de susceptibilidad son favorables. Para estos patógenos, una terapia apropiada es con meropenem o cefepime junto con un aminoglucósido (gentamicina o tobramicina). Otros gramnegativos (en especial *Klebsiella* y *Serratia*) también pueden tener beta-lactamasas de espectro extendido que pueden inactivar a las penicilinas semisintéticas

y a las cefalosporinas. Al tratar a recién nacidos con meningitis por gramnegativos de cualquier tipo, se aconseja consultar con un especialista en enfermedades infecciosas. Los pacientes con meningitis por gramnegativos deben ser tratados durante 21 días o más.

Las convulsiones en neonatos con meningitis por gramnegativos tienen múltiples causas, incluyendo una mala perfusión cerebral, infartos, edema e hipoglucemia. Es común el desarrollo de accesos cerebrales y deben buscarse con TC o RM. Puede ser necesario el drenaje por un neurocirujano.

Complicaciones tempranas

Las complicaciones de la meningitis pueden ser divididas en complicaciones tempranas (las que se presentan durante las primeras 24 h y puede ser una causa inmediata de muerte) y complicaciones tardías (las que usualmente se identifican tras varios días o incluso después) (Tabla 9-6). Las complicaciones tempranas son el edema cerebral, el choque séptico, coagulación intra-

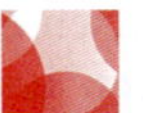

Tabla 9-6 Complicaciones de la meningitis bacteriana

COMPLICACIÓN	TERAPIA
Edema cerebral	Hiperventilación controlada, diuréticos osmóticos o de asa, corticoesteroides, derivación ventricular
Choque séptico*	Reposición de volumen plasmático
Coagulación intravascular diseminada*	Administrar plasma fresco congelado, plaquetas y vitamina K según se requiera
Miocarditis	Inotrópicos
Pericarditis	Pericardiocentesis
Hiponatremia	Reducir la ingesta de líquido
Convulsiones	Anticonvulsivos
Hemiparesa; signos focales	Observar si no hay aumento de la presión
Endoftalmitis; endocarditis	Consultar con un oftalmólogo o cardiólogo
Trombosis de la arteria carótida	Consultar con un neurocirujano
Ceguera cortical; *opsoclonus*	Consultar con un oftalmólogo o neurólogo
Absceso cerebral	Consultar con un neurocirujano

* El choque séptico y la coagulación intravascular diseminada se revisan en el Capítulo 10.

vascular diseminada (CID), miocarditis, síndrome de secreción inapropiada de hormona antidiurética (que agrava el edema cerebral), y convulsiones. La sordera neurosensorial también es una complicación temprana, pero puede no detectarse sino hasta después. El edema cerebral y el choque endotóxico son las principales causas de muerte después de que los pacientes han llegado al hospital y han recibido antibióticos. A fin de detectar los signos tempranos de estas complicaciones graves, se deben registrar los indicadores de choque y edema cerebral (descritos más adelante) cada 30 min durante las primeras horas del tratamiento, justo como uno lo haría con la hoja de signos vitales en un diabético hospitalizado con acidosis grave.

Diagnóstico de edema cerebral

La identificación del edema cerebral se basa en cambios progresivos en varios hallazgos físicos (Tabla 9-7). En el edema cerebral, el estado de conciencia cambia de alerta pero irritable, a letárgico pero que puede despertarse con facilidad, a estuporoso, y por último a coma profundo. Los reflejos pupilares cambian desde una posición media, igual, y reactiva a la luz, a unas pupilas dilatadas y de reacción lenta, y finalmente a pupilas dilatadas y fijas. Los discos ópticos en general no son una guía útil ya que los cambios rápidos en la presión con frecuencia no se reflejan más que con un borramiento mínimo de los discos, el cual en una meningitis purulenta aguda no es una contraindicación para la punción lumbar. El papiledema importante implica una situación más peligrosa, y deben considerarse enfermedades crónicas como la encefalopatía por plomo, como se discutió en el apartado de Indicaciones y riesgos. En la etapa tardía del curso de la enfermedad los movimientos oculares cambian de fijación a objetos distantes cuando el cuello se gira, en concordancia con la rotación de la cabeza (movimiento de ojos de muñeca). La respuesta al dolor cambia desde el retiro voluntario y con propósito de una extremidad a la que se le ha aplicado un estímulo doloroso, a retiro sin propósito y rigidez con descerebración, a flacidez total.

El patrón de respiración es una guía importante para la elevación de la PIC. En el edema cerebral, el patrón de respiración cambia de regular a irregular y después a un patrón de Cheyne-Stokes. Las respiraciones de Cheyne-Stokes se caracterizan por periodos de respiraciones profundas y rápidas alternando con periodos de respiraciones lentas y superficiales o apnea. Los cambios tardíos en la respiración y en los movimientos oculares están relacionados con compresión del tronco del encéfalo.

La fontanela puede cambiar de plana a abombada. Es posible que ocurran convulsiones. En el edema cerebral grave o crónico es posible que se dé parálisis del recto lateral, y no tiene valor en cuanto a localización.

Tratamiento del edema cerebral

El manejo del edema cerebral debe ser llevado a cabo por un especialista en cuidados intensivos pediátricos. Es de vital importancia el manejo de los líquidos. En el paciente sin choque se administran líquidos isotónicos y se restringen a dos tercios del mantenimiento. Sin embargo, la presión de perfusión cerebral depende de una presión sistémica adecuada. Por lo tanto, no es apropiada la restricción de líquidos en el paciente con hipotensión.

Las modalidades llevadas a cabo por el intensivista para tratar el edema cerebral incluyen hiperventilación mecánica controlada, diuréticos osmóticos como el manitol o el glicerol, otros diuréticos, corticoesteroides y antiepilépticos. De ser necesario, un neurocirujano puede llevar a cabo una ventriculostomía o incluso una craneotomía abierta para intentar liberar el aumento de presión sobre el cerebro.

Herniación cerebral

La consecuencia fatal del edema cerebral es la herniación cerebral, que por lo regular se presenta en las primeras 8 h después de la hospitalización. Esta es la causa de muerte habitual en las primeras 24 h en una meningitis bacteriana. Sin embargo, el tratamiento rápido del edema cerebral como se describió antes puede prevenir este devastador desenlace.

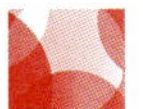 **Tabla 9-7** **Progresión de los signos de edema cerebral**

NIVEL DE CONCIENCIA	PUPILAS	RESPUESTA A LA ESTIMULACIÓN	RESPIRACIÓN
Alerta pero irritable	Posición media, iguales, reaccionan rápidamente	Llanto, retiro	Regular
Letárgico, pero se le puede despertar			Irregular, periódica
Estuporoso	Dilatadas, de reacción lenta	Rigidez	Cheyne-Stokes
Coma	Dilatadas, fijas	Flacidez	

Relación del edema cerebral con la presión manométrica del líquido cefalorraquídeo

La presencia de edema cerebral debe identificarse por observaciones clínicas. La medición real de la presión de apertura al momento de una punción lumbar se mide con más facilidad en pacientes mayores que están lo suficientemente lúcidos como para ser cooperadores durante la exploración (p. ej., aquellos que muy probablemente tienen presiones normales). En niños pequeños, intentar medir la presión en el SNC por manometría aumenta el riesgo de zafar la aguja y no se recomienda. Además, una presión de apertura normal no descarta la presencia de aumento de la presión después de que se hayan iniciado líquidos intravenosos para corregir la deshidratación.

Prevención del edema cerebral

Estudios prospectivos han demostrado que la mayoría de los pacientes con meningitis bacteriana desarrolla el síndrome de secreción inapropiada de hormona antidiurética (SIAHD). Más aún, estudios realizados en pacientes en quienes nunca se restringieron los líquidos demostraron que el desarrollo de SIADH se correlaciona con desenlaces neurológicos deficientes. Sin embargo, nunca se debe establecer el diagnóstico de SIADH en un paciente que está deshidratado (dado que la liberación de ADH en el contexto de una deshidratación es apropiada). La restricción de líquidos en el contexto de una deshidratación incluso leve, puede disminuir la perfusión cerebral. Un estudio prospectivo de 50 niños con meningitis sugirió un peor desenlace en pacientes a quienes al inicio se les restringieron los líquidos.

Después de restablecer la perfusión circulatoria, es apropiado restringir la terapia con líquidos hasta aproximadamente dos tercios del mantenimiento en pacientes con hiponatremia. Debe continuarse la restricción de líquidos solo hasta que pueda demostrarse que el paciente no tiene SIADH, tras lo cual se puede liberar el uso de líquidos. Esto se logra dentro de un periodo de 24 a 36 h monitoreando con detalle los ingresos de líquido, la diuresis, las concentraciones séricas de sodio, y mediciones seriadas de la gravedad específica y la osmolaridad de la orina. La concentración sérica de sodio debe monitorearse al menos cada 12 h y con más frecuencia si el sodio sérico es < 130 meq/litro.

Tratamiento inicial de la mala perfusión (choque compensado)

A menudo, los niños con meningitis tienen una mala perfusión circulatoria cuando son vistos por primera vez, indicada por extremidades frías y un prolongado tiempo de llenado capilar. Esto no es lo mismo que un choque séptico, que por lo regular se presenta poco tiempo después. El tratamiento consiste en la infusión rápida de cristaloides fluidos, 20 a 30 mL/kg/dosis, y repetir según sea necesario, para restablecer el volumen circulatorio y mejorar la perfusión cerebral.

Choque séptico

Por lo regular este tipo de choque se identifica por una baja presión arterial sistémica y un pulso débil y rápido. Las extremidades pueden estar calientes, de modo que al choque séptico algunas veces se le llama "choque caliente". El retraso en el tiempo de llenado capilar en los lechos ungueales puede ser una guía útil para el choque séptico.

Tratamiento de choque

La terapia de choque séptico se revisa con más detalle en el Capítulo 10. La terapia óptima es la expansión del volumen plasmático, ya que los pacientes con meningitis y choque necesitan recibir líquido suficiente para mantener una adecuada presión sistólica y una diuresis por encima de 0.5 mL/kg/h. Se debe monitorear la presión venosa central. Se pueden utilizar agentes vasopresores como la dopamina para apoyar la presión arterial cuando se requiera, pero no son sustitutos de un adecuado volumen de llenado.

Coagulación intravascular diseminada

El paciente con meningococemia tiene mucho mayor probabilidad de desarrollar CID con púrpura en comparación con el paciente con meningitis bacteriana por otra causa. Este problema se analiza más a detalle en el Capítulo 10.

Miocarditis

La falla cardiaca congestiva, manifestada por un pulso rápido, un hígado crecido y doloroso, o edema pulmonar, no siempre es causada por la administración excesiva de líquidos intravenosos. En algunos casos se ha demostrado miocarditis, presumiblemente secundaria a endotoxina, encontrando en la autopsia petequias, infiltrados celulares, y necrosis de fibras musculares. Los agentes inotrópicos pueden ser benéficos bajo la guía de un cardiólogo.

Convulsiones

En un paciente con meningitis, las convulsiones pueden ocurrir por edema cerebral, hiponatremia, derrame subdural, fiebre, y por la propia enfermedad a través de mecanismos no explicados. Uno debe considerar todas las causas posibles que puedan mejorar con tratamiento diferente a los anticonvulsivos. Se debe consultar a un neurólogo para el manejo de las convulsiones.

Hemiparesia y signos de focalización

Los signos focales o lateralizados observados durante los primeros días de una meningitis purulenta tienen varias posibles etiologías. Por lo regular, los signos de focalización leves, como una leve asimetría en la fuerza con los reflejos, mejoran con la observación y antibióticos específicos, y presumiblemente tienen una base vascular o inflamatoria. Sin embargo, la hemiparesia o la parálisis total pueden ser causadas por sangrado por CID, indicando un daño residual potencial. Los signos focales también pueden ser causados por derrames subdurales, edema cerebral asimétrico, o infarto cerebral. La TC está indicada en el paciente con signos neurológicos focales.

Absceso cerebral

Excepto por la meningitis por gramnegativos en el periodo neonatal, el absceso cerebral es en extremo raro en la primera semana de una meningitis purulenta. Por lo regular no se requiere drenaje quirúrgico, a menos que la PIC esté aumentando.

Anemia y trombocitosis

Al igual que con otras infecciones graves, la meningitis con frecuencia se acompaña de anemia o inflamación y conteos plaquetarios elevados en la fase subaguda.

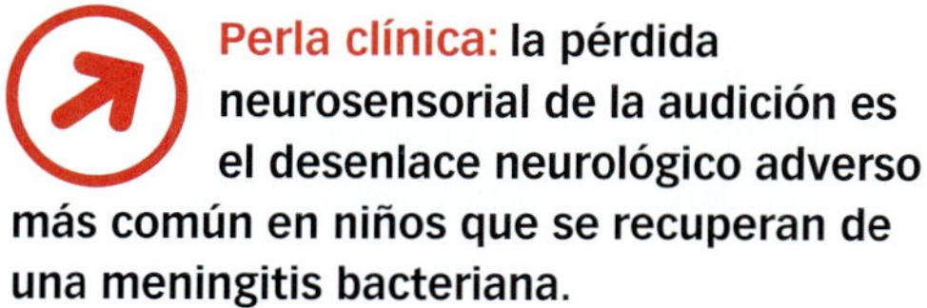

Pérdida de la audición

La pérdida neurosensorial de la audición se presenta en alrededor de 10% de los pacientes, y cerca de la mitad de estos casos es bilateral. Es más común con la meningitis causada por *S. pneumoniae* (31%), en comparación con la *N. meningitidis* (11%) o el *H. influenzae* (6%). Parece no estar relacionada con el número de días de enfermedad antes de la hospitalización o el tipo de terapia antibiótica utilizada, pero se correlaciona con ataxia, déficits neurológicos intensos, y una glucosa inicial en el LCR < 20 mg/dL. Puede deberse a inflamación causada por la infección, así como a productos bacterianos liberados durante la terapia con antibióticos.

El pretratamiento con dexametasona disminuye las concentraciones de algunos mediadores inflamatorios, y también la pérdida de audición en modelos animales de meningitis experimental, en especial la meningitis causada por el *H. influenzae*. Algunos estudios clínicos también han documentado mejores desenlaces en cuanto a la audición en pacientes pretratados con dexametasona *versus* placebo. La mayoría de

los pacientes en estos estudios padecía de infección por *H. influenzae*, ya que los estudios fueron realizados cuando el patógeno más común era el Hib. El beneficio de la dexametasona contra la pérdida de la audición por otros organismos que causa meningitis en niños no ha sido demostrado. En teoría, el potente efecto antiinflamatorio de la dexametasona podría disminuir la penetración de algunos antimicrobianos al LCR, en especial la vancomicina, ya que tiene una deficiente penetración en ausencia de inflamación.

Un estudio aleatorizado controlado con placebo en adultos con meningitis bacteriana (la mayoría de los cuales estaba infectada por *S. pneumoniae* sensible a la penicilina) demostró una disminución en la mortalidad en el grupo tratado con dexametasona. Sin embargo, el uso de esteroides en el tratamiento de la meningitis bacteriana en niños sigue siendo controversial. La mayoría de los expertos aconseja el tratamiento con dexametasona en casos donde la sospecha de infección por *H. influenzae* es alta (p. ej., contacto con un caso conocido, presencia de bacilos gramnegativos en la tinción de Gram, y el ser un paciente que proviene de una comunidad que rechaza las vacunas). La mayoría de la evidencia clínica sugiere que el beneficio para los niños con patógenos diferentes al *H. influenzae*, si es que de hecho existe, es tan pequeño como para ser clínicamente difícil de demostrar. Por otro lado, el riesgo de meningitis secundaria a neumococo resistente a cefalosporinas que requiere terapia con vancomicina, es tangible.

La pérdida de la audición, si es que va a ocurrir, se presenta en las primeras 48 h. Por lo tanto, a los niños con meningitis bacteriana se les debe medir la audición antes de darlos de alta del hospital o poco tiempo después. Si es normal, no se requieren más pruebas. Si es anormal, se deben repetir las pruebas ya que alrededor de la tercera parte de los niños tendrá cierto grado de mejoría en su audición durante los 6 meses siguientes. Para los lactantes menores a 1 año de edad, son aconsejables las pruebas de respuesta auditiva del tronco del encéfalo o de emisiones oatacústicas evocadas. Existen muchas otras pruebas audiológicas para niños de mayor edad.

Modalidades diagnósticas para detectar complicaciones

Electroencefalograma (EEG)

Un estudio retrospectivo en neonatos con meningitis concluyó que un EEG marcadamente anormal durante la fase aguda de la meningitis se correlacionó con un peor desenlace neurológico a largo plazo. El estudio revisó 75 EEG de 29 neonatos; los bebés con EEG normales o casi normales tuvieron buenos desenlaces. Este estudio también sugiere que en una población de neonatos, el EEG puede ser útil para detectar actividad convulsiva sutil o subclínica.

Estudios de imagen cerebrales

Las indicaciones clínicas para solicitar una TC o RM consisten principalmente en anormalidades neurológicas persistentes o recurrentes luego de 48 h de terapia. Estas incluyen signos neurológicos focales, persistencia del letargo, convulsiones, fontanela abombada, o un aumento en el perímetro cefálico. Por lo general la fiebre es más alta de lo esperado para el día de la enfermedad. Sin embargo, no están indicados los escaneos cerebrales de rutina en todos los pacientes con meningitis. Si se considera que son necesarios los estudios de imagen, la RM reforzada con gadolinio es quizá la mejor modalidad.

Complicaciones tardías

Estas complicaciones se presentan desde unos cuantos días hasta pocas semanas después del inicio e incluyen derrame subdural y empiema, hidrocefalia y daño cerebral con retraso mental.

Derrame subdural

En los niños pequeños con meningitis bacteriana son bastante comunes los derrames subdurales, presentándose en 44 (39%) de 113 niños de entre 1 y 18 meses de edad en un estudio. El seguimiento a largo plazo (media 5.5 años) de niños con derrames subdurales no demostró aumento en la incidencia de convulsiones, pérdida de la audición, déficits neurológicos, o retraso en el desarrollo. Los autores concluyeron que no está indicada la terapia específica invasiva en lactantes con meningitis y derrame subdural que por lo demás están mejorando. En los niños mayores, cuyas suturas craneales ya han cerrado, los derrames subdurales son potencialmente más peligrosos, en especial si son grandes o si se asocian con desplazamiento de la línea media cerebral. Debe obtenerse inmediatamente una consulta neuroquirúrgica en busca de posible daño.

Empiema subdural

El empiema subdural es menos común, pero debe considerarse si el niño presenta fiebre persistente, si reaparece el abombamiento de la fontanela, o si en la TC se observa desplazamiento de la línea media cerebral. Los empiemas subdurales por lo regular son más grandes y requieren drenaje, mientras que los derrames típicamente se resuelven sin secuelas (Fig. 9-2). El término empiema se utiliza cuando el derrame es purulento, conteniendo > 5 000 leucocitos por mcL. Es más probable que esté asociado con un cultivo positivo y daño neurológico intenso. El niño con un empiema subdural en general no mejorará clínica-

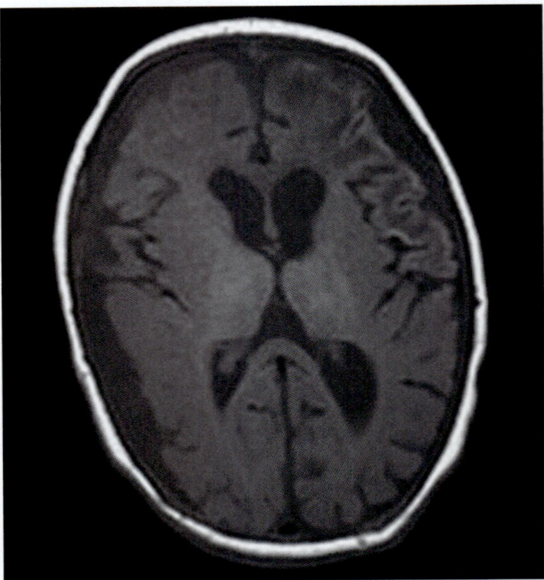

Figura 9-2. Un lactante de 2 meses de edad con meningitis por *H. influenzae* tipo a, desarrolló fiebre de alto grado de nuevo inicio e irritabilidad 14 días después de haber sido hospitalizado. La RM mostró una colección grande de líquido subdural del lado derecho, consistente con un empiema subdural. También mostró un pequeño derrame subdural del lado izquierdo. Fue sometido a una craneotomía derecha de emergencia con drenaje del líquido purulento y colocación de un dispositivo de drenaje externo.

mente solo con los antibióticos, o tendrá una mejoría mínima seguida de una recaída.

El empiema subdural también puede presentarse como complicación de una sinusitis (ver Fig. 5-11) o mastoiditis grave sin presentarse como una meningitis purulenta. A diferencia de los pacientes con derrames simples, aquellos con empiema subdural usualmente presentan signos de focalización, como hemiparesia. Los estudios de imagen pueden revelar desplazamiento de las estructuras de la línea media, requiriendo referencia inmediata a neurocirugía para drenaje.

Mejoría lenta durante los días 3 a 7

Durante los primeros 2 días de tratamiento de la meningitis purulenta, el paciente a menudo mejora de manera significativa en términos del estado de conciencia y la fiebre. Desde el 3o. al 7o. días, la mejoría es constante, aunque más lenta, ya que la temperatura puede permanecer ligeramente elevada, el cuello un poco rígido y el niño puede estar irritable (Fig. 9-3). Los médicos necesitan paciencia durante este tiempo. Los pacientes no deben ser sometidos a procedimientos innecesarios (como una TC o una nueva punción lumbar, que a

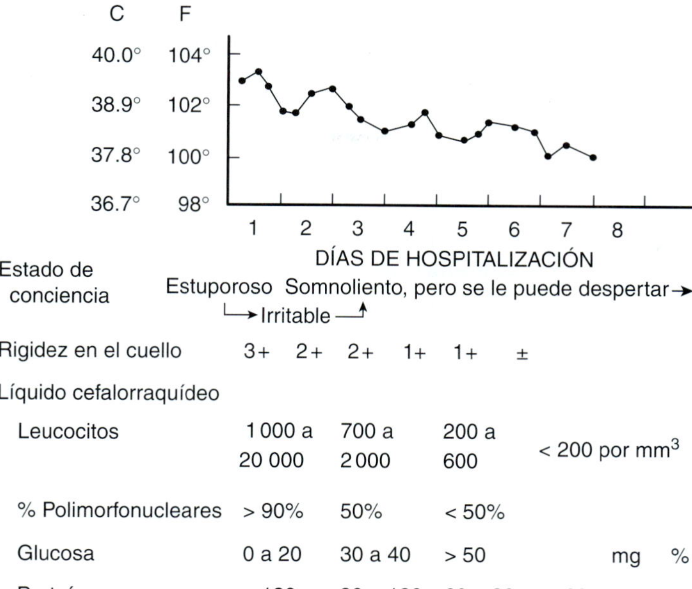

Figura 9-3. Curso típico de los pacientes con meningitis bacteriana, mostrando el rango usual de hallazgos clínicos y en el LCR.

menudo lleva a una tercera). El médico debe tener motivos clínicos de peso para "solicitar algo" diagnóstico, pero este es típicamente un momento de "preocúpese, pero observe con cuidado".

Punción lumbar de seguimiento

Se debe realizar una PL de seguimiento 3 o 4 días después de iniciar la terapia en neonatos con meningitis por gramnegativos y en pacientes infectados por neumococo resistente a los antibióticos. Debe considerarse en cualquiera que tenga una débil respuesta a la terapia. No es necesario el análisis de seguimiento del líquido cefalorraquídeo como prueba de cura, aunque algunos expertos recomiendan esto para los neonatos. Algunas veces, puede haber resultados erróneos en el análisis de seguimiento a causa de la variación de laboratorio o una punción traumática, y estos resultados prolongan la hospitalización y conducen a otra punción lumbar, cosas que son clínicamente innecesarias.

A los pacientes con neurosífilis por lo regular se les realiza una PL de seguimiento a los 6 meses, y a aquellos con meningitis por criptococo, una nueva PL a las 2 sem de haber iniciado la terapia. La meningitis causada por *Mycobacterium tuberculosis* multirresistente puede requerir PL de seguimiento en más de una ocasión. A los neonatos con enfermedad en el SNC causada por VHS se les debe repetir la PL para documentar una PCR negativa al momento de completar la terapia.

Pleocitosis o glucosa baja persistente

La pleocitosis persistente por sí sola no debe ser utilizada como motivo para prolongar la terapia más allá de la duración estándar. No es esencial repetir la punción lumbar para asegurarse de que la glucosa en el LCR se ha elevado si la respuesta ha sido por lo demás adecuada. Las distribuciones de frecuencia de los conteos de leucocitos y los niveles de glucosa y proteínas muestran una amplia variación después del tratamiento exitoso de la meningitis.

Fiebre persistente

Las causas más frecuentes de fiebre más allá del rango esperado son la fiebre medicamentosa, las infecciones no relacionadas, la flebitis, la artritis y la fiebre de etiología desconocida. Algunas veces la fiebre prolongada es diagnosticada y evaluada con base en una expectativa poco realista sobre la rapidez de la desaparición de la fiebre. Las fiebres prolongadas e incluso las secundarias (fiebres que se presentan después de un periodo libre de fiebre) son frecuentes en los niños con meningitis bacteriana, incluso en ausencia de complicaciones. No está necesariamente indicada una TC de encéfalo. Los estudios muestran que 10 a 15% de los pacientes con meningitis tiene fiebre durante más de 8 días, y 15 a 20% desarrolla fiebres secundarias. La presencia de fiebre prolongada o secundaria no se correlaciona con un desenlace neurológico adverso, ni tampoco con recaída o recrudescencia. Si el niño está neurológicamente sano, y se observa mejoría progresiva en la condición clínica (además de la fiebre), el mejor enfoque es observar y esperar. El graficar la curva de fiebre del niño puede también revelar una disminución en el índice de temperatura, lo cual es alentador. No se requiere continuar la terapia antibiótica más allá del tiempo previamente recomendado si la condición clínica es satisfactoria. Por el contrario, si hay signos neurológicos de nueva aparición o empeoramiento de los ya existentes, con o sin fiebre, está indicado un estudio de imagen de encéfalo.

Hidrocefalia

La hidrocefalia puede ser comunicante u obstructiva. Esta última puede presentarse unos cuantos días después del inicio de la enfermedad si hay pus espeso en los ventrículos que bloquea el flujo del LCR hacia afuera del sistema ventricular, en especial en recién nacidos y lactantes pequeños. La hidrocefalia obstructiva que se presenta de forma temprana durante el curso de la enfermedad por lo regular se manifiesta con una elevación aguda en la presión intracraneal, pulso lento, elevación de la presión arterial y apnea. El tratamiento de emergencia consiste en la inserción de una aguja en los ventrículos para extraer el LCR y aliviar la presión.

La hidrocefalia comunicante por lo regular no se nota sino hasta > 2 sem después del inicio de la enfermedad. Se presenta con más frecuencia en pacientes en quienes se ha retrasado el inicio de la terapia. También puede presentarse en lactantes pequeños con meningitis por meningococo, donde el inicio de la enfermedad puede ser lento incluso sin ser modificado por la terapia antibiótica previa. Algunas veces la hidrocefalia se sospecha por primera vez al notar un aspecto de los ojos en "puesta de sol" (Fig. 9-4), y se puede confirmar el agrandamiento de la cabeza midiendo diariamente el perímetro cefálico. Una TC o un ultrasonograma son útiles para determinar si los ventrículos están dilatados durante todo su trayecto (comunicante) o si hay una obstrucción del acueducto con un cuarto ventrículo pequeño. La hidrocefalia es una complicación muy

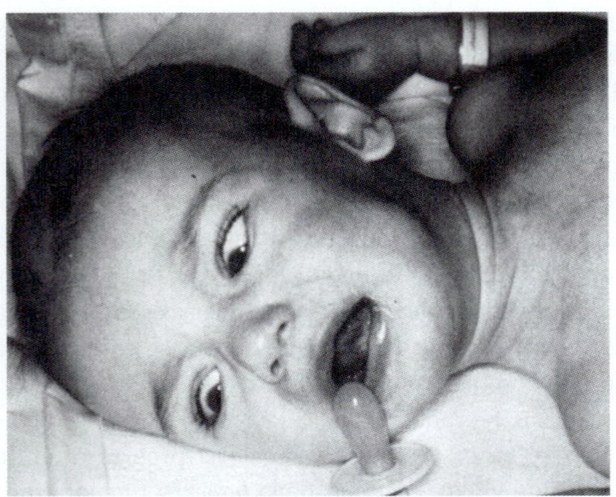

Figura 9-4. Aspecto de puesta de sol de los ojos en la hidrocefalia temprana. Las pupilas y el iris representan al "sol", con un aumento de la parte visible de la esclera como el "cielo".

común de la meningitis tuberculosa y por criptococo; aunque puede presentarse cualquiera de las dos formas, la hidrocefalia comunicante es más común.

Daño cerebral con discapacidad intelectual

La discapacidad intelectual grave es quizá la complicación más temida de la meningitis. Otros déficits neurológicos incluyen convulsiones, parálisis, y sordera. Muchos mecanismos pueden contribuir a este daño. La anoxia cerebral con infarto subsecuente puede presentarse debido a choque o apnea, o a un aumento de la presión intracraneal. También puede ocurrir destrucción infecciosa o tóxica directa del tejido cerebral.

Los datos estadísticos en general no son útiles al discutir el pronóstico de un paciente individual con los padres. Los factores de mal pronóstico incluyen coma, hipotermia, choque, edad < 12 meses, anemia, y convulsiones que son intratables persisten por > 72 h después de iniciada la terapia antibiótica. En la mayoría de los pacientes con secuelas, tiende a ocurrir cierto grado de mejoría funcional con el paso del tiempo.

Hemorragia, trombosis, o infarto

Con la TC, estos hallazgos pueden identificarse más a menudo, pero no existe terapia específica disponible. Los infartos son más comunes con la meningitis causada por *S. pneumoniae*. Puede haber hemiparesia pero algunas veces se resuelve con el paso del tiempo. Se ha reportado la oclusión de la arteria carótida interna.

Artritis inmune o reactiva

Se ha identificado la artritis estéril, que representa una presunta reacción antígeno-anticuerpo, como complicación de la meningitis causada por *H. influenzae* y *N. meningitidis*. Por otro lado, la artritis durante los primeros días usualmente es séptica.

Otras complicaciones

Se han descrito ceguera cortical transitoria o permanente, cuadriplejia, atetosis, endocarditis aguda, y endoftalmitis. Pueden presentarse accesos cerebrales, en especial en la meningitis neonatal causada por bacterias entéricas.

Pronóstico

La meningitis purulenta es todavía una de las emergencias médicas más importantes. Debe sospecharse y diagnosticarse de forma temprana mediante una punción lumbar oportuna y ser tratada agresivamente. El manejo incluye anticipación y tratamiento del edema cerebral y el choque como complicaciones tempranas. La tasa de mortalidad para la meningitis por *S. pneumoniae* en niños es 9% y alrededor de 4% para la meningitis por meningococo. Entre los sobrevivientes, la incidencia de discapacidad intelectual, trastornos del movimiento, y epilepsia es cada una de aproximadamente 4%. La pérdida de la audición se presenta en alrededor de 10 por ciento.

El médico debe evitar al inicio hacer predicciones a la familia acerca del pronóstico y de la recuperación intelectual, y en lugar de ello debe aconsejar a los padres a esperar y ver cómo evoluciona el niño, utilizando exploraciones de seguimiento y después pruebas especializadas como guía.

Meningitis purulenta con cultivo negativo

Meningitis bacteriana

Se presume que esta es la causa habitual de meningitis purulenta con cultivo negativo de líquido cefalorraquídeo. En muchos casos, el cultivo es negativo debido al uso de terapia antibiótica previa, y en unos cuantos casos, los cultivos pueden ser negativos debido a una mala recolección de la muestra o a un retraso en llevarla al laboratorio. Esto se discute con más detalle en la siguiente sección sobre síndrome de meningitis aséptica. La *Listeria monocytogenes* puede no ser positiva en el cultivo sino hasta un periodo de incubación de 72 horas.

Seno dérmico congénito

El cultivo de LCR puede ser negativo, o encontrarse una bacteria propia de la piel u otro "contaminante", de modo que el cultivo se considera negativo cuando la fuente es un seno dérmico congénito (Fig. 9-1). A cualquier niño que padezca meningitis y en quien se observa una depresión en la línea media sobre cualquier parte de la columna vertebral, se le debe realizar una RM en busca de la presencia de un seno dérmico asociado. De estar presente, se debe resecar el tracto del seno después de haberse recuperado de la meningitis para prevenir un segundo episodio.

Meningitis por anaerobios

Los anaerobios son una causa muy rara de meningitis bacteriana, y resultarán en cultivos negativos convencionales. La meningitis por anaerobios en general se asocia con procedimientos quirúrgicos previos otorrinolaringológicos o en el SNC o con trauma penetrante. Algunas veces se sospecha el diagnóstico encontrando neumocefalia en los estudios de imagen. La causa predisponente principal en un niño sería una sinusitis crónica u otitis media crónica. Se ha reportado el caso de un paciente de 18 años de edad con mononucleosis infecciosa que desarrolló síndrome de Lemierre y meningitis asociada. El hemocultivo fue positivo para *Fusobacterium necrophorum*, pero el cultivo de LCR fue positivo para *Prevotella bivia*. La TC mostró pansinusitis. Otro reporte describe a un niño previamente sano que desarrolló meningitis por *Fusobacterium necrophorum* secundaria a una otitis media purulenta en el mismo organismo. Un niño de 3 años de edad que se lastimó el ojo con un cepillo de dientes desarrolló meningitis secundaria a *Veillonella parvula*, un coco gramnegativo anaerobio encontrado en la flora oral.

Meningitis reactiva (Infección parameníngea)

La sinusitis aguda al igual que otras infecciones bacterianas cerca de las meninges pueden producir > 1 000 leucocitos por mcL, predominantemente neutrófilos, mientras que los niveles de glucosa y proteínas por lo regular son normales o casi normales, y la tinción de Gram típicamente no muestra organismos. En la ausencia de antibióticos previos, se debe sospechar infección parameníngea, y se deben obtener estudios de imagen de encéfalo.

Meningitis amebiana

Una amiba es un organismo unicelular de vida libre, y la meningitis amebiana es excesivamente rara. Sin embargo, la meningitis purulenta con un cultivo negativo puede ser causada por amibas como *Naegleria fowleri*, *Balamuthia mandrillaris*, o las especies de *Acanthamoeba*. Estos últimos dos organismos causan una encefalitis amebiana granulomatosa (EAG), mientras que la *Naegleria* causa encefalitis amebiana primaria (EAP). Con los tres organismos, el paciente usualmente tiene el antecedente de haber nadado en agua fresca caliente. La vía de inoculación es a través de la nariz y los bulbos olfatorios. El tragar agua del lago no es un factor de riesgo. El conteo celular en el LCR por le regular está dentro del rango de la meningitis purulenta, con un predominio de neutrófilos. A menudo hay eritrocitos presentes, y pueden proporcionar una pista útil. La glucosa en el LCR puede ser normal o ligeramente baja. Las proteínas casi siempre están elevadas.

Los síntomas comienzan en un promedio de 5 días (rango, 1 a 9 días) después de la exposición. En general se sospecha que los pacientes tienen meningitis bacteriana con un cultivo negativo y una tinción de Gram negativa. La meningitis amebiana puede diagnosticarse aislando la amiba del cerebro observando el organismo móvil en el líquido cefalorraquídeo (Fig. 9-5). Sin embargo, se debe notificar al laboratorio de microbiología que se sospecha una infección por amibas. De 1962 a 2015, han sido reportados 138 casos

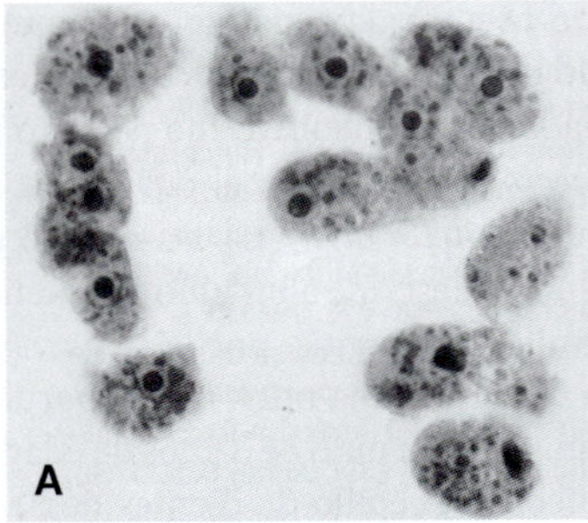 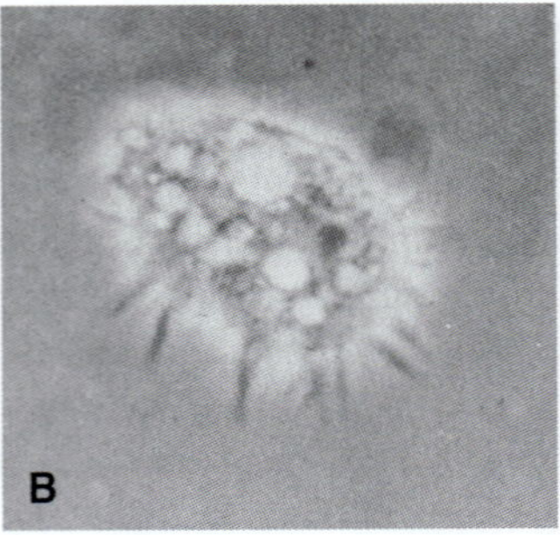 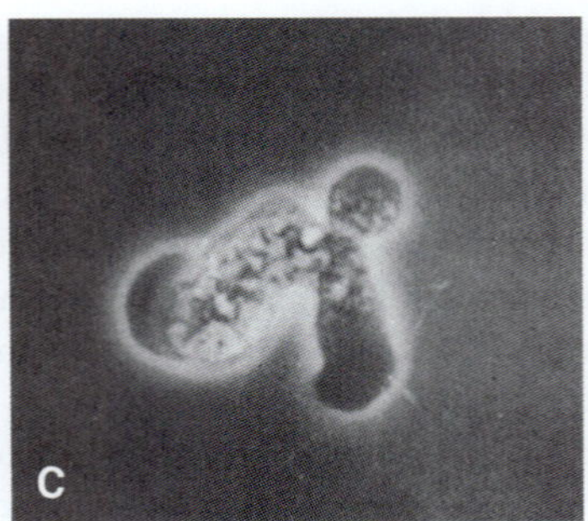

Figura 9-5. **(A)** Trofozoítos de especies de *Naegleria*. Tomada de: Sun T. Parasitic Disorders. Philadelphia: Wolters Kluwer. 1998 **(B)** Especies de *Acanthamoeba*. **(C)** *Naegleria aeroba*. (**B** y **C** cortesía del Dr. Clyde G. Culbertson.)

de EAP en Estados Unidos. Todos excepto tres casos (2%) fueron fatales.

Los CDC hoy en día tienen un medicamento en investigación llamado miltefosina disponible para el tratamiento de infecciones por amibas de vida libre causadas por *Naegleria fowleri, Balamuthia mandrillaris*, y especies de *Acanthamoeba*. Si se sospecha meningitis amebiana, el médico debe contactar al Centro de Operaciones de Emergencias de los CDC al 770-488-7100 para consultar con un experto de los CDC con relación al uso de este medicamento.

Obtención de LCR contaminado

En esta situación, no hay hallazgos en el LCR de meningitis purulenta excepto un frotis que muestra bacterias, que pueden ser rastreadas a kits comerciales para punción lumbar. Se han reportado tinciones de Gram falsas positivas por contaminación del etanol en el que se almacenaron las laminillas. Si se coloca violeta de genciana contaminada en una laminilla caliente, puede haber resultados falsos positivos en la tinción de Gram; este problema se resuelve colocando la violeta de genciana en laminillas que ya se han enfriado. La hemorragia o trombosis del cerebro a veces resulta en una leucocitosis en el LCR más allá de lo que puede ser explicado con base en la cantidad de eritrocitos presente. Los eritrocitos se hemolizan en el LCR, lo que hace que el sobrenadante del LCR se vuelva xantocrómico.

Encefalitis por herpes simple

Como se discute más adelante en este capítulo, la encefalitis por herpes simple puede semejar una meningitis bacteriana con cultivos bacterianos negativos.

Meningitis por Mycoplasma

El *Mycoplasma pneumoniae* produce involucramiento del SNC en aproximadamente 1 de cada 1000 pacientes. La manifestación primaria por lo regular es encefalitis, pero también se ha observado meningitis. En la meningitis secundaria a *Mycoplasma pneumoniae*, las células pueden ser sobre todo neutrófilos y las proteínas están elevadas, pero la glucosa es normal. Típicamente existe el antecedente de una infección de vía respiratoria media o baja, como se revisa en el Capítulo 8.

De 10 a 50% de las mujeres embarazadas porta el *Mycoplasma hominis* en el tracto genital. El *M. hominis* no puede verse en la tinción de Gram y es difícil de aislar en los medios convencionales de los laboratorios de biología. Waites y cols., encontraron evidencia de infección por *M. hominis* en el SNC en 5 de 100 bebés predominantemente prematuros que fueron evaluados por meningitis. En cuatro bebés, el organismo si aisló de manera repetida durante varias semanas. En otro estudio sobre lactantes con buena atención prenatal, se aisló *M. hominis* en 9 (3%) de 318 lactantes a quienes se les practicó una punción lumbar. La mayoría de los pacientes sanó de la infección sin terapia específica. En todos estos estudios, la falta de un grupo control de lactantes sanos dificulta la interpretación de los hallazgos.

Meningitis de Mollaret (meningitis linfocítica aséptica benigna recurrente)

Este es un síndrome poco común de meningitis aséptica recurrente, por lo regular observado en adultos y rara vez en adolescentes, caracterizado por un líquido cefalorraquídeo turbio, por lo regular con pleocitosis mononuclear y niveles normales de glucosa y proteínas. La presencia de "células de Mollaret", que alguna vez se pensó que eran endoteliales, pero ahora se sabe que pertenecen a la familia de los monocitos/macrófagos, es patognomónica. El VHS-2 es responsable de la mayoría de los casos de meningitis aséptica recurrente, y la mayor parte de los pacientes con el padecimiento tendrá una PCR positiva para VHS-2 en LCR durante los episodios. Algunos expertos hoy en día recomiendan el tratamiento con aciclovir intravenoso para acortar la duración de los síntomas, así como aciclovir oral o valaciclovir como profilaxis para disminuir el número de recurrencias.

Inmunoglobulina intravenosa

Se han reportado varios casos de meningitis aséptica después de haber recibido globulina inmune en altas dosis. A menudo al inicio se sospecha meningitis bacteriana debido al predominio de neutrófilos. En una revisión de 11 casos, el conteo de leucocitos promedio en el LCR fue 1 123 por mcL (media, 451) con un porcentaje promedio de neutrófilos de 74% (media 87%).

Hemorragia intraventricular neonatal

Una vez que los eritrocitos han sido lisados, los leucocitos y las proteínas pueden permanecer durante varios días después de una hemorragia intraventricular. La glucosa en el LCR por lo regular también es baja al inicio y esto puede persistir. El hallazgo de líquido xantocrómico es la principal pista para sospecha de meningitis con cultivo negativo. La hemorragia intraventricular neonatal en general se observa en lactantes prematuros y es diagnosticada por ultrasonido de cabeza.

Meningitis crónica

Pueden presentarse concentraciones persistentemente bajas de glucosa en el LCR, en particular en la meningitis por bacterias entéricas en recién nacidos. Este hallazgo puede indicar disfunción cerebral en lugar de persistencia de la infección.

La mayoría de las meningitis crónicas es causada por hongos o micobacterias. La infiltración maligna puede ser la etiología en el paciente con un cáncer conocido. En adultos, otras causas no infecciosas incluyen vasculitis, sarcoidosis, lupus eritematoso sistémico, síndrome de Sjögren, y reacciones medicamentosas.

Meningitis recidivante o recurrente

Los episodios recurrentes de meningitis purulenta con cultivo negativo pueden ser categorizados bajo el diagnóstico de meningitis de Mollaret. El síndrome de Behçet es una causa rara de pleocitosis crónica en el LCR en adolescentes con lesiones orales, genitales u oculares recurrentes. Un quiste epidermoide intracraneal u otro tipo de tumor puede causar meningitis estéril recurrente.

Una deficiencia de inmunoglobulina es una causa rara de episodios repetidos de meningitis. La deficiencia de componentes terminales del complemento o de properdina es una causa de meningitis recurrente por meningococo.

En el síndrome de Currarino se observa una fístula neuroentérica con una masa presacra y un sacro anormal (Fig. 9-1), que puede ser una causa de meningitis polimicrobiana recurrente. La mayoría de los pacientes tiene antecedentes de constipación debido a una estenosis anal asociada. Un encefalocele congénito puede extenderse hacia los senos paranasales y resultar en una meningitis recurrente. El diagnóstico se establece con una RM de cortes finos de senos paranasales (ver Fig. 23-1).

Meningitis postraumática o posoperatoria

En todos los casos de meningitis persistente, recidivante o recurrente debe buscarse de forma temprana una comunicación anormal con el LCR, como en una herida en el cráneo o en la columna, una fractura craneal, o un seno dérmico congénito en las áreas sacra u occipital. La meningitis recurrente por neumococo sugiere una fuga oculta de LCR a través de un desgarro dural que se mantiene abierto por una fractura de cráneo. Los estudios de imagen de la columna sacra pueden revelar anormalidades en pacientes con meningitis recurrente causada por bacilos entéricos gramnegativos.

La rinorrea de LCR luego de un trauma puede diagnosticarse por la detección de beta-2 transferrina en las secreciones nasales. Si no ocurre un cierre espontáneo, un neurocirujano puede reparar el defecto.

MENINGITIS NO PURULENTA

Definiciones

La meningitis no purulenta (síndrome de meningitis aséptica) puede ser separada de la categoría general de presuntas infecciones en el SNC por la ausencia de manifestaciones cerebrales graves, como una alteración significativa en el estado de conciencia, y un conteo celular en el líquido cefalorraquídeo de 10 a 500 leucocitos por mcL (ver Tabla 9-2).

En general, la encefalitis puede diferenciarse clínicamente de la meningitis no purulenta. En un estudio de los dos síndromes, la alteración leve en el estado de conciencia, las convulsiones febriles, o la disfunción mental asociada solo con fiebre alta, no fueron aceptadas como evidencia definitiva de encefalitis.

Evidentemente, los pacientes con 500 a 1 000 leucocitos por mcL necesitan ser catalogados en alguna de las categorías con base en otros criterios. Esta clasificación es solo preliminar, y pueden ocurrir casos excepcionales. En la meningitis causada por virus de las paperas, el conteo de leucocitos en el LCR algunas veces puede exceder 1 000 por mcL, pero típicamente son en su mayoría linfocitos. En la meningitis por enterovirus, las proteínas pueden estar ligeramente elevadas o la glucosa ligeramente baja, o el conteo celular puede ser > 500 por mcL con un ligero predominio de neutrófilos. En un estudio de 150 niños en una epidemia de meningitis por ecovirus, solo 3% tuvo una glucosa inicial en LCR < 40 mg/dL y ninguno tuvo un nivel < 20 mg/dL. Sin embargo, 23% de los niños tuvo un conteo inicial de leucocitos en el LCR > 1 000 por mcL, 21% tuvo predominio de neutrófilos, y 12% tuvo un nivel de proteínas en el LCR > 80 mg/dL. Por lo tanto, las categorías preliminares no son perfectas para predecir las posibles etiologías, y los pacientes que tienen hallazgos atípicos de las categorías purulenta y no purulenta deben ser juzgados de forma individual con base en los hallazgos clínicos y de acuerdo a si existe o no enfermedad por enterovirus en la comunidad. En general, a menos que la PCR para enterovirus en LCR sea positiva, los pacientes con meningitis no purulenta deben ser tratados con antibióticos en el hospital hasta que los cultivos de LCR sean negativos a las 48 h. Se han observado pacientes con pleocitosis mínima en el LCR durante la temporada de enterovirus en cuyos cultivos de LCR creció meningococo.

El "síndrome de meningitis aséptica" es el término utilizado hoy en día con mayor frecuencia. "Meningitis viral" y "meningoencefalitis" son términos con desventajas considerables. Todos ellos pueden ser definidos más a fondo.

El síndrome de meningitis aséptica fue originalmente definido por Wallgren como una enfermedad aguda con signos y síntomas meníngeos, un número reducido o aumentado de células en el LCR, y ausencia de bacterias en el frotis directo o en el cultivo de LCR sin infección general o parameníngea local, y un curso relativamente corto y benigno (Tabla 9-8). El

síndrome de meningitis aséptica hoy en día se define con base en los hallazgos en el LCR que permiten predecir que no se encontrarán patógenos bacterianos; esto es, un número moderado de leucocitos que son predominantemente linfocitos y un frotis negativo para bacterias (Fig. 9-6). Según esta definición, los niveles de glucosa y proteínas en el LCR pueden o no ser anormales. Los Centros de Control y Prevención de Enfermedades (CDC) incluyen la recuperación sin antibióticos en su registro de casos definitivos de meningitis aséptica.

El diagnóstico de meningitis viral no debe ser considerado como equivalente al síndrome de meningitis aséptica, el cual es un síndrome que tiene muchas otras posibles etiologías (Tabla 9-9). "Meningitis no purulenta" es un mejor diagnóstico orientado a problemas, ya que hace que el médico considere posibilidades etiológicas importantes como tuberculosis o meningitis bacteriana parcialmente tratada.

El término "meningoencefalitis" tiene la desventaja de no poder distinguir a los pacientes en quienes el diagnóstico debería ser "encefalitis", la cual tiene signos cerebrales graves y una mayor probabilidad de daño cerebral. Una alteración grave y persistente (al menos 12 h) en el estado de conciencia es un indicador temprano y confiable de un mal pronóstico. La meningitis no purulenta y la encefalitis aguda también difieren en las etiologías probables.

Un virus único puede producir un espectro de gravedad de la enfermedad, desde asintomático-leve a

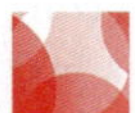

Tabla 9-8 Definición de algunos síndromes agudos del sistema nervioso central

SÍNDROME	SIGNOS
Síndrome de meningitis aséptica (definición original de Wallgren)	Signos y síntomas meníngeos agudos Pleocitosis en el líquido cefalorraquídeo (LCR), número reducido o aumentado de células Ausencia de bacterias en el frotis y en el cultivo Ausencia de infección general o parameníngea local Curso relativamente corto y benigno
Síndrome de meningitis aséptica (definición actual)	Usualmente signos y síntomas meníngeos agudos, pero sin alteración significativa en el estado de conciencia Pleocitosis en el LCR, no purulenta, en su mayoría linfocitos Ausencia de bacterias en el frotis Recuperación sin terapia antibiótica
Encefalitis aguda	Alteración aguda, grave y no transitoria en el estado de conciencia Pleocitosis en el LCR, no purulenta, en su mayoría linfocitos Ausencia de bacterias, glucosa normal en el LCR
Encefalopatía aguda	Alteración aguda, grave y no transitoria en el estado de conciencia Ausencia de pleocitosis en el LCR Ausencia de bacterias, glucosa normal en LCR

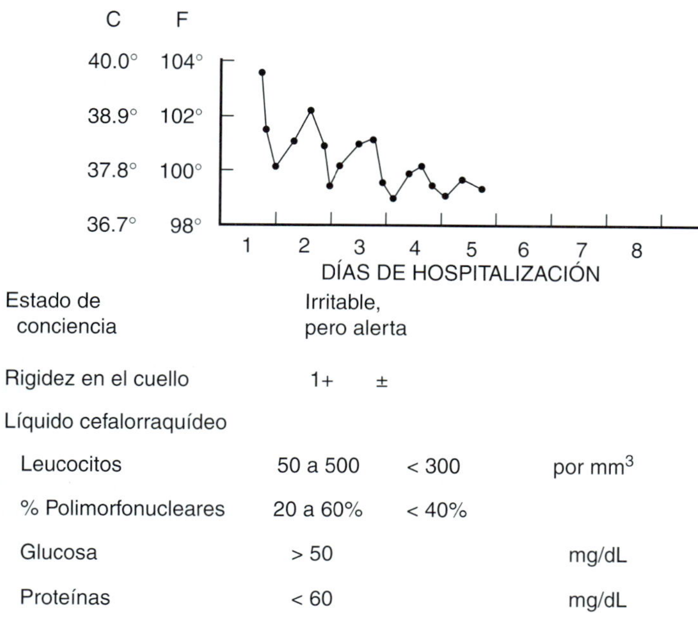

Estado de conciencia	Irritable, pero alerta		
Rigidez en el cuello	1+	±	
Líquido cefalorraquídeo			
Leucocitos	50 a 500	< 300	por mm^3
% Polimorfonucleares	20 a 60%	< 40%	
Glucosa	> 50		mg/dL
Proteínas	< 60		mg/dL

Figura 9-6. Curso típico de la meningitis por enterovirus, mostrando niveles normales de glucosa y proteínas y predominio de linfocitos en el LCR tras unos cuantos días de enfermedad.

grave-fatal. Por ejemplo, los enterovirus pueden causar un espectro de gravedad desde cefalea y fiebre, a meningitis no purulenta, a síndrome tipo poliomielitis, hasta una encefalitis aguda y fatal. Sin embargo, desde el inicio de la enfermedad de un paciente, es útil establecer un diagnóstico presuntivo ya sea de meningitis no purulenta o encefalitis aguda y posteriormente analizar las posibilidades etiológicas.

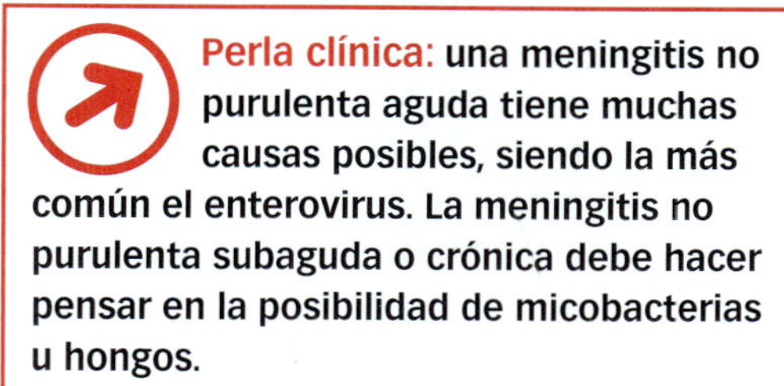

Perla clínica: una meningitis no purulenta aguda tiene muchas causas posibles, siendo la más común el enterovirus. La meningitis no purulenta subaguda o crónica debe hacer pensar en la posibilidad de micobacterias u hongos.

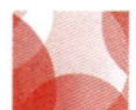

Tabla 9-9 Meningitis no purulenta: clasificación y etiologías

ETIOLOGÍA	CAUSAS
Infecciosa	Meningitis viral (p. ej., enterovirus, VHS-2, VVZ)
	Meningitis bacteriana temprana (especialmente meningocócica o neonatal, y embolización a las meninges en una endocarditis bacteriana)
	Meningitis bacteriana parcialmente tratada
	Absceso cerebral y otras infecciones adyacentes, incluyendo sinusitis y mastoiditis
	Infecciones poco comunes (leptospirosis, sífilis, toxoplasmosis, triquinosis)
	Grupo con glucosa baja en el LCR (tuberculosis, criptococosis y otros hongos, ocasionalmente paperas, listeriosis, coriomeningitis linfocítica, neoplasia meníngea)
	Meningitis modificada por vacuna contra *H. influenzae*
	Enfermedad de Lyme
No infecciosa	Venenos (plomo, arsénico)
	Medicamentos (globulina inmune, antiinflamatorios no esteroideos)
	Trauma (hematoma subdural; inyecciones intratecales)
	Hipersensibilidad (enfermedad del suero)
	Enfermedad de Kawasaki

Importancia de la glucosa en el LCR

En la meningitis purulenta por lo regular hay una concentración baja de glucosa en el LCR (hipoglucorraquia). Esto tiene poco más que un valor de apoyo diagnóstico, ya que el líquido cefalorraquídeo purulento y la tinción de Gram ya indican el diagnóstico presuntivo de meningitis bacteriana. La disminución de la glucosa en el LCR parece deberse a consumo por las células inflamatorias.

En la meningitis no purulenta, un nivel bajo de glucosa en el LCR se correlaciona con un curso más crónico, como el causado por *Mycobacterium tuberculosis* u hongos. Por lo tanto, en pacientes con meningitis no purulenta, una disminución de la glucosa en el LCR tiene un significado diagnóstico especial. Es útil para dividir la meningitis no purulenta en dos subgrupos: aquellos con y aquellos sin disminución de la glucosa en el LCR (Tabla 9-2). La glucosa en el LCR se considera definitivamente disminuida si es < 40% de la glucosa en sangre o si es < 40 mg/dL y no se conoce el nivel de glucosa en sangre.

A menudo hay una elevación en la concentración de proteínas en el LCR cuando la glucosa está disminuida. Sin embargo, un aumento ligero en el nivel de proteínas puede ser resultado de variabilidad de laboratorio, o sangrado leve durante una punción lumbar, o por punciones lumbares traumáticas previas o procedimientos quirúrgicos anteriores.

Subgrupo con glucosa baja

Meningitis bacteriana

Cuando un paciente desarrolla meningitis no purulenta mientras está recibiendo un antibiótico, la pista más confiable acerca de una meningitis bacteriana puede ser una reducción significativa en el nivel de glucosa en el LCR. En este caso, también las proteínas pueden estar elevadas. Debido a que la terapia antibiótica previa puede prevenir la recuperación del organismo infectante en un cultivo, se desconoce la frecuencia de esta etiología, pero es quizá la causa más frecuente de hipoglucorraquia en niños. Esta situación se revisa mejor en Meningitis purulenta.

La meningitis bacteriana temprana también puede producir este patrón de LCR. La *Listeria monocytogenes* produce meningitis no purulenta con predominio de linfocitos en una pequeña proporción de casos, en los cuales la glucosa en el LCR está casi siempre baja y las proteínas, elevadas.

La meningitis bacteriana también puede presentarse como meningitis no purulenta con una glucosa normal en el LCR, como se estudia más adelante.

Meningitis tuberculosa

La meningitis tuberculosa se presenta en forma subaguda en tres etapas clínicas. La etapa 1 consiste en signos inespecíficos como fiebre y cefalea. En la etapa 2, el paciente desarrolla confusión mental y signos de focalización tempranos, como parálisis de nervios craneales. En la etapa 3, el paciente progresa a obnubilación y coma. El pronóstico está directamente relacionado con la etapa clínica al momento de que se inicia la terapia. Por lo tanto, es crítico establecer el diagnóstico lo más rápido posible.

La meningitis tuberculosa usualmente resulta en hipoglucorraquia. En una serie de 405 niños con meningitis tuberculosa de 1987 a 1998, 324 (80%) tuvieron niveles bajos de glucosa en el LCR. El nivel de proteínas en el LCR fue > 100 mg/dL en 263 (65%). La mitad de los pacientes tuvo < 60 leucocitos por mcL, 45% tuvo entre 60 y 500 leucocitos por mcL, y 5% > 500 leucocitos por mcL. Poco más de la mitad tuvo evidencia de involucramiento pulmonar, y solo 16% tuvo una prueba cutánea de tuberculina positiva. Casi 70% tuvo antecedentes familiares positivos para tuberculosis.

Un estudio comparado de 110 niños con meningitis tuberculosa con 94 pacientes con síndrome de meningitis aséptica no tuberculosa, identificó cinco características clínicas que sugirieron tuberculosis:

1. Fase prodrómica de 1 sem o más.
2. Atrofia óptica.
3. Déficit neurológico focal.
4. Movimientos anormales.
5. Menos de 50% de células de fenotipo polimorfonuclear en el LCR.

Cuando se sospecha meningitis tuberculosa, se deben evaluar tres factores: la prueba cutánea de tuberculina, la radiografía de tórax y el antecedente de exposición (incluyendo residencia o viajes previos a un área de alto riesgo). Si la prueba de tuberculina es negativa (< 5 mm de induración), la radiografía de tórax es normal y no existe antecedente de exposición a tuberculosis (o residencia en áreas de alto riesgo), entonces es mucho menos probable una meningitis tuberculosa. Puede utilizarse un ensayo de liberación de interferón gamma (IGRA) en lugar de o en conjunto con la prueba cutánea de tuberculina, en particular en niños ≥ 5 años de edad, como se revisa más a detalle en el Capítulo 8. Contrario a las enseñanzas pasadas, la tuberculosis pulmonar que ha estado presente durante el tiempo suficiente como para calcificarse (> 6 meses) puede todavía estar asociada con diseminación. Por lo tanto, incluso si los tres factores antes mencionados son negativos, se debe considerar meningitis tuberculosa si la glucosa en el LCR es baja y hay linfocitosis en el líquido cefalorraquídeo.

Se debe realizar una segunda punción lumbar y análisis del LCR si el nivel de glucosa en el LCR está en los límites bajos en la primera prueba, ya que durante el curso de una meningitis tuberculosa no tratada, casi siempre hay una caída progresiva en el nivel de glucosa, una elevación en las proteínas, y continuación de la linfocitosis en el líquido cefalorraquídeo.

La tinción de Ziehl-Nielsen es positiva solo en alrededor de 15%, y el cultivo en cerca de 30% de los casos de meningitis tuberculosa. En el mercado existe la prueba de PCR para la detección de ADN en LCR. Su sensibilidad está en el rango de 60 a 85%, y la especificidad está en un rango de 94 a 100%. Varios estudios han encontrado niveles elevado de adenosina deaminasa (ADA) en el LCR de pacientes con meningitis tuberculosa (este marcador también es útil en el líquido pleural, como se describe en el Capítulo 8).

En el paciente con meningitis tuberculosa están indicados los estudios de imagen de cerebro para buscar evidencia de hidrocefalia obstructiva. Aunque cualquier parte del cerebro puede estar involucrada, la base es la más comúnmente afectada, conduciendo a parálisis de los nervios craneales II, VI y VII. El involucramiento del SNC con *M. tuberculosis* también puede conducir al desarrollo de un tuberculoma, una lesión ocupativa que se observa más comúnmente en el cerebelo o los lóbulos frontales. La mayoría de los pacientes presenta cefalea y convulsiones. La RM es la modalidad imagenológica de elección (Fig. 9-7).

Meningitis fúngica

La meningitis por criptococo, en general observada solo en los pacientes con inmunodeficiencia avanzada, puede tener un curso indolente y presentarse con signos y síntomas sutiles, como cefalea intermitente con o sin fiebre de bajo grado. Esta condición se asocia con una baja glucosa y elevación de las proteínas. La sensibilidad de la prueba de tinta china para detectar levaduras en el LCR es de alrededor de 50%; sin embargo, cualquiera de las pruebas para criptococo ya sea en suero o en LCR será positiva en casi todos los pacientes con meningitis por criptococo. El organismo a menudo crece en unos cuantos días en la mayoría de los medios sólidos utilizados para el cultivo de *Mycobacterium tuberculosis*.

La *Candida albicans* puede causar meningitis no purulenta con una glucosa baja en el LCR, proteínas altas, y por lo regular un predominio de neutrófilos en el LCR. Los lactantes prematuros con muchos cursos previos de antibióticos son los afectados con más frecuencia.

La coccidioidomicosis puede presentarse, aunque de forma poco común, como meningitis en pacientes

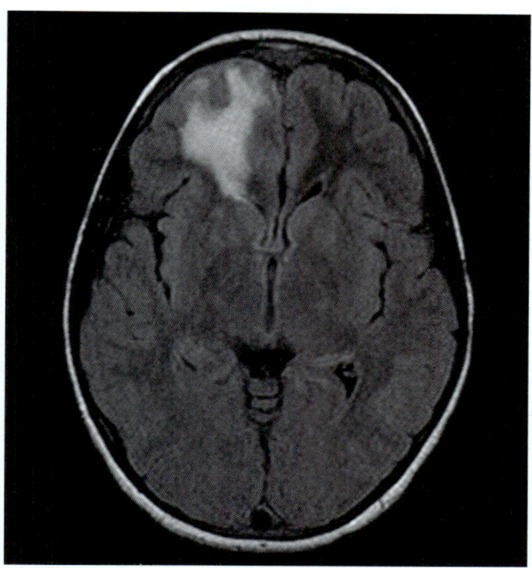

Figura 9-7. Una niña de 10 años de edad previamente sana proveniente de Somalia presentó una convulsión tónico-clónica generalizada. La RM mostró una masa frontal del lado derecho con reforzamiento, edema y efecto de masa. La radiografía de tórax fue normal, pero la prueba cutánea de tuberculina tuvo 25 mm de induración. La biopsia de la masa mostró inflamación granulomatosa necrotizante, pero los frotis y los cultivos fueron negativos. Fue tratada con un esquema de cuatro medicamentos antituberculosos y se recuperó.

con enfermedad lo suficientemente grave como para requerir hospitalización. La blastomicosis (Fig. 9-8) y la histoplasmosis rara vez producen meningitis, y cuando lo hacen, usualmente también hay enfermedad diseminada con hepatoesplenomegalia en la histoplasmosis y enfermedad pulmonar u ósea crónica en la blastomicosis. La prueba de antígeno de histoplasma en orina es positiva en aproximadamente 80% de los pacientes con enfermedad diseminada.

En pacientes inmunocomprometidos, la aspergilosis, mucormicosis o los hongos superficiales en ocasiones pueden producir meningitis.

Se deben realizar pruebas serológicas y antigénicas para hongos, así como frotis de LCR para hongos, si las características de la presunta meningitis tuberculosa son atípicas o si el antecedente de exposición a TB del paciente es negativo. Para un diagnóstico rápido, se puede analizar el LCR en busca de antígenos de criptococo, histoplasma y blastomicosis, así como de anticuerpos contra coccidioides, histoplasma y blastomicetos. Es importante detectar causas fúngicas de meningitis no purulenta, ya que la terapia con agentes antifúngicos apropiados puede salvar la vida.

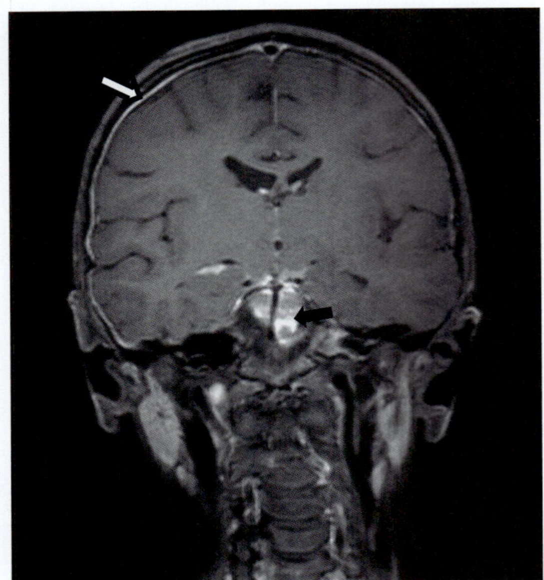

Figura 9-8. Un niño de 7 años de edad presentó cefalea y pérdida de peso de varios meses de evolución. El LCR mostró 185 leucocitos (70% células mononucleares), proteínas 656 mg/dL, y glucosa < 20 mg/dL. La RM mostró reforzamiento difuso de las leptomeninges (*flecha blanca*) y reforzamiento en las cisternas basales (*flecha negra*). El antígeno de *Blastomyces* estaba elevado en la orina, suero y en el LCR. El anticuerpo contra *Blastomyces* estaba elevado en el suero y en el LCR. Respondió a un curso de 6 sem de anfotericina liposomal IV seguida de un curso de 12 meses de voriconazol oral.

Meningitis viral

Los virus pueden reducir la glucosa en el LCR, aunque esto es poco común. La meningitis por virus de las paperas a veces se asocia con una ligera disminución de la concentración de glucosa en el LCR, aunque la mayoría de los estudios indica una glucosa < 40 mg/dL en solo alrededor de 3% de los casos. El virus de las paperas puede cultivarse en el LCR o en la saliva. Se pueden utilizar muestras pareadas de suero para demostrar elevación en el título de anticuerpos. También puede ser diagnosticada en forma precisa por PCR.

Los enterovirus pueden producir disminución de la glucosa y elevación de las proteínas en el LCR junto con su típica pleocitosis linfocítica, semejando por lo tanto una meningitis tuberculosa, en especial en lactantes. Un estudio de 17 bebés de 2 meses de edad o menores con meningitis por coxsackievirus tipo B1 reportó que 11 (64%) tuvieron hipoglucorraquia. En estos casos, los resultados clínicos y del LCR de los pacientes mejoran de manera paulatina (Fig. 9-6).

El virus de la coriomeningitis linfocítica puede disminuir la glucosa en el LCR. Las proteínas en el LCR pueden estar elevadas. El diagnóstico se establece mediante la elevación en los títulos de anticuerpo en suero o un anticuerpo IgM positivo en líquido cefalorraquídeo.

Meningitis amebiana

Las amibas de vida libre como las especies de *Naegleria* pueden producir una glucosa baja y proteínas elevadas en el LCR. Las células por lo regular son predominantemente neutrófilos, como se discutió en la sección sobre meningitis purulenta con cultivo negativo. La terapia puede ser útil, de modo que es un diagnóstico importante a considerar a pesar de su rareza.

Causas infecciosas inusuales

La toxoplasmosis puede causar meningitis no purulenta con un predominio linfocitario y disminución del nivel de glucosa en el LCR. La listeriosis puede producir meningitis no purulenta con parálisis de nervios craneales y glucosa baja en el LCR, semejando la meningitis basilar (romboencefalitis) de la meningitis tuberculosa.

La meningitis enteroviral crónica (en general por echovirus) en niños con agammaglobulinemia típicamente tiene menos de 1000 leucocitos por mcL, elevación de proteínas en el LCR y disminución de la glucosa en el LCR (entre 15 y 45 mg/dL). Estos pacientes a menudo mejoran después de la terapia con inmunoglobulina intravenosa. No existe terapia antiviral específica.

Causas no infecciosas

La meningitis química puede ser causada por inyecciones en el espacio subaracnoideo, y puede producir una glucosa baja, así como pleocitosis. Los anestésicos espinales, o incluso los corticoesteroides, pueden estar implicados.

Las neoplasias cerebrales, en particular las meníngeas, pueden producir una glucosa baja en LCR. Asimismo, puede haber aumento de los leucocitos en el LCR. La hemorragia o hematoma intracraneal también pueden ser causa de glucosa baja en LCR con pleocitosis.

Subgrupo con glucosa normal

Meningitis viral

Los virus son la causa más común, aunque no la única, de meningitis no purulenta con una glucosa normal en LCR. Más de 80% de los casos de meningitis viral es causado por infección por enterovirus, cuyo curso típico se muestra en la Figura 9-6. Otras causas virales de meningitis incluyen virus del herpes simple, virus de influenza, virus del Nilo del oeste (VNO), y virus de la coriomeningitis linfocítica. Gracias a la vacunación, las paperas y el sarampión son en la actualidad causas raras de meningitis. Los parechovirus humanos (PeVH) son una causa ocasional de meningitis en lactantes pequeños. La pleocitosis es mínima. Muchos pacientes tienen glucosa normal en el LCR, pero proteínas ligeramente elevadas. De forma importante, la PCR enteroviral no detecta al parechovirus humano.

En Estados Unidos, los enterovirus (incluyendo coxsackievirus y echovirus) se encuentran de forma característica en los meses de verano y otoño, aunque pueden encontrarse durante todo el año. Se han reportado brotes invernales de meningitis por echovirus. Los lactantes pequeños pueden tener mayor probabilidad de tener meningitis no purulenta causada por echovirus, en especial en brotes. El pronóstico de una función intelectual íntegra después de la recuperación en pacientes con meningitis por enterovirus es tan bueno como el de los controles pareados. Sin embargo, los desenlaces pueden ser peores en bebés infectados dentro de la primera semana de vida. Se deben obtener los antecedentes de vacunación.

Aunque la inmunización ha hecho que la infección por paperas sea mucho menos común hoy en día de lo que lo era en el pasado, se debe buscar el antecedente de exposición a paperas, en especial en el niño no vacunado, y se debe explorar con cuidado al paciente en busca de crecimiento de las parótidas. Una amilasa sérica elevada en presencia de sospecha de crecimiento parotídeo es evidencia que apoya el diagnóstico de paperas. El virus de las paperas o los enterovirus pueden a menudo recuperarse en cultivos virales en un laboratorio especializado, de modo que, si se cuenta con las instalaciones, se deben realizar cultivos de faringe, recto y LCR. Algunos laboratorios pueden realizar PCR enteroviral en LCR, y puede ser muy útil en este contexto.

Los estudios de anticuerpos utilizando dos muestras de suero, una obtenida tan pronto como sea posible después del inicio de la enfermedad y la segunda obtenida entre 3 y 6 sem después, son útiles para el diagnóstico de varios virus: paperas, coriomeningitis linfocítica, encefalitis de California (La Crosse), encefalitis equina del Este, encefalitis equina del Oeste, encefalitis de St. Louis, y encefalitis por VNO. Sin embargo, con la excepción del virus de La Crosse y el VNO, la infección por estos virus es relativamente poco común en Estados Unidos. El virus de La Crosse por lo regular causa más encefalitis, mientras que la infección por VNO en niños casi siempre se presenta como meningitis. Los pacientes infectados por cualquiera de los dos virus pueden tener al inicio pleocitosis neutrofílica, cambiando a pleocitosis linfocítica durante la primera semana de síntomas.

Los hámsteres y ratones que se tienen de mascotas pueden ser la fuente de infección por virus de coriomeningitis linfocítica. El adenovirus es una causa rara de meningitis aséptica. La encefalitis por sarampión rara vez se asocia con un predominio y persistencia de pleocitosis neutrofílica en el LCR. La gastroenteritis por rotavirus ha sido asociada con meningitis no purulenta en un paciente con pleocitosis mínima en el LCR y detección del antígeno de rotavirus en el LCR. Se observaron partículas típicas de rotavirus en el LCR por microscopia inmunoelectrónica.

La monoucleosis infecciosa algunas veces se puede complicar con pleocitosis en el LCR y varias complicaciones neurológicas, como se revisa en la sección sobre encefalitis.

El VHS-2 puede causar meningitis con un pronóstico benigno, a diferencia de las manifestaciones graves de la encefalitis por herpes. El VVZ es una causa poco común de meningitis, ya sea durante la infección primaria o como una reactivación. El VIH puede causar meningitis durante las etapas tempranas de la infección. Son apropiadas las pruebas para VIH en el adolescente con meningitis no purulenta de causa indeterminada y factores de riesgo para la infección por virus de inmunodeficiencia humana.

Etiología desconocida

En estudios sobre meningitis no purulenta, en alrededor de 30 a 40% de los pacientes no se identifica un patógeno.

Mycoplasma

El *Mycoplasma pneumoniae* puede provocar meningitis no purulenta, a menudo con síntomas respiratorios previos, aunque es más común que cause encefalitis. Por lo regular, los niveles de glucosa y proteínas en el LCR son normales, y el conteo leucocitario en el LCR está en el rango no purulento, con un predominio de linfocitos. Se puede utilizar PCR para detectar *M. pneumoniae* en muestras de LCR, aunque no todos los casos con meningitis o encefalitis tienen PCR positiva. Es más probable que la PCR en LCR sea positiva en la encefalitis. Entre más corta es la duración de la enfermedad antes del desarrollo de síntomas del SNC, mayor es la probabilidad de que la PCR sea positiva.

Los micoplasmas genitales tales como *Mycoplasma hominis* y *Ureaplasma urealyticum* son causas raras de meningitis no purulenta en el periodo neonatal. En muchos casos, no hay pleocitosis en el LCR. También se ha reportado que la hemorragia intraventricular y la hidrocefalia están asociadas con la recuperación de estos microorganismos en el LCR, en especial en lactantes prematuros.

Enfermedad de Lyme

La *Borrelia burgdorferi* puede causar meningitis no purulenta con pleocitosis linfocítica, algunas ocasiones con neuritis craneal. Los síntomas neurológicos por lo regular son precedidos por un exantema en el sitio de la picadura de la garrapata. En un estudio de 201 niños con enfermedad de Lyme, 2% fue diagnosticado con meningitis aséptica. La PCR en LCR no es sensible, pero la serología es usualmente positiva.

Enfermedades por Rickettsia

La fiebre moteada de las Montañas Rocallosas (FMMR) y la erliquiosis (ver Capítulo 11) se asocian típicamente con pleocitosis mononuclear de 10 a 100 leucocitos por mcL. En pacientes con antecedente de haber viajado al África subecuatorial, la fiebre por picadura de garrapata africana es una posible causa de fiebre, cefalea y rigidez de cuello. La enfermedad es causada por *Rickettsia africae* y responde rápidamente al tratamiento con doxiciclina.

Mononucleosis infecciosa

Como se revisa en el Capítulo 3, el virus de Epstein-Barr (VEB) puede ser la causa de meningitis no purulenta como la manifestación clínica predominante.

Enfermedad por arañazo de gato

En ocasiones, en la enfermedad por arañazo de gato se presentan complicaciones en el SNC. La encefalitis es más común que la meningitis aséptica. Usualmente se presenta adenopatía regional, como se describe en el Capítulo 6.

Infección parameníngea

Algunas veces, las infecciones cercanas al SNC, en particular la sinusitis etmoidal o esfenoidal, producen una meningitis estéril, no purulenta. De manera típica, la glucosa y las proteínas en el LCR son normales, y los neutrófilos son los leucocitos predominantes.

Meningitis bacteriana temprana ("meningitis sembrada")

En los pacientes bacteriémicos, el LCR puede contener bacterias provenientes de la sangre, con pleocitosis celular mínima y niveles normales de glucosa y proteínas en el LCR, como se ha discutido antes.

Leptospirosis

Las especies de *Leptospira* son espiroquetas acuáticas, y fueron la causa de alrededor de 4% de 430 casos de meningitis no purulenta en un estudio. La enferme-dad puede asociarse con inyección conjuntival, dolor muscular y exantema. También puede haber ictericia, hígado doloroso, hematuria microscópica, piuria y proteinuria, como se estudia en el Capítulo 13. El involucramiento del SNC en la leptospirosis sistémica es común, en general leve, y la mayoría de las veces no identificado. Es muy raro el involucramiento aislado del SNC, sin otros signos o síntomas. Es común la xantocromía en el LCR, pero el nivel de glucosa típicamente es normal. El cultivo es posible, pero en general no es práctico, de modo que se deben realizar estudios serológicos si existe antecedente de exposición a orina de animales (ver Capítulo 21). Los laboratorios de referencia cuentan con PCR para *Leptospira*, y la prueba puede realizarse en sangre, LCR u orina.

Absceso cerebral

En un absceso cerebral, las proteínas en el LCR pueden estar elevadas, pero la glucosa es normal, como se discute en una sección posterior de este capítulo.

Tuberculosis

La meningitis tuberculosa típicamente se presenta con glucosa baja y proteínas elevadas en el LCR. Sin embargo, si se obtiene LCR de forma muy temprana durante el curso de la enfermedad, es posible que ambas sean normales. Si se sospecha tuberculosis, se deben realizar una prueba cutánea de tuberculina o un ensayo con liberación de interferón gamma (IGRA, por sus siglas en inglés) y una radiografía de tórax, y se debe repetir la punción lumbar luego de 5 a 7 días.

Meningitis bacteriana modificada por uso previo de antibióticos

La meningitis no purulenta con una glucosa normal algunas veces es el resultado de meningitis bacteriana que se presenta durante la terapia con antibióticos. Se desconoce qué tan frecuente es esta situación, como se discute a detalle en la sección acerca de meningitis purulenta. Algunos estudios publicados han establecido que la terapia antibiótica previa no modifica "significativamente" los hallazgos en el LCR en la meningitis bacteriana. Sin embargo, estos estudios compararon los valores *promedio* de pacientes con meningitis bacteriana demostrada con y sin terapia antibiótica previa, aunque el *rango* de glucosa, proteínas, conteo celular y diferencial en el LCR se superponían. Se puede encontrar mayor evidencia de esta superposición en estudios sobre terapia antibiótica con meningitis bacteriana demostrada. En estos estudios, la glucosa promedio en el LCR fue a menudo normal después de unos cuantos días de terapia antibiótica apropiada para meningitis bacteriana. El nivel promedio de proteínas en LCR usualmente continúa elevado en este momento, pero el rango fue tan bajo como 25 mg/decilitro.

En reportes individuales de casos se puede encontrar evidencia concluyente de que la terapia antibiótica previa algunas veces modifica los hallazgos en el LCR y resulta en una meningitis no purulenta con glucosa y proteínas normales en LCR. Se han observado ocasionalmente pacientes con este patrón clínico que no han continuado el uso de antibióticos. Hubo recaída en un día o dos, con hallazgos más típicos de meningitis bacteriana y un cultivo positivo.

Causas no infecciosas

La meningitis no purulenta con una glucosa normal en LCR puede tener varias posibles causas inflamatorias no infecciosas; incluyen químicos inyectados al espacio subdural para diagnóstico o tratamiento (como mielografía) y medicamentos orales (como la tolmentina). Los antiinflamatorios no esteroideos y antibióticos como trimetoprim-sulfametoxazol, pueden producir este patrón de enfermedad, al igual que la administración de inmunoglobulina intravenosa.

Síndrome HaNDL

El síndrome HaNDL (*H*eadache *a*nd *N*eurological *D*eficits, *L*ymphocytic Pleocytosis, por sus siglas en inglés) fue descrito por primera vez por Bartleson en 1981, y es una causa de cefaleas intensas recurrentes, déficits neurológicos transitorios y linfocitos en el LCR. Los criterios diagnósticos incluyen (1) episodios de cefalea moderada a intensa que dura horas antes de resolverse por completo; (2) pleocitosis en el LCR con predominio de linfocitos (> 15 células por mcL), estudios de neuroimagen normales, cultivo de LCR negativo y otras pruebas para etiología negativas; (3) episodios de cefalea que se acompañan de, o se presentan poco después de déficits neurológicos transitorios y comienzan en una relación temporal cercana con el desarrollo de pleocitosis en el LCR, y (4) episodios de cefalea y déficits neurológicos que recurren en < 3 meses. En una revisión de casos pediátricos en la literatura, la media en el conteo leucocitario en el LCR fue 102 por mcL; el porcentaje promedio de células mononucleares (linfocitos más monocitos) fue 93%. La glucosa en el LCR es normal. Se desconoce la causa, aunque puede tratarse de una variante de migraña.

Enfermedad de Kawasaki

Esta enfermedad multisistémica se revisa ampliamente en el Capítulo 11. Por lo regular los hallazgos predominantes son fiebre, conjuntivitis, y un exantema eritematoso, pero alrededor de un tercio de los pacientes presenta pleocitosis estéril en el LCR. El conteo leucocitario en el LCR es típicamente < 100 por mcL, con predominio de células mononucleares. La glucosa y las proteínas por lo regular son normales.

Meningitis eosinofílica

La meningitis no purulenta puede en raros casos estar asociada con eosinófilos en el LCR, eosinofilia en la sangre periférica, o ambas. Las causas parasitarias incluyen cisticercosis, toxocariasis, toxoplasmosis, triquinosis, estrongiloidiasis diseminada, y varios parásitos en otros países.

Una causa emergente de meningitis eosinofílica en Estados Unidos es la larva migrans neural causada por la ingesta accidental del ascáride de mapache *Baylisascaris procyonis*. Los pacientes descritos en la literatura son niños pequeños (usualmente varones) con antecedente de geofagia (ingesta de tierra) o con una extensa exposición a mapaches. La presentación puede ser indolente o fulminante. Los síntomas por lo regular son los de una encefalitis, e incluyen letargo progresivo, somnolencia y confusión. Pueden presentarse convulsiones y regresión del desarrollo. La fiebre es variable. Con frecuencia se observa neurorretinitis secundaria a la invasión del ojo por el parásito. En general hay pleocitosis leve en el LCR con presencia de eosinófilos. Puede haber también eosinofilia periférica. El diagnóstico se establece demostrando la presencia de anticuerpos contra *B. procyonis* en suero o en LCR. Estos estudios están disponibles en los CDC a través de los departamentos de salud estatales. El tratamiento es con un agente larvicida con buena penetración en el SNC, como el albendazol. El pronóstico depende de la gravedad de los síntomas antes del diagnóstico.

Otras posibles causas incluyen meningitis crónica por virus de la coriomeningitis linfocítica, cuerpos extraños (como una derivación ventriculoperitoneal), síndrome hipereosinofílico, linfoma y enfermedades desmielinizantes. Los autores han visto a técnicos de laboratorios sin experiencia reportar neutrófilos como si fuesen eosinófilos.

Enfoque diagnóstico de la meningitis no purulenta

Se debe realizar un cultivo bacteriano del líquido cefalorraquídeo. El uso de cultivos virales y muestras de suero pareadas para medición de anticuerpos virales se revisa en la sección sobre encefalitis aguda. Es razonable realizar pruebas serológicas para VEB y *Mycoplasma*. La PCR enteroviral en LCR es quizá la prueba con el mayor rendimiento. Dependiendo de la época del año y los antecedentes de exposición, puede realizarse serología para arbovirus y enfermedad de Lyme. En áreas endémicas pueden ser apropiadas las pruebas (o el tratamiento empírico) para FMMR o erliquiosis.

Tratamiento

Antibióticos

Las siguientes reglas generales son útiles para el tratamiento de la meningitis no purulenta. Si no se ha administrado un antibiótico antes de la punción lumbar, algunas veces se puede retener la terapia antibiótica. Esto es en particular cierto si una PCR rápida puede confirmar otra infección, como por enterovirus. Los recién nacidos, lactantes pequeños y los pacientes que se ven enfermos deben recibir terapia antimicrobiana inicialmente. La respuesta clínica y en el LCR de los recién nacidos y lactantes pequeños con meningitis bacteriana puede ser atípica. Los autores han observado estos patrones atípicos en adolescentes también, de modo que es razonable iniciar la terapia empírica mientras se esperan los resultados del cultivo.

Si el paciente ha recibido terapia antibiótica antes de la punción lumbar, debe ser tratado con un antibiótico como si se tratase de una meningitis bacteriana parcialmente tratada, como se describe en la sección anterior sobre meningitis purulenta.

Los pacientes con meningitis viral pueden aún tener fiebre a las 48 h. Sin embargo, si los cultivos de líquido cefalorraquídeo son negativos para ese momento y el perfil de LCR sugiere una causa no bacteriana, se debe suspender la terapia antibiótica. Aproximadamente 10 a 15% de los pacientes con meningitis purulenta (y por lo tanto presuntamente bacteriana) no tendrá crecimiento en los cultivos de LCR, incluso en ausencia de terapia antibiótica previa. Por consiguiente, si el curso del paciente es más consistente con una meningitis bacteriana, o si el perfil del LCR lo es con una causa bacteriana, está justificado un curso completo de terapia antibiótica.

Tratamiento de apoyo

Se ha reportado secreción inapropiada de ADH en alrededor de 10% de los niños hospitalizados con meningitis no purulenta. En general debe evitarse la administración de líquidos hipotónicos intravenosos en niños hospitalizados para prevenir una hiponatremia iatrogénica.

Terapia antituberculosa

Los niños casi siempre adquieren meningitis tuberculosa al ser contagiados por adultos con tuberculosis pulmonar. En la meningitis tuberculosa no hay tiempo de esperar a los resultados del cultivo y las pruebas de sensibilidad. A menos que se conozca con certeza la fuente de la enfermedad del niño y se sepa que el organismo que infecta al contacto es susceptible, la terapia inicial debe cubrir la posibilidad de un organismo resistente.

En la terapia de la meningitis tuberculosa, por lo regular se administran isoniazida, rifampina, pirazinamida y estreptomicina (o etionamida) durante 2 meses, seguidas de 10 meses de isoniazida y rifampina para las cepas susceptibles. Se recomienda consultar con un experto en el manejo de la tuberculosis.

Corticoesteroides

El uso de corticoesteroides en la meningitis tuberculosa reduce la tasa de mortalidad, así como la incidencia de alteración neurológica a largo plazo. El aumento en la sobrevivencia parece estar relacionado con una disminución de la presión intracraneal en la etapa temprana de la enfermedad. Por lo regular se administra el equivalente a 2 mg/kg/día (máximo 60 mg) de prednisolona durante 4 a 6 sem, seguida de dosis a reducción.

Terapia antifúngica

La anfotericina B es la terapia más efectiva para la meningitis causada por criptococo u otros hongos. La nefrotoxicidad es un problema potencial. Las preparaciones lipídicas de anfotericina son menos nefrotóxicas pero mucho más costosas. La terapia estándar de la meningitis por criptococo consiste en anfotericina B intravenosa, 0.7 a 1 mg/kg/día, junto con flucitosina oral, 100 mg/kg/día, durante al menos 2 sem, seguidas de al menos 8 sem de fluconazol. No se puede administrar flucitosina como agente único, ya que la resistencia es predecible y rápida. En pacientes con insuficiencia renal, la anfotericina liposomal se administra a dosis de 3 a 4 mg/kg/día.

Es crítica la atención cuidadosa al manejo de la presión intracraneal; los pacientes con meningitis por criptococo pueden requerir punciones lumbares frecuentes para reducir la presión. Existen guías de la *Infectious Diseases Society of America* (IDSA) disponibles para el manejo de la criptococcosis, coccidioidomicosis, blastomicosis, histoplasmosis, candidiasis, y aspergilosis (ver Referencias seleccionadas).

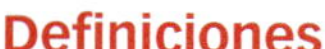

ENCEFALITIS AGUDA

Definiciones

La encefalitis aguda por lo regular produce signos sugerentes de infección aguda del SNC: fiebre, alteración del estado de conciencia y aumento de la presión intracraneal. Sin embargo, a menudo no hay signos de irritación meníngea. Como se define en este libro, una alteración grave y no transitoria del estado de conciencia es la característica esencial tanto de la encefalitis como de la encefalopatía. Esta alteración no siempre está presente al momento de la hospitalización, pero por lo regular se observa en las primeras 24 h. Las psicosis agudas relacionadas con infecciones se discuten más adelante en este capítulo.

La pleocitosis en el líquido cefalorraquídeo es la característica utilizada para establecer la distinción clínica entre encefalitis y encefalopatía. Si hay pleocitosis en el LCR > 10 leucocitos por mcL, entonces el diagnóstico presuntivo debe ser encefalitis. Esta definición clínica es en especial útil debido a que las encefalitis agudas a menudo están relacionadas con infecciones o padecimientos autoinmunes, mientras que las encefalopatías agudas por lo regular se deben a etiologías tóxicas, metabólicas o vasculares. En la encefalitis aguda, la fiebre alta es común, mas no universal, pero a menudo está ausente en la encefalopatía aguda. En la Tabla 9-10 se resumen las características que diferencian una encefalitis de una encefalopatía.

La meningitis purulenta a menudo se asocia con depresión del estado de conciencia, pero en general se distingue con facilidad de la encefalitis aguda, que no produce líquido cefalorraquídeo purulento. El síndrome de meningitis aséptica puede distinguirse de la encefalitis aguda por la ausencia de una alteración de la conciencia grave o duradera.

El delirio febril, definido por su ocurrencia transitoria durante la fiebre alta, a menudo se observa en la bacteriemia, endocarditis infecciosa, shigelosis y en la fiebre tifoidea.

En el Cuadro 9-2 se muestra la definición de encefalitis del International Encephalitis Consortium. Esa definición utiliza un punto de corte menor de ≥ 5 leucocitos por mcL en el LCR. También coloca a la encefalitis y encefalopatía de presunta etiología infecciosa dentro de un mismo grupo. En opinión de los autores, sigue siendo útil separar ambas entidades por la presencia de pleocitosis, como se describió antes.

Frecuencia

Un estudio retrospectivo utilizando la base de datos de la Nationwide Inpatient Sample determinó el número de hospitalizaciones asociadas con encefalitis en Estados Unidos entre 1998 y 2010. Reportaron > 20 000 hospitalizaciones por año. Las tasas más altas se presentaron en aquellos > 65 años de edad y en aquellos < 1 año de edad. Alrededor de 6% de los casos fue fatal. Se determinó una etiología para la encefalitis en 50% de los casos. Las infecciones virales fueron la causa más común, representando 20% de los casos. Las causas específicas más comunes fueron VHS, enterovirus y VNO, seguidos por otros arbovirus y VVZ. Pueden presentarse otras causas infecciosas y no infecciosas, y se describen más adelante. La incidencia es más alta en aquellos con infección por VIH y en otros pacientes inmunocomprometidos.

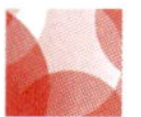 **Tabla 9-10** **Diferenciación entre encefalitis aguda y encefalopatía aguda**

CARACTERÍSTICA	ENCEFALITIS AGUDA	ENCEFALOPATÍA AGUDA
Inicio agudo	Presente	Presente
Alteración del estado de conciencia	Presente	Presente
Linfocitosis en el LCR	Presente	Ausente
Aumento de la presión intracraneal	Variable	Habitual
Fiebre alta	Habitual	A menudo ausente
Irritación meníngea	Variable	Usualmente ausente
Aumento de las proteínas en LCR	Variable	Variable
Etiologías habituales	Infección, autoinmune o desconocida	Tóxica, metabólica, vascular o desconocida
Pronóstico habitual	Variable, dependiendo de la etiología	Variable, dependiendo de la etiología

---

Cuadro 9-2. Criterios diagnósticos de encefalitis y encefalopatía de presunta etiología infecciosa o autoinmune del International Encephalitis Consortium*

Criterio mayor (requerido)

- Alteración en el estado mental (estado de conciencia disminuido o alterado, letargo, cambio en la personalidad) que dura ≥ 24 h sin una causa alternativa identificada.

Criterios menores

- Fiebre documentada ≥ 38 °C (100.4 °F) en las primeras 72 h antes o después de la presentación.
- Convulsiones generalizadas o parciales que no son por completo atribuibles a un trastorno convulsivo preexistente.
- Hallazgos neurológicos focales de nueva aparición.
- Conteo leucocitario en LCR ≥ 5 por mcL.
- Anormalidad del parénquima cerebral en los estudios de neuroimagen sugerente de encefalitis que es ya sea nueva de acuerdo con estudios previos, o bien parece de inicio agudo.
- Anormalidad en el EEG consistente con encefalitis y no atribuible a otra causa.

Posible encefalitis: criterio mayor más dos criterios menores.

Probable encefalitis: criterio mayor ≥ 3 criterios menores.

Encefalitis confirmada: criterio mayor ≥ 3 criterios menores más al menos uno de los siguientes: (1) confirmación patológica de inflamación cerebral consistente con encefalitis; (2) evidencia patológica, microbiológica o serológica definitiva de infección aguda con un microorganismo fuertemente asociado con encefalitis a partir de una muestra clínica adecuada; (3) evidencia de laboratorio de un padecimiento autoinmune fuertemente asociado con encefalitis.

*De: Venkatesan A, Tunkel AR, Bloch KC, *et al.* Case definitions, diagnostic algorithms, and priorities in encephalitis: consensus statement of the International Encephalitis Consortium. Clin Infect Dis 2013;57:1114–1128, con permiso.

En grupos de menor edad, existe una mayor proporción de encefalitis autoinmune, en especial encefalitis anti-receptor *N*-metil-D-aspartato (NMDAR, por sus siglas en inglés). En un estudio de 4 años sobre pacientes < 30 años de edad del Proyecto de Encefalitis de California en quienes se determinó la etiología de la encefalitis, 32 (41%) de 79 casos fueron debidos a encefalitis anti-NMDAR. Las siguientes causas más comunes fueron enterovirus (38%), VHS-1 (9%), VNO (6%), y VVZ (6%).

> **Perla clínica:** las encefalitis autoinmunes están siendo reportadas cada vez con mayor frecuencia; la más común de ellas en niños es la encefalitis anti-NMDAR.

Etiologías infecciosas

La encefalitis aguda epidémica por lo regular es causada por un arbovirus como el VNO o el virus de La Crosse (un miembro del grupo de virus de la encefalitis de California). Arbovirus es una abreviatura de "arthropod borne" (transmitido por artrópodos, en inglés), e incluye virus de múltiples géneros; sus distribuciones geográficas se revisan en el Capítulo 21. La encefalitis esporádica aguda tiene muchas causas posibles, pero la más importante es el virus del herpes simple, ya existe terapia antiviral disponible y afecta enormemente el desenlace. Hay muchas causas posibles de encefalitis aguda, y existe cierta superposición con las causas de encefalopatía aguda (Cuadros 9-3 y 9-4).

Virus del herpes simple

Después del periodo neonatal, los hallazgos clínicos clásicos de la encefalitis por VHS son síntomas de lóbulo temporal, parálisis focal, convulsiones lateralizadas y pleocitosis en el LCR con algunos eritrocitos. Las lesiones cutáneas o mucosas están presentes en < 10% de los casos documentados, ya que la patogénesis involucra reactivación del VHS-1 en el ganglio trigeminal que viaja en forma retrógrada hacia el SNC en lugar de en forma anterógrada hacia la piel.

Los síntomas de lóbulo temporal incluyen conducta bizarra y alucinaciones olfatorias y gustativas. Puede haber parálisis focal, en particular de nervios craneales, o afasia. Es común la parálisis del nervio facial. Estas parálisis focales también se presentan en la tuberculosis, que por lo regular produce una glucosa baja en el LCR, y en el absceso cerebral, que a

---

Cuadro 9-3. Posibles causas de encefalitis aguda

Frecuentes
No se encuentra la etiología

Menos comunes
Virus del herpes simple 1 y 2
Arbovirus (epidémica)
Enterovirus
Virus varicela zoster (varicela, zoster)
Paperas, sarampión, rubeola
Virus de Epstein-Barr
Citomegalovirus
Mycoplasma pneumoniae
Meningitis tuberculosa
Rickettsia rickettsiae (fiebre moteada de las
    Montañas Rocallosas)
Borrelia burgdorferi (enfermedad de Lyme)
VHH-6
Bartonella henselae (enfermedad por arañazo de
    gato)
Pertussis
Virus de influenza

Raras
Listeria
Adenovirus
Virus de la coriomeningitis linfocítica
Toxoplasmosis

Triquinosis
Psitacosis
Erliquiosis
Chlamydia pneumoniae
Brucelosis
Criptococosis, histoplasmosis, coccidioidomicosis,
    blastomicosis
Virus Hendra
Virus Nipah
Leucoencefalopatía multifocal progresiva (virus JC)
Naegleria fowleri
Plasmodium falciparum (paludismo cerebral)
Rabia (contacto no identificado)
Larva migrans neural (*Baylisascaris procyonis*)

No infecciosas
Autoinmune (p. ej., encefalitis anti-NMDAR)
Reacciones positnfecciosas o posvacunación
    (encefalomielitis diseminada aguda,
    leucoencefalitis hemorrágica aguda)
Inducida por medicamentos, inyecciones
    intratecales
Enfermedad del suero
Angiitis granulomatosa, granulomatosis linfoide
Lupus eritematoso sistémico
Malignidad metastásica
Inicio agudo de un trastorno usualmente crónico

---

menudo tiene como fuente un foco distante de infección. Las convulsiones lateralizadas o los cambios motores pueden explicarse por la tendencia del VHS a propagarse en forma contigua de célula a célula. Las convulsiones lateralizadas también pueden presentarse en el absceso cerebral, la infección por virus La Crosse, y muchas otras enfermedades. La fiebre casi siempre está presente (90%).

En el líquido cefalorraquídeo, los leucocitos, en general predominantemente linfocitos, están presentes en números que van de 10 a 300 por mcL. También con frecuencia se encuentran pequeñas cantidades de eritrocitos. La encefalitis grave fulminante por VHS, llamada encefalopatía hemorrágica necrotizante, se manifiesta por signos focales graves con muchos eritrocitos, así como leucocitos en el líquido cefalorraquídeo. En raras ocasiones (5%) no hay leucocitos en el LCR, de modo que se debe considerar esta etiología en pacientes clasificados de forma preliminar como con encefalopatía aguda.

Las anormalidades en el EEG (pico característico y complejo de onda lenta en intervalos de 2 a 3 s) se presentan de forma más temprana en el curso de la enfermedad que las anormalidades imagenológicas. La RM es más sensible que la TC. Los hallazgos focales en la TC o RM pueden presentarse en la encefalitis viral no herpética, tumores e incluso en alteraciones metabólicas congénitas, como los trastornos del ciclo de la urea.

Los títulos de anticuerpo en suero y LCR no son confiables. De 113 casos demostrados por biopsia, 32 (28%) no tuvieron una elevación en los títulos de anticuerpo en suero; por lo tanto, la serología no es útil ni siquiera como herramienta retrospectiva.

Biopsia de encéfalo y PCR

La biopsia del encéfalo, alguna vez el método más confiable para establecer el diagnóstico de encefalitis por herpesvirus, casi ya no se utiliza hoy en día; la PCR en LCR para herpesvirus la ha reemplazado en la prác-

Cuadro 9-4. Posibles etiologías de encefalopatías agudas

Metabólicas

Errores innatos del metabolismo

Defectos en el ciclo de la urea, acidemias orgánicas, enfermedad de Leigh, aminoacidopatías (MSUD), encefalopatía de Wernicke, enfermedad mitocondrial (MELOS)

Adrenoleucodistrofia

Uremia

Derivaciones intrahepáticas

Posdiálisis

Acidosis diabética

Coma hiperosmolar no cetósico

Intoxicación por agua

Acidosis respiratoria

Hipoglucemia, hiponatremia, hipernatremia, hipocalcemia

Hipoxia

Narcosis por CO_2

Acidosis

Recaída tardía después de hipoxia

Tóxicas

Monóxido de carbono, plomo, metales pesados, hongos, estramonio, etanol, antieméticos, abuso de drogas o sobredosis de narcóticos, salicilatos, repelentes para insecto, sobredosis de difenhidramina, sobredosis de sedantes hipnóticos, organofosfatos

Infecciones

Agentes virales listados en las causas de encefalitis aguda; virus respiratorios como virus de influenza o adenovirus

Absceso cerebral

Enfermedad por arañazo de gato

Paludismo cerebral

Hepatitis infecciosa

Listeriosis

Enfermedad intracraneal

Hematoma epidural

Hematoma subdural

Hemorragia subaracnoidea

Tumor

Hemorragia intracraneal (ruptura de aneurisma sacular)

Lesión craneoencefálica

Edema cerebral

Vasculares

Ataque cerebrovascular

Hipertensión

Migraña

Enfermedad desmielinizante

Encefalomielitis desmielinizante aguda (EMDA)

Esclerosis múltiple aguda

Mielinólisis pontina central

Autoinmunes

Encefalitis antirreceptor *N*-metil-D-aspartato (NMDAR), varias otras

Otras

Púrpura de Henoch-Schönlein

Síndrome urémico hemolítico

Síndrome de Reye

Choque hemorrágico y encefalopatía hemorrágica

Síndrome de encefalopatía posterior reversible (SEPR)

Distensión aguda de víscera hueca (intususcepción, hidrops vesical agudo)

---

tica clínica. Se prefiere la PCR porque no es invasiva y es altamente sensible. La sensibilidad y especificidad de la PCR son ambas > 95%, pero dependen en gran medida de la experiencia del laboratorio que realiza la prueba. En ocasiones, la PCR para VHS es negativa al inicio del curso de la enfermedad. Por lo tanto, los pacientes con sospecha de encefalitis por VHS y PCR negativa deben seguir recibiendo terapia antiviral y se les debe repetir la punción lumbar en 4 a 7 días.

Una ventaja de la biopsia de encéfalo es la capacidad para establecer otros diagnósticos. Existen otros síndromes clínicos, como tumores, toxoplasmosis e infección por otros virus, que pueden encontrarse en la biopsia de encéfalo. Por otro lado, puede haber biopsias falsas negativas, aunque se cree que son raras (< 5%). Particularmente en el huésped inmunocomprometido, si las pruebas no invasivas no son reveladoras, se debe buscar una biopsia de encéfalo.

Tratamiento del VHS

El aciclovir es el tratamiento estándar para todos los grupos de edad. Es seguro, pero puede ocurrir toxicidad renal con la administración rápida. Para la infección del SNC después del periodo neonatal, la dosis es 45 mg/kg/día por vía intravenosa divididos cada 8 h durante 21 días. Los neonatos son tratados con 60 mg/kg/día divididos cada 8 h, como se revisa en el Capítulo 19.

Se debe repetir la punción lumbar al finalizar la terapia. Si la PCR es aún positiva, se deben administrar 7 días adicionales de terapia. Si se observa una recurrencia clínica, se debe repetir el esquema. A veces la encefalitis por VHA puede desencadenar una encefalitis autoinmune, en especial con anticuerpos anti-NM-DAR. Los niños con frecuencia tendrán movimientos anormales (coreoatetosis) durante su recuperación por la encefalitis por herpes. Es importante diferenciar esta encefalitis autoinmune de una recaída de la encefalitis viral, ya que el tratamiento es diferente.

> **Perla clínica:** el diagnóstico y tratamiento oportuno de la encefalitis por herpes con aciclovir disminuye la tasa de mortalidad de 70 a 20 por ciento.

Encefalitis por arbovirus

Virus del Nilo del Oeste

El VNO ha sido la principal causa de encefalitis viral en Estados Unidos durante más de una década. Fue reportado por primera vez en ese país en agosto de 1999, cuando causó un brote en la ciudad de Nueva York. Inicialmente confinado al Noreste, en veranos subsecuentes se ha extendido más hacia el Oeste. Entre 1999 y 2015, hubo > 43 000 casos y casi 2 000 muertes causadas por VNO reportadas en Estados Unidos. Alrededor de la mitad de los casos, y casi todas las muertes, se debieron a enfermedad neuroinvasiva por VNO, que se manifiesta como encefalitis, meningitis o parálisis flácida aguda.

Luego de un periodo de incubación de 5 a 15 días, los pacientes presentan fiebre, cefalea, rigidez de cuello, alteración del estado mental, exantema, fotofobia y mialgia. La debilidad muscular es común, y ayuda a distinguir la infección por VNO de otras causas de encefalitis. La enfermedad es más grave en las personas de la tercera edad. El diagnóstico es principalmente por serología o por la presencia de anticuerpos contra VNO en líquido cefalorraquídeo. La PCR es sensible ya que el periodo de excreción del virus es corto. El tratamiento es con medidas de apoyo. Hasta 50% de los pacientes con enfermedad neuroinvasiva por VNO tiene secuelas neurológicas a largo plazo. La prevención consiste en evitar las picaduras de mosquito, cosa que puede lograrse utilizando repelente para insectos que contenga 20 a 30% de DEET (N,N-dietil-meta-toluamida).

Encefalitis de La Crosse

El virus de La Crosse (un miembro del grupo de virus de encefalitis de California) es la causa más común de encefalitis viral transmitida por artrópodos durante la infancia. El virus de La Crosse es responsable de casi todas las infecciones por el grupo de virus de encefalitis de California en Estados Unidos. En algunos sitios, se utilizan los términos "encefalitis por virus de California" y "encefalitis de California"; los cuales deben abandonarse y utilizar el término encefalitis de La Crosse, en parte debido a que estas infecciones son más comunes en los estados del oeste medio y la parte media de la costa del Atlántico, de modo que el término "California" es confuso. Es común la infección asintomática. Hay signos focales en 15 a 25% de los casos, lo que puede hacer que la enfermedad semeje una encefalitis por herpesvirus. La tasa de mortalidad es < 1%. Sin embargo, se encuentran déficits neurológicos en hasta 12% de los pacientes. El mosquito de agujero de árbol es tanto el reservorio del virus en la naturaleza como el vector de transmisión de la infección a los humanos. El virus es capaz de persistir en la naturaleza debido a transmisión transovárica e hibernación en huevos infectados, así como transmisión horizontal a mamíferos pequeños (especialmente ardillas terrestres y ardillas listadas), que actúan como huéspedes amplificadores del virus. La enfermedad es más frecuente a final del verano. Se han trazado brotes a fuentes de agua estancada, como las encontradas en los agujeros de árboles o en llantas viejas.

Otros arbovirus

Otros arbovirus se transmiten por la picadura de diferentes mosquitos. La encefalitis por virus de St. Louis afecta a los adultos con mayor frecuencia que a los niños. Al igual que con la encefalitis de La Crosse, la mayoría de las infecciones es asintomática. La encefalitis por virus del Cañón de Jamestown también se observa más comúnmente en adultos. La encefalitis equina del este (EEE) es una enfermedad fulminante con una alta tasa de mortalidad. Los conteos leucocitarios en el LCR tienden a ser más altos en la EEE que en las otras encefalitis (tan altos como 2 000 células por mcL), y no es infrecuente un predominio de leucocitos polimorfonucleares. La encefalitis equina del oeste (EEO) también se asocia con una morbilidad significativa. En la última década, se han reportado en Estados Unidos casos esporádicos de encefalitis por virus Powassan, transmitido por garrapatas. Arbovirus emergentes en Centroamérica y Sudamérica que han sido asociados con casos de encefalitis incluyen los virus del dengue, chikungunya y Zika. Se pueden presentar casos con involucramiento neurológico causado por estos arbovirus en Estados Unidos en viajeros internacionales y, potencialmente, en casos adquiridos de manera local, ya que el vector primario para estos virus, el mosquito *Aedes aegypti*, puede encontrarse en la mitad sur del país.

Muchos de los hallazgos clínicos de una encefalitis aguda por arbovirus se asemejan mucho a los de la encefalitis por herpes simple. El diagnóstico se establece a través de los títulos de anticuerpo en suero y LCR en las fases aguda y de convalecencia. Por lo regular hay elevación de la IgM sérica y en LCR contra virus de La Crosse al momento de la presentación.

Virus Epstein-Barr

Se han reportado manifestaciones neurológicas en 2 a 5% de los pacientes con mononucleosis infecciosa, pero la verdadera encefalitis aguda es poco común. En la mayoría de los casos, el involucramiento del SNC no es el único síntoma. El LCR por lo regular tiene pleocitosis linfocítica, elevación en el nivel de proteínas, y una concentración de glucosa normal. El diagnóstico requiere una IgM sérica positiva y una PCR positiva para ADN de VEB en LCR. Este último hallazgo por sí solo no confirma el diagnóstico, porque el VEB comúnmente puede reactivarse de forma asintomática en pacientes con otras enfermedades.

Encefalitis por *Mycoplasma*

Al igual que el VEB, el *Mycoplasma pneumoniae* puede producir muchas complicaciones neurológicas diferentes, incluyendo encefalitis aguda. En una serie de 50 niños hospitalizados con encefalitis aguda que fueron sometidos a investigación microbiológica, el *M. pneumoniae* fue el agente etiológico más comúnmente identificado. Se encontró en 9 (18%) de 50 casos (45% de los 20 casos en los que se identificó un agente etiológico).

Alrededor de 20% de los pacientes no tiene síntomas respiratorios previos. Típicamente, el líquido cefalorraquídeo tiene de 50 a 300 leucocitos por mcL, con un predominio de neutrófilos al inicio de la enfermedad. En un estudio, 5% de los pacientes hospitalizados con infección por *M. pneumoniae* tuvo involucramiento del sistema nervioso central.

Rickettsia rickettsii

La FMMR es una enfermedad sistémica aguda causada por infección por *Rickettsia rickettsii*, que se transmite a través de la picadura de una garrapata. Esta debe estar adherida durante al menos 6 h para que ocurra la infección. La enfermedad es precedida por fiebre, cefalea, vómito y mialgia. El exantema característico usualmente aparece primero en las muñecas y en los tobillos, pero puede extenderse con rapidez en forma centrípeta e involucra las palmas y plantas. Alrededor de una cuarta parte de los pacientes con FMMR presenta signos de encefalitis. Este organismo tiene que considerarse en cualquier paciente con encefalitis y exantema. Otras manifestaciones comunes incluyen síndrome agudo de dificultad respiratoria (SADR) del adulto, falla renal, coagulopatía, hiponatremia, trombocitopenia, y elevación de las enzimas hepáticas. Las muestras del LCR usualmente presentan un bajo conteo leucocitario (< 100 por mcL), un predominio de linfocitos, y elevación de las proteínas. La doxiciclina es el tratamiento de elección en todas las edades. La FMMR se discute más a detalle en el Capítulo 11.

Herpesvirus humano 6

El VHH-6 es un virus ubicuo cuyo espectro de enfermedad continúa expandiéndose. Es la causa más común de roséola infantil (discutida en el Capítulo 11). En ocasiones puede asociarse con encefalitis, en especial en los pacientes trasplantados de médula ósea. En este grupo, la enfermedad tiene una tasa de mortalidad más alta, y solo alrededor de 20% de ellos sobrevive sin secuelas. Los pacientes usualmente son tratados con foscarnet o ganciclovir, pero no está claro si el tratamiento afecta el desenlace. En los pacientes inmunocompetentes, el VHH-6 es una causa rara, pero potencialmente devastadora de encefalitis. Puede haber convulsiones focales, signos de focalización en la exploración neurológica, así como involucramiento del lóbulo temporal, semejando una infección por VHS. El diagnóstico se establece tradicionalmente por la detección concomitante de ADN viral en el LCR y una elevación de cuatro veces o más en el título de anticuerpos en suero entre las muestras de la fase aguda y la de convalecencia. La PCR en LCR puede ser positiva en la reactivación asintomática, y por lo tanto, no puede utilizarse por sí sola para establecer el diagnóstico de enfermedad activa.

Enterovirus

Por lo regular los enterovirus son una causa de meningitis, pero también pueden causar encefalitis. En una gran base de datos de California, se demostró o se sospechó que alrededor de 5% de los casos fueron causados por enterovirus. Los pacientes con encefalitis enteroviral fueron más jóvenes que la población general, y predominantemente de sexo masculino. El síndrome por lo regular se asocia con un exantema macular o maculopapular y convulsiones. Pueden presentarse lesiones maculares en las palmas y las plantas también. A veces se encuentran petequias en el tronco y las extremidades inferiores, pero no se observa púrpura. Se puede utilizar la PCR para identificar el genoma viral en el LCR. La encefalitis enteroviral causada por serotipos diferentes al EV71 tiende a ser menos grave.

Relacionados muy de cerca con los enterovirus, los parechovirus humanos son una nueva causa descrita de encefalitis, en especial en lactantes pequeños con convulsiones. La PCR enteroviral no detecta el PeVH; algunos laboratorios comerciales cuentan con PCR específica para parechovirus humanos.

Encefalitis posinfecciosa

Este grupo incluye a la encefalitis después de infección por influenza, varicela o zoster, sarampión, paperas, rubeola y vacunación contra la viruela. También pueden estar asociados otros agentes infecciosos como el VEB.

Algunas ocasiones llamada encefalomielitis diseminada aguda, se estima que la encefalitis posinfecciosa representa 10 a 15% de los casos de encefalitis aguda en Estados Unidos. La presentación es similar a la encefalitis infecciosa, pero por lo general el inicio se presenta de 1 a 3 sem después de la recuperación de una enfermedad respiratoria o de otro tipo. El análisis del LCR por lo regular demuestra pleocitosis leve con células mononucleares y ligera elevación de las proteínas, pero en un tercio de los pacientes el LCR es del todo normal. La prueba más útil es la RM sopesada en T2, que usualmente muestra áreas de desmielinización en parche bilaterales y asimétricas en la materia blanca, ganglios basales y la médula espinal. El uso de corticoesteroides por lo regular resulta en mejoría en unos cuantos días; se administra metilprednisolona a dosis de 20 a 30 mg/kg/día (máximo 1 g/día) durante 3 a 5 días, seguida de reducción lenta durante 4 a 6 sem. Alrededor de 5% de los pacientes experimenta una recaída durante la reducción de la dosis; puede ser más probable que esto ocurra si la dosis se reduce en < 3 sem. Algunas veces se administra IGIV en lugar de los corticoesteroides, en particular cuando no se ha excluido el diagnóstico de una posible encefalitis viral. No hay datos suficientes para demostrar la eficacia de la IGIV en la encefalomielitis diseminada aguda, pero se han publicado reportes anecdóticos de mejoría.

Virus de influenza

Se ha reportado encefalitis que se presenta durante la parte más álgida de una infección documentada por virus de influenza; sin embargo, por lo regular no se encuentra el virus en el líquido cefalorraquídeo.

Una epidemia de influenza en Japón se asoció con un gran número de casos de encefalitis/encefalopatía. De 148 casos reportados, 121 (82%) se presentaron en niños < 5 años de edad. La mayoría de los pacientes desarrolló enfermedad en el SNC ya fuese en el mismo día en que aparecieron los signos de influenza o bien al día siguiente. Se intentó detectar influenza en LCR mediante RT-PCR en 18 pacientes; solo 3 (17%) de las muestras dieron resultados positivos. La tasa de mortalidad fue 32%. Los predictores de un deficiente desenlace incluyeron un conteo plaquetario < 50 000 por mcL y AST > 1 000 UI/L. Ninguno de los pacientes había recibido la vacuna contra la influenza. Se ha descrito encefalitis/encefalopatía asociada con infección tanto por influenza A como por influenza B.

En estudios de dos sitios (uno en Texas y el otro en Malasia), se encontraron síntomas neurológicos en alrededor de 8% de los niños hospitalizados durante la pandemia de H1N1 de 2009. Las convulsiones febriles fueron el síndrome más común, pero también se observó encefalitis/encefalopatía, incluyendo varios casos de encefalopatía necrotizante de la infancia. La PCR en LCR fue negativa en el pequeño número de casos en los que se llevó a cabo la prueba.

Tuberculosis

Siempre se debe considerar la meningitis tuberculosa como posible causa de encefalitis aguda, ya que puede haber tanto alteración del estado de conciencia como linfocitos en el LCR. Una glucosa baja o proteínas elevadas en el LCR deben alertar al médico a considerar esta importante posibilidad.

Encefalitis autoinmune

Existen varias formas de encefalitis que resultan de auto-anticuerpos contra la superficie de las células neuronales o las proteínas sinápticas. La más común de estas formas en niños es la encefalitis anti-NMDAR. Las convulsiones, disfunción del lenguaje, psicosis y las anormalidades en el EEG son más comunes en la encefalitis anti-NMDAR que en las encefalitis virales. La disfunción del sistema nervioso autónomo es en particular sugerente, ya que es rara en los casos virales.

También se han descrito otras encefalopatías autoinmunes, y pueden ser diagnosticadas mediante pruebas séricas y en LCR. Típicamente en el LCR hay pleocitosis más leve que la observada en la encefalitis viral. La RM puede proporcionar pistas acerca de la etiología en algunas formas de encefalitis autoinmune. Sin embargo, en la encefalitis anti-NMDAR, la RM es normal o muestra signos inespecíficos. El tratamiento es con inmunoterapia (como los corticoesteroides, la IGIV o el rituximab), y por lo regular es exitosa. Como se mencionó antes, la infección del SNC por VHS-1 puede desencadenar la producción de anticuerpos anti-NMDAR, resultando en una aparente recaída 1 a 7 sem después del inicio de una encefalitis por virus del herpes simple.

Otras causas de encefalitis

El sarampión se asocia con encefalitis aguda durante el exantema (y el sarampión puede no siempre ser un diagnóstico clínico obvio). De manera adicional, puede presentarse encefalitis de 1 a 6 meses después de un sarampión leve o luego de la inmunización contra el mismo en el paciente inmunocomprometido. Por último, se asocia con una panencefalitis esclerosante progresiva subaguda de 1 a 10 años después de la infección por virus del sarampión. La vacuna contra el sarampión no se asocia a panencefalitis esclerosante progresiva subaguda.

La enfermedad de Kawasaki puede asociarse con encefalitis aguda y con vasculitis cerebral aguda. Tanto la infección primaria por VVZ (varicela) como la reactivación (zoster) pueden resultar en encefalitis. Esta última puede presentarse en ausencia de exantema y puede ser causada por virus de coriomeningitis linfocítica, rabia, adenovirus, virus de hepatitis A, y enfermedad de los legionarios. La toxoplasmosis es una causa importante de encefalitis en pacientes inmunocomprometidos, en especial en aquellos con infección por VIH. El lupus eritematoso sistémico es una causa importante de encefalitis y puede ser la manifestación inicial de la enfermedad.

Enfoque diagnóstico

Se deben buscar pistas en la historia clínica, incluyendo la estación del año, los antecedentes sobre viajes y actividades recreativas, exposición a enfermedades, antecedentes de vacunación, enfermedades recientes, ocupación y exposición con animales. Aunque muchas de las encefalitis virales comparten características comunes, una historia clínica cuidadosa puede revelar características que apuntan hacia un diagnóstico más específico. En la encefalomielitis diseminada aguda, los síntomas neurológicos a menudo preceden al inicio de la fiebre. La exploración física cuidadosa puede revelar pistas acerca de diagnósticos como la parotiditis (paperas), hepatoesplenomegalia (histoplasmosis), inflamación ocular (enfermedad de Kawasaki), o adenopatía regional y pápulas en la piel (enfermedad por arañazo de gato). Se debe solicitar una RM reforzada con gadolinio en todos los pacientes con encefalitis. Se puede utilizar una TC contrastada en caso de que no se cuente con RM, pero es mucho menos sensible.

Los cultivos de sangre son apropiados pero casi siempre son negativos. Se pueden obtener cultivos de otros sitios si está clínicamente indicado. Si se encuentran lesiones en la piel, se pueden biopsiar. Si se sospecha rabia, se puede tomar una biopsia de espesor total de la piel de la nuca. Adicionalmente, se puede realizar PCR para rabia en la saliva, suero, y líquido cefalorraquídeo.

Se debe realizar una punción lumbar para obtener LCR a menos que esté contraindicado hacerlo. El conteo de leucocitos con diferencial en el LCR, así como la medición de glucosa y proteínas, y la tinción de Gram y el cultivo de LCR, pueden ser útiles para diferenciar una infección bacteriana de una viral. Muchos centros cuentan con prueba de PCR multiplex para LCR. Un panel típico busca alrededor de 14 patógenos en el SNC, incluyendo enterovirus, CMV, VHS-1 y -2, VHH-6, VVZ y *Cryptococcus neoformans*, junto con las causas más comunes de meningitis bacteriana. El detectar ciertos virus por PCR en el LCR puede reflejar una reactivación asintomática, y requiere de una cuidadosa interpretación. Esto incluye CMV, VVZ, VEB y VHH-6. La presencia de anticuerpos contra VVZ en LCR, con cálculo de los índices específicos de IgG específica contra VVZ en suero/LCR, puede ser más específica de enfermedad neurológica asociada con virus varicela zoster.

Dependiendo de las circunstancias clínicas, se pueden solicitar pruebas de anticuerpos en LCR para VNO, virus de encefalitis de St. Louis, virus de encefalitis equina del este y del oeste, virus de La Crosse, *Mycoplasma pneumoniae*, y *Borrelia burgdorferi*. El hallazgo de anticuerpos específicos de tipo IgM producidos dentro del SNC proporciona evidencia presuntiva de causalidad.

También se pueden realizar pruebas serológicas en sangre periférica; se pueden realizar mediciones de IgM e IgG para los arbovirus, VEB, *Mycoplasma pneumoniae* y otros. Deben realizarse pruebas serológicas para *Borrelia burgdorferi*, *Rickettsia rickettsii*, *Ehrlichia*, y especies de *Anaplasma* en pacientes que viven o que han viajado a áreas endémicas, o que tienen hallazgos sugerentes de dichas enfermedades. Sin embargo, cabe destacar que las manifestaciones en el SNC de la anaplasmosis son muy raras. Cuando el riesgo es elevado, la terapia empírica no debe esperar la confirmación serológica. Uno debe obtener un tubo extra de suero para almacenamiento; las pruebas serológicas en las fases aguda y de convalecencia pueden proporcionar un diagnóstico retrospectivo. La influenza puede diagnosticarse enviando un hisopado nasofaríngeo para prueba rápida de antígeno, PCR o cultivo. Sin embargo, muchos pacientes con encefalitis asociada con influenza tienen pruebas negativas. Asumiendo que el paciente no ha sido vacunado recientemente, se puede utilizar la serología para influenza para el diagnóstico.

Por fortuna, hoy en día rara vez se requiere la biopsia del encéfalo. Aún puede ser utilizada en casos específicos. Se debe consultar con un especialista en enfermedades infecciosas y con un neurólogo en el paciente con encefalitis.

Terapia

Aciclovir

Como se discutió antes, se debe iniciar aciclovir IV en todos los pacientes con un diagnóstico clínico de encefalitis aguda, ya que el virus del herpes simple es la única causa viral que puede ser tratada específicamente. El aciclovir disminuye la tasa de mortalidad de 70 a 20 por ciento.

Antibióticos

Si existen signos o síntomas de meningitis bacteriana, se debe iniciar terapia empírica como se mencionó en la sección sobre meningitis. Si el paciente se presenta durante la estación típica y tiene signos o síntomas sugerentes de FMMR o erliquiosis, se debe iniciar doxiciclina de forma empírica, sin importar la edad del paciente. Si se sospecha infección por *Mycoplasma*, se puede considerar el tratamiento con azitromicina, aunque no se ha demostrado si esto altera o no el desenlace.

Corticoesteroides

En aquellos pacientes con encefalomielitis diseminada aguda se administra corticoesteroides a dosis altas bajo la supervisión de un neurólogo.

ENCEFALOPATÍA AGUDA

Definiciones

La encefalopatía aguda se define como el inicio reciente de fiebre, alteración persistente en el estado de conciencia (por lo regular definida como > 12 h), y sin pleocitosis definitiva (< 10 leucocitos por mcL) en el LCR. Las proteínas en el LCR pueden estar elevadas. Esta condición se distingue de la encefalitis aguda por esta ausencia de pleocitosis en el LCR. En general, las encefalopatías no están relacionadas con infecciones, mientras que las encefalitis a menudo lo están.

El término encefalopatía aguda por lo regular no se utiliza como diagnóstico sindromático cuando se conoce la causa de la alteración de la conciencia, por ejemplo, envenenamiento o una lesión craneoencefálica conocida. En este síndrome pueden presentarse convulsiones focales o generalizadas, breves o persistentes. La fiebre y los signos de irritación meníngea por lo regular están ausentes, pero en caso de presentarse, los médicos no deben excluir esto como un diagnóstico operativo. Las psicosis agudas relacionadas con infecciones se discuten más adelante en este capítulo.

La encefalopatía aguda es un diagnóstico preliminar que tiene muchas causas posibles. Cuando se han excluido causas potenciales (trauma, hipertensión, coma diabético, envenenamiento), el diagnóstico preliminar puede ser una encefalopatía aguda de origen desconocido. En el Cuadro 9-4 se listan las posibles etiologías de la encefalopatía aguda.

Síndrome de Reye

En 1963, Reye y otros describieron una encefalopatía con degeneración grasa del hígado como entidad de enfermedad en la infancia.

En el reporte de Reye por lo regular había síntomas respiratorios leves y vómito durante varios días seguidos de convulsiones. Eran comunes el delirio y las convulsiones. Se observaron hepatomegalia firme, hiperpnea, pupilas dilatadas, taquicardia, y una postura característica con las manos empuñadas, codos flexionados y piernas extendidas. El vómito persistente fue común. Los hallazgos de laboratorio incluyeron elevación de las enzimas hepáticas, hiperamonemia, hipoglucemia, y un LCR con glucosa baja y sin células. Los hallazgos en la autopsia incluyeron edema cerebral e infiltración grasa del hígado y los riñones.

Hoy en día, el síndrome de Reye es casi una enfermedad del pasado. Estudios epidemiológicos mostraron un vínculo con el uso reciente de aspirina, especialmente en niños con varicela o influenza. Su desaparición quizá se debe a una combinación de factores. En cualquier niño con un diagnóstico presuntivo de síndrome de Reye se deben realizar pruebas en busca de errores innatos del metabolismo que puedan imitarlo.

Síndrome de encefalopatía posterior reversible

El SEPR se caracteriza por cefalea, confusión, convulsiones, y pérdida visual. Los factores precipitantes incluyen hipertensión, sepsis, y medicamentos inmunopresores, como el tacrolimús. En la RM se observa edema cerebral en zonas de cuenca que demuestra hiperintensidad en T2.

Tratamiento

El tratamiento debe ser específico para la causa de encefalopatía, siempre que esta sea posible de determinar. Resulta de vital importancia consultar con un experto en trastornos metabólicos. El tratamiento del edema cerebral, como se describió en la sección sobre meningitis, puede ser valioso en muchas encefalopatías. Para la hipoglucemia se utiliza glucosa intravenosa. El tratamiento del SEPR involucra controlar la presión arterial con agentes antihipertensivos y suspender cualquier medicamento implicado.

SÍNDROMES DE PARÁLISIS Y DEBILIDAD AGUDA

Los agentes infecciosos son una causa frecuente de parálisis o debilidad en niños. En la mayoría de los niños con parálisis o debilidad se puede establecer un diagnóstico preliminar orientado a problemas, como se muestra en la Tabla 9-11.

Parálisis flácida aguda (poliomielitis paralítica)

Este síndrome puede definirse como una meningitis no purulenta con parálisis flácida asimétrica (neurona motora baja). Aunque el término poliomielitis técnicamente se refiere a inflamación de la materia gris o de la médula espinal (polio = gris; mielitis = inflamación de la médula espinal), el término ha sido ampliamente asociado con la infección con el virus de la polio. Este síndrome clínico puede ser causado por otros agentes, y en la mayor parte del mundo es cada vez menos probable que se deba a infección por virus de la polio. Por este motivo, se prefiere el término parálisis flácida aguda. Histológicamente, hay destrucción de las células del cuerno anterior de la médula espinal. Este síndrome ha sido llamado "parálisis infantil" ya que, en algún momento, fue más frecuente en niños pequeños.

Infección por poliovirus

Antes de que la vacuna contra la polio estuviera disponible, el poliovirus silvestre era la causa de la mayoría de los casos de meningitis aséptica en el verano. Ocurrían brotes de polio, pero por cada paciente con parálisis, había muchos con infección asintomática o con síndrome de meningitis aséptica sin parálisis, llamada "poliomielitis no paralítica". En raras ocasiones, la parálisis de los músculos de la respiración o el involucramiento de los centros medulares resultaba en la muerte. El diagnóstico de poliomielitis tradicionalmente ha dependido en la recuperación del poliovirus silvestre en las heces o en el cultivo de hisopado rectal. Es muy probable que estos cultivos sean positivos en las primeras 2 sem después del inicio de la enfermedad. De ahí en adelante, la serología en busca de IgM dirigida contra el poliovirus es mucho más sensible.

En consecuencia a la campaña de erradicación de la Organización Mundial de la Salud, los casos de polio han disminuido en > 99% desde 1988, de 350 000 casos en más de 125 países endémicos, hasta 74 casos reportados en 2 países endémicos (Afganistán y Pakistán) en 2015.

Vacuna contra el virus de la polio

Antes de que se cambiara al uso de vacuna contra la polio de virus inactivos, la vacuna contra la polio con virus vivos atenuados (vacuna Sabin) era responsable de alrededor de 6 de cada 10 casos de enfermedad paralítica cada año en Estados Unidos. Este síndrome, llamado poliomielitis paralítica asociada con vacuna (PPAV), ha desaparecido en Estados Unidos, pero en otros países continúan presentándose casos. Adicionalmente, pueden emerger poliovirus derivados de la vacuna genéticamente divergentes en lugares que aún utilizan la vacuna oral, y pueden causar brotes.

Enterovirus

Desde que se ha generalizado el uso de la vacuna contra la polio, y desde que se cuenta con diagnóstico de laboratorio específico para muchas infecciones virales, se ha reconocido que varios otros enterovirus son causas raras de parálisis flácida aguda. En 2014, hubo

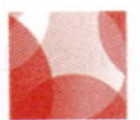

Tabla 9-11 Diagnóstico orientado a problemas de las enfermedades paralíticas infecciosas

SÍNDROME	TIPO DE PARÁLISIS	LÍQUIDO CEFALORRAQUÍDEO	OTROS
Enfermedad tipo polio	Focal, flácida	Linfocitosis	Fiebre, rigidez del cuello
Parálisis ascendente	Usualmente simétrica	Proteínas normales o elevadas	Cambios en la conducción sensorial y nerviosa
Parálisis descendente	Típicamente incluyen los nervios craneales	Usualmente normal	
Parálisis aislada de nervio craneal	Focal	Usualmente normal	
Hemiplejía aguda	Usualmente espástica	Variable	
Paraplejía aguda	Nivel fijo en la médula espinal	Variable	

un brote grande de enfermedad respiratoria grave causada por enterovirus D68. En asociación temporal con este brote, 120 niños de 34 estados estadounidenses experimentaron mielitis flácida aguda. Los niños con este padecimiento tuvieron anormalidades en la médula cervical, más comúnmente confinadas a la materia gris, observadas por RM. La edad promedio fue 7.1 años; 81% tuvo pleocitosis en el LCR. Esta condición no provocó muertes, pero la recuperación fue muy lenta en algunos pacientes. La vigilancia continua hasta 2015 encontró 20 casos más en 12 estados. Muchos de estos niños tuvieron serología positiva para enterovirus D68, pero casi todos tuvieron PCR negativa en líquido cefalorraquídeo. Es probable que la condición fuera causada por enterovirus D68, pero no hay prueba definitiva de causalidad.

Se han documentado el coxsackievirus A7 y el enterovirus 70 y 71 como causas de brotes de enfermedad paralítica. El enterovirus 71 es en particular virulento. En Taiwán, 4 (10%) de 41 niños con infección documentada por enterovirus 71 tuvieron parálisis flácida aguda. En Brasil, de 426 niños con síndromes neurológicos agudos de cualquier tipo, se recuperó enterovirus 17 en 24 (6%) de ellos. En un brote en Estados Unidos en 1987 causado por enterovirus 71, 27 (60%) de 45 niños con casos documentados tuvieron involucramiento neurológico; 6 niños (13%) tuvieron parálisis y 1 (2%) tuvo síndrome de Guillain-Barré.

Virus de la encefalitis japonesa

El virus de la encefalitis japonesa es otra causa posible de parálisis flácida aguda en áreas de Asia en donde es endémico. En una serie de 22 niños en Vietnam con parálisis flácida aguda, 1 (5%) tuvo infección por poliovirus silvestre, 3 (14%) tuvieron infecciones por enterovirus no-polio, y 12 (55%) de ellos infección demostrada por virus de la encefalitis japonesa. Solo uno (1%) en un grupo control de 88 niños pareados por edad tuvo evidencia de infección por virus de la encefalitis japonesa.

Otros virus

Se ha reportado que el virus de las paperas, el del herpes simple y el de la encefalitis de St. Louis pueden causar parálisis flácida aguda. La infección por VNO puede presentarse con parálisis flácida aguda asimétrica.

Síndrome tipo poliomielitis y asma (síndrome de Hopkins)

Un síndrome que tiene un pronóstico de recuperación deficiente de la extremidad paralizada es un síndrome tipo poliomielitis que complica al asma. Se desconoce la etiología. Se ha reportado un caso de síndrome de Hopkins asociado con evidencia serológica de infec-

ción por *Mycoplasma pneumoniae*. No se han realizado estudios sobre tratamiento, pero algunas veces utilizan recambio plasmático y terapia con esteroides.

Mycoplasma

El *Mycoplasma pneumoniae* puede causar rigidez del cuello, pleocitosis en el LCR, y parálisis flácida, en especial después de los síntomas respiratorios (ver la sección de encefalitis); también puede causar mielitis transversa.

Paludismo

El paludismo cerebral causado por infección con *Plasmodium falciparum* rara vez puede manifestarse en parálisis muscular transitoria que se asemeje a parálisis periódica.

Deficiencias nutricionales

Se ha reportado parálisis flácida aguda en un niño pequeño con escorbuto; los síntomas se resolvieron con la administración de vitamina C parenteral.

Parálisis ascendente

La parálisis ascendente aguda puede definirse como el inicio súbito de parálisis en ambas piernas con evidencia de progresión de la parálisis hasta involucrar los brazos, los músculos de la respiración, o los nervios craneales. Existen muchas posibles etiologías para la parálisis ascendente.

Síndrome de Guillain-Barré

El diagnóstico de síndrome de Guillain-Barré por lo general se establece por la exclusión de causas específicas de parálisis ascendente. Este síndrome se caracteriza por disminución de la velocidad de conducción de los nervios periféricos medida con un osciloscopio y por disociación citoalbuminológica (proteínas altas en LCR con leucocitos normales o solo ligeramente elevados). Estos hallazgos pueden no detectarse en la primera punción lumbar, pero están presentes para la primera semana desde el inicio de la enfermedad. Por lo regular hay una recuperación completa con regreso a las actividades normales, siempre y cuando el paciente reciba terapia de apoyo adecuada. Puede ser necesaria la ventilación mecánica si están involucrados los músculos respiratorios. Este síndrome puede incluso presentarse en niños.

Aunque existen varios antecedentes relacionados con este padecimiento, la infección por *Campylobacter jejuni* es hoy día el más común; se estima que 30 a 40% de los casos están precedidos por esta infección. Los lipopolisacáridos de las especies de *Campylobacter* contienen epítopes tipo gangliósido, y los anticuerpos formados en respuesta a la infección atacan sitios molecularmente similares en los nervios periféricos, resultando en "mimetismo molecular". Otros patógenos que con cierta frecuencia se asocian con el síndrome de Guillain-Barré incluyen al VHS, VEB, VVZ, CMV y *M. pneumoniae*. La infección por virus Zika es una causa emergente de síndrome de Guillain-Barré. Se estima que la incidencia de síndrome de Guillain-Barré en la infección por virus Zika es de 2 por cada 10 000 casos.

La vacuna de 1976 contra la "influenza porcina" estuvo creíblemente relacionada con el síndrome de Guillain-Barré. Otras vacunas (en particular aquellas contra la rabia, tétanos e influenza) cuentan con reportes anecdóticos donde se les ha asociado con síndrome de Guillain-Barré, pero estudios epidemiológicos cuidadosos han demostrado que, de existir una asociación real, es extremadamente rara. El síndrome de Guillain-Barré es a menudo el diagnóstico erróneo en un niño con polineuropatía degenerativa.

Parálisis por garrapata

La parálisis por garrapata es causada por una neurotoxina inyectada por una garrapata adherida, y se cura retirando la garrapata, tras lo cual la parálisis ascendente se revierte rápidamente. Al igual que en el síndrome de Guillain-Barré, la velocidad de conducción puede estar enlentecida. La enfermedad se presenta en las estaciones de calor, cuando se encuentran las garrapatas, y es más frecuente en niñas ya que es más probable que la garrapata pueda ocultarse entre el cabello largo. Una garrapata adherida en el canal auditivo externo también puede causar parálisis facial.

Virus del herpes simple

La infección por herpesvirus humano parece ser una causa ocasional de parálisis ascendente, demostrada por la recuperación del virus en el líquido cefalorraquídeo. En un adulto con esta enfermedad, el líquido cefalorraquídeo obtenido al momento de una parálisis flácida de las piernas reveló 13 000 leucocitos por mcL con predominio de neutrófilos y una glucosa en LCR de 2 mg/dL, pero sin crecimiento de bacterias (y sin antecedente de uso previo de antibióticos).

Herpesvirus 1 del cercopiteco (Virus B, Herpesvirus B, Herpesvirus 1 de los macacos)

La infección en humanos por *herpesvirus 1 del cercopiteco*, usualmente adquirida por la mordida de un mono macaco, puede producir parálisis ascendente que por lo regular resulta fatal. El aciclovir puede salvar la vida.

Otras causas

La ingesta de bayas puede producir parálisis flácida ascendente. La mayoría de los casos se ha reportado en Texas, Nuevo México y el norte de México en niños que han comido bayas de coyotillo.

El envenenamiento paralítico por mariscos (marea roja) también puede causar parálisis ascendente, al igual que la enfermedad de Addison. Se ha reportado el caso de un paciente con faringoamigdalitis grave sin absceso que desarrolló síndrome de Guillain-Barré y parálisis facial. Se encontró que un neonato que se presentó en la segunda semana de vida con microcefalia, microftalmía y déficit sensorial y motor ascendente progresivo que condujo a parálisis completa y finalmente a la muerte a los 27 días de vida, tenía trofozoítos de *Toxoplasma gondii* dentro de macrófagos en el líquido cefalorraquídeo.

Paraparesia y paraplejía aguda

La paraparesia es la debilidad súbita bilateral de las extremidades inferiores, y la paraplejía es la parálisis súbita de ambas piernas. Si la parálisis aumenta hasta involucrar el tronco y las extremidades superiores, se debe modificar el diagnóstico a parálisis ascendente, y se deben considerar las etiologías listadas en esa sección.

Mielopatía transversa (mielitis transversa)

La mielopatía transversa (a menudo llamada mielitis transversa) es la causa de paraplejía que presuntamente se debe a un agente infeccioso cuando no se puede demostrar un accidente vascular. Se prefiere el término "mielopatía" ya que no siempre se encuentra evidencia de inflamación. Algunas veces se encuentran infecciones sincrónicas virales o por *Mycoplasma*, pero puede no haber prueba de causalidad. Las posibles asociaciones virales incluyen todas las infecciones comunes de la infancia (como varicela y enterovirus) además del virus de hepatitis A, citomegalovirus, VEB y VIH. Se ha observado infección concomitante por *Mycoplasma pneumoniae*. La neuroborreliosis (Lyme del SNC) es una causa rara, pero ha sido reportada. Un caso estuvo asociado con infección del virus Zika.

Rara vez se reporta mielopatía transversa como complicación de una meningitis bacteriana. La forma meningovascular de la sífilis puede imitar una mielopatía transversa, y requiere tratamiento inmediato. En un paciente con exposición a agua dulce en un área endémica para esquistosomiasis, se debe considerar la posibilidad de esquistosomiasis en la médula espinal. El praziquantel es el tratamiento de elección. Se han reportado casos causados por toxocariasis en viajeros que regresan de África.

En algunos casos, la mielopatía transversa puede ser la característica de presentación ya sea de la esclerosis múltiple o la neuromielitis óptica (ver adelante).

La mayoría de los pacientes es tratada con corticoesteroides. Algunas veces se requiere de recambio plasmático. Un estudio prospectivo sobre IGIV para este padecimiento está reclutando pacientes actualmente. A veces los pacientes también son tratados con agentes inmunosupresores como ciclofosfamida intravenosa. El monitoreo cuidadoso y la atención de apoyo son de vital importancia.

Absceso espinal epidural

Los abscesos espinales epidurales son raros, pero es importante identificarlos porque son reversibles y responden al drenaje quirúrgico y a los antibióticos. La enfermedad puede comenzar de forma insidiosa con lo que se ha denominado "dolor espinal". Una exploración cuidadosa de la columna vertebral en la que el médico palpa todas las apófisis espinosas puede revelar la localización del dolor. Esto va seguido por dolor a nivel de las raíces y finalmente debilidad o parálisis. A menudo el cuello está rígido y por lo regular hay fiebre. Después puede ocurrir una meningitis franca. Las proteínas en el LCR casi siempre están elevadas, algunas veces > 1 000 mg/dL, con pocos leucocitos en la fase inicial. Sin embargo, no se debe realizar una punción lumbar cuando se sospecha un acceso epidural.

En una serie de 12 pacientes en hemodiálisis con absceso espinal epidural, las radiografías simples, las TC sin contraste y los escaneos óseos tuvieron poco rendimiento diagnóstico. La RM tuvo una sensibilidad de 80%, y la mielografía o la mielografía por TC revelaron el diagnóstico en los 12 casos. El estudio más comúnmente utilizado para establecer este diagnóstico es la RM, y debe obtenerse de manera urgente si se sospecha este padecimiento.

El *Staphylococcus aureus* es la causa más común, seguido de estreptococos aerobios y anaerobios. Los cultivos son positivos en alrededor de 50% de los casos; el material de cultivo obtenido al momento de la neurocirugía es mucho más confiable. El tratamiento es urgente. A pesar de reportes anecdóticos de buenos resultados en pacientes con absceso epidural muy temprano que fueron tratados solo con manejo médico, si se sospecha este diagnóstico se debe consultar con un neurocirujano. Después del drenaje quirúrgico, se administran antibióticos intravenosos durante un mínimo de 6 sem, a menudo seguidos de un curso de antibióticos orales. Una revisión reciente sugirió que es menos probable la recaída si se administra un total de 8 sem de terapia. La tasa de mortalidad es de 30%, y otro 30% tiene secuelas neurológicas permanentes. Siempre se debe considerar esta enfermedad en un paciente con parálisis de ambas piernas, en particular ante la presencia de forúnculos, diabetes, o cualquier infección en la piel.

Rabia

La rabia algunas veces pasa de ser una enfermedad leve con parestesias evolucionando hasta la parálisis, en especial en la extremidad mordida. Puede progresar a cuadriplejía flácida. Típicamente hay pleocitosis en el líquido cefalorraquídeo.

Trombosis de la arteria espinal anterior

La trombosis de la arteria espinal anterior puede causar paraplejía aguda. El dolor es a menudo el síntoma inicial, seguido de debilidad o parálisis de las piernas. La sensibilidad a la vibración y a la posición no se ve afectada, pero en ocasiones se pierde la sensibilidad al dolor y a la temperatura. Por lo regular hay retención urinaria, reflejos hiperactivos, y signo de Babinski positivo. Usualmente no hay progresión ascendente de la enfermedad.

Neuromielitis óptica

La mielitis transversa puede presentarse con neuritis óptica (neuromielitis óptica o síndrome de Devic). El líquido cefalorraquídeo muestra monocitosis leve y aumento de las proteínas. Se estima que representa alrededor de 5% de todas las enfermedades desmielinizantes de la niñez. La neuromielitis óptica puede tener varias presentaciones, algunas de las cuales imitan a la esclerosis múltiple y otras parecen encefalomielitis diseminada aguda. La mayoría de los casos pediátricos tiene anticuerpos positivos contra acuaporina-4 (la llamada IgG-NMO), que es muy útil para diferenciar entre estos padecimientos similares.

Se ha reportado neuromielitis acompañando al zoster en pacientes inmunocomprometidos, aunque no se ha demostrado una asociación causal. También se ha observado neuromielitis óptica de forma concomitante con tuberculosis pulmonar sin involucramiento del SNC, y también en la sífilis secundaria, así como en la infección por virus de inmunodeficiencia humana.

Histeria conversiva

Una causa frecuente de debilidad o "parálisis" súbita de las piernas en niños de mayor edad es la histeria conversiva. La fuerza y el tono muscular, así como los reflejos tendinosos profundos son normales. A menudo puede obtenerse evidencia de una función normal de las piernas mientras se distrae al paciente.

Perla clínica: no es posible tener botulismo sin la presencia de múltiples parálisis de nervios craneales.

Parálisis descendente y de nervios craneales

Botulismo por alimentos y heridas

El botulismo por alimentos contaminados por lo regular se asocia con la ingesta de alimentos envasados o procesados en casa; los espárragos, ejotes y pimientos son los más comunes. Menos de 5% de los brotes reportados se asocian con los restaurantes, pero estos establecimientos son responsables de alrededor de 40% de los casos. Los alimentos implicados en los brotes por restaurantes incluyen chiles jalapeños envasados de forma inapropiada (79 casos), papas cocidas envueltas en papel aluminio (30 casos), cebollas salteadas (28 casos), y salsa de queso comercial almacenada de manera inapropiada (8 casos). En cada caso, estos alimentos fueron preparados utilizando procedimientos ordinarios de cocina (que no matan las esporas del *C. botulinum*) y después almacenados durante horas o días bajo condiciones relativamente anaerobias a temperaturas calientes como para promover el crecimiento de esporas y la producción de toxina, pero no lo suficiente para destruir la toxina termolábil. Los alimentos fueron ingeridos después sin haber sido recalentados de manera adecuada. El periodo de incubación es de alrededor de 18 a 36 horas.

Las heridas también pueden infectarse con *C. botulinum* y actuar como nido para la producción de toxina. Esto se asocia de manera más común con la inyección de heroína de "alquitrán negro" contaminada. En la actualidad, la mitad de los casos en Estados Unidos se presenta en adolescentes, muchos de los cuales sufren fracturas compuestas en los huesos de las extremidades.

Las manifestaciones clínicas del botulismo por alimentos contaminados y heridas contaminadas son las mismas, con las siguientes excepciones: en el botulismo por heridas contaminadas, la fiebre es más común y hay ausencia de síntomas gastrointestinales. La parálisis casi siempre comienza con los nervios craneales, con alteración de la deglución, el habla o la vista (Fig. 9-9). Son comunes la ptosis palpebral y la diplopía. Puede haber boca seca y dolor faríngeo. Después pueden aparecer debilidad y parálisis de las extremidades, pero los reflejos tendinosos profundos son normales. El estado mental está conservado. Puede presentarse muerte súbita e inesperada como resultado de arritmias cardiacas causadas por la toxina. Alrededor de 15% de los pacientes requiere apoyo ventilatorio. La antitoxina equina trivalente para el botulismo es efectiva si se administra de forma temprana, y está disponible en los Centros de Control y Prevención de Enfermedades a través de los departamentos estatales de salud. Cerca de 9% de los pacientes desarrolla reacciones de hipersensibilidad, de modo que no debe administrarse cuando el diagnóstico es dudoso.

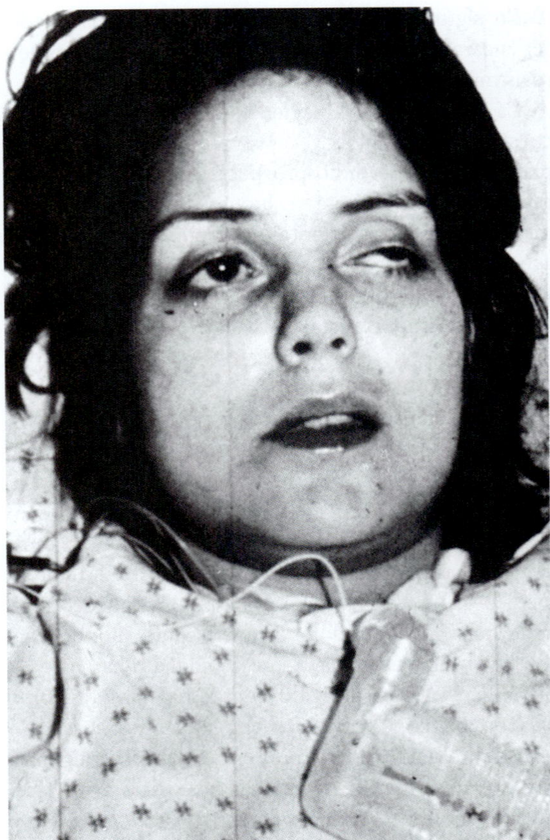

Figura 9-9. Parálisis de nervios craneales en una paciente con botulismo. Nótese la desviación del ojo izquierdo, el párpado caído (ptosis), y la asimetría facial. También se pueden observar los tubos de una traqueostomía hacia un ventilador. (Fotografía cortesía de los Dres. William Terranova y Joel Breman. De: Moffet HL. Clinical Microbiology. Philadelphia: JB Lippincott, 1980.)

La más sensible de las pruebas neurofisiológicas puede ser la electromiografía de fibra única. El hallazgo característico es una respuesta progresiva a la estimulación rápida repetitiva a 50 Hz. Debido a que la unión de la toxina con la unión neuromuscular es irreversible, la recuperación requiere recrecimiento de terminaciones nerviosas, lo cual puede tomar varios meses.

La tercera forma de botulismo es la del lactante, y se discute más adelante en la sección sobre causas de debilidad.

Herpes simple

Este virus ha sido identificado como una causa importante de parálisis de nervios craneales en niños, adolescentes y adultos jóvenes. La parálisis del nervio facial es especialmente común, pero también pueden estar involucrados los nervios oculomotor y trigémino.

Otras causas infecciosas

El *Mycoplasma pneumoniae* puede causar parálisis aislada de nervios craneales. La enfermedad de Lyme, que se discute en el Capítulo 11, puede causar neuropatías craneales, incluyendo parálisis facial unilateral o bilateral.

Las infecciones por virus varicela-zoster, citomegalovirus, virus de la influenza, paperas y VEB se han observado todas de forma concurrente con parálisis periférica del nervio facial.

El síndrome de Melkersson-Rosenthal es un padecimiento poco común en el que la parálisis recurrente del nervio facial se asocia con edema orofacial recurrente y *lingua plicata* (lengua fisurada). Algunas veces puede estar ausente uno o más de los componentes descriptivos de la tríada. La queilitis granulomatosa es la característica patológica típica de este padecimiento.

Hemiplejía aguda

La parálisis unilateral del brazo y la pierna por lo regular es una parálisis espástica causada por una lesión intracraneal. La migraña hemipléjica es otra posible causa. La recuperación completa de la función motora en general se presenta en las primeras 24 h. Los accidentes vasculares cerebrales son poco comunes en niños, pero pueden ocurrir en pacientes con coagulopatías hereditarias, como la deficiencia de proteína C. También se ha reportado hemiplejía en pacientes con enfermedad de células falciformes. En un niño o adulto joven, es más probable la rotura de un aneurisma sacular que la trombosis, y puede presentarse incluso en el primer año de vida. La trombosis de la arteria carótida es inusual. La trombosis de un vaso cerebral también puede complicar una enfermedad cardiaca congénita cianótica con policitemia.

Aunque la esclerosis múltiple es rara en la infancia, la hemiparesia aguda es una presentación posible. Existen raros reportes de infección por virus del herpes humano 7 (VHH-7) y varicela que se presentan con hemiplejía aguda. También se ha reportado la hemiplejía aguda secundaria a un infarto grande en un niño de 16 meses de edad con encefalopatía por VIH. La meningitis tuberculosa puede presentarse con, o complicarse con hemiparesia aguda, por lo regular causada por una vasculopatía cerebral. La enfermedad de Lyme es una causa rara.

El absceso epidural cervical puede presentarse con hemiparesia de extremidades superiores. El absceso cerebral puede producir hemiplejía, como se discute en una sección más adelante. La vasculitis cerebral puede ser secundaria a sinusitis, y típicamente se asocia con hemiparesia, fiebre, convulsiones y, a veces, rigidez de cuello con linfocitosis en el LCR. La RM reforzada con gadolinio y la angiografía por resonancia magnética pueden ser útiles para establecer la causa de la hemiplejía aguda.

Debilidad, mialgia y miositis

Botulismo del lactante

En un lactante débil, el botulismo es una posible etiología infecciosa. Se ha encontrado toxina botulínica en la miel, y se han rastreado casos de botulismo del lactante directamente a su ingesta. Por este motivo, no se le debe dar miel a un bebé < 12 meses de edad. En la mayoría de los casos, nunca se ha podido comprobar la exposición precisa. A diferencia del botulismo por alimento contaminado en el que se ingiere la toxina, los lactantes adquieren botulismo al ingerir esporas, que después germinan en los intestinos inmaduros del lactante.

La edad pico del botulismo del lactante es de los 2 a los 4 meses. Los bebés con botulismo casi siempre están afebriles, lo que ayuda a diferenciar esta condición de la sepsis. La debilidad domina el cuadro clínico. Al igual que con las otras formas de botulismo, casi siempre hay síntomas bulbares, pero algunas veces son sutiles (Fig. 9-10). El pasar de manera repetida una luz frente a los ojos del paciente y observar con cuidado los reflejos pupilares evidenciará una respuesta

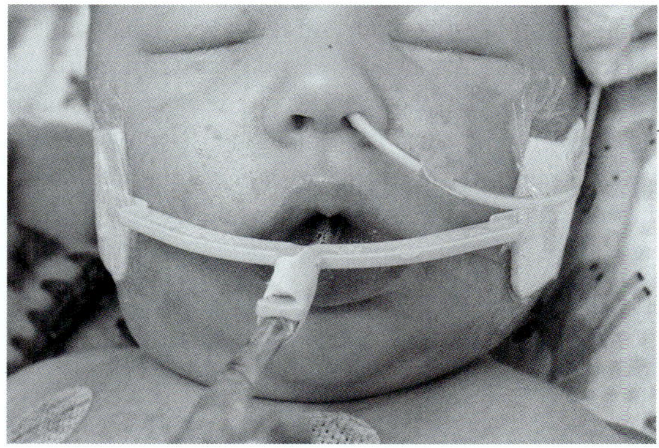

Figura 9-10. Un niño de 6 sem de edad fue hospitalizado con antecedente de dificultad para la succión y la deglución de 3 días de evolución y falla respiratoria subsecuente que requirió intubación endotraqueal. Nótese la debilidad facial con la boca caída. Las heces fueron positivas para la presencia de toxina tipo A de *Clostridium botulinum*. Fue tratado con BabyBIG y se recuperó por completo.

disminuida con la repetición de la prueba; la fatigabilidad muscular con contracción repetitiva es un rasgo característico del botulismo infantil. El espectro del botulismo puede ir desde muerte súbita infantil hasta una enfermedad leve con retraso en el crecimiento e hipotonía. La constipación es una característica temprana, pero con frecuencia se pasa por alto en la historia clínica. Las madres a menudo reportan que el bebé se alimenta mal. En lactantes hospitalizados, pueden observarse ptosis palpebral, fascies inexpresiva, y pérdida de los reflejos nauseoso y de succión.

El diagnóstico puede confirmarse mediante la recuperación de la toxina botulínica o *Clostridium botulinum* en las heces. El tratamiento del botulismo del lactante debido a los tipos A o B es con BabyBIG, que consiste en anticuerpos antibotulismo humanos.

Las otras posibilidades diagnósticas en un bebé con síndrome tipo botulismo incluyen trastornos musculares hereditarios, sepsis y miastenia gravis neonatal.

Influenza y otros virus

El virus de la influenza claramente causa mialgia, miositis y mioglobinuria, como se describe en el Capítulo 7. La mialgia se presenta en un grado menor en otras infecciones virales.

Miositis séptica

En la bacteriemia por estafilococo, la mialgia y la miositis pueden ser importantes.

Otras causas

En el síndrome de choque tóxico causado ya sea por *S. aureus* o *S. pyogenes* (Capítulo 10), la mialgia y la miositis a menudo son importantes. La mialgia también es importante en la FMMR y en el dengue. El retiro de la terapia con corticoesteroides puede causar mialgia.

El involucramiento muscular intenso puede resultar en rabdomiólisis con necrosis muscular y mioglobinuria. Este es el extremo grave del espectro de una miositis, y puede ser causado por la infección por virus de la influenza, enterovirus, estreptococo beta-hemolítico, y la tularemia.

Manejo de la parálisis aguda

Deben definirse y registrarse la extensión y gravedad de la parálisis, de modo que pueda identificarse la progresión. Se deben buscar etiologías con un tratamiento específico, en especial envenenamientos como el botulismo e infecciones agudas como el absceso epidural. Aquellos con botulismo deben ser tratados tan pronto como sea posible a menos que se presente una infección secundaria obvia, ya que los antibióticos

pueden empeorar la enfermedad al liberar toxinas de bacterias lisadas.

La falla respiratoria aguda es la principal causa de muerte en la mayoría de estos síndromes. La intubación traqueal con succión y ventilación mecánica seguida de traqueotomía son las principales medidas de emergencia que el médico debe estar preparado para utilizar. Puede no ocurrir parálisis de los músculos respiratorios sino hasta varios días después del inicio de parálisis en otra área.

Psicosis infecciosas agudas

Las psicosis infecciosas agudas se caracterizan por el inicio agudo de desorientación o alucinaciones de forma concurrente con manifestaciones de una infección en ausencia de fiebre alta, rigidez de cuello, coma u otras manifestaciones de los síndromes del SNC antes descritos en este capítulo. Por lo regular, no hay cefalea. Las manifestaciones predominantes son las alucinaciones y la conducta anormal.

Diagnóstico diferencial

La mononucleosis infecciosa es una causa infecciosa común de psicosis aparente. Se han descrito aberración visual y la sensación de alejamiento (el "síndrome de Alicia en el país de las maravillas"). Una adolescente se volvió psicótica e intentó suicidarse durante una infección con VEB; su estado mental regresó a la normalidad con la resolución de la infección. Uno de los autores ha observado paranoia aguda en asociación con tularemia. El *Mycoplasma pneumoniae* también ha sido relacionado etiológicamente con episodios de psicosis aguda. Se han reportado varios casos en los que la neurocisticercosis se ha asociado con psicosis aguda. La brucelosis puede presentarse con una meningoencefalitis con psicosis, y la neuroborreliosis también ha sido asociada con síntomas psicóticos agudos. Los pacientes con encefalitis por virus de herpes simple pueden presentar síntomas similares a los de un síndrome de lóbulo temporal, en el que la desinhibición extrema y la conducta anormal pueden ser malinterpretadas como una psicosis aguda. Un niño de 13 años de edad con fiebre entérica (tifoidea) y síndrome hemofagocítico asociado con la infección, presentó psicosis, fiebre y pancitopenia. Existen raros reportes de psicosis con síndrome retroviral agudo.

Los abscesos intracraneales han sido asociados con cambios conductuales, incluyendo confusión y habla incoherente, pero estos pacientes tienen otras pistas de supuración intracraneal.

Las terapias antibióticas de varios tipos han sido asociadas con psicosis aguda. El tratamiento de una infección con penicilina procaínica puede asociarse con alucinaciones breves e inmediatas debido a la inyección intravenosa accidental, aparentemente relacionadas con el componente de procaína, y a menudo asociadas con una convulsión (síndrome de Hoigne). Se ha reportado psicosis en asociación con el trimetoprim-sulfametoxazol, tanto oral como intravenoso. Las fluoroquinolonas y el ertapenem también han sido temporalmente asociados con algunos episodios psicóticos agudos. La mefloquina, un agente antimalárico, ha sido asociada con psicosis aguda, así como otros síntomas psiquiátricos como la depresión y la ansiedad. Los descongestionantes que contienen seudoefedrina pueden producir alucinaciones. Se ha reportado psicosis en pacientes que reciben interferón alfa 2a pegilado y ribavirina para hepatitis viral.

Causas no infecciosas agudas

Se debe considerar la epilepsia del lóbulo temporal como una causa no infecciosa aguda. El sonambulismo y los terrores nocturnos han sido asociados con enfermedades febriles. La migraña de la infancia puede producir distorsión temporal y corporal, y alucinaciones. El envenenamiento o el abuso de drogas, igual que el estramonio, pueden producir alucinaciones. El envenenamiento por manganeso y yoduro de metilo puede causar psicosis aguda. La encefalopatía de Hashimoto, asociada con tiroiditis, ha sido descrita como otra causa.

VENTRICULITIS Y DERIVACIONES INFECTADAS

La ventriculitis puede definirse de manera arbitraria como > 25 leucocitos/mcL o un cultivo positivo en LCR obtenido de un ventrículo cerebral. El nivel de proteínas en el líquido cefalorraquídeo por lo regular está elevado, pero la glucosa es a menudo normal. Con frecuencia el aumento de leucocitos y proteínas es secundario a infección, pero puede deberse a un aumento de la presión intracraneal por obstrucción o medicamentos administrados directo a los ventrículos. La eosinofilia en el LCR es relativamente común en niños con derivaciones del SNC, y es un marcador tanto de falla subsecuente de la derivación como de infección.

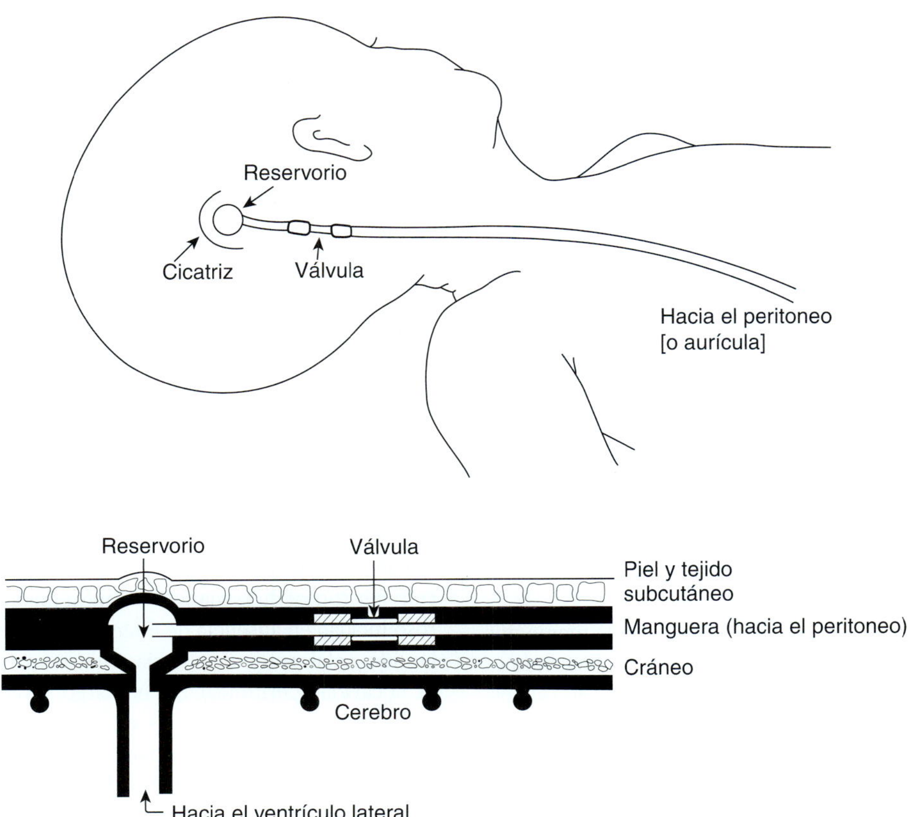

Figura 9-11. Localización típica (**arriba**) y las partes de la manguera y el reservorio (**abajo**) de una derivación ventriculoperitoneal.

Causas predisponentes

La infección de los ventrículos cerebrales se presenta en pacientes con meningitis o con una derivación ventricular artificial. En la mayoría de los casos, la infección es una complicación de hidrocefalia tratada mediante la inserción de mangueras que derivan el líquido cefalorraquídeo de un ventrículo lateral hacia la cavidad peritoneal (Fig. 9-11). En raras ocasiones son utilizados otros sitios, como la aurícula derecha o el espacio pleural. Cerca de dos tercios de las infecciones se presentan dentro del primer mes; 90%, dentro de los primeros 6 meses tras el procedimiento. La mayoría de las infecciones es causada por flora de la piel del paciente que es introducida al momento de la cirugía. La obstrucción de las mangueras, como en una válvula que no funciona, predispone a infección de la derivación.

Un estudio prospectivo mostró que 6 (3%) de 173 derivaciones tuvieron cultivos positivos al momento de la cirugía de implantación; las 6 derivaciones dejaron de funcionar de manera adecuada durante las primeras semanas. Múltiples estudios han mostrado que entre más joven es el paciente al momento de la inserción de la derivación, mayor es el riesgo de infección. La duración del procedimiento quirúrgico y la inexperiencia del cirujano también se asocian con tasas más altas de infección. El rapado preoperatorio de la piel cabelluda también se ha asociado con un mayor riesgo de infección de la derivación.

Los antibióticos intravenosos profilácticos al momento de la colocación de la derivación disminuyen el riesgo de infecciones en los primeros meses de vida. Un metaanálisis grande concluyó que los antibióticos preoperatorios disminuyeron la tasa de infección de alrededor de 11% hasta cerca de 6%. Debido a las consecuencias de la infección, es apropiado el uso de un antibiótico preoperatorio (como cefazolina intravenosa). Por extrapolación con la profilaxis para otros procedimientos quirúrgicos, una sola dosis preoperatoria administrada 30 min antes de la incisión en la piel proporciona niveles tisulares adecuados durante todo el procedimiento quirúrgico, y por lo regular resultan innecesarias las dosis posoperatorias. El lavar la piel cabelluda con clorhexidina la noche previa al procedimiento quirúrgico disminuye el riesgo de infección posoperatoria.

La ventriculitis es quizá frecuente con la meningitis bacteriana, pero no tiene una importancia clínica inmediata a menos que el líquido obstruya los ventrículos, como puede ocurrir en recién nacidos y lactantes pequeños con exudado muy espeso y acueductos pequeños.

Un paciente con una derivación puede padecer una meningitis bacteriana ordinaria (derivada de la sangre). Nuestra experiencia ha sido que dichos pacientes tienen un aspecto menos enfermo en comparación con el niño habitual con meningitis, tal vez porque los efectos del edema cerebral se ven atenuados por una derivación funcional. Las infecciones de la derivación secundarias a *H. influenzae* (ya sea tipo b o no b) se presentan mucho después que las infecciones por estafilococo, presumiblemente porque son secundarias a diseminación hematógena en lugar de a contaminación de la derivación durante la cirugía.

Perla clínica: la presentación de una infección en una derivación ventrículoperitoneal (DVP) a menudo es sutil. La presentación típica incluye fiebre de bajo grado, cefalea y en ocasiones vómito.

Infecciones de la derivación

La obstrucción de la derivación puede diagnosticarse con base en hallazgos clínicos y confirmarse mediante una TC, que por lo regular muestra un aumento en el tamaño de los ventrículos laterales. Sin embargo, el diagnóstico de las infecciones de la derivación puede ser difícil debido a varias razones.

Signos sistémicos mínimos

Gran parte del retraso se debe a la ausencia de los signos de toxicidad por lo regular esperados con una meningitis. La fiebre es común, pero el paciente a menudo se ve lo suficientemente bien como para posponer el análisis del líquido cefalorraquídeo. Los signos de obstrucción ventricular y de aumento de la presión intracraneal, como el vómito, pueden presentarse después. La rigidez de nuca por lo regular está ausente. La cefalea y el malestar general son comunes pero inespecíficos. En el niño con infección recurrente de la derivación, un padre observador puede a menudo diagnosticar de manera correcta una presunta infección con base en manifestaciones similares a episodios previos.

Signos locales mínimos

En la peritonitis, los signos peritoneales pueden ser mínimos al principio ya que las bacterias, como el *S. epidermidis*, son de baja virulencia. El dolor a la palpación puede estar localizado alrededor del sitio de la inserción peritoneal de la manguera, que a menudo es doloroso incluso en ausencia de infección debido al flujo de líquido cefalorraquídeo hacia una loculación dentro de la cavidad peritoneal. Sin embargo, a veces se desarrolla fiebre y signos obvios de irritación peritoneal. También puede ocurrir formación de quistes, perforación colónica, desarrollo de una hernia inguinal, apendicitis, o vólvulos alrededor de la manguera, al igual que algo tan simple como que la manguera se doble.

En las infecciones de la herida, la infección alrededor de la manguera, que es subcutánea durante la mayor parte de su trayecto, puede erosionar a través de la superficie de la piel. Es necesario determinar si el eritema y el dolor sobre la manguera son causados por una reacción a cuerpo extraño o por una infección con un organismo de baja virulencia. Puede ocurrir ascitis y formación de seudoquistes sin que haya infección. Los seudoquistes tienen cultivos positivos más a menudo en niños que en adultos.

Localización variable de la infección

Es importante conocer la anatomía y el tipo de equipo de derivación utilizado en cada paciente (ver Fig. 9-11). También es importante que las muestras de líquido cefalorraquídeo sean etiquetadas de manera apropiada con relación al área de donde se toman cuando se envíen al laboratorio. Un análisis y cultivo negativos de líquido cefalorraquídeo obtenido de un área no es suficiente para excluir una infección de la derivación en otra área. La infección puede ser una infección de la herida, un seudomeningocele, una ventriculitis, una peritonitis o una embolización de la sangre o peritoneo desde la válvula o la manguera. El encontrar líquido cefalorraquídeo normal en un ventrículo no excluye infección en la válvula. De forma similar, el líquido cefalorraquídeo normal en el ventrículo no excluye infección meníngea. Puede estar indicada la punción lumbar si los cultivos ventriculares son negativos, ya que la meningitis hematógena aguda puede ser más leve en los pacientes con derivaciones, ya que la presión intracraneal es aliviada por la válvula. Los cultivos de LCR obtenido por punción lumbar, por otro lado, pueden ser negativos en presencia de un cultivo positivo de la derivación en el paciente con hidrocefalia obstructiva.

Hallazgos mínimos en el LCR

Una concentración elevada de proteínas puede ser resultado de obstrucción de los ventrículos, así como de infección. La respuesta celular en la ventriculitis es típicamente mucho menos que la encontrada en la meningitis purulenta: el conteo celular puede ser de solo 10 a 600 células por mcL. Esto puede ser atribuible a la baja virulencia del organismo, pero lo más probable es que se deba a la diferencia entre los ventrículos y las meninges en términos de capacidad de respuesta inflamatoria. Por el contrario, muchos pacientes con cirugía de derivación reciente tendrán elevación de eritrocitos, leucocitos y proteínas como resultado de la manipulación de los tejidos. La glucosa baja en el LCR algunas veces ayuda a diferenciar una ventriculitis infecciosa de una inflamación posoperatoria, pero no es un hallazgo regular al inicio del curso. En la ventriculitis por lo regular se observa una concentración de glucosa normal en el líquido cefalorraquídeo.

Cultivo de posibles contaminantes

El cultivo puede revelar un organismo de baja virulencia, como *S. epidermidis*, que es un contaminante proveniente de la piel frecuente en los cultivos. El organismo puede ser considerado por el médico como un contaminante, en particular dado que el paciente en general no tiene un aspecto séptico, aunque por lo regular hay fiebre. La recuperación de *S. epidermidis* del líquido raquídeo o ventricular en un paciente con una derivación debe considerarse como un hallazgo potencialmente significativo, ya que esta es la causa más frecuente de ventriculitis en estos pacientes. El *Propionibacterium acnes*, que es parte de la flora normal de la piel, también es capaz de causar infecciones en la derivación, y su recuperación en los cultivos no debe considerarse como evidencia de contaminación. Por supuesto, tanto el *S. epidermidis* como el *P. acnes* pueden contaminar los cultivos de LCR en pacientes con derivaciones. La recuperación de dichos organismos en > 1 cultivo incrementa la probabilidad de una infección verdadera.

La mayoría de los laboratorios de microbiología utiliza cultivos con caldo de tioglicolato además de los cultivos de agar estándar en la evaluación de posible infección de la derivación. Los cultivos con caldo aumentan enormemente la sensibilidad; si solo se encuentra un organismo presente en una muestra, el cultivo con caldo será positivo. El costo de este aumento en la sensibilidad es que también se identificarán contaminantes con mayor frecuencia. En general, si crece *S. epidermidis* solo en el caldo, por lo regular se trata de un contaminante. Sin embargo, el *P. acnes* causa con mayor frecuencia infecciones de la derivación en las que solo crece en el cultivo con caldo.

Además del *S. epidermidis* y el *P. acnes*, otros patógenos comunes incluyen *S. aureus*, estreptococo viridans, enterococos, y *Corynebacterium*. Los organismos gramnegativos, como la *E. coli*, son causas menos frecuentes, y pueden indicar una fuente peritoneal. La *Candida albicans,* así como otras especies de *Candida*, son capaces de infectar las derivaciones. La infección fúngica de la derivación parece ser más común en neonatos prematuros, que son derivados principalmente debido a complicaciones de hemorragia intraventricular.

El síndrome de fosa posterior puede parecer una ventriculitis

En un estudio, 17 (29%) de 58 niños desarrollaron meningitis aséptica después de una cirugía de fosa posterior. Este síndrome puede presentarse de forma muy temprana (2 a 5 h después de la cirugía) o unas cuantas semanas después, cuando se empiezan a reducir los corticoesteroides. El análisis del LCR muestra pleocitosis (por lo regular con predominio de células mononucleares) con glucosa baja y proteínas elevadas. Los corticoesteroides en general son efectivos para reducir los síntomas de fiebre y rigidez de cuello. Debido a la dificultad para diferenciar un síndrome de fosa posterior de una ventriculitis, muchos pacientes reciben antibióticos también hasta que los cultivos del líquido ventricular son negativos.

La meningitis aséptica crónica o recurrente después de una cirugía de fosa posterior puede ser causada por la presencia de un seudomeningocele, cuyo cierre resulta en la resolución de los síntomas.

Estrategias diagnósticas

Se debe consultar con un neurocirujano para la evaluación de la función de la derivación y posible aspiración de la misma. A menudo se realiza una TC de encéfalo para evaluar el tamaño de los ventrículos y la integridad de las mangueras. Se pueden obtener cultivos a través del reservorio o mediante aspiración con aguja de la válvula. Se puede bombear la válvula y cultivar la sangre en caso de una derivación ventriculoauricular, la cual es en general menos utilizada. La punción peritoneal rara vez es útil. Se requiere punción lumbar solo si se sospecha meningitis sistémica.

Si la tinción de Gram de la derivación muestra bacterias, o si la sospecha de infección de la derivación es alta, se pueden comenzar antibióticos con base en el resultado de la tinción. De lo contrario, se deben retener los antibióticos hasta obtener dos grupos de cultivos, ya que es esencial obtener el organismo infectante. Los cultivos de líquido ventricular deben mantenerse durante al menos 5 días, ya que algunos organismos, como el *P. acnes*, pueden tardar bastante en crecer.

Estrategias de tratamiento

Además del uso de antibióticos, en esencia existen tres opciones para el manejo de las infecciones de la derivación: (1) retirar la derivación y utilizar un dispositivo externo de drenaje ventricular para la descompresión (por lo regular durante 7 a 10 días), seguido de la reinserción de una nueva derivación; (2) retirar la derivación infectada y reemplazarla de inmediato con un nuevo dispositivo interno, y (3) dejar la derivación en su sitio (tratar solo con terapia antibiótica).

Bisno y Sternau recopilaron los resultados de 20 estudios diferentes comparando estas tres estrategias: de 227 infecciones tratadas con retiro de la derivación e inserción de un dispositivo de drenaje externo, 213 (94%) se curaron, en comparación con 114 (71%) de 161 infecciones tratadas con recambio inmediato de la derivación, y 95 (37%) de 254 infecciones en las que se dejó la derivación en su sitio.

Con base en esta información, la primera estrategia es la que se recomienda para la mayoría de los pacientes con infecciones de la derivación de SNC. Algunas veces puede intentarse el tratamiento solo con antibióticos para infecciones de muy bajo grado, o si la derivación al parecer está en la última localización

posible. Algunas veces, el reservorio es una ruta vital para tratar leucemia o meningitis carcinomatosa, en cuyo caso se puede utilizar la segunda estrategia. Para las infecciones ascendentes en las que la fuente está en la cavidad peritoneal, una alternativa es externalizar el extremo distal de la derivación peritoneal, aunque muchos de estos pacientes requerirán una revisión completa de la derivación.

Enfoque para el manejo

Es esencial la buena comunicación entre el neurocirujano, que conoce la anatomía y la mecánica de la derivación, y el consultante médico.

Las mangueras actúan como un cuerpo extraño en cuanto a la perpetuación de la infección, y por lo regular deben ser retiradas. Sin embargo, este paso puede permitir que aumente la presión dentro de los ventrículos y tiende a perpetuar la infección a menos que la obstrucción sea aliviada mediante punción repetida del ventrículo o el reservorio, o mediante externalización temporal del catéter peritoneal. Como se discutió antes, el mejor enfoque es retirar todas las mangueras y utilizar un dispositivo ventricular externo durante varios días. Se puede obtener líquido diariamente o cada 2 días para conteo celular, tinción de Gram y cultivo. Una vez que se ha documentado la esterilidad del líquido, se puede insertar una nueva derivación, por lo regular después de 7 a 10 días. Si el extremo peritoneal es la fuente de infección, algunas veces se puede externalizar solo esa porción. Sin embargo, se debe muestrear la derivación proximal para saber si no está infectada. La penetración de algunos antibióticos a los ventrículos es mala. Se puede utilizar la instilación local de antibióticos en casos refractarios, pero no se emplea en forma rutinaria.

Antimicrobianos sistémicos

En la mayoría de los pacientes, la terapia antibiótica puede esperar hasta obtener cultivos suficientes, de modo que la terapia pueda basarse en los estudios de sensibilidad. Los antibióticos deben ser bactericidas debido a que los factores de resistencia del huésped son de poca ayuda. Las dosis pueden ser tan altas como sea posible sin toxicidad, dada la escasa penetración hacia las áreas infectadas. La terapia debe ser lo suficientemente prolongada como para prevenir la recaída. Para la mayoría de las infecciones grampositivas, 10 a 14 días de antibióticos son suficientes, siempre y cuando se haya retirado la derivación infectada. Para el *S. aureus*, se deben administrar como mínimo 14 días de terapia. La práctica usual es tratar con antibióticos durante 7 a 10 días mientras está colocado el drenaje externo, y posteriormente durante 24 a 48 h adicionales después de que se haya colocado la nueva derivación. Las infecciones por gramnegativos y por hongos requieren cursos de terapia más prolongados (por lo regular 21 días).

Reducir la presión intraventricular

Se debe aliviar la presión ventricular cuando sea necesario mediante la inserción de una aguja a través del agujero hecho originalmente para insertar la manguera, o bien mediante el diafragma del reservorio. Sin embargo, esto por lo regular se lleva a cabo mediante la colocación de un drenaje ventricular externo. Si el dispositivo ventricular externo se zafa en un paciente que era dependiente de la derivación, se debe recolocar sin demora. Esto es en particular cierto para aquellos con alto riesgo de herniación de las amígdalas, por ejemplo, un paciente con malformación de Arnold-Chiari.

Complicaciones

En las derivaciones ventriculoauriculares (VA), mas no en las ventriculoperitoneales (VP), puede ocurrir nefritis con hematuria, proteinuria y azotemia. La disminución del complemento sérico y los resultados de la microscopia electrónica y los estudios de inmunofluorescencia sugieren un mecanismo inmunológico. Las infecciones de la derivación por *Candida* pueden presentarse de inmediato después de la terapia para las infecciones bacterianas de la derivación.

Puede ocurrir daño cerebral debido a los efectos destructivos de la infección a largo plazo, que puede ser suprimida solo con antibióticos. Esto es en especial cierto en las infecciones causadas por organismos más virulentos, como las especies de *Enterobacter*. Algunas veces, se presenta un deterioro intelectual crónico y lentamente progresivo a pesar de la ausencia de cualquier documentación de infección o del aumento de la presión. Este fenómeno puede ser resultado de una reacción antígeno-anticuerpo o de atrofia secundaria a isquemia.

Las derivaciones pueden bloquearse. También pueden doblarse o formar nudos en la cavidad abdominal, algunas veces causando encarcelamiento del intestino. Pueden migrar hacia el hígado y asociarse con formación de seudoquistes en el parénquima hepático. Pueden causar seudoquistes en el abdomen, tanto infectados como estériles. En raras ocasiones, la porción peritoneal de una derivación puede migrar a través de la pared intestinal o a través de una pared abdominal íntegra. Algunos pacientes no son capaces de reabsorber el líquido ventricular, lo que resulta en ascitis.

ENFERMEDAD TIPO TÉTANOS

El tétanos es un síndrome clínico manifestado por rigidez muscular generalizada, característicamente con episodios de espasmos musculares. Debido al advenimiento de los cuidados intensivos modernos, la tasa de mortalidad es menor de lo que era antes; en la mayoría de las series, está entre 10 y 50%. El paciente a menudo tiene una quijada apretada secundaria a espasmo de los músculos maseteros (trismus), lo que da origen al nombre "quijada trabada". El *Clostridium tetani*, el agente etiológico del tétanos, es un organismo estrictamente anaerobio difícil de recuperar en la mayoría de los laboratorios clínicos. Por lo tanto, los pacientes pueden recibir el diagnóstico descriptivo de "enfermedad tipo tétanos" hasta que el diagnóstico pueda confirmarse por cultivo o el curso clínico, o bien excluirse al determinar un diagnóstico alternativo.

El tétanos es extremadamente raro en los niños en Estados Unidos, y típicamente se presenta solo en niños no vacunados.

Clasificación

Rigidez episódica generalizada

La rigidez generalizada es el patrón clínico habitual del tétanos, y es la forma grave de la enfermedad implicada cuando se utiliza, sin modificación, el término "tétanos".

Rigidez episódica neonatal

El tétanos neonatal se presenta durante el primer mes de vida, por lo regular cuando el bacilo del tétanos infecta el muñón umbilical después de un parto en el hogar. El uso de instrumentos no esterilizados para cortar el cordón, el utilizar trapos sucios para cubrirlo, y la aplicación directa de lodo o heces animales en el muñón umbilical, son importantes factores de riesgo en países subdesarrollados. Una succión deficiente es un síntoma temprano.

El tétanos neonatal se considera por separado en las estadísticas de tétanos, debido a su tasa extremadamente alta de mortalidad. Debido al uso generalizado de la vacuna, el tétanos neonatal es raro en Estados Unidos, pero es responsable de casi 300 000 muertes a nivel mundial cada año. En un estudio de Kenia de 191 casos, 98% se presentó en neonatos nacidos en el hogar. Los neonatos nacidos de mujeres que no recibieron un esquema completo de vacunación para tétanos tienen mayor riesgo. Estos grupos incluyen personas nacidas en el extranjero y aquellas que se oponen a la vacunación por motivos filosóficos.

Los obstetras deben preguntar muy específicamente acerca del estado de inmunización contra el tétanos en las mujeres embarazadas; las pacientes no vacunadas deben recibir Tdap, que incluye componente de pertussis, durante el embarazo.

El pronóstico es peor en los bebés afectados a menor edad. La sonrisa sardónica o el opistótonos (hiperextensión del cuello y la columna) también son factores de mal pronóstico.

Rigidez localizada

Puede ocurrir tétanos localizado en la región de la herida, por lo general en una extremidad.

Tétanos cefálico

Esta forma de la enfermedad se presenta con involucramiento de nervios craneales, por lo regular después de un trauma craneoencefálico o una otitis media. Es extremadamente raro y en general bastante intenso.

Rigidez leve

Algunas veces se utiliza el término "tétanos modificado" para referirse a un tétanos leve o atípico, en especial el que se presenta en un paciente que ha recibido al menos parte del esquema de vacunación. Es más probable que esta forma leve de la enfermedad se presente en niños que en adultos. El diagnóstico no puede asegurarse a menos que se documenten tanto inmunización previa como infección por *C. tetani*. Se debe obtener suero para medir anticuerpos antitoxina antes de administrar terapia con antitoxina a un paciente con aparente tétanos después de inmunizaciones. Nuevas observaciones han mostrado que puede presentarse tétanos generalizado con niveles de antitoxina antes considerados protectores, aunque es raro.

Principios fisiológicos

El tétanos se produce por una exotoxina que actúa directo sobre las células del cuerno anterior de la médula espinal para bloquear el transmisor inhibidor en las sinapsis, causando contracciones musculares repetidas o espasmos que duran desde unos segundos hasta minutos. Una vez que la toxina se fija al tejido neural, no puede liberarse, de modo que la antitoxina no puede revertir los efectos de la toxina ya fijada. El tratamiento del tétanos con antitoxina actúa sobre todo para neutralizar cualquier toxina nueva producida por el organismo.

Los espasmos musculares se detectan mejor en los músculos sin oposición, como mandíbula y músculos abdominales. El mecanismo de muerte es casi siempre falla respiratoria. El manejo consiste en medicamentos que relajan síndmúsculos para permitirle al paciente respirar y, en muchos casos, ventilación mecánica. Si se puede mantener la respiración durante el tiempo requerido para que desaparezcan los efectos de la toxina (por lo regular 3 sem o más) sin neumonía grave, el paciente quizá se recuperará.

La toxina es un antígeno escaso, y no estimula una producción adecuada de anticuerpos en el paciente.

Por lo tanto, se debe administrar inmunización activa con toxoide tetánico para prevenir ataques posteriores.

Diagnóstico clínico temprano

Espasmos musculares

Se debe sospechar tétanos en cualquier paciente con espasmos musculares generalizados. Puede haber dificultad para la marcha o dolor en el abdomen o en la espalda debido a espasmo muscular. En ocasiones la rigidez en el cuello es lo suficientemente importante como para hacer que el médico lleve a cabo una punción lumbar.

Trismus

El espasmo del músculo masetero es la manifestación temprana habitual que le permite al médico establecer el diagnóstico presuntivo de tétanos. Cuando el médico intenta examinar la faringe, se encuentra con que el paciente no puede abrir bien la boca. La presencia de trismus, espasmos musculares episódicos que pueden ser dolorosos, y la exclusión de ingesta de fármacos (en particular fenotiazinas) es suficiente para permitirle al médico establecer el diagnóstico presuntivo de tétanos.

Convulsiones

Las convulsiones generalizadas pueden ser el síntoma de presentación en el tétanos. El trismus y el aumento del tono muscular después de una convulsión deben sugerir el diagnóstico.

Infección de la herida

Muchos pacientes con tétanos tienen una laceración o herida infectada. Aunque popularmente se piensa que las heridas profundas por punción tienen mayor probabilidad de asociarse con tétanos, muchos pacientes tienen antecedente solo de trauma menor.

Antecedentes de inmunización

La mayoría de los pacientes con tétanos nunca ha sido inmunizada contra la enfermedad. Algunos han recibido su primera inyección de toxoide al momento de tratar una herida, lo cual es inadecuado para prevenir el tétanos. Estos pacientes deben iniciar un esquema para recibir la serie primaria completa. También pueden requerir globulina inmune contra tétanos, como se describe en la Tabla 17-2. En un estudio en California, de nueve pacientes que buscaron atención médica por heridas que condujeron a tétanos, solo dos habían recibido una profilaxis posexposición adecuada.

Cultivo

La confirmación bacteriológica es difícil, ya que el organismo es un anaerobio estricto, y también es innecesaria, ya que los hallazgos clínicos en general son suficientes para estar seguros del diagnóstico. El organismo puede a veces aislarse de heridas u oídos que drenan. No se debe retrasar la terapia a la espera de confirmación por cultivo, pero se debe excluir toxicidad por fenotiazinas.

Otras causas de rigidez

Rigidez generalizada

Se debe sospechar una reacción adversa a fenotiazina cuando un paciente con este síndrome ha recibido Thorazine, Compazine o Tigan. Luego de la administración intravenosa de 25 a 100 mg de difenhidramina (Benadryl®) o fisostigmina, hay una reversión inmediata del efecto. Se desconoce el mecanismo de acción.

Los tumores de la médula espinal a veces se presentan con rigidez persistente de la columna. Sin embargo, esto por lo regular sucede en forma gradual, y no debe haber confusión alguna con el tétanos. La enfermedad de Krabbe es rara. En general comienza alrededor de los 5 meses de edad con rigidez y espasmos tónicos. Es familiar, y tiene los hallazgos histológicos de una esclerosis cerebral difusa.

El síndrome del hombre rígido es una enfermedad que no se comprende bien, y que se ha sugerido que es una forma leve de tétanos. La enfermedad de orina de miel de maple comienza alrededor de los 3 a los 5 días de edad con rigidez y, posteriormente, opistótonos, y puede confundirse con el tétanos neonatal. Pueden presentarse convulsiones. La enfermedad puede sospecharse por el olor a miel de maple de la orina; es mortal para los 3 meses de edad aproximadamente si no se identifica y se trata con una dieta especial.

Otras causas de rigidez episódica generalizada incluyen el envenenamiento por estricnina, la mordedura de araña viuda negra, la tetania hipocalcémica, y cualquier trastorno convulsivo que provoque convulsiones tónicas.

Trismus aislado

Las infecciones cercanas al músculo masetero, como en los dientes, faringe o glándula parótida, pueden producir trismus. La rabia a menudo causa espasmos relacionados con la deglución, pero este no es un trismus verdadero.

Tratamiento

Prueba con difenhidramina

Si existe sospecha de ingesta de fenotiazina, se debe administrar difenhidramina por vía intravenosa. No se debe realizar si el paciente está teniendo espasmos que puedan interferir con la respiración, a menos que se asegure primero la vía respiratoria.

Sedación

Se debe administrar sedación tan pronto como se sospeche que un paciente tiene tétanos y antes de que se realicen estudios diagnósticos innecesarios. Si se realiza un procedimiento doloroso antes de que el paciente esté por completo relajado, puede precipitar espasmos, lo cual puede interferir con la respiración. Las punciones lumbares, inyecciones, venopunciones y las partes no esenciales de la exploración física están todas contraindicadas si están ocurriendo espasmos intensos en un paciente con presunción clínica de tétanos. En la actualidad, las benzodiacepinas son los medicamentos de primera elección para los espasmos asociados con el tétanos; son agentes anticonvulsivos efectivos también. Por lo regular se utiliza el diazepam (Valium®) o lorezapam (Ativan®). Las dosis se describen en la sección sobre convulsiones febriles.

Vía aérea y ventilación asistida

Es difícil y peligroso intentar forzar una cánula para vía aérea mientras está ocurriendo un espasmo. El realizar una traqueostomía o intubación no tiene valor a menos que el paciente esté relajado. En el caso de cianosis causada por un espasmo prolongado de los músculos torácicos, se deben administrar de inmediato medicamentos intravenosos para paralizar los músculos. Después se debe ventilar al paciente con bolsa y mascarilla. Puede no requerirse la intubación.

Antitoxina (globulina inmune contra el tétanos)

El darle a la antitoxina una mayor prioridad que a la sedación para prevenir espasmo de los músculos torácicos es un error común. La antitoxina tal vez solo tiene valor para neutralizar cualquier toxina que se esté liberando aún. Se debe administrar antitoxina humana, a una dosis de 500 unidades por vía intramuscular. Aunque su valor no está establecido con claridad, en una revisión retrospectiva de 545 casos, los pacientes tratados con antitoxina tuvieron una tasa de mortalidad significativamente menor. En caso de que no esté disponible, se puede utilizar inmunoglobulina intravenosa.

Antibióticos

La penicilina erradica al organismo, pero puede actuar como agonista de la tetanoespasmina al inhibir al ácido gamma-aminobutírico. Por lo tanto, el metronidazol es el medicamento de elección. La dosis es 15 mg/kg como carga, seguidos de 30 mg/kg/día divididos c/6h. Al igual que la terapia con antitoxina, la terapia antimicrobiana es menos urgente que la relajación muscular. En un estudio abierto, la respuesta al tratamiento, la duración de la estancia intrahospitalaria y la mortalidad mejoraron con la terapia con metronidazol.

Otras medidas

Está indicado el desbridamiento de la herida infectada siguiendo los mismos principios quirúrgicos que para cualquier otra situación quirúrgica. Debe limitarse al retiro solo del tejido necrótico. El oxígeno hiperbárico no tiene valor.

Complicaciones

La neumonía por broncoaspiración por lo regular es la primera complicación del tétanos. Otras complicaciones incluyen retención urinaria con infección urinaria y sobreactividad simpática, que puede ser tratada con labetalol.

Prevención

En Estados Unidos se reportan alrededor de 30 a 50 casos de tétanos, y a pesar de las mejoras en los tratamientos de cuidados intensivos, la tasa de mortalidad sigue siendo de 10 a 50%. Dicha tasa es más alta en los recién nacidos, en usuarios de drogas intravenosas, y en los adultos mayores. En el reporte más reciente, 87% de todos los pacientes con tétanos (y 100% de los casos fatales) no había recibido un esquema de vacunación completo.

En la niñez está indicada la inmunización activa con toxoide tetánico, con refuerzos durante la vida. La inmunización de las mujeres en edad reproductiva es efectiva para prevenir el tétanos en el recién nacido. La inmunización pasiva con globulina inmune contra tétanos es efectiva cuando se busca atención médica por una herida. En la Tabla 17-2 se presenta un resumen del enfoque a la profilaxis contra el tétanos. La terapia antibiótica para las heridas no es un sustituto adecuado de la inmunización activa antes de una lesión.

ATAXIA AGUDA Y VÉRTIGO

La ataxia aguda se define como la pérdida súbita del equilibrio al sentarse o caminar en un individuo que previamente estaba bien. La "ataxia cerebelar aguda" es un diagnóstico utilizado con frecuencia para describir un patrón de ataxia aguda en niños pequeños; sin embargo, es más útil referirse a la ataxia en los niños como un síndrome con bastantes etiologías posibles hasta que el médico haya descartado estas causas. Solo cuando no se ha encontrado ninguna etiología, el diagnóstico debe ser "ataxia cerebelar aguda" o "cerebelitis posinfecciosa aguda".

Causas infecciosas

Meningitis bacteriana

Aunque esta es una causa rara de ataxia aguda, siempre debe considerarse debido a su potencial gravedad. Se han documentado hallazgos en el líquido cefalorraquídeo correspondientes a una meningitis purulenta con un cultivo de LCR positivo en niños con ataxia aguda, pero sin fiebre ni signos meníngeos. Posiblemente, una meningitis bacteriana puede presentarse de forma simultánea con una ataxia cerebelar aguda, pero estos reportes de caso sugieren que la ataxia puede ser el síntoma neurológico principal o incluso el único.

Cerebelitis posinfecciosa aguda (ataxia cerebelar aguda)

Al menos la mitad de los niños con ataxia aguda tiene antecedente de síntomas compatibles con una infección. Sin embargo, esta condición es más común en niños entre las edades de 1 a 5 años, una época que coincide con una alta incidencia de infecciones virales, y por lo tanto, es difícil demostrar causalidad. La asociación de varicela y ataxia cerebelar aguda está bien establecida. En la serie más grande de casos consecutivos de cerebelitis posviral aguda, la infección por varicela fue responsable de 26% de los casos.

Otras enfermedades infecciosas asociadas de manera temporal con la ataxia cerebelar aguda de la niñez incluyen histoplasmosis aguda, virus de herpes simple, enterovirus, *Mycoplasma pneumoniae*, mononucleosis infecciosa, paperas, paludismo, fiebre tifoidea, coinfección por VHH-6/adenovirus, y legionelosis. Se ha reportado un niño con ataxia secundaria a neurobrucelosis. Se ha encontrado infección por VEB con ataxia aguda en un paciente que tenía LCR normal excepto por elevación de la deshidrogenasa láctica. En un brote de infección por enterovirus 71 en Taiwán, 37 (90%) de 41 niños presentaron rombencefalitis, que se caracterizó por temblor y ataxia en 20 (54%). Un brote de infección por enterovirus D68 en 2014 se asoció con ataxia en al menos un paciente, aunque la paresia fue más común. Se ha reportado ataxia como el signo de presentación de panencefalitis esclerosante subaguda en un área endémica de sarampión.

A menudo hay un pródromo de vómito, síntomas respiratorios leves, o síntomas gastrointestinales leves que se presentan un día o dos antes de que se observe la ataxia. El inicio de la ataxia es súbito, y alcanza su máxima intensidad en las primeras 24 h. Es probable que la ataxia que aparece y desaparece o que progresa más lentamente, represente un síndrome clínico diferente. La fiebre no es común. La mayoría de los pacientes mantiene un nivel de conciencia normal, sin importar qué tan grave se vuelva la ataxia. Puede o no haber hipotonía. La ausencia de reflejos sugiere síndrome de Miller-Fisher, discutido más adelante. El nistagmo es raro. Unos cuantos pacientes tienen signos cerebrales focales o aumento de la presión suficientes para justificar estudios para excluir un tumor intracraneal. La ataxia se resuelve con el paso de los días, y el desenlace a largo plazo es casi uniformemente excelente.

Encefalitis del tronco del encéfalo (Rombencefalitis)

Esta condición se define por enfermedad cerebral más grave, con involucramiento primario del rombencéfalo (cerebelo y tronco del encéfalo). Han sido reportados muchos casos que podrían denominarse encefalitis del tronco del encéfalo en series de ataxia cerebelar aguda. Las categorías etiológicas generales que causan rombencefalitis son infección, enfermedad autoinmune (como enfermedad de Behçet), y enfermedad paraneoplásica. La causa infecciosa más común es la *Listeria*. Otras causas infecciosas son el enterovirus 71, VHS, Coxsackie A16, adenovirus, *Mycoplasma*, VNO, VEB, VHH-6, sífilis y tuberculosis. A menudo están involucrados los nervios craneales. La recuperación completa es menos probable que en la ataxia cerebelar idiopática aguda. La encefalitis del tronco del encéfalo por lo regular se caracteriza por cierto grado de pleocitosis en el LCR, mientras que la ataxia cerebelar aguda en general tiene pocas o ninguna células.

Causas no Infecciosas

Envenenamiento

La fenitoína, fenotiazinas (p. ej., Compazine®), benzodiacepinas, clordiazepóxido y el alcohol etílico son las causas más comunes de ataxia inducida por fármacos en niños. Algunos enjuagues bucales contienen suficiente alcohol y saben bien como para que un niño pequeño ingiera lo suficiente para sufrir ataxia e incluso hipoglucemia. Los medicamentos anticonvulsivos como la carbamazepina (Tegretol®) ingeridos en grandes cantidades precipitan nistagmo y ataxia. El uso excesivo de antihistamínicos en niños pequeños con resfriado común puede precipitar ataxia. Se han reportado casos asociados con metronidazol y con nevirapina. En una serie de 40 niños con ataxia, el tamizaje de fármacos demostró ser la prueba diagnóstica más útil, ayudando a establecer el diagnóstico en más de 60% de los casos.

Tumor cerebral

El tumor cerebral es un tumor sólido común en niños. Típicamente, la ataxia es crónica, con un inicio gradual y un curso progresivo, pero en ocasiones puede asemejarse a las ataxias agudas. El tumor cerebral por lo general está asociado con aumento de la presión del LCR si es que produce ataxia, ya que en los tumores cerebelares o en el puente, la obstrucción del flujo del LCR ocurre de forma temprana. Cuando el tumor no está en la línea media, es común que haya algunos signos de lateralización. Un hematoma subdural puede producir el mismo tipo de efecto de masa que una neoplasia.

Malignidad oculta

La ataxia es una presentación rara del neuroblastoma, y por lo regular se asocia con temblor de intención y *opsoclonus* (movimientos caóticos y multidireccionales de los ojos) y *mioclonus* (contracciones espasmódicas de los músculos). Otras malignidades pueden asociarse con síndromes paraneoplásicos resultando en ataxia.

Otras causas

La hipoplasia cerebelar congénita puede tener como inicio temprano un retraso en el desarrollo del equilibrio, con retraso en la capacidad del bebé para sentarse y deambular debido a la ataxia. En general, existe cierta mejoría gradual a medida que el paciente aprende a compensar por su disfunción cerebelar. La aplasia vermal, observada en el síndrome de Joubert y en la malformación de Dandy-Walker, es otro padecimiento de ataxia congénita.

Existen muchos trastornos genéticos que causan ataxia. La mayoría de estos produce ya sea una enfermedad persistente o progresiva. Muchos tienen otras características que pueden ser más importantes que el componente atáxico. La ataxia degenerativa progresiva en general tiene un inicio insidioso de la ataxia con progresión lenta de la enfermedad a lo largo de un periodo de varios años. La ataxia de Friederich usualmente comienza en la niñez. La ataxia-telagiectasia se revisa en el Capítulo 23. Trastornos metabólicos como la enfermedad de orina de miel de maple, la enfermedad de Hartnup, y otras pueden producir ya sea ataxia recurrente o progresiva.

La migraña basilar produce ataxia de la marcha en alrededor de la mitad de los casos. También puede haber pérdida visual, vértigo, hemiparesia alternante y parestesias. El síndrome tiene un pico en la adolescencia y es más común en niñas. Los síntomas neurológicos a menudo son seguidos de una cefalea intensa y pulsátil. Debido a que la tendencia a padecer migraña basilar es heredada de forma autosómica dominante, a menudo hay antecedentes familiares.

El síndrome de Miller-Fisher, síndrome transitorio de ataxia, arreflexia y oftalmoplejía, es una variante del síndrome de Guillain-Barré. Anticuerpos contra los lipopolisacáridos de un serotipo en particular de *C. jejuni* (serotipo 2 de Penner) reaccionan de forma cruzada con epítopes de gangliósido en los nervios craneales y los núcleos cerebrales profundos, provocando oftalmoplejía y ataxia cerebelar.

La esclerosis múltiple es poco común en la infancia; cuando llega a presentarse, la ataxia es el síntoma inicial más común. La parálisis por garrapata (ver la sección sobre parálisis ascendente) puede presentarse con ataxia.

Los pacientes con nutrición parenteral total a largo plazo que no están recibiendo vitaminas intravenosas pueden desarrollar ataxia por deficiencia de tiamina. La polineuropatía desmielinizante inflamatoria crónica puede presentarse como ataxia en algunos casos.

Síndromes de vértigo

Definido como una sensación giratoria, el vértigo puede producir ataxia, a menudo con nistagmo. Con frecuencia es causado por una anormalidad en el sistema vestibular. La mayoría de los síndromes de vértigo se presenta en adultos, pero a veces surge la pregunta sobre si un niño pequeño realmente tiene vértigo (la sensación de rotación) pero no puede verbalizarlo. En general, el síndrome de Ménière y la neuronitis vestibular son excesivamente raros en niños < 15 años de edad. Sin embargo, se han reportado brotes de neuronitis vestibular asociada con infecciones de vías respiratorias superiores en niños preescolares. El síndrome de vértigo epidémico ha sido asociado con linfocitos atípicos en el frotis de sangre periférica, 5 a 10 linfocitos por mcL en el LCR, y debilidad. Nunca se ha demostrado una etiología definitiva. En un estudio de casos y controles de un brote grande de vértigo que se presentó en Wyoming en 1992, 74% de los casos *versus* 54% de los controles tuvieron evidencia serológica de infección reciente por adenovirus. Se presumió que el vértigo tenía un origen central y no laberíntico.

El vértigo paroxístico benigno es quizá la causa más común de vértigo en la niñez. Está marcado por el inicio abrupto de síntomas que duran desde unos cuantos minutos hasta varias horas. Algunos ataques se asocian con, o son seguidos de cefalea. En general se piensa que este síndrome es una variante de migraña o un precursor de las migrañas clásicas. Es frecuente el antecedente familiar de migraña.

La otitis media con derrame puede causar síntomas vestibulares que son reversibles con la colocación de tubos para igualar la presión. La laberintitis bacteriana es comúnmente una extensión de una infección meníngea o del oído medio, y por lo regular se asocia con pérdida de la audición. Se debe obtener una RM para descartar la posibilidad de secuestro laberíntico y empiema subdural (ver Capítulo 5). También puede ocurrir una infección viral del laberinto. Los pacientes con mononucleosis infecciosa algunas veces presentan también síntomas vestibulares.

Los antibióticos pueden causar toxicidad vestibular que puede resultar en vértigo. La estreptomicina en particular ha sido culpada, pero todos los aminoglucósidos pueden causar este efecto. La minociclina puede producir mareo y ataxia incluso cuando se administra en las dosis recomendadas.

Los adolescentes con síndrome de taquicardia postural ortostática (intolerancia ortostática o síndrome de disfunción autonómica) por lo regular presentan fatiga, intolerancia al ejercicio, mareo, náusea, palidez y síncope recurrente. Algunos pacientes también se quejan de vértigo o ataxia al ponerse de pie.

Plan diagnóstico y tratamiento

Se deben buscar con cuidado signos de lateralización y aumento de la presión intracraneal. Se debe considerar la punción lumbar para excluir meningitis bacteriana si no hay evidencia de aumento de la PIC. Debido a que las dos causas infecciosas más comunes de rombencefalitis son la meningitis por *Listeria* y la encefalitis por VHS, a menudo se inician empíricamente ampicilina y aciclovir, a menos que haya otra causa obvia. Es apropiado solicitar una RM de encéfalo a menos que los síntomas sean transitorios. El EEG rara vez es útil. Está indicada la consulta con un otorrinolaringólogo para la realización de pruebas especiales de la función del octavo nervio craneal en cualquier vértigo persistente. El tratamiento definitivo depende de la identificación de una causa específica.

ABSCESO CEREBRAL
Causas predisponentes

La mayoría de los abscesos cerebrales en niños se presenta con enfermedad cardiaca congénita con una derivación de derecha a izquierda, o son secundarios a extensión de una sinusitis, otitis crónica o mastoiditis. En un reporte, 12% de los abscesos cerebrales y 63% de los abscesos cerebrales extra axiales fueron complicaciones de sinusitis. Otras causas predisponentes incluyen infecciones dentales, trauma craneal y cirugías craneales. La meningitis rara vez se asocia con absceso cerebral, excepto en neonatos con meningitis por gramnegativos, en cuyo caso es relativamente común (Fig. 9-12). Algunas veces se puede desarrollar un absceso cerebral luego de un trauma al parecer, en especial al ojo. Los pacientes con fibrosis quística y los huéspedes inmunosuprimidos también tienen un mayor riesgo para desarrollar abscesos cerebrales.

La cerebritis puede definirse como una infección focal en el cerebro que no ha progresado hasta un absceso. Existen hallazgos clínicos o radiológicos de un foco, con LCR estéril, por lo regular con glucosa normal, proteínas elevadas, y alrededor de 10 a 500 leucocitos por microlitro.

Patrones clínicos

Los abscesos cerebrales pueden clasificarse con base en la localización anatómica o al agente etiológico.

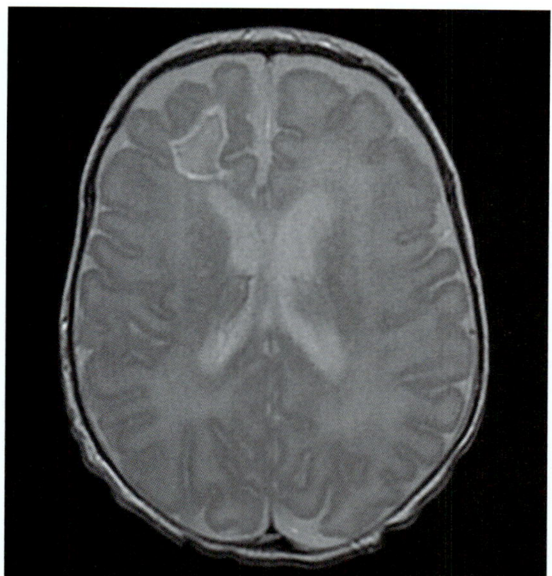

Figura 9-12. Resonancia magnética contrastada con gadolinio que muestra un absceso cerebral frontal derecho en un niño de 1 mes de edad con meningitis por *Salmonella agona*.

Desde el punto de vista del médico, el patrón clínico de enfermedad es el punto de inicio más importante. Un absceso cerebral por lo regular se presenta con presión (como un tumor cerebral) o con signos de lateralización (como una lesión focal).

Presentación tipo tumor cerebral

Un absceso cerebral puede producir manifestaciones de una masa o tumor y siempre debe considerarse en el diagnóstico diferencial de los tumores cerebrales. Se puede localizar la fuente de infección en 60 a 80% de los pacientes con abscesos demostrados. La fuente puede ser una infección adyacente cerca del cerebro, en particular una otitis media, mastoiditis o sinusitis. La fuente también puede ser una infección metastásica, por ejemplo una infección pulmonar, endocarditis o un absceso en otro sitio.

Meningitis no purulenta (infección parameníngea)

También debe considerarse el absceso cerebral como una causa rara de meningitis no purulenta, y solo si hay signos de lateralización o aumento de la PIC. Si el absceso cerebral no se ha roto para producir una meningitis purulenta, el conteo leucocitario en el líquido cefalorraquídeo por lo regular está dentro del rango no purulento (20 a 500 por mcL) con elevación de las proteínas y glucosa normal.

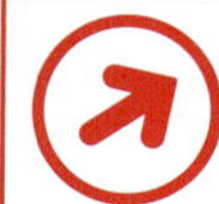

Perla clínica: solo alrededor de la mitad de los pacientes con absceso cerebral tiene fiebre.

Fiebre y hemiparesia con enfermedad cardiaca congénita

El LCR puede ser normal, pero la combinación de fiebre, hemiparesia y enfermedad cardiaca cianótica debe considerarse como indicativa de un absceso cerebral hasta que no se demuestre lo contrario. Sin embargo, la ausencia de fiebre no descarta la posibilidad de un absceso cerebral. Adicionalmente, la presencia de una derivación cardiaca de derecha a izquierda puede no haber sido previamente diagnosticada, como sucede en el caso de un foramen oval permeable (Fig. 9-13).

El patrón de fiebre y hemiparesia puede observarse en el niño con endocarditis infecciosa y un aneurisma

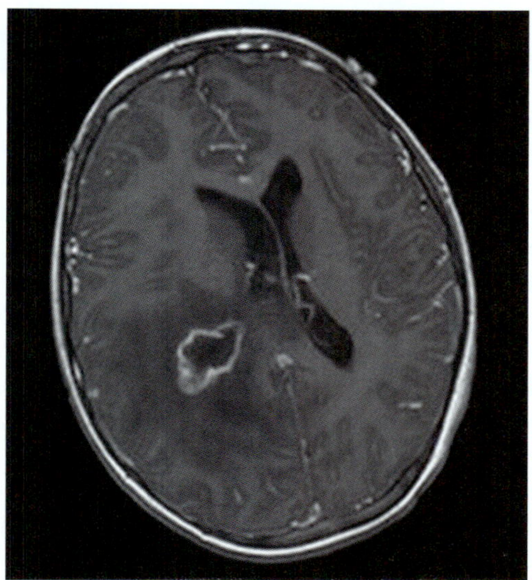

Figura 9-13. Un niño de 9 años de edad previamente sano se presentó con antecedente de cefalea de 4 días de evolución, fiebre y vómito de 2 días de evolución, y hemiparesia izquierda de 1 día de evolución. La RM mostró una lesión parietal anterior derecha con reforzamiento periférico con edema significativo asociado, efecto local de masa, y desplazamiento de la línea media. Había evidencia de extensión del absceso hacia los ventrículos laterales. Fue sometido a drenaje neuroquirúrgico estereotáctico del absceso. Los cultivos de sangre y del absceso fueron positivos para *Streptococcus anginosus*. Un ecocardiograma demostró un foramen oval permeable con una derivación de derecha a izquierda, que en forma inmediata fue reparada quirúrgicamente.

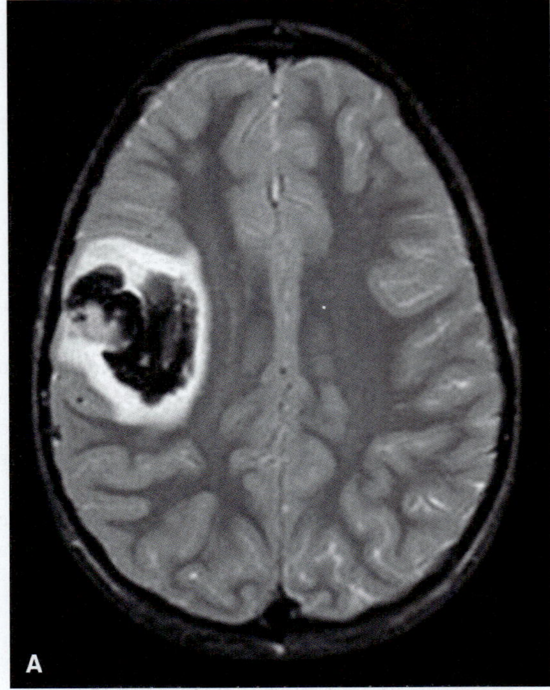
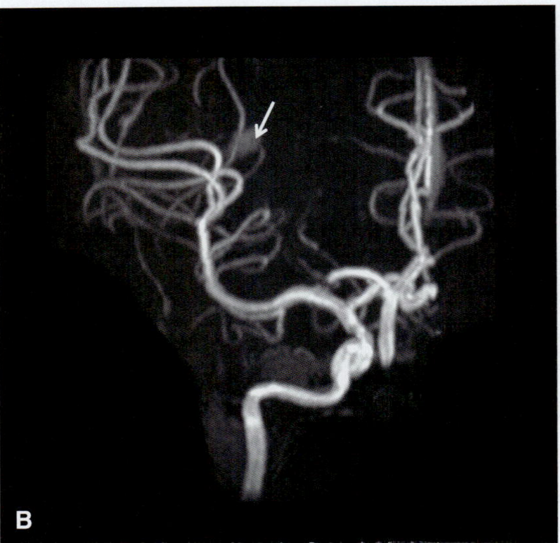

Figura 9-14. **(A)** Una niña de 9 años de edad previamente sana se presentó con antecedente de marcha atáxica de 2 días de evolución, habla balbuceante y dificultad para beber. A la exploración, se observó que tenía caída de la hemicara izquierda y hemiparesia leve en su brazo y pierna izquierdos. Tenía un soplo holosistólico 4/6. Una RM mostró un hematoma dentro del lóbulo frontal posterior derecho rodeado de edema vasogénico con borramiento de los surcos pero sin desplazamiento significativo de la línea media. **(B)** Una angiografía por RM demostró un aneurisma (*flecha*) surgiendo de una rama opercular frontal posterior de la arteria cerebral media derecha. El ecocardiograma demostró una vegetación grande en la válvula aórtica junto con estenosis subaórtica. Los hemocultivos fueron positivos para *Streptococcus viridans*. Fue sometida a escisión inmediata del aneurisma micótico y evacuación de la hemorragia intracerebral. Recibió 6 sem de antibióticos IV seguidos de vegetectomía, reemplazo de válvula aórtica y resección de membrana subaórtica.

cerebral micótico que conduce a la formación de un coágulo, infarto o hemorragia (Fig. 9-14). A veces, una trombosis cerebral imita a un absceso cerebral en un paciente con enfermedad cardiaca cianótica, en particular si hay policitemia presente.

Hemiparesia y meningitis purulenta

Un absceso cerebral roto puede producir la combinación de parálisis lateralizada y meningitis purulenta. Esto en general es mortal en unas cuantas horas. Si la glucosa en el LCR es normal y se encuentran muchos eritrocitos además de los neutrófilos, la encefalopatía hemorrágica necrotizante aguda secundaria a herpesvirus es una posibilidad (ver la sección sobre encefalitis).

Posibles etiologías

Bacterias anaerobias

Los cultivos de abscesos cerebrales indican que los estreptococos anaerobios son los agentes más comunes.

Las especies de *Bacteroides* son quizá más frecuentes de lo que indican los reportes publicados, ya que estos anaerobios son muy difíciles de cultivar. Las especies de *Actinomyces* también pueden causar abscesos cerebrales. Siempre se deben solicitar cultivos para anaerobios en el líquido obtenido de un absceso.

Bacterias aerobias

En los abscesos cerebrales se ha encontrado una serie de organismos aerobios diferentes. Los cocos grampositivos son especialmente comunes, en particular el grupo del *Streptococcus anginosus* (que puede ser alfa, beta o no hemolítico, pero que por lo regular es alfa-hemolítico). También se observan con frecuencia otros estreptococos, enterococos, *S. aureus*, y *S. epidermidis*. La *Nocardia* se encuentra en alrededor de 2% de los abscesos cerebrales. El neumococo es una causa rara. Un reporte sobre las complicaciones sistémicas de la conjuntivitis por *Pseudomonas aeruginosa* en una unidad de cuidados intensivos neonatales incluyó un caso de absceso cerebral. Algunas veces también se recuperan bacterias entéricas gramnegativas, particularmente en neonatos.

Patógenos múltiples o inusuales

Se recuperó flora mixta en alrededor de un tercio de los cultivos en una serie. Las micobacterias no tuberculosas y los hongos son causas poco comunes de abscesos cerebrales. La tuberculosis es una causa posible en el paciente con antecedente de exposición compatible. La toxoplasmosis del SNC puede semejar un absceso cerebral, y tiene que considerarse en pacientes inmunocomprometidos. Los pacientes inmunosuprimidos también pueden adquirir abscesos cerebrales por hongos; una revisión de 12 abscesos cerebrales en niños con cáncer reveló que los organismos más comunes en este grupo de pacientes fueron *Aspergillus fumigatus*, *Listeria monocytogenes*, especies de *Fusarium*, y *Candida lusitaniae*. La salmonela puede ser una causa en pacientes con enfermedad granulomatosa crónica.

Neurocisticercosis

La cisticercosis es la enfermedad helmíntica más frecuente del sistema nervioso central, y una causa muy importante de convulsiones de nuevo inicio a nivel mundial. Es causada por la ingesta de la tenia del cerdo *Taenia solium*. Los humanos adquieren la infección al ingerir los huevos encontrados en las heces de una persona que tiene tenia intestinal. Entonces pueden desarrollarse quistes en los músculos, ojos, cerebro y médula espinal. En niños, las lesiones cerebrales (parenquimatosas) son las más comunes, y los síntomas habituales son cefalea y convulsiones. La confusión, ataxia, y el edema cerebral son menos comunes.

Enfoque diagnóstico

Estudios de imagen

La RM es la modalidad de elección. Sin embargo, algunas veces las neoplasias o los infartos pueden tener una apariencia similar. La RM sopesada por difusión y la espectroscopia por RM son más capaces de diferenciar un absceso de un tumor. Siempre se debe utilizar contraste intravenoso. Los escaneos de TC con contraste pueden detectar abscesos y realizarse si no se cuenta con RM. El escaneo cerebral ha revolucionado el diagnóstico de los abscesos cerebrales, y sin duda ha conducido a una reducción significativa de la tasa de mortalidad.

La RM y la TC se utilizan para diagnosticar neurocisticercosis (Fig. 9-15). La TC es mejor para detectar calcificación, pero la RM es más sensible para demostrar extensión parenquimatosa hacia los ventrículos o al espacio subaracnoideo. Los laboratorios de referen-

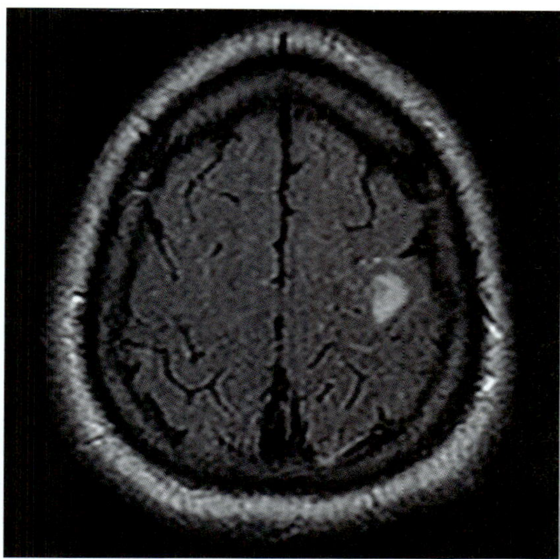

Figura 9-15. Un joven de 17 años de edad originario de México se presentó con endurecimiento de su mano derecha seguido por una convulsión tónico-clónica y pérdida de la conciencia que duró 20 min. La RM mostró una masa en la circunvolución precentral izquierda hiperintensa en T2 y con un posible escólex central. La IgG para cisticercosis fue positiva en el suero, pero negativa en el LCR. Respondió al tratamiento con albendazol, dexametasona y un antiepiléptico.

cia cuentan con pruebas serológicas, pero tienen una sensibilidad y especificidad subóptimas.

Otros enfoques

El EEG añade poco a la evaluación diagnóstica, pero cuando se utiliza por lo regular muestra enlentecimiento focal. La punción lumbar debe mencionarse solo para enfatizar su peligrosidad. No localiza la lesión, y en general resulta en complicaciones graves, en particular, herniación. Si hay papiledema, o si se sospecha clínicamente un absceso, se debe obtener una TC o RM antes de realizar una punción lumbar.

Tratamiento

Drenaje quirúrgico

Al igual que los abscesos en otras localizaciones, el drenaje quirúrgico sigue siendo el tratamiento de elección para los abscesos cerebrales, en especial aquellos > 2 cm y bien desarrollados. La escisión se asocia con un riesgo alto, y usualmente no se realiza. La aspiración estereotáctica guiada por TC es usualmente exitosa; en una serie de 21 pacientes con 58 abscesos, este enfoque, combinado con 8 sem de terapia antimicrobiana, resultó en desenlaces positivos en los 21 pacientes. En algunos casos pueden requerirse aspiraciones repetidas. Algunas veces se administra primero terapia antibiótica, seguida de aspiración cuando el absceso está mejor localizado y el paciente, estable. El gas dentro de un absceso parece ser indicación de escisión quirúrgica, y puede ser una pista de que el organismo causal es *Klebsiella pneumoniae.*

Muchos abscesos pequeños han sido tratados exitosamente con terapia antibiótica sin la intervención quirúrgica.

Terapia antimicrobiana sistémica

Los antibióticos utilizados dependen de la edad del paciente y la probable fuente de infección. La nafcilina o la vancomicina (dosificada a dosis antimeningíticas) junto con el ceftriaxona y el metronidazol parece ser una elección inicial razonable. Pueden considerarse antibióticos antiseudomonales si el absceso es secundario a una otitis media crónica (p. ej., la ceftazidima puede sustituirse por una ceftriaxona). Dependiendo de si se recuperan estafilococos, estreptococos anaerobios o bacterias gramnegativas, se puede ajustar la terapia. Muchos médicos optan por continuar la cobertura contra la infección anaerobia incluso si no se cultivan anaerobios. La duración de la terapia debe estar guiada por el curso clínico del paciente, los estudios imagenológicos de seguimiento, y si el absceso ha sido drenado o no. En general, es apropiado un esquema de 6 a 12 sem de terapia.

El tratamiento de la neurocisticercosis requiere valorar si las lesiones son activas o inactivas mediante su aspecto radiológico, si hay solo una lesión, o lesiones múltiples, y si las lesiones son parenquimatosas o extraparenquimatosas. Las decisiones sobre el tratamiento son complejas, y deben tomarse con el apoyo de un experto. La mayoría de las formas se trata ya sea con albenzadol o praziquantel junto con corticoesteroides para controlar la inflamación.

OTRAS INFECCIONES INTRACRANEALES FOCALES

Además del absceso cerebral, otras infecciones intracraneales focales incluyen el empiema subdural, el absceso craneal epidural, el aneurisma cerebral infectado (aneurisma "micótico"), y la trombosis venosa séptica. Estas se deben a menudo a extensión de infección local en los senos paranasales, el oído medio, la mastoides o la órbita. En el caso de los aneurismas micóticos, se presentan como resultado de émbolos sépticos, en general por una endocarditis infecciosa (Fig. 9-14).

Puntos clave

- Los pacientes con meningitis por lo regular tienen alguna combinación de fiebre, cefalea, rigidez de cuello, cambios en el estado mental, y apariencia enferma. Se debe realizar una punción lumbar sin demora.
- Los pacientes no inmunizados contra *Haemophilus influenzae* tipo b y *Streptococcus pneumoniae* tienen un riesgo mucho mayor de meningitis bacteriana.
- En caso de que deba retrasarse la punción lumbar en un paciente con sospecha de meningitis, se deben administrar antibióticos intravenosos después de obtener un hemocultivo.
- La mayoría de las complicaciones de la meningitis bacteriana se presenta en las primeras 24 a 48 h; los pacientes por lo general deben ser hospitalizados en una unidad de cuidados intensivos durante este periodo.
- El síndrome de meningitis aséptica es más comúnmente causado por una infección viral (p. ej., un enterovirus) y tiene un buen pronóstico.
- La presentación subaguda de la meningitis aséptica con glucosa baja en LCR debe hacer al médico considerar la posibilidad de una meningitis tuberculosa o fúngica.
- La encefalitis aguda se define por alteración grave y no transitoria del estado de conciencia con al menos 10 leucocitos por mcL en el LCR. Las causas más comunes son autoinmunes e infecciosas.
- Las dos causas más importantes de encefalitis a diagnosticar son la infección por herpes simple y la encefalitis autoinmune, ya que existen tratamientos específicos para cada una de ellas que disminuyen la morbilidad y la mortalidad.
- El absceso cerebral se presenta más comúnmente en pacientes con alguna condición predisponente, como enfermedad cardiaca cianótica congénita; sin embargo, algunas veces no se descubre la condición predisponente sino hasta después de que se ha diagnosticado el absceso cerebral.

Los pacientes presentan alguna combinación de fiebre, cefalea, vómito, convulsiones, déficit neurológico focal, hemiparesia o coma. El diagnóstico se establece por RM o, en el caso de vasculatura infectada, por angiografía por RM o venografía por RM (ARM o VRM). El manejo a menudo involucra drenaje quirúrgico tanto de la fuente como del foco intracraneal, seguido de un curso prolongado de antibióticos intravenosos determinado en base a los resultados de las pruebas de susceptibilidad.

REFERENCIAS SELECCIONADAS

http://www.texaschildrens.org/health/meningitis-children (Meningitis in children)

Al Eissa YA. Lumbar puncture in the clinical evaluation of children with seizures associated with fever. *Pediatr Emerg Care* 1995;11:347–50.

Armangue T, Leypoldt F, Dalmau J. Autoimmune encephalitis as differential diagnosis of infectious encephalitis. *Curr Opin Neurol* 2014;27:361–8.

Bartleson JD, Swanson JW, Whisnant JP. A migrainous syndrome with cerebrospinal fluid pleocytosis. *Neurology* 1981;31:1257–62.

Bloch KC, Glaser CA. Encephalitis surveillance through the Emerging Infections Program, 1997–2010. *Emerg Infect Dis* 2015;21:1562–7.

Bonadio WA, Smith DS, Goddard S, et al. Distinguishing cerebrospinal fluid abnormalities in children with bacterial meningitis and traumatic lumbar puncture. *J Infect Dis* 1990;162:251–4.

Cao-Lorneau V-M, Blake A, Mons S, et al. Guillain-Barré syndrome outbreak associated with Zika virus infection in French Polynesia: a case-control study. *Lancet* 2016;387:1531–9.

Chapman SW, Dismukes WE, Proia LA, et al. Clinical practice guidelines for the management of blastomycosis: 2008 update by the Infectious Diseases Society of America. *Clin Infect Dis* 2008;46:1801–12.

Del Brutto OH. Neurocysticercosis: new thoughts on controversial issues. *Curr Opin Neurol* 2013;26:289–94.

DuBray K, Anglemyer A, LaBeaud AD, et al. Epidemiology, outcomes and predictors of recovery in childhood encephalitis: a hospital-based study. *Pediatr Infect Dis J* 2013;32:839–44.

Duffner PK, Berman PH, Baumann RJ, et al. Febrile seizures: guideline for the neurodiagnostic evaluation of the child with a simple febrile seizure. *Pediatrics* 2011;127:389–94.

Ellenby MS, Tegtmeyer K, Lai S, et al. Lumbar puncture. *N Engl J Med* 2006;355:e12–5.

Feigin RD. Use of corticosteroids in bacterial meningitis. *Pediatr Infect Dis J* 2004;23:355–7.

Filina T, Feja K, Tolan RW. An adolescent with pseudomigraine, transient headache, neurological deficits, and lymphocytic pleocytosis (HaNDL syndrome): case report and review of the literature. *Clin Pediatr* 2013;52:496–502.

Gable MS, Sheriff H, Dalmau J, et al. The frequency of autoimmune N-methyl-D-aspartate receptor encephalitis surpasses that of individual viral etiologies in young individuals enrolled in the California Encephalitis Project. *Clin Infect Dis* 2012;54:899–904.

Gaensbauer JT, Lindsey NP, Messacar K, et al. Neuroinvasive arboviral disease in the United States: 2003 to 2012. *Pediatrics* 2014;134:e642–50.

Galgiani JN, Ampel NM, Blair JE, et al. 2016 Infectious Diseases Society of America (IDSA) clinical practice guideline for the treatment of coccidiodomycosis. *Clin Infect Dis* 2016;63:e1–e35.

George BP, Schneider EB, Venkatesan A. Encephalitis hospitalization rates and inpatient mortality in the United States, 2000–2010. *PLoS ONE* 2014;9:e104169.

Gilden D, Cohrs RJ, Mahalingam R, et al. Neurological disease produced by varicella zoster virus reactivation without rash. *Curr Top Microbiol Immune* 2010;342:243–53.

Huang CC, Liu CC, Chang YC, et al. Neurologic complications in children with enterovirus 71 infection. *N Engl J Med* 1999;341:936–42.

Jubelt B, Mihai C, Li TM, et al. Rhombencephalitis / brainstem encephalitis. *Curr Neurol Neurosci Rep* 2011;11:543–52.

Kaplan SL. Clinical presentations, diagnosis, and prognostic factors of bacterial meningitis. *Infect Dis Clin North Am* 1999;13:579–94.

Lebel MH, Freij BJ, Syrogiannopoulos GA, et al. Dexamethasone therapy for bacterial meningitis: results of two double-blind, placebo-controlled trials. *N Engl J Med* 1988;319:964–71.

Lopez C, Budge P, Chen J. Primary amebic meningoencephalitis: a case report and literature review. *Pediatr Emer Care* 2012;28:272–6.

McGirt MJ, Zaas A, Fuchs HE, et al. Risk factors for pediatric ventriculoperitoneal shunt infection and predictors of infectious pathogens. *Clin Infect Dis* 2003;36:858–62.

McJunkin JE, de los Reyes EC, Irazuzta JE, et al. La Crosse encephalitis in children. *N Engl J Med* 2001;344:801–7.

Miller S, Mateen FJ, Aksamit AJ. Herpes simplex virus 2 meningitis: a retrospective cohort study. *J Neurovirol* 2013;19:166–71.

Negrini B, Kelleher KJ, Wald ER. Cerebrospinal fluid findings in aseptic versus bacterial meningitis. *Pediatrics* 2000;105:316–9.

Nigrovic LE, Shah SS, Neuman MI. Correction of cerebrospinal fluid protein for the presence of red blood cells in children with a traumatic lumbar puncture. *J Pediatr* 2011;159:158–9.

Pappas PG, Kauffman CA, Andes DR, et al. Clinical practice guideline for the management of candidiasis: 2016 update by the Infectious Diseases Society of America. *Clin Infect Dis* 2016;62:e1–e50.

Patterson TF, Thompson III GR, Denning DW, et al. Practice guidelines for the diagnosis and management of aspergillosis: 2016 update by the Infectious Diseases Society of America. *Clin Infect Dis* 2016; 63:e1–e60.

Perfect JR, Dismukes WE, Dromer F, et al. Clinical practice guidelines for the management of cryptococcal disease: 2010 update by the Infectious Diseases Society of America. *Clin Infect Dis* 2010;50:291–322.

Reye RDC, Morgan G, Baral J. Encephalopathy and fatty degeneration of the viscera: a disease entity in childhood. *Lancet* 1963;2:749–52.

Sircar AD, Abanyie F, Blumberg D, et al. Raccoon roundworm infection associated with central nervous system disease and ocular disease-six states, 2013-2015. *MMWR* 2016;65:930–3.

Snedeker JD, Kaplan SL, Dodge PR, et al. Subdural effusion and its relationship with neurologic sequelae of bacterial meningitis in infancy: a prospective study. *Pediatrics* 1990;86:163–70.

Thigpen MC, Whitney CG, Messonnier NE, et al. Bacterial meningitis in the Unites States, 1998–2007. *New Engl J Med* 2011;364:2016–25.

Venkatesan A, Tunkel AR, Bloch KC, et al. Case definitions, diagnostic algorithms, and priorities in encephalitis: consensus statement of the International Encephalitis Consortium. *Clin Infect Dis* 2013;57:1114–28.

Vora MN, Holman RC, Mehal JM, et al. Burden of encephalitis-associated hospitalizations in the United States, 1998–2010. *Neurology* 2014;82:443–51.

Wei TT, Hu ZD, Qin BD, et al. Diagnostic accuracy of procalcitonin in bacterial meningitis versus nonbacterial meningitis: a systematic review and meta-analysis. *Medicine* (Baltimore) 2016;95:e3079.

Wheat LJ, Freifeld AG, Kleiman MB, et al. Clinical practice guidelines for the management of patients with histoplasmosis: 2007 update by the Infectious Diseases Society of America. *Clin Infect Dis* 2007;45:807–25.

Wolthers KC, Benschop SM, Schinkel J, et al. Human parechoviruses as an important viral cause of sepsis-like illness and meningitis in young children. *Clin Infect Dis* 2008;47:358–63.

Wu HM, Cordeiro SM, Harcourt BH, et al. Accuracy of real-time PCR, Gram stain and culture for Streptococcus pneumoniae, Neisseria meningitidis, and Haemophilus influenzae meningitis diagnosis. *BMC Infect Dis* 2013;13:26.

Yaramis A, Gurkan F, Elevli M, et al. Central nervous system tuberculosis in children: a review of 214 cases. *Pediatrics* 1998;102:E49.

CONCEPTOS GENERALES

Definiciones

A pesar de su frecuencia, no existe una definición generalmente aceptada de fiebre. Una definición práctica es una temperatura oral > 38 °C (100.4 °F) o bien > 38.4 °C (101 °F) rectal o con termometría timpánica. Se han propuesto temperaturas más bajas como definición de fiebre, pero no son prácticas y contribuyen a una inquietud excesiva, en especial porque es común que un niño tenga una temperatura rectal entre 100 y 101 °F por la tarde o después de hacer ejercicio. En general, las temperaturas corporales de los niños —tanto basal como en respuesta a la infección— son mayores a las de los adultos.

Fiebre no es sinónimo de hipertermia. La fiebre es una respuesta adaptativa que está bien regulada por el cuerpo y no es peligrosa (aunque la *causa* de la fiebre puede ser bastante grave). Las temperaturas por fiebre casi nunca exceden los 41 °C (105.8 °F). Por el contrario, la hipertermia es una temperatura corporal elevada causada por desregulación de los mecanismos normales, y puede ser muy peligrosa, con temperaturas que exceden el punto de ajuste del cuerpo. Ejemplos incluyen el golpe de calor (en el que la temperatura se eleva por fuentes externas) y la hipertermia maligna (causada por un incremento marcado en la producción de calor a través de un desacoplamiento en la fosforilación oxidativa).

La temperatura corporal normal tiene una variación diurna, siendo más baja antes de despertar y más alta por la tarde-noche. Las curvas de fiebre por lo regular siguen también este patrón diurno. Algunos niños con alteraciones graves del sistema nervioso central tienen una disminución en la regulación de la temperatura y respuestas febriles exageradas. Los corticoesteroides, al igual que los antipiréticos, pueden ocultar la presencia de fiebre.

La conversión entre grados Celsius y Fahrenheit puede realizarse utilizando las siguientes fórmulas:

$$(°C \times 9/5) + 32 = °F$$
$$(°F - 32) \times 5/9 = °C$$

Mecanismos

La temperatura corporal es un equilibrio dinámico entre la producción de calor y la pérdida de calor. En el caso de las infecciones, la fiebre es producida por vasoconstricción y aumento en la producción de calor. Estas funciones son controladas por el centro termorregulador en el hipotálamo, el cual responde a la estimulación por pirógenos para incrementar la producción de prostaglandina E2, resultando en un incremento en el punto de ajuste termorregulador y la subsecuente producción y conservación de calor. El principal mecanismo utilizado para mantener una temperatura elevada es la redirección del flujo sanguíneo desde los lechos vasculares cutáneos hacia los lechos vasculares profundos, lo cual minimiza la pérdida de calor a través de la piel.

Estudios experimentales han mejorado nuestro entendimiento sobre los pirógenos exógenos de los microbios (patrones moleculares asociados con patógenos [PAMP, por sus siglas en inglés]) y los pirógenos endógenos producidos por los leucocitos (citocinas proinflamatorias como la interleucina-1, FNT-α, y la interleucina-6). De manera adicional, los patrones moleculares asociados con daño (DAMP, por sus siglas en inglés) pueden causar liberación de citocinas proinflamatorias y desarrollo de fiebre en ausencia de infección.

La fiebre es solo una manifestación de la respuesta de fase aguda generada por citocinas proinflamatorias. El endotelio vascular libera moléculas de adhesión que incrementan el reclutamiento leucocitario, la médula ósea aumenta la producción de neutrófilos, y el hígado incrementa la producción de proteína C reactiva (PCR). También se activan otros numerosos mecanismos fisiológicos, endocrinológicos e inmunológicos.

Peligros y beneficios

Los niños que han tenido fiebre durante enfermedades relativamente leves pueden presentar convulsiones febriles, como se discute en la sección sobre convulsiones febriles en el Capítulo 9. Las temperaturas corporales por encima de los 42 °C son casi siempre resultado de hipertermia, no de fiebre. Las temperaturas de esta magnitud tienen muchos efectos que resultan dañinos para las células, la mayoría de las muertes causadas por hipertermia se debe a arritmias cardiacas.

La fiebre tiene varios efectos que en teoría son útiles para el control de las enfermedades infecciosas: la movilidad de los leucocitos aumenta, algunos virus y bacterias son eliminados, la actividad de las células "naturales asesinas" se incrementa, la eliminación de bacterias por los antibióticos mejora, y los efectos del interferón aumentan. A pesar de estos beneficios teóricos, no existe evidencia clara de que la fiebre tenga un efecto favorable medible sobre el curso de cualquier enfermedad infecciosa en humanos.

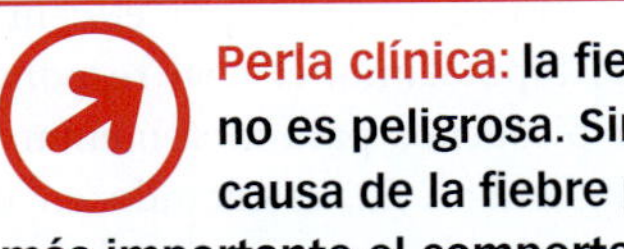

Perla clínica: la fiebre por sí sola no es peligrosa. Sin embargo, la causa de la fiebre puede serlo. Es más importante el comportamiento del niño que la magnitud de la fiebre.

Medición de la temperatura

Temperatura central

La temperatura central se define como la temperatura medida dentro de la arteria pulmonar. Otros sitios estándar de monitoreo de la temperatura central incluyen el esófago distal y la vejiga, y ambos tienen una precisión dentro de 0.1 a 0.2 °C respecto a la temperatura en la arteria pulmonar. Sin embargo, estos sitios no son accesibles para medir la temperatura en la mayoría de los pacientes, y por lo tanto con frecuencia se utilizan otros sitios. No existe una fórmula exacta para convertir los valores obtenidos a partir de estos otros sitios a una temperatura corporal. En lugar de ello, siempre se debe especificar la vía de medición de la temperatura.

Evaluación táctil

Esta es la forma más común de evaluar la fiebre en casa. Una revisión sistemática de la capacidad de las madres para detectar fiebre al tocar la frente de sus hijos evaluó 10 estudios. En resumen, la sensibilidad fue de 89%, pero la especificidad fue de solo 50%. Por lo tanto, el toque materno es más útil para excluir fiebre que para diagnosticarla. A un niño que se siente caliente al tacto se le debe medir la temperatura por cualesquier otro de los medios descritos a continuación. Además, no debe utilizarse la evaluación táctil durante los primeros 3 meses de vida.

Temperatura axilar

La medición de la temperatura axilar es lenta, tiene poca sensibilidad para detectar la fiebre, y no se recomienda su uso en lactantes y niños en forma ambulatoria. A menudo se utiliza en unidades neonatales donde la temperatura ambiente está bien controlada. Se ha demostrado que es tan precisa como la temperatura rectal en neonatos sin fiebre. No se ha evaluado si detecta la fiebre en neonatos tan bien como la temperatura rectal. Tampoco está claro si detecta de forma confiable la hipotermia, una consideración importante en el neonato.

Al inicio de la fiebre, cuando la vasoconstricción periférica es importante, la temperatura de la piel puede enfriarse a medida que la temperatura central se eleva. En los estudios, la sensibilidad de la temperatura axilar para detectar fiebre está en el rango de 28 a 33%. Aunque el monitoreo rutinario de la temperatura en una unidad neonatal puede realizarse por esta ruta, si se sospecha una infección, se prefiere medir la temperatura rectal.

Temperatura cutánea

Varias compañías han introducido al mercado tiras plásticas que pueden colocarse sobre la frente del niño y cambian de color a medida que la temperatura se eleva. Estas tienen la misma limitante que la medición de la temperatura axilar: la temperatura de la piel a menudo no se aproxima a la temperatura central al inicio de la fiebre por la vasoconstricción. Múltiples estudios han demostrado que este método tiene una deficiente sensibilidad para detectar la fiebre.

Temperatura oral

Cuando se miden de manera apropiada, las temperaturas orales por lo general están 0.4 °C por debajo de la temperatura central. Sin embargo, este método requiere la cooperación del paciente. En los pacientes que respiran rápidamente, incluso cuando no existe respiración evidente por la boca, las temperaturas orales pueden estar erróneamente bajas debido al enfriamiento evaporativo de la cavidad oral.

Temperatura rectal

Durante siglos, esta vía ha sido considerada como el estándar de oro para la medición de la temperatura corporal. Este sitio no está influenciado por la temperatura ambiental o limitado por la edad del paciente. Sin embargo, es invasivo, incómodo y no es higiénico. Representa un riesgo infeccioso en particular para los pacientes neutropénicos. Sigue siendo el estándar de oro en pacientes con posible hipotermia, como los neonatos con sepsis.

Temperatura timpánica

En condiciones normales, la mayoría de la pérdida de calor corporal se da por radiación en forma de rayos infrarrojos de calor. Esta pérdida de calor aumenta durante la fiebre. La membrana timpánica recibe su irrigación sanguínea de la arteria carótida, y un detector que mide los rayos infrarrojos emitidos desde la membrana timpánica se aproxima a la temperatura central. Los termómetros de oído registrarán lecturas falsamente bajas si la sonda se dirige hacia el canal auditivo en lugar de hacia la membrana timpánica. De manera adicional, la temperatura rectal es más precisa para detectar hipotermia.

Termometría de la arteria temporal

Este método detecta la emisión de radiación infrarroja a medida que la sonda pasa sobre la piel que cubre la arteria temporal. Por desgracia, los estudios más grandes sobre este método muestran que es mucho menos sensible para detectar la fiebre que la medición de la temperatura rectal. En un estudio de 147 niños febriles en un departamento de emergencias pediátricas, la termometría de la arteria temporal fue 53% sensible para detectar una temperatura rectal $\geq$ 38.0 °C (100.4 °F) y 27% sensible para detectar una temperatura rectal $\geq$ 39.0 °C (102.2 °F). En un estudio de 198 niños, 81 de los cuales tuvieron fiebre, la sensibilidad de la termometría de la arteria temporal para detectar fiebre $\geq$ 38.0 °C (100.4 °F) fue 68%. Estudios realizados tanto en Unidades de cuidados intensivos (UCI) neonatales como pediátricas mostraron que la precisión de la termometría temporal fue similar a las mediciones axilares.

Tratamiento sintomático

En cada niño con fiebre, el médico debe primero preguntar si en verdad se requiere cualquier tratamiento sintomático. La frase *fobia a la fiebre* ha sido utilizada para describir la angustia excesiva de los padres en relación a la fiebre. Un estudio mostró que 25% de los padres se preocupaba lo suficiente acerca de la fiebre de su hijo que registraban su temperatura cinco o más veces al día, y un porcentaje similar de los padres dormía en la misma habitación del niño con fiebre. También se ha documentado que existe el miedo a la fiebre entre los profesionales médicos.

En general, se debe retirar la ropa o cobijas excesivas hasta llegar a un punto cómodo. En general se aconseja la hidratación con líquidos orales, pero no debe forzarse. Utilizar esponjas con agua tibia (pero no fría) es un método cómodo y efectivo que es tradicional para la fiebre alta. No se deben utilizar las esponjas con alcohol. Puede ocurrir envenenamiento por inhalación del alcohol utilizado para humedecer la piel, y puede producir hipoglucemia y coma.

Algunas veces, los pacientes hospitalizados con fiebre alta son puestos en mantas enfriadoras para disminuir su temperatura corporal. Un estudio sobre adultos febriles en una unidad de cuidados intensivos encontró que el uso de mantas enfriadoras además de paracetamol no fue más efectivo para reducir la fiebre que el uso de paracetamol únicamente. Además, el uso de mantas enfriadoras se asoció con una amplia fluctuación en las temperaturas con hipotermia de rebote. A diferencia de los antipiréticos, el enfriamiento externo no actúa reduciendo el punto de ajuste elevado de la temperatura, sino sobrepasando mecanismos efectores metabólicamente costosos que han sido evocados por el punto de ajuste elevado. Para los pacientes con hipertermia, el enfriamiento externo puede salvar la vida. Sin embargo, para los pacientes con fiebre, el uso de mantas de enfriamiento no tiene sentido, ya que causa una vasoconstricción periférica forzada en un momento en el que el cuerpo está intentando disipar el calor por vasodilatación.

Antipiréticos

En el niño febril se pueden utilizar ya sea paracetamol o ibuprofeno, o ambos. Algunos estudios sugieren que es mejor alternar ambos agentes. Sin embargo, una revisión sistemática de seis estudios concluyó que había poca evidencia de beneficio o daño con el tratamiento combinado en comparación con el uso de cada medicamento por sí solo. La principal razón para tratar la fiebre es para la comodidad del paciente. En la mayoría de los niños con fiebre, es satisfactoria la monoterapia con cualquiera de los dos medicamentos. En el niño con fiebre alta que está muy incómodo, puede intentarse alternar ambos agentes. Es más importante evaluar al niño en busca de signos de enfermedad grave, como letargo, irritabilidad, disnea y deshidratación, que reducir la fiebre.

Varios estudios observacionales han encontrado un aumento en el riesgo de infecciones graves de piel y tejidos blandos asociado con la exposición a AINE, como el ibuprofeno, en niños con varicela. Estudios *in vitro* han demostrado alteración en la función de los neutrófilos en el contexto de los AINE. Por lo tanto, quizá se debe evitar el ibuprofeno en los niños con varicela.

En pacientes hospitalizados que están siendo tratados con antibióticos, el uso de antipiréticos para la fiebre moderada puede interferir con la interpretación de la efectividad del antibiótico. Sin embargo, si se conoce el organismo infectante y se sabe que la terapia es apropiada, entonces es aceptable el uso de antipiréticos para la incomodidad.

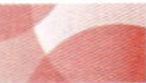

CLASIFICACIÓN DE LA FIEBRE

Patrones de la fiebre

La interpretación de los patrones de fiebre es difícil por varias razones: a los niños se les dan antipiréticos, que pueden alterar el patrón, o bien se pueden registrar temperaturas consecutivas por diferentes vías. Aun así, si puede identificarse un patrón en la fiebre, esta información puede proporcionarle pistas diagnósticas adicionales al médico. En la Tabla 10-1 se muestran las descripciones clásicas de los patrones de la fiebre, junto con los síndromes con los que se han asociado.

Síndromes febriles

Es útil tener una clasificación de síndromes febriles para utilizar en el enfoque orientado a problemas. La clasificación de la Tabla 10-2 fue desarrollada por Dechovitz y Moffet en 1968 analizando los expedientes de 155 niños hospitalizados por fiebre, y es la base de secciones individuales subsecuentes en este capítulo.

Fiebre neonatal es el término que debe utilizarse cuando un niño en el primer mes de vida está febril. Esto le recuerda al médico que los neonatos tienen un riesgo en particular alto de infección bacteriana grave, y que se debe llevar a cabo una investigación apropiada. Los lactantes entre 30 y 90 días de edad tienen un riesgo relativamente alto también, pero menor que los recién nacidos. El enfoque en este grupo de lactantes en general es menos agresivo que en los recién nacidos, pero relativamente más agresivo que en los niños > 3 meses de edad.

La **fiebre sin signos de localización** (FSSL) se define como fiebre ≤ 10 días de duración, sin signos que indiquen la fuente de infección en la exploración física y con orina normal. Los lactantes < 3 meses de edad se excluyen de esta categoría (ver antes). Por supuesto, no a todos los niños con fiebre se les realiza un examen general de orina y urocultivo o ambos en la práctica médica, pero es útil conservar este requisito en la definición para recordarle al médico que la posibilidad de una infección de vías urinarias no ha sido excluida.

La **fiebre con signos inespecíficos** se define como fiebre ≤ 10 días de duración y algunos hallazgos físicos anormales que dirigen la investigación hacia un área específica.

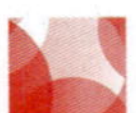

Tabla 10-1 Algunos patrones de fiebre y sus causas asociadas

PATRÓN	ENFERMEDADES ASOCIADAS COMUNES
Fiebre continua*	Neumonía, tifoidea, trastornos del SNC, tularemia, ricketssiosis, malaria falciparum
Fiebre intermitente (cotidiana)†	Abscesos, EI, brucelosis, AIJ
Cotidiana doble‡	Salmonelosis, TB miliar, EI por *Neisseria*, AIJ
Fiebre en silla de montar (bifásica)¶	Dengue, fiebre amarilla, fiebre de Colorado por garrapatas, fiebre recidivante, influenza, infección por VCML, leptospirosis
Fiebre frenética intermitente§	Colangitis, AIJ
Fiebre de Pel-Ebstein**	Enfermedad de Hodgkin, fiebre recidivante, brucelosis
Tifo inverso††	TB miliar, absceso hepático, EI, salmonelosis

*Fiebre sostenida con solo remisiones leves que no exceden 2 grados Fahrenheit.
†Exageración del patrón diurno normal, con temperaturas bajas por la mañana y temperaturas altas en la tarde-noche.
‡Dos picos por día.
¶Varios días de fiebre, afebril durante alrededor de 24 h, luego varios días de fiebre adicionales.
§Episodios esporádicos de fiebre mezclados con periodos de temperatura normal.
**Fiebre durante 1 sem o más, afebril durante un periodo similar, luego de nuevo febril.
††Reversión del patrón diurno normal (elevación más alta de la temperatura temprano por la mañana).
SNC, sistema nervioso central; EI, endocarditis infecciosa; AIJ, artritis idiopática juvenil; TB, tuberculosis; VCML, virus de coriomeningitis linfocítica.
Modificada de Mackowiak PA, Bartlett JG, Borden EC, *et al.* Concepts of fever: recent advances and lingering dogma. *Clin Infect Dis* 1997;25:119–38.

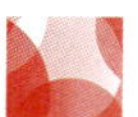

Tabla 10-2 Clasificación de síndromes febriles

GRUPO DE PACIENTES	CARACTERÍSTICAS
Fiebre sin signos de localización	El niño no parece gravemente enfermo No hay anormalidades en la exploración física Examen general de orina normal Duración ≤ 10 d Aumento en el riesgo de bacteriemia oculta en < 2 años de edad
Fiebre con signos inespecíficos	Signos como hepatoesplenomegalia o masa abdominal están presentes, pero no son diagnósticos
Fiebre de origen desconocido (fiebre prolongada, inexplicable)	Puede haber signos presentes, pero no son diagnósticos. Los estudios iniciales (p. ej., radiografía de tórax, cultivo faríngeo, hemocultivo y urocultivo). Duración > 10 d
Fiebre que complica una enfermedad crónica	El paciente tiene una enfermedad crónica con una complicación esperable a descartar
Fiebre en un paciente inmunocomprometido	El diagnóstico diferencial incluye patógenos oportunistas. La susceptibilidad aumentada en el paciente requiere un enfoque diagnóstico más rápido o invasivo
Fiebre secundaria a una infección específica	Se puede establecer el diagnóstico de una infección específica, a menudo localizada, con la exploración física inicial
Sospecha de sepsis	El niño se ve gravemente enfermo e hipotenso
Fiebre neonatal	Sospeche sepsis en lactantes < 1 mes de edad. La hipotermia es igualmente importante
Fiebre recurrente	Múltiples episodios separados de fiebre alta documentada
Fiebre periódica	Fiebres recurrentes que se presentan en intervalos regulares o predecibles (a menudo 21 a 28 d)
Seudofiebre (fiebre de bajo grado)	Temperaturas < 38 °C oral o < 38.4 °C rectal en un niño de aspecto sano

Para el niño de aspecto enfermo, se deben considerar la **sepsis** y el **choque séptico**, y se definen más adelante en este capítulo.

La **fiebre prolongada inexplicable** se define como fiebre documentada > 38.4 °C (101 °F) que se presenta todos los días durante > 10 días. Este patrón a menudo se conoce como **fiebre de origen desconocido** (FOD).

La **fiebre que complica una enfermedad crónica** se define como fiebre en un paciente con enfermedad con una predilección conocida por alguna complicación febril en particular. Muchas enfermedades crónicas tienen una complicación febril esperada (como la endocarditis bacteriana subaguda, que debe considerarse en el caso de fiebre con enfermedad cardiaca congénita).

La **fiebre en un paciente inmunocomprometido** debe considerarse como una categoría separada ya que las consideraciones diagnósticas deben ampliarse para incluir infecciones oportunistas y dado que la urgencia de administrar terapia específica por lo regular es mayor (ver Capítulos 20, 22 y 23). Se debe establecer el defecto inmunológico específico, como neutropenia o infección por virus de inmunodeficiencia humana.

La **fiebre recurrente** se define como episodios separados de fiebre alta.

La **fiebre periódica** se define como episodios recurrentes de fiebre que se presenta a intervalos regulares o predecibles. A esto algunas veces se le llama fiebre cíclica. Un error común es diagnosticar FOD en un paciente cuyos episodios de fiebre están claramente separados por periodos sin ella. Estos pacientes deben ser diagnosticados con fiebre periódica o fiebre recurrente.

La **enfermedad tipo influenza** se define como fiebre con síntomas respiratorios importantes como tos, dolor de garganta y mialgia, sin signos respiratorios importantes como disnea o estertores crepitantes. Este síndrome se discute en el Capítulo 7. "Síndrome viral" es un diagnóstico inadecuado, ya que carece de la especificidad de las frases diagnósticas previas.

Seudofiebre (algunas veces llamada fiebre de bajo grado) es el término utilizado cuando los padres llevan a un niño a consulta por temperaturas que están por encima de su concepto de "normal", pero que no cumplen con la definición de fiebre establecida antes, esto es, una temperatura oral < 38 °C (100.4 °F) o < 38.4 °C (101 °F) rectal o por termometría timpánica. Dado que esta no es una fiebre verdadera, o se trata solo de una variación diurna de la temperatura o causada por el ejercicio, el médico debe intentar evitar reiterar el uso de la palabra *fiebre*. Es pertinente explicar a los padres que se trata de una variación normal de la temperatura, en especial cuando el aspecto del niño y la exploración física son normales, como se discutió antes.

Enfoque a la fiebre relacionado con la edad

Entre menor es el niño, más intensivo debe ser el médico para excluir una sepsis oculta. Los expertos discrepan respecto a los cortes de edad que deben utilizarse y, de hecho, los puntos de corte son arbitrarios pero necesarios. En este libro se utilizan tres grupos de edad: neonatos (< 30 días), lactantes pequeños (30 a 90 días), y lactantes de mayor edad (3 a 36 meses). El siguiente análisis asume que el niño no tiene un aspecto tóxico y no tiene un foco de infección. Si el niño tiene un aspecto tóxico, se presume que el diagnóstico es sepsis, y se debe llevar a cabo un enfoque completo para sepsis sin importar la edad.

Fiebre neonatal

En niños < 1 mes de edad, una temperatura rectal > 38 °C (100.4 °F) se considera fiebre. Algunos neonatos desarrollarán hipotermia como respuesta a la infección. Esta se define como una temperatura rectal < 36.5 °C (97.7 °F). La probabilidad de que la fiebre —o la hipotermia— representen una infección bacteriana grave es mayor en este grupo de edad. El riesgo aumenta si el lactante nació de forma prematura. La mayoría de los neonatos con fiebre no tendrá una infección bacteriana grave; alrededor de 10% de los neonatos febriles tiene infección bacteriana grave, y alrededor de 1% tiene meningitis bacteriana. Sin embargo, la capacidad de los médicos de diferenciar, solo por la exploración física, qué neonato febril tiene o no una infección bacteriana grave es limitada.

Los patógenos bacterianos más comunes en este grupo de edad son el estreptococo del grupo B y *Escherichia coli*. Además de estos dos agentes, las causas de infección bacteriana grave incluyen otros bacilos gramnegativos (como *Klebsiella*, *Salmonella*, y *Haemophilus influenzae* tipo no b), y mucho menos comúnmente *Neisseria meningitidis* o *Enterococcus*. El *Streptococcus pneumoniae* es más común en lac-

tantes mayores. La *Listeria* se ha convertido en una causa bastante rara de sepsis neonatal. Los virus como el herpes simple, enterovirus y de influenza deben tomarse en cuenta en el neonato febril, los cuales pueden imitar una sepsis bacteriana.

Algunos autores han propuesto que se utilicen los criterios de Rochester (discutidos más adelante) en niños de esta edad para identificar a aquellos con un riesgo bajo de infección bacteriana grave. Sin embargo, estudios han mostrado que dichos intentos no detectarán de 3 a 5% de los recién nacidos con infección bacteriana grave. Por lo tanto, la mayoría de los expertos recomienda que los niños febriles en el primer mes de vida sin un foco detectable por exploración física sean hospitalizados y se les realicen hemocultivo, examen general de orina, urocultivo y punción lumbar. Si el líquido cefalorraquídeo (LCR) muestra pleocitosis pero una tinción de Gram negativa, debe enviarse también para PCR para virus de herpes simple (VHS). Las aminotransferasas elevadas también ameritan pruebas para infección por virus de herpes simple.

Se tienen que administrar agentes antiinfecciosos (como ampicilina y gentamicina, y algunas veces aciclovir) por vía intravenosa. Si los cultivos son negativos para las 48 h y el lactante se ve bien, se da de alta a su hogar. Si el bebé tiene pruebas positivas para una infección viral invasiva, como meningitis por enterovirus, la probabilidad de una infección bacteriana grave concurrente es baja. Si está clínicamente bien, un paciente así quizá puede ser dado de alta. Es apropiado evaluar al neonato febril en busca de influenza durante la temporada de este virus, ya que un niño así tiene una mayor morbilidad que un niño de mayor edad. Además, se cuenta con terapia antiviral efectiva en la forma de oseltamivir, que está aprobado para su uso en niños ≥ 2 sem de edad. Sin embargo, el uso de un panel de PCR amplio en secreciones respiratorias no está recomendado, ya que el tener una o más pruebas positivas en dicho panel no excluye la posibilidad de una infección bacteriana grave.

Perla clínica: entre más pequeño es el niño, mayor es el riesgo de que la fiebre represente una infección bacteriana grave.

Fiebre en el lactante pequeño (30 a 90 días)

Los niños en este rango de edad representan un área gris. En el pasado, estos niños fueron manejados como se describió antes para los recién nacidos. Sin embargo, estudios han mostrado que los niños de esta edad pueden ser estratificados en categorías de bajo riesgo y de

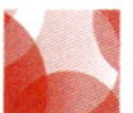

Tabla 10-3 Criterios de Rochester modificados y criterios de Filadelfia modificados para la identificación de lactantes febriles de 28 a 90 días de edad con bajo riesgo de infección bacteriana grave

	ROCHESTER	**FILADELFIA**
Aspecto clínico	"Se ve bien"	Puntaje de observación de Yale <10
Historia clínica	• ≥ 37 sem gestación • Dado de alta de la hospitalización al nacimiento junto con la madre (o antes) • No ha tomado antibióticos (ya sea perinatales o más recientemente) • No tiene hiperbilirrubinemia • No tiene enfermedad subyacente	Ausencia de inmunodeficiencia reconocible
Exploración física	Sin evidencia de infección local (tejidos blandos, hueso, oído o articulaciones)	Sin evidencia de infección focal (tejidos blandos, hueso, oído o articulaciones)
Evaluación de laboratorio		
BH	• Leucocitos 5 000 a 15 000/mcL • Conteo de bandas ≤ 1 500/mcL	Leucocitos < 15 000/mcL Índice de bandas a neutrófilos < 0.2
Examen general de orina	≤ 10 leucocitos/CAP	< 10 leucocitos/CAP; tinción de Gram negativa
Líquido cefalorraquídeo	Ninguno	< 8 leucocitos/mcL; tinción de Gram negativa
Radiografía de tórax	Ninguno	Sin infiltrado*
Estudios en heces	≤ 5 leucocitos/CAP*	"Normal"*

*Estos estudios se obtuvieron de manera selectiva.
BH, biometría hemática completa; CAP, campo de alto poder.

alto riesgo utilizando varios sistemas de puntaje. Los niños de alto riesgo son hospitalizados y se les realiza una evaluación completa para sepsis; a los niños de bajo riesgo se les hace una evaluación más limitada y, dependiendo de los resultados, pueden ser manejados en forma ambulatoria. El sistema más utilizado para estratificar a los lactantes pequeños con fiebre son los criterios de Rochester modificados (Tabla 10-3).

Un metaanálisis de cinco estudios encontró una tasa de infección bacteriana grave de 2.6% entre los lactantes de bajo riesgo en comparación con 24.3% entre los lactantes de alto riesgo. Las tasas de meningitis bacteriana fueron 0.6% para el grupo de bajo riesgo y 3.9% para los lactantes con alto riesgo. Por lo tanto, estratificar a los lactantes con fiebre con base a criterios clínicos puede disminuir la posibilidad de pasar por alto a un niño con una infección bacteriana grave, pero no puede eliminarla. Puede ser benéfico solicitar pruebas sanguíneas adicionales. Un lactante con una PCR o procalcitonina elevada tiene una mayor probabilidad de tener una infección bacteriana grave. Por desgracia, ninguna prueba es uniformemente capaz de descartar una infección bacteriana grave. Entre más alta es la fiebre —y entre más alto el conteo leucocitario— mayor es la proba-

bilidad de una infección bacteriana grave. Por otro lado, en un estudio de 182 niños con bacteriemia que acudieron al departamento de emergencias, 24 (13%) estaban afebriles al momento de la presentación. La mayoría de los niños afebriles (19 [79%] de 24) tiene un antecedente reciente de fiebre.

Los organismos que causan infección grave en este grupo de edad son un poco diferentes que en los neonatos, pero existe una superposición considerable. Los agentes adquiridos en forma vertical (*E. coli*, estreptococo del grupo B, *Listeria*) aún pueden presentarse, pero son menos comunes. El *S. pneumoniae* y la *N. meningitidis* se vuelven más importantes. La infección grave por VHS es rara después de las 4 sem de edad. En pacientes que cumplen con los criterios para una evaluación completa por sepsis, se puede utilizar ceftriaxona (con o sin ampicilina). En este grupo de edad, no se deben utilizar antibióticos a menos que se obtengan primero un hemocultivo, urocultivo y cultivo de LCR, ya que su uso puede complicar la interpretación de una meningitis tratada de manera parcial. Un hemocultivo negativo no excluye la posibilidad de meningitis, ya que 15 a 20% de los lactantes con meningitis bacteriana tiene hemocultivos negativos. A diferencia del hemocultivo, en el que los resultados se retrasan alrededor de 24 h, la punción lumbar ofrece resultados inmediatos (conteo celular, diferencial, glucosa y proteínas) que afectan el manejo. Por lo tanto, si existe cualquier sospecha de sepsis temprana, se debe incluir una punción lumbar en la evaluación inicial. No debe dejar de realizarse por miedo a producir meningitis en un niño con bacteriemia.

Una limitante de los criterios de Rochester modificados es que solo solicitan examen general de orina. En algunos estudios, hasta la mitad de los lactantes pequeños con infección de vías urinarias (IVU) tiene un examen general de orina normal. Aunque la presión arterial puede ser difícil de medir en lactantes pequeños, se deben medir la frecuencia cardiaca y respiratoria y compararla con los promedios ajustados para la edad.

La evaluación de la apariencia del niño es crítica para todos los sistemas de puntuación. Se le debe preguntar a los padres si el niño ha alcanzado ciertos hitos del desarrollo (como la sonrisa social) antes del inicio de la enfermedad. Las características de la apariencia general deben ser evaluadas con cuidado y documentadas en el expediente médico.

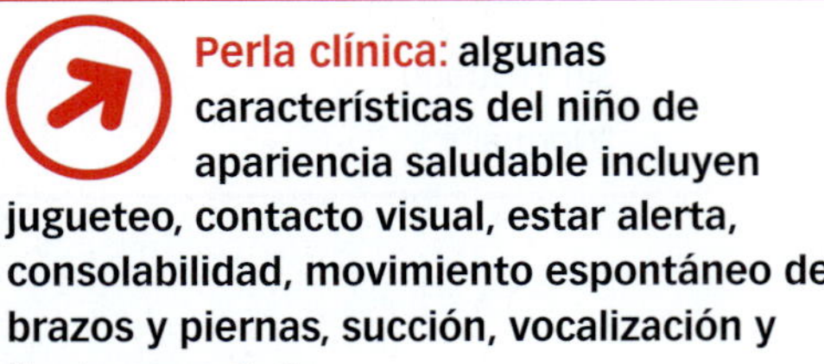

Perla clínica: algunas características del niño de apariencia saludable incluyen juegueteo, contacto visual, estar alerta, consolabilidad, movimiento espontáneo de brazos y piernas, succión, vocalización y llanto apropiado.

Fiebre en el lactante mayor (3 a 36 meses)

En la década de 1970, se encontró que algunos niños de aspecto saludable con fiebre alta tenían bacteriemia. Este fenómeno se denominó bacteriemia oculta. La mayoría de estas infecciones del torrente sanguíneo se debió a *S. pneumoniae*, con un porcentaje menor debido a *H. influenzae* tipo b (Hib). Antes del advenimiento de la vacuna conjugada contra Hib (en 1990) y la vacuna neumocócica conjugada (en 2000) se llevó a cabo un metaanálisis de cinco estudios). Ese estudio mostró una probabilidad promedio de bacteriemia oculta de 4.3% en un niño de 3 a 36 meses de edad con fiebre ≥ 39 °C. Aquellos con un conteo leucocitario < 15 000 por mcL tuvieron una tasa de 2.6%, mientras que aquellos con un conteo leucocitario > 15 000 por mcL tuvieron una tasa de 13 por ciento.

Al igual que con los lactantes más pequeños, entre más alta la fiebre y entre mayor el conteo leucocitario, mayor es la probabilidad de bacteriemia. Los niños con fiebre durante < 1 día también tienen mayor probabilidad de tener bacteriemia. La respuesta de la fiebre a los antipiréticos no es predictiva de una infección bacteriana o viral. Adicionalmente, la respuesta clínica del niño después de recibir un antipirético no predice infección bacteriana grave.

El riesgo de bacteriemia oculta en el periodo de la vacuna preconjugada era la justificación para solicitar hemocultivos en los lactantes y niños pequeños con fiebre y tratarlos con un antibiótico, por lo común ceftriaxona. Sin embargo, con el uso de la vacuna conjugada contra Hib, las infecciones con esos organismos casi han desaparecido. Adicionalmente, el uso de la vacuna neumocócica conjugada heptavalente —y subsecuentemente 13-valente— ha reducido en forma extrema la incidencia de bacteriemia oculta debido a dicho organismo. En cinco estudios realizados después de la introducción de la PCV7, involucrando un total de 13 514 niños febriles, la tasa de bacteriemia oculta fue de solo 0.35%. La *N. meningitidis* es una causa rara de bacteriemia oculta.

Por lo tanto, la mayoría de los expertos recomienda que el enfoque del niño en este grupo de edad sea individualizado. Si el niño tiene un aspecto enfermo, debe ser hospitalizado, se deben solicitar cultivos de orina, sangre y LCR, y se deben administrar antibióticos empíricos. Sin embargo, si el niño tiene un aspecto saludable (y tiene su esquema de vacunación completo), puede ser apropiado manejarlo de forma ambulatoria sin solicitar pruebas específicas. Por lo regular se debe programar una consulta de seguimiento a las 24 h o antes si los síntomas empeoran. Si la fiebre persiste, el enfoque puede seguir el curso descrito en la siguiente sección sobre fiebre sin signos de localización (FSSL).

FIEBRE SIN SIGNOS DE LOCALIZACIÓN

Definición

La FSSL es un diagnóstico tentativo u operativo, y se define mejor como:

1. Fiebre documentada (temperatura rectal o timpánica ≥ 38.4 °C [101 °F])
2. Duración breve (≤ 10 días y por lo regular solo unos cuantos días)
3. No hay signos de localización suficientes para justificar la fiebre
4. Examen general de orina normal, incluyendo evaluación microscópica y urocultivo negativo.

No es raro descubrir una enfermedad de vías urinarias importante cuando se realiza el examen general de orina y el urocultivo luego de varias enfermedades febriles atribuidas a infecciones respiratorias (ver Capítulo 14).

El diagnóstico preliminar de FSSL debe reservarse para los pacientes que no parecen gravemente enfermos.

Si el paciente está enfermo de gravedad o hipotenso, el diagnóstico preliminar debe ser sospecha de sepsis.

También se debe definir la FSSL para excluir al recién nacido y al lactante pequeño en los primeros 3 meses de vida (Tabla 10-2). La fiebre neonatal es un mejor diagnóstico descriptivo preliminar y despierta la posibilidad de sepsis, discutida en el Capítulo 19.

La FSSL como diagnóstico preliminar ayuda a evitar utilizar diagnósticos más exactos, pero con menor certeza. Otros diagnósticos descriptivos con un significado similar incluyen *solo fiebre, enfermedad febril indiferenciada, fiebre no diagnosticada, y fiebre sin aspecto gravemente enfermo.* Todos estos diagnósticos preliminares son aceptables, pero el término *fiebre sin signos de localización* es descriptivo y se entiende con facilidad.

Definiciones inadecuadas

Aunque "síndrome gripal" es un término que se ha utilizado para describir este patrón, no es preciso, ya que la enfermedad tipo influenza tiene característicamente síntomas respiratorios importantes, sobre todo tos y dolor de garganta, como se describe en el Capítulo 7. También se ha utilizado el término "viremia" para describir a este síndrome, sin embargo no es útil ni preciso, ya que la documentación de un virus en la sangre rara vez es posible, y debido a que no todos los virus producen síntomas similares.

"Infecciones de vía respiratoria superior" (IVRS) también es un diagnóstico inapropiado, ya que estos pacientes no tienen suficientes signos o síntomas respiratorios superiores como para justificar la magnitud de la fiebre. IVRS es también un diagnóstico demasiado vago, aun cuando haya síntomas respiratorios presentes.

Curso clínico

El diagnóstico preliminar de FSSL puede cambiar a otro diagnóstico a medida que el curso de la enfermedad evoluciona. Hay varios cursos que puede tomar la enfermedad:

1. Desarrollo de nuevos signos. Cuando estos signos se presentan, el médico debe establecer un diagnóstico de infección específica localizada, un exantema viral, como roséola, o un diagnóstico operativo de fiebre con signos inespecíficos, indicando un área de investigación. La fiebre con signos inespecíficos, como esplenomegalia, se discute en una sección subsecuente de este capítulo.
2. Fiebre persistente. Cuando la fiebre persiste durante > 10 días, es aplicable el diagnóstico operativo de fiebre prolongada inexplicable o FOD, como se describe en una sección posterior.

3. Recuperación completa, sin ninguna complicación. Cuando un paciente se recupera sin complicaciones de la enfermedad, el diagnóstico retrospectivo puede ser enfermedad febril indiferenciada o enfermedad febril autolimitada, como se analiza más adelante. En un estudio de 102 niños con FSSL, alrededor de 70% tuvo una recuperación sin complicaciones, mientras que alrededor de 30% desarrolló signos de una enfermedad infecciosa específica.

"Enfermedad febril autolimitada" es un diagnóstico descriptivo retrospectivo utilizado para una fiebre que persiste durante varios días y de la cual el paciente se recupera sin terapia antibiótica y sin ninguna infección localizada, exantema u otros signos. Se debe excluir una infección de vías urinarias para establecer el diagnóstico. Si se utiliza terapia antibiótica, no es apropiado el término *autolimitada.* Por lo regular se presume que este síndrome es causado por un virus.

Causas

Virus comunes

El virus del herpes humano (VHH)-6 y el VHH-7 son causas muy comunes de FSSL en los primeros 2 años de vida. Solo alrededor de 20% de los niños infectados con estos virus desarrolla el característico exantema de la roséola después de pasada la fiebre. En cualquier caso, la fiebre usualmente persiste durante 4 o 5 días. Los coxsackievirus y los echovirus con causas comunes de enfermedades febriles autolimitadas en Estados Unidos, en especial durante el verano. Los virus de parainfluenza también parecen ser una causa común de este síndrome. El adenovirus y el virus de la influenza pueden algunas veces causar este síndrome (sobre todo en lactantes pequeños), pero con mayor frecuencia causan síntomas respiratorios suficientes como para ser clasificados como una enfermedad tipo influenza. El VEB y el CMV por lo común causan enfermedades febriles, que algunas veces duran lo suficiente como para ser clasificadas como FOD (ver más adelante). La gingivoestomatitis primaria por VHS algunas veces se clasifica como FSSL si el médico no llega a explorar con cuidado las encías.

Bacterias

Muchas infecciones bacterianas pueden ser autolimitadas sin terapia antibiótica (las infecciones de oído, la faringitis estreptocócica). Incluso la neumonía bacteriana puede ser autolimitada.

Erliquiosis y anaplasmosis

Estas son causadas por rickettsias y se transmiten por picaduras de garrapata. La erliquiosis por lo general es causada por infección con *Ehrlichia chaffeensis,* que infecta a los monocitos. La distribución de la garrapta vector se observa más comúnmente en el centro y sureste de Estados Unidos. La anaplasmosis es causada por el *Anaplasma phagocytophilum*, que infecta a los granulocitos. Típicamente se observa en el noreste y medio oeste de Estados Unidos. Dado que este patógeno se transmite por la *Ixodes scapularis*, su distribución se asemeja a la de la enfermedad de Lyme.

Los síntomas de erliquiosis y anaplasmosis son similares. La mayoría de los pacientes tiene fiebre y mialgias, y alrededor de 25% de los pacientes tiene cefalea, vómito y diarrea. Alrededor de la mitad tiene exantema, por lo regular maculopapular. La mayoría de los pacientes tiene trombocitopenia y leucopenia; los pacientes con erliquiosis tienen sobre todo linfopenia, mientras que los pacientes con anaplasmosis tienen neutropenia. Algunos pacientes también tienen anemia o hiponatremia. Las enzimas hepáticas a menudo están un poco elevadas.

Se deben considerar estos padecimientos en pacientes que acuden a consulta durante la "temporada de garrapatas" con fiebre y mialgia, con o sin exantema, y que tienen supresión de una o más líneas celulares en la biometría hemática. La doxiciclina es el medicamento de elección en todos los grupos de edad. La enfermedad puede llegar a ser bastante grave; algunos pacientes son al principio erróneamente diagnosticados con leucemia debido a las citopenias. Casi todos los pacientes se recuperan por completo con la terapia apropiada. A diferencia de la enfermedad de Lyme, que si no se trata puede presentarse con artritis varios meses después de la infección, no existe una forma de presentación tardía. Al igual que la enfermedad de Lyme, no se requiere perseguir el diagnóstico en el paciente con síntomas crónicos inespecíficos.

Durante los primeros días de la enfermedad, la PCR es la prueba más sensible. Después, la serología es la prueba de elección. El diagnóstico puede establecerse demostrando una elevación de cuatro veces en los títulos de anticuerpo contra el organismo apropiado, o por un título agudo > 1:64 en un paciente con una enfermedad clínicamente compatible. Las pruebas falsas positivas de bajo nivel son comunes en los pacientes evaluados de forma inapropiada. Algunas veces se puede demostrar la presencia de mórulas (vacuolas citoplasmáticas que contienen a los organismos), pero su detección depende de la experiencia del microscopista. A menudo se debe iniciar la terapia antes de poder confirmar el diagnóstico.

Poco comunes

En áreas endémicas de Estados Unidos, los arbovirus son una causa ocasional de enfermedades febriles autolimitadas en verano. Estos virus incluyen el virus de encefalitis de La Crosse (virus de encefalitis de California) y el virus del Nilo del oeste.

Otras causas poco comunes de enfermedades febriles autolimitadas en Estados Unidos incluyen la infección por virus de la coriomeningitis linfocítica, la fiebre de Colorado por garrapatas.

> **Perla clínica:** las infecciones virales autolimitadas son la causa más común de fiebre sin signos de localización (FSSL). Sin embargo, las IVU son una causa común también, y deben ser excluidas con un examen general de orina y urocultivo.

Desarrollo de infecciones focales

Faringitis

En especial en los niños pequeños, las infecciones de garganta pueden manifestarse solo con fiebre, con un retraso considerable en la localización de la infección. Puede haber cefalea frontal y dolor abdominal, y proporcionan una pista sobre el diagnóstico. Es razonable realizar un cultivo faríngeo en busca de estreptococo del grupo A en un niño pequeño con FSSL que persiste durante > 48 h. Incluso los niños en edad escolar algunas veces no desarrollan signos de faringitis purulenta hasta un día después del inicio de la fiebre (ver Fig. 2-1). Debido a estos retrasos en la localización de la infección, el médico no debe omitir una evaluación de seguimiento en un paciente con fiebre que persiste asumiendo que el paciente tiene una enfermedad viral benigna y autolimitada.

Gingivoestomatitis

Los niños con gingivoestomatitis primaria por VHS a menudo presentan FSSL. El diagnóstico se puede establecer solo con la inspección cuidadosa de las encías, como se estudia en el Capítulo 4.

Neumonía

La neumonía no identificada es una de las causas focales más frecuentes de FSSL. El dolor abdominal (quizá pleurítico o referido desde el diafragma) y el vómito pueden confundir al profesional médico hacia una patología abdominal.

Otros

Aunque la mayoría de las infecciones observadas no es grave, algunos pacientes tienen enfermedades tan graves como osteomielitis, artritis séptica, absceso retrofaríngeo o meningitis. Un aspecto valioso del diagnóstico preliminar de FSSL es el énfasis en la necesidad de repetir la exploración física buscando signos de localización de la infección.

En un estudio realizado en 1968 en niños hospitalizados, la indicación más temprana de una infección localizada por lo regular fue el desarrollo de anormalidades en la exploración física. De hecho, alrededor de 20% de los 105 pacientes hospitalizados por fiebre no diagnosticada tuvo evidencia de una infección localizada en la primera exploración física que se les realizó después de haber sido hospitalizados. Presumiblemente, los pacientes habían desarrollado estos signos de una infección específica *después* de la exploración física que condujo a la hospitalización. Después de que el cultivo faríngeo y el examen general de orina fueron negativos, los laboratorios posteriores rara vez proporcionaron la primera pista acerca del diagnóstico final. Una excepción notable fue la radiografía de tórax, que reveló seis casos no sospechados de neumonía, por lo regular lobar o segmentaria, que presumiblemente fueron causados por neumococo.

En los niños, las infecciones más frecuentes que uno puede identificar por signos localizados de nueva aparición son los exantemas (en especial síndrome de roséola, exantemas presumiblemente enterovirales, o en ocasiones enfermedad por rickettsia), amigdalitis exudativa, otitis media, gingivoestomatitis, meningitis (purulenta o aséptica), neumonía, parotiditis o adenitis cervical, y artritis u osteomielitis. Estas infecciones localizadas se discuten más a detalle en otros capítulos.

Enfoque de laboratorio

Exposiciones

En niños mayores de 2 años, la historia clínica y examen físico suelen permitir al médico determinar si se requiere evaluación con estudios de laboratorio. Si otros miembros de la familia o contactos de la escuela han tenido enfermedades febriles autolimitadas, este es un dato muy importante ya que es probable que se trate de una etiología viral, en cuyo caso no se requieren más estudios de laboratorio.

Ningún estudio de laboratorio debe hacerse en forma *rutinaria* a niños con FSSL. En ocasiones, síntomas menores pueden sugerir algún estudio en particular, en especial si el aspecto general o la magnitud de la fiebre (> 39.5 °C [103 °F]) son sospechosos.

Cultivo faríngeo

Puede revelar infección por estreptococo del grupo A si se presenta dolor faríngeo temprano en el curso de la enfermedad y la fiebre es mayor a 38.8 °C (102 °F), como se mencionó antes.

Examen general de orina y urocultivo

Esto ya se ha mencionado en la definición de FSSL. Por lo regular la fiebre secundaria a una infección urinaria se acompaña de síntomas urinarios, pero pueden no ser reconocidos en un niño pequeño. La tasa de urocultivos positivos en niños con fiebre es baja (2%), pero es importante diagnosticar y tratar una posible infección del tracto urinario.

Biometría hemática con diferencial

Este estudio puede ser de utilidad en un adolescente con fiebre y fatiga para detectar linfocitosis atípica en la presentación similar a tifoidea de la mononucleosis infecciosa. También puede ser de utilidad en el caso de un niño que tiene aspecto séptico y fiebre alta, aunque la leucocitosis es inespecífica y puede solo causar una revisión más cuidadosa o tal vez otros estudios específicos.

Radiografía de tórax

En los niños más pequeños con aspecto séptico, en especial si hay leucocitosis y tos, puede encontrarse una neumonía bacteriana no reconocida sin muchos signos clínicos. La reexploración tras el diagnóstico puede revelar una leve protección voluntaria del lado afectado (p. ej., sujetándose el costado al respirar) o taquipnea (más allá de la esperada por la fiebre), pero a menudo no hay hallazgos. La radiografía de tórax fue el estudio más útil para detectar infección focal no sospechada al examen físico en un estudio grande de niños con fiebre. Constituye una lección que a menudo los médicos experimentados deben reaprender. Es razonable incluir una radiografía de tórax en la evaluación del niño con FSSL, incluso en ausencia de signos o síntomas respiratorios, si la fiebre ha estado presente por más de 3 días.

Punción lumbar

Si existe la más mínima sospecha clínica de infección del SNC en el lactante o niño febril, está indicado realizar punción lumbar. En niños más grandes, suelen haber signos más claros en el caso de infecciones del SNC. Al incrementar la experiencia le es más fácil al clínico detectar dichos hallazgos. Sin embargo, hay casos en los cuales no es confiable que los padres reporten observaciones estrechas del niño o que acudan con rapidez a atenderlo, por lo cual podría estar indicado el procedimiento sin indicación médica tan estricta.

Otros estudios

Si el niño luce bien, por lo regular no es necesario hacer hemocultivo. Del mismo modo, rara vez es de utilidad realizar un panel de virus respiratorios por PCR para buscar múltiples causantes. Por el otro lado, es razonable la serología para VEB y CMV, en especial si la fiebre ha estado presente por varios días.

Tratamiento

En niños mayores de 3 meses con FSSL, las decisiones clínicas acerca de la hospitalización y la terapia pueden estar basadas en los hallazgos clínicos, la capacidad de los padres de juzgar los cambios, y la conveniencia y confiabilidad de los contactos para el seguimiento. En general, el niño puede ser seguido mediante consulta telefónica si se hace con cuidado, con consultas en persona según sea necesario para una reexploración y sin terapia antibiótica si no hay una explicación específica probable para la fiebre. En el seguimiento pueden observarse nuevos signos o síntomas, la enfermedad puede resolverse sin haber llegado a un diagnóstico, o bien se puede requerir hospitalización para un estudio más a fondo.

Instrucciones a los padres

A los padres se les puede comentar que es poco probable una infección bacteriana, pero que el niño debe ser revalorado en caso de que lleguen a desarrollarse nuevos síntomas, como dificultad para despertar al niño, dificultad para respirar, cambios en los patrones del sueño, o dolor en cualquier sitio. La mayoría de los padres puede hacer otras observaciones clínicas, como por ejemplo si el niño juega como lo hace normalmente. Se les debe decir que observen la apariencia general y el estado de alerta del niño, y que llamen al médico si el niño parece empeorar de acuerdo a los criterios previos o si notan un exantema. Se debe enfatizar la disponibilidad del médico para el seguimiento. En algunos pacientes puede requerirse una consulta de seguimiento a las 24 h, por ejemplo en aquellos que tienen fiebre muy alta (> 39.5 °C). En otros casos, los padres del niño deben ser instruidos a llevarlo a consulta para revaloración si la fiebre aún está presente después de 3 o 4 días. Se debe fomentar la ingesta de líquidos; los sólidos son innecesarios pero permisibles. Puede estar indicado el tratamiento sintomático de la fiebre, como se describió antes en este capítulo.

Antibióticos en los pacientes febriles ambulatorios

Los antibióticos por lo regular no están indicados en un niño de aspecto saludable > 3 meses de edad con FSSL, ya que la mayoría de estas enfermedades es viral. Si se usa un antibiótico y la fiebre persiste, puede haber confusión continua y cambio de antibióticos. Adicionalmente, los antibióticos pueden enmascarar signos localizados de infección, y algunas veces permiten la progresión no detectada del daño a los tejidos. Los antibióticos no reducen las complicaciones bacterianas de las enfermedades virales agudas. Además, los antibióticos pueden ser una causa de fiebre persistente y en raras ocasiones pueden tener toxicidades graves.

Obviamente, si el niño tiene un aspecto enfermo y se han obtenido los cultivos apropiados, se deben administrar antibióticos empíricos. Muchos de estos niños estarán tan enfermos como para ameritar hospitalización. En ocasiones el niño puede ser tratado de forma ambulatoria. En este caso, la práctica habitual es obtener cultivos de sangre y luego administrar ceftriaxona 50 mg/kg/dosis IM con una consulta de seguimiento a las 12 a 24 h. No existe evidencia que apoye la práctica de administrar ceftriaxona IM sin haber obtenido antes hemocultivos.

FIEBRE DE ORIGEN DESCONOCIDO

La fiebre prolongada inexplicable es un diagnóstico más preciso que la FOD, en particular cuando no se observa la definición original de FOD. Esta es un diagnóstico operativo conveniente si se define de manera apropiada. La revisión y clasificación de la fiebre por Dechovitz y Moffet en 1968 fueron estimuladas por el mal uso prevalente del diagnóstico de FOD en niños que hoy en día se clasifican como con fiebre sin signos de localización.

La FOD clásicamente se define por tres criterios:

1. Fiebre documentada por vía rectal de al menos 38.4 °C (101 °F) y por lo regular más elevada.
2. Fiebre prolongada durante al menos 2 sem en algunas definiciones y al menos 3 sem en otras.
3. Fiebre inexplicable sin diagnóstico después de pruebas simples de laboratorio y tras 1 sem de estudio en un hospital.

Estos criterios fueron desarrollados para ser utilizados en adultos, y en un tiempo en el que las técnicas radiográficas sofisticadas de tamizaje no se encontraban disponibles en todos lados. Estos criterios no son prácticos ni en particular útiles en la práctica pediátrica moderna. En general, los diagnósticos se establecen mucho antes ahora de lo que se hacía en el pasado.

La lista de causas de FOD cambia dependiendo de la definición usada para el término "prolongada". Si la duración de la fiebre se establece en 7 días, por ejemplo, uno quizás incluirá muchos más casos de enfermedades respiratorias y otras enfermedades virales autolimitadas que carecen de características clásicas. Si la duración se establece en 3 sem, como en el pasado, se excluirán todas las infecciones autolimitadas, y el porcentaje de pacientes con enfermedades graves aumentará. A nosotros nos parece que una definición clínica razonable de FOD en la niñez sería la presencia de fiebre > 38.3 °C (101 °F) durante > 10 días consecutivos en un paciente sin un foco de infección evidente en la exploración física y en la evaluación de laboratorio de tamizaje. Nosotros utilizamos un punto de corte de 10 días porque esto es típicamente el tiempo aproximado en el que los médicos de atención primaria buscan el apoyo de un especialista en enfermedades infecciosas para ayudar con las pruebas diagnósticas.

Es útil conservar el concepto de un síndrome febril que esté documentado, prolongado y no explicado. Aunque el término FOD está hoy en día firmemente establecido en el léxico médico, es más preciso utilizar el término fiebre prolongada inexplicable. Se ha utilizado el término "seudoFOD" para los pacientes con antecedente de fiebre que no puede ser documentada, a menudo en familias con estrés, mal informadas o problemas psicosociales.

Perla clínica: la FOD puede definirse como fiebre diaria documentada > 38.3 °C durante > 10 días sin una fuente identificable a pesar de la exploración física y las pruebas de laboratorio de tamizaje.

Causas de FOD

Las frecuencias de las múltiples causas posibles de fiebre prolongada no diagnosticada son muy diferentes en los niños que en los adultos, y los niños no están incluidos en la mayoría de las revisiones de fiebre en el adulto. Existen solo unas cuantas revisiones que se pueden consultar en relación a las posibles causas de fiebre prolongada en niños. Las posibles causas se describen a continuación, y se listan en el Cuadro 10-1.

El texto sigue la secuencia del cuadro. Para fines de completitud, se listan algunas posibilidades muy raras, que a menudo se basan en unos cuantos reportes de caso. Puede parecer difícil entender cómo algunas de estas posibilidades no fueron diagnosticadas antes, pero el análisis retrospectivo siempre parece más simple.

La frecuencia de malignidad como causa de FOD es menor en los niños que en los adultos. En la mayoría de las series de FOD en niños, la infección es la causa más común, seguida de las enfermedades inflamatorias y luego las malignidades. Sin embargo, entre más tiempo persiste la fiebre, menor es la probabilidad de que se deba a una infección.

Cuadro 10-1. Algunas causas de fiebre prolongada no explicada en niños

I. *Enfermedades inflamatorias no infecciosas*
1. Artritis idiopática juvenil (AIJ) (tipo de inicio sistémico)
2. Enfermedades vasculares del colágeno menos comunes (lupus eritematoso sistémico, fiebre reumática aguda, poliarteritis nodosa)
3. Enfermedad intestinal inflamatoria (enfermedad de Crohn, colitis ulcerativa)
4. Sarcoidosis

II. *Enfermedades Infecciosas*
1. Abscesos (en especial abdominales)
2. Otras infecciones focales (de bajo grado o modificadas por antibióticos, como osteomielitis, meningitis no bacteriana, tuberculosis extrapulmonar, linfadenitis mesentérica, sinusitis)
3. Infecciones bacterianas no focales (endocarditis, enfermedad por arañazo de gato, fiebre tifoidea, meningococemia crónica, bacteriemia crónica por *H. influenzae*, tuberculosis miliar, brucelosis, tularemia)
4. Infecciones virales (VEB, CMV, virus de coriomeningitis linfocítica, echovirus crónico, adenovirus, virus de hepatitis)
5. Otros microorganismos

Rickettsias (fiebre moteada de las Montañas Rocallosas [FMMR], erliquiosis, fiebre Q)

Espiroquetas (enfermedad de Lyme, leptospirosis, fiebre recidivante por *Borrelia*)

Micoplasmas (*M. pneumoniae*)

Parásitos (toxoplasmosis, larva migrans visceral, malaria, babesiosis)

Hongos (micosis sistémicas diseminadas)

III. *Malignidades*
1. Tumores sólidos ocultos (neuroblastoma, tumor de Wilms, retinoblastoma)
2. Cánceres hematológicos (leucemia, linfoma, y enfermedad de Hodgkin)

IV. *Misceláneas*
1. Facticia
2. Metabólica (fiebre por medicamentos, alergia a la leche, deshidratación por diabetes insípida)
3. Genética (linfohistiocitosis hemofagocítica [LHH], fiebre mediterránea familiar [FMF], hiperostosis cortical infantil [enfermedad de Caffey], disfunción hipotalámica, displasia ectodérmica, disautonomía familiar, crisis de hemoglobinopatía)
4. Nunca diagnosticada

Enfermedades inflamatorias no infecciosas

Artritis idiopática juvenil de inicio sistémico

Existen varias formas de AIJ (antes denominada artritis reumatoide juvenil). Las principales formas son la pauciarticular (u oligoarticular), poliarticular, y de inicio sistémico (algunas veces llamada enfermedad de Still). Es esta última forma la que con frecuencia se presenta como FOD. El pico de presentación es entre 1 y 5 años de edad, pero pueden presentarse casos a cualquier edad. El diagnóstico de artritis de inicio sistémico por criterios de la International League of Associations of Rheumatology requiere la presencia de artritis y fiebre cotidiana (diaria) documentada durante una duración de al menos 2 sem. Los pacientes también deben presentar al menos uno de los siguientes: exantema típico, linfadenopatía generalizada, crecimiento del hígado o bazo, o serositis. No existe prueba específica de laboratorio disponible, y el diagnóstico es clínico, a menudo retrasando la terapia.

Dado que la AIJ de inicio sistémico es una de las causas más frecuentes de fiebre prolongada en niños, y ya que el diagnóstico debe basarse en hallazgos clínicos, se discute a detalle más adelante en una sección por separado.

Otras enfermedades vasculares del colágeno

El lupus eritematoso sistémico y la fiebre reumática aguda son causas raras de fiebre prolongada inexplicable. Usualmente la poliartritis o poliartralgia son importantes, como se describe en el Capítulo 16. En la poliarteritis nodosa, por lo regular hay dolor abdominal e hipertensión. Puede requerirse angiografía por tomografía computarizada (ATC) para establecer el diagnóstico.

Enfermedad intestinal inflamatoria

La enfermedad de Crohn puede comenzar con fiebre crónica antes de que se presenten los síntomas intestinales. Por lo regular hay anemia normocítica y una elevación al menos leve en la velocidad de sedimentación globular (VSG).

Infecciones

Abscesos ocultos

Los abscesos abdominales pueden ser una causa de fiebre prolongada en niños (ver Capítulo 12). Los abscesos hepáticos pueden ser piógenos o amebianos. Los factores de riesgo para abscesos hepáticos piógenos incluyen enfermedad hepática subyacente, cateterización umbilical y septicemia. Típicamente, el hígado está agrandado y doloroso al tacto.

Los abscesos intraabdominales pueden presentarse en el bazo, riñones, músculo psoas, y por encima o por debajo del hígado, así como en el hígado. La TC casi siempre es el estudio diagnóstico de elección.

Por lo general, existen pistas clínicas que indican que la fuente de la fiebre está en el abdomen. En una serie que utilizó escaneos de TC para buscar la causa de FOD, 22 (79%) de 28 pacientes que al final se demostró que tuvieron abscesos intraabdominales, habían tenido hallazgos previos sugerentes de enfermedad en el abdomen.

Otras infecciones focales

La meningitis, osteomielitis y otras infecciones focales son causas mucho más frecuentes de fiebre prolongada en niños que en adultos. La exploración física cuidadosa a menudo detectará hallazgos sutiles, dando una pista sobre la localización de la infección. Otras infecciones focales incluyen tuberculosis extrapulmonar y adenitis mesentérica.

Bacteriemias

La fiebre prolongada puede ser causada por especies de *Salmonella*, en especial por *Salmonella typhi* y *Salmonella paratyphi*. De hecho, la forma de presentación de muchas enfermedades que se manifiesta solo con fiebre a menudo se conoce como la forma tifoidea de la enfermedad en cuestión. Los hemocultivos deberían detectar bacteriemia, pero algunas veces no se hacen o su resultado se ve alterado por el uso de antibióticos.

La endocarditis infecciosa en ocasiones se asocia con hemocultivos negativos (ver Capítulo 18). En comparación con los adultos, los niños con endocarditis tienen con mayor frecuencia corazones estructuralmente anormales. La bacteriemia no identificada puede presentarse en la meningococemia crónica (por lo regular con artralgia), brucelosis, tularemia, e incluso infección por *H. influenzae*. Muchas otras especies pueden producir FOD sin resultar en una infección focal.

La fiebre por mordedura de rata puede ser causada ya sea por *Streptobacillus moniliformis* o *Spirillum minus*. El primero es la causa habitual de fiebre por mordedura de rata en Estados Unidos, mientras que la segunda se presenta en Asia. La infección por *S. moniliformis* se caracteriza por fiebre recidivante, exantema y poliartritis migratoria. La clave es preguntar acerca de exposición a roedores. Se deben utilizar medios especiales enriquecidos con sangre para cultivar al organismo, y los cultivos deben dejarse durante al menos 3 semanas.

De forma similar, las micobacterias no pueden cultivarse en botellas de hemocultivo ordinarias, y se deben solicitar medios de cultivo especiales para micobacterias. El diagnóstico de tuberculosis miliar a menudo se sospecha por la presencia de múltiples nódulos en la radiografía de tórax, y se confirma con tinción para bacterias ácido-alcohol resistentes en biopsia de hígado o médula ósea. Debe sospecharse cuando hay exposición a tuberculosis, por lo general en presencia de hepatoesplenomegalia.

Brucelosis

La brucelosis es una causa poco frecuente de fiebre constante. Con alguna frecuencia se presenta también con calosfríos, cefalea, pérdida de peso, artralgia y mialgias. Puede ocurrir leucopenia y linfocitosis atípica. El paciente casi siempre ha tenido contacto con ganado vacuno o porcino o tiene un familiar granjero o veterinario. Sin embargo, en los niños con brucelosis es más común que en adultos la ausencia de exposición reconocida. Los perros, en especial de raza beagle, son otra posible fuente de *Brucella* en humanos. La leche bronca es una fuente poco común de infección en Estados Unidos dado el control de brucelosis en ganado ya que se sacrifica al ganado infectado. No obstante, el queso de cabra importado ha sido reconocido como fuente, de forma que debe obtenerse una historia de exposición a alimentos importados en el paciente con fiebre no explicada. Los pacientes que viajan o residen en el Medio Oriente tienen un alto riesgo.

El diagnóstico se confirma al cultivar el organismo en la sangre o la médula ósea. Esta última tiene el mayor rendimiento diagnóstico. La prueba de aglutinina para *Brucella* mide los anticuerpos contra *B. melitensis*, *B. suis*, y *B. abortus*, reflejando infección adquirida del ganado vacuno, cerdos y cabras, respectivamente. Se requiere otra prueba de anticuerpos separada para diagnosticar infección por *B. canis* (por perros). Un solo título alto de anticuerpos aglutinantes ($\geq$ 1:160) contra el organismo es sugerente, pero no diagnóstico.

Enfermedad por arañazo de gato (infección por Bartonella henselae)

Aunque la principal manifestación de infección por *Bartonella henselae* es la adenitis regional, también puede causar FOD. Fue la segunda causa más común diagnosticada de FOD en una serie, pero la incidencia varía mucho dependiendo de la región. Los pacientes con fiebre prolongada asociada con enfermedad por arañazo de gato con frecuencia tienen microabscesos hepáticos o esplénicos que por lo general pueden visualizarse por ultrasonido abdominal. La mayoría de los niños con involucramiento hepatoesplénico en la enfermedad por arañazo de gato tiene dolor abdominal, aunque puede ser vago y leve. En una serie de 13 niños con enfermedad por arañazo de gato hepatoesplénica, la fiebre duró de 3 a 16 sem. Todas las lesiones hepáticas y esplénicas se resolvieron sin secuelas excepto por calcificación esplénica residual en un niño.

Virus

El VEB puede producir una forma tifoidea de mononucleosis infecciosa, así como muchas presentaciones atípicas (Capítulo 3), y es uno de los diagnósticos más comunes en niños referidos a un especialista en enfermedades infecciosas por fiebre prolongada inexplicable. El CMV ha sido una causa de FOD en la mayoría de las series reportadas en niños. El virus de la coriomeningitis linfocítica es una causa rara de fiebre prolongada en niños. Otros virus comunes rara vez causan FOD, aunque los adenovirus, echovirus y coxsackievirus algunas veces pueden causar fiebre durante tanto como 10 a 14 días.

Causas parasitarias

Es indispensable preguntar sobre antecedentes de viajes para considerar la posibilidad de malaria. En sitios no endémicos, > 60% de los casos de paludismo es mal diagnosticado al principio. El paludismo por lo regular se presenta después de haber viajado a un área tropical sin el uso de quimioprofilaxis, aunque pueden ocurrir casos aun con la profilaxis. Es necesaria la evaluación de al menos tres frotis de sangre por un técnico experimentado para excluir el diagnóstico. Muy raras veces el paludismo se adquiere en Estados Unidos por una transfusión de sangre, o cuando pasa (por medio de la picadura de un mosquito) de una persona que ha regresado de un viaje a un área endémica. Algunas veces el paludismo se acompaña de hepatoesplenomegalia; es tan común en los trópicos, que cualquier paciente con fiebre que ha estado en un área endémica durante los 2 meses previos (periodo de incubación habitual, 2 sem) debe ser considerado con paludismo hasta que no se demuestre lo contrario.

La babesiosis es un protozoario transmitido por garrapatas que puede causar fiebre prolongada. Las áreas endémicas en Estados Unidos incluyen el noreste y la parte superior del oeste medio, en especial partes de Nueva Inglaterra, el estado de Nueva York, Nueva Jersey, Wisconsin y Minnesota. Es transmitida por la *I. scapularis*, la misma garrapata que transmite la enfermedad de Lyme. Más comúnmente, es diseminada por la etapa de ninfa de la garrapata, que es tan pequeña como una semilla de amapola. Por lo tanto, la mayoría de las picaduras de la garrapata pasa desapercibida. También puede ser transmitida por transfusión sanguínea. El diagnóstico por lo regular se realiza por frotis de sangre periférica, aunque algunos laboratorios cuentan con PCR. Otras causas parasitarias de FOD incluyen la toxoplasmosis y la larva *migrans visceral* causada por una variedad de nematodos. Ambos padecimientos se diagnostican por serología, pero la última usualmente requiere enviar suero a un laboratorio de referencia. Los pacientes con larva *migrans visceral* por lo general tienen algún grado de eosinofilia.

Otros microorganismos

Las rickettsias, en particular las responsables de la FMMR, erliquiosis, anaplasmosis, y la fiebre Q, pueden causar FOD. Las espiroquetas, como la leptospirosis, la fiebre recidivante por *Borrelia* (en el oeste de Estados Unidos) y la enfermedad de Lyme (que muy rara vez produce fiebre prolongada), se discuten en el Capítulo 21. Se ha reportado *Mycoplasma pneumoniae* sin enfermedad respiratoria importante como causa de FOD en un adulto.

Malignidades

El neuroblastoma es una de las malignidades más comunes en niños pequeños, y puede ser la causa maligna más frecuente de FOD. La orina o los niveles séricos del ácido vanillilmandélico (AVM) y el ácido homovanílico (AHV) estarán elevados en alrededor de 80% de los niños con neuroblastoma. El linfoma también puede presentarse con fiebre persistente, pero por lo regular hay crecimiento de nódulos linfáticos, del bazo o el hígado. La leucemia en ocasiones se presenta con fiebre, aunque por lo general existe alguna anormalidad hematológica. El sarcoma de Ewing puede causar fiebre importante como una manifestación temprana, pero una masa ósea o dolor en un hueso usualmente hace que la enfermedad se asemeje a una osteomielitis en lugar de FOD. El retinoblastoma es, al parecer, una causa rara de fiebre continua. Los pacientes con sarcoma también pueden tener fiebre persistente.

Se han reportado otros trastornos proliferativos, como la hiperplasia gigante benigna de nódulos linfáticos en un nódulo mesentérico (asociada con anemia e hiperglobulinemia) como causa de fiebre continua.

La fiebre causada por malignidad tiene algunas características que la distinguen de la fiebre provocada por infección. Las temperaturas son con frecuencia de alto grado, pero a diferencia de la infección, los calosfríos y la sudoración son relativamente poco comunes. La fiebre por lo general tiene una respuesta muy limitada al paracetamol. Sin embargo, algunos estudios han demostrado que la respuesta de la fiebre tumoral al naproxeno es superior a la respuesta de los pacientes con infección.

Enfermedad de Kawasaki

Cuando los niños son hospitalizados al inicio para evaluación por fiebre alta, pueden no haber desarrollado los suficientes hallazgos clínicos de la enfermedad de Kawasaki como para sospechar el diagnóstico. Como se revisa en el Capítulo 11, la inflamación del dorso de las manos y pies es un signo útil en la enfermedad de Kawasaki. Los hallazgos tempranos típicamente incluyen un exantema polimórfico, inyección conjuntival y linfadenopatía cervical unilateral, que puede conducir al uso inefectivo de antibióticos para un diagnóstico erróneo de adenitis cervical.

Causas diversas

La fiebre facticia es en ocasiones el resultado de calentar el termómetro, ya sea por un hermano mayor o uno de los padres. Evaluar la temperatura de la orina inmediatamente después de la micción y tomar de nuevo la temperatura de inmediato bajo supervisión puede ayudar a confirmar el diagnóstico.

La fiebre por medicamentos puede ser causada por muchos fármacos comunes, incluyendo antibióticos betalactámicos, isoniazida, anticonvulsivantes, sulfonamidas, furosemida, inhibidores de la bomba de protones, y muchos otros. A menudo hay eosinofilia. No hay un patrón de fiebre característico y, en caso de que no exista enfermedad cardiovascular, hay poco riesgo asociado con realizar de nuevo un reto con el medicamento sospechoso.

Otras causas poco comunes de FOD incluyen la linfohistiocitosis hemofagocítica (LHH), la arteritis de Takayasu, la sarcoidosis, la enfermedad de Kikuchi (linfadenitis histiocítica necrotizante), y el seudotumor inflamatorio. Las causas genéticas y metabólicas con frecuencia resultan en fiebre recurrente en lugar de fiebre de origen desconocido.

En alrededor de 25% de los niños con FOD se encuentran causas desconocidas y no diagnosticadas.

Enfoque diagnóstico

Los siguientes pasos constituyen un enfoque práctico para la FOD; se listan en orden aproximado de utilidad:

1. Suspender medicamentos. La fiebre por medicamentos es en especial probable en caso de persistencia inesperada de la fiebre después de la terapia antibiótica para una enfermedad febril. En la fiebre por medicamentos, la temperatura típicamente regresa a la normalidad cuando el medicamento es eliminado del sistema, lo que con frecuencia ocurre dentro de una duración equivalente a cinco veces la vida media del fármaco (dentro de las 48 h para los agentes más utilizados).

2. Se aconseja la observación de la fiebre en el hospital en un lapso de 24 a 48 h sin antipiréticos para documentarla y observar el patrón antes de solicitar procedimientos diagnósticos complejos. Se debe repetir la exploración física, en especial en caso de artritis transitoria, limitación en el rango

de movimiento articular, o exantema transitorio, todos los cuales sugieren AIJ de inicio sistémico, la cual se analiza en la siguiente sección. Se debe realizar un examen cuidadoso de fondo de ojo en busca de tubérculos coroideos, los cuales se observan en alrededor de un tercio de los pacientes con tuberculosis en el sistema nervioso central.

3. Los hemocultivos son útiles para excluir endocarditis bacteriana subaguda, y pueden detectar una bacteriemia inesperada, como en la meningococemia crónica, una causa rara de fiebre persistente y exantema en niños.

4. Se debe realizar una biometría hemática completa, prueba cutánea de tuberculina o ensayo de liberación de interferón gamma, y tomar cultivos tanto de sangre como de orina. Una prueba de sangre oculta en heces es una forma simple de tamizar en busca de enfermedad intestinal inflamatoria, sin embargo puede ser negativa en las fases tempranas de la enfermedad. Si los signos apuntan hacia enfermedad intestinal inflamatoria, una medición calprotectina fecal es mucho más sensible.

5. Se debe realizar una exploración radiológica del tórax, así como ultrasonido renal. La exploración radiológica de las articulaciones no tiene valor en el diagnóstico de AIJ de inicio sistémico. Los cambios óseos de la artritis casi nunca se observan, a menos que exista evidencia clínica de que la artritis ha estado presente durante semanas o meses. En ocasiones puede ser útil la exploración radiográfica para detectar cambios como la disminución de la densidad ósea, en particular si los antecedentes de síntomas articulares previos son vagos o no confiables. También pueden descubrirse cambios óseos por leucemia.

6. Son necesarias las pruebas serológicas para VEB y CMV. De todas las pruebas serológicas que pueden enviarse para la evaluación de la fiebre prolongada inexplicable, la medición de los anticuerpos séricos contra virus de Epstein-Barr tiene la mayor probabilidad de ser diagnóstica. Una prueba de anticuerpo heterófilo es útil si es positiva, pero una prueba negativa no excluye el diagnóstico. Para cuando el niño alcanza el punto donde es evaluado por fiebre prolongada inexplicable, se deben obtener títulos de anticuerpo contra VEB en lugar de la prueba de anticuerpo heterófilo. También se deben medir los títulos de anticuerpos contra CMV. Para ambos virus, se prefiere la serología a la PCR. No todos los pacientes con infección primaria por VEB o CMV tienen una PCR positiva. Además, los pacientes con antecedente de infección previa por estos virus pueden tener reactivaciones y una PCR positiva de bajo nivel.

7. En ocasiones es útil la serología para otros agentes. Se deben medir títulos de anticuerpos contra *B. henselae* si existe el antecedente de exposición a gatos, y debe considerarse solicitar la prueba en otros casos, en especial en aquellos pacientes que residen en áreas endémicas. Puede haber resultados falsos positivos, y distraer al médico de considerar otras posibilidades. Puede estar indicada la serología para histoplasmosis y coccidioidomicosis en áreas endémicas. La histoplasmosis diseminada debe ser diagnosticada enviando una muestra de orina para pruebas de antígenos. Cuando existe sospecha clínica, pueden ser útiles los títulos de anticuerpos para FMMR, erliquiosis, anaplasmosis, tularemia, toxoplasmosis y brucelosis; sin embargo, un enfoque razonado y dirigido es superior a un enfoque "en tiro de escopeta". Para algunos padecimientos como la FMMR, puede tomar semanas el desarrollar una respuesta con anticuerpos. Por lo tanto, si existe una sospecha clínica razonable sobre FMMR, el paciente debe ser tratado empíricamente con doxiciclina.

8. Los pacientes con AIJ rara vez tienen anticuerpos antinucleares (ANA) o factor reumatoide positivos, de modo que estas pruebas por lo general no son útiles. La exploración en lámpara de hendidura puede mostrar iridociclitis por AIJ, pero esto es más típico en la AIJ pauciarticular que en la forma de inicio sistémico. De manera más común, la inflamación en la cámara anterior se debe a enfermedad de Kawasaki. La enfermedad celiaca rara vez se presenta con FOD, y puede diagnosticarse con anticuerpos IgG e IgA contra la transglutaminasa tisular. Se deben añadir anticuerpos IgA antigliadina en niños < 2 años de edad. Por lo regular se realiza medición de IgA sérica total de forma concomitante para descartar resultados falsos negativos con IgA específica.

9. La ferritina es una prueba útil para el diagnóstico de LHH, como se analiza en el Capítulo 23. Los pacientes con este padecimiento por lo regular tienen un nivel en exceso elevado de ferritina, así como triglicéridos elevados y fibrinógeno bajo.

10. Se debe considerar la aspiración de médula ósea con análisis del frotis en busca de bacilos ácido-alcohol resistentes, levaduras y bacterias, así como para detectar malignidad y hematofagocitosis. Se debe realizar cultivo de médula ósea en busca de hongos, micobacterias y otras bacterias.

11. La punción lumbar algunas veces revelará ya sea meningitis viral o meningitis bacteriana que ha sido suprimida por antibióticos. La prueba puede ya haberse realizado debido a artralgia cervical y fiebre alta por AIJ de inicio sistémico.

12. Los estudios de imagen pueden ser útiles. La TC de cuello puede detectar un absceso retrofaríngeo o parafaríngeo en el niño con adenopatía cervical o malestar inespecífico en el cuello. La TC de tórax puede demostrar un absceso tímico (ver Fig. 6-4). La TC abdominal es útil en algunos pacientes con sospecha de malignidad o absceso intraabdominal, en especial en el hígado. El ultrasonido pélvico y abdominal puede también revelar abscesos, masas o los granulomas focales de la enfermedad por arañazo de gato sistémica. Las pruebas de medicina nuclear (escaneos con gadolinio, escaneos de leucocitos marcados con indio, y escaneos óseos) a veces resultan de utilidad para detectar un foco de infección en un paciente con FOD. Un ecocardiograma puede detectar vegetaciones valvulares en un paciente con endocarditis con cultivo negativo. También puede mostrar miocarditis o ectasia coronaria temprana en el niño con enfermedad de Kawasaki.

13. Se debe considerar la biopsia de hígado o de un nódulo linfático en casos selectos de crecimiento anormal.

14. Una prueba empírica con terapia antimicrobiana rara vez es útil, y dificulta la interpretación de los resultados de cultivos subsecuentes. No debe realizarse excepto en situaciones en donde está en riesgo la vida, como ante la sospecha de tuberculosis diseminada. Sin embargo, puede estar justificada una prueba empírica con un agente antiinflamatorio no esteroideo cuando hay una fuerte sospecha de AIJ de inicio sistémico.

ARTRITIS IDIOPÁTICA JUVENIL DE INICIO SISTÉMICO

La AIJ de inicio sistémico es una causa común de fiebre prolongada inexplicable en niños. No hay pruebas específicas de laboratorio que sean concluyentes, de modo que el diagnóstico por lo regular debe basarse en una constelación de hallazgos clínicos y de laboratorio.

Hallazgos clínicos

Fiebre alta

Típicamente, la temperatura está dentro de un rango que va desde tan baja como 35 °C (95 °F) hasta tan alta como 41 °C (105.8 °F). Los picos de fiebre pueden presentarse una vez al día (cotidiana) o dos veces al día (cotidiana doble). Por lo general se presenta un pico de fiebre por la tarde-noche. La fiebre no responde a los antibióticos. En general hay muy poca respuesta al paracetamol, pero existe al menos una respuesta parcial a altas dosis de medicamentos antiinflamatorios no esteroideos (AINE) (Fig. 10-1). La temperatura con frecuencia hace un pico de forma abrupta y regresa a la normalidad con la misma velocidad, un patrón adecuadamente descrito como "fiebre frenética".

Exantema transitorio

El exantema por lo regular es leve y maculopapular o papular. Por lo general es de color rojo o salmón, y sobre todo se presenta en el punto más alto de la fiebre, con más constancia en el tronco y sobre las articulaciones. Con frecuencia se observan máculas grandes, planas y rojas con centros pálidos. El exantema puede

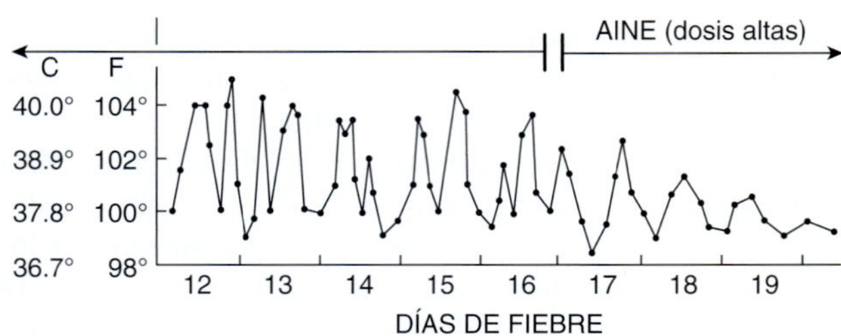

Figura 10-1. Curso típico de la artritis idiopática juvenil con inicio sistémico, mostrando un pico de fiebre dos veces al día (fiebre cotidiana doble).

Figura 10-2. Exantema típico en la AIJ de inicio sistémico. (Fotografía cortesía del Dr. Richard Hong.)

ser lineal por el rascado (Fig. 10-2). La principal característica del exantema es su evanescencia; a menudo solo está presente por unos cuantos minutos u horas. El exantema parece estar relacionado en algunos casos con presión. En ocasiones es pruriginoso.

Artralgia y mialgia

Con frecuencia hay artralgia, pero puede no ser fácil de detectar en un niño pequeño. A menudo se detecta al flexionar la espalda. En estos pacientes a veces se realiza punción lumbar, debido a que la rigidez de cuello o espalda y la fiebre alta hacen que el médico quiera descartar una meningitis. La artralgia también se observa a menudo en los hombros y las rodillas, cuando se evalúa el rango de movimiento de las articulaciones. Muchas veces el niño pequeño se rehusará a caminar, y preferirá estar sentado sobre el regazo de sus padres y no querer que lo muevan, lo que parece causar incomodidad. Al comienzo de la enfermedad, la evidencia objetiva de artritis es a menudo transitoria o está ausente en la AIJ de inicio sistémico. Con frecuencia la artritis aparece luego de semanas o meses, pero el curso es altamente variable.

Respuesta isomórfica (fenómeno de Koebner)

Ésta es una roncha que aparece en la piel unos cuantos minutos después de que el médico hace una marca especial de rascado. El fenómeno proporciona apoyo para el diagnóstico de AIJ, pero no es específico.

Otros hallazgos clínicos

El dolor abdominal en ocasiones es lo suficientemente intenso como para semejar un abdomen agudo. El dolor puede ser causado por nódulos mesentéricos agrandados, como lo ha demostrado la laparotomía en algunos estudios. En estos casos, por lo general hay linfadenopatía generalizada. A veces puede haber crecimiento importante del hígado y el bazo.

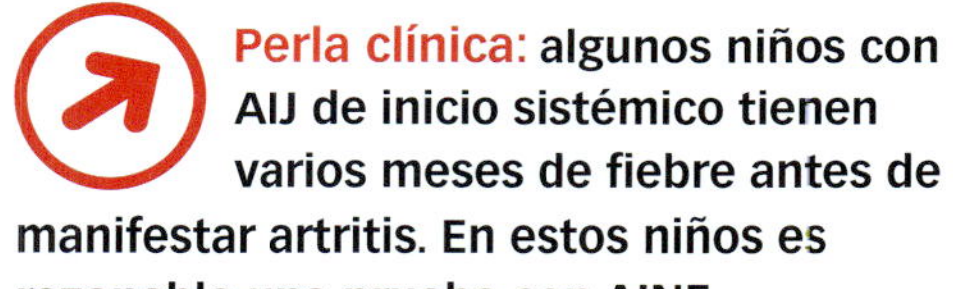

Laboratorios y otros hallazgos

La VSG está marcadamente elevada. Puede encontrarse leucocitosis > 20 000 por mcL (y tan alta como 100 000 por mcL) con predominio de neutrófilos después de que la fiebre ha estado presente durante varios días o semanas. La anemia puede no estar presente al principio, por lo general la hemoglobina cae de manera progresiva desde alrededor de 12 hasta 8 o 9 g/dL. Puede encontrarse trombocitosis de 500 000 a 1 000 000 por microlitro.

En la AIJ de inicio sistémico no hay factor reumatoide, y solo tiene valor como apoyo para el diagnóstico en niños mayores con artritis poliarticular. Aunque no es específica de la AIJ, los pacientes con la forma de inicio sistémico a menudo tendrán niveles séricos altos de ferritina cuando la enfermedad está activa.

Una radiografía de tórax puede revelar hipertrofia cardiaca, o el electrocardiograma mostrar cambios sugerentes de miocarditis o pericarditis (ver Complicaciones). La ecocardiografía puede ser útil para detectar pequeños derrames pericárdicos.

Terapia

Los AINE a dosis altas en general son efectivos para regresar la temperatura a la normalidad o a una fiebre de bajo grado en varios días, con un alivio marcado de los síntomas articulares y otros síntomas inflamatorios. En general se utiliza naproxeno (5 a 10 mg/kg/dosis BID).

Complicaciones

Puede haber algunas complicaciones que confunden, por lo general después de unas cuantas semanas de fiebre alta, pero a veces de forma más temprana. Estas incluyen:

1. Pericarditis con derrame y algunas veces taponamiento.
2. Miocarditis (menos común).
3. Derrames pleurales, usualmente pequeños.
4. Neumonitis intersticial (puede preceder a los signos articulares).

Curso

En la mayoría de los casos, el diagnóstico de AIJ de inicio sistémico se confirma con la aparición eventual de poliartritis crónica o recurrente, ya que la artritis con frecuencia se presenta en los primeros 6 meses. A veces el diagnóstico al final resulta erróneo, o nunca llega a confirmarse.

Se llevó a cabo un estudio sobre el curso de 43 niños con diagnóstico de AIJ que no pudo ser confirmada durante la primera hospitalización. El diagnóstico se basó de manera predominante en hallazgos de artralgia o sinovitis y elevación de la VSG, a menudo con fiebre, exantema y linfadenopatía. Cinco niños (12%) desarrollaron poliartritis típica, y 15 (35%) eventualmente tuvieron otro diagnóstico, incluyendo psoriasis, colitis ulcerativa, fiebre reumática, espondilitis anquilosante, osteocondritis, probable artritis séptica, enfermedad de Raynaud, lupus eritematoso sistémico, dermatomiositis, y esclerodermia. De los 43 niños, 23 (53%) tuvieron un curso que llevó a un diagnóstico operativo de probable AIJ. Estos 23 niños pudieron ser clasificados en tres patrones, según su curso: 10 tuvieron uno sistémico benigno con exantema, fiebre y linfadenopatía con signos y síntomas mínimos en las articulaciones, pero nunca desarrollaron poliartritis crónica; 9 tuvieron un curso oligoartrítico, con artritis crónica, pero con menos de 4 articulaciones involucradas; 4 tuvieron uno poliartrítico transitorio con pocos o nulos hallazgos sistémicos. Su poliartritis fue de una duración demasiado corta (< 3 meses) como para cumplir con los criterios de artritis idiopática juvenil.

FIEBRE CON SIGNOS INESPECÍFICOS

La fiebre con varios signos inespecíficos puede definirse como una fiebre de por lo menos 38.4 °C rectal (101 °F) con una duración ≤ 10 días, con hallazgos físicos anormales que indican un área de estudio diagnóstico. Una vez que la fiebre ha estado presente durante > 10 días, el diagnóstico operativo puede ser FOD. La fiebre con signos inespecíficos es una categoría general, y los signos y síntomas específicos deben ser mencionados como "fiebre y esplenomegalia", "fiebre con hepatomegalia", o una frase similar. En la sección apropiada se muestra una discusión más detallada, como se muestra en la Tabla 10-4. Parece evidente que muchos casos incluidos en las series pediátricas de FOD tenían en realidad fiebre con signos inespecíficos. Esto puede

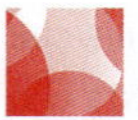

Tabla 10-4 **Capítulos que ofrecen una discusión más profunda sobre la fiebre con signos inespecíficos**

SIGNO INESPECÍFICO	DIAGNÓSTICO DIFERENCIAL	CAPÍTULO
Crecimiento del hígado o bazo	Infección fúngica o micobacteriana diseminada	10
	Malignidad	10
Ictericia	Hepatitis	13
	Hepatitis neonatal	19
Pleuritis; pericarditis	AIJ	10
	Neumonía	8
	Carditis	18
Exantema	Infección viral o bacteriana, no infecciosa	11
Distensión o dolor abdominal	Apendicitis, colecistitis o pancreatitis	12
	Infección de vías urinarias	14
	Neumonía	8
	Discitis u osteomielitis pélvica	16
Linfadenopatía generalizada	Enfermedad tipo mononucleosis infecciosa	3
	Infección por VIH	20

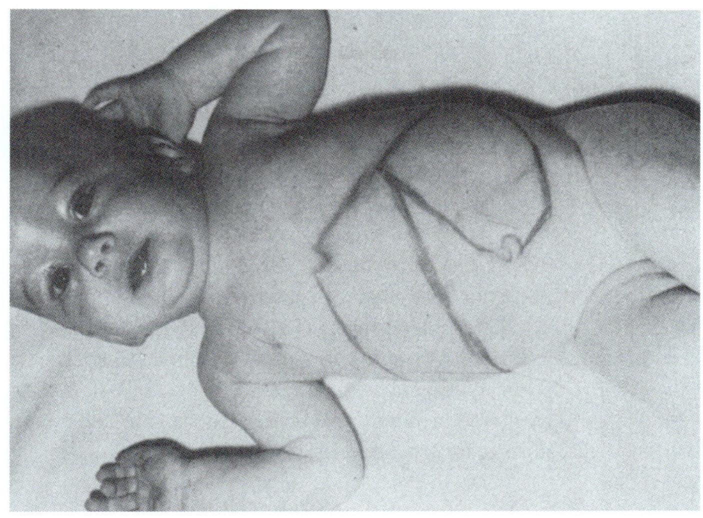

Figura 10-3. Niño de 4 meses de edad con hepatoesplenomegalia masiva y trombocitopenia causadas por histoplasmosis diseminada.

ser parcialmente explicable del hecho de que una serie grande encontró que la infección por VEB era la causa más común de FOD pediátrica.

Causas de fiebre y hepatoesplenomegalia

Las infecciones son las causas más importantes de fiebre y hepatoesplenomegalia. Algunos casos pueden ser curados con un diagnóstico oportuno y la terapia adecuada. La tuberculosis miliar se discute en el Capítulo 8. Los síndromes tipo mononucleosis infecciosa se analizan en el Capítulo 3. Si la causa es una malignidad, las anormalidades hematológicas por lo general son sugerentes, pero algunas veces, se requiere biopsia de nódulo linfático, de hígado, o incluso esplenectomía para el diagnóstico.

Infección por virus de Epstein-Barr o citomegalovirus

En muchos casos, la fiebre y hepatoesplenomegalia leve a moderada son los únicos signos de infección por VEB o CMV. El diagnóstico se establece con certeza detectando la respuesta serológica a estos virus.

Bartonelosis sistémica (infección por Bartonella henselae*)*

A menudo en la enfermedad por arañazo de gato con involucramiento hepatoesplénico, no se detecta hepatoesplenomegalia obvia. Sin embargo, en ocasiones no puede encontrarse hepatoesplenomegalia evidente, aunque en una cuidadosa exploración física puede en ocasiones detectarse cuando se encuentra en grado sutil.

Histoplasmosis aguda diseminada

La fiebre y la hepatoesplenomegalia son los principales hallazgos en la histoplasmosis diseminada aguda, la cual se presenta más comúnmente en lactantes pequeños o personas inmunocomprometidas (Fig. 10-3). La radiografía de tórax es con frecuencia normal, sin embargo en ocasiones puede revelar lesiones miliares. Los anticuerpos contra histoplasmosis por lo general ya están presentes cuando el paciente es visto por primera vez. La prueba en orina para antígeno de histoplasmosis es casi uniformemente positiva. Con frecuencia hay anormalidades hematológicas y a menudo son lo suficientemente importantes como para recibir la principal consideración diagnóstica. En otros casos, el involucramiento intestinal es grave, y puede conducir a diagnósticos erróneos como enfermedad inflamatoria intestinal infantil.

La anemia hemolítica con reticulocitosis, leucopenia y trombocitopenia puede ser el principal patrón de presentación. Dado que a menudo hay fiebre y hepatoesplenomegalia, se puede considerar la leucemia aguda. La médula ósea no revela un número anormal de células blásticas, pero en general pueden encontrarse organismos de *Histoplasma* ovales en fase de levadura dentro de los histiocitos (Fig. 10-4). La coagulación intravascular diseminada es una posible complicación de la histoplasmosis diseminada.

El cultivo de médula ósea requiere alrededor de 10 días, y esto puede retrasar el tratamiento demasiado tiempo en la forma diseminada de la enfermedad. Por lo tanto, se debe realizar un análisis cuidadoso del frotis de médula ósea cuando se sospeche histoplasmosis diseminada. Las formas de levadura del organismo por lo regular pueden identificarse por su morfología típica en los frotis teñidos cuando son analizados por un microscopista bien entrenado. Se deben buscar formas de levadura con brotes de *Histoplasma* en todos los casos de sospecha de leucemia en los que no pueda confirmarse dicha enfermedad por el análisis de médula ósea.

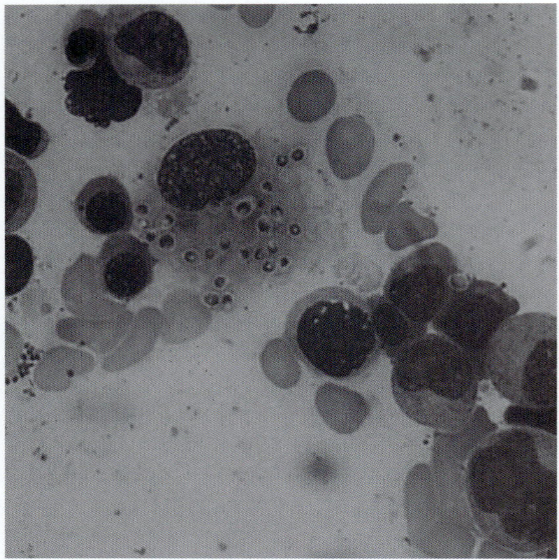

Figura 10-4. Una tinción de hematoxilina y eosina digitalizada de un aspirado de médula ósea de una niña de 5 años de edad con histoplasmosis diseminada revela un histiocito grande que contiene formas de levadura intracelulares (magnificación original ×1000). (Tomada de Kane JM, Schmidt K, Conway JH. *Arch Pediatr Adolesc Med* 2003;157:201–5).

Infección diseminada con otros hongos

Los niños que viven en el suroeste de Estados Unidos pueden llegar a padecer coccidioidomicosis diseminada. La blastomicosis también puede tener una forma diseminada. El enfoque diagnóstico es el mismo que el descrito para la histoplasmosis.

Las enfermedades fúngicas diseminadas que se presentan en pacientes inmunosuprimidos se discuten en los Capítulos 22 y 23.

Linfohistiocitosis hemofagocítica (LHH)

Este síndrome consiste en fiebre, hepatoesplenomegalia, linfadenopatía, pancitopenia periférica y aumento en el número de histiocitos en la médula que han fagocitado plaquetas, elementos mieloides y eritrocitos. El VEB es uno de los desencadenantes de este síndrome, el cual puede semejar una histiocitosis de células de Langerhans.

Infiltrados malignos

Leucemia, linfoma, histiocitosis de células de Langerhans, neuroblastoma y los tumores metastásicos son las causas malignas más frecuentes de fiebre con hepatomegalia, esplenomegalia o crecimiento de nódulos linfáticos.

Síndromes de inmunodeficiencia

Los lactantes con infecciones congénitas por VIH pueden presentar fiebre y hepatoesplenomegalia, al igual que aquellos con síndrome de Omenn (reticuloendoteliosis familiar con eosinofilia).

Enfermedades de almacenamiento

En la enfermedad de Niemann-Pick, la enfermedad de Gaucher, y otras lipidosis, la fiebre por lo regular es causada por una infección concurrente no relacionada.

Malaria o babesiosis

Estas dos enfermedades pueden presentarse con fiebre y hepatoesplenomegalia. El antecedente de un viaje a África, Asia o a Latinoamérica puede despertar la sospecha de malaria. La infección por babesia típicamente se presenta en los meses más calurosos en el noreste o parte superior del medio oeste.

Enfermedades vasculares del colágeno

La AIJ de inicio sistémico algunas veces se asocia con crecimiento marcado del hígado, ya se ha discutido antes.

Enfoque diagnóstico

En pacientes con fiebre y signos inespecíficos como hepatoesplenomegalia, el diagnóstico oportuno y la terapia específica pueden salvar vidas. La malaria, la histoplasmosis y la tuberculosis merecen un énfasis especial, ya que existe terapia específica, y estas enfermedades a menudo no llegan a considerarse. Si la historia clínica y la exploración física no indican una prioridad diferente, se deben realizar las siguientes pruebas (aproximadamente en este orden):

1. **Frotis de sangre periférica.** Un frotis de sangre periférica puede revelar formas blásticas, linfocitos atípicos, formas malariales o un predominio extremo de linfocitos, sugiriendo leucemia. Si el paludismo es una posibilidad, se debe realizar también frotis de gota gruesa, y deben ser revisados por un parasitólogo.

2. **Biometría hemática completa y química sanguínea.** Los pacientes con infiltrado maligno o infección de la médula ósea pueden tener supresión de dos o incluso de las tres líneas celulares (eritrocitos, leucocitos y plaquetas). El ácido úrico y la deshidrogenasa láctica pueden estar elevados en los pacientes con malignidad. La ferritina sérica está muy elevada en pacientes con linfohistiocitosis hemofagocítica.

3. **Hemocultivos.** Estos son en particular útiles si el paciente tiene el antecedente de un viaje reciente para detectar infección por *S. typhi*.

4. **Pruebas para mononucleosis infecciosa.** Para la evaluación de la mononucleosis infecciosa, se debe realizar una prueba rápida. Si es positiva, esto puede permitir cancelar el análisis de la médula ósea. Si la

prueba es negativa, se deben realizar pruebas serológicas para VEB, CMV y toxoplasmosis, aun si no
se encuentran linfocitos atípicos en el frotis de sangre. Algunos expertos omiten la prueba rápida y se
pasan directo a las pruebas serológicas.

5. **Radiografía de tórax.** La radiografía de tórax
puede mostrar evidencia de adenopatía mediastí-
nica o enfermedad pulmonar no sospechada.

6. **Pruebas para tuberculosis.** La prueba cutánea
de tuberculina y los ensayos de liberación de interferón gamma se discuten en el Capítulo 8. Como
recordatorio, una prueba negativa no descarta la
posibilidad de tuberculosis.

7. **Ultrasonografía.** La fiebre y la hepatoesplenomegalia pueden ser secundarias a malignidad renal o
a hidronefrosis infectada que empuja el hígado o el
bazo hacia abajo y hacia adelante. El ultrasonido por
lo regular está indicado de forma temprana en el
proceso de evaluación.

8. **Pruebas serológicas para hongos.** En las zonas
geográficas apropiadas, se deben realizar pruebas
para descartar histoplasmosis y coccidioidomicosis. En áreas donde la histoplasmosis es endémica, los laboratorios con frecuencia cuentan con
prueba rápida de antígeno de histoplasmosis en
orina, y puede ser tan sensible como el aspirado
de médula ósea para el diagnóstico de histoplasmosis diseminada. También está disponible la
prueba para antígeno de blastomicosis en orina.

9. **Frotis y cultivo de médula ósea.** Al analizar
el frotis de médula ósea se pueden establecer
diversos diagnósticos, incluyendo a la leucemia,
enfermedades de almacenamiento, e infecciones
como la histoplasmosis. Se debe realizar cultivo
de médula ósea de forma rutinaria. Incluso con
una pequeña cantidad de médula, de hasta ½ mL,
inoculada utilizando la misma técnica que con el
cultivo sanguíneo, es probable obtener resultados
más positivos que con un cultivo de sangre periférica. Es en especial útil para cultivar *Histoplasma*
y bacterias intracelulares como *Salmonella* y en
pacientes con una susceptibilidad especial a infecciones oportunistas, como los pacientes con leucemia o sida.

10. **Escaneos.** El escaneo por TC del abdomen por lo
general está indicado en el paciente con fiebre y
hepatoesplenomegalia. Los escaneos con radio-
nucleótidos se utilizan menos.

11. **Biopsias.** La biopsia de hígado o de un nódulo
linfático es un procedimiento razonable y temprano, en especial si existe evidencia clínica o
de laboratorio de enfermedad hepática o linfadenopatía.

FIEBRE RECURRENTE Y PERIÓDICA

En la evaluación del niño con fiebre recurrente, quizá
el paso más importante es la separación de la fiebre
que recurre a intervalos aleatorios de la fiebre que
repite a periodos predecibles, ya que las condiciones
asociadas con cada una son diferentes. La fiebre recurrente puede definirse como episodios recurrentes e
impredecibles de fiebre de al menos 38.4 °C (101 °F),
confirmada por personal médico, con periodos de
temperatura por completo normal entre los episodios
febriles. El término *periódica*, por otro lado, significa
que la fiebre se presenta a intervalos fijos. Este término
no debe ser utilizado para establecer que la fiebre ocurre de manera ocasional, como se utiliza el término
en el habla cotidiana. Los padres del niño con fiebre
periódica verdadera pueden algunas veces predecir
el inicio del siguiente episodio febril en 1 o 2 días.
Para cumplir con criterios de fiebre periódica o recurrente, debe haber al menos tres episodios discretos
que duren un mínimo de 48 h durante un periodo de 6
meses. La fiebre diaria durante > 10 días se discutió en
la sección sobre FOD. Los episodios de fiebre de bajo
grado con temperatura < 38.4 °C (101 °F) se analizan
más adelante.

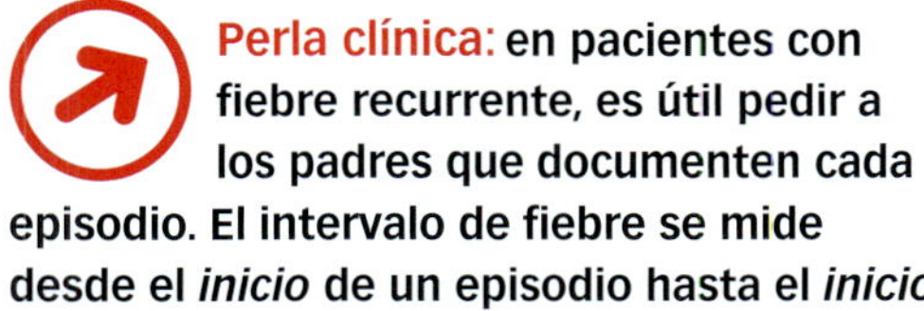

Perla clínica: en pacientes con fiebre recurrente, es útil pedir a los padres que documenten cada episodio. El intervalo de fiebre se mide desde el *inicio* de un episodio hasta el *inicio* del siguiente episodio.

Causas comunes de fiebre recurrente

Infección respiratoria recurrente

La causa más frecuente de episodios recurrentes de
fiebre en niños pequeños es quizás una infección respiratoria no relacionada, como se discute en los capítulos 2 y 23. El niño con bronquitis recurrente puede
también tener signos de alergia y desarrollar asma
posteriormente, como se analiza en el Capítulo 7. Por
lo general, el paciente tiene hallazgos respiratorios
leves, como tos o rinitis, observados en cada episodio.
Por lo regular el niño mejora de manera gradual, ya
sea que se utilice terapia antibiótica o no. A menudo se
recurre a la terapia antibiótica ya muy tarde, cuando la
resolución natural de la infección está por comenzar.
En consecuencia, la administración de un antibiótico

se asocia con la resolución de los síntomas en la mente de los padres.

En algunas ocasiones pueden presentarse infecciones virales sucesivas con fiebre como único síntoma. Los enterovirus, VEB, CMV, VHH-6 y otros virus pueden todos causar únicamente fiebre, como se discutió antes. Sin embargo, es inusual que un niño tenga tres o más enfermedades virales consecutivas en las que la fiebre es el único síntoma.

Infección recurrente de vías urinarias

Uno no debe asumir que la fiebre recurrente es resultado de una infección respiratoria solo porque existen síntomas respiratorios leves. Las infecciones de vías urinarias algunas veces se pasan por alto debido a que no se analiza la orina, sobre todo en los niños pequeños que a menudo tienen síntomas respiratorios leves y en quienes por lo regular hay dificultad para obtener muestras de orina.

Fiebre facticia

Los niños de alrededor de 8 años de edad o mayores algunas veces producen lecturas anormales en el termómetro al calentarlo o frotarlo. Puede ser uno de los padres el responsable de las falsas lecturas en los termómetros. Puede ser necesaria la hospitalización para detectar este diagnóstico.

Causas poco comunes

Infecciones raras

La fiebre recidivante es una enfermedad causada por la espiroqueta *Borrelia recurrentis*. La enfermedad por lo general se transmite por garrapatas y se observa sobre todo en el noroeste de Estados Unidos. A menudo hay cefalea, artralgia, mialgia y fatiga intensa. Puede haber desde una hasta tres recidivas de fiebre que duran de 2 a 7 días, alternando con periodos afebriles de 2 a 4 días. El diagnóstico se establece mejor por análisis de la sangre periférica durante un episodio febril.

La fiebre por mordedura de rata causada por la infección con *Streptobacillus moniliformis*, y la brucelosis después de beber leche no pasteurizada o tener contacto con animales de granja, son otras causas raras de fiebre recurrente.

Síndromes de inmunodeficiencia

Los síndromes de inmunodeficiencia no se asocian con fiebre recurrente a menos que haya una infección presente (Capítulo 23).

Enfermedades crónicas con infecciones recurrentes

La fibrosis quística, que se asocia con neumonía recurrente, se discute en el Capítulo 22. La fibrosis quística no se asocia en particular con episodios recurrentes de fiebre a menos que también haya una neumonía presente.

Artritis idiopática juvenil

El diagnóstico final en algunos pacientes con episodios recurrentes de fiebre es la AIJ, que se analizó antes. Se debe considerar cuando hay episodios recurrentes de fiebre, en especial si también hay artralgias o exantema.

Enfermedad intestinal inflamatoria

Los niños con enfermedad de Crohn pueden presentar fiebre prolongada, inexplicable o, con menor frecuencia, episodios recurrentes de fiebre. Por lo regular tienen anemia y elevación de la velocidad de sedimentación globular.

Sarcoidosis

Esta es una causa muy común de fiebre recurrente. En niños, la sarcoidosis a menudo involucra los pulmones, nódulos linfáticos, ojos, piel, hígado y bazo.

Alergias

Muchos niños con aparentes infecciones respiratorias recurrentes al final son diagnosticados como asmáticos. La fiebre en estos pacientes es causada por infección en lugar de por alergia. Sin embargo, la alergia a medicamentos o alimentos puede ser una causa rara de fiebre. Alimentos como la leche pueden ser una causa de episodios recurrentes de fiebre, pero el episodio típicamente se acompaña de manifestaciones gastrointestinales.

Defectos en la regulación de la temperatura

Algunos pacientes con encefalopatía estática o con otras enfermedades neurológicas pueden tener una respuesta febril exagerada a las infecciones respiratorias comunes. La displasia ectodérmica anhidrótica es una causa de fiebre recurrente debido a la ausencia de glándulas sudoríparas. La disautonomía familiar (síndrome de Riley-Day) es una rara enfermedad autosómica recesiva que produce salivación y dificultad para la deglución en la lactancia, y algunas veces episodios de fiebre inexplicable. Es una forma de neuropatía sensorial y autonómica hereditaria. El diagnóstico puede sospecharse por la ausencia de lágrimas y al explorar la lengua, que carece de papilas fungiformes. Se cuenta con pruebas genéticas para este padecimiento.

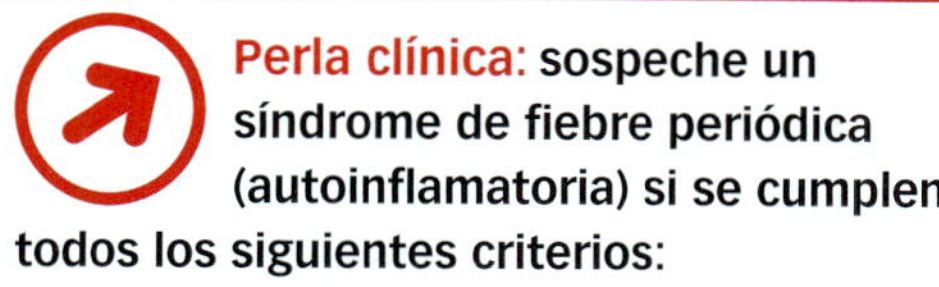

- **Al menos tres episodios separados de fiebre de alto grado (> 39 °C o > 102 °F) durante los 6 meses previos.**
- **Cada episodio dura al menos 48 h.**
- **Hay un intervalo de por lo menos 7 días entre los episodios de fiebre.**
- **Si existen síntomas acompañantes (como dolor abdominal o de garganta), son similares a episodios previos (estereotípicos).**
- **No hay una causa infecciosa detectable para los episodios, como una infección de vías urinarias.**

Causas de fiebre periódica

Fiebre periódica, adenitis, faringitis y estomatitis aftosa

Existen diversos síndromes de fiebre periódica (a los que también se les llama síndromes autoinflamatorios), los cuales son trastornos del sistema inmunológico innato que resultan en episodios recurrentes de inflamación. La fiebre periódica con adenitis, faringitis y estomatitis aftosa (FPAFE) es la causa más común de fiebres que recurren a intervalos regulares. No se conoce(n) el(los) gen(es) responsables del padecimiento. Causa episodios de fiebre que duran de 3 a 5 días que recurren a intervalos de alrededor de 4 sem. Algunas veces tras un breve pródromo de irritabilidad, los pacientes con el padecimiento desarrollan fiebre alta (39.4 a 40.5 °C) (103 a 105 °F) que comienza de manera abrupta, dura varios días, y luego desaparece. Los episodios son estereotípicos: cada uno es similar al anterior. Durante el episodio febril, los pacientes pueden verse un poco enfermos; el nivel de actividad disminuye, al igual que el apetito (aunque la mayoría de los niños beberá líquidos sin problema), y puede observarse palidez. La exploración física a menudo revela adenitis cervical bilateral dolorosa y faringitis exudativa o no exudativa. Puede o no haber úlceras aftosas. Los valores de laboratorio son inespecíficos, pero pueden incluir leucocitosis, VSG y PCR un poco elevadas. Los cultivos faríngeos repetidamente son negativos (a menos que el niño sea portador de estreptococo). Entre los episodios, los pacientes se ven por completo sanos. El crecimiento y el desarrollo son con frecuencia normales. Cualquier pérdida de peso durante los episodios febriles se recupera con rapidez. En raras ocasiones, los episodios son tan prolongados o tan frecuentes que llegan a enlentecer el crecimiento.

Estos niños no parecen ser más susceptibles a las infecciones; de hecho, parece ser lo opuesto, ya que típicamente parecen enfermarse (fuera de los episodios febriles) con menor frecuencia que sus hermanos. Los cuidadores a menudo atribuyen este patrón a una infección respiratoria recurrente; es solo cuando el padre saca un calendario donde se demuestra lo extremadamente predecibles que son los episodios febriles, que parece improbable que se trate de una infección viral.

Los episodios de fiebre pueden abortarse de forma reproducible con una sola dosis oral de prednisona, de 1 a 2 mg/kg, administrada al inicio de la fiebre. En ocasiones se requiere una segunda dosis de 12 a 24 h después. Esta estrategia le evita al paciente y a su familia muchas preocupaciones. Sin embargo, el tratamiento con prednisona algunas veces produce el efecto indeseado de incrementar la frecuencia de los episodios febriles. La adenoamigdalectomía es curativa en alrededor de dos tercios de los pacientes, aunque algunas veces los episodios regresan después de un periodo de meses o años. Se puede intentar administrar cimetidina 20 mg/kg/dosis VO BID (máximo 600 mg BID) como profilaxis. Sin embargo, solo es efectiva en la tercera parte de los casos, y los episodios regresan una vez que se suspende el medicamento. De forma anecdótica, algunos pacientes responden al montelukast 4 mg VO antes de dormir, con una reducción en la frecuencia de los episodios. Con o sin tratamiento, el síndrome tiene un pronóstico universalmente bueno; en la mayoría de los pacientes, los episodios febriles continúan durante varios años, tras los cuales el padecimiento se resuelve de forma espontánea. La resolución a menudo es precedida por un incremento gradual en el periodo entre los episodios de fiebre.

Fiebre mediterránea familiar

La FMF es una enfermedad autosómica recesiva y una causa ocasional de fiebre periódica. En la mayoría de los casos, los episodios no se presentan con una periodicidad precisa. Los episodios de fiebre están casi siempre acompañados de dolor abdominal; la artralgia y el dolor precordial también son relativamente comunes. Los síntomas con frecuencia duran solo 1 o 2 días. La enfermedad a menudo se presenta en personas de ascendencia armenia, árabe, turca o judía, aunque pueden verse afectados pacientes de cualquier etnia. El gen responsable de la FMF ha sido clonado, y las pruebas genéticas en un laboratorio de referencia pueden detectar al menos una mutación en alrededor de tres cuartas partes de los casos.

Tanto en niños como en adultos, los episodios por lo regular pueden prevenirse con la administración diaria de colchicina, pero hay recidiva si se suspende el medicamento. El uso de colchicina profiláctica disminuye de manera significativa el riesgo de desarrollar amiloidosis, el principal riesgo a largo plazo en los pacientes con fiebre mediterránea familiar.

Neutropenia cíclica

La neutropenia cíclica es un trastorno de la maduración celular que causa episodios recurrentes de neutropenia. Para diagnosticar este trastorno, se debe documentar una cuenta absoluta de neutrófilos (CAN) < 200 por mcL en al menos tres ocasiones. Estos episodios se acompañan de fiebre incluso si no hay infección. Los pacientes también pueden presentar ataque al estado general y cefalea. Como en la FPAFE, la estomatitis puede ser una característica importante en el cuadro clínico, al igual que la adenitis y la faringitis. La enfermedad periodontal es común. La periodicidad es usualmente más corta que en la FPAFE, y las fiebres se presentan cada 18 a 21 días. Durante los periodos de neutropenia, el paciente tiene un mayor riesgo de adquirir infecciones. La mayoría de los pacientes no desarrolla infecciones que pongan en peligro la vida, pero a veces puede ocurrir sepsis con organismos inusuales, como *Clostridium septicum*.

La forma más común se debe a una mutación en el gen ELANE, que codifica para la elastasa de los neutrófilos. Se hereda de forma autosómica dominante, pero muchos casos representan una mutación nueva.

El tratamiento es con factor estimulante de colonias de granulocitos (G-CSF, por sus siglas en inglés), que incrementa de manera significativa los conteos de neutrófilos, disminuye la frecuencia de infecciones, y mejora la enfermedad periodontal. Sin embargo, tiende a acortar el intervalo entre episodios a alrededor de 14 días.

Síndrome de hiper IgD

El síndrome de hiper IgD (SHID) es una causa autosómica recesiva poco común de fiebre recurrente asociada con niveles elevados de IgD. El síndrome clínico incluye cefalea, dolor abdominal, exantemas, adenopatía y artralgia o artritis verdadera. Los pacientes también pueden tener diarrea. Los ataques por lo regular duran de 4 a 6 días, y se repiten cada 4 a 6 sem, aunque el intervalo puede ser bastante variable. Se pueden desencadenar por factores estresantes como una vacuna o un trauma. El diagnóstico puede establecerse obteniendo los niveles de IgD; los pacientes afectados por lo general tienen niveles continuamente elevados (> 100 UI/mL). Algunos pacientes responden al antagonista de receptor de IL-1 anakinra.

Síndrome periódico asociado con receptor de factor de necrosis tumoral (SPART)

Esta condición autosómica dominante, originalmente llamada fiebre hiberniana familiar, y que se pensaba que involucraba a solo una familia en Irlanda, se ha descubierto que se debe a una anormalidad en el receptor del FNT-α. Los ataques de la enfermedad por lo regular comienzan en los primeros años de vida y algunas veces incluso en los primeros 6 meses. Además

de la fiebre, los pacientes tienen síntomas sistémicos, incluyendo exantema en 84%, conjuntivitis unilateral o edema periorbitario en 44%, malestar abdominal en 88% y mialgia en 80%. Alrededor de dos tercios de los casos tienen cefalea, la mitad tiene artralgia, y alrededor de 40% tiene dolor precordial pleurítico. La duración de los episodios es variable, pero pueden durar semanas. El tratamiento en general es con anakinra o con el antagonista de FNT etanercept.

Enfoque de laboratorio

La identificación de la causa de un único episodio de fiebre resulta útil en el paciente con episodios recurrentes de fiebre. Esto puede realizarse preguntando por exposición a enfermedades infecciosas, realizando una exploración física en busca de signos de enfermedad infecciosa específica, y revisando el conteo leucocitario y el diferencial, el cultivo de orina y el hisopado faríngeo en busca de estreptococo del grupo A. Es útil obtener VSG y la PCR durante el episodio febril. Sus resultados pueden compararse con valores que se presentan cuando el paciente está afebril. En algunas condiciones (p. ej., enfermedad de Crohn, tuberculosis, infección bacteriana oculta y AIJ de inicio sistémico), estos marcadores siguen estando elevados entre los episodios febriles. Por el contrario, los niños con FPAFE y otros síndromes de fiebre periódica tienen marcadores inflamatorios elevados solo cuando están febriles. El niño con infecciones virales recurrentes por lo general tiene una VSG normal, incluso durante la enfermedad. La PCR, cultivos o las pruebas serológicas específicas virales pueden ser útiles en ciertos casos.

Cuando existe sospecha de que el patrón de fiebre del paciente pueda ser periódico, es crítico establecer este hecho mediante un diario de fiebre. El paciente debe ser examinado durante un episodio febril. Se debe realizar exploración cuidadosa de la boca y orofaringe. Se debe descartar el diagnóstico de neutropenia cíclica obteniendo una biometría hemática completa durante un episodio febril, de nuevo cuando el niño está bien, y una vez más durante el siguiente episodio de fiebre. Si el conteo absoluto de neutrófilos es normal en las tres ocasiones, es poco probable que se trate de una neutropenia cíclica.

La mayoría de los niños con fiebre periódica tiene FPAFE, y no todos los pacientes con FPAFE muestran todos los componentes del síndrome. Nuestra experiencia ha sido que una prueba con prednisona, como se describió antes, en general es efectiva para eliminar los síntomas de FPAFE, incluso en pacientes que carecen de una o más características. Si el diagnóstico de FPAFE está en duda, se ha descartado neutropenia cíclica, y el paciente tiene diarrea, dolor abdominal, exantema y otras características sugerentes de síndrome de hiper IgD, se debe obtener entonces el nivel de IgD. Los niños pequeños con fiebre periódica, exantema, conjuntivitis y dolor abdominal o precordial deben ser investigados en un laboratorio de referencia en busca de la presencia de codón de sentido contrario en el gen del receptor de FNT-α. De forma similar, existen pruebas genéticas disponibles para la FMF, pero no todas las mutaciones se detectan. Por lo tanto, en los pacientes con una presentación clásica, es razonable una prueba con colchicina.

SEUDOFIEBRE

Los padres algunas veces llevarán a sus hijos al médico para evaluación de "fiebre" la cual ha estado presente durante varias semanas o incluso meses. Típicamente, el niño experimenta una enfermedad real, con fiebre verdadera, pero sin un diagnóstico definitivo. De ahí en adelante, los padres se sienten impulsados a revisar la temperatura del niño varias veces al día. Los padres pueden llevar documentación con temperaturas registradas con todo cuidado. Las temperaturas por lo general estarán en el rango de una temperatura oral < 38.0 °C (100.4 °F) o rectal < 38.5 °C (101.1 °F). Si se grafica, la curva de temperatura puede mostrar variaciones amplias (atribuibles a la variación diurna normal, y algunas veces a una mezcla de mediciones rectales y axilares), y los "picos" son interpretados como fiebre, incluso cuando el nivel absoluto es < 38.5 °C rectal. El niño no se ve enfermo y no tiene otros síntomas. Las "fiebres" no se acompañan de calosfríos ni sudoración. La exploración física es por completo normal. Esta categoría de seudofiebre es similar al síndrome llamado seudo-FOD, mencionado antes en la sección de fiebre de origen desconocido.

Causas

La ansiedad de los padres, a menudo apoyada por el médico, es el motivo habitual de las mediciones repetidas de temperatura. El ejercicio extenuante, la ovulación y la disfunción autonómica son otras posibles causas de seudofiebre. Enfermedades importantes a descartar incluyen infección de vías urinarias y tuberculosis. Puede ser útil demostrar a los padres la variación diurna normal de la temperatura corporal (Fig. 10-5). De manera adicional, los niños (en especial los varones) < 3 años de edad a menudo tienen temperaturas basales elevadas (Fig. 10-6).

Como se describe en el estudio de Arav-Boger y Spirer, algunos niños tendrán fiebre de bajo grado durante un periodo luego de una enfermedad con fiebre alta. Durante un periodo de 3 años, 63 niños de entre 18 y 48 meses de edad fueron referidos a su clínica por fiebre persistente de bajo grado en un rango de 37.6 a 38.3 °C rectal. Todos los niños estuvieron asintomáticos y tenían un buen aspecto. La fiebre desapareció por completo en todos los niños luego de un periodo de 6 a 20 sem (promedio 10.3 semanas).

Enfoque diagnóstico y manejo

No están indicados los estudios diagnósticos complejos en el paciente con seudofiebre si no se encuentran hallazgos físicos anormales. El médico debe realizar una exploración física en el momento de la "fiebre", junto con confirmación de la elevación de la temperatura. En algunos pacientes puede ser razonable solicitar estudios diagnósticos simples, como la BH, el examen general de orina y urocultivo, la VSG y la prueba cutánea de tuberculina.

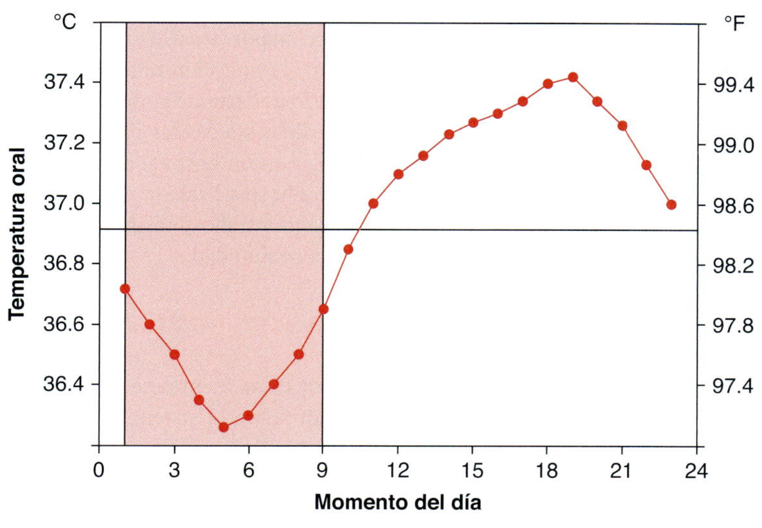

Figura 10-5. Gráfica que demuestra la variación diurna normal en la temperatura de un paciente sano. Se obtuvieron múltiples mediciones durante 7 días consecutivos y luego se promediaron. (Tomada de http://www.circadian.org/vital.html [consultado el 6 de septiembre de 2016].)

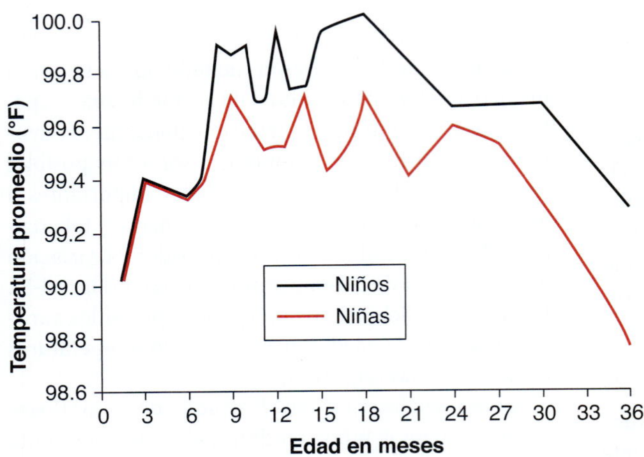

Figura 10-6. Temperatura rectal normal en niños y niñas de 1 a 36 meses de edad. (Datos de Baley M, Stolz HR. *Child Dev* 1937;8:195.)

Los padres deben ser informados acerca de la variación diurna normal de la temperatura y el efecto del ejercicio sobre la temperatura corporal. Si los estudios sencillos de tamizaje son negativos, no se debe tomar la temperatura a menos que el niño presente alguna otra indicación de enfermedad. Algunas veces, se requiere mucha persuasión para convencer a los padres para que dejen de tomarle la temperatura al niño.

Algunos adolescentes con disfunción autonómica, con frecuencia manifestada por taquicardia postural y mareo, tienen fiebre de bajo grado < 38.4 °C. La elevación de la temperatura puede estar acompañada de rubor o palidez, pero por lo regular no hay calosfríos o sudoración. Los niños con migraña también pueden desarrollar estas fiebres de bajo grado. Es mejor considerar estas como elevaciones leves de la temperatura, quizá por inestabilidad autonómica, y no catalogarlas como fiebres. Al igual que con otras formas de seudofiebre, el tratamiento es dejar de tomar la temperatura del paciente.

ENFERMEDADES CRÓNICAS COMPLICADAS CON FIEBRE

La enfermedad crónica complicada con fiebre es un diagnóstico descriptivo útil cuando se documenta fiebre en un paciente con una enfermedad crónica que se sabe puede causar una o más complicaciones febriles. El diagnóstico debe parafrasearse como "... complicada con fiebre", especificando la enfermedad involucrada. La siguiente sección menciona algunos de los ejemplos más frecuentes, y no pretende incluir todas las posibilidades. Siempre deben considerarse estas complicaciones febriles cuando un paciente con una de estas enfermedades desarrolla fiebre. Las

infecciones se discuten más a detalle en los capítulos apropiados, como se muestra en la Tabla 10-5.

Perla clínica: la fiebre que se presenta en las primeras 24 h después de un procedimiento quirúrgico en general no se debe a una infección.

Fiebre después de una hospitalización

Infecciones respiratorias o gastrointestinales nosocomiales

Un episodio nuevo de fiebre después de una hospitalización es algo más o menos común en niños. En un estudio de 50 episodios nuevos de fiebre en niños hospitalizados, la causa más preponderante fue la infección respiratoria intercurrente, como faringitis por estreptococo del grupo A o infección por virus de parainfluenza. En la estación apropiada, la infección nosocomial por virus sincicial respiratorio es bastante común, en especial si no se toman medidas adecuadas de control de infecciones. En particular en un hospital comunitario, la fiebre después de una hospitalización con frecuencia representa transmisión intrahospitalaria de alguna infección ordinaria en la comunidad.

Fiebre posquirúrgica, postraumática y posinstrumentación

Las causas de fiebre por estas fuentes se discuten en los capítulos que tratan sobre el sistema anatómico involucrado. Por lo tanto, las infecciones vesicales relacionadas con catéteres se discuten en el Capítulo 14,

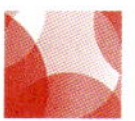

Tabla 10-5 Capítulos donde se discuten más a detalle las enfermedades crónicas complicadas con fiebre

ENFERMEDAD CRÓNICA	CAUSAS A EXCLUIR	CAPÍTULO(S)
Enfermedad cardiaca	Endocarditis, fiebre reumática, absceso cerebral	18
Malignidad	Sepsis, infección del catéter	10, 22
Hidrocefalia con derivación	Ventriculitis	9
Enfermedad renal crónica	Infección de vías urinarias; peritonitis	14, 22
Fibrosis quística	Neumonía	8, 22
Órgano sólido o trasplante de células madre hematopoyéticas	Sepsis, infección oportunista de un sistema orgánico específico	22
Hemoglobinopatías	Sepsis por organismos encapsulados	22
Uso de drogas intravenosas	Hepatitis B y C, endocarditis infecciosa, infección por VIH	13, 18, 20
Infección por VIH	Múltiples patógenos comunes y oportunistas	20
Síndromes de inmunodeficiencia primaria	Múltiples patógenos comunes y oportunistas	23

la fiebre después de una cirugía cardiaca se analiza en el Capítulo 18, y la neumonía posquirúrgica o por broncoaspiración se discute en el Capítulo 8. Las infecciones secundarias a catéteres intravenosos o a líquidos intravenosos contaminados se discuten más adelante en este capítulo en la sección de bacteriemia y fiebre. La fiebre también puede ocurrir secundaria a trauma, y se observó alrededor de 5 días después de una lesión en 40% de los niños con fractura cerrada del fémur.

La fiebre posoperatoria temprana en general se debe a la respuesta inflamatoria al trauma o cirugía. En la unidad de cuidados intensivos, una causa común de fiebre es la suspensión de los opioides o benzodiacepinas. La fiebre a menudo se acompaña de otros síntomas, como la agitación, mal sueño y taquipnea.

Hipertermia maligna (HM)

Esta es una complicación de la anestesia general que tenía una tasa de mortalidad de alrededor de 65% antes del uso del dantroleno para el tratamiento. También se utiliza enfriamiento externo. Poco después o durante la anestesia general, se presentan hipertermia, rigidez muscular, acidosis metabólica, taquicardia y taquipnea. Más de 80 defectos genéticos han sido asociados con HM. La susceptibilidad de la HM se hereda de forma autosómica dominante. El papel de los médicos de atención primaria es ayudar a detectar el antecedente familiar de esta enfermedad, de modo que el paciente pueda ser evaluado por el riesgo potencial antes de someterse a anestesia.

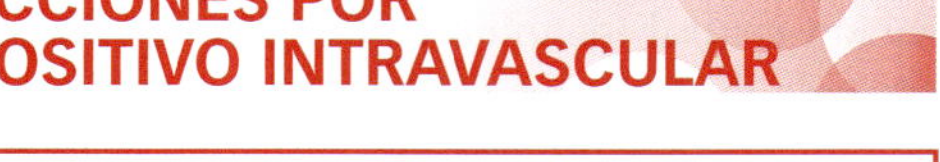

INFECCIONES POR DISPOSITIVO INTRAVASCULAR

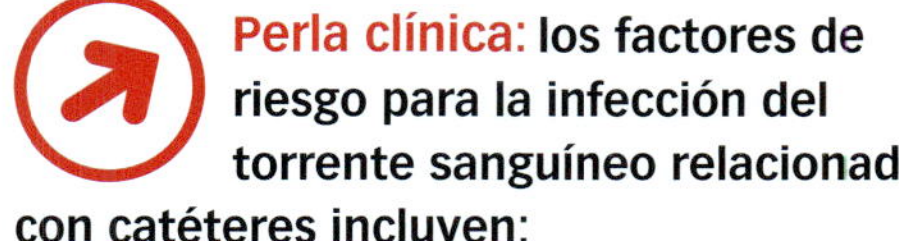

Perla clínica: los factores de riesgo para la infección del torrente sanguíneo relacionada con catéteres incluyen:

- Femoral mayor que yugular interno mayor que subclavio.
- Aumento en el número de lúmenes del catéter.
- Catéter insertado por personal con poca experiencia.
- Infección en un sitio distante.
- Manipulaciones múltiples del puerto.
- Uso del catéter para nutrición parenteral.
- Síndrome de intestino corto.
- Bajo índice enfermeras:pacientes.

Definiciones

Tipos de dispositivos intravasculares

Esta sección hace énfasis en los catéteres venosos centrales (CVC) tunelizados del tipo desarrollado por Broviac y Hickman, así como en los catéteres por completo implantados (Port-a-Caths). Un CVC tunelizado por lo general se inserta para la administración de medicamentos o líquidos intravenosos, como por ejemplo quimioterapia para cáncer o hiperalimentación parenteral a largo plazo. Estos catéteres de silastic pueden tener más de un lumen, y típicamente tienen un túnel subcutáneo y un sitio de salida por la piel, con la punta distal acabando dentro de una vena central grande (como la vena cava superior) o la aurícula derecha. Es importante distinguir estos dispositivos de acceso intravenoso de largo plazo de los CVC de corto plazo que no están tunelizados subcutáneamente. Los catéteres centrales insertados periféricamente (CCIP) con frecuencia son catéteres no tunelizados que se dejan durante un periodo intermedio. Esta sección trata en menor medida sobre los catéteres venosos periféricos y los catéteres arteriales, que son menos propensos a la infección en comparación con los CVC y los CCIP. Estos últimos se utilizan por lo común para la terapia antimicrobiana ambulatoria. El riesgo de complicaciones, incluyendo infección y trombosis, es más alto entre mayor es el número de lúmenes en el catéter. Con raras excepciones, a los niños se les deben colocar CCIP de un solo lumen para la administración de antibióticos.

La localización de la punta de los CCIP también influencia la probabilidad de complicaciones. En un estudio, si la punta del catéter estaba en una localización central (definido como la vena cava superior, aurícula derecha o vena cava inferior alta), la tasa de complicaciones fue 4%. Sin embargo, si la punta no estaba en una localización central (definida como cualquier otro sitio), la tasa fue 29 por ciento.

Tipos de infecciones relacionadas con catéter

Las soluciones o líneas intravenosas (IV) contaminadas, la infección en el sitio de salida del catéter, las infecciones del túnel, las infecciones del bolsillo, la bacteriemia relacionada con catéter y la flebitis séptica son ejemplos de infecciones relacionadas con catéteres. También puede haber colonización del catéter. La contaminación de las muestras obtenidas para hemocultivo es algo que ocurre en alrededor de 1 a 2% de los casos. Si el cultivo se obtiene de una línea IV periférica al momento de su colocación, la tasa de contaminación es un poco más alta.

Métodos de cultivo

Cultivos de líneas venosas centrales

Antes de extraer sangre de un CVC, se debe limpiar el tapón sin aguja con una solución antiséptica con alcohol y dejar que se seque; de forma alternativa, se puede quitar dicho tapón y reemplazarlo con un nuevo tapón estéril antes de la toma de la muestra de sangre. El desechar una alícuota inicial de sangre al obtener hemocultivos por catéteres intravenosos no reduce la tasa de contaminación. Se toma un volumen suficiente de sangre por el catéter central, dependiendo del peso del niño, y se cultiva. En el paciente bacteriémico, el potencial diagnóstico está relacionado de manera directa al volumen de sangre enviado para cultivo; un error común es obtener muy poca sangre. Si el CVC contiene más de un puerto, es importante cultivar cada puerto por separado, ya que los resultados algunas veces son diferentes.

Cultivos venosos periféricos

Después de preparar la piel, se obtiene sangre de una vena periférica y se cultiva. Obtener un cultivo periférico al mismo tiempo que el cultivo del CVC proporcionará información adicional que es útil para definir la extensión y, tal vez, la fuente de infección. Las infecciones del torrente sanguíneo que se originan en un sitio diferente al del catéter deben hacer que tanto el cultivo venoso periférico como el cultivo del CVC sean positivos con el mismo organismo. Más aún, si se obtienen volúmenes equivalentes de sangre al mismo tiempo y monitoreados en un sistema automatizado como el BACTEC, ambos cultivos se volverán positivos más o menos al mismo tiempo.

Por el contrario, las infecciones del torrente sanguíneo que se originan en el CVC pueden detectarse debido a que el cultivo del CVC se vuelve positivo > 2 h antes que el cultivo periférico. Este método es > 90% sensible y > 90% específico para detectar una infección del torrente sanguíneo relacionada con el catéter. La distinción puede hacerse algunas veces clínicamente, si es que hay otra fuente obvia de infección. El tiempo de positividad como guía para la fuente de la bacteriemia es en especial útil al manejar pacientes neutropénicos, en quienes los signos y síntomas de infección pueden ser sutiles.

Los cultivos venosos periféricos también son útiles para diferenciar infección del torrente sanguíneo relacionada con el catéter de la contaminación del cultivo o la colonización del catéter. En estos casos, los cultivos del CVC son positivos para estafilococo coagulasa-negativo, difteroides, o más de un organismo, mientras que los cultivos periféricos son estériles. Por desgracia, el crecimiento solo de *estafilococo* coagulasa-negativo de un CVC puede representar ya sea contaminación o una infección asociada con el catéter, y puede ser difícil distinguir entre las dos. En un paciente inmunosuprimido, un cultivo positivo del catéter por lo general recibe tratamiento, sin importar los resultados del cultivo periférico. En un paciente no inmunosuprimido que se ve bien, si solo hay crecimiento en el cultivo del CVC, y es con un comensal común, el paciente puede ser observado sin administrar antibióticos.

Puntas de catéter seccionadas

Se pueden tomar cultivos cuantitativos o semicuantitativos de los 6 cm distales seccionados del catéter rodando la punta sobre una placa de cultivo (método de Maki). Un método con mayor sensibilidad involucra la sonicación de la punta del catéter en el caldo antes de colocarla en la placa. Si se cuenta con la punta del catéter para cultivarla, es evidente se ha tomado la decisión clínica de retirarlo.

Manejo

Fiebre en un niño con un CVC

El manejo del niño con CVC que desarrolla fiebre se muestra en el Cuadro 10-2. En general, la terapia antimicrobiana empírica para la sospecha de infección en el torrente sanguíneo mientras se esperan los resultados del cultivo, debe estar basada en la intensidad de la presentación clínica del paciente, la naturaleza y gravedad de la condición subyacente del paciente, y el conocimiento local sobre la frecuencia relativa y los patrones de susceptibilidad de patógenos nosocomiales.

Cuadro 10-2. Manejo de la fiebre en un niño con catéter venoso central

1. Si el CVC tiene múltiples lúmenes, obtenga un cultivo de sangre de cada uno por separado. De ser posible, obtenga hemocultivos también de una vena periférica, utilizando el tiempo de positividad para determinar el sitio primario de infección.

2. En los pacientes inmunocomprometidos, comience con una cefalosporina antiseudomona empírica. Se debe añadir vancomicina si el paciente es un neonato, está gravemente enfermo, o si existen factores de riesgo para SARM o *Streptococcus viridans* resistente a cefalosporinas. También se puede añadir gentamicina (y algunas veces un agente antifúngico) si el paciente está gravemente enfermo.

3. En los pacientes con sistemas inmunológicos normales que no se ven enfermos, puede ser razonable retener los antibióticos a la espera de los resultados de los cultivos. En los pacientes que se juzga están demasiado enfermos para el enfoque "esperar y observar", es apropiado un esquema que cubre tanto organismos grampositivos como gramnegativos. Este esquema puede ser con nafcilina y una cefalosporina antiseudomonas o un aminoglucósido. En áreas donde el SARM es prevalente, se debe utilizar vancomicina o clindamicina en lugar de la nafcilina.

4. En los CVC con múltiples lúmenes, rote la administración de antibióticos de modo que se administren antibióticos a través de cada lumen. Obtenga hemocultivos diarios para documentar el aclaramiento.

5. En el paciente neutropénico, si los hemocultivos son negativos a las 48 h, suspenda los antibióticos a menos que exista evidencia de un foco de infección no bacteriano (ajuste la elección de antibióticos).

6. Si los hemocultivos son positivos, ajuste la elección de antibióticos y trate durante 10 a 14 días desde el día del primer cultivo negativo (si el paciente está bien) o durante más tiempo si el paciente no se ha recuperado. Las infecciones con *Staphylococcus aureus* o bacilos gramnegativos en general se tratan durante un mínimo de 14 días.

7. Si el catéter está tunelizado y uno espera poder conservarlo, es apropiado añadir un sello antibiótico al esquema (ver texto).

8. Los catéteres no tunelizados infectados en general deben retirarse. Los catéteres tunelizados de largo plazo deben retirarse si el paciente tiene sepsis grave y no hay otra fuente de infección, si el paciente no responde clínicamente a pesar de la terapia, si existen hemocultivos persistentemente positivos durante > 48 h a pesar de la terapia adecuada, si hay recrudescencia de la infección a pesar del tratamiento adecuado, o si la infección es causada por *Candida* o ciertos organismos resistentes difíciles de tratar (como *S. aureus*, especies de *Bacillus*, enterococo resistentes a vancomicina, o bacilos gramnegativos multirresistentes).

9. Otras indicaciones para el retiro del catéter son infecciones del trayecto subcutáneo de un catéter tunelizado (infección del túnel) e infección del bolsillo subcutáneo que contiene un catéter implantado (infección del bolsillo). Las infecciones en el sitio donde el catéter sale de la piel (infecciones del sitio de salida) a menudo pueden ser tratadas con una combinación de terapia local y sistémica, pero pueden requerir el retiro del catéter si son graves (en especial en el paciente inmunocomprometido).

10. En neonatos, puede ser prudente el retiro temprano del catéter para organismos diferentes al *Staphylococcus epidermidis*. En neonatos, es improbable que se puedan salvar los CVC si los cultivos han sido positivos durante 3 o más días consecutivos, aun cuando estén infectados con organismos relativamente avirulentos como *S. epidermidis*.

> **11.** Si los cultivos son positivos para *S. aureus*, en especial si los cultivos siguen siendo positivos después de haber retirado el catéter y haber administrado antibióticos anitiestafilococo apropiados, el médico debe buscar activamente un foco de infección como endocarditis, un trombo infectado (equivalente a endocarditis), infección en hueso o articulación, o absceso intraabdominal.
>
> **12.** La evidencia es insuficiente para recomendar tomar hemocultivos de forma rutinaria después de haber suspendido la terapia antimicrobiana.
>
> **13.** Si se retira el catéter, a menudo la duración de la terapia puede acortarse a 5 a 7 días después de retirar catéteres no implantables, y a 7 a 10 días después de retirar catéteres implantables. Los organismos más virulentos pueden requerir una terapia más prolongada (ver punto 6).

Criterios para el retiro de un CVC

La recuperación de cualquier infección del torrente sanguíneo relacionada con el catéter es auxiliada por el retiro del dispositivo infectado. En algunos casos, el retiro por sí solo es curativo. Sin embargo, en la mayoría de los casos, se requiere el CVC para el manejo de cualquier padecimiento que haya requerido la colocación del catéter en primer lugar; por lo tanto, en ciertas situaciones, los médicos intentarán "salvar el catéter" (p. ej., tratar la infección sin retirar el catéter).

En general, se deben retirar los catéteres no tunelizados si se piensa que están infectados. Para las infecciones en catéteres tunelizados (p. ej., catéteres de Hickman, catéteres de Broviac, y Port-a-Caths), el conservar o retirar el catéter depende de varios factores (Cuadro 10-2).

> **Perla clínica:** las indicaciones para retirar un CVC tunelizado incluyen:
>
> - Choque séptico a pesar de la terapia antimicrobiana.
> - Infección del túnel o del bolsillo.
> - Infección grave en el sitio de salida (en especial en pacientes neutropénicos).
> - Infección por *S. aureus*.
> - Infección por hongos, micobacterias o bacterias multirresistentes.
> - Cultivos positivos por > 48 h después del inicio de la terapia efectiva.
> - El catéter no está funcionando o no se requiere.

Se puede intentar salvar el catéter combinando la terapia con un sello antibiótico con antibióticos sistémicos. Un sello antibiótico es un antibiótico a dosis baja al que se le permite "residir" en la línea entre las infusiones sistémicas de antibióticos u otros medicamentos. Los riesgos de intentar salvar un catéter dependen del organismo infectante y el tipo de paciente. Los neonatos pueden tener un riesgo en particular alto de complicaciones por las infecciones en las líneas. Un estudio retrospectivo de cohorte sobre infecciones de CVC en neonatos sugirió que *S. epidermidis* y los enterococos tenían mayor probabilidad de ser tratados con éxito sin retirar el catéter. Por otro lado, los bacilos gramnegativos entéricos o no entéricos, el *S. aureus* y los hongos tuvieron menor probabilidad de ser tratados con éxito sin retirar el catéter. Los desenlaces adversos, incluyendo la siembra en un sitio secundario y la muerte, fueron más probables cuando se intentó el tratamiento de estos patógenos sin retirar el catéter venoso central.

Reinserción de un nuevo CVC

De ser posible, se debe diferir la colocación de un nuevo CVC hasta que los hemocultivos repetidos sean negativos durante al menos 48 h. Se debe considerar en especial el diferir la inserción del CVC en casos donde se sabe que el organismo es difícil de erradicar (p. ej., especies de *Candida* y *S. aureus*).

Infecciones en el sitio de salida

Por lo general las infecciones del sitio de salida pueden curarse solo con antibióticos, aunque en pacientes neutropénicos, el catéter puede necesitar ser removido. Es importante aumentar la frecuencia del cambio de gasas para poder monitorear la respuesta a la terapia. Esto también permite un tratamiento más frecuente del sitio con solución antiséptica de clorhexidina-alcohol, lo que puede acelerar la resolución de la infección.

Infecciones del túnel o del bolsillo

Las infecciones del túnel en los catéteres tipo Hickman y las infecciones del bolsillo de los puertos implantados en forma subcutánea casi siempre requieren el retiro del catéter.

Soluciones IV o mangueras contaminadas

Estas fuentes son una causa rara de infección del torrente sanguíneo, pero deben ser cultivadas si más de un paciente desarrolla infección con el mismo organismo. Las soluciones que contienen lípidos tienen una especial importancia ya que pueden apoyar el crecimiento del hongo superficial de la piel *Malassezia furfur*, que no puede ser cultivado en el laboratorio sin técnicas especiales.

Microorganismos difíciles

La *M. furfur* no crece en medios convencionales. Considere este microorganismo en el paciente con fiebre y hemocultivos negativos y que ha recibido líquidos que contienen lípidos por el CVC. Este patógeno en especial es probable que se encuentre en neonatos prematuros y en pacientes con inmunosupresión extrema. La *M. furfur* puede verse como una levadura con brotes en la tinción de Gram en un frotis de capa leucocitaria de sangre periférica. Para cultivar el organismo se requiere un subcultivo en agar Sabouraud dextrosa cubierto con aceite de oliva estéril. Otros microorganismos difíciles de curar sin retirar el catéter incluyen especies de *Candida, S. aureus*, bacilos gramnegativos no fermentadores de glucosa (como *Pseudomonas*), *Nocardia, Actinomyces*, micobacterias, y especies de *Bacillus*.

Flebitis séptica

Flebitis de vena periférica

La flebitis asociada con catéter con frecuencia se presenta > 24 h después de haber retirado el catéter. Puede ser necesaria la incisión y drenaje de material purulento, junto con antibióticos apropiados.

Flebitis de vena central

La trombosis séptica auricular requiere cirugía de corazón abierto para extraer el trombo. El uso de trombolíticos sin antibióticos no resuelve la flebitis séptica en niños. La terapia antibiótica con anticoagulación puede ser efectiva para la tromboflebitis séptica de vena profunda, aunque puede requerirse la incisión y drenaje de un absceso. Se considera la posibilidad de tromboflebitis séptica cuando el retiro de un catéter infectado junto con quimioterapia antimicrobiana apropiada no logran eliminar la infección del torrente sanguíneo.

Prevención de infecciones del catéter venoso central

Inserción del catéter y prácticas de mantenimiento

Las intervenciones simples como el uso de precauciones máximas de barrera estéril para la colocación del catéter, utilizar una preparación cutánea de clorhexidina con alcohol para la antisepsia, utilizar un apósito impregnado de clorhexidina, tallar el puerto del catéter con alcohol antes de acceder a la línea, y limitar el número de veces que se accede a la misma, pueden reducir las tasas de infección. Como se mencionó antes, insertar el catéter con el mínimo número de lúmenes requerido también reduce el riesgo de infección.

Estas prácticas han demostrado reducir las infecciones del torrente sanguíneo relacionadas con el catéter en UCI tanto pediátricas como de adultos. Las tasas en adultos bajaron de 7.7 a 1.4 infecciones por cada 1 000 días de catéter ($p < 0.002$). En el estudio pediátrico, las tasas bajaron de 5.4 a 3.1 infecciones por cada 1 000 días de catéter ($p < 0.0001$).

Sello antibiótico y sello de etanol

Un estudio prospectivo sobre un sello de vancomicina con heparina *versus* solo heparina en niños con cáncer y neutropenia destacó los beneficios del sello antibiótico. La tasa de infección fue 1.72 por cada 1 000 días de catéter en el grupo de heparina, y 0.37 por cada 1 000 días de catéter en el grupo de vancomicina. Existe un riesgo al menos teórico de desarrollar resistencia a la vancomicina cuando se utiliza el antibiótico de esta forma. La dosis típica es 2 mg de vancomicina y 10 unidades de heparina por mL de solución salina normal. Se instila un volumen suficiente para llenar la luz del catéter, por lo regular alrededor de 3 mililitros.

El sello antibiótico se ha vuelto una técnica popular, y lo recomienda un panel de expertos como adyuvante para el tratamiento de las infecciones de CVC con antibióticos sistémicos. La vancomicina por lo común se utiliza para organismos grampositivos, y el cefepime es una elección común para los gramnegativos. La dosis es 5 mg de cefepime y 10 unidades de heparina por cada mL de solución salina normal. Para las infecciones polimicrobianas o como estrategia de prevención en pacientes con antecedente de infecciones recurrentes de CVC, algunos expertos recomiendan sellar con etanol al 70%, que parece ser seguro.

Baño de clorhexidina

Un estudio aleatorizado comparó los baños de clorhexidina al 2% con las prácticas de baño estándar en niños > 2 meses de edad hospitalizados en UCI durante un periodo de 6 meses. En los análisis por protocolo, la tasa de infección del torrente sanguíneo en el grupo de clorhexidina fue 3.3 por cada 1 000 días, comparada con 4.9 por cada 1 000 días en el grupo control ($p < 0.05$). Se requieren estudios adicionales para confirmar estos hallazgos. Las reacciones cutáneas asociadas con la clorhexidina fueron infrecuentes. No se sabe si es segura en niños < 2 meses de edad.

Protectores de tapón

Estos consisten en un tapón impregnado con una esponja saturada en alcohol al 70% unido a los puertos del catéter. Dos estudios en pacientes adultos han mostrado una reducción en la infección del torrente sanguíneo asociada con catéter en comparación con los controles. Un estudio también mostró una reducción significativa en el porcentaje de hemocultivos contaminados obtenidos a través de catéteres.

Catéteres impregnados de antibiótico

Múltiples estudios han mostrado que los catéteres impregnados con antibióticos (en especial minociclina/rifampina o clorhexidina/sulfadiazina de plata) disminuyen el riesgo tanto de colonización del catéter como de bacteriemia asociada con el catéter. Sin embargo, estos catéteres son más costosos que los catéteres tradicionales. También pueden, en teoría, predisponer al desarrollo de resistencia al antibiótico.

Catéteres con heparina

Los CVC con heparina tuvieron mucha menor probabilidad de infectarse en comparación con los CVC normales en un estudio prospectivo en una unidad de cuidados intensivos pediátrica. Solo 4 (4%) de 97 catéteres con heparina *versus* 34 (33%) de 103 CVC normales se infectaron, produciendo un riesgo relativo de 0.34. Como era de esperarse, las complicaciones trombóticas también se redujeron. La tasa de infección en el grupo control fue mucho más alta que la tasa en la mayoría de las UCI, lo que hace cuestionar los resultados del estudio.

Reemplazo programado de catéteres

Alrededor de la mitad de los intensivistas reporta que reemplazan los CVC no tunelizados de forma programada. Sin embargo, parece que el riesgo diario de infección del catéter es constante. Por lo tanto, si se cambian las líneas de forma programada, la tasa de infecciones *por catéter* disminuirá, pero la tasa general de infecciones por día de catéter no cambiará. Es útil reemplazar los catéteres que ya no están funcionando de manera correcta. Es obvio que los catéteres deben retirarse tan pronto como dejen de ser necesarios.

SEPSIS

La sepsis se define como disfunción orgánica que pone en peligro la vida causada por una desregulación en la respuesta del huésped a la infección. Es una de las causas de morbilidad y mortalidad más importantes tanto en adultos como en niños. Aunque la tasa de mortalidad es menor que en los adultos, los niños con sepsis tienen una tasa de mortalidad de alrededor de 10%. Varios estudios han mostrado que la terapia antibiótica adecuada y oportuna y el manejo de apoyo dan como resultado una mejor sobrevivencia.

Definiciones

Es importante utilizar terminología precisa para categorizar a los pacientes de forma correcta, y por lo tanto tratarlos de manera apropiada. Los términos síndrome de respuesta inflamatoria sistémica (SRIS), sepsis, sepsis grave y choque séptico (Cuadro 10-3) fueron desarro-

> **Perla clínica:** detectar los signos tempranos de sepsis es crítico para la sobrevivencia del niño. En parte, esto puede lograrse midiendo los signos vitales en el niño febril, identificando cuándo son anormales, y actuando según se requiera.

llados al inicio para describir a adultos con enfermedad crítica, y han sido modificados para su uso en niños por la International Pediatric Sepsis Consensus Conference (Goldstein y cols.). Más recientemente, se han propuesto nuevas definiciones para adultos con sepsis y choque séptico (Singer y cols.).

Algunas ocasiones se utilizan otros términos. Hoy en día rara vez se utiliza la palabra septicemia. Puede considerarse equivalente a sepsis. La bacteriemia (infección del torrente sanguíneo) quiere decir presencia de bacterias en la sangre detectadas por hemocultivo. Es un diagnóstico microbiológico. La bacteriemia puede ser asintomática (oculta), pero la sepsis es un síndrome clínico debido a una infección demostrada o sospechada (no por fuerza una infección bacteriana).

Aunque varios marcadores bioquímicos, como la PCR y la procalcitonina, con frecuencia están elevados en pacientes con sepsis, ninguno es lo suficiente sensible o específico como para ser incluido en la definición. Un biomarcador prometedor para la sepsis temprana es el antígeno CD64, que es expresado por los neutrófilos activados, pero no por los que están en reposo.

Valor predictivo de las definiciones

Por criterios previos, uno necesitaba cumplir con la definición de SRIS (Cuadro 10-3) antes de que se pudiera establecer el diagnóstico de sepsis. Los valores específicos para la edad de la temperatura, conteo leucocitario, frecuencia cardiaca y frecuencia respiratoria pueden encontrarse en la declaración del consenso pediátrico (Goldstein y cols.). En la declaración del consenso más reciente para adultos, se ha eliminado el uso de SRIS debido a su deficiente valor predictivo positivo y negativo para sepsis. De forma similar, el uso del término sepsis grave ha sido eliminado por ser redundante (dado que la sepsis es una condición grave).

Frecuencia de causas bacterianas de sepsis

La terapia antibiótica inicial para la sospecha de sepsis se basa en resultados de estudios previos. La edad y la enfermedad subyacente influencian las bacterias

Cuadro 10-3. Clasificación de la sepsis

Definiciones de sepsis del Segundo Consejo Internacional (Levy y cols., 2003 y modificado para pediatría por Goldstein y cols., 2005)

Síndrome de respuesta inflamatoria sistémica (SRIS)

Dos o más de los siguientes, uno de los cuales debe ser temperatura anormal o conteo leucocitario anormal:

- **Fiebre o hipotermia**
- **Leucocitosis o leucopenia**
- **Taquicardia**
- **Taquipnea**

Infección

Una infección sospechada o que ha sido demostrada causada por cualquier patógeno o un síndrome clínico asociado con una alta probabilidad de infección

Sepsis

SRIS en respuesta a una infección sospechada o documentada

Sepsis grave

Sepsis ≥ 1 de los siguientes: disfunción cardio-vascular o síndrome de dificultad respiratoria aguda (SDRA) o disfunción de dos o más órganos

Choque séptico

Sepsis grave más disfunción cardiovascular a pesar de la reanimación con líquidos

Definiciones de sepsis y choque séptico del Tercer Consenso Internacional (Singer y cols., 2016)

Sepsis

Disfunción orgánica que pone en peligro la vida causada por una respuesta desregulada del huésped a la infección (definida como un cambio agudo en el puntaje de la evaluación de falla orgánica secuencial [SOFA, por sus siglas en inglés] ≥ 2 puntos o la presencia de todas las siguientes: alteración del estado mental, hipotensión y taquipnea)

Choque séptico

Una subcategoría de sepsis en la que las anormalidades circulatorias y el metabolismo celular son lo suficientemente graves como para incrementar de manera considerable la mortalidad (definido como hipotensión que requiere apoyo con vasopresores a pesar de una reanimación con líquidos adecuada y elevación del lactato sérico)

---

encontradas (Tablas 10-6 y 10-7) y por lo tanto la elección de la terapia inicial (Tabla 10-8). En la Tabla 10-6 se muestran las causas comunes de sepsis en niños normales por edad, aunque son posibles muchas otras causas, en especial con condiciones predisponentes no identificadas.

De manera adicional, otras condiciones que ponen en riesgo la vida pueden imitar una sepsis bacteriana. Un ejemplo es la FMMR, que requiere terapia con un antibiótico (doxiciclina) que no se utiliza a menudo como terapia empírica para la sepsis. Otro ejemplo es la infección neonatal por VHS, para la cual la terapia oportuna con aciclovir puede salvar la vida.

El estreptococo del grupo B y las bacterias entéricas dejan de ser comunes después de los 3 meses de edad, y el *S. aureus* se vuelve más común después de los 6 años de edad. En niños vacunados, la sepsis por *H. influenzae* tipo b es rara. Los factores predisponentes

Tabla 10-6 Bacterias que causan sepsis en niños normales por edad

	BACTERIAS MÁS COMUNES
0 a 30 d	Estreptococo del grupo B, *E. coli*, otras bacterias entéricas, *Listeria monocytogenes*, *S. aureus*
1 a 3 m	*S. pneumoniae*, las bacterias antes mencionadas, *N. meningitidis*
3 a 36 m	*S. pneumoniae*, *N. meningitidis*, especies de *Salmonella*, estreptococo del grupo A, *S. aureus*, *H. influenzae* tipo b (no vacunados), *H. influenzae* tipo no b
> 3 años	*S. pneumoniae*, *N. meningitidis*, *S. aureus*

Tabla 10-7 Factores predisponentes asociados con sepsis en niños

FACTOR PREDISPONENTE	BACTERIAS MÁS COMUNES
Dispositivo intravascular	*S. epidermidis, S. aureus, C. albicans*, otras especies de *Candida*, enterococos, *Corynebacterium*
Malignidad hematológica; neutropenia	Las mismas que en el caso anterior más enterobacterias (*E. coli, Klebsiella*, otras), *P. aeruginosa*, otros bacilos gramnegativos no entéricos, *Streptococcus viridans* (mucositis)
Terapia previa con antibióticos de amplio espectro	Bacilos gramnegativos entéricos y no entéricos, especies de *Candida*
Disfunción esplénica	Bacterias encapsuladas (*S. pneumoniae, N. meningitidis, H. influenzae*)
Trastornos inmunológicos	Bacterias piógenas (deficiencia de anticuerpos), *N. meningitidis* (deficiencia de complemento terminal o properdina), *S. aureus*, especies de *Salmonella*, bacilos gramnegativos (enfermedad granulomatosa crónica)
Perforación intestinal	Bacilos gramnegativos entéricos, enterococos, *Candida*, es común la infección polimicrobiana
Quemaduras	*S. aureus*, estreptococo del grupo A, *P. aeruginosa*
Trauma	*S. aureus,* estreptococo del grupo A, anaerobios, bacilos gramnegativos, es común la infección polimicrobiana

se muestran en la Tabla 10-7, junto con las bacterias más comunes que pueden encontrarse. A menudo, existen varios factores predisponentes presentes en el mismo paciente. Para exposiciones especiales no listadas en la Tabla 10-7, consulte el Capítulo 21. Dos poblaciones de pacientes merecen especial atención: los pacientes con quemaduras y los pacientes con trauma.

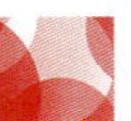

Tabla 10-8 Algunas opciones de terapia empírica ante la sospecha de sepsis en niños*

EDAD O SITUACIÓN	TERAPIA EMPÍRICA
0 a 12 sem de edad, [†] previamente sanos	Ampicilina más gentamicina (preferido) o ampicilina más ceftazidima
0 a 12 sem de edad, [†] sospecha de perforación intestinal	Piperacilina-tazobactam (más fluconazol o una equinocandina en pacientes seleccionados)
1 a 12 sem de edad, [†] internamiento en una unidad de cuidados intensivos neonatales y presencia de una línea intravenosa	Vancomicina más gentamicina o piperacilina-tazobactam o ceftazidima (el uso de cefalosporinas puede incrementar el riesgo de infección fúngica subsecuente), más fluconazol o una equinocandina en pacientes seleccionados
3 meses a 5 años, previamente sanos	Ceftriaxona +/– vancomicina
> 5 años, previamente sanos	Ceftriaxona +/– nafcilina o vancomicina
Malignidad, neutropenia, u otro tipo de inmunosupresión	Cefepime (o piperacilina-tazobactam) más vancomicina (más gentamicina o fluconazol o una equinocandina en pacientes seleccionados)
Perforación intestinal	Piperacilina-tazobactam +/– gentamicina +/– vancomicina +/– fluconazol
Síndrome de Lemierre (tromboflebitis séptica de la vena yugular)	Piperacilina-tazobactam más metronidazol
Quemaduras	Cefepime (o piperacilina-tazobactam) +/– vancomicina
Trauma extenso (sin involucramiento de SNC)	Piperacilina-tazobactam +/– vancomicina
Trauma craneoencefálico grave (fractura craneal abierta)	Ceftriaxona más metronidazol +/– vancomicina

*En pacientes con choque séptico, los regímenes son similares a los que se muestran aquí para los pacientes con sospecha de sepsis, pero en general deben ser más amplios e incluir todos los agentes listados para esa categoría.
[†]En el primer mes de vida, se deben considerar las pruebas para detectar la infección por el virus del herpes simple y la terapia empírica con aciclovir en espera de resultados (ver Capítulo 19).

Sepsis en pacientes con quemaduras

La infección es la causa más importante de mortalidad en la unidad de quemaduras. Las tasas de infección en niños con quemaduras son mayores que en los niños con enfermedad crítica sin quemaduras. Los factores predisponentes incluyen el efecto inmunosupresor del daño por quemadura, la pérdida de piel y barreras mucosas, y la presencia de dispositivos de apoyo invasivos.

La pronta escisión y cierre de heridas profundas por quemadura disminuye el riesgo de infección. La manipulación de las heridas por quemaduras se asocia con un aumento en el riesgo de sepsis. Muchos centros utilizan antibióticos profilácticos antes de la manipulación de las heridas. Los agentes antimicrobianos tópicos, como la sulfadiazina de plata, con frecuencia se usan para inhibir el crecimiento bacteriano. Se pueden colocar varios tipos de membranas sobre las heridas superficiales para disminuir las infecciones. Las heridas deben ser revisadas con regularidad para asegurarse de que no se está cultivando una infección bajo la membrana.

La mayoría de las infecciones en niños con quemaduras es bacteriana. Es común la fiebre (sin infección) en el contexto de las quemaduras, y debe evitarse el sobreuso de antibióticos para prevenir la emergencia de cepas resistentes a los antimicrobianos. Por el contrario, los pacientes con una infección invasiva por herida de quemadura están clínicamente tóxicos. Los cambios en la herida incluyen hemorragia punteada, cambios de color, drenaje de nueva aparición y licuefacción rápidamente progresiva. El tratamiento de estas infecciones que ponen en riesgo la vida incluye la rápida administración de antibióticos después de haber obtenido hemocultivos, reanimación por choque séptico, y escisión y cierre de heridas. El esquema antimicrobiano utilizado debe cubrir la flora colonizadora conocida. Si se desconoce esta información, se puede utilizar cefepime o piperacilina-tazobactam (con o sin vancomicina) y ajustarse de acuerdo a los resultados del cultivo.

Sepsis en pacientes con trauma

El trauma es un factor de riesgo significativo para la infección, y 10 a 20% de las víctimas pediátricas de trauma desarrolla infección. Alrededor de un tercio de estas infecciones está relacionado con trauma, y alrededor de dos tercios son nosocomiales. Los niños con lesiones extensas que requieren intervención quirúrgica, transfusiones múltiples o ventilación mecánica prolongada, tienen un mayor riesgo de infección nosocomial.

La sepsis se presenta en alrededor de 2% de los pacientes con trauma, con una tasa de mortalidad tan alta como 25%. El síndrome de disfunción orgánica múltiple (SDOM, definido como la disfunción de más de un órgano) es un riesgo para sepsis, y en un estudio, casi 50% de los pacientes pediátricos con trauma y SDOM desarrolló sepsis. (La asociación más frecuente es la inversa, donde la sepsis es en general la causa más frecuente de SDOM). La mayoría de los pacientes con trauma intenso recibe terapia antimicrobiana empírica hasta que los cultivos resulten negativos a las 48 h. La piperacilina-taxobactam con o sin vancomicina es un esquema inicial razonable para pacientes sin fractura de cráneo abierta. Si se sospecha perforación intestinal, por lo regular se amplía la terapia como se muestra en la Tabla 10-8. En pacientes con fractura craneal abierta, se eligen agentes con buena penetración al SNC, como la ceftriaxona y el metronidazol con o sin vancomicina. Si existe una fractura a través de los senos paranasales, puede ser necesaria la vacunación adicional contra neumococo y meningococo. Se debe revisar el estatus de vacunación contra el tétanos en todos los pacientes con trauma.

Terapia empírica para la sospecha de sepsis

En la Tabla 10-8 se listan algunos esquemas iniciales sugeridos para la sospecha de sepsis. La elección de la terapia dependerá tanto de factores epidemiológicos locales (organismos más comunes, patrones actuales de resistencia) y de consideraciones específicas del paciente. Por ejemplo, en algunos sitios, un alto porcentaje de *S. pneumoniae* resistente a la penicilina o *S. aureus* resistente a meticilina puede requerir terapia empírica con vancomicina, mientras que en áreas geográficas, puede no ser necesaria. Como se discute en el Capítulo 22, un paciente neutropénico que solo está un poco enfermo puede ser tratado con un solo agente (como piperacilina-tazobactam o cefepime) para cubrir organismos gramnegativos. Sin embargo, un paciente cuya condición es inestable puede requerir la adición de vancomicina, gentamicina y un agente antifúngico. Se recomienda la consulta temprana con un especialista en enfermedades infecciosas. Una vez que se conoce el patrón de susceptibilidad del organismo, se puede modificar la terapia en caso de que sea necesario.

Factores genéticos que influencian el riesgo de sepsis grave

De acuerdo a un estudio, la muerte por infección tiene un componente genético más fuerte que la muerte por cáncer o enfermedad cardiovascular. Se han llevado a cabo varios estudios de asociación genética en sepsis pediátrica, algunos con resultados contradictorios. La asociación más fuerte involucró un polimorfismo funcional en el gen que codifica al inhibidor-1 del activador del plasminógeno (PAI-1), un factor procoagulante. Varios estudios han mostrado que los niños que son homocigotos para un alelo de PAI-1 específico tienen una mortalidad más alta cuando se infectan con meningococo en comparación con los niños que tienen al menos una copia normal del alelo. Estudios futuros con seguridad descubrirán predisposiciones genéticas adicionales para la sepsis grave.

Bacterias específicas

Staphylococcus aureus

La bacteriemia por *S. aureus* con alguna frecuencia tiene un foco subyacente como osteomielitis, artritis séptica, absceso intraabdominal, endocarditis o infección cutánea. En un niño sin malignidad o dispositivos intravenosos, el reporte preliminar de un hemocultivo mostrando cocos grampositivos en racimos puede considerarse como contaminación con *S. epidermidis*, siempre y cuando el cuadro clínico del paciente sea consistente. El cultivo de *S. aureus* en la sangre de un niño enfermo casi siempre amerita evaluación en busca de un foco subyacente, por lo regular incluyendo una exploración física cuidadosa, ecocardiografía y escaneo óseo.

En ciertos niños con malignidades, catéteres intravasculares o sepsis adquirida en el hospital, se utiliza vancomicina en la terapia inicial debido al riesgo de *S. aureus* resistente a meticilina (y por consiguiente resistente a nafcilina y cefazolina). Como se mencionó antes, el no retirar los CVC infectados con *S. aureus* se asocia con un mayor riesgo de sitios secundarios de infección.

Staphylococcus epidermidis

El *S. epidermidis* y otros agentes similares a menudo son reportados como estafilococos coagulasa-negativos, pero algunos laboratorios hoy en día llevan a cabo métodos de identificación como el MADI-TOF para permitir la determinación precisa de la especie. El *Staphylococcus haemolyticus* y el *Staphylococcus capitis* son dos de las especies más comunes junto con el *S. epidermidis*. Este último se ha convertido en la causa más frecuente de bacteriemia nosocomial debido al extenso uso de catéteres intravasculares.

La mayoría de las cepas tiene la capacidad de adherirse a la superficie del catéter y cubrirse a sí mismas con el glucocálix de su pared celular (biopelícula). Quizá la terapia antibiótica haya ayudado a seleccionar estas cepas. Aunque las muertes por *S. epidermidis* son muy raras, la mayoría de las cepas es resistente a meticilina. Por lo tanto, si los hemocultivos muestran *S. epidermidis* y se piensa que es poco probable que se trate de contaminación del cultivo por el organismo,

se debe utilizar vancomicina mientras se esperan los resultados de las pruebas de susceptibilidad. Después del periodo neonatal, la mayoría de los casos puede ser tratada sin retirar el catéter.

Sepsis por estreptococo del grupo A

La bacteriemia por estreptococo del grupo A típicamente se presenta como complicación de una celulitis, infección de hueso o de una articulación, varicela, neumonía o una herida infectada. De 60 niños con bacteriemia por estreptococo del grupo A, 48 (80%) tuvieron una fuente identificable. Rara vez puede presentarse una bacteriemia primaria sin un foco evidente y con sepsis abrumadora, con embolización y focos secundarios en los pulmones, meninges o en la piel. También puede ocurrir coagulación intravascular diseminada. Se puede utilizar penicilina para tratar las infecciones por estreptococo del grupo A, aunque se utiliza empíricamente una cobertura más amplia hasta conocer los resultados del cultivo.

Meningococemia fulminante

La meningococemia es el prototipo de la bacteriemia fulminante en un individuo clínicamente normal. La tasa de mortalidad es de 10 a 15%. Por lo general hay fiebre alta y un exantema purpúrico o petequial (púrpura fulminante). La meningitis es variable, y el pronóstico es un poco mejor si ha habido tiempo para que se desarrolle pleocitosis en el líquido cefalorraquídeo. El asegurar un acceso intravenoso para la administración de líquidos y terapia antibiótica tiene mayor prioridad que la punción lumbar. No es inusual la presencia de artritis o artralgia. A veces puede haber también vómito o diarrea. El choque, la coagulación intravascular diseminada y la miocarditis son mecanismos comunes de muerte.

El tratamiento puede requerir grandes volúmenes de líquido. Algunos pacientes tienen una enfermedad tan fulminante, que mueren a pesar de un diagnóstico y tratamiento rápidos. La deficiencia de complemento congénita o adquirida (en especial los componentes C5-C9 y la properdina) predispone a infección meningocócica recurrente. La sepsis meningocócica por lo regular se trata con ceftriaxona.

Sepsis neumocócica fulminante

Con frecuencia, la sepsis fulminante por *S. pneumoniae* se presenta en un paciente con un bazo no funcional o con ausencia del mismo, como en la anemia por células falciformes o después de una esplenectomía. La presentación clásica es con fiebre, calosfríos, hipotensión y gangrena periférica simétrica. Debido a que otras bacterias encapsuladas, como el *H. influenzae* tipo b, también pueden producir este patrón y pueden ser resistentes a la ampicilina o penicilina, la terapia inicial para la presunta sepsis en un paciente sin bazo debe consistir en ceftriaxona o su equivalente. Este medicamento en general también es efectivo contra *Klebsiella* encapsulada (una causa rara de sepsis en niños) y contra *Capnocytophaga canimorsus*, que puede causar sepsis fulminante después de una mordedura de perro. En el niño con sepsis grave, es razonable añadir vancomicina al principio para cubrir el pequeño porcentaje de cepas de neumococo que son resistentes a las cefalosporinas.

Sepsis fulminante por H. influenzae

En raras ocasiones, el *H. influenzae* puede semejar una meningococemia fulminante, con petequias y púrpura. La terapia antibiótica para la presunta sepsis meningocócica (p. ej., ceftriaxona) también es efectiva contra *H. influenzae* resistente a ampicilina.

Los niños con bazos no funcionales o ausentes son susceptibles a sepsis fulminante por *H. influenzae*. Los niños que no han sido inmunizados tienen un mayor riesgo, en especial si viven con otros niños no vacunados, como en una comunidad que se rehúsa a vacunarse por motivos religiosos.

Con el uso generalizado de la vacuna contra Hib en Estados Unidos, la enfermedad invasiva causada por cepas de *H. influenzae* tipo no b es hoy mucho más común que la causada por *H. influenzae* tipo b.

Causas poco comunes de sepsis fulminante

Pocas bacterias causan sepsis fulminante además de las descritas antes. La *Pseudomonas aeruginosa* es una causa rara de bacteriemia sin una infección focal (presumiblemente por flora intestinal) en un lactante normal, pero es la causa más común de sepsis grave en lactantes prematuros delicados en unidades de cuidados intensivos neonatales. Las especies de *Salmonella* también pueden causar bacteriemia asociada con diarrea, pero la enfermedad a menudo no es más grave que en los niños normales con diarrea sin bacteriemia. Sin embargo, durante la lactancia, la bacteriemia con *Salmonella* algunas veces produce siembra en las meninges, causando meningitis por gramnegativos. En muy raras ocasiones, la gastroenteritis por *Shigella* puede progresar hasta choque séptico en el lactante. El *Clostridium septicum* es una causa importante de sepsis grave en el paciente con cáncer intestinal, enfermedad granulomatosa crónica, o neutropenia cíclica. El *Streptococcus viridans* puede causar sepsis abrumadora, a menudo con SDRA, en el paciente neutropénico. El *Fusobacterium necrophorum* puede causar sepsis en el niño o adolescente con síndrome de Lemierre (tromboflebitis séptica de la vena yugular interna). La LHH, que a menudo es desencadenada por una infección, en especial con VEB, puede causar un cuadro clínico de sepsis.

Puede ocurrir sepsis fulminante causada por bacterias no mencionadas antes cuando existe un defecto anatómico o inmunológico que no se ha identificado. Los esquemas antibióticos listados en la Tabla 10-8 no cubrirán todas las posibilidades. Si se sospecha, pero no se ha confirmado, una enfermedad o malignidad intestinal, se puede elegir el esquema apropiado.

CHOQUE SÉPTICO
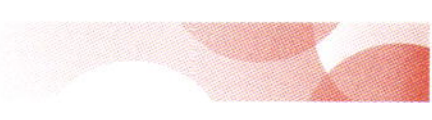

Definición

El choque es una falla circulatoria que pone en peligro la vida, con perfusión tisular inadecuada e incapacidad para cumplir con los requerimientos metabólicos del cuerpo. Puede ser secundario a sepsis, hipovolemia, falla cardiaca, obstrucción circulatoria o una distribución inadecuada de la circulación (choque distributivo). Por lo regular el choque es precedido por una mala perfusión tisular, con extremidades frías y un deficiente llenado capilar en los lechos ungueales. Otros signos de choque inminente son reflejo de las reacciones del sistema nervioso simpático para compensar la perfusión tisular inadecuada (p. ej., taquicardia y ansiedad). La hipotensión es un hallazgo tardío —y en ocasiones ausente— en los niños con choque. Cuando no se identifica el potencial para desarrollar un choque, el primer signo identificado del choque ya establecido puede ser la caída de la presión arterial (o un aumento en la presión del pulso). Esto enfatiza la importancia de medir todos los signos vitales, incluyendo la presión arterial, en un paciente febril.

Definir el choque en niños es difícil. En adultos, recién se ha redefinido como una subcategoría de sepsis en la que las anormalidades circulatorias y en el metabolismo celular son lo suficientemente graves como para aumentar de manera considerable el riesgo de mortalidad. La definición práctica incluye hipotensión, uso de vasopresores, y elevación del lactato. Una definición práctica —aunque imperfecta— en niños puede ser el requerimiento de vasopresores a pesar de una reanimación adecuada con líquidos en el contexto de una sepsis.

La mayoría de los casos de choque séptico es causada por bacterias. Sin embargo, otros microorganismos diferentes también pueden producir choque séptico. Presumiblemente, los mecanismos para los otros organismos infectantes son en general los mismos, con alteración del metabolismo celular, vasodilatación y distribución inadecuada de la circulación. Las *Rickettsiae* (FMMR), hongos (candidiasis), protozoarios (paludismo), y virus (fiebre hemorrágica) pueden todos producir choque séptico.

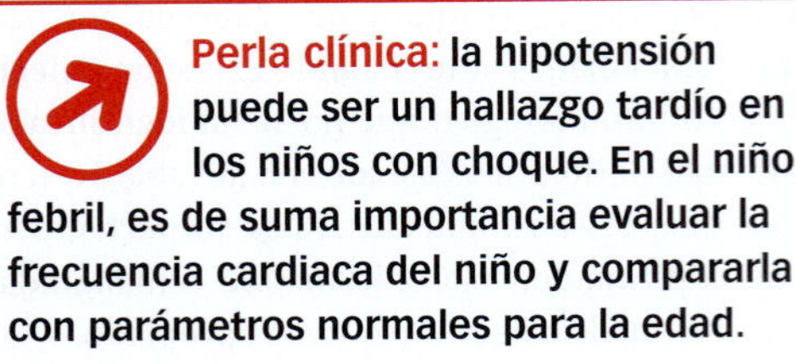

Perla clínica: la hipotensión puede ser un hallazgo tardío en los niños con choque. En el niño febril, es de suma importancia evaluar la frecuencia cardiaca del niño y compararla con parámetros normales para la edad.

Clasificación

En general, el choque se clasifica ya sea como compensado o no compensado. En el choque compensado, la presión arterial está conservada, mientras que el paciente con choque descompensado tiene hipotensión. Ambas formas deben ser tratadas de manera agresiva. Los siguientes términos adicionales se utilizan solo para propósitos descriptivos.

Choque caliente

También es llamado choque de resistencia baja, ya que los vasos sanguíneos de pequeño calibre están dilatados, produciendo poca resistencia vascular periférica, y la piel se siente caliente al tacto. Por lo general indica choque séptico temprano. El concepto de choque caliente es en especial importante en los niños, ya que enfatiza la necesidad de tomar la frecuencia cardiaca y la presión arterial en todos los niños febriles.

El choque séptico, como en la meningococemia, a veces comienza como un choque caliente y más tarde, como compensador se produce vasoconstricción, se manifiesta como choque frío (ver a continuación). El choque séptico puede estar asociado con gasto cardiaco bajo, normal o alto.

Choque frío

El choque frío también se conoce como choque de resistencia alta, ya que hay vasoconstricción periférica, y la piel se siente fría y pegajosa. A menudo se presenta con choque hipovolémico como el observado en casos de hemorragia, quemaduras, diarrea u otras condiciones asociadas con un bajo volumen sanguíneo, incluyendo intususcepción. Sin embargo, el choque frío también es característico del choque cardiogénico (falla primaria de la bomba) y del choque obstructivo (como en el taponamiento cardiaco). El choque frío puede seguir al choque caliente como parte de un espectro continuo a medida que el choque evoluciona.

Choque cardiogénico

El choque cardiogénico también es llamado choque congestivo, ya que hay congestión circulatoria secun-daria a una reducción en el gasto cardiaco. Por lo regular es el principal mecanismo de choque en el infarto miocárdico, pero también puede manifestarse en la miocarditis de etiología infecciosa.

Puede presentarse más de un tipo de choque en forma simultánea, como en la menigococemia, que por lo regular se asocia de forma temprana con choque de resistencia baja (caliente) pero también puede tener una base cardiogénica debida a miocarditis.

Choque tóxico

Los casos de síndrome de choque tóxico (SCT) (discutidos más adelante) con frecuencia tienen características consistentes con el choque séptico. Sin embargo, si existe un componente de diarrea importante, puede ocurrir un choque hipovolémico. Además, algunos pacientes desarrollarán disfunción miocárdica resultando en un choque cardiogénico.

Mecanismos

Los mecanismos del choque séptico son multifactoriales, e incluyen los efectos de endotoxinas u otros mediadores sobre los sistemas cardiovascular y respiratorio, incluyendo una disminuida contractilidad cardiaca, acumulación de sangre en las venas, vasodilatación arterial y aumento de la permeabilidad capilar en los pulmones. La endotoxina estimula la liberación de varias citocinas proinflamatorias, de las cuales se piensa que el FNT-α es la más importante en el desarrollo del choque séptico.

Tratamiento antibiótico

De acuerdo a las guías, se debe administrar terapia antimicrobiana empírica en los primeros 60 min después de la identificación de sepsis o choque séptico. La terapia antibiótica inicial para el choque séptico se basa en la terapia para la sepsis sospechada (Tabla 10-8), pero por lo regular es más amplia dado el estado más crítico del paciente. Esta es una situación en la que el médico debe inclinarse al inicio por una mayor cobertura antimicrobiana. Después puede ajustarse de acuerdo a los resultados de los cultivos y a la respuesta clínica. Los desenlaces luego de infecciones del torrente sanguíneo en pacientes en estado crítico han sido vinculados a lo adecuado de la terapia antimicrobiana inicial tanto en niños como en adultos.

La situación clínica dictamina qué tipo de combinación de agentes antimicrobianos debe utilizarse. Al inicio puede ser razonable la combinación de una penicilina de espectro extendido o una cefalosporina de tercera generación, un aminoglucósido (gentamicina o tobramicina), y vancomicina.

Si el paciente se encuentra inmunocomprometido o se sospecha una infección nosocomial, se debe utilizar una cefalosporina antipseudomona (como la ceftazidima o el cefepime) o una penicilina de espectro extendido (como piperacilina-tazobactam) sola o en combinación con un aminoglucósido.

En pacientes con trauma intenso, es apropiada la cobertura contra anerobios con agentes como piperacilina-tazobactam o meropenem. Si se sospecha síndrome de choque tóxico se puede añadir clindamicina o linezolid. Ante la posibilidad de una enfermedad por rickettsia, es aconsejable utilizar doxiciclina. En el paciente con infección nosocomial, algunas ocasiones es apropiada la cobertura antifúngica, aunque la infección por hongos no es una causa común de choque séptico. Las opciones incluyen una equinocandina (como la caspofungina), un azol (como voriconazol), o la fórmula liposomal de la anfotericina. Es apropiado utilizar aciclovir para la cobertura empírica de infección por VHS en el lactante < 4 sem de edad con choque séptico.

Control de la fuente

Además de la terapia antimicrobiana, es de suma importancia el control rápido y agresivo de la fuente de infección en el paciente séptico. Esto incluye irrigación y desbridamiento de cualquier tejido infectado, desvitalizado o necrótico. También involucra la identificación y retiro de dispositivos infectados.

Tratamiento no antibiótico

Los niños con choque séptico deben ser manejados por un equipo liderado por un intensivista pediátrico. Las guías para el manejo pueden encontrarse en el documento publicado por Dellinger y cols., y se resumen aquí.

La reanimación inicial incluye evaluación de la vía aérea, respiración y circulación. Se administra oxígeno vía mascarilla. Las metas terapéuticas iniciales de la reanimación en el choque séptico son:

- Llenado capilar ≤ 2 segundos.
- Presión arterial normal para la edad.
- Pulsos normales.
- Extremidades calientes.
- Diuresis > 1 mL/kg/hora.
- Estado mental normal.

Los niveles de lactato normales también pueden ser una meta, pero algunos niños con choque séptico no llegan a tener elevación del lactato.

Es necesario establecer un acceso intravenoso adecuado para la administración de líquidos y antibióticos. La reanimación con líquidos se lleva a cabo al inicio con cristaloides como la solución salina normal, con bolos de 20 mL/kg administrados en 10 a 15 min y repetir según sea necesario para mantener la presión arterial. A menudo se subestima la cantidad de líquido requerida para reanimar a un niño en choque.

En caso de que se desarrolle hepatomegalia o estertores crepitantes, o si el paciente sigue hipotenso a pesar de la reanimación con líquidos, se debe iniciar apoyo con inotrópicos. Estudios en niños han mostrado que el retraso en el uso de inotrópicos se asocia con incrementos importantes en la mortalidad.

Se puede utilizar dopamina o epinefrina para los pacientes con choque frío. Si el choque es refractario, algunas veces se agrega un vasodilatador. Para los pacientes con choque caliente, típicamente se administra norepinefrina. En caso de que no haya respuesta, se puede administrar vasopresina. Hasta 25% de los niños con choque séptico desarrolla insuficiencia suprarrenal. Se puede administrar hidrocortisona a dosis de estrés a los niños con choque refractario a los líquidos y resistente a catecolaminas. De otro modo, no están indicados los corticoesteroides. De igual forma, en general no está indicada la inmunoglobulina intravenosa (IGIV) a menos que se sospeche síndrome de choque tóxico, discutido más adelante. La proteína C activada se asoció con morbilidad por sangrado y hoy en día ya no está disponible.

Para los pacientes en quienes las medidas anteriores no revierten el choque séptico, o que tienen falla respiratoria refractaria asociada con la sepsis, las guías recomiendan apoyo con oxigenación con membrana extracorpórea (OMEC).

Reducción de la terapia antimicrobiana empírica

Como se mencionó antes, la terapia antibiótica inicial en el paciente con choque séptico debe ser amplia. Sin embargo, una vez que se ha determinado la etiología y se han reportado las susceptibilidades, se debe modificar la terapia antimicrobiana a agentes de espectro más reducido. Si los cultivos son negativos de las 48 a 72 h y el paciente se ha estabilizado, por lo regular puede suspenderse la terapia antimicrobiana a menos que la sospecha de una infección no diagnosticada sea alta. Estudios tanto en niños como en adultos han mostrado un incremento en la mortalidad a 90 días cuando la cobertura de amplio espectro persistió durante > 5 días en pacientes con cultivos negativos.

Complicaciones

Coagulación intravascular diseminada (CID)

La CID a menudo se presenta con el choque. Puede anticiparse, o sospecharse al inicio cuando hay sangrado en los sitios de venopunción. El diagnóstico puede confirmarse mediante estudios de coagulación (conteo plaquetario bajo y baja concentración de fibrinógeno, aumento del tiempo parcial de tromboplastina activada, así como en el nivel de productos de degradación de la fibrina, tiempo del protrombina y dímero D). Puede ocurrir una microangiopatía trombótica, y se manifiesta como esquistocitos en el frotis de sangre periférica con elevación del lactato sérico.

Síndrome de dificultad respiratoria aguda (SDRA)

Cuando la fuga capilar pulmonar es intensa en el choque séptico, y la radiografía de tórax se ve opaca en la mayoría de las zonas, la complicación se denomina SDRA o pulmón de choque.

Falla renal aguda

La falla renal aguda se presenta en alrededor de 20 a 25% de los pacientes con sepsis intensa, y en 50% de los pacientes con choque séptico. Puede requerirse terapia de reemplazo renal continua (TRRC).

Causas poco comunes de choque

Hay dos padecimientos poco comunes que imitan al choque séptico que ameritan ser mencionados: el síndrome de choque hemorrágico y encefalopatía (SCHE), y el síndrome de fuga capilar sistémica (SFCS).

Síndrome de choque hemorrágico y encefalopatía

Esta condición afecta a lactantes y niños antes sanos. Fue descrita por primera vez por Levin y cols. en 1983. Los niños por lo general presentan fiebre alta, choque, convulsiones y diarrea, seguidos de signos de coagulación intravascular diseminada. Por lo tanto, el nombre es impreciso: el paciente no desarrolla choque hemorrágico, sino que de hecho la hemorragia viene después. Por lo tanto, la H en realidad debería corresponder a hiperpirexia. Se han propuesto los siguientes criterios diagnósticos:

- Inicio súbito en la lactancia o infancia.
- Presentación clínica con fiebre, choque, encefalopatía (convulsiones y coma), diarrea, hemorragia y oliguria.
- Estudios de laboratorio que muestran una caída en la hemoglobina (disminución de 3 g/dL), descenso del conteo plaquetario (< 150 por mcL), evidencia de coagulación intravascular diseminada, elevación de la creatinina, elevación en los niveles de aminotransferasas, y acidosis metabólica.
- Exclusión de otras causas, incluyendo infección, síndrome urémico hemolítico, trastornos metabólicos, síndrome de Reye, envenenamiento, golpe de calor, y síndrome de choque tóxico.

La mayoría de los casos se presenta durante el primer año de vida. Se han reportado casos que ocurren desde los 17 días de nacido y hasta los 15 años de edad. A pesar de la terapia de apoyo, la tasa de mortalidad es > 60%, y la mayoría de los sobrevivientes presenta daño neurológico. Se desconoce la causa.

Síndrome de fuga capilar sistémica

Este padecimiento fue descrito por primera vez en 1960. Pacientes que estaban sanos desarrollaron episodios recurrentes de choque hipovolémico por fuga de plasma hacia el compartimento extravascular. Esto da como resultado hemoconcentración, hipoalbuminemia y edema, así como disminución de la presión arterial. La mayoría de los casos se presenta en adultos, pero se han reportado unos cuantos casos pediátricos, incluyendo un niño de 3 años de edad. A diferencia del SCHE, los pacientes no tienen fiebre. El conteo leucocitario está elevado, pero se piensa que esto se debe a hemoconcentración. La mayoría de los episodios responde a la administración agresiva de líquidos con cristaloides y coloides. Algunos pacientes requieren vasopresores o ventilación mecánica.

SÍNDROME DE CHOQUE TÓXICO

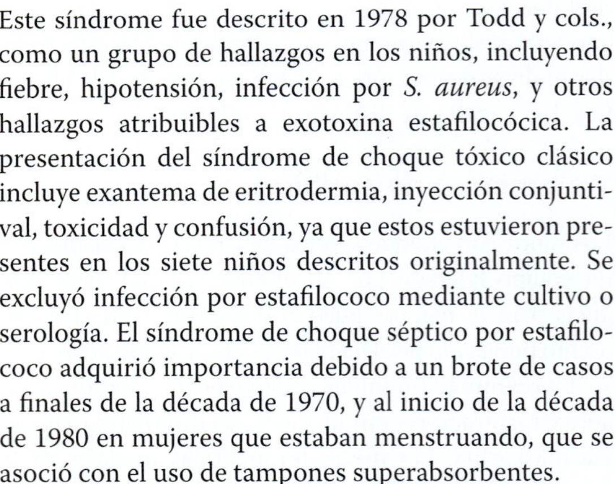

Este síndrome fue descrito en 1978 por Todd y cols., como un grupo de hallazgos en los niños, incluyendo fiebre, hipotensión, infección por *S. aureus*, y otros hallazgos atribuibles a exotoxina estafilocócica. La presentación del síndrome de choque tóxico clásico incluye exantema de eritrodermia, inyección conjuntival, toxicidad y confusión, ya que estos estuvieron presentes en los siete niños descritos originalmente. Se excluyó infección por estafilococo mediante cultivo o serología. El síndrome de choque séptico por estafilococo adquirió importancia debido a un brote de casos a finales de la década de 1970, y al inicio de la década de 1980 en mujeres que estaban menstruando, que se asoció con el uso de tampones superabsorbentes.

En la actualidad, alrededor de la mitad de los casos de síndrome de choque tóxico por estafilococo no están asociados ni con tampones ni con la menstruación. Además, hoy en día se sabe que la infección invasiva por estreptococo del grupo A puede producir un síndrome clínico muy similar al síndrome de choque tóxico clásico por estafilococo. En los casos causados por estreptococo del grupo A, el inicio es más insidioso, el exantema resulta más escarlatiniforme, hay menos probabilidades de diarrea y vómito, la hiperestesia intensa es más común, Y la tasa de mortalidad es mucho mayor (alrededor de 30%). Además, en los casos provocados por estreptococo del grupo A es más frecuente encontrar una infección focal.

Durante la presentación inicial, el diagnóstico operativo por lo general debe ser síndrome de choque tóxico, más probablemente debido a *S. aureus* (o por estreptococo del grupo A). Una vez que se ha confirmado la etiología, el diagnóstico es ya sea síndrome de choque tóxico por estafilococo o síndrome de choque tóxico por estreptococo.

Síndrome de choque tóxico por estafilococo

Los Centros de control y prevención de enfermedades han establecido guías estrictas para establecer el diagnóstico de síndrome de choque tóxico por estafilococo. Estas guías pueden recordarse utilizando la mnemotecnia "FDR Had three organs (FDR tenía tres órganos, por sus siglas en inglés). La F es por fiebre, la D por descamación, la R por rash (exantema), la H por hipotensión, y el resto le recuerda al médico que al menos tres sistemas orgánicos deben estar involucrados. Los criterios diagnósticos para síndrome de choque tóxico por estafilococo se muestran en el Cuadro 10-4. Como ya se mencionó en este capítulo, la hipotensión puede ser un signo tardío del choque en niños. Se han manejado a varios pacientes que cumplieron con todos los criterios del síndrome de choque tóxico por estafilococo excepto por la hipotensión. La mayoría de los pacientes tiene exantema eritematoso difuso, pero algunas veces se observan formas atípicas (Fig. 10-7).

Las pruebas serológicas para leptospirosis, FMMR y sarampión, en caso de que se sospechen estas enfermedades y se soliciten pruebas de sangre, son negativas. Los cultivos de sangre son casi siempre negativos, pero en ocasiones llega a crecer *S. aureus*.

Subgrupos

El síndrome se divide en subgrupos menstrual y no menstrual, con base a la fuente del *S. aureus*. La epide-

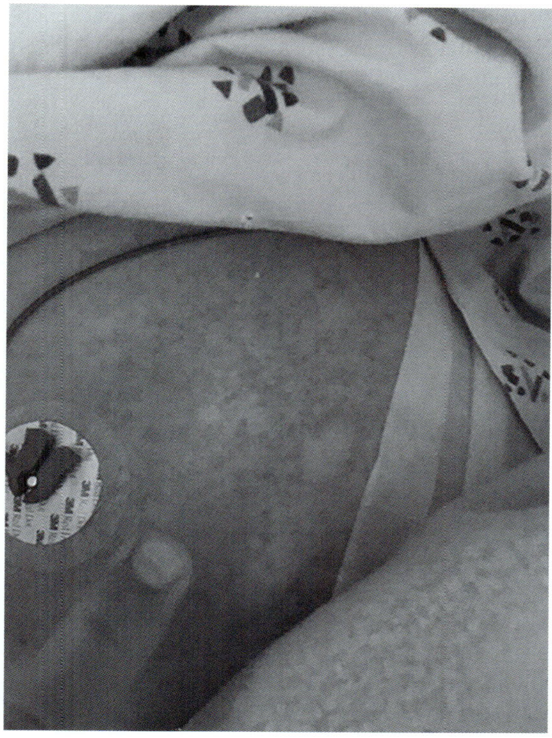

Figura 10-7. Exantema atípico en el abdomen de una niña de 15 años de edad con SCT asociado con tampón. El exantema parecía petequial, pero blanqueaba a la presión, como lo muestra la marca del dedo.

miología del choque tóxico asociado con la menstruación tuvo un pico a principios de la década de 1980, y desde entonces ha disminuido desde que se identificó el papel de los tampones.

El síndrome de choque tóxico no menstrual puede ser secundario a infección por estafilococo en muchos

---

Cuadro 10-4. Definición de síndrome de choque tóxico estafilocócico

Criterios mayores (se requieren todos)

1. **Fiebre ≥ 38.8 °C (101.8 °F)**
2. **Hipotensión (ortostática o choque)**
3. **Exantema (eritodermia al inicio y descamación después)**

Criterios menores (se requieren los tres)

1. **Gastrointestinales. Vómito o diarrea**
2. **Musculares. Mialgia intensa o creatinina fosfoquinasa ≥ 2× el límite superior de lo normal**
3. **Membranas mucosas. Hiperemia vaginal, orofaríngea o conjuntival**
4. **Renales. Nitrógeno ureico en sangre (NUS) o creatinina sérica ≥ 2 el límite superior de lo normal o examen general de orina con > 5 leucocitos por campo de alto poder**
5. **Hepáticos. Bilirrubina total, AST o ALT ≥ 2 el límite superior de lo normal**
6. **Hematológicos. Conteo plaquetario < 100 000/mcL**
7. **Sistema nervioso central. Desorientación o alteración en el nivel de conciencia sin focalización, observado cuando la fiebre y la hipotensión están ausentes**

Criterios de exclusión

1. **Ausencia de otras explicaciones**
2. **Hemocultivos negativos (excepto por *S. aureus*)**

sitios posibles, incluyendo heridas infectadas, endocarditis aguda, infecciones dentales, y linfadenitis. A menudo no se identifica la fuente.

Toxinas

La toxina 1 del síndrome de choque tóxico (TSST-1) es la causa de esas en todos los casos del síndrome de choque tóxico asociado con la menstruación, y de alrededor de dos tercios de los casos no asociados con menstruación. El resto de los casos se debe a enterotoxinas estafilocócicas A, B o C, que también se asocian con envenenamiento alimenticio causado por *S. aureus*, analizado en el Capítulo 12.

Manifestaciones clínicas

Presentación típica

Los síntomas más tempranos son fiebre, mialgia, debilidad, cefalea, vómito, y dolor abdominal seguidos rápidamente por hipertermia de membranas mucosas, eritrodermia difusa, mareo (hipotensión postural), diarrea y confusión (Fig. 10-8). Son comunes la inyección conjuntival y el edema facial. Casi cualquier sistema orgánico puede estar involucrado con hallazgos clínicos o de laboratorio atribuibles a la toxina. En los casos asociados con menstruación, la mucosa vaginal puede estar hiperémica o puede haber flujo vaginal.

Diagnóstico diferencial temprano

Puede sospecharse fiebre escarlatina a causa de la fiebre, el exantema, la inyección conjuntival, lengua de fresa, y leucocitosis con predominio de neutrófilos. Puede sospecharse diarrea aguda como la enfermedad primaria debido a la presencia de diarrea con dolor y distensión abdominal, aunque el grado de persistencia del choque excede el esperado por la cantidad de diarrea. Puede sospecharse pielonefritis aguda con choque séptico debido a la presencia de choque y piuria, aunque en el análisis microscópico de la orina no hay una cantidad importante de bacterias y los cultivos de orina no confirman infección. En niños < 10 años de edad, puede considerarse enfermedad de Kawasaki debido a la fiebre, exantema, e inyección conjuntival.

Hallazgos de laboratorio

Los estudios iniciales típicos incluyen un conteo leucocitario alto con neutrófilos inmaduros, piuria, elevación de la creatinina o el NUS, y un conteo plaquetario un poco disminuido. Puede haber linfopenia profunda.

Una química sanguínea típicamente muestra que los niveles séricos de calcio, fósforo, hierro, proteínas totales, y albúmina están muy bajos. Los niveles de transaminasas están elevados, y el nivel de creatinina fosfoquinasa está muy alto, lo que sugiere involucra-

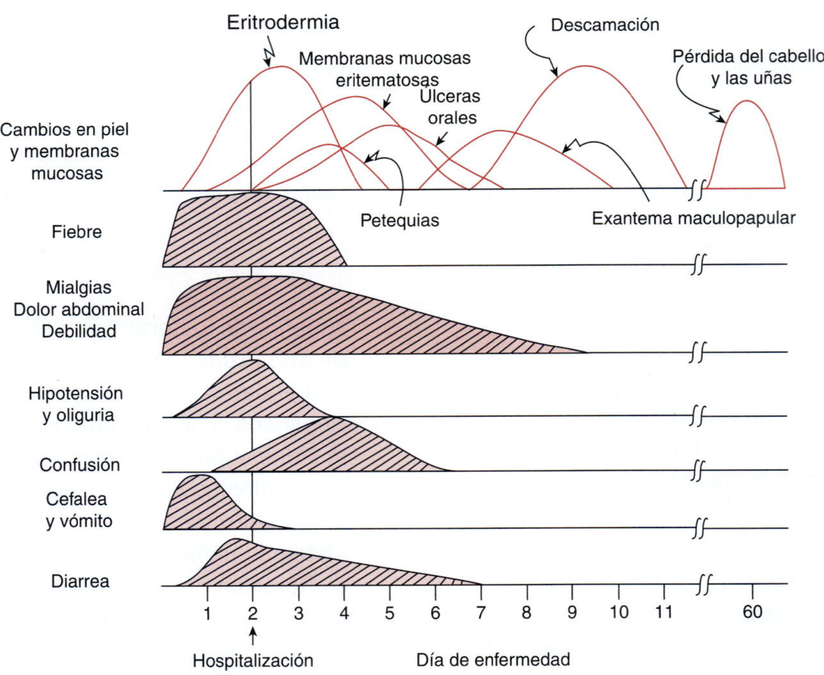

Figura 10-8. Secuencia de hallazgos clínicos en el SCT estafilocócico. (Reproducida con permiso de Chesney PJ, *et al. JAMA* 1981;246:741; copyright 1981, American Medical Association.)

miento muscular generalizado. Los hemocultivos por lo regular son negativos, pero los cultivos de orificios del cuerpo, en especial la vagina, recto, o narinas, hoy el sitio de una infección purulenta, pueden revelar *S. aureus*. La radiografía de tórax puede mostrar infiltrados transitorios.

Tratamiento

De ser posible, la identificación y drenaje del sitio de infección es un aspecto importante del manejo. Se deben retirar cuerpos extraños, como los tampones. Las heridas deben drenarse e irrigarse. Debe iniciarse terapia antibiótica contra estafilococo, por lo regular con una penicilina semisintética como la nafcilina o una cefalosporina de primera generación como cefazolina. Dado que el síndrome de choque tóxico es una enfermedad mediada por toxinas, se ha recomendado el uso concomitante de un antibiótico inhibidor de la síntesis de proteínas, como clindamicina o linezolid. *In vitro*, las concentraciones subinhibitorias de clindamicina disminuyen enormemente la producción de TSST-1. Por el contrario, las concentraciones subinhibitorias de nafcilina tienden a causar aumento en los niveles de TSST-1 en los sobrenadantes de los cultivos. Este efecto es bloqueado mediante la adición de un inhibidor de la síntesis de proteínas. Por lo tanto, parece razonable la combinación de nafcilina y clindamicina. En áreas con tasas altas de SARM asociado con la comunidad, la vancomicina es sustituida por nafcilina. La terapia antibiótica inadecuada lleva a un aumento en la incidencia de recurrencia. Una vez que hay mejoría clínica, la mayoría de los pacientes puede ser cambiada a un antibiótico antiestafilocócico oral para completar un esquema de 10 a 14 días.

Aunque no existen estudios aleatorizados controlados con placebo sobre el uso de IGIV en el tratamiento del SCT, evidencia anecdótica apoya su uso en casos extremos. La ausencia de un anticuerpo antitoxina protector es uno de los prerrequisitos para el desarrollo de SCT estafilocócico. Esto es contrario a lo que ocurre en la población general, que en su mayoría tiene niveles medibles, incluso si no tienen antecedentes de enfermedad por estafilococo. Por lo tanto, todos los paquetes de IGIV contienen anticuerpo dirigido contra estas toxinas. En modelos animales de SCT, la administración de IGIV antes de la infección es protectora contra el síndrome, y la sobrevivencia aumenta incluso cuando la IGIV es administrada hasta 29 h después de que la infección ya se ha establecido. Reportes de caso confirman una rápida mejoría después de la administración de IGIV en algunos pacientes con SCT. Una dosis de 400 mg/kg infundidos en un periodo de varias horas resulta en títulos séricos de anticuerpo que son suficientes para bloquear la acción de la toxina-1 de síndrome de choque tóxico.

Los líquidos intravenosos en general son efectivos para mantener una presión sanguínea normal con una diuresis adecuada, pero a veces se requieren vasopresores como la dopamina. Los pacientes deben ser monitoreados en una Unidad de cuidados intensivos para detectar el regreso de la hipotensión, desarrollo de SDRA, falla renal, arritmias cardiacas y otros eventos adversos.

Complicaciones

Puede presentarse insuficiencia renal, haciendo que algunas veces la enfermedad se asemeje a un síndrome urémico hemolítico, en especial con los esquistocitos, anemia y plaquetas bajas. Se ha observado coagulación intravascular diseminada y SDRA. Puede haber disritmia, quizá relacionada con desequilibrios electrolíticos, falla cardiaca, posiblemente por cardiomiopatía tóxica. La muerte es rara y puede deberse a SDRA o falla miocárdica.

La descamación de las plantas se presenta de 10 a 21 días después del inicio de la enfermedad. Más o menos en este momento, también puede detectarse edema o un exantema pruriginoso. El daño o pérdida del cabello o las uñas puede ocurrir de 2 a 3 meses posteriores.

Recurrencias

La terapia antiestafilocócica adecuada para el primer episodio y suspender el uso de tampones son factores significativos para disminuir el riesgo de recurrencia. Davis y cols., mostraron que después de un episodio de síndrome de choque tóxico menstrual, dos tercios de las mujeres que no fueron tratadas con un antibiótico y que siguieron utilizando tampones desarrollaron SCT recurrente durante los siguientes 5 meses. También se han reportado recurrencias en casos de SCT no menstrual. Las pacientes que no desarrollan niveles protectores de anticuerpos contra la toxina estafilocócica luego de un episodio de síndrome de choque tóxico tienen mayor riesgo de recurrencia.

Trastorno descamativo eritematoso recalcitrante (TDER)

Esta variante inusual, en la que el enrojecimiento, descamación y otros síntomas de SCT se presentan de forma más leve por un periodo prolongado, se ha observado sobre todo en pacientes con sida. Las recurrencias son frecuentes, y algunas veces el padecimiento es letal. Se ha reportado un solo caso de este síndrome clínico en un paciente sin inmunodeficiencia conocida. También se han descrito casos debidos a TSST-1 así como otras enterotoxinas estafilocócicas.

Síndrome de choque tóxico por estreptococo

Manifestaciones clínicas y epidemiología

Algunas cepas de estreptococo del grupo A producen toxinas que pueden causar una enfermedad multisistémica confusa, similar en algunos aspectos al SCT por estafilococo (Tabla 10-9). La enfermedad se debe a la elaboración de las llamadas exotoxinas pirogénicas estreptocócicas (llamadas SPE A, B y C). A menudo existe un foco de infección por estreptococo del grupo A, por ejemplo, en los senos paranasales, tejidos blandos, o en los pulmones (Fig. 10-9A), aunque la fuente puede no ser evidente al inicio. De hecho, la mayoría de los pacientes presenta un inicio insidioso durante un periodo de varios días con una enfermedad tipo influenza o fiebre, mialgia y cefalea. No es infrecuente que los pacientes con síndrome de choque tóxico por estreptococo del grupo A hayan realizado más de una visita a una clínica o departamento de emergencias antes de que se establezca el diagnóstico.

Los hemocultivos son positivos con mayor frecuencia que en el SCT por estafilococo. Sin embargo, el involucramiento multisistémico (SNC, hígado, pulmones, riñón, sistema cardiovascular y piel) quizás está relacionado con la toxemia. El exantema a menudo es escarlatiniforme (Fig. 10-9B) y subsecuentemente descama con una escama fina (Fig. 10-9C). La superinfección de las lesiones de varicela es un factor predisponente común para el SCT por estreptococo, aunque esto se observa con menos frecuencia desde que la vacuna contra varicela se ha vuelto rutinaria.

Diagnóstico

Los criterios diagnósticos para SCT por estreptococo se listan en el Cuadro 10-5. A diferencia del síndrome de choque tóxico por estafilococo, no se requiere la presencia del exantema para el diagnóstico. Por lo tanto, casos intensos de fascitis necrotizante pueden cumplir con la definición de SCT por estreptococo. Un caso definitivo requiere el aislamiento de estreptococo del grupo A de un sitio del cuerpo que normalmente es estéril.

Tratamiento

La penicilina es el medicamento de elección para las infecciones documentadas con estreptococo del grupo A. Hasta que el diagnóstico está claro, al principio se utiliza cobertura para *S. aureus* y quizá bacilos gramnegativos. De forma análoga a la discusión sobre el SCT por estafilococo, con frecuencia se añade clindamicina o linezolid debido a su capacidad para detener la producción de toxinas. De forma similar, a menudo se administra IGIV a los pacientes con SCT

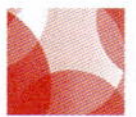

Tabla 10-9 Comparación del síndrome de choque tóxico por *S. aureus versus* estreptococo del grupo A

	S. AUREUS	**ESTREPTOCOCO DEL GRUPO A**
Frecuencia	Más común	Menos común
Inicio	Abrupto	Insidioso
Respuesta de la TA a los líquidos IV	Generalmente responde	A menudo refractaria
Exantema	Frecuente (usualmente eritrodermia)	Ocasional (usualmente escarlatiniforme)
Antecedente de varicela	Poco común	Común
Fascitis necrotizante concomitante	Raro	Común
Vómito/diarrea	Común	Poco común
Hemocultivo	Usualmente negativo	A menudo responde
Foco de infección	Ocasional	Común
Hiperestesia	No usualmente	Frecuente
Los vasopresores resultan en gangrena extrema	Raro	Común
Mortalidad	5%	30%

TA, tensión arterial.

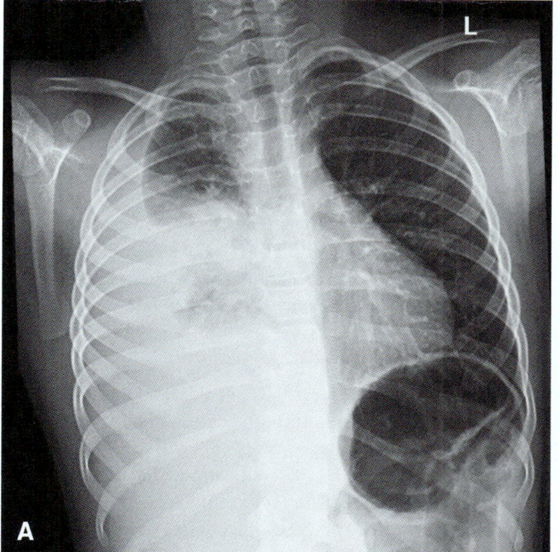

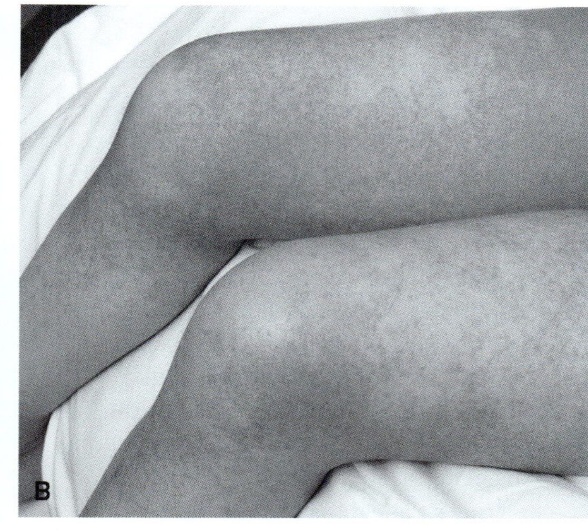

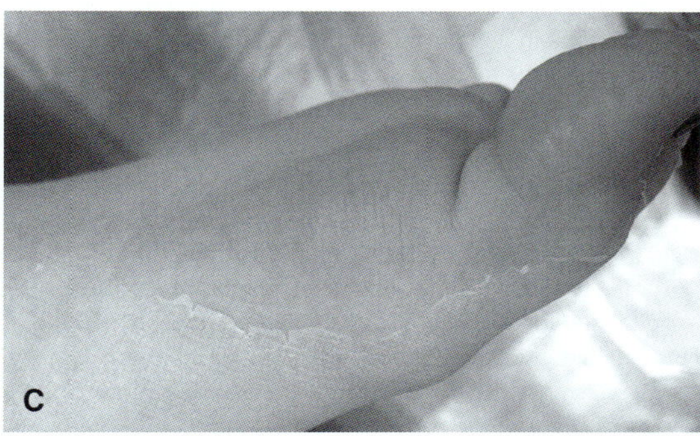

Figura 10-9. **(A)** Radiografía de tórax de una niña de 5 años con neumonía por estreptococo del grupo A con empiema y SCT. **(B)** Exantema escarlatiniforme en los muslos de la misma paciente. **(C)** Pelamiento del exantema en el pie durante la convalecencia en la misma paciente.

por estreptococo con base a consideraciones teóricas y estudios que han utilizado controles históricos, sin embargo no existen estudios controlados aleatorizados. Pueden requerirse cantidades masivas de líquidos para mantener una presión arterial adecuada. Algunas veces se utilizan vasopresores, pero pueden resultar en gangrena periférica con pérdida de dedos.

En general, la hipertensión asociada con síndrome de choque tóxico por estreptococo es mucho más difícil de manejar que la asociada con síndrome de choque tóxico por estafilococo, resultando en una morbilidad y una mortalidad significativamente mayores. Los factores independientes de mortalidad incluyen la presencia de coagulopatía y disfunción hepática.

Cuadro 10-5. Definición de síndrome de choque tóxico por estreptococo

Hipotensión o choque, junto con dos de las siguientes:

1. **Exantema escarlatiniforme**
2. **Anormalidades hepáticas**
3. **Insuficiencia renal**
4. **Coagulopatía intravascular diseminada**
5. **Síndrome agudo de dificultad respiratoria**
6. **Necrosis de tejidos blandos**

Caso definitivo: los requisitos anteriores más aislamiento de estreptococo del grupo A de un sitio del cuerpo normalmente estéril

Caso probable: requerimientos previos más aislamiento de estreptococo del grupo A de un sitio del cuerpo no estéril

Puntos clave

- **Los niños febriles en el primer mes de vida deben ser hospitalizados para una evaluación de sepsis y administración de terapia antimicrobiana empírica.**
- **Los niños febriles de 1 a 3 meses de edad que tienen buen aspecto en general pueden recibir una evaluación limitada ambulatoria, y si es normal, pueden ser seguidos sin necesidad de terapia antimicrobiana.**
- **Los niños con fiebre aguda menores de 3 meses de edad pueden no requerir ninguna evaluación de laboratorio si tienen buen aspecto y se asegura el seguimiento.**
- **Las causas más comunes de FOD (fiebre que dura menos de 10 días) en niños son las infecciones y la artritis idiopática juvenil de inicio sistémico.**
- **Las fiebres que recurren a intervalos regulares en niños se deben más comúnmente a FPAFE; los episodios casi siempre responden a corticoesteroides.**
- **El identificar los signos tempranos de sepsis y administrar antibióticos y líquidos de forma oportuna puede salvar vidas.**

REFERENCIAS SELECCIONADAS

Conceptos generales

http://www.hopkinsmedicine.org/healthlibrary/conditions/pediatrics/fevers_90,P02512/ (Fever in children)

American Academy of *Pediatrics*. Fever and antipyretic use in children. *Pediatrics* 2011;127:580–7.

Arditi M, Killner MS. Coma following use of rubbing alcohol for fever control. *Am J Dis Child* 1987;141:237–8.

Cross KW, Hey EN, Kennaird DL, et al. Lack of temperature control in infants with abnormalities of central nervous system. *Arch Dis Child* 1971;46:437–43.

Hoffman RJ, Etwaru K, Dreisinger N, et al. Comparison of temporal artery thermometry and rectal thermometry in febrile pediatric emergency department patients. *Pediatr Emerg Care* 2013;29:301–4.

Mackowiak PA. Assaulting a physiological response. *Clin Infect Dis* 1997;24:1214–6.

Mackowiak PA, Bartlett JG, Borden EC, et al. Concepts of fever: recent advances and lingering dogma. *Clin Infect Dis* 1997;25:119–38.

Mackowiak PA, Boulant JA. Fever's glass ceiling. *Clin Infect Dis* 1996;22:525–36.

Musher DM, Fainstain V, Young EJ, et al. Fever patterns. *Arch Intern Med* 1979;139:1225–8.

O'Donnell J, Axelrod P, Fisher C, Lorber B. Use and effectiveness of hypothermia blankets for febrile patients in the intensive care unit. *Clin Infect Dis* 1997;24:1208–13.

Purssell E. Systematic review of studies comparing combined treatment with paracetamol and ibuprofen, with either drug alone. *Arch Dis Child* 2011;96:1175–9.

Saper CB, Breder CD. The neurologic basis of fever. *N Engl J Med* 1994;330:1880–6.

Teng CL, Ng CJ, Nik-Sherina H, et al. The accuracy of mother's touch to detect fever in children: a systematic review. *J Trop Pediatr* 2008;54:70–3.

Yann Mikaeloff Y, Kezouh A, Suissa S. Nonsteroidal anti-inflammatory drug use and the risk of severe skin and soft tissue complications in patients with varicella or zoster disease. *Br J Clin Pharmacol* 2007;65:203–9.

Clasificación de la fiebre

Biondi EA, Mischler M, Jerardi KE, et al. Blood culture time to positivity in febrile infants with bacteremia. *JAMA Pediatr* 2014;168:844–9.

Dechovitz AB, Moffet HL. Classification of acute febrile illnesses in childhood. *Clin Pediatr* 1968;7:649–53.

Konerding K, Moffet HL. New episodes of fever in hospitalized patients. *Am J Dis Child* 1970;120:515–9.

Moffet HL, Cramblett HG, Smith A. Group A streptococcal infections in a children's home. II: clinical and epidemiologic patterns of illness. *Pediatrics* 1964;33:11–7.

Fiebre sin signos localizados

Bauchner H, Philipp B, Dashefsky B, et al. Prevalence of bacteriuria in febrile children. *Pediatr Infect Dis J* 1987;6:239–42.

Dagan R, Powell KR, Hall CB, et al. Identification of infants unlikely to have serious bacterial infection although hospitalized for suspected sepsis. *J Pediatr* 1985;107:855–60.

Dumler JS, Choi KS, Garcia-Garcia JC. Human granulocytic anaplasmosis and Anaplasma phagocytophilum. *Emerg Infect Dis* 2005;11:1828–34.

Gomez B, Mintegi S, Bressan S, et al. Validation of the Step-by-Step approach in the management of young febrile infants. *Pediatrics* 2016;138(2):e20154381.

Hamilton JL, John SP. Evaluation of fever in infants and young children. *Am Fam Physician* 2013;87:254–60.

Hoffmann JJ. Neutrophil CD64 as a sepsis biomarker. *Biochem Med* 2011;21:282–90.

Jaskiewicz JA, McCarthy CA, Richardson AC, et al. Febrile infants at low risk for serious bacterial infection—an appraisal of the Rochester criteria and implications for management. *Pediatrics* 1994;94:390–6.

Jhaveri R, Byington CL, Klein JO, et al. Management of the non-toxic-appearing acutely febrile child: a 21st century approach. *J Pediatr* 2011;159:181–5.

Kline MW, Lorin MI. Bacteremia in children afebrile at presentation to an emergency room. *Pediatr Infect Dis J* 1987;6:197–8.

McCarthy PL, Sharpe MR, Spiegel SZ. Observation scales to identify serious illnesses in febrile children. *Pediatrics* 1982;70:802–9.

Moss WJ. Dumler JS. Simultaneous infection with Borrelia burgdorferi and human granulocytic ehrlichiosis. *Pediatr Infect Dis J* 2003;22:91–2.

Pierce R, Bigham MT, Guiliano JS Jr. Use of procalcitonin for the prediction and treatment of acute bacterial infection in children. *Curr Opin Pediatr* 2014;26:292–8.

Schutze GE. Ehrlichiosis. *Pediatr Infect Dis J* 2006;25:71–2.

Srinivasan L, Harris MC. New technologies for the rapid diagnosis of neonatal sepsis. *Curr Opin Pediatr* 2012;24:165–71.

Teach SJ, Fleisher GR. Duration of fever and its relationship to bacteremia in febrile outpatients 3 to 36 months old. *Pediatr Emerg Care* 1997;13:317–9.

Fiebre de origen desconocido

Axelrod FB. Familial dysautonomia. *Muscle Nerve* 2004;9:352–63.

Boyce TG, Moffet HL, Roh SK, et al. Kikuchi's disease (histiocytic necrotizing lymphadenitis). *Arch Pediatr Adolesc Med* 1994;148:427–8.

Chang JC, Gross HM. Utility of naproxen in the differential diagnosis of fever of undetermined origin in patients with cancer. *Am J Med* 1984;76:597–603.

Fisher RG, Wright PF, Johnson JE. Inflammatory pseudotumor presenting as fever of unknown origin. *Clin Infect Dis* 1995;21:1492–4.

Jacobs RF, Schutze GE. *Bartonella henselae* as a cause of prolonged fever and fever of unknown origin in children. *Clin Infect Dis* 1998;26:80–4.

Lam K, Bayer AS. *Mycoplasma pneumoniae* as a cause of the "fever of unknown origin" syndrome. *Arch Intern Med* 1982;142:2312–3.

Patel RA; Gallagher JC. Drug fever. *Pharmacotherapy* 2010;30:57–69.

Smahi A, Courtois G, Rabia SH, et al. The NF-kappaB signalling pathway in human diseases: from incontinentia pigmenti to ectodermal dysplasias and immune-deficiency syndromes. *Hum Mol Genet* 2002;11:2371–5.

Artritis idiopática juvenil de inicio sistémico

Correll CK, Binstadt BA. Advances in the pathogenesis and treatment of systemic juvenile idiopathic arthritis. *Pediatr Res* 2014;75:176–83.

Nirmala N, Grom A, Gram H. Biomarkers in systemic juvenile idiopathic arthritis: a comparison with biomarkers in cryopyrin-associated periodic syndromes. *Curr Opin Rheumatol* 2014;26:543–52.

Fiebre con signos no específicos

Kane JM, Schmidt K, Conway JH. Fever, hepatosplenomegaly, and pancytopenia in a 5-month-old infant. *Arch Pediatr Adolesc Med* 2003;157:201–5.

Okano M, Gross TG. Acute or chronic life-threatening diseases associated with Epstein-Barr virus infection. *Am J Med Sci* 2012;343:483–9.

Schiffman J, Haq M, Procopio F, et al. Ehrlichiosis infection in a 5-year-old boy with neutropenia, anemia, thrombocytopenia, and hepatosplenomegaly. *J Pediatr Hematol Oncol* 2001;23:324–7.

Fiebre recurrente y periódica

Feder HM Jr. Cimetidine treatment for periodic fever associated with aphthous stomatitis, pharyngitis and cervical adenitis. *Pediat Infect Dis J* 1992;11:318–21.

Garavello W, Pignataro L, Gaini L, et al. Tonsillectomy in children with periodic fever with aphthous stomatitis, pharyngitis, and adenitis syndrome. *J Pediatr* 2011;159:138–42.

Guz G, Kanbayb M, Ozturkc MA. Current perspectives on familial Mediterranean fever. *Curr Opin Infect Dis* 2009;22:309–15.

John CC, Gilsdorf JR. Recurrent fever in children. *Pediatr Infect Dis J* 2002;21:1071–7.

Lachmann HJ. An approach to the patient with a periodic fever syndrome. *Clin Exp Immunol* 2011;165:301–9.

Marshall GS, Edwards KM, Butler J, et al. Syndrome of periodic fever, pharyngitis, and aphthous stomatitis. *J Pediatr* 1987;110:43–6.

Russo RA, Brogan PA. Monogenic autoinflammatory diseases. *Rheumatology* 2014;53:1927–39.

Thomas KT, Feder HM Jr, Lawton AR, et al. Periodic fever syndrome in children. *J Pediatr* 1999;135:15–21.

Sin fiebre

Arav-Boger R, Spirer Z. Persistent low-grade fever in young children: history and evaluation. *Intern Pediatr* 1999;14:171–2.

Ordas CM, Cuadrado ML, Rodriguez-Cambron AB. Increase in body temperature during migraine attacks. *Pain Med* 2013;14:1260–4.

Sherman JM, Sood SK. Current challenges in the diagnosis and management of fever. *Curr Opin Pediatr* 2012;24:400–6.

Fiebre que complica las enfermedades crónicas

Barone JE. Fever: fact and fiction. *J Trauma* 2009;67:406–9.

Ista E, van Dijk M, Gamel C, et al. Withdrawal symptoms in critically ill children after long-term administration of sedatives and/or analgesics: a first evaluation. *Crit Care Med* 2008;36:2427–32.

Moffet HL. Pediatric nosocomial infections in the community hospital. *Pediatr Infect Dis* 1982;1:430–42.

Musselman ME, Saely S. Diagnosis and treatment of drug-induced hyperthermia. *Am J Health Syst Pharm* 2013;70:34–42.

Infecciones de dispositivos intravasculares

Barrier A, Williams DJ, Connelly M, et al. Frequency of peripherally inserted central catheter complications in children. *Pediatr Infect Dis J* 2012;31:519–21.

Benjamin DK Jr, Miller W, Garges H, et al. Bacteremia, central catheters, and neonates: when to pull the line. *Pediatrics* 2001;107:1272–6.

Dwivedi S, Bhalla R, Hoover DR, et al. Discarding the initial aliquot of blood does not reduce contamination rates in intravenous-catheter-drawn blood cultures. *J Clin Microbiol* 2009;47:2950–1.

Karlowicz MG, Furigay PJ, Croitoru DP, et al. Central venous catheter removal versus in situ treatment in neonates with coagulase-negative staphylococcal bacteremia. *Pediatr Infect Dis J* 2002;21:22–7.

Mermel LA, Allon M, Bouza E, et al. Clinical practice guidelines for the diagnosis and management of intravascular catheter-related infection: 2009 update by the Infectious Diseases Society of America. *Clin Infect Dis* 2009;49:1–45.

Miller MR, Griswold M, Harris JM, et al. Decreasing PICU catheter-associated bloodstream infections: NACHRI's quality transformation efforts. *Pediatrics* 2010;125:206–13.

Milstone AM, Elward A, Song X, et al. Daily chlorhexidine bathing to reduce bacteraemia in critically ill children: a multicentre, cluster-randomised, crossover trial. *Lancet* 2013;381:1099–106.

Norberg A, Christopher NC, Ramundo ML, et al. Contamination rates of blood cultures obtained by dedicated phlebotomy vs intravenous catheter. *JAMA* 2003; 289:726–9.

O'Brien J, Paquet F, Lindsay R, et al. Insertion of PICCs with minimum number of lumens reduces complications and costs. *J Am Coll Radiol* 2013;10:864–8.

O'Grady NP, Alexander M, Burns LA, et al. Guidelines for the prevention of intravascular catheter-related infections. *Clin Infect Dis* 2011;52:e1–e32.

Pronovost P, Needham D, Berenholtz S, et al. An intervention to decrease catheter-related bloodstream infections in the ICU. *N Engl J Med* 2006;355:2725–32.

Racadio JM, Doellman DA, Johnson ND, et al. Pediatric peripherally inserted central catheters: complication rates related to catheter tip location. *Pediatrics* 2001;107:e28–e31.

Sweet MA, Cumpston A, Briggs F, et al. Impact of alcohol-impregnated port protectors and needleless neutral pressure connectors on central line-associated bloodstream infections and contamination of blood cultures in an inpatient oncology unit. *Am J Infect Control* 2012;40:931–4.

Wright MO, Tropp J, Schora DM, et al. Continuous passive disinfection of catheter hubs prevents contamination and bloodstream infection. *Am J Infect Control* 2013;41:33–8.

Sepsis

Bar-Joseph G, Halberthal M, Sweed Y, et al. Clostridium septicum infection in children with cyclic neutropenia. *J Pediatr* 1997;131:317–9.

Dellinger RP, Levy MM, Rhodes A, et al. Surviving sepsis campaign: international guidelines for management of severe sepsis and septic shock, 2012. *Intensive Care Med* 2013;39:165–228.

Goldstein B, Giroir B, Randolph A, et al. International pediatric sepsis consensus conference: definitions for sepsis and organ dysfunction in pediatrics. *Pediatr Crit Care Med* 2005:2–8.

Hoffmann JJ. Neutrophil CD64 as a sepsis biomarker. *Biochem Med* 2011;21:282–90.

Leibovici L, Shraga I, Drucker M, et al. The benefit of appropriate empirical antibiotic treatment in patients with bloodstream infection. *J Intern Med* 1998;244:379–86.

Levy MM, Fink MP, Marshall JC, et al. International sepsis definitions conference. *Intensive Care Med* 2003;29:530–8.

Raschke RA; Garcia-Orr R. Hemophagocytic lymphohistiocytosis: a potentially underrecognized association with systemic inflammatory response syndrome, severe sepsis, and septic shock in adults. *Chest* 2011;140:933–8.

Sepanski RJ, Godambe SA, Mangum CD, et al. Designing a pediatric severe sepsis screening tool. *Front Pediatr* 2014;2:1–13.

Sheridan RL. Sepsis in pediatric burn patients. *Pediatr Crit Care Med* 2005;6:S112–S119.

Singer M, Deutchman CS, Seymour CW, et al. The third international consensus definitions for sepsis and septic shock (sepsis-3). *JAMA* 2016;315:801–10.

Srinivasan L, Harris MC. New technologies for the rapid diagnosis of neonatal sepsis. *Curr Opin Pediatr* 2012;24:165–71.

Upperman JS, Sheridan RL. Pediatric trauma susceptibility to sepsis. *Pediatr Crit Care Med* 2005;6:S108–S111.

Choque séptico

Chaves-Carballo E, Montes JE, Nelson B, et al. Hemorrhagic shock and encephalopathy. *Am J Dis Child* 1990;144:1079–82.

Corrigan JJ. The "H" in hemorrhagic shock and encephalopathy syndrome should be "hyperpyrexia." *Am J Dis Child* 1990;144:1077.

Cotten CM, Taylor S, Stoll B, et al. Prolonged duration of initial empirical antibiotic treatment is associated with increased rates of necrotizing enterocolitis and death for extremely low birth weight infants. *Pediatrics* 2009;123:58–66.

Dhir V, Arya V, Malav IC, et al. Idiopathic systemic capillary leak syndrome (SCLS): case report and systematic review of cases reported in the last 16 years. *Intern Med* 2007;46:899–904.

Garnacho-Montero J, Gutierrez-Pizarraya A, Escoresca-Ortega A, et al. De-escalation of empirical therapy is associated with lower mortality in patients with severe sepsis and septic shock. *Intensive Care Med* 2014;40: 32–40.

Levin M, Hjelm M, Kay JD, et al. Haemorrhagic shock and encephalopathy: a new syndrome with a high mortality in young children. *Lancet* 1983;2:64–7.

Rinka H, Yoshida T, Kubota T, et al. Hemorrhagic shock and encephalopathy syndrome—the markers for an early HSES diagnosis. *BMC Pediatr* 2008;8:1–8.

Seymour CW, Rosengart MR. Septic shock: advances in diagnosis and treatment. *JAMA* 2015;314:708–17.

Wong HR. Genetics and genomics in pediatric septic shock. *Crit Care Med* 2012;40:1618–26.

Síndrome de choque tóxico

Bartter T, Dascal A, Carroll K, et al. "Toxic Strep Syndrome": a manifestation of Group A streptococcal infection. *Arch Intern Med* 1988;148:1421–4.

Chesney PJ, Davis JP, Purdy WK, et al. The clinical manifestations of toxic shock syndrome in women. *JAMA* 1981;246:741–8.

Kaul R, McGeer A, Norrby-Teglund A, et al. Intravenous immunoglobulin therapy for streptococcal toxic shock syndrome—a comparative observational study. *Clin Infect Dis* 1999;28(4):800–7.

Mehta S, McGeer A, Low DE, et al. Morbidity and mortality of patients with invasive group A streptococcal infections admitted to the ICU. *Chest* 2006;130:1679–86.

Murray RJ. Recognition and management of Staphylococcus aureus toxin-mediated disease. *Intern Med J* 2005;35: S106–S119.

Stevens DL. Streptococcal toxic-shock syndrome: spectrum of disease, pathogenesis, and new concepts in treatment. *Emerg Infect Dis* 1995;1:69–78.

Stevens DL, Gibbons AE, Bergstrom R, et al. The Eagle effect revisited: efficacy of clindamycin, erythromycin, and penicillin in the treatment of streptococcal myositis. *J Infect Dis* 1988;158:23–8.

Todd J, Fishant M, Kapral F, et al. Toxic shock syndrome associated with phage group I staphylococci. *Lancet* 1978;2:1116–8.

Verbon A, Fisher CJ Jr. Severe recalcitrant erythematous desquamating disorder associated with fatal recurrent toxic shock syndrome in a patient without AIDS. *Clin Infect Dis* 1997;24:1274–5.

Working Group. Defining the group A streptococcal toxic shock syndrome. *JAMA* 1993;269:390–1.

11   Síndromes exantemáticos

INTRODUCCIÓN

Los exantemas en niños a menudo son causados por una infección sistémica y con frecuencia se asocian con fiebre. El mismo proceso patológico que está causando la erupción cutánea puede involucrar también otras partes del cuerpo, como los pulmones, hígado y bazo. Las infecciones de la piel se cubren en el Capítulo 17.

Definiciones

Un *exantema* (del latín: florecer) es una erupción asociada con una enfermedad sistémica, en especial con fiebre. El término es menos útil que "fiebre y exantema" como diagnóstico preliminar orientado a problemas. La mayoría de los exantemas es más prominente en áreas expuestas al sol, en especial si existe una quemadura solar. Un *enantema* es una erupción en la mucosa oral. Por lo regular representa el mismo proceso patológico que el exantema, pero en la boca.

Clasificación

Los exantemas pueden clasificarse de acuerdo con su propia apariencia (maculopapular, petequial, pustular) o con el patrón de la enfermedad en su totalidad (enfermedad similar a rubeola o similar a fiebre escarlatina). En este capítulo se utilizan ambas formas de clasificación. Dentro de cada categoría de exantema se describen las principales causas. Decir "enfermedad similar a fiebre escarlatina" es un diagnóstico orientado a problemas más específico y se reserva el diagnóstico más amplio de "exantema eritematoso" para casos con pocas características de fiebre escarlatina.

EXANTEMAS ERITEMATOSOS

Los exantemas eritematosos (Cuadro 11-1) por lo regular son generalizados y extensos, pero pueden involucrar solo parte del cuerpo. Pueden semejar una quemadura solar, con eritema que blanquea a la presión con los dedos, pero involucrando áreas no expuestas al sol. Pueden ser ligeramente papulares o perfectamente planos (maculares).

Posibles etiologías

Fiebre escarlatina

El exantema de la fiebre escarlatina es producido por una toxina eritrogénica del estreptococo del grupo A. El síndrome puede ser causado por múltiples toxinas. La fiebre escarlatina puede presentarse más de una vez en el mismo individuo. Además del exantema, la fiebre escarlatina no es diferente de la faringitis por estreptococo. Por lo tanto, el niño por lo regular tendrá manifestaciones clínicas de faringitis estreptocócica, como se analiza en el Capítulo 2. Estas incluyen cefalea, problemas abdominales y dolor de garganta. Los hallazgos faríngeos pueden ser mínimos. Pueden presentarse complicaciones purulentas y no purulentas.

La fiebre escarlatina se caracteriza por pápulas rojas muy pequeñas, a menudo confluentes, y en general se presenta en el tronco y las extremidades. En individuos de piel oscura, a veces es más sencillo diagnosticar por palpación que por visión. Los pacientes a menudo se quejan de que el exantema es pruriginoso. Hay aumento del eritema en los pliegues de la piel, en especial en los inguinales y antecubitales, produciendo líneas de eritema llamadas líneas de Pastia (Fig. 11-1). La cara a menudo está enrojecida, y hay palidez alrededor de la boca. Puede haber una "lengua en fresa" ("roja y áspera", algunas veces con placas blanquecinas. La piel típicamente se siente un poco áspera, como papel de lija fino. El exantema de la fiebre escarlatina también involucra áreas del cuerpo por lo regular cubiertas por la ropa, distinguiéndolo de esta forma de una quemadura ordinaria por el sol. Después de alrededor de 7 a 10 días, las capas superficiales de la piel pueden descamarse, en especial en las manos y los pies. A veces puede pasarse por alto un área localizada de celulitis estreptocócica debido al exantema generalizado de la escarlatina. La fiebre escarlatina puede complicarse con ictericia secundaria a daño hepatocelular, y puede causar cierta confusión diagnóstica si el médico no está al tanto de esta posibilidad. Existen reportes raros de enfermedades autoinmunes, como la psoriasis gutata, que pueden presentarse después de una fiebre escarlatina, lo que sugiere la posibilidad de que, en algunos pacientes, la estimulación del sistema inmunológico por toxinas

Cuadro 11-1. Posibles causas de exantemas eritematosos (escarlatiniformes)

Infección por estreptococo del grupo A
Faringitis por *Arcanobacterium haemolyticum*
Fiebre escarlatina estafilocócica
Síndrome de piel escaldada por estafilococo
Reacciones alérgicas a medicamentos o plantas
Eritema infeccioso que involucra las mejillas
Enfermedad de Kawasaki
Síndrome de choque tóxico
Atropina, vancomicina y otros medicamentos

superantigénicas puede conducir a una alteración en la regulación inmunológica. De forma similar, en raras ocasiones, la fiebre escarlatina evolucionará hacia un cuadro consistente con enfermedad de Kawasaki.

Cuando no hay evidencia clínica de faringitis por estreptococo, celulitis u otra infección, se deben considerar otras posibles causas de exantemas similares a los de la fiebre escarlatina (escarlatiniformes).

Fiebre escarlatina estafilocócica

Algunas cepas de *Staphylococcus aureus* pueden producir un exantema similar al de la fiebre escarlatina que ha sido denominada fiebre escarlatina estafilocócica. A diferencia de la fiebre escarlatina estreptocócica, por lo regular no hay palidez alrededor de la boca o lengua de fresa, y la piel eritematosa a menudo es dolorosa a la palpación. Al igual que en la fiebre escarlatina estreptocócica, puede ocurrir descamación de la epidermis superficial después de alrededor de 1 sem.

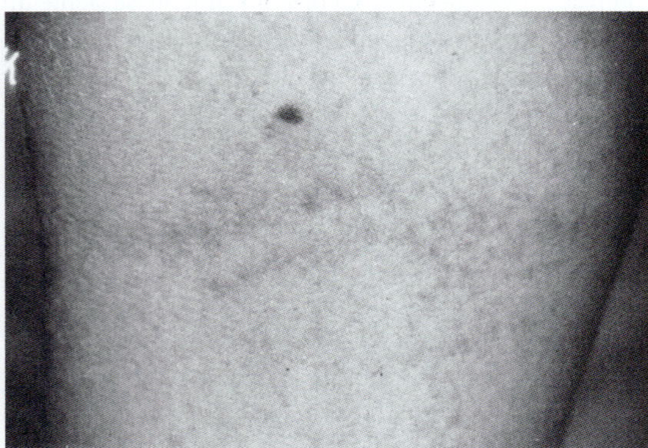

Figura 11-1. Líneas de Pastia en la fosa antecubital, un auxiliar útil en el diagnóstico de la fiebre escarlatina. (Fotografía cortesía del Dr. Charles Kallick.)

Si la piel superficial se separa y se descama tras solo unos cuantos días, el paciente debe clasificarse como con síndrome de piel escaldada. Este síndrome incluye un grupo de enfermedades, de las cuales la fiebre escarlatina estafilocócica es una forma leve. Se describe más a detalle en el Capítulo 17.

Síndrome de choque tóxico (SCT)

Esta condición puede ser causada por estreptococo del grupo A o *S. aureus*, y se describe en el Capítulo 10.

Fiebre escarlatina arcanobacteriana

El *Arcanobacterium haemolyticum* es una causa de faringitis y exantema similar al de la escarlatina, en particular en adolescentes y adultos jóvenes. En algunos pacientes se ha observado un exantema tipo urticaria o similar al eritema multiforme. La detección requiere incubar agar de sangre de cordero durante al menos 72 h y observar pequeñas colonias alfa-hemolíticas; de forma alternativa, se puede utilizar agar de sangre humana o de caballo para una detección más rápida. El *A. haemolyticum* en general es susceptible a la penicilina, cefalosporinas y a los macrólidos. Se desconoce si la terapia antibiótica acelera la recuperación de esta enfermedad autolimitada. No se ha reportado fiebre reumática en asociación con infección por *A. haemolyticum*.

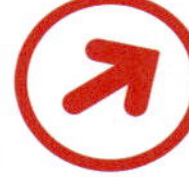

Perla clínica: excepto en niños con deficiencia inmunológica o hemoglobinopatía, una vez que aparece el exantema del eritema infeccioso, el niño ya no es contagioso.

Eritema infeccioso ("quinta enfermedad")

Por lo regular una enfermedad leve, el eritema infeccioso es causado por parvovirus humano B19. Se ha descrito que el exantema ocurre en tres fases. En la etapa inicial, se presenta un exantema eritematoso en las mejillas ("mejillas abofeteadas"), similar al que se observa en la fiebre escarlatina. Después se presenta un exantema eritematoso macular o maculopapular, con prurito variable, sobre todo en las superficies extensoras de las extremidades; comienza con áreas rojas sólidas, pero a medida que progresa, la parte central se aclara de forma al parecer aleatoria, conduciendo a la clásica apariencia reticular (Fig. 11-2), que por lo regular dura entre 2 y 5 días. La tercera fase del exantema es la recurrencia. Se debe informar a los pacientes y a sus familias

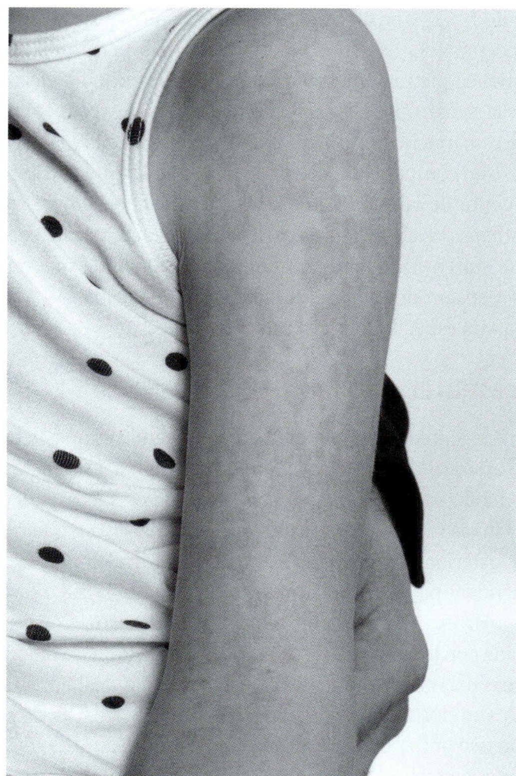

Figura 11-2. Eritema infeccioso (quinta enfermedad) mostrando el exantema típico en la parte superior del brazo de una niña de 5 años de edad.

que el exantema puede reaparecer después de que al parecer ya ha desaparecido. Las recurrencias algunas veces se asocian con desencadenantes ambientales como agua caliente o luz solar. En ocasiones se observa un exantema atípico. El parvovirus es la causa más común de síndrome de exantema papular purpúrico en guante y calcetín, discutido más adelante en la sección sobre exantemas petequiales y purpúricos.

Típicamente, el paciente con eritema infeccioso no se siente enfermo ni busca atención médica solo por el exantema, aunque la cuarta parte de los pacientes puede presentar fiebre de bajo grado. Puede haber artralgias y artritis, pero son mucho más comunes en adultos. Son raras las complicaciones como la encefalitis, hepatitis y pancitopenia.

El periodo de incubación del eritema infeccioso es de 4 a 21 días. El exantema es precedido por una fase virémica, y el virus está presente después en las secreciones respiratorias. El periodo de contagiosidad no está establecido con claridad, pero la mayoría de los pacientes ya no es contagiosa para cuando aparece el exantema; por lo tanto, es difícil limitar la transmisión. La mayoría de los brotes se presenta en niños en las escuelas. La epidemiología es interesante en cuanto a que parece haber picos de la enfermedad que duran 3 años y se presentan cada 6 años. La tasa de ataque es altamente dependiente del porcentaje de personas susceptibles en la población. La frecuencia de infección en los contactos adultos susceptibles en el hogar es de alrededor de 50%.

La proteína de anclaje del virus es el antígeno P, que se expresa en su mayor parte en las células precursoras de eritrocitos. Por lo tanto, la infección con parvovirus B19 detiene la producción de eritrocitos en la médula ósea y reduce el conteo de reticulocitos casi hasta cero. Esta paralización transitoria en la producción de eritrocitos no representa un problema para los pacientes con hemoglobina normal. Sin embargo, aquellos con anemia de células falciformes u otras hemoglobinopatías, que dependen de mantener un conteo de reticulocitos alto, pueden experimentar crisis aplásicas que ponen en peligro la vida cuando son infectados por parvovirus. Los pacientes con crisis aplásicas deben ser considerados contagiosos.

En pacientes que han recibido trasplantes de médula ósea u órganos sólidos, malignidades, inmunodeficiencia combinada, sida o deficiencias en la inmunidad humoral, puede ocurrir falla crónica de la médula ósea con persistencia del parvovirus B19 en la médula. Esta condición puede responder a la terapia con inmunoglobulina intravenosa (IGIV).

La infección con parvovirus durante el embarazo es una de las causas más comunes de hidrops fetal no inmunológico (ver Capítulo 19).

El parvovirus humano B19 no es el mismo parvovirus que infecta a los perros; ese virus es específico de la especie y no representa riesgo para los humanos.

Otras causas

Las reacciones medicamentosas en ocasiones producen un exantema eritematoso; por ejemplo, el efecto farmacológico de la atropina, la infusión rápida de vancomicina, o una reacción a la ampicilina. La varicela puede tener un aspecto eritematoso transitorio antes de la erupción vesicular. Muchas reacciones alérgicas resultan en exantemas eritematosos.

La eritromelalgia es una enfermedad episódica rara de causa desconocida que se manifiesta con ataques de eritema y dolor en las manos y pies que se alivia con la inmersión en agua helada. La dermatitis por contacto, como la causada por plantas, puede producir exantemas eritematosos a menudo asociados con prurito y pápulas o vesículas. Se debe incluir la enfermedad de Kawasaki en el diagnóstico diferencial de los exantemas escarlatiniformes, pero se le da su propia sección en este capítulo debido a su importancia.

ENFERMEDAD DE KAWASAKI (EK)

Esta enfermedad recibe su nombre en honor al médico japonés Tomisaku Kawasaki, quien la reportó por primera vez en 1967. Lo llamó "síndrome de nódulo linfático mucocutáneo" debido al eritema de los ojos y la boca y la hipertrofia de los nódulos linfáticos cervicales. Los primeros casos en Estados Unidos se observaron en 1971 en Hawái, y se reportó por primera vez dentro de la zona continental del país en 1976. Ahora que la enfermedad está bien descrita, es un diagnóstico relativamente común.

Epidemiología

La enfermedad se presenta casi de manera exclusiva en niños, por lo general en menores de 5 años de edad, y es más grave en niños asiáticos. Han aparecido reportes de caso esporádicos de una enfermedad similar en adultos. En Japón, la incidencia anual promedio es de 105 casos por cada 100 000 niños menores de 5 años de edad. En Estados Unidos, la incidencia anual promedio en ese grupo de edad es de 14 casos por cada 100 000 niños. La enfermedad en los niños japoneses es significativamente más frecuente en aquellos con antígenos leucocitarios humanos Bw22.

Etiología

A pesar de los esfuerzos, sigue sin conocerse la etiología de la enfermedad. Dado que es semejante a las enfermedades mediadas por toxinas, como la fiebre escarlatina y el síndrome de choque tóxico, algunos investigadores han asumido una causa bacteriana, pero ningún estudio ha encontrado bacterias (o cualquier tipo de organismo) de forma consistente en los casos de EK. Ciertas características de la enfermedad se asemejan a las de enfermedades mediadas por superantígenos, pero esto no se ha establecido.

De momento, no está claro si la EK es de hecho una enfermedad infecciosa. Sin embargo, el agrupamiento de los casos sugiere que puede serlo. La enfermedad podría ser la vía común final de múltiples agresiones infecciosas, en lugar de ser atribuible a un solo agente etiológico.

Fisiopatología

Los hallazgos clínicos de la EK son resultado de la liberación de múltiples mediadores inflamatorios. En la fase aguda de la enfermedad, los niveles de factor de crecimiento endotelial vascular (VEGF, por sus siglas en inglés), proteína 1 quimiotáctica de monocitos (MCP-1), y CD4 soluble están aumentados en los pacientes con EK. Algunos de estos mediadores han sido vinculados a manifestaciones específicas de la enfermedad. Por ejemplo, los niveles de VEGF son más altos en los niños que desarrollan anormalidades de las arterias coronarias, y se ha encontrado MCP-1 en el tejido cardiaco de niños que han fallecido por EK. Es probable que exista una predisposición genética para la enfermedad. Las células mononucleares en la sangre periférica de pacientes que se recuperaron hace ya mucho tiempo de EK, sobre expresan FNT-alfa *in vitro* en comparación con las células de pacientes sin antecedente de la enfermedad. También se han demostrado anticuerpos anti-miosina cardiaca en el suero de pacientes que sufren EK aguda, lo que podría ayudar a explicar la propensión de esta enfermedad para dañar los vasos, de manera específica las arterias coronarias.

Presentación clínica

La enfermedad de Kawasaki puede semejar una fiebre escarlatina debido a la fiebre, el exantema eritematoso generalizado, la mucosa oral y la lengua enrojecidas, leucocitosis marcada con desplazamiento hacia la izquierda, y posterior descamación de las puntas de los dedos de manos y pies. La descamación después de la EK por lo regular es periungeal, en tanto que la descamación asociada con la infección por estreptococo tiende a involucrar áreas más grandes. Puede haber adenitis cervical no purulenta importante, pero de los hallazgos clásicos, es el que con mayor frecuencia está ausente. La fiebre dura de 5 a 14 días y no responde a los antibióticos.

Los Centers for Disease Control and Prevention (CDC) han publicado criterios para la definición de caso (Cuadro 11-2). Esta definición fue creada para propósitos epidemiológicos, no clínicos. Las definiciones epidemiológicas de caso están diseñadas para ser específicas (estrictas), de modo que los pacientes con otras enfermedades no acaben siendo diagnosticados de manera incorrecta con la enfermedad de interés. El inconveniente es que dichas definiciones pueden

---

Cuadro 11-2. Definición de caso de enfermedad de Kawasaki

Fiebre durante 5 días o más
Más uno de los siguientes hallazgos clínicos:

- **Inyección conjuntival bilateral**
- **Fisuras en los labios, lengua en fresa o eritema de la orofaringe**
- **Eritema temprano de las palmas y plantas con edema del dorso de las manos y pies, con descamación posterior**
- **Exantema polimorfo eritematoso**
- **Hipertrofia aguda no purulenta de un nódulo linfático cervical ($\geq$ 1.5 cm)**

Más exclusión de otras causas

carecer de sensibilidad. Este es el caso de la EK. Si únicamente se diagnostican con EK los pacientes que cumplen con los criterios de los CDC, habría casos no diagnosticados. A menudo, solo se encuentran 2 o 3 de las características de la EK, lo que provoca una gran dificultad diagnóstica. El edema de las manos y pies es una pista diagnóstica muy útil, y puede detectarse en ocasiones solo por la historia clínica. El exantema por lo general es inespecífico, generalizado y maculopapular, pero puede tener casi cualquier forma, incluyendo una que asemeja eritema multiforme o urticaria. El exantema tiende a ser más intenso en el área inguinal.

El involucramiento de la conjuntiva es una de las características más constantes de la enfermedad (Fig. 11-3). Hay inyección conjuntival bilateral no purulenta que involucra la conjuntiva bulbar más que la palpebral. A la inspección cercana, los vasos son brillantes y están ingurgitados. A menudo la región perilimbal que rodea al iris no está afectada.

Los niños (en especial los pequeños) con EK por lo regular están extremadamente irritables. La fiebre en general es bastante alta y responde poco, si acaso, a la administración de antipiréticos.

La miocarditis leve es muy común al momento de la presentación, y la auscultación cuidadosa revelará un ritmo de galope en algunos pacientes. A pesar de ello, la tolerancia a los líquidos es aceptable, e incluso los pacientes con galope toleran la carga de líquido asociada con la administración de IGIV. El hidrops de la vesícula biliar se observa con menor frecuencia (alrededor de 10% de los casos), pero su presencia sugiere EK en el contexto clínico apropiado. Por lo tanto, el ultrasonido abdominal algunas veces es útil para confirmar el diagnóstico. De forma similar, se puede detectar uveítis anterior (iritis) en la exploración en lámpara de hendidura en > 90% de los pacientes, y su presencia apoya el diagnóstico de EK en el niño con características consistentes con el diagnóstico.

Si el diagnóstico de EK es clínicamente evidente, no es necesaria la punción lumbar. Una revisión retrospectiva de pacientes que mostraron tener EK, y a quienes se les practicó una punción lumbar al momento de la presentación, mostró que casi 40% de ellos tenía pleocitosis leve en el líquido cefalorraquídeo (promedio de 23 leucocitos, 6% neutrófilos). Alrededor de 17% tenía proteínas elevadas en el LCR, pero la glucosa fue uniformemente normal. En varios casos diferentes, los niños con EK presentaron un flemón o absceso periamigdalino. La infección del espacio profundo del cuello con un organismo productor de toxinas es difícil de diferenciar de la EK con un flemón periamigdalino, y en este contexto es apropiado el tratamiento para posible EK. Los niños de otros países que han recibido la vacuna BCG en el periodo neonatal a veces desarrollan inflamación granulomatosa en el sitio de la inyección durante la EK aguda.

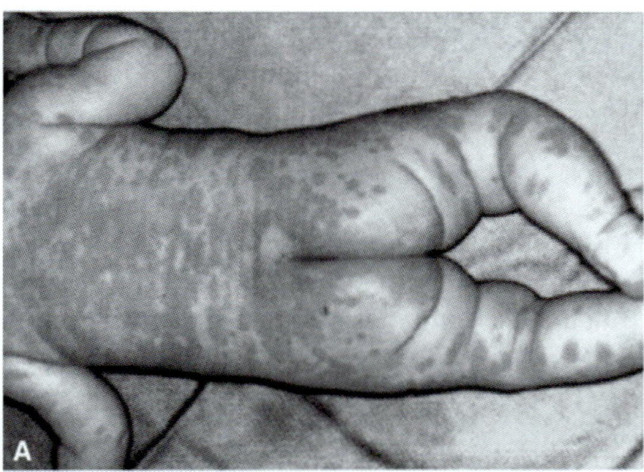

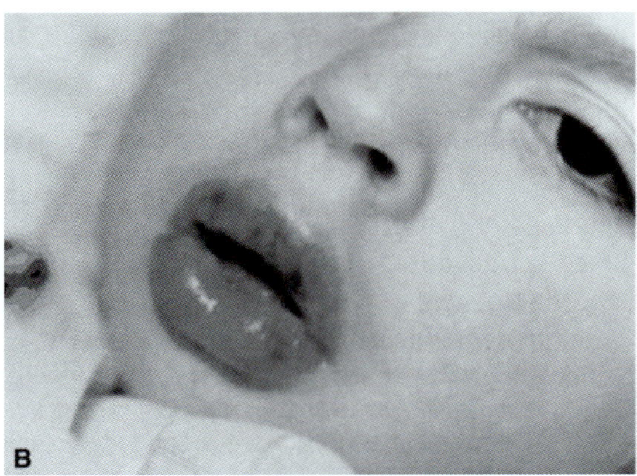

Figura 11-3. Enfermedad de Kawasaki - Vasculitis aguda autolimitada. Los hallazgos dermatológicos incluyen exantema polimorfo, eritema mucoso con labios agrietados y "lengua de fresa", inyecciones conjuntas bulbares bilaterales con preservación límbica, eritema agudo de palmas y plantas con edema de manos y pies. Circulation 2001;103:335

> **Perla clínica:** en el niño febril en quien la enfermedad de Kawasaki es una posibilidad, uno debe trabajar más duro para establecer el diagnóstico de enfermedad de Kawasaki que para excluir otros posibles diagnósticos.

Diagnóstico diferencial

La EK puede confundirse con síndrome de Stevens-Johnson (ver más adelante) debido al exantema, la conjuntivitis, la mucosa oral hiperémica con labios enrojecidos, secos y fisurados y la falla en la respuesta a los antibióticos. El exantema también puede semejar eritema multiforme, con aclaramiento central y lesiones en iris. Sin embargo, la conjuntivitis en la EK no es purulenta.

Otras enfermedades que asemejan EK incluyen el sarampión, la fiebre moteada de las Montañas Rocallosas (más común durante los meses de verano), y la leptospirosis. El síndrome de choque tóxico (Capítulo 10) causado ya sea *S. aureus* o *S. pyogenes* también puede semejar una EK. La fiebre escarlatina estreptocócica puede imitar (o rara vez, progresar) a la EK. La artritis idiopática juvenil sistémica (Capítulo 10) puede también imitar a la EK, al igual que la infección por adenovirus.

Los criterios diagnósticos de la EK incluyen "exclusión de otras causas". Por lo tanto, los médicos a menudo realizan grandes esfuerzos para buscar alguna otra condición que pudiese explicar los síntomas del niño. Uno de los agentes que más comúnmente se busca es el adenovirus. Sin embargo, el adenovirus tipo C puede persistir en el tejido adenoideo y amigdalino y reactivarse. Dos estudios han mostrado que 8 a 10% de los niños con EK tendrán una prueba positiva para adenovirus. Otros virus encontrados de manera más común en niños con EK que en los controles sanos son los enterovirus, rinovirus y coronavirus. Por lo tanto, la mayoría de los expertos no aconseja hacer pruebas para detectar virus en un paciente con presentación clásica de EK.

Estudios de laboratorio

Típicamente hay leucocitosis marcada con desplazamiento hacia la izquierda, anemia leve, trombocitosis (un hallazgo útil ya avanzado el curso de la enfermedad), PCR elevada, aumento de la alfa-2-macroglobulina, y una VSG muy aumentada. La IgM e IgG en el suero por lo regular están elevadas. La IgE a menudo está persistentemente elevada en caso de que se presenten complicaciones cardiacas o artritis. Puede observarse ictericia leve o un ligero aumento de las aminotransferasas en suero. En ocasiones se han reportado trombocitopenia y neutropenia en la EK.

La piuria estéril es una característica común en pacientes con EK, presentándose en 30 a 80% de los pacientes. Es más común en niños ≤ 1 año de edad. Los estudios sugieren que la piuria estéril en la EK se origina de la uretra (uretritis inespecífica), el riñón (como resultado de daño renal leve y subclínico), y la vejiga por cistitis.

Hallazgos adicionales y complicaciones

A menudo el paciente tendrá o desarrollará hallazgos importantes además de los incluidos en la definición de caso. Estos incluyen diarrea, íleo paralítico focal, miositis, malabsorción, artralgia o artritis, uveítis, síndrome urémico hemolítico, hiponatremia, proteinuria, piuria estéril y otros listados en el Cuadro 11-3.

Los aneurismas o trombosis de las arterias coronarias (semejando, aunque diferente de, poliarteritis nodosa infantil) son las más frecuentes de las complicaciones graves. También puede ocurrir infarto miocárdico y muerte súbita.

La ecocardiografía es útil para detectar aneurismas de las arterias coronarias. En la gran mayoría de los pacientes que desarrolla aneurismas de las arterias coronarias, los signos ecocardiográficos tempranos están presentes entre 10 y 14 días después del inicio de la enfermedad. La American Heart Association (AHA) recomienda un ecocardigrama inicial al momento del diagnóstico, a las 2 sem y a las 6 a 8 sem después del inicio de la enfermedad.

A menudo se obtiene un ecocardiograma de forma más temprana como parte de la evaluación diagnóstica de un paciente con sospecha de EK, ya que la presencia de ectasia de las arterias coronarias o miocarditis

---

Cuadro 11-3. Enfermedad de Kawasaki: hallazgos adicionales y complicaciones

Cardiacas
Miocarditis aguda
Insuficiencia mitral aguda
Aneurisma o trombosis de arterias coronarias (tardía)
Derrame pericárdico

Otras
Meningitis no purulenta
Hidrops de la vesícula biliar
Ictericia obstructiva
Diarrea, dolor abdominal, íleo paralítico
Pancreatitis (tardía)
Artralgia, artritis
Piuria estéril, uretritis
Uveítis, frecuente y leve
Parotiditis
Anemia hemolítica con Coombs positivo
Síndrome urémico hemolítico
Masa linfoide retrofaríngea
Miositis, debilidad por hipocalemia
Necrosis aséptica de hueso (tardía)
Hiponatremia
Lesiones psoriásicas en la piel
Isquemia distal en las extremidades
Parálisis del nervio facial

puede influenciar la decisión de tratar con IGIV. Sin embargo, si un ecocardiograma en esta etapa temprana es normal, el médico no debe confiarse.

La parálisis del nervio facial es una complicación rara de la EK, pero es importante debido a una posible asociación con aneurismas de las arterias coronarias; de 25 casos reportados en la literatura, más de la mitad tenía también aneurismas de las coronarias.

A veces se desarrollan complicaciones por el tratamiento. Se ha reportado el caso de un paciente que desarrolló meningitis aséptica en respuesta a la terapia con IGIV. Nosotros hemos atendido a un paciente que desarrolló una reacción a la infusión que resultó en fiebre de hasta 40.5 °C (105 °F) y una convulsión febril. Existe una posibilidad teórica de desarrollar síndrome de Reye debido a terapia a largo plazo con aspirina durante los meses en los que son comunes las infecciones con varicela e influenza. Sin embargo, esto no se ha reportado. Cuando sea factible, se debe administrar vacuna inactivada contra la influenza. Debido a que es una vacuna de virus vivos atenuados, la vacuna contra la varicela no será efectiva durante alrededor de 11 meses después de haber recibido inmunoglobulina intravenosa.

Tratamiento

La IGIV a dosis altas es el tratamiento más efectivo, tanto para atenuar los signos y síntomas como para prevenir las consecuencias cardiacas de la enfermedad. La incidencia de aneurismas de la arteria coronaria después de la EK está inversamente relacionada con la dosis de IGIV recibida. La dosis recomendada es de 2 g/kg. El médico debe intentar establecer el diagnóstico y comenzar la terapia adecuada tan pronto como sea posible. Los estudios prospectivos sobre terapia con IGIV para EK han incluido solo a aquellos pacientes diagnosticados dentro de los primeros 10 días tras el inicio de la fiebre. Sin embargo, datos retrospectivos sugieren que para los pacientes que son diagnosticados después, la terapia con IGIV aún es benéfica después del décimo día de la enfermedad. La mayoría de los expertos recomienda administrar IGIV a estos pacientes en caso de que existan signos de inflamación.

Se ha aconsejado el uso de aspirina a dosis altas (80 a 100 mg/kg/día dividida QID) para la fase aguda de la enfermedad, que se interpreta como alrededor de 2 sem, hasta que el paciente esté afebril, o hasta que la PCR se normalice. En el estudio de resultados con la dosis de IGIV antes citada se demostró que las anormalidades de las arterias coronarias no estuvieron relacionadas con la dosis de aspirina. Los médicos japoneses utilizan 30 a 50 mg/kg/día como dosis estándar. En el pasado, se monitoreaban los niveles séricos, y se buscaba un nivel ≥ 20 mg/dL; para alcanzar dichos niveles a menudo se requería tanto como 100 a 180 mg/kg/día. No existe evidencia de que los niveles séricos de aspirina predigan el desenlace. Por consecuencia, la mayoría de los expertos no recomienda medir los niveles de aspirina.

Después del periodo agudo de la enfermedad, se utiliza aspirina a dosis bajas para reducir el riesgo de trombosis de las arterias coronarias. La AHA recomienda utilizar 3 a 5 mg/kg/día en una sola dosis. Esto se continúa hasta que el ecocardiograma realizado entre 6 a 8 sem después de la enfermedad sea negativo.

Los resultados de los estudios que han utilizado corticoesteroides como terapia adyuvante inicial para la EK han sido variables. Al inicio, estudios pequeños mostraron peores resultados en aquellos tratados con corticoesteroides. Estudios subsecuentes en general han mostrado ya sea un efecto notable o bien ningún efecto. Un metaanálisis reciente que incluyó nueve estudios clínicos de Japón con > 1 000 pacientes, mostró que la IGIV más aspirina más un corticoesteroide como terapia inicial mejoró el desenlace. Otro metaanálisis concluyó que la terapia adyuvante con esteroides disminuye el porcentaje de niños que presentan falla primaria al tratamiento, y disminuye la duración total de la fiebre, sin modificar el riesgo de aneurismas de la arteria coronaria. Un estudio multicéntrico aleatorizado llevado a cabo en Estados Unidos comparando la terapia estándar (n = 98) con terapia estándar más metilprednisolona (n = 101) no mostró diferencias entre ambos subgrupos. Algunos médicos utilizan corticoesteroides ya sea como terapia primaria o como parte del tratamiento para aquellos que fallan al tratamiento inicial.

Alrededor de 5% de los pacientes permanecerá febril después de dos cursos de IGIV. Para dichos pacientes, la mayoría de los expertos recomienda metilprednisolona a dosis alta (30 mg/kg/dosis al día durante 3 días). Otras alternativas terapéuticas para la EK refractaria son los agentes anti-FNT-alfa (como el infliximab y el etanercept) y la plasmaféresis.

Pronóstico

El predictor más importante del desenlace es si el paciente recibe IGIV o no. La incidencia de aneurismas en las arterias coronarias es de alrededor de 2 a 3% en aquellos que reciben dosis altas de IGIV en los primeros 10 días tras el inicio de la enfermedad, y 15 a 20% en aquellos que no son tratados.

Si no se desarrollan aneurismas de las coronarias, el pronóstico es excelente. La mayoría de los pacientes responde de manera importante a la infusión de IGIV. En algunos casos, los padres describirán cómo observaron la inyección conjuntival desaparecer frente a sus ojos a medida que la infusión progresaba. Sin embargo, alrededor de 10% de los pacientes no responden rápidamente a la terapia con IGIV. Cerca de la mitad de ellos responderá a una segunda administración. Los investigadores han buscado parámetros clínicos o de laboratorio que fuesen predictivos de una pobre respuesta a la primera dosis de IGIV. Algunos han encontrado que una PCR > 10 mg/dL, una LDH > 590 mg/dL, y una hemoglobina < 10 g/dL fueron predictivas tanto de una pobre respuesta a la terapia como de riesgo de desarrollar aneurismas de las arterias coronarias. Otros no han sido capaces de identificar ninguna característica ni del patrón de la enfermedad ni de los valores de laboratorio que predigan de forma confiable la respuesta a la terapia.

Se ha encontrado que los siguientes factores colocan al paciente en un alto riesgo para el desarrollo de aneurismas en las coronarias: duración de la fiebre > 9 días antes de la terapia con IGIV, edad < 1 año o > 8 años, nivel muy elevado de PCR, presencia de derrame pericárdico o disfunción ventricular al momento de la presentación, y ser un caso recurrente. Una pobre respuesta a la primera dosis de IGIV, incluyendo el no poder eliminar la fiebre en las primeras 48 h o recrudescencia de la fiebre después de haber estado afebril, un conteo leucocitario elevado, conteo absoluto de neutrófilos elevado, o nivel de PCR elevado después de la infusión de IGIV, son factores que también han sido asociados con el desarrollo de aneurismas en las coronarias.

Alrededor de la mitad de los aneurismas en las arterias coronarias que se descubren en los primeros días de tratamiento sufre regresión y nunca vuelve a formarse. Entre más grande es el aneurisma, menos probable es que sufra regresión.

Enfermedad de Kawasaki incompleta

La enfermedad es más difícil de identificar en pacientes < 6 meses o > 8 años de edad, en los primeros porque tiende a presentarse en una forma incompleta, y en los segundos porque no se espera en dicho grupo de edad. En cualquier caso, el pronóstico es peor que en los niños con una edad entre ambos grupos, que tienen una forma más fácilmente identificable de la enfermedad. Por lo tanto, los niños que tienen EK incompleta o atípica tienen un mayor riesgo de enfermedad arterial coronaria.

Se recomienda la ecocardiografía para los niños que tienen una enfermedad febril no explicada de larga duración con descamación subsecuente. Dado que un retraso en el diagnóstico y tratamiento puede ser, al menos en parte, responsable del aumento en la incidencia de aneurismas en las coronarias en lactantes con EK incompleta, se debe considerar el diagnóstico en los pacientes con hallazgos clínicos y de laboratorio mencionados en el Cuadro 11-4.

Cuadro 11-4. Hallazgos clínicos y de laboratorio de posible enfermedad de Kawasaki incompleta

Hallazgos clínicos

Fiebre en picos diaria durante 5 días o más, sin evidencia de infección bacteriana, con cualquiera de los siguientes:

1. **Uno o más criterios diagnósticos de EK, en especial inyección conjuntival, cambios en la mucosa oral o exantema**
2. **Uveítis anterior en la exploración con lámpara de hendidura**

Hallazgos de laboratorio

1. **PCR o VSG marcadamente elevadas**
2. **Conteo leucocitario periférico elevado o bien un conteo leucocitario normal con > 60% de neutrófilos**
3. **Trombocitosis después del séptimo día de fiebre**
4. **Piuria estéril**
5. **Elevación de la alanino aminotransferasa**
6. **Meningitis aséptica**
7. **Anemia**
8. **Hipoalbuminemia**
9. **Ecocardiograma mostrando derrame pericárdico**

Tomado de Rowley AH. *Incomplete (atypical) Kawasaki disease. Pediatr Infect Dis J* 2002; 21:563–5.

ENFERMEDADES SIMILARES AL SARAMPIÓN

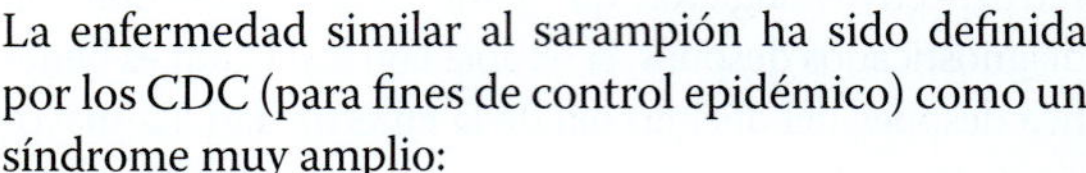

La enfermedad similar al sarampión ha sido definida por los CDC (para fines de control epidémico) como un síndrome muy amplio:

1. Fiebre 38.3 °C (101 °F)
2. Exantema que dura ≥ 3 días
3. Uno o más de los siguientes: tos, conjuntivitis o coriza

La definición previa es útil en las campañas de vacunación contra el sarampión en áreas del mundo donde el sarampión es común. En Estados Unidos, la gran mayoría de los niños con síntomas que cumple con esta definición no tendrá la enfermedad. En la siguiente sección se describen otros exantemas maculopapulares que pueden semejarse al sarampión. En el idioma inglés, el término "rubeola" es un nombre antiguo para el sarampión que se espera que se vuelva obsoleto, ya que se confunde con el término "rubella" (rubéola en castellano, a la que desafortunadamente algunas veces se le conoce como "sarampión alemán").

Sarampión clásico

Epidemiología

En Estados Unidos el sarampión fue alguna vez una enfermedad muy común en la infancia; se reportaban un promedio de 500 000 casos al año antes de que iniciase la vacunación generalizada. Se presentaban epidemias cada 2 a 5 años que duraban entre 2 y 4 meses. En climas templados, el sarampión era una enfermedad que se presentaba al final del invierno y en primavera. En la época pre-vacunación, eran los niños en edad escolar (primaria) quienes más a menudo se infectaban.

En la actualidad, la mayoría de los casos se presenta en los países en desarrollo. El sarampión es una enfermedad altamente contagiosa y se disemina con rapidez en la población, infectando a > 90% de los individuos susceptibles. A nivel mundial, se sigue progresando contra el sarampión; en 2014, 85% de los niños en el mundo había recibido al menos una dosis de vacuna contra el sarampión. El número de fatalidades fue de 115 000, 79% menos que en el año 2000.

La vacuna contra el sarampión con virus vivos atenuados fue introducida en la década de 1960. Una sola dosis, administrada a los 12 meses de edad, tiene una eficacia de cerca de 90%. A principios de la década de 1990 se presentó un resurgimiento del sarampión, lo que condujo a la recomendación de una segunda dosis de la vacuna antes de ingresar a preescolar. El propósito principal de la segunda dosis es producir inmunidad en los sujetos que no logran montar una respuesta a la primera dosis, aunque puede ocurrir algo de reforzamiento.

Por desgracia, el hecho de que el sarampión sea aún común en muchas partes del mundo, la facilidad con la que se viaja alrededor del globo hoy en día, y la decisión de un número considerable de padres mal informados de no vacunar a sus hijos, ha conducido a un incremento significativo de brotes de sarampión en Estados Unidos en años recientes. En 2014 y 2015, se reportaron más de 800 casos de sarampión en ese país, el mayor número en décadas. Muchos (113 casos) fueron parte de un brote multiestatal grande vinculado a un parque de diversiones en California, la mayoría de los cuales no estaba vacunada. Los casos de sarampión en Estados Unidos se presentan como resultado de importación de la enfermedad por personas que se infectaron mientras se encontraban en otros países, y por la transmisión que pueda ocurrir derivada de dicha importación. El sarampión tiene mayor probabilidad de diseminarse y causar brotes en comunidades en donde hay grupos de personas no vacunadas.

Presentación clínica

El sarampión clásico es una enfermedad moderada a grave con fiebre de 39.5 a 40.6 °C (103 a 105 °F), tos grave y conjuntivitis durante varios días antes de la aparición del exantema. Los diagnósticos tempranos orientados a problemas (antes de que aparezca el exantema) con gran probabilidad serán bronquitis febril o conjuntivitis no purulenta. El periodo de incubación entre la exposición y los primeros síntomas es de 8 a 12 días, con un promedio de 10 días. El exantema por lo general comienza en la cara y el cuello, y se extiende hacia abajo para involucrar todo el cuerpo. Al inicio maculopapular, se vuelve confluente y extenso, y dura alrededor de 7 días. Tiende a ser más confluente en las áreas que se afectan primero, y menos en las extremidades. Puede haber una pequeña cantidad de descamación a medida que el exantema va desapareciendo. La fiebre persiste durante varios días tras el inicio del exantema, y después se corta de manera abrupta. A menudo hay un enantema (manchas de Koplik) que precede al exantema por un día, y consiste en pápulas blancas del tamaño de una cabeza de alfiler con base eritematosa en la mucosa oral. Las manchas de Koplik son diagnósticas de sarampión. A menudo se encuentra enantema generalizado durante el pico del exantema. La tos, la rinitis y la conjuntivitis son muy notorias (Fig. 11-4). La conjuntivitis por lo regular produce una secreción abundante y acuosa, y los pacientes de mayor edad a menudo refieren fotofobia. La linfadenopatía puede llegar a ser importante, en especial en la cabeza y el cuello. La mortalidad es mayor en los países en desarrollo con condiciones de hacinamiento o con más de un caso dentro de una misma vivienda.

Sarampión modificado por vacuna con virus vivos

Después de que una persona que ha sido inmunizada con la vacuna con virus vivos atenuados contra el sarampión llega a exponerse al virus, existen tres resultados posibles. En al menos 90% de las exposiciones, el individuo estará protegido por completo y no desarrollará enfermedad alguna. En raras ocasiones, el individuo contraerá sarampión clásico, lo que indica una "falla de la vacuna", algunas veces atribuible al almacenamiento inadecuado de la misma, el uso en niños menores de 12 meses, o su uso junto con globulina inmune. Por último, puede presentarse un sarampión modificado por vacuna con virus vivos, con una enfermedad similar al sarampión más corta y leve. El sarampión modificado por vacuna con virus vivos asemeja un sarampión modificado por inmunoglobulina, esto es, con todas las características del sarampión clásico, pero de menor duración e intensidad más leve.

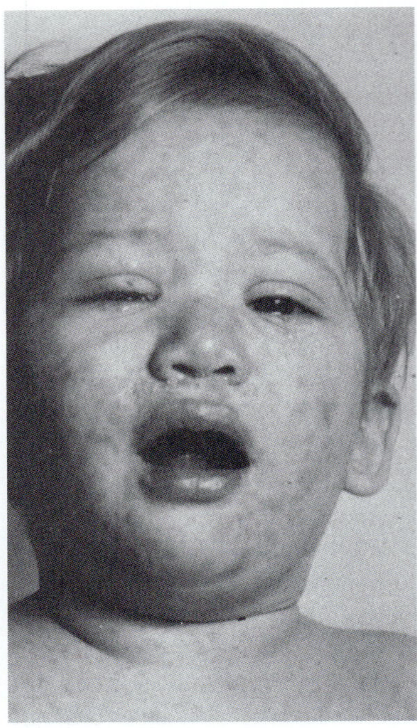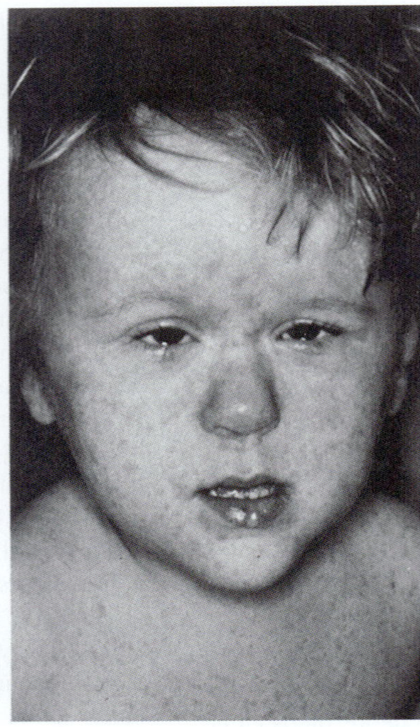

Figura 11-4. Rostros de niños con sarampión clásico. Nótese el edema palpebral, el flujo y la obstrucción nasal, la respiración por la boca y el exantema. (Fotografías cortesía del Dr. Robert Lawson.)

Diagnóstico

El sarampión por lo general se diagnostica clínicamente, y en el contexto de un brote, es relativamente sencillo. Sin embargo, el caso más importante a detectar es el primero. Dado que la mayoría de los médicos en Estados Unidos nunca ha visto un caso de sarampión, a menudo el diagnóstico es pasado por alto. El antecedente de haber sido vacunado, antecedentes de viajes y de contactos enfermos ayudarán a evitar pasar por alto el diagnóstico.

Existen estudios serológicos que pueden realizarse cuando se sospecha el diagnóstico. Es importante confirmar el diagnóstico: el sarampión es un padecimiento reportable en los 50 estados. Los métodos de inhibición de hemaglutinina son las pruebas serológicas más confiables para el diagnóstico. La IgM por lo regular es detectable durante alrededor de 1 mes después de que comienza el exantema. A veces puede haber resultados falsos positivos. Los títulos en la fase aguda y en la convalecencia que muestran un incremento de cuatro veces o más en la IgG en el contexto de sarampión clínico también se consideran diagnósticos. Se pueden enviar muestras de hisopado nasofaríngeo o faríngeo o de orina para cultivo viral. La PCR es más sensible que el cultivo y más específica que la serología, y muchos laboratorios estatales cuentan con esta prueba. La muestra de hisopado faríngeo o de orina debe enviarse en los primeros 9 días después del inicio del exantema. El médico debe contactar a su laboratorio estatal antes de tomar las muestras.

Tratamiento

La terapia antiviral específica no ha demostrado ser eficaz en el tratamiento del sarampión. La ribavirina es activa contra el virus del sarampión *in vitro*, y se ha utilizado en el tratamiento de la enfermedad grave por virus del sarampión en pacientes inmunocomprometidos. Se han publicado reportes anecdóticos de cura en pacientes con neumonía grave por virus del sarampión o panencefalitis esclerosante subaguda (PESE) tratadas con ribavirina, ribavirina e IGIV, o ribavirina e interferón alfa.

La infección aguda por virus del sarampión tiene un curso más grave en pacientes con deficiencia de vitamina A, y los niveles de vitamina A están disminuidos durante la enfermedad, incluso en pacientes con un adecuado estado nutricional. La gravedad de la enfermedad clínica se correlaciona de forma inversa con los niveles de vitamina A. La suplementación con vitamina A durante la enfermedad aguda acelera la recuperación. Un estudio retrospectivo grande en Sudáfrica es revelador. Los autores revisaron 1 061 casos de sarampión antes del uso de vitamina A, y compararon estos casos con otros 651 vistos después del inicio de terapia con vitamina A para el sarampión. La duración de la hospitalización (13 días *vs.* 10 días), el requerimiento de cuidados intensivos (10.5% *vs.* 4.3%) y la mortalidad (5% *vs.* 1.6%) se redujeron de manera significativa en los pacientes que recibieron vitamina A. La recomendación actual de la Organización Mundial de la Salud es que los niños con sarampión agudo reciban una dosis diaria de vitamina A durante 2 días (50 000 unidades para los niños < 6 meses de edad; 100 000 unidades para aquellos de 6 a 12 meses de edad; y 200 000 unidades para niños > 12 meses) sin importar el país de residencia. Se administra una tercera dosis de vitamina A 2 a 4 sem después a los niños con signos y síntomas clínicos sugerentes de deficiencia preexistente de vitamina A.

Complicaciones

Complicaciones respiratorias comunes

El sarampión puede complicarse con crup, algunas veces es grave y en ocasiones, fatal. Son comunes la linfadenitis cervical y la faringitis bacteriana. Puede ocurrir otitis media y algunas veces es no bacteriana, estando relacionada con hiperplasia linfoide y obstruyendo la trompa de Eustaquio.

Neumonía intersticial

La neumonía intersticial radiográfica es común durante la infección con virus del sarampión. Algunas veces se complica con una neumonía bacteriana secundaria. En un brote en San Luis en 1970, la neumonía que requirió hospitalización fue alrededor de diez veces más frecuente que la encefalitis, y tuvo una tasa de mortalidad de 10%. En los países en desarrollo, la neumonía es la causa más común de muerte por sarampión. Es particularmente grave en niños con sida u otra disfunción de la inmunidad celular.

Neumonía fatal por células gigantes

En pacientes inmunocomprometidos, como aquellos con leucemia, puede haber una neumonía bilateral progresiva fatal, algunas veces en ausencia de exantema. En estos casos, por lo regular se encuentran células gigantes en la autopsia. En un reporte sobre cuatro pacientes inmunocomprometidos que desarrollaron neumonía de células gigantes durante la infección aguda por virus de sarampión, la autopsia mostró la presencia concomitante de pancreatitis, sialoadenitis y tiroiditis. En ocasiones, esta neumonía se presenta en individuos por lo demás normales.

Encefalitis aguda por sarampión

Esta complicación se presenta en alrededor de 1 de cada 1 000 casos reportados de sarampión. Se asocia con una tasa de mortalidad de alrededor de 10%. En cerca de 50% de los casos, queda cierto grado de daño neurológico, como trastorno convulsivo o discapacidad intelectual. La inmunidad celular es quizá más importante en la protección para el desarrollo de encefalitis. La encefalitis por sarampión por lo regular comienza en algún momento durante el periodo cuando está presente el exantema. Los niños con leucemia u otras malignidades pueden desarrollar encefalopatía progresiva crónica, al parecer causada por el virus del sarampión, después del periodo de infección aguda por sarampión.

Diseminación de tuberculosis o infecciones fúngicas

Durante el sarampión, el virus puede alterar la inmunidad mediada por células, y una tuberculosos no identificada (o, menos común, una infección pulmonar por un hongo) pueden diseminarse. Esta diseminación es típica en países donde la tuberculosis no identificada es común.

La infección aguda por virus del sarampión y la vacunación con vacuna para sarampión-rubeola-paperas (SRP) pueden suprimir de manera temporal la reactividad a la tuberculina. Se puede administrar una PCT durante la misma consulta en la que se aplica la SRP. Sin embargo, si está indicada una prueba de tuberculina y no puede realizarse al mismo tiempo que la inmunización con SRP, se debe diferir la prueba de tuberculina durante 4 a 6 semanas.

Panencefalitis esclerosante subaguda (PEES)

Esta condición se presenta en alrededor de 7 a 10 años después de la infección inicial, y representa una infección latente por virus del sarampión en el cerebro. La incidencia de PEES luego de una infección por sarampión silvestre es entre 4 y 11 por cada 100 000 casos. Los intentos por definir factores de riesgo para el desarrollo de PEES han sido difíciles; la mayoría de los expertos cree que la adquisición más temprana de la infección por virus del sarampión conduce a un mayor riesgo. Por lo regular el diagnóstico comienza con cambios mentales sutiles y un desempeño más pobre en la escuela, y progresa a un trastorno convulsivo intratable. Los pacientes característicamente tienen niveles elevados de IgG específica para sarampión en el suero y LCR. La condición progresa de manera inexorable a la muerte en 1 o 2 años. Las cepas en la vacuna del sarampión no causan panencefalitis esclerosante subaguda.

Prevención

La vacuna SRP es una vacuna trivalente de virus vivos atenuados administrada en una dosis de 0.5 mL por vía subcutánea. La primera dosis debe administrarse entre los 12 y 15 meses de edad. La segunda dosis se administra entre los 4 y 6 años de edad (antes de entrar a la escuela). Sin embargo, si se desea, se puede administrar la segunda dosis tan pronto como 28 días después de la primera. Para los niños que viajan a una región donde el sarampión es endémico, se puede administrar la vacuna tan pronto como a los 6 meses de edad. Sin embargo, estas dosis administradas entre los 6 y los 12 meses de edad no cuentan en el requerimiento de dos dosis antes de entrar a la escuela. La vacuna es altamente inmunogénica y bien tolerada. Los efectos secundarios son en extremo raros, a diferencia de las complicaciones por la infección natural por sarampión, antes descritas.

OTROS EXANTEMAS MACULOPAPULARES

Muchas enfermedades infecciosas y no infecciosas pueden producir un exantema similar al del sarampión. En este caso, se denomina exantema morbiliforme o similar a sarampión. Un exantema maculopapular tiene pequeños bultos elevados y de color rojo (pápulas), y áreas planas y rojas (máculas). Las máculas y pápulas individuales pueden volverse confluentes después de 1 o 2 días. Los exantemas papulares se describen en una sección posterior en este capítulo.

Rubeola y enfermedad similar a rubeola

La enfermedad similar a rubeola se define como una enfermedad leve con fiebre y síntomas respiratorios mínimos. La linfadenopatía y el exantema generalizados son esenciales para el diagnóstico clínico. Los estudios de laboratorio son en extremo importantes si está involucrada la exposición de una mujer embarazada, como se describe en el Capítulo 19.

El exantema de la rubeola aparece alrededor de 14 a 21 días después de la exposición, es no confluente y maculopapular, y dura alrededor de 3 días. Por lo regular hay linfadenopatía generalizada, en particular detrás de las orejas (posauricular) y en la parte posterior de la cabeza (occipital). Puede haber esplenomegalia leve. La infección por virus de la rubeola es en general una enfermedad leve, pero puede producir una enfermedad similar a sarampión moderadamente grave en adolescentes y adultos. Se han observado síntomas respiratorios prodrómicos, tos, rinitis, conjuntivitis, faringitis, petequias en el paladar y exantema que dura > 5 días en infecciones por virus de la rubeola confirmadas por laboratorio en este grupo de edad. Puede haber dolor con los movimientos oculares, calosfríos y fiebre. Rara vez la infección por virus de la rubeola se presenta sin exantema.

Es esencial realizar pruebas específicas en pacientes con diagnóstico clínico de rubeola si está involucrada la prevención de infección congénita por rubeola. El virus de la rubeola puede cultivarse a partir de biopsias de piel tomadas de un área con exantema o sin él. Al igual que con el sarampión, existen pruebas serológicas disponibles. Sin embargo, el método diagnóstico con la mayor precisión es la PCR, y muchos laboratorios estatales cuentan con este servicio.

Otros virus o alergias pueden causar enfermedad similar a rubeola, y ha habido confusión y controversia en relación al diagnóstico clínico de la rubeola durante más de 100 años. Los estudios serológicos han demostrado la falta de confiabilidad en el diagnóstico clínico de rubeola por un médico, al igual que en el antecedente que refiere el paciente de haber padecido rubeola. Esto es aún más probable que sea cierto hoy en día, cuando menos médicos han tenido experiencia personal atendiendo a pacientes con la enfermedad. La hipertrofia de los nódulos posauriculares y occipitales se ha considerado muy útil para el diagnóstico de rubeola. Sin embargo, este patrón clínico puede ser duplicado por la infección por adenovirus, ecovirus o coxackievirus.

La artritis es una complicación ocasional de la rubeola, en especial en mujeres. El dolor testicular es frecuente en varones pospubescentes. Otras complicaciones, como la encefalitis, son raras. La infección con virus de rubeola silvestre produce inmunidad de por vida contra la enfermedad por virus de la rubeola. De forma similar, la vacunación contra la rubeola con virus vivos atenuados ofrece protección de por vida.

Síndrome de roseola (exantema súbito)

Este síndrome por lo regular se presenta en un lactante de 6 meses a 2 años de edad, y es una de las enfermedades exantemáticas más comunes en la infancia temprana. La presentación más común es con fiebre alta, a menudo de hasta 40.6 °C (105 °F), durante 2 a 5 días, algunas veces con irritabilidad, pero el niño no parece "tóxico" o gravemente enfermo. Cuando la fiebre cede, aparece un exantema macular o maculopapular de color rosado. El exantema consiste en lesiones discretas en lugar de áreas grandes de confluencia. La dificultad que plantea esta enfermedad es que durante el periodo febril, no hay signos o síntomas específicos que sugieran el diagnóstico al médico. Algunas veces puede observarse edema palpebral ("párpados caídos") en el primer o segundo día de fiebre. Con frecuencia se aprecia eritema de las membranas timpánicas, sin otitis media franca. Por lo demás, la exploración física es con frecuencia normal.

El médico debe sospechar el diagnóstico de roseola con base en la falta de toxicidad y la falta de evidencia física convincente de otro diagnóstico, y aconsejar observación sin terapia antibiótica. Por supuesto, los padres y los médicos deben seguir alertas ante la aparición de signos de enfermedad además de la fiebre (p. ej., cambio en el estado de conciencia, dificultad para respirar, o cualquier área de dolor) dado que el diagnóstico de roseola no puede establecerse hasta que aparece el exantema.

> **Perla clínica:** la presentación clásica de infección primaria con el virus del herpes humano tipo 6 (VHH-6) es la roseola, manifestada con fiebre alta durante varios días seguido de un exantema macular o maculopapular. Sin embargo, el exantema puede presentarse durante el periodo de fiebre o no presentarse del todo.

La causa más común de roseola es el VHH-6. La roseola causada por VHH-6 no tiene un patrón de ocurrencia estacional, y en general no se presenta en brotes. El VHH-6 es ubicuo, y la infección con dicho virus es común; la mayoría de las infecciones no conduce a las manifestaciones clínicas de la roseola. En un estudio, se buscó VHH-6 en 243 niños consecutivos < 2 años de edad que acudieron al departamento de emergencias con una enfermedad febril inespecífica; 34 (14%) tuvieron evidencia de infección por VHH-6. Los niños con viremia por VHH-6 tendieron a estar muy febriles e irritables, pero fuera de eso tuvieron pocos hallazgos físicos. Solo 3 (10%) tuvieron roseola (p. ej., exantema que apareció al momento de la disminución de la fiebre). La seroprevalencia es común. En general es alta al nacimiento (secundaria a la presencia de anticuerpo materno), disminuye durante los primeros 6 meses, y después aumenta entre los 6 y 24 meses de vida, lo que corresponde a la edad pico de la roseola clínica.

El VHH-7 es una causa menos frecuente de roseola. La enfermedad similar a roseola causada por cepas respiratorias de virus coxsackie A23 o ecovirus 16 puede presentarse en epidemias, en especial durante el verano.

La complicación más común de la roseola es una convulsión febril, la cual se presenta entre 10 y 15% de los niños con infección primaria por VHH-6, y representa alrededor de un tercio de todas las convulsiones febriles en niños < 2 años de edad. Un estudio mostró que los pacientes con convulsiones febriles asociadas con infección aguda por VHH-6 tienen mayor probabilidad de tener convulsiones febriles complicadas (p. ej., focales, prolongadas o recurrentes) en comparación con controles pareados con convulsiones febriles sin infección por VHH-6. De manera adicional se han reportado casos ocasionales de encefalitis; en algunos se encontró evidencia de replicación viral en el sistema nervioso central (SNC). Otras complicaciones poco comunes incluyen trombocitopenia, elevación de las enzimas hepáticas, y secreción inapropiada de hormona antidiurética.

Exantema maculopapular febril

Este es un diagnóstico descriptivo evasivo que puede establecerse cuando el paciente tiene fiebre, exantema maculopapular, y ninguno de los hallazgos típicos asociados del sarampión, rubéola o roseola. Típicamente, estas enfermedades se presentan más en el verano y en brotes. Los enterovirus no-polio (coxsackievirus y, con menos frecuencia, los ecovirus) son las causas mejor reconocidas de este tipo de exantema, y deben sospecharse cuando el exantema aparece dentro de las 24 h tras el inicio de la fiebre. El eritema infeccioso también puede producir este tipo de exantema, pero por lo regular la fiebre es de bajo grado o no hay fiebre (ver Fig. 11-2).

Exantemas por medicamentos

Ciertos medicamentos, en particular la ampicilina o amoxicilina, pueden causar exantemas maculopapulares (Fig. 11-5). A menudo el paciente está recibiendo el antibiótico por una enfermedad febril, de modo que el exantema aparenta ser un exantema febril.

Exantema laterotorácico unilateral

Este padecimiento, también conocido como "exantema periflexural asimétrico de la niñez", es un exantema raro, autolimitado, de etiología desconocida. La

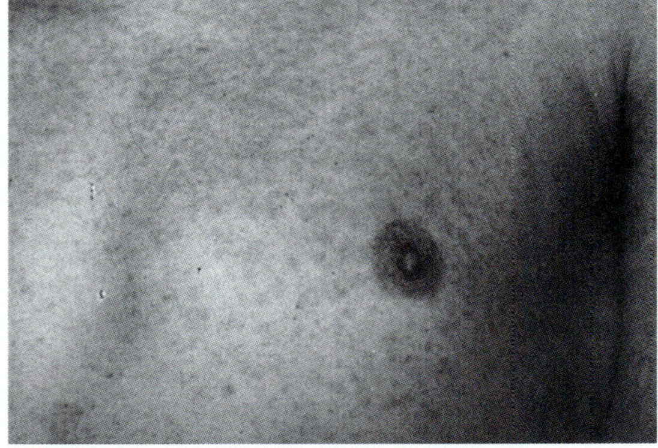

Figura 11-5. Exantema por ampicilina, un exantema maculopapular a menudo confundido con exantemas virales. (Fotografía cortesía del Dr. Norman Fost.)

erupción por lo regular comienza en un lado del tronco, y se extiende hacia la axila, pero a veces comienza en una extremidad, y puede volverse bilateral (pero conservando un predominio unilateral). Con frecuencia es precedido por síntomas de vía respiratoria superior o fiebre de bajo grado. Aunque la presentación clínica y la epidemiología sugieren una etiología viral, no se ha identificado ningún virus en específico.

Chikungunya y otros virus transmitidos por mosquitos

Como se discute en el Capítulo 16, la infección por virus Chikungunya se ha convertido en un problema emergente de salud pública en el continente americano. Su presentación clínica se caracteriza por el inicio abrupto de fiebre acompañada de artralgias graves y exantema, que se presenta en 40 a 50% de los casos. El patrón más común es una erupción morbiliforme, pero se han descrito otros patrones, incluyendo lesiones vesiculobulosas. Otros virus transmitidos por artrópodos que producen brotes de enfermedad febril aguda con artropatía y exantema incluyen al dengue, Mayaro, y el virus del Zika. Este último es una consideración en especial importante en mujeres embarazadas, ya que la infección puede transmitirse al feto, resultando en infección congénita (Capítulo 19).

Aunque el exantema clásico del dengue es maculopapular, las formas más graves (dengue hemorrágico, choque) tienden a tener un exantema petequial, como se discute más adelante. El dengue intenso es más común con una segunda infección u otra infección subsecuente.

Otras causas

La infección por virus sincicial respiratorio rara vez ha sido asociada con un exantema maculopapular, junto con la enfermedad de vías respiratorias inferiores más habitual.

La bacteriemia por meningococo es una causa rara de exantema maculopapular con fiebre alta. A menudo se observa un exantema en mancha que blanquea a la presión antes de la apariencia de petequias. Los exantemas maculopapulares también pueden observarse en la etapa inicial de la fiebre moteada de las Montañas Rocallosas y, en especial, en la erliquiosis y la anaplasmosis.

Siempre se debe considerar fiebre escarlatina en pacientes con exantemas maculopapulares, ya que el exantema es usualmente atípico. Otros signos por lo regular asociados con fiebre escarlatina pueden aún no haber aparecido. La enfermedad de Lyme es una posible causa de exantema maculopapular, aunque el exantema por lo regular es macular. Como se discu-

tió antes, la EK en general se asocia con un exantema maculopapular.

Enfoque diagnóstico

Pueden estar indicados los cultivos faríngeos para descartar faringitis por estreptococo del grupo A en algunos exantemas maculopapulares, ya que la fiebre escarlatina algunas veces es atípica.

Si se sospecha rubéola y está involucrada la exposición de una mujer embarazada, se deben realizar pruebas para rubéola como se describió antes. Se pueden obtener cultivos virales para identificar infecciones causadas por adenovirus, ecovirus o virus coxsackie B, aunque a menudo se omiten en estas enfermedades autolimitadas. Rara vez están indicadas las pruebas para VHH-6 y VHH-7, ya que no existe una terapia específica disponible. Algunas veces se realizan pruebas de PCR multiplex, pero rara vez afectan el manejo.

Tratamiento

La terapia antibiótica no está indicada antes de que se haya confirmado un diagnóstico específico como faringitis por estreptococo, a menos que el paciente se vea tan enfermo como para sugerir una posible sepsis u otitis media, neumonía, o alguna complicación similar.

EXANTEMAS PETEQUIALES-PURPÚRICOS Y VASCULITIS

Petequias

A los exantemas petequiales se les ha dado una especial importancia ya que pueden ser causados por bacteriemia, en particular meningococcemia (Cuadro 11-5). Las petequias por lo común son lesiones circulares planas ≤ 1 mm de diámetro. Al inicio, son de color rosa, pero cambian a lo largo de un curso de 1 a 12 h a rojo brillante, luego a rojo oscuro, y luego a un color morado o café. A diferencia de otros exantemas, las petequias no blanquean con la presión. Las petequias pueden observarse en niños normales después de la compresión de un brazo con un torniquete o un manguito para presión arterial, o en el pecho, cara o brazos después de toser o llorar durante mucho tiempo, estornudar, vomitar, u otras maniobras de Valsalva. Las petequias también pueden ser resultado de trombocitopenia, que puede ser producida por varias enfermedades no infecciosas, pero el paciente por lo regular no está febril. Sin embargo, las petequias también pueden ser el primer signo de una enfermedad grave. Por lo tanto, se deben obtener de inmediato los signos vitales (incluyendo la presión arterial) en cualquier paciente febril con un exantema petequial (ver Capítulo 10).

Cuadro 11-5. Causas de exantemas petequiales o purpúricos

Comunes
Síntomas respiratorios inespecíficos sin agente etiológico determinado
Maniobra de Valsalva o tos o vómito
Trauma por manguito para toma de presión o torniquete
Faringitis por estreptococo con petequias

Poco comunes
Meningococcemia
Bacteriemia neumocócica
Bacteriemia por *Haemophilus influenzae*
Fiebre moteada de las Montañas Rocallosas
Erliquiosis
Síndrome de choque tóxico
Endocarditis infecciosas
Émbolos sépticos bacterianos (*S. aureus, Pseudomonas*, gonococo)
Coagulación intravascular diseminada (por cualquier causa)
Mononucleosis infecciosa
Adenovirus
Citomegalovirus, en especial en recién nacidos
Virus de rubeola
Coxsackievirus o ecovirus
Parvovirus B19 (síndrome de pápulas-púrpura en guante y calcetín)
VSR
Virus de influenza o parainfluenza
VIH
Púrpura de Henoch-Schönlein
Trombocitopenia por causas no infecciosas

Raras
Tifo murino
Histoplasmosis diseminada
Brucelosis
Salmonelosis
Fiebre Q
Fiebre por dengue hemorrágico
Fiebre purpúrica brasileña (infección por *H. aegyptius*)
Hantavirus
Enfermedades vasculares y del colágeno

Un estudio prospectivo de 190 niños hospitalizados con fiebre y petequias documentó que 13 (7%) tenían menigococcemia. Las infecciones virales fue-

ron la causa más común; la faringitis por estreptococo del grupo A fue la causa bacteriana más común. Un estudio prospectivo más reciente que reclutó a todos los niños < 18 años que se presentaron al departamento de emergencias con una temperatura > 38 °C y petequias, encontró que solo 8 (2%) de 411 tenían bacteriemia o sepsis clínica.

Ambos estudios mostraron que el riesgo de enfermedad grave en niños con fiebre y petequias puede establecerse mediante parámetros clínicos y de laboratorio. Estos incluyen "aspecto enfermo" del niño, la localización de las petequias, si existe o no un factor mecánico que pueda producir petequias, y los conteos leucocitarios periféricos. En un estudio más reciente, la falta de aspecto enfermo tuvo un valor predictivo negativo de 100%, al igual que un conteo leucocitario entre 5 000 y 15 000 por mcL. Un tiempo de protrombina < 13.5 segundos, un tiempo parcial de tromboplastina < 30 segundos, y la ausencia de púrpura tuvieron todas valores predictivos negativos de 99%.

Ambos estudios estaban de acuerdo en que si las petequias se localizaban solo por encima de la línea de los pezones, o si algún factor mecánico evidente causó las petequias, el riesgo de infección grave es mínimo. La incidencia de infección grave en niños con fiebre que tenían petequias solo por encima de la línea de los pezones fue cero en ambos estudios (total *n* = 601).

Púrpura

La púrpura se asemeja a una equimosis traumática, pero por lo regular tiene un tono de morado más oscuro que el de una equimosis. Los niños que presentan fiebre y púrpura en general tienen un mayor riesgo de tener infecciones bacterianas graves que los niños con fiebre y sin petequias. En el estudio antes descrito de 411 niños con petequias, 16 pacientes también tuvieron púrpura. Cinco (31%) de estos pacientes tenían infección bacteriana grave en comparación con < 2% de los niños que solo tenían petequias. Los niños que presentan púrpura y sepsis en general tienen otros hallazgos físicos y valores de laboratorios sugerentes de sepsis.

Posibles etiologías infecciosas de petequias y púrpura

Meningococcemia
Esta es la causa más importante a considerar en un paciente con exantema petequial o purpúrico, ya que la enfermedad es rápidamente mortal si no se trata. Los pacientes con exantema purpúrico a menudo desarrollan choque séptico o coagulopatía intravascular diseminada (CID), como se describe en el Capítulo 10. Los pacien-

tes con exantema macular o petequial tienen una alta probabilidad de tener un mejor pronóstico que aquellos con lesiones purpúricas. Puede haber signos meníngeos, pero la menigococcemia sin meningitis tiene un peor pronóstico. En las etapas iniciales en el curso de la menigococcemia, el exantema puede estar ausente. A fin de detectar meningococcemia temprana, en el niño con fiebre alta están indicadas la medición cuidadosa de la presión arterial y las exploraciones físicas seriadas.

Haemophilus influenzae

La septicemia secundaria a Hib hoy en día es muy rara en Estados Unidos dado el uso rutinario de la vacuna Hib conjugada. En un estudio realizado antes del desarrollo de la vacuna, de 129 niños hospitalizados por fiebre y petequias, 13 (10%) tuvieron infección por *Neisseria meningitidis,* 8 (6%) tuvieron infección por *H. influenzae* tipo b (Hib) y la mayoría tuvo infección viral.

El tratamiento de los contactos expuestos a meningococo o *H. influenzae* se revisa en el Capítulo 21.

Faringitis por estreptococo

La faringitis estreptocócica es una causa común de fiebre y petequias (pero no púrpura). Los niños no lucen sépticos y por lo general se encuentra una faringitis exudativa, en especial en niños en edad escolar. En niños menores de 3 años de edad también se ha descrito infección por estreptococo del grupo A como causa de fiebre y petequias, en ausencia de signos o síntomas de faringitis.

Fiebre Moteada de las Montañas Rocallosas (FMMR)

El patrón típico de esta enfermedad sistémica, causada por *Rickettsia rickettsii,* incluye exposición a garrapatas de la madera (o de las Montañas Rocallosas) o garrapatas de perros, cefalea, mialgias, calosfrío y fiebre alta. La cefalea de la FMMR es constante y no responde a analgésicos. El dolor abdominal es común y puede ser grave. Por lo regular las mialgias son extremas, y puede despertarse dolor a la palpación muscular, en especial de muslos y gemelos. A menudo se carece del antecedente de picadura de garrapata. Sin embargo, la mayoría de los pacientes vive en áreas o participa en actividades donde podría haber exposición a garrapatas. Aunque se ha reportado FMMR en casi todo Estados Unidos, seis Estados (Carolina del Norte, Oklahoma, Arkansas, Tennessee, Missouri y Delaware) explican más de 60% de los casos de FMMR. La enfermedad ocurre en los meses cálidos; 90% de los casos ocurren entre abril y septiembre.

El periodo de incubación es de 3 a 12 días. El exantema comienza al cuarto día de la enfermedad e inicia en las extremidades, en especial alrededor de muñecas y tobillos. Suele comenzar como un exantema macular pero progresa e incluye petequias. En ocasiones involucra palmas y plantas (Fig. 11-6). Es común encontrar edema de los párpados. Puede haber fotofobia. En casos graves puede encontrarse choque, involucramiento neurológico o pulmonar, o falla renal. El LCR a menudo revela pleocitosis < 300 leucocitos por mcL, predominantemente linfocitos, con glucosa normal y proteínas elevadas. Por lo general se encuentra trombocitopenia moderada. La cuenta de leucocitos suele estar elevada, con predominio de neutrófilos. El hallazgo de hiponatremia, aunque no es específico de FMMR, apoya el diagnóstico.

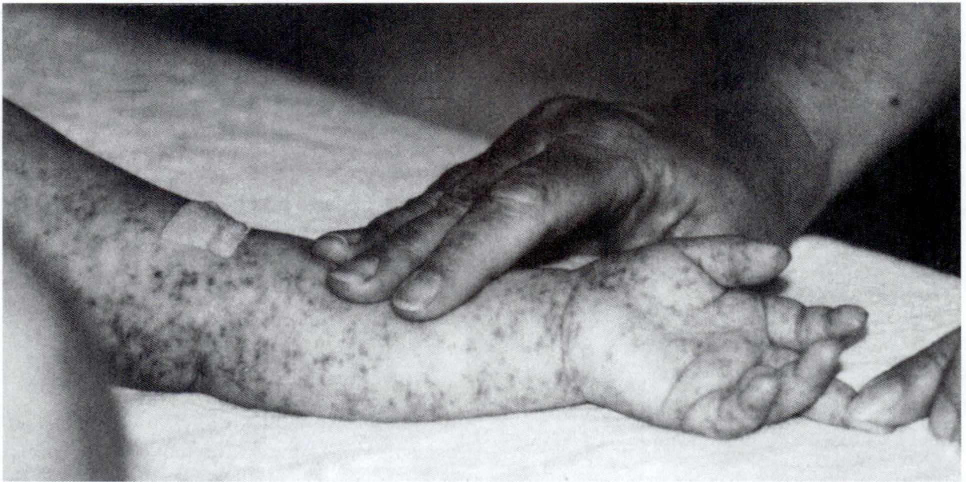

Figura 11-6. Fiebre moteada de las Montañas Rocallosas, mostrando edema de la mano. (Fotografía cortesía del Dr. Arnold Bernadette.)

La FMMR es la enfermedad por rickestia más comúnmente fatal en Estados Unidos. El tratamiento temprano disminuye la mortalidad. En un estudio retrospectivo de 94 pacientes con FMMR, la tasa de muerte entre los pacientes que recibieron terapia efectiva para el quinto día de la enfermedad fue 6.5%, en comparación con 22.9% entre aquellos que no recibieron terapia hasta después del día 5.

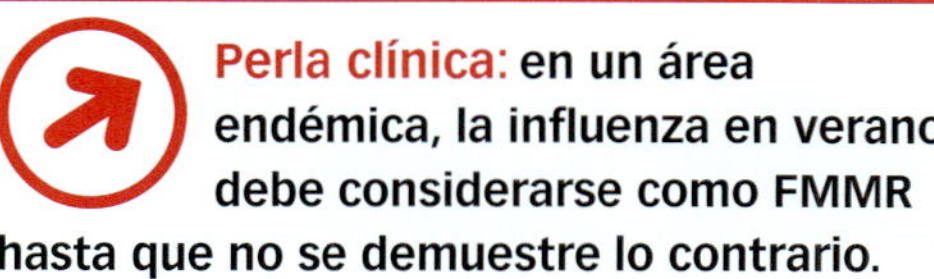

En áreas endémicas durante la estación apropiada es razonable tratar a los pacientes que presentan fiebre, cefalea y mialgia con un curso empírico de doxiciclina. El diagnóstico por lo regular se establece (retrospectivamente) por serología en las fases aguda y de convalecencia, aunque también se cuenta con tinción inmunohistoquímica para biopsia de piel. La PCR es relativamente insensible, en especial al inicio de la enfermedad. Para los pacientes con sospecha de FMMR no se debe retrasar la terapia a la espera de un diagnóstico definitivo. Se da tratamiento con doxiciclina a todos los pacientes con sospecha de FMMR o con enfermedad confirmada, sin importar el temor a teñir los dientes en los niños pequeños. El seguimiento a largo plazo de los pacientes tratados con esquemas cortos de doxiciclina durante la niñez no muestra una tinción apreciable de los dientes.

La prevención se logra mejor minimizando la exposición a las garrapatas y retirando con rapidez las que ya están adheridas. Una garrapata debe estar adherida a la piel durante al menos 6 h para transmitir la fiebre moteada de las Montañas Rocallosas.

Erliquiosis y anaplasmosis

La erliquiosis y la anaplasmosis son enfermedades febriles sistémicas que, al igual que la FMMR, se transmiten por garrapatas. Los pacientes con estas infecciones presentan algunas de las mismas características de los pacientes con FMMR. Cerca de dos tercios de los niños con erliquiosis presentan exantema; puede ser macular, maculopapular o petequial. Es poco común que los pacientes con anaplasmosis presenten exantema. La erliquiosis es más común en áreas también afectadas por FMMR. La anaplasmosis se presenta predominantemente en los estados del noreste y oeste medio.

Son frecuentes la trombocitopenia y la leucopenia. La depresión de dos líneas celulares a menudo despierta la posibilidad diagnóstica de una malignidad. Los niveles séricos de aminotransferasas están elevados en casi 90% de los pacientes. En la primera sem de la enfermedad, el diagnóstico puede establecerse por PCR; después de eso, es útil la serología. El tratamiento es con doxiciclina y, al igual que en la FMMR, no debe retrasarse a la espera de la confirmación.

Trombocitopenia y coagulación intravascular diseminada (CID)

La trombocitopenia y la CID (discutida en el Capítulo 10) pueden producir un exantema petequial o purpúrico, sin importar la causa. Puede presentarse en cualquiera de las infecciones mencionadas en esta sección. La histoplasmosis diseminada u otras infecciones fúngicas diseminadas pueden involucrar al hígado, bazo y a la médula ósea, resultando en fiebre y petequias, así como hepatoesplenomegalia y linfopenia.

Endocarditis infecciosa

Este diagnóstico debe considerarse cuando un paciente con enfermedad cardiaca estructural desarrolla fiebre (ver Capítulos 10 y 18). En general las petequias miden alrededor de 1 mm de diámetro y se acompañan de otras manifestaciones, en particular esplenomegalia.

Émbolos sépticos (púrpura pustular)

La septicemia por estafilococo puede producir una púrpura pustular que puede confundirse con lesiones causadas por meningococo. La septicemia por *Pseudomonas* también puede estar asociada con lesiones cutáneas que algunas veces parecen purpúricas. La evolución característica es de una mácula roja a una lesión bulosa hemorrágica de color morado. La lesión se conoce como ectima gangrenoso (Fig. 22-6), y se observa con más frecuencia en pacientes neutropénicos (ver Capítulo 22). Otros organismos, como la *Aeromonas*, pueden causar ectima gangrenoso también. En pacientes con supresión inmunológica profunda, las infecciones fúngicas diseminadas también pueden provocar un exantema similar.

La gonococcemia diseminada, en ocasiones observada en adolescentes sexualmente activos, también tiene lesiones características que evolucionan de petequias a pápulas, luego a pústulas y por último a necrosis central o vesículas hemorrágicas.

Por lo tanto, la evolución típica de las lesiones sépticas en la piel comienza con las lesiones tempranas: petequias, pequeñas máculas eritematosas, o pequeñas pápulas sobre una base eritematosa. Las lesiones posteriores pueden ser pústulas o bulas, que pueden ser hemorrágicas y pueden contener áreas necróticas de piel infartada de color morado o negro (Fig. 11-7).

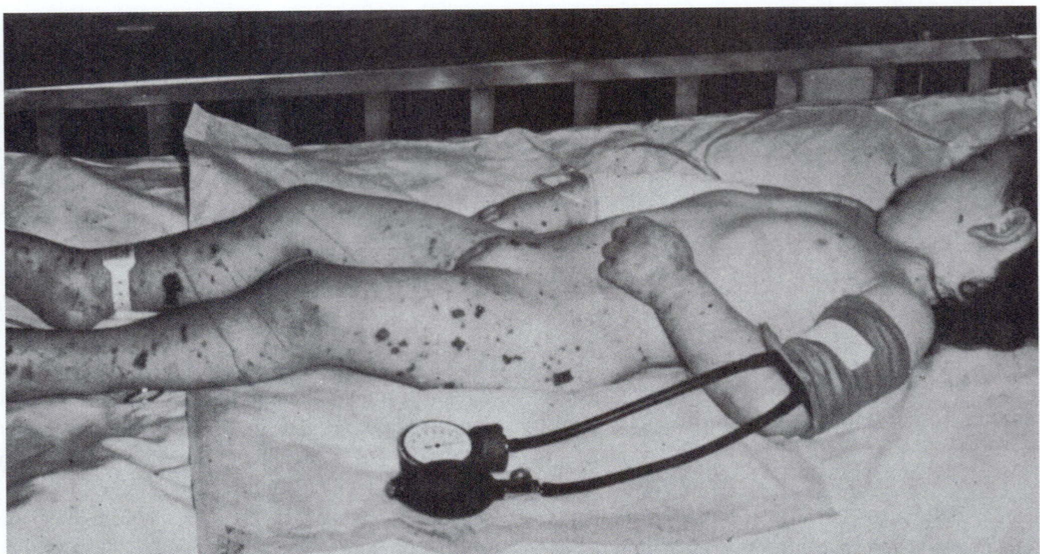

Figura 11-7. Exantema purpúrico en la meningococcemia. Se deben monitorear con cuidado la presión arterial y la perfusión. (Fotografía cortesía del Dr. Norman Fost.)

Varicela hemorrágica

Esta presentación de la varicela primaria, o con menor frecuencia del zoster, por lo regular se presenta en pacientes con inmunodeficiencia grave. También se ha reportado en pacientes con enfermedad hepática crónica. Las lesiones pueden ser vesiculares con hemorragia secundaria, o pueden ser sobre todo petequiales o purpúricas (Fig. 22-9).

Infecciones congénitas crónicas

En el lactante recién nacido, las infecciones congénitas por citomegalovirus, rubeola, sífilis, parvovirus B19 y la toxoplasmosis pueden estar asociadas con petequias o púrpura (Capítulo 19). Las lesiones pueden deberse a trombocitopenia, pero algunas veces, lesiones que se piensa que son hemorrágicas son de hecho áreas de eritropoyesis dérmica.

Mononucleosis infecciosa

En ocasiones pueden presentarse trombocitopenia con lesiones petequiales o purpúricas en la mononucleosis infecciosa.

Adenovirus

La infección por adenovirus en ocasiones se asocia con fiebre y un exantema petequial.

Tifo murino

Causado por infección por *Rickettsia typhi*, esta zoonosis rara vez se presenta en Estados Unidos, aunque es endémica en el sur del estado de Texas y en partes de California. Puede haber exposición conocida a pulgas de roedores o gatos. La fiebre dura varios días antes de la aparición de un exantema macular o petequial, que comienza en el tronco, a diferencia de la FMMR. En una serie de 30 niños en Texas hospitalizados con este diagnóstico, la fiebre (100%), el exantema (80%) y la cefalea (77%) fueron las características clínicas más importantes. Las pruebas serológicas con inmunofluorescencia indirecta son el método diagnóstico preferido. La doxiciclina es el antibiótico de elección y acorta el curso de la enfermedad.

Fiebre purpúrica brasileña

Este es un síndrome, reportado en Brasil en la década de 1980, en el que los niños desarrollaron conjuntivitis purulenta, fiebre elevada, postración y púrpura. Los hemocultivos son positivos para un clon particular de *Haemophilus aegyptius* que tiende a ser resistente a la actividad bactericida del suero humano. No se han reportado casos desde principios de la década de 1990.

Fiebre por dengue hemorrágico

Esta enfermedad, diseminada por la picadura de un mosquito, es una causa común de petequias y púrpura en Sudamérica y Asia. Ocurre cuando se presenta una infección subsecuente con virus del dengue involucrando un serotipo diferente al de la infección previa. La mayoría de los casos en Estados Unidos es importada (diagnosticados en personas que recién han regresado de viajes a áreas endémicas). Una revisión de 130 pacientes hospitalizados en Singapur reveló que la mayoría de ellos tenía entre 15 y 30 años de edad. La mitad de esta cohorte desarrolló petequias. Setenta y cinco por ciento de aquellos con petequias tuvieron un conteo plaquetario < 100000 por mcL. Las petequias se presentaron alrededor de 6 días después de iniciada la enfermedad, y duraron alrededor de 3.5 días. Diecinueve (15%) de los 130 pacientes desarrollaron sangrado; las encías fueron el sitio más común. Todos ellos se recuperaron.

Otras causas infecciosas

Varias infecciones virales pueden causar exantemas petequiales vía trombocitopenia, incluyendo VEB, CMV y VIH. La infección adquirida por rubeola puede causar púrpura trombocitopénica. El *Mycoplasma pneumoniae* puede producir un exantema que puede ser petequial y purpúrico, y se asocia a fiebre y leucocitosis. Por lo regular existe al menos una neumonía leve. Se han descrito petequias en lactantes infectados por VSR. En un estudio, se aisló virus de influenza o parainfluenza en 11 (17%) de 63 niños con un diagnóstico etiológico de fiebre y petequias. Se han recuperado una variedad de ecovirus y coxsackievirus de niños con petequias y fiebre.

El síndrome de pápulas-púrpura en guante y calcetín es una manifestación interesante de una infección viral. En general se atribuye a infección con parvovirus B19 (Fig. 11-8). También se observan edema y prurito, en especial en los pies. Los exantemas petequiales generalizados también pueden observarse en la infección por parvovirus. Pueden presentarse durante la etapa temprana, febril. Seguidos de un exantema tipo eritema infeccioso durante la fase de convalecencia.

Otras infecciones que causan fiebre y petequias pueden incluir infecciones urinarias por *Escherichia coli*, salmonelosis, brucelosis, fiebre Q, reacción a la vacuna MMR y herpangina. La pertussis se asocia comúnmente con petequias en el tronco y la cara causadas por toser con fuerza.

Durante la septicemia bacteriana, por lo común se presenta trombocitopenia como parte del síndrome de coagulación intravascular diseminada (CID). Este síndrome también puede ser causado por varias infecciones virales, fúngicas o parasitarias, y se discute más a detalle en el Capítulo 10.

Causas no infecciosas

Los padecimientos no infecciosos que se presentan con púrpura a menudo son resultado de vasculitis. Las petequias también pueden ser causadas por trombocitopenia secundaria a púrpura trombocitopénica inmune, leucemia/linfoma, o histiocitosis de células de Langerhans. En esta última, el lactante por lo regular tiene esplenomegalia, fiebre, anemia y otras lesiones cutáneas, que en general semejan un eccema. Puede ocurrir trombocitopenia después de una glomerulonefritis posestreptocócica, o ser parte del síndrome urémico hemolítico. Sin embargo, en este último padecimiento, el conteo plaquetario rara vez disminuye lo suficiente como para causar petequias o púrpura.

Vasculitis cutánea

Este término se utiliza para describir lesiones en la piel causadas por cambios inflamatorios y necrotizantes en los vasos sanguíneos de la piel, atribuibles a un mecanismo inmunopatogénico. En niños, el diagnóstico más frecuente es púrpura de Henoch-Schönlein (PHS).

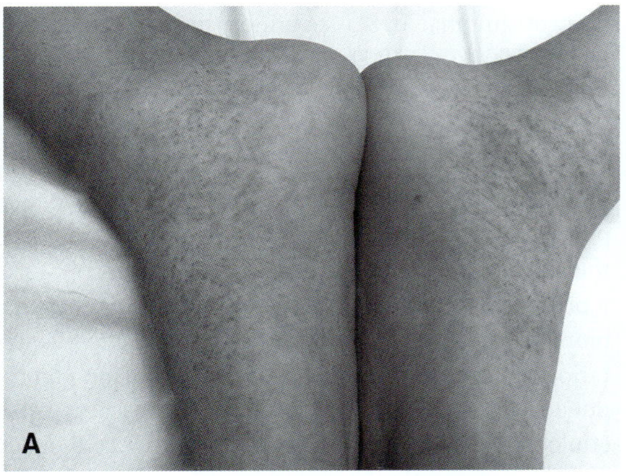
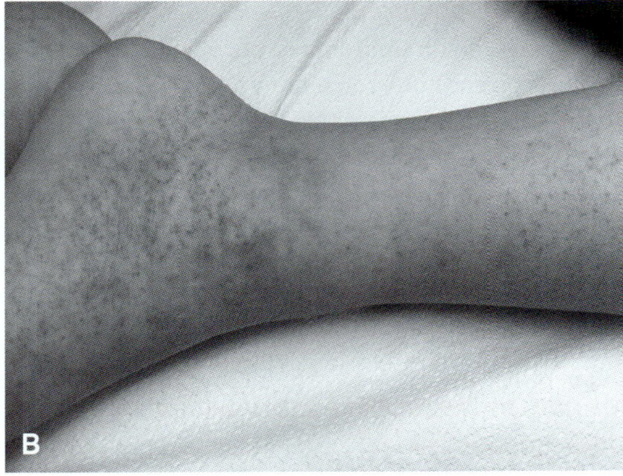

Figura 11-8. **(A y B)** Síndrome de exantema papular-purpúrico en guante y calcetín en un niño de 7 años de edad con fiebre de bajo grado. La IgM contra parvovirus B19 fue positiva.

Los niños con PHS a menudo presentan depósitos dérmicos y glomerulares de IgA y alteraciones en el sistema del complemento. El diagnóstico de vasculitis cutánea se confirma mediante análisis histológico mostrando vasculitis leucocitoclástica. Las características clínicas incluyen lesiones purpúricas palpables sobre una base eritematosa o necrótica en ausencia de trombocitopenia. Las lesiones también pueden estar induradas, las máculas purpúricas y por lo regular se encuentran por debajo de la cintura, en especial en las piernas y los glúteos.

Algunas veces la PHS tiene una semejanza adicional con la meningogoccemia cuando se presentan complicaciones neurológicas, como hemiparesia o debilidad focal, convulsiones o cambios mentales. Sin embargo, es común la fiebre con la PSH. La PHS puede presentarse sin el exantema, y semejar una glomerulonefritis aguda, en cuyo caso se denomina enfermedad de Berger.

Otras causas menos comunes de vasculitis en niños incluyen poliarteritis nodosa, lupus eritematoso sistémico, y dermatomiositis juvenil. Algunos medicamentos también pueden inducir vasculitis. Recientemente se ha descrito un síndrome de vasculopatía de inicio temprano, fiebre y ataque cerebrovascular debido a una mutación en el ADA2.

Edema hemorrágico agudo de la infancia

Los niños con este padecimiento presentan edema, placas purpúricas grandes y, a menudo, fiebre de bajo grado. Histológicamente, hay una vasculitis leucocitoclástica. Se desconoce la etiología, aunque es común el antecedente de una infección respiratoria reciente. La púrpura se resuelve de forma espontánea en cuestión de unas cuantas semanas.

Púrpura con eosinofilia

Se ha observado un síndrome de púrpura no trombocitopénica con eosinofilia en niños y adultos jóvenes en el sudeste de Asia e inmigrantes de esta región. La causa de estos hematomas espontáneos en las extremidades, tronco y cara parece ser una disfunción adquirida de las plaquetas. Las alteraciones de laboratorio incluyen tiempo de sangrado prolongado y anormalidades en la función plaquetaria con un conteo plaquetario normal. La duración de la enfermedad es de 5 a 12 meses.

Dermatosis neutrofílica febril aguda (síndrome de sweet)

Esta rara enfermedad cutánea puede producir fiebre y exantema en lactantes y niños pequeños. Los pacientes pueden presentar un síndrome de respuesta inflamatoria sistémica (SRIS, Capítulo 10). A menudo hay leucocitosis periférica. El exantema consiste en pápulas céreas eritematosas o violáceas en sitios de trauma. Las pápulas crecen en el transcurso de varios días hasta convertirse en placas elevadas y pueden cicatrizar con una cicatriz atrófica. La biopsia revela infiltración con neutrófilos maduros. Se desconoce la causa, pero se piensa que el padecimiento tiene una naturaleza autoinflamatoria. Se observa más comúnmente en asociación con una malignidad subyacente, pero puede ser idiopática o desencadenada por una infección o reacción medicamentosa.

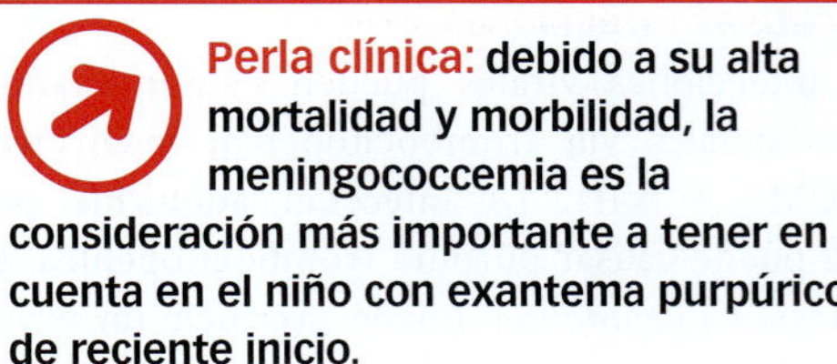

Perla clínica: debido a su alta mortalidad y morbilidad, la meningococcemia es la consideración más importante a tener en cuenta en el niño con exantema purpúrico de reciente inicio.

Plan diagnóstico

Debido al riesgo de menigococcemia, todos los pacientes con fiebre y *púrpura* requieren ser referidos de inmediato a un hospital o departamento de emergencias para ser evaluados. Se toman hemocultivos y se administra un antibiótico intravenoso, como ceftriaxona, además de cristaloides. Puede estar indicada la punción lumbar para detectar meningitis, y se debe observar con cuidado en busca de signos de choque, como se analiza en el Capítulo 10.

El consenso es menor en relación al enfoque óptimo para el niño con fiebre y *petequias*. Estudios prospectivos sugieren que no todos los niños con esta condición tienen el mismo riesgo de enfermedad grave. Los factores de riesgo para enfermedad invasiva incluyen aspecto enfermo, la presencia de púrpura, un tiempo de protrombina > 13.5 segundos, un conteo leucocitario < 5 000 o > 15 000 por mcL y una PCR elevada.

Si el niño no se ve enfermo, y las petequias se localizan solo en áreas de trauma mecánico o por encima de la línea de los pezones, la probabilidad de que las petequias sean una señal de infección grave o que pueda poner en peligro la vida es baja. Se deben documentar una frecuencia cardiaca, frecuencia respiratoria y presión arterial normales. Es apropiado obtener una biometría hemática para documentar el conteo plaquetario y leucocitario. Con base en la valoración clínica, puede ser razonable hacer pruebas en busca de otras etiologías (como estreptococo del grupo A. Se puede dar seguimiento al niño en forma ambulatoria, siempre y cuando se asegure un seguimiento cercano).

Si el niño está irritable o letárgico, o tiene signos de deshidratación o choque, el enfoque y tratamiento como si el niño tuviese meningococcemia puede salvar la vida. Durante la temporada de garrapatas en áreas endémicas de FMMR, se debe añadir doxiciclina. El conteo leucocitario y el frotis de sangre periférica pueden mostrar trombocitopenia, formas blásticas, u otra evidencia de una explicación hematológica para el exantema petequial o purpúrico.

Puede estar indicada la toma de una muestra de suero para medir anticuerpos en busca de enfermedades como mononucleosis infecciosa, FMMR, erliquiosis, anaplasmosis o tifo murino. En caso de estar disponible, se puede realizar PCR para anaplasma, Ehrlichia, y FMMR; sin embargo, un resultado negativo no excluye la posibilidad de FMMR. Si se considera PHS, puede ser útil el análisis en busca de sangre oculta en heces u hematuria microscópica.

Los niños con deficiencias en uno de los componentes tardíos del complemento tienen un mayor riesgo de adquirir meningococcemia, al igual que aquellos con deficiencia de properdina. Muchos expertos recomiendan un tamizaje de CH50 para detectar problemas del complemento en pacientes con menigococcemia o meningitis meningocócica. Estas deficiencias son más comunes en pacientes de raza afroamericana y en aquellos con antecedente de enfermedad meningocócica. Un segundo episodio de infección por *N. meningitidis* es altamente sugerente de deficiencia del complemento tardío o una brecha en la barrera, como una fractura de la base del cráneo.

EXANTEMAS SIMILARES A VARICELA

Los exantemas similares a varicela tienen una evolución característica de pápula (nódulo sólido) a vesícula (líquido claro), luego a pústula (líquido turbio) y por último a úlcera con costra (escara) (Fig. 11-9). La varicela es el ejemplo más familiar de este tipo de exantema. Los exantemas bulosos se caracterizan por ampollas grandes que sufren una evolución similar. Algunas veces estos dos tipos de exantema se clasifican en conjunto como erupciones vesiculobulosas (Cuadro 11-6). Sin embargo, es útil separar a los exantemas bulosos, que se discuten en una sección posterior. Las pústulas, forúnculos y abscesos se discuten en el Capítulo 17.

Posibles etiologías

Varicela

La varicela es causada por la infección primaria con virus varicela zoster (VVZ). Por lo regular una enfermedad leve en niños, la varicela produce síntomas respiratorios mínimos y fiebre leve a moderada. Los padres por lo regular

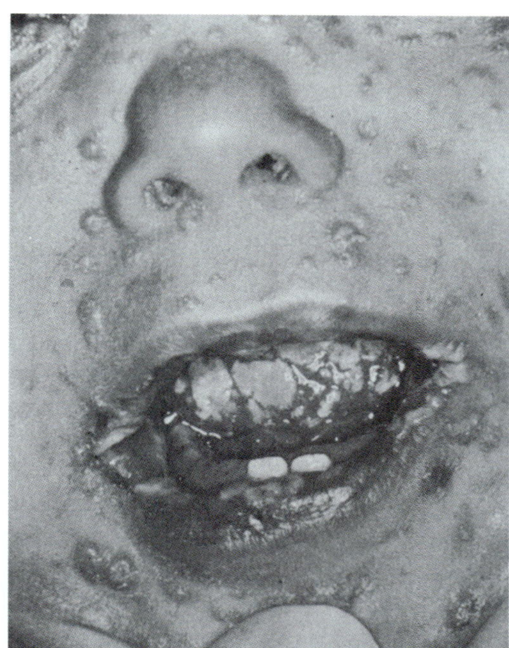

Figura 11-9. Este niño con varicela moderadamente grave tiene la mayoría de las lesiones cutáneas en etapa pustular, algunas de las cuales están umbilicadas, y lesiones en la mucosa de la boca.

están al tanto de la exposición, o se sabe que la enfermedad ha estado presente en la comunidad. El exantema se presenta entre 10 y 21 días después de la exposición, con un promedio de 14 días. Las lesiones características son vesículas claras sobre una base eritematosa, pequeñas pústulas, y pequeñas úlceras con costra (ver Fig. 11-9). Las lesiones aparecen en racimos, y si hay lesiones presentes en varias etapas de las antes descritas, el diagnóstico es seguro. El prurito es importante. Puede haber linfadenopatía, en particular en los nódulos que drenan el cuero cabelludo o áreas de lesiones que han sido rascadas. Las lesiones vesiculares pueden ser precedidas por un exantema eritematoso generalizado breve. Puede haber lesiones en las mucosas. A veces las lesiones son más grandes de los habituales 1 o 2 mm de diámetro. Puede haber bulas grandes, que pueden semejar —o deberse a— síndrome de piel escaldada por estafilococo. En ocasiones se pueden presentar infecciones secundarias de las pústulas con *S. aureus* o estreptococo del grupo A, que pueden ser relativamente benignas, o anunciar una infección necrotizante grave. Otras complicaciones se discuten más adelante en esta sección.

La varicela puede presentarse en niños o adultos con enfermedad maligna, como enfermedad de Hodgkin o leucemia. En estos casos, la tasa de mortalidad es alta, como se analiza en el Capítulo 22.

<table>
<tr><td>

Cuadro 11-6. Exantemas vesiculares y bulosos

Vesiculares
Varicela
Zoster
Infección por virus de herpes simple (VHS)
Síndrome mano-pie-boca
Hiedra venenosa
Escabiosis
Picadura de mosquito
Viruela
Mastocitosis
Urticaria pigmentosa
Incontinencia pigmentaria
Miliaria cristalina
Acropustulosis de la infancia
Síndrome de hiper IgE
Acrodermatosis enterohepática
Histiocitosis de células de Langerhans
Pitiriasis liquenoide y varioliforme aguda
    (PLVA)

Bulosos
Síndrome de Stevens-Johnson
Sífilis congénita
Impétigo buloso
Tiña bulosa
Dermatitis herpetiforme
Penfigoide buloso
Pénfigo
Dermatosis bulosa crónica de la niñez
    (dermatosis bulosa por depósito lineal de IgA)
Epidermolisis bulosa

</td></tr>
</table>

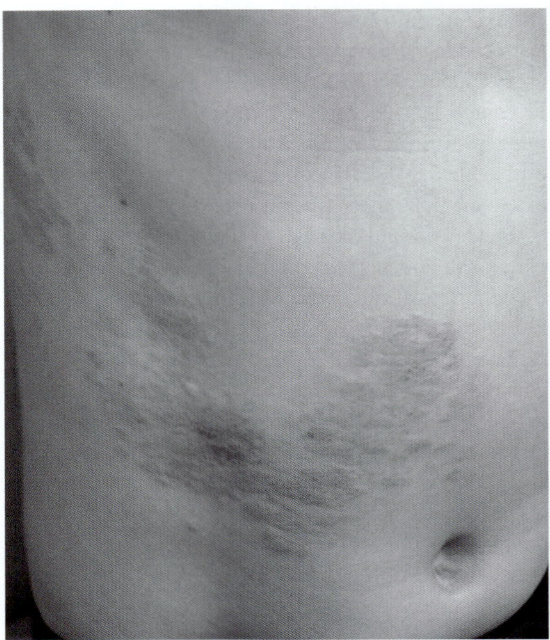

Figura 11-10. Zoster en dermatoma torácico derecho en un niño de 13 años de edad con inmunodeficiencia común variable. Este fue su tercer episodio de zoster en 5 años.

Otras enfermedades cutáneas que pueden semejar una varicela se discuten más adelante en este capítulo en las secciones sobre exantemas bulosos y exantemas similares a picaduras.

Zoster

El zoster es una enfermedad que aumenta en frecuencia con el avance de la edad, pero puede observarse a cualquier edad, incluyendo en los neonatos. Representa la reactivación de VVZ latente en los ganglios de las raíces dorsales. La enfermedad es tres veces más común entre los adolescentes que en preescolares. El zoster es al menos tres veces más común entre los niños que contraen varicela primaria en el primer año de vida.

El aspecto típico del herpes zoster es el de un exantema vesículopustular en la distribución de un derma-toma de nervio sensitivo (Fig. 11-10), aunque el herpes simple puede también producir algunas veces este patrón. Es conveniente omitir el término *herpes* en referencia al zoster para minimizar la confusión con el herpes simple. El zoster a menudo se presenta en el tronco y es unilateral, terminando de manera abrupta en la línea media o en la distribución del quinto nervio craneal. Por lo regular es menos doloroso en los niños que en los adultos. La distribución similar al zoster de vesículas en un dermatoma sensitivo puede observarse en raras ocasiones con otros virus, como los ecovirus.

El zoster se contagia por contacto directo con una lesión pustular, mientras que la varicela se contagia también por diseminación respiratoria. Los pacientes con zoster diseminado esparcen la infección por VVZ por ambas rutas.

Se debe asumir que los lactantes que presentan zoster han experimentado infección por varicela *in utero*. Es razonable enviar a estos bebés con un oftalmólogo para exploración coriorretiniana, ya que la retinitis puede ser el único signo de síndrome de varicela congénita. Algunos pacientes con infección por VIH (Capítulo 20) o con un síndrome de inmunodeficiencia primario (Capítulo 23) experimentan casos graves o recurrentes de zoster. En ocasiones el zoster es el síntoma de presentación de una malignidad.

Infecciones por herpes simple

Las lesiones cutáneas del VHS en general se presentan como grupos de vesículas, que evolucionan a pústulas y costras (Fig. 11-11). Sin embargo, las lesiones con facilidad pueden diagnosticarse de manera errónea si se encuentran en localizaciones inusuales, en pacientes con enfermedades subyacentes, o en una cierta etapa de la evolución. Cuando se localizan en la punta de un dedo, las vesículas profundas pueden semejar una paroniquia bacteriana, y se conoce como panadizo herpético. Los niños que se chupan un pulgar o dedo también pueden padecer un panadizo herpético, de aspecto amarillo y pustular. A veces puede producirse un panadizo herpético en un bebé cuya madre corta las uñas del bebé con los dientes. Cuando se localizan en el área genital, la ulceración circular superficial puede confundirse con un chancro. Los luchadores pueden infectarse entre ellos en sitios inusuales durante el contacto corporal en áreas de trauma superficial (herpes del gladiador).

La infección de piel anormal por VHS puede ser confusa. La piel eccematosa puede infectarse (erupción variceliforme de Kaposi), produciendo una condición purulenta grave que a menudo se confunde con una infección bacteriana. Las quemaduras pueden infectarse por VHS, como se describe en el Capítulo 17. Los pacientes con leucemia pueden desarrollar bulas herpéticas grandes, que se rompen y dejan úlceras superficiales.

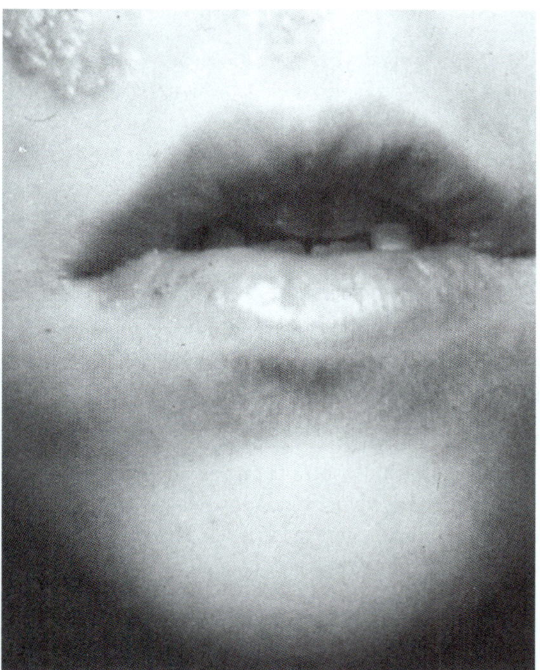

Figura 11-11. Lesión por herpes simple cerca de la nariz, mostrando grupos de vesículas. (Fotografía cortesía del Dr. Gordon Tuffli.)

Las úlceras por VHS pueden ser cónicas en pacientes inmunosuprimidos.

Las vesículas en un recién nacido pueden ser una manifestación de infección por VHS que pone en peligro la vida, ya que el virus puede transmitirse desde el cérvix o periné de la madre a la piel del lactante (Capítulo 19).

Síndrome mano-pie-boca

Este síndrome por lo general se presenta en verano u otoño. Se caracteriza por úlceras superficiales en la boca y lesiones papulares o vesiculares en las manos y los pies. También con frecuencia se encuentran lesiones vesiculares o papulares en los glúteos (Fig. 11-12). El agente causal habitual es el coxsackievirus A16. Los ecovirus y otros coxsackievirus también pueden producir las lesiones papulares o vesiculares típicas de las manos, pies y glúteos sin lesiones acompañantes en la boca.

El pronóstico por lo regular es benigno, pero unos cuantos pacientes desarrollan meningitis no purulenta (ver Capítulo 9). Los pacientes con deficiencias de anticuerpos pasan un rato en particular difícil con los virus no encapsulados, como aquellos que causan la enfermedad mano-pie-boca. Se ha reportado el caso de tres episodios recurrentes de síndrome mano-pie-boca típico en un paciente con inmunodeficiencia común variable. También se han reportado neumonía y miocarditis fatal.

Eczema coxsackium

Este es el término acuñado para describir a la erupción vesiculobulosa en áreas de eccema causada por coxsackievirus A6. Las lesiones pueden ser muy grandes, con salida de líquido y costras (Fig. 11-13), aunque por lo regular no son dolorosas. Enviar líquido de las vesículas para PCR enteroviral permite un diagnóstico temprano. El tratamiento es con humectación agresiva.

Mycoplasma pneumoniae

El *Mycoplasma pneumoniae* puede producir un exantema que se asemeja a la varicela, y estar asociado con artralgia.

Viruela

La viruela es una enfermedad sistémica con fiebre y una mortalidad alta. Aunque la enfermedad ha sido erradicada, existe la preocupación de que suministros ocultos del virus puedan ser utilizados como un arma de bioterrorismo.

Al igual que la varicela, las lesiones por viruela pasan por varias etapas de evolución. Sin embargo, el exantema de la viruela puede distinguirse del causado por varicela

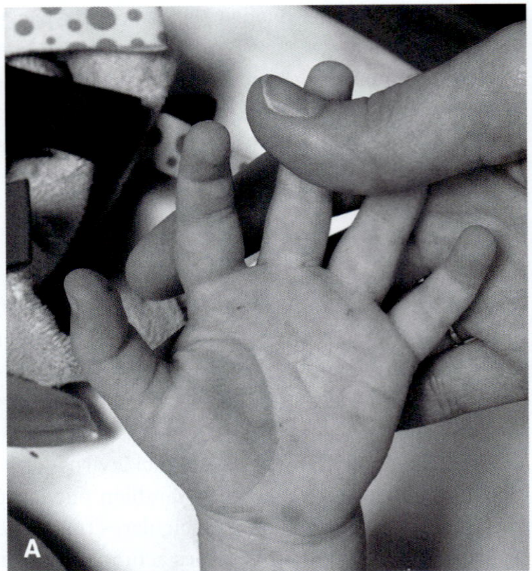

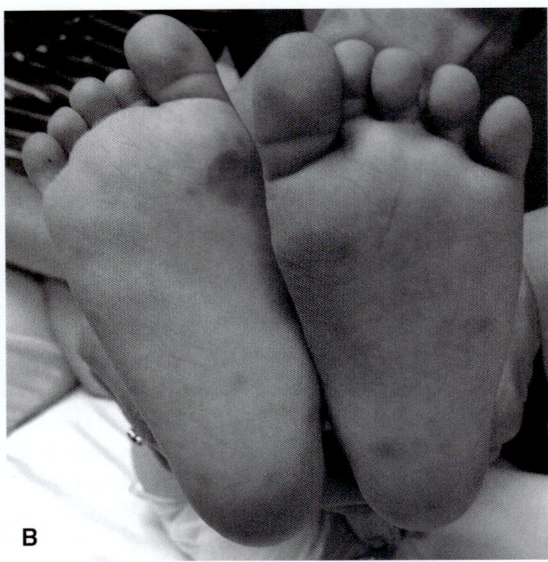

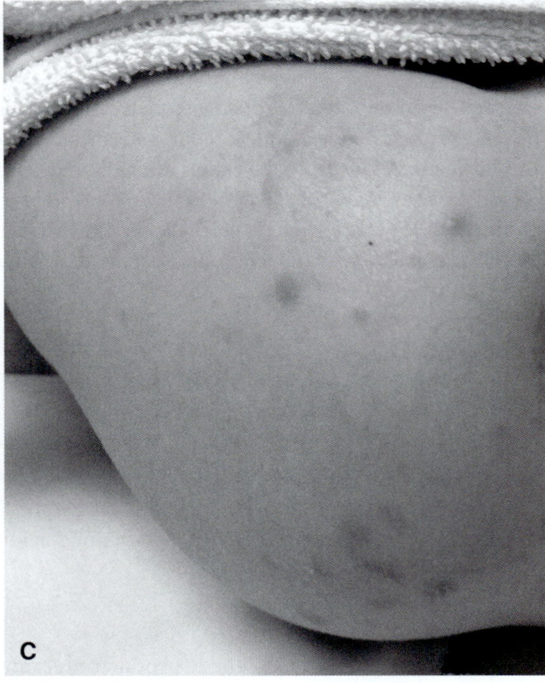

Figura 11-12. Niño de 20 meses de edad con síndrome mano-pie-boca mostrando el exantema típico: (**A**) mano; (**B**) pie; (**C**) glúteos.

por la aparición inicial en la cara y las extremidades, la presencia de pústulas umbilicales, y el hecho de que las lesiones en general están todas en la misma etapa de desarrollo en cualquier momento determinado. Además, el pródromo de la viruela por lo regular es mucho más grave, con 1 a 4 días de fiebre alta y mialgias antes de la aparición del exantema.

Cualquier paciente con sospecha de viruela debe ser colocado bajo precauciones de diseminación por aire. Se deben contactar de inmediato a los oficiales de control de infecciones y de salud pública.

La vacunación contra la viruela involucra el uso de vacuna de virus vivos atenuados (virus vaccinia). Dado que la vacunación contra la viruela ha sido abandonada casi por completo, hoy en día la enfermedad por virus vaccinia es rara. Sin embargo, algunos trabajadores de laboratorio y adultos que participan en equipos de respuesta aún son vacunados. La transmisión accidental del virus vaccinia a través de una solución en la continuidad de la piel de otro individuo puede producir las mismas etapas que la vacunación deliberada, de pápula a pústula a úlcera con costra y por último a escara.

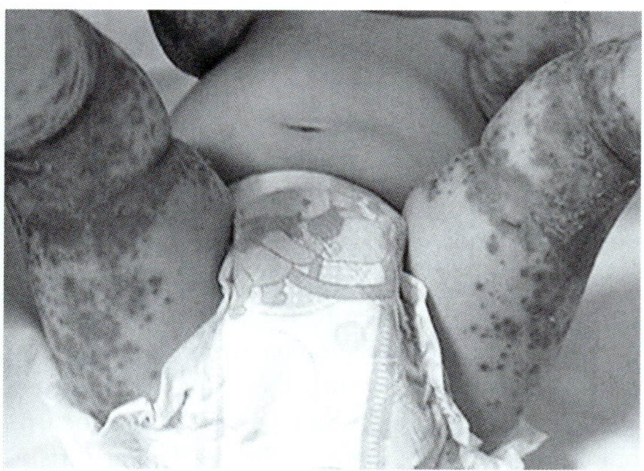

Figura 11-13. Eccema coxsackium por coxsackievirus A6 en un niño de 10 meses de edad con antecedente de eccema leve. (Fotografía reproducida, con autorización, de Bryant PA, Boyce SL,King E. *Arch Dis Child* 2015;100:363.)

Puede haber fiebre de hasta 39 °C (104 °F) en el pico de la reacción local. Los efectos secundarios de la vacuna contra la viruela son raros, pero incluyen encefalitis (4 por millón), *eczema vaccinatum* en pacientes con dermatitis atópica (40 por millón), y vaccinia progresiva o vaccinia gangrenosa en pacientes inmunocomprometidos (2 por millón). La vacuna está contraindicada en pacientes con dermatitis atópica o inmunodeficiencia, y en personas con un contacto en el hogar con un individuo con dichos padecimientos.

Viruela del simio

Previamente no reportada en el hemisferio occidental, se presentó un brote de 72 casos de viruela del simio en el oeste medio de Estados Unidos en el verano de 2003. Los pacientes, incluyendo varios niños, desarrollaron síntomas tras la exposición a perritos de la pradera enfermos que fueron importados desde África del oeste.

Los pacientes con viruela del simio presentan un pródromo corto con fiebre alta, sudoración, y cefalea antes de la aparición de exantema y linfadenopatía. Las lesiones evolucionan de pápulas a vesiculopústulas, y luego a costras séricas o hemorrágicas antes de desprenderse. Varios pacientes en el brote en Estados Unidos fueron hospitalizados, pero no se reportaron fallecimientos. En los brotes africanos, las tasas de fatalidad han ido de 4 a 22%.

Enfermedades no infecciosas

La colitis ulcerativa puede estar relacionada con lesiones pustulares similares a la varicela, pero estas lesiones son crónicas. Por lo regular son una forma de pioderma gangrenoso.

Una enfermedad no infecciosa que semeja en cierto grado a la escabiosis o la dermatitis atópica es la acropustulosis infantil. En general, las pústulas pruriginosas aparecen en las palmas y plantas en la infancia temprana. Las lesiones individuales duran de 7 a 10 días, y aparecen nuevos racimos cada 2 o 3 sem. Las lesiones también pueden presentarse en las extremidades, tronco o en la cara. Se desconoce la causa. Un alto porcentaje de los pacientes tienen el antecedente de un diagnóstico clínico de escabiosis, pero la relación entre ambas condiciones no está clara. Puede haber recaídas. La dapsona algunas veces es efectiva, al igual que los corticoesteroides tópicos. La enfermedad por lo regular desaparece para los 2 o 3 años de edad.

Se piensa que la dermatitis herpetiforme es una manifestación cutánea de la sensibilidad al gluten. Se deposita IgA en la piel, produciendo prurito, pápulas ardorosas y vesículas o bulas. Por lo regular es bilateral y simétrica. Es rara en niños, pero es importante identificarla ya que a menudo responde al tratamiento con una dieta libre de gluten. Otros trastornos inmunobulosos de la infancia también pueden imitar a una infección por varicela o VHS. Estos incluyen el penfigoide buloso, la dermatosis bulosa por depósitos lineales de IgA, el pénfigo, y la epidermolisis bulosa. El diagnóstico se establece mediante biopsia de piel.

La pitiriasis liquenoide y varioliforme aguda (PLVA), también llamada enfermedad de Mucha-Habermann, es un trastorno de la proliferación de células T que se caracteriza por el desarrollo de lesiones maculopapulares que evolucionan a vesículas, seguidas de formación de costras, de forma muy similar a la varicela. Sin embargo, el exantema recurre durante varios meses, y el paciente no está sistémicamente enfermo. De manera adicional, las lesiones son pruriginosas.

Los pacientes con histiocitosis de células de Langerhans pueden presentar un exantema que fácilmente puede confundirse con varicela o infección por virus del herpes simple.

El síndrome de Stevens-Johnson a menudo se confunde con una varicela bulosa o VHS, y se discute más adelante en este capítulo y también en la sección de estomatitis en el Capítulo 2.

Enfoque diagnóstico

La PCR o cultivo del líquido vesicular o pustular pueden ser útiles si se requiere confirmación de laboratorio de infección con virus de herpes simple o varicela. Los enterovirus (como el coxsackievirus A) se detectan con facilidad mediante reacción en cadena polimerasa.

Están indicadas la tinción de Gram y el cultivo de las lesiones pustulares o bulosas en caso de que se sospeche una infección bacteriana secundaria. Por desgracia, en niños inmunocomprometidos, donde es importante detectar con rapidez la varicela o el zoster, la apariencia clínica es a menudo atípica, de modo que es imperativo el uso de PCR o pruebas con anticuerpos fluorescentes en el líquido de las lesiones. La serología no es útil para el diagnóstico. Se deben instituir precauciones para agentes transmitidos por aire hasta que se haya excluido la infección por VVZ.

Complicaciones de la varicela

Infecciones bacterianas secundarias en la piel

La infección bacteriana secundaria de las lesiones es la complicación más común de la varicela. Una pista es el nuevo inicio de fiebre después de la desaparición inicial de la misma. Está justificado el uso de antibióticos si se sospechan infecciones bacterianas secundarias en la varicela, en particular ante la presencia de fiebre inusualmente elevada o una cantidad inusual de eritema, dolor o secreción purulenta. El estreptococo del grupo A puede producir complicaciones potencialmente graves, como varicela gangrenosa, artritis séptica u osteomielitis. El dolor fuera de proporción respecto a los hallazgos clínicos, la hiponatremia y la hipocalcemia sugieren fascitis necrotizante. El manejo de la fascitis necrotizante requiere asistencia quirúrgica inmediata, y se discute en el Capítulo 17.

Complicaciones en el sistema nervioso central (SNC)

Las manifestaciones en el sistema nervioso central son la segunda complicación más frecuente observada de la infección por varicela. De estas, la ataxia cerebelar es por mucho la más frecuente, presentándose en aproximadamente 1 de cada 4 000 casos de varicela. El inicio es agudo y por lo regular sigue a la resolución de la enfermedad cutánea. El pronóstico es excelente.

Se piensa que la encefalitis que se presenta antes del inicio del exantema es secundaria a invasión viral directa del SNC, mientras que la encefalitis posinfecciosa, mucho más común, es estrictamente mediada inmunológicamente. Existen dos síndromes clínicos de la encefalitis inmune. El más común tiene un inicio gradual de síntomas que incluyen letargo, ataxia y cambios en el estado mental. Es más rara la enfermedad aguda precedida por fiebre alta, convulsiones y algunas veces parálisis. En ambas formas se observa pleocitosis en el LCR. La tasa de mortalidad por encefalitis aguda por varicela es de 5 a 20%, y 15% de los sobrevivientes tienen secuelas neurológicas. La incidencia de encefalitis es de alrededor de 2.5 por cada 10 000 casos de varicela.

El síndrome de Reye es una complicación rara pero grave de la varicela. Se estudia en el Capítulo 9.

Neumonía y hepatitis

El virus varicela zoster (VVZ) tiene predilección por los pulmones y el hígado (Fig. 22-9). Los pacientes con compromiso inmunológico tienen mayor probabilidad de padecer neumonía o hepatitis. La neumonía por lo regular tiene un patrón interscicial y puede ser grave, en ocasiones requiriendo ventilación mecánica y oxigenación con membrana extracorpórea (OMEC). Las mujeres que padecen varicela primaria durante el embarazo parecen tener un pronóstico en particular malo. El tratamiento es con aciclovir intravenoso. La recuperación, si es que ocurre, por lo regular toma de 6 a 10 días. La hepatitis es menos común que la neumonía y por lo regular no pone en peligro la vida, aunque se han reportado casos graves con CID asociada.

Diversas complicaciones

La varicela hemorrágica tiene varias formas. La hemorragia en el sitio de las lesiones por varicela no siempre indica un curso más grave, pero algunos pacientes desarrollan "varicela maligna" con púrpura, lo que conlleva una mortalidad alta. La trombocitopenia es común en cualquier forma de varicela hemorrágica. También puede haber púrpura posinfecciosa, que se asocia con trombocitopenia prolongada que dura semanas.

En ocasiones puede desarrollarse artritis mono o poliarticular con la infección por VVZ. A menudo se debe a infecciones bacterianas secundarias, pero algunas veces puede cultivarse el virus del líquido articular o bien demostrarse su presencia por PCR. Se ha reportado miocarditis en la infección por VVZ, así como taquicardia ventricular intratable. Otras complicaciones adicionales que se han reportado incluyen mielitis transversa, neuromielitis óptica, meningitis bacteriana posvaricela, parálisis facial, vasculitis con ataque cerebrovascular, necrosis retiniana aguda, hemolisis en pacientes con hemoglobinopatía congénita, hemoglobinuria paroxística fría, glomerulonefritis y síndrome de Guillain-Barré (Cuadro 11-7).

Existen varios reportes de niños que han desarrollado enfermedad de Kawasaki durante el curso de la varicela. Nosotros atendimos a una niña que desarrolló fiebre elevada 3 días después del inicio de su enfermedad con una varicela por lo demás no complicada. La fiebre persistió, y se sospechó el diagnóstico de EK cuando empezó a presentar descamación alrededor de los dedos 14 días después. El ecocardiograma mostró ectasia coronaria, y el ultrasonido abdominal mostró una vesícula biliar hidrópica, sugiriendo el diagnóstico de EK. Es muy posible que estos casos representen la coincidencia temporal de dos enfermedades relativamente comunes en la infancia.

Cuadro 11-7. Complicaciones de la varicela

Infección bacteriana secundaria, en especial con estafilococos o estreptococos

Neumonía interscicial

Encefalitis (pleocitosis en LCR)

Sídnrome de Reye (sin pleocitosis en LCR)

Ataxia cerebelar o mielitis transversa

Laberintitis o vértigo

Artritis séptica o artritis por varicela

Glomerulonefritis

Púrpura fulminante

Varicela progresiva diseminada (en inmunosuprimidos)

Varicela fetal transplacentaria cuando en la madre el exantema inicia 5 días antes a 2 días después del parto (Capítulo 19)

Cicatrización congénita de la piel y extremidades hipoplásicas por infección prenatal (Capítulo 19)

Mocarditis con disritmias

Necrosis retiniana aguda

Hemolisis aguda en un paciente con esferocitosis hereditaria

Parálisis facial

Síndrome de Guillain-Barré

Epiglotitis por estreptococo del grupo A

Hemoglobinuria paroxística fría

Tratamiento

Terapia no específica

La terapia para la varicela no complicada se enfoca sobre todo en el tratamiento del prurito, e incluye la aplicación de lociones como la calamina. Se ha reportado que la absorción de difenhidramina por el uso excesivo de Caladryl® causa delirio y alucinaciones que pueden enmascararse como una encefalitis o síndrome de Reye en un niño con muchas lesiones cutáneas. Los baños de agua de avena o las compresas frías son formas benignas de terapia que algunas veces son efectivas. Los antihistamínicos orales pueden estar indicados en pacientes con prurito intenso; no deben ser utilizados al mismo tiempo que las lociones que contienen difenhidramina.

No se debe administrar aspirina a los pacientes con varicela, ya que aumenta el riesgo de síndrome de Reye (Capítulo 9). El uso de ibuprofeno para la antipiresis durante la varicela aguda se ha asociado con el desarrollo de fascitis necrotizante en algunos estudios

de casos y controles, aunque en otros no ha sido así, como se discute en los Capítulos 10 y 17. Si se requiere control del dolor o antipresis en niños con varicela, parece ser que el acetaminofén es la mejor elección.

Terapia antiviral específica

El aciclovir es una prodroga que debe fosforilarse tres veces antes de volverse activa. La primera fosforilación es catalizada por una enzima viral. El aciclovir se absorbe mal en el tracto gastrointestinal. Por lo tanto, las infecciones graves por VVZ deben ser tratadas de forma intravenosa. La terapia oral para la varicela primaria ha demostrado disminuir tanto el número total de lesiones como la duración total de la enfermedad, pero el beneficio es gradual. Por esta razón, no se recomienda par los casos de varicela no complicada a excepción de ciertas circunstancias, como para el tratamiento de la varicela en adolescentes, adultos, o casos secundarios en la misma vivienda, situaciones todas en la que la infección primaria puede ser más grave. La dosis es 80 mg/kg/día divididos en 4 dosis durante 5 días. El valaciclovir oral tiene una mayor biodisponibilidad, y es una alternativa para el tratamiento de la varicela en niños de 2 a 17 años de edad a una dosis de 20 mg/kg tres veces al día (máx 1 g por dosis) durante 5 días.

En pacientes inmunosuprimidos, el aciclovir intravenoso es una terapia que puede salvar la vida en las infecciones por varicela, zoster y herpes simple. El tratamiento es obligatorio para los niños inmunocomprometidos y para los pacientes que se piensa no tienen compromiso inmunológico pero que desarrollan neumonía por varicela. La mayoría de los expertos también recomienda terapia para la encefalitis por varicela, a pesar del hecho de que esta condición por lo regular es mediada inmunológicamente y de manera típica no es causada por replicación viral activa. La dosis intravenosa es 45 a 60 mg/kg/día en lactantes, y 1 500 mg/m^2/día en niños de mayor edad, divididos en tres dosis administradas en un periodo de 1 h. Es importante el mantener una buena hidratación a fin de prevenir alteraciones renales. Una vez que se ha decidido que es necesaria la terapia, el tratamiento en general se continúa durante un mínimo de 7 días o hasta 24 h después de que todas las lesiones tienen costra. Después de una respuesta inicial al aciclovir intravenoso, algunos pacientes pueden ser cambiados a valaciclovir oral para completar el esquema de 7 días.

El aciclovir oral puede ser útil en algunos niños con zoster manejados de forma ambulatoria. La dosis es 600 mg/m^2 por dosis cinco veces al día durante 7 a 10 días, o 4 000 mg/día en cinco dosis divididas para niños > 12 años de edad. Sin embargo, el tratamiento debe comenzar en los primeros 3 días tras el inicio del exantema. En pacientes inmunocomprometidos, está indicado el aciclovir intravenoso si el zoster es grave, involucra más de un dermatoma o el nervio trigémino, si es diseminado, o si no responde a la terapia oral.

> (→) **Perla clínica:** la vacunación contra la varicela es importante no solo para proteger a quien la recibe, sino también para proporcionar inmunidad colectiva para aquellos que no pueden recibir vacunas con virus vivos atenuados.

Prevención

Globulina inmune para varicela-zoster

Los niños inmunosuprimidos que no han tenido varicela y están expuestos a la enfermedad deben recibir VariZIG, una preparación de inmunoglobulina purificada hecha a base de plasma humano y que contiene altos niveles de anticuerpos anti-VVZ. Deben colocarse bajo precauciones de transmisión por aire y por contacto (de 8 a 28 días después de la exposición) si se encuentran en un hospital, ya que aún pueden contraer varicela a pesar de la VariZIG, y pueden transmitir la enfermedad a otros. Los lactantes recién nacidos en cuyas madres el exantema inició entre 5 días antes y 2 días después del parto también deben recibir VariZIG, como se discutió en el Capítulo 19. Los lactantes prematuros nacidos a las 28 sem de gestación o antes, o que pesaron < 1 000 g al nacimiento, o los lactantes prematuros hospitalizados nacidos < 28 sem de gestación, pero cuyas madres no tienen un antecedente confiable de haber padecido varicela, también son candidatos para VariZIG ante la exposición a VVZ. Dada la predilección establecida hacia un curso más grave de la enfermedad, las mujeres embarazadas susceptibles a la varicela también deben recibir VariZIG tan pronto como sea posible después de haber sido expuestas. La VariZIG es más efectiva cuando se administra en las primeras 96 h tras la exposición, pero puede administrarse tanto como 10 días después de la misma.

Vacuna contra la varicela

En 1995 se aprobó el uso de una vacuna de virus vivos atenuados en Estados Unidos. Se recomiendan dos dosis como parte del esquema rutinario de vacunación infantil, y la vacunación es requisito para poder inscribirse en estancias infantiles y educación preescolar en muchos estados. La vacuna proporciona casi 100% de protección contra la varicela grave y alrededor de 70 a 90% de protección contra cualquier forma de varicela. Las infecciones que llegan a presentarse a pesar de la vacunación casi siempre son mucho más leves que la varicela no modificada.

La vacuna es bien tolerada; la mayoría de las reacciones es local y leve. Alrededor de la quinta parte de quienes la reciben desarrollan eritema y edema locales. Aproximadamente 5% desarrollan lesiones cutáneas, por lo regular cerca del sitio de infección. Estas lesiones pueden no desarrollar nunca una apariencia vesicular. Un muy pequeño porcentaje de quienes reciben la vacuna desarrollan un exantema vesicular más generalizado después de ser vacunados; cualquier niño con lesiones vesiculares debe considerarse contagioso hasta que las vesículas formen costras o desaparezcan. Se ha documentado la transmisión del virus de la vacuna de personas vacunadas a sujetos susceptibles, pero es rara. La presencia de un contacto inmunosuprimido en el hogar no es una contraindicación para recibir la vacuna contra varicela.

Vacuna contra el zoster

Existe una vacuna contra el zoster que reduce el riesgo de desarrollar la enfermedad y el dolor a largo plazo de la neuralgia postherpética para individuos de 50 años de edad o mayores. Contiene la misma cepa de varicela viva atenuada que la vacuna contra la varicela administrada en la infancia, pero tiene cerca de 15 veces la cantidad de virus en la vacuna. La vacuna está aprobada para personas de 50 años en adelante, aunque los CDC recomienda iniciarla a la edad de 60 años. Aún las personas que han tenido zoster pueden recibir la vacuna para ayudar a prevenir recurrencias de la enfermedad.

EXANTEMAS BULOSOS

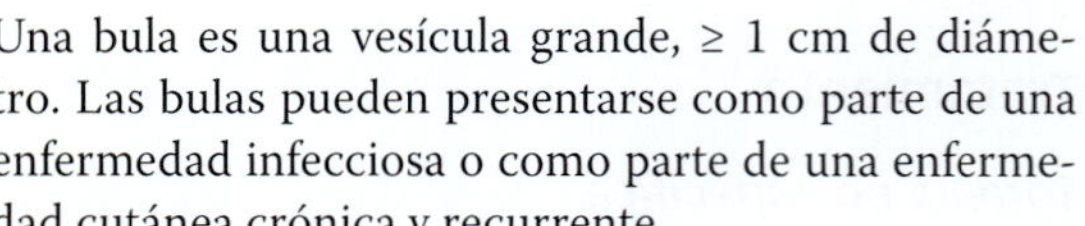

Una bula es una vesícula grande, ≥ 1 cm de diámetro. Las bulas pueden presentarse como parte de una enfermedad infecciosa o como parte de una enfermedad cutánea crónica y recurrente.

Posibles etiologías infecciosas

Estafilococos

Debe descartarse el impétigo buloso, por lo regular causado por *S. aureus*, mediante cultivo del líquido de las bulas; esta enfermedad se discute más a detalle en el Capítulo 17.

Estreptococos

Los estreptococos del grupo A pueden causar una vesícula grande, en especial en las puntas de los dedos, donde la infección se conoce como dactilitis ampulosa distal (Fig. 11-14).

Virus del herpes simple

Este virus puede producir bulas, en especial en niños con una malignidad o que tienen otro tipo de inmunosupresión.

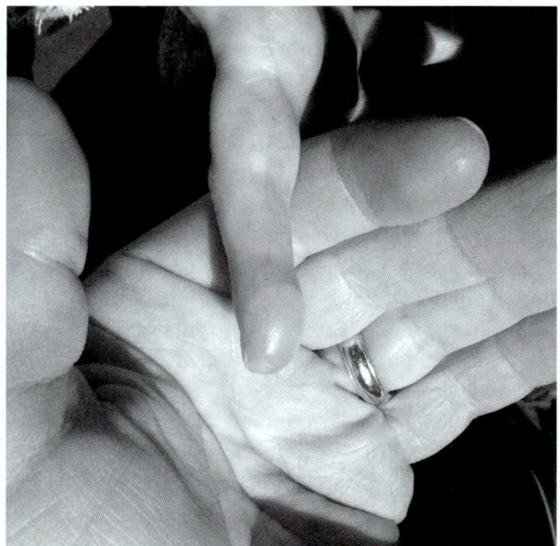

Figura 11-14. Dactilitis ampulosa distal por estreptococo del grupo A en un niño de 6 años de edad con antecedente de una ampolla dolorosa de un día de evolución en el pulpejo del dedo índice de su mano derecha.

Sífilis congénita

Esta es una causa rara de exantema vesicular o buloso en el periodo neonatal, pero debe tomarse en cuenta ya que es esencial identificarla y tratarla.

Varicela

Las pústulas de la varicela en ocasiones son grandes y bulosas, lo que debe llevar al médico a considerar una infección secundaria con *S. aureus* o estreptococo del grupo A.

Bacteriemia

Pueden presentarse lesiones bulosas en la piel en asociación con bacteriemia causada por casi cualquier bacteria. Lo más frecuente es que se asocien con bacterias gramnegativas, como *Pseudomonas*, *E. coli*, *Aeromonas*, *Vibrio vulnificus* y *Yersinia*.

Hongos de la piel

A veces, las lesiones de la tiña pueden tomar una apariencia bulosa. En estos casos, se pueden visualizar los hongos en una preparación de hidróxido de potasio o se pueden cultivar en el líquido obtenido de las lesiones bulosas.

Etiologías no infecciosas

Enfermedades bulosas crónicas o recurrentes

Las posibles causas de esta condición incluyen dermatosis bulosa crónica de la niñez, penfigoide buloso, dermatitis herpetiforme y epidermolisis bulosa. Cada una de estas condiciones puede distinguirse con base en patrones de tinción con inmunofluorescencia directa e indirecta. La dermatosis bulosa crónica es causada por depósitos lineales de IgA en la piel. Por lo tanto, también se conoce como dermatosis bulosa por IgA lineal.

Síndrome de Stevens-Johnson

Esta condición se caracteriza por la formación de bulas y úlceras superficiales en la mucosa de la boca, conjuntivas, uretra, ano o vagina. Una de las características constantes más frecuentes es la erosión de los labios, a menudo con una costra hemorrágica gruesa (ver Fig. 8-7B). Se discute en el Capítulo 2 y en la siguiente sección de este capítulo.

Penfigoide gestacional (herpes gestacional)

Esta es una rara enfermedad bulosa que típicamente se desarrolla al principio del embarazo, brota al momento del parto, y cede durante el periodo posparto. También puede observarse en los bebés nacidos de madres que han padecido esta enfermedad. Su importancia recae en que puede confundirse con una infección por VHS en una mujer embarazada. El hecho de que la enfermedad haya sido nombrada "herpes gestacional" solo contribuye a la confusión.

Irritaciones químicas

Se deben considerar el exantema por contacto con el pañal y el causado por hiedra venenosa en el diagnóstico diferencial de las lesiones bulosas pequeñas.

Quemaduras

Las bulas pueden ser resultado de una quemadura de segundo grado. El abuso infantil con quemaduras de cigarrillo en ocasiones se manifiesta como una bula aislada.

"Picaduras de insecto"

Las picaduras de araña u otros insectos pueden causar lesiones vesiculosas.

EXANTEMAS ANULARES, MULTIFORMES Y TIPO URTICARIA

Estos exantemas se parecen unos a otros y algunas veces pueden cambiar de una categoría a otra (Cuadro 11-8).

Tipos

Urticaria

Este exantema se caracteriza por placas rojas, elevadas, intradérmicas y edematosas, a menudo alrededor

Cuadro 11-8. Exantemas anulares, multiformes y tipo urticaria

Síndrome de Stevens-Johnson
Medicamentos, en especial sulfonamidas (frecuente)
***M. pneumoniae* (menos común)**
Herpes simple, enterovirus u otros virus (raro)
A menudo desconocidos

Eritema multiforme
Herpes simple (frecuente)
***M. pneumoniae*, enterovirus, otros virus (ocasional)**
Cualquier hipersensibilidad
Artritis idiopática juvenil

Exantemas anulares
Eritema migratorio (enfermedad de Lyme)
Eritema marginado (fiebre reumática)
Eritema anular centrífugo
Tiña
Erupción crepitante (larva cutánea migratoria)
Larva currens (infección por *Strongyloides*)
Lupus neonatal
Enfermedad de Lyme congénita
Eritema anular de la infancia
Eritema anular familiar
Penfigoide buloso urticarial
Granuloma anular
Eritema gyratum perstans

Urticaria
Cualquier alergia: medicamentos, alimentos, infecciones (en especial parásitos y hongos sistémicos, hepatitis B, enterovirus, estreptococo del grupo A) y temperatura caliente o fría

de las articulaciones. La biopsia de las lesiones típicas de la urticaria no muestra evidencia de vasculitis.

Perla clínica: el eritema multiforme se manifiesta con lesiones típicas en diana, y por lo regular es desencadenado por una infección. El síndrome de Stevens-Johnson se presenta con máculas y ampollas ampliamente distribuidas, así como involucramientos mucoso; se debe más comúnmente a una reacción medicamentosa.

Eritema multiforme (EM)

Este diagnóstico descriptivo general se refiere a un grupo de exantemas que incluyen máculas circulares, a menudo con aspecto de "diana". Puede haber pequeñas pápulas, con frecuencia con una punta bulosa o componentes de urticaria. Pueden desarrollarse bulas. Existe una forma oral recurrente de eritema multiforme descrita en la sección sobre estomatitis. El EM se desencadena más comúnmente por una infección, por ejemplo, con VHS.

La urticaria puede distinguirse del EM por su naturaleza pruriginosa y por la evanescencia de las lesiones individuales. Algunas veces, el diagnóstico más preciso que puede establecer un médico es el de un "exantema similar a eritema multiforme". Estos exantemas a menudo son la presentación de una enfermedad sistémica, como una infección enteroviral o enfermedad de Kawasaki. Muchos niños con enfermedad de Lyme diseminada (discutida más adelante) tendrán múltiples lesiones de eritema migratorio que semejan un eritema multiforme.

Síndrome de Stevens-Johnson (SSJ) y necrolisis epidérmica tóxica (NET)

Aunque antes se pensaba que tan solo se trataba de una forma más grave de EM, hoy en día está claro que el EM y el SSJ son entidades diferentes. El cuadro clínico del SSJ es mucho más grave, con máculas y ampollas ampliamente distribuidas, con involucramiento de dos o más membranas mucosas (ojos, nariz, tracto genitourinario y boca). Tiene un curso más intenso que el EM, y conlleva una tasa de mortalidad de alrededor de 5%. Los casos pueden ser recurrentes. Quzás está más relacionado con la necrolisis epidérmica tóxica (NET) que con el EM. Por definición, el SSJ tiene involucramiento de < 10% de la superficie corporal total, mientras que la NET lo tiene de > 30% de la SCT; los pacientes con involucramiento de 10 a 30% se consideran en una categoría que se superpone. La tasa de mortalidad de la NER es de 30 a 40%.

La mayoría de los casos de SSJ y NET se debe a reacciones adversas a medicamentos. De las causas infecciosas, la infección por *M. pneumoniae* es la más común. Una revisión de 202 casos de enfermedad similar a SSJ inducida por *M. pneumoniae* notó la ausencia de exantema en 34%. Las membranas mucosas más comúnmente involucradas fueron la oral (94%), ocular (82%), y genitourinaria (63%). La mortalidad fue de 3%. Los autores propusieron el uso del término "exantema y mucositis inducidos por *Mycoplasma*" para este síndrome, ya que al parecer tenía un curso más leve que el SSJ (Fig. 11-15).

Reacción medicamentosa con eosinofilia y síntomas sistémicos (RMESS)

Esta es una reacción alérgica retardada a un medicamento, por lo regular presentándose entre 2 y 8 sem

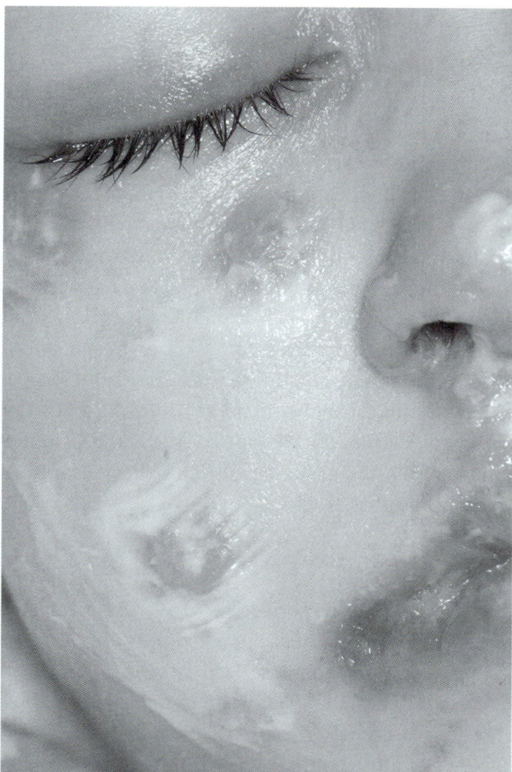

Figura 11-15. Lesiones ampulosas en la piel y superficies mucosas en un niño de 8 años de edad con neumonía por *Mycoplasma*. A diferencia del SSJ inducido por medicamentos, el involucramiento cutáneo fue relativamente leve.

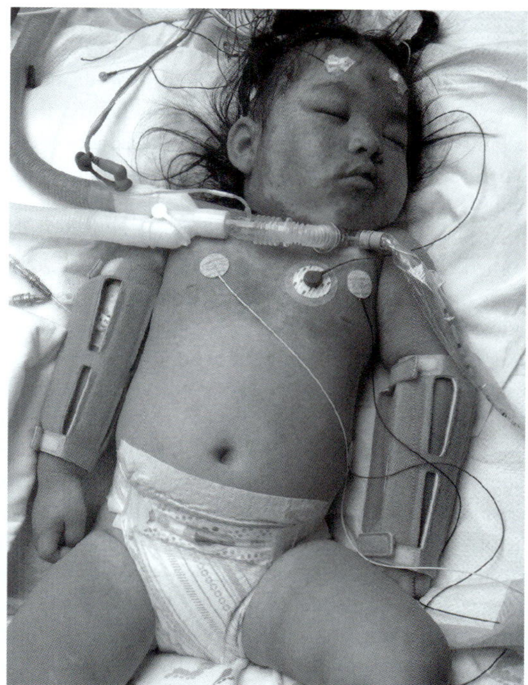

Figura 11-16. Una niña de 2 años de edad con convulsiones desarrolló fiebre persistente, hepatitis, exantema maculopapular y eosinofilia. Fue diagnosticada con RMRSS y se le suspendió el fenobarbital. Desarrolló falla cardiorrespiratoria que requirió apoyo con OMEC.

después de la exposición, con exantema, fiebre, leucocitosis con eosinofilia e involucramiento visceral (hepatitis, neumonitis, miocarditis/pericarditis, nefritis o colitis). El exantema por lo regular es tipo urticaria o maculopapular (Fig. 11-16), pero algunas veces pueden presentarse vesículas, bulas, pústulas, púrpura, o lesiones en diana. En ocasiones el exantema está ausente. La tasa de mortalidad es de 2 a 10%; la muerte a menudo ocurre por falla multiorgánica.

Eritema migratorio

Este exantema por lo general es la manifestación inicial de la enfermedad de Lyme, presentándose en 75% de los pacientes infectados. Consiste en bandas circulares o curvas de un exantema macular eritematoso que se va ensanchando, en ocasiones con aclaramiento central. La enfermedad es causada por una espiroqueta (*Borrelia burgdorferi*) transmitida por la mordida de una garrapata (especie Ixodes), y se presenta más en verano. Después de un periodo de incubación de 3 a 30 días, el exantema por lo regular comienza con una mácula roja en el sitio de la mordedura y se expande hacia afuera con aclaramiento central; algunas veces hay una banda externa más oscura, con aclaramiento interior y un centro oscuro (Fig. 11-17).

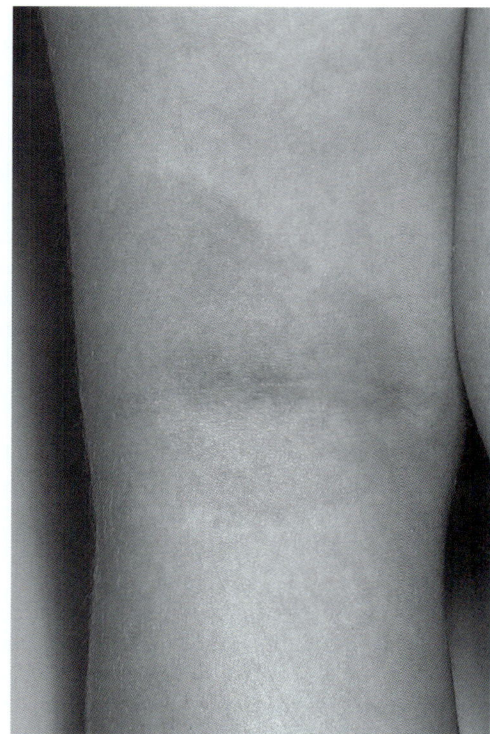

Figura 11-17. Eritema migratorio en la fosa poplítea izquierda en una niña de 3 años de edad con enfermedad de Lyme.

También puede tomar otras formas. En ocasiones hay una pústula central en el sitio de la mordedura que se ulcera y forma una costra. Al momento del inicio del exantema, la mayoría de los pacientes también tendrá fiebre y fatiga, y algunos tendrán artralgia y cefalea. En alrededor de una cuarta parte de los niños afectados, se presentan lesiones múltiples como resultado de diseminación hematógena.

Se pensaba que el eritema migratorio era patognomónico de la enfermedad de Lyme. Sin embargo, se puede observar un exantema similar después de la mordedura de la garrapata estrella solitaria (*Amblyomma americanum*) en el sudeste de Estados Unidos, donde la enfermedad de Lyme no es endémica. A esta condición se le denominó enfermedad exantemática asociada con garrapata del sur (EEAGS). Los investigadores habían postulado antaño que la EEAGS era causada por la espiroqueta *Borrelia lonestari*; sin embargo, investigaciones posteriores concluyeron que no era probable que la enfermedad fuese causada por *B. lonestari* ni por *B. burgdorferi*. El exantema de la EEAGS se ve idéntico al del eritema migratorio; sin embargo, no se presentan síntomas de enfermedad diseminada. No se sabe si el tratamiento antibiótico es necesario o benéfico en los pacientes con EEAGS.

En el paciente de un área endémica de enfermedad de Lyme que presenta eritema migratorio, el diagnóstico se establece clínicamente. Para los niños pequeños, se administra amoxicilina (50 mg/kg/día VO divididos TID, máximo 500 mg por dosis) durante 14 a 21 días. Para los niños > 8 años de edad se prefiere la doxiciclina (4 mg/kg/día VO divididos BID, máximo 100 mg por dosis). Para los pacientes que no pueden tomar amoxicilina o doxiciclina, se recomienda la cefuroxima axetilo (30 mg/kg/día VO divididos BID, máximo 500 mg por dosis). No se recomiendan los antibióticos macrólidos como terapia de primera línea para la enfermedad de Lyme, pero pueden utilizarse en pacientes que no pueden tomar ninguno de los tres medicamentos antes mencionados. Los pacientes con artritis de Lyme (ver Capítulo 16) pueden tratarse con uno de los esquemas orales antes mencionados durante 28 días. En caso de haber involucramiento neurológico (meningitis aséptica o polineuritis), se recomienda la ceftriaxona intravenosa durante 14 a 28 días. La parálisis de Bell aislada puede tratarse con un esquema oral durante 14 a 21 días.

Eritema marginado

Este exantema se observa rara vez, pero es importante identificarlo ya que está asociado con fiebre reumática aguda, casi exclusivamente con recurrencias. Es un exantema macular eritematoso que se expande con rapidez y semeja anillos de humo. Queda un centro pálido a medida que el exantema se agranda. Se denomina "marginal" porque los márgenes algunas veces están elevados.

Posibles etiologías

Virus del herpes simple

El VHS es la causa más común de eritema multiforme. No es necesario el antecedente de infección por herpes clínicamente evidente; en un estudio, a 8 (80%) de 10 niños sin infección previa por VHS se les detectó ADN de VHS en la piel de las lesiones mediante PCR. El estudio molecular muestra que la patogénesis del eritema multiforme asociado con VHS es diferente de la de los casos inducidos por medicamentos; las células en los casos asociados con VHS expresan interferón gamma, mientras que en los casos inducidos por medicamentos se encuentra FNT-alfa. El VHS también puede causar ataques recurrentes de SSJ, aunque la mayoría de los casos de SSJ se debe a reacciones medicamentosas.

Otros virus

En la mayoría de las series, los virus (en especial los enterovirus) es la causa más común de urticaria. Siempre debe considerarse la infección por virus de hepatitis B, ya que la urticaria y la fiebre pueden preceder a la ictericia; en estos casos, debe haber elevación de las aminotransfersas. También puede haber artralgia, resultando en una enfermedad similar a la enfermedad del suero (ver Capítulo 13). Se ha descrito un caso en el que se desarrolló eritema multiforme 3 días antes de una erupción clásica por varicela.

Mycoplasma pneumoniae

En los pacientes con infección por *Mycoplasma* algunas veces se puede observar urticaria y eritema multiforme, pero la asociación entre *Mycoplasma* y enfermedad similar a SSJ parece ser la más fuerte.

Patógenos gastrointestinales

Se ha identificado al *Helicobacter pylori* como causa de urticaria. La giardia puede, en raras ocasiones, causar urticaria también.

Sífilis

Se debe considerar el diagnóstico de sífilis en adolescentes o recién nacidos con cualquier exantema desconcertante. La sífilis secundaria en el adolescente puede ser multiforme, papular o papuloescamosa, y puede involucrar las palmas y las plantas. En el recién nacido, la sífilis congénita puede ser vesicular o bulosa.

Enfermedades vasculares y del colágeno

A menudo se observa un exantema similar al multiforme en los pacientes con artritis idiopática juvenil con inicio sistémico agudo (ver Capítulo 10). Este exantema es en ocasiones bastante típico, con pápulas grandes o nódulos color salmón. Sin embargo, estos pacientes con frecuencia presentan exantemas que no son típicos excepto por su breve duración.

El lupus eritematoso sistémico algunas veces se asocia con urticaria y lesiones tipo eritema multiforme (así como lesiones papulares, bulosas, ulcerativas o nodulares). Estas lesiones (en especial eritema multiforme con bulas) han sido llamadas vasculitis urticarial. Se pueden encontrar depósitos de inmunoglobulinas, hipocomplementemia crónica y complejos inmunes circulantes.

Al inicio, el exantema de la púrpura de Henoch-Schönlein a menudo semeja un exantema tipo urticaria. Se discute en una sección previa en este capítulo.

Infecciones bacterianas

La infección con estreptococo del grupo A a veces se asocia con urticaria aguda. La terapia antibiótica por lo regular se suspende debido a inquietud en relación con alergia a los medicamentos, lo cual puede no ser la causa de la urticaria.

Endotoxina bacteriana

La inyección intradérmica de bacterias gramnegativas eliminadas con calor o su endotoxina puede producir un eritema multiforme típico, indicando que una variedad de infecciones bacterianas puede ser capaz de producir eritema multiforme. Por ejemplo, se ha reportado septicemia por *Vibrio parahaemolyticus* con eritema multiforme generalizado.

Alergia

La mayoría de los exantemas tipo urticaria y algunos exantemas tipo eritema multiforme quizá son causados por una reacción alérgica, aunque el agente causal puede no llegar a identificarse. La penicilina es una causa común de urticaria. El exantema debido a ampicilina en general es maculopapular y se asemeja al sarampión, pero es posible que sea de tipo urticaria. La temperatura fría puede desencadenar urticaria en pacientes con síndrome de urticaria fría familiar.

Tratamiento

El tratamiento de la urticaria por lo general es con antihistamínicos no sedantes, como la cetirizina, loratadina o fexofenadina, algunas veces en combinación con bloqueadores del receptor H2 como la ranitidina o cimetidina. Para la urticaria crónica, el omalizumab (un anticuerpo monoclonal contra la IgE) puede ser muy útil. Si se suspende el tratamiento demasiado pronto, la frecuencia de recurrencias es mayor. De ser posible, deben evitarse las causas precipitantes conocidas, como el calor o el frío. La administración subcutánea de epinefrina 1:1000, 0.01 mL/kg (máximo 0.3 mL), resultará en un alivio rápido de la urticaria. Algunas veces es útil para el diagnóstico, así como para diferenciar la urticaria del eritema multiforme.

Para el SSJ, un análisis retrospectivo sugirió que la IGIV puede ser útil, pero su uso no es rutinario. No se aconsejan los corticoesteroides, ya que no solo no aceleran la velocidad de recuperación, sino que aumentan la frecuencia de complicaciones.

Para el eritema multiforme, una búsqueda de la etiología subyacente puede revelar una causa potencialmente tratable, como una infección por VHS. La mayoría de los casos se resuelve sola

EXANTEMAS PRURIGINOSOS TIPO PICADURAS

Picaduras de insectos

El típico exantema tipo picadura es una pápula intensamente pruriginosa, a menudo rodeada de eritema o urticaria. Con frecuencia la punta se arranca por rascado o se forma una costra, semejando un exantema similar a varicela. Estos exantemas a veces se confunden con esta enfermedad. Este tipo de pápula pruriginosa se presenta con las picaduras de mosquito, araña, ácaro, chinche besucona o pulgas, así como por escabiosis e infestación por cercaria de esquistosoma (comezón del nadador).

Infecciones

Escabiosis

La escabiosis humana es causada por infección con *Sarcoptes scabiei*. Estos ácaros se entierran bajo la piel y producen una comezón intensa, que es el dato característico de la escabiosis. El prurito es causado por sensibilización al ácaro, lo que toma de 2 a 4 sem tras la infección primaria, y un periodo mucho más corto después de una reinfestación. En < 25% de los niños afectados hay túneles visibles. Por lo regular, las lesiones más características se observan en las membranas entre los dedos y en el abdomen. La presencia de ampollas, bulas rotas y excoriación dificultan el diagnóstico. La escabiosis que complica una dermatitis atópica puede ser más severa y extensa. En raras ocasiones la fuente de la escabiosis es el contacto con un animal (como un perro) con sarna extensa. Las pápulas se presentan en áreas que han estado en contacto con el animal.

La escabiosis hiperqueratósica con costras de las manos y pies, llamada escabiosis noruega, por lo regular se observa sólo en pacientes inmunocomprometidos. Esta forma de infestación algunas veces conduce a grandes brotes debido a que (1) a menudo no se identifica ni diagnostica de manera adecuada y oportuna; (2) por lo regular no causa prurito, lo que también dificulta el diagnóstico; (3) las lesiones contienen grandes cantidades de ácaros; y (4) es más difícil de erradicar. El ácaro puede observarse bajo el microscopio en un raspado de un túnel aplicando una pequeña cantidad de tinta, que fluye libremente por el túnel.

La crema de permetrina al 5% es el medicamento tópico de elección para la escabiosis. Se aplica en todo el cuerpo (incluyendo la cabeza, el cuero cabelludo y el cuello en lactantes y niños pequeños), y lavarse entre 8 y 14 h después. Algunos expertos recomiendan repetir la aplicación en 7 días para eliminar a todos los ácaros que eclosionaron durante ese tiempo. Dos dosis de ivermectina oral de 150 a 200 mcg/kg con 1 sem de separación entre ellas por lo regular son curativas, excepto en la escabiosis noruega, en la que en ocasiones se requieren múltiples dosis. La loción de lindano al 1% (Kwell) se utilizó como terapia de segunda línea durante muchos años, pero debido a cuestiones de toxicidad, debe evitarse. El precipitado de azufre al 5% en patrolato y el crotamitón al 10% tienen tasas de curación considerablemente más bajas.

El exantema de la escabiosis se debe en su mayor parte a una respuesta de hipersensibilidad hacia los ácaros; por lo tanto, aun cuando todos los ácaros estén muertos, algunos de los síntomas pueden persistir durante algunas semanas. De manera adicional, la reinfestación tiene un periodo de incubación mucho más corto que la infestación inicial. A los niños que han sido tratados con un escabicida efectivo se les debe permitir regresar a la escuela o a la estancia infantil a pesar de la persistencia de los síntomas. Algunas veces, los esteroides tópicos o los antihistamínicos orales ayudan para controlar el prurito en esta etapa de resolución.

La ropa del paciente, así como sus toallas y ropa de cama deben ser lavadas en agua caliente para prevenir la reinfestación o transmisión a otra persona. De forma alternativa, pueden colocarse en una bolsa de plástico sellada durante 3 días.

Molusco contagioso

Esta condición es causada por la infección con *molluscipoxvirus*. Se manifiesta con nódulos de 1 a 2 mm, de color piel o amarillentos, a menudo umbilicados, que pueden arrancarse con el rascado o con una cureta, dejando una úlcera superficial. Cuando se ha arrancado la punta con el rascado, las lesiones pueden parecerse a las de la escabiosis. De forma infrecuente, estas lesiones pueden estar rodeadas por un halo de tamaño pequeño a moderado de eritema similar a eccema. El tratamiento con curetaje, luz o un agente vesicante es útil, pero no esencial, ya que la enfermedad desaparece

luego de un periodo de varios meses a 3 años. Estamos al tanto de un desafortunado niño en quien las lesiones iniciales de varicela fueron confundidas con molusco contagioso. El médico describió el procedimiento de curetaje a la madre, quien de manera errónea intentó realizarlo en las lesiones a medida que iban apareciendo. El niño terminó en la unidad de cuidados intensivos con una celulitis extensa por estafilococo y sepsis.

El molusco contagioso es un problema común en los niños con infección por VIH y sida (Capítulo 20).

Cercaria de esquistosoma

Las personas que nadan en los lagos y océanos en Estados Unidos pueden desarrollar pápulas en extremo pruriginosas causadas por el estado larvario (cercaria) del esquistosoma del pato silvestre. La liberación de histamina puede ser parte de la patogénesis del prurito asociado con el padecimiento. Los antihistamínicos y las lociones pueden ayudar a aliviar la comezón, que puede durar 2 sem. La prevención es difícil, pero se facilita limitando el tiempo que se pasa en el agua y secándose muy bien lo más pronto posible después de salir del agua.

Dermatitis papular eruptiva

Este es un exantema muy pruriginoso (Fig. 11-18) que se presenta durante periodos de estrés (como una hospitalización o cirugía) en individuos susceptibles. A menudo, pero no siempre, el niño tiene antecedente de eccema. Cuando se presenta en un paciente que recién ha iniciado algún medicamento (como puede ser un antibiótico), a menudo se diagnostica de manera errónea como alergia al medicamento. El antibiótico puede cambiarse por uno diferente, el exantema persiste o empeora, y se piensa que el paciente es alérgico al otro medicamento también. Esta condición subdiagnosticada es una explicación para algunos pacientes que al parecer son alérgicos a casi cualquier antibiótico que han tomado.

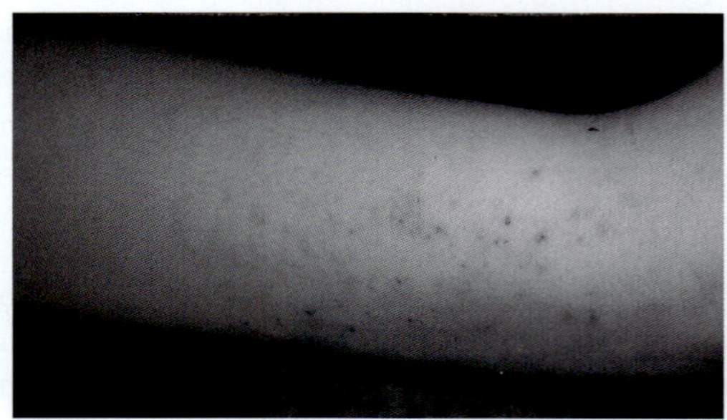

Figura 11-18. Dermatitis papular eruptiva en el antebrazo derecho de un niño de 5 años de edad. Presentó pápulas eritematosas difusas y muy pruriginosas con excoriación secundaria por rascado.

Otras causas

La acrodermatitis pustular infantil también produce prurito intenso, y se describe en una sección previa sobre exantemas similares a varicela. La urticaria papular es resultado de hipersensibilidad a las picaduras de insecto, con pápulas urticariales intensamente pruriginosas.

EXANTEMAS MISCELÁNEOS

Exantemas papuloescamosos

Los exantemas papuloescamosos se caracterizan por pápulas de color rojo o rosado y una superficie con escama. En niños, el exantema de este tipo más común es la pitiriasis rosada. En ocasiones pueden presentarse parapsoriasis y psoriasis gutata en niños mayores o adolescentes (o incluso en lactantes), pero son infrecuentes en niños en comparación con la pitiriasis rosada. La tiña corporal y la tiña versicolor son posibles causas de exantema papuloescamoso, y se discuten en el Capítulo 17.

La pitiriasis rosada produce un exantema papuloescamoso, en particular en el tronco. El exantema puede tener una distribución en "árbol de navidad" en la espalda (Fig. 11-19), debido a que sigue un patrón diagonal simétrico que va hacia abajo desde la columna

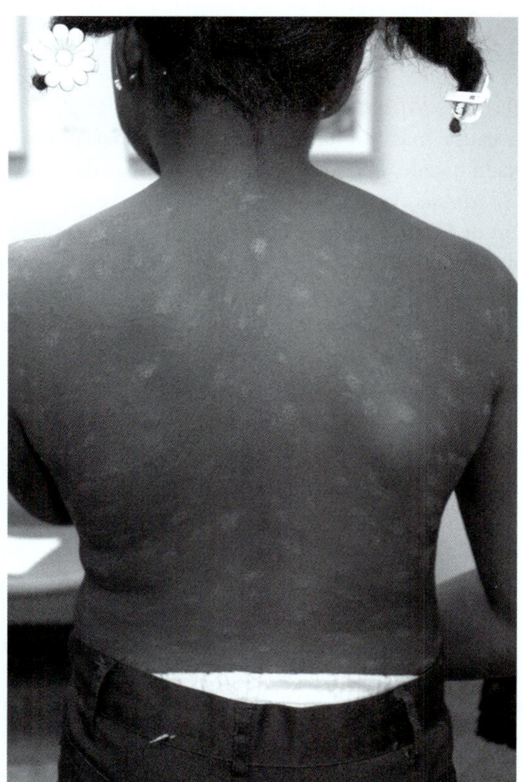

Figura 11-19. Pitiriasis rosada con exantema escamoso en el patrón característico en árbol de navidad en la espalda.

y a lo largo de las costillas. Es precedido por unos cuantos días por una mancha heráldica, una zona más grande (2 a 10 cm) por lo regular en el tronco.

Esta condición es común en niños, y tiende a durar de 4 a 12 sem. El inicio puede confundirse con un exantema viral, pero el aspecto escamoso característico del exantema le permite al médico identificar que pertenece a la categoría de los exantemas papuloescamosos. A veces pueden presentarse lesiones orales en la lengua, los labios o el paladar. Las lesiones orales tienden a mejorar al mismo tiempo que el exantema. Se desconoce la etiología.

Exantemas papulares

La acrodermatitis papular de la infancia (síndrome de Gianotti-Crosti) fue identificada como una complicación de la infección por virus de hepatitis B. Fue descrita como pápulas planas y eritematosas que se presentaban sobre todo en las mejillas, los brazos y las piernas, a menudo asociadas con hepatitis leve, artritis o artralgia, y linfadenopatía generalizada. La edad usual de presentación es de 1 a 4 años.

Otras causas de acrodermatitis papular incluyen infección con virus de Epstein-Barr, citomegalovirus, coxsackievirus y virus de parainfluenza. Hallazgos adicionales incluyen fiebre, edema periorbitario y linfadenopatía generalizada. La hepatitis puede no estar relacionada con ictericia.

Otros exantemas

Foliculitis por Pseudomonas

El factor predisponente típico en la foliculitis por *Pseudomonas aeruginosa* es la exposición a piscinas con agua caliente o jacuzzis (ver Fig. 17-6). El exantema puede ser papular o pustular, y el prurito es variable. Tiende a ser peor en áreas cubiertas por el traje de baño. No se requiere terapia con antibióticos.

Leptospirosis

Esta infección en ocasiones se asocia con un exantema macular o papular disperso generalizado. Algunas veces, el exantema se presenta de manera predominante sobre la piel de la parte inferior de las piernas en una forma de leptospirosis llamada fiebre pretibial.

Pustulosis palmar y plantar

Este exantema se presenta en todos los grupos de edad, incluyendo niños < 10 años de edad, aunque el pico de frecuencia es en adultos de 30 a 60 años de edad. La enfermedad se caracteriza por un trastorno crónico recurrente de las palmas y plantas de aspecto pustular y que puede contener vesículas eccematosas profundamente arraigadas.

Dermatitis periorificial

Esta condición se caracteriza por grupos de pápulas o papulopústulas de 1 a 2 mm que se presentan alrededor de la boca, la nariz o los ojos. Pueden causar irritación ardorosa. La dermatitis periorificial se asocia con el uso de esteroides tópicos o inhalados, y algunas veces con cremas tópicas o bloqueadores solares. No afecta a las mejillas ni la frente. El tratamiento es la suspensión del agente causal, si se conoce, y con preparaciones tópicas de eritromicina, clindamicina o metronidazol. En los casos graves o recalcitrantes, puede requerirse un antibiótico oral.

Manchas rosas

Este diagnóstico descriptivo puede establecerse cuando se observan máculas rosadas de 1 a 4 mm de diámetro. La causa clásica de las manchas rosas es la fiebre tifoidea, en la que las manchas característicamente se presentan en el tronco durante el periodo de fiebre, y blanquean con la presión. Las manchas rosas se reportan en 5 a 30% de los pacientes con fiebre tifoidea.

Pueden aparecer en racimos, pero por lo general no son numerosas (6 a 12 manchas), y son muy difíciles de detectar en pacientes de piel oscura. Algunas cuantas enfermedades además de la tifoidea, como la shigelosis, pueden producir este tipo de exantema. Las lesiones tipo hemangioma asociadas con la infección con ecovirus tienen algo de similitud con las manchas rosas, ya que son dispersas y blanquean con la presión.

Sarcoidosis

La sarcoidosis es una causa rara de exantema maculopapular o folicular crónico no pruriginoso en niños. La artritis y la uveítis son características acompañantes típicas.

Sífilis secundaria

El exantema de la sífilis secundaria puede ser papuloescamoso, papular o macular. Puede presentarse en las palmas y plantas, y en ocasiones se asocia con linfadenopatía. También puede haber prurito, mialgias, fiebre y pérdida del cabello.

Exantemas por hipersensibilidad

La hipersensibilidad a un antibiótico (p. ej., amoxicilina) a menudo produce un exantema cuando el paciente está recibiendo el medicamento por alguna otra enfermedad febril. El exantema es generalmente difuso y maculopapular, con pequeños bultos (Fig. 11-5). Algunas veces, la combinación de una enfermedad respiratoria viral (que no requiere tratamiento con antibióticos) y la administración de un antibiótico parecen conspirar para producir un exantema. Estos exantemas no implican por fuerza que el niño es alérgico al antibiótico, ni tampoco predicen siempre la recurrencia del exantema en una exposición subsecuente al mismo medicamento. Las pruebas cutáneas para hipersensibilidad mediada por IgE en general son negativas.

EXANTEMAS EN EL RECIÉN NACIDO

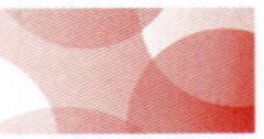

Exantemas pustulares

Eritema tóxico del neonato

El nombre de este exantema es erróneo, ya que la palabra *tóxico* parece implicar que la enfermedad es grave. En lugar de ello, este es un exantema papular benigno y autolimitado que se presenta en alrededor de 50% de los recién nacidos durante los primeros días de vida, algunas veces apareciendo al nacimiento, y puede llegar a presentarse tan tarde como hasta el décimo día de vida. El exantema a menudo es macular al inicio, pero en general es papular y en ocasiones pustular. La aparición de pústulas debe alertar al médico que no está seguro si solicitar una simple tinción de Gram o una de Wright en una pústula que se ha roto. Si la condición es un eritema tóxico neonatal, se observarán eosinófilos, con pocos neutrófilos y sin cocos grampositivos, como los que se observarían en una pústula por estafilococo. Se desconoce la causa. No se requiere tratamiento.

Pústulas infecciosas

La causa más común de pústulas ordinarias en un recién nacido, en particular tras 1 o 2 días de vida, es el *S. aureus*. La bacteria puede observarse en la tinción de Gram de la pústula, y se cultiva con facilidad. Característicamente las pústulas por estafilococo aparecen en áreas de irritación, en particular en el área inguinal. Las pústulas hemorrágicas generalizadas pueden representar émbolos sépticos en un bebé enfermo, y deben teñirse con Gram. Se deben obtener hemocultivos y administrar terapia antibiótica intravenosa (ver Capítulo 10).

Virus del herpes simple

Estas pústulas están características rodeadas por un área de eritema y aparecen en grupos de 2 a 6 o más vesículas confluentes que evolucionan con rapidez hacia pústulas. La tinción de Gram de las pústulas por VHS puede revelar algunos neutrófilos, pero rara vez muestra algún organismo. Las pústulas agrupadas por VHS aparecen en particular en áreas que pueden haber sido traumatizadas, como por ejemplo en el sitio donde se han colocado electrodos en el cuero cabelludo. No por fuerza existe el antecedente de VHS en la madre al preguntarlo, ya que la mayoría de los bebés con VHS diseminado nace de madres que no están al tanto de padecer herpes genital.

El virus puede cultivarse con facilidad de la base de una pústula o vesícula puncionada, por lo regular requiriendo solo 1 o 2 días para producir su efecto citopático característico en el cultivo celular. Incluso las pústulas que al parecer están llenas de líquido purulento están casi secas cuando se puncionan con una lanceta. La prueba de Tzank es insensible e inespecífica, y no debe realizarse. En muchos centros está disponible la prueba rápida con anticuerpos fluorescentes directos o con PCR. La inmunofluorescencia directa no es tan sensible como el cultivo o la PCR. Si se sospecha el diagnóstico, el tratamiento con aciclovir no debe esperar a la confirmación de laboratorio (Capítulo 19).

> **Perla clínica:** cualquier vesícula en un neonato (las primeras 4 sem de vida) debe presumirse que es causada por infección por virus del herpes simple.

Listeria Monocytogenes (Granulomatosis Infantisepticum)

La listeriosis grave de inicio temprano a menudo se asocia con un exantema granulomatoso difuso que consiste en pústulas pequeñas sobre bases eritematosas. Esto es preludio de una infección abrumadora y un pobre pronóstico. La tinción de Gram de las lesiones a menudo revelará los bacilos grampositivos de *Listeria*.

Candida albicans

Pueden presentarse pústulas en la candidiasis congénita o en una infección adquirida por candida que puede aparecer después del nacimiento (a menudo alrededor de 2 sem) cuando el bebé ha adquirido la infección durante un parto vaginal.

Melanosis pustular transitoria neonatal

Esta enfermedad se caracteriza por máculas hiperpigmentadas y las pústulas en un lactante recién nacido. Por lo común existe una escama en collarete que rodea a las máculas pigmentadas. La frecuencia en bebés afroamericanos se estima en alrededor de 4%, mientras que en otros bebés es de cerca de 1%. En la mayoría de los casos, las pústulas están presentes al nacimiento. Por lo regular duran alrededor de 24 a 48 h, pero las máculas hiperpigmentadas pueden tardar varias sem para desaparecer por completo.

Acropustulosis de la infancia

Descrita en la sección de exantemas similares a varicela, esta enfermedad pustular de las extremidades a veces se presenta en el periodo neonatal.

Escabiosis neonatal

En recién nacidos, la escabiosis tiende a formar pústulas en la fase inicial, y de manera consistente involucra la cara, el cuello, las axilas, el cuero cabelludo, las palmas y las plantas. La confirmación de laboratorio y el tratamiento de la escabiosis se describen en la sección de exantemas tipo picadura.

Exantemas bulosos

Síndrome de piel escaldada por estafilococo

El síndrome de piel escaldada por estafilococo (SPES) se presenta como una enfermedad bulosa, algunas veces en el periodo neonatal. Es causada por infección con una cepa productora de toxina epidermolítica de *S. aureus*. La enfermedad por lo regular comienza con un eritroderma difuso, pero progresa a la formación de bulas. Estas pueden ser pequeñas y localizadas, o pueden cubrir casi toda la superficie corporal (ver Fig. 17-8). Las bulas tienden a romperse con facilidad y dejan una base dolorosa y eritematosa que se seca rápidamente. Por lo regular está presente el signo de Nikolsky (p. ej., desprendimiento fácil de las capas superficiales de la piel con ligera presión con los dedos). La formación de bulas está mediada por la toxina, que en general es liberada desde una infección local distante, a menudo irrelevante, como puede ser una abrasión cutánea infectada o una conjuntivitis. Por lo tanto, los cultivos del líquido de las lesiones o de la base de las mismas en general son estériles (o pueden ser positivos debido a colonización bacteriana de la piel adyacente).

Se deben obtener hemocultivos y cultivos de las bulas. Algunos expertos recomiendan también cultivar la nasofaringe, ya que el patrón de susceptibilidad antibiótica de una cepa de estafilococo obtenida de cualquier sitio puede ser útil para guiar la elección del antibiótico. Si un paciente fuera del periodo neonatal presenta un exantema exfoliativo localizado y por lo demás está sano, y el exantema es consistente con SPES, se pueden obtener cultivos e iniciar antibióticos orales contra estafilococo, con un seguimiento cercano. Si el paciente es un neonato, parece sistémicamente enfermo, o tiene involucramiento cutáneo difuso, está indicada la hospitalización para administración de antibióticos intravenosos. La duración de la terapia por lo regular es de 7 a 14 días.

Impétigo buloso

El impétigo buloso en esencia es una forma localizada de SPES, siendo la diferencia fisiopatológica el hecho de que esta condición es causada por una infección local de la piel superficial. Sin embargo, las bulas son causadas por una toxina epidermolítica de acción local. A diferencia del SPES clásico, los cultivos de las lesiones del impétigo buloso casi siempre identificarán al patógeno.

Epidermolisis bulosa

La epidermolisis bulosa describe a un grupo de trastornos genéticos caracterizados por formación de ampollas después de un trauma menor. Algunas veces, un recién nacido se presenta sin antecedentes familiares del trastorno ampuloso.

Dermatosis bulosa crónica de la niñez

Esta enfermedad, también llamada dermatosis bulosa por depósito lineal de IgA, se caracteriza por múltiples ampollas o bulas y a veces se confunde con infección neonatal por VHS. Puede diferenciarse de enfermedades bulosas congénitas más graves por tinción con inmunofluorescencia de la biopsia de piel.

Epidermolisis bulosa localizada (síndrome de Bart)

Este es un padecimiento autosómico dominante con pronóstico favorable, pero puede semejar una infección bulosa. Puede haber deformidades en las uñas y bulas en las superficies mediales de la parte superior de las piernas, donde los muslos pueden frotarse uno contra otro.

Urticaria pigmentosa bulosa congénita

Esta es una rara enfermedad asociada con bulas y máculas hiperpigmentadas que aparecen poco después del nacimiento. El signo de Darier es positivo, lo que significa que después de que la piel ha sido rascada ligeramente, habrá hiperemia y una roncha.

Pápulas y placas urticariales

La aparición de pápulas y placas urticariales en el embarazo es un trastorno raro que también se ha observado en el recién nacido. Las lesiones en la madre, que son más prominentes en el tercer trimestre, son placas pruriginosas urticariales, papulares o vesiculares, que por lo regular involucran el tronco y las extremidades proximales. Las lesiones en el recién nacido son pápulas rojas múltiples que blanquean a la presión.

Incontinencia pigmentosa

El exantema vesicular de la incontinencia pigmentosa en el recién nacido se puede confundir con las vesículas del herpes simple, y por lo regular están indicadas la biopsia y el cultivo viral. Después de que las vesículas se resuelven, el paciente queda con un exantema pigmentado en espiral.

Tiña

Las infecciones fúngicas superficiales pueden presentarse en el periodo neonatal, y se discuten en el Capítulo 17.

Lupus eritematoso neonatal

Los recién nacidos de madres con lupus eritematoso sistémico (LES) pueden desarrollar placas eritematosas con bordes marcados con una escama fina, telangiectasia o lesiones atróficas, por lo regular benignas, en los primeros 3 meses de vida, pero en ocasiones pueden presentarse durante el periodo neonatal. La preparación LE es a menudo positiva, y puede haber leucopenia. El lactante puede tener fotosensibilidad y desarrollar un bloqueo cardiaco de primer grado en una etapa posterior de la infancia. Típicamente se encuentran anticuerpos Ro (SSA) en el bebé, representando paso transplacentario.

Celulitis y fascitis

Fascitis necrotizante

La circuncisión puede ser un factor predisponente para el desarrollo de fascitis necrotizante. Cuando está involucrado el escroto, a la fascitis necrotizante también se le conoce como enfermedad de Fournier, descrita en el Capítulo 17.

Celulitis por estreptococo

Los estreptococos tanto del grupo A (Fig. 11-20) como del grupo B pueden causar celulitis neonatal. La celulitis por estreptococo del grupo B en el recién nacido por lo regular involucra la cabeza, la cara y el cuello.

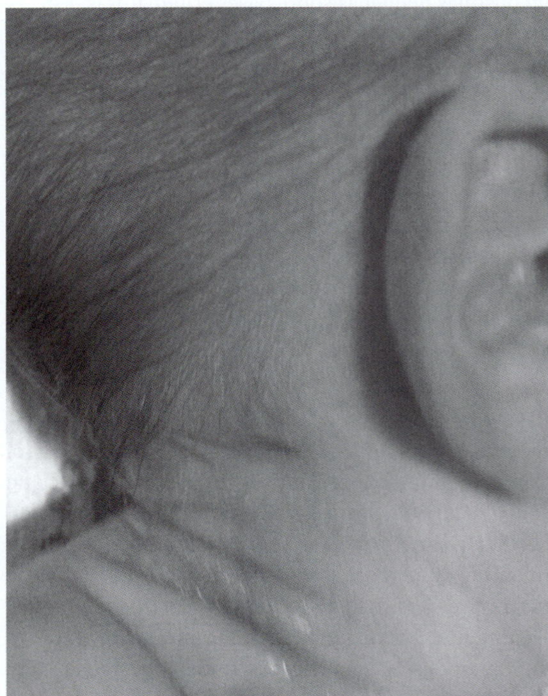

Figura 11-20. Celulitis por estreptococo del grupo A en un lactante de 1 mes, nacido a las 31 sem de gestación. La lesión tiene un aspecto húmedo y eritematoso.

Puntos clave

- **Las consideraciones en el niño febril con exantema similar a fiebre escarlatina incluyen fiebre escarlatina estreptocócica o estafilocócica, síndrome de choque tóxico temprano y enfermedad de Kawasaki.**
- **Se debe tener en cuenta la posibilidad de enfermedad de Kawasaki en cualquier niño con fiebre alta persistente e irritabilidad. Los hallazgos que apoyan el diagnóstico pueden ser sutiles o estar presentes solo en la historia clínica.**
- **Si se sospecha sarampión o rubéola, se debe buscar la confirmación diagnóstica por cuestiones de salud pública.**
- **Los exantemas petequiales se deben más comúnmente a trombocitopenia o infecciones virales; sin embargo, si el niño tiene un aspecto enfermo o tiene fiebre alta, se debe considerar la meningococcemia temprana. En áreas endémicas, en verano, la fiebre moteada de las Montañas Rocallosas también es una posibilidad.**
- **Los exantemas purpúricos son comúnmente preocupantes; se debe asumir que todo niño que presenta un exantema purpúrico de nuevo inicio tiene menigococcemia hasta que no se demuestre lo contrario.**
- **En el niño con varicela, la aparición de fiebre durante el periodo de convalecencia debe hacer pensar en la posibilidad de una infección bacteriana secundaria.**
- **Los pacientes con enfermedad de Lyme temprana manifestada con eritema migratorio no requieren pruebas en sangre; pueden ser diagnosticados clínicamente y tratados. Es apropiado realizar pruebas para enfermedad de Lyme en pacientes con otras manifestaciones de la enfermedad (parálisis de Bell, meningitis, bloqueo cardiaco y artritis). Los pacientes con síntomas inespecíficos, como fatiga, no requieren pruebas para enfermedad de Lyme.**

REFERENCIAS SELECCIONADAS

http://www.dermnetnz.org/viral/exanthem.html (Exanthems)

Baker RC, Seguin JH, Leslie N, et al. Fever and petechiae in children. *Pediatrics* 1989;84:1051–5.

Boyce TG, Spearman P. Acute aseptic meningitis secondary to intravenous immunoglobulin in a patient with Kawasaki syndrome. *Pediatr Infect Dis J* 1998;17:1054–6.

Brogan PA, Raffles A. The management of fever and petechiae: making sense of rash decisions. *Arch Dis Child* 2000;83:506–7.

Bryant PA, Boyce SL, King E. Eczema coxsackium. *Arch Dis Child* 2015;100:363.

Canavan TN, Mathes EF, Frieden I, et al. Mycoplasma pneumoniae induced rash and mucositis as a syndrome distinct from Stevens-Johnson syndrome and erythema multiforme: a systematic review. *J Am Acad Dermatol* 2015;72:239–41.

Chang LY, Lu CY, Shao PL, et al. Viral infections associated with Kawasaki disease. *J Formos Med Assoc* 2014;113:148–54.

Chen S, Dong Y, Yin Y, et al. Intravenous immunoglobulin plus corticosteroid to prevent coronary artery abnormalities in Kawasaki disease: a meta-analysis. *Heart* 2013;99:76–82.

Dinulos JG. What's new with common, uncommon and rare rashes in childhood. *Curr Opin Pediatr* 2015;27:261–6.

Edmonson MB, Riedesel EL, Williams GP, et al. Generalized petechial rashes in children during a parvovirus B19 outbreak. *Pediatrics* 2010;125:e787–92.

Eichenfield LF, Honig P. Blistering disorders of childhood. *Pediatr Clin North Am* 1991;38:959–76.

Fergie JE, Purcell K, Wanat D. Murine typhus in South Texas children. *Pediatr Infect Dis J* 2000;19:535–8.

Fukunishi M, Kikkawa M, Hamana K, et al. Prediction of non-responsiveness to intravenous high-dose gamma-globulin therapy in patients with Kawasaki disease at onset. *J Pediatr* 2000;137:172–6.

Galea SA, Sweet A, Beninger P, et al. The safety profile of varicella vaccine: a 10 year review. *J Infect Dis* 2008;197 (Supp 2):S165–9.

Hall CB, Long CE, Schnabel KC, et al. Human herpesvirus-6 infection in children: a prospective study of complications and reactivation. *N Engl J Med* 1994;331:432–8.

Jacobs RF, Schutze GE. Ehrlichiosis in children. *J Pediatr* 1997;131:184–92.

Jaggi P, Kajon AE, Mejias A, et al. Human adenovirus infection in Kawasaki disease: a confounding bystander? *Clin Infect Dis* 2013;56:58–64.

Kato H, Sugimura T, Akagi T, et al. Long-term consequences of Kawasaki disease: a 10- to 21-year follow-up study of 594 patients. *Circulation* 1996;94:1379–85.

Kawasaki T, Kosaki F, Okawa S, et al. A new infantile acute febrile mucocutaneous lymph node syndrome (MLNS) prevailing in Japan. *Pediatrics* 1974;54:271–6.

Liko J, Guzman-Cottrill JA, Cieslak PR. Notes from the field: subacute sclerosing panencephalitis death—Oregon, 2015. *Morb Mortal Wkly Rep* 2016;65:10–1.

Mandl KD, Stack AM, Fleisher GR. Incidence of bacteremia in infants and children with fever and petechiae. *J Pediatr* 1997;131:398–404.

Nelson DG, Leake J, Bradley J, et al. Evaluation of febrile children with petechial rashes: is there consensus among pediatricians? *Pediatr Infect Dis J* 1998;17:1135–40.

Newburger JW, Sleeper LA, McCrindle BW, et al. Randomized trial of pulsed corticosteroid therapy for primary treatment of Kawasaki disease. *N Engl J Med* 2007;356:663–75.

Newburger JW, Takahashi M, Burns JC, et al. The treatment of Kawasaki syndrome with intravenous gamma globulin. *N Engl J Med* 1986;315:341–7.

Newburger JW, Takahashi M, Gerber MA, et al. Diagnosis, treatment, and long-term management of Kawasaki disease: a statement for health professionals from the Committee on Rheumatic Fever, Endocarditis and Kawasaki Disease, Council on Cardiovascular Disease in the Young, American Heart Association. *Circulation* 2004;110:2747–71.

Oliveira JA, Lopes L, Fraga A, et al. Acute hemorrhagic edema of infancy: a rare cause of purpuric exanthema. *J Pediatr* 2015;166:498.

Openshaw JJ, Swerdlow DL, Krebs JW, et al. Rocky Mountain spotted fever in the United States, 2000–2007: interpreting contemporary increases in incidence. *Am J Trop Med Hyg* 2010;83:174–82.

Patel RM, Shulman ST. Kawasaki disease: a comprehensive review of treatment options. *J Clin Pharm Ther* 2015;40:620–5.

Plummer FA, Hammond GW, Forward K, et al. An erythema infectiosum-like illness caused by human parvovirus infection. *N Engl J Med* 1985;313:74–9.

Rowley AH. Incomplete (atypical) Kawasaki disease. *Pediatr Infect Dis J* 2002;21:563–5.

Rowley AH, Shulman ST. Missing the forest for the trees: respiratory viral assays in patients with Kawasaki disease. *Clin Infect Dis* 2013;56:65–6.

Tizard EJ, Suzuki A, Levin M, et al. Clinical aspects of 100 patients with Kawasaki disease. *Arch Dis Child* 1991;66:185–8.

Woods CR. Rocky Mountain spotted fever in children. *Pediatr Clin North Am* 2013;60:455–70.

Wormser GP, Dattwyler RJ, Shapiro ED, et al. The clinical assessment, treatment, and prevention of Lyme disease, human granulocytic anaplasmosis, and babesiosis: clinical practice guidelines by the Infectious Diseases Society of America. *Clin Infect Dis* 2006;43:1089–134.

Wormser GP, Masters E, Liveris D, et al. Microbiologic evaluation of patients from Missouri with erythema migrans. *Clin Infect Dis* 2005;40:423–8.

Wright DA, Newburger JW, Baker A, et al. Treatment of immune globulin-resistant Kawasaki disease with pulsed doses of corticosteroids. *J Pediatr* 1996;128:146–9.

Zhou Q, Yang D, Ombrello AK. Early-onset stroke and vasculopathy associated with mutations in ADA2. *N Engl J Med* 2014;370:911–20.

Síndromes gastrointestinales e intraabdominales

CONSIDERACIONES GENERALES

Clasificación

Los principales síntomas de infección que involucra el tracto gastrointestinal son diarrea, vómito, dolor abdominal agudo e ictericia. A menudo estos síntomas se presentan en combinación, pero el médico por lo general puede establecer un diagnóstico preliminar con base en cuáles son los síntomas predominantes.

Las infecciones gastrointestinales se analizan en este capítulo bajo los siguientes síndromes: diarrea aguda, diarrea crónica, vómito, dolor abdominal agudo y abscesos abdominales. Los síndromes de hepatitis se discuten en el Capítulo 13.

Frecuencia general

En Estados Unidos se reportan casi 200 millones de episodios de enteritis infecciosa aguda al año. A nivel mundial, la enfermedad diarreica es la segunda causa más importante de muerte en niños menores de 5 años de edad. La muerte por enfermedad diarreica es rara en Estados Unidos; sin embargo, la gastroenteritis aguda sigue siendo una causa frecuente de visitas a los consultorios médicos, departamentos de emergencias y hospitalizaciones, en especial en niños pequeños.

Por lo regular, la diarrea adquirida en Estados Unidos es no invasiva (no es sanguinolenta), no se establece un diagnóstico etiológico específico y el niño responde al tratamiento sintomático. Por el contrario, la diarrea sanguinolenta en niños casi siempre tiene una causa bacteriana, y el niño puede beneficiarse de la terapia antibiótica apropiada, dependiendo la causa.

La frecuencia de esta diarrea varía con la edad del paciente y con situaciones de exposición especiales, como el acudir a estancias infantiles. La tasa de enfermedad diarreica en niños que son cuidados fuera del hogar es dos a tres veces más alta que en los niños que se quedan en casa.

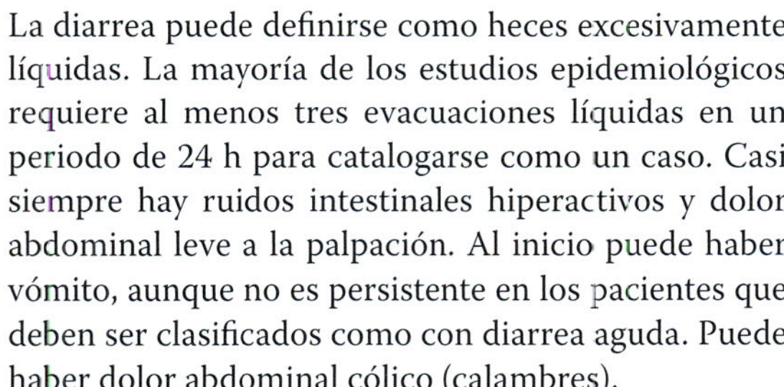

DIARREA AGUDA

La diarrea puede definirse como heces excesivamente líquidas. La mayoría de los estudios epidemiológicos requiere al menos tres evacuaciones líquidas en un periodo de 24 h para catalogarse como un caso. Casi siempre hay ruidos intestinales hiperactivos y dolor abdominal leve a la palpación. Al inicio puede haber vómito, aunque no es persistente en los pacientes que deben ser clasificados como con diarrea aguda. Puede haber dolor abdominal cólico (calambres).

Si el paciente no presenta vómito, es mejor utilizar el término diarrea como diagnóstico preliminar en lugar de gastroenteritis, ya que "gastroenteritis" implica una enfermedad inflamatoria o infecciosa. Aunque la diarrea aguda es por lo general causada por un agente infeccioso, también puede tener varias etiologías no infecciosas. Los pacientes con vómito y diarrea pueden ser clasificados como con gastroenteritis.

Patrones clínicos

Los síndromes de diarrea aguda pueden clasificarse con base en la severidad de la enfermedad, el aspecto de las evacuaciones y el antecedente de contacto con otras personas con una enfermedad similar. Se puede establecer una clasificación secundaria con base en los posibles agentes etiológicos (Tabla 12-1).

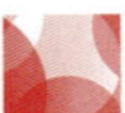 **Tabla 12-1 Clasificación de causas comunes de diarrea aguda**

PATRÓN DE DIARREA	POSIBLES CAUSAS
Sanguinolenta	*Campylobacter; Shigella* *Salmonella* *Yersinia* (rara) Colitis ulcerativa; enfermedad de Crohn Colitis por *Clostridium difficile* Colitis hemorrágica por *E. coli* Otras cepas invasivas de *E. coli* *V. parahaemolyticus* *Aeromonas; Pleisiomonas* Amibiasis aguda Patógenos transmitidos por vía sexual que causan proctitis
Líquida	Virus diarreogénicos (norovirus, rotavirus, adenovirus, astrovirus) *E. coli* enterotoxigénica Giardiasis; cryptosporidiosis *V. cholerae*; vibrios no causantes de cólera
Fuente común (agua, alimentos)	Norovirus Salmonelosis; *Campylobacter* *C. perfringens; Bacillus cereus*
Neonatal	Enterocolitis necrotizante Cualquiera de las anteriores
Del viajero	*E. coli* enterotoxigénica Giardiasis, *Salmonella, Shigella* Virus diarreogénicos
Aguda, no clasificable dentro de los grupos anteriores	Cualquiera de los agentes infecciosos arriba mencionados

Diarrea no inflamatoria aguda

Este tipo se caracteriza por hipersecreción de la mucosa o disminución de la absorción sin invasión a la mucosa. Algunas veces se conoce como diarrea secretora, aunque esto implica que se sabe cuál es el mecanismo, lo que con frecuencia no es el caso. La diarrea no inflamatoria aguda por lo general involucra al intestino delgado. El vómito y el dolor abdominal son comunes, no obstante la fiebre es variable. Las heces son líquidas (sin sangre o moco) y los leucocitos fecales, si están presentes, son infrecuentes (< 5 por campo de alto poder). Las causas más comunes son los virus, como el norovirus, rotavirus, adenovirus entéricos (serotipos 40 y 41) y astrovirus. Los enterovirus se llaman así debido a su replicación y recuperación en el tracto gastrointestinal; sin embargo, no son una causa común de diarrea. Ciertas bacterias productoras de toxinas (*Clostridium perfringens, Bacillus cereus*) también causan diarrea no inflamatoria. La causa clásica de diarrea secretora grave, el *Vibrio cholerae*, es raro en Estados Unidos, incluso entre viajeros que regresan al país. En el huésped inmunocomprometido, el citomegalovirus puede causar diarrea no inflamatoria.

Diarrea inflamatoria aguda

También llamada síndrome tipo disentería, la diarrea inflamatoria aguda se caracteriza por invasión de la mucosa, y por lo general involucra al intestino grueso. Las heces pueden contener sangre, moco y leucocitos fecales que pueden observarse microscópicamente. Las causas más comunes son la *Salmonella, Shigella, Campylobacter* y la *Escherichia coli* productora de toxina Shiga (en especial la *E. coli* O157:H7). La infección por *Clostridium difficile* también puede producir este patrón. Además de las causas infecciosas listadas en la Tabla 12-1, también se deben considerar las causas no infecciosas como la enfermedad intestinal inflamatoria, la intususcepción y la alergia a la leche de vaca.

Diarrea del viajero

En áreas de saneamiento deficiente, los individuos recién llegados a menudo sufren un ataque de diarrea aguda, mientras que los residentes adultos de dicha área no se ven afectados debido a que son inmunes a causa de una infección previa.

La diarrea del viajero es común, particularmente en niños menores de 2 años y adultos jóvenes. En un estudio de 363 niños y adolescentes que pasaron al menos 14 días en países en desarrollo, la tasa de ataque fue de 40% para los niños menores de 2 años de edad, 9% para los niños de 3 a 6 años, 22% para los niños de 7 a 14 años y 36% en personas de 15 a 20 años de edad.

La mayoría de los episodios de diarrea del viajero es causada por *E. coli* enterotoxigénica (ECET). Otros patógenos comunes son el *Campylobacter jejuni*, especies de *Salmonella*, *Shigella*, norovirus, rotavirus y *Giardia intestinalis*.

Diarrea con fuente común

Cuando muchos individuos presentan diarrea más o menos al mismo tiempo, el médico debe sospechar una fuente común de infección, como alimentos o agua. Las causas más comunes de diarrea por intoxicación alimentaria son norovirus, *Salmonella* y *C. perfringens*, mientras que el *Staphylococcus aureus* casi siempre produce un síndrome en el que predomina el vómito. Las causas de vómito por una fuente común se analizan más adelante en este capítulo en la sección sobre síndromes con vómito.

Diarrea neonatal

La diarrea que se presenta en el primer mes de vida es un caso especial. Antes, la *E. coli* enteropatógena (ECEP) era una causa común de brotes en los cuneros de recién nacidos, sin embargo esto rara vez se reporta hoy en día. La *Salmonella*, *Campylobacter* y *Yersinia* pueden causar diarrea en lactantes pequeños, pero otras bacterias rara vez lo hacen. Los virus son tal vez la causa más común y pueden causar diarrea sanguinolenta en esta población. La diarrea neonatal despierta la posibilidad de enterocolitis necrotizante o septicemia y su diagnóstico diferencial.

CAUSAS DE DIARREA NO INFLAMATORIA AGUDA

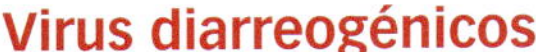

Virus diarreogénicos

La mayoría de las enfermedades diarreicas agudas en Estados Unidos se manifiesta con diarrea líquida, y no se establece un diagnóstico etiológico. El patrón clínico ha sido llamado "gastroenteritis infecciosa no bacteriana" o "gastroenteritis viral", pero "diarrea aguda, probablemente viral", es un diagnóstico orientado a problemas más apropiado.

Norovirus

Desde la introducción de las vacunas contra rotavirus, el norovirus se ha convertido en la causa más común de gastroenteritis aguda en niños pequeños. En un estudio, entre 1 295 niños menores de 5 años de edad que presentaron gastroenteritis aguda, 278 (21%) tuvieron norovirus y 152 (12%), tuvieron rotavirus.

El norovirus es el prototipo de los calicivirus, los cuales infectan a personas de todas las edades; sin embargo, la edad pico es entre los 6 y los 18 meses de edad. Las infecciones se presentan durante todo el año, pero hay un incremento de los casos durante los meses de invierno, con un pico en enero. El norovirus es la principal causa de gastroenteritis viral epidémica, un síndrome al que algunas veces se le conoce como "gripe estomacal". Alrededor de un tercio de los niños presentan síntomas respiratorios, y la contagiosidad extrema sugiere una posible transmisión respiratoria, aunque esto no ha sido demostrado. La fiebre y las mialgias son comunes. El periodo de incubación es de 12 a 48 h. Algunos pacientes, en especial los niños pequeños, tienden a presentar más vómito, mientras que los adultos tendrán más diarrea. Algunos laboratorios comerciales cuentan con prueba de RT-PCR para detección en las heces. La microscopia electrónica de las heces muestra "virus pequeños y redondos".

Rotavirus

Antes de la implementación de la inmunización rutinaria contra rotavirus en Estados Unidos en 2006, el rotavirus era la causa más común de síndromes diarreicos lo bastante graves como para requerir hospitalización para terapia de rehidratación. A nivel mundial, el rotavirus sigue siendo una causa común de deshidratación y muerte en niños menores de 5 años de edad.

Existen dos vacunas de virus vivos atenuados disponibles en Estados Unidos. La RotaTeq (RV5) es una vacuna recombinante pentavalente basada en un genoma de rotavirus bovino, y la Rotarix (RV1) es una cepa monovalente de rotavirus humano atenuada por pasaje seriado en cultivo celular. La RV5 se administra a los 2, 4 y 6 meses de edad; la RV1 se receta a los 2 y 4 meses. Estas vacunas son altamente efectivas; previenen entre 74 y 87% de todas las infecciones por rotavirus y entre 85 y 98% de las infecciones graves por rotavirus. En Estados Unidos la incidencia de infección por rotavirus ha disminuido de un 75 a 90% desde la introducción de estas vacunas, previniendo un estimado de 50 000 hospitalizaciones entre lactantes y niños pequeños cada año.

Hoy en día, la vacuna previa contra el rotavirus ya no se encuentra disponible, se asoció con intususcepción en una tasa estimada de 1 a 2 niños por cada 10 000 vacunados. La evidencia actual sugiere que la RV5 y la RV1 se asocian con intususcepción a una tasa mucho más baja (1 a 2 casos por cada 100 000 vacunados).

Astrovirus

Los astrovirus son pequeños virus ARN de doble cadena que reciben su nombre de su aspecto similar a una estrella en la microscopia electrónica. La infección con astrovirus produce sobre todo diarrea líquida autolimitada. La enfermedad es por lo general mucho más leve que la causada por rotavirus. En un estudio prospectivo de 214 niños de México, la duración promedio de la enfermedad fue de 3 días, 20% de los pacientes reportaron emesis y solo 7% tuvo fiebre. No se observó ningún caso de enfermedad grave. Un estudio de Finlandia caracterizó la enfermedad en 102 niños en quienes se detectó astrovirus en las heces. En este estudio, 72% tuvo diarrea líquida, 59% mostró vómito y 26% presentó fiebre; sin embargo, solo 5% requirió rehidratación oral y 3% fue hospitalizado. En ambos estudios, la enfermedad tuvo un pico en el invierno y fue más común en infantes de 13 a 18 meses de edad. Existen diferentes serotipos circulando al mismo tiempo durante la misma estación. Solo los laboratorios de referencia cuentan con pruebas diagnósticas.

Adenovirus entérico

Los serotipos 40 y 41 de adenovirus son la cuarta causa más común de gastroenteritis viral en la niñez en la mayoría de las series. Las infecciones se presentan durante todo el año, con un ligero incremento en verano. Los niños menores de 2 años son los más afectados, y la transmisión se da de persona a persona por la vía fecal-oral. Más de la mitad de los pacientes presentan síntomas respiratorios. El periodo de incubación es de 3 a 10 días. La duración de los síntomas es por lo regular más prolongada que con otros virus, en ocasiones llegando a durar tanto como 2 sem. En un estudio, la duración promedio de los síntomas fue de 5.4 días. Existe una prueba de ensayo inmunoabsorbente ligado a enzimas comercialmente disponible para la detección de serotipos 40 y 41 de adenovirus en las heces, sin embargo no es muy utilizado. También se puede usar la PCR para detectar estos virus. Los adenovirus entéricos no crecerán en los tejidos que con frecuencia son utilizados para los cultivos virales.

Otros posibles virus

Se ha postulado que otros virus, como el coronavirus, pueden causar diarrea, pero su papel etiológico no ha sido confirmado. La diarrea algunas veces se presenta como un hallazgo inespecífico en niños con infecciones sistémicas. Por ejemplo, aunque el virus de la influenza no infecta el tracto gastrointestinal, algunos lactantes (e incluso algunos niños mayores y adultos) con influenza documentada desarrollan diarrea. En el huésped inmunocomprometido, el citomegalovirus y algunos enterovirus son causas posibles de diarrea (ver Capítulo 22).

Otras causas de diarrea no inflamatoria aguda

Además de los virus diarreogénicos antes analizados, las bacterias también pueden causar diarrea no inflamatoria. Algunas veces esto se presenta con las causas clásicas de gastroenteritis bacteriana (*Salmonella, Shigella, Campylobacter* y *E. coli* productora de toxina Shiga). Sin embargo, es la presentación habitual en pocas causas bacterianas, como el *V. cholerae, S. aureus, C. perfringens, B. cereus* y *E. coli* enterotoxigénica (ECET). La ECET se discute en la sección sobre la diarrea del viajero. El *S. aureus* se analiza en la sección de síndromes con vómito.

Vibrio cholerae

El cólera es la causa común de diarrea secretora. La enfermedad leve es similar a la infección por ECET. Sin embargo, el cólera grave es distintivo, con pérdida masiva de líquido (> 1 L/h) y muerte rápida en ausencia de rehidratación. Las personas con grupo sanguíneo O tienen un riesgo particular de cólera grave. La toxina del cólera activa la adenilato ciclasa en la mucosa del intestino delgado. El aumento de la concentración intracelular de cAMP estimula la secreción de sodio y cloro hacia la luz intestinal, y el agua sigue en forma pasiva. La diarrea es por lo regular líquida y con trazas de moco, lo que lleva a la descripción de heces "en agua de arroz". El vómito es muy común, pero la fiebre y los cólicos abdominales son inusuales. En áreas con condiciones de salubridad deficiente, como en los campos de refugiados, el potencial para una diseminación epidémica es devastador. La rehidratación rápida con solución de rehidratación oral, o lactato de Ringer intravenoso para los casos graves, puede salvar vidas. El diagnóstico definitivo requiere la recuperación del organismo en el coprocultivo, que se logra mejor colocando las heces sobre agar de tiosulfato citrato bilis sacarosa (TCBS). Si se sospecha de cólera, se debe notificar al laboratorio de microbiología de modo que se pueda utilizar este medio de cultivo especial.

La reposición de líquidos y electrolitos es la piedra angular de la terapia para el cólera. La terapia antibiótica reduce la contagiosidad, acorta la duración de la diarrea y debe ser considerada en pacientes con enfermedad moderada a severa. La elección del antibiótico debe basarse en patrones locales de susceptibilidad a los antibióticos. En la mayoría de los sitios, la doxiciclina es el medicamento de elección. Los niños < 8 años de edad, así como las mujeres embarazadas se tratan con azitromicina. Un esquema de dos dosis de vacuna celular inactivada contra el cólera, administrada por vía oral, es alrededor de 50 a 60% efectiva para prevenir el cólera durante 2 años después de su administración. Sin embargo, la mejor intervención para el control del cólera a largo plazo es la estrategia que eliminó el cólera epidémico de Estados Unidos mucho antes de que existieran antibióticos o vacunas efectivas: el desarrollo y tratamiento de los sistemas de agua y drenaje para asegurar agua potable y confiable para toda la población.

Vibrio parahaemolyticus

El *V. parahaemolyticus* es un organismo que gusta de la sal y que se encuentra de manera natural en ambientes marinos y estuarios cálidos. Es una causa común de intoxicación alimentaria con diarrea en Japón, y también ha sido identificado en Estados Unidos, en especial de mayo a octubre. El vehículo más común son los ostiones crudos. Aunque también los cangrejos al vapor, los camarones hervidos y las almejas han sido fuentes de infección con este organismo, sobre todo después de haber sido mal cocinados. Alrededor de 12 h después de la ingesta se han observado dolor cólico abdominal moderadamente intenso, diarrea, ligero vómito, cefalea, calosfríos y fiebre leve. Alrededor de 5% de las personas presentan diarrea sanguinolenta. La mayoría de las infecciones es autolimitada. Para el huésped inmunocomprometido, o en caso de enfermedad grave o prolongada, se puede utilizar doxiciclina o ciprofloxacina para el tratamiento.

Existen otras especies de vibrio que pueden producir una enfermedad similar después de la ingesta de mariscos contaminados y mal cocidos.

Clostridium perfringens

Este organismo produce toxinas que son elaboradas *in vivo* y que puede causar intoxicación alimentaria con diarrea. Estas toxinas termolábiles casi siempre producen enfermedad alrededor de 12 h después de la ingestión. Por lo general, la fuente es carne o salsas que han sido cocinadas de manera adecuada, pero mal refrigeradas, y servidas sin haber sido cocinadas otra vez. El síntoma predominante es diarrea líquida y cólico abdominal. El vómito y la fiebre son infrecuentes. Los síntomas por lo regular duran de 1 a 2 días. El tratamiento es con medidas de apoyo.

Bacillus cereus

Este organismo puede causar dos síndromes diferentes, dependiendo de cuál de las dos toxinas elabora. Las cepas que elaboran enterotoxina termoestable preformada producen un síndrome indistinguible del de la intoxicación alimentaria por *S. aureus*, y se analizan en la sección sobre síndromes con vómito. Otras cepas producen toxina termolábil que es elaborada *in vivo* y causa un síndrome indistinguible del *C. perfringens*. Al igual que con el *C. perfringens*, el arroz, las carnes y las salsas son los vehículos más comunes.

E. coli enterotoxigénica (ECET)

La ECET se reconoce hoy en día como una causa común de diarrea en los países en desarrollo, y es la causa más común de diarrea del viajero. Se requiere un inóculo grande (~10^8 organismos) para producir enfermedad. Los factores de riesgo para diarrea del viajero incluyen comer frutas y verduras crudos (en especial ensaladas), ingerir alimentos o bebidas que se venden en las calles, y beber agua del grifo. La ECET también es una causa de gastroenteritis aguda en Estados Unidos. Estos patógenos se distinguen por su capacidad para fabricar toxinas. La toxina termoestable (llamada ST) causa secreción de líquido y electrolitos y es responsable de la diarrea líquida típica de la infección con esta bacteria. La toxina termolábil (LT) es similar a la toxina del cólera. También se requiere adhesión para la patogénesis. El tratamiento es por lo regular con azitromicina o una fluoroquinolona. Adicionalmente, en niños > 5 años de edad, se puede considerar la administración de loperamida en conjunto con el tratamiento antibiótico para la diarrea del viajero. Para los niños pequeños, la principal terapia para la diarrea del viajero es la rehidratación oral. En general no se recomienda el uso de antibióticos profilácticos para quienes viajan a países en desarrollo. Muchos médicos prescriben antibióticos para que los viajeros los lleven en su maleta y solo los utilicen si desarrollan diarrea.

E. coli enteropatogénica (ECEP)

Aunque la ECEP puede infectar a personas de todas las edades, por lo general se busca como patógeno en los niños muy pequeños. La incidencia más alta es en lactantes menores a 6 meses de edad que no son alimentados con seno materno. Antes era una causa común de brotes de diarrea en estancias infantiles, este subtipo es en la actualidad poco frecuente en Estados Unidos. Sin embargo, la ECEP es una causa común de diarrea en lactantes en países en desarrollo, y se estima que causa 79 000 muertes al año a nivel mundial. El tratamiento es con terapia de rehidratación oral.

E. coli enteroinvasiva (ECEI)

La ECEI muestra un patrón de invasión a los enterocitos que es indistinguible del de la *Shigella*. A pesar de la similitud patogenética, la enfermedad causada por *E. coli* enteroinvasiva está por lo regular marcada por diarrea líquida en lugar de sanguinolenta y fiebre de bajo grado. La ECEI es un problema primordial en los países en desarrollo. Se requiere un inóculo grande de bacterias para producir enfermedad.

E. coli enteroagregativa (ECEA)

Las ECEA se pegan unas a otras en un patrón de "ladrillos apilados" en el cultivo celular. La enfermedad causada por estos organismos suele tener menor severidad y mayor duración. No es infrecuente la diarrea que dura 2 sem o más. Al igual que otros tipos de *E. coli* mencionados antes, son un problema esencial en países en desarrollo y puede ser una causa de diarrea del viajero.

Ninguno de los tipos de *E. coli* que causan diarrea no inflamatoria puede ser detectado en el laboratorio de microbiología clínica utilizando técnicas de rutina. Por lo tanto, se desconoce su incidencia real. Su significancia cuando se detecta en las heces por PCR multiplex no está clara, ya que a menudo se detecta más de un organismo al mismo tiempo.

Especies de aeromonas

Las especies de *Aeromonas* son una probable causa de diarrea. La mayoría de los estudios ha demostrado una mayor tasa de recuperación del organismo en niños con diarrea que en niños sin diarrea.

El organismo es un habitante normal del agua dulce o agua salobre. Los niños pequeños en países en desarrollo son los más afectados. La diarrea es casi siempre líquida, sin embargo en ocasiones se presenta disentería. La mayoría de las infecciones es autolimitada, pero las infecciones persistentes o severas pueden responder a la terapia con trimetoprim-sulfametoxazol (TMP-SMX).

Yersinia enterocolitica

La *Yersinia enterocolitica* es causa de gastroenteritis aguda que parece ser más común en climas fríos en Estados Unidos y Escandinavia. El organismo se desarrolla bien a temperatura ambiente, y el crecimiento se refuerza luego de almacenarse a temperaturas bajas. Las especies de *Yersinia* también han sido incriminadas como una posible causa de adenitis mesentérica, como se analiza en la sección sobre dolor abdominal. Alrededor de dos tercios de los pacientes presentan dolor abdominal, y en un brote causado por leche sabor chocolate contaminada en el Condado de Oneida, Nueva York, 16 (44%) de 36 niños hospitalizados con yersiniosis fueron sometidos a apendicectomías innecesarias. El organismo puede causar heces sanguinolentas, en especial en niños, o diarrea crónica, pero lo más típico es que cause diarrea líquida. Puede ocurrir artritis reactiva como complicación, de manera particular en adultos.

Los principales factores de riesgo son el consumo de carne de cerdo mal cocida o leche no pasteurizada. Los lactantes pueden infectarse en forma indirecta a través de las manos de los cuidadores que cocinan "tripas" (intestinos de cerdo). La mayoría de las especies de *Yersinia* es sensible *in vitro* al TMP-SMX, la doxiciclina, la ceftriaxona y la gentamicina. En un estudio clínico sobre TMP-SMX, no hubo beneficio comparado con el placebo. Los pacientes con inmunocompromiso grave o que tienen sitios de infección extraintestinal además de los nódulos mesentéricos pueden beneficiarse de la terapia antibiótica.

Plesiomonas shigelloides

El *Plesiomonas shigelloides* es un miembro de la familia de los vibrios que parece ser una causa poco común de diarrea en Estados Unidos, por lo general relacionada con la ingesta de mariscos mal cocinados. El viajar a México y a otras áreas del mundo en desarrollo es también un factor de riesgo para la enfermedad. Es más común en adultos que en niños, la enfermedad causada por este patógeno tiende a durar más que la enfermedad ocurrida por otras bacterias enteropatogénicas; en un estudio, 76% de los pacientes estuvo enfermo durante más de 2 sem, y 32% permaneció afectado durante más de un mes. No está claro si la terapia antimicrobiana acorta la duración de la diarrea. La mayoría de las cepas es susceptible al TMP-SMX y a las fluoroquinolonas.

CAUSAS DE DIARREA INFLAMATORIA AGUDA

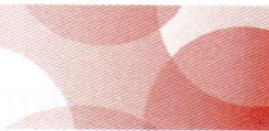

Bacterias

Salmonella

La salmonelosis es la causa más frecuente de diarrea inflamatoria aguda en Estados Unidos. La incidencia más alta se observa en el primer año de vida. Los casos pueden ser esporádicos o asociados con brotes. Es más común durante el verano.

Dado que las especies de *Salmonella* son comensales en muchos animales utilizados como alimentos para el consumo humano, la ingesta de alimentos contaminados es la ruta habitual de infección. Las aves de corral mal cocinadas y los huevos o productos de huevo crudos o mal cocidos son vehículos comunes. Se han reportado brotes relacionados con alfalfa, lechuga y tomate picados, cilantro fresco e incluso mantequilla de cacahuate. Estos brotes son tal vez secundarios a contaminación cruzada por trabajadores o sistemas de irrigación contaminados. Todos estos vehículos han demostrado permitir el crecimiento de *Salmonella*. Muchas especies de *Salmonella* son muy resistentes al pH ácido, explicando su sobrevivencia en los tomates picados y salsas frescas, que a menudo tienen un pH de alrededor de 4.3.

Las especies de *Salmonella* son flora normal en todos los reptiles y anfibios. Son por lo común transmitidos por mascotas reptiles (por ejemplo, tortugas, serpientes, iguanas y lagartijas). Incluso sin contacto directo con un reptil, los lactantes pueden aun contraer salmonelosis cuando un cuidador prepara un biberón después de tener contacto con un reptil o manipular su jaula. También puede presentarse transmisión de persona a persona, pero no es común. La dosis infecciosa es más alta que para la *Shigella* o *Campylobacter*.

En la diarrea causada por especies de *Salmonella*, a menudo hay presencia de fiebre, y en ocasiones hay sangre o moco en las heces (diarrea tipo disentería). Sin embargo, a menudo el patrón clínico es el de una diarrea subaguda, que no tiene un inicio explosivo, pero es de alguna forma persistente, y puede conducir a deshidratación moderada luego de varios días. Es más grave en lactantes, niños pequeños y adultos mayores debilitados. Puede haber bacteriemia y los lactantes pequeños pueden desarrollar meningitis si hay siembra bacteriémica de las meninges.

El riesgo de bacteriemia es suficiente para que se recomiende terapia antibiótica para los siguientes grupos con gastroenteritis por *Salmonella*: lactantes < 3 meses de edad, adultos > 65 años y pacientes con enfermedad gastrointestinal crónica, cáncer, hemoglobinopatías, infección por VIH y otras enfermedades o terapias inmunosupresivas, incluyendo asplenia. La terapia empírica es con una cefalosporina de tercera generación o una fluoroquinolona. Los estudios de susceptibilidad deben ser los que guíen la terapia definitiva. La enteritis por lo general se trata con un agente oral durante 3 a 5 días. La bacteriemia se trata por vía intravenosa durante 14 días, y la meningitis y la osteomielitis se tratan en forma parenteral durante 4 a 6 semanas.

Los pacientes con enteritis por *Salmonella* que no cumple con los criterios antes mencionados no requieren antibióticos, ya que no acortan la enfermedad. Adicionalmente, la terapia antimicrobiana prolonga el estado de portador. Los portadores asintomáticos de *Salmonella* no *typhi* rara vez transmiten el organismo a otros y no requieren tratamiento.

Fiebre tifoidea

La infección por *Salmonella typhi* causa una enfermedad sistémica con bacteriemia que es diferente a la de otras cepas de *Salmonella*. No es común en Estados Unidos, pero en ocasiones se observa en viajeros que regresan al país. La transmisión es por alimentos o agua contaminados por un portador humano. El periodo de incubación es más prolongado que el de otras infecciones por *Salmonella*; por lo regular es de alrededor de 14 días (rango 3 a 60 días).

Al inicio se desarrollan síntomas tipo influenza como fiebre, malestar general, cefalea, tos seca y mialgia. El malestar abdominal mal localizado y la náusea son comunes. Los niños pueden desarrollar diarrea o constipación. Los infantes pequeños pueden presentar convulsiones. La fiebre aumenta de manera progresiva, hasta que para la segunda semana es una fiebre de alto grado y sostenida. Al realizar exploración física, el dolor abdominal a la palpación y la hepatoesplenomegalia son comunes. En ocasiones hay un exantema maculopapular leve al que se le llama "manchas rosas". Las complicaciones como el sangrado gastrointestinal, la perforación intestinal y la encefalopatía se presentan en 10 a 15% de los pacientes. El diagnóstico se establece mediante cultivo de sangre (60 a 80% de sensibilidad) o de médula ósea (80 a 95% de sensibilidad). El obtener grandes volúmenes de sangre para el cultivo incrementan el rendimiento diagnóstico; se deben obtener al menos 2 a 4 mL de sangre en lactantes y niños pequeños; en adolescentes se recomiendan 10 a 15 mL. Los coprocultivos solo son positivos en alrededor de 30% de los pacientes. Sin tratamiento, la tasa de mortalidad es 15 a 30 por ciento.

En la actualidad es común la resistencia de la *S. typhi* a la ampicilina y al TMP-SMX. El tratamiento empírico debe ser con ceftriaxona o ciprofloxacina, ajustando la terapia de acuerdo a las pruebas de sensibilidad. Los pacientes que adquieren la infección en el sureste de Asia tienen mayor probabilidad de tener una cepa resistente a fluoroquinolonas. El tratamiento es por 10 a 14 días. También se administra dexametasona (3 mg/kg seguidos de 1 mg/kg c/6 h durante 48 h) al paciente con encefalopatía o choque. El desarrollo del estado de portador crónico de *S. typhi* no es común en niños. Se puede intentar la erradicación con un curso de 14 a 28 días de ciprofloxacina. Si la cepa es susceptible, se puede administrar amoxicilina a dosis de 100 mg/kg/día con probenecid (30 mg/kg/día) durante 3 meses. Algunos portadores tienen infección crónica de la vesícula biliar, en cuyo caso puede ser necesaria la colecistectomía para erradicar al organismo.

Para las personas que viajan a zonas endémicas, hay dos vacunas disponibles, cada una con eficacia de alrededor de 80%. La vacuna oral con organismos vivos atenuados (Ty21a) está aprobada para su uso en personas inmunocompetentes > 6 años de edad; la protección dura 5 años. La vacuna de subunidad administrada por vía intramuscular (ViCPS) está aprobada para personas > 2 años de edad y dura 2 años. Ambas vacunas tienen un buen perfil de seguridad.

Campylobacter

La especie de *Campylobacter* más comúnmente asociada con diarrea es el *C. jejuni*. Solo está detrás de la *Salmonella* como causa de enteritis bacteriana en Estados Unidos. Existe una distribución bimodal de la enfermedad por *Campylobacter*, con un primer pico en la lactancia y un segundo pico al inicio de la vida adulta. Al igual que la mayoría de las causas de enteritis bacteriana, es más común en el verano.

La enfermedad clínica por lo general, producida por *Campylobacter*, puede imitar a una shigelosis en sus varios grados de severidad, incluyendo diarrea con convulsiones al inicio de la fiebre. En niños, la enfermedad diarreica por lo regular se asocia con vómito leve, fiebre y dolor abdominal moderado, y heces francamente sanguinolentas que comienzan alrededor de 2 a 4 días después del inicio de los otros síntomas. La diarrea y el dolor abdominal duran en promedio 7 días. La fiebre tiene una duración promedio de alrededor de 2 días. La enfermedad es por lo general más leve que la observada con la infección por *Shigella*, aunque se han reportado casos graves, incluyendo aquellos asociados con perforación colónica.

Se han observado brotes de diarrea por *Campylobacter* por agua contaminada. El organismo es flora normal en el ganado doméstico, y puede adquirirse por la ingesta de leche no pasteurizada. Múltiples estudios han documentado que alrededor de la mitad de los pollos comerciales vendidos en Estados Unidos están contaminados con *Campylobacter*. Mucha de la enfermedad causada por *Campylobacter* en Estados Unidos es causada por la ingesta de pollo mal cocinado o manejado de forma inapropiada. Las parrilladas de jardín representan un riesgo particular, ya que

los organismos pueden transmitirse desde la carne cruda hacia otros alimentos que no serán cocinados, como las ensaladas. El *C. jejuni* también es la causa de diarrea en cachorros de perros y gatos, y los lactantes pueden adquirir el organismo por una mascota. Los lactantes y personas inmunocomprometidas pueden desarrollar bacteriemia. La transmisión de persona a persona no es común.

Los casos leves pueden no requerir terapia. Los niños con síntomas graves, diarrea francamente sanguinolenta, fiebre o con sospecha de inmunodeficiencias deben ser tratados con un macrólido oral. Se puede utilizar azitromicina a dosis de 10 mg/kg/día durante 3 días. La terapia antibiótica disminuye la duración de la diarrea en promedio en 1.3 días. El máximo beneficio se presenta cuando se administra en los primeros 3 días de enfermedad. El tratamiento también puede disminuir el riesgo de secuelas posinfecciosas. A menudo se utilizan fluoroquinolonas en el tratamiento empírico de la disentería en países desarrollados. Sin embargo, la resistencia del *Campylobacter* a las fluoroquinolonas es tan alta como 80% en algunos sitios. La resistencia del *Campylobacter* a la azitromicina es casi de alrededor de 5 por ciento.

Shigella

Hasta el descubrimiento de la importancia del *Campylobacter*, la shigelosis era aceptada como la causa habitual de la diarrea tipo disentería en Estados Unidos. Hay cuatro especies de *Shigella*: *S. sonnei*, *S. boydii*, *S. flexneri* y *S. dysenteriae*. La *S. sonnei* causa los síntomas más leves y es por mucho la especie más común encontrada en Estados Unidos. La *S. dysenteriae* causa la enfermedad más grave; se presenta en África e India, pero no es endémica en Estados Unidos. Entre las especies de *Shigella*, solo la *S. dysenteriae* tipo I es capaz de producir toxina Shiga y por lo tanto se asocia con síndrome urémico hemolítico.

Clásicamente, la shigelosis se presenta con fiebre alta, dolor abdominal y cólico, que puede preceder a la diarrea por 1 o 2 días. Sin embargo, en niños pequeños que la adquieren por transmisión de persona a persona, el inóculo es mucho más bajo, y los síntomas tienden a ser más leves. Esto es en particular cierto con la *S. sonnei*.

Además de la transmisión por alimentos y agua contaminados, la infección por *Shigella* se transmite por la ruta fecal-oral. La dosis infecciosa es tan baja como 100 organismos. Es común la transmisión dentro de los hogares y estancias, tal vez debido al bajo inóculo que se requiere para producir enfermedad. El uso de antiácidos incrementa el riesgo de infección, ya que refuerza la capacidad del organismo para sobrevivir al paso a través del estómago. Se han reportado brotes en asociación con innumerables vehículos. Las fuentes de agua y albercas han servido como fuente de otros brotes.

En Estados Unidos, la mayoría de los casos es causada por *S. sonnei*, y la enfermedad a menudo se adquiere con inóculos pequeños, lo que resulta en enfermedad más grave que puede ser autolimitada incluso sin terapia, aunque el tratamiento está aún indicado para la prevención de la transmisión. Los casos graves están definidos por el inicio súbito de fiebre alta y disentería. El vómito puede estar presente desde el inicio. En ocasiones se sospecha apendicitis debido a la severidad del dolor abdominal. En general, no está indicada la laparotomía exploradora en pacientes con dolor abdominal intenso en quienes se ha establecido de manera clara el diagnóstico de shigelosis. Sin embargo, de manera esporádica pueden presentarse complicaciones quirúrgicas de la infección por *Shigella*, incluyendo apendicitis, peritonitis y obstrucción intestinal. Algunas veces se realiza punción lumbar en pacientes con shigelosis cuando la diarrea no comienza sino hasta después de la fiebre y las convulsiones.

El líquido cefalorraquídeo es normal. El evento fisiopatológico clave en la disentería por *Shigella* es la invasión de la mucosa intestinal. Aunque la ulceración de la mucosa puede ser grave, la *Shigella* rara vez penetra en la lámina propia; por lo tanto, la bacteriemia no es infrecuente. La fisiopatología detrás de los efectos de la shigelosis en el SNC no se comprende bien.

La terapia antibiótica de la *Shigella* resulta en una reducción de 82% en la falla clínica, y una reducción de 96% en la falla bacteriológica. La mayoría de los niños puede ser tratada en forma ambulatoria con un esquema oral. Las opciones incluyen cefixime a dosis de 8 mg/kg/día divididos BID durante 5 días. Los niños con shigelosis grave que requieren hospitalización deben tratarse con un agente parenteral, como ceftriaxona a dosis de 50 mg/kg/día IV una vez al día durante 5 días. La mayoría de las cepas de *Shigella* es en la actualidad resistente a la ampicilina y al TMP-SMX. Estos agentes deben evitarse a menos que las pruebas de susceptibilidad muestren que la cepa es sensible. La resistencia de la *S. sonnei* a la azitromicina está también al alza, particularmente en hombres que tienen sexo con otros hombres.

Los individuos que se han recuperado de su diarrea para cuando se recibe el reporte de laboratorio de *Shigella* no requieren ser tratados con antibióticos, a menos que el paciente pueda estar exponiendo a otros porque no esté bien entrenado en el control de esfínteres. Puede haber un estado de portador convaleciente con excreción del organismo en las heces durante unas cuantas semanas, pero un estado de portador más crónico es en extremo inusual en la shigelosis.

> **Perla clínica:** a los niños con infección por *E. coli* O157:H7 se les debe realizar una BH completa con diferencial, frotis periférico y medición de creatinina en suero en forma basal, y repetirse los estudios alrededor de 1 sem después del inicio de la diarrea.

E. coli productora de toxina Shiga (ECTS)

Entre las cepas de *E. coli*, solo la *E. coli* productora de toxina Shiga (ECTS) es la causante de diarrea inflamatoria, y se analiza aquí. A la ECTS también se le conoce algunas veces como *E. coli* enterohemorrágica (ECEH).

La ECEH puede causar colitis hemorrágica severa. Estos organismos son de especial interés ya que pueden causar anemia hemolítica microangiopática, conduciendo a síndrome urémico hemolítico (SUH). Aunque se han aislado más de 100 serotipos de *E. coli* productoras de toxina en humanos, no todos los serotipos han demostrado causar diarrea o SUH. La ECTS no O157 al parecer tiene menor probabilidad de causar diarrea sanguinolenta en comparación con la *E. coli* O157:H7. Es probable que algunos serotipos de ECTS no O157 tiendan a producir diarrea sanguinolenta, otros produzcan diarrea no sanguinolenta y algunos más no sean patógenos en humanos.

En Estados Unidos, > 80% de todos los casos de SUH posdiarrea son causados por *E. coli* O157:H7. En algunos países europeos, los serotipos no O157 son relativamente más comunes, como el O104:H4. Se estima que la *E. coli* O157:H7 causa > 95 000 infecciones, > 2 000 hospitalizaciones, y alrededor de 60 muertes cada año en Estados Unidos. De forma similar a la *Shigella*, la dosis infecciosa es muy baja. Los niños entre los 2 y 10 años de edad, así como los adultos mayores tienen el mayor riesgo de infección.

La *E. coli* O157:H7 es parte de la flora intestinal normal en alrededor de 1% del ganado sano, y la mayoría de las infecciones se debe al consumo de carne mal cocida. Sin embargo, muchos otros vehículos han sido implicados. La sidra de manzana no pasteurizada ha sido un medio común, al igual que muchas verduras. Otras vías de transmisión bien documentadas incluyen el agua municipal no clorada y el nadar en lagos o albercas públicas contaminadas con heces. La transmisión de persona a persona es común, en especial en las estancias infantiles, donde se han reportado tasas de ataque secundario tan altas como 22 por ciento.

La mayoría de los pacientes tendrá diarrea líquida durante 1 o 2 días antes de la aparición de sangre en las evacuaciones. La fiebre puede estar ausente. Alrededor de 10 a 15% de los niños sintomáticamente infectados con *E. coli* O157:H7 desarrollan SUH, en comparación con < 1% de los pacientes con infecciones por serotipos no O157. El periodo de incubación promedio desde el inicio de la diarrea hasta el diagnóstico de SUH es de 6 días, con un rango de 2 a 14 días. El SUH se diagnostica cuando el paciente tiene un conteo plaquetario < 150 000 por mcL, una hemoglobina < 10 g/dL y una creatinina sérica mayor al límite superior de lo normal para la edad. Entre los pacientes con infección por *E. coli* O157:H7, los factores de riesgo para el desarrollo de SUH son edad joven, diarrea sanguinolenta, fiebre, conteo leucocitario elevado, uso de agentes antimotilidad y uso de agentes antimicrobianos.

Se reportó la asociación entre el uso de antimicrobianos y el desarrollo de SUH en una cohorte de 71 niños con infección por *E. coli* O157:H7, de los cuales 10 (14%) desarrollaron SUH. En general, el SUH se presentó en 5 (56%) de 9 niños a quienes se les administraron antibióticos, y en 5 (8%) de 62 niños a quienes no se les administraron antibióticos (*p* < 0.001). Estudios *in vitro* previos han mostrado que la producción de la toxina Shiga aumenta con las concentraciones subinhibitorias de varias clases distintas de antibióticos. Se desconoce si la terapia antibiótica es dañina para los pacientes con infección por serotipos no O157, pero es prudente evitarla.

Cuando se solicite un coprocultivo, es importante saber que no todos los laboratorios tamizan las muestras de heces en búsqueda de la presencia de *E. coli* O157:H7. El médico tendrá que solicitar de manera específica que las heces sean cultivadas en agar de sorbitol de MacConkey para la detección del organismo. Algunos laboratorios detectan la toxina Shiga directamente en las heces, ya sea por inmunoensayo enzimático o PCR. Los Centros de Prevención y Control de Enfermedades (CDC) recomiendan realizar estas pruebas además de, y no en lugar de, el cultivo en agar de sorbitol de MacConkey, ya que la mayoría de los pacientes con infecciones por serotipos no O157 tiene un riesgo bajo de desarrollar SUH.

El tratamiento de la infección con ECTS, aunque es de apoyo, es importante. El lector puede consultar la excelente y detallada revisión del tratamiento de ECTS realizada por Keefe y cols. Los principios más importantes de la terapia son evitar el uso de agentes antimicrobianos y antimotilidad, y proporcionar líquidos intravenosos isotónicos, ya que la expansión de volumen es nefroprotectora en el SUH temprano.

Clostridium difficile

La diarrea como un efecto secundario de la administración de antibióticos, ya sea oral o intravenosa, es común, presentándose en 5 a 10% de los cursos de antibióticos. La mayoría de los casos es idiopática. Sin embargo, alrededor de 10 a 20% de la diarrea asociada con antibióticos es por infección por *C. difficile*. Esto es en especial probable si el paciente tiene diarrea inflamatoria con fiebre, cólico y heces sanguinolentas. Los factores de riesgo más importantes son edad avanzada, hospitalización y exposición a antibióticos. La severidad de la enfermedad causada por *C. difficile* es bastante variable, y va desde una diarrea leve hasta colitis seudomembranosa extensa, que tiene un aspecto endoscópico característico con placas grises o amarillas.

En el pasado, la infección por *C. difficile* se presentaba solo en pacientes hospitalizados que recibían antibióticos. Con la emergencia de la cepa hipervirulenta NAP1 en Estados Unidos a finales de la década pasada están ocurriendo muchos casos asociados con la comunidad. En un estudio poblacional de 1991 a 2009, 69 (75%) de 92 casos en niños estuvieron asociados con la comunidad. Además del uso reciente de antibióticos, otros factores de riesgo incluyen enfermedad intestinal inflamatoria y el uso de inhibidores de la bomba de protones. Sin embargo, alrededor de 25% de los casos de infección por *C. difficile* se presentan hoy en personas sin factores de riesgo identificables.

Históricamente se utilizaban los inmunoensayos enzimáticos para toxinas A y B para diagnosticar infección por *C. difficile*. Sin embargo, las pruebas de amplificación de ácidos nucleicos dirigidas a uno de los genes de la toxina del *C. difficile* o a su regulador han demostrado tener una mayor sensibilidad, y son actualmente la prueba diagnóstica de elección. Una prueba positiva en un lactante joven con diarrea no demuestra automáticamente una asociación causal. El *C. difficile* productor de toxina puede ser detectado en las heces de hasta 50% de los neonatos sanos, y en alrededor de 5% de los pacientes mayores sin diarrea. Sin embargo, colitis verdadera por *C. difficile* puede presentarse a cualquier edad. La clave es ser juicioso para decidir a qué pacientes hacerles pruebas. Dado que el *C. difficile* puede transmitirse de un paciente a otro a través del personal, los pacientes hospitalizados deben mantenerse en aislamiento de contacto, al igual que los pacientes con diarrea por causa no identificada. El lavado de manos con agua y jabón remueve las esporas de *C. difficile* de forma más efectiva que los desinfectantes para manos basados en alcohol, aunque ambos métodos son efectivos para prevenir la transmisión nosocomial del organismo.

De ser posible, se debe suspender el antibiótico que está causando el problema. Si los síntomas son leves, esto puede ser todo lo que se requiera. En casos moderadamente graves, o si no se puede suspender la terapia antibiótica, tanto la vancomicina oral como el metronidazol son efectivos, con tasas de respuesta de alrededor de 80%. Se prefiere el metronidazol para la terapia inicial ya que es menos costoso y no promueve el desarrollo de enterococos resistentes a vancomicina. Si se requiere terapia intravenosa, se puede utilizar metronidazol (pero no vancomicina). Debido a su circulación enterohepática, se pueden alcanzar concentraciones suficientes de metronidazol en el colon, aunque esto no es confiable. La vancomicina oral es la terapia preferida para los pacientes con enfermedad grave. Aunque son ampliamente utilizados, hay poca evidencia de que los probióticos mejoren la tasa de curación.

Los pacientes con episodios recurrentes de infección por *C. difficile* pueden ser tratados con un curso a reducción prolongado de vancomicina oral. Sin embargo, muchos pacientes tendrán recaída una vez que la dosis sea reducida a 2 veces al día. En estos pacientes se puede realizar trasplante de microflora fecal (TMF). En una serie reciente no controlada, 25 (78%) de los niños con diarrea recurrente por *C. difficile* tuvieron resolución de los síntomas después de una sola infusión de TMF con un seguimiento promedio de 12 semanas.

Parásitos

Entamoeba histolytica

La *E. histolytica* es una causa rara de disentería en Estados Unidos. Se presenta en climas cálidos en el sur y en inmigrantes provenientes de México. La amibiasis puede causar diarrea sanguinolenta incluso en lactantes pequeños, y puede ser fulminante con perforaciones, peritonitis y abscesos hepáticos. Se discute más a detalle en la sección de diarrea crónica.

Sobrecrecimiento intestinal bacteriano o fúngico

Bacterias como *Proteus, Pseudomonas, Enterobacter, Citrobacter,* y levaduras como *Candida*, se encuentran por lo general en el intestino en pequeñas cantidades. Sin embargo, a menudo se vuelven la especie predominante en un paciente con diarrea, de manera particular luego de que se administra terapia antimicrobiana. No existe evidencia de que el predominio de estos organismos se deba a otra cosa que no sea resultado de un cambio en la flora secundario a diarrea o crecimiento selectivo durante la terapia antibiótica. De igual forma, no existe evidencia de que dicho sobrecrecimiento requiera tratamiento.

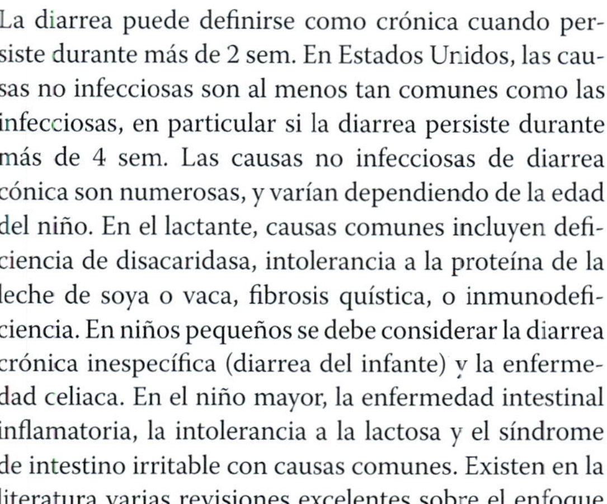

DIARREA CRÓNICA

La diarrea puede definirse como crónica cuando persiste durante más de 2 sem. En Estados Unidos, las causas no infecciosas son al menos tan comunes como las infecciosas, en particular si la diarrea persiste durante más de 4 sem. Las causas no infecciosas de diarrea cónica son numerosas, y varían dependiendo de la edad del niño. En el lactante, causas comunes incluyen deficiencia de disacaridasa, intolerancia a la proteína de la leche de soya o vaca, fibrosis quística, o inmunodeficiencia. En niños pequeños se debe considerar la diarrea crónica inespecífica (diarrea del infante) y la enfermedad celiaca. En el niño mayor, la enfermedad intestinal inflamatoria, la intolerancia a la lactosa y el síndrome de intestino irritable con causas comunes. Existen en la literatura varias revisiones excelentes sobre el enfoque del paciente con diarrea crónica.

El resto de esta discusión se enfoca solo en las causas infecciosas. Las causas infecciosas de diarrea crónica pueden dividirse en parasitarias y no parasitarias. Los parásitos son mucho más comunes como agentes de diarrea crónica que los virus o las bacterias. Sin embargo, cualquiera de las causas comunes de diarrea aguda puede en ocasiones causar síntomas persistentes, en especial la *Salmonella, Campylobacter* y el adenovirus entérico. El *C. difficile* algunas veces causa episodios recurrentes de diarrea.

Causas parasitarias de diarrea crónica

Giardiasis

La *Giardia intestinalis* (también conocida como *G. lamblia* o *G. duodenalis*) es un protozoario flagelado que representa la infección parasitaria gastrointestinal más común en Estados Unidos. Es una causa relativamente frecuente de diarrea, en especial entre aquellos que acuden a estancias infantiles. Su modo habitual de transmisión es por la vía fecal-oral. La enfermedad en adolescentes y adultos se relaciona al cambio de pañales. Se ha transmitido por agua contaminada, aunque el riesgo de adquirir giardiasis por beber agua de campo no ha sido cuantificado. Los perros pueden ser una fuente de infección en humanos. El periodo de incubación es por lo regular de alrededor de 1 sem, pero puede ser tan corto como 3 semanas.

Hay al menos dos síndromes clínicos diferentes que se asocian con la infección con *Giardia*. La forma aguda se caracteriza por heces abundantes, blandas y malolientes, flatulencia y, algunas veces, cólico abdominal. La fiebre no es común. La forma crónica de la enfermedad puede mejorar y recaer. La malabsorción y el retraso en el crecimiento pueden ser los únicos síntomas. En raras ocasiones puede haber vómito. La hipogammaglobulinemia (incluyendo la deficiencia selectiva de IgA) es un factor predisponente, y la erradicación de la infección en estos pacientes puede ser difícil.

La fisiopatología de la giardiasis no se comprende del todo. Los trofozoítos en el duodeno alcanzan grandes números. No son invasivos, sino que se adhieren a la superficie externa de las células epiteliales. Algunos expertos creen que la causa de la diarrea y la malabsorción es la obstrucción física causada por la multitud de trofozoítos adheridos a la capa absorbente de la pared intestinal.

El diagnóstico puede establecerse visualizando los quistes en las heces. Sin embargo, los quistes de *Giardia* son excretados en las heces de forma intermitente, y una muestra única es solo 60% sensible; se deben evaluar tres muestras para elevar la sensibilidad a 90%. Se han desarrollado inmunoensayos enzimáticos y pruebas directas con anticuerpos fluorescentes para la detección de *Giardia* en las heces; estas son las pruebas de elección para la detección de *Giardia*, y una sola muestra tiene una sensibilidad de alrededor de 95%. Si la sospecha de giardiasis es alta, se debe enviar una nueva muestra de heces. En ocasiones, el diagnóstico se establece por esofagogastroduodenoscopia (EGD) con biopsia, aunque por lo común no es necesaria esta prueba.

La giardiasis puede tratarse con diversos agentes antiparasitarios. El metronizadol es tal vez el más utilizado. Se administra a una dosis de 30 mg/kg/día divididos TID durante 10 días. Se puede disfrazar un poco el mal sabor con mermelada o jarabe de chocolate. Tiene un potente efecto tipo Antabuse, de modo que no debe ser utilizado en forma concurrente con ningún medicamento en forma de elixir.

La nitazoxanida se encuentra disponible en presentaciones líquida y en tabletas, y tiene una eficacia muy similar a la del metronidazol, con tasas de curación de 80 a 85%. La dosis en niños de 1 a 3 años de edad es de 100 mg VO BID, en niños de 4 a 11 años es de 200 mg VO BIS, y en niños de 12 años de edad en adelante es de 500 mg VO BID. El tratamiento es por 3 días.

Albendazol a dosis de 10 mg/kg/día una vez al día durante 5 días, es otra alternativa. Para los casos refractarios y recurrentes, se puede utilizar terapia combinada con metronidazol y quinacrina durante 21 días. La dosis de quinacrina es de 6 mg/kg/día (máximo 300 mg) divididos TID. Puede ser difícil de conseguir, pero algunas farmacias pueden conseguir el polvo y fabricar cápsulas.

Cryptosporidiosis

Este protozoario es la segunda causa parasitaria más común de diarrea en Estados Unidos. Es una causa de diarrea en animales domésticos, que pueden ser una fuente de infección en humanos. Es resistente a los niveles estándar de cloro en el agua, permitiéndole ser la causa más común de enfermedad debido al uso de agua recreativa. Debido a que la dosis infecciosa es tan pequeña como 30 ooquistes, también es común la transmisión de persona a persona, en especial en las estancias. Pueden ocurrir brotes por agua potable contaminada, como el que se presentó en Milwaukee en 1993 que afectó a 400 000 personas, incluyendo 69 muertes. El agua de pozo es también una fuente común. Los huéspedes inmunocomprometidos tienen un riesgo particularmente alto de enfermedad grave.

En situaciones de brote se debe hacer énfasis en la importancia de hervir el agua para todo uso. Los filtros de agua submicron demostraron ser efectivos contra la enfermedad durante el brote de Milwaukee, reduciendo la tasa de infección de 65 a 18 por ciento.

Después de un periodo de incubación de alrededor de una semana (rango, 2 a 14 días), la enfermedad está marcada por diarrea líquida en huéspedes inmunocomprometidos. El estudio del brote de Milwaukee mostró que la duración promedio de la enfermedad fue de 9 días. Noventa y tres por ciento de los pacientes con criptosporidiosis demostrada tuvo diarrea líquida, 84% reportó dolor cólico abdominal, 57% experimentó fiebre de bajo grado y alrededor de la mitad tuvo al menos un episodio de vómito. En huéspedes inmunocomprometidos, la enfermedad tiende a ser más insidiosa y puede durar indefinidamente. Los pacientes con enfermedad avanzada por VIH son más proclives a la criptosporidiosis problemática. Con el paso del tiempo, la pérdida de peso progresa a caquexia. El involucramiento de la vía biliar puede causar colecistitis acalculosa. También puede presentarse infección del tracto respiratorio en huéspedes inmunocomprometidos. La importancia de la inmunidad mediada por células en la resolución de la infección se demuestra por la dificultad que tienen los pacientes con la enfermedad avanzada por VIH o los receptores de trasplante de órgano sólido para eliminar al parásito.

La sensibilidad del análisis rutinario de las heces para detectar huevos y parásitos es muy baja para detectar *Cryptosporidium*. El realizar una tinción modificada para organismos ácido-alcohol resistentes mejora la sensibilidad hasta alrededor de 55%. Al igual que con la *Giardia*, los inmunoensayos enzimáticos y las pruebas con anticuerpo fluorescente directo en las heces tienen una sensibilidad > 90 por ciento.

La terapia para la criptosporidiosis es con nitazoxanida. La dosis es la misma que la mencionada para la infección por *Giardia*. Las tasas de curación se aproximan a 90% en niños antes sanos, por desgracia son mucho más bajas en huéspedes inmunocomprometidos. En pacientes con sida, el mejor tratamiento para el *Cryptosporidium* es la mejoría de la función inmunológica con terapia antirretroviral combinada.

Cyclospora cayetanensis

La infección con este protozoario causa diarrea acuosa que puede durar por varias semanas, en especial en pacientes inmunocomprometidos. Se han reportado varios brotes causados por alimentos contaminados, sobre todo por frutas y verduras importadas de Latinoamérica. Los ooquistes de *Cyclospora* recién excretados en las heces no son infecciosos; requieren varios días en el medio ambiente para esporular hacia la forma infecciosa. A diferencia del *Cryptosporidium*, no se ha documentado transmisión de persona a persona.

Al igual que con el *Cryptosporidium*, las pruebas rutinarias para detección de huevos y parásitos no son sensibles para detectar *Cyclospora*. Una tinción modificada de safranina mejora la detección. El tratamiento con TMP-SMX alivia los síntomas y disminuye la duración de la excreción de ooquistes. La dosis es 10 mg/kg/día del componente de TMP divididos BID durante 7 días. Una terapia alternativa es con ciprofloxacino a dosis de 30 mg/kg/día divididos BID por 7 días. Los pacientes inmunocomprometidos pueden requerir una terapia de mayor duración.

Cystoisospora belli

Este protozoario es muy similar a la *C. cayetanensis*, excepto que no se han reportado grandes brotes causados por alimentos contaminados. La *C. belli* puede causar eosinofilia periférica, algo que es inusual para un protozoario. La infección es más común en las áreas tropicales y subtropicales del mundo. La infección en los pacientes inmunocompetentes es a menudo asintomática, pero los pacientes con sida pueden desarrollar diarrea líquida severa con pérdida de peso y caquexia. Cuando se trata de forma agresiva la infección por VIH, la cistosporidiasis tiende a resolverse. Puede diagnosticarse mediante microscopia con fluorescencia de heces concentradas en preparación de *wet mount*. De forma alternativa, se puede utilizar tinción de safranina o para organismos ácido-alcohol resistentes. El tratamiento con TMP-SMX (10 mg/kg/día del componente de TMP divididos BID durante 10 días) es efectivo, sin embargo las recaídas son frecuentes.

Amibiasis

El término *amibiasis* por lo general se utiliza para referirse a una infección con el protozoario *E. histolytica*. Esta infección es poco frecuente en Estados Unidos, pero es una causa ocasional de diarrea crónica después de la lactancia. A menudo existe el antecedente de haber viajado a un país extranjero, como México. El término "histolytica" se refiere al poder invasivo de esta especie, que secreta un sustrato lítico que permite la invasión a los tejidos. Otras especies de amibas (p. ej., *Entamoeba coli*, *E. hartmanni* y *E. dispar*) pueden encontrarse en las heces humanas como flora normal.

El trofozoíto móvil de la *E. histolityca* sobrevive sólo durante poco tiempo después de la defecación. Es destruido por el ácido gástrico de modo que por lo regular no es contagioso. El quiste es la forma que con frecuencia se observa, y es la forma infecciosa. También es la manera habitual recuperada del paciente con diarrea crónica.

La diarrea crónica o recurrente secundaria a amibiasis puede estar asociada con episodios de dolor abdominal. La diarrea leve puede alternarse con constipación. Puede haber debilidad, pérdida de peso y anemia. A pesar de su capacidad para invadir los tejidos, por lo común hay ausencia de fiebre y de eosinofilia, o bien la fiebre es de bajo grado, al igual que con otras infecciones por protozoarios.

A menudo se considera la amibiasis crónica dentro del diagnóstico diferencial de la colitis ulcerativa. Puede haber sangre en las heces sin mucha diarrea y también hepatomegalia, así como absceso hepático.

La *E. histolytica* es morfológicamente indistinguible de la no patogénica (y mucho más común) *E. dispar*. La mejor manera para diferenciar entre ambas es con una prueba comercialmente disponible de inmunoensayo enzimático en las heces. Las pruebas serológicas para *E. histolytica* son útiles para diagnosticar enfermedad extraintestinal, como un absceso hepático, pero no son útiles para diagnosticar infección intestinal.

El tratamiento de la amibiasis es con metronidazol a dosis de 40 mg/kg/día TID durante 10 días. En los casos graves, o en aquellos con absceso hepático, el metronidazol se administra por vía intravenosa. En cualquier caso, el tratamiento debe estar seguido por yodoquinol o paromomicina oral para eliminar los quistes. La paromomicina se administra a una dosis de 30 mg/kg/día divididos TID durante 7 días; la dosis de yodoquinol es de 40 mg/kg/día divididos TID por 20 días.

Microsporidia

Microsporidia es el nombre que se le da a un grupo de parásitos protozoarios. Se han identificado más de 1 200 especies, pero solo unos cuantos han demostrado causar enfermedad en humanos. Dos especies, el *Enterocytozoon bieneusi* y el *Encephalitozoon intestinalis,* causan al principio infección gastrointestinal.

Estos patógenos son raros en las personas con inmunidad normal; casi todos los casos reportados son en pacientes con sida. El diagnóstico se establece mediante microscopia utilizando tinción fluorescente o basada en cromótropo.

En pacientes con sida, el restablecimiento inmunológico de los conteos de células T CD4 a más de 100 por mcL se asocia con la resolución de los síntomas de microsporidiosis entérica. El albendazol es efectivo contra algunas especies (incluyendo *E. intestinalis*), pero mucho menos efectivo contra otras (como la *E. bieneusi*). En adultos, la dosis es 400 mg VO BID hasta que se haya mantenido el restablecimiento inmunológico durante al menos 6 meses. No existen datos sobre el tratamiento en niños.

Dientamoebiasis

La *Dientamoeba fragilis* está muy relacionada con los flagelados, como la *Trichomonas.* Es una causa rara de diarrea crónica y dolor abdominal, y en algunos casos causa diarrea aguda. En ocasiones se observa eosinofilia periférica. Muchas infecciones son asintomáticas. La infección se diagnostica a través de la detección de trofozoítos en frotis fecales teñidos de manera permanente, como con tinción tricrómica, aunque los trofozoítos pueden con facilidad ser pasados por alto. El tratamiento es con yodoquinol 40 mg/kg/día PO divididos TID por 20 días o metronidazol 30 mg/kg/día divididos TID por 10 días.

Strongyloidiasis

Este nematodo intestinal es una causa rara de diarrea crónica asociada con dolor abdominal, eosinofilia y pérdida de peso. Es más común en personas de los trópicos; sin embargo, en ocasiones se presenta en personas de la zona rural del sur de Estados Unidos. El diagnóstico se establece por visualización microscópica de la larva rabditiforme en el análisis de huevos y parásitos. También hay otras técnicas disponibles, de modo que se debe alertar al laboratorio de microbiología en caso de sospechar el diagnóstico. También hay pruebas serológicas disponibles. El inmunoensayo enzimático tiene la sensibilidad más alta (90%). El tratamiento es con ivermectina 200 mcg/kg diarios por dos dosis.

Balantidium coli

La infección por este patógeno protozoario es casi siempre asintomática, pero puede resultar en diarrea crónica o aguda. La infección es más frecuente en áreas del mundo en desarrollo en las que es común el contacto con cerdos. El diagnóstico es por visualización directa en heces frescas. El tratamiento para los niños > 7 años de edad es con tetraciclina 40 mg/kg/día VO divididos QID por 10 días. Los niños de menor edad pueden ser tratados con metronidazol 40 mg/kg/día divididos TID por 5 días.

Probables protozoarios no patogénicos

En ocasiones el laboratorio reporta varios organismos cuando se encuentran en las heces enviadas para pruebas rutinarias para huevos y parásitos. Estos incluyen *Blastocystis hominis, Endolimax nana*, y especies no patogénicas de *Entamoeba* (*E. dispar, E. coli* y *E. hartmanni*). Estos organismos se detectan con más frecuencia en niños que en adultos y pueden predecir la presencia de otros protozoarios (patogénicos). Sin embargo, no existe evidencia concluyente de que causen síntomas gastrointestinales.

Intolerancia posinfecciosa a la lactosa

El concepto de malabsorción de lactosa es común en la fase de recuperación de una enfermedad diarreica bacteriana o viral aguda, y que, en algunos niños, esto resulta en una persistencia significativa de la diarrea, esto era una creencia popular. Muchos médicos aún prescriben un periodo de restricción de lactosa después de un episodio agudo de diarrea. Aunque este concepto aún puede ser verdadero para ciertos niños en forma individual, en los estudios poblacionales, el tiempo de recuperación de una enfermedad diarreica aguda es similar entre grupos que reciben fórmula que contiene lactosa o seno materno y en aquellos que reciben leche deslactosada.

Por lo tanto, no se recomienda el uso rutinario de fórmulas sin lactosa en niños con diarrea *aguda*. Sin embargo, se piensa que la contribución de la deficiencia de lactasa en niños pequeños con diarrea *crónica* en los países en desarrollo es considerable. Los factores de riesgo para la intolerancia a la lactosa en esta población incluyen edad < 6 meses, bajo estatus socioeconómico y deshidratación grave.

DIARREA EN HUÉSPEDES COMPROMETIDOS

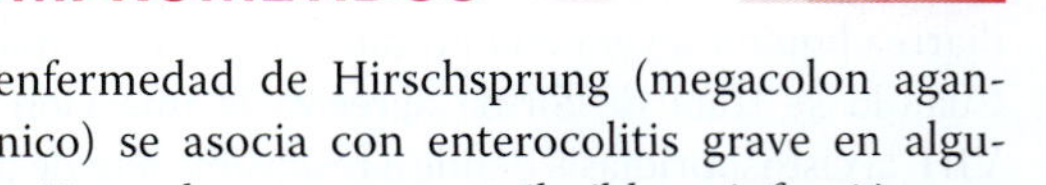

La enfermedad de Hirschsprung (megacolon aganglónico) se asocia con enterocolitis grave en algunos niños, algunas veces atribuible a infección por *C. difficile.* Los receptores de trasplante de médula ósea y de órgano sólido pueden tener diarrea, en especial por norovirus, adenovirus, rotavirus, enterovirus y *C. difficile* (Capítulo 22). La infección crónica por enterovirus y la giardiasis son comunes en niños con agammaglobulinemia (Capítulo 23).

La diarrea puede ser una característica importante de la histoplasmosis diseminada en lactantes. A pesar de la presencia de hepatoesplenomegalia masiva, la histoplasmosis diseminada algunas veces se diagnostica al principio de forma errónea como enfermedad intestinal inflamatoria.

El rotavirus, norovirus, giardiasis, criptosporidiosis, ciclosporiasis, cistoisosporiasis y la microsporidiosis pueden causar diarrea persistente en niños inmunocomprometidos, por ejemplo, con sida (Capítulo 20). Todos estos agentes pueden también infectar a huéspedes inmunológicamente normales, este tema ya fue analizado antes. La enfermedad en huéspedes inmunocomprometidos tiende a ser de mayor duración. Adicionalmente, hay una mayor probabilidad de que se presenten complicaciones como colecistitis e infección diseminada con parásitos protozoarios.

ENFOQUE DE LABORATORIO

Existen varias revisiones extensas en la literatura sobre el análisis clínico y el enfoque de laboratorio para los niños con diarrea. Existen varias pruebas disponibles, pero muchas de ellas no son específicas. Incluso la prueba más importante, el cultivo bacteriano de las heces, debe ser utilizado en forma selectiva. Al igual que con cualquier prueba solicitada, se debe considerar cuidadosamente si los resultados de la prueba tendrán influencia sobre el manejo del paciente o si tienen significancia en cuanto a salud pública.

Cultivos bacterianos

Las indicaciones para esta prueba incluyen:

1. Diarrea con sangre o moco.
2. Pacientes lo bastante enfermos como para ser hospitalizados.
3. Circunstancias especiales: brotes en estancias infantiles, viajes al extranjero o antecedentes sugerentes de exposición.

En la diarrea inflamatoria aguda, el coprocultivo es por lo común el mejor procedimiento de laboratorio, y a menudo puede influenciar la terapia antibiótica. Algunos centros han remplazado los coprocultivos con PCR para patógenos entéricos. La sensibilidad es similar, pero el tiempo requerido es menor para la PCR. En la diarrea no inflamatoria aguda, ninguna prueba es de mucho valor para determinar la etiología o la terapia antibiótica específica, aunque se debe realizar el cultivo para excluir una causa bacteriana tratable cuando la enfermedad es moderadamente grave o requiere hospitalización. En la diarrea crónica es razonable la búsqueda de causas parasitarias específicas (*Giardia*, *Cryptosporidium* y algunas veces *Cyclospora*). Los pacientes con diarrea grave y exposición reciente a antibióticos deben ser evaluados en búsqueda de infección por *C. difficile*, por lo regular con PCR. Se deben considerar las pruebas para este organismo incluso en ausencia de exposición a antibióticos si se han excluido otras causas de diarrea inflamatoria. Una prueba positiva en un lactante pequeño puede representar colonización, pero en un niño de mayor edad, casi siempre es indicativa de una relación causal.

Coprocultivos bacterianos en pacientes hospitalizados

Estudios tanto en adultos como en niños han demostrado un rendimiento diagnóstico muy bajo de los coprocultivos en el paciente hospitalizado. En un estudio de 14 125 coprocultivos en pacientes hospitalizados en el Children's Hospital en Boston durante un periodo de 5 años, 174 (1%) fueron positivos. De 9 378 cultivos de pacientes hospitalizados durante > 3 días, solo 13 (0.1%) fueron positivos. La mayoría de ellos fue enviada para documentar aclaramiento en un paciente con infección conocida con un patógeno entérico. Muchos laboratorios en hospitales rechazan solicitudes para coprocultivos en pacientes hospitalizados durante > 3 días, lo que produce un ahorro significativo en cuanto a costos.

Cultivo de hisopados rectales

Los hisopados rectales pueden tomarse de manera directa de un paciente o de las heces después de una evacuación, intentando tomar la muestra de cualquier área visible de pus o moco.

Cuando se toma un hisopado rectal de un paciente con evacuaciones líquidas, el hisopo algunas veces parecerá que no se "pinta" con las heces. Esto no quiere decir que la muestra sea inadecuada, ya que el hisopo absorbe mucha agua fecal, que contiene muchos organismos. Las muestras de heces enteras solo son necesarias para detectar un estado de portador, donde se requiere una muestra grande para detectar el pequeño número de organismos (< 1 000 por gramo de heces) que pueden encontrarse en los portadores. En general, también se necesitan muestras de heces enteras para buscar parásitos.

Número de cultivos

Por lo general, un cultivo es suficiente para excluir los patógenos bacterianos comunes, pero se debe realizar un segundo cultivo si la diarrea persiste. La principal desventaja de tomar un solo cultivo no es tanto el hecho de que el patógeno pueda excretarse de forma intermitente, sino que puede ocurrir un error en la recolección o el procesamiento de una sola muestra.

El laboratorio debe tener una identificación presuntiva de *Shigella, Salmonella, E. coli* O157:H7 o *Campylobacter* para las 48 h después de que se toma el cultivo. Los resultados de la PCR están listos en 12 horas.

Frotis para leucocitos fecales

Los frotis para leucocitos fecales se solicitan de manera esporádica para reducir el espectro de diagnósticos diferenciales. Sin embargo, en general no son útiles por varias razones. Primero, la presencia de leucocitos fecales no es específica de infección; pueden observarse en la enfermedad intestinal inflamatoria, así como en otras causas no infecciosas. Segundo, incluso si la presencia de leucocitos fecales fuese específica para infección bacteriana, el evaluar su presencia no guiaría la terapia, ya que algunas causas bacterianas de diarrea requieren antibióticos y otras no. Por último, si las heces tienen sangre franca, no es necesario observar leucocitos fecales para identificar a la enfermedad como invasiva. Los estudios que le atribuyen valor diagnóstico a los frotis para leucocitos con frecuencia no han analizado los datos después de haber excluido heces francamente sanguinolentas e incluyen casos de *Salmonella* (que por lo general no requiere tratamiento antimicrobiano) y *E. coli* productora de toxina Shiga (para la cual está contraindicado el tratamiento antimicrobiano).

Frotis de sangre periférica

La infección por *Shigella* se asocia con un incremento importante en las bandas. El SUH temprano causado por ECTS puede ser detectado por la presencia de esquistocitos en el frotis periférico.

Parásitos

Si hay dos cultivos bacterianos presuntamente negativos para patógenos entéricos y diarrea no sanguinolenta persistente, o si existe una situación predisponente (como un viaje al extranjero, ingesta de agua de pozo, exposición a agua recreativa, o un brote en una estancia infantil), entonces es apropiado realizar pruebas para *Giardia* y *Cryptosporidium*.

No es necesario el análisis de seguimiento para detectar portadores asintomáticos, como tampoco el estudio de los miembros asintomáticos de una familia.

Cultivos virales

Los cultivos virales no son útiles para el diagnóstico de gastroenteritis viral.

Detección de antígenos virales y PCR

Muchos laboratorios cuentan con detección rápida de antígenos para rotavirus, y unos cuantos también tienen pruebas para adenovirus entéricos. Las pruebas de PCR multiplex incluyen múltiples virus diarreogénicos. Ya sea que detectar estos organismos ahorra o no costos o más pruebas, depende de la gravedad de la enfermedad y de si el huésped está inmunocomprometido. En casos leves que se presentan en pacientes antes sanos, estas pruebas casi siempre no son necesarias.

Pruebas para *E. coli* productora de toxina Shiga

En pacientes con colitis hemorrágica se le debe solicitar al laboratorio cultivo para *E. coli* O157:H7. Este serotipo se detecta mejor por su ausencia de fermentación de sorbitol junto con pruebas serológicas con antisuero para O157. A continuación, se lleva a cabo la confirmación del antígeno H7 en un laboratorio de referencia, por lo general en el departamento estatal de salud. La detección rápida de la toxina Shiga puede realizarse por detección de antígeno o por PCR. Este último tiene una sensibilidad equivalente al cultivo. Sin embargo, esto no distingue entre las cepas O157 y no O157 de ECTS. Es preferible saber si el paciente está infectado por *E. coli* O157, ya que su historia natural está bien descrita, a diferencia de la ECTS no O157.

Serología

Rara vez se estudian los anticuerpos en suero, ya sea porque no se producen en forma confiable o porque su producción es demasiado retardada como para ser útil en la infección aguda. Si se desea, se pueden realizar pruebas para anticuerpos séricos contra *Campylobacter* en un laboratorio de referencia para confirmar al organismo como la causa de síndrome de Guillain-Barré posdiarreico, pero esto no afecta el manejo.

Alteraciones fisiológicas

La identificación temprana y el tratamiento de las alteraciones fisiológicas de la diarrea aguda con frecuencia son más importantes que la terapia antibiótica dirigida contra un posible patógeno bacteriano. Las tres alteraciones fisiológicas principales que con mayor probabilidad pueden presentarse en la diarrea aguda son la deshidratación, la hipernatremia y la acidosis meta-

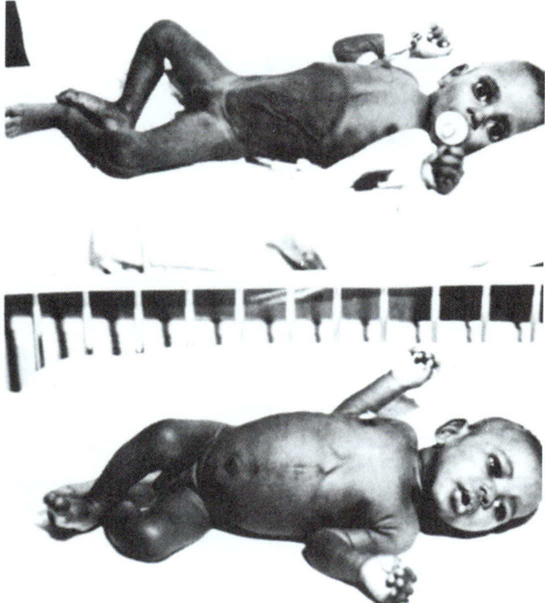

Figura 12-1. La deshidratación en los lactantes a menudo se asocia con pobre turgencia de los tejidos, identificada cuando al pellizcar la piel, ésta no regresa a su posición normal. **Arriba:** Bebé deshidratado con pobre turgencia (demostrada al pellizcar la piel del abdomen) y los ojos hundidos. **Abajo:** El mismo niño 48 h después de haber recibido líquidos por vía intravenosa. (Tomada de: Moffet HL. Clinical Microbiology. Philadelphia, PA: JB Lippincott, 1980.)

Cuadro 12-1. Guías prácticas para el manejo de la diarrea aguda en niños pequeños

1. El uso de "líquidos claros" es inapropiado debido a que carecen de una cantidad adecuada de sodio.
2. El uso de jugos, bebidas carbonatadas y bebidas deportivas puede empeorar la diarrea debido a la carga osmolar.
3. Utilice soluciones comerciales para rehidratación oral.
4. Calcule el déficit de líquido y repóngalo en un periodo de 4 h. Por ejemplo, en un niño de 10 kg con una deshidratación de 5%, el déficit es 5% de 10 000 g = 500 mL. Por lo tanto, administre 125 mL de terapia de rehidratación oral para un periodo de 4 horas.
5. Si el niño es alimentado con seno materno, continúe la alimentación.
6. Reevalúe a las 4 horas.
7. Si está rehidratado, inicie la alimentación normal, incluyendo líquidos de mantenimiento.
8. Continúe suplementando con terapia de rehidratación oral a razón de 10 mL/kg por cada evacuación líquida o episodio de vómito hasta que el niño se recupere.

bólica (Fig. 12-1). Otras posibles alteraciones son la hipokalemia, hipocalcemia, hipomagnesemia, hipoglucemia y alcalosis hipoclorémica.

MANEJO

Terapia sintomática y de rehidratación

Desde que la Organización Mundial de la Salud adoptó la terapia de rehidratación oral en 1978 como su principal herramienta para combatir la diarrea, el número de muertes en niños que sufren de diarrea aguda ha disminuido de 4.6 millones a 1.5 millones al año. A pesar de este éxito dramático, la terapia de rehidratación oral sigue siendo asombrosamente subutilizada, de manera particular en Estados Unidos, donde en su lugar se utiliza a menudo la terapia intravenosa, que es más costosa. Se han publicado guías prácticas para el manejo ambulatorio de la gastroenteritis aguda en niños, y se resumen en el Cuadro 12-1.

La práctica del "reposo intestinal" para los lactantes con diarrea, con todas sus convenciones (líquidos claros por un día, luego fórmula a la mitad de la dosis por otro día, etc.), no tiene base científica. Estudios han mostrado que el continuar dando fórmula o seno materno a los lactantes que padecen enfermedades diarreicas agudas acelera la recuperación y no empeora la gravedad de la enfermedad.

Una excepción al uso de rehidratación oral es en pacientes con infección por *E. coli* O157:H7. En estos pacientes se debe mantener el estado de volumen con solución salina isotónica administrada por vía intravenosa, la cual ha demostrado proteger contra el desarrollo de falla renal oligúrico en caso de que el niño desarrolle SUH.

Terapia farmacológica

Agentes antimotilidad

Los estudios sobre difenoxilato y atropina (Lomotil) en humanos indican que empeora la shigelosis experimental. En general, estos agentes o las fórmulas antidiarreicas similares, como la loperamida (Imodium) que inhiben la motilidad intestinal, no deben utilizarse en lactantes o niños menores de 5 años de edad.

Suspensión de caolín-pectina

El caolín (una arcilla), la pectina (encontrada en las manzanas), y la combinación de ambas, no reducen la frecuencia de la defecación ni el contenido de agua o el peso de las heces. El uso de estas preparaciones es innecesario.

Probióticos

El uso de probióticos, como el *Lactobacillus,* sigue siendo controversial. Algunos estudios muestran beneficio para prevenir o tratar la diarrea y otros no. Una revisión de Cochrane sobre los probióticos para el tratamiento de la diarrea de > 14 días de duración en niños, concluyó que la evidencia que sugiere que los probióticos pueden ser efectivos en el tratamiento de la diarrea persistente en niños es limitada. Otra revisión de Cochrane estudió el uso de probióticos para la prevención de diarrea asociada con antibióticos en niños. Concluyeron que la evidencia general sugiere un efecto protector de los probióticos en la prevención de la diarrea asociada con antibióticos, pero que se requieren más estudios. En nuestra experiencia, los probióticos parecen hacer poca diferencia en el curso del paciente. En general son seguros, aunque hay unos cuantos reportes sobre bacteriemia con la cepa probiótica en pacientes inmunocomprometidos que reciben probióticos.

Terapia antibiótica

Antes de los resultados del cultivo

Como se discutió antes, solo algunas de las causas de enteritis bacteriana requieren terapia (Tabla 12-2). Adicionalmente, la terapia antimicrobiana está contraindicada para la diarrea causada por *E. coli* O157:H7. Dada la dificultad para diferenciar entre las varias causas de diarrea inflamatoria solo por la clínica, por lo regular no se aconseja la terapia antibiótica. Una excepción es la situación en la que el paciente es un contacto de un caso conocido de shigelosis, en cuyo caso la probabilidad de infección con el mismo organismo es muy alta.

Después de los resultados del cultivo

La terapia antimicrobiana específica para cada organismo se discute en las secciones previas sobre cada patógeno.

Complicaciones

En la Tabla 12-3 se muestra una lista de las posibles complicaciones de la diarrea.

Se observaron convulsiones en 11% de los niños con diarrea causada por *Shigella,* en comparación con 5% de aquellos con diarrea causada por *Salmonella*

Tabla 12-2 Terapia específica para la diarrea aguda

PATÓGENO	TERAPIA DE PRIMERA LÍNEA (ALTERNATIVAS)
Desconocido (antes de los resultados del cultivo)	Ninguna
Amibiasis	Metronidazol seguido de paromomicina o yodoquinol
Aeromonas	Ninguna (TMP-SMX)
Campylobacter	Ninguna (azitromicina, si es grave)
Cólera	Doxiciclina (azitromicina)
Clostridium difficile	Suspender el medicamento causal; metronidazol (vancomicina)
Cryptosporidium	Nitazoxanida
Cyclospora	TMP-SMX
E. coli O157:H7	Ninguna (los antibióticos aumentan el riesgo de SUH)
E. coli enterotoxigénica	Azitromicina (una fluoroquinolona
Giardiasis	Metronidazol (furazolidona)
Plesiomonas	Ninguna (TMP-SMX)
Salmonelosis	Ninguna (ceftriaxona para los pacientes de alto riesgo)
Shigelosis	Cefixime (azitromicina, una fluoroquinolona)
Fiebre tifoidea	Ceftriaxona (una fluoroquinolona)
Vibrio parahaemolyticus	Ninguna (doxiciclina)
Yersiniosis	Ninguna (ceftriaxona, doxiciclina)

TMP-SMX, trimetoprim-sulfametoxazol; SUH, síndrome urémico hemolítico.

y 4% de los casos de diarrea por etiología no diagnosticada. La fisiopatología de las convulsiones en la shigelosis no se ha definido con claridad. En muchos casos, las convulsiones que se presentan en asociación con la infección por *Shigella* de hecho preceden a los síntomas gastrointestinales. Son más comunes en niños pequeños. El líquido cefalorraquídeo es casi siempre normal, pero se ha encontrado que unos cuantos pacientes con convulsiones asociadas con shigelosis tienen de 10 a 400 leucocitos por mcL. Para las convulsiones generalizadas habituales que duran

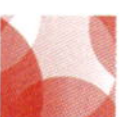

Tabla 12-3 Complicaciones de la diarrea aguda

COMPLIACIÓN	AGENTES HABITUALES
Bacteriemia	*Salmonella, Yersinia*
Convulsiones y fiebre	*Shigella, Campylobacter, Salmonella*
Encefalopatía	*Shigella* (más común) o *Salmonella*
Infecciones extraintestinales	*Salmonella* (más común); en ocasiones otras bacterias
Síndrome de Guillain-Barré	*Campylobacter jejuni*
Síndrome urémico hemolítico	*E. coli* O157:H7 (menos comúnmente otras ECTS)
Meningitis	*Salmonella* (neonatos/lactantes pequeños)
Artritis reactiva	*Salmonella, Shigella, Campylobacter, Yersinia*
Perforación intestinal, megacolon tóxico, bacteriemia secundaria	Grupo de la diarrea invasiva (sanguinolenta)
Trombosis del seno dural, trombosis de la vena renal, metahemoglobinemia transitoria, infección urinaria	Cualquier diarrea grave
Convulsiones/alteración del estado mental	Diarrea grave que produce desequilibrios electrolíticos
Derrames subdurales	Cualquier diarrea hipernatrémica

< 10 min no se recomiendan ni procedimientos diagnósticos ni terapia farmacológica.

La bacteriemia no es inusual en la diarrea causada por algunas especies de *Salmonella*, pero es rara en la shigelosis. Se ha reportado bacteriemia con un organismo entérico, como el *Enterobacter*, de 5 a 6 días después del inicio de una shigelosis en asociación con nuevos hallazgos clínicos, particularmente fiebre alta, leucocitosis y toxicidad. La bacteriemia secundaria con organismos entéricos no es de sorprender, dada la extensión de la destrucción mucosa observada en la shigelosis.

La perforación intestinal y el megacolon tóxico son complicaciones raras de la salmonelosis y de la colitis por *C. difficile*. Se ha reportado encefalopatía en niños con salmonelosis o shigelosis, pero también parece ser poco frecuente. Las infecciones extraintestinales que pueden ocurrir con la *Shigella* incluyen conjuntivitis, infección de vías urinarias, vaginitis, neumonía y artritis. La bacteriemia y la meningitis pueden complicar la salmonelosis en el periodo neonatal. Pueden ocurrir derrames subdurales debido a encogimiento del cerebro secundario a hipernatremia. Éstos son en general pequeños y no requieren terapia. De manera esporádica, un empiema subdural o un absceso cerebral pueden complicar a una meningitis por *Salmonella* (Fig. 12-2).

La infección de vías urinarias en ocasiones complica o causa diarrea aguda. La recolección de una muestra no contaminada de una lactante mujer con diarrea es difícil, pero no deben ignorarse los reportes de los exámenes de orina en estas pacientes. Puede requerirse una muestra obtenida por catéter o por punción vesical para un diagnóstico definitivo.

Puede presentarse enfermedad secundaria, presumiblemente debida a la respuesta del sistema inmune al patógeno, en especial después de las infecciones por *Campylobacter*. La asociación de síndrome de Guillain-Barré y campilobacteriosis se analiza en el Capítulo 9. Parece haber un componente de imitación molecular en su patogénesis. La incidencia es de alrededor de uno por cada 1 000 casos de infección por *Campylobacter. Esta* es la causa de alrededor de un tercio de los casos de síndrome de Guillain-Barré.

El síndrome urémico hemolítico complica alrededor de 10 a 15% de los casos de infección por *E. coli* O157:H7, como se analizó antes. Entre los niños

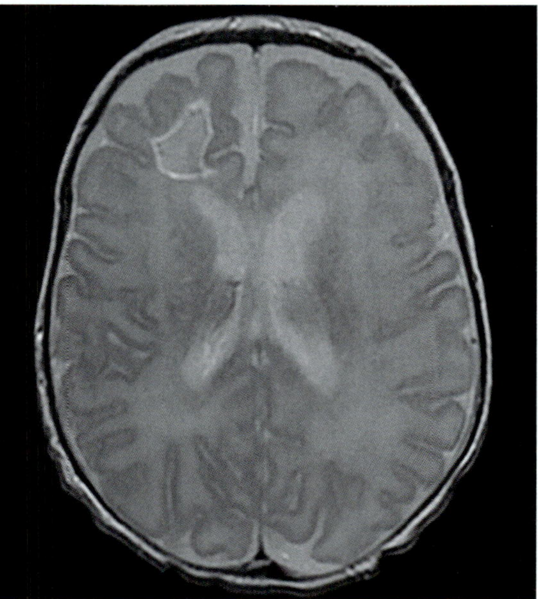

Figura 12-2. RM contrastada con gadolinio sopesada en T2 de un niño de 2 meses de edad con meningitis por *Salmonella* y un absceso cerebral frontal derecho.

con SUH, los factores de riesgo para una enfermedad más grave incluyen edad < 2 años, oliguria o anuria antes de la hospitalización, hemoconcentración y elevación del conteo leucocitario.

La artritis reactiva es una complicación ocasional de la enteritis bacteriana (ver Capítulo 16). Las articulaciones son dolorosas y están inflamadas pero, si se aspiran, no se recuperan organismos. El paciente casi siempre permanece afebril. Durante el transcurso de días, semanas o incluso meses, la condición se resuelve, y con frecuencia no se observan secuelas. Se ha reportado que la *Salmonella, Yersinia, Shigella* y *Campylobacter* pueden todas causar artritis reactiva. El *C. difficile* y la *Giardia* han sido implicados con menor frecuencia.

La diarrea infecciosa en la infancia puede estar seguida por esteatorrea adquirida o intolerancia adquirida a la lactosa, y esto puede ser el primer paso hacia la diarrea crónica y la desnutrición, en especial en países en desarrollo.

Manejo de las personas expuestas

Los brotes de diarrea en los cuneros de recién nacidos pueden representar un problema en cuanto al control, requiriendo el apego a precauciones de contacto estrictas. La higiene cuidadosa de manos en los cuneros puede disminuir la exposición, como lo indica evidencia indirecta de que las manos son un importante medio de colonización por *E. coli* diarreogénica en los cuneros. Si una paciente obstétrica tiene diarrea, se debe aislar a su bebé de otros recién nacidos. Se han reportado casos de sepsis neonatal temprana con *Salmonella* y *Campylobacter* en lactantes cuyas madres tenían enteritis bacteriana.

Es importante el aislamiento de los pacientes hospitalizados con diarrea. Todos los cuidadores deben utilizar bata y guantes si van a tener contacto con el paciente o con el entorno del paciente.

SÍNDROMES CON VÓMITO

El vómito puede definirse como la eyección forzada de contenido gástrico. La regurgitación puede definirse como el escupir de forma pasiva contenido gástrico con poco o nulo esfuerzo, en especial después de eructar.

> **Perla clínica:** el vómito es inespecífico en niños, y puede ser el primer síntoma de una infección sistémica grave, o bien una localizada fuera del abdomen.

Diagnósticos a evitar

Se deben evitar los términos gripe estomacal (o intestinal) y gastroenteritis como diagnósticos preliminares, ya que con frecuencia no son una descripción lo bastante precisa del grado de vómito o diarrea, e implican una etiología inflamatoria. La *gripe intestinal* es un término lego que no está de manera adecuada definido; sin embargo, por lo regular implica vómito o diarrea.

El término "gastritis" implica que hay inflamación estomacal involucrada en una enfermedad con vómito, pero esto rara vez es evaluable y a menudo no es el principal factor. No se debe utilizar el término "gastroenteritis" si la principal manifestación es el vómito en lugar de la diarrea. En niños, el vómito es a menudo un síntoma inespecífico de una enfermedad sistémica, y no siempre implica una fuente gastrointestinal o incluso abdominal. "Vómito" o "vómito con fiebre" pueden ser diagnósticos orientados a problemas más precisos que "gastroenteritis". Como se discutió antes, la faringitis, cistitis, meningitis, neumonía, miocarditis y la sepsis pueden todas presentarse al inicio con vómito.

Clasificación

Para ayudar a la clasificación de un síndrome con vómito es importante establecer la frecuencia y gravedad del vómito, el aspecto del vómito y cualquier exposición a otras personas que presentan vómito. Si la diarrea es más importante, el paciente debe ser clasificado dentro de alguno de los síndromes diarreicos. Si el paciente presenta dolor abdominal intenso, signos de obstrucción intestinal, o signos de aumento de la presión intracraneal el diagnóstico sindromático preliminar debe estar dentro de alguna de estas áreas. Cuando el vómito es el principal hallazgo clínico, el diagnóstico preliminar debe estar basado en si el paciente tiene exposición a, o asociación con, otras personas que también presentan vómito, como se describe más adelante.

Síndromes clínicos

Síndrome de vómito epidémico

El síndrome de vómito epidémico se caracteriza por episodios repetidos de náusea y vómito, a menudo con jadeo y arcadas. En el caso típico, el vómito ocurre con frecuencia durante un periodo de alrededor de 8 h, con una disminución gradual en la frecuencia durante los siguientes días. A fin de definir una enfermedad como síndrome de vómito epidémico, es necesario saber si el paciente ha estado expuesto a otra persona con la misma enfermedad general o si está ocurriendo un brote de vómito en la comunidad. Los contactos pueden ser amigos u otras personas en la familia o en el vecindario que han tenido una enfermedad similar. De forma alternativa, puede haber una fuente responsable de un brote en el que muchas personas han ingerido el elemento contaminado.

Enfermedad de vómito invernal

La enfermedad de vómito invernal fue un término originalmente aplicado a una forma de enfermedad con vómito de inicio secuencial que se presentaba con más regularidad en el invierno. A medida que la epidemiología del norovirus ha sido definida con más claridad, se ha sugerido que este síndrome es solo otro nombre para los brotes epidémicos por norovirus (analizado más a detalle después). Aunque epidemiológicamente es útil contrastar el vómito de inicio secuencial con el vómito de inicio simultáneo, ambos síndromes son con frecuencia causados por norovirus.

Vómito con una fuente común

Este síndrome también podría ser llamado intoxicación alimentaria emética o vómito de inicio simultáneo, que es engorroso, pero más preciso. Puede definirse como la ocurrencia de vómito en más de un individuo con el inicio más o menos al mismo tiempo (con solo unas cuantas horas entre uno y otro). El patrón de vómito y otros síntomas asociados pueden semejarse a aquellos del síndrome de vómito epidémico. Puede haber cierto grado de diarrea. La causa habitual es la enterotoxina estafilocócica producida en alimentos contaminados por un empleado de la industria alimentaria o bien norovirus excretado por un empleado que está ya sea en las etapas prodrómicas o bien se está recuperando apenas de una enfermedad de vómito epidémico.

El término intoxicación alimentaria no debe ser utilizado como diagnóstico sindromático preliminar sin describirlo más a detalle, como puede ser intoxicación alimentaria emética. La intoxicación alimentaria se define de manera habitual como cualquier enfermedad transmitida por los alimentos. Muchos síndromes anatómicos pueden ser producidos por la variedad de microorganismos o toxinas que pueden ser transmitidas por los alimentos. Ejemplos de dichos síndromes y la etiología habitual de cada síndrome son el vómito de inicio simultáneo, causado de manera típica por enterotoxina estafilocócica o norovirus; diarrea aguda, por lo general causada por *Salmonella, Campylobacter, C. perfringens* o *B. cereus*; faringitis exudativa febril, causada por el estreptococo del grupo A; parálisis de nervios craneales, causada por *Clostridium botulinum* y efectos histamínicos (cefalea, bochornos y diarrea) causados por intoxicación por ecombroides (Tabla 12-4). El envenenamiento por hongos puede afectar a solo unos

cuantos miembros de una familia, pero es en especial importante identificarlo, ya que existen terapias específicas que pueden reducir la tasa de mortalidad.

Posibles etiologías

Inicio de una infección aguda

En este caso, otros signos de la infección además del vómito se volverán más importantes con el paso del tiempo. La *infección con virus de las paperas* puede causar vómito persistente sin parotiditis. El *síndrome de Reye* casi siempre comienza con vómito intenso seguido de signos de encefalopatía aguda. La *shigelosis* puede manifestarse al inicio con vómito, aunque este por lo general no es persistente, y la diarrea se convierte con rapidez en el síntoma predominante. La *meningitis* a menudo se asocia con vómito al principio, tal vez debido a un aumento de la presión intracraneal. Los niños pequeños con faringitis por estreptococo del grupo A, a menudo experimentan vómito asociado con cefalea y dolor abdominal. Al momento de la primera consulta médica, estos síntomas pueden incluso predominar. Los lactantes con infecciones de vías urinarias a menudo presentan vómito y fiebre como los principales síntomas. Otras posibilidades a tener en cuenta incluyen neumonía, miocarditis, sepsis y síndrome de choque tóxico.

Síndromes de fiebre periódica

El vómito puede ser un componente de estos padecimientos, de los cuales el más común es la fiebre periódica, adenitis, faringitis, estomatitis aftosa (FPAFE). Estos padecimientos se analizan en el Capítulo 10.

Norovirus

El norovirus es la causa más común de síndrome de vómito epidémico. Pertenece a la familia de los Calicivirus, que al principio recibieron el nombre de "virus redondos pequeños estructurados" debido a su apariencia en la microscopia electrónica. Después de un periodo de incubación de 12 a 48 h, el inicio de los síntomas es súbito. Los niños tienden a presentar de manera predominante vómito, y los adultos presentan sobre todo diarrea con la infección por norovirus, aunque existe superposición. La fiebre se presenta en alrededor de un tercio de los casos. La enfermedad por lo general dura de 2 a 3 días, pero puede prolongarse en los pacientes inmunocomprometidos. Alrededor de la tercera parte de los casos son asintomáticos. Esto no se relaciona tanto con la inmunidad previa sino con una susceptibilidad genética. Al igual que con el cólera, las personas con grupo sanguíneo O tienen un mayor riesgo de infección asintomática por norovirus que aquellos con otros grupos sanguíneos. Las perso-

Tabla 12-4 Síndromes de intoxicación alimentaria y sus causas comunes

SÍNDROME	CAUSAS COMUNES
Gastrointestinal	
Principalmente vómito	*S. aureus, B. cereus* (toxina emética), norovirus, metales pesados
Diarrea (con o sin vómito)	*C. perfringens, B. cereus* (toxina diarreica), *Salmonella, Shigella, Campylobacter, E. coli* enterohemorrágica, *E. coli* enterotoxigénica, norovirus, *Vibrio parahaemolyticus, Cryptosporidium, Cyclospora*
Diarrea persistente (≥ 14 días)	*Cyclospora, Cryptosporidium, Entamoeba histolytica, Giardia lambia*
Sistema nervioso central	
Parálisis de nervios craneales (parálisis descendente)	Botulismo
Parálisis ascendente y déficits sensoriales	Síndrome de Guillain-Barré secundario a infección por *C. jejuni*
Parestesias, adormecimiento, debilidad	Intoxicación por ciguatera, toxinas de mariscos, pez globo, escombroide, talio, mercurio, nitritos
Convulsiones	Organofosforados, carbamatos
Síntomas respiratorios	
Faringitis exudativa febril	Estreptococo del grupo A, posiblemente otros estreptococos
Enfermedad sistémica	
Anemia, trombocitopenia, falla renal	Síndrome urémico hemolítico secundario a infección por *E. coli* enterohemorrágica
Enfermedad tipo influenza, adenopatía cervical	*Toxoplasma gondii*
Diarrea, fiebre, mialgia, edema periorbitario	*Trichinella spiralis*
Enfermedad tipo influenza, bacteriemia, meningitis	*Listeria monocytogenes*
Fiebre, dolor abdominal, ictericia	Hepatitis A
Cefalea, fiebre, mialgia, artralgia	Brucelosis
Situaciones especiales	
Envenenamiento por hongos (acción corta, < 2 h)	Vómito, diarrea, confusión, alteraciones visuales, salivación, diaforesis, confusión
Envenenamiento por hongos (acción prolongada, 4 a 8 h)	Diarrea, cólico abdominal, falla hepática y renal
Histeria masiva	En ocasiones observada en escuelas u otras situaciones de contacto cercano; las quejas comunes incluyen hiperventilación, disnea, cefalea, náusea y dolor abdominal

nas que no secretan una enzima llamada fucosiltransferasa 2 son resistentes a la infección por norovirus.

La transmisión es sobre todo por la vía fecal-oral, pero también puede transmitirse a través del vómito. El virus es excretado en las heces antes del inicio de los síntomas y durante varios días después de que ha terminado la fase sintomática de la enfermedad. La baja dosis infectante y la resistencia en la naturaleza facilitan la transmisión a través de gotas, fómites, contacto de persona a persona, y contaminación ambiental, como lo evidencia la tasa de ataques secundarios de 30% entre los contactos cercanos. Algunos han postulado transmisión por aire, pero esto aún no se ha demostrado.

La inmunidad contra el norovirus es específica. Por lo tanto, la infección con un serotipo no protege contra la infección con un virus relacionado. Adicionalmente, parece ser que la protección homotípica no es duradera. El diagnóstico puede establecerse mediante prueba de PCR multiplex en heces. Esto puede ser útil para determinar la causa de la diarrea crónica en un paciente inmunocomprometido. Por desgracia, no existe terapia específica disponible.

Enterotoxina estafilocócica

La enterotoxina estafilocócica es una causa frecuente de vómito con una fuente común. El periodo de incubación es con frecuencia de 1 a 6 h. La mayoría de los pacientes tiene inicio súbito de náusea y vómito con o sin diarrea. La mitad de los pacientes presentan cólico abdominal, y una minoría presenta fiebre. La intoxicación alimentaria por estafilococo puede causar enfermedad grave o fatal en adultos mayores o individuos inmunocomprometidos.

En los brotes de intoxicación alimentaria por estafilococo, la fuente por lo general puede sospecharse con base en los antecedentes de alimentación. Por lo común, los alimentos más implicados son los ricos en proteínas cocinados con anticipación y que han sido contaminados por un empleado de la industria alimentaria. De manera típica, han sido almacenados sin refrigeración a temperaturas suficientes para permitir el crecimiento bacteriano. La enterotoxina es termoestable; por lo tanto, el recalentar los alimentos almacenados a temperaturas inadecuadas puede matar a la bacteria, pero la toxina no se inactiva. Los pacientes afectados no son contagiosos.

Se han identificado al menos cinco serotipos diferentes, con las letras de la A a la E. La enfermedad más frecuente y más grave es causada por la enterotoxina tipo A. El *S. aureus* productor de enterotoxina puede causar osteomielitis y otras enfermedades estafilocócicas, pero estas infecciones por lo general no se asocian con vómito. También en ocasiones son responsables del síndrome de choque tóxico por estafilococo, aunque las cepas productoras de TSST-1 son una causa más común (ver Capítulo 10). El tratamiento es con medidas de apoyo.

Bacillus cereus

Las cepas de *B. cereus* que producen toxina emética causan una enfermedad indistinguible de la provocada por *S. aureus*. El vómito de inicio súbito se presenta de 1 a 6 h después de la ingesta de la toxina preformada. El arroz frito es un vehículo común, ya que muchos cocineros permiten que el arroz hervido se enfríe a temperatura ambiente para evitar que se pegue. Las bacterias se replican en el arroz y producen una toxina termoestable, que no se inactiva al freír el arroz. Al igual que con la intoxicación alimentaria por estafilococo, el tratamiento es con medidas de apoyo.

Botulismo

En ocasiones, el vómito es importante en el botulismo, y puede desviar la atención de los hallazgos neurológicos habituales. En el botulismo tipo E, la dilatación pupilar esperada y la parálisis extraocular pueden estar ausentes; sin embargo, casi siempre hay resequedad de boca (Capítulo 9).

Los CDC aconsejan guardar los alimentos sospechosos, obtener muestras de excremento y suero del paciente, analizar el LCR, realizar un electromiograma, y que se monitorice la capacidad vital del paciente de preferencia en una unidad de cuidados intensivos. Como se describe en el Capítulo 9, puede requerirse ventilación artificial para la parálisis. Existe un antisuero equino polivalente disponible las 24 h del día en los CDC, y se obtiene contactando al departamento estatal de salud apropiado.

Metales pesados

La ingesta de ciertos metales pesados (p. ej., antimonio, arsénico, cobre, talio y zinc) pueden causar vómito. El periodo de incubación es característicamente muy corto (unas cuantas horas). El ingerir alimentos almacenados en un contenedor metálico puede ser una pista. El tratamiento es con medidas de apoyo.

Causas no infecciosas

El vómito puede ser resultado de muchas condiciones no infecciosas. Estas incluyen pancreatitis, ingesta de toxinas, obstrucción intestinal, aumento de la presión intracraneal, causas metabólicas, incluyendo cetoacidosis diabética e insuficiencia suprarrenal, y embarazo. El síndrome de vómito cíclico (llamado migraña abdominal si es que el dolor abdominal es más importante que el vómito) es una causa relativamente común de vómito recurrente en niños pequeños. De manera habitual existe antecedente familiar de migraña.

Alteraciones fisiológicas

Puede haber deshidratación, alcalosis metabólica por pérdida de ácido gástrico, y acidosis posterior secundaria a deshidratación.

Prevención

En teoría, muchas causas de síndrome de vómito epidémico por intoxicación alimentaria son prevenibles. La buena higiene en la cocina y las prácticas de refrigeración adecuadas deben reducir el número de casos de enfermedad causada por alimentos cocinados en el hogar. Los servicios de inspección sanitaria intentan mantener controlada a la enfermedad causada por alimentos comerciales con inspecciones frecuentes y educación, sin embargo es imposible prevenir todos los casos. Los casos secundarios de norovirus en el hogar pueden prevenirse mediante la higiene adecuada de manos y la limpieza de superficies. Los norovirus solo son en parte susceptibles a la inactivación por desinfectantes para manos; se prefiere por lo tanto el lavado de manos siempre que sea posible.

Las vacunas experimentales contra norovirus, utilizando partículas similares al virus (VLP, por sus siglas en inglés), administradas de forma intranasal, han demostrado ser eficaces en un estudio de demostración de concepto con reto experimental en humanos. En la actualidad se están llevando a cabo estudios adicionales sobre vacunas VLP administradas por vía intramuscular.

Manejo

Identificando causas graves

Los niños con vómito biliar, en proyectil, con sangre, persistente (> 12 h) o asociado con dolor abdominal intenso, en general deben ser evaluadas en un departamento de emergencias, y se debe excluir abdomen quirúrgico. Los casos sin ninguna de estas características pueden con frecuencia ser manejados en forma ambulatoria.

Líquidos vía oral con precaución

Una vez que la frecuencia del vómito disminuye, se comienzan dosis pequeñas de solución de rehidratación oral cada 15 min (ver Cuadro 12-1). Incluso si el niño continúa vomitando, aún así se absorbe algo de la solución de rehidratación. Casi nunca es necesaria la terapia intravenosa, excepto cuando existe una enfermedad subyacente como diabetes o si el paciente es un lactante muy pequeño. Si también hay diarrea, pueden ser necesarios los líquidos intravenosos en el lactante.

Terapia farmacológica

Para evitar enmascarar una enfermedad grave, y debido a que el ataque inicial de vómito es benigno y autolimitado, no deben utilizarse de manera rutinaria los antieméticos en los pacientes con vómito. Esto es en particular cierto si se desconoce la etiología o si se sospecha obstrucción intestinal. Las fenotiazinas como la proclorperazina no están indicadas debido a la rara ocurrencia de complicaciones neurológicas. Algunos pacientes pueden responder al uso de antagonistas del 5HT como el ondansetrón, que tal vez son seguros cuando se utilizan durante < 24 h en el paciente sin signos de obstrucción intestinal.

ENFERMEDAD TRANSMITIDA POR ALIMENTOS

Los Centros de Control y Prevención de Enfermedades (CDC) estiman que la enfermedad causada por alimentos es responsable de 48 millones de casos de enfermedad, 128 000 hospitalizaciones y 3 000 muertes cada año en Estados Unidos. Los organismos responsables de enfermedades causadas por alimentos más comunes son el norovirus (58%), especies de *Salmonella* (11%), *Clostridium perfringens* (10%), especies de *Campylobacter* (9%) y *Staphylococcus aureus* (3%).

Adicionalmente, casi todos los organismos discutidos antes como causa de diarrea o vómito pueden adquirirse mediante transmisión por alimentos, aunque algunos por lo común se transmiten de persona a persona (p. ej., el rotavirus) o por agua contaminada (p. ej., la *Giardia*). Adicionalmente, algunos organismos se transmiten a través de la vía alimentaria, aunque por lo general no se asocian ni con vómito ni con diarrea (p. ej., *Listeria*). Las causas comunes de enfermedades transmitidas por alimentos se listan en la Tabla 12-4.

ENFERMEDAD TRANSMITIDA POR AGUA

Las causas de enfermedad transmitida por agua son algo diferentes a las de la enfermedad transmitida por alimentos, aunque existe superposición. Las enfermedades transmitidas por agua pueden ser causadas por exposición a agua potable contaminada o agua recreativa (p. ej., albercas para nadar y albercas de olas). Las causas más comunes de gastroenteritis causada por agua potable contaminada son *Campylobacter*, *Giardia*, *Shigella*, *Salmonella*, *E. coli* O157:H7, norovirus, *Cryptosporidium* y agentes químicos. La *Legionella* también es una causa común, pero resulta en enfermedad respiratoria (Capítulo 8).

Las causas más comunes de gastroenteritis causada por agua recreativa contaminada son *Cryptosporidium*, *E. coli* O157:H7, *Shigella* y norovirus, todos ellos agentes con dosis infectantes bajas.

ENFERMEDAD POR ÚLCERA PÉPTICA

Definiciones

Una *erosión* es una solución de continuidad en la mucosa que no penetra en la muscular de la mucosa. Una úlcera es más profunda, y se extiende a través de la muscular hacia la submucosa. La *enfermedad por úlcera péptica* se refiere a erosiones y úlceras en el estómago y el duodeno. Pueden ser *primarias* (cuya causa más común es la infección por *Helicobacter pylori*) o *secundarias*. Las causas de úlceras secundarias son numerosas, e incluyen sepsis, enfermedad autoinmune y múltiples fármacos (medicamentos antiinflamatorios no esteroideos [AINE] y corticoesteroides). Si existe evidencia histológica de inflamación en la muestra de biopsia, es apropiado el término *gastritis* o *duodenitis*.

Helicobacter pylori

El *H. pylori* es un bacilo gramnegativo al inicio clasificado como un *Campylobacter*. Hoy en día se acepta que la infección crónica por *H. pylori* es el principal factor en la patogénesis de la enfermedad por úlcera péptica.

Aunque la enfermedad por úlcera péptica es menos común en niños que en adultos, se debe considerar el diagnóstico en el niño con dolor abdominal periumbilical o epigástrico, de manera particular si se acompaña de vómito, sangre en las heces (que puede ser sangre oculta) y anemia. A menudo existen antecedentes familiares de úlceras.

Además de ser la causante de la mayoría de las úlceras gástricas y duodenales, la infección por *H. pylori* es un importante factor de riesgo para el desarrollo de carcinoma gástrico y linfoma gástrico. La erradicación de la infección por *H. pylori* disminuye de manera dramática el riesgo subsecuente de cáncer gástrico.

El diagnóstico de infección por *H. pylori* puede establecerse de manera endoscópica o mediante pruebas no invasivas. Sin embargo, la documentación de una úlcera solo puede establecerse de manera endoscópica. El enfoque a la dispepsia no ulcerosa depende de la severidad de los síntomas. Los pacientes con pérdida de peso, sangrado gastrointestinal o dolor intenso deben ser referidos a un gastroenterólogo pediatra para una endoscopia. Los pacientes con reflujo gastroesofágico o dispepsia inducida por AINE deben ser tratados con un inhibidor de la bomba de protones durante 8 sem. Se deben suspender los AINE. Para los pacientes sin los síntomas o antecedentes antes mencionados, son apropiados dos enfoques: el paciente puede ser evaluado en búsqueda de *H. pylori* y tratado, si es positivo, o puede recibir un curso empírico de 8 sem con terapia con inhibidor de la bomba de protones.

Las pruebas no invasivas incluyen serología, prueba de urea en aliento y detección de antígeno en las heces. Esta última es la prueba de elección en niños. La detección de antígeno de *H. pylori* en las heces tiene una sensibilidad y especificidad de alrededor de 93%, tiene un buen desempeño en niños de todas las edades y puede ser utilizada para evaluar la erradicación. Para maximizar la sensibilidad, se deben retener los compuestos con bismuto y los antibióticos durante 28 días antes de la prueba, y se debe retener la terapia supresora de ácido durante 7 a 14 días.

Se requiere terapia combinada para la erradicación exitosa del *H. pylori*. El tratamiento de la infección por *H. pylori* en niños está menos estudiado que en los adultos. Por lo común, el esquema más utilizado en niños es omeprazol (1 mg/kg/día divididos BID) más claritromicina (15 mg/kg/día divididos BID) más ya sea amoxicilina (50 mg/kg/día divididos BID) o metronidazol (30 mg/kg/día divididos BID). Se recomienda un curso de tratamiento de 14 días.

APENDICITIS Y SÍNDROMES DE DOLOR ABDOMINAL

La apendicitis es el más importante y el más frecuente de los síndromes graves y tratables de dolor abdominal agudo. Por lo tanto, es el primer diagnóstico que el médico debe considerar en un niño con dolor abdominal agudo.

La apendicitis puede definirse en términos de apariencia franca del apéndice según se observa en la cirugía, o por el aspecto microscópico del apéndice según es visualizado por el patólogo. Sin embargo, el médico por lo general establece el diagnóstico presuntivo prequirúrgico de apendicitis sobre todo con base al dolor abdominal agudo con molestia en el cuadrante inferior derecho. Se pueden utilizar estudios de imagen para confirmar el diagnóstico, como se discute más adelante.

La apendicitis es relativamente común; el riesgo de por vida de padecer apendicitis se estima entre 7 y 9%. El pico en la incidencia ocurre entre las edades de 6 y 16 años. El porcentaje de perforaciones se eleva de manera dramática de 20 a 30% en personas de 8 a 18 años de edad, hasta 60 a 80% en niños < 5 años de edad.

Patrones clínicos

Apendicitis clásica

De manera típica, el dolor abdominal es el síntoma principal. Al principio, el dolor es periumbilical; después, se localiza en el cuadrante inferior derecho. La fiebre es leve a moderada, por lo regular < 38.9 °C (102 °F). La exploración rectal con frecuencia confirma el dolor del lado derecho. El dolor a la palpación abdominal generalizado no está presente a menos que exista perforación y peritonitis, en cuyo caso, la percusión suave del abdomen en general revela un dolor exquisito. En las etapas iniciales, un golpe moderado en el talón del paciente que está acostado sobre la mesa de exploración puede provocar dolor abdominal. A los niños pequeños se les puede pedir que bajen de un pequeño salto de la mesa de exploración; esta maniobra provoca dolor en los pacientes con peritonitis, pero es tolerada por los niños con dolor abdominal inespecífico.

El conteo leucocitario es casi siempre de 10 000 a 20 000/mcL. La perforación por lo general induce un desplazamiento importante hacia la izquierda, causando bandemia, aunque el conteo leucocitario puede ser similar al observado en pacientes con apendicitis sin perforación. El examen general de orina puede mostrar piuria secundaria a la apendicitis.

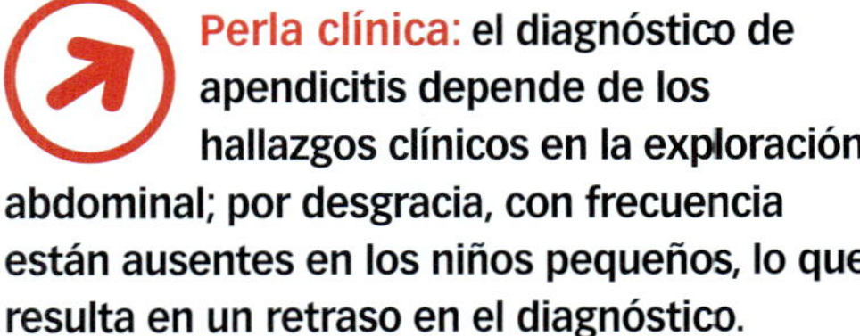

Perla clínica: el diagnóstico de apendicitis depende de los hallazgos clínicos en la exploración abdominal; por desgracia, con frecuencia están ausentes en los niños pequeños, lo que resulta en un retraso en el diagnóstico.

Apendicitis atípica

El diagnóstico clínico es mucho más sencillo de establecer en niños mayores y adultos que en niños pequeños y lactantes, en quienes los signos y síntomas son a menudo atípicos. En esta población de pacientes, los pediatras tienen mucha probabilidad de diagnosticar de manera errónea una apendicitis aguda como gastroenteritis aguda. Los niños pequeños tienen mayor probabilidad de (1) presentar síntomas abdominales no localizados, (2) tener signos confusos que apuntan hacia otra enfermedad no relacionada y (3) recibir antibióticos antes de que se les establezca el diagnóstico de apendicitis. El hecho de que los niños más pequeños no puedan expresar de manera adecuada la extensión y el carácter del dolor abdominal también dificulta el diagnóstico. En adolescentes que están recibiendo antibióticos por alguna otra razón (p. ej., por acné), las manifestaciones clínicas de la apendicitis pueden ser más leves.

En el recién nacido con apendicitis, por lo regular hay vómito, distención abdominal, y el niño no se alimenta bien, la perforación temprana es común, y la tasa de mortalidad es alta. Puede encontrarse espasmo muscular involuntario, de manera particular del lado derecho, o se puede percibir una masa (absceso) en el cuadrante inferior derecho.

Otra presentación atípica es con predominio de diarrea, que casi siempre conduce a un diagnóstico erróneo de gastroenteritis. Sin embargo, una historia clínica cuidadosa revelará que la cantidad de diarrea no es suficiente para explicar el grado de toxicidad, taquicardia o hipotensión. En un estudio, un tercio de los niños pequeños tuvieron una presentación con diarrea, y el antecedente de diarrea se correlacionó de forma independiente con una mayor duración de la estancia intrahospitalaria.

Apéndice perforado

En revisiones sobre apendicitis en las que el apéndice se ha perforado, las manifestaciones clínicas más importantes, encontradas en > 75% de los niños, fueron dolor cólico abdominal, vómito, náusea, pérdida del apetito, dolor abdominal difuso a la palpación y dolor de rebote. Se encontró dolor a la exploración rectal en alrededor de la mitad del grupo. Cerca de 5 a 10% tuvieron diarrea o disuria.

En 120 niños menores de 5 años en una serie, la tasa de ruptura estuvo a la inversa relacionada con la edad; 10 niños < 12 meses de edad habían desarrollado una perforación antes de que se estableciera el diagnóstico de apendicitis. La tasa general de perforación fue 74%. Otro estudio mostró que la tasa de apendicitis perforada era menor en niños

que fueron hospitalizados desde un departamento de emergencias *versus* desde alguna institución externa (incluyendo consultorios pediátricos generales). Esto también puede ser resultado de retraso en el diagnóstico; de los niños que acudieron primero a un consultorio pediátrico, la mitad fueron mal diagnosticados con gastroenteritis aguda.

Si el apéndice está perforado o no es algo que solo puede determinarse con certeza al momento de la cirugía. Las TC tienen una sensibilidad de 60 a 70% para detectar perforación. Adicionalmente, los cirujanos utilizan varios descriptores para la apendicitis (como purulenta, perforada, gangrenosa, necrótica, etc.) que no han sido validados por criterios objetivos. Por cuestiones de uniformidad, solo se debe diagnosticar apendicitis perforada cuando existe un agujero franco identificado en el apéndice o bien un fecalito en el abdomen al momento de la cirugía. En niños, la tasa de absceso intraabdominal subsecuente en la apendicitis no perforada es 0.8 a 1.7%, mientras que la tasa en la apendicitis perforada es de 14 a 18 por ciento.

Infecciones predisponentes

Cualquier enfermedad viral que produzca hiperplasia linfoide puede en teoría producir obstrucción de la luz del apéndice. La infección por influenza, sarampión y adenovirus pueden producir hiperplasia linfoide, y existe la sospecha razonable de que estos virus predisponen a apendicitis, aunque no se ha demostrado una relación etiológica clara. Se han encontrado varias especies bacterianas en los cultivos puros en el apéndice, pero no está claro si tienen algún papel causal específico. La relación más clara de una infección predisponente es la infección por oxiuros, en la que el parásito puede obstruir la luz del apéndice. Otras ascárides también pueden hacer esto. La mayoría de los niños con apendicitis no tiene antecedente de enfermedad o factor predisponente aparente.

Existe una ligera tendencia familiar hacia la apendicitis, en especial si un hermano la ha padecido. Algunos estudios demuestran un incremento en el riesgo de cerca de dos veces para las personas de raza caucásica en comparación con las de raza afroamericana.

Es importante considerar a la apendicitis como un diagnóstico nuevo o complicación, incluso si ya se sabe que el niño tiene una enfermedad que puede causar dolor abdominal.

Causas infecciosas de dolor abdominal

Muchas enfermedades infecciosas pueden semejar una apendicitis y deben ser incluidas dentro del diagnóstico diferencial.

Neumonía

La neumonía del lóbulo inferior puede producir dolor que puede confundirse con dolor abdominal, y la presencia de fiebre alta y leucocitosis puede llevar al médico a sospechar un apéndice perforado. La pleurodinia secundaria a coxsackievirus B también puede producir dolor que semeja dolor abdominal y apendicitis.

Linfadenitis mesentérica aguda

El síndrome de linfadenitis mesentérica aguda se caracteriza por dolor abdominal, fiebre y vómito, a menudo resultando en cirugía por una posible apendicitis. El apéndice es normal, pero se encuentran grandes nódulos mesentéricos. De forma alternativa, los nódulos crecidos pueden observarse en la TC abdominal. Los cultivos de estos nódulos han revelado una variedad de patógenos, incluyendo estreptococos betahemolíticos, meningococo, *Yersinia enterocolitica* y *Y. pseudotuberculosis*. Este síndrome también ha sido temporalmente asociado con infección por VEB y adenovirus.

Salpingitis aguda

Se debe llevar a cabo una exploración pélvica en las adolescentes sexualmente activas con dolor abdominal. La salpingitis aguda a menudo se puede diagnosticar desde el punto de vista clínico con base en una trompa de Falopio crecida y dolorosa. Puede haber flujo purulento a través del orificio cervical, y se deben realizar pruebas para gonococo y *Chlamydia trachomatis*. Un embarazo ectópico tubárico roto por lo general se asocia con hemorragia vaginal, y casi siempre puede excluirse con una prueba de embarazo negativa. Está indicada la exploración por ultrasonido para excluir un absceso tuboovárico.

Gastroenteritis

La gastroenteritis aguda viral o bacteriana puede confundirse con una apendicitis, de manera particular en la fase inicial de la enfermedad, antes de que la diarrea sea importante. Sin embargo, el dolor es por lo regular generalizado en lugar de localizarse en el cuadrante inferior derecho.

Infección de vías urinarias

Se debe realizar un examen general de orina y un urocultivo de una muestra bien recolectada (ver Capítulo 14). Aunque la cistitis es más común, es más probable que la pielonefritis imite a una apendicitis.

Causas infecciosas raras

Hepatitis y perihepatitis

El dolor abdominal causado por infección hepática con frecuencia se asocia con dolor a la palpación en el cuadrante superior derecho (ver Capítulo 13). La perihepatitis, también llamada síndrome de Fitz-Hugh-Curtis, es sobre todo una enfermedad de mujeres adolescentes sexualmente activas (Capítulo 15).

Colecistitis y colangitis

La inflamación de la vesícula biliar con infección asociada de la vía biliar es rara en niños, pero llega a ocurrir. La obesidad, cálculos biliares, el embarazo previo, la enfermedad hemolítica, leucemia, enfermedad de Crohn, fibrosis quística y la estenosis congénita de la vía biliar son posibles causas predisponentes de colecistitis en niños y adolescentes. En la infancia, la colecistitis parece ser divisible en dos síndromes distintos: agudos (síntomas por < 1 mes) y crónicos (> 1 mes). En una revisión de 25 niños con colecistitis, 13 tuvieron enfermedad aguda. De los 13 niños con colecistitis acalculosa aguda, 10 (75%) fueron hombres, seis (46%) desarrollaron síntomas en un periodo posoperatorio inmediato, cinco (38%) tuvieron enfermedad sistémica asociada y dos (15%) tuvieron infección por *Salmonella*. Todos los pacientes tuvieron fiebre, dolor en cuadrante superior derecho y emesis. Cinco (38%) de los 13 tuvieron ictericia y tres (23%) tuvieron una masa palpable en el cuadrante superior derecho. La mayoría de los pacientes tuvo leucocitosis y ocho (62%) tuvieron pruebas de función hepática anormales. El ultrasonido demostró inflamación de la pared de la vesícula biliar.

Por el contrario, de 12 niños con colecistitis crónica acalculosa, ocho (67%) fueron mujeres. Los conteos leucocitarios y las pruebas de función hepática fueron normales en todos los pacientes. Los síntomas consistieron en dolor en cuadrante superior derecho con náusea y vómito. La colecistografía o la gammagrafía HIDA demostraron disfunción de la vesícula biliar en nueve pacientes (75%).

Se puede definir la colangitis como sepsis en asociación con enfermedad de la vía biliar. El padecimiento es raro en niños, en quienes por lo regular es una complicación tardía de atresia biliar. Sin embargo, puede complicarse con una cirrosis biliar o colecistitis por cualquier causa, incluyendo cálculos biliares o parásitos biliares. En niños con atresia biliar, los episodios recurrentes de colangitis bacteriana son comunes después de una portoenterostomía (procedimiento de Kasai) y también pueden ocurrir después de un trasplante hepático. Solo alrededor de 70% de los niños muestran los tres componentes de la tríada clásica de Charcot: fiebre, dolor en cuadrante superior derecho e ictericia. En la colangitis en adultos, la fosfatasa alcalina sérica (un indicador sensible de obstrucción biliar) está casi siempre elevada, pero este estudio es mucho menos útil en niños, en quienes la fosfatasa alcalina con frecuencia refleja crecimiento óseo activo.

En niños, la gamma glutamil transferasa (GGT) es mucho más útil que la fosfatasa alcalina como indicador sensible de obstrucción biliar.

Los organismos más comunes causantes de colangitis supurativa son la *E. coli*, especies de *Enterococcus*, especies de *Klebsiella* y anaerobios intestinales; las infecciones son por lo general polimicrobianas. El hemocultivo demostrará el organismo en alrededor de la mitad de los casos. Están indicados el ultrasonido o la tomografía computarizada (TC) para excluir absceso hepático. El tratamiento involucra terapia antimicrobiana (p. ej., piperacilina-tazobactam o ampicilina-sulbactam). En pacientes que desarrollan colangitis tras un trasplante, el esquema antimicrobiano debe incluir cobertura contra *P. aeruginosa*. Está indicado el alivio quirúrgico de la obstrucción biliar si la respuesta a la terapia antibiótica es mala.

La enfermedad de Kawasaki puede complicarse con hidrops de la vesícula biliar. En algunos casos, esta condición produce dolor abdominal extremo e incluso un "abdomen quirúrgico", aunque rara vez se requiere, si es que llega a solicitarse, una colecistectomía de emergencia. En la leucemia pueden ocurrir infecciones primarias de la vesícula biliar. En el reporte más grande publicado, cinco (1.7%) de 302 niños con leucemia fueron diagnosticados con colecistitis acalculosa aguda.

Pancreatitis aguda

La pancreatitis aguda es mucho más común en adultos que en niños. El dolor abdominal es intenso, de inicio rápido, y por lo regular localizado en la línea media. El vómito puede ser intenso, y puede presentarse choque. Solo alrededor de un tercio de los pacientes están afebriles al momento de la presentación. El paciente puede recostarse sobre la mesa de exploración con las rodillas flexionadas. Por lo común se encuentra dolor a la palpación del epigastrio y disminución de los ruidos intestinales. La elevación de la amilasa sérica es útil para apoyar el diagnóstico siempre y cuando no haya parotiditis, como se analiza en el Capítulo 6. Los niveles de amilasa se correlacionan mal con la gravedad de la enfermedad. Adicionalmente, pueden normalizarse durante los primeros 1 o 2 días de la enfermedad, causando resultados falsos negativos. La lipasa es más específica para el páncreas, pero puede ser normal durante los primeros dos días de la enfermedad. Aunque no es específica, la PCR es un poco sensible para detectar pancreatitis aguda; el valor de PCR a las 48 h es en la actualidad el mejor marcador de laboratorio disponible para la severidad.

En adultos, la pancreatitis casi siempre es secundaria a alcoholismo o enfermedad biliar, mientras que en niños, las causas son más diversas. En una serie de 54 niños, los medicamentos (como los esteroides, tiazidas, macrólidos, azatioprina y tetraciclina), el trauma y las anomalías biliares son las causas más comunes. Los agentes antimicrobianos, en especial las sulfonamidas, macrólidos, rifampicina, nitrofurantoína, metronidazol y pentamidina, en ocasiones causan pancreatitis aguda. La pancreatitis hereditaria y la fibrosis quística son causas raras. Los niños con enfermedades metabólicas pueden tener episodios repetidos. La pancreatitis aguda puede ser parte de enfermedades vasculíticas multisistémicas, como la enfermedad de Kawasaki, la púrpura de Henoch-Schönlein y el lupus eritematoso sistémico. En dos series de niños con SUH, 20% de los pacientes desarrolló pancreatitis. En muchos casos de pancreatitis en niños no se encuentra la causa.

Cuando la pancreatitis se debe a un agente infeccioso, el culpable casi siempre es un virus. Antes se pensaba que el virus de las paperas era una causa común de pancreatitis, debido a la elevación de la amilasa. Sin embargo, cuando se fraccionaba, casi siempre era amilasa salival (no pancreática). En un brote grande de paperas en la Costa Este en 2009 a 2010, solo cuatro (0.1%) de 3 502 pacientes con paperas desarrollaron pancreatitis confirmada.

Es claro que el coxsackievirus B ha sido establecido como una causa de pancreatitis. Los hallazgos abdominales pueden estar acompañados de meningitis no purulenta, exantema, miocarditis u otros síntomas sugerentes de infección por coxsackievirus.

La infección por virus de hepatitis A rara vez se acompaña de pancreatitis. Varios virus del grupo de los herpesvirus han sido asociados con inflamación pancreática. La pancreatitis es una rara complicación de la mononucleosis infecciosa. Se ha reportado un caso de pancreatitis ocurriendo con infección aguda por virus varicela zoster en un niño aparentemente inmunocompetente. En pacientes inmunocomprometidos, el citomegalovirus puede ser una causa, al igual que los agentes antivirales utilizados para tratarlo, incluyendo ganciclovir y foscarnet. El adenovirus es una causa rara, en especial en los receptores de trasplante de médula ósea. En pacientes severamente inmunocomprometidos, el *Cryptosporidium parvum* puede estar asociado con enfermedad pancreática. En especial en países en desarrollo, la ascariasis es una causa de pancreatitis obstructiva. El *Mycoplasma pneumoniae* parece ser una causa de pancreatitis en niños, por lo común en concierto con síndrome de neumonía atípica.

Se debe evitar una cirugía exploradora de abdomen si se sospecha pancreatitis. Ni los antibióticos ni los agentes anticolinérgicos parecen alterar el curso de la pancreatitis aguda no necrotizante. Por lo tanto, el tratamiento consiste en control del dolor, apoyo con líquidos, reposo intestinal y succión nasogástrica. Puede requerirse cirugía en caso de obstrucción. Esto contrasta con la pancreatitis necrotizante aguda (diagnosticada por TC), que tiene una mayor tasa de mortalidad y debe ser tratada con antibióticos intravenosos.

Peritonitis primaria

Esta condición, también conocida como peritonitis bacteriana espontánea, es muy común. Los niños con síndrome nefrótico o ascitis por cualquier motivo son más susceptibles a la peritonitis primaria, es probable que debido a que (1) la disminución de inmunoglobulinas en suero permite a las bacterias entrar en la cavidad peritoneal y (2) el líquido de ascitis actúa como medio de cultivo para dichas bacterias. La peritonitis primaria en niños que no están recibiendo antibióticos por lo general es causada por neumococo o estreptococo. Sin embargo, la peritonitis primaria puede ser causada por bacterias entéricas gramnegativas, meningococo, bacterias anaerobias y *H. influenzae*. La peritonitis tuberculosa es muy rara, y puede ser difícil de diagnosticar. Con frecuencia existe antecedente de exposición.

La terapia de la peritonitis debe estar guiada por los resultados de la tinción de Gram en el líquido de paracentesis. Si no se observan organismos, la terapia inicial debe ser la misma que para la perforación intestinal hasta que los resultados del cultivo sean definitivos. Puede estar indicada la exploración en búsqueda de perforación intestinal.

Absceso perirrectal

El dolor rectal, fiebre y leucocitosis pueden ser causados por un absceso perirrectal. Este rara vez se puede confundir con una apendicitis, excepto durante los primeros 2 años de vida, cuando ocurren la mayoría de los casos en la niñez y el diagnóstico de apendicitis es en especial difícil. Los niños con enfermedad granulomatosa crónica tienen predisposición a abscesos perirrectales, y estos pacientes por lo regular deben ser evaluados en búsqueda de esta condición. En el niño mayor o adolescente, un absceso perirrectal debe alertar al médico a considerar enfermedad de Crohn y a tener en cuenta la posibilidad de fascitis necrotizante. El tratamiento incluye drenaje quirúrgico y terapia antibiótica inicial como piperacilina-tazobactam hasta que estén disponibles los resultados del cultivo.

Infecciones en la columna

El dolor abdominal puede ser producido o simulado por enfermedad de la columna, discos intervertebrales, o raíces nerviosas. Por ejemplo, la infección de un disco intervertebral puede producir dolor abdominal

suficiente como para resultar en una intervención quirúrgica por apendicitis.

Absceso en el psoas

Característicamente, un absceso en el psoas produce signos y síntomas que se refieren a la articulación de la cadera y se discute dentro del diagnóstico diferencial de la artritis séptica en el Capítulo 16.

Fiebre reumática aguda

En la fiebre reumática, el dolor abdominal puede ser importante y el paciente puede ser operado bajo sospecha de apendicitis.

Faringitis y dolor abdominal

En ocasiones, la faringitis estreptocócica o no estreptocócica se asocia con dolor abdominal. El dolor abdominal puede acompañarse de vómito o cefalea. El cuadro clínico con frecuencia no es el de un abdomen agudo, y la faringitis es evidente para el médico. Esta asociación fue descrita por Brenneman en la década de 1920, pero no ha sido adecuadamente estudiada utilizando métodos de laboratorio modernos. Quizás el mecanismo es la concurrencia de adenitis mesentérica y faringitis debidas a la misma causa, como por ejemplo adenovirus o estreptococo del grupo A.

Infección por virus de influenza

Los brotes de infección por influenza en ocasiones incluyen niños en quienes el dolor abdominal es el síntoma más importante. Esto parece ser mucho más común en la infección con virus de influenza B. Los médicos desean desalentar el uso del término lego *gripe* para las enfermedades gastrointestinales, pero el dolor abdominal, el vómito y la diarrea sí se presentan en algunos niños durante los brotes de virus de influenza (ver Capítulo 7).

Dolor abdominal causado por otras infecciones

La osteomielitis pélvica, la sacroileítis piógena, la piomiositis del músculo recto abdominal, la fiebre moteada de las Montañas Rocallosas y un quiste del uraco infectado han sido reportados como causas de dolor abdominal.

Causas no infecciosas

La intususcepción, torsión del ovario o testículo, la ruptura de un quiste del cuerpo lúteo, la púrpura de Henoch-Schönlein, el Mittelschmerz, la migraña abdominal, la torsión del omento mayor, la artritis idiopática juvenil de inicio sistémico, la epilepsia abdominal y la porfiria son algunas de las causas no infecciosas de dolor abdominal. La anemia por células falciformes puede estar asociada con una "crisis" de células falciformes manifestada por dolor abdominal.

La mialgia abdominal puede producir dolor sin mialgia prominente en los músculos de las extremidades, como puede ocurrir en niños que realizan ejercicios extenuantes.

> **Perla clínica:** los niños con síntomas clásicos de apendicitis pueden ser llevados de manera directa al quirófano. Aquellos en quienes el diagnóstico es menos claro deben ser sometidos a estudios de imagen; si los estudios son normales, el niño debe ser reexplorado en las siguientes 24 horas.

Enfoque diagnóstico

Conteo leucocitario y diferencial

El conteo leucocitario proporciona información inespecífica, pero aun así es útil, y sirve para tener un valor basal. Una leucocitosis > 20 000 por mcL sugiere peritonitis, absceso, infección de vías urinarias complicada o neumonía. Un conteo leucocitario < 10 000 por mcL hace surgir la posibilidad de una infección viral como causa del dolor abdominal. Aunque los resultados de diferentes estudios varían, alrededor de 80% de los niños con apendicitis tienen elevación del conteo leucocitario. Como se mencionó antes, la bandemia es sugerente de apendicitis perforada.

Hemocultivos

Aunque rara vez son benéficos en el paciente con sospecha de apendicitis, si el paciente tiene signos de sepsis, se deben obtener cultivos de sangre.

Proteína C reactiva

Al igual que el conteo leucocitario, la mayoría de los niños con apendicitis tiene elevación de la PCR. Sin embargo, su sensibilidad no es más alta que la de un conteo leucocitario elevado. Tanto la leucocitosis como la elevación de la PCR son más sensibles que la procalcitonina para la detección de la apendicitis.

Examen de orina

Se deben realizar examen general de orina y urocultivo en el paciente con dolor abdominal significativo para excluir una infección de vías urinarias. Sin embargo, alrededor de 10 a 15% de los niños con apendicitis también tendrán piuria.

Radiografía abdominal

Los hallazgos de una radiografía simple sugerentes de apendicitis incluyen un fecalito calcificado en el cuadrante inferior derecho (raro), un aumento en el espesor de la pared abdominal lateral del lado derecho, escoliosis secundaria a dolor, escasez de gas en el abdomen inferior derecho, un colon transverso dilatado, y borramiento de la sombra del psoas. La placa puede mostrar neumonía lobar inferior si se incluye parte del tórax.

En la práctica clínica real, la placa simple abdominal carece de sensibilidad y especificidad. En un estudio grande, 268 (51%) de 525 pacientes con apendicitis aguda tuvieron radiografías de abdomen anormales; sin embargo, también las tuvieron 139 (47%) de 296 pacientes sin apendicitis. Adicionalmente, en 82 (10%) de los pacientes, los rayos X sugirieron el diagnóstico, pero en 47 (57%) de estos casos, el diagnóstico al final resultó ser incorrecto. Por lo tanto, en un paciente con una presentación clásica de apendicitis, es razonable proceder de manera directa a la apendicectomía; si hay duda sobre el diagnóstico, tal vez son apropiados el ultrasonido o la TC.

Enema de barium

El ultrasonido y la TC han remplazado en general a este procedimiento para la detección de pacientes con apendicitis.

Ultrasonido, TC y RM

Actualmente se utiliza ampliamente el ultrasonido con compresión gradual para establecer el diagnóstico de apendicitis. Esta técnica recibe su nombre debido a que el explorador añade de manera gradual un mayor grado de presión con el transductor, lo que desplaza gas y líquido lejos de las asas intestinales suprayacentes, maximizando la utilidad diagnóstica del procedimiento. Esta modalidad de imagenología tiene una sensibilidad > 75% y una especificidad > 85% para establecer el diagnóstico de apendicitis aguda.

La TC helicoidal (solo con contraste intravenoso) es otra prueba excelente para visualizar las anormalidades agudas del apéndice. En un estudio de 433 pacientes que fueron sometidos a TC cuando se sospechaba apendicitis aguda, la tasa de falsos positivos de la TC fue de 5%. Adicionalmente, 243 (93%) de 260 pacientes con TC negativas pudieron ser dados de alta a su hogar. En 20%, el estudio no solo descartó apendicitis, sino que estableció un diagnóstico alternativo. En la comparación directa entre el ultrasonido con compresión gradual y la TC helicoidal, la sensibilidad de la TC fue 95 *versus* 78% del ultrasonido. La especificidad fue 93% para ambas modalidades. De 82 pacientes a quienes se les realizaron tanto ultrasonido como

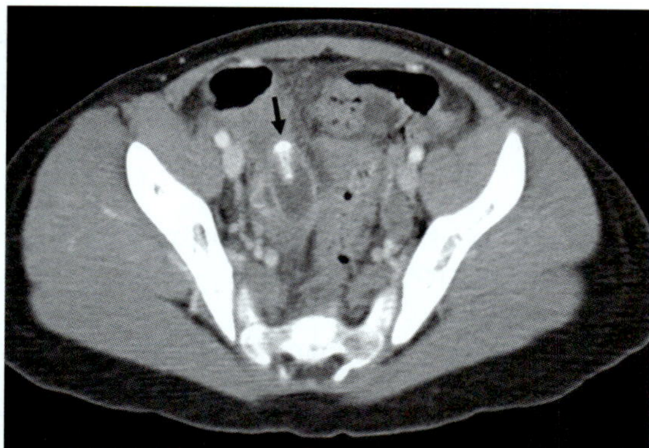

Figura 12-3. Apendicitis aguda en una niña de 6 años de edad. La TC con contraste demuestra un apéndice dilatado (dilatación máxima 15 mm) y un apendicolito denso obstruyendo su orificio (*flecha*). Se confirmó apendicitis sin perforación en la laparoscopia.

TC, los resultados fueron discordantes en 20; la TC estableció el diagnóstico correcto en 17 (85%) de ellos. Sin embargo, la utilidad del ultrasonido es altamente dependiente del operador. Adicionalmente, evita el uso de radiación. Tanto para la TC como para el ultrasonido, un diámetro del apéndice mayor a 6 mm es sugerente de apendicitis (Figs. 12-3 y 12-4).

Algunos centros aconsejan un ultrasonido inicial, seguido de una RM si el ultrasonido es negativo, pero

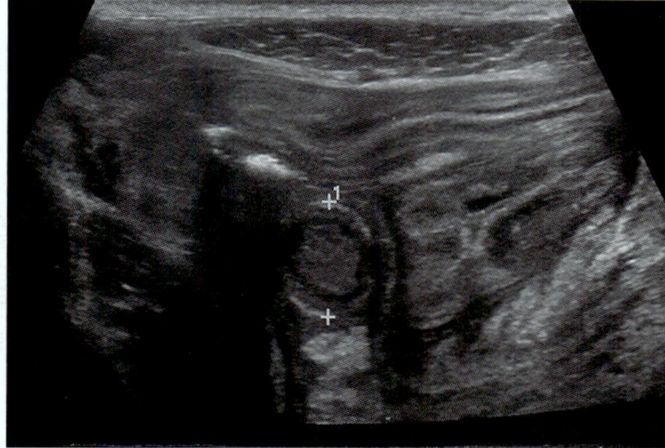

Figura 12-4. Apendicitis aguda en un niño de 9 años de edad. El ultrasonido muestra un apéndice retrocecal dilatado. La distancia de pared externa a pared externa es de 12.2 mm (signos +). Cortes adicionales demostraron líquido extraluminal y detritus sugerentes de perforación, la cual fue confirmada en la laparoscopia.

la sospecha clínica es alta. Un estudio de 662 niños comparando este enfoque con el uso exclusivo de TC no encontró diferencia en cuanto al momento de la administración de antibióticos, el momento de la apendicetomía, la tasa de apendicetomías negativas, la tasa de perforación o la duración de la estancia intrahospitalaria.

Manejo de la apendicitis

Líquidos

La terapia con líquidos intravenosos para la corrección de la deshidratación tiene una alta prioridad antes de la cirugía, y debe comenzarse en forma temprana durante la evaluación de un niño con sospecha de apendicitis. Este es un papel importante que desempeña el médico de atención primaria, que debe obtener consulta quirúrgica en el momento oportuno. El médico de atención primaria con mucha probabilidad estará familiarizado con los patrones de dolor abdominal en niños, puede observar al paciente durante la fase inicial de la enfermedad, y también ayudar a identificar la presentación atípica descrita en los niños pequeños.

Cirugía

La apendicetomía laparoscópica es en la actualidad el estándar de manejo tanto para adultos como para niños con apendicitis, siendo > 90% de las apendicectomías en niños realizadas por vía laparoscópica. Al compararla con la apendicetomía abierta, la apendicetomía laparoscópica se asocia con menores tasas de infección de la herida, formación de absceso intraabdominal y obstrucción intestinal. También se asocia con una menor duración de la estancia intrahospitalaria. Los pacientes con apendicitis deben ser operados sin demora. Es erróneo esperar a que 24 a 48 h de antibióticos "enfríen" el apéndice; este retraso solo conduce a un incremento en el riesgo de perforación y peritonitis. Si se encuentra que el apéndice está perforado, se deben obtener cultivos durante la cirugía.

Manejo no quirúrgico ("apendicetomía de intervalo") para la apendicits perforada

La práctica de retrasar la cirugía (tratar con reposo en cama, antibióticos y líquidos intravenosos, y después realizar una "apendicectomía electiva" 6 a 8 sem después) en un niño en quien el apéndice ya se ha perforado, ha sido motivo de controversia. Un estudio prospectivo aleatorizado reciente de 131 niños demostró resultados superiores en los pacientes tratados con apendicetomía temprana. Los niños sometidos a apendicetomía temprana tuvieron una tasa de eventos adversos de 30% *versus* 55% para aquellos sometidos a apendicectomía de intervalo (p = 0.003). Aquellos que fueron sometidos a una apendicetomía temprana estuvieron significativamente menos tiempo alejados de sus actividades normales (13.8 días *vs.* 19.4 días; $p < 0.001$). De los pacientes aleatorizados a una apendicetomía de intervalo, 34% fueron sometidos a una cirugía antes de lo planeado debido a obstrucción del intestino delgado, síntomas persistentes, apendicitis recurrente o desarrollo de absceso.

Para los niños que se presentaron con un absceso ya formado después de una perforación apendicular, el enfoque histórico ha sido la colocación de un drenaje seguida de apendicetomía de intervalo varias semanas después. Sin embargo, en un estudio prospectivo, aleatorizado en esta población de niños, no hubo diferencia en la recurrencia del absceso, complicaciones o duración de la estancia intrahospitalaria entre la apendicetomía temprana y de intervalo. Los niños con apendicetomía temprana sí tuvieron menos consultas médicas, menos estudios de TC y una mejor calidad de vida.

Terapia antibiótica

Se deben administrar antibióticos preoperatorios una vez que se establezca el diagnóstico presuntivo de apendicitis. Si el apéndice no está perforado, se pueden suspender los antibióticos a las 24 h. Si el apéndice está perforado, se debe continuar la terapia antibiótica durante 2 a 7 días, dependiendo del conteo leucocitario y el curso clínico del paciente (ver Tabla 12-5).

Para la terapia preoperatoria puede utilizarse un solo agente con actividad contra anaerobios (p. ej., piperacilina-tazobactam). Otra opción es el uso de una cefalosporina de tercera generación y metronidazol. Si el apéndice está perforado, se puede continuar este mismo esquema. El esquema de antibióticos puede ajustarse de acuerdo a las sensibilidades de los organismos de los cultivos peritoneal, del absceso o del drenaje. Estudios prospectivos han demostrado que se pueden suspender los antibióticos de forma temprana en pacientes con apendicitis perforada siempre y cuando no haya complicaciones y el conteo leucocitario haya regresado a lo normal. En pacientes con un conteo leucocitario elevado, se continúan los antibióticos hasta el séptimo día posoperatorio, y se revalora al enfermo. Los pacientes con un absceso bien definido requieren antibióticos durante un mayor periodo, en especial si se retrasa el drenaje adecuado.

Antibióticos intraperitoneales

La mayoría de los antibióticos penetra en el espacio peritoneal, de modo que no deben añadirse al líquido de irrigación durante la cirugía.

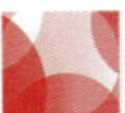

Tabla 12-5 Guías para el inicio y duración de la terapia antibiótica en la apendicitis

SITUACIÓN CLÍNICA	TRATAMIENTO RECOMENDADO
Dolor abdominal; está siendo observado por posible apendicitis	No antibióticos
A la espera de apendicectomía	Comenzar antibióticos IV (piperacilina/tazobactam o ceftriaxona más metronidazol)
Apendicitis no perforada	24 h de antibióticos IV
Apendicitis perforada sin absceso	48 a 72 h de antibióticos IV; si el conteo leucocitario es normal, suspender los antibióticos; si el conteo leucocitario está elevado, completar un esquema de 7 días de antibióticos orales (p. ej., amoxicilina-clavulanato) o IV
Apendicitis perforada con absceso	Mínimo de 14 días de antibióticos; ceftriaxona (IV) o ciprofloxacina (VO) y metronidazol (VO); ajustar la terapia de acuerdo a los resultados del cultivo

Complicaciones de la apendicitis

Como se discutió antes, la perforación ocurre con mayor frecuencia en niños preescolares. Después de la perforación, por lo general se presenta peritonitis de forma temprana. Es más probable la formación de un absceso apendicular si la enfermedad ha sido modificada por el uso previo de antibióticos. El ultrasonido diagnóstico y la TC pueden ser útiles para detectar abscesos apendiculares u otros abscesos intraabdominales. En un estudio, los niños cuya apendicitis se complicó con un absceso tuvieron un promedio de estancia intrahospitalaria de 12 días *versus* 5 días en aquellos sin formación de absceso ($p < 0.001$).

Apendicitis crónica o recurrente

Este diagnóstico se utilizaba de manera excesiva en el pasado, de modo que actualmente su uso se mira con gran escepticismo. Aún así, en ocasiones se presenta una apendicitis crónica o recurrente. Si el dolor recurrente se localiza en el cuadrante inferior derecho, se deben obtener estudios de imagen.

ABSCESOS ABDOMINALES

Los abscesos abdominales pueden presentarse en varias localizaciones, con frecuencia detectadas actualmente mediante ultrasonido o TC. Para cada localización se discutirán las características especiales y el tratamiento. El absceso perirrectal se analizó en la sección previa sobre dolor abdominal y en la sección sobre abscesos en el Capítulo 17.

Situaciones predisponentes

El absceso abdominal se sospecha en muchas situaciones donde hay fiebre, leucocitosis, dolor abdominal a la palpación o masa abdominal, y donde existe una situación predisponente, como un intestino perforado, trauma abdominal penetrante o bacteriemia.

Estudios radiográficos

La TC y la ultrasonografía son las formas habituales en las que se localizan los abscesos abdominales. La TC parece ser más sensible que la ultrasonografía en la mayoría de las situaciones, excepto quizá para el diagnóstico de un absceso tuboovárico. La RM también es altamente sensible. Esta modalidad evita el uso de radiación, pero por lo general requiere anestesia general en niños < 6 años.

Aspiración percutánea

Utilizando TC o ultrasonografía, muchos abscesos intraabdominales pueden ser drenados en forma percutánea, incluso en niños. Algunos abscesos pueden requerir drenaje utilizando un procedimiento abierto.

Abscesos hepáticos

El absceso hepático es raro en niños. En general se presenta en el paciente inmunocomprometido que tiene una malignidad, ha tenido cirugía previa o tiene bacteriemia. De manera típica hay fiebre, dolor abdominal y hepatomegalia. Los abscesos hepáticos pueden clasificarse como piógenos, amibianos o fúngicos.

Absceso hepático piógeno

En niños no inmunocomprometidos, el organismo más frecuente es el *S. aureus*, pero pueden encontrarse bacterias entéricas aerobias y anaerobias. Por lo general, hay leucocitosis marcada y elevación de la velocidad de sedimentación globular.

El absceso hepático puede ocurrir en el recién nacido, en especial como complicación de cateterización de la vena umbilical. La enfermedad de células falciformes puede presentarse con un absceso hepático piógeno. Los abscesos hepáticos pueden también asociarse con enfermedad de Crohn. En los países en desarrollo, las infecciones helmínticas son una comorbilidad común. Los cambios inmunológicos causados por la infección parasitaria pueden hacer a los pacientes propensos a desarrollar abscesos durante episodios de bacteriemia. La diabetes mellitus es un factor de riesgo para abscesos hepáticos por *Klebsiella pneumoniae*. Los pacientes con enfermedad granulomatosa crónica tienen riesgo de absceso hepático por *S. aureus*. De hecho, puede ser la manifestación principal en la lactancia.

En algunos casos puede ser apropiada la terapia antibiótica para cubrir las posibles causas mencionadas (así como también amibas) antes del drenaje (p. ej., en el paciente con fiebre, toxicidad y posible bacteriemia). La ceftriaxona con metronidazol es un esquema razonable. Para los recién nacidos, la ampicilina y la cefotaxima son razonables, ya que los anaerobios y la amibiasis son poco probables. Al final, el drenaje percutáneo guiado por ultrasonido y los antibióticos intravenosos son el tratamiento de elección, reservando la resección quirúrgica para aquellos pacientes que no responden. Los abscesos grandes, solitarios y del lado izquierdo tienen más probabilidad de requerir drenaje quirúrgico.

Absceso hepático amebiano

De manera habitual, se sabe que la enfermedad amebiana está presente en la zona geográfica o subpoblación. En una revisión de 124 niños reportados con absceso hepático amebiano, 113 (91%) eran menores de 3 años de edad, y la mayoría tenía hepatomegalia, leucocitosis, anemia y retraso en el crecimiento. Con frecuencia no se encuentran amibas en las heces, pero las pruebas serológicas pueden ser positivas.

El tratamiento consiste en metronidazol primero, seguido de aspiración, si es que está indicada, para los abscesos grandes o aquellos que no mejoran luego de 72 h de tratamiento con metronidazol. Rara vez está indicada la cirugía. La ruptura del absceso puede ocurrir hacia el tórax o el abdomen, y solo debe requerirse cirugía por complicaciones bacterianas secundarias. En cinco (33%) de 15 casos de ruptura en una serie, se pensó que el paciente tenía un apéndice perforado.

Luego de que se ha curado el absceso, se recomienda la erradicación de los parásitos intestinales con paromomicina o yodoquinol.

Absceso hepático fúngico

Por lo general, el niño ha sido tratado con varios cursos de antibióticos por una posible septicemia, y tiene problemas subyacentes por prematuridad, una enfermedad inmunosupresiva y un catéter venoso central. La *Candida albicans* es el organismo más común, en especial en lactantes prematuros, pero el *Aspergillus* es otro hongo que puede presentarse en el paciente inmunocomprometido.

Abscesos no hepáticos

Absceso pancreático

La mayoría de los abscesos pancreáticos son infecciones en un páncreas dañado por una pancreatitis. Éstos requieren drenaje ya sea percutáneo o quirúrgico. Los predictores de mortalidad incluyen la extensión de la enfermedad, infección polimicrobiana, infección recurrente e insuficiencia renal.

Absceso esplénico

Las causas predisponentes habituales en los abscesos esplénicos son trauma o embolización desde un foco séptico, como en una línea intravenosa infectada. En huéspedes inmunocomprometidos pueden presentarse múltiples abscesos esplénicos pequeños. En los pacientes con inmunocompromiso grave, los abscesos esplénicos por lo común se consideran fúngicos hasta no demostrar lo contrario, en especial si son múltiples y diseminados. En pacientes con fiebre y neutropenia, el diagnóstico subyacente de recidiva de leucemia y cultivos de vigilancia positivos para *Candida* son factores de riesgo para el desarrollo de abscesos esplénicos (ver Capítulo 22). Los abscesos esplénicos también pueden presentarse después del manejo no quirúrgico del trauma esplénico. Rara vez se forma un absceso esplénico tras una perforación colónica secundaria a disentería. Los pacientes con enfermedad granulomatosa crónica pueden presentar abscesos esplénicos causados por organismos catalasa positivos.

Cuando se encuentran múltiples abscesos esplénicos pequeños en un paciente antes sano con fiebre como la principal manifestación clínica, el diagnóstico más probable es enfermedad por arañazo de gato en áreas endémicas para esta infección.

Absceso subesplénico

Esto puede ocurrir como una complicación de cualquier cirugía intraabdominal contaminada. También puede ser resultado de cálculos biliares regados en el abdomen durante una colecistectomía laparoscópica. La radiografía de tórax por lo general muestra derrame pleural unilateral, una elevación del hemidiafragma y atelectasias. La fluoroscopia del diafragma es el mejor procedimiento de tamizaje, y de manera típica muestra una disminución de la excursión en el lado afectado.

Absceso suprarrenal

Esta localización de un absceso despertará inquietud acerca de una posible malignidad suprarrenal. Preoperatoriamente, la TC definirá si el absceso es perinéfrico o suprarrenal. Los abscesos suprarrenales pueden presentarse en recién nacidos y lactantes pequeños, y pueden deberse a estreptococo del grupo B.

Abscesos perinéfricos e intrarrenales

Estos pueden presentarse como complicación de una pielonefritis o por diseminación bacteriana, y se analizan en el Capítulo 14.

Puntos clave

- La incidencia de diarrea deshidratante en lactantes ha disminuido de manera considerable desde la introducción de la vacuna de virus vivos atenuados contra rotavirus.
- El norovirus es ahora la causa más común de gastroenteritis no inflamatoria en Estados Unidos.
- En los pacientes con diarrea aguda con sangre o moco en las heces se debe obtener un coprocultivo; la terapia antimicrobiana debe esperar a los resultados del cultivo.
- Se debe sospechar apendicitis en cualquier niño con dolor abdominal agudo intenso, en especial si se localiza en el cuadrante inferior derecho.
- El tratamiento primario de los abscesos intraabdominales es quirúrgico; la terapia antimicrobiana dirigida de acuerdo a los resultados del cultivo acelera la recuperación.

REFERENCIAS SELECCIONADAS

Gastroenteritis

http://www.cdc.gov/foodsafety/foodborne-germs.html (CDC: foodborne germs and illnesses)

Bernaola Aponte G, Bada Mancilla CA, Carreazo NY, et al. Probiotics for treating persistent diarrhoea in children. *Cochrane Database Sys Rev* 2013;(8):CD007401.

Das JK, Salam RA, Bhutta ZA. Global burden of childhood diarrhea and interventions. *Curr Opin Infect Dis* 2014;27:451–8.

Davis TK, McKee R, Schnadower D, et al. Treatment of Shiga toxin-producing Escherichia coli infections. *Infect Dis Clin North Am* 2013:27:577–97.

Glass RI, Parashar UD, Estes MK. Norovirus gastroenteritis. *N Engl J Med* 2009;361:1776–85.

Johnston BC, Goderberg JZ, Vandvik PO, et al. Probiotics for the prevention of pediatric antibiotic-associated diarrhea. *Cochrane Database Sys Rev* 2011;(11):CD004827.

Khanna S, Baddour LM, Huskins WC, et al. The epidemiology of *Clostridium difficile* infection in children: a population-based study. *Clin Infect Dis* 2013:56:1401–6.

Lee LA, Gerber AR, Lonsway DR, et al. Yersinia enterocolitica O:3 infections in infants and children associated with the household preparation of chitterlings. *N Engl J Med* 1990;322:984–7.

McHardy IH, Wu M, Shimizu-Cohen R, et al. Detection of intestinal protozoa in the clinical laboratory. *J Clin Microbiol* 2014;52:712–20.

Mermin J. Hutwagner L, Vugia D, et al. Reptiles, amphibians, and human Salmonella infection: a population-based, case–control study. *Clin Infect Dis* 2004;38:S253–61.

Payne DC, Vinje J, Szilagyi PG, et al. Norovirus and medically attended gastroenteritis in U.S. children. *N Engl J Med* 2013;368:1121–30.

Tate JE, Haynes A, Payne DC, et al. Trends in national rotavirus activity before and after introduction of rotavirus vaccine into the national immunization program in the United States, 2000 to 2012. *Pediatr Infect Dis J* 2013;32:741–4.

Waldman RJ, Mintz ED, Papowitz HE. The cure for cholera—improving access to safe water and sanitation. *N Engl J Med* 2013;368:592–4.

Wong CS, Jelacic S, Habeeb RL, et al. The risk of the hemolytic-uremic syndrome after antibiotic treatment of Escherichia coli O157:H7 infections. *N Engl J Med* 2000;342:1930–6.

Apendicitis y abscesos abdominales

Aspelund G, Fingeret A, Gross E, et al. Ultrasonography/MRI versus CT for diagnosing appendicitis. *Pediatrics* 2014;133:586–93.

Blakely, ML, Williams R, Dassinger MS, et al. Early vs. interval appendectomy for children with perforated appendicitis. *Arch Surg* 2011;146:660–5.

Gasior AC, St. Peter SD, Knott EM, et al. National trends in approach and outcomes with appendicitis in children. *J Pediatr Surg* 2012;47:2264–7.

Holcomb GW III, St. Peter SD. Current management of complicated appendicitis in children. *Eur J Pediatr Surg* 2012;22:207–212.

Solomkin JS, Mazuski JE, Bradley JS, et al. Diagnosis and management of complicated intra-abdominal infection in adults and children: Guidelines by the Surgical Infection Society and the Infectious Diseases Society of America. *Clin Infect Dis* 2010;50:133–64.

La hepatitis es una lesión del hígado, con o sin necrosis de los hepatocitos, que resulta en un influjo excesivo de células inflamatorias agudas y crónicas. El daño a la membrana celular del hígado resulta en la liberación de enzimas hepáticas hacia el torrente sanguíneo. Por lo tanto, desde un punto de vista práctico, la hepatitis puede definirse a grandes rasgos como el diagnóstico presuntivo cuando los niveles séricos de aminotransferasas están elevados. Esta definición sigue siendo útil, a pesar de las siguientes limitaciones. Primero, hay elevaciones leves en un pequeño porcentaje de las personas sanas, lo que hace que algunos expertos consideren que los niveles de amoninotransferasas están elevados solo si de manera persistente están al doble del límite normal, en especial aquellas asintomáticas. Segundo, aunque predominantemente encontrada en los hepatocitos, la aspartato aminotransferasa (AST), y en menor medida la alanina aminotransferasa (ALT), se encuentran también en otros tejidos. La falla cardiaca congestiva, la miositis severa y la enfermedad celiaca son algunas de las condiciones que pueden causar elevación de las aminotransferasas en suero en ausencia de enfermedad hepática. Tercero, algunos pacientes con hepatitis viral no tienen elevación de las enzimas hepáticas, a pesar de evidencia histológica de hepatitis crónica.

Aunque algunas veces se utiliza el término *hepatitis* para referirse a una infección causada por alguno de los virus de hepatitis con letra, es más útil considerar a la hepatitis como un síndrome con muchas etiologías posibles.

CLASIFICACIÓN

Se pueden definir varios síndromes de hepatitis con base en el inicio, la severidad y el curso de la enfermedad. No se debe inferir ninguna etiología específica a partir de estos términos.

Hepatitis aguda ictérica

La hepatitis aguda ictérica se define mejor como el inicio abrupto de ictericia hepatocelular –no obstructiva o hemolítica. El grado de hiperbilirrubinemia es variable y puede ser directa o indirecta. La fiebre, malestar general, anorexia y vómito son a menudo síntomas prodrómicos, pero no son esenciales para la definición. A la exploración física, el hígado por lo regular está agrandado y puede ser doloroso a la palpación. En general la mejoría comienza en 1 o 2 sem. Es útil emplear el diagnóstico sindromático, etiológicamente neutral, de "hepatitis aguda" como un diagnóstico preliminar, en lugar de "hepatitis infecciosa", a fin de permanecer alerta ante las posibles causas no infecciosas de este síndrome.

Hepatitis anictérica

Esta es la forma más frecuente de hepatitis, en especial en niños, y se detecta sobre todo mediante la medición seriada de los niveles de aminotransferasa en suero en un paciente con exposición conocida. El niño puede estar por completo asintomático o tener solo síntomas no específicos como fiebre y malestar general, a menudo conduciendo al diagnóstico de enfermedad similar a influenza.

Hepatitis fulminante

La hepatitis fulminante se caracteriza por progresión rápida a falla hepática, manifestada sobre todo por un cambio en el estado de conciencia que progresa hasta coma durante el curso de unos cuantos días. A menudo ocurre sangrado secundario a falla hepatocelular y coagulopatía intravascular diseminada. Aunque algunos niños se recuperan de manera espontánea, a menudo se requiere referencia a un programa pediátrico de trasplante de hígado y trasplante hepático de emergencia para salvar la vida. La causa de la mayoría de los casos de hepatitis fulminante sigue siendo desconocida, aunque en ocasiones están implicadas infecciones virales, toxinas, medicamentos (como el acetaminofén) y enfermedades autoinmunes.

Hepatitis crónica

La hepatitis crónica se define de forma arbitraria como daño hepático que persiste durante al menos 6 meses.

A menudo se asocia con elevación persistente de bilirrubina o enzimas hepáticas en suero. En el pasado, se utilizaban como descriptores términos como *hepatitis crónica persistente* o *hepatitis crónica activa*. Sin embargo, es más útil especificar la etiología y el estatus histológico, si es que se conoce (p. ej., hepatitis B crónica con fibrosis leve).

Hepatitis recrudescente (recurrente)

Un pequeño porcentaje de pacientes con hepatitis viral aguda desarrolla un aumento en los niveles de aminotransferasa después de un periodo inicial de recuperación. En un estudio de pacientes con infección por virus de hepatitis A, casi 10% desarrollaron este patrón bifásico, algunos de los cuales fueron sintomáticos durante la segunda fase. En la infección por virus de hepatitis C (VHC), los episodios repetidos de recrudescencia por lo regular son un presagio de infección crónica. En ocasiones, una aparente recrudescencia en un paciente de alto riesgo es resultado de una nueva infección con un virus de hepatitis diferente.

Hepatitis durante el embarazo

La hepatitis que se presenta durante el embarazo es importante debido a una mayor gravedad (en particular con la infección por virus de hepatitis E [VHE]) y debido al riesgo de transmisión de la infección al feto (en especial con infección por virus de hepatitis B [VHB] y en menor medida con infección por VHC). La transmisión materno-fetal se discute en la sección sobre prevención.

Hepatitis neonatal

En el primer mes de vida, la hepatitis con una causa infecciosa es a menudo una infección congénita y se analiza en el Capítulo 19.

Perihepatitis

El síndrome de Fitz-Hugh-Curtis, que complica la infección por *Chlamydia trachomatis* o la gonorrea, se asocia con dolor hepático pero no con una elevación significativa de las enzimas hepáticas. Por lo tanto, no cumple con la definición de hepatitis de este capítulo.

Granulomas hepáticos

Muchos padecimientos sistémicos, infecciosos y no infecciosos, pueden producir granulomas hepáticos, que es un término más apropiado que hepatitis granulomatosa, dado que las enzimas hepáticas por lo regular están normales. Los pacientes a menudo presentan fiebre de origen desconocido, y los granulomas en general se diagnostican por ultrasonido o por tomografía computarizada (TC) del hígado. Hoy en día, se reconoce a la enfermedad por arañazo de gato como causa relativamente común de granulomas hepáticos en niños de zonas endémicas. Puede haber también involucramiento esplénico. La fiebre, con o sin dolor abdominal, es el síntoma de presentación habitual. Otras causas de granulomas hepáticos incluyen la tuberculosis, histoplasmosis, sarcoidosis, enfermedad granulomatosa crónica y reacciones a ciertos medicamentos.

Hepatitis reactiva

Muchas infecciones sistémicas se asocian con daño hepático focal y elevación de los niveles séricos de aminotransferasas. Estas se analizan en la sección sobre Otras causas de infección. Dado que a menudo es difícil distinguir clínicamente entre una hepatitis reactiva y una causada por un virus hepatotrófico, por lo regular no se hace la distinción hasta que es aparente un diagnóstico etiológico. Cuando se ve a un paciente con hepatitis y hallazgos sistémicos, es mejor describir ambos (p. ej., hepatitis ictérica aguda en un paciente con faringitis purulenta).

CAUSAS DE VIRUS DE HEPATITIS CON LETRA

Perla clínica: no es posible distinguir entre una causa de hepatitis y otra con base solo en los síntomas clínicos.

Aunque muchas infecciones pueden causar hepatitis, los virus de hepatitis con letra tienen un trofismo particular por el hígado, y se discuten por separado. La Tabla 13-1 proporciona una explicación de las abreviaturas comunes asociadas con estos virus, y la Tabla 13-2 resume sus principales características.

Virus de hepatitis A

La mayoría de los casos de hepatitis A resulta por contagio de persona a persona por la ruta fecal-oral durante brotes comunitarios prolongados. Los niños en estancias infantiles tienen un papel importante en la transmisión de la infección a los contactos adultos.

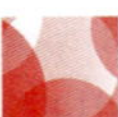

Tabla 13-1 Terminología de los virus de hepatitis con letra

ABREVIATURA	TÉRMINO	COMENTARIOS
Hepatitis A		
VHA	Virus de hepatitis A	Picornavirus (genoma ARN)
Anti-VHA	Anticuerpo total (IgM e IgG) contra VHA	Detectable al inicio de los síntomas; persistencia de por vida después de la infección o vacunación
IgM anti-VHA	Anticuerpo IgM contra VHA	Indica infección reciente con hepatitis A; positivo por hasta 6 a 12 meses después de la infección
Hepatitis B		
VHB	Virus de hepatitis B	Hepadnavirus (genoma ADN). Puede medirse con PCR cuantitativa
HBsAg	Antígeno de superficie de VHB	Proteínas de envoltura del VHB producidas en exceso y detectables en grandes cantidades en suero
HBcAg	Antígeno del núcleo del VHB	Nucleocápside que encierra el ADN viral; ninguna prueba comercial disponible
HBeAg	Antígeno e de VHB	Péptido circulante derivado del gen core; se correlaciona con la replicación del VHB y la infectividad del suero
Anti-HBs	Anticuerpo contra HBsAg	Indica recuperación de una infección pasada con VHB e inmunidad contra el mismo, anticuerpo pasivo por HBIG, o inmunidad por vacuna contra VHB
Anti-HBc	Anticuerpo contra HBcAg	Indica infección actual o previa con VHB; a diferencia del anti-HB, este anticuerpo no es protector
IgM anti-HBc	Anticuerpo IgM contra HBCAg	Indica infección reciente (4 a 6 meses) por VHB
Anti-HBe	Anticuerpo contra HBeAg	Indica aclaramiento del antígeno e; el virus ya no se está replicando
HBIG	Globulina inmune de hepatitis B	Contiene altos títulos de anticuerpo contra VHB para la inmunización pasiva
Hepatitis C		
VHC	Virus de hepatitis C	Flavivirus (genoma de ARN), que se puede medir con PCR cuantitativa (un resultado positivo indica infección en curso); múltiples subtipos
Anti-VHC	Anticuerpo IgC contra VHC	Indica una infección aguda, crónica o resuelta con VHC
Hepatitis D		
VHD	Virus de hepatitis D (agente delta)	Virus de ARN defectuoso; requiere presencia de VHB para replicar
Anti-VHD	Anticuerpo contra VHD	Indica infección pasada o presente con VHD
Hepatitis E		
VHE	Virus de hepatitis E	No clasificado (genoma ARN); causa de hepatitis endémica y epidémica en algunos países en desarrollo
IgM anti-VHE	Anticuerpo IgM contra VHE	Indica infección reciente (la prueba no está ampliamente disponible)
IgG anti-VHE	Anticuerpo IgG contra VHE	Indica infección reciente o previa (la prueba no está ampliamente disponible)

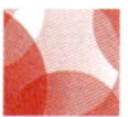 **Tabla 13-2 Características de los virus de hepatitis con letra**

	VHA	VHB	VHC	VHD	VHE
PRINCIPALES VÍAS DE TRANSMISIÓN	FECAL-ORAL, ALIMENTOS	SANGRE, SEXUAL, PERINATAL	SANGRE, SEXUAL, PERINATAL	SANGRE, SOBRE TODO INYECCIÓN	FECAL-ORAL, AGUA
Incubación promedio en días (rango)	28 (15 a 50)	90 (60 a 150)	60 (15 a 150)	50 (20 a 140)	40 (15 a 60)
Diagnóstico	IgM anti-VHA	HBsAg	Anti-VHC	Anti-VHD	Anti-VHE
Epidemias	Sí	No	No	No	Sí
Infección crónica	No	Sí	Sí	Sí	Rara (receptores de trasplante)
Cáncer hepático	No	Sí	Sí	Sí	No
Vacuna	Sí	Sí	No	No	No

La infección también puede adquirirse durante un viaje al extranjero o como parte de un brote asociado a una fuente de alimentos común. Más de la mitad de los casos no tiene una fuente identificable. Las tasas de hepatitis A en Estados Unidos han disminuido en 95% desde que se introdujo la vacuna en 1995.

El espectro de enfermedad clínica producido por el virus de hepatitis A ha sido bien descrito con base en estudios experimentales en voluntarios y en brotes. En 1967 se publicó un artículo clásico por Krugman y cols. describiendo las diferencias entre hepatitis A y B. En niños < 6 años de edad, la mayoría de las infecciones es asintomática. Si se presenta enfermedad, por lo regular no hay ictericia. Por el contrario, los niños mayores y los adultos en general presentan hepatitis aguda. Alrededor de 1 mes después de la exposición, el paciente con esta forma de hepatitis A desarrolla fiebre alta, sudoración, calosfríos, mialgia, anorexia severa, náusea y quizá vómito. En ocasiones puede ocurrir una enfermedad similar a mononucleosis con o sin linfocitos atípicos. Se puede palpar un hígado agrandado y doloroso, pero puede no observarse ictericia durante varios días. La concentración máxima de aminotransferasa en suero por lo regular se presenta alrededor de 2 días después del inicio de la enfermedad. Los síntomas por lo común se resuelven para los 2 meses, pero algunos pacientes tienen una o más recaídas. La falla hepática fulminante es poco frecuente.

Los pacientes se contagian más durante el periodo de 2 sem antes del inicio de la ictericia o elevación de las enzimas hepáticas, cuando la concentración de virus en las heces es más alta. La excreción viral disminuye después, y en general está ausente 1 sem después de la aparición de la ictericia. En algunas ocasiones el virus puede replicarse durante varios meses, en especial en lactantes y niños pequeños. La replicación viral también puede recurrir en pacientes con enfermedad recurrente.

Virus de hepatitis B

A diferencia del virus de la hepatitis A, el VHB no se transmite por vía fecal-oral y no se asocia con brotes con una fuente común. En áreas del mundo con una alta prevalencia de infección por hepatitis B, como Asia y África, la mayoría de las infecciones se adquiere verticalmente al momento del nacimiento. Por el contrario, la mayoría de las infecciones por hepatitis B en países desarrollados es resultado de transmisión sexual, uso de drogas intravenosas, o exposición ocupacional. Debido al tamizaje de los donadores, se estima que el riesgo de infección por hepatitis B por una transfusión sanguínea es < 1 en 800 000. De forma importante, en más de la mitad de los pacientes no se encuentran factores de riesgo claros para la infección. Desde que la vacunación para hepatitis B se expandió en 1991, la incidencia de nuevas infecciones por VHB ha disminuido en 82% en Estados Unidos en general, y en 98% en niños.

Los síntomas clínicos y el curso dependen de la edad del paciente. El VHB no es citopático; la respuesta inmunológica del huésped es la causa de la enfermedad hepática. Una respuesta inmune vigorosa, como la observada en niños de mayor edad y en adultos, resulta en infección sintomática y una alta probabilidad de aclaramiento viral. Por el contrario, debido a su sistema inmunológico inmaduro, > 90% de los neonatos infectados tienen una infección asintomática seguida de hepatitis crónica. Hasta 25% de los niños con infección crónica no tratada eventualmente fallece por falla hepática terminal o carcinoma hepatocelular.

En ocasiones la ictericia puede ser precedida por una poliartritis aguda y exantema urticarial. La acrodermatitis papular de la niñez, también llamada síndrome de Gianotti-Crosti, es un exantema eritematoso papular algunas veces observado en el niño con infección aguda por hepatitis B. Se piensa que es resultado de la deposición de complejos inmunes. Otras infecciones virales como el virus de Epstein-Barr (VEB), coxsackievirus y el virus de parainfluenza pueden producir un exantema idéntico (ver Capítulo 11).

Virus de hepatitis C

Este virus fue identificado a finales de la década de 1980 como la causa de la mayoría de las hepatitis "no A, no B" asociadas a transfusión. En la actualidad, > 1% de la población de Estados Unidos está infectada de manera crónica por VHC, lo que la llevó al mote de "epidemia silenciosa". La enfermedad hepática terminal asociada a VHC es la indicación más frecuente de trasplante hepático en adultos. Con la implementación generalizada del tamizaje de derivados sanguíneos en 1992, se estima que el riesgo actual de hepatitis C asociada a transfusión es 1 en 1.6 millones de unidades. El virus también puede ser transmitido en forma perinatal, sexual y por uso de drogas intravenosas. Alrededor de 6% de los neonatos nacidos de madres VHC-positivas se infecta; si la madre también tiene infección por VIH, el riesgo es dos veces mayor. La actividad sexual parece ser una forma relativamente ineficiente de transmisión. A largo plazo las parejas de pacientes con infección crónica por VHC tienen una prevalencia de infección de < 5%. En alrededor de 10% de las personas con infección por hepatitis C no se puede identificar una fuente.

La mayoría de las infecciones agudas con VHC no es visible; menos de un tercio de los pacientes tendrá ictericia, que puede acompañarse de anorexia, malestar general o dolor abdominal. Al igual que con la infección por hepatitis A y B, la presentación fulminante de la hepatitis C es rara, pero ha sido reportada en niños. El dato característico de la infección por hepatitis C es su cronicidad; cerca de 80% de las personas infectadas desarrolla infección crónica, que a menudo es asintomática y sin anormalidades en las enzimas hepáticas. Por este motivo, los Centers for Disease Control and Prevention (CDC) han publicado recomendaciones para el tamizaje de rutina de las personas en categorías de alto riesgo. Estas incluyen personas con antecedente de uso de drogas intravenosas, hemodiálisis de largo plazo, niveles persistentemente elevados de ALT y aquellas que recibieron derivados sanguíneos o un trasplante de órgano antes de julio de 1992. De manera adicional, los niños nacidos de mujeres que se sabe que son VHC-positivas deben ser evaluados en busca de la presencia de anticuerpo contra VHC a los 18 meses de edad, cuando ya no es detectable el anticuerpo materno transmitido de forma pasiva.

La historia natural de la infección por hepatitis C en niños es algo que por lo general se desconoce. La mayoría de los neonatos que adquiere hepatitis C en forma perinatal desarrolla infección crónica con solo enfermedad hepática leve durante la infancia. Sin embargo, una vez que estos niños llegan a la edad adulta, es común la progresión a fibrosis. En adultos con infección crónica por hepatitis C, 15 a 20% eventualmente desarrollan enfermedad hepática terminal. Una vez que se establece la cirrosis, el riesgo de carcinoma hepatocelular es de alrededor de 1 a 4% por año. Un estudio reciente sugirió que la infección de la hepatitis C también puede incrementar el riesgo de desarrollar otros tipos de cáncer.

Virus de hepatitis D

También llamado virus delta, este es un virus ARN defectuoso que requiere la ayuda del VHB para replicarse. Por lo tanto, se observa solo en pacientes infectados en forma aguda o crónica con hepatitis B. La mayoría de las infecciones se presenta en usuarios de drogas intravenosas. La coinfección con virus de hepatitis D (VHD) empeora de manera considerable el pronóstico de la infección por VHB. Por lo tanto, la coinfección por hepatitis D es una consideración importante cuando la condición del paciente con infección por hepatitis B empeora, o cuando una prueba para HBeAg es negativa, pero la enfermedad hepática activa persiste.

Virus de hepatitis E

Antes conocido como hepatitis "no A, no B" transmitida de forma entérica, el VHE tiene muchas similitudes con la hepatitis A, incluyendo la vía de transmisión, potencial epidémico, mayor incidencia en los países en desarrollo, y por lo regular la falta de un estado de portador. La enfermedad fue identificada por primera vez a principios de la década de 1980, cuando se encontró que el suero de personas afectadas durante la epidemia de hepatitis por agua contaminada de 1955 en Delhi, India, carecía de los marcadores serológicos de hepatitis aguda A y B. El genoma fue clonado y secuenciado a principios de la década de 1990.

Se han reportado grandes brotes por agua contaminada en el sureste y centro de Asia, África, el Medio Oriente y Centroamérica. A diferencia de la hepatitis A, la transmisión de persona a persona no es común. Las mujeres infectadas por VHE durante el tercer trimestre del embarazo pueden transmitir la enfermedad al feto, con una morbilidad y mortalidad perinatales significativas. La mayoría de las infecciones clínicamente aparentes se presenta en adultos jóvenes; la mayoría de los niños infectados tal vez está asintomática. La infección sintomática es indistinguible de la hepatitis ictérica aguda por otras causas. Una excepción notable es que la infección en las mujeres embarazadas a menudo causa falla hepática fulminante, con tasas de mortalidad de 15 a 25%. Hay unos cuantos reportes de enfermedad hepática crónica por infección por hepatitis E que se presentó solo en pacientes con terapia inmunosupresora para trasplante de órgano sólido.

Virus de hepatitis G

Este virus, también conocido como virus C de hepatitis GB, ha sido detectado en el suero de 1 a 2% de los donadores de sangre sanos, y puede ser transmitido por transfusión. Sin embargo, no existe evidencia de que cause hepatitis. Al igual que con el esquivo virus de hepatitis F, su inclusión en el grupo de virus de hepatitis con letra tal vez fue prematuro.

FRECUENCIA EN NIÑOS

De los virus de hepatitis con letra, el virus de hepatitis A es la causa más frecuente de hepatitis aguda en niños en Estados Unidos. Sin embargo, la incidencia ha disminuido de forma dramática con la administración rutinaria de la vacuna contra la hepatitis A en la niñez. La infección por VHB es menos común, y por lo regular es secundaria a transmisión durante el parto. Con la implementación del tamizaje de rutina de las mujeres embarazadas, y la profilaxis posexposición de los recién nacidos con vacuna contra hepatitis B y globulina inmune contra hepatitis B (HBGI) (ver sección sobre Prevención), la incidencia de hepatitis B en los niños continúa disminuyendo. La incidencia de hepatitis C es un poco mayor que la de la hepatitis B; para ambos virus, la mayoría de los casos nuevos se presenta en adultos. En los niños, la seroprevalencia de la infección por VHC es de 0.2 a 0.4%, aunque las tasas son muy variables entre subgrupos poblacionales. En Estados Unidos, la hepatitis en niños con frecuencia es causada por agentes diferentes a los virus de hepatitis con letra.

OTRAS CAUSAS DE INFECCIÓN

Muchos virus pueden causar hepatitis en niños, en especial el VEB (ver Capítulo 3). Las infecciones no virales también pueden causar hepatitis (Cuadro 13-1). La mayoría de estas infecciones se discute en otros capítulos, y por lo tanto aquí solo se mencionan.

Cuadro 13-1. Algunas causas infecciosas de hepatitis en niños diferentes a los virus de hepatitis con letra

Virus
Virus Epstein-Barr
Citomegalovirus
Enterovirus (coxsackievirus, virus ECHO)
Virus de inmunodeficiencia humana
Adenovirus (huésped inmunocomprometido)
Herpes simple diseminado, varicela

Infecciones bacterianas
Fiebre escarlatina
Infección de vías urinarias, sobre todo en neonatos
Absceso hepático
Colangitis

Infecciones poco comunes
Psittacosis (neumonía)
Leptospirosis
Brucelosis
Fiebre moteada de las Montañas Rocallosas (exantema)
Erliquiosis y anaplasmosis (citopenia)
Sífilis temprana
Enfermedad por arañazo de gato
***Mycoplasma* (neumonía)**
Enfermedad de Lyme

Enfermedad hepática, por lo regular adquirida fuera de Estados Unidos
Larva *migrans* visceral
Fiebre amarilla (y otras fiebres hemorrágicas virales)
Absceso hepático amibiano
Esquistosomiasis
Parásitos hepáticos
Enfermedad hidatídica
Paludismo
Fiebre tifoidea
Fiebre por dengue

La sepsis bacteriana puede causar ictericia (en especial en el recién nacido) por varios mecanismos, incluyendo hemólisis, destrucción de células hepáticas, y una aberración en el procesamiento de la bilirrubina por los hepatocitos. Las concentraciones séricas de aminotransferasas pueden estar elevadas de manera significativa al inicio de la ictericia. La hepatitis con ictericia es una complicación ocasional de las infecciones urinarias, fiebre escarlatina y enfermedad de Kawasaki. La colangitis aguda purulenta y con menor frecuencia la colecistitis aguda, pueden estar asociadas con elevación de los niveles de bilirrubina y aminotransferasas en el suero.

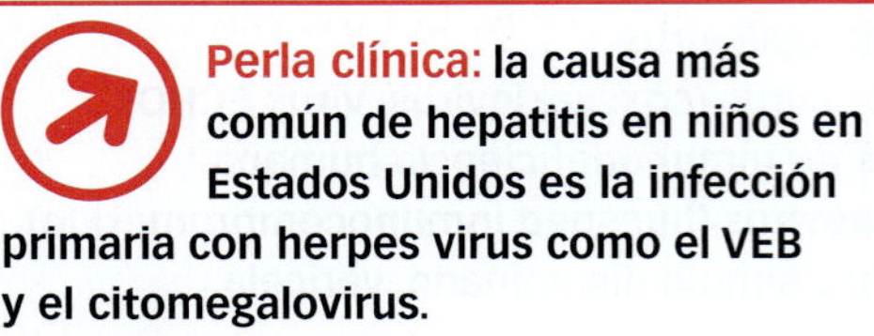

Perla clínica: la causa más común de hepatitis en niños en Estados Unidos es la infección primaria con herpes virus como el VEB y el citomegalovirus.

Virus comunes

El VEB puede presentarse con hiperbilirrubinemia o como una hepatitis anictérica. La hepatitis fulminante es rara. Puede ocurrir disfunción hepática grave en el síndrome hemofagocítico inducido por VEB (Capítulo 22). Existe evidencia que sugiere que la infección por VEB puede inducir hepatitis autoinmune en individuos susceptibles. Además del VEB, la infección diseminada por otros miembros de la familia de los herpes virus (virus del herpes simple, virus varicela zoster, citomegalovirus, herpes virus humano 6) por lo regular involucra al hígado, siendo la gravedad principalmente dependiente del estado inmunológico del paciente. El involucramiento hepático con elevación de las enzimas hepáticas se presenta en alrededor de 20% de los pacientes con infección primaria por VIH.

Los neonatos con enfermedad diseminada por virus del herpes simple enterovirus, paraechovirus o adenovirus, por lo común tienen elevación de los niveles de aminotransferasas, y pueden presentarse con un cuadro de hepatitis fulminante (Capítulo 19). Virus comunes que en raras ocasiones pueden producir hepatitis después del periodo neonatal incluyen enterovirus y parvovirus B19. El sarampión puede estar asociado con ictericia hepatocelular leve. La infección por adenovirus es una causa de hepatitis severa en el huésped inmunocomprometido. Causa un cuadro histológico característico de necrosis coagulativa con una mínima respuesta inflamatoria celular.

Especies de leptospira

Estas espiroquetas por lo regular se adquieren por exposición a orina de animal (Capítulo 21). Pueden presentarse brotes en personas expuestas a agua contaminada. La leptospirosis es en general una enfermedad bifásica, con fiebre, calosfríos, cefalea y mialgia durante 4 a 7 días en la primera fase (septicémica). El vómito y el dolor abdominal pueden ser importantes, y la inyección conjuntival no purulenta es un hallazgo físico común. Después de un periodo asintomático de 1 a 3 días, la segunda fase (inmunológica) está anunciada por el regreso de la fiebre y la cefalea. El paciente por lo regular presenta meningitis no purulenta con un conteo leucocitario < 500 por mcL en líquido cefalorraquídeo (LCR), proteínas normales o elevadas y glucosa normal (ver Capítulo 9 para una discusión sobre la meningitis purulenta). Alrededor de 10% de los pacientes desarrollan una forma intensa, ictérica de leptospirosis conocida como síndrome de Weil. Estos pacientes presentan hemorragia, falla renal e ictericia y tienen una tasa de mortalidad de 5 a 10%. La separación entre las dos fases puede ser indistinta.

El diagnóstico de leptospirosis requiere un alto índice de sospecha, y se establece por cultivo del organismo en sangre o LCR durante los primeros 10 días de la enfermedad, o en la orina entre 10 y 30 días a partir del inicio. Se requieren medios especiales, de modo que se debe notificar al laboratorio de la sospecha de leptospirosis. También existen varias pruebas serológicas disponibles. La exploración de la orina por microscopia de campo oscuro puede revelar la presencia de la espiroqueta causante de la enfermedad. Sin embargo, este método de diagnóstico no es sensible, y requiere de un observador experimentado. Se están desarrollando pruebas de diagnóstico molecular. La penicilina G es el tratamiento de elección.

Infecciones diseminadas por micobacterias, hongos y parásitos

Como ya se analizó, estos agentes en ocasiones pueden causar granulomas hepáticos. Aunque la tuberculosis es una causa más frecuente, las micobacterias no tuberculosas pueden estar relacionadas con involucramiento hepático, en especial en pacientes con sida. La histoplasmosis diseminada es la etiología fúngica más común de granulomas hepáticos en Estados Unidos, aunque a veces están implicadas otras infecciones por hongos. La candidiasis hepatoesplénica es una causa bien descrita de granulomas hepáticos en el paciente neutropénico con cáncer. Las infecciones parasitarias asociadas con la formación de granulomas hepáticos incluyen esquistosomiasis, amibiasis y larva *migrans* visceral (ver Capítulo 21).

Hepatitis en el viajero que regresa

Las causas de enfermedad hepática en los países en desarrollo son numerosas (Cuadro 13-1). Se debe obtener una historia clínica cuidadosa en el paciente con hepatitis.

HEPATITIS NO INFECCIOSA

Muchas enfermedades no infecciosas pueden causar elevación de las enzimas hepáticas y confundirse con hepatitis infecciosa (Tabla 13-3). El síndrome de Reye, que se ha vuelto raro hoy en día, semeja una hepatitis fulminante (Capítulo 9). Casi cualquier medicamento puede causar elevación de las enzimas hepáticas. Culpables comunes incluyen acetaminofén, antiinflamatorios no esteroides, antibióticos y medicamentos antiepilépticos. Algunas reacciones medicamentosas pueden producir daño hepático como parte de una enfermedad multisistémica que incluye fiebre y exantema, como con el síndrome de Stevens-Johnson o la necrolisis epidérmica tóxica. Recién se ha descrito un síndrome conocido como (reacción medicamentosa con eosinofilia y síntomas sistémicos (DRESS, por sus siglas en inglés). La biopsia hepática demuestra necrosis de los hepatocitos con infiltrados granulomatosos que contienen eosinófilos.

La identificación temprana de la asociación y la suspensión del medicamento causante pueden salvar la vida. El médico también debe preguntar al paciente acerca del uso de preparaciones herbolarias, drogas ilegales y la inhalación recreativa de químicos. Para pacientes con hepatitis autoinmune, es en especial importante establecer el diagnóstico de forma oportuna, ya que el tratamiento de este padecimiento –inmunosupresión– es diferente al de otras causas de hepatitis, y sin tratamiento el pronóstico es pobre. Algunos casos de anemia aplásica se asocian con hepatitis autoinmune. Los pacientes con linfohistiocitosis hemofagocítica (LHH), analizada en el Capítulo 23, a menudo tienen hepatitis como parte de su presentación.

ENFOQUE DIAGNÓSTICO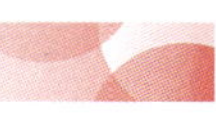

Pruebas para mononucleosis Infecciosa

Se deben seleccionar los estudios de laboratorio con base en los hallazgos clínicos. Se debe solicitar una

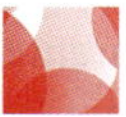 **Tabla 13-3.** **Enfermedades no infecciosas que pueden parecer una hepatitis**

CAUSA DE ELEVACIÓN DE LAS ENZIMAS HEPÁTICAS	HALLAZGOS PARA APOYAR EL DIAGNÓSTICO
Medicamentos (incluyendo controlados, de venta libre y herbolarios)	Antecedentes
Anestesia con halotano	Antecedentes
Químicos y toxinas	Antecedentes; pruebas toxicológicas
Enfermedad de Wilson	Niveles de ceruloplasmina disminuidos; aumento de la excreción urinaria de cobre
Hepatitis autoinmune	Hipergamaglobulinemia; autoanticuerpos
Esteatohepatitis no alcohólica	Obesidad; infiltrado graso del hígado en el ultrasonido
Síndrome de Reye	Encefalopatía; uso reciente de aspirina
Falla cardiaca congestiva grave	Antecedentes
Hiperalimentación parenteral (principalmente colestásica)	Antecedentes
Enfermedades musculares hereditarias	Elevación de los niveles séricos de creatinina quinasa y aldolasa
Enfermedad celiaca	Elevación de anticuerpos contra transglutaminasa tisular en suero; biopsia intestinal
Hemocromatosis primaria hereditaria	Elevación del hierro en suero; saturación de transferrina > 45%
Enfermedad intestinal inflamatoria	Sangre oculta en heces; elevación de la calprotectina fecal; hallazgos en los estudios de imagen, endoscopia e histología de enfermedad de Crohn o colitis ulcerativa
Deficiencia de alfa1-antitripsina	Disminución de los niveles séricos de alfa$_1$-antitripsina

biometría hemática completa, así como revisión de un frotis de sangre periférica. Los linfocitos atípicos por lo común se asocian más con infección por VEB, pero pueden observarse también con otras infecciones virales, incluyendo hepatitis A. Se puede realizar una prueba rápida para anticuerpo heterófilo, pero esta prueba no es sensible, en especial en niños pequeños, y es de esperarse que sea negativa en la mononucleosis inducida por CMV. Por lo tanto, se debe solicitar un perfil serológico completo tanto para VEB como para CMV (Capítulo 3). El anticuerpo IgM contra el antígeno de la cápside viral del VEB es la mejor prueba para detectar una infección por VEB reciente o en curso. Sin embargo, a veces pueden presentarse resultados falsos positivos en pacientes con CMV, hepatitis A, parvovirus B19 y leptospirosis. Los pacientes con infección primaria por VEB por lo regular tienen elevación de anticuerpos IgG específicos y ausencia de anticuerpos contra antígeno nuclear de virus Epstein-Barr.

Pruebas serológicas para virus de hepatitis con letra

Hepatitis A

Si no existen factores de riesgo para hepatitis B o C, puede ser más directo y menos costoso obtener suero para una medición de anticuerpo IgM contra virus de hepatitis A. Si este estudio es negativo, se pueden realizar pruebas para hepatitis B y C. Algunos laboratorios hacen pruebas para anticuerpos para los tres virus en un mismo panel. El anticuerpo IgM contra hepatitis A por lo general desaparece en un periodo de 6 meses a partir del inicio de la ictericia, pero puede persistir durante más de 1 año. Las personas que han recibido la vacuna contra hepatitis A tendrán anticuerpo total anti-VHA. Además, algunas veces se puede detectar IgM anti-VHA de forma transitoria aproximadamente 2 sem después de la vacunación.

Hepatitis B

Una característica peculiar de la infección por VHB es el gran exceso de material de envoltura que se produce. Por lo tanto, la detección del antígeno de superficie (HbsAg) en la sangre es el método usual para establecer el diagnóstico de infección aguda por VHB. En el raro caso del paciente con una prueba negativa para HBsAg, la presencia de IgM contra el antígeno core establece el diagnóstico. Para determinar una infección previa, se puede obtener anticuerpo contra antígeno de superficie y anticuerpo anti-core (anti-HBs y anti-HBc). En teoría, ambos deben estar presentes después de la infección, pero algunas veces solo se encuentra uno de los anticuerpos. El anticuerpo anti-core por lo general se considera como el mejor indicador de infección previa. Después de la inmunización con vacuna contra hepatitis B, solo se produce anticuerpo contra antígeno de superficie, ya que la vacuna contiene HBsAg purificado.

El patrón más confuso, que puede ocurrir poco después de la infección por hepatitis B, es la presencia de anticuerpo anti-core durante varias semanas antes de que se produzca anticuerpo contra antígeno de superficie (el llamado periodo de ventana). Durante este periodo, se deben obtener títulos de IgM anti-core. Si la IgM anti-HBc es positiva, esto indica una infección reciente por hepatitis B y tal vez infectividad. Si la IgM anti-HBc es negativa con anti-HBc positiva y anti-HBs negativa, el resultado por lo general se interpreta como evidencia de pérdida de anti-HBs después de una infección en el pasado lejano. De forma alternativa, puede reflejar una prueba falsa positiva de anticuerpo anti-HBc.

El antígeno e del VHB actúa como marcador de replicación viral activa, y se correlaciona con infectividad. Sin embargo, siempre que un paciente sea positivo para antígeno de superficie, existe riesgo de infectividad, aun si el antígeno e está ausente. Por lo tanto, las precauciones son las mismas sin importar la presencia del antígeno e.

Todas las mujeres embarazadas deben ser evaluadas de manera rutinaria en busca de HBsAg durante una consulta prenatal temprana en cada embarazo. No son necesarias las pruebas para otros marcadores de hepatitis B para propósito de tamizaje materno. Sin embargo, las mujeres HBsAg-positivas identificadas durante el tamizaje pueden tener enfermedad hepática relacionada a VHB, y deben ser evaluadas.

Hepatitis C

Las pruebas serológicas para este virus miden anticuerpo IgG contra infección por hepatitis C y no distinguen entre infección aguda, crónica o resuelta. Dado que alrededor de 80% de los pacientes con infección por hepatitis C desarrollan infección crónica, la mayoría de las pruebas con verdadero positivo representa infección crónica. Los inmunoensayos enzimáticos de tercera generación son más de 97% sensibles y 99% específicos. Para determinar si el paciente tiene infección activa, se utiliza reacción en cadena de la polimerasa (PCR) para detectar ARN de hepatitis C en suero o plasma. Más de 95% de las personas con hepatitis C aguda o crónica tendrán pruebas positivas para ARN de virus de hepatitis C.

En lactantes nacidos de madres positivas para VHC, el resultado de las pruebas serológicas para infección por VHC adquirida en forma perinatal está confundido por la presencia de anticuerpo materno.

En > 95% de los niños no infectados, el anticuerpo materno estará ausente para los 18 meses de edad y las pruebas por lo regular se difieren hasta ese momento. Después del primer mes de vida, la PCR es muy sensible y específica para el diagnóstico de la infección por VHC. Sin embargo, a diferencia de lo que ocurre con la infección perinatal por VIH, el diagnóstico temprano no afecta el manejo, y por lo tanto es razonable omitir las pruebas con reacción de polimerasa en cadena.

Hepatitis D

Los pacientes con infección grave o progresiva por VHB pueden estar coinfectados por VHD. Se utiliza ELISA para demostrar la presencia de anticuerpos contra VHD. Pueden ser necesarias las pruebas seriadas.

Hepatitis E

Algunos laboratorios de referencia cuentan con pruebas serológicas para hepatitis E. La IgM anti-VHE aparece de forma temprana durante la infección y desaparece en 4 a 5 meses. La IgG anti-VHE es detectable unos cuantos días después de la IgM y permanece elevada al menos durante algunos años; se desconoce la duración exacta de la persistencia.

Otros estudios

Los enterovirus, citomegalovirus y adenovirus pueden recuperarse con técnicas de cultivo celular convencionales, aunque la PCR está remplazando con rapidez al cultivo en muchos laboratorios. En los pacientes con hepatitis, por lo general es útil medir la fosfatasa alcalina y la bilirrubina para buscar evidencia de colestasis y obstrucción biliar. Si están elevadas, se puede realizar un ultrasonido de cuadrante superior derecho para evaluar el parénquima hepático y la vía biliar. La función hepática de síntesis se puede evaluar midiendo el tiempo de protrombina y la albúmina sérica. Si la disfunción hepática es grave, se debe medir el amoniaco en suero. Las pruebas antes mencionadas no son necesarias en el paciente con hepatitis viral no complicada de causa conocida, pero deben realizarse en pacientes con hepatitis grave o de etiología incierta. Otras causas de hepatitis pueden evaluarse con medición de alfa-1-antitripsina, anticuerpo antinuclear, anticuerpo microsomal contra hígado-riñón, anticuerpo anti-músculo liso y ceruloplasmina. A menudo es útil la biopsia de hígado para determinar el pronóstico de la hepatitis fulminante o crónica, y a veces es útil para determinar la etiología de la enfermedad hepática, en especial en el paciente inmunocomprometido. Por desgracia, a menudo no es posible obtener una biopsia de hígado en el paciente con hepatitis fulminante debido a la coagulopatía intensa.

TRATAMIENTO

Hepatitis aguda

En la hepatitis aguda leve no se requieren tratamiento o restricciones especiales. En la hepatitis moderada o grave por cualquier causa, el paciente debe ser hospitalizado y se debe monitorear la función hepática todos los días. Se deben evitar en lo posible los medicamentos metabolizados por el hígado. Si es necesario utilizarlos, se debe reducir la dosis y se deben monitorear los niveles séricos. Si se encuentra una causa específica para la hepatitis, la terapia va dirigida contra el padecimiento subyacente. Para las causas virales más comunes de hepatitis en el paciente inmunocompetente (VEB, CMV y los virus de hepatitis con letra), no se requiere terapia específica en la etapa aguda.

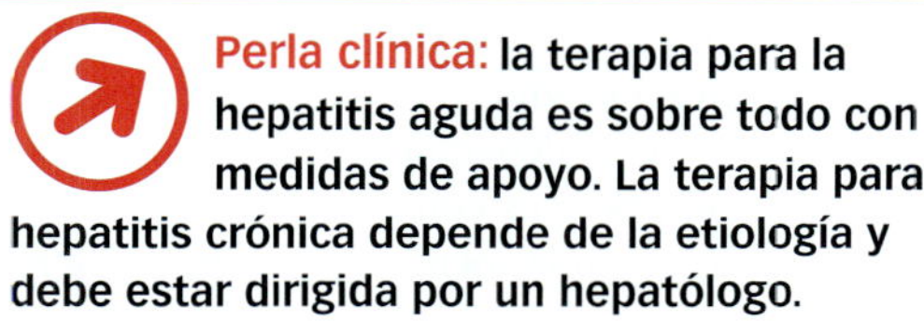

> **Perla clínica:** la terapia para la hepatitis aguda es sobre todo con medidas de apoyo. La terapia para hepatitis crónica depende de la etiología y debe estar dirigida por un hepatólogo.

Hepatitis crónica

El tratamiento de la infección crónica con virus de hepatitis B y C es compleja y debe llevarse en conjunto con un gastroenterólogo o un especialista en enfermedades infecciosas que esté familiarizado con las terapias de hoy en día disponibles. Los pacientes asintomáticos con VHB o VHC crónicos con enzimas hepáticas normales deben ser tamizados cada año con PCR viral, ALT, alfa-fetoproteína y ultrasonido abdominal.

Los niños con infección crónica por hepatitis B inmunológicamente activa (como se define más adelante) en general deben ser considerados para tratamiento. Por desgracia, los pacientes inmunológicamente tolerantes con niveles de ALT normales o casi normales responden pobremente a la terapia. Esto incluye a la mayoría de los niños que adquiere la infección por VHB en forma perinatal. Los factores predictivos de respuesta a la terapia incluyen niveles altos de aminotransferasas, niveles bajos de ADN de VHB, inicio más tardío de la adquisición del VHB y una mayor inflamación hepatocelular. La mayoría de los expertos recomienda tratar a los niños > 2 años de edad con HBsAg positivo y con evidencia de replicación viral activa por > 6 meses, probado por carga de ADN de VHB > 20 000 IU/mL (si el HBeAg es negativo) o ADN de VHB > 2 000 IU/mL (si el HBeAg es positivo), una ALT mayor a dos veces el límite superior normal, y hepatitis crónica confirmada por biopsia con evidencia de inflamación hepática activa y fibrosis.

Varios agentes han sido aprobados para el tratamiento de la infección por hepatitis B en adultos. Aún no se ha establecido cuál es el enfoque óptimo para la terapia, en especial en niños. Las opciones actuales incluyen análogos de los nucleósidos (entecavir y lamivudina), análogos de los nucleótidos (tenofovir y adefovir), o interferones (interferon-alfa-2b e interferon-alfa-2a pegilado). Las tasas de respuesta por lo general están en el rango de 20 a 50%.

En los niños pequeños con infección por hepatitis C adquirida en forma perinatal, 15 a 20% aclararán de manera espontánea el virus. Sin embargo, el aclaramiento es poco probable después de la primera década de vida. Por lo tanto, es razonable esperar para tratar hasta después de dicha edad, a menos que se presente una disfunción hepática significativa antes de ese momento. Antes del tratamiento, se debe realizar genotipificación viral, ya que la respuesta a la terapia varía mucho dependiendo del genotipo. El genotipo 1 es el tipo más común en Estados Unidos y también el tipo con la menor probabilidad de responder a la terapia basada en interferón. La piedra angular de la terapia para el VHC ha sido el interferón pegilado con ribavirina, con la adición de un inhibidor de proteasa (como boceprevir o telaprevir) para las infecciones por genotipo 1. De forma más reciente, opciones adicionales en adultos han mejorado de forma importante el porcentaje de pacientes que logran una respuesta viral sostenida. La terapia para la hepatitis C está evolucionando con rapidez y por lo tanto es crítico que haya un hepatólogo involucrado en todos los casos.

Para los pacientes con enfermedad hepática terminal ya sea por hepatitis B o C, se requiere trasplante hepático. En el caso de la hepatitis C, la recurrencia de la infección en el hígado trasplantado es casi universal, y 20% de los pacientes progresan a cirroris para los 5 años después del trasplante. Por el contrario, las recurrencias en los pacientes que reciben trasplantes hepáticos por infección por hepatitis B pueden en su mayoría prevenirse mediante el uso de HBIG y terapia antiviral, como tenofovir o entecavir.

COMPLICACIONES

La falla hepática aguda (también llamada hepatitis fulminante) se define como aquella que se presenta dentro de las 8 sem después del inicio del cuadro y, por fortuna, es rara en niños. Puede resultar en forma secundaria a hepatitis por cualquier causa. Los signos de falla hepática aguda inminente incluyen vómito persistente, letargo progresivo, aumento del nivel de bilirrubina y enzimas hepáticas en suero, y un tiempo de protrombina prolongado. Se debe tomar en cuenta el punto de vista de un hepatólogo y de un intensivista. Dependiendo de la estabilidad del paciente y la disponibilidad de un órgano donador, se puede realizar un trasplante de hígado de emergencia.

Otras complicaciones que han sido reportadas en niños con infección por hepatitis A incluyen urticaria, pancreatitis aguda, encefalitis, mielitis transversa, ataxia cerebelosa, convulsiones, falla renal aguda, ascitis, derrame pleural y el desarrollo subsecuente de hepatitis autoinmune. La infección por VHB en ocasiones se complica con formación de complejos inmunes, lo que puede manifestarse como pleuritis, artritis, vasculitis o glomerulonefritis. Varios fenómenos parainfecciosos han sido asociados con la infección crónica por hepatitis C. En un estudio multicéntrico de 321 pacientes, 38% tuvo al menos una manifestación extrahepática, incluyendo hallazgos cutáneos, artralgia y neuropatía. También fueron comunes las anormalidades autoinmunes, como la presencia de crioglobulinas mixtas, factor reumatoide, anticuerpos antinucleares y trombocitopenia.

PREVENCIÓN

Hepatitis A

Las guías para la prevención de infección por hepatitis A son actualizadas en forma regular por el Comité Consultor sobre Prácticas de Inmunización (ACIP, por sus siglas en inglés). Los dos medios para prevenir la hepatitis A son la vacunación y la globulina inmune (GI). A diferencia de la administración de GI, la vacuna contra la hepatitis A proporciona protección a largo plazo y por lo tanto en general se prefiere. La vacuna contra hepatitis A no está aprobada para su uso en niños < 12 meses de edad y por lo tanto se debe utilizar la GI en este grupo de edad.

Profilaxis posexposición y preexposición

Para niños < 12 meses de edad, se debe administrar una dosis única intramuscular de GI (0.02 mL/kg, máximo 2 mL) a los contactos en el hogar o en la estancia infantil de una persona con infección serológicamente confirmada por hepatitis A. Los niños de al menos 12 meses de edad que han sido expuestos a VHA –o que no han sido vacunados antes– pueden recibir una dosis única de vacuna contra hepatitis A. Tanto la GI como la vacuna contra VHA deben administrarse tan pronto como sea posible, y no más de 2 sem después de la exposición. Si se administran dentro de este tiempo, ambas intervenciones tienen una efectividad de > 85% para prevenir la infección sintomática. Para la profilaxis preexposición en niños < 12 meses de edad que viajarán a áreas endémicas, la dosis de GI depende de la longitud de la estadía: 0.02 mL/kg para estadías < 2 meses y 0.06 mL/kg para estadías de 3 a 5 meses.

Vacuna contra hepatitis A

Existen dos vacunas de un solo antígeno inactivado contra hepatitis A aprobadas para su uso en niños en Estados Unidos. Ambas se administran en esquemas de dos dosis y son altamente inmunogénicas y efectivas en niños > 12 meses de edad. Los médicos deben consultar al *Libro Rojo* actual o la etiqueta del producto para información sobre las dosis, ya que existen diferencias en la dosificación entre las dos vacunas.

Históricamente, los niños en Estados Unidos han jugado un papel importante en la transmisión del VHA en las familias y la comunidad. En la actualidad, la vacuna contra hepatitis A se administra de manera rutinaria a los 12 y 18 meses de edad, resultando en una reducción dramática en la incidencia de VHA. Las personas fuera del periodo de infancia que tienen alto riesgo de infección con hepatitis A también deben ser vacunadas. Esto incluye contactos cercanos de niños adoptados que vienen de fuera del país, hombres que tienen relaciones homosexuales, usuarios de drogas ilegales intravenosas y no intravenosas, pacientes con trastornos de los factores de coagulación, y aquellos que viajan a países con altos índices de hepatitis A. Aunque se recomiendan dos dosis, la mayoría de los viajeros se presenta a consulta para recibir consejo poco antes de su viaje. Por lo tanto, se administra una sola dosis y se le instruye al viajero a regresar en 6 meses para completar el esquema. Más de 95% de los pacientes vacunados desarrolla anticuerpos anti-VHA en el primer mes después de haber recibido una sola dosis, y hasta 80% tiene anticuerpos desde las 2 sem. La dosis de refuerzo, administrada 6 a 12 meses después, resulta en una eficacia a largo plazo de 99%. Los niños con enfermedad hepática crónica, incluyendo aquellos que están en lista de espera o que ya han recibido trasplantes de hígado, deben recibir la vacuna contra hepatitis A.

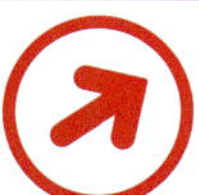

> **Perla clínica:** la vacunación de rutina contra la hepatitis A y la hepatitis B ha resultado en reducciones importantes en la incidencia de estas enfermedades en Estados Unidos. No existe vacuna disponible para los otros tipos de hepatitis.

Hepatitis B

Hay dos vacunas de un solo antígeno contra la hepatitis B, y tres vacunas en combinación que han sido aprobadas para su uso en Estados Unidos. Todas las vacunas contra VHB contienen HBsAg purificado producido por tecnología recombinante de ADN, y son seguras, inmunogénicas y efectivas en todos los grupos de edad, incluyendo a los recién nacidos. La vacunación universal contra hepatitis B ha demostrado disminuir la incidencia de hepatitis crónica en niños en > 90%, y disminuye la incidencia de carcinoma hepatocelular. Desde que se instituyó la vacunación rutinaria de los lactantes contra VHB en Estados Unidos, la incidencia de infección aguda por VHB en los niños ha disminuido en 98%.

Inmunización de rutina

Se recomienda la vacuna contra hepatitis B para la inmunización rutinaria de todos los lactantes. Es apropiada la vacunación infantil universal dado que no es posible predecir qué niños incurrirán más adelante en conductas de alto riesgo, y también debido a que > 50% de las personas con infección por VHB no tiene factores de riesgo conocidos. El administrar la primera dosis durante la hospitalización al nacimiento aumenta la probabilidad de completar la serie de tres dosis. La forma más reciente para asegurar altas tasas de inmunización en este contexto es que los hospitales tengan órdenes para administrar de manera rutinaria vacunación contra hepatitis B a los recién nacidos.

Los niños mayores, adolescentes y adultos que no han recibido antes el esquema de vacunación contra hepatitis B pueden vacunarse a cualquier edad.

Lactantes prematuros

Los lactantes prematuros que pesan < 2 kg tienen una respuesta disminuida a la vacuna. Para estos niños se debe retrasar el inicio de la inmunización hasta cumplir el mes de edad. Sin embargo, si la madre del lactante es positiva para HBsAg, el niño debe recibir vacunación contra VHB y HBGI en las primeras 12 h de vida. Esa dosis de vacuna al nacimiento no debe contar como parte de las 3 dosis requeridas para completar el esquema.

Grupos de alto riesgo

Además de la vacunación de rutina de los grupos de edad descrita antes, los niños con alto riesgo de infección por hepatitis B deben ser vacunados a cualquier edad. Estos incluyen los siguientes grupos: niños adoptados provenientes de áreas endémicas de VHB, niños en hogares con un portador conocido de hepatitis B, y niños que reciben hemodiálisis o concentrados de factores de coagulación. Los adolescentes sexualmente activos y los usuarios de drogas intravenosas también deben ser vacunados. Los niños que están en lista de espera o que han recibido un trasplante de hígado también deben recibir la vacuna contra hepatitis B.

Tamizaje de las embarazadas

Dado que el tamizaje solo de las mujeres con alto riesgo no fue capaz de identificar a más de la mitad de las madres infectadas por VHB, hoy en día se recomiendan las pruebas de detección de HBsAg en todas las embarazadas.

Recién nacido portador de hepatitis B

Los niños, incluyendo los lactantes prematuros, que nacen de madres positivas para HBsAg, deben recibir la vacuna contra hepatitis B y HBGI (0.5 mL) en diferentes sitios en las primeras 12 h después del nacimiento. Este esquema reduce el riesgo de infección por hepatitis B en el recién nacido de alrededor de 80 a 5%. La lactancia no está contraindicada en los bebés que han recibido estas medidas profilácticas. Para los lactantes nacidos de madres cuyo estatus de HBsAg se desconoce, se debe administrar la vacuna contra hepatitis B en las primeras 12 h después del nacimiento. Si el recién nacido es un bebé prematuro que pesa < 2 kg, también se administra HBGI (0.5 mL).

Tratamiento de mujeres embarazadas para prevenir la transmisión vertical de VHB

Administrar lamivudina a las mujeres embarazadas positivas para HBsAg tiene un beneficio leve en cuanto a la disminución de la transmisión de la infección por VHB a los recién nacidos. En un metaanálisis, los recién nacidos de madres que recibieron lamivudina tuvieron una incidencia de 11 a 24% menor de infección por VHB en comparación con aquellos cuyas madres no recibieron el medicamento. Todos los recién nacidos en ambos grupos recibieron la vacuna contra VHB y HBGI después del parto. El tratar a las mujeres infectadas por hepatitis B con HBGI también reduce el porcentaje de recién nacidos que desarrollan positividad para HBsAg.

Profilaxis posexposición

La regla de tres proporciona un estimado grueso de los riesgos comparativos de transmisión viral a través de una aguja contaminada: el VHB se transmite en cerca de 30% de las exposiciones (menor si la fuente es negativa para BHeAg), el VHC en 3%, y el VIH en 0.3%. En la Tabla 13-4 se muestran las recomendaciones de los CDC para exposición percutánea o mucosa accidental. Aunque dichas exposiciones por lo general se presentan en el entorno médico, la hepatitis B también puede transmitirse por una mordida humana. A diferencia del VIH, también se ha transmitido por pinchazos con la aguja de una jeringa que ha sido desechada en un sitio público. Los niños con dichas exposiciones, y que no han recibido antes la vacuna, deben recibir la vacuna contra hepatitis B como se indica en la Tabla 13-4. La efectividad de la profilaxis posexposición contra la infección por VHB es > 75%.

Vacunas combinadas

Las vacunas combinadas administradas en la infancia incluyen la vacuna conjugada contra hepatitis B-*Haemophilus influenzae* tipo b (Hib) y una vacuna pentavalente (hepatitis B, difteria, tétanos, pertussis

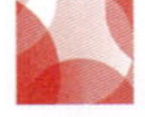 **Tabla 13-4** Profilaxis posexposición después de la exposición percutánea o mucosa al virus de la hepatitis B

ANTECEDENTE DE VACUNACIÓN Y ESTATUS SEROLÓGICO DE LA PERSONA EXPUESTA	TRATAMIENTO	
	FUENTE POSITIVA PARA HBSAG O ESTADO DESCONOCIDO	**FUENTE NEGATIVA PARA HBSAG**
No vacunada	HBGI[*] × 1; completar el esquema de vacunación contra VHB; evaluar la respuesta después de completar el esquema[†]	Iniciar esquema de vacunación contra VHB; evaluar después de completar el esquema[†]
Previamente vacunada		
Conocido respondedor[§]	No requiere tratamiento	No requiere tratamiento
Conocido no respondedor[¶]	HBGI × 2 separadas por 1 mes	No requiere tratamiento
Se desconoce la respuesta al anticuerpo después de tres dosis	Evalúe a la persona expuesta para HBAb: 1. Si es adecuada[§], no tratar 2. Si es inadecuada, HBGI × 1 y repetir el esquema de vacunación	Evalúe a la persona expuesta para HBAb: 1. Si es adecuada[§], no tratar 2. Si es inadecuada, repetir el esquema de vacunación

[*] La dosis de HBGI es 0.06 mL/kg por vía intramuscular.
[†] Evaluar la presencia de HBsAb 1 a 2 meses después de la última dosis de vacuna de hepatitis B y al menos 4 meses después de la última dosis de HBGI.
[§] Un respondedor se define como una persona con HBsAb ≥ 10 mIU/mL después de ≥ 3 dosis de vacuna contra VHB.
[¶] Un no respondedor es una persona con HBsAb < 10 mIU/mL después de ≥ 6 dosis de vacuna contra VHB.
Modificada de MMWR 2013;62(RR10):14.

acelular y polio inactiva). Existe una vacuna combinada contra VHA y VHB que está aprobada en un esquema de tres dosis para adultos mayores de 18 años.

Hepatitis C

No existe una vacuna disponible para hepatitis C. Además, debido a que la globulina inmune se fabrica a partir de plasma carente de anticuerpos contra hepatitis C, la profilaxis posexposición con este producto no es efectiva. El parto por cesárea no disminuye la transmisión perinatal. No se ha documentado que la lactancia por madres con infección por hepatitis C sea una fuente de transmisión de la infección, y por lo tanto puede permitirse. No está claro si las perforaciones corporales o los tatuajes son factores de riesgo para la infección por hepatitis C. Un metaanálisis reportó una razón de momios acumulada de 2.7 (IC 95%, 2.4 a 3.2) para una asociación entre los tatuajes y la infección por hepatitis C. Hoy en día el principal medio de prevención es evitar las prácticas sexuales de alto riesgo, así como el uso de drogas ilegales, en especial intravenosas.

Hepatitis E

Aquellos que viajan a áreas endémicas de hepatitis E pueden evitar la infección al beber solo agua embotellada o hervida. La globulina inmune no es efectiva, ya que la mayoría de los donadores de plasma en Estados Unidos carece de anticuerpos contra la hepatitis E. Una vacuna recombinante para hepatitis E que está en investigación mostró una eficacia de 87% en un estudio clínico de fase III en China.

Puntos clave

- Existen muchas posibles causas de hepatitis, incluyendo infección, drogas y enfermedades autoinmunes.
- La hepatitis aguda se define como la elevación de los niveles de aminotransferasas, con o sin elevación de los niveles séricos de bilirrubina.
- La hepatitis crónica es una lesión del hígado que persiste durante > 6 meses y, de ser posible, debe describirse con base en los hallazgos histológicos.
- Las hepatitis B y C en general se transmiten por sangre o líquidos corporales infectados, mientras que las hepatitis A y E se transmiten más comúnmente por la vía fecal-oral.
- Existen vacunas seguras y efectivas para prevenir tanto la hepatitis A como la B.

REFERENCIAS SELECCIONADAS

http://www.cdc.gov/hepatitis/ (CDC: viral hepatitis)

Cacoub P, Renou C, Rosenthal E, et al. Extrahepatic manifestations associated with hepatitis C virus infection. A prospective multicenter study of 321 patients. *Medicine* (Baltimore) 2000;79:47–56.

Carpenter HA. Bacterial and parasitic cholangitis. *Mayo Clin Proc* 1998;73:473–8.

Centers for Disease Control and Prevention. CDC guidance for evaluating health-care personnel for hepatitis B virus protection and for administering postexposure management. *Morbid Mortal Wkly Rep* 2013;62(RR10):1–19.

Della Corte C, Sartorelli MR, Sindoni, CD, et al. Autoimmune hepatitis in children: an overview of the disease focusing on current therapies. *Eur J Gastroenterol Hepatol* 2012;24: 739–46.

El-Shabrawi MH, Kamal NM. Burden of pediatric hepatitis C. *World J Gastroenterol* 2013;19:7880–8.

Estrada B, Silio M, Begue RE, et al. Unsuspected hepatosplenic involvement in patients hospitalized with cat-scratch disease. *Pediatr Infect Dis J* 1996;15:720–1.

Ganem D, Prince AM. Hepatitis B virus infection: natural history and clinical consequences. *N Engl J Med* 2004;350:1118–29.

Garcia-Algar O, Vall O. Hepatitis B virus infection from a needle stick. *Pediatr Infect Dis J* 1997;16:1099.

Harrington PT, Gutierrez JJ, Ramirez-Ronda CH, et al. Granulomatous hepatitis. *Rev Infect Dis* 1982;4:638–55.

Jafari S, Copes R, Baharlou S, et al. Tattooing and the risk of transmission of hepatitis C: a systematic review and meta-analysis. *Int J Infect Dis* 2010;14:e928-40.

Khuroo MS, Kamili S, Jameel S. Vertical transmission of hepatitis E virus. *Lancet* 1995;345:1025–6.

Krugman S, Giles JP, Hammond J. Infectious hepatitis. Evidence for two distinctive clinical, epidemiological, and immunological types of infection. *JAMA* 1967;200:365–73.

Liang TJ, Ghany MG. Current and future therapies for hepatitis C infection. *N Engl J Med* 2013;368:1907–17.

Markin RS. Manifestations of Epstein-Barr virus-associated disorders the in liver. *Liver* 1994;14:1–13.

Miller DJ, Keeton DG, Webber BL, et al. Jaundice in severe bacterial infection. *Gastroenterology* 1976;71:94–7.

Murray KF, Hadzic N, Wirth W, et al. Drug-related hepatotoxicity and acute liver failure. *J Pediatr Gastroenterol Nutr* 2008;47:395–405.

Murray KF, Shah U, Mohan N, et al. Chronic hepatitis. *J Pediatr Gastroenterol Nutr* 2008;47:225–33.

Porto AF, Tormey L, Lim JK. Management of chronic hepatitis C infection in children. *Curr Opin Pediatr* 2012;24: 113–20.

Pratt DS, Kaplan MM. Evaluation of abnormal liver-enzyme results in asymptomatic patients. *N Engl J Med* 2000;342:1266–71.

Rerksuppaphol S, Hardikar W, Dore GJ. Long-term outcome of vertically acquired and post-transfusion hepatitis C infection in children. *J Gastroenterol Hepatol* 2004;19:1357–62.

Rosenblum LS, Villarino ME, Nainan OV, et al. Hepatitis A outbreak in a neonatal intensive care unit: risk factors for transmission and evidence of prolonged viral excretion among preterm infants. *J Infect Dis* 1991;164:476–82.

Shi Z, Li X, Yang Y. Hepatitis B immunoglobulin injection in pregnancy to interrupt hepatitis B virus mother-to-child transmission: a meta-analysis. *Int J Infect Dis* 2010;14:e622–34.

Shi Z, Yang Y, Ma L, et al. Lamivudine in late pregnancy to interrupt in utero transmission of hepatitis B virus: a systematic review and meta-analysis. *Obstet Gynecol* 2010;116:147–59.

Stornello C. Transmission of hepatitis B via human bite. *Lancet* 1991;338:1024–5.

Tran TT. Hepatitis B: treatment to prevent perinatal transmission. *Clin Obstet Gynecol* 2012;55:541–9.

Wen JW, Haber BA. Maternal-fetal transmission of hepatitis C infection: what is so special about babies? *J Pediatr Gastroenterol Nutr* 2014;58:278–82.

Wong DC, Purcell RH, Sreenivasan MA, et al. Epidemic and endemic hepatitis in India: evidence for a non-A, non-B hepatitis virus aetiology. *Lancet* 1980;2:876–9.

Zhang J, Zhang X-F, Huang S-J, et al. Long-term efficacy of a hepatitis E vaccine. *N Engl J Med* 2015;372:914–22.

La infección de vías urinarias (IVU) es una de las infecciones bacterianas más comunes en niños, afectando a cerca de 8% de las niñas y 2% de los niños en los primeros 6 años de vida. La prevalencia exacta depende de múltiples factores, incluyendo la edad, sexo, raza, presencia de fiebre, y en el caso de los niños, si están circuncidados o no. Entre los lactantes febriles en los primeros 3 meses de vida, la probabilidad de una IVU es de alrededor de 13% para las niñas, 2% para los niños circuncidados y 19% para los niños no circuncidados. Entre los niños < 1 año de edad con fiebre, la prevalencia es de alrededor de 6% para las niñas y 3% para los niños. Entre los 12 meses y los 2 años de edad, la prevalencia en las niñas es de 8% y en los niños de 2 por ciento.

Los síntomas de IVU por lo común son inespecíficos, en especial en los lactantes y niños pequeños. Por desgracia, a menudo se omite la evaluación en busca de IVU en el niño con fiebre. Cuando se realizan pruebas, los resultados del examen de orina y del urocultivo pueden ser malinterpretados. A pesar de su frecuencia, persisten bastantes controversias en relación al diagnóstico y manejo de las IVU. La mayoría de los médicos está de acuerdo en las definiciones básicas.

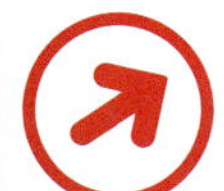

Perla clínica: la fiebre puede ser el único síntoma en el lactante o niño pequeño con una IVU.

DEFINICIONES

Se puede establecer un diagnóstico presuntivo de una IVU con base a *manifestaciones clínicas* típicas y *piuria*, pero el diagnóstico confirmado de laboratorio depende de la demostración de *bacteriuria* significativa. Estas tres características necesitan ser definidas más a fondo.

Manifestaciones clínicas

Las manifestaciones de la IVU varían de manera enorme dependiendo de la edad del paciente. En adultos y ado-

lescentes con una IVU, la fiebre alta (> 39.5 °C; 103 °F) por lo regular indica involucramiento renal. Los niños pueden en ocasiones presentar fiebre alta sin involucramiento renal, aunque se debe sospechar una infección renal por reflujo. La micción frecuente o con urgencia implica irritación uretral o vesical. La orina turbia puede ser causada por crecimiento bacteriano; pero también puede ser resultado de solutos precipitados. La orina con olor fétido implica crecimiento bacteriano, sin embargo, en ocasiones el padre se refiere al olor de la orina concentrada como fétido. El dolor a la palpación de la región suprapúbica implica infección que involucra a la vejiga; el dolor en el costado implica infección que involucra al riñón. Puede haber síntomas que no sugieren de forma intuitiva un involucramiento de la vía urinaria, como vómito y otros síntomas gastrointestinales.

En los lactantes, es más probable que haya ausencia de síntomas, o que sean leves o no referibles a la vía urinaria. La fiebre puede ser el único síntoma. Es en el grupo de los lactantes en quienes es más importante, y a la vez más difícil, establecer el diagnóstico de una IVU. La distinción entre cistitis y pielonefritis es en particular difícil en este grupo de edad. Entre los niños febriles < 24 meses de edad con IVU, alrededor de 60% tiene involucramiento renal demostrado por cintigrafía.

Aunque el conteo leucocitario periférico, la velocidad de sedimentación globular (VSG) y la proteína C reactiva (PCR) tienden a estar más elevados en los niños con involucramiento renal, estos marcadores no son específicos de pielonefritis. Alrededor de 1% de las niñas en edad escolar presenta infecciones asintomáticas. La bacteriuria asintomática verdadera tal vez no es un factor de riesgo para secuelas adversas en esta población. Sin embargo, algunas niñas con IVU recurrente tienen síntomas sutiles, a menudo los mismos con cada infección, lo que no debe ser considerado como "bacteriuria asintomática".

Piuria

En general, la piuria se define como > 5 (o 10) leucocitos por campo de alto poder (CAP) en el sedimento centrifugado, o como un conteo leucocitario elevado en la orina sin centrifugar, utilizando un hemocitómetro para determinar el conteo rápido. (El centrifugado ayuda a concentrar los hallazgos de la orina diluida y añade el potencial para la observación de otros elementos formados.) Un reciente metaanálisis de 48 estudios definió la piuria como ≥ 10 leucocitos por CAP en orina centrifugada o ≥ 10 leucocitos por mcL en orina no centrifugada.

Los grumos o cilindros de leucocitos también indican piuria. La detección de piuria (o su ausencia) es en extremo útil para evaluar la probabilidad de una IVU, con una sensibilidad de 80 a 90% y una especificidad de 90 a 95%. Esto no implica que el cultivo no sea necesario, sino que demuestra que la piuria puede ayudar con la interpretación de los resultados del cultivo. En una población con una prevalencia general de IVU de 5% (p. ej., los lactantes y niños pequeños que tienen fiebre sin signos de localización), la ausencia de piuria predice la ausencia de IVU en cerca de 50% de los casos (valor predictivo positivo). La presencia de piuria y bacteriuria microscópica (analizada más adelante) incrementa el valor predictivo positivo hasta 85%. La prueba de esterasa leucocitaria puede utilizarse como sustituto para la presencia de leucocitos. Su sensibilidad y especificidad son ambas de alrededor de 80%. Por el contrario, la reacción de nitritos es altamente específica (98%), pero carece de sensibilidad (50%).

Bacteriuria

Microscopia

El análisis microscópico también es útil para la identificación inmediata de la presencia de bacterias, lo que se correlaciona bien con los resultados del urocultivo. Aunque la ausencia de bacterias en el sedimento centrifugado no excluye una infección urinaria, en especial con cocos, por lo común pueden observarse bacterias en el sedimento si el cultivo llega a resultar en > 100 000 unidades formadoras de colonias (UFC)/mL. Las bacterias en los cilindros indican pielonefritis. Una tinción con azul de metileno o Gram de una gota de orina no centrifugada es una prueba ligeramente más sensible para bacteriuria microscópica.

Estudios controlados han demostrado en repetidas ocasiones la utilidad de estos métodos, que tienen una sensibilidad de 80 a 90% para la orina centrifugada no teñida, 85 a 94% para la orina no centrifugada teñida y 87 a 98% para la orina centrifugada teñida, dependiendo del número de bacterias que se considere como significativo en el estudio microscópico (1 a 5 por CAP) y utilizando 100 000 colonias/mL como el criterio estándar para significancia en el cultivo. Es obvio que estos métodos no llegan a predecir algunos cultivos significativos. La mayoría de los expertos considera a cualquier bacteria observada como significativa, en especial si se observa un bacilo gramnegativo.

La bacteriuria microscópica con un cultivo negativo puede tener varias explicaciones posibles. A menudo, las bacterias observadas son contaminantes que no son recuperados por los medios bacteriológicos habituales, por ejemplo, difteroides, lactobacilos o especies de *Haemophilus*. Sin embargo, los artefactos y los errores técnicos al momento de la recolección de la muestra y el cultivo son explicaciones mucho más probables que el hecho de no cultivar un patógeno fastidioso.

Crecimiento bacteriano significativo

Este término indica que el cultivo de una muestra de orina que es recolectada de manera adecuada ha tenido un resultado cuantitativo ("conteo de colonias"). Desde el punto de vista histórico, se ha encontrado que > 100 000 bacterias/mL con frecuencia es indicativo de IVU. Las dificultadas en la aplicación de este número no recaen en la precisión del conteo, sino en la recolección de la muestra. El valor de 100 000 bacterias/mL no debe considerarse en absoluto confiable por sí mismo, ya que asume una orina evacuada en condiciones de limpieza.

Las muestras obtenidas mediante catéter o por punción suprapúbica son significativas para infección a una concentración más baja. Muchos expertos consideran de suma importancia cualquier crecimiento puro de un uropatógeno en una muestra obtenida por punción suprapúbica. Las muestras obtenidas por catéter están sujetas a un mayor riesgo de contaminación por flora de la piel periuretral (tasa de contaminación de alrededor de 9%) en comparación con la punción suprapúbica, y es apropiado un valor de corte mayor. Hoberman y cols. obtuvieron 3 257 muestras de orina por catéter de niños pequeños con fiebre y encontraron que los conteos < 50 000/mL tenían mayor probabilidad de estar asociados con organismos no patógenos, flora mixta o ausencia de piuria. Debido a ello, recomendaron un valor de corte ≥ 50 000 organismos/mL para determinar un crecimiento significativo en una muestra obtenida por catéter. Las guías de la American Academy of Pediatrics (AAP) para IVU sugieren que el diagnóstico se establezca con base a la presencia tanto de piuria como de al menos 50 000 colonias/mL de un solo organismo uropatogénico en una muestra de orina apropiadamente recolectada.

La interpretación de los cultivos de orina requiere tomar en cuenta múltiples factores. Por ejemplo, en un niño pequeño febril sin otra fuente aparente de fiebre, el crecimiento puro de un patógeno urinario común a un conteo < 50 000 organismos/mL de una muestra obtenida por catéter, puede ser significativo, en especial si el examen de orina muestra piuria. Por otro lado, el crecimiento de 50 000 a 100 000 organismos por mL es poco probable que indique una IVU si existe otra causa aparente de fiebre (como por ejemplo una infección viral), si el organismo no causa por lo común IVU (como el *Staphylococcus aureus*), si crecen en el cultivo múltiples organismos (indicando una muestra contaminada), o si no hay piuria.

Uso de tirilla reactiva en orina

La tirilla reactiva mide varios componentes de la orina, incluyendo glucosa, proteínas, leucocitos y nitritos. La detección de los últimos dos puede indicar una IVU. Sin embargo, la tirilla reactiva es solo una prueba de tamizaje. Si es positiva, se debe enviar la muestra para un examen general de orina completo, tinción de Gram y cultivo bacteriano. Si la tirilla reactiva es negativa, por lo general no se llevan a cabo pruebas adicionales. Sin embargo, su sensibilidad es de solo 85 a 90%, de modo que entre 10 y 15% de las IVU no serán detectadas.

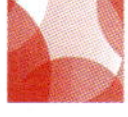

Perla clínica: si cualquiera de los siguientes factores de riesgo está presente, no se debe realizar una prueba de tirilla reactiva, y se debe enviar de un modo directo la muestra para examen general de orina, tinción de Gram y cultivo bacteriano:

- **Edad < 2 años**
- **Antecedente de IVU**
- **Antecedente de anatomía o fisiología renal anormal (p. ej., reflujo vesicoureteral [RVU])**
- **Fiebre > 38.5 °C**

Clasificación lógica

Utilizando los tres factores: manifestaciones clínicas, piuria y bacteriuria significativa, es posible clasificar a cualquier paciente en una de ocho posibles combinaciones (Tabla 14-1). El uso de esta categoría de diagnósticos preliminares es útil para el médico ya que permite establecer una guía para llegar a un diagnóstico anatómico. Los diagnósticos preliminares lógicos tienen varias etiologías posibles. Una **infección urinaria típica** quiere decir que las tres características (hallazgos clínicos, piuria y bacteriuria significativa) están presentes.

Síntomas urinarios sin piuria o bacteriuria debe ser el diagnóstico preliminar cuando existen signos y síntomas que sugieren una IVU, sin embargo no hay piuria ni bacteriuria significativa. Existen varias causas posibles para este patrón. La uretritis o vaginitis, en especial las causadas por *Chlamydia* (analizadas en el Capítulo 15) son una causa común. La infección por *Ureaplasma urealyticum* (y quizá la *Mycoplasma hominis*) puede causar estos síntomas, sobre todo en adultos.

La terapia antibiótica reciente o que se está tomando en ese momento, y que ha suprimido la confirmación de la infección por cultivo, es una de las causas más frecuentes. Una causa más rara es la sobrehidratación, con una diuresis rápida y micción frecuente antes de que las bacterias puedan alcanzar concentraciones altas. Medicamentos como los fármacos atropínicos son una causa ocasional de micción frecuente transitoria. La pielonefritis unilateral con obstrucción ureteral completa puede causar anormalidades urinarias inusuales o intermitentes.

La causa más frecuente de **síntomas urinarios y piuria sin bacteriuria** es tal vez la uretritis. El síndrome ureteral (síndrome disuria-piuria) puede causar este cuadro, y se discute más adelante en este capítulo.

Tabla 14-1 Combinaciones lógicas de las tres variables principales en las infecciones urinarias[*]

CLASIFICACIÓN DIAGNÓSTICA	SÍNTOMAS	PIURIA	BACTERIURIA
Infección urinaria típica	+	+	+
Síntomas urinarios sin piuria o bacteriuria	+	0	0
Síntomas urinarios con piuria sin bacteriuria	+	+	0
Síntomas urinarios con bacteriuria sin piuria	+	0	+
Bacteriuria y piuria asintomáticas	0	+	+
Bacteriuria asintomática sin piuria	0	0	+
Piuria asintomática sin bacteriuria	0	+	0
Ausencia de infección urinaria bacteriana	0	0	0

[*]Modificada de: Moffet HL. Urinalysis and urine cultures in children. Urol Clin North Am 1974;1:387–96.

La gonorrea y la uretritis no gonocócica se analizan en el Capítulo 15. Los organismos fastidiosos o anaerobios que causan infección vesical o renal son una causa común de este patrón. La supresión del crecimiento bacteriano por contaminación de la orina con el desinfectante utilizado para preparar el área uretral también es una causa muy probable.

La cistitis por adenovirus es una causa poco común de hematuria microscópica y piuria sin bacteriuria.

El *M. hominis* ha sido implicado en las infecciones renales en adultos por estudios de anticuerpos. El *U. urealyticum* puede causar uretritis incluso en niños prepubescentes. La *Gardnerella vaginalis* es un patógeno urinario poco común.

El *Campylobacter jejuni*, que requiere medios especiales y temperaturas de incubación más bajas para crecer, puede ser pasado desapercibido si no se sospecha, como en una tinción de Gram. Ha sido reportado como causa de infección urinaria en una niña que no había tenido diarrea reciente, como podría haberse esperado.

En ocasiones pueden presentarse **síntomas urinarios y bacteriuria sin piuria**. La causa más común es una muestra contaminada. La muestra puede haberse obtenido de forma muy temprana, antes que pudiera desarrollarse una respuesta inflamatoria (manifestada por piuria). De forma alternativa, pueden no presentarse síntomas hasta varios días después del inicio de una infección, y para entonces la piuria ya habría disminuido. Se deben repetir tanto el examen general de orina como el urocultivo para esclarecer la situación si es que no se ha administrado un antibiótico que podría erradicar la bacteriuria.

La **bacteriuria y piuria asintomáticas** pueden ser una manifestación de una IVU donde los signos y síntomas han sido suprimidos por el uso reciente o actual de terapia antibiótica. También pueden ser atribuibles a una mala técnica al momento de recolectar la muestra de orina cuando en realidad no existe una infección. Esto es en especial probable si hay vaginitis, si el paciente es un niño no circuncidado, o si existe retraso en la inoculación de la muestra en el medio de cultivo. Es una manifestación común de una IVU en un niño con una vejiga neurogénica y falta de sensibilidad en el periné.

La **bacteriuria asintomática sin piuria** puede tener varias causas. La más común es la contaminación bacteriana de la muestra de orina. La menos común puede observarse de forma temprana en una infección (antes de que se desarrolle la respuesta inflamatoria), o bien en forma tardía en una infección (después de que las manifestaciones clínicas iniciales y la piuria han desaparecido). En raras ocasiones se observa después de la supresión de los síntomas y en la piuria por una terapia inadecuada. La bacteriuria asintomática no es infrecuente, en especial en niñas pequeñas, como se discutió en la sección de introducción de este capítulo.

La **piuria asintomática sin bacteriuria** tiene muchas causas posibles, incluyendo varias causas que son infecciosas. Una infección urinaria bacteriana suprimida por terapia antimicrobiana puede producir este patrón. La cistitis secundaria a bacterias grampositivas es otra posible causa. La uretritis puede ser gonocócica, inespecífica o química, como se analiza más adelante. También se debe considerar a la tuberculosis renal en el contexto apropiado.

Como se mencionó antes, una mala técnica de recolección de la orina es una posible causa. La piuria sin infección ocurre a menudo después de instrumentación uretral o cirugía vesical. La enfermedad renal no infecciosa subaguda o crónica puede asociarse con piuria, pero a menudo también hay presencia de proteinuria, cilindros o hematuria. La fiebre en un paciente con enfermedad renal crónica puede estimular piuria. También se observa piuria durante la fase de convalecencia de una glomerulonefritis aguda; sin embargo, por lo general también hay algo de hematuria. La enfermedad de Kawasaki con frecuencia se asocia con piuria estéril. La deshidratación extrema también puede producir piuria. Los pacientes con nefritis intersticial inducida por medicamentos pueden presentar piuria, en especial con eosinófilos.

La **ausencia de infección urinaria bacteriana** es un diagnóstico seguro si las tres variables son negativas, siempre y cuando no haya habido terapia antibiótica reciente.

Factores de riesgo

La tasa de IVU en niños no circuncidados es de alrededor de cinco a 10 veces más alta que en niños circuncidados. La incidencia de IVU es más alta en los niños de raza blanca que en los niños de raza negra. La probabilidad de IVU aumenta entre mayor es la duración de la fiebre. La IVU es menos probable si existe otra explicación posible para la fiebre (como un exantema viral).

Cualquier anormalidad anatómica o funcional que inhiba la capacidad para vaciar la vejiga por completo predispondrá a IVU. Ejemplos incluyen la vejiga neurogénica en pacientes con mielomeningocele, la obstrucción por cálculos, tumores o constipación, los defectos congénitos (como la estenosis ureteral o las válvulas uretrales posteriores en niños) y una micción infrecuente voluntaria. Los catéteres urinarios también son un factor de riesgo para infección, como se discute más adelante.

El reflujo vesicoureteral (RVU) se refiere al flujo retrógrado de orina desde la vejiga hacia la vía urinaria superior. Está presente en alrededor de 1% de los niños, y es un factor predisponente para pielonefritis en niños con infección de vejiga. El RVU está presente en 25 a 40% de los niños con pielonefritis aguda. Como se mencionó antes, en los niños pequeños con IVU, alrededor de 60% tiene evidencia de involucramiento renal por cintigrafía; por lo tanto, alrededor de 15 a 25% de los niños con IVU tiene RVU. El grado de reflujo va de I a V con base a los resultados del cistouretrograma de vaciado (CUGV). El grado I indica reflujo hacia el uréter proximal, el grado II es reflujo hacia la pelvis renal sin dilatación, y los grados III, IV y V indican dilatación leve, moderada e intensa del cáliz renal, de manera respectiva. El manejo del RVU se discute más adelante en este capítulo.

La función anormal de la vejiga y el intestino se han asociado con un aumento en el riesgo de IVU, sobre todo en presencia de RVU. Los síntomas indicativos de disfunción de vejiga e intestino (DVI) incluyen frecuencia y urgencia urinaria, intervalos prolongados de micción, incontinencia urinaria diurna, dolor perineal o en el pene, postura para evitar la incontinencia, encopresis y constipación.

TAMIZAJE RUTINARIO DE NIÑOS SANOS

La AAP ya no recomienda el examen general de orina como tamizaje en ciertas consultas del niño sano, ya que no existen datos que sugieran que la detección y tratamiento de la bacteriuria asintomática prevengan la pielonefritis subsecuente o la cicatrización renal. El tamizaje de rutina es costoso y resulta en pruebas de seguimiento y estudios de imagen en un gran porcentaje de niños sanos con pruebas falsas positivas.

El tamizaje intermitente para IVU puede resultar apropiado para los niños con un riesgo sobre todo alto (como aquellos con vejiga neurológica). De manera adicional, se deben mantener un umbral bajo para solicitar un examen general de orina y un urocultivo en el niño con antecedente de IVU previa que tiene síntomas, aunque sean leves, que sugieran la posibilidad de infección recurrente.

> **Perla clínica: la muestra de orina en un niño que no ha sido entrenado en el control de esfínteres debe ser obtenida por cateterización o, en el lactante pequeño, por aspiración suprapúbica.**

RECOLECCIÓN Y CULTIVO DE ORINA

Métodos

La confirmación bacteriológica de IVU solo es tan precisa como el método de recolección de orina y diversas variables involucradas en su cultivo. En niños en edad escolar, el médico debe proceder desde los métodos más simples de recolección de orina hasta los más complicados, y utilizar el método apropiado menos doloroso para la situación clínica.

En niños que no pueden cooperar bien, o en lactantes o niños que no han sido entrenados en el control de esfínteres y no pueden producir una muestra confiable, el médico no debe proceder con la terapia antibiótica sin una muestra para cultivo obtenida por un método en el cual se tenga una certeza confiable. La falta de certeza en relación a la validez del diagnóstico debido a una muestra de orina mal recolectada puede conducir a la decisión de solicitar evaluaciones radiográficas para evitar pasar por alto un defecto corregible cuando en realidad no hubiese habido base para solicitar procedimientos costosos e incómodos si la orina hubiese sido recolectada de forma apropiada.

Muestras de bolsa de chorro al azar

Se puede utilizar este método para recolectar muestras para examen de orina cuando se está buscando la presencia de proteinuria, glucosuria o piuria. También puede utilizarse para detectar infección por citomegalovirus (CMV) en el lactante pequeño. Sin embargo, no tiene valor realizar un urocultivo bacteriano debido a la alta tasa de contaminación. Un estudio grande (7 584 cultivos) reveló una tasa de contaminación de 63% cuando se cultivaban muestras de bolsa *versus* solo 9% en muestras obtenidas por catéter. La falta de certeza en relación a los resultados del cultivo condujo a consultas, tratamiento, estudios radiológicos y aun hospitalizaciones innecesarias.

El problema con las muestras obtenidas por bolsa es que el cultivo en general refleja las bacterias presentes en la piel del área periuretral. En un estudio de 98 niños se obtuvo un cultivo periuretral, seguido después por cultivo de muestra de bolsa. En 20 (95%) de 21 urocultivos que contenían un patógeno se aisló el mismo organismo del cultivo de hisopado periuretral. Asumiendo una prevalencia de 5% de IVU, el valor predictivo positivo de una muestra de orina obtenida por bolsa es de 15% (p. ej., 85% de los cultivos positivos es falso positivo). Si la prevalencia de IVU es de 2% (niños febriles), la tasa de falsos positivos es de 93%; si la prevalencia es 0.2% (niños circuncidados), la tasa de falsos positivos es de 99 por ciento.

Muestras de chorro medio

Las muestras de chorro medio se pueden obtener con facilidad en niños cooperadores entrenados en el control de esfínteres. En un estudio de niñas de 2 a 12 años de edad, hubo una correlación de 97% entre los resultados del cultivo de una muestra limpia de chorro medio y de una muestra simultánea obtenida por catéter. Se encontró cierta controversia en relación a si se debe limpiar el área perineal/genital antes de obtener la muestra, sobre todo que algunos estudios más antiguos sugieren mayores tasas de contaminación al limpiar. Sin embargo, un estudio de 350 niños de entre 2 y 18 años de edad aleatorizados a limpieza y no limpieza, encontró cultivos contaminados en 14 (8%) de 179 en el grupo con limpieza *versus* 41 (24%) de 171 en el grupo sin limpieza ($p < 0.05$). Se encontraron exámenes generales de orina anormales en 21% en el grupo con limpieza y en 37% del grupo sin limpieza ($p < 0.05$).

Las muestras de chorro medio también pueden obtenerse en lactantes o neonatos, pero la técnica requiere de mucha paciencia. El método consiste en que se sostiene al lactante sobre un dispositivo de recolección estéril y después se le dan líquidos orales. Esto se realiza en muestras poco confiables, incluso cuando la recolección la realizan los padres. En un estudio de 50 niños circuncidados, los cuales actuaron como sus propios controles, la técnica de recolección de chorro medio fue tan confiable como la aspiración suprapúbica de vejiga. En la práctica, rara vez se utiliza esta técnica.

Cateterización

En niños pequeños que no están entrenados en el control de esfínteres y en quienes se está considerando el diagnóstico de IVU, en general se debe realizar un cateterismo de vejiga. Además de los resultados del cultivo, la cateterización puede proporcionar información adicional útil. Se puede utilizar la cateterización de la vejiga para determinar la orina residual, que puede ser una evaluación útil en pacientes con IVU recurrente. A menudo, la determinación de orina residual puede combinarse con la obtención de una muestra para cultivo. Al niño se le debe permitir vaciar la vejiga sin ansiedad y bajo circunstancias cómodas, de modo que sea probable un vaciamiento máximo. Después se realiza la cateterización. Esta cateterización también puede utilizarse en preparación para un CUGV, realizando por lo tanto una sola cateterización para los tres procedimientos. También se puede utilizar el ultrasonido renal para determinar la orina residual.

Cuando se realiza una cateterización para aliviar una obstrucción o por una enfermedad aguda grave (como la cetoacidosis diabética), se debe cultivar la orina. No debe considerarse la cateterización como un procedimiento peligroso; el riesgo de introducir una infección es muy bajo. En un estudio de niños con mielomeningocele, aquellos que fueron sometidos a una cateterización intermitente limpia comenzando en el primer año de vida (edad promedio, 7 meses) tuvieron una mejor función renal a largo plazo en comparación con niños en quienes se inició la cateterización después de los 3 años de edad (edad promedio, 44 meses). No se observaron complicaciones de la cateterización urinaria.

Aspiración suprapúbica (punción vesical)

Aún considerada como el estándar de oro por algunos médicos, la aspiración suprapúbica en general ha caído en desuso en la práctica clínica, sobre todo por el deseo de ser lo menos invasivo posible, aunque también por la frecuencia de "punciones secas". Las siguientes tres condiciones son indicaciones para una punción vesical:

1. Incapacidad para obtener una muestra limpia de chorro medio, por lo general relacionada con la incapacidad del paciente para cooperar, como en el recién nacido, niño pequeño o en el paciente comatoso.
2. Urgencia por obtener la muestra, como cuando el paciente tiene una enfermedad grave y se debe obtener de manera inmediata información sobre la orina (p. ej., sospecha de sepsis).
3. Cateterización uretral no deseable o que no es práctica, como ante la presencia de vaginitis, uretritis, una uretra pequeña o enfermedad meatal.

Si no se cumplen estas tres condiciones, la cateterización es el método preferido para obtener orina para cultivo. Las contraindicaciones para una aspiración suprapúbica de vejiga incluyen cualquier problema hemorrágico y micción reciente que ha resultado en una vejiga vacía. Si el procedimiento se realiza en un lactante o niño pequeño, el paciente debe ser inmovilizado en posición supina. Después de limpiar y desinfectar el área suprapúbica, se comprime la uretra con un dedo enguantado para evitar el vaciamiento espontáneo mientras se inserta con rapidez una aguja de calibre 22 conectada a una jeringa de 10 mL de forma perpendicular a la mesa (Fig. 14-1). Una succión suave debería aspirar orina, aunque no sería raro si no se llega a obtener. En algunos estudios, solo 40 a 50% de los intentos de aspiración resultaron exitosos. Utilizando una guía ultrasonográfica, el porcentaje de intentos exitosos es de 80 a 90 por ciento.

El éxito del procedimiento depende de la cantidad de orina en la vejiga; por lo tanto, es menos probable tener éxito en un bebé que está muy enfermo y, por lo tanto, deshidratado. En un estudio, las aspiraciones

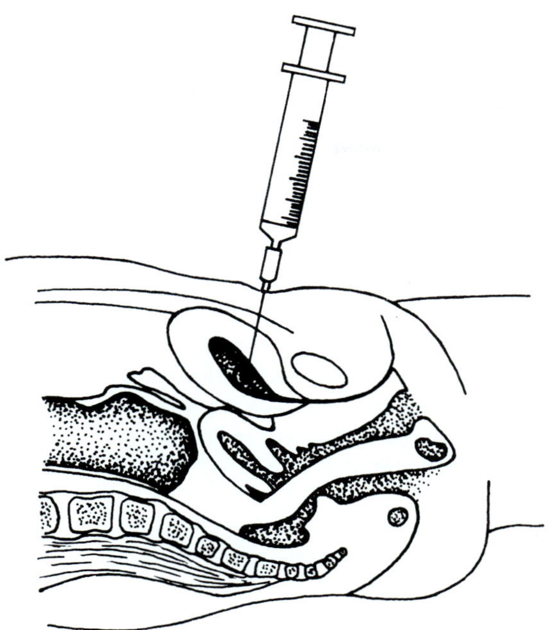

Figura 14-1. Relaciones anatómicas para la punción vesical en una lactante.

suprapúbicas no exitosas fueron seguidas de cateterizaciones exitosas en 27 casos. En algunas ocasiones se observa algo de hematuria franca en la siguiente micción espontánea. La punción del intestino es rara.

Consideraciones en el diagnóstico de IVU

Terapia antibiótica reciente o actual

La terapia antimicrobiana puede inhibir el crecimiento bacteriano en la vejiga, de modo que los conteos de las colonias serán < 100 000 por mL. Se han realizado estudios no prospectivos para definir en forma precisa el tiempo que debe suspenderse la terapia antimicrobiana a fin de permitir el crecimiento bacteriano. En general, 48 h parecen ser un periodo razonable con base a la experiencia clínica con este intervalo, aunque entre más tiempo, mejor.

Concentración de la orina y frecuencia de micción

La concentración más baja de bacterias en la orina se presenta por la tarde-noche, y las concentraciones más altas se encuentran por la mañana, presumiblemente debido a la concentración de la orina. Sin embargo, este hallazgo también puede ser una función de una micción poco frecuente durante la noche, ya que la micción frecuente reduce las concentraciones bacterianas en la orina.

Retraso antes de la inoculación

Si la inoculación de la muestra en el medio de cultivo debe retrasarse, es apropiado refrigerar la muestra para inhibir la multiplicación de bacterias, pero el valor de esto depende del pH de la orina y de la especie del organismo. Por ejemplo, los enterococos que están causando una infección pueden producir bajos conteos de colonias (< 40 000 organismos por mL) ya que crecen muy poco en la orina ácida.

Flora cutánea

El *Staphylococcus epidermidis* puede en raras ocasiones causar IVU, de modo que no debe considerarse automáticamente como un contaminante cuando se reporta como crecimiento puro en concentraciones que exceden 100 000/mL.

El *Staphylococcus saprophyticus* es un estafilococo coagulasa negativo que se distingue del *S. epidermidis* sobre todo por la resistencia del primero al antibiótico obsoleto novobiocina. El *S. saprophyticus* es una causa importante de IVU en niñas adolescentes y mujeres jóvenes sexualmente activas.

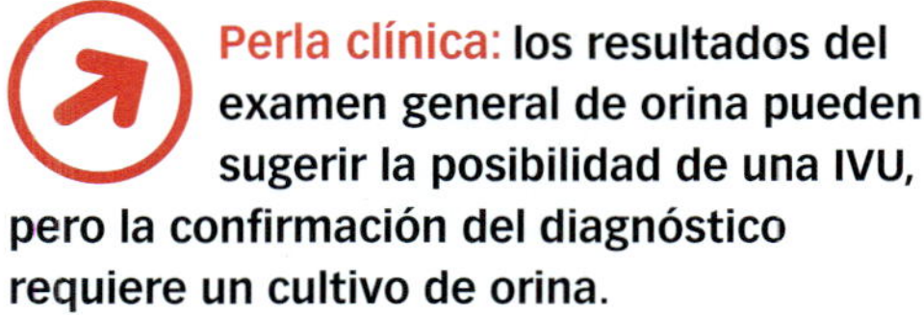

LOCALIZACIÓN ANATÓMICA DE LA INFECCIÓN

Una vez que se ha establecido el diagnóstico general de IVU, el médico debe intentar establecer un diagnóstico clínico de la localización anatómica de la infección. Esta determinación a menudo es más difícil de lo que uno podría esperar. Las posibles localizaciones anatómicas de una infección urinaria son el riñón, la vejiga, la uretra y la próstata.

Riñón

Pielonefritis

El término "pielonefritis" se refiere a una infección en el riñón. El diagnóstico puede basarse en varias clases de observaciones.

Pielonefritis clínica

Las manifestaciones de dolor y sensibilidad a la palpación en la región del riñón, junto con fiebre y bacteriuria significativa, son suficientes para establecer esta entidad como diagnóstico presuntivo. En niños pequeños, en quienes los signos clásicos como sensibilidad en el ángulo costovertebral o el dolor en el costado a menudo están ausentes, la combinación de un urocultivo positivo y fiebre ha sido considerada como diagnóstica. Dicha asunción clínica es razonable, ya que 60% de los niños con fiebre y un urocultivo positivo tendrá pielonefritis comprobada por escaneo con radionúclido.

Pielonefritis radiográfica

Algunas veces los niños presentan sobre todo dolor abdominal intenso, y el estudio que se les realiza al inicio es una TC abdominal, la cual demuestra múltiples áreas lineales con pobre reforzamiento en un riñón. De modo alternativo, el ultrasonido Doppler puede mostrar aumento de la ecogenicidad con pobre flujo vascular. Ambos estudios serán altamente sugerentes de pielonefritis. Sin embargo, aun así se debe obtener una muestra de orina por cateterización para cultivo, así como también pruebas de sensibilidad.

Pielonefritis bacteriológica

La localización de una IVU en el riñón por métodos de cultivo rara vez se hace o requiere. El cultivo de orina obtenida por cateterización ureteral al momento de una cistoscopia es evidencia de infección renal, de manera particular si la vejiga ha sido lavada antes de recolectar la orina que viene del riñón. El cultivo del tejido renal obtenido por biopsia o nefrectomía es definitivo.

En la mayoría de los casos, el diagnóstico clínico de pielonefritis debe considerarse solo como presuntivo a menos que el paciente presente reflujo. Se puede hacer una excepción en los neonatos, muchos de los cuales pueden "sembrar" el riñón a través de una infección en el torrente sanguíneo. En general puede utilizarse el término "infección de vías urinarias" cuando se desconoce si hay involucramiento renal. La cintigrafía (escaneo con ácido dimercaptosuccínico [ADMS]) tiene una sensibilidad de alrededor de 90% para detectar pielonefritis aguda. Sin embargo, rara vez altera el manejo de una IVU en el contexto agudo, de manera que no se utiliza de rutina.

Absceso renal

Los abscesos renales pueden subdividirse en abscesos renales corticales y abscesos corticomedulares. La distinción es importante debido a que la fisiopatología y la bacteriología de ambas condiciones son marcadamente diferentes.

Absceso renal cortical

La mayoría de los abscesos renales corticales es secundaria a bacteriemia primaria. Puede haber un retraso de semanas o incluso meses entre el episodio bacteriémico primario y el desarrollo del absceso. De forma alternativa, el paciente puede tener un foco primario obvio, como la piel o un nódulo linfático. Alrededor de 90% de estos abscesos son causados por *S. aureus*. Casi siempre son unilaterales y solitarios. En ocasiones pueden romperse, produciendo un absceso perinéfrico (Fig. 14-2). Los signos y síntomas por lo general son inespecíficos, e incluyen fiebre, calosfríos y dolor en la espalda o abdominal. Los síntomas urinarios son poco comunes, y el examen general de orina es con frecuencia normal, ya que la mayoría de estos abscesos no se comunica con el sistema colector. El ultrasonido, la TC y la RM son todos útiles en el diagnóstico, pero la TC y la RM son mejores para diferenciar estos abscesos de los tumores renales. Si el absceso es grande o está encapsulado, puede re-

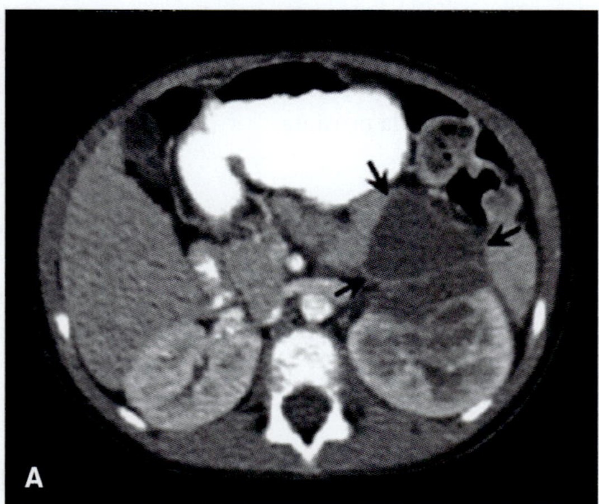
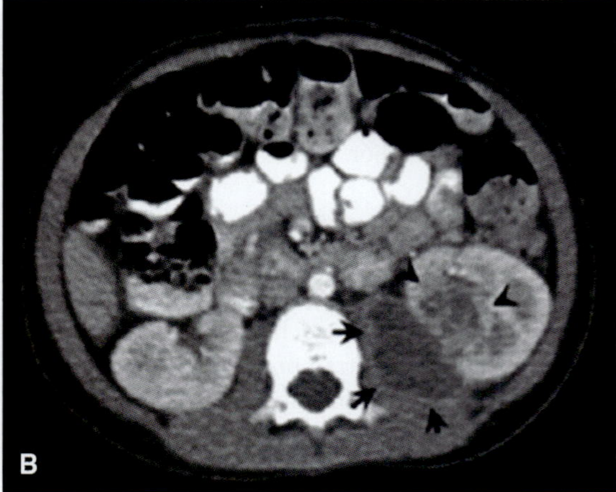

Figura 14-2. Tomografía computarizada con contraste en un niño de 5 años de edad con un absceso renal cortical causado por *S. aureus*. Las imágenes axiales (**A, B**).

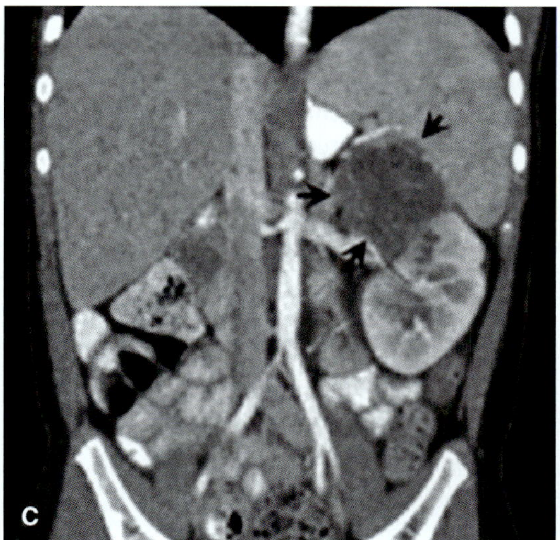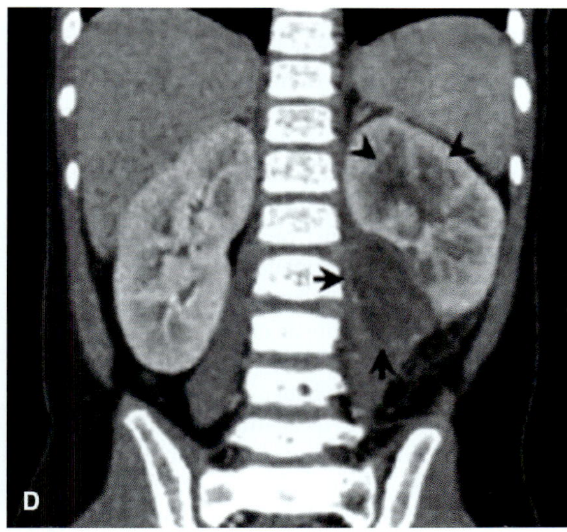

Figura 14-2. (*continuación*) y coronales (**C, D**) muestran pielonefritis del lado izquierdo con abscesos intraparenquimatosos (*puntas de flecha*) y perinéfricos (*flechas*). (Tomada de: Yock LC, Boyce TG. *Clin Pediatr* 2014;54:296–8, con autorización.)

querirse cirugía; sin embargo, muchos de los pacientes se recuperan con antibióticos antiestafilocócicos intravenosos durante 10 a 14 días, seguidos de agentes antiestafilocócicos orales durante varias sem. El diagnóstico percutáneo algunas veces es útil tanto terapéutica como diagnósticamente.

Absceso renal corticomedular

A diferencia de los abscesos corticales, la mayoría de las lesiones es precipitada por una infección ascendente, y por lo tanto se asocian con anormalidades de las vías urinarias, como cálculos, obstrucción del flujo de salida o RVU. La bacteriología es concordante con la fisiopatología: *Escherichia coli*, especies de *Klebsiella* y *Proteus mirabilis* son los organismos que por lo regular son los más aislados. Los abscesos renales corticomedulares pueden subdividirse en nefritis bacteriana focal aguda y pielonefritis xantogranulomatosa (PXG).

Nefritis bacteriana focal aguda

La nefritis bacteriana focal aguda ("nefronía lobar aguda" es un término antiguo) se presenta cuando la pielonefritis se desarrolla como una infección renal focal que se asemeja a un absceso, pero que no está encapsulado ni ha sufrido licuefacción (Fig. 14-3). La presentación con fiebre, calosfríos y dolor abdominal o en el costado, junto con náusea y vómito en dos terceras partes de los pacientes puede sugerir un proceso intraabdominal. En la exploración física puede encontrarse una masa en un costado, o incluso hepatomegalia. La presencia de un examen general de orina anormal

claramente distingue a esta entidad de un absceso renal cortical. El ultrasonido, la TC y la RM permiten definir esta infección y excluir un absceso o tumor. La terapia antibiótica sin drenaje quirúrgico a menudo es exitosa. Sin embargo, los pacientes pediátricos con nefritis bacteriana multifocal que tienen RVU intenso a menudo no responden solo a la terapia antibiótica.

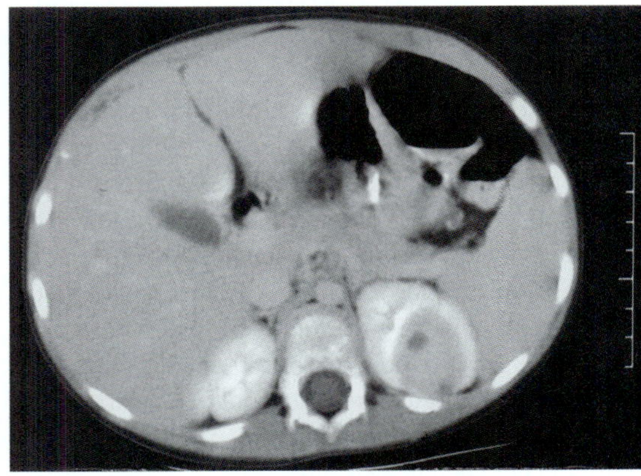

Figura 14-3. Absceso renal corticomedular izquierdo en una niña de 4 años de edad que presentó fiebre alta y vómito de 3 días de evolución. Esta TC con contraste muestra un borde delgado de reforzamiento rodeando el flemón, con solo un área muy pequeña de licuefacción central. Los cultivos de orina fueron positivos para *E. coli*. Se logró una resolución completa de la infección con un curso prolongado de antibióticos, sin drenaje quirúrgico.

Pielonefritis xantogranulomatosa

Este raro padecimiento, por lo común es más observado en adultos mayores o niños desnutridos, se asocia con infección, anormalidades de las vías urinarias y cálculos. La forma difusa de la enfermedad es mucho más común que la forma focal, en especial en pediatría. La PXG a menudo imita una malignidad, sobre todo cuando no es obstructiva. Radiográficamente, las lesiones de la PXG están menos demarcadas que un tumor de Wilms. La presentación clínica puede ser vaga; son comunes la fiebre de origen desconocido y la fatiga subaguda. Puede haber una masa abdominal palpable. También puede haber el antecedente de pielonefritis recurrente o recalcitrante. Los patógenos frecuentes son *E. coli* y *P. mirabilis*. La infección renal crónica por lo regular se asocia con obstrucción, y el parénquima es reemplazado por macrófagos cargados de lípidos. El tratamiento consiste en nefrectomía o resección del segmento enfermo con terapia antibiótica dirigida contra la bacteria encontrada en la muestra. En ocasiones, los pacientes se recuperarán con manejo conservador.

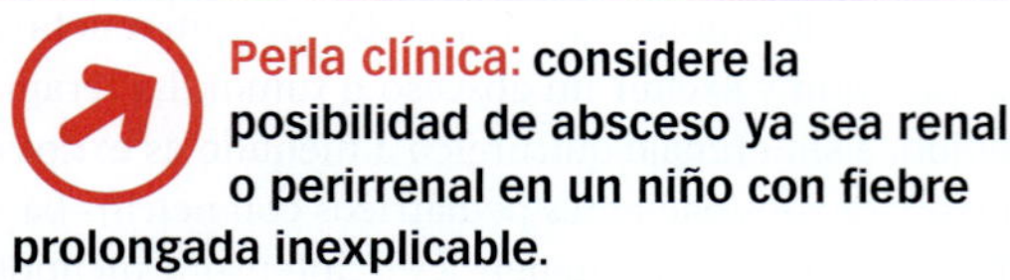

Perla clínica: considere la posibilidad de absceso ya sea renal o perirrenal en un niño con fiebre prolongada inexplicable.

Absceso perinéfrico

Por definición, un absceso perinéfrico involucra el espacio entre la cápsula renal y la fascia de Gerota. La fisiopatología es mixta; la mayoría de los casos es causada por extensión de un absceso renal corticomedular (en general nefritis bacteriana focal, descrita antes). En estos casos, la infección con frecuencia es causada por bacterias entéricas gramnegativas y por lo común se asocia con anormalidades de la vía urinaria, un examen general de orina anormal, y típicamente urocultivos positivos. A veces, un absceso renal cortical puede romperse hacia el espacio perinéfrico, produciendo un absceso estafilocócico (Fig. 14-2). Se han reportado casos de niños que desarrollaron un absceso perinéfrico debido a un apéndice retrocecal perforado por apendicitis.

El inicio es insidioso. La fiebre es el síntoma más constante y puede ser prolongada. Por lo tanto, debe considerarse un absceso perinéfrico en la evaluación de los pacientes con fiebre de origen desconocido (ver Capítulo 10). El dolor en costado unilateral y la disuria son síntomas que pueden ayudar al médico a localizar la infección. Los síntomas que pueden resultar engañosos incluyen náusea y vómito (observados en alrededor de 25% de los pacientes) y dolor que se refiere hacia la cadera, muslo o rodilla. La exploración cuidadosa puede revelar dolor a la palpación del ángulo costovertebral, dolor al flexionarse hacia el lado contralateral, o una marcha ligeramente alterada.

Es común un conteo leucocitario elevado con desplazamiento hacia la izquierda. En 40% de los pacientes se observa anemia por inflamación, demostrando la naturaleza crónica de la infección. El examen de orina por lo general revela piuria y algunas veces proteinuria. Los urocultivos son positivos en alrededor de 60% de los pacientes y los hemocultivos son positivos en cerca de 40% de los pacientes. La TC es la modalidad imagenológica de elección; la RM por lo común no proporciona información adicional.

A diferencia de otras infecciones renales focales descritas antes, es poco probable que la terapia antibiótica por sí sola resulte en curación en los pacientes con absceso perinéfrico, y por lo regular se requiere un procedimiento de drenaje. La terapia antibiótica debe cubrir tanto organismos entéricos gramnegativos como *S. aureus*; la combinación de una penicilina antiestafilocócica (o vancomicina en áreas con altas tasas de SARM adquirido en la comunidad) y un aminoglucósido, es una elección empírica razonable. La terapia definitiva debe estar guiada por los resultados del cultivo y las pruebas de susceptibilidad. En ocasiones se llega a requerir nefrectomía.

Vejiga

Cistitis

Este término se utiliza para referirse a la infección de la vejiga sin involucramiento del riñón. El término IVU indica falta de datos con los cuales diferenciar una infección de vía urinaria superior (pielonefritis) de una infección de vía urinaria inferior (cistitis).

Cistitis recurrente

Esta es común en niñas en edad escolar y el diagnóstico implica que no hay RVU ni dolor a la palpación en la zona renal.

Cistitis hemorrágica

En niños sanos, la cistitis hemorrágica aguda por lo general es una enfermedad benigna y autolimitada. Los pacientes presentan inicio súbito de hematuria franca, disuria, frecuencia y urgencia. La fiebre es distintivamente poco común. La causa más frecuente son los adenovirus, en especial los tipos 7, 11 y 21. Estos serotipos por lo regular no cocirculan como patógenos respiratorios. En ocasiones la *E. coli* causa cistitis hemorrágica, de manera que es apropiado el urocultivo. Ninguna otra bacteria ha sido asociada de forma definitiva con la cistitis hemorrágica. En niños inmunocomprometidos, los adenovirus son aún la causa más probable, sin embargo la enfermedad no es benigna ni autolimitada. Virus inusuales como el virus BK también pueden ser agentes causales en este grupo de pacientes.

Cistitis eosinofílica

La cistitis hemorrágica con infiltrado eosinofílico de la vejiga es rara en niños. En algunos casos, esta condición imita un tumor de vejiga. En ciertas ocasiones se observa eosinofilia periférica. Un pequeño porcentaje de pacientes presenta retención urinaria como el signo principal. Por lo demás, predominan los signos inespecíficos como urgencia, frecuencia y dolor abdominal. El índice hombre-mujer es cerca de 2:1 en la infancia. Se desconoce la etiología. Aunque la mayoría de los casos es autolimitada y no requiere terapia, muchos médicos administran un curso de antiinflamatorios no esteroideos. Se han reportado dos niños con enfermedad granulomatosa crónica que presentaron signos y síntomas urinarios que sugerían cistitis eosinofílica.

La nefritis intersticial aguda, que puede ser inducida por medicamentos o causada por varios padecimientos infecciosos o autoinmunes, algunas veces se acompaña por la presencia de eosinófilos en orina. Sin embargo, la hematuria franca es poco común en la nefritis intersticial aguda.

Esquistosomiasis

La infección por *Schistosoma haematobium* en la vejiga a menudo se presenta como hematuria franca e indolora. Debe considerarse en cualquier paciente con antecedente de residencia o viaje a alguna zona endémica (en especial el África subsahariana). La superinfección bacteriana es común. El diagnóstico se establece por cistoscopia con biopsia. El tratamiento de elección es el praziquantel.

Uretra

Uretritis

Típicamente, los síntomas clínicos de este padecimiento son dolor y ardor al orinar, pero los síntomas pueden ser mínimos si la uretritis es crónica. En la mujer, la aspiración suprapúbica puede ser útil para demostrar que la bacteriuria no tiene sus orígenes en la vejiga, aunque esta rara vez es necesaria.

La uretritis puede presentarse por varios microorganismos de transmisión sexual, como se analiza en el Capítulo 15. La uretritis o cistitis bacteriana también se asocia con el coito en las mujeres y adolescentes sexualmente activas. Como se mencionó antes, la vaginitis y la uretritis pueden imitar los síntomas de una cistitis y producir el síndrome uretral (también llamado síndrome de disuria-piuria). En niños prepubescentes, sobre todo en niñas, se debe considerar la irritación por la ropa, jabones u otro tipo de contacto (incluyendo abuso sexual).

Síndrome uretral (síndrome de disuria-piuria)

Síndrome uretral es el nombre que se le da a un padecimiento con síntomas urinarios recurrentes o crónicos en ausencia de hallazgos objetivos demostrables. Los síntomas pueden incluir presión retropúbica, frecuencia urinaria, dispareunia y disuria. Los cultivos de orina con frecuencia son estériles. Algunas mujeres con síndrome uretral tienen conteos repetidamente bajos de bacterias por punción vesical, y en algunas se puede recuperar *Chlamydia trachomatis*. El gonococo y el *U. urealyticum* pueden ser causas de este síndrome en algunos casos. Los anaerobios y bacterias de baja virulencia de la uretra también han sido postulados como causas, pero no existe prueba de causalidad.

Se desconoce la causa del síndrome uretral, aunque la disfunción del piso pélvico puede desempeñar un papel. Los síntomas algunas veces empeoran con la ansiedad. Aquellos pacientes con síndrome uretral tienen una prevalencia más alta de síntomas psicosociales en relación a los controles. No está claro si la psicopatología es un factor en el proceso de la enfermedad o si puede ser un fenómeno secundario.

Próstata

La prostatitis puede ser dividida en tres categorías: aguda, crónica y prostatodinia. Los tres tipos son raros en niños, incluso en adolescentes sexualmente activos, los cuales se analizan a detalle en el Capítulo 15.

DIAGNÓSTICO INICIAL Y MANEJO DE LAS IVU

Se debe obtener una historia clínica cuidadosa sobre síntomas previos relacionados con la micción, dolor abdominal o fiebre. También se deben obtener antecedentes de exposición a irritantes, como las soluciones concentradas para baño de burbujas que pueden producir uretritis. La exploración física debe incluir palpación profunda para definir el tamaño del riñón, así como para detectar dolor renal o suprapúbico. Siempre se debe obtener la medición de la presión arterial.

Posibles etiologías bacterianas

Los tipos de bacterias que por lo general se recuperan de la orina se correlacionan con la flora perineal, siendo la *E. coli* el organismo más frecuente. En ocasiones se recuperan *Klebsiella*, *Enterobacter*, *Proteus* y enterococos. Las IVU causadas por especies de *Bacteroides* parecen ser raras a pesar del hecho de que estos organismos constituyen > 90% de las bacterias en el intestino. El *S. aureus* y la *Pseudomonas aeruginosa* muy pocas veces causan las primeras IVU en los niños normales, pero es más probable que sean recuperadas después de terapia antimicrobiana, instrumentación o sentarse en tinas de agua caliente o jacuzzis. Los estafilococos coagulasa negativos son una causa muy poco frecuente de IVU. Es posible que algunos de estos casos se deban a *Staphylococcus lugdunensis* que, al igual que el *S. epidermidis*, es coagulasa negativo. Se pueden encontrar organismos inusuales en las primeras IVU documentadas en niños con defectos anatómicos subyacentes, a menudo después de episodios de tratamiento con antibióticos por otitis media u otro motivo sin haber identificado la IVU.

Enfoque de laboratorio

Examen general de orina

En la mayoría de las situaciones en una niña entrenada en el control de esfínteres, el médico sospecha una IVU por manifestaciones clínicas típicas y solicita un examen general de orina de una muestra de chorro medio que revela leucocitos y bacterias en el sedimento.

En lactantes, se debe tener mucho cuidado en obtener una muestra confiable para el examen de orina y el cultivo, como se describió antes, ya que los resultados falsos positivos pueden conducir a una investigación radiológica innecesaria. No se le debe iniciar terapia antibiótica a un lactante por sospecha de urosepsis sin una muestra obtenida por catéter o por punción vesical. De igual forma, no se debe tratar a un lactante con antibióticos para una IVU con base a los resultados de una muestra de bolsa de orina.

Urocultivo

El manejo inicial por lo general consiste en terapia antimicrobiana basada en la probable etiología bacteriana, mientras el cultivo de orina confirma el diagnóstico y proporciona un organismo para realizar pruebas de susceptibilidad de ser necesario. El cultivo de orina es la base sobre la que depende el diagnóstico y la evaluación de la IVU. Las causas de cultivos negativos en la sospecha de IVU ya se discutieron antes en este capítulo.

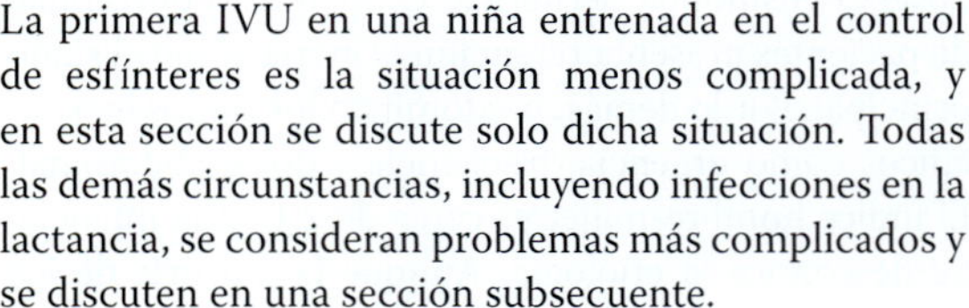

MANEJO DE INFECCIONES NO COMPLICADAS

La primera IVU en una niña entrenada en el control de esfínteres es la situación menos complicada, y en esta sección se discute solo dicha situación. Todas las demás circunstancias, incluyendo infecciones en la lactancia, se consideran problemas más complicados y se discuten en una sección subsecuente.

Terapia antibiótica

En la mayoría de los casos, el diagnóstico se sospecha con base a síntomas y signos referidos a la vejiga, y el análisis microscópico de la orina muestra leucocitos y bacterias. Aunque no se requieren los resultados del cultivo antes de comenzar la terapia, siempre se debe obtener un cultivo. Cuando los médicos tratan a pacientes como si tuviesen una IVU pero no confirman la impresión clínica con un urocultivo, pueden surgir situaciones en extremo complicadas. Las infecciones no complicadas pueden tratarse durante 7 a 10 días con un medicamento oral, como una cefalosporina de tercera generación (cefixima, cefdinir o cefpodoxima axetil). La mayoría de las *E. coli* también es susceptible a las cefalosporinas de primera generación y a la nitrofurantoína. Dependiendo de los datos locales de susceptibilidad, el trimetoprim-sulfametoxazol (TMP-SMX) puede ser una opción. Alrededor de 50% de la *E. coli* es resistente a la amoxicilina, de modo que esta ya no es una buena opción inicial.

La nitrofurantoína con frecuencia se asocia con el vómito, y la amoxicilina puede asociarse con diarrea o exantema. Se ha reportado que la nitrofurantoína causa hipersensibilidad pulmonar (rara vez en niños), y está contraindicada en lactantes < 1 mes de edad y en pacientes con deficiencia de glucosa-6-fosfato deshidrogenasa. Es una buena elección para profilaxis y puede ser utilizada para el tratamiento de la cistitis. Sin embargo, se desaconseja su uso si existe la posibilidad de pielonefritis ya que no alcanza niveles terapéuticos en el riñón.

Curso corto de terapia

El uso de un curso corto de terapia antimicrobiana (por lo regular definido como < 5 días de duración) en niños con cistitis no complicada es controversial. Un metaanálisis basado en datos de 1 279 pacientes sugiere que la resolución es mejor con terapia de mayor duración. La guía de la AAP de manera específica recomienda 7 días como la duración mínima del tratamiento. Para adolescentes mayores y adultos, un curso de terapia de 3 días parece ser tan efectivo como uno de 7 días y con un mejor perfil de efectos secundarios. No se deben utilizar las fluoroquinolonas como tratamiento de primera línea en la IVU no complicada, ya que el sobreúso de estos agentes ha resultado en un aumento en la resistencia.

Recidiva o reinfección

Es útil intentar diferenciar las infecciones recurrentes con diferentes bacterias de una infección crónica o persistente con el mismo organismo, una distinción que se basa usualmente en el análisis de los resultados de cultivos seriados. Si se puede demostrar que una segunda infección clínica o un cultivo postratamiento involucran al mismo organismo causal de la primera infección, esto se define como una recidiva. Esto puede ocurrir si hay un foco de infección, como puede ser un cálculo vesical. Si el organismo es diferente (p. ej., primero *E. coli* y luego *P. mirabilis*), es claro que se trata de una reinfección. Sin embargo, si se recupera *E. coli* en ambas ocasiones, la reinfección y la recidiva pueden distinguirse solo si existe una diferencia significativa entre los patrones de susceptibilidad a los antibióticos de ambas cepas cultivadas. En la práctica, la reinfección es mucho más común que la recidiva.

Líquidos orales

La ingesta de líquidos orales es una terapia tradicional que tiene cierta base teórica. El factor mecánico del vaciamiento de la vejiga es un mecanismo importante de defensa para erradicar la infección, como lo demuestran experimentos en humanos y en modelos mecánicos de crecimiento bacteriano, y el aumento en la ingesta de líquidos incrementa la frecuencia de vaciamiento.

Hábitos correctos contribuyentes

La constipación puede ser un factor contribuyente para las IVU. Varios estudios han demostrado que el tratamiento de la constipación subyacente en pacientes con IVU recurrente puede disminuir la frecuencia de las infecciones.

Una mala higiene al ir al baño o los oxiuros con prurito uretral pueden ser causas ocasionales. El vaciamiento infrecuente o incompleto de la vejiga contribuye a un mayor volumen de orina residual funcional. Puede ser útil un programa de ingesta regular de líquidos durante el día y un esfuerzo consciente para asegurarse de vaciar por completo la vejiga al orinar.

El coito incrementa la concentración de bacterias en la orina en mujeres jóvenes, sin embargo el incremento es transitorio. No está claro si el vaciamiento poscoital previene las IVU en mujeres jóvenes. En un estudio pequeño, las mujeres que orinaron < 15 min después de tener relaciones sexuales tuvieron un riesgo menor de IVU, pero los resultados no fueron estadísticamente significativos.

Orina residual

La orina residual se determina mediante cateterización o por ultrasonido inmediato después de una micción normal. La orina residual en general debe ser < 10 a 20% del volumen normal de la vejiga. Un niño puede no tomarse el tiempo suficiente para vaciar la vejiga y por lo tanto tener orina residual sin una obstrucción anatómica. La orina residual obtenida por catéter debe ser enviada para cultivo y análisis microscópico.

MANEJO DE PROBLEMAS COMPLICADOS

> 
> **Perla clínica:** además de las pruebas en orina, a los niños hospitalizados con una IVU febril se les debe tomar una biometría hemática completa, medición de creatinina y electrolitos; a los lactantes < 2 meses también se les debe tomar un hemocultivo y se les debe realizar una punción lumbar.

Tratamiento de los lactantes y niños pequeños

Los lactantes pequeños, los niños mayores con aspecto enfermo y aquellos que no son capaces de retener la ingesta vía oral, deben ser hospitalizados, se les debe realizar un procedimiento confiable para obtener una muestra de orina y deben ser tratados al inicio con antibióticos intravenosos. Por lo general, se utiliza una cefalosporina parenteral de tercera generación (cefotaxima o ceftriaxona) o la combinación de ampicilina y gentamicina. Este último esquema tiene la ventaja de tener actividad contra enterococo, que es una causa ocasional de IVU. Puede preferirse la cefotaxima o ceftriaxona si se observan bacilos gramnegativos en la tinción de Gram. Una vez que se ha demostrado una respuesta clínica y se han determinado los resultados de las pruebas de sensibilidad, se pueden cambiar los antibióticos a un agente oral hasta completar un curso de 10 a 14 días. En general se utiliza TMP-SMX o una cefalosporina oral de tercera generación. Con frecuencia se evita el TMP-SMX en las primeras 4 sem de vida debido a su capacidad para desplazar la bilirrubina, causando hiperbilirrubinemia.

Un estudio controlado aleatorizado comparando cefotaxima intravenosa durante 3 días seguida de cefixime oral durante 11 días *versus* cefixime oral durante 14 días, no mostró diferencia en el tiempo de defervescencia o en la tasa de reinfección o cicatrización renal, lo que sugiere que los lactantes y niños pequeños con IVU no requieren ser hospitalizados, pueden ser tratados con antibióticos orales. Este estudio todavía no ha sido replicado. Muchos médicos siguen aconsejando la hospitalización con antibióticos intravenosos durante un mínimo de 48 a 72 h para los lactantes, debido a la alta tasa de pielonefritis verdadera en esta población, y el potencial desenlace adverso a largo plazo de una infección renal tratada de forma inadecuada.

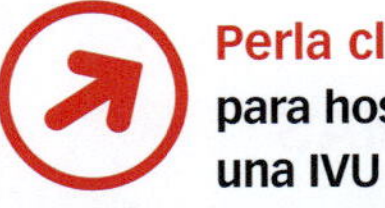

> **Perla clínica:** las indicaciones para hospitalización en un niño con una IVU incluyen hipotensión, deshidratación, falla renal, sepsis, vómito intratable, trasplante renal, edad < 2 meses, y falla en el manejo ambulatorio del paciente.

Retrasos en el tratamiento

En un estudio, los niños tratados 24 h después del inicio de la fiebre no tuvieron un aumento en el riesgo de cicatrización renal en comparación con aquellos que fueron tratados de forma más temprana. Por el contrario, varios estudios han demostrado que un retraso prolongado (> 3 días) en la terapia se asocia con un aumento de la cicatrización renal. Un estudio reciente de 482 niños enfatiza la importancia de la terapia temprana para las IVU. En dicho estudio, la duración promedio de la fiebre antes del inicio de los antibióticos fue de 72 h en aquellos que desarrollaron cicatrización renal y 48 h en los que no la desarrollaron (p = 0.003). Por lo tanto, la terapia antibiótica debe iniciarse con base a un examen de orina sugerente y luego suspenderse si el cultivo es negativo.

Necesidad de cultivos de seguimiento

En general, no son necesarios los cultivos de seguimiento después de 48 h de iniciada la terapia si el paciente tiene una buena respuesta clínica y se determina que el organismo es susceptible al agente antimicrobiano utilizado para tratarlo. Si alguno de estos dos criterios no se cumple, es apropiado un cultivo de seguimiento después de 48 h de haber iniciado la terapia.

En un estudio de 306 niños de 1 a 24 meses de edad con IVU, todos tuvieron cultivos estériles tras 24 h de terapia antibiótica. De forma similar, los cultivos de seguimiento 2 a 7 días después de haber completado un curso de terapia, por lo general no son necesarios. Sin embargo, si se desea, se puede obtener una muestra por catéter cuando al niño se le realiza un CUGV. El valor de dicha muestra es aún más bajo si al paciente se le han administrado antibióticos profilácticos. Algunos expertos recomiendan repetir los cultivos de seguimiento cada pocos meses durante un par de años después de una IVU. Sin embargo, el valor de este enfoque no ha sido estudiado. Tal vez es más importante asegurarse de obtener una muestra de orina por catéter con cada episodio subsecuente de fiebre sin signos de localización, y siempre que el niño desarrolle síntomas que se localizan en la vía urinaria.

Reflujo vesicoureteral

El RVU es con frecuencia congénito, pero puede ser adquirido. Tiene muchas causas y grados de intensidad, y no debe ser discutido como una entidad única simple. El manejo depende de su gravedad, de si es unilateral o bilateral, de la edad del niño, de la presencia o ausencia de cicatrización renal y de si está o no complicado por otros trastornos (como disfunción de vaciamiento, vejiga neurogénica, valvas uretrales posteriores u otra anormalidad anatómica).

La resolución espontánea del reflujo sin dilatación (grados I, II y III) es alta (75 a 90%), mientras que la resolución del reflujo con dilatación (grados IV y V) es mucho más baja (25 a 65%).

Las guías de la American Urological Association (AUA) recomiendan la corrección quirúrgica para los niños con reflujo persistente de grados III a V, ya sea unilateral o bilateral. Otras indicaciones incluyen falla con la terapia conservadora y deterioro de la función renal.

En general se utilizan antibióticos profilácticos para los pacientes con RVU de cualquier grado, aunque no existe un consenso en relación al manejo de aquellos con grados I a II. Debido al incremento en el riesgo de pielonefritis en pacientes con RVU, este enfoque es razonable hasta que se publiquen estudios controlados que demuestren lo contrario. La profilaxis se discute más a detalle en la sección sobre IVU recurrente.

Es más probable que se formen cicatrices renales en áreas del riñón que contienen el tipo de papilas que permiten reflujo intrarrenal. Dado que alrededor de un tercio de los riñones no están predispuestos a tener reflujo intrarrenal, algunos niños con reflujo no desarrollan cicatrices.

> **Perla clínica:** el reflujo vesicoureteral (RVU) está presente en 30% de los niños con una IVU febril; solo puede ser diagnosticado de forma confiable con un cistouretrograma de vaciamiento (CUGV).

Obstrucción

Si existe obstrucción en el cuello de la vejiga, la unión ureterovesical, en la salida renopélvica, la infección por lo general no responde a la terapia antimicrobiana. Por lo regular, la obstrucción debe ser aliviada antes de que el paciente responda.

EVALUACIÓN RADIOGRÁFICA INICIAL

Existen algunas diferencias significativas de opinión en relación a los criterios para realizar una evaluación radiológica y qué pruebas se deben realizar primero. El enfoque más razonable individualiza las decisiones con base a la edad del paciente y la gravedad de la infección.

Las guías más recientes de la AAP recomiendan evaluación de rutina con ultrasonido después de la primera IVU febril documentada, de manera particular en los niños < 2 años de edad. El ultrasonido es útil para demostrar una pelvis dilatada, pelvocaliectasias, hidronefrosis, dilatación ureteral y anomalías urinarias. Ha reemplazado a la pielografía intravenosa para este propósito. Sin embargo, el ultrasonido no detecta RVU.

En un estudio de 309 niños de 1 a 24 meses de edad con IVU, el ultrasonido fue anormal en 37 (12%) pacientes. Sin embargo, de acuerdo a los autores, los hallazgos no afectaron el manejo. Se ha estimado que solo 1 a 2% de los niños en este grupo de edad tendrá anormalidades que podrían llevar a la acción. Por lo tanto, algunos expertos cuestionan el costo-beneficio de esta estrategia.

El CUGV es el estudio de imagen preferido para detectar reflujo en niños (Fig. 14-4). En el pasado, se pensaba que la inflamación asociada con infección aguda producía estudios falsos positivos de CUGV y que el CUGV debía retrasarse por varias sem. Los estudios no han demostrado diferencia en la tasa de RVU entre los niños que fueron sometidos a CUGV en los primeros 7 días tras el diagnóstico *versus* > 7 días después del diagnóstico. Por otro lado, el intentar realizar un CUGV después, resultó en que a alrededor de la mitad de los pacientes nunca se les realizó el estudio. Adicionalmente, a los pacientes por lo gene-

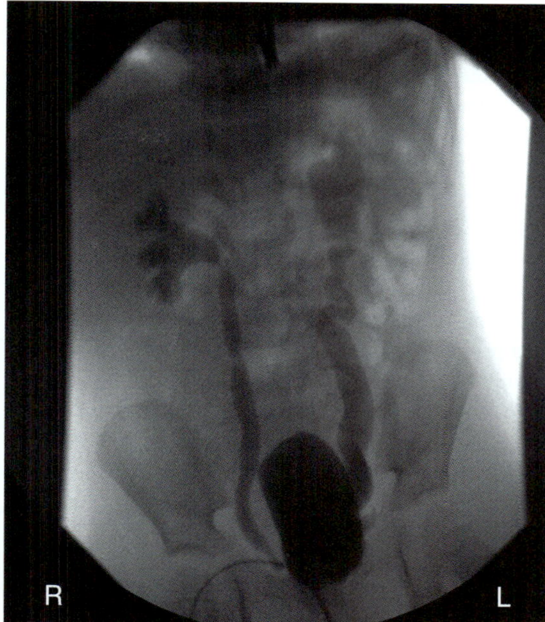

Figura 14-4. Cistouretrograma de vaciamiento de un niño de 3 años de edad. Muestra reflujo grado III del lado derecho y grado IV del lado izquierdo. Observe que el riñón izquierdo está atrófico y no es funcional por nefropatía por reflujo. El niño fue sometido a una nefroureterectomía del lado izquierdo y a un procedimiento de inyección subureteral endoscópica (Deflux) del lado derecho con buen resultado.

ral se les manejó profilaxis con TMP-SMX a la espera de los resultados del CUGV, lo que expuso a muchos pacientes a terapia antibiótica innecesaria.

En las guías de la AAP (publicadas en 2011), solo se recomienda un CUGV después de la primera IVU febril en aquellos pacientes con un ultrasonido renal anormal sugerente de RVU de alto grado o uropatía obstructiva, así como en circunstancias clínicas complejas. Dado que al momento de esta publicación no existían estudios aleatorizados de tamaño considerable que comparasen los antibióticos profilácticos *versus* placebo en niños con reflujo, esta recomendación se basó en la premisa de que puede ser razonable omitir el CUGV si se puede asumir que los antibióticos profilácticos no afectan las tasas de IVU recurrente y de secuelas a largo plazo (como cicatrización renal e hipertensión). Bajo esta premisa, evitar el costo, la incomodidad y la exposición a la radiación en la vasta mayoría de los lactantes sobrepasa al riesgo de retrasar la detección de un pequeño número de anormalidades corregibles hasta que ocurra una segunda IVU. Sin embargo, con la publicación en 2014 del estudio Randomized Intervention for Children with Vesicoureteral Reflux (RIVUR) (Intervención Aleatorizada para Niños con

Reflujo Vesicoureteral, en inglés) y estudios subsecuentes que confirmaron que la profilaxis antimicrobiana se asocia con una reducción considerable en el riesgo de recurrencia en los niños con RVU (discutido más adelante), es posible que estén en proceso futuras revisiones a las guías.

La sección de Urología de la AAP publicó una respuesta a las guías de la AAP, estableciendo que existe coincidencia en la mayoría de las recomendaciones. Sin embargo, establecen que "no hay apoyo para la nueva recomendación de no realizar un CUGV después de una primera IVU febril". Ellos citan el hecho de que los estudios en los que se basan las guías de la AAP incluyen datos de muestras de orina obtenidas de bolsa y que por lo tanto tienen probabilidad de incluir niños sin IVU verdadera y entonces subestiman el efecto de cualquier intervención para prevenir complicaciones. También enfatizan que la relación entre el número de IVU febriles conocidas y el daño renal está bien establecida.

Un estudio de cohorte de 309 niños con IVU evaluó la utilidad de la evaluación radiológica de rutina. Todos los niños fueron sometidos a un CUGV, y se encontró que 118 (39%) tenían reflujo. Los escaneos con ADMS realizados a los 6 meses mostraron cicatrización renal en 10% de los pacientes.

Criterios para niñas entrenadas en control de esfínteres

Algunas autoridades recomiendan un CUGV después de la primera IVU en una niña en edad escolar, mientras que otras aconsejan esperar hasta la segunda IVU. Lo segundo es quizá razonable si la niña está afebril.

Anormalidades detectables por CUGV

Un CUGV detecta en especial reflujo desde la vejiga hacia uno o ambos uréteres, así como la presencia de divertículos vesicales. Puede detectar obstrucción uretral franca, pero no es una guía confiable para estenosis uretral. Si se demuestra reflujo durante el llenado de la vejiga, se denomina reflujo de presión baja; si se demuestra reflujo solo cuando la presión de la vejiga es alta, como durante el vaciamiento, se denomina reflujo de presión alta. El reflujo se gradúa de acuerdo con su gravedad, siendo el grado I el más leve y el grado V el más intenso. La evidencia indica que la infección en presencia de reflujo causa cicatrización renal que puede conducir a hipertensión y en algunos pacientes insuficiencia renal.

Anormalidades detectadas por ultrasonido

Las masas abdominales no sospechadas pueden ser detectadas por este método. Se puede definir el tamaño de los riñones, la permeabilidad de las venas renales, el sitio de cualquier obstrucción de los uréteres y uréteres francamente agrandados o hidronefrosis. El ultrasonido no detecta la presencia de reflujo (aunque puede detectar dilatación ureteral que ha ocurrido como consecuencia de reflujo).

Cistografía con radionúclido

La cistografía con radionúclido es un método que involucra menos radiación que el CUGV y que es útil para monitorear a los pacientes con reflujo, pero no demuestra anormalidades vesicales o uretrales.

Cintigrafía renal cortical (escaneos con ADMS)

Estos escaneos pueden ser utilizados en forma aguda para demostrar pielonefritis o más adelante durante el curso del paciente para documentar la presencia de cicatrización renal. Sin embargo, no está clara la importancia de documentar cualquiera de estas condiciones.

> **Perla clínica: las indicaciones para un CUGV en un niño con IVU incluyen:**
>
> - **Edad < 2 meses**
> - **Fiebre > 38.5 °C**
> - **Organismo diferente a *E. coli***
> - **Una segunda IVU documentada**
> - **Ultrasonido renal anormal**

Otros problemas

Catéteres internos

Las IVU son las infecciones nosocomiales más comunes en adultos. Son menos frecuentes en niños, siendo responsables de alrededor de 10% de todas las infecciones nosocomiales pediátricas. Adicionalmente, la IVU asociada con catéter es a menudo sobrediagnosticada en el paciente hospitalizado con fiebre. El diagnóstico requiere > 50 000 UFC/mL de un único organismo junto con un examen de orina que concuerde.

El principal factor de riesgo es la presencia de un catéter interno. Entre más tiempo permanezca el catéter en su sitio, mayor es la probabilidad de que ocurra una IVU asociada con el catéter. Los patógenos más comunes son *E. coli*, *Enterococcus*, *P. aeruginosa*, *Klebsiella*, y *Candida albicans*.

Debe sospecharse IVU asociada con el catéter en cualquier paciente con fiebre y un catéter urinario. Otros síntomas, como disuria o dolor abdominal, son poco comunes. El diagnóstico es por cultivo cuantitativo obtenido mediante un puerto de aspiración o al momento de la recateterización (los contenedores para recolección a menudo están contaminados). El retiro temprano rutinario de los catéteres (48 a 72 h) puede reducir la incidencia de IVU nosocomial en 90 por ciento.

La bacteriuria o candiduria asintomática por lo general responde con el solo hecho de retirar el catéter. La terapia empírica para la IVU nosocomial debe estar diseñada de acuerdo a los resultados de la tinción de Gram en orina; con frecuencia es adecuado el tratamiento de 7 a 10 días. Al inicio, la terapia se administra casi siempre por vía intravenosa, pero se puede usar también la terapia oral. De ser posible, se debe retirar el catéter urinario (incluso si es por un periodo corto).

Infecciones candidiásicas

Los niños con alteración de las defensas pueden desarrollar infecciones urinarias por *C. albicans* que no son resultado de diseminación candidiásica, pero pueden provenir de un episodio breve de candidemia o por la vía ascendente. Estos pacientes a menudo pueden ser tratados de forma exitosa con un curso corto de fluconazol o anfotericina B. Sin embargo, se deben obtener hemocultivos para descartar candidemia. En la candiduria relacionada con catéter, se debe retirar el catéter. En un estudio en neonatos en una unidad de cuidados intensivos, la candiduria se acompañó de un micetoma (bola de hongos renal) en hasta 40% de los pacientes. En este estudio, solo la mitad de los pacientes con micetoma tuvo un ultrasonido renal anormal al momento del diagnóstico de candiduria. La otra mitad lo desarrolló entre 1 y 6 sem después.

Se debe asumir que los lactantes prematuros con candiduria y micetoma renal presentan candidemia, incluso si el organismo no crece en los cultivos. No se ha definido cuál es la terapia óptima. Por lo regular tratamos a estos pacientes al principio con anfotericina B y cambiamos después a fluconazol, si el organismo es sensible, hasta completar un curso de mínimo 14 días. Se debe documentar la mejoría en el ultrasonido renal antes de suspender la terapia. Sin embargo, no es necesario mostrar una resolución completa antes de suspender el tratamiento.

Complicaciones

Las complicaciones de las IVU incluyen abscesos renales y perirrenales, ya discutidos en una sección previa. En el neonato en particular, la bacteriemia secundaria y la meningitis pueden ser complicaciones de una IVU. Una complicación rara de la IVU es la encefalopatía hiperamonémica. Esto puede ocurrir cuando la infección es causada por un organismo que cliva urea (p. ej., *P. mirabilis*, *Klebsiella*) en un paciente con uropatía obstructiva. La cicatrización renal en pacientes con RVU se analiza en la sección sobre el pronóstico.

Recurrencias

Cistitis recurrente en adolescentes

La cistitis recurrente en estos casos puede estar relacionada con actividad sexual. Vaciar la vejiga después de tener relaciones sexuales es una medida terapéutica práctica. La colonización del introito por bacterias entéricas y la higiene de los compañeros sexuales varones puede también ser importante.

Cistitis recurrente en niñas inmaduras

Si una evaluación diagnóstica completa no indica una anormalidad, los procedimientos quirúrgicos no tendrán valor alguno. A las pacientes con recurrencias frecuentes (≥ 3 por año) en general se les administran antibióticos profilácticos durante al menos 6 meses, pero no se ha evaluado bien la necesidad de este enfoque. Se pueden utilizar nitrofurantoína o TMP-SMX. Estas pacientes deben ser evaluadas por la posibilidad de disfunción intestinal o vesical. Las medidas simples, como tratar la constipación, aumentar la ingesta de líquido y practicar el momento del vaciamiento (por lo regular cada 2 h mientras está despierta), a menudo pueden traer consigo una reducción dramática en el número de IVU.

Quimioprofilaxis continua

Existe un debate considerable en relación a las indicaciones y beneficios de la profilaxis antibiótica continua. El estudio RIVUR antes analizado ha ayudado a arrojar luz acerca de esta controversia. Este estudio multicéntrico, aleatorizado y controlado con placebo involucró a más de 600 niños con RVU que fueron diagnosticados después de una primera o segunda IVU. Los pacientes fueron seguidos durante 2 años. La profilaxis antimicrobiana con TMP-SMX se asoció con una reducción de 50% en el riesgo de recurrencia: 30 (13%) de 302 niños que recibieron profilaxis tuvieron recurrencia, *versus* 72 (24%) de 305 que recibieron placebo. La profilaxis fue en especial efectiva en aquellos que tuvieron una IVU febril al momento de la presentación y en aquellos con disfunción vesical o intestinal. La profilaxis no se asoció con una disminución en la ocurrencia de cicatrización renal (11.9 *vs.* 10.2%); sin embargo, el estudio no tuvo el poder suficiente para evaluar esta complicación.

Este y otros estudios longitudinales mostraron que entre los niños entrenados en el control de esfínteres, aquellos con disfunción vesical/intestinal y RVU tuvieron un mayor riesgo de desarrollar IVU recurrentes en comparación con aquellos con solo disfunción vesical/intestinal o RVU, haciendo que este grupo tuviera la mayor probabilidad de beneficiarse de la profilaxis antimicrobiana continua.

La profilaxis continua no tiene valor a menos que el organismo infeccioso sea eliminado por la terapia.

En aquellos pacientes en quienes se elige la profilaxis, es razonable el TMP-SMX a 3 a 4 mg/kg/dosis del componente de TMP, o nitrofurantoína a 1 a 2 mg/kg/dosis. La profilaxis no está diseñada para cubrir todos los posibles organismos infectantes, por ejemplo, ninguno de los agentes antes mencionados tiene actividad contra *Pseudomonas*.

CONSULTA A NEFROLOGÍA O UROLOGÍA

Se debe consultar a un nefrólogo pediatra si el paciente tiene insuficiencia renal, hipertensión o antecedente de trasplante renal. Se debe consultar a un urólogo pediatra cuando hay obstrucción, reflujo significativo (grado II o mayor) u otras anormalidades renales o vesicales, o cicatrización renal. Algunos urólogos prefieren ser consultados cuando el niño presenta cualquier grado de reflujo para discutir las opciones de manejo. Pueden ser necesarios los procedimientos quirúrgicos para corregir una obstrucción en varios sitios. Puede utilizarse la inyección subureteral endoscópica de un coloide (procedimiento Deflux) para pacientes selectos con RVU. Algunos pacientes requerirán reimplantación quirúrgica de los uréteres. Rara vez se requiere exploración cistoscópica en los pacientes con RVU ya que no ayuda a predecir si el reflujo se resolverá. La dilatación uretral y la uretrotomía interna no son benéficas.

PRONÓSTICO

En ausencia de RVU u otras anormalidades anatómicas, el pronóstico a largo plazo en niñas en edad escolar ya sea con cistitis recurrente o bacteriuria asintomática es excelente. En los lactantes y niños pequeños con IVU, 10 a 40% llega a desarrollar cicatrización renal y el mejor predictor de cicatrización es la presencia y gravedad del RVU.

El desenlace a largo plazo del RVU en la infancia fue determinado al estudiar a 226 pacientes de 10 a 41 años después de la presentación inicial. Los investigadores encontraron que el reflujo se resolvió en 134 (69%) de 193 niños manejados médicamente, y en 29 (88%) de 33 niños tratados quirúrgicamente. Diecisiete (8%) adultos tuvieron hipertensión o elevación de la creatinina y 16 (7%) tuvieron cicatrización renal. Un paciente (0.4%) falleció por enfermedad renal y dos (0.9%) requirieron un trasplante renal. El desarrollo de secuelas fue predecible con base a la presencia de cicatrización extensa, elevación de la creatinina o hipertensión en la infancia.

PREVENCIÓN

Además de los antibióticos profilácticos para el niño con antecedente de IVU recurrente o reflujo, hay pocas medidas preventivas disponibles. Se ha reportado que las proantocianidinas (PAC) encontradas en el arándano tienen propiedades antibacterianas. Un pequeño estudio aleatorizó a 40 niños con antecedente de IVU recurrente a recibir diariamente 2 mL/kg de jugo con o sin 37% de PAC. A los 12 meses de seguimiento, la incidencia de IVU fue 0.4 por paciente por año en el grupo de tratamiento *versus* 1.15 por paciente por año en el grupo con placebo ($p < 0.05$). Se requieren estudios más grandes para confirmar estos hallazgos.

Las prácticas apropiadas de higiene después de defecar pueden prevenir infecciones recurrentes de vejiga en las niñas pequeñas. El tamizaje en rastreo de disfunción intestinal o vesical en los niños con IVU es algo que se puede realizar fácilmente en una institución de atención primaria.

La AAP recomienda obtener mediciones de la presión arterial en los niños sanos a intervalos anuales, comenzando a los 3 años. La AUA recomienda solicitar examen general de orina, urocultivo y US renal de forma anual para aquellos con RVU documentado.

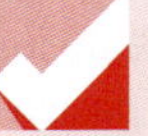

Puntos clave

- **En lactantes pequeños la fiebre puede ser el único síntoma de una IVU y un tercio tendrá un hemocultivo positivo.**
- **De los niños < 2 años de edad con una IVU febril, dos tercios tendrán evidencia de pielonefritis.**
- **El examen general de orina es una prueba de tamizaje; el diagnóstico de una IVU requiere una muestra de orina recolectada de forma apropiada.**
- **Se puede diagnosticar una IVU si el niño tiene > 50 000 UFC/mL de un solo organismo en el urocultivo, síntomas y examen general de orina compatibles.**
- **Cualquier anormalidad anatómica o funcional que inhiba la capacidad de vaciar la vejiga por completo predispondrá a IVU.**
- **Alrededor de un tercio de los niños con una IVU febril tendrá cierto grado de RVU que solo puede ser diagnosticado con certeza mediante un CUGV.**
- **Entre los niños con RVU, los antibióticos profilácticos disminuyen el riesgo de IVU recurrente en alrededor de 50 por ciento.**

REFERENCIAS SELECCIONADAS

https://www.auanet.org/education/pediatric-urinary-tract-infections.cfm (Pediatric urinary tract infections)

Afshar K, Stothers L, Scott H, et al. Cranberry juice for the prevention of pediatric urinary infection: a randomized controlled trial. *J Urol* 2012;188:1584–7.

American Academy of Pediatrics. Urinary tract infection: clinical practice guideline for the diagnosis and management of the initial UTI in febrile infants and children 2 to 24 months. *Pediatrics* 2011;128:595–610.

Bryant K, Maxfield C, Rabalais G. Renal candidiasis in neonates with candiduria. *Pediatr Infect Dis J* 1999;18:959–63.

Elder JS, Peters CA, Arant BS Jr, et al. *Pediatric Vesicoureteral Reflux Guidelines Panel summary report on the management of primary vesicoureteral reflux in children. J Urol* 1997;157:1846–51.

Hoberman A, Charron M, Hickey RW, et al. Imaging studies after a first febrile urinary tract infection in young children. *N Engl J Med* 2003;348:195–202.

Hoberman A, Wald ER. Urinary tract infections in young febrile children. *Pediatr Infect Dis J* 1997;16:11–7.

Hoberman A, Wald ER, Hickey RW, et al. Oral versus initial intravenous therapy for urinary tract infections in young febrile children. *Pediatrics* 1999;104:79–86.

Huicho L, Campos-Sanchez M, Alamo C. Meta-analysis of urine screening tests for determining the risk of urinary tract infection in children. *Pediatr Infect Dis J* 2002;21:1–11.

Jakobsson B, Berg U, Svensson L. Renal scarring after acute pyelonephritis. *Arch Dis Child* 1994;70:111–5.

Munir V, Barnett P, South M. Does the use of volumetric bladder ultrasound improve the success rate of suprapubic aspiration of urine? *Pediatr Emerg Care* 2002;18:346–9.

Newman TB, Bernzweig JA, Takayama JI, et al. Urine testing and urinary tract infections in febrile infants seen in office settings: the Pediatric Research in Office Settings' Febrile Infant Study. *Arch Pediatr Adolesc Med* 2002;156:44–54.

Peters CA, Skoog, SJ, Arant BS, et al. Summary of the AUA guideline on management of primary vesicoureteral reflux in children. *J Urol* 2010;184:1134–44.

Shaikh N, Hoberman A, Keren R, et al. Recurrent urinary tract infections in children with bladder and bowel dysfunction. *Pediatrics* 2016;137:e2015–982.

Shaikh N, Mattoo TK, Keren R, et al. Early antibiotic treatment for pediatric febrile urinary tract infection and renal scarring. *JAMA Pediatr* 2016;170:848–54.

Smellie JM, Prescod NP, Shaw PJ, et al. Childhood reflux and urinary infection: a follow-up of 10 to 41 years in 226 adults. *Pediatr Nephrol* 1998;12:727–36.

Stein R, Dogan HS, Hoebeke P, et al. Urinary tract infections in children: EAU/ESPU guidelines. *Eur Urol* 2015;67:546–58.

The RIVUR Trial Investigators. Antimicrobial prophylaxis for children with vesicoureteral reflux. *N Engl J Med* 2014;370:2367–76.

Wan J, Skoog SJ, Hulbert WC, et al. Section on Urology response to new guidelines for the diagnosis and management of UTI. *Pediatrics* 2012;129:e1051–3.

Wiswell TE, Roscelli JD. Corroborative evidence for the decreased incidence of urinary tract infections in circumcised male infants. *Pediatrics* 1986;78:96–9.

15 Síndromes genitales

DEFINICIONES

Se puede definir una infección genital como cualquier infección que involucra a los órganos reproductores. Enfermedad venérea es un término más antiguo para definir una enfermedad por lo regular transmitida por contacto sexual, hoy llamadas infecciones de transmisión sexual (ITS). Las infecciones genitales y las transmitidas sexualmente tienen diferencias importantes: las ITS pueden involucrar áreas anatómicas además de los genitales, y muchas infecciones genitales no son transmitidas por contacto sexual. Por lo tanto, es útil conservar el diagnóstico operativo de una infección genital en términos de un síndrome anatómico, como vaginitis, y registrar los diagnósticos etiológicos como probabilidades o posibilidades hasta que sean confirmados por métodos de laboratorio.

Los niños pueden adquirir ITS como adolescentes sexualmente activos o por abuso sexual, en particular antes de la madurez sexual completa y por lo tanto la edad en la que pueden hablar sobre el abuso.

Las ITS tradicionales son sífilis, gonorrea, donovanosis (granuloma inguinal), linfogranuloma venéreo (LGV) y el chancroide. Muchas otras infecciones pueden ser transmitidas por contacto sexual, incluyendo *Chlamydia*, VIH, hepatitis B, hepatitis C, infecciones por *Trichomonas*, uretritis inespecífica y síndrome de Reiter, herpes simple genital, verrugas venéreas (condilomas acuminados), varios tipos de vaginitis y molusco contagioso. Las infestaciones por piojos "ladillas" y ácaros (escabiosis) también pueden ser transmitidas sexualmente. La cistitis en la mujer sexualmente activa puede ser resultado de tener relaciones sexuales, como se analiza en el Capítulo 14. La presencia de una infección de transmisión sexual debe sugerir la posibilidad de otras.

La infección por virus de inmunodeficiencia humana (VIH) se discute en el Capítulo 20. Las infecciones por hepatitis B y C se revisan en el Capítulo 13. Las infecciones adquiridas de forma congénita se presentan en el Capítulo 19.

IMPLICACIONES DE ITS EN NIÑOS

Siempre se debe considerar el abuso sexual en niños cuando se ha encontrado que la causa de una infección genital es un patógeno causante de ITS. La AAP ha establecido las implicaciones de las ITS comúnmente encontradas en niños en relación con la posibilidad de abuso, y se muestran en la Tabla 15-1.

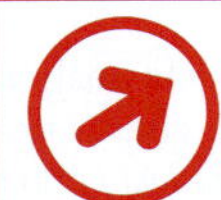

Perla clínica: el abuso sexual en niños y adolescentes es común, con más de 135 000 niños víctimas de abuso sexual cada año en Estados Unidos. Los médicos están obligados a reportar la sospecha de abuso a las autoridades de protección infantil.

FRECUENCIA

En Estados Unidos, las ITS constituyen una epidemia de gran magnitud. En la década de 1980, la *Chlamydia* sobrepasó a la gonorrea como la ITS más común. Hoy en día, se estima que hay 1.4 millones de casos nuevos de *Chlamydia* en Estados Unidos cada año, comparados con 350 000 casos de gonorrea. La incidencia de sífilis aumentó y luego disminuyó un poco; en la actualidad, se presentan alrededor de 20 000 casos cada año. Sin embargo, hay un agrupamiento geográfico extremo, y la mitad de todos los casos nuevos se reportan solo en 22 condados de Estados Unidos.

La incidencia de infecciones por virus de herpes simple (VHS) tipo 2 se ha elevado a 1 millón de casos al año. Debido a que los herpesvirus causan infección persistente, en la actualidad hay alrededor de 45 millones de personas (22% de la población adulta de Estados Unidos) infectadas por VHS tipo 2.

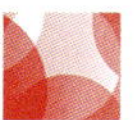

Tabla 15-1 Implicaciones de ITS por lo común encontradas para el diagnóstico y reporte de abuso sexual en lactantes y niños prepubescentes

ITS CONFIRMADA	EVIDENCIA DE ABUSO SEXUAL	ACCIÓN SUGERIDA
Gonorrea	Diagnóstica*	Reportar[†]
Sífilis	Diagnóstica*	Reportar[†]
VIH	Diagnóstica[‡]	Reportar[†]
C. trachomatis	Diagnóstica*	Reportar[†]
T. vaginalis	Altamente sospechosa	Reportar[†]
Condilomas acuminados	Sospechosa*	Reportar[†]
Herpes genital	Sospechosa*	Reportar[†,§]
Vaginosis bacteriana	No concluyente	Seguimiento médico

*Si no es probable que se haya adquirido en forma perinatal.
[†]Reporte a la agencia comunitaria encargada de recibir los reportes de probable abuso sexual.
[‡]Si no es probable que se haya adquirido en forma perinatal o a través de una transfusión.
[§]A menos que exista un antecedente claro a autoinoculación.
ITS, infección de transmisión sexual; VIH, virus de inmunodeficiencia humana.
Fuente: Adaptada de Pautas para la evaluación del abuso sexual de menores: revisión de la materia. American Academy of Pediatrics Committee on Child Abuse and Neglect. *Pediatrics* 1999;103:186–91.

Cada año en Estados Unidos se registran alrededor de 5 millones de casos nuevos de infección por VPH, y un número similar de infecciones por tricomona. En general, hay casi 20 millones de casos nuevos de ITS en Estados Unidos cada año.

PREVENCIÓN DE INFECCIONES DE TRANSMISIÓN SEXUAL

La prevención de las ITS se basa en cinco conceptos importantes, descritos en el Cuadro 15-1.

El uso correcto del preservativo en los varones es efectivo para prevenir algunas ITS. Debido a que los preservativos no cubren todas las áreas expuestas, son más efectivos para prevenir infecciones transmitidas por fluidos en las superficies mucosas (p. ej., gonorrea, *Chlamydia*, *Trichomonas* y VIH) que para prevenir aquellas transmitidas por contacto piel con piel (p. ej., VHS, VPH, sífilis y chancroide). La forma más confiable de evitar la transmisión de ITS es abstenerse del contacto sexual o permanecer en una relación mutuamente monógama a largo plazo con un(a) compañero(a) sexual no infectado(a).

INFECCIONES GENITALES EN HOMBRES Y MUJERES

Úlceras genitales

Esta categoría incluye ulceración de la piel en o cerca de los genitales externos o en la mucosa (Fig. 15-1). La diferenciación clínica de las causas de úlceras genitales es difícil, incluso si se utilizan técnicas diagnósticas cuantitativas estandarizadas. La sensibilidad de las características clínicas para establecer el diagnóstico de sífilis, infección por VHS y chancroide, fue 31 a 35% en un estudio de 220 pacientes con diagnósticos establecidos microbiológicamente.

Cuadro 15-1. Puntos para la prevención de ITS

- **Educación y consejo para personas en riesgo sobre formas para adoptar una conducta sexual más segura**
- **Identificación de personas asintomáticas infectadas y de personas sintomáticas que es poco probable que busquen tratamiento**
- **Diagnóstico y tratamiento efectivos de las personas infectadas**
- **Evaluación, tratamiento y consejo de los compañeros sexuales de las personas infectadas con una ITS**
- **Vacunación pre exposición de personas en riesgo para ITS prevenibles por vacuna (p. ej., hepatitis B, verrugas genitales)**

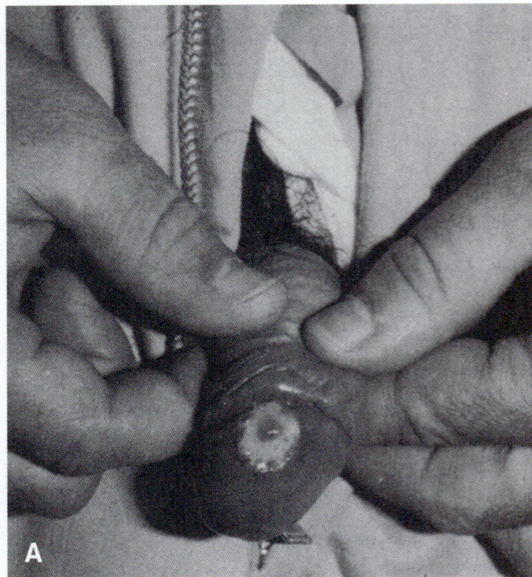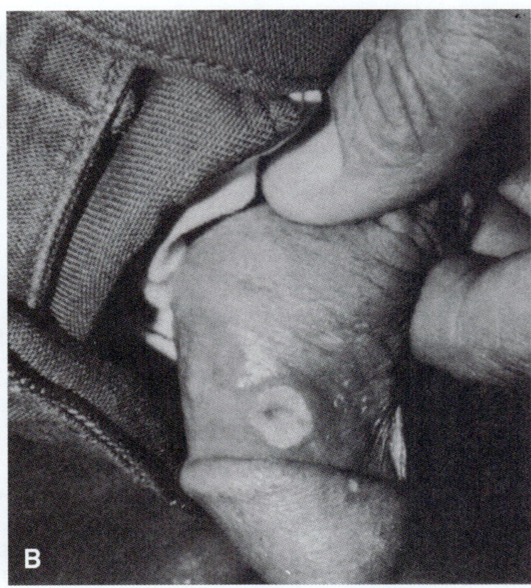

Figura 15-1. **(A)** Chancro sifilítico; **(B)** chancroide (chancro blando), causado por *H. ducreyi.* (Fotografías cortesía del Dr. Larry Lantis.)

La enfermedad por úlcera genital es importante por varias razones. El tratamiento temprano de la sífilis previene la progresión a enfermedad secundaria y terciaria. La seroprevalencia del VIH es más alta en pacientes con úlceras genitales. Ha seguido aumentando en ellos durante un periodo de rápida disminución en pacientes sin enfermedad de úlcera genital. El riesgo de adquirir VIH es dos a cinco veces más alto si el paciente tiene enfermedad genital ulcerativa al momento de la exposición. Las causas de úlceras genitales se revisan con brevedad a continuación.

Herpes genital

El VHS es por mucho la causa más común de enfermedad por úlceras genitales en Estados Unidos, incluyendo niños y adolescentes. La descripción clásica de la enfermedad son lesiones ulcerativas dolorosas y en grupos. Sin embargo, el espectro de la enfermedad es mucho más amplio. Estudios longitudinales muestran que 60% de las infecciones primarias por VHS-2 es asintomática. De los pacientes sintomáticos, solo 40% cumple con la descripción clínica clásica; más de un tercio presenta lesiones ulcerativas fuera del área genital, alrededor de 10% tiene una única úlcera, cerca de 5% presenta lesiones erosivas, y unos cuantos tienen costras, fisuras, edema y otras manifestaciones atípicas. Además de las úlceras dolorosas, el VHS también puede producir flujo vaginal y disuria. Se ha descrito ulceración necrotizante del glande del pene (balanitis). En ocasiones se encuentran lesiones en los dedos (panadizo herpético) además de las lesiones genitales.

La reactivación de una infección latente ocurre con una frecuencia variable. Tradicionalmente se pensaba que los pacientes cuya infección primaria por VHS era asintomática tenían muy pocas recurrencias, y por lo tanto tenían un bajo riesgo de transmitir la infección a otros. Cuidadosos estudios clínicos han demostrado en la actualidad que la reactivación y la excreción viral ocurren con una frecuencia similar en todos los pacientes, sin importar si la infección primaria causó una enfermedad detectable o no. La mayoría de los pacientes en ocasiones desarrolla lesiones clínicamente evidentes, aunque 80% de las reactivaciones de VHS son subclínicas. En la mayoría de los pacientes, la frecuencia de la reactivación disminuye con el paso del tiempo. Pueden presentarse recurrencias en ausencia de desencadenantes aparentes.

El estándar de oro para establecer el diagnóstico es el cultivo viral. La prueba de PCR es alrededor de 30% más sensible que la metodología convencional de cultivo tisular, pero no todos los laboratorios cuentan con ella. Si se abre una lesión vesicular activa en la base y se talla un poco con un hisopo, y este se transfiere con rapidez a un medio frío de cultivo viral y luego a un laboratorio con capacidad para realizar el cultivo, los cultivos son casi siempre positivos, y por lo regular se vuelven positivos en los primeros 2 a 5 días. Se puede analizar el líquido vesicular en busca del antígeno viral, y aunque este método es útil si el resultado es positivo, la prueba no es muy sensible. De forma similar, el raspado de la base para análisis microscópico para rastrear células gigantes multinucleadas (prueba de Tzank) es una prueba rápida, pero no es lo suficientemente sensible ni específica y puede resultar dolorosa.

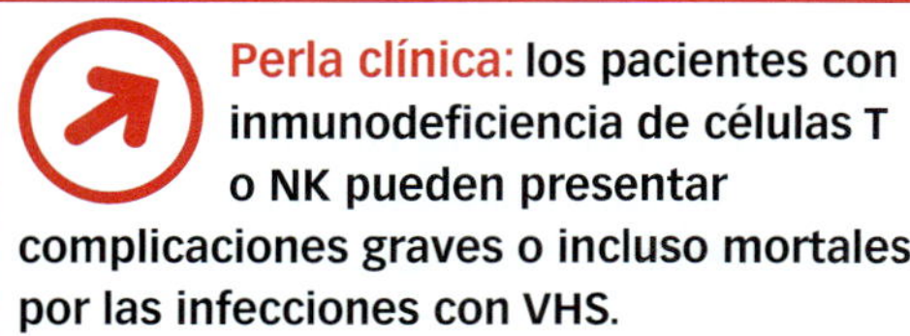

Sífilis

El chancro sifilítico se describe por lo general como una úlcera de poca profundidad, solitaria, indolora, de alrededor de 1 a 2 cm de diámetro, con bordes elevados y duros. Sin embargo, en un estudio de 64 hombres con sífilis primaria demostrada por microscopia de campo oscuro, 31 (47%) tuvieron 2 o más úlceras, 5 (8%) tuvieron lesiones no induradas, y en 5 (8%) los bordes eran irregulares y un poco socavados (sugiriendo chancroide). Por lo tanto, solo 27 (43%) de los 64 pacientes tuvieron el chancro clásico descrito de la sífilis primaria. Más aún, aunque los chancros son indoloros en los genitales, si son extragenitales pueden ser dolorosos. Con facilidad son pasados por alto en el cérvix o en el recto. En niños < 14 años, 95% de los cuales adquiere la sífilis al ser víctimas de abuso sexual, el diagnóstico es incluso más difícil. Los chancros son raros. En 17 (81%) de 21 pacientes, los condilomas acuminados (lesiones tipo verruga) fueron la característica cutánea de la enfermedad. El periodo promedio de incubación es de 21 días (rango, 10 a 90 días). Ni la sífilis congénita ni la adquirida confieren inmunidad de por vida.

Chancroide

El chancro blando o chancroide es una úlcera causada por el *Haemophilus ducreyi*. El organismo es muy infeccioso; en la infección experimental, la inoculación de incluso una unidad formadora de colonias (UFC) es suficiente para producir una pápula en 50% de los sujetos. La formación de una pústula ocurre en 50% de los sujetos a una dosis de 27 UFC, y en 90% con una dosis de 100 UFC. El periodo de incubación es de 3 a 5 días. La patogénesis es en su mayoría desconocida. Clínicamente, las lesiones comienzan como pápulas o vesículas que después se rompen para formar úlceras poco profundas y dolorosas. La mayoría de los pacientes tiene dos o más lesiones blandas. Después, se forman grandes úlceras en el área genital con tejido de granulación de color rojo oscuro y adenopatía inguinal. Alrededor de 10% de las personas que han adquirido chancroide en Estados Unidos está coninfectada con *Treponema pallidum* o VHS.

Las fallas del tratamiento a menudo están relacionados con la presencia concomitante de VHS o a un mal diagnóstico de chancroide cuando en realidad se trata de lesiones asociadas con VHS. Los pacientes con infección por VIH tienen menos probabilidad de ser curados. El cultivo de *H. ducreyi* requiere medios con agar especiales. Se han desarrollado nuevas pruebas diagnósticas, incluyendo un inmunoensayo enzimático y una prueba de PCR. Se puede establecer el diagnóstico clínico si el paciente tiene una o más úlceras dolorosas, no hay evidencia de infección por *T. pallidum* en la microscopia de campo oscuro o por una prueba serológica para sífilis obtenida al menos 7 días después de la aparición de las úlceras, el aspecto de las úlceras y la adenopatía regional son típicos del chancroide, y la prueba para VHS en la úlcera es negativa.

Donovanosis (granuloma inguinal)

La donovanosis es endémica de Papúa Nueva Guinea, el sureste de la India, el sur de África, el Caribe, Brasil y entre los aborígenes de Australia. Esta distribución de la enfermedad es única entre las ITS. En Estados Unidos se han descrito brotes de forma predecible en viajeros que regresan de áreas endémicas. La donovanosis es causada por infección con *Klebsiella granulomatis* (antes conocida como *Calymmatobacterium graulomatis*). El padecimiento por lo general es indolente, su patógeno es débilmente infeccioso y los desenlaces son excelentes si se administra terapia antibiótica. Aun así, la donovanosis causa una morbilidad y mortalidad significativas, sobre todo porque no se diagnostica de manera correcta. El periodo de incubación por lo regular es entre 1 y 12 sem, pero puede extenderse hasta 1 año. Se han presentado bebés a las edades de hasta 6 meses de edad con donovanosis adquirida al nacimiento. Las lesiones comienzan como nódulos indoloros que se erosionan y dejan parches de tejido de granulación color rojo oscuro que sangran con facilidad. Las lesiones primarias crecen con lentitud. Pueden presentarse lesiones secundarias por autoinoculación. No todos los casos se apegan a la descripción clásica; está bien descrita una forma necrótica, más rápidamente progresiva. También pueden ocurrir lesiones extragenitales, incluso después de que al parecer se ha resuelto la condición primaria. Por lo común, la boca es el sitio extragenital más involucrado. La enfermedad diseminada es a menudo mortal. Puede ocurrir infección en hueso, por lo regular en mujeres, que pueden tener una infección cervical primaria no diagnosticada. Las lesiones cervicales a menudo son mal diagnosticadas como carcinomatosas. Rara vez puede desarrollarse un carcinoma en una lesión.

La donovanosis puede ser difícil de diagnosticar clínicamente, debido a su rareza, la disparidad de las presentaciones clínicas y la naturaleza fastidiosa del organismo. El diagnóstico en general depende de la identificación de cuerpos de Donovan dentro de células mononucleares obtenidas de lesiones activas mediante una biopsia por raspado. Las formas no encapsuladas de *K. granulomatis* tienen un aspecto de "clavija de seguridad" en la sección de tejido debido a densidades polares de cromatina. El organismo es difícil de cultivar. Se han desarrollado pruebas de PCR, pero no están aprobadas por la FDA. Hay estudios que muestran cierta utilidad de una prueba de inmunofluorescencia indirecta.

La doxiciclina es el tratamiento habitual, pero no existen estudios comparativos de agentes antimicrobianos. Un gramo de azitromicina una vez a la sem durante 4 sem produjo una aparente cura clínica en 11 pacientes. Algunas guías recomiendan 1 g de azitromicina cada sem hasta que las lesiones se hayan curado por completo. Pueden ocurrir recidivas desde unos cuantos meses hasta 2 años después de la cura clínica aparente. La ceftriaxona, administrada por vía intramuscular a dosis de 1 g por día durante 1 a 10 días consecutivos, tuvo éxito en la erradicación de la enfermedad en un grupo de pacientes aborígenes crónicamente infectados.

Penfigoide gestacional

Esta enfermedad cutánea bulosa se presenta durante el embarazo. Puede involucrar el tronco, las extremidades, las ingles y los glúteos. Antes, y por desgracia todavía en algunas ocasiones, a la enfermedad se le llamaba "herpes gestacional". Su naturaleza es autoinmune, y por lo tanto no tiene nada que ver con el VHS. Las pacientes con este padecimiento también pueden tener insuficiencia placentaria, lo que lleva a un incremento en la frecuencia de partos pretérmino y bebés pequeños para la edad gestacional.

El tratamiento en general es con corticoesteroides; algunas veces se requiere IGIV.

Causas poco comunes

En la piel en la región inguinal o genital puede presentarse la tuberculosis cutánea con lesiones ulcerativas. Sin embargo, en la infancia, la TB cutánea por lo regular se presenta como condilomas en lugar de como un chancro. En áreas endémicas, la tripanosomiasis africana causa enfermedad genital ulcerativa. Se ha descrito un chancro secundario a histiocitosis mucocutánea nodular. En muchos pacientes han aparecido ulceraciones genitales de forma coincidente con mononucleosis infecciosa cusada por VEB. Las ulceraciones fueron descritas como con bordes morados. Obviamente, las úlceras genitales por alguna otra condición pudieron haberse presentado de forma coincidente con la infección por VEB; sin embargo, las pruebas de laboratorio para otras causas fueron negativas. Un reporte de Tailandia en el que 17 (57%) de 30 úlceras genitales con cultivo positivo para VHS también fueron positivas para ADN de VEB por PCR,

añade más apoyo al concepto de que el VEB puede fácilmente estar relacionado con las úlceras genitales. Los autores han observado esta condición en la práctica clínica. La amibiasis del glande del pene es una causa rara de enfermedad ulcerativa; debe sospecharse cuando las úlceras no responden a la terapia con antibióticos y se ha descartado donovanosis.

Otras posibles causas de úlceras genitales incluyen candidiasis, psoriasis, escabiasis, molusco contagioso de los labios, eritema multiforme y la ulceración simple de los labios menores, el prepucio o el glande por fricción, que puede infectarse de forma secundaria.

La enfermedad de Behcet es un padecimiento inflamatorio sistémico de causa desconocida que a menudo incluye úlceras genitales. Otros hallazgos comunes incluyen úlceras orales, artritis y uveítis. Las úlceras genitales por lo regular se presentan en el escroto en los varones o en la vulva en las mujeres. Son dolorosas y pueden dejar cicatriz.

Enfoque de laboratorio

El análisis por microscopia de campo oscuro del material de una úlcera tipo chancro puede revelar las espiroquetas de la sífilis, pero por lo regular solo las clínicas donde se observa con frecuencia la enfermedad cuentan con instalaciones de campo oscuro con observadores experimentados. Algunos laboratorios pueden realizar PCT para *T. pallidum* de un hisopado de una úlcera, pero hoy en día no existe una prueba de PCR universalmente disponible para sífilis. La tinción de Gram del frotis de la úlcera tipo chancro puede revelar hileras y cadenas de bacilos gramnegativos, características del *H. ducreyi*. Este es difícil de cultivar debido a que es fastidioso, pero se están desarrollando nuevos medios de cultivo.

Tinciones especiales de un frotis de preparaciones de tejido macerado de donovanosis típicamente demuestran cuerpos ovales de Donovan.

Las pruebas serológicas de tamizaje para la sífilis, como la PCR (o VDRL) a menudo no son aún positivas para cuando aparece por primera vez el chancro sifilítico, pero por lo regular se vuelven positivas unas cuantas semanas después. Las pruebas treponémicas, como el FTA-ABS, en general se vuelven positivas antes que las pruebas no treponémicas. Hoy existen dos enfoques diferentes para el tamizaje serológico de una posible sífilis, el "algoritmo de pruebas clásico" y el "algoritmo de secuencia inversa de pruebas". En el algoritmo de pruebas clásico, se obtiene primero una RPR, y las pruebas positivas son apoyadas por estudios treponémicos como el FTA-ABS. Por conveniencia, algunos laboratorios en la actualidad solicitan el algoritmo de secuencia inversa de pruebas, en la que se obtiene primero el FTA-ABS (o IgG para sífilis), y se realiza RPR en todas las pruebas positivas. Este último esquema algunas veces es clínicamente problemático, ya que identifica a un tipo de paciente que nunca fue tamizado en el pasado: aquellos con FTA-ABS (o IgG para sífilis) positivo pero RPR negativa. En estos casos se recomienda repetir la prueba treponémica utilizando una prueba diferente. En casos con respuestas serológicas confusas, se aconseja la consulta temprana con un especialista en enfermedades infecciosas.

En cualquiera de los dos algoritmos se deben obtener las pruebas tan pronto como sea posible, y repetirlas en alrededor de 2 sem. Se debe iniciar terapia antisifilítica tan pronto como el médico vea la úlcera, sin esperar por los resultados de las pruebas serológicas. El tratamiento temprano del chancro inicial por lo general resulta en serología no treponémica negativa para los 12 meses, y el tratamiento de la sífilis secundaria, en seronegatividad para los 24 meses. Nótese que las pruebas treponémicas como el FTA-ABS permanecen positivas de por vida, incluso si la sífilis ha sido tratada con éxito.

Alrededor de 10% de las pruebas de RPR positivas es prueba falsa positiva, incluyendo en adolescentes. También pueden ocurrir pruebas FTA-ABS falsas positivas, pero es menos común.

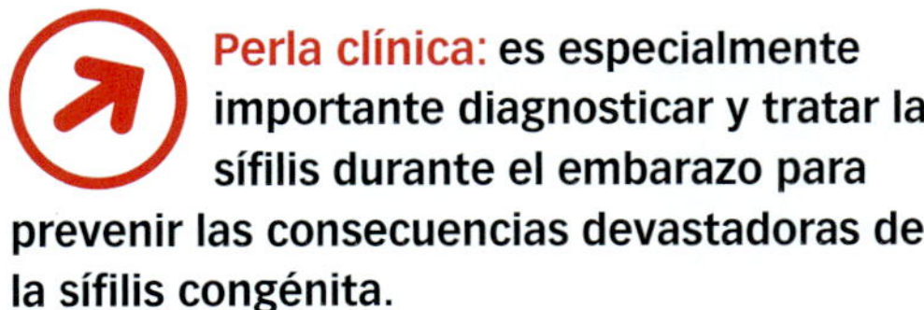

Perla clínica: es especialmente importante diagnosticar y tratar la sífilis durante el embarazo para prevenir las consecuencias devastadoras de la sífilis congénita.

Tratamiento

En la Tabla 15-2 se muestran esquemas seleccionados de las recomendaciones de 2015 de los Centers for Disease Control and Prevention (CDC) para el tratamiento de ITS. No se muestran todos los esquemas de tratamiento de los CDC. Muchos pacientes presentan fiebre, malestar general e intensificación de las lesiones cutáneas (reacción de Jarisch-Herxheimer) en las primeras 12 h después del inicio de terapia parenteral con penicilina para la sífilis.

Linfadenopatía inguinal

El agrandamiento de los nódulos linfáticos femorales puede tener muchas causas no relacionadas con enfermedades genitales, y en niños con frecuencia se debe a infecciones de la pierna. Sin embargo, los nódulos dolorosos o supurativos en una persona pospuberal deben despertar sospecha sobre una infección genital.

Linfogranuloma venéreo

Causado por los serotipos L de la *Chlamydia trachomatis,* esta ITS es rara en Estados Unidos, con alrededor de 350 casos por año. Su primera manifestación por lo general es un nódulo inguinal doloroso (bubón). Por lo regular la lesión primaria, una pequeña pápula o erosión que se presenta 1 a 2 sem después de la exposición, no se detecta o reporta, y el bubón aparece 2 a 4 sem después de la exposición. El bubón puede supurar. Es común el eritema nodoso asociado (ver Capítulo 17). Su presentación puede imitar a un absceso en el psoas, carcinoma o una hernia inguinal encarcelada. Los casos graves no tratados pueden producir una proctocolitis con secreción mucoide o hemorrágica, dolor y tenesmo, semejando a la enfermedad intestinal inflamatoria; eventualmente pueden aparecer pústulas o estrecheces, imitando aún más a la enfermedad de Crohn.

La sífilis y el chancroide también pueden producir adenopatía inguinal, donde las lesiones primarias se niegan o se pasan por alto. A veces la adenitis inguinal sifilítica se asemeja a una hernia inguinal encarcelada. En pacientes infectados por VIH, la infección de un nódulo inguinal por *Mycobacterium chelonae* puede producir un bubón.

Diagnóstico de laboratorio

El diagnóstico de LGV puede ser complicado. El agente causal es difícil de cultivar y los serotipos L1-L3 de la *C. trachomatis* pueden, serológicamente, tener una reacción cruzada con variedades más comunes. Las pruebas de amplificación de ácidos nucleicos (PAAN) de hisopados rectales no están aprobadas por la FDA, pero tienen un buen desempeño diagnóstico y pueden utilizarse en laboratorios certificados. En algunas ocasiones también se utilizan las pruebas de inmunofluorescencia directa; en un estudio, se diagnosticó LGV por este método en 21 (84%) de 25 muestras de pacientes con frotis negativo. En un estudio de 12 pacientes con bubones de LGV, la microscopia de luz demostró la presencia de organismos intracelulares cuya morfología fue consistente con especies de *Chlamydia* en los 12. Se debe excluir sífilis mediante una prueba serológica en adolescentes sexualmente activos con adenitis inguinal.

Tratamiento

El linfogranuloma venéreo se trata con doxiciclina 100 mg dos veces al día durante 21 días. El esquema alternativo es con eritromicina 500 mg cuatro veces al día durante 21 días. Aunque hacen falta estudios, la azitromicina 1 000 mg una vez al día durante 3 sem tiene muy altas posibilidades de ser curativa. En ocasiones es necesaria la aspiración de los nódulos fluctuantes. Puede ocurrir cicatrización incluso después del tratamiento efectivo.

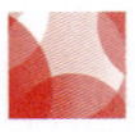

Tabla 15-2 Tratamiento de las infecciones de transmisión sexual (basado en las recomendaciones de los CDC de 2015*)

I. Infección gonocócica no complicada (uretritis, endocervicitis o prostatitis; asumiendo una posible infección coexistente por clamidia)

Ceftriaxona 250 mg IM dosis única MÁS azitromicina 1 g VO dosis única

Esquema alternativo si no hay cefriaxona disponible

Cefixima 400 mg dosis única MÁS azitromicina 1 g VO dosis única. Los pacientes con alergia documentada a la azitromicina pueden tomar doxiciclina 100 mg VO BID durante 7 d (junto con la cefalosporina) en lugar de la azitromicina

Esquema alternativo para alergia grave a las cefalorporinas

Azitromicina 2 g VO dosis única MÁS prueba para cura en 1 sem

Esquemas alternativos para personas con alergia anafiláctica a la penicilina

Gemifloxacina 320 mg MÁS azitromicina 2 g VO, una dosis de cada una, O gentamicina 240 mg IM MÁS azitromicina 2 g VO, una dosis de cada una

Se puede considerar la espectinomicina como alternativa, cuando está disponible

Infección gonocócica no complicada de la faringe

Ceftriaxona 250 mg IM dosis única MÁS azitromicina 1 g VO

Infección gonocócica en el embarazo

Ceftriaxona 250 mg IM MÁS azitromicina 1 g VO, una dosis de cada una. No quinolonas o tetraciclinas

Conjuntivitis gonocócica

Ceftriaxona 1 g IM MÁS azitromicina 1 g VO, una dosis de cada una

II. Infección gonocócica diseminada

Artritis o síndrome artritis-dermatitis

Ceftriaxona 1 g IV o IM c/24 h MÁS azitromicina 1 g VO dosis única. 24 a 48 h después de la mejoría clínica, se puede cambiar a un esquema oral hasta completar un curso de 7 d

Esquemas alternativos

Cefotaxima 1 g IV c/8 h O ceftizoxima 1 g IV c/8 h MÁS azitromicina 1 g VO dosis única

Para pacientes alérgicos a los betalactámicos

Ciprofloxacina 500 mg IV c/12 h U ofloxacina 400 mg IV c/12 h

Meningitis o endocarditis gonocócica

Ceftriaxona 1 a 2 g c/12 a 24 h MÁS azitromicina 1 g VO dosis única

Conjuntivitis gonocócica neonatal

Profilaxis

Eritromicina en ungüento oftálmico al 0.5% en cada ojo, una sola aplicación después del nacimiento

Tratamiento

Ceftriaxona 25 a 50 mg/kg IV o IM dosis única, sin exceder un total de 125 mg

Infección neonatal diseminada o absceso en el cuero cabelludo

Ceftriaxona 25 a 50 mg/kg/día IV o IM en una sola dosis diaria durante 7 d, extendiendo a 10 a 14 d en caso de meningitis O cefotaxima 25 mg/kg IV o IM c/12 h por la misma duración

Neonatos nacidos de madres con infección gonocócica

Ceftriaxona 25 a 50 mg/kg IV o IM dosis única, sin exceder un total de 125 mg

Infecciones gonocócicas en lactantes y niños

< 45 kg, con infección no complicada

Ceftriaxona 25 a 50 mg/kg IV o IM dosis única, sin exceder un total de 125 mg

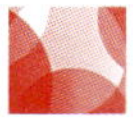

Tabla 15-2 Tratamiento de las infecciones de transmisión sexual (basado en las recomendaciones de los CDC de 2015*) *(continuación)*

> 45 kg, con infección no complicada

Igual que en adultos

< 45 kg, con bacteriemia o artritis

Ceftriaxona 50 mg/kg IV o IM (dosis máxima 1 g) al día durante 7 d

> 45 kg, con bacteriemia o artritis

Ceftriaxona 1 g IV o IM diariamente durante 7 d

III. Infección por *Chlamydia* (uretritis, endocervicitis o proctitis)

Azitromicina 1 g VO, una sola dosis, O doxiciclina 100 mg BID durante 7 d

Esquemas alternativos

Eritromicina base 500 mg VO QID durante 7 d O etilsuccinato de eritromicina 800 mg QID durante 7 d U ofloxacina 300 mg BID durante 7 d O levofloxacina 500 mg VO diariamente durante 7 d

Infección por Chlamydia en el embarazo (se recomienda repetir la prueba 3 sem después de la terapia)

Azitromicina 1 g VO

Esquemas alternativos

Amoxicilina 500 mg TID durante 7 d O eritromicina base 500 mg VO QID durante 7 d O eritromicina base 250 mg VO QID durante 14 d O etilsuccinato de eritromicina 800 mg VO QID durante 7 d O eritromicina base 400 mg VO QID durante 14 d

Tratamiento de la oftalmia neonatal o la neumonía neonatal causada por Chlamydia

Eritromicina base o etilsuccinato 50 mg/kg/día VO divididos QID durante 14 d

Esquema alternativo

Azitromicina suspensión 20 mg/kg/día durante 3 d

Tratamiento de la infección por Chlamydia en lactantes y niños

< 45 kg de peso corporal

Eritromicina base o etilsuccinato 50 mg/kg/día VO divididos QID durante 14 d

> 45 kg peso corporal

Azitromicina 1 g VO en dosis única

Niños > 8 años de edad

Azitromicina 1 g VO en dosis única O doxiciclina 100 mg VO BID durante 7 d

Uretritis recurrente o persistente

Metronidazol 2 g VO en dosis única Y eritromicina base 500 mg VO QID durante 7 d O etilsuccinato de eritromicina 800 mg VO QID durante 7 d

IV. Uretritis no gonocócica

Igual que en la infección por *Chlamydia,* ver el punto III

V. Enfermedad pélvica inflamatoria aguda

Esquemas intravenosos

Cefotetan 2 g IV c/12 h MÁS doxiciclina 100 mg VO o IV c/12 h O cefoxitina 2 g IV c/6 h MÁS doxiciclina 100 mg c/12 h VO o IV (se prefiere la vía oral) O

Clindamicina 900 mg IV c/8 h MÁS gentamicina 2 mg/kg dosis de carga, luego 1.5 mg/kg IV c/8 h (se puede sustituir la dosis una vez al día con 3 a 5 mg/kg/día)

Esquema parenteral alternativo

Ampicilina/sulbactam 3 g IV c/6 h MÁS doxiciclina 100 mg VO o IV c/12 h

(continúa)

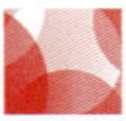

Tabla 15-2 **Tratamiento de las infecciones de transmisión sexual (basado en las recomendaciones de los CDC de 2015*)** *(continuación)*

Tratamientos intramusculares/orales

Ceftriaxona 250 mg IM en dosis única MÁS doxiciclina 100 mg VO BID durante 7 d, CON o SIN metronidazol 500 mg VO BID durante 14 d O

Cefoxitina 2 g IM en dosis única MÁS probenecid 1 g VO en dosis única MÁS doxiciclina 100 mg VO BID durante 7 d, CON o SIN metronidazol 500 mg VO BID durante 14 d O

Ceftizoxima o cefotaxima MÁS doxiciclina 100 mg VO BID durante 7 d, CON o SIN metronidazol 500 mg VO BID durante 14 d

Si existe una alergia verdadera a las cefalosporinas, y tanto la prevalencia en la comunidad como el riesgo individual de infección gonocócica son bajos, se puede considerar el tratamiento con

Levofloxacina 500 mg VO diariamente U ofloxacina 400 mg VO c/12 h, O moxiflixacina 400 mg VO diariamente MÁS metronidazol 500 mg VO BID durante 14 d

VI. Sífilis

Sífilis primaria y secundaria

Penicilina G benzatínica 2.4 millones de unidades IM en dosis única (dosis pediátrica: 50 000 unidades/kg IM, hasta una dosis máxima de 2.4 millones de unidades)

Para pacientes alérgicos a la penicilina

Doxiciclina 100 mg BID durante 2 sem O tetraciclina 500 mg QID durante 2 sem

Terapias alternativas menos estudiadas

Azitromicina 2 g una dosis (no se puede utilizar en HSH, VIH o mujeres embarazadas)

Ceftriaxona 1 a 2 g IM o IV diariamente durante 10 a 14 d (no se han definido la dosis óptima ni la duración)

Sífilis latente temprana

Penicilina G benzatínica 2.4 millones de unidades IM en dosis única (dosis pediátrica: 50 000 unidades/kg hasta una dosis máxima de 2.4 millones de unidades administradas IM en dosis única)

Sífilis latente tardía o sífilis latente de duración desconocida

Penicilina G benzatínica 2.4 millones de unidades una vez por sem durante 3 sem [(dosis total 7.2 millones de unidades (dosis pediátrica: 50 000 unidades/kg/dosis), administrados una vez por sem durante 3 sem hasta una dosis máxima de 2.4 millones de unidades por dosis)]

Sífilis tardía, pacientes alérgicos a la penicilina

Doxiciclina 100 mg VO BID durante 4 sem O tetraciclina 500 mg VO QID durante 4 sem

Sífilis terciaria

Penicilina G benzatínica, dosificada al igual que durante la sífilis latente tardía

Neurosífilis

Penicilina G acuosa, 18 a 24 millones de unidades al día, administradas IV ya sea en dosis divididas c/4 h o como una infusión continua, durante un total de 10 a 14 d

Neurosífilis en pacientes alérgicos a la penicilina

Ceftriaxona 2 g diariamente IM o IV durante 10 a 14 d (información limitada)

Esquema alternativo para la neurosífilis

Penicilina procaínica 2.4 millones de unidades IM diariamente MÁS probenecid 500 mg VO QID, ambos durante 10 a 14 d

Sífilis en el embarazo

Desensibilización, seguida de terapia con penicilina apropiada para la etapa de la enfermedad materna

Sífilis congénita, demostrada o altamente probable

Penicilina G acuosa 100 000 a 150 000 unidades/kg/d, administradas como 50 000 unidades/kg/dosis IV c/12 h durante 7 d y luego c/8 h durante un total de 10 d O penicilina G procaínica 50 000 unidades/kg/dosis IM cada día durante 10 d

Sífilis congénita, posible

Igual que arriba para la enfermedad demostrada O penicilina G benzatínica 50 000 unidades/kg IM en dosis única

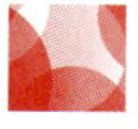 **Tabla 15-2 Tratamiento de las infecciones de transmisión sexual (basado en las recomendaciones de los CDC de 2015*)** *(continuación)*

Sífilis congénita, menos probable

Penicilina benzatínica 50 000 unidades/kg/dosis IM en dosis única

VII. Chancroide (evaluar en busca de VIH cuando se establezca este diagnóstico)

Azitromicina 1 g VO en dosis única O ceftriaxona 250 mg IM en dosis única O ciprofloxacina 500 mg VO BID durante 3 d (no se utilice en pacientes embarazadas) O eritromicina base 500 mg VO TID durante 7 d

VIII. Vaginosis bacteriana

Metronidazol 500 mg VO BID durante 7 d O crema de clindamicina al 2% 5 g intravaginal QHS durante 7 d O metronidazol en gel 0.75%, 5 g intravaginal QHS durante 5 d

Esquemas alternativos

Tinidazol 2 g VO diariamente durante 2 d O tinidazol 1 g VO diariamente durante 5 d O clindamicina 300 mg VO BID durante 7 d O clindamicina en óvulos 100 mg intravaginales QHS durante 3 d

Vaginosis bacteriana en el embarazo

Igual que en mujeres no embarazadas

IX. Epidídimo-orquitis en varones sexualmente activos

Si es probable que se trate de Chlamydia o gonococo

Ceftriaxona 250 mg IM en dosis única MÁS doxiciclina 100 mg VO BID durante 10 d

Si es probable que se trate de Chlamydia o gonococo o un organismo entérico (HSH con coito anal insertivo)

Ceftriaxona 250 mg IM en dosis única MÁS levofloxacina 500 mg VO diariamente durante 10 d U ofloxacina 400 mg VO BID durante 10 d

Si es más probable que se trate de organismos entéricos

Levofloxacina 500 mg VO diariamente durante 10 d U ofloxacina 400 mg VO BID durante 10 d

X. Vaginitis por *Trichomonas*

Metronidazol 2 g oral en dosis única

Tratamiento alternativo

Metronidazol 500 mg VO BID durante 7 d (no se cuenta con alternativas efectivas, desensibilice si es necesario)

XI. Vaginitis candidiásica

Muchas opciones. Los medicamentos de venta libre en mostrador incluyen clotrimazol, miconazol y tioconazol, en múltiples preparaciones. Los medicamentos de venta con receta incluyen butoconazol y terconazol, en múltiples preparaciones. El fluconazol 150 mg VO en dosis única también es eficaz.

Vaginitis candidiásica en el embarazo

Solo medicamentos tópicos, durante 7 d

XII. Infecciones genitales por herpesvirus

Primer episodio clínico

Aciclovir 400 mg VO TID durante 7 a 10 d O 200 mg VO cinco veces al día O famciclovir 250 mg VO TID durante 7 a 10 d O valaciclovir 1 g VO BID durante 7 a 10 d (iniciado en los primeros 6 d tras la aparición de las lesiones). Se puede extender el tratamiento si la cicatrización es incompleta.

Episodios recurrentes

Aciclovir 400 mg VO TID durante 5 d O aciclovir 800 mg VO BID durante 5 d O aciclovir 800 mg VO TID durante 2 d O aciclovir 500 mg VO BID durante 3 d O valaciclovir 1 g VO diariamente durante 5 d O famciclovir 125 mg VO BID durante 5 d O famciclovir 1 g VO durante 1 d O famciclovir 500 mg VO una sola vez seguidos de 250 mg VO BID durante 2 d.

(continúa)

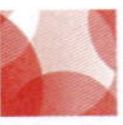

Tabla 15-2 Tratamiento de las infecciones de transmisión sexual (basado en las recomendaciones de los CDC de 2015*) *(continuación)*

Recurrencias frecuentes (agentes utilizados profilácticamente)

Aciclovir 400 mg VO BID O famciclovir 250 mg VO BID O valaciclovir 500 mg VO diariamente (puede no ser tan efectivo) O valaciclovir 1 g diariamente

Episodios graves que requieren hospitalización

Aciclovir 10 mg/kg IV c/8 h durante 2 a 7 d o hasta que se observe mejoría clínica y luego aciclovir oral hasta completar un curso de 10 d. La infección por VHS en el SNC requiere al menos 21 d de terapia con aciclovir IV. En pediatría, la dosis para enfermedad del SNC se duplica a 20 mg/kg IV c/8 h

VHS genital en pacientes con infección por VIH

Aciclovir 400 mg VO TID durante 5 a 10 d O famciclovir 500 mg VO BID durante 5 a 10 d O valaciclovir 1 g VO BID durante 5 a 10 d

Terapia supresora en pacientes con infección por VIH

Aciclovir 400 a 800 mg VO BID a TID O famciclovir 500 mg VO BID O valaciclovir 500 mg VO BID

VHS genital en el embarazo, terapia supresora

Aciclovir 400 mg VO TID O valaciclovir 500 mg VO BID

XIII. Verrugas genitales (infecciones por virus del papiloma humano)

Aplicadas por el paciente

Imiquimod en crema al 3.75 o 5% O podofilox solución o gel al 0.5% O sinecatequinas en ungüento al 15%

Administradas por el médico

Crioterapia O resección quirúrgica O ácido tricloroacético o ácido bicloroacético en solución al 80 a 90%

Verrugas genitales en el embarazo

No deben utilizarse el imiquimod, podofilina y podofilox durante el embarazo

XIV. Granuloma inguinal

Azitromicina 1 g VO una vez por sem o 500 mg VO diariamente durante al menos 3 sem y hasta que todas las lesiones hayan sanado por completo

Esquemas alternativos

Doxiciclina 100 mg VO BID O ciprofloxacina 750 mg VO BID O eritromicina base 500 mg VO QID O TMP-SMX una tableta de doble potencia dos veces al día (todos los esquemas durante al menos 3 sem y hasta que todas las lesiones hayan sanado por completo)

XV. Linfogranuloma venéreo

Doxiciclina 100 mg VO BID durante 21 d

Esquema alternativo

Eritromicina base 500 mg VO QID durante 21 d

*Centros de Control y Prevención de Enfermedades. MMWR Recomm Rep 2015;64(3), junio 5, 2015.
[†]El cefixime puede no estar comercialmente disponible.
[‡]No hay estudios prospectivos o comparativos. Recomendaciones de las dosis tomadas de Augenbraun MH. Tratamiento de sífilis 2001: adultas no embarazadas. *Clin Infect Dis* 2002;35 (Suppl 2):S187–190.
HSH, hombres que tienen sexo con hombres; TMP-SMX, trimetoprim-sulfamethoxazol.

Condilomas

Verrugas genitales (condiloma acuminado)

Causadas por un papilomavirus similar al que causa las verrugas comunes en la piel, estas verrugas puntiagudas pueden ser transmitidas por contacto cercano, así como por contacto sexual. Típicamente, el serotipo del virus del papiloma humano (VPH) que causa lesiones en la piel (tipo 2) no es el mismo que los serotipos que causan verrugas genitales (tipos 6 y 11). Sin embargo, en niños, la infección de los genitales por el tipo 2 puede producir lesiones indistinguibles de las causadas por los "serotipos genitales". En una serie de 25 niños con condilomas genitales, todos los niños con infección por VHP tipo 2 en el área genital también tenían lesiones concomitantes en piel. Sin embargo, en el mismo estudio, se encontró que algunos niños cuyos familiares tenían verrugas cutáneas comunes (tipo 2) tenían los serotipos genitales típicos (6 y 11). Por lo tanto, la presencia de un miembro de la familia con lesiones en piel no descarta la posibilidad de abuso sexual.

En una serie, 10 (91%) de 11 niñas menores de 12 años de edad con verrugas genitales tenían antecedentes o evidencia física, además de las verrugas, que confirmaba abuso sexual. Seis de ellas tenían otras infecciones, como vaginosis bacteriana, gonorrea o vaginitis por *Trichomonas*; las seis habían sido abusadas por múltiples perpetradores. Estas verrugas pueden transmitirse por contacto cercano que no sea abuso sexual y los bebés pueden adquirir la infección durante el paso a través del canal del parto. Experimentalmente, se puede encontrar ADN de VPH en las puntas de los dedos en al menos la mitad de los pacientes con lesiones genitales activas. Sin embargo, la evidencia epidemiológica sobre la transmisión del virus a través de este mecanismo es escasa. Los adultos con condilomas acuminados tienen una probabilidad alta de tener también otras ITS.

El diagnóstico por lo regular se establece por la historia clínica y la exploración física, y puede confirmarse por biopsia en caso de ser necesario. Los papilomavirus no pueden ser sembrados en cultivo celular. Existen varias modalidades de tratamiento; no se ha demostrado en forma definitiva que alguna sea superior a las otras, de modo que el tratamiento es individualizado. Las opciones tópicas aplicadas por el propio paciente incluyen imiquimod en crema ya sea al 3.5 o al 5%, podofilina en solución al 0.5%, o sinecatequinas en ungüento al 15%. Las opciones de tratamiento aplicado por el médico incluyen crioterapia, escisión quirúrgica o solución de ácido tri o bicloroacético al 80 o 90%. La resección quirúrgica es la forma menos costosa de tratamiento. La electrodesecación y los tratamientos con láser son más caros. Las acumulaciones masivas de estas verrugas ("tumores de Buschke-Lowenstein") pueden ser muy difíciles de erradicar; algunos han utilizado con éxito la radiación. En general se prefiere la resección quirúrgica. En algunos casos se ha llegado a requerir glansectomía o penectomía.

Algunas veces se produce transformación maligna de las lesiones inducidas por VPH. Un estudio en hombres con condilomas anales sugirió una tasa de transformación de alrededor de 3.5%. Sin embargo, los tipos de VPH con más frecuencia asociados con verrugas genitales típicamente no se asocian con carcinoma cervical. Sin embargo, pueden causar displasia, lo que puede llevar a una morbilidad considerable por temor y sobretratamiento. Las recomendaciones

actuales establecen que se debe iniciar la prueba de Papanicolau para la displasia cervical a los 21 años de edad en todas las mujeres sanas, sin importar los antecedentes sexuales.

En la actualidad se cuenta con prevención en forma de dos vacunas diferentes, una bivalente y otra 9-valente. La vacuna bivalente contra VPH no protege contra los serotipos 6 y 11, que representan 90% de las verrugas genitales.

Los condilomas planos pueden indicar sífilis secundaria o infección por papilomavirus.

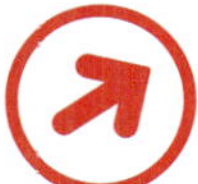

Perla clínica: las vacunas contra VPH son muy efectivas contra las cepas de alto riesgo responsables del cáncer cervical (p. ej., los subtipos 16 y 18 de VPH) y contra las cepas de bajo riesgo responsables de las verrugas genitales (p. ej., los subtipos 6 y 11). Sin embargo, la vacuna es más inmunogénica cuando se administra a una edad más temprana (10 a 13 años de edad).

Pápulas rosas aperladas

Semejantes a los condilomas acuminados o a glándulas sebáceas ectópicas, estas pápulas típicamente se presentan en hileras rodeando al glande del pene sobre la corona. Parecen originarse durante la adolescencia y no requieren tratamiento. Son más comunes en varones no circuncidados. Si el paciente así lo desea, pueden ser tratadas por un dermatólogo por cuestiones cosméticas.

Edema genital

El edema puede ser secundario a una lesión por fricción, y por lo regular es atribuible a actividad sexual repetida, incluyendo masturbación. En un estudio, las causas incluyeron uretritis, lesiones peneanas infectadas, gonorrea, herpes simple y escabiosis. La obstrucción linfática por LGV puede provocar crecimiento focal de áreas en los genitales externos, pero esto es raro en niños. Un cabello o hilo que se haya anudado y esté apretando puede causar edema distal del cuerpo del pene o el clítoris en lactantes. La enfermedad de Crohn puede producir edema genital en cualquier sexo, y puede ser el síntoma de presentación, mientras que el resto de los síntomas se desarrollan con el paso del tiempo. Uno de los autores ha observado esta manifestación de la enfermedad de Crohn en la práctica clínica, y ha sido descrita en repetidas ocasiones. La deficiencia de GATA2, descrita en el Capítulo 23, con frecuencia se manifiesta por edema peneano o escrotal. Los tumores pélvicos grandes pueden comprimir a los vasos linfáticos pélvicos e inguinales y causar edema escrotal, pero esto es muy raro. El edema escrotal puede acompañar a padecimientos epididimarios o testiculares; estos por lo regular son extremadamente dolorosos. En ocasiones, la púrpura de Henoch-Schönlein causa edema de los genitales, pero otros estigmas de la PHS acompañan a este hallazgo. La donovanosis puede asociarse con edema genital masivo, en especial en mujeres.

Las reacciones a medicamentos tópicos pueden causar enrojecimiento y algunas veces edema; también se ha reportado que suspender los esteroides tópicos después de sobreúso puede causar enrojecimiento y edema en el área genital. Por último, existe un padecimiento conocido como edema escrotal idiopático, que es un edema indoloro pero un poco sensible a la palpación del escroto, que por lo regular se presenta en niños de 4 a 6 años de edad. Como el nombre lo sugiere, se desconoce la causa. El padecimiento es autolimitado y de una corta duración.

Uretritis

Estrictamente hablando, la uretritis se define por leucorrea y hallazgos en la exploración física sugerentes de inflamación uretral. De manera operativa, a menudo se define como enrojecimiento de la uretra o dolor uretral al orinar. La uretritis puede subdividirse en purulenta y no purulenta, dependiendo del aspecto del flujo. Dado que la presencia de leucocitos en el flujo es parte de la definición del síndrome, incluso los pacientes con uretritis "no purulenta" tienen leucorrea. La uretritis también puede clasificarse como gonocócica o no gonocócica, de acuerdo con los resultados del cultivo del flujo, de forma análoga a la clasificación de la faringitis como estreptocócica y no estreptocócica. En niñas prepubescentes, la uretritis por lo regular no es sexualmente transmitida. Es mucho más común en niños sexualmente activos, en quienes puede considerarse como la contraparte masculina de la cervicitis.

Los hombres VIH positivos con uretritis tienen más probabilidad de transmitir la infección por VIH en comparación con aquellos que no tienen uretritis. La uretritis incrementa el número de partículas de VIH en el semen en al menos ocho veces; este efecto es más fuerte en pacientes síon infección gonocócica. La concentración de VIH en el semen disminuye cuando la uretritis es tratada de manera apropiada con antibióticos. Esto hace que la identificación y tratamiento de la uretritis sea en especial importante en sitios donde la infección por VIH es común.

Uretritis purulenta

Este tipo de uretritis por lo general se presenta en el varón y es causada por gonococo. Los síntomas por lo general comienzan alrededor de 3 a 5 días después de la exposición, pero esto puede tomar mucho más tiempo. La micción es dolorosa y casi siempre hay un flujo amarillento. Hay ausencia de fiebre. En mujeres, los hallazgos de uretritis son a menudo mínimos o incluso están ausentes, y es más probable que la infección gonocócica cause cervicitis, salpingitis o vaginitis prepubescente, como se describe en una sección posterior. Como se discute en el Capítulo 14, la gonorrea es una de las posibles causas de micción dolorosa con cultivo de orina negativo para los patógenos habituales de la vía urinaria. Los pacientes con infección gonocócica demostrada por cultivo también pueden estar coinfectados por otros patógenos de la vía genitourinaria. En un estudio, 12 (27%) de 45 pacientes estaban coinfectados con *C. trachomatis* y 2 (4%) estaban coinfectados con *Mycoplasma genitalium*. El virus del papiloma humano también puede presentarse de forma concomitante, en especial en los casos crónicos.

En ocasiones se recuperan bacterias distintas al gonococo en el cultivo del flujo uretral purulento. Algunas veces se encuentran bacterias entéricas, *Staphylococcus aureus*, o estreptococos, pero su significancia etiológica no puede demostrarse con facilidad. Los anaerobios gramnegativos se encuentran con más frecuencia en aquellos con síntomas de uretritis, pero no se ha demostrado causalidad. La uretritis purulenta puede ser causada por *Acinetobacter lwoffi*, antes conocido como *Mima polymorpha*, llamado así por su capacidad para imitar al gonococo tanto en la tinción de Gram como en la enfermedad clínica. Las causas de uretritis no purulenta también pueden causar uretritis purulenta.

Uretritis no purulenta

Esta puede tener varias causas, incluyendo gonorrea. Incluso con técnicas moleculares avanzadas, no siempre puede establecerse un diagnóstico etiológico. La uretritis no purulenta no gonocócica es común en adolescentes sexualmente activos. En un estudio retrospectivo de casos y controles, los factores de riesgo independientes para la adquisición de uretritis no gonocócica (UNG) resultaron ser de raza afroamericana y haber tenido dos o más compañeros sexuales en los 2 meses previos al diagnóstico. El uso del preservativo se asoció de manera negativa con el desarrollo de UNG. Mientras que en la uretritis gonocócica con frecuencia hay flujo purulento espontáneo, en la UNG se observa ausencia de flujo o bien un flujo mucoide al descubrir el pene. En otro estudio, la disuria fue más común en la uretritis por *Chlamydia*, pero el flujo uretral fue más común en la uretritis gonocócica.

Existen varias causas infecciosas diferentes de UNG. En el pasado, la mayoría de los casos era presuntamente causada por *C. trachomatis*. Sin embargo, la mayoría de los casos no es causada por este organismo; se sabe que es responsable de entre 15 y 40% de los casos. El diagnóstico se establece más a menudo por prueba de amplificación de ácidos nucleicos (PAAN), y se prefiere una muestra de orina para realizarla.

La uretritis y cervicitis por *Chlamydia* tienden a persistir más allá de los 2 o 3 meses requeridos para que la uretritis gonocócica ceda de forma espontánea. El compañero sexual de un paciente con uretritis por *Chlamydia* también debe ser tratado (Tabla 15-2). El *M. genitalium* ha sido asociado con UNG, y se estima que causa entre 15 y 25% de los casos. Los causados por infección por *M. genitalium* tienden a ser más insidiosos, más difíciles de erradicar y más propensos a la recidiva. Por desgracia, aún no hay pruebas aprobadas por la FDA para este organismo. No se ha demostrado que otras especies de micoplasma y ureaplasma causen enfermedad uretral.

La *Trichomonas vaginalis* es un protozoario que puede causar uretritis tanto en el hombre como en la mujer. Es difícil de diagnosticar por frotis en el hombre. Puede ser cultivado a partir de hisopados uretrales o sedimento de la orina. En hombres, es más común en aquellos > 30 años de edad. La prevalencia de la *T. vaginalis* en la UNG varía mucho de sitio a sitio. En la mayoría de los hombres es asintomática, y los síntomas desaparecen con el tratamiento. Alrededor de un tercio de las veces, remite de forma espontánea.

Cuando la UNG es secundaria a contacto oral-peneano, el VHS se convierte en una causa relativamente importante; rara vez han sido implicados otros virus como el VEB y el adenovirus. Se deben realizar pruebas para cualquiera de estos virus solo cuando la historia clínica los sugiere como posible causa, cuando se han descartado causas más comunes, o cuando el paciente no está respondiendo a la terapia para los patógenos habituales.

La irritación química o física de la uretra por jabones o masturbación es tal vez muy común. La enfermedad de Kawasaki causa una uretritis leve que se manifiesta solo con piuria estéril.

Causas raras de uretritis bacteriana no gonocócica incluyen *Staphylococcus saprophyticus* y meningococo. La *Gardnerella vaginalis*, los estreptococos del grupo B y las levaduras al parecer no causan uretritis en el varón.

Síndrome de Reiter

La uretritis no gonocócica con artritis y conjuntivitis forman una tríada llamada síndrome de Reiter. Se desconoce la causa. Los cultivos no arrojan gonococo. En un estudio, los casos de artritis reactiva disminuyeron en frecuencia aunque la infección por clamidia aumentó, lo que sugiere que la clamidia quizá no es un desencadenante frecuente. Hay un riesgo un poco mayor en pacientes con antecedente de UNG. La frecuencia del antígeno de histocompatibilidad HLA-B27 es alta en los niños o adultos con síndrome de Reiter: 96% en el síndrome de Reiter comparado con 8% en los controles. No está clara la significancia de esta observación, pero esta prueba puede ser útil para apoyar el diagnóstico de síndrome de Reiter.

Por lo general, la uretritis es la queja inicial en el síndrome de Reiter, y la conjuntivitis y artritis se presentan después. La artritis puede ser recurrente, lo que sugiere que puede estar involucrada la hipersensibilidad.

El síndrome de Reiter fue quizá la primera forma descrita de artritis reactiva, que se revisa más a detalle en el Capítulo 16.

Enfoque diagnóstico

El médico debe obtener primero evidencia objetiva de inflamación. Esto puede realizarse encontrando flujo uretral en la exploración y luego demostrando > 2 leucocitos por campo de inmersión en aceite en la microscopia de dicho flujo, una prueba de esterasa leucocitaria positiva en una muestra de orina de primer chorro, o un análisis microscópico de orina de primer chorro mostrando > 10 leucocitos por CAP. Las tinciones de Gram, violeta de genciana o azul de metileno pueden mostrar los característicos diplococos intracelulares gramnegativos de la gonorrea. Se debe enviar una muestra de orina para PAAN en busca de *N. gonorrhoeae* y *C. trachomatis*.

Si hay síntomas presentes, pero no se puede demostrar inflamación uretral, incluso así debe realizarse PAAN, ya que puede identificar algunas infecciones que requieran tratamiento.

Tratamiento

En la Tabla 15-2 se muestran varios esquemas de tratamiento para la uretritis. Los esquemas preferidos para la UNG son azitromicina 1 g en dosis única o doxiciclina 100 mg BID durante 7 días. La azitromicina probablemente tiene una actividad ligeramente mejor contra *M. genitalium*.

El tratamiento de la gonorrea se ha vuelto más complicado como resultado del aumento de la resistencia a los antibióticos; el único tratamiento de primera línea hoy en día recomendado es la ceftriaxona inyectable. Si una persona es tratada por gonorrea, sus contactos sexuales deben ser estudiados, cultivados y tratados para gonorrea sin esperar la confirmación del cultivo. Se ha recomendado una evaluación y tratamiento similar para los contactos de mujeres con *Trichomonas* y otras causas de uretritis no gonocócica.

INFECCIONES GENITALES EN MUJERES

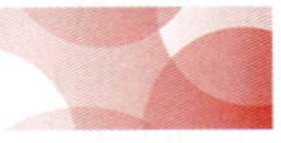

Esta sección trata sobre síndromes infecciosos que involucran en específico los genitales femeninos. La uretritis, las úlceras genitales y otros síndromes comunes para ambos sexos ya se han discutido en secciones previas. Los síndromes anatómicos son analizados de acuerdo con sus posibles causas, ya sea que la paciente sea sexualmente activa o no. Cuando el agente infectante sugiere actividad o abuso sexual, se indica ese hecho para cada agente. A diferencia de las infecciones genitales en hombres, las infecciones en mujeres a menudo son clínicamente silenciosas. A pesar de la escasez de síntomas, con frecuencia pueden conducir a problemas a largo plazo como infertilidad, embarazo ectópico y dolor pélvico crónico.

Vaginitis

Exploración

La exploración de los genitales de una niña puede hacerse en la posición de rodillas al pecho o con la niña sentada en el regazo de uno de sus padres.

Definición

La vaginitis puede definirse como enrojecimiento y flujo de la mucosa vaginal. Las causas no infecciosas predominan en las niñas pequeñas, e incluyen una mala higiene perineal, cuerpos extraños e irritantes químicos. El estreptococo del grupo A también es una causa relativamente común. El *S. aureus* es una consideración importante si la paciente utiliza tampones. La infección con una cepa productora de toxina puede conducir a síndrome de choque tóxico, descrito en el Capítulo 11.

Flora normal

La flora normal de la vagina en niñas incluye de manera predominante difterioides, *Staphylococcus epidermidis*, estreptococos no betahemolíticos, lactobacilos y *E. coli*. En un estudio, las adolescentes sexualmente activas tuvieron mucho mayor probabilidad de tener colonización vaginal con *Ureaplasma urealyticum*, especies de *Mycoplasma* y *G. vaginalis*, en comparación con aquellas no sexualmente activas. En este estudio se recuperaron *C. trachomatis*, *N. gonorrhoeae* y *Trichomonas* solo en adolescentes sexualmente activas.

Gonorrea

La gonorrea es la causa más importante de vaginitis a excluir, ya que puede presentarse en lactantes y niñas prepubescentes. Debe considerarse en especial si existe la posibilidad de abuso sexual. La salpingitis puede ocurrir en niñas preescolares como complicación de una vaginitis gonocócica purulenta. El epitelio escamoso en la mujer pospuberal es relativamente resistente a la infección por gonococo, de modo que la vaginitis rara vez es gonocócica en mujeres.

Vaginosis bacteriana (vaginitis no gonocócica)

Se puede pensar en la vaginosis bacteriana como un desequilibrio en la flora bacteriana de la vagina, que debe estar dominada por lactobacilos. Cuando la flora normal es sobrepasada por bacterias patogénicas, pueden presentarse síntomas de vaginosis bacteriana. Las causas bacterianas más probables de vaginitis en mujeres pospuberales incluyen *G. vaginalis*, especies de *Mobiluncus*, especies de *Prevotella* y otros anaerobios, así como *Ureaplasma* y *Mycoplasma*. En mujeres prepubescentes, el estreptococo betahemolítico también es una posible causa. En niñas prepubescentes la *Shigella* es una causa ocasional de vaginitis, algunas veces con sangre y otras veces con diarrea. El *Haemophilus influenzae* es una causa rara. La infección es en general polimicrobiana. Un estudio encontró anaerobios en 43 (91%) de 47 mujeres con vaginosis bacteriana, pero solo en 11 (18%) de 62 que no tenían evidencia clínica de la enfermedad. En la infección por *Gardnerella*, el flujo vaginal es característicamente grisáceo y maloliente, sin tricomonas en el estudio de montaje en fresco. La *G. vaginalis* puede tener un reservorio en el hombre. Un flujo mucopurulento y abundante es en especial sugerente de *G. vaginalis* en mujeres. La vaginitis tricomoniásica puede presentarse en recién nacidos al ser adquirida de la madre.

A menudo se recupera *G. vaginalis* en las mujeres sexualmente activas sin síntomas, de modo que su presencia no requiere automáticamente tratamiento. De los patógenos recuperados en mujeres no sexualmente activas y niñas prepubescentes, los siguientes deben hacer considerar con fuerza la posibilidad de actividad o abuso sexual: *Trichomonas*, *C. trachomatis* y *G. vaginalis*.

La vaginosis bacteriana ha sido asociada con ruptura prematura de membranas y parto prematuro. Por desgracia, el tamizaje y el tratamiento de la vaginosis bacteriana al inicio del embarazo no alteró los desenlaces en relación con el embarazo en un estudio prospectivo de 375 mujeres. El tratamiento tendió a ser exitoso en el corto plazo, pero las recurrencias fueron comunes. Las mujeres con vaginosis bacteriana recurrente o persistente tuvieron una tasa más alta de partos prematuros.

Vaginitis candidiásica

Común en mujeres pospuberales, la candidiasis es poco común en las niñas prepubescentes a menos que exista algún factor predisponente, como uso de antibióticos o diabetes mellitus. El prurito es importante, y el flujo es grumoso y blanquecino.

Diagnóstico de laboratorio

Se deben analizar la tinción de Gram y el montaje en fresco. Aunque este útimo es sencillo, su sensibilidad es tan solo de 60% *versus* la PAAN para *Trichomonas* o el cultivo para las especies de *Candida*. Las "células clave", que son células epiteliales redondas con un citoplasma de aspecto granuloso, sugieren *G. vaginalis*. Se debe realizar cultivo o PAAN para excluir gonococo en todos los casos. Si el montaje en fresco es negativo se deben hacer pruebas adicionales. No se requiere añadir KOH al 10% al montaje en fresco para destruir células epiteliales en una preparación vaginal, pero sí si libera aminas aromáticas con el olor a pescado asociado con la vaginitis inespecífica causada por *G. vaginalis*. Esta llamada "prueba del olor" puede ser útil si es positiva, pero son frecuentes los resultados falsos negativos. El diagnóstico de vaginosis bacteriana por lo regular se establece clínicamente, cuando se cumplen tres de los siguientes cuatro criterios:

- Flujo homogéneo, blanco y no inflamatorio que cubre las paredes vaginales
- Presencia de células clave en el análisis microscópico
- pH del líquido vaginal > 4.5
- Olor a pescado del flujo vaginal antes o después de la adición de KOH al 10% (prueba del olor)

Si el diagnóstico clínico es dudoso, el análisis de la tinción de Gram puede mostrar la población relativa de lactobacilos *versus* otros organismos.

Tratamiento

En la Tabla 15-2 se muestra la terapia para las ITS. En niñas prepubescentes, la candidiasis puede ser tratada con una suspensión de nistatina instilada con un gotero o un supositorio vaginal de miconazol recortado al tamaño adecuado. El fluconazol oral también es una opción razonable. Los oxiuros, estreptococos del grupo A u otras especies de bacterias por lo regular responden a la terapia oral estándar. Los CDC reco-

mienda el uso de metronidazol en lactantes o niños con infecciones por *Trichomonas*. La vaginosis bacteriana puede tratarse con metronidazol oral o con clindamicina oral o tópica. El tratamiento está indicado para las mujeres embarazadas con vaginosis bacteriana que tienen alto riesgo de parto pretérmino (p. ej., aquellas con un parto prematuro previo). El metronidazol es más eficaz que la clindamicina y debe ser la terapia de primera línea en mujeres embarazadas de alto riesgo.

Cervicitis, endometritis, salpingitis y ooforitis

Estos síndromes se agrupan juntos debido a que por lo regular se requiere una exploración pélvica para identificarlos. La cervicitis aguda se define por observación directa del cérvix, que está enrojecido o ulcerado, o tiene un exudado adherido a la os. El cérvix afectado también puede sangrar fácilmente incluso con el paso suave de un hisopo de algodón a través de la os. Las causas más comunes son *C. trachomatis* y *N. gonorrhoeae*. El VHS es una causa importante de enfermedad del cérvix y puede causar cervicitis necrotizante. El citomegalovirus también puede ser causa de cervicitis. La *C. trachomatis* también puede causar cervicitis mucopurulenta y, al igual que el herpes simple, un frotis de Papanicolau anormal. Es la contraparte femenina de la uretritis inespecífica en el hombre. La presencia de eritema, moco o pus, o friabilidad es más sensible que la tinción de Gram endocervical para establecer el diagnóstico. La cervicitis mucopurulenta es una entidad clínica importante debido a que es un marcador para endometriosis, salpingitis y desenlaces adversos en el embarazo. Puede ser causada por *N. gonorrhoeae*, *T. vaginalis*, *U. urealyticum* o *M. genitalium*, además de por *C. trachomatis*, VHS y VCM. Las infecciones cervicales con ciertos serotipos de *C. trachomatis* (en especial el tipo C) al parecer pueden persistir durante años. En mujeres con infección por VIH, el tratamiento efectivo de la cervicitis redujo el número de partículas de VIH en el moco cervical en hasta siete veces.

La endometritis aguda es muy rara en niñas prepubescentes, y en pacientes posmenárquicas sus síntomas por lo regular están enmascarados por los de una cervicitis. La excepción es la endometritis posparto. El parto por cesárea es el principal factor de riesgo. El riesgo es más alto en la cesárea después de iniciar el trabajo de parto (11%) que en la cesárea electiva (2%). La enfermedad se manifiesta con fiebre y dolor/sensibilidad en la parte inferior del abdomen/pelvis, algunas veces acompañado de leucocitosis o loquios fétidos. La limpieza del útero, la yodopovidona intravaginal y la cefoxitina intraparto han fallado en prevenir la endometritis posparto. La endometritis también se presenta después de un aborto; se debe extraer todo el material retenido para lograr la cura.

La salpingitis aguda es un diagnóstico anatómico que puede sospecharse con base en el dolor en la exploración pélvica localizado en el área de las trompas de Falopio. Sin embargo, lo más frecuente es que la localización de una infección genital superior por exploración física sea en extremo difícil, y se utiliza el diagnóstico de enfermedad pélvica inflamatoria (EPI) para todos los casos de infección del tracto genital superior. La EPI es mucho más común en adolescentes que en mujeres adultas. El diagnóstico se sospecha cuando la paciente tiene dolor en la parte baja del abdomen, dolor al movimiento del cérvix y dolor a la palpación de los anexos, junto con fiebre y elevación del conteo leucocitario o elevación de la velocidad de sedimentación globular. Sin embargo, el diagnóstico de EIP está lleno de dificultades; solo en alrededor de 65% de los pacientes con sospecha clínica de EPI se confirma el diagnóstico cuando se realiza una laparoscopia. Además, los signos de EPI pueden ser más sutiles; en algunos casos, el único signo puede ser dolor pélvico leve. La enfermedad tiende a ser más aguda y severa cuando es causada por gonococo, y más indolente y sutil cuando es causada por *C. trachomatis*. La proteína C reactiva está elevada en casi todas las pacientes, y regresa a niveles normales con la terapia apropiada. Si una paciente no tiene flujo cervical anormal y la preparación en fresco del líquido vaginal no muestra leucocitos, es poco probable que se trate de una EPI, y el médico debe evaluar a la paciente en busca de otras causas del síndrome clínico, como un embarazo ectópico o complicaciones de un embarazo intrauterino.

La fisiopatología de la salpingitis y la EPI por lo regular involucra infección ascendente desde el tracto genital inferior. La siembra por bacterias o una infección adyacente es decididamente menos común. A menudo se recuperan los microorganismos que causan vaginosis bacteriana en la laparoscopia de pacientes con EPI, llevando a algunos a pensar que la vaginosis bacteriana puede ser un cofactor importante en la EPI. Sin embargo, los predictores más importantes de EPI son la infección previa del tracto genital con *N. gonorrhoeae* o *Chlamydia*. La exploración física es inespecífica y carece de sensibilidad en lo que respecta a determinar la gravedad de la enfermedad y la presencia o ausencia de un absceso tuboovárico asociado. El ultrasonido transvaginal es útil para detectar la gra-

vedad de la salpingitis, y también para encontrar abscesos tubáricos. Las mujeres con infección por VIH tienen mayor probabilidad de tener un absceso tuboovárico asociado, en especial si tienen sida.

La mayoría de los casos de EPI es polimicrobiana. Con frecuencia están involucrados el gonococo y la *C. trachomatis*, aunque la proporción de casos de EPI que es causada por estos organismos está disminuyendo. Es frecuente la coinfección por anaerobios. Más de 85% de los casos se debe a patógenos transmitidos sexualmente. Menos de 15% de los casos es causado por patógenos entéricos o respiratorios que han colonizado el tracto genital inferior. Se han reportado casos de salpingitis unilateral causada por *Enterobius vermicularis*. La tuberculosis es una causa ocasional en áreas endémicas. La EPI es rara en mujeres prepubescentes, pero se han reportado casos causados por el serotipo 1 del *S. pneumoniae* o por estreptococo del grupo A. La salpingitis crónica por lo regular es causada por *C. trachomatis*, a menudo con otros patógenos.

La EPI tiene una alta incidencia de complicaciones, incluyendo perihepatitis (conocida como síndrome de Fitz-Hugh-Curtis) en alrededor de 10 a 15%, absceso tuboovárico en aproximadamente 20%, dolor abdominal crónico secundario a adherencias en cerca de 15% y recurrencia en alrededor de 20 a 25%. La perihepatitis causa un hígado doloroso, un poco aumentado de tamaño, y enzimas hepáticas en suero normales o ligeramente elevadas. Esta condición puede imitar a una enfermedad de la vesícula biliar o a otras enfermedades hepáticas. Tanto la *N. gonorrhoeae* como la *C. trachomatis* pueden causar perihepatitis. Las complicaciones tardías de la EPI incluyen infertilidad, que se observa en hasta 20% de las pacientes. Las pacientes que se recuperan de una EPI también tienen un aumento de seis veces en el riesgo de embarazo ectópico. Todas las complicaciones de la EPI se minimizan con el tratamiento temprano y efectivo. Por lo tanto, el tratamiento debe ser expedito cuando se sospecha con fuerza el diagnóstico. La prevención primaria se logra a través del uso del preservativo o la abstinencia sexual. Se piensa que la prevención secundaria recae en el tamizaje de rutina para infección por *Chlamydia* en mujeres asintomáticas; este enfoque es en especial efectivo en poblaciones donde la prevalencia excede 5 por ciento.

Se piensa que los ovarios son el sitio de infección menos involucrado en el tracto genital femenino. Sin embargo, la ooforitis aguda es difícil de diagnosticar, y su frecuencia puede estar subestimada. El dolor anormal a la palpación del ovario durante la exploración pélvica es el criterio esencial para el diagnóstico, y puede ser pasado por alto. Alrededor de 5% de los casos es autoinmune. El virus de las paperas es una causa infecciosa reconocida, como se discute en la sección sobre parotiditis por paperas en el Capítulo 4. La actinomicosis abdominal puede involucrar al ovario. En algunos casos, la ooforitis puede no tener signos de localización; un caso de fiebre de origen desconocido fue rastreado, mediante escaneo con gadolinio, a una infección ovárica. En pacientes gravemente inmunocomprometidos, puede desarrollarse ooforitis necrotizante causada por CMV.

Tratamiento

En la Tabla 15-2 se muestran esquemas selectos tomados de las recomendaciones de los CDC de 2015 para el tratamiento de la salpingitis y la cervicitis. Se puede administrar terapia oral para las pacientes con enfermedad leve que por lo demás no requieren hospitalización. La endometritis posparto se trata mejor con clindamicina y gentamicina intravenosas hasta que las pacientes permanezcan afebriles durante 24 h y cese el dolor. En áreas con altas tasas de *Bacteroides* resistente a clindamicina, se puede utilizar ampicilina-sulbactam o piperacilina-tazobactam. No se requiere terapia vía oral.

SÍNDROMES GENITALES EN HOMBRES

Esta sección trata sobre los síndromes infecciosos de los genitales masculinos. La uretritis y otros síndromes comunes para ambos sexos ya han sido discutidos en una sección previa.

Epididimitis y orquitis

La epididimitis aguda se define como < 6 sem de dolor, edema e inflamación del epidídimo. En adolescentes sexualmente activos, la *Chlamydia* y la *N. gonorrhoeae* son los patógenos más comunes. Algunas veces se observa *E. coli* en hombres que tienen sexo con hombres. La epididimitis aguda por lo general se acompaña de uretritis asintomática; se pueden encontrar signos objetivos de inflamación, como se describió en la sección sobre uretritis. La epididimitis

aguda es casi siempre unilateral. Hay edema palpable, y el cordón espermático es doloroso a la palpación y está edematoso. En ocasiones se presenta en el varón prepubescente.

La torsión testicular, que es una emergencia quirúrgica, es más común que la epididimitis en varones prepubescentes. Para los hombres con dolor escrotal agudo se recomienda la consulta con un urólogo. Clínicamente, la mayoría de los pacientes con torsión testicular aguda pierde el reflejo cremastérico *versus* solo un pequeño porcentaje de aquellos con epididimitis. Los pacientes con epididimitis por lo regular tienen alivio del dolor con la elevación gentil de los testículos (signo de Prehn positivo), mientras que los pacientes con torsión, no. La PCR puede ser un estudio de laboratorio útil; en un estudio de 104 pacientes con dolor escrotal, la PCR estuvo solo un poco elevada en 50 (96%) de 52 pacientes con epididimitis aguda, y fue normal en 10 (91%) de 11 pacientes con torsión. La torsión es más común del lado izquierdo, y el tiempo transcurrido entre el inicio del dolor y la búsqueda de atención médica en general es menor en los pacientes con torsión *versus* aquellos con epididimitis o epidídimo-orquitis.

El escaneo con radionúclido es la forma más precisa de establecer el diagnóstico, pero el ultrasonido con Doppler es la modalidad habitual, excepto en casos complicados. En un estudio, médicos entrenados del departamento de emergencias fueron capaces de diagnosticar de manera correcta a 35 (97%) de 36 pacientes en el departamento de emergencia. Sin embargo, de los 36 pacientes, solo tres (8%) tuvieron torsión testicular y solo seis (17%), epididimitis.

Las anomalías de las vías urinarias pueden ser la causa subyacente de la epididimitis aguda en niños prepubescentes, y deben ser estudiados urológicamente para buscar dichas anomalías. La poliarteritis nodosa, la púrpura de Henoch-Schönlein y la enfermedad de Kawasaki son otras condiciones que algunas veces se asocian con epididimitis. Se ha descrito un seudotumor inflamatorio primario del epidídimo. La apendicitis aguda puede causar dolor escrotal intenso en un paciente con un proceso vaginal permeable. La leucemia y el linfoma rara vez se presentan con síntomas sugerentes de epididimitis u orquitis. En Estados Unidos, las causas infecciosas de epididimitis distintas a los patógenos sexualmente transmitidos son poco comunes. La tuberculosis puede ser una causa. En áreas endémicas, la brucelosis es una posible etiología. De 1-2% de los casos de brucelosis en hombres se complica con epididimitis u orquitis.

La mayoría de los pacientes tiene entre 25 y 44 años de edad. Causas infecciosas raras incluyen *Pseudomonas aeruginosa* y *E. coli*. En pacientes con inmunodeficiencias graves se han reportado aspergilosis, blastomicosis e infección por CMV. Los medicamentos que causan epididimitis rara vez se utilizan en pediatría, pero hasta 11% de los pacientes adultos en tratamiento con amiodarona desarrolla epididimitis estéril. También se han reportado casos en la infancia.

Después de la pubertad, una anormalidad urológica es una causa predisponente poco probable de epididimitis. La *C. trachomatis* es una causa frecuente de epididimitis en hombres sexualmente activos. La *C. trachomatis* algunas veces puede presentarse como una masa escrotal sólida y asintomática, simulando un carcinoma.

Antes de que la inmunización contra las paperas fuera común en Estados Unidos, el virus de las paperas era una causa frecuente de orquitis y una causa rara de epididimitis aislada. De manera regular, el paciente tenía parotiditis y una exposición conocida a otro individuo con parotiditis. En un gran brote reciente de paperas en Estados Unidos, 10% de los varones pospuberales con paperas desarrolló orquitis.

La orquitis por sí misma o junto con epididimitis, también se ha observado en la brucelosis, fiebre de los matorrales y en la sífilis. Puede ser autoinmune o asociada con fiebre mediterránea familiar, Síndrome Periódico Asociado con FNT-alfa (TRAPS), púrpura de Henoch-Schönlein, enfermedad de Behçet's enfermedad de Rosai-Dorfman y enfermedad relacionada con inmunoglobulina G (antes conocida como enfermedad de Mikulicz). En niños preescolares, la epidídimo-orquitis puede ser el síntoma de presentación de la septicemia por *H. influenzae*, pero las manifestaciones sistémicas son importantes. Un bebé con meningitis por EGB de inicio tardío se presentó con orquitis como el primer síntoma.

Se ha recuperado virus coxsackie B de una biopsia testicular en un paciente con orquitis, confirmando la relación etiológica implicada en el aumento en la frecuencia de orquitis en pacientes con pleurodinia. Los ecovirus y los virus coxsackie A también pueden causar orquitis. De igual forma se ha observado orquitis en asociación con otros virus, como virus varicela-zoster, virus Epstein-Barr, virus de la coriomeningitis linfocítica y virus del dengue, aunque en estos casos no se ha demostrado causalidad por biopsia testicular. Un brote de rubeola en reclutas militares se asoció con dolor testicular en alrededor de 25% de los casos. En un caso, la orquitis granulomatosa bilateral fue atribuida a sarcoidosis.

Prostatitis

Esta enfermedad es rara en adolescentes. Una próstata blanda muy dolorosa en la exploración rectal es evidencia suficiente para establecer el diagnóstico, aunque los pacientes por lo regular también tienen fiebre, malestar general y síntomas urinarios como frecuencia y retención urinaria. Puede distinguirse de la proctitis, que se asocia con dolor rectal generalizado. El cultivo de una muestra de orina de chorro medio por lo regular revelará el organismo causal. Las causas más comunes son bacilos gramnegativos que son frecuentes en las infecciones de vías urinarias; la *E. coli* es el patógeno más común, pero también se pueden encontrar *Klebsiella*, *Pseudomonas* y especies de *Proteus*. Otras causas infecciosas incluyen gonococo, *ureaplasmas*, *mycoplasmas* y quizá VHS.

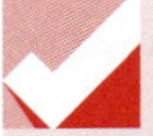

Puntos clave

- **Las ITS son comunes, en especial en adolescentes y adultos jóvenes; las personas de 15 a 24 años de edad representan 25% de toda la población activa, pero 50% de todas las ITS.**
- **El diagnóstico de una ITS debe sugerir la posibilidad de otras ITS en el mismo paciente.**
- **La prevención de estas infecciones involucra educación (como el uso apropiado del preservativo), vacunación (para prevenir las infecciones por virus de hepatitis B y virus del papiloma humano), tratamiento y reporte (para permitir el tratamiento de los compañeros sexuales).**

REFERENCIAS SELECCIONADAS

http://www.cdc.gov/std/ (CDC: sexually transmitted diseases)

Al-Tawfiz JA, Harezlak J, Katz BP, et al. Cumulative experience with *Haemophilus ducreyi* 35000 in the human model of experimental infection. *Sex Transm Dis* 2000;27:111–4.

Bechtel MA, Trout W. Sexually transmitted diseases. *Clin Obstet Gynecol* 2015;58:172–84.

Benedetti JK, Zeh J, Corey L. Clinical reactivation of genital herpes simplex virus infection decreases in frequency over time. *Ann Intern Med* 1999;131:14–20.

Blaivas M, Sierzenski P, Lambert M. Emergency evaluation of patients presenting with acute scrotum using bedside ultrasonography. *Acad Emerg Med* 2001;8:90–3.

Byars RW, Poole GV, Barber WH. Anal carcinoma arising from condyloma acuminata. *Am Surg* 2001;67:469–72.

Centers for Disease Control and Prevention. Sexually transmitted diseases treatment guidelines. *MMWR Recomm Rep* 2015;64:1–137.

Cohen MS, Hoffman IF, Royce RA, et al. Reduction in concentration of HIV-1 in semen after treatment of urethritis: implications for prevention of sexual transmission of HIV-1. *Lancet* 1997;349:1868–73.

Coyle PV, Desai A, Wyatt D, et al. A comparison of virus isolation, indirect immunofluorescence and nested multiplex polymerase chain reaction for the diagnosis of primary and recurrent herpes simplex type 1 and type 2 infections. *J Virol Methods* 1999;83:75–82.

Fanfair RN, Workowski KA. Clinical update in sexually transmitted diseases-2014. *Cleve Clin* J Med 2014;81:91–101.

Jenny C, Crawford-Jakubiak JE, and the Committee on Child Abuse and Neglect. The evaluation of children in the primary care setting when sexual abuse is suspected. www. pediatrics.org/cgi/doi/10.1542/peds.2013-1741.

Kekki M, Kurki T, Pelkonen J, et al. Vaginal clindamycin in preventing preterm birth and peripartal infections in asymptomatic women with bacterial vaginosis: a randomized, controlled trial. *Obstet Gynecol* 2001;97:643–8.

Langenberg AG, Corey L, Ashley RL, et al. A prospective study of new infections with herpes simplex virus type 1 and type 2. *N Engl J Med* 1999;341:1432–8.

Lautenschlager S, Eichmann A. The heterogeneous clinical spectrum of genital herpes. *Dermatology* 2001;202:211–9.

Martin DH, Mroczkowski TF, Dalu ZA, et al. A controlled trial of a single dose of azithromycin for the treatment of chlamydial urethritis and cervicitis. *N Engl J Med* 1992;24:921–5.

Reid VC, Hartmann KE, McMahon M, et al. Vaginal preparation with povidone iodine and post-cesarean infectious morbidity: a randomized controlled trial. *Obstet Gynecol* 2001;97:147–52.

Shafer MA, Sweet RL, Ohm-Smith NU, et al. Microbiology of the lower genital tract in postmenarchal adolescent girls: differences by sexual activity, contraception, and presence of nonspecific vaginitis. *J Pediatr* 1985;107: 974–81.

Taylor S, Drake SM, Dedicoat M, et al. Genital ulcers associated with acute Epstein-Barr virus infection. *Sex Transm Infect* 1998;74:296–7.

Wald A, Zeh J, Selke S, et al. Reactivation of genital herpes simplex virus type 2 infection in asymptomatic seropositive persons. *N Engl J Med* 2000;342:844–50.

16 Síndromes ortopédicos

Las infecciones ortopédicas (hueso y articulaciones) pueden clasificarse en síndromes de acuerdo con el área anatómica involucrada y la tasa de inicio.

La *artritis aguda* puede definirse como una articulación inflamada, caliente y eritematosa. Por lo general es muy dolorosa y sensible. La *artritis purulenta*, algunas veces llamada *artritis piógena*, puede definirse como líquido turbio y purulento en una articulación y es casi siempre secundaria a una infección bacteriana, aunque el cultivo no siempre es positivo. El término *artritis séptica* implica una artritis bacteriana confirmada por cultivo. La *sinovitis* puede definirse como una inflamación en una articulación, con líquido estéril y sin uso previo de antibióticos. Por lo regular el líquido es claro y seroso. La *tenosinovitis* es inflamación, que puede ser causada o no por infección, en la vaina de un tendón.

La *osteomielitis* puede definirse como la infección en un hueso. La *discitis* es un proceso inflamatorio (con o sin infección) de un disco intervertebral, a menudo involucrando los cuerpos vertebrales adyacentes. La *espondilitis* por lo general implica inflamación no infecciosa de una o más vértebras. La *condritis* es la infección del cartílago; el hueso adyacente también puede estar infectado, en cuyo caso se utiliza el término *osteocondritis*.

La *celulitis* (ver Capítulo 17) puede definirse como inflamación (manifestada por el enrojecimiento localizado) de la piel y los tejidos blandos subyacentes. La celulitis sobre un hueso o articulación a menudo es un signo de infección en dicho hueso o articulación. La *miositis* es la inflamación de un músculo; cuando es causada por un organismo formador de pus, se utiliza el término *piomiositis*.

CLASIFICACIÓN DE LA ARTRITIS AGUDA

Artritis monoarticular aguda

La artritis monoarticular se caracteriza por un inicio rápido, por lo general de unos cuantos días a lo más. La mayoría de los pacientes tendrá fiebre. La articu-lación típicamente está roja, inflamada y caliente, con dolor importante al movimiento de la misma. Cuando un niño tiene fiebre con una sola articulación inflamada y caliente, la artritis séptica es lo suficientemente probable como para realizar una aspiración de la articulación.

Artritis poliarticular aguda

La artritis que involucra más de una articulación en un niño por lo regular despierta la inquietud acerca de fiebre reumática (Capítulo 18) o artritis idiopática juvenil (AIJ) (Capítulo 10). Sin embargo, la artritis séptica puede involucrar más de una articulación, en particular con bacteriemia por estafilococo o gonococo durante el periodo neonatal o con el uso de drogas intravenosas.

Artritis crónica o subaguda

La artritis crónica o subaguda puede definirse como artritis con un inicio gradual y duración de semanas o meses, con poca fiebre o incluso sin ella, y una progresión lenta. El dolor, la inflamación y la limitación del movimiento pueden persistir o recurrir de forma episódica. Las causas infecciosas más probables son una artritis séptica subaguda o parcialmente tratada. La enfermedad de Lyme y la tuberculosis son posibilidades en el paciente con antecedentes de exposición. Deben considerarse también la AIJ, la necrosis aséptica y las neoplasias. En ocasiones, un defecto congénito de la coagulación no será identificado hasta que se presente sangrado en una articulación y la aspiración revele hemartrosis. La artritis crónica o recurrente a menudo se debe a AIJ, y está indicada la exploración en lámpara de hendidura en busca de iridociclitis. Además, a menudo se prescribe un esquema terapéutico con naproxeno 5 mg/kg/dosis BID u otro medicamento antiinflamatorio no esteroide.

Tenosinovitis aguda

La tenosinovitis aguda se caracteriza por inflamación y dolor al movimiento de la vaina de un tendón, en especial sobre la muñeca, el pie o el tobillo. En el adolescente sexualmente activo, la infección gonocócica es una posible causa.

Artralgia aguda

La artralgia aguda se caracteriza por dolor articular con signos objetivos en la exploración física. Si más de una articulación está involucrada, se utiliza el término "poliartralgia". Deben considerarse primero las causas de poliartritis aguda, ya que los hallazgos objetivos pueden ser sutiles o no haber aparecido aún. Sin embargo, la fiebre por cualquier causa a menudo se asocia con poliartralgia. El dolor muscular (mialgia) con frecuencia se asocia con infecciones virales agudas, como la influenza, y puede ser confundido con poliartralgia.

Mialgia aguda

La polimialgia aguda, al igual que la poliartralgia aguda, a menudo es una manifestación inespecífica de una enfermedad febril. Se debe reservar el término "miositis aguda" para los casos de inflamación muscular confirmada por biopsia o por una elevación en la concentración sérica de enzimas musculares, como la creatinina quinasa y la aldolasa.

ARTRITIS INFECCIOSA

Importancia de la artritis séptica

La artritis séptica es una emergencia médica. El diagnóstico temprano y el tratamiento apropiado por lo regular pueden prevenir una discapacidad permanente. La característica más importante de la artritis séptica en niños es que es muy probable que el crecimiento subsecuente pueda exagerar cualquier deformidad causada por la enfermedad, en especial en la articulación de la cadera. Se debe llevar a cabo aspiración diagnóstica tan pronto como se identifiquen la inflamación o el dolor en la articulación, y se debe realizar el máximo esfuerzo terapéutico tan pronto como se confirme el diagnóstico por la aspiración de pus. Esto es en particular cierto para la artritis séptica de la cadera, donde la destrucción de la placa de crecimiento epifisiaria puede resultar en una longitud desigual de las piernas o fusión de la articulación, con alteración grave de la marcha (Fig. 16-1). Varios estudios han demostrado la importancia del drenaje quirúrgico oportuno. Un retraso de > 4 días desde el inicio de los síntomas hasta la descompresión de la articulación de la cadera es el factor de riesgo más importante en cuanto al pronóstico de secuelas permanentes.

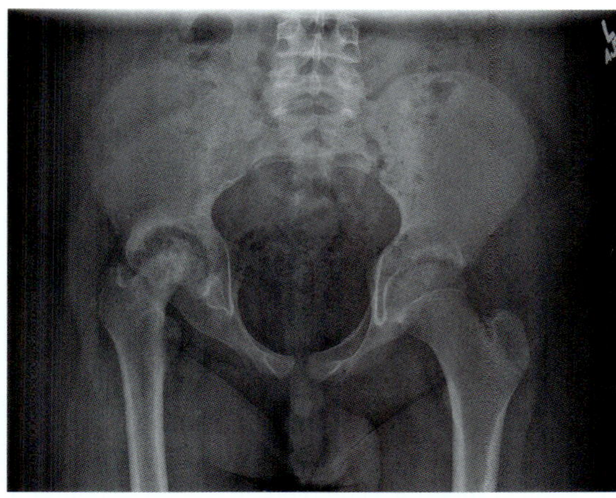

Figura 16-1. Radiografía simple de las caderas de un niño de 12 años de edad que muestra irregularidad marcada, lucidez y esclerosis de la cabeza femoral derecha y el acetábulo. Tuvo un diagnóstico tardío de cadera séptica 4 años atrás, con la resultante discrepancia en la longitud de las piernas y cojera. Requirió una artroplastía total de cadera.

Perla clínica: se debe asumir que el niño con fiebre y una articulación inflamada o dolorosa tiene una articulación séptica hasta que no se demuestre lo contrario.

Mecanismos

La artritis séptica en niños ocurre más comúnmente mediante siembra hematógena del espacio sinovial. A veces ocurre por extensión local de una infección contigua, o de forma secundaria a trauma o cirugía. La irrigación sanguínea de la cabeza del fémur y del húmero es a través de las arterias metafisiarias (retinaculares) proximales, que yacen por dentro de la cavidad articular. Estos vasos pueden ser comprimidos por aumento de la presión intraarticular, con la resultante isquemia y destrucción de la placa de crecimiento epifisiaria. El compromiso de la irrigación sanguínea también puede conducir a necrosis avascular del fémur o el húmero. Por lo tanto, la mayoría de los cirujanos ortopedistas aconseja fuertemente el drenaje abierto oportuno de la artritis purulenta, en especial cuando están involucradas estas articulaciones.

La acción de las enzimas proteolíticas en el pus, incluso cuando es estéril, puede destruir el cartílago articular, con la resultante deformidad articular y discapacidad. Por lo tanto, la conservación del cartílago articular es otro motivo para la limpieza completa del pus de los espacios articulares. A menudo se pueden extraer tanto como 100 mL de pus de una articulación durante una operación después de haber obtenido una punción seca por aspiración con aguja. Esto puede explicarse por loculación del pus, en especial si el inicio ha sido subagudo.

Presentación

Las articulaciones con más frecuencia involucradas son las de la extremidad inferior y, por lo tanto, el niño casi siempre se presentará con cojera de inicio agudo o se rehusará a caminar. El niño con artritis séptica de la cadera a veces se quejará sólo de dolor referido a la rodilla. Si está involucrada una articulación en la extremidad superior, el niño por lo regular se rehusará a mover el brazo. La articulación típicamente se mantiene en la posición de menos dolor (casi siempre en flexión). La mayoría de los niños tendrá fiebre, pero en ocasiones es de bajo grado. En un estudio de niños < 2 años de edad con artritis séptica, 14 (35%) de 40 tuvieron una temperatura < 38.3 °C. Una exploración cuidadosa revelará una articulación enrojecida, inflamada y dolorosa, con dolor al movimiento. Detectar la infección en articulaciones que no pueden aislarse con facilidad en la exploración, como las articulaciones sacroiliaca y esternoclavicular, es difícil, y requiere un alto índice de sospecha.

CAUSAS BACTERIANAS DE ARTRITIS

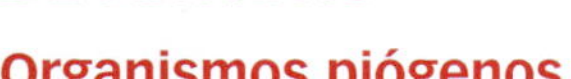

Organismos piógenos

El *Staphylococcus aureus* es la causa más común de artritis séptica en todas las edades, aunque el estreptococo del grupo B también es una causa común en recién nacidos. Antes del uso rutinario de la vacuna conjugada a principios de la década de 1990, el *Haemophilus influenzae* tipo b (Hib) era una causa común de artritis séptica, pero hoy en día se ha vuelto una causa rara. La *Kingella kingae* se ha vuelto el organismo gramnegativo más frecuente causal de artritis séptica en niños pequeños. En la Tabla 16-1 se muestran las causas comunes de artritis bacteriana y los factores predisponentes.

La artritis bacteriana aguda en general es monoarticular, pero a menudo es poliarticular en neonatos y adolescentes con artritis gonocócica. Se ha descrito artritis neumocócica poliarticular en niños con infección por VIH. A veces los niños antes sanos, en especial los adolescentes, presentarán involucramiento articular múltiple en el contexto de sepsis estafilocócica grave, con o sin cumplir los criterios de síndrome de choque tóxico. Además, puede ocurrir poliartritis aguda como complicación de una infección bacteriana

sistémica sin infección de la articulación. La endocarditis bacteriana a menudo se asocia con manifestaciones musculoesqueléticas, como artritis, artralgia y mialgia. Estos patrones quizá pueden clasificarse mejor con las artritis reactivas.

La artritis bacteriana recurrente es poco común, y debe sugerir inmunodeficiencia subyacente, como agammaglobulinemia. En una serie de pacientes con hipogammaglobulinemia, 8 (38%) de 21 episodios de artritis séptica fueron atribuidos a *Mycoplasma* o *Ureaplasma*. Los pacientes con linfedema crónico también están predispuestos a artritis recurrente en la extremidad involucrada. La artritis séptica por *Salmonella* ocurre con mayor frecuencia en pacientes con anemia de células falciformes, así como en aquellos con lupus eritematoso sistémico.

Artritis de Lyme

En Estados Unidos, un niño que vive o que ha visitado un área endémica (sobre todo los estados del noroeste y de la costa media del Atlántico, y partes de Wisconsin y Minnesota), la enfermedad de Lyme es una posible causa de artritis. De manera característica, una o dos articulaciones grandes se inflaman gradualmente y se vuelven calientes, pero a menudo el dolor y el eritema son mínimos. La rodilla es la articulación afectada con mayor frecuencia (Fig. 16-2). Puede o no haber antecedente de una picadura de garrapata o un exantema tipo eritema migratorio. Sin embargo, para cuando se ha desarrollado la artritis (por lo general varias semanas o meses después de la infección), casi siempre está presente una respuesta específica de anticuerpo IgG en suero contra *Borrelia burgdorferi*. La respuesta de la IgM por lo general se ha resuelto para cuando se desarrolla la artritis. Los conteos leucocitarios en el líquido sinovial por lo regular son < 50 000 por mcL, pero van desde 500 hasta 100 000 por mcL, casi siempre con predominio de neutrófilos. Usando PCR, a veces se puede detectar (aunque no de forma confiable) *B. burgdorferi* en el líquido sinovial de pacientes con enfermedad de Lyme. En el pequeño porcentaje de pacientes que desarrollan artritis crónica a pesar de la terapia antimicrobiana, la prueba de PCR es negativa. Por lo tanto, además de causar artritis infecciosa, la *B. burgdorferi* al parecer puede causar una forma de artritis reactiva en algunas personas con predisposición genética. La artritis crónica en niños con enfermedad de Lyme no es frecuente; > 95% de los niños tratados con un curso apropiado de antibióticos no tienen síntomas a largo plazo.

Es frecuente que un padre solicite pruebas para enfermedad de Lyme en un niño con síntomas inespecíficos, como cefalea, fatiga y artralgia. En ausencia de antecedente de eritema migratorio o hallazgos objetivos

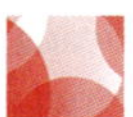 **Tabla 16-1** **Factores predisponentes y causas de artritis bacteriana**

BACTERIA	FACTORES PREDISPONENTES/COMENTARIOS
Causas más comunes	
Staphylococcus aureus	Cualquier edad
Haemophilus influenzae	Hoy es raro en áreas con altas tasas de cobertura con vacuna
Estreptococo del grupo A	Convalecientes de varicela
Estreptococo del grupo B	Recién nacidos
Streptococcus pneumoniae	Infección por VIH
Borrelia burgdorferi	Residencia en un área endémica de enfermedad de Lyme, antecedente de exposición a garrapata del venado
Especies de *Salmonella*	Hemoglobinopatías, lupus sistémico
Neisseria gonorrhoeae	Recién nacidos, adolescentes sexualmente activos
Kingella kingae	Niños < 24 meses de edad; la inoculación directa del líquido sinovial en una botella de hemocultivo incrementa el rendimiento diagnóstico
Causas menos comunes	
Neisseria meningitidis	Deficiencia de complemento; causa más comúnmente artritis reactiva
Bacilos entéricos gramnegativos	Recién nacidos
Especies de *Mycoplasma*	Hipogammaglobulinemia
Ureaplasma urealyticum	Hipogammaglobulinemia
Estreptococo del grupo B	Enfermedad articular sistémica subyacente
Pseudomonas aeruginosa	Herida por punción en el pie; uso de drogas inyectadas
Streptobacillus moniliformis (fiebre por mordedura de rata)	Mordedura o rasguño de rata
Especies de *Brucella*	Ingesta de leche de cabra; > 50% de los niños con brucelosis desarrolla artritis
Nocardia asteroides	Herida por punción; inmunocompromiso
Fusobacterium necrophorum	Síndrome de Lemierre
Fusobacterium nucleatum	Infección subaguda, a menudo con osteomielitis concomitante
Rickettsia rickettsii (fiebre moteada de las Montañas Rocallosas)	La artralgia es muy común, pero la artritis es rara
Coxiella burnetii (fiebre Q)	Exposición a ganado, ovejas y cabras
Polimicrobiano	Por lo regular después de trauma

(como artritis, carditis, meningitis o neuritis), la probabilidad de enfermedad de Lyme es remota. En estos niños, el valor predictivo positivo de las pruebas serológicas es < 5%. Para las personas que no residen en una zona endémica para enfermedad de Lyme, el valor predictivo positivo de las pruebas serológicas se aproxima a cero. Esto es en especial cierto para las pruebas de IgM, que solo deben realizarse en pacientes con síntomas de inicio reciente. El realizar pruebas para enfermedad de Lyme en pacientes con síntomas inespecíficos crónicos es contraproducente, ya que un resultado positivo quizá resultará en el retraso en el tratamiento del diagnóstico correcto, como fibromialgia (síndrome de dolor musculoesquelético amplificado), síndrome de fatiga crónica (enfermedad de intolerancia sistémica al ejercicio) o incluso enfermedad intestinal inflamatoria.

 **Perla clínica:** la enfermedad de Lyme está tanto sobrediagnosticada como infradiagnosticada. Esto último ocurre con frecuencia en el caso de la artritis de Lyme, que por lo regular se manifiesta muchos meses después de la temporada de garrapatas, se presenta sin fiebre y a menudo solo con inflamación de la rodilla pero sin enrojecimiento.

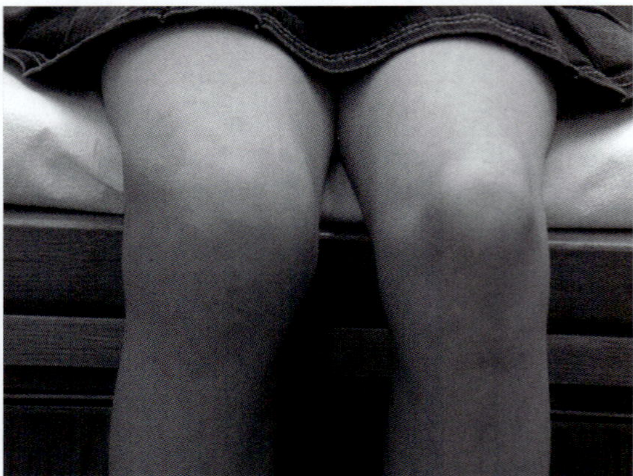

Figura 16-2. Artritis de Lyme en la rodilla derecha de una niña de 9 años de edad. Hay inflamación, pero no eritema.

Brucelosis

Las especies de *brucela* son bacterias gramnegativas intracelulares facultativas que en ocasiones causan enfermedad osteoarticular en el paciente con antecedente de exposición compatible. La enfermedad se transmite al humano a través de la ingesta de productos lácteos no pasteurizados, el consumo de carne de ganado doméstico infectada (como ovejas, cabras, vacas y cerdos), y contacto con sus secreciones o cadáveres. El hallazgo más común en pacientes con brucelosis es la fiebre alta, seguida de manifestaciones osteoarticulares (sacroileítis, espondilitis, artritis periférica y osteomielitis). En adultos, la sacroileítis es el hallazgo osteoarticular más común, mientras que en niños pequeños, es más típica la monoartritis (por lo regular de la rodilla o la cadera).

El hemocultivo es el estándar de oro para el diagnóstico de brucelosis. Es entre 70 y 90% sensible para infección aguda, pero mucho menos para infección subaguda o crónica. En estos casos, se pueden realizar pruebas serológicas de ELISA y aglutinación. Algunos laboratorios de referencia cuentan con prueba de PCR. El tratamiento consiste en un curso de 6 sem de doxociclina oral con la adición de estreptomicina intramuscular durante las primeras 2 a 3 sem de terapia. Otros esquemas tienen tasas de curación más bajas.

Artritis séptica en el neonato y el lactante pequeño

El lactante con artritis séptica puede presentar, de forma aguda, letargo, fiebre o hipotermia, y alimentarse mal. Sin embargo, la presentación a menudo es sutil y subaguda, sin síntomas sistémicos. El enrojecimiento y el calor pueden estar ausentes, y el edema puede ser difícil de apreciar, en especial en la cadera. La irritabilidad durante el cambio de pañal, la falta de movimiento

de una extremidad (que puede ser mal diagnosticada como parálisis nerviosa aislada), o incluso la presencia de cianosis en la extremidad pueden ser las únicas pistas para el diagnóstico. La disminución del movimiento de la extremidad por lo regular es secundaria a dolor (la llamada seudoparálisis), pero a veces es resultado de una parálisis verdadera por atrapamiento nervioso, en especial cuando está involucrada la articulación del hombro. En el caso de la infección en la articulación de la cadera, el niño preferirá mantener la extremidad en rotación externa, abducción y flexión para reducir la presión intraarticular. La infección poliarticular y la osteomielitis concomitante son comunes (y se discuten en la sección sobre "osteomielitis"). Los factores de riesgo incluyen prematuridad, presencia de catéteres intravasculares (en especial catéteres arteriales umbilicales), y venopunción femoral.

Artritis séptica posoperatoria

En comparación con los adultos, el antecedente de cirugía articular previa en niños es muy poco común. Sin embargo, a veces se implantan articulaciones protésicas en niños o adolescentes después de salvar una extremidad, resección de tumores óseos, trauma grave, o en niños con discapacidad severa por artritis idiopática u otras condiciones. La infección en estas articulaciones puede ser sutil; la fiebre y el edema se presentan solo en la minoría de los casos. El dolor articular, que casi siempre está presente, puede ser el único síntoma. El dolor constante es sugerente de infección, mientras que el aflojamiento mecánico por lo común causa dolor solo con el movimiento y al apoyar la extremidad. Casi cualquier organismo, incluyendo aquellos normalmente considerados como contaminantes, puede causar infección en una articulación protésica. En un estudio, durante un periodo de 23 años, la infección en articulación protésica se presentó en 466 (1.8%) de 26 505 pacientes operados. Los agentes etiológicos más comunes fueron *S. aureus* (22%), estafilococos coagulasa negativos (19%), estreptococos (9%), bacilos gramnegativos (8%), anaerobios (6%) y otros agentes (5%). Además, 19% de las infecciones fue polimicrobiano. Los factores de riesgo independientes para infección incluyeron malignidad, infección posoperatoria del sitio quirúrgico y antecedente de artroplastía previa. Por lo regular, se requirió el retiro de la prótesis para el tratamiento exitoso. Para algunos pacientes con cáncer óseo, esto requeriría la amputación de la extremidad, y por lo tanto se puede utilizar terapia antibiótica de por vida en un intento por suprimir de forma crónica la infección.

La artritis séptica luego de la reconstrucción artroscópica del ligamento cruzado anterior es aún menos común, ocurriendo en 7 (0.3%) de 2 500 pacientes en un estudio. Como en el caso de las infecciones en articulaciones protésicas, en general debe retirarse el aloinjerto para lograr la curación.

Artritis micobacteriana y fúngica

Alrededor de 5% de los casos de tuberculosis extrapulmonar en niños presenta involucramiento en hueso o articulaciones. La presentación puede imitar una artritis bacteriana o AIJ. En cualquier niño con artritis, se debe preguntar acerca de factores de riesgo para exposición (ver Capítulo 8) y, si están presentes, se debe realizar una radiografía de tórax y una prueba cutánea de tuberculina (PCT) o un ensayo con liberación de interferón gamma (IGRA). Sin embargo, tenga en mente que estas pruebas a menudo son negativas en el niño con tuberculosis extrapulmonar. El líquido articular a menudo tendrá < 50 000 leucocitos por mcL con predominio de neutrófilos, pero estos hallazgos son variables. Cuando se sospeche, se debe extraer líquido articular para realizar un frotis tinción de bacilos resistentes a ácido-alcohol y cultivo para micobacterias. En ocasiones se requiere una biopsia sinovial para establecer el diagnóstico. El involucramiento articular con micobacterias no tuberculosas se reporta más comúnmente en el contexto de infección por VIH, pero ha sido descrito en un niño inmunocompetente.

La artritis candidiásica no es frecuente, con la notable excepción de los neonatos prematuros. En un estudio, las especies de *Candida* fueron responsables de 17% de los episodios de artritis séptica neonatal adquirida en el hospital, siendo la segunda causa más frecuente solo por detrás del estafilococo. Además de la prematuridad, estos lactantes a menudo tienen otros factores de riesgo que incluyen catéteres venosos centrales, uso prolongado de antibióticos, hiperalimentación y cirugía recurrente. La artritis séptica es una manifestación poco común de la candidiasis diseminada en pacientes con neutropenia inducida por quimioterapia.

Otras infecciones fúngicas que rara vez causan artritis incluyen la histoplasmosis, blastomicosis, criptococcosis, coccidioidomicosis, esporotricosis y aspergilosis. Todas ellas se observan más comúnmente, aunque no de manera exclusiva, en huéspedes inmunocomprometidos. Los pacientes con histoplasmosis también pueden desarrollar artritis reactiva, algunas veces en asociación con otros fenómenos inflamatorios, como eritema nodoso.

Artritis viral

Algunos virus han sido asociados con artritis (Tabla 16-2). En muchos casos, como con el parvovirus B19, el proceso se asemeja a una artritis reactiva más que a una infección viral del espacio sinovial. Los pacientes con infección por VIH tienen una mayor incidencia de varios tipos de artritis, incluyendo artritis séptica y síndrome de Reiter. De manera adicional, parece haber una entidad de artritis relacionada con VIH, que se presenta en hasta 8% de los pacientes infectados. Al igual que otras artritis virales, es por lo regular una artritis oligoarticular de inicio agudo, duración relativamente breve, y no causa daño

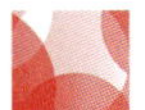

Tabla 16-2 Causas virales de artritis

VIRUS	COMENTARIOS
Varicela	Puede presentarse antes, durante o después del exantema
Parvovirus B19	La rodilla es la articulación por lo común más afectada; puede o no haber exantema tipo eritema infeccioso
VIH	Por lo regular dura alrededor de 2 sem
Virus Chikungunya	Infección transmitida por mosquitos con propensión a causar artritis crónica
Rubeola	También ocurre en raras ocasiones de 10 a 28 días después de la inmunización contra la rubeola
Paperas	Puede asociarse con fiebre y leucocitosis
Hepatitis A, B, C	Tal vez una forma de artritis reactiva en los tres casos
Citomegalovirus	En especial en el huésped inmunocomprometido
Coxsackievirus B	Asociado con fiebre y úlceras orales; puede haber un conteo leucocitario en el líquido sinovial > 50 000 por mcL
Virus del herpes simple	Poco común
Virus de Epstein-Barr	Poco común; tal vez una artritis reactiva
Ecovirus	La hipogammaglobulinemia es un factor de riesgo
Adenovirus	Una posible causa de artritis recurrente

permanente en la articulación. La infección natural por rubeola y, mucho menos comúnmente, la vacunación con vacuna de virus vivos atenuados contra la rubeola, pueden asociarse con inflamación de las articulaciones pequeñas. Al igual que con la artritis asociada con parvovirus B19, las mujeres adultas jóvenes tienen más probabilidad de desarrollar artritis asociada con rubeola.

La infección por virus Chikungunya es una causa de artritis en el paciente que ha viajado recientemente a un área endémica. En el pasado, esto incluía sobre todo a África, Asia y las islas del Pacífico y del océano Índico. Sin embargo, en 2013 se encontró el virus en el Caribe y desde entonces se ha extendido a al menos 44 países en Centro y Sudamérica, con más de 1.2 millones de casos reportados. Los dos vectores del virus, el *Aedes aegypti* y el *A. albopictus*, se encuentran en el sur de Estados Unidos; se han reportado casos adquiridos de manera local en Texas y Florida. La Chikungunya se presenta con un rápido inicio de fiebre, artralgia, cefalea y exantema. La poliartritis crónica y debilitante, sobre todo de las articulaciones distales, se presenta en hasta 50% de los pacientes. El diagnóstico se establece por pruebas serológicas realizadas en laboratorios de referencia.

Los pacientes con fiebre por dengue pueden tener artralgia, pero a diferencia de la chikungunya, la artritis es rara.

Diagnóstico diferencial de la artritis infecciosa

Hay muchas enfermedades que semejan una artritis séptica. Algunas de las más comunes pueden recordarse mediante la mnemotecnia JOINT STARTS HOT (la articulación comienza caliente, en inglés) (Tabla 16-3).

Osteomielitis

La consideración más importante ante la sospecha de artritis séptica en la cadera es la osteomielitis del cuello femoral o, menos común, de un hueso pélvico (ver la sección sobre "Osteomielitis"). Además, algunas veces la osteomielitis y la artritis séptica se presentan al mismo tiempo.

Derrame articular cerca de una osteomielitis

Algunas veces llamado "derrame simpático", el líquido articular cerca de una osteomielitis clínicamente se ase-

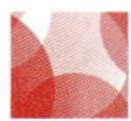

Tabla 16-3 **Diagnóstico diferencial de la artritis séptica: La articulación comienza caliente (Joint Starts Hot, en inglés)**

CAUSA	COMENTARIOS
Artritis idiopática **J**uvenil	Características asociadas variables, dependiendo del tipo (pauciarticular, poliarticular o inicio sistémico); exantema, uveítis, a menudo con ferritina sérica elevada
Osteomielitis	Dolor focal y localizado; puede coexistir con artritis séptica
Enfermedades **I**nflamatorias sistémicas	Enfermedad inflamatoria intestinal, lupus eritematosos sistémico, dermatomiositis, espondilitis anquilosante juvenil
Enfermedades **N**eoplásicas	Leucemia, neuroblastoma, linfoma, sarcoma de Ewing, osteosarcoma
Sinovitis **T**ransitoria	La fiebre y la elevación de la VSG son menos comunes que en la artritis séptica, pero existe una superposición considerable
Infecciones de tejidos blandos (**S**oft tissue)	Celulitis, piomiositis, bursitis
Trauma	Hemartrosis secundaria a abuso o coagulopatía
Fiebre reumática **A**guda	Poliartritis migratoria en articulaciones grandes, a menudo hay una respuesta dramática a los AINE
Artritis **R**eactiva	Muchas causas posibles (ver Cuadro 16-1)
Tenosinovitis	La infección gonocócica es una causa común en el adolescente sexualmente activo
Enfermedad del **S**uero	Poliartritis, por lo regular con exantema urticarial e infección reciente o exposición a drogas
Púrpura de **H**enoch-Schönlein	Exantema purpúrico con conteo plaquetario normal, dolor abdominal y hematuria; la artritis es el síntoma de presentación en 25% de los pacientes
Otras	Enfermedad de Kawasaki (la artritis se presenta en alrededor de 30% de los casos), enfermedad de Lyme (la artritis ocurre en alrededor de 6% de los casos en niños como una manifestación tardía)
Tuberculosis	El antecedente de exposición es clave en el diagnóstico; la radiografía de tórax y la prueba cutánea de tuberculina o el IGRA algunas veces serán negativos

meja mucho a una artritis séptica. Sin embargo, la aspiración de la articulación revela líquido claro, sin bacterias presentes en la tinción de Gram. Solo la aspiración de la articulación puede diferenciar entre un derrame purulento y uno simpático en una articulación adyacente a un área de osteomielitis, aunque el rango de movimiento por lo regular está menos limitado en el derrame simpático. De manera adicional, la cantidad de líquido con frecuencia es mucho menor en un derrame simpático.

El pus formado en la osteomielitis metafisiaria puede abrirse paso hacia el espacio articular, en especial en articulaciones donde el tejido esponjoso metafisiario yace dentro de las inserciones de la cápsula articular, como ocurre en la cadera o el hombro. Para evitar los efectos dañinos de la presión y el pus, es esencial aspirar estas articulaciones para identificar una artritis purulenta. Cuando la punción articular es no purulenta en una sospecha de artritis séptica de la cadera, se debe realizar una gammagrafía ósea o una RM para buscar osteomielitis del cuello femoral.

Sinovitis transitoria de la cadera

La sinovitis transitoria, también llamada "sinovitis tóxica" o "cadera irritable", se manifiesta con dolor de cadera unilateral, cojera o negarse a caminar. Es la causa más común de cojera atraumática en niños que llegan al área de emergencias, siendo, según un estudio, responsable de alrededor de 40% de estas visitas. La fiebre, si es que está presente, por lo regular es de bajo grado. La sinovitis transitoria es mucho más frecuente que la artritis séptica de la cadera. Aun así, el médico no debe asumir que el niño con una articulación de la cadera inflamada y dolorosa tiene una sinovitis transitoria en lugar de una artritis séptica. El riesgo de la aspiración articular diagnóstica realizada por un médico con experiencia en el procedimiento es

bajo en comparación con los peligros de una artritis séptica destructiva. El ultrasonido no es útil para diferenciar una sinovitis transitoria de una artritis séptica, ya que ambas condiciones presentan derrame.

Se han desarrollado varios algoritmos para ayudar a determinar la probabilidad de una artritis séptica *versus* una sinovitis transitoria. Kocher y colaboradores revisaron los expedientes de todos los niños que acudieron al Hospital Infantil de Boston con una cadera irritable durante un periodo de 18 meses. De 262 niños, 82 fueron diagnosticados con artritis séptica presunta o confirmada, 86 con sinovitis transitoria, y 114 fueron excluidos. La falta de estudios en el líquido sinovial fue la causa más común de exclusión; presumiblemente, muchos de estos niños tenían sinovitis transitoria. En el análisis multivariado, se encontraron cuatro variables que eran predictores independientes de artritis séptica: el antecedente de fiebre subjetiva, el no apoyar la extremidad, velocidad de sedimentación globular (VSG) > 40 mm/h, y un conteo leucocitario periférico > 12 000 por mcL. La probabilidad de artritis séptica se podía calcular con base en el número de estas variables presentes en el paciente (Tabla 16-4). Utilizando este algoritmo, a los niños con tres o cuatro predictores siempre se les debe realizar aspiración de la cadera en quirófano, dada la alta probabilidad de que se requieran artrotomía y drenaje. Los niños con dos predictores pueden ser buenos candidatos para aspiración de forma ambulatoria. Dependiendo de la sospecha clínica, algunos niños con menos de dos predictores serán candidatos apropiados para observación sin aspiración. Se han desarrollado otros algoritmos similares. La utilidad de dichos algoritmos puede ser más baja en niños < 18 a 24 meses de edad, en quienes la sinovitis transitoria es menos común, y en quienes la presentación de la artri-

Tabla 16-4 **Probabilidad predicha de artritis séptica *versus* sinovitis transitoria basada en la presencia de cuatro variables**

NÚM. DE PREDICTORES PRESENTE*	SINOVITIS TRANSITORIA (*N* = 86)	ARTRITIS SÉPTICA (*N* = 82)	PROBABILIDAD PREDICHA DE ARTRITIS SÉPTICA
0	19 (22%)	0 (0%)	< 0.2%
1	47 (55%)	1 (1%)	3%
2	16 (19%)	12 (15%)	40%
3	4 (5%)	44 (54%)	93%
4	0 (0%)	25 (31%)	99.6%

*Los cuatro predictores son (1) antecedente de fiebre subjetiva, (2) sin soporte de peso, (3) VSG ≥40 mm/h y (4) conteo leucocitario periférico > 12 000 por mcL.
Datos de: Kocher MS, Zurakowski D, Kasser JR. Diferenciando entre la artritis séptica y la sinovitis transitoria de la cadera en niños: un algoritmo de predicción clínica basada en la evidencia . J Bone Joint Surg Am 1999;81:1662–70.

tis séptica a menudo es sutil. Se desconoce la causa de la sinovitis transitoria de la cadera. Los síntomas por lo regular duran solo unos cuantos días, aunque pueden ser recurrentes.

La enfermedad de Legg-Calve-Perthes (necrosis aséptica de la cabeza del fémur) en su etapa inicial puede causar sinovitis indistinguible de la sinovitis transitoria, de modo que los pacientes con sinovitis deben recibir una evaluación cuidadosa y un seguimiento apropiado, con referencia a un cirujano ortopedista si los síntomas persisten.

Celulitis

La celulitis cerca de una articulación puede semejar una artritis aguda. Sin embargo, con la artritis séptica, el eritema por lo regular está simétricamente distribuido alrededor de la articulación y los bordes del enrojecimiento son difusos. El movimiento de la articulación es por lo común muy doloroso. La celulitis típicamente tiene un eritema bien demarcado, a menudo con evidencia de una herida local, y el movimiento de la articulación causa poca incomodidad. A pesar de estas generalizaciones, a menudo es difícil saber si la articulación está involucrada. Siempre se debe realizar una aspiración diagnóstica (evitando el área de celulitis, de ser posible) si existe una sospecha razonable de aumento del líquido dentro de la articulación. El riesgo de introducir bacterias desde la celulitis hacia la articulación es pequeño comparado con el riesgo del retraso en el diagnóstico de una artritis séptica. En ciertos casos se puede realizar primero un ultrasonido y, si no hay derrame articular, se puede evitar la artrocentesis. Sin embargo, el ultrasonido debe realizarse de forma oportuna y por un radiólogo experto en la interpretación de los resultados. El ultrasonido es útil para excluir derrame articular en la cadera, pero es menos sensible para detectar la presencia de líquido en articulaciones más pequeñas. Si no hay líquido articular presente en el ultrasonido (y no se sospecha osteomielitis, o ya se ha descartado), se deben obtener hemocultivos y el paciente debe ser tratado con antibióticos intravenosos (como cefazolina, clindamicina o vancomicina, dependiendo de la incidencia local de SARM). El paciente por lo general responde con rapidez en los casos de celulitis sin artritis séptica subyacente, como se discute en el Capítulo 17.

Bursitis séptica

La infección bacteriana de una bursa en general es secundaria a una laceración o abrasión local en la piel. En niños, esta condición se observa con más frecuencia en la bursa prerotuliana después de una abrasión de la rodilla (ver Fig. 17-1). La bursitis prerotuliana

séptica en general puede distinguirse de la artritis séptica de la rodilla con la exploración física, ya que en la bursitis hay menos dolor con el movimiento. El tratamiento con drenaje y antibióticos es similar al de los abscesos cutáneos.

Artritis reactiva

La artritis reactiva se define como artritis no purulenta que se presenta de forma simultánea o subsecuente a una infección en otro sitio del cuerpo. Las articulaciones grandes son afectadas más comúnmente. El inicio es por lo regular agudo, y puede haber fiebre. Las asociaciones mejor identificadas son con varias causas de enteritis bacteriana e infección genital (ver Cuadro 16-1). Existe debate sobre si esta artritis es causada por una infección oculta de la articulación o por una respuesta inmune a la infección, aunque parece que esto último es más factible. Es posible que estén involucrados diferentes mecanismos, dependiendo del patógeno responsable. Se han encontrado ácidos nucleicos de *Chlamydia trachomatis*

Cuadro 16-1. Algunas causas de artritis reactiva posinfecciosa

Diarréicas
Salmonella[*,†]
Campylobacter[*]
Yersinia[*]
Shigella
Clostridium difficile
Giardia

Meníngeas
Neisseria meningitidis[†]
Haemophilus influenzae tipo b[†]

Genitales
Chlamydia trachomatis[*]
Neisseria gonorrhoeae[†]
Ureaplasma urealyticum
Mycoplasma hominis

Otras
Chlamydophila pneumoniae
Estreptococo del grupo A[†]
Estreptococo de los grupos C y G
Mycoplasma pneumoniae
Hepatitis A, B, y C
Propionibacterium acnes

[*]Causa más común de artritis reactiva.
[†]También causa artritis purulenta.

y, con menor frecuencia, de *Chlamydophila pneumoniae* en el tejido sinovial de pacientes con artritis reactiva. Este ADN también está presente en el tejido sinovial en un pequeño porcentaje de sujetos asintomáticos.

Algunos pacientes están genéticamente predispuestos (existe una mayor incidencia del fenotipo HLA-B27 en pacientes con artritis séptica), pero esto no explica todos los casos. Algunos agentes infecciosos, como el meningococo y el estreptococo del grupo A, pueden causar artritis purulenta o artritis reactiva. El mecanismo de artritis en muchas infecciones virales puede estar relacionado con el sistema inmunológico, y estas pueden considerarse como una forma de artritis reactiva. Varias vacunas han sido anecdóticamente asociadas con el desarrollo de artritis reactiva. El síndrome de Reiter es el término utilizado para el subgrupo de pacientes con artritis reactiva que también tienen uretritis no infecciosa e inflamación ocular.

Artritis asociada con enfermedad sistémica

Muchas enfermedades inflamatorias sistémicas pueden tener artritis como parte de la presentación clínica. Estas incluyen enfermedades del colágeno vascular, como AIJ, lupus eritematoso sistémico, enfermedad mixta del tejido conectivo, espondilitis anquilosante juvenil, y polimiositis y dermatomiositis. Otras enfermedades sistémicas que pueden presentarse con artritis incluyen la fiebre reumática aguda, la enfermedad intestinal inflamatoria, la enfermedad de Kawasaki, la sarcoidosis y la púrpura de Henoch-Schönlein. La enfermedad del suero también es una posibilidad a considerar, en particular en el niño que ha recibido medicamentos en las 2 sem previas. Alrededor de 5 a 10% de los niños con fibrosis quística tiene artritis episódica que quizás es mediada inmunológicamente.

Artritis asociada con malignidad

Varias condiciones malignas en la infancia pueden manifestar al inicio involucramiento articular, en especial leucemia y neuroblastoma. Las pistas de laboratorio que pueden indicar malignidad incluyen anemia, elevación de la VSG en presencia de un conteo plaquetario normal o disminuido, y elevación de lactato deshidrogenasa (LDH).

Trauma

El trauma con hemorragia dentro de la articulación puede imitar una artritis séptica. El antecedente de trauma leve que resulta en una inflamación significativa de la articulación debe despertar la sospecha de abuso infantil o un trastorno subyacente de la coagulación. Sin embargo, el antecedente de trauma reciente a la articulación es muy común en niños con artritis séptica, y no debe disminuir la sospecha de este diagnóstico.

Una herida penetrante con entrada de un cuerpo extraño a la articulación puede resultar en una presentación idéntica a la de una artritis séptica. Los cultivos por lo regular son estériles, pero este tipo de lesión puede inocular bacterias hacia la articulación, resultando en una artritis séptica traumática. Las heridas por mordida humana en un puño cerrado comúnmente causan infección de la articulación metacarpo-falángica subyacente. Para este tipo de lesiones está indicada la exploración quirúrgica temprana, y es apropiada la profilaxis con amoxicilina-clavulanato para cubrir los organismos comúnmente implicados (estreptococos, *S. aureus*, *Eikinella corrodens* y anaerobios.

Enfoque diagnóstico

Radiografías simples

La exploración radiológica puede ser útil para indicar la presencia de líquido en la articulación de la cadera, que es difícil de detectar por exploración física, aunque el ultrasonido es superior para este propósito. Las radiografías simples son más útiles para detectar fracturas no sospechadas o enfermedad crónica del hueso o la articulación, y por lo tanto está justificado su uso. Sin embargo, no son útiles para excluir el diagnóstico de artritis séptica.

Ultrasonido

El ultrasonido puede detectar de forma confiable la presencia de líquido dentro de la articulación de la cadera (Fig. 16-3, panel A), y también puede ser útil para detectar líquido en otras articulaciones. Sin embargo, no puede distinguir si el derrame en la articulación es purulento, estéril o hemorrágico.

Escaneo con radionúclido

El escaneo con tecnecio radiactivo (^{99m}TC) es en particular útil para detectar artritis séptica en articulaciones que son difíciles de examinar clínicamente, como el área sacroiliaca. En el gammagrama óseo, la artritis séptica por lo regular muestra una captación difusa, ligeramente incrementada del marcador en ambos lados de la articulación. En la osteomielitis, el aumento de la captación del marcador por lo regular es unilateral y más intensa, pero puede ser difícil diferenciar entre ambas condiciones. En algunos casos de artritis séptica de la cadera, el líquido en la articulación provoca aumento de la presión, y esto a su vez causa alteración de la perfusión y disminución de la captación del marcador (signo de la cadera fría).

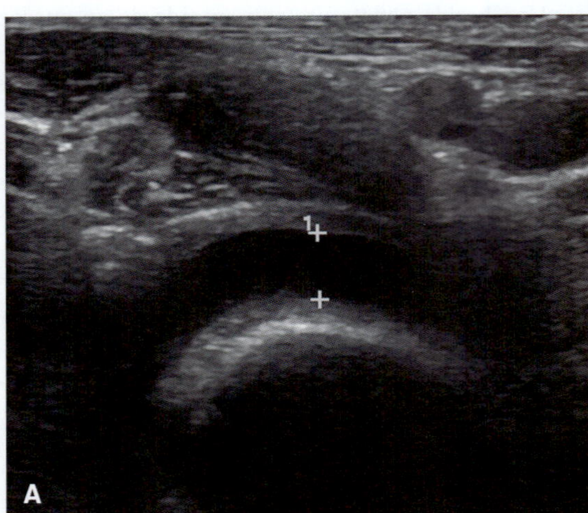 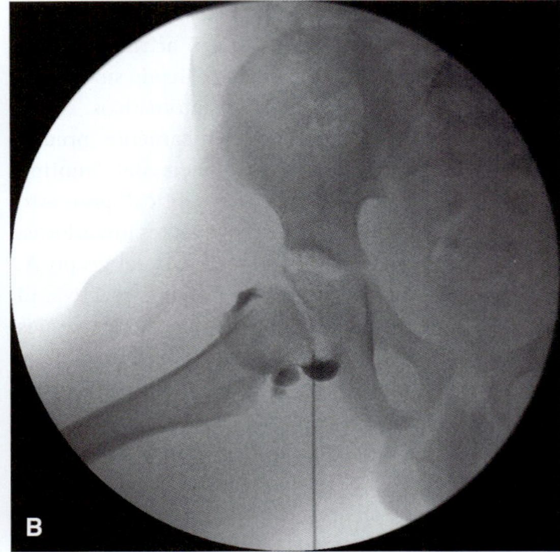

Figura 16-3. **(A)** Un niño de 3 años de edad con antecedente de 3 días de evolución con dolor de cadera, cojera y eventualmente se rehusó a apoyar la extremidad. El ultrasonido de la cadera derecha muestra una colección hipoecóica de líquido de tamaño moderado (entre los dos signos de "+") de 2.7 × 0.6 cm, compatible con un derrame en la cadera derecha. **(B)** La artroscopia muestra deposición de contraste dentro de la articulación de la cadera derecha. Fue llevado a quirófano para irrigación y debridamento. El líquido sinovial era turbio, con 200 000 leucocitos por mcL, 91% de neutrófilos. Los cultivos fueron negativos.

Tomografía computarizada y resonancia magnética

Estos estudios tienen una utilidad limitada, ya que con la artritis por cualquier causa se puede observar líquido sinovial y reforzamiento en la tomografía computarizada (TC) y en la resonancia magnética (RM). Su principal utilidad en este contexto es para buscar osteomielitis o piomiositis asociada.

Artrocentesis

Si se sospecha un derrame articular debido a los hallazgos clínicos o de laboratorio, se debe realizar una artrocentesis. Se puede inyectar contraste primero, confirmando su acumulación dentro del espacio articular (Fig. 16-3, panel B). Se debe colocar un poco de líquido sinovial en un tuvo con anticoagulante para utilizarlo en estudios que no pueden realizarse con sangre coagulada. Esta coagulación se debe a fibrina, que no está presente en las articulaciones normales. Se debe obtener un conteo leucocitario con diferencial, y se debe enviar líquido para tinción de Gram, observando la frecuencia de leucocitos así como buscando la presencia de bacterias. Las pruebas de detección de antígenos bacterianos no están aprobadas para su uso en líquido articular, ni tampoco son útiles para diagnosticar o excluir artritis séptica. La utilidad de la PCR en este contexto no está determinada.

El rendimiento diagnóstico más alto para el cultivo bacteriano se obtiene inoculando varios mililitros de líquido articular directamente en una botella para hemocultivo estándar, para utilizarse en un sistema de detección automatizado. También se puede inocular una pequeña cantidad de líquido en un tubo de lisis-centrifugación, pero estos tubos no siempre están disponibles, y no está claro si su uso incrementa el rendimiento por encima de la botella estándar para hemocultivo. Cualquiera de estos métodos es superior a sembrar líquido sinovial directo en medios sólidos, en especial para la recuperación de organismos fastidiosos como *K. kingae*. Se debe notificar al laboratorio de microbiología si se sospecha un organismo inusual debido a los antecedentes de exposición del paciente. En la mayoría de los casos con una presentación aguda no se requiere tinción y cultivo para hongos y micobacterias, ni tampoco cultivo para anaerobios. Estas pruebas deben considerarse en el huésped inmunocomprometido, el paciente con un curso subagudo o crónico, o si la punción inicial en una articulación mostró un cultivo negativo y la respuesta al tratamiento antibacteriano empírico ha sido lenta. Sin embargo, la razón más común para una mala respuesta a la terapia es el drenaje quirúrgico inadecuado. El análisis en busca de cristales, una parte importante del análisis del líquido sinovial en adultos, rara vez es necesario en los niños.

Interpretación del líquido sinovial

Se puede establecer el diagnóstico presuntivo de artritis séptica mediante el análisis del líquido articular, que por lo regular es turbio. A menudo se observan bacterias y un predominio de neutrófilos segmentados en la tinción de Gram. Los conteos leucocitarios > 50 000 por mcL son fuertemente sugerentes de infección bacteriana, aunque algunos pacientes tendrán conteos más bajos. A veces los pacientes con otras causas de artritis tendrán conteos leucocitarios > 50 000 por mcL. La disminución en la concentración de la glucosa y el aumento en la de proteínas en el líquido articular apoyan el diagnóstico, pero no son hallazgos universales, y por lo tanto no se debe depender de ellos. Solo alrededor de 30 a 60% de los cultivos de líquido sinovial serán positivos, aun en el niño que no ha recibido antibióticos recientes. Por lo tanto, un cultivo negativo no descarta la posibilidad de artritis bacteriana.

Otros estudios

Alrededor de 40% de los niños con artritis séptica tiene hemocultivos positivos. Por lo tanto, se deben obtener al menos 1 o, de preferencia, 2 hemocultivos. La VSG y la proteína C reactiva (PCR) son ambas útiles para dar seguimiento a la respuesta a la terapia, y deben obtenerse de forma basal. También se deben obtener una biometría hemática completa y un frotis de sangre periférica, recordando que la anemia, la leucocitosis extrema o leucopenia, y la disminución del conteo plaquetario en un paciente con elevación de la VSG son pistas que apuntan a una posible malignidad. Si se sospecha enfermedad de Lyme, se utiliza un enfoque de dos pasos en las pruebas serológicas. Primero se realiza un inmunoenzayo enzimático o ensayo de inmunofluorescencia indirecta. Si estas pruebas de tamizaje son positivas, requieren ser confirmadas con un ensayo de Westen blot. Debe haber al menos cinco bandas de IgG en el Western blot para que la prueba se considere positiva. Se espera que la IgM sea negativa, ya que la artritis es una manifestación tardía de la enfermedad de Lyme. Se puede realizar PCR para enfermedad de Lyme en el líquido sinovial, pero la sensibilidad es baja. Hemos observado niños con artritis séptica con cultivo positivo para *S. aureus* que también tuvieron una prueba de Western blot positiva para enfermedad de Lyme. Podría ser secundaria a una infección no identificada con *B. burgdorferi* en el pasado, una coinfección en ese momento, o una prueba serológica falsa positiva.

Tratamiento

Drenaje quirúrgico

Se puede drenar el pus de una articulación mediante aspiración intermitente, por incisión abierta con drenaje (seguida de un drenaje con succión continua), o por artroscopía. El riesgo de deformidad severa por artritis séptica en niños lleva a la mayoría de los cirujanos ortopedistas a pronunciarse a favor de la descompresión abierta con limpieza del pus. Sin embargo, la aspiración repetida puede ser aceptable para la rodilla, codo o tobillo si hay una mejoría rápida. En la cadera y en el hombro, es aconsejable la incisión abierta con drenaje.

> **Perla clínica:** el drenaje quirúrgico oportuno con irrigación exhaustiva y debridamiento son críticos en el manejo inicial de la artritis séptica.

Terapia antibiótica

Si el líquido articular muestra > 10 000 leucocitos por mcL con predominio de neutrófilos, el diagnóstico operativo debe ser "artritis purulenta, probablemente séptica". No debe retrasarse la terapia antibiótica hasta que estén disponibles los resultados del cultivo. En lugar de ello, se debe iniciar terapia intravenosa inmediata con base en la tinción de Gram. Si esta es negativa, entonces la terapia antibiótica debe basarse en el organismo más frecuentemente recuperado. La terapia intravenosa empírica por lo regular debe estar dirigida contra *S. aureus*. Dado que el SARM es en la actualidad relativamente común, a menudo es apropiado comenzar terapia dual con cefazolina (u oxacilina) más vancomicina. Sin embargo, no se recomienda la monoterapia con vancomicina, ya que puede tomar varios días para alcanzar niveles terapéuticos. La clindamicina también es una opción, pero en algunos sitios hasta 20% del *S. aureus* es resistente. Si se sospechan *S. pneumoniae*, *H. influenzae*, *Salmonella*, o *N. gonorrhoeae*, se añade ceftriaxona o cefotaxima. Para el neonato, se puede utilizar oxacilina (o vancomicina) más cefotaxima o gentamicina para cubrir los patógenos más probables (*S. aureus*, estreptococo del grupo B y bacilos entéricos gramnegativos). En todos los pacientes, tan pronto como se obtengan los resultados del cultivo y de las pruebas de sensibilidad, se puede modificar la terapia inicial, de ser necesario. Si se demuestra que el organismo aislado (por lo regular *S. aureus*) es sensible a un antibiótico β-lactámico, se debe utilizar dicho agente de preferencia debido a la mayor actividad antiestafilocócica inherente en comparación con la vancomicina.

Rara vez la respuesta lenta a la terapia con un antibiótico β-lactámico es resultado de tolerancia bacteriana, volviendo al antibiótico bacteriostático en lugar de bactericida. Más comúnmente, la mala respuesta es secundaria a un drenaje inadecuado. A veces se debe a un organismo inusual, como un anaerobio. La artritis séptica con cultivo negativo es común, y debe tratarse de forma tan agresiva como en los casos con cultivo positivo, con terapia que asegura una buena cobertura contra *S. aureus*, la causa más frecuente y grave. Algunos centros prefieren la cefazolina en este contexto, y a pesar de la falta de cobertura contra SARM, a los pacientes por lo general les va bien. Otros centros con tasas bajas de resistencia a la clindamicina prefieren utilizar ese medicamento, que cubre la mayoría de las cepas tanto de SASM como de SARM.

Los antibióticos intraarticulares no han demostrado mejorar el desenlace. De manera adicional, su uso parece exacerbar la respuesta inflamatoria de la sinovial.

Un estudio prospectivo, doble ciego, aleatorizado sobre artritis séptica en niños reportó una resolución más rápida de los síntomas y un mejor desenlace a los 12 meses en pacientes que recibieron dexametasona intravenosa (0.2 mg/kg/dosis cada 8 horas durante 4 días) en comparación con los controles con placebo. Uno (2%) de 50 pacientes que recibieron dexametasona tuvo disfunción articular residual, en comparación con 13 (26%) de 50 pacientes que recibieron placebo. Otros estudios han confirmado los beneficios a corto plazo de la dexametasona para la artritis séptica, pero carecen de seguimiento a largo plazo. A pesar de estos datos, el uso de corticoesteroides para la artritis séptica depende de cada centro hospitalario.

La artritis de Lyme se trata de forma efectiva con un curso de 4 sem de doxiciclina en niños > 8 años, y con amoxicilina para aquellos ≤ 8. A veces es necesario un segundo curso de 4 sem. Para los pocos pacientes con artritis persistente después de dos cursos de terapia oral, algunas veces se utiliza un curso de 14 a 21 días con ceftriaxona intravenosa, aunque este enfoque no ha demostrado tener beneficio en estudios controlados. La mayoría de los pacientes con síntomas persistentes después del tratamiento apropiado de la artritis de Lyme responde al uso programado de AINE, como el naproxeno. El uso prolongado de antibióticos intravenosos en pacientes con antecedente de posible enfermedad de Lyme y síntomas inespecíficos persistentes es inapropiado. Esta práctica se ha asociado con complicaciones graves por el uso de catéteres centrales, incluyendo muerte.

Vía de administración

La terapia inicial debe administrarse por vía intravenosa. Se ha vuelto una práctica común cambiar a terapia oral a dosis alta después de 4 a 7 días en el niño que ha tenido una respuesta inicial excelente a la terapia, con normalización de la temperatura y disminución del dolor y la inflamación de la articulación. Otros criterios por lo regular utilizados incluyen (1) reducción de la VSG o PCR, (2) seguridad en cuanto al apego, (3) identificación del organismo, y (4) documentación de susceptibilidad al antibiótico oral.

Para la cefalexina (un agente oral comúnmente utilizado en este contexto), la concentración pico en el líquido articular es de alrededor de 65% de la concentración pico en el suero, proporcionando una justificación teórica para este enfoque. Si se van a utilizar antibióticos orales, la dosis en general debe ser dos a tres veces la dosis oral habitual (p. ej., para la cefalexina, 80 a 150 mg/kg/día divididos cada 6 horas). No se han realizado estudios con suficiente poder para evaluar la terapia intravenosa *versus* la oral para la artritis séptica, y seguro no se realizarán dados los grandes números que se requieren para estudiar. Sin embargo, en el paciente con una buena respuesta inicial a la terapia intravenosa y un excelente apego al esquema oral, muy probablemente es tan efectiva como la vía intravenosa y con menos complicaciones potenciales. Una excepción es el neonato con artritis séptica, para el que la mayoría de los expertos recomienda completar el curso total de terapia por vía intravenosa.

Duración de la terapia

También se desconoce cuál es la duración óptima de la terapia, pero ciertamente está influenciada por varios factores, incluyendo el agente etiológico y su susceptibilidad a los antimicrobianos, la articulación involucrada (y si hay osteomielitis concomitante o no), la respuesta inicial a la terapia, y el estado inmunológico del paciente. Por ejemplo, las infecciones causadas por *S. aureus*, las que involucran la cadera o el hombro, o aquellas que se presentan en un paciente inmunocomprometido (incluyendo un neonato) deben ser tratadas durante un mínimo de 3 a 4 sem, y a veces más tiempo. Las infecciones en articulaciones distintas a la cadera o el hombro causadas por cepas susceptibles de *H. influenzae*, *S. pneumoniae*, estreptococo del grupo A, *Kingella*, o especies de *Neisseria*, a menudo pueden ser tratadas de forma efectiva con 2 o 3 sem de terapia.

Otras terapias

A menudo se descuida el control adecuado del dolor. Al principio es apropiado el uso de analgésicos narcóticos intravenosos. Algunas veces se requiere tracción para aliviar el dolor de los espasmos musculares, para disminuir la presión intraarticular, y para prevenir contracturas. Entre más proximal es la articulación, más probable es que la tracción sea de utilidad. También se deben utilizar muletas para evitar apoyar la extremidad después de una artritis séptica de la cadera durante varias semanas después del alta hospitalaria.

Pronóstico

Se ha reportado que las secuelas de la artritis séptica ocurren en 8 a 25% de los niños, e incluyen crecimiento anormal, pobre movilidad de la articulación, y articulación inestable (Fig. 16-1). Los factores de riesgo para secuelas incluyen edad < 6 meses, infección que involucra la cadera o el hombro, osteomielitis concomitante, infección con *S. aureus*, y lo más importante, retraso en el drenaje quirúrgico.

OSTEOMIELITIS

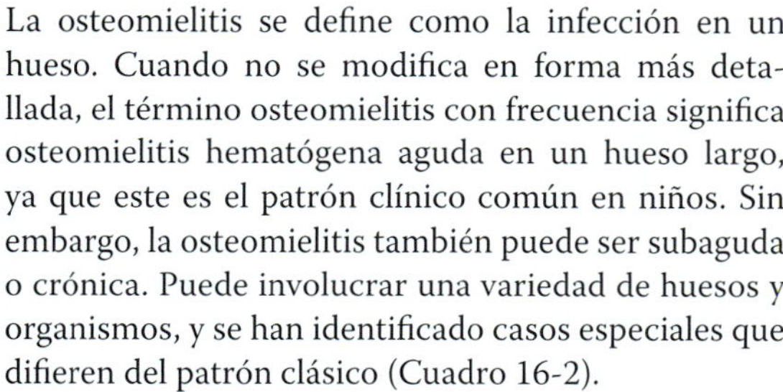

La osteomielitis se define como la infección en un hueso. Cuando no se modifica en forma más detallada, el término osteomielitis con frecuencia significa osteomielitis hematógena aguda en un hueso largo, ya que este es el patrón clínico común en niños. Sin embargo, la osteomielitis también puede ser subaguda o crónica. Puede involucrar una variedad de huesos y organismos, y se han identificado casos especiales que difieren del patrón clásico (Cuadro 16-2).

Cuadro 16-2. Clasificación de la osteomielitis

Hematógena
Aguda
Subaguda

No hematógena
Traumática
Posoperatoria
Secundaria a una infección adyacente

Situaciones especiales
Crónica
Multifocal
Osteítis no bacteriana (osteomielitis multifocal crónica recurrente)
Microorganismos inusuales
Huesos inusuales
Cultivo negativo
Huésped inmunocomprometido

Patrones clínicos comunes

Osteomielitis hematógena aguda

La presentación clásica en un niño con osteomielitis hematógena aguda es con fiebre y dolor focalizado con enrojecimiento marcado, edema y dolor a la palpación, junto con un conteo leucocitario elevado. Por desgracia, este patrón es evidente en menos de la mitad de los casos para cuando el paciente es llevado en busca de atención médica, y los cambios en los tejidos blandos descritos antes son hallazgos tardíos. El sitio de involucramiento más común es la región de la rodilla (fémur distal y tibia proximal), y por lo tanto la mayoría de los niños presenta cojera o se rehúsa a apoyar la extremidad. El dolor por lo regular es constante. El nivel de dolor puede fluctuar, pero en general no desaparece. La fiebre, aunque común, no es universal, y en una serie grande publicada hace poco se presentó en menos de la mitad de los niños. Un dato consistente en las series publicadas es el índice hombre a mujer de 2:1. Un tercio de los casos se presenta en los primeros 2 años de vida, y más de la mitad en los primeros 5 años. El tiempo promedio hasta la búsqueda de atención médica es de 3 días. Alrededor de un tercio de los casos tiene antecedente de trauma menor en el sitio afectado, y esto con frecuencia distrae al médico, llevándolo a sospechar una etiología no infecciosa.

En la exploración física, la inflamación está presente en cerca de la mitad de los casos, el eritema en alrededor de un tercio, y el calor local en alrededor de un cuarto. Si se busca con cuidado, se puede provocar dolor puntual en más de tres cuartas partes de los pacientes. Sin embargo, algunas veces es difícil detectar el sitio de involucramiento óseo en el niño pequeño. Un niño pequeño que se rehúsa a apoyar la extremidad puede tener dolor en cualquier sitio desde la columna hasta el pie. Si el niño antes caminaba, pero ahora solo gatea, es muy probable que el dolor se localice por debajo de la rodilla.

El conteo leucocitario es normal en la mayoría de los niños con osteomielitis hematógena aguda. Sin embargo, la VSG por lo regular está elevada a menos que el niño se presente en los primeros dos días de enfermedad. La VSG en general hace un pico entre los 3 y 5 días después del inicio de los síntomas, pero en los casos graves puede continuar elevándose durante varios días; por el contrario, el valor pico de la PCR en general se presenta en el día 2.

No se puede sobreenfatizar la importancia de establecer el diagnóstico etiológico. Los hemocultivos son positivos en alrededor de un tercio de los casos, aunque el desempeño diagnóstico es menor en el niño que ha recibido antibióticos hace poco. El cultivo de hueso (ya sea por aspiración con aguja o por biopsia quirúrgica) tiene un mayor desempeño diagnóstico, siendo positivo en alrededor de 75% de los casos. El *S. aureus* es por mucho la causa más común.

> **Perla clínica:** el antecedente de trauma es común en la osteomielitis; el médico no debe confiarse por una radiografía simple que no muestra fractura.

Osteomielitis hematógena subaguda

Algunas veces se utiliza el término "absceso de Brodie" para describir un absceso piógeno mínimamente sintomático en un hueso. La fiebre casi siempre está ausente o es de bajo grado. Los síntomas como dolor, inflamación o cojera causan poca alteración funcional, y en general han estado presentes durante al menos 2 sem antes de que el paciente busque atención médica. La fiebre y los síntomas también pueden ser modificados por agentes analgésicos, en particular antiinflamatorios no esteroides, que pueden suprimir de manera profunda la inflamación y el dolor. En algunos pacientes, la infección se vuelve localizada sin terapia antibiótica. Los estudios radiológicos con inespecíficos, y a menudo el diagnóstico inicial es el de un tumor óseo. El diagnóstico se establece por análisis histológico de una biopsia de hueso.

Esta presentación subaguda se da en 10 a 30% de los casos de osteomielitis hematógena. En comparación con la forma aguda, los cultivos de hueso son positivos con menor frecuencia (alrededor de 30%) y los hemocultivos son casi siempre negativos. Sin embargo, cuando se identifica un agente etiológico, por lo regular se trata de *S. aureus*. El tratamiento debe ser agresivo, al igual que para el tipo de inicio agudo, aunque el debridamiento quirúrgico se requiere con menor frecuencia. La osteomielitis hematógena subaguda parece haberse vuelto más común en años recientes, esto relacionado en parte al uso de antibióticos sin identificación de la fuente de fiebre.

Osteomielitis primaria crónica

La osteomielitis crónica puede clasificarse como primaria o secundaria. Las causas habituales de osteomielitis primaria crónica, si es que no ha habido terapia antibiótica previa, son bacterias intracelulares, hongos y micobacterias. La enfermedad por arañazo de gato a veces se asocia con lesiones osteolíticas en hueso, y debe considerarse en especial en el niño con exposición a gatos y adenopatía regional.

La tuberculosis puede ser una causa de osteomielitis, en particular en las vértebras o las falanges. En cualquier caso de osteomielitis crónica o subaguda de causa desconocida, se deben realizar PCT o IGRA y una radiografía de tórax en busca de evidencia de tuberculosis. También es importante tomar una buena historia clínica con relación a posibles exposiciones, ya que a menudo no hay evidencia de involucramiento pulmonar para hacer que el médico sospeche tuberculosis. La actinomicosis, blastomicosis, criptococcosis, coccidioidomicosis, esporotricosis, brucelosis, y las micobacterias no tuberculosas también pueden causar osteomielitis crónica. La osteomielitis por *Aspergillus* debe despertar la sospecha de enfermedad granulomatosa crónica (EGC) (discutida en el Capítulo 23). En ocasiones, la *Candida* es una causa en el neonato o en otros pacientes inmunocomprometidos. Para cada una de estas causas, la biopsia de hueso es crítica para el diagnóstico histológico y microbiológico.

Osteomielitis crónica secundaria

La osteomielitis crónica secundaria se presenta como complicación de una osteomielitis hematógena aguda o traumática previa. Menos de 5% de los niños con osteomielitis hematógena aguda típicamente desarrolla infección crónica, aunque este número es mayor si la terapia es incompleta o si no se ha retirado una pieza de hueso muerto (secuestro). La causa más común es el *S. aureus*, aunque los cultivos a menudo son negativos.

El absceso de Brodie a menudo se confunde con un tumor o quiste debido a la ausencia de fiebre, el alivio del dolor con medicamentos antiinflamatorios, la localización en la diáfisis, y el aspecto radiológico atípico. Por lo tanto, es importante obtener un cultivo de la muestra quirúrgica incluso cuando no se sospeche osteomielitis, ya que los cortes congelados están sujetos a errores de interpretación. De manera más común, la osteomielitis es secundaria a un trauma previo. Las infecciones a menudo son polimicrobianas, con predominio de organismos gramnegativos y anaerobios. Los síntomas incluyen dolor, limitación de la actividad, y a menudo tractos fistulosos que drenan. Es difícil erradicar la infección debido a la pobre penetración de los antibióticos en las áreas avasculares y necróticas del hueso.

El tratamiento efectivo de la osteomielitis crónica por lo regular requiere una escisión quirúrgica amplia del hueso muerto y terapia antimicrobiana prolongada. Los defectos óseos pueden requerir injerto de hueso, colocación de perlas antibióticas, y aplicación de un colgajo muscular local. La duración de la terapia antibiótica está dictada por la respuesta clínica y radiográfica, pero en general es de un mínimo de 8 sem, y algunas veces incluso de varios meses. Por lo regular, la TC es la modalidad imagenológica de elección en estos pacientes, ya que es útil para demostrar el desarrollo de secuestro, tractos sinusales y destrucción cortical. La presencia de un dispositivo de fijación externo dificulta la erradicación, pero a veces la infección puede curarse sin retirar el hardware ortopédico.

Mecanismos y factores relacionados con la edad

La osteomielitis aguda puede presentarse en cualquier hueso, pero los sitios habituales son los huesos largos (fémur, tibia y húmero) cerca de los extremos (metáfisis), donde la irrigación sanguínea es mayor (Fig. 16-4). A medida que el flujo de sangre se enlentece para pasar a través de los pequeños vasos que forman las asas metafisiarias, las bacterias presentes en la sangre comienzan a replicarse. Se produce una reacción inflamatoria local en la médula ósea, aumentando la presión dentro de la metáfisis, y permitiendo que el pus perfore a través de la corteza y levante el periostio. El aumento de la presión local puede comprometer la irrigación vascular a la corteza, conduciendo a la formación de un área de hueso muerto (secuestro). En 10 a 14 días, se forma nuevo hueso sobre el área, produciendo un involucramiento. La irrigación sanguínea difiere con la edad, y tiene influencia sobre el patrón clínico, como se describe a continuación.

Forma del lactante

En niños menores de 12 a 18 meses, hay presencia de vasos transfisiarios. Estos surgen en las asas metafisiarias y cruzan las placas de crecimiento hacia la epífisis. Por lo tanto, la infección puede extenderse directo hacia las epífisis y de ahí hacia la articulación, a través de los vasos epifisiarios. Además, las metáfisis de algunas articulaciones, como la de la cadera y el hombro, yacen dentro de la cápsula articular, y el delgado periostio del lactante permite la ruptura de un absceso subperióstico directo hacia el espacio articular. Estos dos mecanismos explican la mayor tasa de artritis séptica concomitante en lactantes pequeños con osteomielitis. De manera adicional, los centros de crecimiento epifisiarios pueden dañarse, con acortamiento de la extremidad si es que está involucrado un hueso largo.

Forma neonatal

En el primer mes de vida, la osteomielitis tiene muchas de las características de la forma del lactante, en particular invasión de las articulaciones con potencial de deformidad residual. La tasa de afección articular varía de 25 a 75% en diversos estudios. Las características especiales de la osteomielitis neonatal incluyen afección de los huesos de la cara (en especial los maxilares), afección del húmero proximal (presumiblemente secundaria a trauma al nacimiento), e infección frecuente de múltiples huesos. Mientras que en niños mayores solo 5% de los casos presenta focos múltiples, esto ocurre en más de un tercio de los casos neonatales. La mayoría de los casos es resultado de diseminación hematógena, pero puede haber inoculación directa y extensión de una infección en el tejido blando

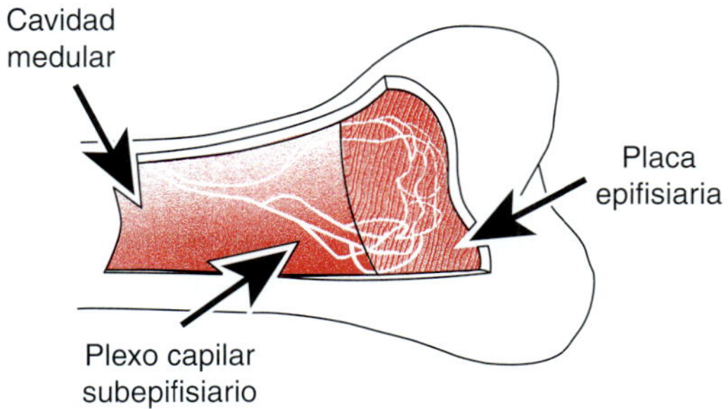

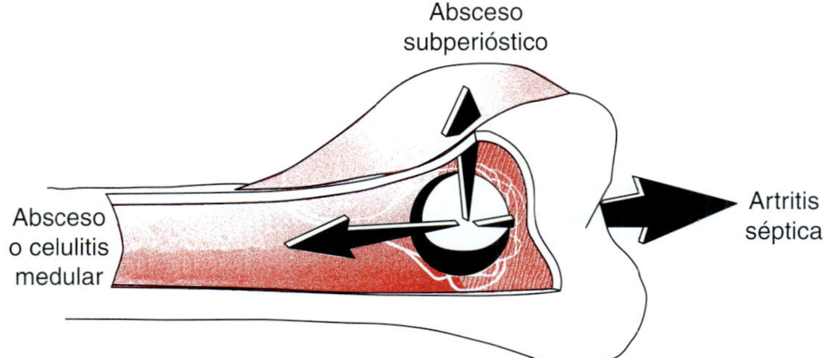

Figura 16-4. La osteomielitis hematógena aguda puede presentarse en cualquier hueso, pero los sitios habituales son los huesos largos (fémur, tibia y húmero) cerca de cualquiera de los extremos (metáfisis), donde la irrigación sanguínea es más abundante.

circundante. La inoculación directa puede ser secundaria a electrodos para monitoreo fetal intrauterino, venopunción femoral, un catéter central insertado de forma periférica (CIIP), o una punción en el talón. Rara vez, un cefalohematoma infectado puede progresar hasta involucrar los huesos adyacentes del cráneo.

El inicio por lo general es sutil, con inflamación o disminución del movimiento; la fiebre y la leucocitosis a menudo están ausentes. En algunos lactantes prematuros, la presencia de septicemia es clínicamente evidente, pero el involucramiento del esqueleto no lo es, lo que enfatiza la importancia de una exploración física cuidadosa diaria. Al igual que con la artritis séptica neonatal, los factores de riesgo incluyen prematuridad y cateterización de la arteria umbilical. El *S. aureus* es responsable de más de la mitad de los casos, y las siguientes causas más frecuentes son los estreptococos del grupo B y los bacilos entéricos gramnegativos.

Un gammagrama óseo puede detectar focos de afección ósea no identificados clínicamente, aunque su sensibilidad en neonatos (alrededor de 85%) es un poco más baja que en niños mayores. Se puede utilizar ultrasonido para detectar derrames en articulaciones adyacentes, que deben ser drenadas rápidamente. En los recién nacidos por lo regular no es necesario taladrar o crear una ventana en el hueso.

Forma infantil

Este tipo se presenta en pacientes de alrededor de 1 año de edad hasta la pubertad. Para los 12 a 18 meses de edad, los vasos transfisiarios se han obliterado, y por lo tanto la infección en general se localiza en las metáfisis (Fig. 16-5) y no se extiende hacia la epífisis. En consecuencia, es poco común el daño al cartílago de crecimiento. La incidencia de artritis séptica concomitante es menor que en los neonatos y lactantes.

Forma adulta

La osteomielitis hematógena aguda después de los 16 años de edad no es frecuente. Sin embargo, cuando se presenta, es más probable que resulte una infección crónica. La osteomielitis en adultos es más a menudo secundaria a una lesión local o a insuficiencia vascular (p. ej., por diabetes), y por lo regular ocurre en los pies.

Huesos específicos

Huesos largos

Los patrones descritos antes para la osteomielitis hematógena son típicos de los huesos largos. El fémur y la tibia están involucrados en > 50% de los casos. En la mayoría de las series, los siguientes huesos más comúnmente involucrados son el húmero, el peroné, el radio y el cúbito. El diagnóstico puede

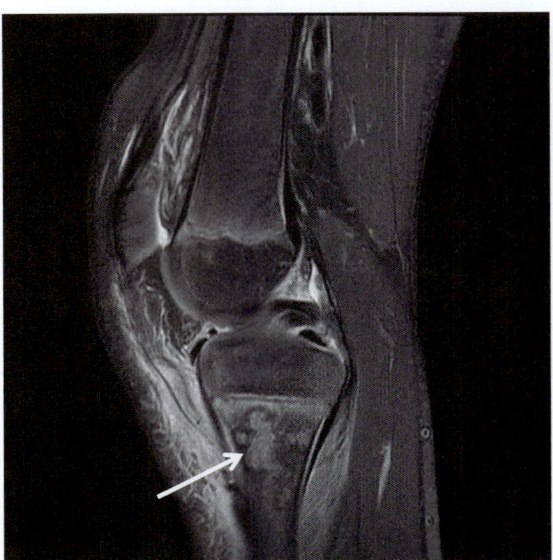

Figura 16-5. RM de un niño de 5 años de edad con dolor en la rodilla derecha y fiebre 1 día después de caerse de una litera. Los hemocultivos fueron positivos para SARM. La RM sopesada en T2 muestra lesiones moteadas en la metáfisis proximal de la tibia (*flecha*), consistente con osteomielitis hematógena aguda.

ser más difícil cuando el área de osteomielitis no está en la metáfisis, como es lo habitual, sino en la diáfisis (centro) o epífisis (extremo) del hueso largo. La osteomielitis en el cuello del fémur también puede ser difícil de diagnosticar porque puede parecerse a la artritis de la cadera, con hallazgos negativos en la articulación. Puede conducir a complicaciones articulares graves como resultado de la interrupción de la irrigación sanguínea a la cabeza femoral o a penetración en la articulación.

Pie

Es poco común que el pie se encuentre afectado en la osteomielitis hematógena aguda, aunque en una serie, el calcáneo estuvo afectado de forma más frecuente que el húmero. Es más típico que la osteomielitis del pie ocurra en forma secundaria a una herida por punción, como se describe más adelante.

Pelvis

Aunque poco común, la osteomielitis pélvica no es rara, representando de 5 a 10% de los casos en la mayoría de las series. Pueden estar involucrados el ilion, el isquion y el pubis, solos o en combinación. El dolor es una manifestación común, pero puede estar mal localizado, y al principio se puede considerar una fuente intraabdominal. El diagnóstico de ingreso más común es una presunta artritis séptica de la cadera.

Por desgracia, la sensibilidad del gammagrama óseo es algo más baja que para otros sitios, en especial al inicio del padecimiento. En una serie, el gammagrama óseo fue positivo en 17 (68%) de 25 niños con osteomielitis pélvica. La RM tiene una mayor sensibilidad para diagnosticar osteomielitis de la pelvis (Fig. 16-6). Además, detectará piomiositis concomitante de los músculos pélvicos, si es que está presente. En nuestra experiencia, algunas veces se requieren varios estudios (gammagrama óseo, TC y RM) para confirmar el diagnóstico, y se deben repetir los estudios de imagen si aún se sospecha osteomielitis pélvica a pesar de estudios negativos al inicio de la evaluación diagnóstica.

Vértebras

En niños, la infección del cuerpo vertebral es muy poco común, representando alrededor de 2% de los casos de osteomielitis. La infección de los discos intervertebrales (discitis) es más común, y se cubre en una sección aparte al final de este capítulo.

La bacteriemia resulta en la localización en la parte anterior del cuerpo vertebral, a la mayor distancia de la arteria nutricia (y la médula espinal), y puede haber extensión en forma anterior, levantando el ligamento longitudinal anterior, y a través del disco hacia las vértebras adyacentes.

Los niños en general tienen fiebre y dolor en la espalda o el cuello, que puede ser constante o intermitente. Algunas veces los síntomas han estado presentes durante varios días o semanas antes del diagnóstico. Al igual que con la osteomielitis pélvica, el gammagrama

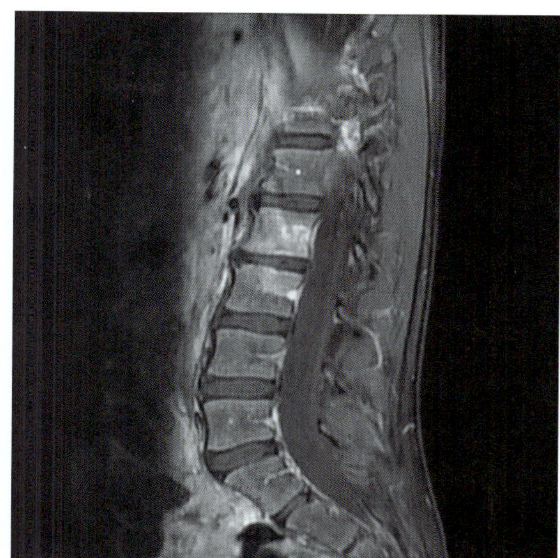

Figura 16-7. RM de columna lumbar que muestra osteomielitis vertebral en una niña de 14 años de edad con lumbalgia de 6 sem de evolución. Hay afección de L2, L3 y estrechamiento del espacio del disco intervertebral de L2-L3. Los hemocultivos fueron positivos para *S. aureus* sensible a meticilina.

óseo es relativamente insensible, y la RM es el estudio diagnóstico de elección, demostrando aumento de la intensidad de la señal dentro del cuerpo vertebral en las imágenes sopesadas en T2 (Fig. 16-7). También puede demostrar la presencia de afección del espacio del disco, así como extensión a los tejidos blandos en forma de un absceso paravertebral o epidural.

El *Staphylococcus aureus* es la causa más común, pero a veces están implicados otros organismos, incluyendo *Bartonella henselae* (el agente causal de la enfermedad por arañazo de gato). En una revisión de osteomielitis vertebral en niños, el segundo organismo más frecuente después del *S. aureus* fue la *Samonella*, encontrada en 6 (12%) de 48 pacientes. Solo uno de esos pacientes tenía anemia de células falciformes.

En niños con osteomielitis vertebral, por lo regular no se encuentra un factor predisponente. Los adultos a menudo tendrán una o más condiciones predisponentes, como uso de drogas intravenosas, diabetes mellitus, o bacteriemia previa. Los organismos inusuales, en especial *Mycobacterium tuberculosis* y especies de *Brucella*, también son más comunes en adultos.

Dedos

La osteomielitis piógena ocurre como complicación de muchos abscesos en las puntas de los dedos (felones), por lo regular secundarios a trauma. El morderse las uñas y la dermatitis atópica también se han reportado

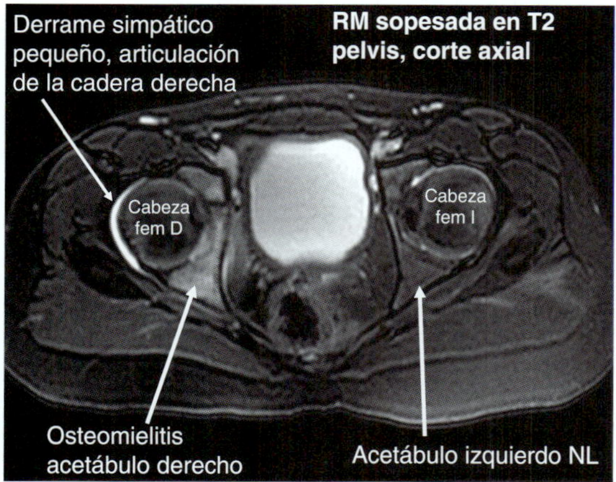

Figura 16-6. RM de un niño de 7 años de edad con inicio agudo de fiebre y dolor en el muslo derecho. Muestra osteomielitis pélvica en el acetábulo y un pequeño derrame simpático en la articulación de la cadera. El cultivo bacteriano fue positivo para *S. aureus* sensible a meticilina.

como condiciones predisponentes. La osteomielitis de una falange sin infección adyacente puede deberse a tuberculosis.

Clavícula

La clavícula es en ocasiones el sitio de infección, representando alrededor de 2% de las infecciones en hueso. El proceso puede presentarse de forma aguda o subaguda, y con frecuencia se confunde con fractura o malignidad. A veces se encuentra un factor de riesgo, como trauma, fractura clavicular reciente, o un catéter venoso central infectado. El hueso infectado puede sufrir una fractura patológica subsecuente. La clavícula también es un sitio comúnmente afectado por osteítis bacteriana (osteomielitis crónica multifocal recurrente), analizada más adelante.

Cráneo

La osteomielitis craneal por lo regular es una extensión de una otitis externa maligna en un paciente inmunocomprometido (en cuyo caso la causa habitual es la *Pseudomonas*), o secundaria a mastoiditis o sinusitis en un adolescente (en cuyo caso comúnmente están implicados el *S. pneumoniae*, *H. influenzae* y anerobios). El paciente presenta fiebre, cefalea intensa, y algunas veces edema facial, a menudo durante o después de un curso de antibióticos para la infección sinusal. Puede no detectarse el involucramiento óseo en una TC convencional, y por lo regular se requiere una TC de cortes finos con ventana ósea.

Rótula

La osteomielitis de la rótula es muy rara, y por lo tanto, en general se retrasa el diagnóstico. Debe considerarse en cualquier niño con dolor perirrotuliano persistente e inflamación o con sospecha de celulitis, bursitis perirrotuliana, o artritis séptica de la rodilla que no responde a la terapia estándar.

Costillas

La osteomielitis de una costilla también es rara y puede ser causada por bacterias, hongos o micobacterias. Por lo regular hay dolor torácico, edema y fiebre, a menudo durante varias semanas antes del diagnóstico. Aunque la terapia antimicrobiana es también efectiva, la escisión de la costilla cura la osteomielitis y proporciona material para excluir sarcoma de Ewing u otro tumor.

Posibles etiologías infecciosas

Osteomielitis aguda o subaguda

En la osteomielitis hematógena aguda o subaguda, el *S. aureus* es el organismo más común en niños de todas las edades, siendo responsable de > 75% de los casos. En la mayoría de las series, el estreptococo del grupo A es segundo en frecuencia. Entre los neonatos, el estreptococo del grupo B es la segunda causa más común, seguido por organismos entéricos gramnegativos. El *S. pneumoniae* es una causa ocasional de osteomielitis. Se debe sospechar *Salmonella* en el niño con anemia de células falciformes (discutida más adelante). Es controversial si el estreptococo coagulasa negativo puede causar osteomielitis hematógena en ausencia de un cuerpo extraño. En la mayoría de los casos, el aislamiento de este organismo en los cultivos de hueso quizá representa contaminación con flora de la piel. Sin embargo, recuperar la misma cepa de estreptococo coagulasa negativo en múltiples cultivos, o en un cultivo de hueso y un hemocultivo, puede indicar un papel etiológico. El anaerobio *Fusobacterium nucleatum* en ocasiones causa osteomielitis hematógena en niños sin factores de riesgo. La presentación por lo regular es subaguda y a menudo involucra la epífisis de un hueso largo.

El *S. aureus* es también el organismo más frecuente en la osteomielitis secundaria a una herida penetrante, una cirugía o una fractura compuesta. Sin embargo, en este caso, el estafilococo coagulasa negativo puede jugar un papel, en particular en presencia de cuerpo extraño. También pueden estar involucrados *Pseudomonas*, *Escherichia coli*, *Enterobacter*, y otros organismos entéricos. En este contexto es común la infección polimicrobiana. La osteomielitis por anaerobios por lo regular tiene factores predisponentes, como un trauma o infecciones crónicas en piel, senos paranasales o mastoides. Por lo común se cultivan hongos en el contexto de fracturas compuestas francamente contaminadas con tierra, pero su significancia depende de la demostración de invasión o cultivos repetidamente positivos en pacientes sometidos a debridamiento seriado.

Osteomielitis crónica

Las etiologías comunes dependen de si la infección es primaria o secundaria, como se discutió en secciones previas.

Complicaciones

La principal complicación a largo plazo de la osteomielitis aguda es el desarrollo de osteomielitis crónica, que se presenta en alrededor de 5% de los pacientes. El retraso en la terapia apropiada es el principal factor de riesgo para este desenlace. Las complicaciones agudas, como una fractura, trombosis venosa profunda, y émbolos pulmonares sépticos, se presentan en 10% de los casos, y parecen ser más comunes en pacientes con infección por SARM.

Infecciones que parecen osteomielitis

Celulitis

La celulitis grave en una extremidad es a menudo una manifestación de osteomielitis subyacente (Fig. 16-8). Aunque las dos pueden ser difíciles de diferenciar, en la osteomielitis la inflamación por lo regular es más circunferencial y los bordes del eritema están menos definidos. Es más probable que la celulitis ocurra en el área de una herida local, mientras que en la osteomielitis en general no hay herida presente, ya que el mecanismo es siembra hematógena. Si se realiza un gammagrama óseo, las imágenes iniciales de flujo sanguíneo en ambos padecimientos mostrarán un incremento generalizado en la captación del radiomarcador en el tejido blando afectado. El hueso adyacente también puede demostrar un incremento leve y difuso en la captación, secundario a hiperemia. Sin embargo, en el caso de la celulitis, no se identifica captación anormal en hueso en la fase tardía. Si la celulitis en una extremidad no muestra mejoría significativa en las primeras 24 horas de terapia antimicrobiana, o si hay dolor a la palpación del hueso, se puede establecer un diagnóstico presuntivo de osteomielitis, y se debe realizar aspiración de hueso o drenaje abierto.

Absceso en tejidos blandos

Un absceso en los tejidos blandos debe ser drenado, y se deben administrar antibióticos con base en la tinción de Gram y en los resultados del cultivo. Si la infección no responde con estas medidas después de 2 a 3 días, se debe considerar una infección en el hueso subyacente, en especial en una extremidad.

Artritis séptica

Como ya se mencionó, la artritis séptica es una posible complicación de la osteomielitis. Es sobre todo una preocupación cuando está involucrada la cadera, pero también puede presentarse en la rodilla, el hombro o el tobillo. La VSG por lo regular es más alta, y permanece elevada durante más tiempo si llega a involucrarse una articulación. La posibilidad de artritis séptica concomitante puede detectarse aún más rápido monitoreando la PCR. En un estudio de 46 niños con osteomielitis, la PCR regresó a la normalidad en un promedio de 6 días después de haber iniciado la terapia en niños sin artritis séptica, en comparación con 11 días en los niños con artritis séptica.

Absceso muscular (piomiositis)

La piomiositis tradicionalmente ha sido más común en los trópicos, pero la incidencia parece haber aumentado en Estados Unidos desde el advenimiento de la infección adquirida en la comunidad por SARM. Los músculos profundos de la cadera y el muslo son los sitios más afectados, y en 25% de los casos existe el antecedente de trauma o ejercicio vigoroso. La mayoría de los niños presenta fiebre, dolor y cojera, imitando a la artritis séptica y a la osteomielitis de cadera. Algunas veces llega a sospecharse un proceso intraabdominal. El *S. aureus* es la causa más común, siendo responsable de 75% de los casos con cultivo positivo, seguido en frecuencia por el estreptococo del grupo A. Aunque el escaneo con galio es capaz de detectar un absceso muscular con una sensibilidad bastante buena, la RM es la modalidad imagenológica de elección (Fig. 16-9). Además del aumento en la intensidad de la señal en el músculo en las imágenes sopesadas en T2, a menudo se observan cambios inflamatorios reactivos en el hueso adyacente. Por lo regular no indican la presencia

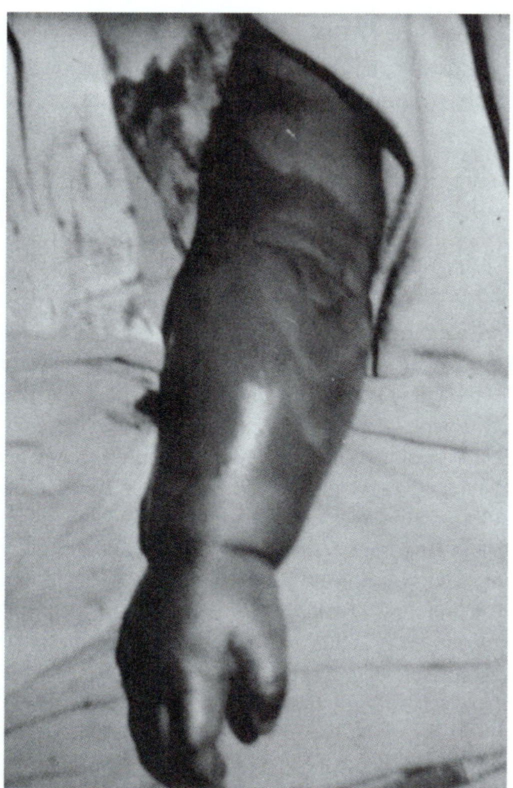

Figura 16-8. Celulitis en el brazo, que fue una manifestación de una osteomielitis subyacente en el radio (Fotografía cortesía del Dr. Dennis Lyne.)

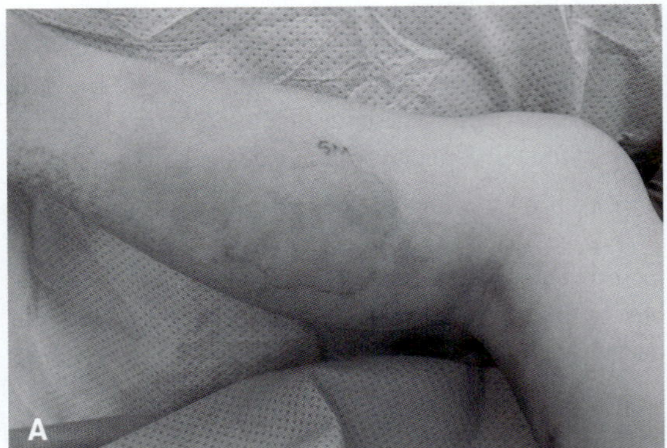

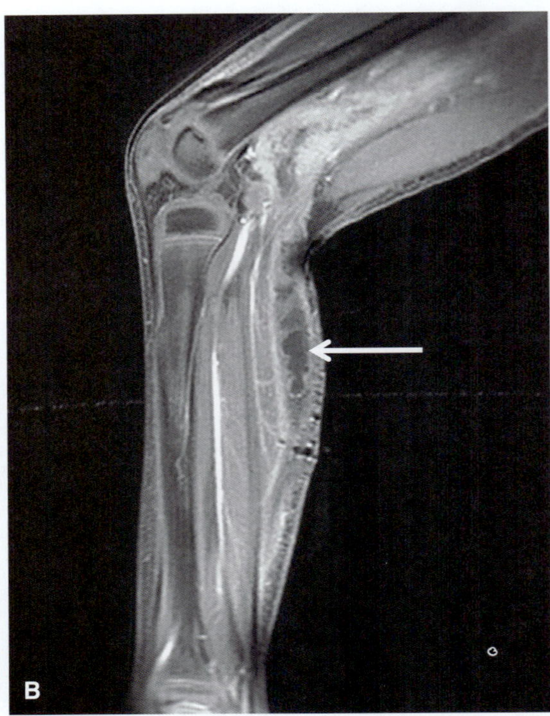

Figura 16-9. **(A)** Pantorrilla derecha de un niño de 5 años de edad con antecedente de fiebre, dolor en la pantorrilla y eritema de 2 sem de evolución que no respondía a antibióticos orales o IV. **(B)** La RM con gadolinio muestra un absceso grande (*flecha*) en el músculo poplíteo, consistente con miositis. El hemocultivo fue positivo para estreptococo del grupo A. Se encontró purulencia en el músculo durante la cirugía, pero los cultivos intraoperatorios fueron negativos.

de afección ósea, aunque a veces se puede encontrar una osteomielitis asociada si se aspira el hueso.

El manejo de la piomiositis depende de qué tan temprano se realice el diagnóstico. Si aún no hay un absceso discreto, sino solo inflamación difusa en el músculo (flemón), seguro los antibióticos por sí solos serán suficientes. Si se ha formado un absceso grande, se requerirá ya sea drenaje percutáneo o quirúrgico para lograr la curación. Por lo regular se administran antibióticos antiestafilocócicos durante 3 a 4 sem.

Infección de la herida

La infección purulenta en una herida quirúrgica o traumática, en especial en una extremidad, puede semejar una osteomielitis. Por desgracia, los niños que sufren fracturas abiertas son susceptibles a desarrollar osteomielitis, y distinguir una infección en hueso de una infección en los tejidos blandos puede ser en extremo difícil. Como se discutirá más adelante en la sección sobre Osteomielitis traumática, si se sospecha este diagnóstico, se requiere biopsia de hueso para identificar al organismo y confirmar el diagnóstico.

Sífilis congénita

En lactantes en los primeros meses de vida, la sífilis congénita puede parecer osteomielitis (ver Capítulo 19). Hay anormalidades metafisiarias en > 90% de los lactantes con sífilis congénita sintomática, y hasta en 20% de aquellos con enfermedad asintomática. El lactante puede presentar fiebre, disminución del movimiento espontáneo y edema de la extremidad afectada, con evidencia radiográfica de destrucción ósea. La sífilis resulta en una vasculitis obliterante con disminución del flujo sanguíneo al hueso y, como resultado, el marcador radioactivo no se acumula en el sitio de las lesiones óseas sifilíticas. Por lo tanto, se debe considerar sífilis congénita en el lactante pequeño con sospecha clínica de osteomielitis pero un gammagrama óseo normal.

Otras infecciones congénitas

La rubeola y el citomegalovirus pueden producir cambios óseos que semejan una osteomielitis después de la infección congénita. Típicamente, se observan áreas de radiolucidez en la metáfisis. Estas son causadas por un crecimiento anormal, y no por destrucción producida por infección.

Diagnósticos diferenciales no infecciosos

Infarto óseo

Este padecimiento se cubre en la sección subsecuente titulada "Osteomielitis en el niño con enfermedad de células falciformes (ECF)".

Lesión ósea

A mendo no puede obtenerse el antecedente de trauma en un niño, de modo que un hematoma subperióstico, una periostitis traumática o una fractura oculta pueden confundirse con una osteomielitis aguda. El gammagrama óseo en un niño con una fractura en una extremidad por lo regular muestra una captación uniformemente aumentada a lo largo de toda la longitud del hueso, en comparación con la captación mucho más focalizada en la osteomielitis aguda.

Una tercera parte de los casos tiene antecedente de trauma previo en un área que desarrolla osteomielitis. La historia comúnmente obtenida es la de dolor inmediato después de una lesión, seguido de disminución o resolución completa del dolor, y luego retorno subsecuente de dolor intenso uno o dos días después. De forma alternativa, la fiebre y el eritema local pueden ser las primeras pistas de que un área persistentemente dolorosa está infectada.

Quiste óseo

Un quiste óseo puede semejar un absceso de Brodie tanto clínica como radiográficamente. La mayoría de los quistes óseos unicamerales es asintomática hasta el diagnóstico, que por lo regular se establece por una fractura patológica. Por el contrario, los quistes óseos aneurismales son lesiones expansibles que típicamente causan dolor y edema. El análisis histológico del material obtenido en la biopsia puede diferenciar entre distintos tipos de quistes, infecciones y tumores.

Tumor

Algunos tumores de hueso, como el sarcoma de Ewing, pueden producir un cuadro clínico que se asemeja al de una osteomielitis subaguda o crónica. El neuroblastoma metastásico puede imitar una osteomielitis multifocal en el lactante o el niño pequeño. El osteoma osteoide, un tumor benigno de hueso, produce dolor que se incrementa de manera gradual y que por lo regular se alivia con AINE. El granuloma eosinofílico es una forma de histiocitosis de células de Langerhans sin involucramiento extraesquelético. El cráneo es el sitio más comúnmente afectado, pero cualquier hueso puede estar afectado, y la presentación puede ser indistinguible de la de un absceso de Brodie. Los pacientes con osteomielitis subaguda o crónica pueden tener

eosinófilos en los cortes congelados, que pueden confundirse con un quiste óseo eosinofílico y por lo tanto no cultivarse. Para todas estas condiciones, el diagnóstico definitivo requiere biopsia con cultivo.

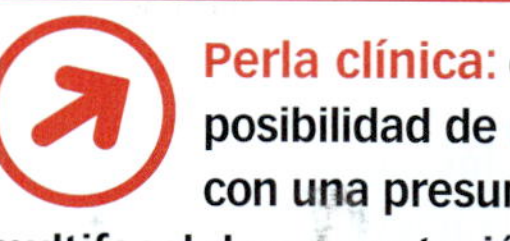

Leucemia aguda

El niño con leucemia aguda puede presentar fiebre, dolor óseo y elevación de la VSG con un inicio relativamente agudo. En una serie, 22 (21%) de 107 niños con leucemia aguda presentaron quejas ortopédicas. El gammagrama óseo por lo regular muestra una captación intensa localizada en una o varias metáfisis y diáfisis, pero también puede en lugar de ello mostrar áreas "frías". La presencia de anemia, trombocitopenia o hepato o esplenomegalia pueden ser pistas para el diagnóstico, y son indicaciones para un aspirado de médula ósea.

Hiperostosis cortical infantil

También llamada enfermedad de Caffey, esta rara enfermedad de causa desconocida puede producir fiebre, edema y elevación del periostio, en especial en la mandíbula, que pueden ser confundidos con una osteomielitis aguda.

Osteomielitis esclerosante de garre

También conocida como "osteomielitis esclerosante no supurativa crónica" o "periostitis proliferativa", esta condición se caracteriza por inflamación localizada de un hueso, a menudo la mandíbula, que puede o no ser dolorosa. Por lo regular no hay fiebre, leucocitosis ni elevación de la VSG. El estímulo desencadenante puede ser una infección dental o trauma, pero los cultivos de hueso en general son negativos. Histológicamente, hay focos supracorticales de formación reactiva de hueso con actividad osteoblástica marcada. En caso de afección mandibular, el paciente debe ser referido a un cirujano oral.

Plan diagnóstico

La osteomielitis hematógena aguda o subaguda se sospecha con base en la historia clínica y en la exploración física, y se confirma mediante aspiración o biopsia de hueso. Sin embargo, otras pruebas pueden ser útiles para limitar las posibilidades diagnósticas o para recuperar el agente etiológico. La utilidad de los estudios de imagen depende de la presentación del niño. En el niño con osteomielitis aguda clásica en un hueso largo, por lo regular no se requieren estudios de imagen, y es apropiada la aspiración ósea inmediata. En casos más complejos, los estudios de imagen pueden ser útiles, como se discute más adelante.

Hemocultivo

Alrededor de un tercio de los pacientes tendrá hemocultivos positivos. Antes de iniciar la terapia para una presunta celulitis en una extremidad, se deben obtener al menos uno y de preferencia dos hemocultivos. Si se sospecha osteomielitis, también debe realizarse un aspirado o biopsia de hueso, y enviarse material para cultivo.

Pruebas de laboratorio

Se debe obtener una biometría hemática completa. La anemia puede ser una pista hacia una malignidad enmascarada como una infección de hueso, aunque los pacientes con una osteomielitis de presentación subaguda también pueden tener anemia o inflamación significativas. La VSG por lo regular está elevada, y puede utilizarse para dar seguimiento a la respuesta terapéutica, aunque tiende a normalizarse de manera más lenta. La PCR se eleva más rápido con una infección, alcanzando un valor pico para el segundo día de la enfermedad en niños con osteomielitis. También alcanza valores normales mucho más rápido, por lo regular en la primera sem de terapia. La elevación persistente de la PCR puede ser una indicación de un absceso subperióstico no drenado o artritis séptica concurrente. También puede ocurrir cuando el organismo causante de la infección no es susceptible a la terapia antimicrobiana. Los niveles de PCR a menudo se elevan en respuesta a la lesión tisular, dificultando la interpretación en el niño con sospecha de osteomielitis traumática o posoperatoria. Sin embargo, la aspiración con aguja o la biopsia de hueso no parece afectar el nivel de la PCR.

Estudios radiológicos

Por lo regular deben obtenerse radiografías simples en el niño con sospecha de osteomielitis. Las anormalidades en las radiografías simples indicativas de osteomielitis aguda incluyen evidencia de destrucción ósea y nueva formación perióstica de hueso (Figs. 16-10 y 16-11). Sin embargo, estos cambios en general toman al menos 7 a 10 días para hacerse aparentes, y por lo tanto menos de una cuarta parte de los pacientes tiene hallazgos en la radiografía simple sugerentes de osteomielitis al momento de la presentación. Se ha observado inflamación de los tejidos blandos profundos tan pronto como a las 48 horas después del inicio de los síntomas, pero este hallazgo no es específico para osteomieli-

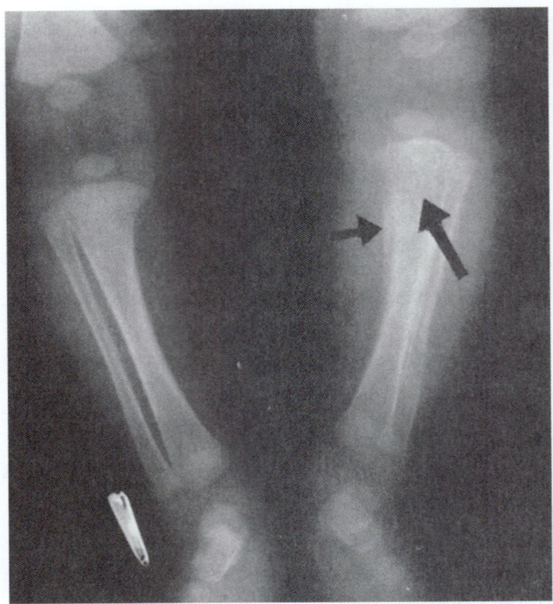

Figura 16-10. Periostio elevado (*flecha corta*) en un lactante con osteomielitis tibial causada por estreptococo del grupo A. También se puede observar edema de los tejidos blandos y algo de radiolucidez (*flecha larga*).

tis. Como es de esperarse, los niños con osteomielitis hematógena subaguda tienen, de forma mucho más frecuente, cambios radiográficos al momento de la presentación. El absceso de Brodie clásico se observa como una lesión radiolúcida bien definida rodeada por un anillo de esclerosis densa (Fig. 16-12).

Aunque no pueden utilizarse las radiografías para excluir la posibilidad de osteomielitis aguda al momento de la presentación, siguen siendo útiles para diagnosticar enfermedades que pueden confundirse con una osteomielitis, como una fractura no sospechada o un tumor de hueso. Además, si la radiografía simple muestra hallazgos consistentes con osteomielitis (o si la sospecha clínica de osteomielitis es alta), no son necesarios más estudios de imagen, y uno puede proceder directo con el aspirado o la biopsia de hueso.

Gammagrama óseo

La cintigrafía esquelética es muy útil cuando hay duda sobre el diagnóstico o la localización, como en el caso de un niño pequeño que se rehúsa a apoyar la extremidad, pero no tiene signos de localización en la exploración física. En estos casos, el gammagrama óseo puede ser muy útil en la evaluación de osteomielitis aguda, ya que las anormalidades pueden demostrarse de forma temprana en el curso del padecimiento, por lo regular al momento de la evaluación inicial (Fig. 16-11). Utilizando la técnica apropiada y proyeccio-

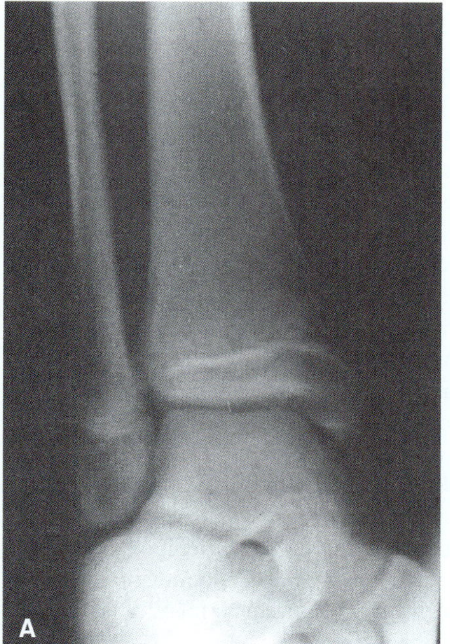

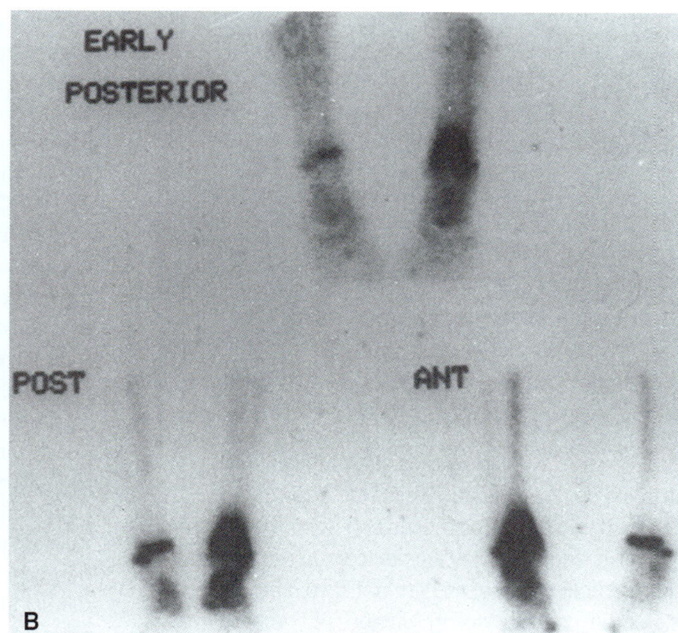

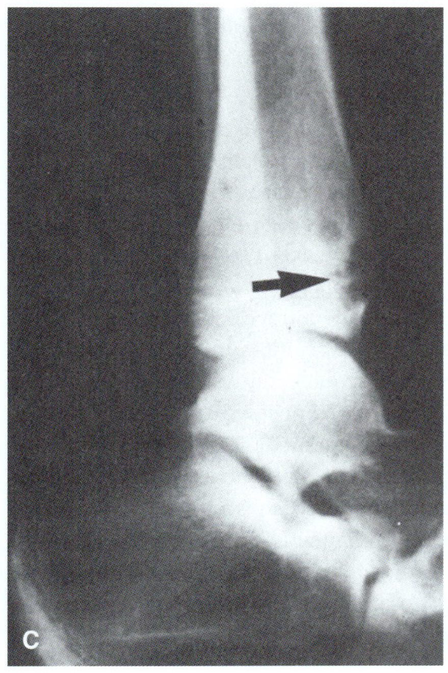

Figura 16-11. Osteomielitis aguda en la tibia distal derecha. **(A)** Radiografía normal 1 día después del inicio de la fiebre. **(B)** Gammagrama óseo anormal el mismo día. **(C)** Cambios óseos destructivos (*flecha*) visibles 12 días después. (Fotografía cortesía del Dr. Richard Shore.)

nes tanto temprana como retardada, el análisis puede distinguir de forma confiable la afección ósea de la de tejidos blandos. El gammagrama óseo es menos costoso que la RM, y rara vez requiere sedación. Además, la cintigrafía tiene la ventaja de detectar clínicamente una infección multifocal no aparente, que es en especial común en el recién nacido.

Aunque una anormalidad focal en el gammagrama óseo no distingue entre infección, trauma y tumor, la correlación clínica y radiográfica por lo regular permitirá una interpretación apropiada. Se deben identificar patrones atípicos, como un área "fría", que puede observarse en forma temprana y es causada por isquemia por una elevación de la presión intramedular y disminución de la irrigación sanguínea perióstica. En un estudio, 7 (9%) de 81 niños con osteomielitis tuvieron este patrón de disminución en la captación del radionúclido. Estos niños parecieron tener una infección de hueso más agresiva, con fiebre y VSG más altas al momento de la hospitalización, así como una mayor

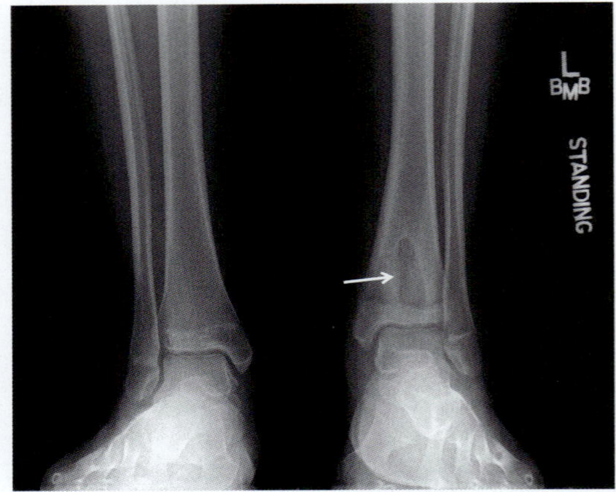

Figura 16-12. Radiografía simple de las tibias distales de una niña de 12 años de edad con antecedente de varios meses con dolor y edema en el tobillo izquierdo. Hay lucidez con un aro delgado de esclerosis (*flecha*) en la metáfisis distal de la tibia izquierda, consistente con un absceso de Brodie. Los cultivos intraoperatorios fueron positivos para *S. aureus* sensible a meticilina

estancia intrahospitalaria, en comparación con los niños con un incremento en la captación del marcador en el gammagrama óseo.

Aunque la cintigrafía puede ser muy útil para detectar osteomielitis aguda, no es perfecta; tanto la sensibilidad como la especificidad son de alrededor de 90 a 95% en la mayoría de los pacientes. Si un gammagrama óseo es negativo, es probable que el escaneo con galio también lo sea. Además, el escaneo con galio requiere de al menos 24 a 36 horas para un estudio adecuado. Al igual que con cualquier prueba diagnóstica, un estudio normal en un paciente en quien se sospechaba el diagnóstico debe valorarse con precaución. En caso de sospecha de osteomielitis, si hay eritema focal y dolor, se debe aspirar el hueso. Si estos signos están ausentes y la sospecha clínica persiste, se debe realizar una RM.

RM y TC

Como se discutió antes, estos estudios de imagen son innecesarios para una osteomielitis hematógena aguda en un hueso largo de rutina. En ciertos sitios anatómicos, como la pelvis y los cuerpos vertebrales, los hallazgos clínicos pueden ser inespecíficos, y los gammagramas óseos pueden ser difíciles de interpretar. Para estas áreas, la sensibilidad de la RM es mayor. La RM también tiene la ventaja de poder detectar abscesos intramedulares y subperiósticos, y por lo tanto puede indicar en donde sí se requiere drenaje quirúrgico. Aunque la RM es muy sensible, su especificidad

es más baja, ya que el aumento en la señal en la médula ósea puede en ocasiones deberse a fractura, infarto o a una infección cercana en los tejidos blandos. Además, la RM no es útil para diferenciar un infarto de una osteomielitis en niños con enfermedad de células falciformes.

La TC es superior a la RM para visualizar destrucción cortical, gas en el hueso, y secuestro óseo, hallazgos que a menudo son indicaciones de debridamiento quirúrgico. La TC también es útil para detectar abscesos asociados en los tejidos blandos, y para planificar el enfoque quirúrgico para el debridamiento. De manera adicional, la TC en general es más barata y fácil de obtener sin previo aviso. Por lo tanto, por cuestiones prácticas, algunas veces se obtiene primero una TC y, si es negativa, se puede solicitar una RM. Para el niño pequeño puede requerirse anestesia general, y se puede realizar al mismo tiempo la aspiración de hueso guiada por TC. La TC también es útil para dar seguimiento a la respuesta terapéutica en casos de osteomielitis crónica.

El ultrasonido no es sensible, y en general no se utiliza para el diagnóstico de osteomielitis aguda.

Aspiración de hueso

A menudo se puede aspirar pus del centro del área de máximo eritema y dolor. Este procedimiento es relativamente sencillo en los huesos superficiales, como la tibia, si el pus está por debajo del periostio. La aguja se inserta justo en la corteza externa del hueso, y se aspira el espacio subperióstico. Si no se encuentra pus, se avanza la aguja a través de la corteza hacia la cavidad medular, y se aspira la médula. Incluso si no se encuentra pus, se debe cultivar la médula, ya que a menudo el cultivo es positivo. Si se encuentra un absceso, por lo regular está indicado el drenaje quirúrgico. La aspiración con aguja no altera los resultados de un gammagrama óseo subsecuente. Por lo tanto, si se sospecha osteomielitis con base en la presencia de eritema focal y dolor sobre la metáfisis, no se debe esperar a los resultados de los estudios de imagen para realizar una aspiración ósea.

Tratamiento

Antibióticos

Para prevenir cambios anatómicos graves es esencial la terapia antibiótica temprana. Sin embargo, es necesario realizar un esfuerzo para obtener los cultivos apropiados antes de iniciarla. Se deben tomar dos muestras de sangre para cultivo, aspirar el hueso, si es posible, e iniciar antibióticos intravenosos.

En general, es apropiado utilizar al principio una terapia dual: un agente β-lactámico, como la cefazolina o la oxacilina, por su actividad superior contra *S. aureus* susceptible, y un agente con actividad contra SARM, como la vancomicina. Algunos centros utilizan empíricamente clindamicina en lugar de vancomicina, pero hasta 20% del *S. aureus* es resistente a este agente. En el niño muy enfermo que tal vez también tiene bacteriemia, se puede utilizar la combinación de oxacilina (o nafcilina) y vancomicina; esta combinación, contrario a lo que podría esperarse, es sinérgica contra muchas cepas de SARM. Los niños con enfermedad de células falciformes deben recibir agentes que cubran *Salmonella* y *S. aureus*, como ceftriaxona y vancomicina. Una cobertura empírica razonable en el recién nacido sería con cefotaxima y vancomicina.

La terapia puede ajustarse de acuerdo con los resultados de las pruebas de susceptibilidad, y los casos con cultivos negativos se tratan con cefazolina o, en algunos centros, clindamicina. Las penicilinas semisintéticas, las cefalosporinas y la clindamicina penetran de manera adecuada en el pus intramedular y el hueso, aunque la concentración puede ser menos que en las articulaciones. Además, los antibióticos pueden tener poca penetración en un secuestro o área isquémica, requiriendo terapia más prolongada y, por lo regular, debridamiento quirúrgico.

Si la osteomielitis es secundaria a una fractura contaminada o después de una cirugía, se debe añadir un antibiótico efectivo contra *Pseudomonas* y bacterias entéricas gramnegativas, como la gentamicina, hasta que estén disponibles los resultados del cultivo de hueso. En este contexto, no se aconseja iniciar el tratamiento empírico sin obtener cultivos de hueso, ya que el rango de posibles organismos es amplio y la infección polimicrobiana es común. Es poco probable que los cultivos de heridas superficiales reflejen la causa de la infección en tejidos más profundos. Si después se encuentra que todos los organismos son susceptibles a un solo agente, como el carbapenem, se puede consolidar la terapia. Los antibióticos por lo regular se administran durante 4 a 6 sem, a menos que exista hardware ortopédico, en cuyo caso se requiere una terapia de mayor duración.

Vía de administración

La decisión de si utilizar o no antibióticos orales es similar a la situación con la artritis séptica; la terapia inicial debe administrarse por vía intravenosa y después se evalúa la respuesta. No se han realizado estudios con un poder adecuado para determinar si los desenlaces son equivalentes con la terapia oral y la intravenosa. Sin embargo, la mayoría de los expertos cree que si hay una rápida respuesta inicial a la terapia, esta puede modificarse a la vía oral. Al igual que con la artritis séptica, las dosis utilizadas son dos a tres veces la dosis oral recomendada habitualmente. Las complicaciones graves, como la osteomielitis crónica, se presentan en alrededor de 3 a 6% de los niños con osteomielitis aguda.

Muchos expertos prefieren tratar la osteomielitis con antibióticos intravenosos durante toda la terapia, en particular si el niño tiene menos de 2 años de edad, si hay afección ósea extensa, si hubo retraso en el diagnóstico inicial, o si la respuesta inicial a la terapia es lenta. Se coloca un CCIP, y a menudo se puede administrar la terapia en casa. Si la punta del catéter se localiza centralmente (vena cava superior o aurícula derecha), la tasa de complicaciones es < 5%. Las complicaciones por lo general no son graves, e incluyen oclusión, flebitis, fuga e infección.

Aunque necesaria para tratar la infección, la administración prolongada de antibióticos (por cualquier vía) con frecuencia se asocia con efectos secundarios, como diarrea, neutropenia, elevación de las enzimas hepáticas, y a veces insuficiencia renal. Además de dar seguimiento a la respuesta del paciente a la terapia con una VSG y PCR semanales, también se deben obtener pruebas para monitorear estos efectos secundarios (biometría hemática y medición sérica de ALT y creatinina) en forma semanal.

El desarrollo de anemia normocítica es en extremo común en niños con infección en hueso o articulaciones. Esta anemia de la inflamación es secundaria a secuestro de hierro dentro de los macrófagos. No se debe a deficiencia de hierro, y los suplementos de hierro no son benéficos. El grado de anemia puede ser grave, con niveles de hemoglobina tan bajos como 7 g/dL. Sin embargo, se debe resistir la tentación de transfundir eritrocitos a menos que el niño esté sintomático, lo cual es poco común. El tratamiento de la infección resultará en la corrección de la anemia.

Duración de la terapia

En general, la osteomielitis se trata durante más tiempo que la artritis séptica debido a la menor penetración de los antibióticos en el hueso. Un estudio publicado en la década de 1970 reportó una tasa de falla al tratamiento de 19% para los casos tratados durante 3 sem o menos, y de 2% de falla en aquellos tratados durante más de 3 sem. La duración del tratamiento debe individualizarse, y se basa en el agente etiológico, la respuesta clínica, y la disminución en los marcadores de laboratorio de inflamación. Aunque se pueden utilizar la VSG y la PCR para dar seguimiento a la respuesta terapéutica, la duración de la terapia no debe basarse solo en estos valores; la normalización temprana de los valores es alentadora, pero no es una indicación para suspender la terapia. Nosotros en general tratamos la osteomielitis hematógena aguda por *S. aureus* o bacilos entéricos gramnegativos durante un mínimo de 4 sem; los casos complicados son tratados durante más tiempo. Otros agentes, como el estreptococo del grupo A y el *S. pneumoniae*, pueden ser tratados algunas veces durante menos tiempo.

Drenaje quirúrgico

Si se encuentra un absceso durante la aspiración ósea o en los estudios de imagen, o si no ha habido respuesta al tratamiento luego de 48 horas de terapia antibiótica, se debe realizar drenaje quirúrgico a través de la corteza. Sin embargo, en lactantes < 1 año de edad, este drenaje algunas veces no es necesario, en particular si se puede realizar una aspiración con aguja para identificar el organismo. Para los niños de cualquier edad, si hay destrucción ósea evidente en los estudios de imagen, por no regular es necesario el debridamiento quirúrgico del hueso necrótico.

Irrigación

Después del drenaje abierto, algunas veces se utiliza irrigación cerrada con una solución antibiótica. No existe evidencia de que esto sea necesario. Muchos cirujanos ortopedistas prefieren solo cerrar la herida sobre un drenaje de Penrose, que se retira luego de 2 o 3 días.

Situaciones especiales

Osteomielitis con cultivo negativo

Puede ocurrir osteomielitis con cultivo negativo debido a terapia antibiótica previa, un organismo fastidioso, un bajo inóculo, o una causa no infecciosa. El tratamiento debe basarse en la situación más probable o más grave. Por lo regular se administra terapia antiestafilocócica y se monitorea de cerca la respuesta del paciente.

Osteomielitis en el niño con enfermedad de células falciformes (ECF)

Hay dos grupos de niños con un riesgo particularmente alto de osteomielitis que merecen mención especial: aquellos con ECF y aquellos con EGC.

Los niños con ECF con frecuencia desarrollan infartos en hueso, pero también tienen una mayor incidencia de osteomielitis. En una serie de 113 niños, el infarto en hueso fue 60 veces más común que la infección. Tanto la osteomielitis como el infarto pueden causar edema, dolor, calor y eritema. Ambos pueden asociarse con aumento de los marcadores inflamatorios y con fiebre, aunque la fiebre es más a menudo de alto grado en aquellos con osteomielitis. Ambos procesos por lo regular resultan en un gammagrama óseo anormal. Un periodo de observación de 24 horas sin terapia antibiótica puede ser útil para ver si los síntomas responden de manera importante a la hidratación y la analgesia. Si la respuesta a la terapia por un presunto infarto es lenta, o si el paciente tiene fiebre alta, un conteo leucocitario alto, y dolor focal en hueso con eritema, se debe sospechar osteomielitis y aspirar el hueso.

En la mayoría de las series, la *Salmonella* es el agente más común de la osteomielitis en niños con ECF, aunque otros organismos entéricos gramnegativos y el *S. aureus* también están comúnmente implicados, y su frecuencia relativa varía con la localización. Una vez establecido el diagnóstico, el manejo es similar al de los niños sin ECF. Puede requerir una mayor duración de la terapia parenteral debido a la mala perfusión del hueso.

Los lactantes con ECF pueden presentar dolor y edema de las manos. Esta dactilitis de manos y pies por lo común es causada por múltiples infartos óseos pequeños, pero también puede ser causada por osteomielitis.

Osteomielitis en niños con enfermedad granulimatosa crónica (EGC)

La EGC es una inmunodeficiencia primaria en la que las células fagocíticas son incapaces de reducir el oxígeno molecular y por lo tanto no pueden matar ciertas bacterias u hongos después de fagocitarlos (ver Capítulo 23). Estos niños son en particular susceptibles a las infecciones con organismos catalasa positivos. De 368 pacientes con EGC en un registro nacional en Estados Unidos, 90 (24%) desarrollaron osteomielitis. Los organismos responsables más comunes fueron *Serratia* (29%), *Aspergillus* (22%), *Paecilomyces* (8%), *S. aureus* (6%), *Nocardia* (3%), *Burkholderia*, *Klebsiella* y *Pseudomonas* (2% cada una). La infección puede ocurrir como resultado de extensión directa desde un foco adyacente (más comúnmente observado en las infecciones fúngicas o por micobacterias) o por diseminación hematógena (en general con la infección bacteriana). Los huesos por lo regular involucrados incluyen vértebras, costillas y metatarsianos. Se debe intentar por todos los medios aislar el agente etiológico. Para lograr la curación es necesario el debridamiento quirúrgico amplio junto con la administración prolongada de antimicrobianos. Si el niño no está recibiendo interferón-γ, se debe añadir también. La osteomielitis con un organismo inusual puede ser el síntoma de presentación de la EGC. Los pacientes que tienen osteomielitis causada, por ejemplo, por *Serratia*, deben ser evaluados sin demora en busca de EGC (ver Capítulo 23).

Los niños con padecimientos inmunosupresores también tienen riesgo de osteomielitis. Casi cualquier organismo puede ser responsable, en especial los hongos, y pueden estar afectados sitios inusuales, como la mandíbula.

Osteomielitis traumática

La osteomielitis traumática incluye osteomielitis secundaria a mordeduras de animales (por lo general por *Pasteurella multocida*), punciones por aguja en el talón del recién nacido para estudios de sangre, aspiración de médula ósea, heridas por punción y fracturas. La incidencia de infección después de la fijación externa de fracturas cerradas es < 2%, mientras que la tasa de infección de las fracturas abiertas puede ser > 30%, dependiendo del tipo de fractura. La tasa de infección de las fracturas abiertas puede reducirse con 24 h de terapia antimicrobiana intravenosa contra *S. aureus*. La *Aeromonas* y otras bacterias inusuales pueden causar osteomielitis en el trauma contaminado con agua.

Los niños con osteomielitis secundaria a trauma (en particular fracturas abiertas) con frecuencia presentan descarga purulenta de días o semanas, algunas veces acompañada de dolor e inflamación. Por lo regular no hay fiebre ni eritema, y el conteo leucocitario y la VSG a menudo son normales. Debido al trauma óseo asociado, el gammagrama óseo es en general positivo y no ayuda para excluir osteomielitis. Si el paciente tiene menos de 1 año desde el trauma o cirugía ósea, se debe realizar un escaneo con leucocitos marcados con indio. Si el trauma o la cirugía del paciente ocurrieron hace más de 1 año, por lo regular se puede realizar un gammagrama. En el paciente con material ortopédico interno está contraindicada la RM, y la TC es a menudo difícil de interpretar debido a artefactos. No es apropiado tratar empíricamente por osteomielitis, ya que en 75% de los casos los cultivos de las heridas, incluyendo la descarga de tractos sinusales, no pueden predecir los resultados del cultivo de hueso. La infección es a menudo polimicrobiana, con predominio de *S. aureus* y organismos entéricos gramnegativos. Si se sospecha osteomielitis, el cultivo de hueso obtenido por cirugía es el único método confiable para establecer el diagnóstico.

Por lo común se presenta fiebre tan alta como 38.8 °C (102 °F) durante alrededor de 4 días durante la hospitalización por fractura cerrada del cuerpo del fémur, es probable que debido a lesión tisular y formación de hematoma a medida que el sitio de la fractura está sanando. Por lo regular comienza varios días después de la lesión, y no debe atribuirse a infección.

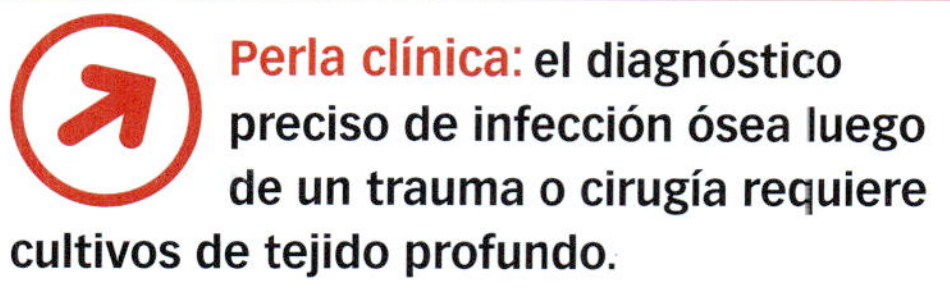

Osteomielitis posquirúrgica

La osteomielitis posquirúrgica puede ser secundaria a reducción abierta de fracturas cerradas, craneotomías, esternotomías medias y otros procedimientos que involucran hueso. Es común que un hueso y otro tejido se infecten después de una craneotomía con colocación de una malla para mapear focos convulsivos. El *S. sureus* y los bacilos gramnegativos son organismos comunes. Es razonable administrar de forma profiláctica vancomicina y cefepime al momento de retirar la malla.

La mediastinitis después de una cirugía de corazón abierto es un factor de riesgo para osteomielitis del esternón. Se presenta en 1 a 2% de las esternotomías, por lo regular en las primeras 2 o 3 sem después de la cirugía. Los pacientes presentan fiebre, dolor, un esternón inestable, y elevación de los marcadores inflamatorios. Se diagnostica mejor por TC. El tratamiento consiste en irrigación y debridamiento quirúrgicos, así como antibióticos IV, típicamente durante alrededor de 4 sem.

Osteocondritis después de heridas por punción con clavo en el pie

La osteomielitis del pie ocurre de manera más común después de una herida por punción con un clavo, por lo regular a través del zapato. De manera regular se infectan tanto el hueso como el cartílago (osteocondritis), y ocurre una artritis séptica asociada en alrededor de 20% de los pacientes. Las infecciones que se presentan durante los primeros días después de la herida por punción usualmente son celulitis causadas por *S. aureus* o estreptococo del grupo A. La osteocondritis en general se presenta 5 a 10 días después de la herida por punción, y la *P. aeruginosa* es el organismo responsable en 95% de los casos. El dolor local y el eritema son comunes, y pueden involucrar el dorso del pie. Típicamente hay ausencia de fiebre y leucocitosis, aunque la VSG con frecuencia está un poco elevada. Las radiografías simples son más a menudo normales, pero los gammagramas óseos en general son positivos (Fig. 16-13).

El manejo primario es quirúrgico, con debridamiento profundo del hueso y cartílago infectados a través de una incisión dorsal. Es muy poco probable que los antibióticos curen la infección sin una intervención quirúrgica. La gran mayoría de los pacientes tiene recuperación completa luego de 7 a 10 días de terapia antiseudomonas luego del debridamiento quirúrgico agresivo.

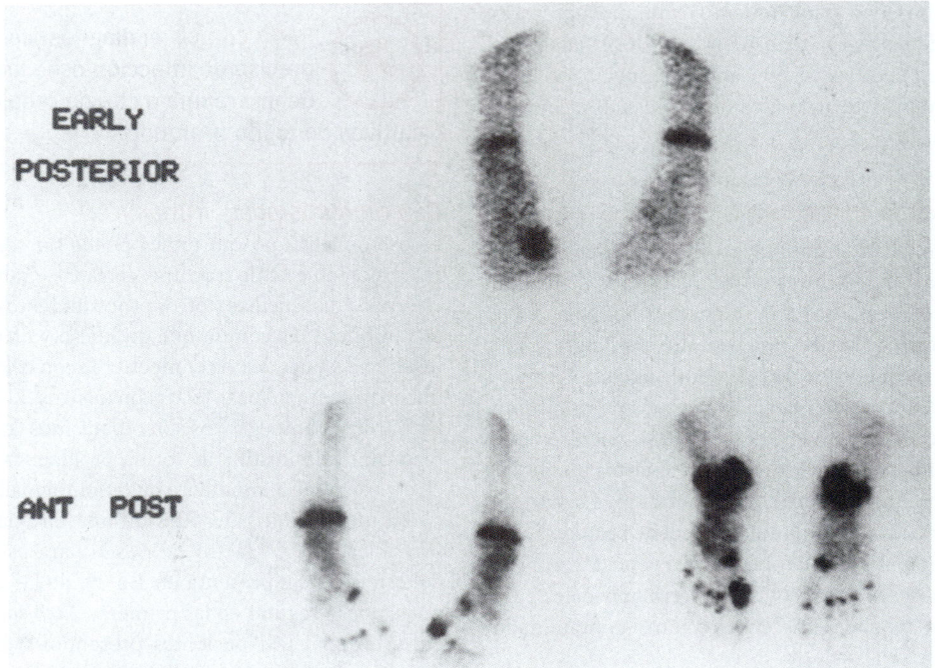

Figura 16-13. Gammagrama óseo de ambos pies mostrando aumento de la captación en la primera articulación metatarso-falángica izquierda y osteomielitis a cada lado de la articulación, luego de que un niño de 12 años pisara un clavo que penetró en su zapato tenis. (Fotografía cortesía del Dr. Richard Shore.)

No hay evidencia de que la administración de antibióticos profilácticos (incluso aquellos con actividad antiseudomonas) al momento de una herida por punción con un clavo prevenga la osteocondritis subsecuente. En un estudio retrospectivo, los pacientes que recibieron antibióticos profilácticos tuvieron una incidencia más alta de osteocondritis por *Pseudomonas*.

Osteomielitis multifocal

Como se discutió antes, la osteomielitis multifocal se observa a menudo en neonatos, ocurriendo en hasta un tercio de los casos. La osteomielitis que se presenta de forma posoperatoria o en usuarios de drogas intravenosas con frecuencia también es multifocal. Los focos múltiples de aumento de la captación en un gammagrama óseo también pueden representar malignidad, de manera más común neuroblastoma.

> **Perla clínica:** considere el diagnóstico de osteítis no bacteriana (osteomielitis multifocal crónica recurrente) en el niño con episodios repetidos de presunta osteomielitis hematógena con cultivo negativo.

Osteítis no bacteriana (antes osteomielitis multifocal crónica recurrente)

Este padecimiento es una enfermedad inflamatoria del hueso de etiología desconocida, que en general se presenta en niños y se caracteriza por exacerbaciones y remisiones espontáneas. El dolor óseo es el síntoma de presentación, y la mayoría de los pacientes tiene más de un foco con el paso del tiempo. Alrededor de un tercio de los episodios se acompaña de fiebre, y la VSG a menudo está elevada durante las exacerbaciones, pero por lo regular no tan alta como en la osteomielitis hematógena aguda. Los sitios más afectados son la tibia, el fémur, las clavículas, los pies y los cuerpos vertebrales. Las mujeres se ven afectadas casi el doble que los hombres.

Alrededor de un tercio de los niños tiene una condición extraósea asociada, en especial pustulosis palmoplantar. Algunos niños tienen una constelación de hallazgos descritos por el acrónimo síndrome SAPHO (sinovitis, acné, pustulosis, hiperostosis y osteítis). En niños con osteítis no bacteriana también se han descrito enfermedad intestinal inflamatoria, pioderma gangrenoso y síndrome de Sweet. Las características histológicas incluyen inflamación aguda y crónica con áreas de necrosis ocasionales. Sin embargo, los cultivos son estériles, y no hay respuesta a la terapia antimicrobiana. La mayoría de los niños responde a los antiinflamatorios no esteroides, y el pronóstico a largo plazo es bueno, aunque las exacerbaciones pueden continuar presentándose durante años. Para los pacientes que no responden a los AINE, otras opciones incluyen metotrexato, sulfasalazina, azatioprina o colchicina. Los cursos breves de prednisona algunas veces alivian el dolor. Opciones más agresivas incluyen pamidronato o terapia biológica con infliximab o anakinra.

DISCITIS

Definición

El estrechamiento del espacio del disco sin evidencia de herniación del mismo se denomina discitis, por lo regular atribuible a infección. Las publicaciones iniciales a menudo no distinguían entre la infección del cuerpo vertebral y la del disco intervertebral, aunque la distribución por edad, patogénesis, causas y el pronóstico difieren entre ambas entidades. La irrigación sanguínea de los cuerpos vertebrales sufre involución desde arterias intraóseas ricas en anastomosis en el niño pequeño, hasta arterias terminales en el adolescente y el adulto. El disco en sí mismo es avascular en todas las edades, y tal vez es solo un espectador en el proceso de la enfermedad, que se presenta en la interface disco-vertebral. La discitis es más común en niños pequeños (edad promedio, 20 meses), y la osteomielitis vertebral es más común en niños mayores y adultos.

Los discos con más frecuencia involucrados son del tercer al quinto discos lumbares. Los cultivos del espacio discal en general son negativos, pero a veces revelan *S. aureus* o, con menos frecuencia, otros patógenos. Incluso en los casos con cultivo positivo, el desenlace no parece estar afectado por la terapia antimicrobiana. La idea actual es que la discitis es quizás el resultado de una infección bacteriana de bajo grado con esterilización del área por las defensas del huésped en la mayoría de los casos.

Diagnóstico

El inicio de la discitis es gradual y sutil, y a menudo no se sospecha que la columna vertebral sea el sitio del problema. La fiebre por lo regular está ausente o es de bajo grado. A veces se sospecha una fuente intraabdominal. Los niños < 3 años de edad presentan irritabilidad y cojera, y después se rehúsan a caminar, sentarse o ponerse de pie. La irritabilidad del niño es mayor a la esperada de acuerdo con los hallazgos sistémicos. Los niños mayores por lo regular se quejarán de dolor de espalda. Al igual que con la artritis séptica, la osteomielitis y la piomiositis, es común el antecedente de trauma previo.

Una revisión de 155 casos distinguió tres patrones de síndromes de presentación: el de espalda, el de cadera-pierna, y el meníngeo. El patrón de espalda es por mucho el más común, y se presenta como se describió antes. El movimiento de la pelvis o los muslos, la percusión de las plantas de los pies, o el estar en posición prona produce incomodidad. A menudo hay aumento de la lordosis lumbar. La columna es a menudo dolorosa con la presión directa o compresión, causada al oprimir la parte superior de la cabeza del niño; esto se conoce como signo de Karzon. El flexionar por completo las caderas con el niño en posición supina (para eliminar la lordosis normal) produce dolor, al igual que las maniobras de inclinación pélvica.

El patrón cadera-pierna está definido por dolor mal localizado en estas áreas, referido desde el área lumbar. El signo de Gower (utilizar las manos para empujar sobre las rodillas al ponerse de pie) ha sido observado en algunos niños con discitis que no tenían debilidad muscular. En raras ocasiones, la discitis se presenta con un patrón meníngeo, con signos de irritación meníngea, hiperreflexia y dolor de espalda. Se puede sospechar un tumor pineal.

El conteo leucocitario por lo regular es normal, pero la VSG casi siempre está un poco elevada. Se deben obtener hemocultivos, pero rara vez son positivos en la discitis; un hemocultivo positivo sugiere osteomielitis vertebral. Se debe preguntar por el antecedente de posible exposición a tuberculosis. Si existen factores de riesgo para exposición a tuberculosis, se deben obtener una prueba cutánea de tuberculina o un IGRA, y una radiografía de tórax.

El primer signo radiográfico de la discitis es la disminución de la anchura del espacio discal, que toma al menos 10 días en volverse evidente. Dado que los niños a menudo se presentan varios días después del inicio de los síntomas, las radiografías son anormales al momento de la presentación en alrededor de tres cuartas partes de los pacientes. Los cambios cintigráficos se presentan antes que los hallazgos en la radiografía de tórax. Los gammagramas óseos muestran aumento de la captación en el espacio discal y en los extremos contiguos de las vértebras adyacentes tanto en las imágenes de la fase de acumulación de sangre como en las imágenes óseas tardías. Sin embargo, este patrón no es específico de la discitis, y se puede observar también en la osteomielitis vertebral. En el niño con síntomas compatibles con discitis y hallazgos característicos en la radiografía simple, rara vez se requieren más estudios de imagen. Si la radiografía es negativa, se deben considerar el gammagrama óseo o la RM. Si se sospecha osteomielitis vertebral, se debe realizar una RM ya que es muy sensible y específica para este diagnóstico, demostrando afección de los cuerpos vertebrales y los tejidos blandos paravertebrales.

En el pasado, se recomendaba la aspiración o biopsia del disco afectado, pero hoy en día rara vez se lleva a cabo en niños en quienes el diagnóstico de discitis es evidente. La aspiración con frecuencia puede reservarse para el niño que no responde a la terapia inicial.

Diagnóstico diferencial

Las dos condiciones más importantes a excluir en el niño con sospecha de discitis son los tumores de la columna y la osteomielitis vertebral (Fig. 16-7). LA RM está indicada si la historia clínica incluye inicio súbito de los síntomas, fiebre alta, elevación del conteo leucocitario, hemocultivo positivo, alteración neurológica o evidencia radiológica de una masa paraespinal o una lesión vertebral no adyacente al disco. La artritis séptica sacroiliaca también puede semejar una discitis clínicamente. En adolescentes, la enfermedad de Scheuermann (osteocondritis del cuerpo vertebral) también es una posibilidad a considerar. Rara vez puede ocurrir calcificación idiopática del disco intervertebral en niños.

Posibles etiologías

En algunas series, 50% o más de los pacientes tiene cultivos positivos en la aspiración o biopsia del disco, pero en la mayoría de las series, el resultado es mucho más bajo. El organismo con más frecuencia identificado es *S. aueus*. En ocasiones se pueden cultivar *S. epidermidis, S. pneumoniae, Moraxella, Salmonella, Proteus, Pseudomonas, Corynebacterium, Kingella* y otras bacterias de baja virulencia. La afección del disco intervertebral puede ser un hallazgo temprano en la tuberculosis espinal, que es común en los países en desarrollo pero lo es mucho menos en Estados Unidos.

Tratamiento

La mayoría de los niños con discitis está más cómoda con la inmovilización de la columna. Esto por lo regular se logra con una escayola corporal rígida; algunas veces, esta puede ser sustituida por un arnés corporal. La inmovilización casi siempre se realiza por 4 sem, pero pueden ser suficientes periodos más cortos. Si la inmovilización no alivia la incomodidad, esto sugiere otro diagnóstico, y deben realizarse estudios de imagen adicionales, biopsia o aspiración de la lesión. Por lo común se administran AINE. Aunque los pacientes parecen tener un desenlace satisfactorio incluso si no se administra terapia antimicrobiana, la mayoría de los médicos utiliza un antibiótico antiestafilocócico. La elección más cautelosa es tratar con un antibiótico intravenoso durante 5 a 7 días y luego cambiar a terapia oral durante 7 a 14 días adicionales. Si la respuesta a la terapia es lenta, se debe considerar osteomielitis vertebral, realizar una biopsia y extender la duración

de la terapia. El desenlace de la discitis en general es bueno. Aunque el estrechamiento de los espacios discales puede persistir, la mayoría de los niños no presenta alteración funcional o dolor a largo plazo.

PUNTOS CLAVE

- **La artritis séptica es una emergencia médica y quirúrgica; se requiere drenaje rápido y antibióticos apropiados para prevenir el daño a largo plazo de la articulación.**
- **El médico debe tener un alto índice de sospecha para osteomielitis en el niño con dolor óseo; con frecuencia se presenta con fiebre de bajo grado o sin fiebre, y con un conteo leucocitario normal.**
- **Los pacientes con artritis séptica, osteomielitis y piomiositis a menudo tienen el antecedente de trauma reciente en el área; el organismo infectante más frecuente en las tres condiciones es el *S. aureus*.**
- **Las infecciones de hueso y articulaciones con cultivo negativo se tratan igual de agresivamente que aquellas con cultivo positivo.**

REFERENCIAS SELECCIONADAS

Artritis séptica

http://orthoinfo.aaos.org/topic.cfm?topic=A00593 (bone, joint, and muscle infections in children)

Gerber MA, Shapiro ED, Burke GS, et al. Lyme disease in children in southeastern Connecticut. Pediatric Lyme Disease Study Group. *N Engl J Med* 1996;335:1270–4.

Harel L, Prais D, Bar-On E, et al. Dexamethasone therapy for septic arthritis in children: results of a randomized double-blind placebo-controlled study. *J Pediatr Orthop* 2011;31:211–5.

Kallio MJ, Unkila-Kallio L, Aalto K, et al. Serum C-reactive protein, erythrocyte sedimentation rate and white blood cell count in septic arthritis of children. *Pediatr Infect Dis J* 1997;16:411–3.

Kang S-N, Sanghera T, Mangwani J, et al. The management of septic arthritis in children. *J Bone Joint Surg Br* 2009;91-B:1127–33.

Kocher MS, Zurakowski D, Kasser JR. Differentiating between septic arthritis and transient synovitis of the hip in children: an evidence-based clinical prediction algorithm. *J Bone Joint Surg Am* 1999;81:1662–70.

Montgomery NI, Rosenfeld S. Pediatric osteoarticular infection update. *J Pediatr Orthop* 2015;35:74–81.

Nelson JD, Howard JB, Shelton S. Oral antibiotic therapy for skeletal infections of children. I. Antibiotic concentrations in suppurative synovial fluid. *J Pediatr* 1978;92:131–4.

Nelson JD, Koontz WC. Septic arthritis in infants and children: a review of 117 cases. *Pediatrics* 1966;38:966–71.

Odio CM, Ramirez T, Arias G, et al. Double blind, randomized, placebo-controlled study of dexamethasone therapy for hematogenous septic arthritis in children. *Pediatr Infect Dis J* 2003;22:883–8.

Samora JB, Klingele K. Septic arthritis of the neonatal hip: acute management and late reconstruction. *J Am Acad Orthop Surg* 2013;21:632–41.

Steere AC, Angelis SM. Therapy for Lyme arthritis: strategies for the treatment of antibiotic-refractory arthritis. *Arthritis Rheum* 2006;54:3079–86.

Weaver SC, Lecuit M. Chikungunya virus and the global spread of a mosquito-borne disease. *N Engl J Med* 2015;372:1231–9.

Welkon CJ, Long SS, Fisher MC, et al. Pyogenic arthritis in infants and children: a review of 95 cases. *Pediatr Infect Dis* 1986;5:669–76.

Ostomielitis

Abshire TC. The anemia of inflammation. A common cause of childhood anemia. *Pediatr Clin North Am* 1996;43:623–37.

Beretta-Piccoli BC, Sauvain MJ, Gal I, et al. Synovitis, acne, pustulosis, hyperostosis, osteitis (SAPHO) syndrome in childhood: a report of ten cases and review of the literature. *Eur J Pediatr* 2000;159:594–601.

Bradley JS, Kaplan SL, Tan TQ, et al. Pediatric pneumococcal bone and joint infections. The Pediatric Multicenter Pneumococcal Surveillance Study Group (PMPSSG). *Pediatrics* 1998;102:1376–82.

Cabral DA, Tucker LB. Malignancies in children who initially present with rheumatic complaints. *J Pediatr* 1999;134:53–7.

Correa AG, Edwards MS, Baker CJ. Vertebral osteomyelitis in children. *Pediatr Infect Dis J* 1993;12:228–33.

Dalton GP, Drummond DS, Davidson RS, et al. Bone infarction versus infection in sickle cell disease in children. *J Pediatr Orthop* 1996;16:540–4.

Dich VQ, Nelson JD, Haltalin KC. Osteomyelitis in infants and children. A review of 163 cases. *Am J Dis Child* 1975;129:1273–8.

Dodwell ER. Osteomyelitis and septic arthritis in children: current concepts. *Curr Opin Pediar* 2013;25:58–63.

Edwards MS, Baker CJ. Median sternotomy wound infections in children. *Pediatr Infect Dis* 1983;2:105–9.

Espinosa CM, Davis MM, Gilsdorf JR. Anaerobic osteomyelitis in children. Pediatr Infect Dis J 2011;30:422–3.

Fernandez M, Carrol CL, Baker CJ. Discitis and vertebral osteomyelitis in children: an 18-year review. *Pediatrics* 2000;105:1299–304.

Gregory SW, Boyce TG, Larson AN, et al. *Fusobacterium nucleatum* osteomyelitis in three previously healthy children: a case series and review of the literature. *J Pediatric Infect Dis Soc* 2015;4(4):e155–9.

Gubbay AJ, Isaacs D. Pyomyositis in children. *Pediatr Infect Dis J* 2000;19:1009–12.

Jacobs RF, McCarthy RE, Elser JM. *Pseudomonas* osteochondritis complicating puncture wounds of the foot in children: a 10-year evaluation. *J Infect Dis* 1989;160:657–61.

Jarvis JG, Skipper J. *Pseudomonas* osteochondritis complicating puncture wounds in children. *J Pediatr Orthop* 1994;14:755–9.

Lew DP, Waldvogel FA. Osteomyelitis. *N Engl J Med* 1997;336:999–1007.

Mustafa MM, Saez-Llorens X, McCracken GH Jr, et al. Acute hematogenous pelvic osteomyelitis in infants and children. *Pediatr Infect Dis J* 1990;9:416–21.

Pannaraj PS, Julten KG, Gonzalez EB, et al. Infective pyomyositis and myositis in children in the era of community-acquired, methicillin-resistant *Staphylococcus aureus* infection. *Clin Infect Dis* 2006;43:953–60.

Pasic S, Abinun M, Pistignjat B, et al. *Aspergillus* osteomyelitis in chronic granulomatous disease: treatment with recombinant gamma-interferon and itraconazole. *Pediatr Infect Dis J* 1996;15:833–4.

Racadio JM, Doellman DA, Johnson ND, et al. Pediatric peripherally inserted central catheters: complication rates related to catheter tip location. Pediatrics 2001;107:E28.

Rasool MN. Primary subacute haematogenous osteomyelitis in children. *J Bone Joint Surg Br* 2001;83:93–8.

Schultz C, Holterhus PM, Seidel A, et al. Chronic recurrent multifocal osteomyelitis in children. *Pediatr Infect Dis J* 1999;18:1008–13.

Scott RJ, Christofersen MR, Robertson WW, et al. Acute osteomyelitis in children: a review of 116 cases. *J Pediatr Orthop* 1990;10:649–52.

Spiegel DA, Meyer JS, Dormans JP, et al. Pyomyositis in children and adolescents: report of 12 cases and review of the literature. *J Pediatr Orthop* 1999;19:143–50.

Twilt M, Laxer RM. Clinical care of children with sterile bone inflammation. *Curr Opin Rheumatol* 2011;23:424–31.

Unkila-Kallio L, Kallio MJ, Eskola J, et al. Serum C-reactive protein, erythrocyte sedimentation rate, and white blood cell count in acute hematogenous osteomyelitis of children. *Pediatrics* 1994;93:59–62.

Unkila-Kallio L, Kallio MJ, Peltola H. The usefulness of C-reactive protein levels in the identification of concurrent septic arthritis in children who have acute hematogenous osteomyelitis. A comparison with the usefulness of the erythrocyte sedimentation rate and the white blood-cell count. *J Bone Joint Surg Am* 1994;76:848–53.

Wang MN, Chen WM, Lee KS, et al. Tuberculous osteomyelitis in young children. *J Pediatr Orthop* 1999;19:151–5.

Weichert S, Sharland M, Clarke NMP, et al. Acute haematogenous osteomyelitis in children: is there any evidence for how long we should treat? *Curr Opin Infect Dis* 2008;21:258–62.

Winkelstein JA, Marino MC, Johnston RB Jr, et al. Chronic granulomatous disease. Report on a national registry of 368 patients. *Medicine* (Baltimore) 2000;79:155–69.

Zimmerli W, Widmer AF, Blatter M, et al. Role of rifampin for treatment of orthopedic implant-related staphylococcal infections: a randomized controlled trial. Foreign-Body Infection (FBI) Study Group. *JAMA* 1998;279:1537–41.

Discitis

Arbelaez A, Restrepo F, Castillo, M. Spinal infections: clinical and imaging features. *Top Magn Reson Imaging* 2014;23:303–14.

Cushing AH. Diskitis in children. Clin Infect Dis 1993;17:1–6.

Mirovsky Y, Copeliovich L, Halperin N. Gowers' sign in children with discitis of the lumbar spine. *J Pediatr Orthop B* 2005;14:68–70.

Spencer SJ, Wilson NI. Childhood discitis in a regional children's hospital. *J Pediatr Orthop B* 2012;21:264–8.

Las infecciones de la piel deben distinguirse de los exantemas, que son erupciones asociadas con una enfermedad febril generalizada, las cuales se analizan en el Capítulo 11. Una infección primaria de la piel es aquella en la que la manifestación principal y original de la infección se da en la piel. Los ejemplos de dichas infecciones que se discuten más adelante incluyen a la celulitis, la gangrena, el impétigo, las pústulas, las ampollas, los abscesos, el síndrome de piel escaldada, la tiña y las úlceras cutáneas. Una infección cutánea secundaria es aquella que se presenta debido a un cambio en el mecanismo protector de la piel. Algunos ejemplos incluyen el acné, quemaduras, dermatitis del pañal y heridas, ya sean quirúrgicas o traumáticas. Algunas infecciones cutáneas involucran la dermis o la epidermis, mientras que otras también involucran a la grasa subcutánea y la fascia subyacentes, en cuyo caso se utiliza el término más amplio, infección de tejidos blandos. La infección del músculo (piomiositis) se analiza en el Capítulo 16. Las mordeduras humanas y animales se discuten en el Capítulo 21.

FLORA CUTÁNEA NORMAL

A menudo las bacterias de la piel pueden encontrarse en la superficie, en los folículos pilosos, y debajo de las células superficiales del estrato córneo. La flora cutánea puede dividirse en dos grupos: como residente y transitoria. La flora residente existe en números desde un punto de vista relativo estables, y consiste sobre todo en *Staphylococcus epidermidis*, micrococos, difteroides aerobios y anaerobios, y especies de *Propionibacterium*. La flora transitoria es introducida desde el medio ambiente y por lo general solo reside en la piel de forma temporal. Los organismos más importantes de la flora transitoria son el *Staphylococcus aureus* y los estreptococos β-hemolíticos del grupo A. El *S. aureus* se encuentra de forma tan frecuente (~30%) en la nariz, axilas, ingles, periné y en el ombligo del recién nacido, que algunas veces se considera flora normal en estos sitios. Los niños con enfermedad cutánea subyacente, como por ejemplo una dermatitis atópica, tienen tasas mucho más altas de colonización con *S. aureus* (~90%). Los pacientes hospitalizados, en especial aquellos ingresados en unidades de cuidados intensivos, a menudo se colonizan con una amplia variedad de organismos. La exposición a antibióticos, incluso de forma ambulatoria, cambia la composición de la flora cutánea, aumentando ante todo la colonización con *Candida*.

La mayoría de las infecciones superficiales de la piel que se presenta en pacientes ambulatorios son causadas ya sea por *S. aureus* o estreptococo del grupo A, aunque en ocasiones están implicados otros organismos. En los pacientes hospitalizados se observa una mayor variedad de organismos. Entre 1 562 aislados bacterianos recuperados de pacientes hospitalizados con infecciones de piel y tejidos blandos en Estados Unidos y Canadá, los patógenos más comunes fueron *S. aureus* (43%), *Pseudomonas aeruginosa* (11%), especies de *Enterococcus* (8%), *Escherichia coli* (7%), especies de *Enterobacter* (5%) y estreptococos β-hemolíticos (5%).

Durante la última década, la emergencia generalizada del *S. aureus* resistente a meticilina adquirido en la comunidad (SARM-AC), ha conducido a cambios en el tratamiento antibiótico empírico de la mayoría de las infecciones de piel y tejidos blandos. Solo alrededor de 2% de las personas es portador de SARM en la piel. Sin embargo, debido a factores de virulencia presentes en la mayoría de las cepas de SARM-AC, estas cepas constituyen un número desproporcionado de infecciones de la piel causadas por *S. aureus*.

Perla clínica: de las infecciones cutáneas por *S. aureus* adquiridas en la comunidad, 30 a 70% son causadas por SARM, dependiendo de la localización geográfica.

CELULITIS

La celulitis se define como inflamación localizada de la piel, identificada por un área de enrojecimiento y calor. Puede haber fiebre y con frecuencia está involucrado el tejido subcutáneo subyacente. Esta definición amplia incluye enfermedades no infecciosas que pueden imitar una celulitis bacteriana. La linfangitis, que puede acompañar a la celulitis, es una delgada línea de enrojecimiento que por lo general se extiende desde una herida infectada a lo largo de la ruta del drenaje linfático.

Si el eritema y el calor son más generalizados, se debe considerar el diagnóstico de fiebre escarlatina o síndrome de piel escaldada.

La celulitis es un diagnóstico que a menudo puede subclasificarse de acuerdo a su localización, lo cual da una pista acerca de su etiología, como se describe más adelante. La celulitis también puede describirse con adjetivos que implican enfermedad más grave que una celulitis "simple", la cual se manifiesta solo con enrojecimiento, calor y edema de los tejidos blandos.

Celulitis necrotizante

En el pasado se establecía una distinción entre celulitis necrotizante y fascitis necrotizante. En la celulitis necrotizante, la piel se ve afectada de forma temprana con hemorragia y necrosis. En la fascitis necrotizante, la piel y los tejidos subcutáneos son levantados por disección de la infección a lo largo de los planos fasciales, y la piel está pálida y brillante. Sin embargo, la diferenciación entre estas dos condiciones no siempre es fácil, y desde luego establecer una "etiqueta" precisa tiene poca importancia. La identificación temprana y la intervención quirúrgica urgente son críticas para ambas condiciones (ver la sección sobre Infecciones necrotizantes de los tejidos blandos).

Celulitis crepitante

Como se analiza en la sección acerca de Infecciones necrotizantes de los tejidos blandos, se debe presumir que la crepitación de un área celulítica es una gangrena temprana.

Localización

La localización de la celulitis es importante, y el diagnóstico descriptivo siempre debe establecer la localización, ya que puede haber una infección grave por debajo de la celulitis. El punto central de la celulitis puede dar una pista sobre la enfermedad subyacente (Tabla 17-1). Posibles enfermedades subyacentes importantes incluyen osteomielitis, artritis séptica, peritonitis, sinusitis, infecciones del espacio cervical, o infecciones profundas de heridas, las cuales se discuten en otros capítulos.

 **Tabla 17-1 Posibles causas de celulitis en varias localizaciones**

LOCALIZACIÓN	CONSIDERE
Ojo y área periorbitaria	Sinusitis etmoidal o celulitis orbitaria
Abdomen	Peritonitis
Brazo o pierna	Osteomielitis o piomiositis
Articulación	Artritis séptica o bursitis
Alrededor de una herida	Infección de la herida
Sobre un nódulo linfático crecido	Adenitis o absceso
Perianal o perineal	Estreptococo del grupo A
Mejilla	Absceso dental, sinusitis maxilar, celulitis bucal por *Haemophilus influenzae*
Ambas tibias	Eritema nodoso
Sacro	Infección de un quiste pilonidal
Cuero cabelludo	Querión (tiña inflamatoria de la cabeza)
Detrás de la oreja	Mastoiditis
Unión de la oreja con el cuero cabelludo	Dermatitis atópica infectada
Toda la oreja	Otitis externa maligna o pericondritis auricular
Escroto	Síndrome de Fournier, epididimitis
Alrededor del cuello	Infecciones del espacio cervical

Celulitis de una extremidad

La celulitis de un brazo o una pierna a menudo se asocia con una lesión local y una herida leve. Son comunes las líneas linfangíticas, el dolor a la palpación local, el eritema, fiebre, malestar general y adenopatía regional dolorosa. Un borde mal definido del eritema podría deberse solo a celulitis profunda en el tejido subcutáneo, o podría indicar una osteomielitis subyacente, en especial si hay dolor sobre la metáfisis (ver Capítulo 16). La celulitis sobre una articulación puede que se deba a artritis séptica o, menos común, bursitis (Fig. 17-1).

Los hemocultivos son positivos en solo 5 a 15% de los casos de celulitis simple, y los cultivos por aspirado del borde principal son por lo regular negativos también. Los cultivos de hisopado de pus tienen un mayor rendimiento, pero con frecuencia no hay pus visible. Por lo tanto, estos no se recomiendan de rutina en los casos no complicados.

El estreptococo del grupo A es la causa más común, seguido del *S. aureus*. En la mayoría de los casos, la celulitis leve en una extremidad en un niño normal puede ser tratada con un antibiótico oral (p. ej., cefalexina o clindamicina, dependiendo de los patrones locales de resistencia) que cubran estos dos organismos. Las fluoroquinolonas, sulfonamidas, tetraciclinas y los macrólidos en general no se recomiendan debido a tasas más altas de falla clínica contra estreptococo del grupo A. En niños inmunocomprometidos (incluyendo neonatos) y niños con manifestaciones de una infección grave (como fiebre alta o toxicidad), se deben obtener hemocultivos, y se debe iniciar terapia parenteral (p. ej., clindamicina o vancomicina en áreas con alta prevalencia de SARM-AC, nafcilina o cefazolina para el resto).

Celulitis sacra

La infección de un quiste pilonidal es la causa más frecuente de una celulitis sacra en la línea media. Se presenta de manera predominante en hombres, y casi siempre se manifiesta en forma clínica cerca del final de la segunda década de la vida. Los quistes pilonidales son asintomáticos hasta que se infectan. La terapia principal de un quiste pilonidal infectado es quirúrgica, ya sea con escisión o incisión y drenaje. El absceso del quiste por lo común contiene flora anaerobia y aerobia mixta, de modo que la ampicilina-sulbactam o la clindamicina con gentamicina ofrecen una cobertura perioperatoria razonable, aunque el tiempo de cicatrización es similar ya sea que se administren antibióticos o no.

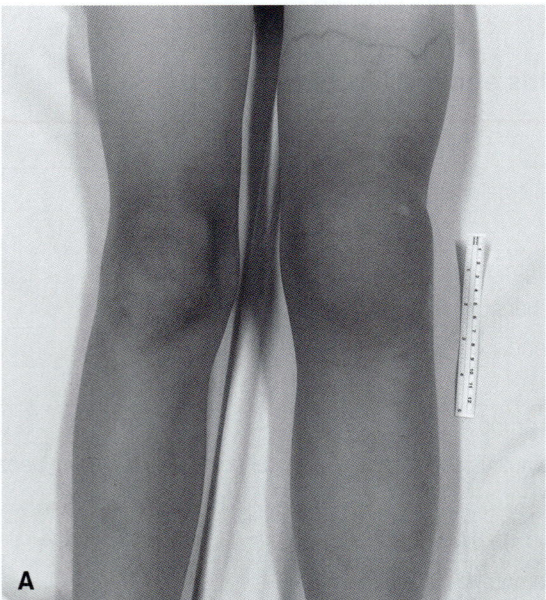

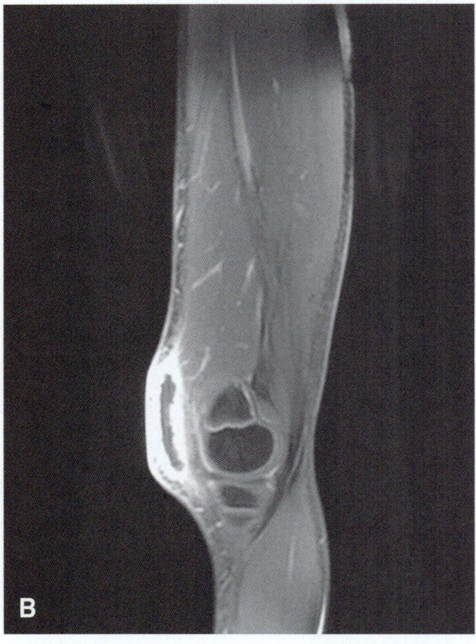

Figura 17-1. **(A)** Un niño de 10 años de edad se presentó con antecedente de 4 días de evolución con inflamación de la rodilla izquierda sin fiebre. La rodilla se sentía caliente y era dolorosa a la palpación; el eritema se extendía varios centímetros por encima y por debajo de la rodilla. El análisis del líquido sinovial no fue consistente con artritis séptica, ya que solo había 3 000 leucocitos por microlitro (5% de neutrófilos). **(B)** La RM con gadolinio mostró una colección de líquido con reforzamiento en el espacio prerrotuliano (bursitis séptica). No hubo evidencia de artritis séptica, osteomielitis o piomiositis. El paciente respondió a un curso de 2 días de cefazolina IV seguida de 2 sem de cefadroxilo oral.

Celulitis perianal

Este es un problema desde un punto de vista relativo común en niños pequeños, y la causa habitual es el estreptococo del grupo A. Los niños con frecuencia presentan un área bien delimitada de eritema perianal, prurito, dolor al evacuar y en ocasiones heces con trazas de sangre. En niñas puede haber involucramiento vaginal. Se debe realizar un cultivo de hisopado para estreptococo del grupo A (las pruebas rápidas de antígeno no están aprobadas para el diagnóstico de este padecimiento). El tratamiento es por lo general con amoxicilina oral. Se observa recurrencia en hasta un tercio de los pacientes en las primeras 6 sem. Esta condición rara vez está asociada con psoriasis *guttata* de nuevo inicio, al igual que la faringitis estreptocócica.

Oído externo

La celulitis del oído puede ser una manifestación de una otitis externa maligna (se analiza en el Capítulo 5). Con mayor frecuencia la infección del pabellón auricular es secundaria a una perforación para arete. La infección del lóbulo de la oreja, que tiene su propia irrigación sanguínea, por lo general, es un problema menor, y responde al retiro del arete y antibióticos antiestafilocócicos orales. Por el contrario, la infección del cartílago de la parte superior de la oreja, denominada pericondritis auricular, es más difícil de tratar (Fig. 17-2). La causa más común es *P. aeruginosa*. El cartílago de la oreja no tiene su propia irrigación sanguínea, de modo que los antibióticos por sí solos son en la mayoría de los casos inefectivos. Es apropiado referir de forma temprana a un cirujano plástico para desbridamiento del cartílago infectado.

Etiologías infecciosas

Estreptococo del grupo A

El estreptococo beta hemolítico del grupo A (EBHGA) y el *Staphylococcus aureus* son las dos causas más frecuentes de celulitis. La celulitis estreptocócica se asocia infrecuentemente con fluctuación; la infección puede progresar con rapidez. La erisipela es una forma de celulitis que casi siempre es causada por el estreptococo del grupo A e involucra las capas más superficiales de la piel. En la erisipela, el área de inflamación está elevada por encima de la piel circundante, y hay una delimitación bien definida entre la piel normal y la piel afectada.

El estreptococo del grupo A es la causa más común de celulitis recurrente en el paciente con un mal drenaje linfático en una extremidad. Se recomienda la profilaxis, por lo común con una cefalosporina de primera generación, si el paciente experimenta > 3 episodios por año o si los episodios son graves.

Staphylococcus aureus

El *Staphylococcus aureus* es hoy en día el organismo que con más frecuencia está implicado en la celulitis después de un procedimiento quirúrgico, y también es una causa común de celulitis luego de heridas no quirúrgicas. La celulitis causada por *S. aureus* es en general más indolente y es más probable que se desarrolle fluctuación. La celulitis facial en un recién nacido puede ser una manifestación de una osteomielitis estafilocócica.

Haemophilus influenzae *y* Streptococcus pneumoniae

Antes de la introducción de la vacuna conjugada, el *H. influenzae* tipo b (Hib) era una causa común de celulitis del área periorbitaria y de la mejilla (celulitis bucal) en niños < 2 años de edad. La celulitis por Hib es resultado de diseminación bacteriémica, y clásicamente se asocia con un color violáceo, aunque el *S. pneumoniae* puede por lo general causar un patrón similar.

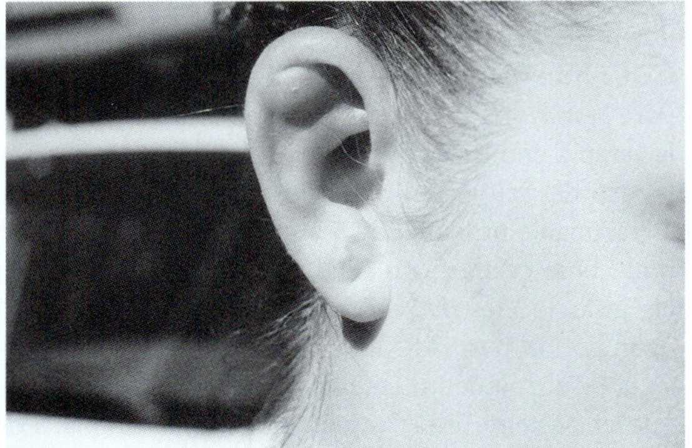
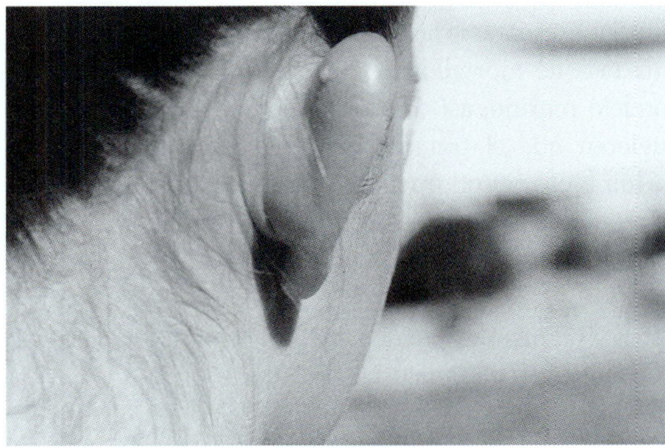

Figura 17-2. Niña de 13 años de edad con pericondritis auricular causada por infección por *Pseudomonas aeruginosa* en una perforación en la parte superior de la oreja. A pesar del tratamiento con ciprofloxacina oral, requirió escisión quirúrgica del cartílago infectado.

Estreptococos de los grupos B, C y G

La infección por estreptococo del grupo B (EGB) en el recién nacido o el lactante pequeño puede en ocasiones presentarse como una celulitis focal, algunas veces con adenitis asociada. Al igual que con la celulitis causada por Hib y *S. pneumoniae*, la celulitis en este contexto es resultado de extensión bacteriémica. Está indicada la punción lumbar para descartar meningitis concomitante por EGB, que puede no ser clínicamente aparente. Otros grupos de estreptococo (p. ej., C y G) pueden en ocasiones estar asociados con la celulitis, sobre todo en las extremidades de pacientes con un mal drenaje linfático y en pacientes con úlceras crónicas por presión (analizadas más adelante).

Erysipelothrix rhusiopathiae

Este bacilo grampositivo se asocia con tres síndromes diferentes, de los cuales el más común es una infección cutánea local leve, conocida como erisipeloide. La forma cutánea difusa y la forma septicémica son mucho menos comunes. El erisipeloide se manifiesta como un parche bien delimitado de color rojo a morado en el sitio de inoculación, con frecuencia el dedo o la mano. Esta infección es rara en Estados Unidos y por lo general se adquiere de forma ocupacional por exposición a animales contaminados como los pájaros, peces o sus productos. La penicilina es el medicamento de elección.

Especies de Vibrio

Los vibrios (sobre todo el *V. vulnificus*, *V. alginolyticus* y *V. damsela*) son causas poco comunes de celulitis. Los pacientes casi siempre tienen antecedente de haber sufrido una herida mientras tenían contacto directo con agua de mar o mientras estaban limpiando mariscos. El riesgo es en especial alto en pacientes con enfermedad hepática subyacente o deficiencia de la inmunidad celular. Los pacientes por lo general tienen fiebre y celulitis bullosa con dolor intenso en el sitio de la infección. Pueden presentarse fascitis o septicemia secundaria, con una tasa de mortalidad de hasta 25%. Estudios en un modelo murino, así como estudios de sinergia *in vitro* sugieren que el tratamiento antibiótico óptimo debe incluir tanto ciprofloxacina como cefotaxima. A menudo se requiere desbridamiento quirúrgico de la herida.

Bacilos gramnegativos

Estos organismos pueden causar celulitis en heridas traumáticas o posquirúrgicas.

Otros organismos

Varias otras causas (p. ej., carbunco cutáneo, esporotricosis y *Nocardia*) pueden semejar al principio una celulitis, pero en general progresan hasta formar lesiones ulcerativas. Se analizan más adelante en la sección sobre Úlceras cutáneas.

Perla clínica: la causa más común de celulitis sin purulencia asociada es el estreptococo del grupo A, aunque el *S. aureus* también puede causar este patrón.

Enfoque de laboratorio

El conteo leucocitario y el diferencial sugieren infección en la mayoría de los pacientes con una celulitis infecciosa, aunque en casos leves, el conteo leucocitario puede ser normal. No se recomiendan de rutina la BH, hemocultivos y los cultivos de aspirado cutáneo en la mayoría de los casos de celulitis simple. Sin embargo, se debe considerar obtener muestras de sangre y de aspirado cutáneo para cultivo antes de iniciar la terapia en los casos más graves, en el paciente inmunocomprometido y en las mordeduras infectadas de animales, ya que una vez que se comienza la terapia, el rendimiento de los cultivos subsecuentes cae de forma dramática. La aspiración con aguja en un área de celulitis para tinción de Gram y cultivo puede ser útil, en especial si hay una bula o un absceso subsecuente, elevación del periostio, o derrame articular. Muchos expertos recomiendan aspirar el borde principal y no el centro de la lesión, aunque un estudio comparando ambas técnicas no encontró diferencia en el rendimiento diagnóstico.

Tratamiento

El tratamiento de la celulitis depende de la causa sospechada. Se puede consultar un algoritmo para el abordaje en el manejo de las infecciones de piel y tejidos blandos en la siguiente página de internet de los CDC: http://www.cdc.gov/mrsa/pdf/Flowchart-k.pdf. Para la mayoría de los casos de celulitis no purulenta, la terapia empírica debe estar dirigida contra estreptococo del grupo A y *S. aureus*. Para los casos leves, es razonable un curso de 5 a 7 días de un antibiótico oral, como cefalexina o clindamicina, dependiendo de las tasas locales de resistencia y el riesgo individual de infección por SARM. Se debe programar una consulta de seguimiento en 24 a 48 h para asegurarse de que el paciente está respondiendo a la terapia. Los casos de celulitis acompañados de fiebre alta, toxicidad, linfangitis extensa o progresión rápida, requieren hospitalización y antibióticos intravenosos. Debe considerarse la posibilidad de fascitis necrotizante (ver más adelante). Las opciones razonables de antibióticos intravenosos incluyen oxacilina, cefazolina o clindamicina. Si la celulitis se asocia con una herida penetrante o si hay evidencia de infección por SARM o colonización en otro sitio, está indicada la vancomicina u otro agente activo tanto contra SARM como contra estreptococo. Una vez que el niño ha mejorado clínicamente, se puede completar un curso de 10 días con un agente oral. Si la localización de la celulitis sugiere una posible causa subyacente, la terapia antibiótica inicial debe estar dirigida contra dicha causa (ver Tabla 17-1). Las terapias adyuvantes, como las compresas calientes y la elevación de la extremidad afectada, no han sido evaluadas por estudios bien diseñados, sin embargo, tal vez proporcionan alivio sintomático.

Niño inmunocomprometido

Los agentes que rara vez producen celulitis en los individuos normales pueden causar celulitis en los niños inmunosuprimidos. Además de una mayor susceptibilidad, estos pacientes a menudo tienen también el antecedente de uso previo de antibióticos, lo que altera la flora normal. En pacientes inmunocomprometidos, la celulitis puede ser una complicación de una infección diferente, como molusco contagioso (Fig. 17-3). Se debe realizar todo lo posible por determinar el organismo causal. A menudo están implicados *P. aeruginosa* y organismos entéricos gramnegativos, y la terapia empírica debe cubrir también estos organismos, así como estafilococos y estreptococos. La terapia inicial debe ser intravenosa. Algunas terapias empíricas para infecciones graves incluyen vancomicina junto con ya sea piperacilina/tazobactam o bien cefepima. En ocasiones están implicados hongos, incluyendo *Cryptococcus*, así

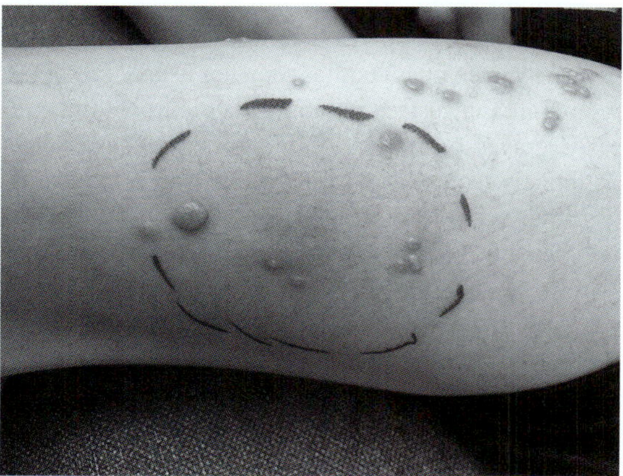

Figura 17-3. Molusco contagioso con celulitis secundaria en el muslo de un niño de 10 años de edad postrasplantado de corazón.

como micobacterias. El *Mucor* y otros zigomicetos son hongos primitivos que pueden producir celulitis necrotizante que semeja una fascitis necrotizante, en especial en el periodo neonatal.

Celulitis no infecciosa

Celulitis eosinofílica

Esta condición autolimitada con frecuencia se presenta con la aparición súbita de una o múltiples zonas de edema y eritema que afectan las extremidades o el tronco. Histológicamente, hay infiltrado dérmico difuso de eosinófilos, sin embargo la eosinofilia periférica es variable. El padecimiento puede ser familiar, y se ha reportado en recién nacidos. Las lesiones por lo regular responden a los corticoesteroides. El término "síndrome de Wells" en general se reserva para los casos recurrentes de celulitis eosinofílica.

Esclerodermia

Esta rara enfermedad algunas veces se conoce como "esclerodermia del adulto" (aunque tal vez es más común en niños) o "esclerodermia de Buschke". Se caracteriza por depósitos dérmicos de mucopolisacáridos, lo que causa induración de la piel, algunas veces con eritema. La induración a menudo tiene una distribución en capa, extendiéndose desde el cuello y los hombros hacia la espalda y el tronco. Puede presentarse como un fenómeno posinfeccioso. La enfermedad por lo general se resuelve de manera espontánea durante un periodo de sem o meses.

Eritema nodoso

El eritema nodoso a menudo se confunde al principio con celulitis de las piernas. El dato característico es la presencia de nódulos subcutáneos dolorosos de color rojo brillante sobre las tibias, aunque en ocasiones se afectan otras áreas. Los nódulos nuevos son redondos u ovales, y mal definidos, con diámetros que van de 1 a 10 cm; en un periodo de días, se vuelven morados y similares a equimosis (Fig. 17-4). Es común un periodo prodrómico con fiebre de bajo grado, artralgia y dolor en las piernas. La velocidad de sedimentación globular (VSG) por lo regular está elevada, sin embargo, los resultados de otras pruebas de laboratorio en general son normales.

El eritema nodoso debe considerarse como una pista de que puede haber otra enfermedad presente (ver Cuadro 17-1). Lo más común en mujeres, es que sea causado por inflamación de los *septums* entre los lóbulos de grasa subcutáneos (paniculitis septal), y ocurre como una respuesta inmunológica a varios estímulos. En niños son más comunes los desencadenantes infecciosos, en especial una faringitis reciente por estreptococo del grupo A.

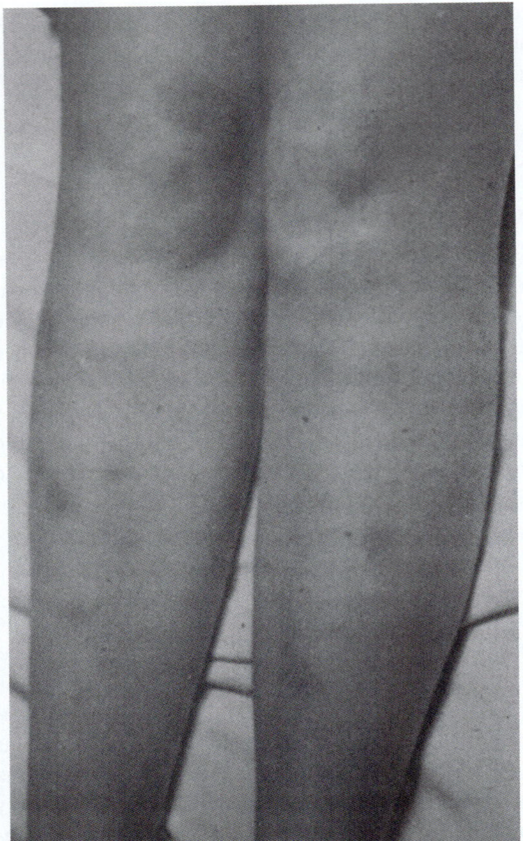

Figura 17-4. Eritema nodoso con nódulos rojos dolorosos. Algunas veces se confunde con una celulitis. (Fotografía cortesía del Dr. Gordon Tuffli.)

En el pasado, la tuberculosis era la infección que con más frecuencia se relacionaba con eritema nodoso. La infección por micobacterias no tuberculosas también puede asociarse con eritema nodoso. Adicionalmente, los nódulos causados por infección con *Mycobacterium marinum* en pacientes con exposición a peceras o albercas puede algunas veces semejar eritema nodoso.

Otros desencadenantes comunes para el eritema nodoso incluyen la infección por virus de Epstein-Barr y la enfermedad fúngica sistémica, como la histoplasmosis, la coccidioidomicosis y la blastomicosis (ver Fig. 8-21). Algunas de las condiciones no infecciosas más comunes que se asocian con eritema nodoso incluyen sarcoidosis, enfermedad intestinal inflamatoria, enfermedad de Hodgkin y el uso de ciertos medicamentos (en especial las sulfonamidas y anticonceptivos orales). Otras causas de paniculitis, así como vasculitis como la poliarteritis nodosa, pueden algunas veces imitar al eritema nodoso.

Cuadro 17-1. Condiciones asociadas con eritema nodoso

Infecciosas

Estreptococo del grupo A

Tuberculosis y micobacterias no tuberculosas

Infecciones sistémicas por hongos (histoplasmosis, coccidioidomicosis, blastomicosis)

Virus Epstein-Barr

Toxoplasmosis

Leptospirosis

Infecciones enterales (yersiniosis, salmonelosis, campilobacteriosis)

Psittacosis

No Infecciosas

Sarcoidosis

Enfermedad intestinal inflamatoria

Malignidad (leucemia, linfoma)

Reacciones medicamentosas (sulfas, otras)

Idiopático

Se debe obtener una historia clínica cuidadosa sobre posibles exposiciones, además de realizar una exploración física completa. A menos que la condición subyacente sea evidente, se deben solicitar una biometría hemática completa, radiografía de tórax, VSG y prueba cutánea de tuberculina (o ensayo de liberación de interferón gamma). En casos seleccionados pueden estar indicadas otras pruebas como cultivo faríngeo, anticuerpos antiestreptococo, títulos de VEB y estudios serológicos para hongos.

En niños, alrededor de un tercio de los casos de eritema nodoso es idiopático. Las lesiones más a menudo se resuelven en unas cuantas sem. Por lo general solo se requieren analgésicos para el tratamiento, aunque en casos graves se deben administrar corticoesteroides sistémicos. Antes de prescribir esteroides, es importante excluir una infección subyacente que pueda empeorar con su uso.

INFECCIONES NECROTIZANTES DE LOS TEJIDOS BLANDOS

La clasificación de las infecciones necrotizantes de los tejidos blandos puede estar basada en la estructura anatómica involucrada, los organismos infectantes y las manifestaciones clínicas. Debido a la superposición considerable en estos parámetros, la nomenclatura es confusa.

Por ejemplo, a lo que antes se le llamaba gangrena estreptocócica, hoy en día se le llama fascitis necrotizante. Sin embargo, además del estreptococo del grupo A, otros organismos también pueden causar fascitis necrotizante. Algunos autores definen a las infecciones *gangrenosas* como aquellas con un inicio entre 24 y 48 h después de un trauma o cirugía, y a las infecciones *necrotizantes* como aquellas con un inicio más retardado.

Cualquier clasificación de las infecciones necrotizantes en tejidos blandos debe enfatizar el hecho de que esperar a la clasificación bacteriana de la etiología puede conducir a un retraso innecesario y a un peor desenlace. En una serie, las cirugías realizadas > 24 h después de la identificación de la infección resultaron en una tasa de mortalidad de 70% en comparación con una tasa de 36% si el procedimiento se realizó en < 24 h. Se debe consultar con un cirujano tan pronto como sea posible después de identificar cualquier infección necrotizante de la piel.

Fascitis necrotizante

La clasificación de Giuliano de fascitis necrotizante en dos tipos parece haber soportado la prueba del tiempo. El tipo I es causado por una combinación de bacilos anaerobios y aerobios gramnegativos, y en general se presenta como complicación posoperatoria. El tipo II es monomicrobiano, y casi siempre es causado por estreptococo del grupo A, aunque se están reportando cada vez con mayor frecuencia casos causados por infección por SARM adquirido en la comunidad. El tipo II por lo general ocurre después de heridas penetrantes, trauma, o durante la convalecencia por varicela. Esta forma es más común en niños. Algunas personas utilizan el tipo III para designar a la fascitis necrotizante causada por infecciones por *V. vulnificus* después de heridas contaminadas con agua de mar.

La presentación y el manejo inicial son similares en todas las formas. Por desgracia, solo 15 a 34% de los pacientes con fascitis necrotizante tiene un diagnóstico acertado al momento de la hospitalización. El área afectada está eritematosa, caliente, brillante e inflamada, con o sin bulas, y a menudo con bordes mal definidos. Si el área afectada está en una extremidad, el eritema es a menudo circunferencial. Con frecuencia se describe el aspecto como en *peau d'orange* (cáscara de naranja). La presencia de fiebre alta, dolor intenso fuera de proporción con los hallazgos locales y toxicidad sistémica, deben sugerir la posibilidad de una fascitis necrotizante. Los hallazgos de laboratorio asociados incluyen leucocitosis, trombocitopenia, hiponatremia, hipocalcemia, azotemia y aumento de la creatinina fosfoquinasa. De los pacientes con síndrome de choque tóxico (SCT) por estreptococo, alrededor de la mitad tendrá fascitis necrotizante concomitante. Aunque es difícil encontrar información al respecto, se estima que un porcentaje similar de pacientes con fascitis necrotizante causada por estreptococo del grupo A cumplirá con los criterios para SCT estreptocócico.

En los niños, la toxicidad sistémica y el marcado edema tisular pueden ser las únicas pistas iniciales de la presencia de una fascitis necrotizante; la fiebre y la leucocitosis no están presentes de manera uniforme. La mayoría de las infecciones es causada ya sea por estreptococo del grupo A o son polimicrobianas. En recién nacidos, la fascitis necrotizante puede ser complicación de una onfalitis. El eritema e inflamación periumbilicales iniciales pueden progresar con rapidez hasta involucrar toda la pared abdominal y pueden extenderse hasta involucrar los flancos y el tórax.

> **Perla clínica:** la fascitis necrotizante es un diagnóstico clínico. El aspecto más importante del manejo inicial ante la sospecha de fascitis necrotizante es la consulta urgente con el área de cirugía para un desbridamiento completo.

Gangrena de Fournier

A la fascitis necrotizante de las regiones perineal, genital o perianal se le llama gangrena de Fournier. Este padecimiento es muy poco común en niños. En adultos predominan los bacilos gramnegativos y anaerobios, mientras que en los niños son más comunes las especies de estafilococo y estreptococo. La presentación puede ser subaguda y el niño tal vez no tenga apariencia de enfermo al principio. Cuando se presenta en pacientes neutropénicos, los estudios de imagen pueden no revelar nada, a pesar de la destrucción extensa de tejido encontrada en la exploración quirúrgica subsecuente. El manejo es igual que para las otras formas de fascitis necrotizante.

Mionecrosis clostridial (gangrena gaseosa)

Aunque históricamente se le ha llamado "gangrena gaseosa", se prefiere el término mionecrosis clostridial debido a que indica tanto el agente causal como el tejido involucrado. Existen tres grupos principales: postraumática, posoperatoria y espontánea. Esta última es rara, sin embargo, en ocasiones se presenta en pacientes neutropénicos (Fig. 17-5). La mionecrosis por *Clostridium* se caracteriza por crepitación, la sensación crujiente por palpar burbujas de gas por debajo de la piel. Se debe presumir que la celulitis crepitante es

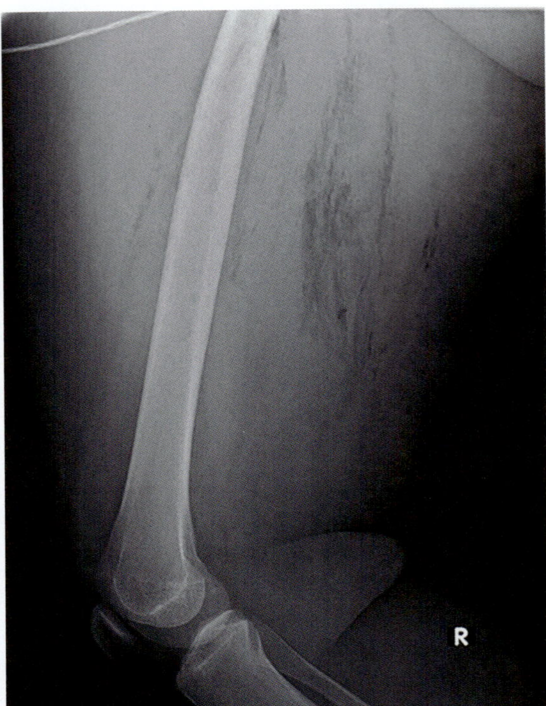

Figura 17-5. Radiografía simple del muslo derecho que muestra enfisema subcutáneo en estrías debido a gangrena gaseosa mortal en un adolescente con neutropenia inducida por quimioterapia.

una gangrena gaseosa temprana. Al principio el dolor puede ser el único síntoma. La tríada de dolor intenso, taquicardia fuera de proporción con la fiebre y crepitación sugiere fuertemente el diagnóstico. El *Clostridium perfringens* es la especie habitualmente recuperada en estos casos. El curso de la destrucción de tejido es por lo común rápido y grave, con dolor, palidez brillante, edema, formación de vesículas y crepitación que progresan a oscurecimiento hemorrágico y ablandamiento de los tejidos. Puede haber hemólisis grave. A pesar de la intensidad de la infección, la fiebre puede estar ausente. En la radiografía se puede observar gas en los tejidos subcutáneos (Fig. 17-5). La tinción de Gram del exudado de la herida o el tejido revela bacilos grampositivos, en general sin infiltrado neutrofílico. En raras ocasiones el agente causal es *Clostridium septicum*. En adultos, esto sugiere un intestino enfermo, y se asocia fuertemente con cáncer colorrectal.

Gangrena gaseosa no clostridial

Las infecciones por coliformes aerobios, como *E. coli*, *Enterobacter*, o *Aeromonas*, pueden producir gas en los tejidos, pero con frecuencia son menos necroti-

zantes y destructivas que la infección clostridial. El gas introducido por trauma en los tejidos puede confundirse con gangrena.

Celulitis necrotizante (gangrena húmeda)

Este tipo de celulitis se caracteriza por tejidos inflamados, húmedos, con eritema y formación de ampollas junto con destrucción de tejido. Se asemeja a una celulitis al inicio de su curso. La distinción entre celulitis necrotizante y fascitis necrotizante es difícil por clínica, y el manejo es el mismo.

Gangrena seca

Este tipo es por lo general secundario a la interrupción del flujo sanguíneo que afecta más a menudo a una extremidad. El área al inicio se observa oscura, luego de color morado oscuro y al final negra. Si no hay enfermedad en los vasos sanguíneos y se sospecha una infección, el diagnóstico puede ser el de una púrpura fulminante (ver Fig. 11-7). La causa más común es la meningococemia, que se analiza en los Capítulos 10 y 11. Los neonatos con deficiencia hereditaria de proteína C o proteína S pueden presentar púrpura fulminante.

Gangrena sinérgica de Meleney

Esta es causada por coinfección con *S. aureus* y estreptococo microaerofílico. Con frecuencia es una complicación posquirúrgica, en especial en el abdomen o el tórax. Se manifiesta como una ulceración que se expande poco a poco en la fascia superficial. La herida es por lo general dolorosa y de color morado.

Síndromes compartimentales

Las extremidades isquémicas pueden ser resultado de un síndrome compartimental (la compresión de una masa muscular dentro de un compartimento fascial) como resultado de inflamación traumática u oclusión vascular. El síndrome puede presentarse en cualquier grupo de edad, incluyendo recién nacidos, en quienes puede ser consecuencia de septicemia.

Diagnóstico y manejo de las infecciones necrotizantes de los tejidos blandos

El líquido de las vesículas o el exudado puede mostrar bacilos grampositivos (clostridios), cocos gramnegativos en pares y cadenas (estreptococos), o una combinación de organismos en una infección polimicrobiana. Sin embargo, se aconseja tener cautela, ya que la tinción de Gram con frecuencia sugiere un solo organismo cuando los cultivos subsecuentes muestran múltiples patógenos. En pacientes con heridas expuestas a agua salada, se debe considerar la infección por *Vibrio* (ver la sección previa, Celulitis). Se debe cultivar el tejido necrótico para anaerobios y aerobios. Los hemocultivos son positivos en hasta 50% de los casos. Algunas veces pueden ser útiles los estudios de imagen si hay duda en el diagnóstico, pero los estudios negativos no pueden excluir la posibilidad de infección necrotizante. En la mionecrosis clostridial, las radiografías simples a menudo muestran gas en los tejidos blandos disecando hacia el músculo (Fig. 17-5). El gas en los tejidos es un hallazgo inconsistente en otras formas de fascitis necrotizante. La TC puede mostrar engrosamiento asimétrico de la fascia profunda, y la RM puede mostrar una intensidad de la señal anormal alta a lo largo de los planos fasciales profundos en las imágenes sopesadas en T2. Sin embargo, la fascitis necrotizante es un diagnóstico clínico, y no debe retrasarse la intervención quirúrgica a la espera de los estudios de imagen.

Dado que la mayoría de los pacientes con fascitis necrotizante está en estado de choque, es necesaria la administración de líquidos y electrolitos. Es crítico el desbridamiento oportuno y agresivo de todo el tejido necrótico. En una serie de 20 niños con fascitis necrotizante, los 15 sobrevivientes fueron sometidos a desbridamiento quirúrgico en las primeras 3 h después de la hospitalización. Pueden requerirse múltiples operaciones durante los primeros días.

La terapia antibiótica inicial debe ser amplia e incluir cobertura contra estreptococo, bacilos gramnegativos y anaerobios, incluso si la tinción de Gram inicial indica un solo organismo. La combinación de vancomicina con piperacilina/tazobactam es una terapia empírica razonable. Si los cultivos obtenidos en la cirugía solo son positivos para estreptococo del grupo A, es apropiada la penicilina con clindamicina. En las infecciones de los tejidos blandos con inóculos grandes, la replicación estreptocócica puede ser lenta, y la expresión de proteína de unión a penicilina puede ser inadecuada para que un agente dirigido contra la pared celular, como la penicilina, pueda tener un efecto bactericida óptimo. La adición de un inhibidor de la síntesis de proteínas, como clindamicina, puede acelerar la eliminación de bacterias y disminuir la producción de toxinas. La penicilina con clindamicina también es una terapia antibiótica apropiada para la mionecrosis clostridial. La infección confirmada por *Vibrio* debe ser tratada con ciprofloxacina y cefotaxima, y la causada por *Aeromonas* con doxiciclina y ciprofloxacina.

El papel de los antiinflamatorios no esteroides (AINE) en la patogénesis de la fascitis necrotizante asociada con varicela es controversial. Algunos estudios han encontrado una asociación entre el uso reciente de AINE y el desarrollo de fascitis necrotizante, mientras que otros no lo han hecho. Es posible que estos agentes retrasen el diagnóstico de fascitis necrotizante al enmascarar los síntomas. Dada la disponibilidad de agentes antipiréticos alternativos, es tal vez prudente evitar el uso de AINE en niños con varicela. También es razonable evitar su uso en un niño con celulitis grave, en quien se está considerando la posibilidad de una fascitis necrotizante temprana.

El uso de inmunoglobulina intravenosa (IGIV) en el tratamiento de las infecciones invasivas graves por estreptococo del grupo A ha sido reportado de forma anecdótica, pero no ha sido objeto de estudios clínicos. En un modelo murino de fascitis necrotizante por estreptococo del grupo A, la adición de globulina inmune no resultó en un aumento en el aclaramiento bacteriano. Sin embargo, muchas series de casos retrospectivas de pacientes con SCT estreptocócico muestran un beneficio en la sobrevivencia. Dada la alta tasa de mortalidad de la fascitis necrotizante y la consideración biológicamente plausible de que la IGIV podría neutralizar el efecto de los superantígenos estreptocócicos, su uso como un adyuvante a la terapia definitiva puede estar justificado.

El uso de oxígeno hiperbárico en el tratamiento de la fascitis necrotizante es asimismo controversial. Un estudio retrospectivo reportó una tasa de mortalidad de 23% en pacientes que recibieron oxígeno hiperbárico, y de 66% en los que no lo recibieron. Dado que la tasa de mortalidad general de la fascitis necrotizante en la mayoría de las series es de 25%, es poco probable que el beneficio del oxígeno hiperbárico sea tan dramático como lo sugeriría este estudio. Su uso no debe retrasar la intervención quirúrgica.

INFECCIONES EN HERIDAS TRAUMÁTICAS

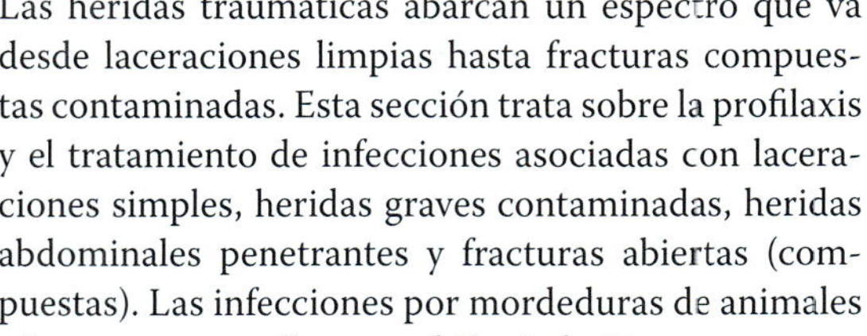

Las heridas traumáticas abarcan un espectro que va desde laceraciones limpias hasta fracturas compuestas contaminadas. Esta sección trata sobre la profilaxis y el tratamiento de infecciones asociadas con laceraciones simples, heridas graves contaminadas, heridas abdominales penetrantes y fracturas abiertas (compuestas). Las infecciones por mordeduras de animales y humanos se analizan en el Capítulo 21.

Manejo general

Los factores más importantes en el manejo de las heridas traumáticas son los principios quirúrgicos establecidos de irrigación copiosa y desbridamiento del tejido desvitalizado. Los antibióticos no previenen la infección en ausencia de la descontaminación exhaustiva de la herida. La solución salina es la solución de irrigación más segura y efectiva. Todo el tejido desvitalizado debe ser cuidadosamente debridado. Las heridas con un bajo riesgo de infección pueden cerrarse hasta 12 a 24 h después de la lesión, mientras que las heridas de alto riesgo (heridas contaminadas, aquellas en sitios con poca irrigación sanguínea y aquellas en pacientes inmunocomprometidos) deben cerrarse en las primeras 6 horas.

Se deben obtener los antecedentes de vacunación contra el tétanos en toda persona con heridas traumáticas. La Tabla 17-2 muestra una guía para el uso del toxoide tetánico y la globulina inmune contra tétanos.

Si hay exudado presente, realizar cultivos de seguimiento cada 2 o 3 días para detectar la emergencia de organismos resistentes. De ordinario, estos están presentes en cantidades pequeñas y proliferan cuando se inhiben los organismos susceptibles.

Laceraciones simples

El uso rutinario de antibióticos profilácticos en las laceraciones simples, que no son por mordedura no está recomendado. Un metaanálisis de siete estudios aleatorizados controlados, no demostró alguna diferencia en la tasa de infección de la herida en aquellos que recibieron antibióticos en comparación con los que recibieron placebo.

Es poco común que las laceraciones simples se infecten. Si los signos y síntomas de infección son aparentes, pero no hay exudado presente para cultivar, es razonable la terapia antibiótica dirigida contra *S. aureus* y estreptococo del grupo A; por ejemplo, cefalexina o clindamicina dependiendo de los patrones de susceptibilidad. Para las heridas infectadas asociadas con exposición a agua dulce, las *Pseudomonas* y *Aeromonas* son posibilidades, y se debe considerar el uso de una fluoroquinolona. Si la infección no responde rápido a la terapia, puede que se tenga que reabrir la incisión e irrigar la herida, desbridarla y cultivarla.

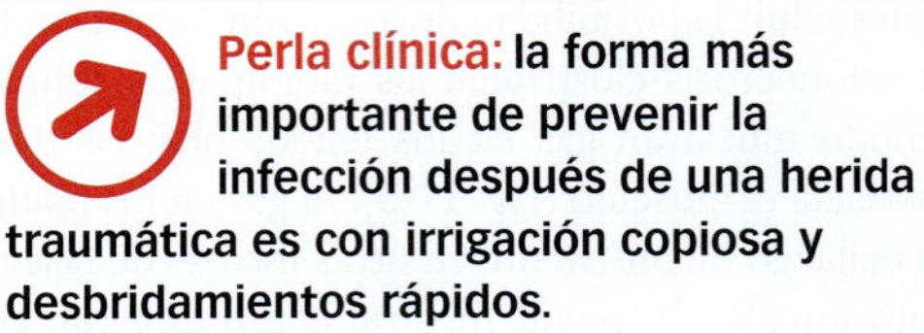

Heridas graves contaminadas

No existen datos sobre la efectividad de los antibióticos profilácticos en este contexto, aunque la mayoría de los expertos recomienda su uso. Al utilizar antibióticos en pacientes con heridas francamente contaminadas, es quizá más apropiado considerar la terapia empírica en lugar de la profilaxis. De igual forma, se desconoce la duración apropiada de la terapia, pero casi siempre es de 5 a 7 días.

En la infección establecida en heridas graves, el organismo responsable varía dependiendo del sitio y la extensión de la lesión, y de si el paciente ha recibido o no antibióticos profilácticos. El estreptococo del grupo A (en el primer día o en el segundo) y el *S. aureus* (por lo general un poco después) son los dos patógenos más comunes, pero a menudo también están implicados bacilos entéricos gramnegativos. Un esquema de

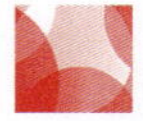

TABLA 17-2 **Indicaciones para profilaxis con toxoide tetánico y globulina inmune contra tétanos (GIT) después de una herida**

NÚM. DE DOSIS PREVIAS	HERIDAS MENORES LIMPIAS		OTRAS HERIDAS[*]	
	TOXOIDE TETÁNICO[†]	**GIT**	**TOXOIDE TETÁNICO**[†]	**GIT**
< 3 o desconocidas	Sí	No	Sí	Sí
≥ 3 (última dosis hace < 5 años)	No	No	No	No
≥ 3 (última dosis hace 5 a 10 años)	No	No	Sí	No
≥ 3 (última dosis hace > 10 años)	Sí	No	Sí	No

[*]Por ejemplo heridas contaminadas con tierra, heces y saliva, heridas por punción, avulsiones y heridas producto de misiles, aplastamiento, quemaduras y congelamiento.
[†]La forma de toxoide tetánico puede ser DTaP, Tdap o Td dependiendo de la edad del paciente y los antecedentes de vacunación previos.
(Información de los Centros de Control y Prevención de Enfermedades. http://www.cdc.gov/vaccines/hcp/acip-recs/vacc-specific/tdap-td.html, consultado el 29 de junio de 2016.)

terapia empírica razonable en este contexto de heridas graves contaminadas sería la ampicilina-sulbactam junto con gentamicina; otra opción sería ceftazidima con clindamicina.

Fracturas abiertas

La rápida administración de antibióticos profilácticos ha demostrado reducir el riesgo de infección en pacientes con fracturas abiertas. En una revisión de 1 104 fracturas abiertas en niños y adultos, los autores encontraron una tasa de infección de 4.7% en los pacientes que recibieron antibióticos < 3 h después de la lesión en comparación con 7.4% en aquellos que los recibieron >3 h después de la lesión.

Existen otros factores que tienen impacto sobre las tasas de infección. En un estudio de 240 fracturas abiertas consecutivas del brazo o la pierna, los factores de riesgo más significativos para infección fueron el grado de la fractura, la fijación externa o interna, y la fractura de la parte inferior de la pierna. El momento de inicio y la duración de la terapia antimicrobiana no afectaron el riesgo de infección. En un estudio aleatorizado, un curso de 24 h de terapia antiestafilocócica fue tan efectivo como un esquema de 5 días. Se puede utilizar una cefalosporina de primera generación (p. ej., cefazolina) en las fracturas abiertas. Sin embargo, la cefazolina no tiene actividad contra clostridios. Para las fracturas abiertas muy contaminadas, se debe considerar la cobertura contra anaerobios y organismos gramnegativos, como con ampicilina-sulbactam o la combinación de gentamicina y clindamicina.

La necesidad de profilaxis antimicrobiana en las fracturas cerradas está menos clara. Sin embargo, un estudio aleatorizado y controlado con placebo en 2 195 adultos con fracturas de extremidad cerradas encontró que una sola dosis preoperatoria de una cefalosporina redujo la tasa de infección superficial y profunda de la herida de 8 a 4 por ciento.

Heridas abdominales penetrantes

El uso de antimicrobianos profilácticos para las heridas abdominales se basa en la asunción de que ha ocurrido una lesión en una víscera hueca con la resultante contaminación bacteriana de la cavidad intraperitoneal. Sin embargo, al momento de la cirugía, puede no haber evidencia de contaminación intraabdominal. El uso de antibióticos profilácticos en este contexto demostró ser superior al placebo en un estudio controlado aleatorizado. La lesión del colon conlleva el mayor riesgo de infección. La administración de antibióticos antes de la cirugía se asocia con una menor incidencia de infección de la herida posquirúrgica y

de formación de absceso intraabdominal en comparación con la administración inicial de antibióticos en el periodo intraoperatorio o posoperatorio. Los esquemas de antibióticos deben cubrir anaerobios intestinales, como *Bacteroides fragilis*, así como bacilos entéricos gramnegativos, como *E. coli*. El momento de la administración de los antibióticos (preoperatorio *vs.* después) es más importante que la duración. Dos estudios no demostraron diferencia en las tasas de infección en los pacientes que reciben antibióticos durante 12 a 24 h en comparación con quienes los reciben durante 5 días, sin importar el grado de lesión.

En general, la incidencia de peritonitis y absceso intraabdominal luego de un trauma abdominal es < 5%. Sin embargo, el riesgo se incrementa a > 25% en pacientes con lesión colónica, en especial si hay lesión concomitante en el bazo. Algunas veces se utiliza el ultrasonido junto a la cama del paciente por cuestiones de comodidad, pero la tomografía computarizada (TC) es más sensible para detectar abscesos intraabdominales. De manera habitual se requiere drenaje quirúrgico abierto de los abscesos o, más común, drenaje percutáneo guiado por TC. Los principios de la terapia antibiótica en esta situación son similares a los de un apéndice perforado con peritonitis, como se discute en el Capítulo 12. Existen varias opciones, incluyendo esquemas de un solo medicamento (p. ej., ampicilina-sulbactam, piperacilina-tazobactam, o meropenem) y esquemas con múltiples medicamentos (p. ej., ampicilina, gentamicina y metronidazol). El esquema inicial puede modificarse, de ser necesario, con base a los resultados de la tinción de Gram y el cultivo. La duración de la terapia es por lo común de 7 a 14 días.

INFECCIONES EN QUEMADURAS

A pesar de los notables avances en el manejo de las quemaduras durante las pasadas dos décadas, la infección sigue siendo una causa importante de morbilidad y mortalidad en estos pacientes. El aumento de la susceptibilidad a la infección en el niño quemado se relaciona con alteraciones tanto en la respuesta inmunológica local como sistémica, la pérdida de la barrera cutánea, y la frecuente necesidad de dispositivos invasivos (como catéteres venosos centrales, catéteres urinarios y tubos endotraqueales), que vulneran aún más las defensas del huésped. Los pacientes con lesiones significativas por quemadura deben ser trasladados al centro de quemaduras más cercano para un manejo óptimo.

Alrededor de un tercio de las infecciones en los niños quemados involucra a la herida por quemadura, un tercio son secundarias a bacteriemia relacionada con el catéter y un tercio involucra otros sitios (más notorio neumonía e infecciones de vías urinarias). La profundidad, tipo y extensión de la quemadura son los principales factores que influencian el riesgo de infección. La edad del niño y la localización de la quemadura parecen ser factores menos importantes.

Entre 70 niños consecutivos atendidos en una unidad de quemados, 18 (38%) de 47 niños con quemaduras de espesor total desarrollaron una infección en comparación con solo 1 (4%) de 23 niños con quemaduras de espesor parcial. Los 9 niños que sufrieron tanto lesión por flama como por inhalación desarrollaron infección, en comparación con 2 (14%) de 14 niños con quemaduras por flama que no se acompañaron de daño por inhalación, y 8 (19%) de 43 niños con quemaduras por escaldamiento. Los 6 niños con quemaduras en > 30% del área de superficie corporal desarrollaron infección; por el contrario, la infección se presentó en 10 (16%) de 64 niños con quemaduras menos extensas.

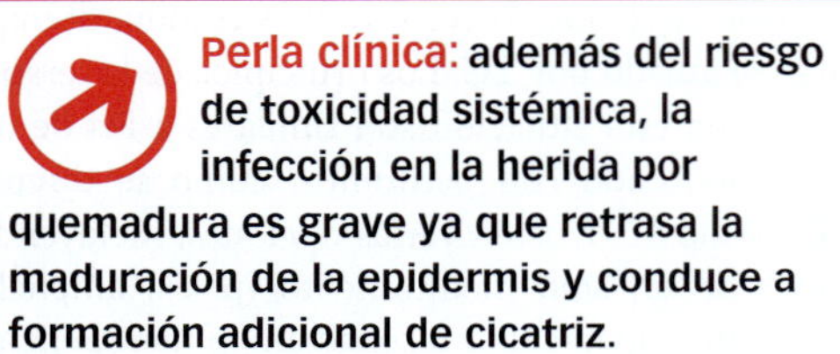

Perla clínica: además del riesgo de toxicidad sistémica, la infección en la herida por quemadura es grave ya que retrasa la maduración de la epidermis y conduce a formación adicional de cicatriz.

Posibles etiologías

La causa más común de infecciones en los pacientes con quemaduras son los organismos grampositivos (en especial *S. aureus*, *S. epidermidis* y estreptococo del grupo A). La *P. aeruginosa*, antes la causa más común de infección en este contexto, sigue siendo el más prominente de los patógenos gramnegativos. Sin embargo, cualquier organismo puede causar infección en un paciente quemado. Los pacientes con antecedente de tratamiento con antibióticos sistémicos tienen un mayor riesgo de infección tardía con especies de *Candida*, así como especies de *Aspergillus* y otros hongos filamentosos. Puede haber tanto infección primaria como reactivación de la infección por herpesvirus, incluyendo virus del herpes simple (VHS), virus varicela-zoster (VVZ) y citomegalovirus (CMV). Las lesiones vesiculares deben despertar la sospecha de infección por VHS o VVZ. Dadas las tasas de reactivación de hasta 25%, algunos centros recomiendan profilaxis contra VHS con aciclovir para las quemaduras que involucran la cara. La infección por CMV por lo general se presenta varias semanas después de la quemadura como fiebre persistente y linfocitosis.

Enfoque diagnóstico

Todas las heridas por quemadura se colonizan con bacterias y es difícil distinguir entre colonización e infección. El pico en la incidencia de infección en la herida por quemadura (algunas veces llamada "sepsis por herida de quemadura") es entre los 6 y los 10 días después de la quemadura, pero la infección puede presentarse en cualquier momento durante el curso del paciente. Los signos locales de infección en la herida por quemadura incluyen purulencia, decoloración grisácea, verde, negra o hemorrágica, eritema o edema en el borde de la herida, separación inesperada de la escara, conversión de necrosis de espesor parcial a necrosis de espesor total y falta de adherencia del injerto. Aunque los hallazgos antes mencionados pueden proporcionar pistas acerca de la presencia de una infección, la biopsia de la herida con cultivos cuantitativos que demuestren > 10^5 organismos por gramo de tejido en conjunto con evidencia histológica de invasión tisular por bacterias se considera el estándar de oro. Los signos sistémicos de infección (taquicardia, fiebre o hipotermia, leucocitosis o leucopenia e hipotensión) a menudo están presentes en pacientes con infección en la herida por quemadura, pero también pueden presentarse en el paciente con quemaduras graves en ausencia de infección. Los hemocultivos en la infección por herida de quemadura son positivos en casi la mitad de los casos.

El diagnóstico de bacteriemia asociada con el catéter, infección de vías urinarias y neumonía asociada con el ventilador es similar al de niños sin quemaduras. La bacteriemia persistente o un soplo de nueva aparición deben sugerir la posibilidad de endocarditis. La infección con estafilococos productores de toxina o con estreptococo puede conducir a SCT. Otras posibles infecciones incluyen meningitis, condritis supurativa en las quemaduras de las orejas, tromboflebitis supurativa, osteomielitis, artritis séptica y sinusitis como consecuencia de una intubación nasotraqueal de larga duración. La falla orgánica multisistémica es la causa más común de muerte en los pacientes con quemaduras y puede ocurrir en asociación con una infección abrumadora. Sin embargo, también puede presentarse en el paciente quemado clínicamente no infectado con antecedente de múltiples infecciones previas durante el curso hospitalario. Se ha postulado que la inflamación sistémica no controlada persiste a pesar del control de la infección, conduciendo a falla orgánica múltiple.

Tratamiento

Infección en la herida por quemadura

No se ha estudiado bien la penetración de varios antibióticos sistémicos en la escara de la quemadura, y por lo tanto, no se puede depender de estos agentes como única modalidad de tratamiento. Se requiere el rápido retiro quirúrgico de todo el tejido infectado, al igual que el uso de agentes antimicrobianos tópicos. Los agentes tópicos se analizan más adelante en la siguiente sección.

La elección del antibiótico sistémico debe basarse en los patógenos invasivos más comúnmente cultivados en la unidad de quemados, así como en los resultados de los cultivos de vigilancia de las quemaduras. Si se desconoce dicha información, se pueden utilizar al inicio cefepima o piperacilina-tazobactam (con o sin vancomicina). Tan pronto como estén disponibles los resultados de los cultivos, se debe ajustar la terapia al agente con el espectro de acción más estrecho que sea eficaz contra el organismo. La farmacocinética de los antibióticos está alterada en los pacientes quemados, y se deben monitorear los niveles séricos si se cuenta con pruebas disponibles para tal fin. La duración de la terapia debe ajustarse de acuerdo a la respuesta clínica y a los resultados de los cultivos repetidos.

Otras infecciones

El tratamiento de las infecciones asociadas con catéter en la sangre o en las vías urinarias puede requerir el retiro del dispositivo extraño. Al igual que con la terapia para la infección de la herida por quemadura, no se aconsejan los cursos prolongados de antibióticos sistémicos debido a la alta probabilidad de seleccionar para organismos resistentes y predisponer a infección con patógenos oportunistas, como los hongos.

Prevención

Infección en la herida por quemadura

En general, el tratamiento inicial de una quemadura incluye retirar todo el tejido necrótico, las ampollas reventadas y los detritus. La mayoría de los expertos recomienda la escisión tangencial temprana, que involucra desbridamiento quirúrgico del tejido necrótico en cantidades graduales hasta que se llegue al tejido viable. El cierre temprano de la herida por quemadura con un injerto protege contra la infección. El papel de los cultivos de vigilancia rutinarios es debatible. Si se utilizan, es importante que el médico comprenda que un cultivo positivo no es indicación para administrar antibióticos sistémicos; solo es una guía para futura terapia empírica cuando sea necesaria.

Los agentes antimicrobianos tópicos juegan un papel vital en el manejo de las heridas por quemadura. Existen varios agentes disponibles, cada uno con sus ventajas y desventajas. La sulfadiazina de plata (Silvadene) es quizá el agente que más se utiliza. Tiene la ventaja de un espectro amplio de actividad, sobre todo contra organismos gramnegativos, pero también contra grampositivos y anaerobios, así como hongos y algunos virus (p. ej., VHS). También es efectiva para reducir el dolor. Las desventajas incluyen reacciones alérgicas en 5 a 10% de los pacientes, y neutropenia reversible en un porcentaje similar. También puede tener selección por organismos resistentes.

El acetato de mafenida (Sulfamylon) también tiene un espectro de cobertura relativamente amplio. Tiene una actividad en especial buena contra *P. aeruginosa*. Su principal ventaja es que penetra en la escara de la quemadura, permitiéndole ser utilizado para el tratamiento de heridas con infección profunda. También es el agente de elección para las quemaduras graves en las orejas y ayuda a prevenir la condritis. Su principal desventaja es su tendencia a producir acidosis metabólica, que es sobre todo problemática en el paciente con lesión por inhalación y acidosis respiratoria subsecuente. Su aplicación es dolorosa para las terminaciones nerviosas intactas. Además, su uso prolongado puede permitir el sobrecrecimiento de especies de *Candida*.

Otros agentes tópicos con un espectro más reducido que pueden utilizarse en ciertas circunstancias, algunas veces en combinación con otro tipo de agentes, incluyen el nitrato de plata, la nitrofurantoína, la mupirocina, y la nistatina. Existen varios apósitos con recubrimiento de plata comercialmente disponibles, que liberan poco a poco la plata en la herida. La plata activada tiene actividad antimicrobiana de amplio espectro y puede también tener beneficios antiinflamatorios. Una revisión de Cochrane reportó que la miel puede mejorar los tiempos de cicatrización en las quemaduras superficiales y de espesor parcial leves a moderadas en comparación con algunos apósitos convencionales. Sin embargo, advierten que todos los estudios se realizaron en un solo centro, lo que puede tener impacto sobre la replicabilidad.

No se recomiendan los antibióticos sistémicos profilácticos. En un estudio de niños con quemaduras, 47 recibieron antibióticos profilácticos y 30 no los recibieron. El grupo de niños que recibió antibióticos profilácticos tuvo una mayor tasa de infección en la herida por quemadura (21 *vs.* 17%, $p < 0.05$).

El cambio de apósitos se realiza de manera típica una o dos veces al día. La incidencia de bacteriemia durante la manipulación de las heridas por quemadura varía dependiendo de la extensión de la misma. En un estudio, la tasa en general fue 13 por ciento.

Después de ser debridadas y limpiadas, muchas quemaduras pequeñas de espesor parcial pueden ser tratadas en forma ambulatoria, siempre y cuando se pueda asegurar el seguimiento. Se puede instruir al cuidador en la aplicación de un agente tópico (por lo regular sulfadiazina de plata) con el cambio de apósitos dos veces al día.

Otras medidas

Es difícil evaluar el valor de las medidas de aislamiento en la prevención de colonización e infección en las quemaduras. Un estudio utilizando controles históricos demostró una disminución en la bacteriemia por gramnegativos en 31% de los pacientes atendidos en área común en comparación con 12% en pacientes atendidos en habitaciones privadas. Otros factores que cambiaron durante el periodo de estudio de 10 años podrían ser responsables de parte de este efecto. En general se utilizan técnicas como el uso de habitaciones privadas, ropa de cama estéril, empleo de batas, cubrebocas y guantes. Se debe cuidar la higiene de manos. En algunos hospitales se utilizan unidades de aire de flujo laminar, pero no previenen la infección con la flora colonizadora del paciente.

La prevención de la infección de vías urinarias puede lograrse mediante el retiro temprano del catéter urinario. Entre más alejado esté el sitio de inserción de un catéter venoso central de la herida por quemadura, menor es la probabilidad de bacteriemia asociada con el catéter. Las medidas que no han demostrado prevenir infección en pacientes con quemaduras incluyen la descontaminación selectiva del tracto digestivo y el uso de IGIV.

PÚSTULAS Y ABSCESOS EN LA PIEL

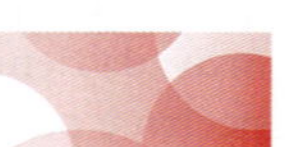

Definiciones

Las infecciones bacterianas purulentas localizadas en la piel tienen varios nombres, dependiendo del tamaño, la gravedad y el área de la piel o el órgano cutáneo afectado. Una *pústula* es una lesión pequeña (< 1 cm de diámetro) elevada con un exudado de líquido amarillento (que contiene tejido necrótico y leucocitos). Un *absceso* es una colección esférica grande (≥ 1 cm) de pus, que con frecuencia está rodeado por una cápsula. Los abscesos pueden presentarse en cualquier órgano del cuerpo. Cuando se forman en la piel, se denominan *forúnculos*. Un carbúnculo es una lesión más grande formada por la coalescencia de forúnculos; los *carbúnculos* por lo común tienen múltiples aberturas hacia la piel.

Localizaciones especiales

Se utilizan nombres especiales para las infecciones en varias áreas de la piel y órganos cutáneos. Una *paroniquia* es una infección alrededor de la uña de un dedo de la mano o el pie. Un *orzuelo* (o *perrilla*) es una infec-

ción de una glándula en el párpado, la cual se analiza en el Capítulo 5. La *foliculitis* es una infección pustular de los folículos pilosos. Un absceso en el cojín adiposo subcutáneo en la punta del dedo se conoce como *felón* o *panadizo*. Por lo común este último término es utilizado más para describir lesiones herpéticas. Una lesión ampollosa superficial sobre el cojín adiposo distal de un dedo con pus ha sido denominada como "dactilitis ampollosa distal", y es clásicamente causada por infección con estreptococo del grupo A (ver Fig. 11-14), aunque se han descrito casos atribuidos a *S. aureus* y estreptococo del grupo B.

La *periporitis* es un sinónimo para múltiples abscesos pequeños en las glándulas sudoríparas, que por lo general se presenta en la infancia. Estas pústulas en forma de domo no están calientes ni son dolorosas y con frecuencia no drenan de manera espontánea. La *hidradenitis supurativa* se presenta como una infección con inflamación aguda de las glándulas sudoríparas apocrinas en adolescentes o adultos, y se presenta de manera particular en las axilas, región perianal, periné o en los glúteos. Al menos en algunos casos hay una predisposición hereditaria para esta condición que se transmite de forma autosómica dominante. El antecedente de ampollas o abscesos en familiares del paciente puede ser útil para establecer el diagnóstico (y para distinguir esta condición de una forunculosis recurrente). Puede volverse crónica con dolor persistente, formación de tractos sinusales y fístulas, flujo purulento y cicatrización de la dermis. El tratamiento de los pacientes con enfermedad grave puede ser difícil y puede requerir intervención quirúrgica compleja. El pronóstico en pacientes con la forma familiar es a menudo malo, con recurrencias frecuentes y prolongadas.

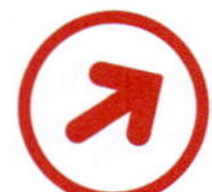

Perla clínica: los pacientes con hidradenitis supurativa deben manejarse con ayuda de un dermatólogo.

Un *granuloma piógeno* es un nódulo indoloro de color rosado o rojo, del tamaño de un guisante, que se desarrolla después de una lesión menor, en especial en las manos o la cara. No es una infección, sino una proliferación de tejido vascular.

El *eritema tóxico* se presenta en la primera sem de vida y se caracteriza por pápulas y pústulas. El frotis de las pústulas muestra eosinófilos, pero no bacterias, como se describe en el Capítulo 11.

La *mastitis* es una celulitis o absceso en una mama, que por lo regular ocurre en madres que están lactando. La causa más común es el *S. aureus*. Por lo general no debe interferir con la lactancia del niño. En mujeres con infección por VIH, la mastitis es un factor de riesgo para la transmisión de infección posparto en el lactante.

El absceso en una mama o mastitis en ocasiones se presenta en el lactante pequeño o recién nacido. Los síntomas sistémicos pueden ser mínimos. La causa más común es el *S. aureus*, sin embargo, algunas veces se cultivan estreptococo del grupo B u organismos gramnegativos. La mayoría de los casos responde a antibióticos sistémicos.

Forunculosis recurrente

Algunos pacientes, por lo regular durante la infancia o adolescencia, desarrollan el frustrante problema de forúnculos recurrentes. La causa habitual es el *S. aureus*. Las áreas húmedas, como las axilas e ingles, son las áreas más afectadas. El absceso comienza como un nódulo elevado, muy doloroso, con la piel estirada y brillante y una base indurada. La lesión en general se agranda, se ablanda y luego se rompe, produciendo un flujo purulento. La fiebre con frecuencia está ausente o es de bajo grado. El tratamiento consiste en incisión y drenaje, y compresas calientes. Algunas veces son necesarios los antibióticos orales, por ejemplo, si hay lesiones grandes (> 5 cm) o múltiples. Los antibióticos también están indicados si hay celulitis significativa alrededor del absceso. La prevención se analiza más adelante.

El antecedente de forúnculos recurrentes en un niño pequeño debe hacer consideración de inmunodeficiencia, en especial trastornos de la función neutrofílica (ver Capítulo 23). El síndrome de hiper-IgE puede presentarse con forunculosis recurrente, eccema y rasgos faciales toscos. A menudo existe el antecedente de infecciones senopulmonares recurrentes. La mayoría de los niños con pañales con forúnculos recurrentes confinados a los glúteos o las ingles no tiene inmunodeficiencia. Cuando dejan de utilizar pañales, los episodios en general se resuelven.

Los adolescentes antes sanos con forúnculos recurrentes de nuevo inicio rara vez tienen trastornos inmunes detectables. Sin embargo, a menudo son portadores crónicos de *S. aureus* en la nariz, axilas, ingles o el recto. En ocasiones existe antecedente de exposición, como puede ser el uso de baños de vapor.

Posibles etiologías infecciosas

La mayoría de las pústulas y abscesos en la piel es causada por infecciones bacterianas (Cuadro 17-2). La causa más común es el *S. aureus* (a menudo SARM), aunque muchos abscesos cutáneos contienen una mezcla de bacterias anaerobias y aerobias. La *P. aeruginosa* causa foliculitis en personas expuestas a tinas calientes contaminadas o *spas* (Fig. 17-6). Las pústulas son más notables en las áreas cubiertas por el traje de baño, ya que los entornos calientes le permiten proliferar a las

<table><tr><td>

Cuadro 17-2. Algunas causas posibles de pústulas

Bacterias, particularmente *S. aureus*
Exantema candidiásico del pañal (en lactantes)
Eritema tóxico (en recién nacidos)
Herpes simple (sobre todo en las puntas de los dedos)
Pústulas secundarias a bacteriemia o candidemia
Escabiosis
Acropustulosis de la infancia

</td></tr></table>

bacterias. La enfermedad es autolimitada en huéspedes inmunocompetentes y no requiere terapia.

Los abscesos perirrectales pueden ocurrir en niños sin ninguna causa subyacente. Las causas más comunes son *S. aureus*, *Bacteroides* y bacterias entéricas. En una revisión de 29 casos, una cuarta parte de los niños tenía una enfermedad subyacente. Los abscesos perirrectales en un niño siempre deben hacer sospechar la posibilidad

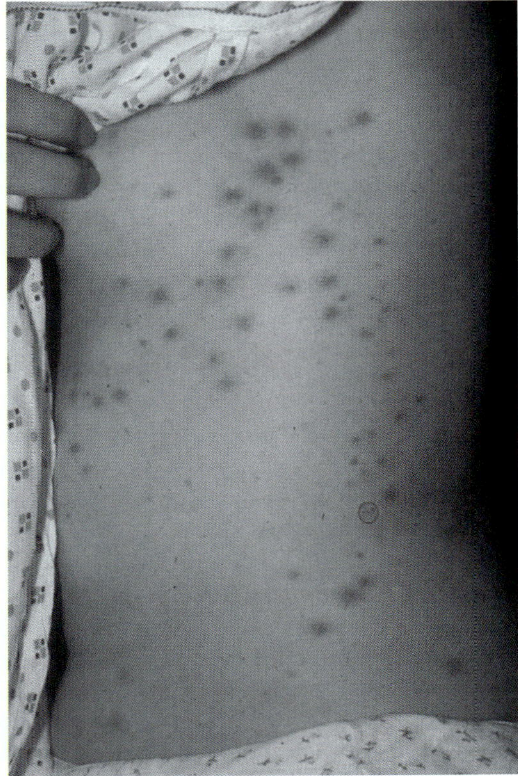

Figura 17-6. Foliculitis por *Pseudomonas* en una paciente que se bañó en un jacuzzi contaminado. Las pústulas están más concentradas en el área que estuvo cubierta por su traje de baño.

de enfermedad granulomatosa crónica (EGC). En una serie de 368 niños con EGC, 51 (14%) tenían antecedente de absceso perrirectal. Los abscesos subcutáneos en otras partes del cuerpo también son comunes en niños con EGC. También pueden ser una pista que apunte hacia otros padecimientos de los neutrófilos, como deficiencia de la adherencia de los leucocitos o síndrome de hiper-IgE (ver Capítulo 23).

La infección gonocócica cutánea del dedo puede manifestarse en forma de pústulas agrupadas, imitando un panadizo herpético. Los pacientes con gonorrea diseminada también pueden desarrollar pústulas en la piel, al igual que oligoartritis; este patrón clínico ha sido denominado síndrome gonocócico de dermatitis-artritis.

El estreptococo del grupo A es una causa ocasional de abscesos en la piel, aunque causa mucho más celulitis. Rara vez están implicados el *S. pneumoniae* y el *H. influenzae*. Otras causas raras de abscesos cutáneos incluyen *Streptococcus viridans*, *Nocardia*, *Salmonella*, *Yersinia* y varias especies de micobacterias. La mayoría de estas causas raras se presenta de manera predominante en huéspedes inmunocomprometidos o en pacientes con algún factor de riesgo específico (como uso de drogas intravenosas).

Las especies de *Candida* son una causa bastante común de exantema papulopustular del pañal en lactantes pequeños. Otras causas fúngicas como *Coccidioides* resultan raras. Las especies de *Rhizopus* han causado lesiones cutáneas pustulares y ulcerativas en pacientes ortopédicos por contacto con vendajes elásticos contaminados. Se debe preguntar por antecedente de viajes, ya que en ocasiones la miasis (infestación por larvas de mosca) puede imitar a una forunculosis en el paciente con una visita reciente a los trópicos.

Etiologías no infecciosas

Acropustulosis de la infancia

Como se describe en el Capítulo 11, este padecimiento consiste en pústulas pruriginosas en la parte distal de las extremidades de los infantes. A menudo se confunde con impétigo o escabiosis.

Dermatosis neutrofílica febril aguda

También llamada síndrome de Sweet, en honor al autor que lo describió por primera vez, este padecimiento se caracteriza microscópicamente por infiltrado con neutrófilos, y clínicamente con pápulas cerosas que progresan hasta formar nódulos papulares o pustulares de color violáceo que pueden semejar abscesos intracutáneos. La fiebre y la leucocitosis son comunes. Aunque algunas veces es idiopática, muchos de los casos se asocian con trastornos subyacentes, incluyendo malignidades, infecciones y enfermedades autoinmunes.

Foliculitis eosinofílica pustular (enfermedad de Ofuji)

La mayor parte de los reportes de este padecimiento han sido en hombres adultos jóvenes japoneses, pero los niños también pueden contraer la enfermedad, y existen varios reportes en lactantes. El padecimiento se presenta como racimos recurrentes de pápulas y pústulas pruriginosas, que afectan sobre todo al cuero cabelludo y se extienden en forma variable a la cara, extremidades y el tronco. Hay ausencia de síntomas sistémicos, pero en general hay leucocitosis y eosinofilia periférica. Puede presentarse en neonatos, en cuyo caso debe distinguirse del eritema tóxico, la melanosis pustular neonatal transitoria, la acropustulosis del lactante y la histiocitosis de células de Langerhans. Histológicamente, hay un infiltrado dérmico denso, con eosinofilia perifolicular y perivascular. La mayoría de los casos es idiopática, pero el padecimiento puede presentarse en asociación con infección por VIH o malignidad hematológica. El padecimiento es autolimitado.

Enfoque diagnóstico y tratamiento

La tinción de Gram y el cultivo de las lesiones pustulares son procedimientos diagnósticos simples y útiles. Es en especial importante llevar a cabo estos procedimientos en los recién nacidos, incluidos aquellos con mastitis.

Debe realizarse aspiración o incisión y drenaje de los forúnculos cuando la superficie de la lesión tiene un centro necrótico. Si son pocas o pequeñas (< 5 cm de diámetro), esto puede ser todo lo que se requiera. Se debe añadir un antibiótico antiestafilocócico si la lesión tiene ≥ 5 cm de diámetro, si se asocia con celulitis circundante significativa o si el paciente tiene signos sistémicos de enfermedad. En los neonatos, se deben obtener hemocultivos y administrar antibióticos intravenosos.

Es importante diferenciar entre un felón bacteriano de un panadizo herpético, ya que en el primero está indicado el drenaje inmediato, mientras que en el segundo está contraindicado. Las vesículas agrupadas con una base roja son típicas de las lesiones herpéticas. Puede observarse linfangitis. En una serie de 26 niños con panadizo herpético, 15 (65%) fueron al inicio mal diagnosticados como con un felón bacteriano. No es necesaria la incisión de un panadizo herpético, ya que la condición es autolimitada.

La presentación primaria de un felón bacteriano puede ser sutil y puede detectarse como un aumento de la opacidad en la punta del dedo en la transiluminación en una habitación oscura. Si el felón ha sido causado por progresión de una paroniquia profunda, además de realizar la incisión del absceso se debe retirar la uña también.

El tratamiento de la forunculosis recurrente es difícil. Muchos pacientes con forunculosis recurrente son portadores de estafilococo; la erradicación del estado de portador no ha sido asociada de forma uniforme con la mejoría de los síntomas clínicos. El estado de portador nasal se erradica con facilidad con ungüento intranasal de mupirocina dos veces al día durante 5 días, pero los portadores con cierta frecuencia readquieren el organismo en 6 a 12 meses. El estafilococo también puede portarse en las ingles, axilas, recto y otras áreas del cuerpo. Algunos médicos utilizan lavados con hexaclorofeno (Phisohex) o clorhexidina (Hibiclens), en un intento por erradicar al organismo en estas áreas. Sin embargo, estos agentes resecan la piel y por lo tanto deben utilizarse de forma juiciosa.

Los niños con pañales en quienes todas las lesiones se han presentado en el área del pañal, pueden beneficiarse de "baños de cloro" semanales. Esto involucra sentarse en una solución clorada en la tina durante 5 min una vez por sem. Se requieren alrededor de 2 cucharadas de cloro por galón de agua para matar de forma efectiva al estafilococo; esto equivale a alrededor de ½ tasa de cloro de uso doméstico en un cuarto de tina de agua.

> **Perla clínica:** la forma más efectiva para eliminar la forunculosis recurrente en la región del pañal en un niño pequeño es que el niño deje de utilizar pañal.

Para la limpieza en niños mayores, es preferible la regadera; debe evitarse el uso de esponjas y estropajos.

Se debe utilizar un paño limpio para cada baño. No hay evidencia de que sea necesaria la descontaminación ambiental especial en el hogar, aunque es apropiado mantener un entorno limpio.

SÍNDROME DE PIEL ESCALDADA POR ESTAFILOCOCO

El síndrome de piel escaldada por estafilococo (SPES) se define mejor como el inicio agudo de eritema generalizado con dolor y exfoliación de la epidermis superficial. Estas características de enrojecimiento, dolor, formación de ampollas y descamación de la piel se asemejan a las características de una quemadura solar grave. Con frecuencia hay signo de Nikolsky positivo (Fig. 17-7), provocado al presionar de lado sobre la piel íntegra y deslizar la capa epidérmica separándola de la piel, como si se tratara de la cáscara de un durazno demasiado maduro. La enfermedad es más común en niños < 5 años de edad. En un estudio de 15 niños con SPES, la edad promedio fue de 12 meses, con un rango de 23 días a 6 años.

El SPES es causado por cepas de *S. aureus* (en general el grupo fago II) que produce dos toxinas exfoliativas, ETA o ETB. Alrededor de 5% de las cepas de *S. aureus* produce toxinas exfoliativas. En la forma generalizada, la toxina es producida en un sitio distante y absorbida por el torrente sanguíneo. La fuente puede ser una infección focal (como una neumonía o conjuntivitis), pero más a menudo es un sitio solo colonizado (como las fosas nasales). El anticuerpo antitoxina es protector, y se encuentra en casi 90% de los adultos y los recién nacidos de término (lo que refleja una adquisición pasiva del anticuerpo

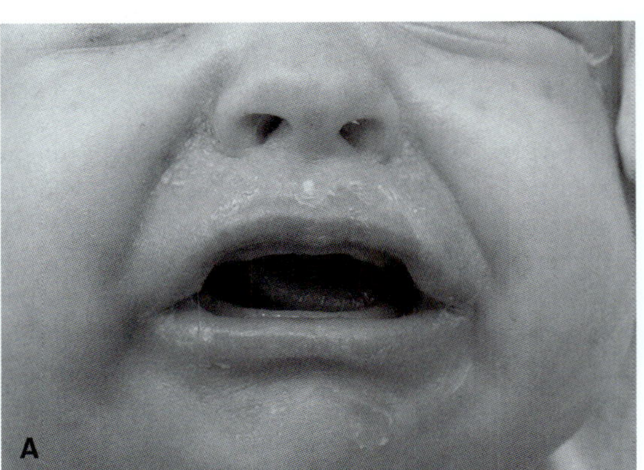

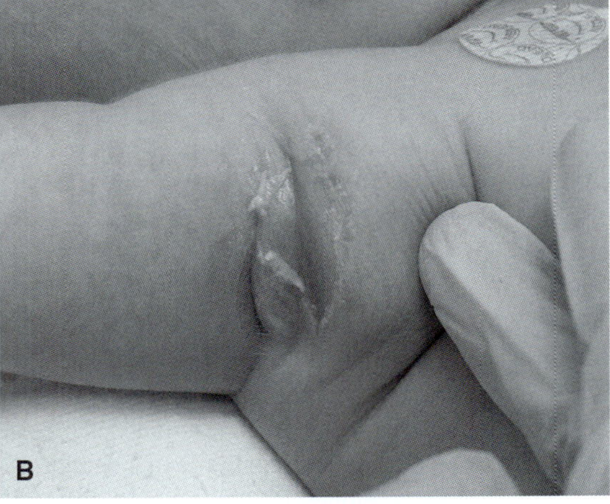

Figura 17-7. **(A)** Síndrome de piel escaldada por estafilococo en un niño de 3 meses de edad. **(B)** Signo de Nikolsky en la axila derecha del mismo paciente.

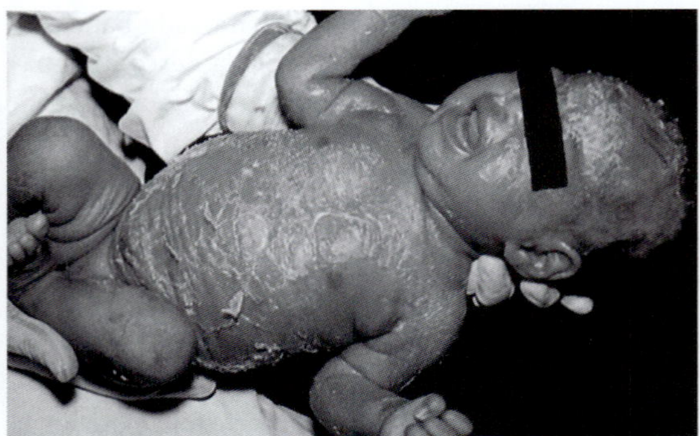

Figura 17-8. Enfermedad de Ritter o síndrome de la piel escaldada estafilocócica en un neonato. Dermatitis exfoliativa generalizada con una gruesa escala adherente. Tomado de: Hall JC, Hall JB. Sauer's Manual of Skin Diseases. Philadelphia: Wolters Kluwer. 2017

materno), pero solo en 30% de los niños de entre 3 meses y 2 años de edad.

Espectro de la enfermedad

SPES del recién nacido (enfermedad de Ritter)
En este grupo de edad, el SPES puede ser extenso (Fig. 17-8), y los recién nacidos tienen un alto riesgo de complicaciones como hipotermia, deshidratación e infección secundaria por pérdida de la epidermis protectora. Al inicio, el lactante puede no parecer muy enfermo, pero la enfermedad estafilocócica en recién nacidos debe considerarse como potencialmente grave. Se han reportado brotes en estancias infantiles para neonatos. Están indicadas las medidas rigurosas de control de infecciones, como el aislamiento de los casos, el tratamiento del personal colonizado y una estricta atención a la higiene de manos.

SPES de la Infancia
Después del periodo neonatal, el SPES es en general menos intenso. A menudo están involucrados los pliegues cutáneos en las ingles, axilas y el cuello (Fig. 17-7). Incluso si el área de la piel involucrada es extensa, los niños con frecuencia no parecen tóxicos y con el tratamiento apropiado la tasa de mortalidad es < 1 por ciento.

SPES del adulto
En adultos, el SPES es raro, sin embargo puede presentarse en el contexto de inmunocompromiso o falla renal, en este último caso presumiblemente debido a la incapacidad de excretar la toxina. Al contrario de los niños, el hemocultivo es a menudo positivo y la tasa de mortalidad es > 50%. En ocasiones, los niños con los factores de riesgo antes mencionados desarrollan SPES de "tipo adulto", como se ha reportado en un niño anéfrico.

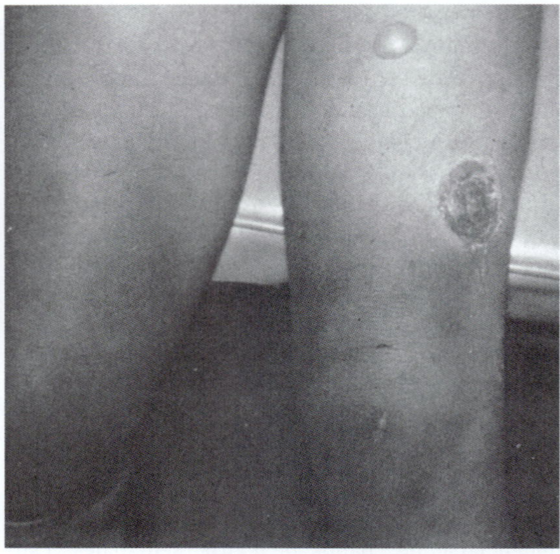

Figura 17-9. Impétigo bulloso que muestra una bula intacta sobre una lesión antigua con costra. (Fotografía cortesía del Dr. Norman Fost.)

Impétigo bulloso
El impétigo bulloso puede presentarse en cualquier grupo de edad y es mejor pensar en él como una forma localizada de SPES (Fig. 17-9). Por lo común se presenta en las extremidades, puede haber una o varias bulas flácidas aisladas que se rompen con facilidad, liberando un líquido claro. A diferencia del impétigo no bulloso, que se caracteriza por una lesión con una costra color miel y que puede ser causado ya sea por *S. aureus* o estreptococo del grupo A, el impétigo bulloso es casi siempre causado por cepas de *S. aureus* productoras de toxina exfoliativa. Los cultivos de las ampollas en el impétigo bulloso son positivos, a diferencia del SPES generalizado, en el que el *S. aureus* está presente en el sitio distal y la toxina se disemina en forma hematógena a la epidermis.

Diagnóstico diferencial

Fiebre escarlatina por estreptococo
La fiebre escarlatina (ver Capítulo 11) es un exantema eritematoso difuso que se presenta en un pequeño porcentaje de pacientes con faringitis por estreptococo del grupo A o, menos común, una infección cutánea por estreptococo. Los síntomas son producidos por una de las exotoxinas pirógenas estreptocócicas (EPE-A, B o C). El exantema es ligeramente papular, dándole una sensación como de lija. Puede haber palidez circumoral, lengua en fresa y líneas de Pastia, que son acentuaciones del exantema en las fosas antecubitales, pliegues axilares y áreas inguinales (ver Fig. 11-1). Los niños de entre 5 y 15 años de edad por lo común son

los más afectados. El exantema se presenta de manera típica 1 a 2 días después del inicio de la faringitis, pero puede presentarse hasta 1 sem después. El exantema con frecuencia dura alrededor de 1 sem y luego se desvanece. Puede haber una descamación fina que puede durar varios días. Al igual que con otros casos de faringitis estreptocócica, el tratamiento es con penicilina o amoxicilina (ver Capítulo 2).

Fiebre escarlatina por estafilococo

Aunque antes se pensaba que representaba el extremo leve del espectro del SPES, hoy en día se sabe que la fiebre escarlatina estafilocócica es una entidad diferente. Se demostró en un estudio de 60 cultivos de *S. aureus* aislados de niños con SPES generalizado ($n = 15$), impétigo bulloso ($n = 28$), o fiebre escarlatina estafilocócica ($n = 17$). Todas las cepas aisladas de niños con SPES generalizado e impétigo bulloso producían ETA o ETB. Sin embargo, solo 1 (6%) de 17 cepas de niños con fiebre escarlatina estafilocócica producían toxina exfoliativa. Las 16 cepas restantes (94%) producían una toxina de síndrome de choque tóxico (TSST-1) o una enterotoxina. Por lo tanto, la fiebre escarlatina por estafilococo es quizá mejor definida como una forma leve de SCT. Se caracteriza por un exantema eritematoso que se resuelve con descamación leve, con mínima exfoliación. No hay lengua en fresa ni palidez circumoral, que sí se encuentran presentes en la forma estreptocócica de la fiebre escarlatina (Capítulo 11).

Necrólisis epidérmica tóxica

En 1956, Lyell introdujo el término "necrólisis epidérmica tóxica (NET)" para describir a pacientes con pérdida extensa de epidermis por necrosis que deja la superficie de la piel con un aspecto escaldado. Aunque antes se pensaba que eran el mismo padecimiento, hoy está claro que el SPES y la NET son entidades diferentes, con causas, presentación clínica y curso distintos. La NET en general es inducida por medicamentos y es mejor considerarla como el extremo grave del espectro del síndrome de Stevens-Johnson (SSJ). Al igual que el SSJ, la NET comienza con pequeñas ampollas sobre máculas púrpuras oscuras acompañadas de lesiones mucosas en el 90% de los casos. A diferencia del SSJ, los pacientes con NET descaman grandes placas de epidermis necrótica con un desprendimiento total > 30% del área de superficie corporal. La piel expuesta está arrugada y con varios grados de eritema, que representa necrosis de espesor total de la epidermis.

Por el contrario, la descamación debida a SPES es más superficial y deja un área de eritema uniforme y sin necrosis. La NET y el SPES son fáciles de distinguir una del otro en la biopsia de piel. En el SPES, la separación ocurre en la epidermis media, a nivel de la zona granulosa, mientras que la separación en la NET se da en la unión dermoepidérmica. Para una más rápida diferenciación entre ambas condiciones, se puede analizar una sección congelada de piel descamada. La NET es una enfermedad multisistémica, con fiebre, leucopenia y son comunes las lesiones en los tractos respiratorio y gastrointestinal. La tasa de mortalidad es de alrededor de 25 por ciento.

Epidermólisis bullosa

Este es el término utilizado para un grupo clínica y genéticamente heterogéneo de trastornos ampollosos de la piel que son heredados de forma autosómica dominante o autosómica recesiva. También hay una rara forma adquirida caracterizada por autoanticuerpos IgG antimembrana basal contra el colágeno tipo VII. La epidermólisis bullosa puede diferenciarse del SPES por los antecedentes familiares con frecuencia positivos, la ausencia de manifestaciones sistémicas o infección, y la ocurrencia de bulas después de un trauma mínimo.

Síndromes de choque tóxico

Como se discutió en los Capítulos 10 y 11, el SCT estafilocócico es causado por cepas de *S. aureus* productor de TSST-1 o enterotoxina, mientras que el SCT estreptocócico es causado por cepas de estreptococo del grupo A productoras de EPE A o C. El SCT se caracteriza por fiebre, hipotensión, exantema eritematoso generalizado, e involucramiento de múltiples órganos. La descamación se da 1 a 2 sem después del exantema, que es considerablemente más tarde de lo que ocurre en el síndrome de piel escaldada por estafilococos.

Enfermedad de Kawasaki

Como se analizó en el Capítulo 11, la descamación de las puntas de los dedos, palmas y plantas, en general se da 1 a 2 sem después del eritema e inflamación de las manos y pies. La descamación periungueal está de manera particular asociada con la enfermedad de Kawasaki.

Otros padecimientos

Existen varios padecimientos que imitan al SPES y casi siempre pueden distinguirse con base a la historia clínica. Las quemaduras solares, químicas y por escaldamiento, incluyendo aquellas producto de lesiones no accidentales, deben ser consideradas. Los lactantes con deficiencia de zinc pueden presentar una erupción bullosa que se asemeja al SPES. En receptores de trasplante alogénico de células madre, la enfermedad injerto contra huésped (EICH) a menudo causa eritrodermia generalizada. En el neonato, la ictiosis bullosa se presenta con eritema generalizado y ampollas superficiales que con frecuencia se confunden con síndrome de piel escaldada por estafilococos.

Enfoque diagnóstico

El diagnóstico de SPES por lo general se establece con la presentación característica en un niño pequeño de bulas superficiales bien delimitadas con techos frágiles que se rompen con facilidad, dejando una base de manera uniforme roja y húmeda. Se deben realizar hemocultivos, aunque rara vez son positivos en niños con SPES. También se realizan con frecuencia cultivos de las lesiones bullosas, así como de cualquier foco de infección (como una conjuntivitis purulenta). Sin embargo, el organismo no siempre está presente en las bulas y un cultivo positivo podría ser simplemente resultado de colonización. Los laboratorios de investigación pueden realizar pruebas en cepas de *S. aureus* para evaluar la producción de toxina exfoliativa, pero solo es útil para confirmar el diagnóstico en forma retrospectiva. Como se mencionó antes, el SPES puede diferenciarse de la NET mediante análisis histológico de la biopsia de piel o incluso piel descamada.

Tratamiento

En neonatos con cualquier forma de SPES, están indicados los antibióticos intravenosos. También están indicados en niños mayores con SPES generalizado. Puede utilizarse una penicilina resistente a penicilinasa, como la oxacilina, o una cefalosporina de primera generación, como la cefazolina. El tratamiento con vancomicina debe considerarse en áreas geográficas con alta prevalencia de SARM-AC o en niños que no responden a la terapia inicial.

Al principio, las presentaciones localizadas de SPES después del periodo neonatal pueden ser tratadas con un antibiótico oral, como cefalexina o clindamicina. En muchos de los casos, aparecen nuevas lesiones exfoliativas durante 24 a 36 h después de iniciar el tratamiento; si continúan apareciendo nuevas lesiones después de este tiempo, está indicada la hospitalización para administración de antibióticos intravenosos. Estudios *in vitro* muestran que la clindamicina puede inhibir de manera significativa la producción de toxina por el *S. aureus*, y muchos expertos añaden este agente para los casos graves, aunque la información en humanos es escasa. En áreas donde las infecciones por SARM adquirido en la comunidad son comunes, una ventaja adicional del uso de clindamicina es que la mayoría de estas cepas es susceptible. Aunque controversiales en el manejo de

la NET, es claro que los corticoesteroides están contraindicados en el paciente con SPES, de modo que es crítica la diferenciación entre estas dos entidades. Para los pacientes con formas graves de cualquiera de estas enfermedades, puede ser apropiado manejar al paciente en un centro de quemados.

IMPÉTIGO

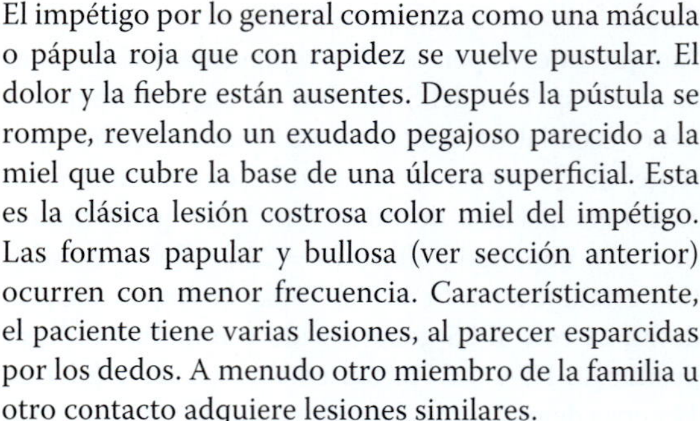

El impétigo por lo general comienza como una mácula o pápula roja que con rapidez se vuelve pustular. El dolor y la fiebre están ausentes. Después la pústula se rompe, revelando un exudado pegajoso parecido a la miel que cubre la base de una úlcera superficial. Esta es la clásica lesión costrosa color miel del impétigo. Las formas papular y bullosa (ver sección anterior) ocurren con menor frecuencia. Característicamente, el paciente tiene varias lesiones, al parecer esparcidas por los dedos. A menudo otro miembro de la familia u otro contacto adquiere lesiones similares.

Posibles etiologías

El *Staphylococcus aureus* es responsable de casi todos los casos de impétigo bulloso y de alrededor de 75% de los casos de impétigo no bulloso. La mayoría de los casos restantes es causada ya sea por estreptococo del grupo A solo o por infección polimicrobiana. Los procesos primarios no bacterianos como la varicela o el eccema, pueden impetiginizarse de forma secundaria, resultando en confusión diagnóstica.

Tratamiento

La mupirocina tópica tiene una excelente actividad contra los agentes causales del impétigo y para las lesiones localizadas es el medicamento de elección. La retapamulina es otra opción tópica con un espectro similar. Ambos medicamentos deben utilizarse dos veces al día durante 5 días. Otros agentes tópicos (como la bacitracina y la neomicina/polimixina) tienen poco efecto. Para las lesiones diseminadas, aquellas cercanas a la boca y aquellas asociadas con celulitis, se debe utilizar un antibiótico sistémico. Dado que las cepas de *S. aureus* en el impétigo por lo general son susceptibles a meticilina, con frecuencia se recomienda la cefalexina. En casos donde se sospecha o se cultiva SARM-AC, se recomienda el uso de clindamicina, TMP-SMX o doxiciclina. A menudo, no responder con rapidez a la terapia se debe a la presencia de otras enfermedades que se asemejan al impétigo, en especial la infección por VHS, escabiosis (sarna) o un querión (tiña pustular del cuero cabelludo).

Complicaciones

Las complicaciones locales, como la celulitis o la linfangitis, son poco comunes. La glomerulonefritis posestreptocócica (GNPE) puede presentarse alrededor de 3 sem después de un caso de impétigo causado por cepas nefritogénicas de *S. pyogenes*. Por fortuna, esta complicación se ha vuelto poco frecuente, quizá esto se deba a la disminución en la circulación de tipos M nefritogénicos. Los pacientes presentan edema, hematuria e hipertensión. Los niveles de complemento (en especial C3) están disminuidos y los pacientes en general tienen elevación de anticuerpos antiestreptocócicos (de manera particular anti-DNasa B). El tratamiento antimicrobiano del impétigo no influye sobre la posibilidad de desarrollar GNPE, pero debe utilizarse durante los brotes de GNPE para eliminar las cepas nefritogénicas de *S. pyogenes*. La fiebre reumática aguda no ocurre como complicación de las infecciones estreptocócicas en la piel.

ÚLCERAS CUTÁNEAS

Las úlceras en la piel son por lo general erosiones en forma de cráter, circulares u ovales. Las úlceras pueden ser superficiales, involucrando solo la epidermis, o profundas, extendiéndose hacia la dermis o incluso el músculo. Muchas úlceras cutáneas son secundarias a presión (úlceras por decúbito) o se deben a un mal drenaje venoso (úlceras por estasis). Esta sección trata sobre las causas infecciosas de úlceras cutáneas (Cuadro 17-3). Las úlceras genitales se discuten en el Capítulo 15.

Úlceras por presión

Las úlceras por presión (decúbito) por lo común se infectan en los niños. Las infecciones en las úlceras por decúbito a menudo son polimicrobianas y los organismos más frecuentemente aislados son *S. aureus*, organismos entéricos gramnegativos y anaerobios. Están indicados el desbridamiento y la terapia antibiótica basada en las pruebas de susceptibilidad. La hidroterapia y la terapia tópica con presión negativa pueden acelerar la cicatrización. Puede utilizarse la aplicación de apósitos utilizando varios compuestos, incluyendo la miel. En adultos hospitalizados, la bacteriemia secundaria a úlceras por presión se asocia con una alta tasa de mortalidad. En un estudio, las bacterias más comúnmente aisladas fueron *Proteus mirabilis*, *S. aureus*, *E. coli* y especies de *Bacteroides*. La ampicilina-sulbactam o la combinación de clindamicina y gentamicina son opciones razonables para la terapia empírica. Para las úlceras por presión infectadas que son refractarias a la terapia, se debe considerar la posibilidad de una osteomielitis subyacente. La especificidad del gammagrama óseo en este contexto es baja; la RM puede ser la mejor modalidad imagenológica. La terapia antibiótica está dirigida contra las bacterias obtenidas en la biopsia de hueso.

Síndromes específicos

Síndrome ulceroglandular

Cuando hay un nódulo linfático crecido que recibe drenaje linfático de una úlcera cutánea infectada, el padecimiento se denomina síndrome ulceroglandular o ulceronodular. Lo más común es que la úlcera se encuentre en la mano o el pie, y el nódulo linfático esté en la axila o la región inguinal. Además del *S. aureus* y el estreptococo del grupo A, se deben considerar agentes adicionales en el paciente con antecedentes de exposición sugerentes. Estas causas menos comunes de síndrome ulceroglandular incluyen la enfermedad por arañazo de gato, tularemia, peste y la infección por micobacterias no tuberculosas.

La tularemia ulceroglandular es la presentación más común de la infección por *Francisella tularensis*. La úlcera se presenta en el sitio de entrada (Fig. 17-10), que con frecuencia está en el dedo o la mano si el paciente ha

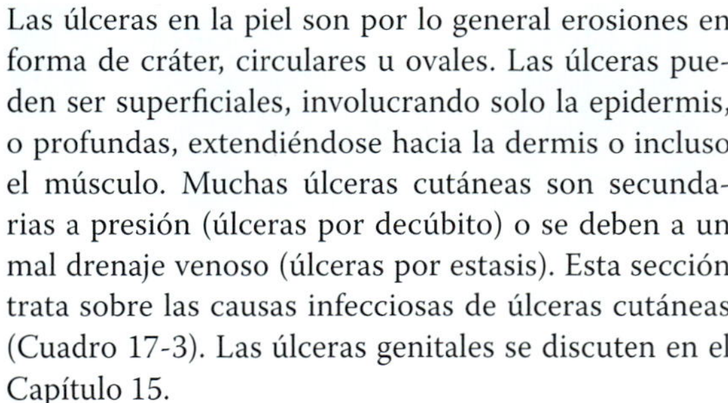

Cuadro 17-3. Algunas causas infecciosas de úlceras en la piel

Infección bacteriana secundaria
Virus del herpes simple
Sífilis (chancro)
Tularemia
Blastomicosis, esporotricosis, histoplasmosis
Micobacterias no tuberculosas
Leishmaniasis
Amebiasis

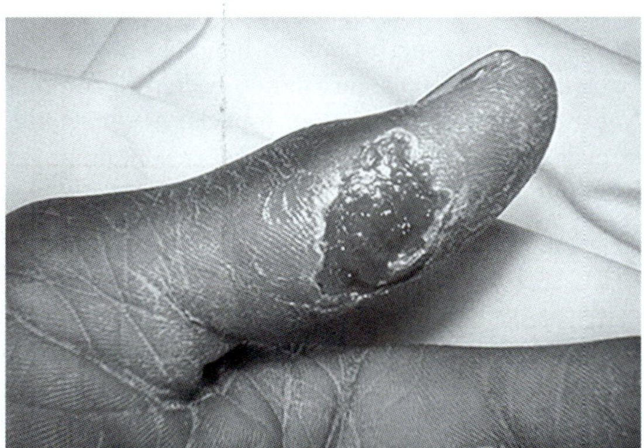

Figura 17-10. Pulgar con una úlcera cutánea causada por tularemia. (Fotografía cortesía de los Centers for Disease Control and Prevention y del Dr. Thomas F. Sellers.)

contraído la infección al manipular un conejo contaminado. Sin embargo, por lo común se transmite más por la picadura de una garrapata o mosca del venado infectada. Los gatos domésticos son susceptibles a la tularemia y pueden también transmitir la infección. Por lo regular hay una adenopatía regional marcada, que en general es bastante dolorosa. Los síntomas sistémicos como fiebre y malestar general son importantes y pueden preceder a la etapa ulceroglandular. La terapia tradicional es con estreptomicina intramuscular, pero la gentamicina es del mismo modo efectiva y puede administrarse de manera intravenosa. La doxiciclina es otro agente alternativo, pero debe utilizarse durante al menos 14 días debido a la alta tasa de recaída.

La *Yersinia pestis*, el agente causal de la peste, algunas veces produce enfermedad ulceroglandular. Cada año se presentan unos cuantos casos de peste en el suroeste de Estados Unidos, donde las pulgas de los roedores silvestres son el vector habitual. Adicionalmente, cerca de 20% de los casos en Estados Unidos se adquiere a través del contacto con mamíferos, incluyendo perros y gatos. La peste bubónica, la forma más común, se presenta luego de un periodo de incubación de 2 a 6 días con inicio súbito de fiebre, calosfríos y debilidad, y el desarrollo agudo de un nódulo linfático inflamado y doloroso (o bubón). Al igual que con la tularemia, la estreptomicina y la gentamicina son los agentes de elección, y parecen ser también efectivos. En ocasiones se presentan ulceraciones en la piel en el sitio de la picadura de la pulga (Fig. 17-11). También se ha reportado que la *Yersinia enterocolitica*, que en general causa diarrea, puede producir una enfermedad ulceroglandular similar a la peste.

Síndrome linfocutáneo

El síndrome linfocutáneo se caracteriza por una lesión cutánea primaria (que puede o no ulcerarse), adenopatía regional y nódulos satélites a lo largo de los vasos linfáticos. La causa más común de este síndrome es la esporotricosis, pero también han sido implicados otros muchos agentes, incluyendo bacterias, como la *Nocardia* y micobacterias, en especial *M. marinum*, la cual puede adquirirse por peceras contaminadas (Capítulo 21).

Causas infecciosas de lesiones cutáneas ulcerativas

Bacterias

Los estreptococos betahemolíticos son invasores secundarios frecuentes en las úlceras superficiales que no cicatrizan con rapidez. Otras bacterias, como el *S. aureus* y las bacterias entéricas, pueden producir úlceras crónicas luego de una inyección subcutánea, como durante el uso

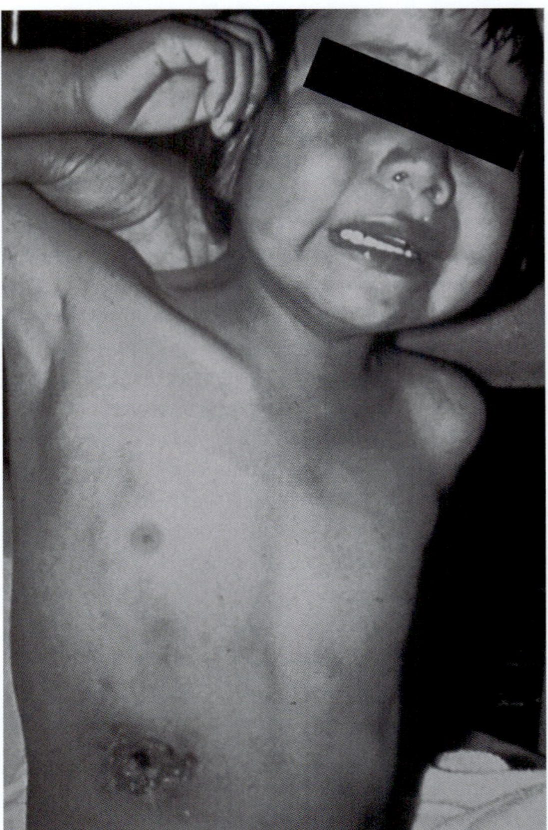

Figura 17-11. Lesión ulcerada en la piel en el lado derecho del torso causada por infección por *Yersinia pestis* en un niño pequeño. Fue mordido en dicha zona por una pulga infectada. (Fotografía cortesía de los Centers for Disease Control and Prevention.)

de agujas no esterilizadas para la inyección de drogas ilegales. La sífilis puede producir úlceras que se asemejan a los chancros del área genital. La *Nocardia brasiliensis* puede causar infección primaria de la piel y los tejidos blandos, a menudo con un síndrome linfocutáneo que se asemeja a la esporotricosis. Los antecedentes de exposición también son similares a los casos de esporotricosis, e incluyen heridas con espinas o astillas de madera. Están indicados la incisión y drenaje de las heridas y los nódulos linfáticos afectados, y el diagnóstico se establece por cultivo y drenaje. El tratamiento de elección es el trimetoprim-sulfametoxazol, en general durante alrededor de 2 meses en un paciente con un sistema inmunológico normal.

El *Bacillus anthracis* puede causar síndromes por inhalación, gastrointestinales o cutáneos, lo cual depende de la vía de exposición. El carbunco cutáneo por lo general se presenta como una vesícula indolora y pruriginosa con eritema y edema, que evoluciona a una escara negra. Sin terapia, puede ocurrir una septicemia secundaria con una tasa de mortalidad de alrededor de 20%. Antes, el carbunco era raro y se observaba casi de manera exclusiva en aquellos con exposición a productos contaminados de cabra y oveja, y se le llamaba "enfermedad del cardador de lana". Sin embargo, hoy en día es un agente potencial de bioterrorismo que puede diseminarse a través del correo, resultando en enfermedad tanto cutánea como por inhalación.

Micobacterias

La tuberculosis de la piel puede producir una úlcera crónica. Por lo regular, esto ocurre donde un nódulo linfático ha supurado y se ha abierto, a menudo en el cuello. Varias de las micobacterias no tuberculosas pueden causar úlceras cutáneas. El "granuloma de las peceras" es causado por infección con *M. marinum* en personas que sufren lesiones leves en agua contaminada con la micobacteria. El diagnóstico con frecuencia se retrasa debido a que el paciente se ha olvidado de la exposición. En una revisión de 40 casos con periodos de incubación conocidos, el periodo promedio de incubación fue de 21 días, sin embargo el más largo fue de 9 meses. A los pacientes con nódulos ulcerados se les debe preguntar acerca de posibles exposiciones a agua dulce o salada en el pasado remoto y reciente. En el estudio mencionado antes, 193 infecciones tuvieron exposiciones conocidas; 49% estuvo relacionada con acuarios, 27% estuvo relacionada con heridas con pescados o mariscos y 9% estuvo relacionada con heridas asociadas con agua salada. Se han reportado tratamientos exitosos con varios esquemas, incluyendo claritromicina, doxiciclina, trimetoprim-sulfametoxazol y rifampina con etambutol. La terapia debe basarse en los resultados de las pruebas de susceptibilidad. Se necesitan al menos 3 meses de terapia.

El *Mycobacterium ulcerans* causa la enfermedad ulcerosa de Buruli que por lo general afecta a niños que viven en las selvas tropicales del oeste de África. Luego del contacto con agua o tierra contaminada, el niño desarrolla una placa o nódulo indoloro, de manera típica en una extremidad, que eventualmente se ulcera y se vuelve necrótica. El proceso de curación resulta en la formación de cicatrices y contracturas incapacitantes. La escisión temprana de la lesión preulcerativa es curativa. La terapia antimicrobiana es de poco beneficio.

La infección con *Mycobacterium haemophilum* por lo regular se presenta en pacientes inmunocomprome-

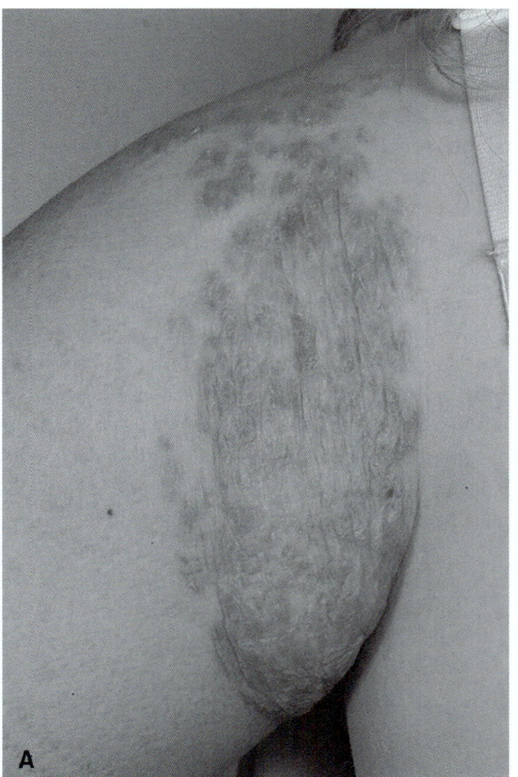
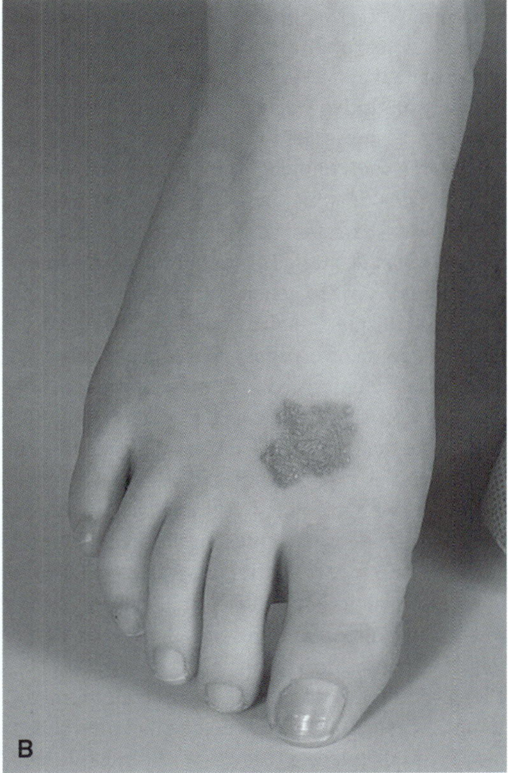

Figura 17-12. **(A)** Úlcera crónica en el hombro derecho de un adolescente causada por *Mycobacterium haemophilum*. **(B)** Lesión en el pie derecho del mismo paciente. Las pruebas genéticas revelaron una forma autosómica dominante de deficiencia del receptor 1 de interferón gamma. Tuvo una respuesta parcial a la terapia con interferón gamma administrado de forma subcutánea.

tidos (Fig. 17-12). Las lesiones comienzan como pápulas o nódulos dolorosos que luego supuran y comienzan a ulcerarse. También pueden verse afectados otros órganos como el pulmón, el hueso y las articulaciones. Se requiere terapia combinada prolongada. Otras micobacterias (como el *M. fortuitum* y el *M. chelonae*) pueden en ocasiones causar lesiones cutáneas ulceradas, de manera particular en pacientes inmunocomprometidos. Los pacientes con infecciones cutáneas causadas por estos organismos inusuales deben ser evaluados en busca de un defecto en la inmunidad innata (Capítulo 23).

Hongos

Como se mencionó antes, la esporotricosis es la causa clásica del síndrome linfocutáneo. El *Sporothrix schenckii* crece mejor en musgo esfagno, vegetación en descomposición, tierra, heno y en la mayoría de los casos ocurre después de inoculación directa en la piel, como al sufrir una herida con una espina. También se ha descrito la transmisión zoonótica, en especial por armadillos y gatos. La lesión comienza con una pápula o nódulo, que después se ulcera y puede drenar un líquido serosanguinolento. El dolor es leve y en general no hay síntomas sistémicos. La progresión de la infección se caracteriza por estrías linfáticas y lesiones nodulares que aparecen a lo largo de la distribución linfática proximal a la lesión. El diagnóstico definitivo se establece por cultivo y el tratamiento de elección es un curso de 3 a 6 meses de itraconazol.

La blastomicosis cutánea por lo regular se presenta en pacientes con involucramiento pulmonar concomitante, pero se ha reportado blastomicosis cutánea primaria después de heridas con inoculación o mordeduras de perro. Por lo general, comienza como una pápula o nódulo que se aclara en el centro, dejando una escara ulcerada o verrugosa. Por lo regular, no hay linfadenopatía. La enfermedad se presenta sobre todo en las áreas de Misisipi y el valle de Ohio. El diagnóstico con frecuencia requiere de biopsia, y medios de cultivo y tinciones especiales para hongos. Los casos leves pueden ser autolimitados, pero la mayoría de los expertos trata a los pacientes inmunocompetentes con un curso de 6 meses de itraconazol. Los pacientes inmunocomprometidos por lo común deben recibir tratamiento inicial con anfotericina B, seguida de un mínimo de 12 meses de itraconazol.

Al igual que la blastomicosis, la coccidioidomicosis cutánea en general es resultado de una enfermedad diseminada, pero puede presentarse después de una inoculación directa. La coccidioidomicosis es endémica en el desierto del suroeste de Estados Unidos y en partes de Centro y Sudamérica. El síndrome cutáneo primario comienza como una lesión ligeramente dolorosa, muy indurada y de color oscuro, seguida en poco tiempo de enfermedad ulceroglandular y, en muchos casos, linfangitis nodular (síndrome linfocutáneo). Es importante diferenciar la enfermedad cutánea primaria de las lesiones cutáneas asociadas con la enfermedad diseminada, ya que la primera puede ser autolimitada, mientras que la segunda requiere terapia antifúngica prolongada, a menudo al inicio con anfotericina B, seguida de itraconazol o fluconazol.

El involucramiento cutáneo con otros hongos endémicos (como la histoplasmosis y criptococosis) es poco común, pero algunas veces se observa en el paciente inmunocomprometido.

También se han reportado formas cutáneas de la aspergilosis en pacientes gravemente inmunocomprometidos. En estos casos, la principal tarea del médico es diferenciar la infección cutánea de la infección diseminada con manifestaciones cutáneas.

Virus

Las infecciones cutáneas por VHS son a menudo fáciles de diagnosticar clínicamente por las vesículas dolorosas y agrupadas sobre una base roja características de la enfermedad. Sin embargo, las vesículas pueden confluir y ulcerarse, en especial en los pacientes inmunocomprometidos, dificultando el diferenciarlas de otras causas. El diagnóstico puede establecerse enviando un raspado de la lesión para identificación de VHS; diferentes laboratorios utilizan cultivo viral, pruebas de fluorescencia directa con anticuerpos y reacción en cadena de la polimerasa. El tratamiento es con aciclovir o valaciclovir.

Se ha reportado un caso de ulceración cutánea grave debido a citomegalovirus en un paciente inmunocomprometido.

La dermatovirosis de Orf es un padecimiento zoonótico causado por infección con un Parapoxvirus. Se transmite por contacto con ovejas o cabras infectadas con el virus. Las lesiones comienzan como pequeñas pápulas que después pueden progresar a vesículas y ulcerarse (Fig. 17-13). Las lesiones pueden ser dolorosas, pero se resuelven sin necesidad de terapia. Puede haber síntomas sistémicos leves y adenopatía local. Los pacientes inmunocomprometidos pueden desarrollar infección local grave y extensa.

Parásitos

La amibiasis cutánea es una complicación rara de la enfermedad hepática amebiana. Los pacientes con encefalitis por *Acanthamoeba* pueden desarrollar lesiones cutáneas granulomatosas.

Transmitida por la picadura de la mosca de la arena, la leishmaniasis cutánea es una causa común de lesiones cutáneas ulceradas en ciertas partes del mundo

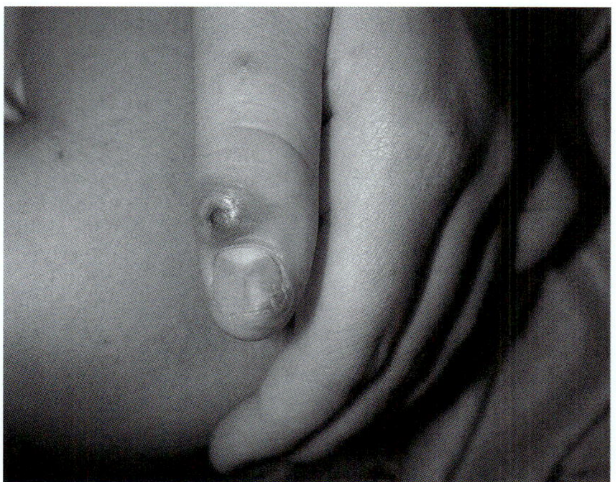

Figura 17-13. Eritema con una ampolla ulcerativa central en el pulgar de una niña de 7 años de edad con enfermedad de Orf luego de exposición a una oveja con estomatitis. (Fotografía cortesía del Dr. John C. Christenson.)

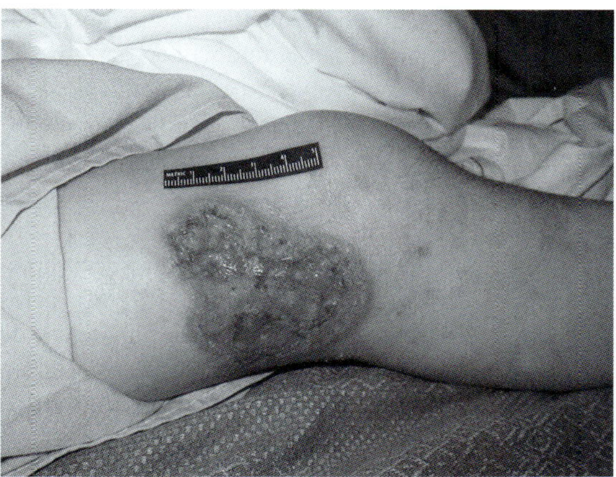

Figura 17-14. Pioderma gangrenoso en la parte distal del muslo derecho de una niña de 9 años de edad con IDCS causado por mutación hipomórfica en el RAG1. Se le realizó de manera exitosa un trasplante de médula ósea.

(América Latina, Medio Oriente, Asia y África), y debe considerarse en viajeros que regresan de estas áreas. Por lo general comienza como una pápula y después se convierte en un nódulo con una costra central que se cae para exponer una úlcera indolora (Fig. 21-1). Las lesiones pueden volverse crónicas y muchas tienen bordes elevados con lesiones satélites y adenopatía regional. La decisión de si se debe tratar o no la leishmaniasis cutánea debe individualizarse con base a una consulta con un experto en enfermedades infecciosas o a los Centers for Disease Control and Prevention.

Causas no infecciosas de lesiones cutáneas ulcerativas

Pioderma gangrenoso

Las lesiones del pioderma gangrenoso comienzan como pápulas o pústulas dolorosas que se convierten en úlceras dolorosas con bordes redundantes, de color morado oscuro y que rodean un área de induración y eritema (Fig. 17-14). El nombre es erróneo, ya que las lesiones no son resultado de infección ni de gangrena. Las extremidades inferiores son la localización predominante en 75% de los casos. Cerca de la mitad de los casos se asocia con una enfermedad subyacente, como colitis ulcerativa, enfermedad de Crohn, artritis reumatoide, malignidad e inmunodeficiencia primaria. Histológicamente, puede haber un infiltrado neutrofílico que se asemeja al síndrome de Sweet o a inflamación crónica con ulceración. Se desconoce la patogénesis. Los corticoesteroides y otros agentes inmunosupresores son las piedras angulares del tratamiento.

Aracnidismo necrótico

Las mordeduras de varios tipos de arañas nativas de Estados Unidos pueden producir lesiones necróticas. La más común de ellas es la araña reclusa café (*Loxosceles reclusa*). La araña reclusa café reside en el oeste medio, sudeste y centro del sur de Estados Unidos, lugar donde también se encuentra la especie *Cheiracanthium*. En el noroeste de Estados Unidos, la araña reclusa café ha sido culpada de heridas necróticas, sin importar el hecho de que esta araña no se encuentra en esa región. Las heridas necróticas en esa zona tal vez son causadas por la "araña café del noroeste" (*Tegenaria agrestis*).

La mayoría de las arañas no muerde a menos que se les provoque. Un escenario común involucra ser mordido al ponerse un zapato o ropa que ha estado fuera de la casa durante la noche. La araña también puede subirse en la fosa antecubital o poplítea y luego quedar atrapada cuando el niño flexiona la articulación.

La mordedura de la araña café del noroeste es completamente indolora; la de la reclusa produce una sensación ardorosa leve, transitoria; y la mordedura de los miembros de la especie *Cheiracanthium* se dice que es muy dolorosa. Todas son seguidas de aumento del dolor y el eritema varias horas después. Pueden ocurrir síntomas sistémicos con cualquier mordedura necrótica de araña. Estos incluyen fiebre, calosfríos, cefalea, náusea y artralgia. Durante los siguientes días, hay formación de ampollas, acompañadas del signo "rojo, blanco y azul": eritema, isquemia y necrosis. Se forma una escara en el centro y luego se cae, dejando una úlcera que puede tomar meses en sanar. En ocasiones se requieren injertos cutáneos. Aunque no se han realizado estudios controlados en humanos, algunos expertos recomiendan la terapia con dapsona. El mecanismo de acción propuesto es la inhibición de la quimiotaxis de los neutrófilos y la generación de radicales libres lisosomales.

Otros padecimientos

La enfermedad de Behçet es rara en niños. Se caracteriza por úlceras recurrentes en la boca y los genitales, así como uveítis y lesiones en la piel. Fuera de la región genital, las lesiones cutáneas no se ulceran. Por lo general, son lesiones de eritema nodoso o papulopustulares que se asemejan al acné. En niños, la sarcoidosis con frecuencia se presenta con artritis, uveítis y exantema cutáneo folicular. En ocasiones se han reportado lesiones cutáneas ulcerativas en adultos. La ulceración crónica también puede ser secundaria a histiocitosis de células de Langerhans o a otras malignidades. Las lesiones deben biopsiarse, y debe guardarse algo de tejido para tinciones especiales para microorganismos y cultivos.

INFECCIONES FÚNGICAS SUPERFICIALES

La "tiña" (del latín *tinea* "gusano") es el término general de cualquier infección fúngica superficial de la piel. La localización de la infección se describe en un segundo término como "tiña del pie" (pie de atleta), "tiña inguinal" (comezón del deportista), "tiña de la cabeza" (tiña del cuero cabelludo) (Fig. 17-15) y también "tiña corporal". La mayoría de las infecciones fúngicas superficiales es causada por dermatofitos (hongos del género *Trichophyton*, *Microsporum*, o *Epidermophyton*), pero en ocasiones son causadas por *Candida*. La *Malassezia furfur* es una levadura lipofílica que es la causa de la tiña versicolor. Adicionalmente, algunos microorganismos mencionados en esta sección causan enfermedad cutánea similar a la tiña, pero no son hongos. La tiña en ocasiones se adquiere de mascotas, animales de granja o de la tierra, pero la gran mayoría de las infecciones se transmiten de persona a persona. Puede desarrollarse una reacción de hipersensibilidad a antígenos fúngicos, denominada reacción dermatofítide o "id". A menudo se presenta como un exantema, con placas rojas y escamosas en la cara, cuello, tronco y extremidades proximales.

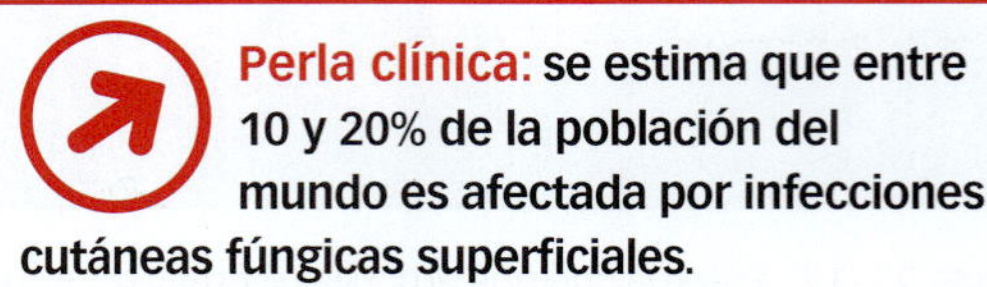

Localizaciones y etiologías

Tiña de la cabeza

Esta es una infección común en la infancia, era antes causada sobre todo por *Microsporum audouinii*, pero en la actualidad el *Trichophyton tonsurans* es la causa predominante. La tiña de la cabeza a menudo resulta en rompimiento de los cabellos cerca del cuero cabelludo, resultando en un aspecto de "punto negro" (Fig. 17-15). En ocasiones, una respuesta inflamatoria exagerada conduce a la formación de una lesión pustular llamada "querión", que puede confundirse con una infección bacteriana. Es común la adenopatía occipital o retroauricular.

Tiña del cuerpo

Esta forma es muy común en la infancia. Al igual que en la tiña de la cabeza, la mayoría de los casos es causada por *T. tonsurans*. Se presenta como un parche recondo y escamoso, con un borde prominente y una porción central relativamente clara. El prurito es variable. Puede haber lesiones múltiples.

Tiña inguinal

Con frecuencia causada por *T. rubrum* o *E. floccosum*, la tiña inguinal por lo general se presenta en hombres y es poco común antes de la adolescencia. La lesión a menudo se extiende sobre la parte superior interna del muslo adyacente. Si la causa es una infección por *Candida*, el borde es irregular con lesiones satélite y a menudo con involucramiento escrotal.

Tiña del pie

Causada sobre todo por *T. rubrum*, esta enfermedad se presenta con eritema, escamas y maceración de los espacios interdigitales, a menudo con prurito intenso. Puede confundirse con eritrasma, causado

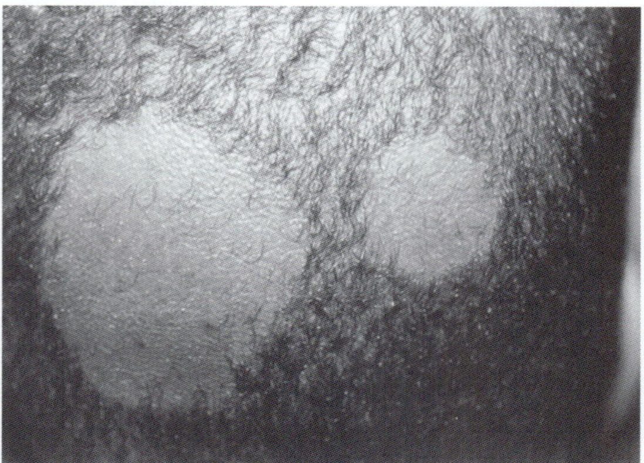

Figura 17-15. Tiña de la cabeza.

por *Corynebacterium minutissimum*, la cual produce una fluorescencia rojo coral bajo la luz de Wood.

Tiña versicolor

Este padecimiento es común en adolescentes y se presenta con múltiples lesiones rosadas escamosas en la parte superior del tronco, cuello y hombros. Las lesiones en general parecen hiperpigmentadas en personas de piel clara e hipopigmentadas en personas de piel oscura. Es causada por *M. furfur*.

Tiña ungueal (onicomicosis)

La infección fúngica de la placa ungueal puede ser causada por dermatofitos u otros hongos (*Candida* o *Aspergillus*). Se presenta con decoloración, formación de crestas, engrosamiento y fragilidad de la uña, con poca o nula inflamación. Si la infección es grave o crónica, se deben considerar defectos en el sistema inmunológico innato que resulten en candidiasis mucocutánea crónica (Capítulo 23).

Enfoque diagnóstico

Luz ultravioleta

Las causas más comunes de tiña de la cabeza y tiña del cuerpo no son fluorescentes bajo la lámpara de Wood (luz ultravioleta de longitud de onda larga), y no se debe depender de este procedimiento para establecer el diagnóstico. Sin embargo, es útil en ciertas condiciones. La tiña versicolor tiene una fluorescencia color amarillo-verde bajo la lámpara de Wood y el eritrasma tiene una fluorescencia de color rojo coral. Las especies de *Microsporum* que causan alrededor de 10% de las tiñas de la cabeza tienen una fluorescencia color verde azuloso.

Frotis

Por lo general, no es necesario para el diagnóstico si la presentación es típica. Sin embargo, para los casos típicos o refractarios, es una prueba simple que puede realizarse en el consultorio. Se raspa el borde activo en una laminilla de vidrio y se añade hidróxido de potasio al 10 o 20% con Dimetilsulfóxido (DMSO); después puede analizarse bajo un microscopio en busca de evidencia de esporas o hifas. La sensibilidad reportada se acerca al 90% para la tiña coporal. El frotis es muy insensible para el diagnóstico de tiña de la cabeza y no se recomienda.

Cultivo para hongos

Puede realizarse, pero casi nunca se requiere. La mayoría de las especies puede identificarse por las características de las colonias. La *C. albicans* puede cultivarse en 1 a 2 días, pero las especies de *Microsporum* o *Trichophyton* casi siempre se demoran al menos 1 semana.

Tratamiento

Para la tiña corporal, la tiña inguinal y la mayoría de los casos de la tiña de los pies, la terapia tópica es suficiente. Existen múltiples preparaciones disponibles tanto de venta libre como de venta con receta. Los azoles (p. ej., clotrimazol, econazol y miconazol) y las alilaminas (p. ej., terbinafina, naftifina y butenafina) son quizás equivalentes en cuanto a eficacia. Las tasas de curación con el tolnaftato son ligeramente menores; son de manera considerable más bajas con el ácido undecilénico. La nistatina tiene actividad contra la *Candida*, pero no contra dermatofitos. No existe justificación lógica para el uso de preparaciones tópicas que contienen una combinación de un agente antifúngico y un corticoesteroide. El tratamiento es por lo regular dos veces al día durante 2 a 4 semanas.

La tiña de la cabeza, la tiña ungueal y los casos graves de tiña del pie requieren terapia sistémica para lograr la curación. La griseofulvina es segura, económica y efectiva, pero tiene varias limitaciones. Debido a que es fungistática, debe administrarse durante un periodo prolongado, a menudo alrededor de 6 a 12 sem (y al menos 2 sem después del aclaramiento completo de la lesión). La preparación líquida debe tomarse con comidas grasosas o en forma de bebida para aumentar su absorción. La náusea es un efecto secundario común. La dosis es 20 mg/kg/día de la preparación de tamaño micro (líquida), o 10 mg/kg/día de las tabletas de tamaño ultramicro. En general no es necesario el monitoreo rutinario de las enzimas hepáticas.

Un estudio aleatorizado comparó 6 sem de griseofulvina contra 3 sem de terbinafina, itraconazol o fluconazol en 200 niños con tiña de la cabeza (50 niños en cada grupo). Las tasas de curación a las 12 sem fueron 92% para el grupo de griseofulvina, 94% para la terbinafina, 86% para el itraconazol y 84% para el fluconazol ($p = 0.33$). Los cuatro medicamentos fueron bien tolerados. Solo la griseofulvina está aprobada por la FDA para utilizarse en niños. El fluconazol y la terbinafina se administra a dosis diaria de 3 a 5 mg/kg. El itraconazol, a dosis de 10 mg/kg/día divididos dos veces al día.

Para la tiña de la cabeza, además de los agentes antifúngicos orales, se puede utilizar un champú esporicida, como el sulfuro de selenio, dos o tres veces por semana durante las primeras 2 sem de terapia para reducir la transmisión. Para los pacientes con una respuesta inflamatoria localizada grave (querión), también se puede añadir prednisona a dosis de 1 a 2 mg/kg/día durante 7 a 10 días. Las reacciones dermatofítides se tratan con un curso similar de corticoesteroides.

Para el tratamiento de la tiña versicolor se utilizan tanto agentes tópicos como orales. A menudo se utiliza la aplicación dos veces al día de champú o loción de sulfuro de selenio, al igual que la terbinafina, econazol o ketoconazol aplicados de manera tópica durante 2 a 4 sem. Las recurrencias son comunes, pero pueden ser menos frecuentes si se utiliza un esquema corto de terapia oral con itraconazol.

DERMATITIS DEL PAÑAL INFECTADO

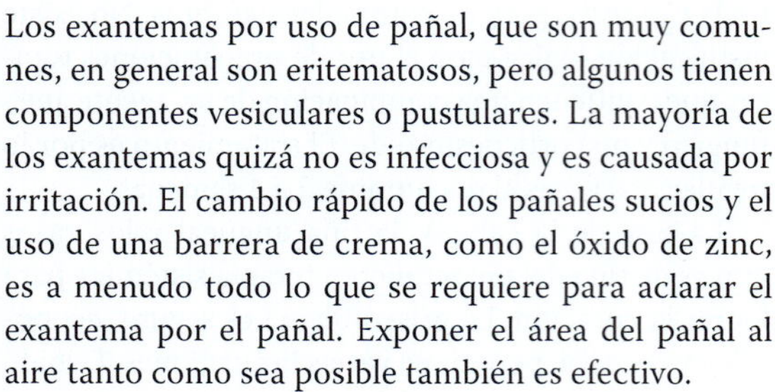

Los exantemas por uso de pañal, que son muy comunes, en general son eritematosos, pero algunos tienen componentes vesiculares o pustulares. La mayoría de los exantemas quizá no es infecciosa y es causada por irritación. El cambio rápido de los pañales sucios y el uso de una barrera de crema, como el óxido de zinc, es a menudo todo lo que se requiere para aclarar el exantema por el pañal. Exponer el área del pañal al aire tanto como sea posible también es efectivo.

Posibles etiologías

La *Candida albicans* es la infección secundaria más frecuente en el área del pañal. En general comienza en el área perianal y luego se extiende hasta involucrar el periné y algunas veces la parte superior de los muslos. El exantema con frecuencia está bien definido y es de color rojo oscuro, con ocasionales lesiones satélite, que son pápulas separadas del exantema confluente. En un estudio controlado con placebo, no se encontró beneficio adicional al añadir nistatina oral a la terapia local con crema de nistatina. Sin embargo, alrededor de la mitad de los bebés requirió 3 sem de terapia en lugar de los 10 días planeados originalmente.

En ocasiones, las causas de una dermatitis del pañal refractaria a la terapia es una infección por dermatofitos (p. ej., *Trichophyton rubrum*). Por lo regular, las lesiones son más circinadas o serpiginosas. La nistatina no tiene actividad contra los dermatofitos, de modo que es apropiada la terapia empírica con clotrimazol o un agente similar si se sospechan estos organismos.

Algunas veces puede ocurrir una infección bacteriana secundaria en la piel denudada en el área del pañal. Las causas más comunes son estreptococo del grupo A y *S. aureus*, y puede ser necesario un agente oral (p. ej., cefalexina). El VHS en ocasiones infecta la piel denudada en el área del pañal. Los exantemas vesiculares del pañal deben ser evaluados por posible virus del herpes simple.

Las etiologías no infecciosas de la dermatitis en el área del pañal incluyen seborrea, dermatitis atópica y dermatitis por contacto por detergentes. Causas poco comunes incluyen epidermólisis bullosa, enfermedad de Leiner (dermatitis tipo seborrea intratable con diarrea, retraso en el crecimiento y disfunción inmunológica), acrodermatitis enteropática (deficiencia de zinc) e histiocitosis de células de Langerhans.

ACNÉ

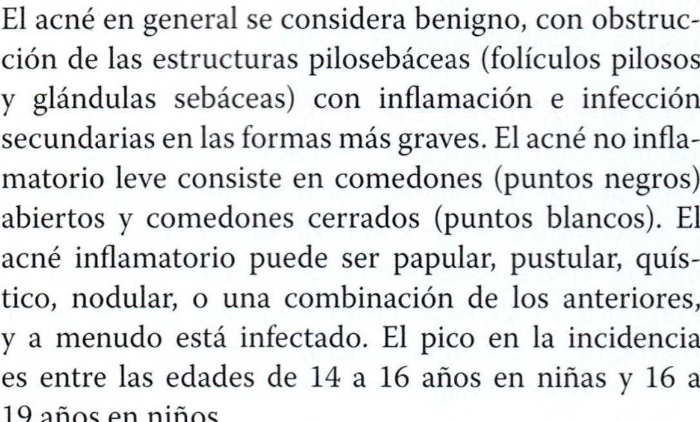

El acné en general se considera benigno, con obstrucción de las estructuras pilosebáceas (folículos pilosos y glándulas sebáceas) con inflamación e infección secundarias en las formas más graves. El acné no inflamatorio leve consiste en comedones (puntos negros) abiertos y comedones cerrados (puntos blancos). El acné inflamatorio puede ser papular, pustular, quístico, nodular, o una combinación de los anteriores, y a menudo está infectado. El pico en la incidencia es entre las edades de 14 a 16 años en niñas y 16 a 19 años en niños.

El *Propionibacterium acnes* es un bacilo grampositivo microaerofílico que juega un papel en el acné, liberando lipasas y secretando factores quimiotácticos que atraen neutrófilos y otros mediadores inflamatorios. Hay medicamentos (como los esteroides) que pueden predisponer al acné.

Tratamiento

Terapia local

A menudo lo único que se requiere son terapias locales para el acné leve. Una preparación de ácido salicílico al 2% es un remedio de venta libre en mostrador que funciona mejor cuando el acné carece de componente inflamatorio; cuando existe inflamación, se prefiere el peróxido de benzoílo. El peróxido de benzoilo tiene actividad tanto contra el acné inflamatorio como contra el no inflamatorio, y está disponible en varias formas y concentraciones. El gel es la forma más efectiva. Los retinoides tópicos son una clase de medicamentos en extremo efectivos para el tratamiento del acné. Las cremas son menos irritantes que los geles. Para los pacientes que no responden a la combinación de peróxido de benzoílo tópico y retinoides tópicos, se puede añadir un antibiótico tópico, como la clindamicina. También se utiliza la dapsona tópica, que tiene propiedades tanto antibacterianas como antiinflamatorias. No se recomiendan los antibióticos tópicos como monoterapia, debido al riesgo de resistencia bacteriana.

Terapia sistémica

A todos los pacientes con lesiones inflamatorias graves, aquellos con involucramiento de grandes áreas en el tronco y para los que no responden a un curso de terapia tópica de 6 a 12 sem, se les puede prescribir un retinoide tópico más potente o un antibiótico oral. Por lo general es mejor involucrar a un dermatólogo para estos casos refractarios. La doxiciclina es una elección común de antibiótico oral. A los pacientes se les debe recordar la alta incidencia de fotosensibilidad con la doxiciclina y la importancia de utilizar bloqueador solar. Se deben evitar los cursos prolongados de antibióticos orales siempre que sea posible. Los pacientes con acné noduloquístico grave pueden requerir terapia con isotretinoína oral, que es muy efectiva, pero tiene varios efectos secundarios. Es altamente teratogénica, y en general no debe administrarse a mujeres con potencial para embarazarse. Dadas las complicaciones graves potenciales de utilizar este medicamento, solo debe ser prescrito por dermatólogos.

Se ha encontrado que los anticonceptivos orales que contienen estrógeno son efectivos y algunas veces se recomiendan para el tratamiento del acné inflamatorio en mujeres.

ECCEMA INFECTADO

El eccema (también llamada dermatitis atópica) es una enfermedad cutánea inflamatoria, crónica, recidivante y pruriginosa que por lo común se desarrolla al inicio de la infancia. A menudo hay antecedentes personales o familiares de atopia, así como IgE elevada. Estos niños por lo general están colonizados con *S. aureus*. Un estudio controlado con placebo mostró mejoría de las lesiones cutáneas con el uso de mupirocina, lo que sugiere que el *S. aureus* puede jugar un papel patogénico en el eccema.

En niños con dermatitis atópica, el VHS puede producir infecciones localizadas con vesículas y úlceras o también una erupción grave diseminada llamada eccema herpético (Fig. 17-16). Si se piensa que se trata solo de un eccema grave puede ser tratado con dosis cada vez más altas de esteroides tópicos, con resultados desastrosos. Por lo tanto, si un niño presenta eccema grave, se deben analizar las lesiones cutáneas en busca de VHS y se debe considerar el uso empírico de aciclovir intravenoso mientras se está a la espera de los resultados. En niños mayores con enfermedad más leve, el aciclovir oral ha sido efectivo. En fechas recientes, se ha descrito una condición similar llamada eccema *coxsackium* causado por coxsackievirus A6 (Fig. 11-13). También puede ocurrir superinfección con escabiosis en niños con eccema. Al igual que en el caso de la superinfección con VHS, puede empeorar con el uso de esteroides tópicos.

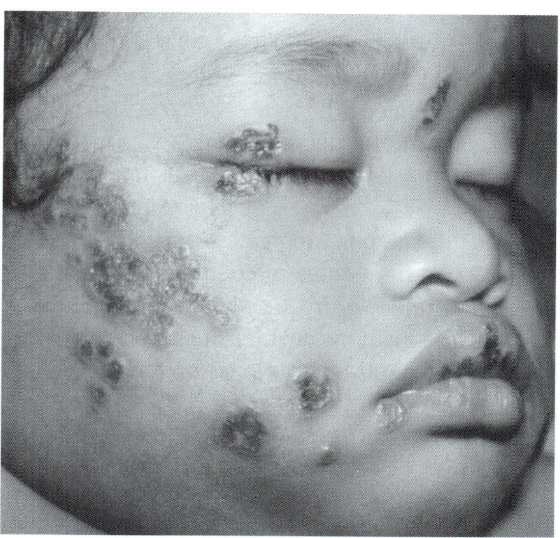

Figura 17-16. Eccema herpético.

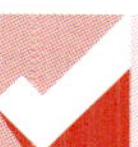

Puntos clave

- **La flora normal de la piel se altera con el uso de antibióticos, así como cualquier cosa que dañe la barrera protectora, como dermatitis atópica o quemaduras.**
- **En un paciente con celulitis, considere la posibilidad de infección de estructuras más profundas, como la fascia, el hueso, músculo o la articulación.**
- **Los pacientes con fascitis necrotizante por lo general tienen fiebre, toxicidad sistémica y dolor fuera de proporción con los hallazgos físicos; se debe consultar sin demora a un cirujano para irrigación y desbridamiento.**
- **A todos los pacientes con una herida traumática se les deben revisar los antecedentes de inmunización contra el tétanos.**
- **Para un manejo óptimo de las quemaduras, las siguientes heridas por quemadura deben ser tratadas en un centro especializado en quemados: quemaduras de espesor parcial > 10% de la superficie corporal total; quemaduras que involucran la cara, manos, pies, genitales, periné o articulaciones importantes; y las lesiones por quemadura en un paciente con una condición médica complicada preexistente.**

- **La mayoría de los niños con SPES no parece sistémicamente enferma a pesar del involucramiento generalizado de la piel; por el contrario, los neonatos con SPES a menudo están muy enfermos debido a la pérdida de líquido y calor a través de la piel dañada.**
- **Las infecciones fúngicas superficiales de la piel con frecuencia pueden ser tratadas en forma tópica, pero las del cuero cabelludo o las de las uñas requieren terapia sistémica para lograr la curación.**

REFERENCIAS SELECCIONADAS

http://www.mayoclinic.org/diseases-conditions/mrsa/basics/symptoms/con-20024479 (MRSA infection)

Bisno AL, Stevens DL. Streptococcal infections of skin and soft tissues. *N Engl J Med* 1996;334:240–5.

Brook I, Finegold SM. Aerobic and anaerobic bacteriology of cutaneous abscesses in children. *Pediatrics* 1981;67:891–5.

Church D, Elsayed S, Reid O, et al. Burn wound infections. *Clin Microbiol Rev* 2006;19:403–34.

Daum RS. Clinical practice. Skin and soft-tissue infections caused by methicillin-resistant *Staphylococcus aureus*. *N Engl J Med* 2007;357:380–90.

Fenster DB, Renny MH, Ng C, et al. Scratching the surface: a review of skin and soft tissue infections in children. *Curr Opin Pediatr* 2015;27:303–7.

Fergie J, Purcell K. The treatment of community-acquired methicillin-resistant *Staphylococcus aureus* infections. *Pediatr Infect Dis J* 2008;27:67–8.

Fisher RG, Benjamin DK Jr. Facial cellulitis in childhood: a changing spectrum. *South Med J* 2002;95:672–4.

Forks TP. Brown recluse spider bites. *J Am Board Fam Pract* 2000;13:415–23.

Hawkins DM, Smidt AC. Superficial fungal infections in children. Pediatr Clin North Am 2014;61:443–55.

Hays GC, Mullard JE. Blistering distal dactylitis: a clinically recognizable streptococcal infection. *Pediatrics* 1975;56:129–31.

Jamal N, Teach SJ. Necrotizing fasciitis. *Pediatr Emerg Care* 2011;27:1195–202.

Kaplan SK. Community-acquired methicillin-resistant *Staphylococcus aureus* infections in children. *Semin Pediatr Infect Dis* 2006;17:113–9.

Kokx NP, Comstock JA, Facklam RR. Streptococcal perianal disease in children. *Pediatrics* 1987;80:659–63.

Ladhani S. Recent developments in staphylococcal scalded skin syndrome. *Clin Microbiol Infect* 2001;7:301–7.

Magee JS, Schutze GE. Bacterial infections of the skin. *Semin Pediatr Infect Dis* 1997;8:215–9.

Montes LF, Wilborn WH. Anatomical location of normal skin flora. *Arch Dermatol* 1970;101:145–59.

Moss RL, Musemeche CA, Kosloske AM. Necrotizing fasciitis in children: prompt recognition and aggressive therapy improve survival. *J Pediatr Surg* 1996;31:1142–6.

Puvanendran R, Chan Meng Huey J, Pasupathy S. Necrotizing fasciitis. *Can Fam Physician* 2009;55:981–7.

Raff AB, Kroshinsky D. Cellulitis: a review. *JAMA* 2016;316:325–37.

Rodgers GL, Mortensen J, Fisher MC, et al. Predictors of infectious complications after burn injuries in children. *Pediatr Infect Dis J* 2000;19:990–5.

Singer AJ, Hollander JE, Quinn JV. Evaluation and management of traumatic lacerations. *N Engl J Med* 1997;337:1142–8.

Stevens DL, Bisno AL, Chambers HF, et al. Practice guidelines for the diagnosis and management of skin and soft tissue infections: 2014 update by the Infectious Diseases Society of America. *Clin Infect Dis* 2014;59:147–59.

Stewart DG, Kay RM, Skaggs DL. Open fractures in children: principles of evaluation and management. *J Bone Joint Surg* 2005;87:2784–98.

van der Werf TS, van der Graaf WT, Tappero JW, et al. *Mycobacterium ulcerans* infection. *Lancet* 1999;354:1013–8.

Wallace RJ Jr, Brown BA, Onyi GO. Skin, soft tissue, and bone infections due to *Mycobacterium chelonae*: importance of prior corticosteroid therapy, frequency of disseminated infections, and resistance to oral antimicrobials other than clarithromycin. *J Infect Dis* 1992;166:405–12.

Zaenglein AL, Pathy AL, Schlosser BJ, et al. Guidelines of care for the management of acne vulgaris. *J Am Acad Dermatol* 2016;74:945–73.

Los procesos inflamatorios que involucran al corazón por lo general se clasifican como pericarditis, miocarditis o endocarditis. El término valvulitis rara vez se utiliza, pero es apropiado cuando el único tejido endocárdico afectado es la válvula. Las infecciones del corazón o los vasos sanguíneos son poco frecuentes en niños, en quienes casi siempre son secundarias a defectos anatómicos subyacentes.

Las enfermedades inflamatorias que involucran a los vasos sanguíneos pueden clasificarse en arteritis o flebitis. Estas enfermedades también son raras en los niños, excepto como complicación de catéteres, como se discute en el Capítulo 10.

> **Perla clínica:** considerar la posibilidad de miocarditis aguda en cualquier niño con síntomas respiratorios o gastrointestinales inespecíficos y signos acompañantes de hipoperfusión.

MIOCARDITIS AGUDA

La miocarditis, o inflamación del músculo cardiaco, por lo común tiene una causa viral. En ocasiones es causada por otros agentes infecciosos o por padecimientos sistémicos inflamatorios, drogas, toxinas o vacunas (Cuadro 18-1). Los hallazgos clínicos de la miocarditis aguda pueden diferir de manera considerable dependiendo de la edad del paciente. En lactantes, a menudo se encuentra en asociación con una enfermedad sistémica grave semejando una sepsis. En particular, los enterovirus pueden causar miocarditis grave en los lactantes además de signos de síndrome de respuesta inflamatoria sistémica. Este padecimiento, a menudo llamado "sepsis enteroviral", es una enfermedad grave con una tasa de mortalidad alta. Un pequeño porcentaje de casos de síndrome de muerte súbita (SMS) se deben a miocarditis aguda.

En niños mayores y adolescentes, la miocarditis en general se define mejor por los siguientes hallazgos: presunto inicio agudo, por lo regular a lo largo de 1 sem más o menos, falla cardiaca congestiva, anormalidades de conducción o arritmias, fiebre o antecedente de fiebre reciente y ausencia de una explicación alternativa para los hallazgos cardiacos, como puede ser una enfermedad cardiaca congénita. A menudo, es difícil determinar el momento de inicio en forma retrospectiva, de modo que la miocarditis subaguda o crónica se diagnostica con base al curso en lugar de a la historia clínica.

Histológicamente, la miocarditis se determina como un infiltrado celular en el miocardio con o sin necrosis o degeneración de los miocitos adyacentes, que no se debe a daño isquémico. En casos que se presume o demuestra que son causados por virus, el infiltrado es linfocítico. La biopsia de miocardio puede ser falsamente negativa debido a la naturaleza en parche de la afección miocárdica. En el pasado, a menudo se omitía la biopsia miocárdica en niños. Sin embargo, su papel está siendo reevaluado a la luz de datos que indican que la miocarditis por células gigantes puede responder a la terapia inmunosupresora.

La presentación inicial de la miocarditis es con frecuencia inespecífica y puede incluir sobre todo síntomas respiratorios o gastrointestinales. A menudo están ausentes los síntomas cardiacos. Por lo tanto, es crítico listar los síntomas en el diagnóstico orientado a problemas, como vómito o falta de aire, y no asumir diagnósticos no demostrados, como gastroenteritis o asma. En una revisión de 39 niños que acudieron al departamento de emergencias y que al final se diagnosticaron con miocarditis, solo 15 (39%) fueron diagnosticados de manera correcta en la presentación inicial. El diagnóstico erróneo más común fue infección de vías respiratorias (21%).

La miocarditis puede presentarse de forma fulminante, en especial en los niños, y es responsable de alrededor de 10% de los casos de muerte cardiaca súbita. Alrededor de dos tercios de los pacientes tendrán alguna manifestación de hipoperfusión, como síncope, convulsiones o letargo. Los síntomas cardiacos como dolor precordial o palpitaciones se presentan solo en una pequeña minoría de los casos. La falta de aire y la fiebre se presentan cada una en alrededor de 75% de los casos; el vómito o la falta de apetito se presentan en 50 por ciento.

Cuadro 18-1. Causas de miocarditis

Infecciosas

Comunes

Enterovirus

Adenovirus

Menos comunes

Otros virus (parvovirus B19, influenza, VIH, CMV, VEB, VHH-6, varicela)

Bacterias (*Streptococcus pyogenes*, *Staphylococcus aureus*, *Neisseria meningitidis*, *Borrelia burgdorferi*, *Corynebacterium diphtheriae*, *Mycoplasma pneumoniae*)

***Trypanosoma cruzi* (enfermedad de Chagas)**

No infecciosas

Enfermedad de Kawasaki

Artritis idiopática juvenil

Lupus eritematosos sistémico

Hipersensibilidad a medicamentos, toxinas o vacunas

Síndromes hipereosinofílicos

Miocarditis de células gigantes

En la exploración física, < 50% de los pacientes tiene taquicardia, hepatomegalia o una exploración pulmonar anormal. En forma aguda, solo alrededor de la mitad de los pacientes tendrá cardiomegalia en la radiografía de tórax. Es importante considerar el diagnóstico y obtener un electrocardiograma (ECG), ya que casi siempre es anormal. Sin embargo, la anormalidad específica varía de manera considerable: la taquicardia sinusal, los cambios en la onda ST-T, la desviación del eje y la hipertrofia ventricular se observan cada uno en alrededor de 50% de los casos. En adolescentes mayores y adultos, la miocarditis puede imitar un infarto miocárdico tanto en la presentación como en los hallazgos en el electrocardiograma.

La miocarditis fulminante se caracteriza por falla cardiaca con compromiso hemodinámico grave que requiere de apoyo inotrópico o de un apoyo mecánico circulatorio. La recuperación eventual de la función ventricular izquierda es de hecho mejor en estos pacientes que en pacientes con una presentación menos fulminante.

Clasificación

Existen tres tipos generales de miocarditis:

1. Primaria. Aquí, la miocarditis es el principal problema clínico.

2. Que complica a otra enfermedad. Ejemplos de este tipo incluyen miocarditis que complica una influenza grave, meningococemia o difteria.

3. Incidental. Este tipo puede presentarse como un hallazgo en la autopsia sin una manifestación clínica aparente o solo como una anormalidad menor en el ECG en otra enfermedad, como el sarampión.

Causas de miocarditis primaria

Miocarditis primaria viral

Los enterovirus, en especial el coxsackievirus B, son las causas más comunes de miocarditis primaria viral. La ocurrencia simultánea de meningitis aséptica, pleurodinia o fiebre sin signos de localización, apoya al coxsackievirus B como agente causal. El coxsackievirus A y los ecovirus también son causas desde el punto relativo comunes de miocarditis. En la actualidad, la mayoría de los enterovirus se detecta por PCR, que no distingue entre estos tres tipos.

Las técnicas moleculares muestran que los adenovirus son también causas muy comunes de miocarditis primaria, al igual que el parvovirus B19. Sin embargo, este último también ha sido encontrado en tejido miocárdico en autopsias de pacientes sin miocarditis. Por lo tanto, su presencia por sí sola no demuestra que sea la causa de la miocarditis. Se sabe que el citomegalovirus puede causar miocarditis en pacientes inmunosuprimidos después de un trasplante de órgano. También se han reportado otros virus que pueden causar miocarditis (ver Cuadro 18-1).

Fiebre reumática aguda

En los países en desarrollo, esta sigue siendo una de las causas más comunes de miocarditis clínicamente aparente en la niñez. Se analiza a detalle en la siguiente sección. La miocarditis en esta enfermedad a menudo está asociada con un intervalo PR prolongado y con hallazgos de valvulitis, se manifiesta con más frecuencia por los soplos de la insuficiencia mitral o aórtica.

Otras causas infecciosas

Muchos otros organismos o parásitos con capacidad de invadir el músculo esquelético también pueden afectar al músculo cardiaco. El estreptococo del grupo A es quizá la causa que con más frecuencia se reporta. La infección por *Mycoplasma pneumoniae* y la enfermedad de Lyme también pueden causar miocarditis; asimismo, se han reportado casos en pacientes con enfermedad enteral causada por *Shigella* y *Campylobacter*. El *Trypanosoma cruzi*, el agente causal de la enfermedad de Chagas, también es una causa común de miocarditis y falla cardiaca subsecuente en Sudamérica. Otras causas parasitarias incluyen triquinosis, toxoplasmosis y larva migrans visceral. Se ha reportado un caso de malaria complicada con miocarditis.

Reacciones de hipersensibilidad

Aunque resulta raro, varios medicamentos han sido implicados como causas de miocarditis. La asociación mejor conocida es la cardiotoxicidad dependiente de dosis de las antraciclinas, un grupo de agentes quimio-terapéuticos. Se han reportado pacientes con miocarditis por hipersensibilidad causada por otros agentes farmacéuticos (como las penicilinas, sulfonamidas y varias vacunas). Estas resultan en un infiltrado eosinofílico del miocardio, a diferencia del infiltrado linfocítico observado en las causas virales.

Miocarditis primaria idiopática

En muchos casos, no se puede establecer un diagnóstico etiológico. Quizá muchos de estos casos son causados por virus, pero la evidencia de laboratorio no confirma infección con un virus que se sepa que causa miocarditis.

Miocarditis que complica a otras enfermedades

Miocarditis secundaria a infección bacteriana grave

En las infecciones bacterianas graves, en particular la sepsis y la meningitis, puede presentarse miocarditis. Sin embargo, rara vez es la causa primaria de muerte. En una serie reciente de 200 pacientes hospitalizados con difteria en la India, 136 (68%) desarrollaron miocarditis, pero fue asintomática en todos excepto en 8 (4%). En los casos fatales de meningococemia, con frecuencia se encuentra evidencia histológica de miocarditis. En los casos neonatales de septicemia con *Staphylococcus aureus*, puede haber evidencia clínica de miocarditis. El síndrome de choque tóxico por estafilococo en ocasiones se complica con miocarditis.

Miocarditis que complica una vasculitis

La artritis idiopática juvenil de inicio sistémico puede incluir miocarditis (Capítulo 10). La dermatomiositis, el lupus eritematoso sistémico y la esclerodermia rara vez se complican con miocarditis. Las etapas iniciales de la enfermedad de Kawasaki (Capítulo 11) se asocian con miocarditis en > 50% de los casos, y esta característica puede ser una pista temprana hacia el diagnóstico.

Infección por virus de inmunodeficiencia humana

Los pacientes con infección por VIH a menudo desarrollan miocarditis o cardiomiopatía. Puede ser causada por la infección directa con VIH del miocito, o por cualquiera de los agentes antes listados. La cardiomiopatía asociada con VIH puede manifestarse en la lactancia y puede ser reversible con terapia antirretroviral. Se piensa que la disfunción autonómica y el estado hiperadrenérgico son factores contribuyentes, y los lactantes con cardiomiopatía por VIH tienen un aumento en la incidencia de encefalopatía por VIH subsecuente. En raras ocasiones, los bebés expuestos, pero no infectados con VIH, pueden desarrollar disfunción miocárdica como efecto secundario de la profilaxis con zidovudina.

En niños mayores con infección por VIH, el inicio puede ser insidioso y los pacientes pueden estar asintomáticos o ligeramente sintomáticos durante periodos prolongados. La situación puede complicarse más por neumonitis linfocítica intersticial, lo que le proporciona al médico otra causa sospechosa de la pérdida gradual del vigor cardiopulmonar. De manera alternativa, los pacientes con VIH pueden desarrollar con rapidez miocarditis con pérdida intensa de la función, en especial en las etapas tardías de la enfermedad por VIH o en casos donde la miocarditis es causada por la toxicidad mitocondrial de los agentes antirretrovirales análogos de los nucleósidos (ver Capítulo 20).

Enfoque diagnóstico

Quizá la tarea más difícil es establecer el diagnóstico de miocarditis, ya que los signos y síntomas pueden ser no específicos. En niños relativamente enfermos con fiebre, vómito o síntomas respiratorios y cualquier evidencia de hipoperfusión, la miocarditis debe estar dentro de la "lista pesimista" del médico (ver Capítulo 1), y se deben solicitar una radiografía de tórax (Fig. 18-1) y un ECG. Si el ECG es consistente con miocarditis, se debe realizar un ecocardiograma para evaluar la fracción de eyección del ventrículo izquierdo, el tamaño de la cámara y el espesor de la pared. Los hallazgos en el ecocardiograma no son específicos de miocarditis. La RM se está utilizando cada vez más en pacientes con miocarditis. Además de las características demostradas por ecocardiograma, se pueden localizar lesiones tisulares, incluyendo edema, hiperemia y fibrosis.

Si se realizan al inicio del proceso de la enfermedad, los cultivos (o pruebas de PCR) de la nasofaringe o recto pueden revelar enterovirus o adenovirus. De manera adicional, se pueden obtener pruebas serológicas para parvovirus, VEB y CMV. Los estudios sero-

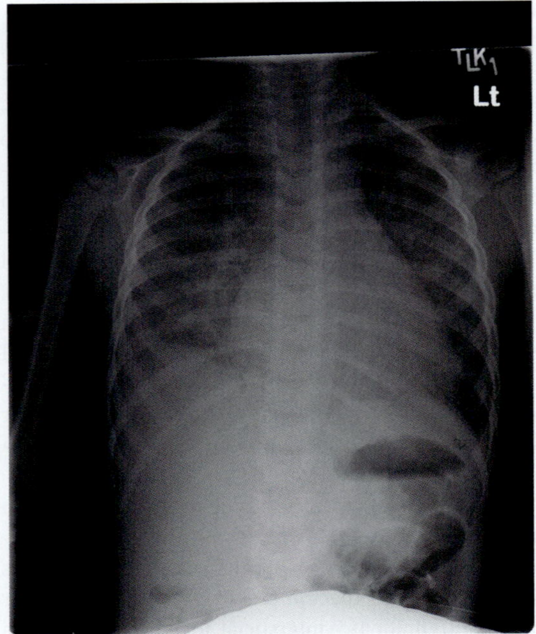

Figura 18-1. Radiografía de un niño de 3 años de edad con miocarditis linfocítica aguda. Hay crecimiento cardiaco con congestión venosa pulmonar. Fue sometido a un trasplante de corazón.

lógicos también deben incluir medición de títulos de anticuerpos antiestreptococo, como se describe en la siguiente sección sobre fiebre reumática aguda (FRA). Si los síntomas respiratorios son importantes y se sabe que el virus de la influenza está circulando, también se deben hacer pruebas para este virus. Debido a que las alteraciones metabólicas pueden causar síntomas similares, se deben solicitar niveles de glucosa en sangre y calcio en suero. Si el paciente presenta fiebre alta, es apropiado obtener hemocultivos.

A menudo los marcadores inespecíficos de inflamación (conteo leucocitario, velocidad de sedimentación globular [VSG] y PCR) están elevados, pero los valores normales no excluyen miocarditis. La troponina T cardiaca tiene una sensibilidad de 71% y especificidad de 86% para la miocarditis pediátrica. Un estudio encontró que 85% de los niños con miocarditis tenía elevación de la aspartato aminotransferasa.

La biopsia endomiocárdica que confirma inflamación miocárdica ha sido a lo largo de la historia el estándar de oro para el diagnóstico definitivo de miocarditis, pero solo se realiza en una minoría de los niños en quienes se sospecha la enfermedad. Se recomienda solo en las siguientes situaciones: (1) pacientes con falla cardiaca de reciente inicio (< 2 sem) con compromiso hemodinámico; (2) pacientes con falla cardiaca de 2 sem a 3 meses de duración con un ventrículo izquierdo dilatado, arritmia ventricular y bloqueo auriculoventricular de alto grado, o (3) pacientes con síntomas que no responden al tratamiento durante 1 a 2 sem. Además de la histología (miocarditis linfocítica, neutrofílica, eosinofílica, granulomatosa o de células gigantes), se deben realizar cultivo y PCR en el tejido cardiaco. Las tinciones inmunohistoquímicas añaden más sensibilidad.

Complicaciones

La muerte súbita puede ser la presentación de la miocarditis tanto en lactantes como en niños mayores. En la miocarditis aguda pueden ocurrir arritmias o bloqueo cardiaco completo. Algunas veces se observa falla cardiaca congestiva con edema pulmonar.

La cardiomiopatía dilatada con falla cardiaca crónica es la principal secuela a largo plazo de la miocarditis. En niños, algunas veces ocurre cardiomiopatía sin fiebre previa u otra evidencia de una infección aguda. Las cardiomiopatías por lo general son idiopáticas; sin embargo, en ocasiones están relacionadas con enfermedades infiltrativas, toxinas, enfermedades primarias del músculo o neurológicas, deficiencias nutricionales o reacciones de hipersensibilidad. La cardiomiopatía dilatada es familiar en casi un tercio de los casos. Se ha postulado un ataque previo de miocarditis subclínica viral como una posible causa de cardiomiopatía idiopática. En algunos casos, la biopsia de músculo cardiaco revelará el virus agresor por prueba de PCR.

Tratamiento

Reposo en cama
Modelos animales de miocarditis han demostrado que el ejercicio aeróbico sostenido y el aumento en la mortalidad están asociados. Las guías actuales recomiendan evitar los deportes de competición y otros tipos de ejercicio vigoroso durante al menos 6 meses, permitiéndose el regreso a las actividades si la función ventricular es normal y no hay arritmias clínicamente relevantes.

Terapia médica
La piedra angular del manejo de la miocarditis aguda es la terapia de apoyo para la disfunción ventricular izquierda. Esto incluye inhibidores de la enzima convertidora de angiotensina, betabloqueadores y diuréticos. No se recomienda la digoxina, ya que estudios en animales han mostrado un aumento en la lesión miocárdica en ratones tratados con dicho medicamento. De igual forma, no se recomiendan los medicamentos antiinflamatorios no esteroides debido a un aumento en la mortalidad en modelos murinos de miocarditis. Una excepción a esto pueden ser los pacientes con miocarditis de células gigantes demostrada por biopsia.

Dado que la mayoría de los pacientes con miocarditis es diagnosticada semanas después de una infección viral, es poco probable que la terapia antiviral específica pueda administrarse bastante temprana como para ser benéfica. Algunos pacientes requieren apoyo inotrópico o marcapasos temporal. En pacientes que no responden a la terapia médica, el apoyo circulatorio mecánico, como con dispositivos de asistencia ventricular (DAV) u oxigenación con membrana extracorpórea (OMEC), puede servir como puente para el trasplante o la recuperación.

Agentes inmunosupresores

La inmunosupresión quizá no es benéfica en el tratamiento de la miocarditis linfocítica aguda (la forma más común). Sin embargo, la miocarditis por células gigantes y la miocarditis eosinofílica, que son menos comunes, sí responden a la inmunosupresión, como con corticoesteroides y ciclosporina.

Inmunoglobulina intravenosa

Un estudio pediátrico comparó los desenlaces de 21 pacientes consecutivos tratados con inmunoglobulina intravenosa (IGIV) (2 g/kg durante 24 h) con 25 controles históricos recientes que no recibieron IGIV. Los autores encontraron una recuperación ventricular izquierda ligeramente mejor en el grupo tratado con IGIV. Sin embargo, un estudio prospectivo controlado con placebo en adultos no mostró diferencia en las tasas de mejoría en la función ventricular izquierda. Puede ser que la IGIV sea benéfica para ciertas causas de miocarditis aguda (como el parvovirus B19), pero no para otras. Un metaanálisis de 2005 sobre el uso de IGIV para miocarditis aguda no pudo encontrar suficiente evidencia para recomendar su uso rutinario.

Consultas de especialidad

Se debe consultar a un cardiólogo en los niños con miocarditis, debido a las complicaciones antes descritas. Los diuréticos, betabloqueadores, agentes inotrópicos, medicamentos antiarrítmicos y la regulación del volumen intravascular requieren toda una consideración cuidadosa, por lo común en una unidad de cuidados intensivos.

Pronóstico

Debido a que un número significativo de casos de miocarditis no son diagnosticados, es difícil definir el desenlace. Un estudio antiguo de 161 niños reportó que alrededor de un tercio tuvo una recuperación completa, un tercio falleció y un tercio continuó con compromiso cardiaco. Con la medicina de apoyo moderna, la tasa de mortalidad está tal vez cerca de 15%. Un porcentaje pequeño pero significativo de sobrevivientes requerirá trasplante cardiaco más adelante.

McCarthy y cols. han demostrado que los pacientes que presentan miocarditis fulminante tienen un mejor pronóstico a largo plazo que aquellos con enfermedad menos grave al momento de la presentación. De 15 pacientes con miocarditis fulminante, 14 (93%) estaban vivos sin haber recibido un trasplante cardiaco 11 años después de la presentación, en comparación con solo 59 (45%) de 132 pacientes con miocarditis no fulminante. Por lo tanto, está indicado un enfoque agresivo, incluyendo el uso de asistencia circulatoria mecánica, en pacientes con miocarditis fulminante grave.

FIEBRE REUMÁTICA AGUDA
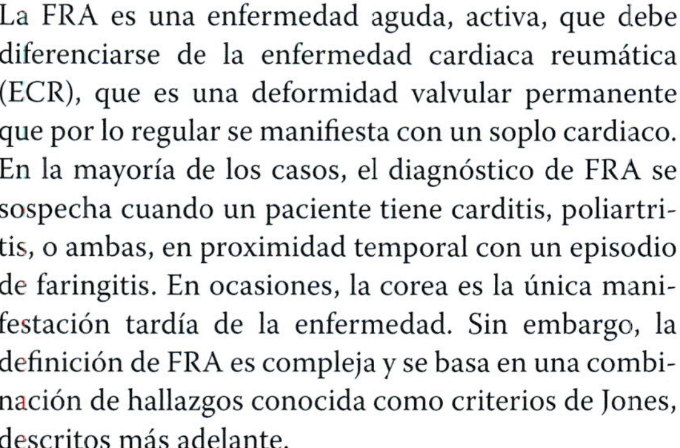

La FRA es una enfermedad aguda, activa, que debe diferenciarse de la enfermedad cardiaca reumática (ECR), que es una deformidad valvular permanente que por lo regular se manifiesta con un soplo cardiaco. En la mayoría de los casos, el diagnóstico de FRA se sospecha cuando un paciente tiene carditis, poliartritis, o ambas, en proximidad temporal con un episodio de faringitis. En ocasiones, la corea es la única manifestación tardía de la enfermedad. Sin embargo, la definición de FRA es compleja y se basa en una combinación de hallazgos conocida como criterios de Jones, descritos más adelante.

Es esencial el diagnóstico preciso de FRA, debido a la posibilidad de consecuencias a largo plazo y la necesidad de profilaxis antibiótica. Se recomienda fuertemente consultar con un cardiólogo que utilice auxiliares tecnológicos modernos.

Frecuencia

Alguna vez fue la principal causa de muerte en niños en Estados Unidos, la frecuencia de la FRA ha ido disminuyendo desde la década de 1940; hoy es rara.

La ECR sigue siendo una causa frecuente de muerte en los países en desarrollo, y la disminución en Estados Unidos se ha atribuido a "mejores estándares de vida". Una teoría que explica la disminución en la incidencia en Estados Unidos apunta a factores o cofactores de virulencia que no han sido de manera adecuada definidos. Ciertos tipos M de estreptococo del grupo A son más reumatogénicos que otros, y los tipos M que circulan en Estados Unidos cambian con el tiempo.

> **Perla clínica:** el diagnóstico de fiebre reumática aguda requiere la aplicación cuidadosa de los criterios de Jones; los anticuerpos antiestreptocócicos elevados son muy comunes en niños en edad escolar, y por sí mismos no indican un diagnóstico de fiebre reumática.

Etiología

La FRA es una secuela tardía, no supurativa, de la faringitis por estreptococo betahemolítico del grupo A (Capítulo 2). En un tercio de los casos, ni el paciente ni los padres identifican la faringitis, aunque 50 a 60% de este subgrupo recordará haber padecido dolor de garganta. La enfermedad es seguida de un periodo de latencia que va de 1 a 5 sem (en promedio 19 días) antes de que aparezcan los síntomas de FRA.

Como se demuestra en la Tabla 18-1, la incidencia de FRA depende del denominador utilizado para los cálculos. Estos números sin lugar a dudas son incluso más bajos en la era moderna. Solo la infección faríngea con cepas reumatogénicas de *S. pyogenes* predispone a FRA. Los tipos del estreptococo del grupo A que en general causan infección en la piel (impétigo) pueden preceder a una glomerulonefritis, pero no causan FRA. No se cree que el estado de portador faríngeo de estreptococo del grupo A sea un factor de riesgo para FRA. La incidencia de FRA luego de una faringitis estreptocócica tratada con antibióticos apropiados es muy baja (< 0.05%).

La patogénesis de la FRA no se conoce del todo, pero parece involucrar respuestas inmunológicas a antígenos estreptocócicos que después tiene reacción cruzada con tejido humano a través de imitación molecular. Es quizá una combinación de factores del patógeno y del huésped lo que permite que un pequeño porcentaje de pacientes desarrolle FRA. Las cepas reumatogénicas de estreptococo del grupo A son ricas en proteína M, y tienen una gruesa cápsula de ácido hialurónico. Los tipos HLA DRB1 *0701, DR6 y DQB1 *0201 se asociaron con un mayor riesgo de desarrollar fiebre reumática aguda.

Factores relacionados con la edad

Los primeros ataques de fiebre reumática por lo general ocurren en niños > 5 años de edad y en adultos jóvenes, presumiblemente debido a que se requieren infecciones estreptocócicas previas para sensibilizar al paciente. Los primeros ataques de FRA rara vez se presentan en pacientes < 3 años de edad.

Criterios de Jones

Modificados en 1992, los criterios de Jones son aplicables solo al ataque inicial de la FRA. Aunque están diseñados como una herramienta epidemiológica, hoy en día los criterios de Jones a menudo se utilizan como guía para el diagnóstico. Los criterios requieren la presencia ya sea de dos manifestaciones mayores o una mayor y dos menores junto con, en cualquier caso, evidencia de una infección estreptocócica previa (Cuadro 18-2). La única excepción para la necesidad de documentar una infección reciente por estreptococo es en el caso de la corea, ya que esta puede manifestarse varios meses después. El diagnóstico siempre debe establecer las manifestaciones mayores presentes (p. ej., FRA con carditis y poliartritis).

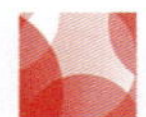

Tabla 18-1 **Frecuencia de la fiebre reumática aguda después de una faringitis estreptocócica no tratada***

HALLAZGOS EN NIÑOS CON FARINGITIS NO TRATADOS	DENOMINADOR (NÚMERO CON EL HALLAZGO)	NUMERADOR (NÚMERO QUE DESARROLLA FIEBRE REUMÁTICA)	PORCENTAJE
Estreptococo betahemolítico	608	2	0.3
Estreptococo del grupo A	519	2	0.4
Estreptococo del grupo A tipificable	273	2	0.9
Exudado y estreptococo del grupo A	186	2	1.1
Exudado y elevación de los títulos de antiestreptolisina O (ASO)	95	2	2.1
Exudado y cultivo positivo por 21 días	81	2	2.5

*El porcentaje de niños que desarrollan fiebre reumática aguda depende del denominador utilizado para definir la precisión, gravedad y persistencia de la faringitis estreptocócica.
Modificada de: Siegel AC, Johnson EE, Stellerman GH, *et al.* Controlled studies of streptococcal pharyngitis in a pediatric population. I. Factors related to the attack rate of rheumatic fever. *N Engl J Med* 1961;265:559.

Cuadro 18-2. Criterios de Jones (modificados) para el diagnóstico de FRA

Dos manifestaciones mayores O
Una manifestación mayor y dos menores
MÁS infección previa por estreptococo
   del grupo A (fiebre escarlatina reciente,
   cultivo faríngeo positivo para estreptococo
   del grupo A, título de anticuerpo
   antiestreptocócico elevado o al alza [ASO o
   anti-DNAsa B])

Manifestaciones mayores
Poliartritis
Carditis
Corea
Eritema marginal
Nódulos subcutáneos

Manifestaciones menores
Artralgia
Intervalo PR prolongado
Fiebre
Elevación de la velocidad de sedimentación
   globular o de la proteína C reactiva

Manifestaciones mayores

Las manifestaciones mayores habituales son poliartritis (no poliartralgia) y carditis (definida por la auscultación de un soplo de nueva aparición). Los hallazgos ecocardiográficos sin un soplo no son suficientes. Los tres soplos que sugieren carditis reumática son los siguientes:

1. Soplo sistólico apical. Este soplo prolongado de tono alto se escucha mejor en el ápex y tiene una intensidad variable. Se transmite hacia la axila y sugiere *regurgitación mitral.*

2. Soplo apical en la diástole media (Carey-Coombs). Este se escucha mejor con la campana del estetoscopio con el paciente yaciendo sobre su costado izquierdo aguantando la respiración en espiración. Este soplo es resultado de llenado ventricular rápido, como en la *dilatación del ventrículo* izquierdo, y puede presentarse en padecimientos distintos a la carditis aguda.

3. Soplo diastólico basal. Este soplo de tono alto se escucha mejor con el diafragma del estetoscopio en el borde esternal superior derecho o medioesternal izquierdo con el paciente sentado e inclinándose hacia adelante conteniendo la respiración después de una espiración profunda. Sugiere *regurgitación aórtica.*

La carditis ocurre en 50 a 60% de los casos de FRA, y es responsable de casi toda la morbilidad y mortalidad asociadas con la FRA, sobre todo debido al involucramiento valvular. Aunque puede haber miocarditis y pericarditis, su presencia sin endocarditis es poco probable que se deba a fiebre reumática aguda.

La artritis se presenta en 75% de los pacientes y es de manera característica una poliartritis migratoria. Típicamente involucra las articulaciones grandes (rodillas, tobillos, muñecas y codos) y se manifiesta con inflamación, calor y dolor exquisito. La inflamación articular por lo general dura solo unos cuantos días y luego se afecta otra articulación diferente; el curso entero dura solo 1 a 4 sem. La artritis responde tanto a la aspirina y a otros AINE, que algunas veces se utiliza un curso de estos agentes como "prueba diagnóstica". La artritis asociada con FRA no es deformante y a diferencia de las manifestaciones cardiacas, no hay secuelas a largo plazo de la afección articular. Esto ha llevado a la descripción de la FRA como una enfermedad que "lame las articulaciones, pero muerde al corazón".

La corea de Sydenham (baile de San Vito) se presenta en 10 a 15% de los pacientes. Tiene un periodo de latencia más prolongado que la artritis y la carditis, con síntomas que inician varios meses después de un episodio de faringitis por estreptococo del grupo A. Es importante destacar que puede ser la única manifestación de la enfermedad ("corea pura"). Sin embargo, en un estudio de 22 niños con corea pura, se demostró que 14 (63%) tenían valvulitis por ecocardiografía, cuyas consecuencias a largo plazo no están claras. La corea se manifiesta con movimientos espasmódicos erráticos de las extremidades y gesticulación facial, así como labilidad emocional. Los hallazgos físicos sugerentes de corea incluyen acucharamiento (hiperextensión de los dedos y las muñecas manteniendo los brazos en extensión) y fasciculaciones de la lengua.

Las otras manifestaciones mayores son mucho menos comunes y se presentan en < 1% de los pacientes con FRA. El eritema marginal es un exantema rosado evanescente, con bordes serpiginosos elevados, y por lo general con rapidez migratorio. El exantema semeja anillos de humo, que se expanden y dejan un centro claro. No debe confundirse con el eritema multiforme o el eritema migratorio (Capítulo 11). Los nódulos subcutáneos son más comunes en pacientes con carditis, y a menudo se sienten más de lo que se ven. Son firmes, no dolorosos, y tienden a presentarse sobre prominencias óseas.

Manifestaciones menores

Las manifestaciones menores son artralgia (no cuenta como manifestación menor si se utiliza la poliartritis como manifestación mayor), la fiebre por encima de 38.0 °C (100.4 °F), elevación de los reactivos de fase aguda (velocidad de sedimentación globular o proteína C reactiva), y cambios en la conducción detectados por ECG, sobre todo prolongación del intervalo PR (no cuenta como manifestación menor si se utiliza la carditis como manifestación mayor).

Diagnóstico diferencial

El diagnóstico diferencial de la FRA incluye varios otros diagnósticos o síndromes (que se discuten en las secciones sobre miocarditis y pericarditis), artritis idiopática juvenil, artritis séptica, artritis gonocócica, artritis reactiva (Capítulo 16) y endocarditis infecciosa. Errores comunes incluyen establecer el diagnóstico de FRA cuando solo está involucrada una sola articulación, al escuchar un soplo inocente, cuando se le llama de manera errónea eritema marginal a un exantema inespecífico (en especial una urticaria o un eritema multiforme) y cuando se pasan por alto otras causas de corea.

La FRA puede producir una tenosinovitis que se asemeja a la de la gonococemia diseminada, y ambas enfermedades pueden ser difíciles de diferenciar una de otra.

No es inusual el diagnóstico equivocado de FRA, y en una serie, solo 68 de 100 niños que al principio se pensaba que tenían FRA presentaban una enfermedad que cumplía de manera clara con los criterios de Jones modificados. De los 32 con enfermedad que no cumplía con dichos criterios, 14 (44%) tenían un diagnóstico diferente (como enfermedad cardiaca congénita, artritis idiopática juvenil y fiebre no diagnosticada), nueve (28%) tenían sospecha de FRA sin enfermedad cardiaca y nueve (28%) tenían evidencia de ECR (enfermedad valvular mitral o aórtica) sin antecedente de FRA. Dadas las dificultades para "desetiquetar" a los pacientes con un diagnóstico incierto, es esencial que aquellos con sospecha de FRA reciban evaluaciones diagnósticas lo más profundas posibles al momento del episodio inicial. Si se establece el diagnóstico de FRA, se debe documentar a conciencia en el expediente médico el razonamiento por el cual se llegó a dicho diagnóstico.

El otro lado de la moneda es que la FRA puede algunas veces ser un diagnóstico difícil de establecer. La artritis puede ser de poca duración, y la carditis puede ser silenciosa. Los médicos que tratan pacientes donde la FRA es infrecuente pueden nunca haber visto un caso. Por lo tanto, se debe desechar la noción de que un grupo particular de síntomas puede representar FRA. Cuando se presenta un caso, el médico debe buscar otros, ya que tiende a presentarse en grupos a medida que una cepa reumatogénica de estreptococo es transmitida en la comunidad.

Como se analizó en el Capítulo 1, los valores predictivos positivo y negativo de una "prueba", en este caso los criterios de Jones, dependen de la prevalencia del padecimiento. En Estados Unidos, donde la FRA es rara, muchos pacientes que cumplen con los criterios de Jones no tienen FRA. Por el contrario, muchos pacientes en los países en desarrollo que tienen FRA no cumplen con los criterios de Jones.

Artritis reactiva posestreptocócica

Esta entidad ha sido bien descrita y puede diferenciarse de la artritis de la FRA con base a varias características.

El periodo de latencia desde el inicio de la faringitis por estreptococo del grupo A hasta el inicio de la artritis es más corto en la artritis reactiva posestreptocócica (ARPE) que en la FRA, y con frecuencia es < 2 sem. A diferencia de la artritis de la FRA, la de la ARPE es aditiva en lugar de migratoria, y afecta a las pequeñas articulaciones así como a las grandes. La artritis de la FRA por lo general dura solo unas cuantas semanas y responde muy bien a los salicilatos. La ARPE tiene un curso más prolongado y responde poco a la aspirina o a otros AINE. Un pequeño subgrupo de niños (alrededor de 6%) que en apariencia tienen ARPE desarrolla carditis con el tiempo, manifestada sobre todo por enfermedad sutil de la válvula mitral. Los parámetros inflamatorios son en general menores en la ARPE que en la FRA. Por último, los pacientes con ARPE no cumplen con los criterios de Jones modificados para el diagnóstico de FRA, siempre y cuando la artritis se clasifique de forma apropiada. Hace poco se han propuesto criterios para el diagnóstico de ARPE, e incluyen los rasgos distintivos antes discutidos.

La American Heart Association (AHA, por sus siglas en inglés) recomienda que los pacientes con ARPE reciban profilaxis con penicilina durante un año. Si después de eso no existe evidencia de carditis, se puede suspender la profilaxis. Parece un enfoque razonable y nosotros lo hemos adoptado. Quizá se requiera una profilaxis más prolongada (p. ej., como para la FRA) en pacientes con artritis posestreptocócica cuyos síntomas son más típicos de FRA que de ARPE (p. ej., afección de articulaciones grandes, migratoria y buena respuesta a la aspirina).

Corea

La corea de Sydenham (la corea de la FRA) puede ser imitada por corea generada por otras causas (anticonceptivos orales, mononucleosis infecciosa, lupus eritematoso sistémico y coreoatetosis paroxística, que por lo general es familiar). La corea también puede ser una complicación de la cirugía por enfermedad cardiaca congénita.

Tratamiento

Antibióticos

Sin importar los resultados del cultivo faríngeo, los pacientes diagnosticados con FRA deben ser tratados ya sea con una dosis única de penicilina benzatínica IM o 10 días de penicilina oral.

Reposo en cama

Tan pronto como se establezca el diagnóstico, es aconsejable el reposo en cama durante 2 a 3 sem hasta asegurarse de que no hay carditis. En caso de haber carditis, se recomienda el reposo en cama durante 1 a 3 meses, dependiendo del grado de carditis. Cuando la frecuencia cardiaca y la velocidad de sedimentación globular son normales y la artritis ha desaparecido, se puede regresar de manera gradual a las actividades. Estas son recomendaciones estándar, pero no están basadas en ningún estudio. Cada paciente en quien se considere este diagnóstico debe ser evaluado con cuidado por un cardiólogo para confirmar el diagnóstico antes de ser puesto en reposo.

Salicilatos y otros agentes antiinflamatorios no esteroides

Por lo general, los pacientes con artritis o carditis en ausencia de cardiomegalia se tratan con agentes antiinflamatorios. A lo largo de la historia se ha utilizado la aspirina; sin embargo, ha sido reemplazada en su mayoría por otros AINE (p. ej., ibuprofeno y naproxeno) que son también efectivos. Siempre que se pueda aplicar, se debe considerar la vacunación contra influenza y varicela en pacientes que requieran terapia a largo plazo con aspirina.

Tratamiento de falla cardiaca congestiva

En el pasado, el tratamiento consistía en digitalización y diuréticos. Hoy, algunos expertos han cuestionado la utilidad de la digoxina en este contexto. Algunos niños mayores y adultos con daño valvular grave pueden requerir reemplazo valvular. Las arritmias graves, como la taquicardia ventricular, son raras.

Corticoesteroides

La mayoría de las autoridades está de acuerdo en que los esteroides son innecesarios si no hay soplos significativos, y estos agentes tal vez solo deben ser utilizados en pacientes muy enfermos con carditis grave manifestada con falla cardiaca congestiva o pericarditis. En pacientes con soplos significativos, pero sin falla cardiaca congestiva, no está demostrada la superioridad de la terapia con esteroides sobre la terapia con aspirina. Si se utilizan esteroides, la dosis recomendada es 2 mg/kg/día de prednisona, hasta 60 mg/día, hasta que haya mejoría clínica (alrededor de 2 a 4 sem), seguidos de una reducción gradual de la dosis (reducir en 5 mg cada 2 a 3 días). Los AINE se inician al tiempo que comienza a reducirse la dosis de esteroide, y se continúan durante 6 a 12 sem. Una revisión reciente de Cochrane no encontró evidencia de beneficio de los corticoesteroides en el tratamiento de la fiebre reumática aguda.

Inmunoglobulina intravenosa

Un estudio aleatorizado, prospectivo, doble ciego de 59 pacientes con FRA, no demostró un beneficio detectable con la administración de dosis altas y repetidas de inmunoglobulina intravenosa.

Tratamiento de la corea de Sydenham

No son necesarios los antiinflamatorios para los pacientes con corea aislada. Sin embargo, los pacientes deben recibir un curso de penicilina. El manejo es sobre todo con medidas de apoyo; en ocasiones se utilizan medicamentos neurológicos bajo la supervisión de un neurólogo.

Pronóstico

Alrededor de un tercio de los niños sufre rebote o empeoramiento transitorio durante las primeras 4 sem después de haber suspendido la terapia con esteroides o salicilatos y es probable que represente la enfermedad original suprimida. Las recurrencias tienden a tener las mismas manifestaciones que el ataque original. La muerte causada de manera directa por FRA es rara en Estados Unidos, pero más de 200 000 personas fallecen al año por ECR a nivel mundial.

Prevención

Prevención del primer ataque

Las revisiones de las historias clínicas de pacientes con un primer ataque de FRA indican que la mayoría ha padecido dolor de garganta, fiebre o ambos. Los detalles del diagnóstico y el tratamiento de las infecciones por estreptococo del grupo A se discuten en las secciones sobre faringitis en el Capítulo 2.

Prevención y recurrencias

Una vez que un paciente ha tenido un episodio de fiebre reumática, es imperativa la profilaxis contra infecciones por estreptococo betahemolítico. La FRA es mucho más común en alguien que ya ha tenido un episodio previo. Asimismo, si el episodio original presentó carditis, también es muy probable que el corazón se vea afectado en los casos recurrentes. La profilaxis secundaria se logra con penicilina V oral, 250 mg dos veces al día, o penicilina benzatínica intramuscular, 1.2 millones de

Cuadro 18-3. Duración de la profilaxis secundaria para fiebre reumática

Categoría	Duración después del último ataque
Carditis con enfermedad valvular residual	10 años o hasta los 40 años de edad* (algunas veces de por vida)
Carditis sin enfermedad valvular residual	10 años o hasta los 21 años de edad*
Fiebre reumática sin carditis	5 años o hasta los 21 años de edad

*Lo que sea más prolongado.

unidades cada 3 a 4 sem. Se aconseja la vía intramuscular si el paciente no es confiable en cuanto a la toma del medicamento oral. Una revisión sistemática de seis estudios concluyó que la penicilina benzatínica intramuscular mensual es una profilaxis más efectiva contra FRA que la penicilina oral. Además, las inyecciones cada 3 sem parecen ser más efectivas que las inyecciones mensuales. La AHA recomienda profilaxis con una duración que depende de la presencia y el grado de carditis (Cuadro 18-3).

Para los pacientes con antecedente de alergia a la penicilina que no es una hipersensibilidad de tipo inmediato, se puede utilizar una cefalosporina. Para los pacientes con antecedente de hipersensibilidad inmediata a la penicilina, se pueden utilizar eritromicina, clindamicina o una sulfonamida.

PERICARDITIS

La pericarditis se define como un frote pericárdico por fricción, un derrame pericárdico o hallazgos diagnósticos en el ECG. La pericarditis puede ser aguda o crónica, idiopática o con una etiología específica, y con o sin valvulitis clínica o miocarditis. La mayoría de los casos es idiopáticos y es probable que viral.

Diagnóstico clínico

Los síntomas más comunes de pericarditis aguda son fiebre, dolor torácico o abdominal, taquipnea y taquicardia. El dolor torácico agudo algunas veces está ausente en niños. En ocasiones, el dolor abdominal puede ser intenso. La pericarditis aguda puede diagnosticarse clínicamente cuando se escucha un frote por fricción o hay derrame pericárdico.

Dolor torácico

El dolor torácico de la pericarditis es pleurítico y se alivia al sentarse inclinándose hacia adelante. El dolor es del lado izquierdo y se irradia hasta el borde del trapecio. Los niños pequeños pueden no ser capaces de describir el malestar, pero estarán ansiosos y con dificultad para respirar.

Frote por fricción

El frote es precordial y sincrónico con el latido cardiaco, y por lo general, se asocia con dolor en el centro del pecho. Los frotes algunas veces pueden escucharse con más claridad cuando el paciente está arrodillado o inclinándose hacia adelante. En la pericarditis de la infancia, un frote por fricción no es para nada común; solo 7 (23%) de 30 pacientes en una serie tuvieron frotes por fricción discernibles al momento de la evaluación inicial. El frote puede ser menos probable en casos donde hay un derrame grande.

Derrame pericárdico

Alrededor de dos tercios de los pacientes con pericarditis aguda tienen derrame. Por lo común se sospecha cuando los ruidos cardiacos se escuchan distantes. El paciente puede también presentar un gruñido a la espiración, o una respiración rápida y dificultosa. La radiografía de tórax por lo general muestra una silueta cardiaca ensanchada, algunas veces descrita como el signo del odre de agua, porque el corazón parece recargarse sobre el diafragma como si fuese un odre sobre una banca (Fig. 18-2). Un corazón agrandado también puede ser causado por falla cardiaca aguda. Si los campos pulmonares están de manera relativa claros, sin congestión pulmonar, y no hay otros signos de falla cardiaca, como hepatomegalia, la silueta cardiaca agrandada con frecuencia es secundaria a un derrame pericárdico en lugar de una falla en el corazón dilatado. Si el derrame se desarrolla con rapidez, los pacientes pueden tener síntomas de pericarditis incluso cuando el derrame es pequeño y la radiografía de tórax parece normal.

Un derrame pericárdico se confirma mejor por ecocardiografía. El derrame también puede ser diagnosticado al observar los hallazgos de un taponamiento cardiaco, como se describe más adelante.

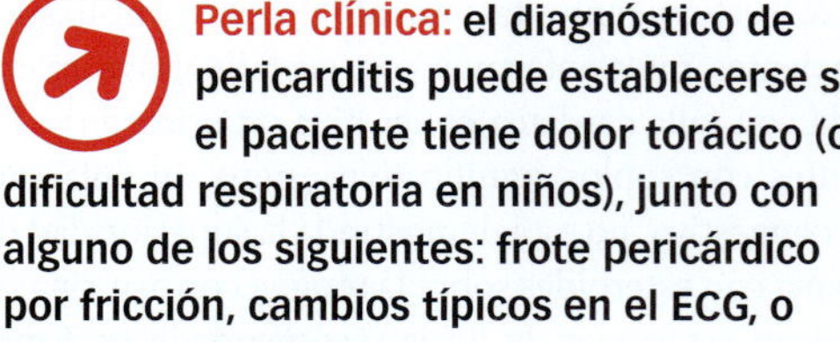
Perla clínica: el diagnóstico de pericarditis puede establecerse si el paciente tiene dolor torácico (o dificultad respiratoria en niños), junto con alguno de los siguientes: frote pericárdico por fricción, cambios típicos en el ECG, o derrame pericárdico.

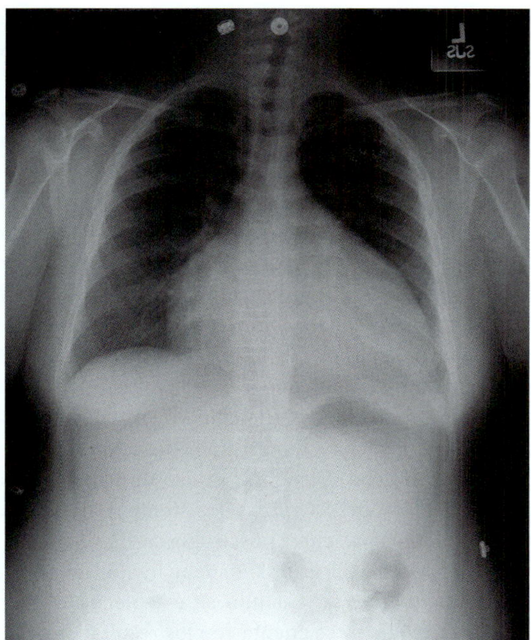

Figura 18-2. Radiografía de tórax de una niña de 15 años de edad con un derrame pericárdico grande, mostrando crecimiento marcado de la silueta cardiaca que parece colgarse sobre el diafragma (*signo del odre de agua*). Los campos pulmonares están claros.

Otros estudios

Cambios en el electrocardiograma

Los cambios típicos de la pericarditis aguda incluyen disminución del voltaje en caso de haber derrame presente, elevación del segmento ST, depresión del segmento PR e inversión de la onda T (Fig. 18-3).

Ecocardiograma

El ecocardiograma modo M es muy sensible para detectar derrame pericárdico. También es útil para demostrar taponamiento pericárdico.

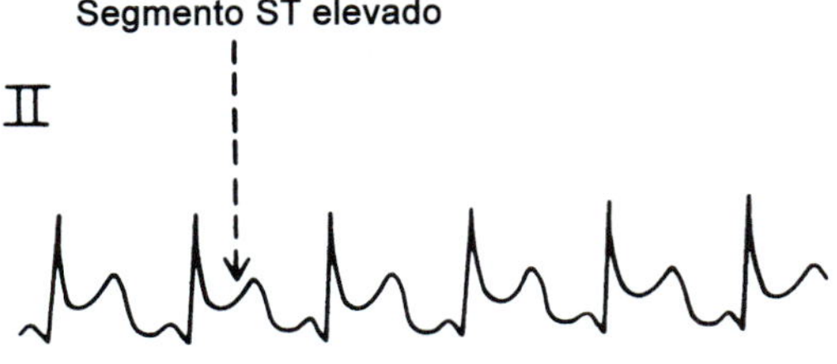

Figura 18-3. Electrocardiograma de un niño con pericarditis purulenta causada por *S. aureus*. Nótese la elevación del segmento ST. Los ruidos cardiacos se escuchaban muy distantes, y se requirió una pericardiocentesis de emergencia. El niño tenía dificultad respiratoria, pero no se veía tóxico.

Complicaciones tempranas

Taponamiento cardiaco

La principal complicación fisiológica que probablemente se presente en la pericarditis es el taponamiento cardiaco. Es mucho más probable que ocurra en la pericarditis purulenta que en otros tipos, y la acumulación rápida de líquido es más probable que produzca taponamiento que la acumulación gradual. Los signos incluyen hipotensión, disnea, ortopnea, taquicardia y distensión de las venas del cuello. El pulso paradójico es uno de los principales hallazgos diagnósticos. Se define como una disminución > 10 mm Hg en la presión arterial sistólica durante la inspiración en comparación con la espiración. La presión venosa yugular también se incrementa de manera paradójica durante la inspiración (signo de Kussmaul). Cuando se toma la presión arterial, la fuerza del pulso varía mucho según la fase de la respiración. La presión sistólica está disminuida durante la inspiración y la presión del pulso se estrecha. La diferencia entre las presiones sistólicas al final de la espiración y la inspiración es la magnitud del pulso paradójico. Valores > 10 mm Hg durante una respiración silenciosa sugieren taponamiento cardiaco.

Falla cardiaca congestiva

La congestión venosa sistémica es la manifestación de presentación habitual de la pericarditis crónica, pero también puede ser la primera indicación de una pericarditis aguda.

Pericarditis crónica

Esta es en extremo rara en niños, pero puede seguir a una pericarditis bacteriana. Es mucho más sutil y puede manifestarse solo por falla cardiaca congestiva crónica. La pericarditis crónica o recurrente en adultos en ocasiones ha demostrado ser causada por infección por enterovirus. Al igual que en la pericarditis aguda, los hallazgos de derrame, taponamiento, un frote o un voltaje bajo en el ECG son prácticamente diagnósticos.

Tratamiento de emergencia

El taponamiento cardiaco debe ser tratado con pericardiocentesis. Se debe insertar una aguja justo a la izquierda de la escotadura xifoidea y dirigirse hacia el hombro derecho. En ocasiones, un paciente con sospecha de pericarditis puede en lugar de ello tener dilatación del corazón secundaria a falla cardiaca congestiva grave o cardiomiopatía dilatada. Por lo tanto, se deben realizar un ECG y un ecocardiograma de ser posible para confirmar la presencia de un derrame pericárdico antes de intentar el procedimiento. La pericardiocentesis puede salvar la vida. Sin embargo, también puede ser peligrosa si la realiza un médico con poca experiencia. Si el paciente está estable, el drenaje del líquido pericárdico guiado por ecocardiograma se logra mejor en el entorno controlado del quirófano. Por lo general, se dice que la digoxina está contraindicada ya que enlentece la frecuencia cardiaca e interfiere con el llenado sistólico, que son ambos, mecanismos compensadores en el taponamiento cardiaco. No se debe utilizar terapia diurética agresiva.

SÍNDROMES DE PERICARDITIS 

Se pueden distinguir clínicamente varios patrones de pericarditis, de los cuales el tipo purulento se asocia con la mayor morbilidad.

Pericarditis purulenta

Se puede sospechar un derrame con los datos antes descritos, y puede confirmarse por ecocardiograma. Se debe realizar pericardiocentesis en pacientes con un derrame si existe sospecha de pericarditis purulenta, y cualquier líquido obtenido debe ser enviado para conteo celular y diferencial, así como para tinción de Gram y cultivo para bacterias aerobias y anaerobias.

La pericarditis purulenta es más común en lactantes o niños preescolares. Por lo regular acompaña a una sepsis o a una infección localizada en otro sitio del cuerpo. La condición que por lo común más se asocia es la neumonía, a menudo con derrame pleural, pero la pericarditis purulenta también puede acompañar a una artritis séptica u osteomielitis. En ocasiones se presenta sin una infección acompañante. La causa más común es el *S. aureus*, siendo responsable de 24 (80%) de 30 pacientes en una serie. En épocas en las que el acceso al tratamiento antimicrobiano era limitado, el *S. pneumoniae* era una causa común, acompañado de neumonía en 105 (93%) de 113 casos. Se piensa que la pericarditis en este contexto es consecuencia del retraso en el tratamiento de la neumonía primaria. El estreptococo del grupo A es la tercera causa más común de pericarditis purulenta en Estados Unidos. El *Haemophilus influenzae* tipo b era en ocasiones una causa en el pasado, pero la vacuna conjugada contra Hib ha hecho que este diagnóstico etiológico sea raro hoy en día. Se ha reportado el *H. influenzae* no tipificable como causa de pericarditis en pacientes inmunocomprometidos. La meningococemia aguda con o sin meningitis es una causa rara de pericarditis purulenta en niños.

El tratamiento de la pericarditis purulenta debe incluir drenaje quirúrgico del pus con colocación de un tubo de drenaje de calibre grande. El uso de fibrinólisis con estreptoquinasa o un agente similar ha demostrado reducir la necesidad de pericardectomía. También puede disminuir la probabilidad de desarrollar pericarditis constrictiva y persistente. Si el drenaje con tubo con fibrinólisis no tiene éxito, el paciente requerirá ya sea una pericardectomía completa o parcial (ventana pericárdica). Los antibióticos deben basarse primero en la tinción de Gram y luego en los resultados del cultivo y de las pruebas de sensibilidad. La terapia empírica en general incluye una penicilina resistente a penicilinasa (nafcilina u oxacilina) junto con una cefalosporina de tercera generación. En algunas áreas, se debe considerar el uso de vancomicina para cobertura de *S. aureus* resistente a meticilina (SARM). En los pacientes poscirugía cardiaca en quienes se sospecha pericarditis, se debe incluir un agente contra *Pseudomonas*. Cuando se establece un diagnóstico etiológico y se cuenta con los resultados de las pruebas de susceptibilidad, se puede ajustar la terapia antibiótica. Los antibióticos con frecuencia se continúan durante 3 a 4 semanas.

Pericarditis aguda no purulenta

Este síndrome ha sido llamado pericarditis aguda dolorosa y pericarditis aguda benigna. El término "benigna" no debe utilizarse, ya que se deben excluir infarto miocárdico, pericarditis purulenta, fiebre reumática y otras causas graves de pericarditis. Alrededor de un tercio de los pacientes con pericarditis no purulenta tiene miocarditis concomitante.

La pericarditis no purulenta aguda se caracteriza por el inicio súbito de dolor precordial que a menudo se confunde con el dolor de un infarto miocárdico en adultos, sin embargo, casi siempre se agrava con la inspiración. Pueden encontrarse un frote por fricción y cambios en el ECG típicos de pericarditis. Puede presentarse derrame, pero el taponamiento es raro. El paciente por lo general no está febril ni se ve tan enfermo como los pacientes con pericarditis purulenta aguda. Los procedimientos diagnósticos de laboratorio deben incluir cultivos virales, como se describió en la sección sobre miocarditis, ya que las infecciones por coxsackievirus B son la principal causa de este síndrome. Algunos laboratorios cuentan con pruebas de PCR para enterovirus. Las concentraciones de transaminasa en suero pueden estar elevadas.

Si se excluyen las causas graves de pericarditis, el tratamiento debe consistir en reposo, un AINE durante 1 a 2 sem y colchicina durante 3 meses.

El uso de esta última ha demostrado reducir el riesgo de recurrencias. Por el contrario, los corticoesteroides se asocian con un aumento en el riesgo de recurrencias.

Muchos casos de pericarditis aguda no purulenta deben ser clasificados como idiopáticos a pesar de los estudios virales. Además de los enterovirus, la pericarditis viral puede ser causada por adenovirus, virus de la influenza, CMV, VEB y VIH. La infección por *Mycoplasma pneumoniae* ha sido asociada con pericarditis.

La FRA puede causar pericarditis, como se analizó en la sección anterior. En la mayoría de los casos, la aparición de un frote pericárdico por fricción ocurre en asociación con valvulitis.

Pericarditis recurrente

Alrededor de 5% de los pacientes con pericarditis idiopática aguda tendrá una o más recurrencias. En algunos pacientes, la pericarditis recurrente puede ser una manifestación de un padecimiento autoinmune, como fiebre mediterránea familiar o síndrome periódico asociado con receptor de FNT-alfa (TRAPS), para los que existen pruebas genéticas.

Pericarditis tuberculosa

En los países en desarrollo, la causa más común de la pericarditis es el *Mycobacterium tuberculosis*. Sin embargo, en Estados Unidos la pericarditis causada por *M. tuberculosis* es rara. Cuando ocurre, es más probable que sea subaguda o crónica, en lugar de aguda. Algunas veces la pericarditis acompaña a una tuberculosis miliar. La mayoría de los pacientes con derrames tuberculosis tiene nódulos linfáticos hiliares crecidos. Los derrames pueden ser sanguinolentos. Es poco probable que la tinción para bacilos ácido-alcohol resistentes en el líquido pericárdico sea positiva. Los niveles de adenina deaminasa (ADA) están muy elevados en el líquido pericárdico de pacientes con pericarditis tuberculosa. En un estudio, un nivel de 75 UI/L fue 100% sensible y 94% específico para el diagnóstico. Los derrames pericárdicos asociados con enfermedades neoplásicas también pueden tener niveles elevados de ADA. Con la excepción del paciente con enfermedad miliar, casi todos los pacientes tienen una prueba cutánea de tuberculina o un ensayo de liberación de interferón gamma positivos, ya que el derrame representa una respuesta inmunológica florida contra el *M. tuberculosis*. El diagnóstico en general se confirma con una biopsia de pericardio, que también servirá para evaluar la presencia de neoplasia. Se deben realizar procedimien-tos de drenaje apropiados como se describió antes, así como administrar quimioterapia antituberculosa.

Pericarditis fúngica

En áreas endémicas, la histoplasmosis es una causa común de pericarditis. La pericarditis por histoplasma se presenta en forma tardía durante el curso de un brote, y también de forma tardía durante el curso de la enfermedad de un paciente individual. A diferencia de los pacientes con histoplasmosis diseminada, que con frecuencia están inmunocomprometidos, los pacientes con afección pericárdica en general son adolescentes o adultos inmunocompetentes. El líquido pericárdico tiende a ser sanguinolento. Las tinciones y cultivos del líquido aspirado son casi siempre negativos, y la condición responde a la terapia antiinflamatoria, de modo que debe pensarse en ella como una complicación posinfecciosa de la histoplasmosis primaria.

La coccidioidomicosis y la blastomicosis también pueden causar un síndrome clínico similar, pero lo hacen con mucho menor frecuencia.

Otras causas

Otra causa de pericarditis con derrame es la artritis idiopática juvenil de inicio sistémico. En esta enfermedad, el derrame pericárdico, o incluso el taponamiento cardiaco, se presentan después de una enfermedad febril de 1 a 4 sem de duración. El lupus eritematoso sistémico es una causa menos común de pericarditis. Un derrame pericárdico pequeño es un hallazgo frecuente en pacientes con enfermedad de Kawasaki. Por lo general, no es clínicamente significativo, pero puede ser útil para el diagnóstico. Se ha descrito un síndrome familiar de pericarditis recurrente asociada con artritis y con la camptodactilia (contracturas de los dedos en flexión).

La pericarditis purulenta puede presentarse después de cirugías cardiacas, pero el síndrome pospericardiotomía (SPP) es un diagnóstico más probable. El SPP es común, presentándose después de 15 a 20% de las cirugías de corazón. Este síndrome se caracteriza por fiebre de unos cuantos días a 2 sem después de una cirugía de corazón. Por lo regular hay dolor torácico, que a menudo es precordial, pero algunas veces pleurítico. Con frecuencia puede detectarse un frote pericárdico por fricción o derrame pericárdico, y hay cambios en el ECG de pericarditis. Puede haber derrame pleural. En general, la enfermedad tiene un curso autolimitado de 1 a 4 sem. Se debe excluir endocarditis bacteriana suspendiendo los antibióticos y obteniendo hemocultivos. Este síndrome puede representar una reacción de hipersensibilidad a la sangre en el saco pericárdico y se asemeja a los hallazgos en la pericarditis postraumática o posinfarto miocárdico. Luego de haber excluido otras causas, los AINE son los agentes de elección para el SPP. La utilidad de la colchicina en el SPP aún no está clara.

ENDOCARDITIS INFECCIOSA

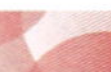

La endocarditis infecciosa (EI) es un término general utilizado para describir la infección de las válvulas cardiacas o el endocardio. Casi siempre, la infección es bacteriana y se presenta en una válvula anormal o un defecto congénito, es posible que en uno reparado con un parche o suturas y, sobre todo, en válvulas o conductos protésicos. Los adultos mayores a menudo tienen válvulas cardiacas con algunos cambios fibróticos, de modo que la endocarditis infecciosa en válvula nativa es mucho más común en adultos que en niños. Se debe utilizar el término "endocarditis infecciosa" en lugar de "endocarditis bacteriana" hasta que se conozca la etiología, ya que el organismo infectante puede ser un agente no bacteriano, como una levadura. Se debe considerar que el término incluye infección de la aorta, ya que un conducto arterioso persistente o una coartación de la aorta pueden infectarse, al igual que las válvulas cardiacas o las superficies endocárdicas.

> ↗ **Perla clínica:** considere endocarditis subaguda en un paciente con antecedente de una enfermedad cardiaca congénita reparada o no reparada que desarrolla fiebre de bajo grado, fatiga y malestar general; considere endocarditis aguda en cualquier paciente con choque séptico, en especial si es causado por *S. aureus*.

Patrones clínicos

Fiebre y enfermedad cardiaca

Este puede ser un diagnóstico descriptivo orientado a problemas, útil para ayudar al médico a recordar la importancia de excluir una endocarditis infecciosa. Los niños con enfermedad cardiaca reumática o congénita pueden tener fiebre por las mismas causas que cualquier otro paciente, así como fiebre relacionada con su enfermedad cardiaca (p. ej., recurrencia de FRA).

Sin embargo, la principal inquietud diagnóstica en un paciente con enfermedad cardiaca y fiebre es excluir una endocarditis infecciosa.

El enfoque inicial del niño con enfermedad cardiaca y fiebre es el mismo que para cualquier niño con fiebre, con una excepción: si existe duda acerca de la causa de la fiebre, al niño con enfermedad cardiaca se le deben tomar al menos tres muestras de sangre para cultivo *antes de* iniciar terapia antibiótica. En la mayoría de los casos, el paciente no tendrá endocarditis. Sin embargo, si se encuentra un hemocultivo positivo, el paciente debe ser hospitalizado para una evaluación más a fondo.

Fiebre después de una cirugía cardiaca

Este es un diagnóstico orientado a problemas generales que puede ser considerado como un caso especial de fiebre y enfermedad cardiaca. Aunque las causas infecciosas más frecuentes son la bacteriemia asociada con catéter y la neumonía asociada con ventilador, la causa más importante a excluir es la endocarditis infecciosa. El síndrome pospericardiotomía es otra causa, y puede definirse como fiebre y frote o derrame pericárdico que persiste durante más de 1 sem después de una cirugía de corazón. Cabe destacar que en la mayoría de los pacientes con fiebre después de una cirugía de corazón no se encuentra una causa. Esto es de manera particular cierto si la fiebre inicia poco después de la cirugía y se resuelve en las primeras 48 horas.

La fiebre después de una cirugía de corazón también puede ser causada por infección con citomegalovirus (síndrome posperfusión) transmitido por transfusiones de sangre que contienen leucocitos frescos al momento de la cirugía. La fiebre en general se presenta entre 3 y 7 sem después de la cirugía, y se asocia con linfocitosis atípica, a menudo con esplenomegalia. La presencia de anticuerpos séricos contra citomegalovirus en forma preoperatoria no descarta esta causa.

Endocarditis bacteriana subaguda

Hasta que no se confirme la etiología, es más apropiado utilizar el término "endocarditis infecciosa subaguda". La enfermedad puede definirse como una infección poco a poco progresiva del endocardio o de una válvula cardiaca. Se debe establecer el diagnóstico presuntivo de endocarditis bacteriana subaguda (EBS) cuando se encuentre la tríada de soplo cardiaco cambiante, fiebre y fenómenos embólicos. Sin embargo, solo una minoría de los niños con EI tendrá todos estos factores al momento de la presentación. La terapia por lo regular no debe ser iniciada hasta que se hayan obtenido tres muestras de sangre para cultivo durante un periodo de unas cuantas horas. Si el paciente no se ve muy enfermo, y no se observan fenómenos embólicos, los hemocultivos pueden espaciarse durante 24 h. El diagnóstico se confirma en el laboratorio mediante los cultivos positivos, casi siempre con un organismo de baja virulencia como los estreptococos del grupo viridans u otra flora normal del tracto respiratorio.

Endocarditis bacteriana aguda

En la endocarditis bacteriana aguda, el paciente por lo general se ve séptico y enfermo. El patógeno es con frecuencia uno de virulencia bien definida para áreas fuera del corazón, como *S. aureus*, y el curso es con rapidez progresivo. La terapia es urgente; no debe retrasarse por los cultivos espaciados ni por esperar los resultados de los mismos. Es importante la distinción clínica entre endocarditis bacteriana aguda y subaguda, ya que se puede reducir el daño valvular progresivo causado por un organismo virulento con la terapia antibiótica inmediata, aunque puede requerirse cirugía incluso cuando se administran antibióticos apropiados y de forma oportuna.

Endocarditis en corazones normales

La condición predisponente habitual para esta enfermedad es la inoculación intravenosa de dosis altas de bacterias por catéteres intravenosos contaminados, lo que es más frecuente en niños, o por agujas contaminadas y drogas ilegales, que es más frecuente en adultos.

Endocarditis neonatal

La bacteriemia puede causar endocarditis en recién nacidos con corazones normales, en especial si hay un catéter venoso central, en cuyo caso el estafilococo coagulasa-negativo es una posible causa.

Condiciones predisponentes

Enfermedad cardiaca congénita

En adultos, la endocarditis infecciosa se presenta con más frecuencia en pacientes con lesiones cardiacas degenerativas, como un anillo mitral calcificado. En niños, la enfermedad cardiaca congénita (ya sea reparada o no) es actualmente el problema subyacente habitual. La ECR como factor predisponente en niños es rara hoy en los países desarrollados (Tabla 18-2).

Localizar la endocarditis depende de la hemodinamia del defecto particular. Las lesiones cardiacas congénitas a menudo asociadas con endocarditis infecciosa son la tetralogía de Fallot, los defectos septales ventriculares pequeños, la estenosis aórtica y la válvula aórtica bicúspide. La endocarditis infecciosa que complica un conducto arterioso permeable es inusual. Las válvulas, parches y conductos protésicos también pueden ser un foco de endocarditis en niños (Fig. 18-4).

Prolapso de la válvula mitral

El prolapso de la válvula mitral es más común en adultos, pero puede ocurrir también en adolescentes. Una valva que falla en la válvula mitral, detectable por ecocardiografía, puede producir regurgitación mitral y ser un foco de endocarditis. Durante un seguimiento de 15 años, el riesgo de EI en pacientes con prolapso de la válvula mitral fue de alrededor de 1 por ciento.

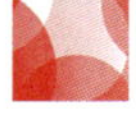

Tabla 18-2 **Condiciones que predisponen a endocarditis estimadas en ocho series pediátricas**

CONDICIÓN PREDISPONENTE	PORCENTAJE DE CASOS
Defectos septales (DSV, canal AV)	20 a 25
Complejo cianótico (tetralogía de Fallot, tronco arterioso, transposición de grandes vasos)	20 a 25
Defectos aórticos (estenosis, insuficiencia, coartación subaórtica, CAP)	10 a 15
Grupo mitral o pulmonar (estenosis, insuficiencia, prolapso)	5 a 10
Otro complejo*	5 a 10
Enfermedad cardiaca reumática	1 a 5
Asociada con catéter venoso central	10 a 15
Sin condición predisponente	5 a 10

*Hubo más de un defecto presente en las otras categorías listadas por defecto predominante.
DSV, defecto del septum ventricular; AV, arteriovenoso; CAP, conducto arterioso persistente.

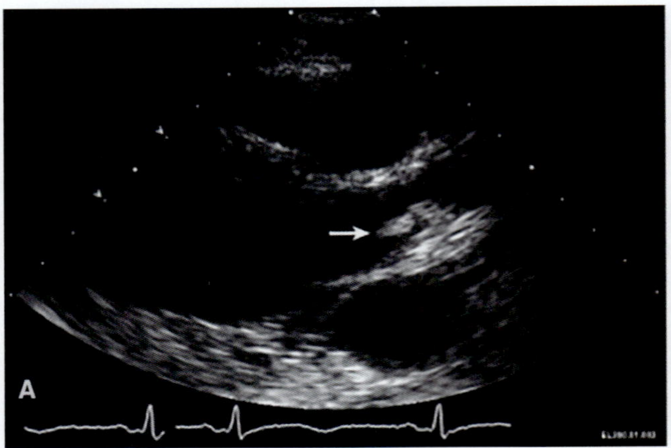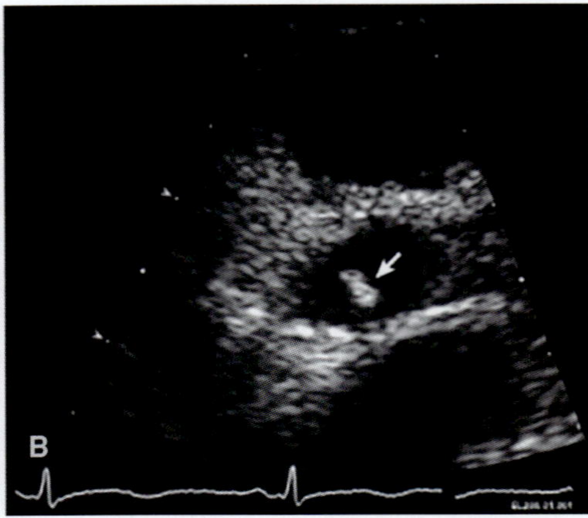

Figura 18-4. Ecocardiografía de un paciente de 10 años de edad con endocarditis infecciosa que se presentó después de un reemplazo de válvula aórtica. Nótese la vegetación prominente (*flecha*) en el tracto de salida del ventrículo izquierdo adherida a un homoinjerto de válvula aórtica. **(A)** Proyección de eje largo paraesternal. **(B)** Proyección de eje corto paraesternal. (Utilizado de *Mayo Clin Proc* 2012;87:629–35, con autorización.)

Evento precipitante

En la endocarditis que se presenta en los pacientes con enfermedad cardiaca, una bacteriemia transitoria puede haber sido producida por un evento precipitante, pero a menudo no hay una causa aparente. En pacientes con condiciones cardiacas de riesgo en especial alto, la profilaxis antibiótica puede administrarse justo antes de procedimientos dentales, como se describe en la sección posterior sobre prevención de endocarditis. En un estudio retrospectivo en adultos, el "periodo de incubación" entre el evento precipitante potencial y el inicio de los síntomas fue en general de alrededor de 1 sem, y casi siempre (84%) < 2 sem. Más de la mitad de los casos no tiene un evento precipitante reconocido. La bacteriemia transitoria luego de masticar comida o cepillarse los dientes es casi tan común como con los procedimientos dentales menores.

Cirugías cardiacas

Por lo general, realizadas con profilaxis antibióticas, estas operaciones pueden ser seguidas de endocarditis causada por patógenos inusuales, como bacterias gramnegativas. La *Candida albicans* o el *Staphylococcus epidermidis* pueden colonizar las válvulas artificiales, las cuales deberían ser retiradas. En ocasiones, los niños con material protésico (parches, injertos) podrán ser curados solo con antibióticos.

Septicemia por Staphylococcus aureus

La frecuencia de endocarditis no identificada que complica una bacteriemia por *S. aureus* en niños es mucho más baja que en adultos, pero siempre debe ser considerada. En un estudio, la ecocardiografía transtorácica demostró involucramiento endocárdico en 4 (11%) de 36 niños con bacteriemia por *S. aureus*. El riesgo es relativamente bajo si la bacteria se aclara en las primeras 24 h, pero se incrementa con la duración de la bacteriemia. Los pacientes con bacteriemia prolongada por *S. aureus* quizá se tratan mejor como si tuviesen endocarditis, incluso si no puede establecerse el diagnóstico en forma definitiva.

Uso de drogas inyectadas

El abuso de drogas intravenosas es la situación prototípica de la endocarditis aguda por *S. aureus*, por lo común involucrando la válvula tricúspide. En la endocarditis del lado derecho, puede no haber un soplo presente, y los hallazgos pulmonares pueden dominar el cuadro clínico. Las pulsaciones venosas yugulares pueden ser muy notorias del lado derecho del cuello. También pueden observarse huellas de agujas en los brazos en la exploración física.

Catéteres intravenosos

Como se analizó en el Capítulo 10, los dispositivos intravasculares son una fuente cada vez más frecuente de sepsis, flebitis séptica y, en raras ocasiones, endocarditis en válvulas normales, en una situación de cierta forma análoga a la exposición de un usuario de drogas intravenosas. Los dispositivos intravasculares fueron el factor predisponente habitual en una serie de endocarditis infecciosa en niños sin enfermedad cardiaca subyacente (ver Tabla 18-2).

Hemodiálisis crónica

Los pacientes en hemodiálisis tienen un riesgo mayor de 50 a 180 veces de adquirir EI. Las válvulas del lado izquierdo se ven por lo general más afectadas y la tasa de mortalidad es alta.

Dispositivos cardiovasculares implantables

Por lo común estos se utilizan más en adultos, pero se están empleando cada vez más en niños. Las infecciones asociadas con estos dispositivos se discuten en una sección posterior.

Diagnóstico clínico

Los tres hallazgos clásicos de la endocarditis infecciosa son fiebre, soplo cardiaco y fenómenos embólicos. La fiebre está presente en casi todos los casos y puede utilizarse para fechar el probable inicio de la enfermedad. Sin embargo, en la EBS la fiebre es a menudo de bajo grado, y los síntomas asociados, como el malestar general y la fatiga, son inespecíficos. Los fenómenos embólicos son la excepción y no la regla, en los pacientes con EBS. Por lo tanto, en los pacientes con lesiones cardiacas estructurales que se sabe que predisponen a endocarditis infecciosa, se debe mantener en todo momento un alto índice de sospecha para este diagnóstico. En la mayoría de los pacientes con endocarditis infecciosa, el soplo no puede identificarse al inicio como un "soplo cambiante". Un soplo cambiante implica un cambio estructural y se escucha con mayor frecuencia en la endocarditis aguda, donde implica destrucción valvular con la insuficiencia resultante. En pacientes con una derivación quirúrgica, la EBS puede causar la desaparición de un soplo, y el soplo de la derivación se escucha de nuevo al curarse el paciente. Sin embargo, en la mayoría de estos pacientes, no se aprecia un cambio en el soplo.

Para el diagnóstico clínico temprano, es crítico considerar endocarditis infecciosa siempre que se presente fiebre en una situación que se sabe que está asociada con la enfermedad, o siempre que se observen fenómenos embólicos.

Los fenómenos embólicos más comunes son la hematuria microscópica, las petequias y la esplenomegalia. Los émbolos habituales en la EBS se ven como pequeños puntos circulares y planos, de 1 a 2 mm. Al principio, estos puntos son de color rosa pálido, pero después de unas cuantas horas se vuelven de color rojo oscuro, y más tarde morado. Estos puntos deben diferenciarse en tamaño y apariencia de las pecas o los nevos cafés comunes ("lunares"). Por lo general, son distintivos por su forma redonda, su aspecto rosa pálido inicial y la transición del rosa al rojo oscuro. La aparición de estos émbolos durante la terapia antibiótica no necesariamente indica falla de los antibióticos, ya que puede indicar liberación de émbolos estériles de vegetaciones. En una serie de 75 episodios de endocarditis infecciosa pediátrica, la duración promedio de la fiebre después del inicio de la terapia apropiada fue 4.3 días. Más de un tercio de los pacientes experimentó fiebre secundaria.

Si se observan fenómenos embólicos por debajo de la cintura, se debe sospechar infección de una coartación de la aorta o de un conducto arterioso permeable. Las manchas de Roth son lesiones embólicas en la retina observadas por examen de fondo de ojo. Los émbolos cerebrales pueden manifestarse como convulsiones, hemiplejia o meningitis. Los émbolos en el bazo pueden ser la causa de la esplenomegalia, que en general se relaciona con la duración de la enfermedad. Los émbolos pulmonares pueden manifestarse como infartos pulmonares sépticos en un paciente con endocarditis del lado derecho, de manera particular con involucramiento de la válvula tricúspide o un defecto en el septum ventricular. Las hemorragias en astilla (líneas rojas-cafés verticales en las uñas), las lesiones de Janeway (máculas rosas-rojas planas en las palmas y las plantas de los pies) y los nódulos de Osler (nódulos elevados, dolorosos en los dedos) son todos poco comunes en la EI pediátrica.

Enfoque diagnóstico

Hemocultivos

Los hemocultivos son necesarios para confirmar el diagnóstico. Un solo cultivo positivo para *S. epidermidis* puede reflejar un contaminante de la piel. Sin embargo, el estreptococo del grupo viridans o el enterococo rara vez son contaminantes y, en el contexto clínico apropiado, un solo cultivo positivo para cualquiera de los dos es una fuerte evidencia de EBS. No existe un momento en particular para obtener el cultivo en relación a la fiebre, ya que la bacteriemia en la EBS es continua. Aunque la bacteriemia es continua, no es raro que solo algunos de los cultivos obtenidos sean positivos. Esto puede ser debido a la naturaleza exigente de algunas de las causas comunes de EBS, como el estreptococo viridans. Se deben obtener un mínimo de tres muestras (y de preferencia más) en las primeras 24 h. Mientras se esperan los resultados, se puede iniciar terapia antibiótica si existe evidencia clínica suficiente de endocarditis bacteriana. Sin embargo, si el paciente está estable y la sospecha es relativamente baja, se puede retener la terapia hasta que se obtengan cultivos positivos. En nuestra experiencia, el error más común que cometen los médicos con un paciente clínico estable, es iniciar la terapia antibiótica demasiado pronto y con un número insuficiente de cultivos previos al inicio de la terapia, enmascarando el diagnóstico.

Los cultivos para anaerobios rara vez son útiles, ya que la mayoría de las revisiones indica que los anaerobios, con la excepción ocasional de algunos estreptococos, rara vez se recuperan en esta enfermedad. Se debe notificar al laboratorio que se sospecha una endocarditis, de modo que los cultivos puedan conservarse para un periodo de incubación extendido.

Pruebas inespecíficas

A menudo no hay leucocitosis en la EBS, de modo que un conteo leucocitario total normal con un desplazamiento hacia la izquierda es de manera perfecta consistente con el diagnóstico. La velocidad de sedimentación globular y la proteína C reactiva en general están elevadas. El nivel de complemento en suero puede ser bajo, y se asocia con glomerulonefritis focal o difusa, y puede haber factor reumatoide positivo, reflejando reacciones antígeno-anticuerpo.

Ecocardiografía

La ecocardiografía puede detectar vegetaciones valvulares, abscesos miocárdicos u otras complicaciones. Al igual que con cualquier otra modalidad diagnóstica, la ecocardiografía es más útil cuando la probabilidad pre-prueba de enfermedad es alta. La sensibilidad de la ecocardiografía transtorácica para la detección de vegetaciones en niños con endocarditis infecciosa puede ser tan alta como 80%, que es más alto que en adultos. Sin embargo, la sensibilidad es más baja en niños con enfermedad cardiaca congénita reparada de manera quirúrgica debido a la presencia de injertos, conductos y válvulas artificiales. En estos casos, la ecocardiografía transesofágica puede ser ligeramente más sensible, pero el incremento en el beneficio no es tan alto como en adultos.

ENDOCARDITIS CON HEMOCULTIVOS NEGATIVOS

La endocarditis es un diagnóstico difícil de establecer sin hemocultivos positivos. Sin embargo, revisiones de pacientes con cultivos negativos indican que la enfermedad puede diagnosticarse en retrospectiva con base a la respuesta a la terapia antibiótica, la presencia de fenómenos embólicos, un cambio en el soplo, elevación del factor reumatoide o disminución de los niveles de complemento, o en especial, la presencia de vegetaciones observada en el ecocardiograma. Alrededor de 5 a 7% de la endocarditis pediátrica tiene cultivos negativos.

Una explicación para los hemocultivos negativos es que el paciente puede tener una enfermedad cardiaca congénita con una derivación de izquierda a derecha, de modo que las bacterias liberadas de las vegetaciones se van hacia los pulmones. De hecho, los hemocultivos por lo común son positivos en la EI del lado derecho, aunque con una frecuencia algo menor que en la EI del lado izquierdo.

Otra explicación para los hemocultivos negativos es una baja concentración de bacterias en la sangre, con una frecuencia < 100 organismos por mL. Algunas

veces, el paciente ha utilizado antibióticos recientes, en cuyo caso puede tomar varios días para que los cultivos se vuelvan positivos. A menudo, los antibióticos deberán suspenderse durante varios días y se deben repetir los hemocultivos.

Una tercera explicación es que la endocarditis puede ser causada por microorganismos que son difíciles de cultivar con las técnicas convencionales. Estos organismos, descritos en la siguiente sección, incluyen estreptococos fastidiosos con requerimientos de crecimiento especiales, bacterias anaerobias, formas L de bacterias, *Mycoplasma hominis*, *Brucella*, y bacterias inusuales u organismos no bacterianos, como los responsables de la fiebre Q o la psitacosis, hongos y algunos virus. En raras ocasiones, puede haber una endocarditis trombótica no infecciosa.

Causas de endocarditis infecciosas

En la Tabla 18-3 se resumen las frecuencias aproximadas de varios microorganismos como causas de endocarditis en niños.

Bacterias comunes

Alrededor de dos tercios de los organismos infecciosos en la endocarditis pediátrica son estreptococos del grupo viridans o *S. aureus* (Tabla 18-3). Los estreptococos viridans son más comunes en la

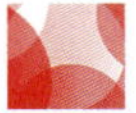

Tabla 18-3 **Frecuencias aproximadas de causas etiológicas de endocarditis en niños***

Estreptococos del grupo viridans	36%
Staphylococcus aureus	31%
Estafilococo coagulasa-negativo	6%
Streptococcus pneumoniae	4%
Organismos del grupo HACEK	3%
Enterococos	2%
Cultivo negativo	7%
Otros (gramnegativos, hongos, etc.)	11%

*Datos acumulados de 4 reportes diferentes con un total de 439 casos.
De: Johnson DH, Rosenthal A, Nadas AS. A forty-year review of bacterial endocarditis in infancy and childhood. *Circulation* 1975;51:581–8; Johnson JA, Boyce TG, Cetta F, *et al.* Infective endocarditis in the pediatric patient: a 60-year single-institution review. *Mayo Clin Proc* 2012;87:629–35; Martin JM, Neches WH, Wald ER. Infective endocarditis: 35 years of experience at a children's hospital. *Clin Infect Dis* 1997;24:669–75; Stockheim JA, Chadwick EG, Kessler S, *et al.* Are the Duke criteria superior to the Beth Israel criteria for the diagnosis of infective endocarditis in children? *Clin Infect Dis* 1998;27:1451–6

endocarditis subaguda, mientras que el *S. aureus* predomina en la endocarditis aguda. Los enterococos son las causas comunes de EI en adultos, pero lo son menos en niños.

Estreptococos fastidiosos

Algunos estreptococos requieren formas activas de vitamina B_6 y por lo tanto no pueden ser cultivados a menos que se añadan estos factores a los medios de cultivo. Otras bacterias pueden proporcionar los requerimientos de crecimiento para los estreptococos fastidiosos, de modo que las colonias estreptocócicas aparecen cerca de otras colonias sembradas en una línea por el técnico microbiólogo (el llamado "fenómeno satélite"). Estas variantes nutricionales de estreptococo antes eran una causa común de EBS con hemocultivos negativos, pero en la actualidad la mayoría de los laboratorios puede cultivarlos.

Otras bacterias

La endocarditis neumocócica es rara, aunque casi siempre es grave. El "síndrome de Austrian" es la ocurrencia simultánea de neumonía neumocócica, meningitis y endocarditis. Es más común en adultos que en niños. El llamado grupo HACEK (especies de *Haemophilus*, especies de *Aggregatibacter*, *Cardiobacterium hominis*, *Eikenella corrodens* y *Kingella kingae*) son bacterias gramnegativas de la flora oral que se asocian con endocarditis. Son más comunes en pacientes adultos que en niños. Las bacterias entéricas gramnegativas, como la *E. coli*, son una causa ocasional de EBS, en especial después de una cirugía cardiaca.

En algunas ocasiones, la recuperación de un organismo inusual o un posible contaminante puede retrasar el diagnóstico a menos que el médico esté alerta. Los bacilos gramnegativos poco comunes, como el *Acinetobacter* o especies tipo *Haemophilus*, pueden ser difíciles de aislar e identificar para algunos laboratorios. El médico también debe saber que los estafilococos coagulasa-negativos también pueden causar EBS, en especial si se ha insertado una válvula protésica. Los neonatos prematuros con catéteres también tienen riesgo de endocarditis por estafilococos coagulasa-negativos.

Endocarditis fúngica o por micobacterias

La *Candida* y las micobacterias no tuberculosas son causas poco comunes de endocarditis, pero en ocasiones ocurren después de una cirugía de corazón. Son en especial difíciles de tratar en presencia de material extraño, y a menudo requieren cirugía seguida de terapia antiinfecciosa supresora de por vida. En raras ocasiones puede haber endocarditis tuberculosa que se presenta en asociación con enfermedad diseminada en pacientes con corazones estructuralmente normales.

Endocarditis por Rickettsia o Bartonella

La *Coxiella burnetii*, el agente de la fiebre Q, así como la *Bartonella quintana* son causas raras de endocarditis. Los pacientes tendrán hemocultivos negativos pero responden a la terapia antibiótica apropiada. Puede confirmarse el diagnóstico mediante pruebas serológicas.

Criterios de Duke para el diagnóstico de endocarditis infecciosa

No obstante que el diagnóstico de endocarditis infecciosa puede ser difícil, se han propuesto varios criterios diagnósticos. Hoy, los más utilizados son los criterios de Duke modificados, que son análogos a los criterios de Jones para la FRA en el hecho de que incluyen tanto criterios menores como criterios mayores. Han sido diseñados para el diagnóstico de endocarditis en adultos, también han sido validados para su uso en niños.

En la Tabla 18-4 se listan los dos criterios mayores y los cinco criterios menores de la clasificación de Duke, y en la Tabla 18-5 se detalla la forma en la que se utilizan los criterios para clasificar los casos de endocarditis como definitivos, probables o rechazados. Las guías actualizadas (2015) para el diagnóstico de EI en adultos añade lo siguiente como un criterio mayor: un solo hemocultivo positivo para *Coxiella burnetii* o título de anticuerpo IgG anti-fase 1 ≥ 1:800.

Complicaciones

Pueden ocurrir varias complicaciones cardiacas, incluyendo falla cardiaca, absceso perivalvular y anormalidades de la conducción. Puede presentarse falla cardiaca congestiva por destrucción de una válvula cardiaca. Es en especial peligroso en la endocarditis aguda, en la que puede ocurrir insuficiencia aórtica. La complicación cardiaca más grave es quizá la embolización a un área vital, como el cerebro. Las complicaciones neurológicas son el segundo tipo más común de complicación, e incluyen ataque cerebrovascular, absceso cerebral, hemorragia y convulsiones. También puede ocurrir glomerulonefritis embólica. La siembra de un hueso o articulación es una complicación poco común. Todas estas complicaciones son típicas de la endocarditis del lado izquierdo. Con la EI del lado derecho, las complicaciones más comunes

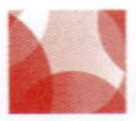

Tabla 18-4 Criterios mayores y menores utilizados en los criterios de Duke modificados para el diagnóstico de endocarditis infecciosa (EI)

CRITERIOS MAYORES	CRITERIOS MENORES

1. Hemocultivo(s) positivo(s)
  • Organismo típico en ≥ 2 hemocultivos (estreptococos viridans, *S. bovis*, grupo HACEK, *S. aureus*), o
  • Enterococos, en ausencia de un foco primario, o
  • Hemocultivo persistentemente positivo con un organismo consistente con EI en hemocultivos tomados con > 12 h de diferencia, o
  • Tres hemocultivos, o la mayoría de 4 o más hemocultivos separados, donde el primero y el último se toman con al menos 1 h de diferencia, o
  • Serología positiva para fiebre Q
2. Evidencia de afección endocárdica por ecocardiograma
  • Vegetación
  • Absceso
  • Dehiscencia parcial de nueva aparición en una válvula protésica
  • Regurgitación valvular de nueva aparición
	1. Condición cardiaca predisponente o uso de drogas IV
	2. Fiebre ≥ 38 °C
	3. Fenómenos vasculares
	  • Émbolos arteriales grandes
	  • Infartos pulmonares sépticos
	  • Aneurisma micótico
	  • Hemorragia intracraneal
	  • Hemorragias conjuntivales
	  • Lesiones de Janeway
	4. Fenómenos inmunológicos
	  • Nódulos de Osler
	  • Manchas de Roth
	  • Glomerulonefritis
	  • Factor reumatoide
	5. Evidencia microbiológica
	  • Hemocultivo positivo, pero sin cumplir con los criterios mayores
	  • Evidencia serológica de infección activa con un organismo consistente con EI

Adaptada de: Baltimore RS, *et al*. Infective endocarditis in childhood, 2015 update: a scientific statement from the American Heart Association. *Circulation* 2015;132:1487–1515.

son los émbolos pulmonares sépticos, los derrames pleurales (Fig. 18-5) y los infartos pulmonares.

Aneurisma micótico

El término "micótico" se deriva de la palabra griega "hongo" (*mykis*). Sin embargo, los aneurismas micóticos, que son debilidades en la pared de una arteria, por lo regular son causados por bacterias como estafilococos o estreptococos viridans (ver Fig. 9-14). Es más probable que se presente un aneurisma micótico en la endocarditis bacteriana aguda que en la EBS, y es una emergencia que puede poner en peligro la vida si se rompe en un área vital. Cuando las bacterias embolizadas llegan a una arteria coronaria se puede formar un absceso en el miocardio.

Indicaciones para cirugía

En adultos, las indicaciones que por lo general son aceptadas para la intervención quirúrgica (con frecuencia

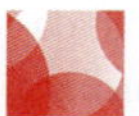

Tabla 18-5 Interpretación de los criterios de Duke para clasificar casos de endocarditis infecciosa (EI)

DEFINITIVO	POSIBLE	RECHAZADO
Criterios patológicos • Microorganismos (por cultivo o histología en una vegetación o absceso intracardiaco) • Histología (vegetación o absceso intracardiaco mostrando EI activa) Criterios clínicos (ver Tabla 18-4) • 2 criterios mayores, o • 1 mayor y 3 menores, o • 5 menores	• Al menos 1 criterio mayor y 1 criterio menor, o • 3 criterios menores	• Establecimiento de un diagnóstico alternativo, o • Resolución de las manifestaciones con terapia antibiótica por ≤ 4 d, o • Sin evidencia patológica de EI al momento de la cirugía o autopsia, con terapia antibiótica por ≤ 4 d

Adaptada de: Baltimore RS, *et al*. Infective endocarditis in childhood, 2015 update: a scientific statement from the American Heart Association. *Circulation* 2015;132:1487–1515.

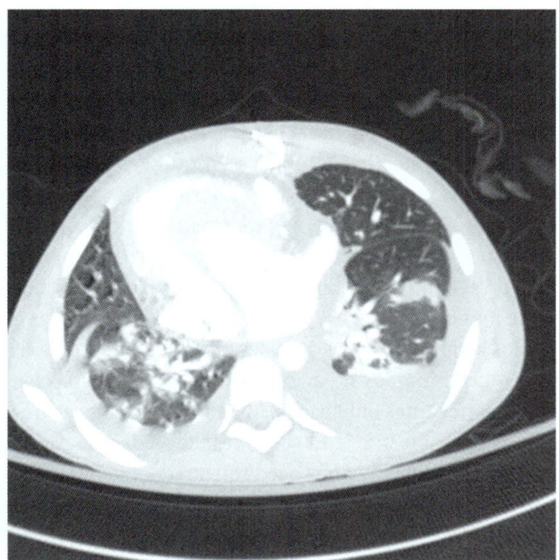

Figura 18-5. TC de una niña de 9 años de edad con endocarditis por *S. aureus* de un conducto pulmonar que condujo a un émbolo pulmonar séptico (en especial del lado derecho) y derrames pleurales bilaterales (más importante del lado izquierdo). Nótese que también presenta dextrocardia.

retiro de una vegetación o reemplazo valvular) durante una endocarditis activa son las siguientes:

1. FCC refractario
2. Más de un episodio embólico grave
3. Infección no controlada
4. Disfunción valvular significativa demostrada por exploración o ecocardiografía
5. Terapia antimicrobiana inefectiva (como en la endocarditis fúngica)
6. Resección de aneurismas micóticos
7. Complicaciones supurativas locales, lo que incluye abscesos perivalvulares o miocárdicos

En una serie de niños sometidos a intervención quirúrgica por endocarditis, las indicaciones más frecuentes para cirugía fueron infección persistente, fenómenos embólicos y FCC en aumento. Los agentes etiológicos más comunes fueron *S. aureus* y estreptococos viridans.

Tratamiento

El factor más importante para el tratamiento exitoso es quizá la administración temprana de la terapia antibiótica con dosis máximas seguras para minimizar el crecimiento de las vegetaciones y la destrucción de las válvulas. El tratamiento de la endocarditis requiere terapia intravenosa prolongada con al menos un anti-

biótico bactericida. No hay un papel para la terapia oral. Las vegetaciones de la endocarditis están bien protegidas de la respuesta inmunológica del huésped, como lo ilustra el 100% de mortalidad en la endocarditis infecciosa en la era preantibióticos. La selección de antibióticos para tratar la endocarditis bacteriana se debe basar en los datos de susceptibilidad. Las guías para el tratamiento de la endocarditis pediátrica fueron publicadas en 2015 y deben consultarse para mayores detalles (Baltimore RS y cols.).

En ausencia de un cultivo bacteriano positivo o mientras se está a la espera de los resultados del cultivo, los medicamentos recomendados para el paciente pediátrico con EI en válvula nativa (o > 1 año después de la colocación de una válvula protésica) son ampicilina/sulbactam 300 mg/kg/día divididos cada 6 h (máximo 12 g al día), gentamicina 3 mg/kg/día cada 8 h y (por lo general) vancomicina 60 mg/kg/día divididos cada 6 h (máximo 2 g al día). Para la EI en válvula protésica se añade rifampina 20 mg/kg/día cada 8 h (máximo 900 mg al día).

Para la terapia empírica de la EI asociada con un dispositivo intravascular o < 1 año después de la colocación de una válvula protésica, el esquema recomendado es con vancomicina y gentamicina (y rifampina si hay material protésico) y ya sea cefepima o ceftazidima. La cefepima se administra a dosis de 150 mg/kg/día divididos cada 8 h (máximo 6 g al día); la dosis de ceftazidima es de 150 mg/kg/día divididos cada 8 h (máximo 4 g al día).

Para estreptococo viridans sensible a la penicilina (CMI ≤ 0.12 mcg/mL), se recomienda la penicilina G cristalina acuosa, 200 000 unidades/kg/día (hasta una dosis total de 18 millones de unidades al día). Puede administrarse en forma de infusión continua o dividirse cada 4 h. Una alternativa es la ceftriaxona a 100 mg/kg/día hasta 2 g al día. El tratamiento de la infección en válvula nativa es con frecuencia de 4 sem. Las infecciones en válvula protésica se tratan durante 6 sem con la adición de gentamicina (1 mg/kg cada 8 h) durante las primeras 2 sem de terapia. De forma similar, para pacientes con endocarditis causada por estreptococo viridans con una CMI de penicilina > 0.12 mcg/mL, o la causada por una variante nutricional de estreptococo, se administran 4 sem de penicilina G, con gentamicina en forma concomitante durante las primeras 2 semanas.

La endocarditis por enterococo es en especial difícil de tratar. Se requiere tratamiento con dos agentes bactericidas. Dependiendo de las pruebas de susceptibilidad, se administra penicilina G, ampicilina (300 mg/kg/día), o vancomicina (60 mg/kg/día) junto con gentamicina durante 4 a 6 sem. Se deben mantener los niveles mínimos de vancomicina entre 10 y 15 mcg/mL. Los niveles de gentamicina requeridos para la sinergia son menores que los requeridos para tratar infecciones por gramnegativos. La meta es un pico de 3 mcg/mL y sin bajar de 1 mcg/mL. A pesar de la falta de actividad de las cefalosporinas contra los enterococos cuando se utilizan como monoterapia, puede utilizarse la combinación de ampicilina y ceftriaxona para las cepas resistentes a aminoglucósidos. Los pacientes con EI causada por enterococo resistente tanto a ampicilina como a vancomicina pueden ser tratados con daptomicina (con o sin ceftarolina) con la ayuda de un especialista en enfermedades infecciosas.

El tratamiento de la endocarditis de válvula nativa causada por *S. aureus* es con un antibiótico resistente a penicilinasa, como la nafcilina (200 mg/kg/día divididos cada 4 a 6 h con un máximo de 12 g/día) durante 6 sem. Ya no se recomienda la gentamicina. Para el SARM, se administra vancomicina (o daptomicina) durante 6 semanas.

La endocarditis en válvula protésica causada por *S. aureus* requiere 6 sem o más de terapia. Los agentes utilizados son los discutidos con anticipación para la endocarditis en válvula nativa por *S. aureus*. Además, se administra rifampina durante todo el curso de tratamiento, y gentamicina durante las primeras 2 sem de terapia. Si una válvula protésica se infecta con SARM, el tratamiento es el mismo, excepto que la vancomicina es sustituida por nafcilina. A menudo se requiere reemplazo de la válvula en la enfermedad causada por *S. aureus*, independiente de su susceptibilidad. El esquema antes mencionado también se utiliza para la endocarditis en válvula protésica causada por estafilococo coagulasa-negativo.

La endocarditis causada por los organismos gramnegativos fastidiosos de crecimiento lento del grupo HACEK en general se trata con ceftriaxona. La duración del tratamiento es de 4 sem para la EI en válvula nativa y 6 sem para la EI en válvula protésica. Con cualquier tipo de endocarditis, para obtener el máximo beneficio del agente sinérgico (p. ej., gentamicina), se debe administrar de forma muy próxima al agente primario (p. ej., nafcilina).

Los pacientes que tienen cualquier material extraño en el corazón o los grandes vasos se tratan con las guías utilizadas para la endocarditis en válvula protésica. Esto es así sin importar si el material es un homoinjerto o material artificial, y sin importar si el área de sospecha de EI involucra el material extraño o no.

Algunos expertos recomiendan repetir un set de hemocultivos 1 sem después de haber completado la terapia antibiótica. Es más importante obtener los hemocultivos con cualquier recurrencia de la fiebre.

Profilaxis

En 2007 se publicaron las recomendaciones actualizadas de la AHA para la prevención de endocarditis en pacientes con defectos cardiacos subyacentes. Las recomendaciones hacen énfasis en que la mayoría de los casos de endocarditis no es atribuible a un procedimiento invasivo. De hecho, en un estudio de 273 pacientes con endocarditis infecciosa, el tratamiento dental reciente no fue más común entre los casos que entre los controles.

Por lo tanto, las guías actuales recomiendan profilaxis para muchas menos situaciones de las que se establecían en versiones antes publicadas. Los autores establecen que es más probable que la EI sea el resultado de una bacteriemia al azar que de un procedimiento dental. Enfatizan que es muy probable que el riesgo de eventos adversos por la administración de un antibiótico sobrepase al beneficio teórico de prevenir una EI. Recomiendan profilaxis solo para aquellos pacientes con condiciones cardiacas subyacentes asociadas con el riesgo más alto de desenlaces adversos por EI (Tabla 18-6).

Los procedimientos que involucran la vía respiratoria, el tracto gastrointestinal y el tracto genitourinario ya no son indicaciones de profilaxis para EI. Ahora solo está indicada la profilaxis antibiótica para ciertos pacientes (ver Tabla 18-6) que serán sometidos a un procedimiento dental que involucrará manipulación de tejido gingival o la región periapical de los dientes, o perforación de la mucosa oral. Los esquemas preferidos se listan en la Tabla 18-7.

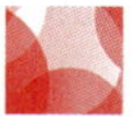

Tabla 18-6 Condiciones cardiacas para las que se recomienda profilaxis en los procedimientos dentales*

- Válvula cardiaca protésica o material protésico utilizado para la reparación de una válvula cardiaca
- EI previa
- Enfermedades cardiacas congénitas específicas
  - Defecto cardiaco congénito cianótico no reparado, incluyendo derivaciones y conductos paliativos
  - Defecto cardiaco congénito completamente reparado con material o dispositivo protésico, ya sea colocado por cirugía o por cateterismo, durante los primeros 6 meses después del procedimiento
  - Defecto cardiaco congénito con defectos residuales en el sitio de o adyacentes a un parche o dispositivo protésico
- Receptores de trasplante cardiaco con valvulopatía cardiaca

*De: Wilson W, Taubert KA, Gewitz M, *et al.* Prevention of infective endocarditis: guidelines from the American Heart Association. *Circulation* 2007;116:1736–54.

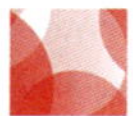

Tabla 18-7 Esquemas profilácticos contra EI para procedimientos dentales en niños

SITUACIÓN	AGENTE	ESQUEMA (UNA DOSIS 30 A 60 MIN ANTES DEL PROCEDIMIENTO)
Profilaxis estándar	Amoxicilina	50 mg/kg VO (máx 2 g)
Incapaz de tomar medicamento oral	Ampicilina	50 mg/kg IV/IM (máx 2 g)
Alergia a la penicilina	Cefalexina* O	50 mg/kg VO (máx 2 g)
	Clindamicina O	20 mg/kg VO (máx 600 mg)
	Azitromicina	15 mg/kg PO (máx 500 mg)
Alergia a la penicilina e incapaz de tomar medicamento oral	Cefazolina* o ceftriaxona* O	50 mg/kg IV/IM (máx 1 g)
	Clindamicina	20 mg/kg IV/IM (máx 600 mg)

*No se deben utilizar cefalosporinas en pacientes con antecedente de anafilaxia, angioedema o urticaria con las penicilinas. Adaptada de: Wilson W, Taubert KA, Gewitz M, *et al.* Prevention of infective endocarditis: guidelines from the American Heart Association. *Circulation* 2007;116:1736–54.

Infecciones asociadas con dispositivos cardiovasculares implantables

Los dispositivos incluyen marcapasos permanentes (MPP), cardioversores-desfibriladores implantables (CDI) y dispositivos de asistencia ventricular (DAV). Aunque estos dispositivos son por lo común más utilizados en adultos, su empleo en niños está aumentando. Por otra parte, la tasa de infección es más alta en niños que en adultos, quizá debido a que son técnicamente más difíciles de colocar en el niño, que es más pequeño. El organismo más común que causa infecciones en estos dispositivos es el estafilococo coagulasa-negativo, seguido del *S. aureus*.

En la mayoría de los casos, hay inflamación del sitio del bolsillo para el generador, acompañado de dolor focal. La fiebre puede estar ausente. En ocasiones, puede ocurrir una EI asociada con el dispositivo. Si se sospecha infección del dispositivo, se deben obtener al menos dos sets de hemocultivos antes de iniciar la terapia antibiótica. No se aconseja la aspiración percutánea del bolsillo del dispositivo. Puede utilizarse ecocardiografía para establecer la extensión de la infección.

Si el paciente tiene solo una infección superficial del bolsillo, es apropiado el tratamiento con 7 a 10 días de un antibiótico antiestafilococo. Si es el propio dispositivo el que está infectado, se requiere la explantación completa para conseguir la cura. Por desgracia, algunas veces puede ser difícil distinguir entre estos dos casos. Para la infección del dispositivo, además del retiro del mismo, se administran antibióticos intravenosos durante 10 a 14 días, o más si se documenta EI por ecocardiografía.

Puntos clave

- **La miocarditis puede enmascararse como una enfermedad respiratoria o gastrointestinal inespecífica en un niño pequeño; debe considerarse si hay signos de hipoperfusión, como extremidades frías.**
- **La fiebre reumática aguda es hoy en día rara en Estados Unidos; diagnosticarla requiere la aplicación cuidadosa de los criterios de Jones.**
- **El taponamiento cardiaco, una complicación rara pero potencialmente mortal de la pericarditis aguda, requiere pericardiocentesis de emergencia.**
- **La presentación inicial de la endocarditis bacteriana subaguda es a menudo sutil; el error más común que se comete en estos pacientes es administrar antibióticos antes de haber obtenido múltiples hemocultivos.**

REFERENCIAS SELECCIONADAS

Miocarditis

Canter CE, Simpson KP. Diagnosis and treatment of myocarditis in the current era. *Circulation* 2014;129:115–28.

Chen HS, Wang W, Wu SN, et al. Corticosteroids for viral myocarditis. *Cochrane Database Syst Rev* 2013;(10):CD004471.

Cooper LT Jr. Myocarditis. *N Engl J Med* 2009;360:1526–38.

Drucker NA, Colan SD, Lewis AB, et al. Gamma-globulin treatment of acute myocarditis in the pediatric population. *Circulation* 1994;89:252–7.

Levine MC, Klugman D, Teach SJ. Update on myocarditis in children. *Curr Opin Pediatr* 2010:278–83.

McCarthy RE III, Boehmer JP, Hruban RH, et al. Long-term outcome of fulminant myocarditis as compared with acute (nonfulminant) myocarditis. *N Engl J Med* 2000;342:690–5.

Robinson JF, Hartling L, Crumley E, et al. A systematic review of intravenous gamma globulin for therapy of acute myocarditis. *BMC Cardiovasc Disord* 2005;5:12.

Shu-Ling C, Bautista D, Kit CC, et al. Diagnostic evaluation of pediatric myocarditis in the emergency department: a 10-year case series in the Asian population. *Pediatr Emer Care* 2013;29:346–51.

Fiebre reumática aguda

Carapetis JR, Steer AC, Mulholland EK, et al. The global burden of group A streptococcal diseases. *Lancet Infect Dis* 2005;5:685–94.

Cilliers A, Manyemba J, Adler AJ, et al. Anti-inflammatory treatment for carditis in acute rheumatic fever. *Cochrane Database of Systematic Reviews* 2012;(6):CD003176.

Gerber MA, Baltimore RS, Eaton CB, et al. AHA Scientific Statement: Prevention of rheumatic fever and diagnosis and treatment of acute streptococcal pharyngitis. *Circulation* 2009;119:1541–51.

Jaggi P. Rheumatic fever and post group A streptococcal arthritis. *Pediatr Infec Dis J* 2011;30:424–5.

Logan LK, McAuley JB, Shulman ST. Macrolide treatment failure in streptococcal pharyngitis resulting in acute rheumatic fever. *Pediatrics* 2012;129:e798–802.

Shulman ST, Ayoub EM. Poststreptococcal reactive arthritis. *Curr Opin Rheumatol* 2002;14:562–5.

Pericarditis

Alabed S, Cabello JB, Irving GJ, et al. Colchicine for pericarditis. *Cochrane Database Syst Rev* 2014;(8):CD010652.

Augustin P, Desmard M, Mordant P, et al. Clinical review: intrapericardial fibrinolysis in management of purulent pericarditis. *Critical Care* (London, England) 2011;15:220.

Demmler GJ. Infectious pericarditis in children. *Pediatr Infect Dis J* 2006;25:165–6.

Imazio M. The post-pericardiotomy syndrome. *Curr Opin Pulm Med* 2012;18:366–74.

Imazio M, Adler Y. Management of pericardial effusion. *Eur Heart J* 2013;34:1186–97.

Imazio M, Brucato A, Mayosi BM, et al. Medical therapy of pericardial diseases, part I: idiopathic and infectious pericarditis. *J Cardiovasc Med* 2010;11:712–22.

LeWinter MM. Acute pericarditis. *N Engl J Med* 2014;371:2410–6.

Lotrionte M, Biondi-Zoccai G, Imazio M, et al. International collaborative systematic review of controlled clinical trials on pharmacologic treatments for acute pericarditis and its recurrences. *Am Heart J* 2010;160:662–70.

Endocarditis

http://www.childrenshospital.org/conditions-and-treatments/conditions/bacterial-endocarditis (Bacterial endocarditis in children)

Baddour LM, Wilson WR, Bayer AS, et al. Infective endocarditis in adults: diagnosis, antimicrobial therapy, and management of complications. *Circulation* 2015;132:1435–86.

Baltimore RS, Gewitz M, Baddour LM, et al. Infective endocarditis in childhood: 2015 update. *Circulation* 2015;132:1487–1515.

Day MD, Gauvreau K, Shulman S, et al. Characteristics of children hospitalized with infective endocarditis. *Circulation* 2009;119:865–70.

Ferrieri P, Gewitz MH, Gerber MA, et al. Unique features of infective endocarditis in childhood. *Pediatrics* 2002;109:931–43.

Johnson DH, Rosenthal A, Nadas AS. A forty-year review of bacterial endocarditis in infancy and childhood. *Circulation* 1975;51:581–8.

Johnson JA, Boyce TG, Cetta F, et al. Infective endocarditis in the pediatric patient: a 60-year single-institution review. *Mayo Clin Proc* 2012;87:629–35.

Katan O, Michelena HI, Avierinos JF, et al. Incidence and predictors of infective endocarditis in mitral valve prolapse: a population-based study. *Mayo Clin Proc* 2016;91:336–42.

Martin JM, Neches WH, Wald ER. Infective endocarditis: 35 years of experience at a children's hospital. *Clin Infect Dis* 1997;24:669–75.

Milazzo AS Jr, Li JS. Bacterial endocarditis in infants and children. *Pediatr Infect Dis J* 2001;20:799–801.

Roberts GJ. Dentists are innocent! "Everyday" bacteremia is the real culprit: a review and assessment of the evidence that dental surgical procedures are a principal cause of bacterial endocarditis in children. *Pediatr Cardiol* 1999;20:317–25.

Stockheim JA, Chadwick EG, Kessler S, et al. Are the Duke criteria superior to the Beth Israel criteria for the diagnosis of infective endocarditis in children? *Clin Infect Dis* 1998;27:1451–6.

Strom BL, Abrutyn E, Berlin JA, et al. Dental and cardiac risk factors for infective endocarditis. A population-based, case-control study. *Ann Intern Med* 1998;129:761–9.

Wilson W, Taubert KA, Gewitz M, et al. Prevention of infective endocarditis: guidelines from the American Heart Association. *Circulation* 2007;116:1736–54.

Dispositivos cardiovasculares implantables

Baddour LM, Epstein AE, Erickson CC, et al. Update on cardiovascular implantable electronic device infections and their management. *Circulation* 2010;121:458–77.

Klug K, Vaksman G, Jarwe M, et al. Pacemaker lead infection in young patients. *Pacing Clin Electrophysiol* 2003;26:1489–93.

Link MS, Estes NAM III, Cliff DL, et al. Comparison of frequency of complications of implantable cardioverter-defibrillators in children versus adults. *Am J Cardiol* 1999;83:263–6.

19 Síndromes congénitos, perinatales y neonatales

El campo de las enfermedades infecciosas neonatales se ha expandido y se cubre de manera extensa en grandes libros de referencia como el editado por los Drs. Remington y Klein; se sugiere que el lector lo consulte para una revisión más detallada sobre los temas presentados en este capítulo.

En otras partes de este libro se cubre algunas infecciones neonatales. Por ejemplo, la hepatitis neonatal se discute en el Capítulo 13, la osteomielitis neonatal en el Capítulo 16, los exantemas neonatales en el Capítulo 11, y la prevención del virus sincicial respiratorio (VSR) y la influenza, en el Capítulo 7. Además, las implicaciones neonatales de las infecciones maternas sexualmente transmitidas, como la gonorrea y la clamidia, se revisan en el Capítulo 15.

DEFINICIONES

Las siguientes definiciones se refieren a cuando la infección fue adquirida, no cuando se manifiesta por primera vez. A menudo, se realiza una clasificación hasta que se determina la etiología de la enfermedad de un bebé. Algunas veces, no es posible determinar en qué momento se infectó el niño. Sin embargo, las clasificaciones siguen siendo útiles, de modo que uno puede realizar un juicio sobre las causas infecciosas más probables a investigar (Tabla 19-1).

Congénita quiere decir que está presente desde el nacimiento. Por lo tanto, las infecciones congénitas se adquieren en forma prenatal, y algunas veces se les llama infecciones intrauterinas. La principal vía de infección es a través del torrente sanguíneo materno y la placenta. No todas las infecciones congénitas son sintomáticas al nacimiento. Los síntomas pueden desarrollarse más adelante o incluso no llegar a desarrollarse nunca. La mayoría de las infecciones maternas durante el embarazo no resulta en infección fetal, siendo la excepción una lista corta de organismos.

Muchas infecciones congénitas pueden presentarse sin importar si la mujer está padeciendo una infección primaria, infección recurrente o reactivación de una infección latente. En general, los efectos en el feto son más graves si la mujer está padeciendo una infección primaria, en especial al inicio de la gestación.

Perinatal se refiere al tiempo del trabajo de parto y el parto. Las infecciones adquiridas durante este periodo por lo regular no son visibles al nacimiento. La mayoría se presentará durante las primeras semanas de vida, aunque algunos bebés permanecerán asintomáticos. Las infecciones perinatales en general se adquieren durante el proceso del parto (intraparto).

Neonatal se refiere al primer mes de vida. Por definición, las infecciones neonatales se adquieren después del periodo perinatal. Fuentes potenciales incluyen la leche materna, adquisición nosocomial y exposiciones en la comunidad.

Este capítulo sigue el esquema de la Tabla 19-1, enfocándose primero en los patógenos que se adquieren sobre todo de forma congénita, luego en los que se adquieren de manera perinatal y, por último, en aquellos que se adquieren en el periodo neonatal. Como se puede observar en la Tabla 19-1, existe una superposición considerable, ya que la mayoría de los patógenos puede adquirirse durante más de un periodo.

Es convencional subdividir las infecciones bacterianas en el periodo de recién nacido en enfermedad de inicio temprano y de inicio tardío. Históricamente, el punto de corte utilizado eran los 7 días de nacido. En la actualidad, la mayoría de los expertos define a una enfermedad de inicio temprano como aquella que se presenta durante los primeros 3 días de vida, y la de inicio tardío como aquella que se presenta de los 3 a los 90 días de vida; aquí utilizaremos esta definición. Esta clasificación se refiere a la edad del bebé al inicio de los síntomas, no en el momento de la adquisición de la infección. Se han desarrollado varias mnemotecnias para recordar las causas de infección en recién nacidos. Uno de estos acrónimos se muestra en el Cuadro 19-1. En general, es preferible desarrollar un diagnóstico diferencial con base en la presentación del niño (Tabla 19-2) y luego solicitar pruebas de acuerdo con las causas más probables en lugar de solicitar un panel predeterminado (algunas veces llamado títulos "TORCH").

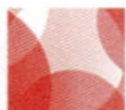 **Tabla 19-1 Algunas infecciones comunes basadas en el momento de la transmisión**

	CONGÉNITA	PERINATAL	NEONATAL
Citomegalovirus	+++	++	++
Toxoplasmosis	+++	+/−	−
Virus de la coriomeningitis linfocítica	+++	+/−	+/−
Parvovirus	+++	+/−	+
Rubeola	+++	+/−	+
Sífilis	+++	+	−
Virus Zika	+++	+	+
VIH	++	+++	++
Virus del herpes simple	+	+++	+
Virus varicela-zoster	++	+++	++
Hepatitis B	+/−	+++	++
Hepatitis C	+/−	+++	+
Enterovirus	+	++	++
Parechovirus humano	+	++	++
Estreptococo del grupo B	++	+++	+
E. coli	+	+++	++
L. monocytogenes	++	+	+/−
S. aureus	+/−	+	++
S. epidermidis	−	+	++
P. aeruginosa	−	+	++
Especies de *Candida*	+	+	++
Tuberculosis	+	++	+++

Clave: −, no reportada; +/− rara; +, poco común; ++ común; +++, muy común.

Cuadro 19-1. Acrónimo CHEAP TORCHES

C **Chickenpox (varicela)**
H **Hepatitis B, C, E**
E **Enterovirus**
A **AIDS (sida) (VIH)**
P **Parvovirus B19**

T **Toxoplasmosis**
O **Otros (EGB, *Listeria*, *Candida*, tuberculosis, VCML)**
R **Robeola**
C **Citomegalovirus**
H **Herpes simple**
E **Everything else sexually transmitted (todo lo demás transmitido sexualmente) (gonorrea, *Chlamydia*, *Ureaplasma*, papilomavirus)**
S **Sífilis**

Abreviaturas: EGB, estreptococo del grupo B; VCML, virus de la coriomeningitis linfocítica; sida, síndrome de inmunodeficiencia adquirida; VIH, virus de inmunodeficiencia humana.
Esta es una mnemotecnia para recordar algunas causas importantes de infecciones congénitas y neonatales. Esto no implica que las entidades en la lista sean similares en cuanto a su presentación clínica.

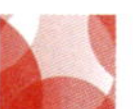

Tabla 19-2 Diferenciando las características de algunas causas de infecciones congénitas, perinatales y neonatales

CARACTERÍSTICA CLÍNICA	CMV*	ENTERO-VIRUS	VIH*	VHS	VCML	PARVO-VIRUS	RUBEOLA*	SÍFILIS*	TOXO-PLASMOSIS*
General									
Muerte fetal	+	–	+	–	+	++	++	++	+
RCIU	++	–	+	+	+	–	++	++	+
Prematuridad	++	–	+	+	–	++	++	++	+
Falla para crecer	+	–	++	–	–	–	+	+	+
Hematológicas									
Anemia	+	–	+	+	+	++	+	+	+
Trombocitopenia	++	+	+	++	–	++	+	+	–
Hidrops fetal	+	–	–	+	+	++	–	+	+
SNC									
Hidrocefalia	+	–	–	+	++	–	–	–	++
Microcefalia o macrocefalia	++	–	–	+	++	–	+	–	+
Calcificación intracraneal†	++	–	+	+	++	–	–	–	++
Retinopatía	++	–	–	+	++	–	+	+	++
Cataratas	–	–	–	–	+	–	++	–	+
Sordera	++	–	–	+	–	–	++	+	+
Gastrointestinales									
Ictericia	++	+	–	+	–	–	++	+	+
Hepatoesplenomegalia	++	+	++	+	–	+	++	++	++
Elevación de ALT	++	++	+	++	–	–	++	++	+
Cardiacas									
Defectos congénitos	–	–	–	–	–	–	++	–	–
Miocarditis	–	++	+	+	+	+	–	–	+
Otros órganos									
Linfadenopatía	–	–	++	–	–	–	++	++	+
Exantema cutáneo	+(‡)	+(¶)	+(§)	++(**)	–	+(‡)	++(‡)	++(‡,††)	+(‡,¶)
Conjuntivitis	–	+	–	++	–	–	–	–	–
Lesiones óseas	–	–	–	–	–	+	++	++	+

Abreviaturas: CMV, citomegalovirus; VIH, virus de inmunodeficiencia humana; VHS, virus del herpes simple; VCML, virus de la coriomeningitis linfocítica; RCIU, retraso en el crecimiento intrauterino; SNC, sistema nervioso central; ALT, alanina aminotransferasa.

Clave: –, raro o no reportado; +, se observa ocasionalmente; ++ hallazgo común.

* Puede ser asintomática en el periodo neonatal, pero causa anormalidades progresivas más adelante

† CMV y VCML: calcificación intracerebral periventricular; VIH: calcificación en los ganglios basales; VHS: reportes raros de calcificación intracerebral difusa secundaria a transmisión intrauterina de VHS; toxoplasmosis: calcificación intracerebral difusa

‡ Exantema petequial o purpúrico

¶ Exantema maculopapular eritematoso

§ Eccema; también propenso a exantema candidiásico y candidiasis oral

** Exantema vesicular

†† Exantema maculopapular color cobre que involucra palmas y plantas

INFECCIONES PRINCIPALMENTE CONGÉNITAS

Citomegalovirus

El citomegalovirus (CMV) es un virus ubicuo, y 40 a 80% de la población adulta tiene anticuerpos IgG, indicando infección previa. La mayoría de las infecciones por CMV durante el embarazo es asintomática, o resulta en un síndrome tipo mononucleosis leve. Las infecciones maternas primarias y aquellas que ocurren en el primer trimestre tienen mayor probabilidad de conducir a desenlaces fetales adversos. En Estados Unidos, alrededor de un cuarto de las infecciones congénitas por CMV es atribuible a una infección materna primaria, y tres cuartas partes se deben a infección materna no primaria (infección recurrente o reactivación).

Alrededor de 0.5 a 1% de todos los recién nacidos se infecta con CMV *in utero*, convirtiéndola en la infección congénita más común, y siendo responsable de alrededor de 40 000 infecciones cada año en Estados Unidos. Alrededor de 90% de los lactantes con infección congénita por CMV es asintomático al nacimiento. Sin embargo, estos niños pueden desarrollar pérdida progresiva neurosensorial de la audición (PPNA). En un estudio, la incidencia de secuelas a los 5 años fue 25% en niños que estuvieron expuestos a infección materna primaria por CMV, y 8% en el grupo expuesto a infección no primaria (todos los de este último grupo estuvieron asintomáticos al nacimiento). La secuela más común fue la PPNA, presentándose en 15 y 5%, respectivamente. En otro estudio, la incidencia de pérdida de la audición fue la misma sin importar si la madre tenía una infección primaria (11%) o no primaria (10%). Sin embargo, la pérdida severa de la audición fue 2.5 veces más común en los niños nacidos de madres con una infección primaria. Otras complicaciones a largo plazo incluyen retraso en el desarrollo, convulsiones, parálisis cerebral, ceguera y retraso mental.

Manifestaciones clínicas

La mayoría de los niños con infección congénita por CMV se ve sana al nacimiento. Por lo tanto, si se sabe que la madre desarrolló infección por CMV durante el embarazo, se debe evaluar al bebé sin importar los síntomas. De aquellos que son asintomáticos al nacimiento, las manifestaciones comunes incluyen ictericia con hiperbilirrubinemia directa, petequias causadas por trombocitopenia y microcefalia. A veces ocurre neumonía interscicial, pero es una presentación más común del CMV adquirido en el periodo perinatal o neonatal. Los lactantes prematuros tienen mayor riesgo de esta adquisición posnatal, por lo regular a través de la leche materna o de una transfusión sanguínea.

Diagnóstico

Se intenta a toda costa establecer el diagnóstico de infección congénita por CMV durante las primeras 3 semanas de vida. Después de ello, una prueba positiva puede deberse a adquisición posnatal, que no se asocia con secuelas a largo plazo. Se debe enviar una muestra de orina para cultivo viral o PCR para CMV, que tienen la misma sensibilidad. La sensibilidad de las pruebas en sangre es más baja. Si se confirma la infección por CMV, están indicados estudios adicionales. Se deben obtener BH y enzimas hepáticas. Son apropiados el ultrasonido craneal, la TC o la RM de cabeza, y pueden mostrar calcificaciones periventriculares (Fig. 19-1). Se debe realizar una exploración oftalmológica para detectar corioretinitis. Quizá más importante, el bebé debe tener una respuesta auditiva del tallo cerebral para detectar PPNA. Debido a que el inicio de la PPNA en lactantes con CMV congénita a menudo se retrasa, alrededor de dos tercios de los niños con PPNA inducida por CMV habrán pasado su tamizaje auditivo del recién nacido. Por lo tanto, el antecedente de un tamizaje auditivo normal al inicio de la vida no debe disuadir al médico de repetir la prueba si se sospecha infección por CMV.

El diagnóstico de infección congénita por CMV puede establecerse en forma retrospectiva mediante prueba de PCR en manchas de sangre seca (cartas de Guthrie). Sin embargo, la sensibilidad de esta prueba es lo suficientemente baja como para que una prueba negativa no excluya el diagnóstico.

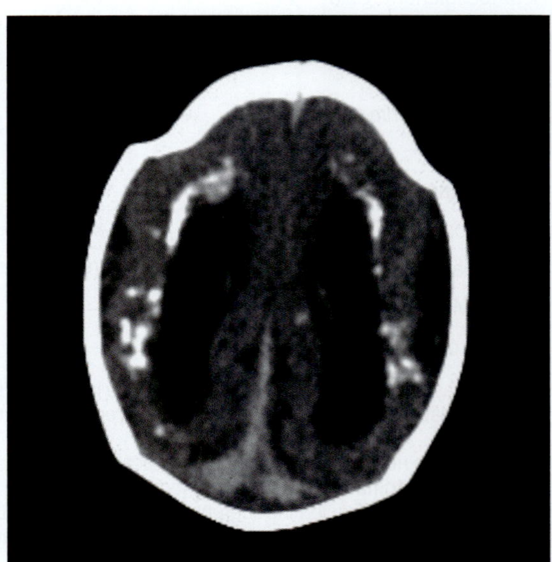

Figura 19-1. TC de cabeza de un neonato nacido a término con infección congénita por CMV que muestra múltiples calcificaciones periventriculares, ventrículos grandes y microcefalia.

> **Perla clínica:** es importante el diagnóstico temprano de CMV congénito, ya que el tratamiento puede disminuir el riesgo y la gravedad de la pérdida de la audición y del retraso en el crecimiento.

Tratamiento

Un estudio publicado en 2003 investigó si 6 sem de ganciclovir IV (*versus* no tratamiento) podrían mejorar la audición a los 6 meses en niños con enfermedad congénita sintomática por CMV involucrando el sistema nervioso central (SNC). Veintiuno (84%) de 24 receptores de ganciclovir tuvieron una mejoría en la audición o mantuvieron una audición normal *versus* 10 (59%) de 17 pacientes control ($p = 0.06$).

Una publicación de 2009 de la misma cohorte evaluó el efecto del ganciclovir en el neurodesarrollo. A los 12 meses, el número promedio de retrasos fue 10.1 en el grupo de ganciclovir *versus* 17.1 en el grupo control ($p = 0.007$).

En 2015 se publicó un estudio comparando 6 meses de valganciclovir oral contra 6 sem de ganciclovir IV para el tratamiento de la infección congénita sintomática por CMV. Se observó mejoría o mantenimiento de la audición normal a los 24 meses en 77% del grupo de valganciclovir y en 64% del grupo de ganciclovir ($p = 0.04$). También hubo una mejoría modesta en los puntajes de neurodesarrollo en el grupo de valganciclovir. El principal efecto secundario de la terapia con valganciclovir es la neutropenia, que se presenta en alrededor de 20% de los casos.

Aunque modesto, parece haber un beneficio en el tratamiento de los lactantes asintomáticos con valganciclovir, quizás hasta por 6 meses. Evidencia anecdótica sugiere que la terapia antiviral también es efectiva para tratar la coriorretinitis causada por CMV. Sin embargo, no hay datos sobre cómo manejar a los lactantes asintomáticos con infección congénita por CMV. Los niños diagnosticados después de las 4 sem de edad en general no se tratan. La dosis de valganciclovir es 16 mg/kg/dosis BID. Se debe monitorear la BH cada 2 a 4 sem mientras se administre terapia. Si se presenta neutropenia, puede suspenderse de manera temporal el medicamento, o se pueden administrar inyecciones de G-CSF.

Los niños con CMV congénito deben ser monitoreados en forma seriada para detectar PPNA, sin importar si su prueba ABR basal fue normal o anormal. Nosotros en general recomendamos realizar prueba ABR cada 6 meses durante los primeros 2 años de vida, y después cada 12 meses después de ello hasta los 4 o 5 años de edad.

Prevención

No hay vacuna para el CMV, aunque hay varias que se están desarrollando. Un estudio reciente controlado con placebo en mujeres embarazadas con infección primaria por CMV no demostró ningún efecto del tratamiento materno con globulina hiperinmune sobre la transmisión del CMV al lactante. Los niños infectados de forma congénita o posnatal excretan el virus en la orina y la saliva durante meses o años. Las mujeres embarazadas deben practicar una buena higiene de manos al atender a sus niños. Solo se recomiendan precauciones estándar, debido que un alto porcentaje de lactantes y niños pequeños sanos excretan el virus, y la transmisión no es mayor en niños con enfermedad sintomática.

Se ha propuesto el tamizaje para CMV congénito por PCR en la saliva. Los estudios actuales muestran que dicho tamizaje seguramente sería costo-efectivo.

Toxoplasmosis

La toxoplasmosis es causada por infección con el protozoario parásito *Toxoplasma gondii*, y se da por tres vías principales. Primero, los humanos pueden ingerir carne infectada cocinada de forma inadecuada (en especial cerdo o carne de animales de cacería). Segundo, los humanos pueden inadvertidamente ingerir ooquistes que los gatos han evacuado en sus heces, ya sea por manipular arena para gato o directamente del suelo (como al realizar actividades de jardinería o ingerir frutas o vegetales sin lavar). Tercero, una mujer puede transmitir la infección a su feto nonato. La toxoplasmosis congénita es mucho menos común que el CMV congénito, presentándose en alrededor de uno de cada 10 000 nacidos vivos en Estados Unidos.

Solo alrededor de 15% de las mujeres embarazadas en Estados Unidos es inmune al *T. gondii*; por lo tanto, la mayoría está en riesgo de adquirir infección primaria. Con la excepción de la deficiencia de inmunidad celular, en especial el sida, la infección reactivada no tiene riesgo de transmisión al feto. La mayoría de las infecciones en mujeres embarazadas es asintomática. A veces se presenta una enfermedad tipo mononucleosis. La transmisión es menor en el primer trimestre (10 a 25%), y es más alta durante el tercer trimestre (60 a 90%). Sin embargo, la gravedad de la enfermedad en el feto es peor si se adquiere al inicio de la gestación.

Manifestaciones clínicas

Al igual que con la infección congénita por CMV, la mayoría de los lactantes con toxoplasmosis congénita se ve normal al nacimiento. De aquellos que están sintomáticos, los hallazgos más comunes son coriorretinitis, hidrocefalia y calcificaciones intracraneales. Estas últimas en general son difusas, a diferencia del patrón periventricular en el CMV congénito. Otros hallazgos algunas veces observados incluyen hepatoesplenomegalia, ictericia, anemia, adenopatía y exantema.

Más de 80% de los niños con toxoplasmosis congénita, incluyendo aquellos asintomáticos al nacimiento, desarrollará discapacidades de aprendizaje y problemas visuales sin tratamiento.

Diagnóstico

Los anticuerpos IgG contra toxoplasma indican infección previa. La infección aguda requiere detectar la presencia de anticuerpos IgM o IgA, o una PCR positiva. Esta última puede realizarse en líquido amniótico para detectar infección fetal, o en el LCR de un recién nacido para detectar infección congénita. Por desgracia, algunas pruebas para IgM contra toxoplasma tienen tasas de falsos positivos de hasta 25%. La FDA recomienda que todas las pruebas de IgM positivas, así como cualquier resultado dudoso, se confirmen en un laboratorio de referencia para *Toxoplasma* (Tabla 19-3), como la Palo Alto Medical Foundation. Si se sospecha que un recién nacido tiene toxoplasmosis congénita, se le deben practicar estudios imagenológicos craneales, una exploración oftalmológica, una BH, medición de enzimas hepáticas y una punción lumbar. Además, se deben enviar muestras de suero para medición de anticuerpos IgM, IgA e IgE contra toxoplasma. Casi 95% de los recién nacidos con toxoplasmosis congénita no tendrán anticuerpos IgM ni IgA. Alrededor de la mitad de los lactantes con toxoplasmosis congénita tendrá una PCR positiva para toxoplasma en líquido cefalorraquídeo.

El diagnóstico puede establecerse realizando PCR en una tarjeta de Guthrie obtenida en los primeros días de vida. Al igual que con el CMV, la sensibilidad es de solo alrededor de 50%, de modo que la prueba solo es útil si es positiva.

Tratamiento

Si se encuentra que una mujer presenta una infección aguda por *T. gondii* durante el embarazo, se debe administrar tratamiento con espiramicina. Si se confirma infección en el feto por amniocentesis, la mujer debe ser tratada con pirimetamina y sulfadiazina, ya que la espiramicina no cruza la placenta. No está claro en qué medida el tratamiento de la mujer embarazada infectada reduce la transmisión al feto. Sin embargo,

alrededor de 20% de las madres no tratadas dará a luz a lactantes gravemente afectados, a diferencia de < 5% de las madres tratadas.

Los lactantes con toxoplasmosis congénita, ya sea sintomáticos o asintomáticos, se tratan con un curso prolongado (por lo regular 12 meses) de pirimetamina (2 mg/kg VO diarios para 2 días, luego 1 mg/kg VO por día) y sulfadiazina (100 mg/kg/día VO dos veces al día). Esta última se inicia después de que se resuelve la ictericia neonatal. También se administra ácido folínico (10 mg tres veces por sem) para minimizar la toxicidad hematológica inducida por la pirimetamina. De los niños que no reciben tratamiento en el primer año de vida, casi tres cuartas partes desarrollarán al menos una nueva lesión retiniana para la edad promedio de 10 años. Por el contrario, de los niños que reciben terapia en el primer año de vida, < 30% desarrollará una nueva lesión retiniana para esa edad. La mayoría de los expertos recomiendan el seguimiento de por vida con un oftalmólogo en cualquier paciente con antecedente de toxoplasmosis congénita.

Prevención

El método de prevención más efectivo es evitar que las mujeres adquieran toxoplasmosis mientras están embarazadas. Los programas de educación se han asociado con una reducción de las tasas de seroconversión en el embarazo. Los mensajes hacen énfasis en evitar el ingerir carne mal cocida, manipular la carne cruda de forma segura, y utilizar guantes mientras se realizan actividades de jardinería o se cambia la arena para gato (y lavarse las manos después de ello). Algunos países con altas tasas de toxoplasmosis realizan tamizaje antenatal obligatorio, lo cual ha demostrado disminuir las tasas de transmisión y mejorar los desenlaces clínicos de los fetos afectados.

Virus de la coriomeningitis linfocítica

El virus de la coriomeningitis linfocítica (VCML) es un arenavirus neurotrófico que es causa infrarreconocida de infección congénita. En ciertos lugares es tal vez una causa más común de infección congénita que la toxoplasmosis. Las razones para su estatus infrarreconocido son varias. Primero, se reportó inicialmente en Estados Unidos hasta 1993, de modo que muchos

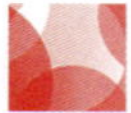 **Tabla 19-3** Guías de la FDA para la interpretación de la serología para toxoplasma*

	IGM POSITIVA	IGM NEGATIVA
IgG POSITIVA	Posible infección reciente; envíe a un laboratorio de referencia	Infección hace > 1 año
IgG NEGATIVA	Infección aguda contra falso positivo. Repetir las pruebas; si se dan los mismos resultados, seguramente es falso positivo	Sin infección por *Toxoplasma*

*Si los resultados de IgG o IgM son dudosos, repetir las pruebas. Si los resultados son los mismos, enviar muestra al laboratorio de referencia.

médicos ni siquiera están al tanto de su existencia. Segundo, no está dentro de la mayoría de los acrónimos utilizada para recordar las causas de infección congénita. Tercero, la mayoría de los laboratorios locales no tiene la capacidad de realizar pruebas de anticuerpos contra el virus.

El virus causa viremia asintomática persistente en roedores, en especial en ratones y hámsteres. Los humanos adquieren la infección en forma *posnatal* al inhalar el virus aerosolizado o por contacto directo con fomites contaminados con el virus. Alrededor de un tercio de las infecciones es asintomático, un tercio resulta en síntomas leves tipo influenza, y un tercio, en meningitis aséptica.

En forma *prenatal*, la infección fetal ocurre cuando la mujer está padeciendo una infección durante el embarazo. Poco más de la mitad de las mujeres recuerda una enfermedad tipo influenza durante su embarazo, y un porcentaje similar reporta exposición a roedores. Casi todos los lactantes infectados en forma congénita tienen hallazgos neurológicos al nacimiento. La manifestación más común es la coriorretinitis, que es indistinguible en la exploración de la coriorretinitis por toxoplasma. Otros hallazgos incluyen macrocefalia, hidrocefalia, convulsiones y temblor. A veces puede ocurrir hidrops fetal. Los estudios de imagen craneales muestran calcificaciones periventriculares, similares a las observadas en la infección congénita por CMV. Sin embargo, a diferencia del CMV, la pérdida de la audición es rara. De igual manera, los hallazgos sistémicos, como hepatoesplenomegalia y trombocitopenia, son poco comunes. La tasa de mortalidad es de alrededor de 30%, y la mayoría de los sobrevivientes tiene retinopatía y disfunción neurológica graves y permanentes.

El diagnóstico se establece enviando suero a un laboratorio de referencia, como los Laboratorios FOCUS, para detección de anticuerpos. La prueba de inmunofluorescencia detecta IgM e IgG por separado, y tiene una mayor sensibilidad que el método de fijación de complemento. Se desconoce la sensibilidad de la PCR, pero seguro es menor que la de la serología, ya que el VCML no es conocido por inducir infección persistente en humanos. No existe tratamiento disponible. La prevención consiste en evitar el contacto con roedores durante el embarazo.

Parvovirus B19

El parvovirus B19 es un pequeño virus ADN de una sola cadena, con un tropismo particular por las células precursoras eritroides. Cuando es adquirido por una mujer durante la primera mitad del embarazo, la infección puede ser transmitida al feto y resultar en anemia fetal e hidrops fetal no inmunológico (HFNI). El parvovirus B19 es la infección congénita más asociada con el hidrops fetal. También puede resultar en muerte fetal intrauterina, miocarditis y quizá daño al SNC.

En la mayoría de los casos, la infección primaria en la madre es asintomática, y el problema se descubre mediante un ultrasonido de rutina que muestra ascitis fetal. La infección materna puede confirmarse mediante serología o prueba de PCR de ADN (Tabla 19-4). Una vez que se ha diagnosticado la infección materna, se debe intentar determinar si el feto se ha infectado. Esto se realiza mediante PCR de ADN ya sea en sangre del cordón umbilical o en líquido amniótico. Además, deben realizarse ultrasonidos fetales cada semana hasta las 20 semanas posexposición. Si el feto desarrolla signos de anemia o hidrops, se debe trasladar a la madre rápidamente a un centro que pueda realizar una transfusión intrauterina de eritrocitos al feto.

La asesoría a las mujeres embarazadas que han estado *expuestas* durante el embarazo puede simplificarse en lo siguiente: alrededor de 50% de las mujeres son susceptibles, cerca de 30% de las mujeres susceptibles expuestas se infectan, aproximadamente 35% de los fetos expuestos se infectan, y un 10% de las infecciones fetales resultan en hidrops grave o muerte. Por lo tanto, el riesgo de un desenlace fetal negativo en una mujer con exposición reciente conocida a parvovirus B19 es de alrededor de $0.5 \times 0.3 \times 0.35 \times 0.1 = 0.5\%$. Si la mujer es seropositiva al momento de la exposición (p. ej., IgG positiva), el riesgo se aproxima a cero; si es seronegativa, el riesgo es de alrededor de 1%. Si se documenta infección materna durante el embarazo, el riesgo es aproximadamente de 3.5 por ciento.

El tratamiento de los recién nacidos afectados es con medidas de apoyo. No existe vacuna disponible para el parvovirus B19. La prevención consiste en evitar la infección materna en el embarazo mediante el

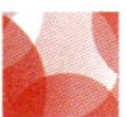 **Tabla 19-4 Interpretación de la serología para parvovirus B19**

	IGM POSITIVA	IGM NEGATIVA
IgG POSITIVA	Infección actual o infección en los 4 meses previos	Infección previa con inmunidad (si hay una alta sospecha de infección reciente, realizar PCR)
IgG NEGATIVA	Infección actual (dentro de las 2 sem previas)	Sin evidencia de infección previa o actual (si hay una alta sospecha de infección reciente, repetir la serología en 2 sem)

buen lavado de manos. Evitar el contacto con niños con eritema infeccioso no es tan efectivo, ya que los pacientes son contagiosos desde antes de que aparezca el exantema.

Rubeola

Antes de que estuviera disponible la vacuna de virus vivos atenuados contra la rubeola en 1969, la infección materna con rubeola era una complicación temida del embarazo. Un brote a mediados de la década de 1960 en Estados Unidos condujo a 20 000 casos de síndrome de rubeola congénita. De acuerdo con la Organización Mundial de la Salud, la rubeola endémica ha sido eliminada de América. Sin embargo, se siguen presentando casos importados tanto de rubeola como de síndrome de rubeola congénita.

Manifestaciones clínicas

La rubeola adquirida en forma posnatal es por lo general una enfermedad leve, y se discute en el Capítulo 11. Por el contrario, el síndrome de rubeola congénita a menudo es una condición devastadora y es la razón para el uso generalizado de la vacuna contra la rubeola. El virus tiene un tropismo particular por la placenta y el feto, en especial cuando la infección materna se presenta en el primer trimestre. Más de 80% de las infecciones que ocurren en las primeras 16 sem del embarazo resultará en defectos congénitos, mientras que los fetos infectados después de este tiempo casi no tienen defectos.

La infección congénita puede conducir a muerte fetal, aborto espontáneo o parto prematuro. Además, la infección con el virus de la rubeola puede afectar a múltiples órganos fetales. La sordera es la manifestación más común. Pueden ocurrir defectos oculares, incluyendo cataratas, glaucoma, retinopatía y microftalmía. Son posibles los defectos cardiacos, como el conducto arterioso persistente, defecto septal ventricular, estenosis pulmonar y coartación de la aorta. También pueden ocurrir anormalidades neurológicas, incluyendo microcefalia y retraso mental. Otras anormalidades incluyen lesiones óseas, esplenomegalia, hepatitis con ictericia y trombocitopenia. Puede haber púrpura debido a esta última, pero es más comúnmente causada por eritropoyesis dérmica.

El síndrome de rubeola de inicio tardío se presenta cuando hay síntomas mínimos al nacimiento, pero después de 3 a 6 meses se desarrolla una enfermedad multisistémica grave con neumonía intersticial, exantema cutáneo, diarrea e hipogammaglobulinemia. También puede haber hepatoesplenomegalia, trombocitopenia y neumonía por *Pneumocystis*. Se ha observado diabetes mellitus posteriormente durante la infancia en algunos lactantes con infección congénita por rubeola.

Diagnóstico

Puede obtenerse evidencia de infección aguda por rubeola con un cultivo viral positivo para rubeola o por detección del virus de la rubeola por PCR, la presencia de anticuerpo IgM específico contra rubeola, o demostración de un incremento de cuatro veces en el título de anticuerpo IgG en muestras pareadas de suero en la fase aguda y de convalecencia. Los laboratorios del departamento estatal de salud pueden ayudar a analizar las muestras.

Tratamiento

El manejo de la rubeola y del síndrome de rubeola congénita es con medidas de apoyo.

Prevención

Se debe administrar de forma rutinaria la vacuna contra sarampión-paperas-rubeola a los 12 a 15 meses de edad, y de nuevo a los 4 a 6 años de edad. Todas las mujeres embarazadas deben ser evaluadas en busca de evidencia de inmunidad contra la rubeola durante el embarazo. Si no son inmunes, deben recibir la vacuna MMR después del parto, ya que todas las vacunas de virus vivos atenuados están contraindicadas durante el embarazo. Las mujeres en edad reproductiva que reciben la vacuna MMR deben evitar embarazarse en los siguientes 28 días posteriores a la aplicación de la vacuna.

Si una mujer se expone a un caso de rubeola durante el embarazo, se debe determinar su inmunidad contra la rubeola (IgG), si es que no se conoce ya. Si es seropositiva, no tiene riesgo de adquirir la enfermedad. Si es seronegativa, se deben obtener muestras de suero de seguimiento en 3 y 6 sem para determinar si ha ocurrido seroconversión. Si la IgG contra la rubeola sigue siendo negativa, no ha ocurrido infección.

Si ha ocurrido infección por rubeola antes de las 16 sem de gestación, el riesgo de malformación fetal grave es muy alto. Se debe explicar un escenario realista sobre el posible desenlace. Algunos padres se oponen por motivos filosóficos al aborto electivo, y pueden decidir continuar con el embarazo. En este caso, puede administrarse globulina inmune intramuscular a 0.55 mL/kg (máximo 15 mL); sin embargo, se desconoce su efectividad en la prevención de la infección fetal.

Sífilis

Causada por infección con la espiroqueta *Treponema pallidum*, la sífilis es una infección sexualmente transmitida (Capítulo 15). La *sífilis primaria* se manifiesta con uno o más chancros indoloros en el sitio de la inoculación, por lo regular los genitales. Si no se trata, la sífilis secundaria ocurre 1 a 2 meses después. Se manifiesta con un exantema maculopapular generalizado, lesiones mucocutáneas, linfadenopatía y fiebre. Puede haber condiloma lata en el área genital. Los síntomas de la sífilis secundaria se resuelven sin terapia, y el paciente entra en la etapa de *sífilis latente*. La *sífilis terciaria* se presenta varios años después, y se manifiesta con formación de gomas, con destrucción tisular, aortitis y neurosífilis.

La sífilis congénita se presenta cuando una madre infectada con *T. pallidum* transmite la infección a su feto; esta puede transmitirse en cualquier momento durante el embarazo. La tasa de transmisión es 60 a 80% durante la sífilis materna primaria o secundaria, y es menor en mujeres con etapas más tardías de infección. En mujeres con infección primaria, casi la mitad de los embarazos terminará en un aborto espontáneo o un parto mortinato. La incidencia anual de sífilis congénita en Estados Unidos es de alrededor de 12 casos por cada 100 000 nacidos vivos.

Manifestaciones clínicas

Alrededor de dos tercios de los lactantes nacidos vivos con sífilis congénita son asintomáticos. En el resto, los síntomas pueden presentarse desde el nacimiento o desarrollarse en las primeras semanas o meses de vida. Los hallazgos más comunes son hepatoesplenomegalia, fiebre, neumonitis, osteocondritis y exantema.

Típicamente, el exantema es vesicular o buloso, bien demarcado, e involucra la cara, el área del pañal, las palmas y las plantas. También puede observarse un exantema tipo eritema multiforme. La rinitis puede ser importante. Alrededor de una cuarta parte de los niños presenta neurosífilis, y a menudo es asintomática; se requiere exploración del LCR para diagnosticarla.

Los hallazgos de laboratorio incluyen monocitosis > 1 500 por mcL, anemia hemolítica con Coombs negativo, y trombocitopenia. Puede haber hiperbilirrubinemia directa. Los pacientes con neurosífilis por lo regular tienen un LCR con > 25 leucocitos por mcL, y > 150 mg/dL de proteínas.

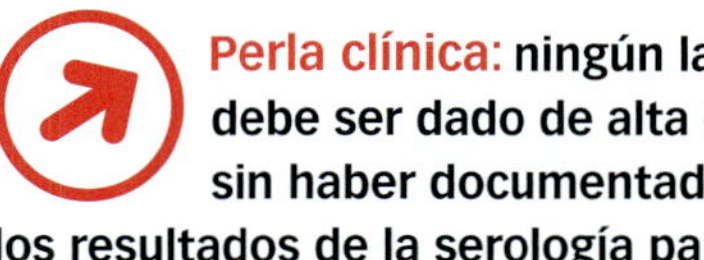

Perla clínica: ningún lactante debe ser dado de alta de cuneros sin haber documentado antes los resultados de la serología para sífilis de la madre.

Diagnóstico

El diagnóstico se sospecha ya sea por los síntomas clínicos en el recién nacido o, más comúnmente, porque la madre presenta resultados serológicos anormales. Se pueden utilizar tanto el algoritmo tradicional (tamizaje con una prueba no treponémica, como RPR) como el inverso (tamizaje con una prueba treponémica, como FTA). Por lo general, el enfoque tradicional es más fácil

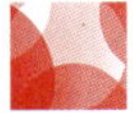

Tabla 19-5 Interpretación de las pruebas serológicas para sífilis

MADRE		LACTANTE*	
PRUEBA NO TREPONÉMICA (RPR)	**PRUEBA TREPONÉMICA (FTA)**	**PRUEBA NO TREPONÉMICA (RPR)**	**INTERPRETACIÓN**
–	–	–	Sin evidencia de sífilis en la madre o el lactante**
+	–	+	Sin sífilis en la madre (RPR falsa positiva con transferencia pasiva al lactante)
+	+	–	Sífilis materna con posible infección en el lactante, o madre tratada por sífilis durante el embarazo, o madre con sífilis latente y posible infección en el lactante
+	+	+	Sífilis previa o reciente en la madre, posible infección en el lactante
–	+	–	Madre tratada exitosamente por sífilis antes del o al inicio del embarazo, o madre con FTA falsa positiva

*No se recomiendan las pruebas treponémicas en lactantes.
**Si la sospecha clínica de sífilis es alta, existe la posibilidad de una prueba falsa negativa debida al fenómeno de prozona; se debe diluir el suero y luego realizar nuevamente la prueba. RPR, reagina plasmática rápida; FTA, anticuerpo treponémico fluorescente.

de interpretar (Tabla 19-5). El diagnóstico de la sífilis congénita es complicado, y depende de cuatro factores:

- Diagnóstico preciso de sífilis en la madre
- Documentación del tratamiento materno adecuado
- Evidencia clínica, de laboratorio y radiográfica de sífilis en el recién nacido
- Comparación de los títulos treponémicos maternos y neonatales (p. ej., RPR)

Si la madre ha recibido terapia apropiada con penicilina benzatínica, se completó > 4 sem antes del parto y tiene una RPR postratamiento que es al menos cuatro veces menor a los títulos previos al tratamiento, el bebé debe recibir una exploración cuidadosa mensual hasta que la RPR se vuelva negativa. En todas las demás circunstancias se deben realizar las siguientes pruebas: RPR, BH, pruebas de función hepática, análisis de LCR incluyendo prueba de VDRL, radiografías de tórax y hueso, exploración oftalmológica y auditiva, y estudios de imagen craneales. Si la evaluación es anormal, o si la RPR del lactante es al menos cuatro veces mayor que los títulos maternos, o si el tratamiento materno fue incompleto o no se administró de forma oportuna, se debe tratar al niño.

Tratamiento

La mayoría de los expertos recomienda los siguientes esquemas para el tratamiento de la sífilis congénita: penicilina G acuosa, 50 000 unidades/kg IV c/12 h (≤ 1 sem de edad) o c/8 h (> 1 sem de edad) durante 10 días; o penicilina G procaínica, 50 000 unidades/kg IM una vez al día durante 10 días.

Hay quienes aconsejan el uso de una única dosis IM de 50 000 unidades/kg de penicilina benzatínica para los bebés con bajo riesgo de sífilis congénita (p. ej., aquellos en quienes no se documentó la respuesta de la madre al tratamiento y que tienen evaluaciones de tamizaje normales). Es más racional, desde un punto de vista conceptual y práctico, dicotomizar a los lactantes en los que requieren tratamiento y los que no. Aquellos que requieren tratamiento deben recibir un curso completo de 10 días de penicilina.

Prevención

La prevención de la sífilis congénita recae en el tamizaje serológico de rutina de todas las mujeres embarazadas durante su primera consulta prenatal. Están indicadas las pruebas adicionales a las 28 sem de gestación y de nuevo al momento del parto para las mujeres con riesgo aumentado para sífilis. Aquellas con sífilis primaria, secundaria y latente temprana deben ser tratadas con penicilina G benzatínica 50 000 unidades/kg (máximo 2.4 millones de unidades) IM en dosis única. Aquellas con sífilis latente tardía (y en quienes no está clara la etapa de la sífilis) deben recibir tres dosis a intervalos semanales. Las mujeres alérgicas a la penicilina deben ser desensibilizadas, y luego tratadas con penicilina.

Virus Zika

El virus es un flavivirus transmitido por mosquitos, inicialmente identificado en África. Fue reportado por primera vez en América en mayo de 2015, en Brasil. Se diseminó rápidamente a través de Latinoamérica y el Caribe, incluyendo Puerto Rico. Al principio, los casos reportados en Estados Unidos fueron en viajeros, pero han comenzado a aparecer reportes de transmisión nativa, aunque ha habido algo de transmisión local en el sureste de ese país . El virus es transmitido sobre todo por el *Aedes aegypti*, el mismo mosquito que transmite los virus del dengue y el chikungunya (Capítulo 21). También se ha reportado transmisión sexual.

Aproximadamente 80% de los casos es asintomático. Después de un periodo de incubación de 3 a 12 días, la enfermedad sintomática por lo general es leve, y consiste en fiebre, exantema maculopapular, artralgia y conjuntivitis no purulenta. La principal inquietud es el efecto sobre el feto, en particular después de la infección materna en el primer trimestre. Se ha identificado ARN del virus Zika en tejidos de varios lactantes con microcefalia grave y calcificaciones cerebrales difusas, así como de muertes fetales en mujeres que se infectaron durante el embarazo. También se ha reportado un caso de transmisión intraparto de una madre virémica a su recién nacido. Se ha demostrado que el virus Zika infecta a las células progenitoras neurales humanas, resultando en muerte celular y desregulación de la progresión del ciclo celular.

Las pruebas diagnósticas están disponibles principalmente en laboratorios de referencia. Para los casos adquiridos en forma posnatal, se realiza prueba de RT-PCR en suero y orina durante las primeras 2 sem de la enfermedad. Se realizan pruebas de IgM y anticuerpo neutralizante en muestras obtenidas en los primeros 3 meses tras el inicio de los síntomas. Son posibles las pruebas serológicas falsas positivas por reactividad cruzada con otros flavivirus (en especial el dengue). Se recomienda realizar pruebas serológicas para los virus del dengue y chikungunya al mismo tiempo que las pruebas para virus Zika. Los recién nacidos con sospecha de infección congénita por virus Zika deben ser evaluados tan pronto como sea posible después del nacimiento. Las pruebas deben incluir ensayos tanto moleculares como serológicos en suero (y LCR, si se cuenta con una muestra). Los CDC cuentan con pruebas en placenta y otros tejidos, y pueden ser contactados a través de los departamentos estatales de salud.

No existe tratamiento disponible. La prevención consiste en prevenir las picaduras de mosquito con repelente para insectos (p. ej., DEET), insecticidas (p. ej., permetrina) y evitar los mosquitos (p. ej., ropa protectora, tela de mosquitero y aire acondicionado). Se recomienda que, de ser posible, las mujeres embarazadas eviten viajar a áreas donde se está presentando transmisión del virus Zika.

Otros organismos

Hay otros patógenos que son, o bien causas raras de infección congénita, o rara vez vistos por los médicos en Estados Unidos. Estos incluyen los agentes del chikungunya, paludismo, babesiosis, leptospirosis, brucelosis, leishmaniasis, dengue, fiebre borrelial recidivante y fiebre Q. Se ha reportado la transmisión del virus del Nilo del Oeste al feto, pero no está claro si causa enfermedad en el recién nacido. La enfermedad de Lyme adquirida durante el embarazo puede conducir a infección de la placenta y posible parto mortinato; sin embargo, no se han encontrado efectos negativos sobre el feto cuando la madre recibe tratamiento antibiótico apropiado.

INFECCIONES PRINCIPALMENTE PERINATALES

Virus de inmunodeficiencia humana

El virus de inmunodeficiencia humana (VIH) puede adquirirse *in utero* (resultando en infección congénita), en forma perinatal (el momento en el que más comúnmente se adquiere) y en el periodo neonatal (principalmente por la lactancia). Se revisa en el Capítulo 20.

Virus del herpes simple

La incidencia de la infección por virus del herpes simple (VHS) en recién nacidos en Estados Unidos es aproximadamente uno en 2 500. Las mujeres embarazadas con herpes genital pueden transmitir el virus al feto por tres vías diferentes. La transmisión perinatal durante el parto vaginal (intraparto) es por mucho la forma más común. La infección también puede ser transmitida a través del líquido amniótico (ruta ascendente; por lo regular cuando se han roto las membranas). Aunque rara, la infección intrauterina por VHS se asocia con manifestaciones graves presentes al nacimiento, incluyendo lesiones y cicatrices cutáneas, coriorretinitis, microcefalia, hidrocefalia y microftalmía. Los lactantes que sobreviven tienen secuelas neurológicas graves. Los recién nacidos a veces pueden adquirir infección por VHS en forma posnatal de los padres u otros cuidadores.

Puede ocurrir transmisión perinatal en el contexto de lesiones genitales maternas ya sea sintomáticas o asintomáticas. Alrededor de dos tercios de los casos neonatales son causados por VHS-2, y el resto por VHS-1. La probabilidad de transmisión perinatal de VHS depende de si la mujer está padeciendo una infección primaria o recurrente al momento del parto. Las mujeres que padecen su primera infección, ya sea con VHS-1 o VHS-2 durante el embarazo, tienen una probabilidad de 25 a 50% de dar a luz a un bebé con infección neonatal por VHS. La reactivación genital de una infección previamente adquirida con cualquiera de esos serotipos resulta en un riesgo al lactante de alrededor de 2%. Sin embargo, dado que la infección recurrente ocurre con mucha más frecuencia que la infección primaria, alrededor de la mitad de los casos de VHS neonatal en Estados Unidos es resultado de infección materna recurrente.

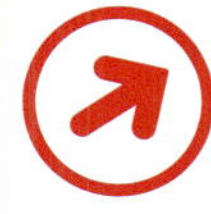

Perla clínica: en más de la mitad de los recién nacidos con infección por VHS diseminada o en SNC, no hay antecedente materno de VHS genital ni lesiones cutáneas neonatales al momento de la presentación.

Manifestaciones clínicas

La infección neonatal con VHS se divide en tres categorías: (1) enfermedad diseminada, (2) enfermedad en el SNC y (3) enfermedad en piel/ojos/mucosas (POM). Un paciente con enfermedad diseminada puede tener también manifestaciones en SNC o POM. Un paciente con enfermedad en el SNC puede tener involucramiento cutáneo, pero por definición no tiene enfermedad diseminada. Un paciente con enfermedad POM no tiene ni involucramiento del SNC ni enfermedad diseminada.

La enfermedad diseminada es la forma más devastadora de la infección neonatal por VHS; se observa en alrededor de 25% de los casos. Los bebés con VHS diseminado por lo regular presentan, en la primera o segunda semana de vida, síntomas sugerentes de sepsis. Los hallazgos comunes incluyen insuficiencia hepática, neumonía, convulsiones, trombocitopenia y coagulopatía intravascular diseminada. La tasa de mortalidad de la infección diseminada por VHS en el neonato, a pesar de la terapia, es > 30%. Alrededor de 25% de los sobrevivientes tendrá retraso en el desarrollo.

Alrededor de 30% de los neonatos con infección por VHS presenta enfermedad del SNC, típicamente durante la segunda o tercera semana de vida. Esta forma se caracteriza por encefalitis, cuyas manifestaciones incluyen convulsiones focales o generalizadas, letargo, irritabilidad, temblor, alimentación deficiente, fiebre o hipotermia, y una fontanela abombada. La mortalidad con el tratamiento oportuno es de alrededor de 5%, y una tercera parte de los sobrevivientes queda con alteraciones neurológicas. La morbilidad es más alta en aquellos con infección por VHS-2.

Los lactantes con enfermedad POM representan 45% de aquellos con infección neonatal por VHS. La conjuntivitis puede ser la única manifestación de esta forma de la enfermedad. El desenlace para los pacientes con enfermedad POM es considerablemente mejor que el de los niños con las otras dos formas. Si no se trata, la infección por lo regular progresa a enfermedad en el SNC o enfermedad diseminada. A los lactantes con aparente enfermedad POM se les debe realizar una punción lumbar para excluir la posibilidad de afección del SNC. La descripción de "POM" puede ser algo artificial, ya que los pacientes con reactivaciones frecuentes desarrollan discapacidades de aprendizaje a largo plazo.

Diagnóstico

En las primeras 4 o 5 sem de vida, la infección por VHS debe ser una consideración en cualquier lactante con vesículas, sepsis o meningitis. Si se sospecha infección por VHS, se debe obtener un cultivo (y PCR) de cualquier lesión en piel o mucosas, de la boca, nasofaringe, conjuntivas y el ano (incluso si estos sitios parecen no estar afectados), de LCR y de la sangre. Los neonatos con cualquiera de las tres formas de VHS pueden estar virémicos. La trombocitopenia y la elevación de las aminotransferasas a menudo son pistas que indican enfermedad diseminada. Es apropiado solicitar una radiografía de tórax para detectar neumonía por VHS. Es en especial importante considerar VHS en el neonato con pleocitosis en LCR, pero con una tinción de Gram negativa. Las diferentes pruebas con anticuerpos fluorescentes directos son ligeramente menos sensibles que el cultivo o la PCR, y no son apropiadas en muestras de LCR. La serología no es útil para establecer el diagnóstico de infección neonatal por VHS.

Tratamiento

En general, si la sospecha de infección neonatal por VHS es suficiente como para buscarlo, se debe iniciar terapia empírica con aciclovir intravenoso mientras se esperan los resultados de las pruebas. No es apropiado administrar aciclovir sin realizar pruebas para VHS. La dosis en neonatos con una función renal normal es 60 mg/kg/día divididos c/8 h. Si se confirma la infección, se administra durante 14 días en niños con enfermedad POM, y durante al menos 21 días en niños con enfermedad diseminada o en SNC. A este

último grupo de pacientes se le debe repetir la punción lumbar cerca del final de la terapia. Si la PCR para VHS sigue siendo positiva, deben recibir 7 días de tratamiento adicionales. Los niños con afección ocular deben ser manejados en conjunto con un oftalmólogo pediatra.

Un estudio aleatorizado, controlado con placebo, evaluó el efecto del aciclovir oral durante 6 meses después de completar la terapia para enfermedad neonatal por VHS. Entre los niños con antecedente de enfermedad en SNC por VHS, el puntaje promedio en la escala de desarrollo mental de Bayley al año de edad fue 88 en el grupo con aciclovir y 68 en el grupo placebo ($p = 0.046$). Para las tres formas de la enfermedad, la incidencia de recurrencias cutáneas de VHS en los primeros 8 meses de vida fue significativamente más baja en niños que recibieron aciclovir en comparación con aquellos que recibieron placebo ($p = 0.009$). Debido a estos datos, la America Academy of Pediatrics (AAP) recomienda que al completar el curso de aciclovir intravenoso, todos los niños con enfermedad neonatal por VHS reciban aciclovir oral a dosis de 300 mg/m^2/dosis TID durante 6 meses. Otros investigadores recomiendan una dosis más alta durante un periodo más prolongado. En un estudio no controlado en 16 lactantes con enfermedad diseminada o en SNC, las dosis de 1 250 a 2 000 mg/m^2/dosis BID durante 2 años se asociaron con puntajes de desarrollo de Bayley normales a los 5 años de edad en cinco (69%) de los 16 niños.

Prevención

Se recomienda el parto por cesárea en las mujeres con lesiones genitales por VHS al momento del parto. Si se realiza antes de la ruptura de las membranas, disminuye la tasa de transmisión en aproximadamente 80%. Sin embargo, la mayoría de los bebés que desarrolla infección neonatal por VHS nace de mujeres sin antecedente de herpes genital, y la excreción del virus al momento del parto puede ser asintomática. El American College of Obstetricians and Gynecologists recomienda que a las mujeres con herpes genital activo se les ofrezca terapia antiviral supresora comenzando a las 36 sem de gestación. Se desconoce el efecto de este enfoque en la prevención de la transmisión, pero se han reportado casos de enfermedad neonatal por VHS a pesar del tratamiento materno en las etapas tardías del embarazo.

La AAP ha publicado guías para el manejo de neonatos asintomáticos nacidos de mujeres con lesiones activas de herpes genital (Kimberlin, 2013). Ellos recomiendan obtener PCR específica para tipo de VHS en las lesiones maternas y serología específica para el tipo de VHS en una fecha cercana al parto. Esto permite determinar si se trata de una infección materna primaria (con un riesgo de 25 a 50% de infección al neonato) o una infección recurrente (con un riesgo de ~ 2% para el neonato). Si la madre tiene antecedente de VHS genital o estudios de laboratorio que sugieren infección materna recurrente, se deben obtener cultivos de superficie del bebé a las 24 h de nacido y mantenerlo en observación. Si la madre no tiene antecedente de VHS genital y los estudios sugieren que esta es una infección primaria, el bebé debe someterse a una evaluación más profunda (incluyendo punción lumbar), y se le inicia tratamiento empírico con aciclovir intravenoso. Dado que el parto por cesárea reduce, pero no elimina, el riesgo de transmisión, se recomienda el enfoque anterior sin importar si el niño nace por cesárea o parto vaginal.

Virus varicela-zoster

La varicela (discutida en el Capítulo 11) tiende a ser particularmente grave en las mujeres embarazadas, en quienes puede presentarse una neumonitis que puede poner en peligro la vida. La varicela materna entre las 8 y las 20 sem de gestación resulta en una incidencia de 1 a 2% de síndrome de varicela congénita. Por fortuna, debido al uso generalizado de la vacuna contra la varicela en la infancia, la varicela materna y el síndrome de varicela congénita son raros en la actualidad. El síndrome de varicela congénita consiste en hipoplasia de extremidades, exantema tipo cicatriz, microcefalia, coriorretinitis u otros defectos oftalmológicos, y algunas veces calcificaciones intracraneales. El zoster en el embarazo no parece resultar en desenlaces fetales adversos. En un estudio prospectivo de 366 mujeres embarazadas con zoster, ninguno de los lactantes tuvo evidencia clínica de infección intrauterina.

Los lactantes que desarrollan zoster en los primeros años de vida sin antecedente de varicela previa tal vez tuvieron varicela *in utero*. La mayoría de estos bebés no tendrá hallazgos de síndrome de varicela congénita, aunque se debe buscar coriorretinitis no identificada.

Puede ocurrir infección perinatal en lactantes nacidos de madres que desarrollan varicela ≤ 5 días antes del parto o en los primeros 2 días después del parto. Debido a que no hay anticuerpos transplacentarios contra la varicela que protejan al bebé, estas infecciones pueden ser graves. Se recomienda la globulina inmune contra varicela-zoster (VariZIG) para el bebé después del nacimiento (Tabla 21-9). En caso de que no esté disponible, se puede utilizar IGIV. No se requiere intervención alguna para el lactante expuesto a varicela (p. ej., por el padre) pero cuya madre es seropositiva para el virus varicela-zoster (VVZ). De forma similar, el zoster materno no es una preocupación para el lactante ya que los anticuerpos maternos protegerán al bebé.

Alrededor de 90% de las mujeres en edad reproductiva con antecedente negativo o desconocido de varicela tiene evidencia serológica de infección previa. A aquellas que son seronegativas se les debe ofrecer la vacuna contra la varicela. Dado que la vacuna es de virus vivos atenuados, no debe administrarse durante el embarazo.

Se debe administrar VariZIG a las mujeres susceptibles expuestas a varicela durante el embarazo (Tabla 21-9). Si se desconoce el estado inmunológico de la madre, se puede retener la VariZIG a la espera de los resultados serológicos. La mayoría será inmune. Sin embargo, las consecuencias de la varicela tanto para la madre como para el feto pueden ser graves; por lo tanto, no se debe retener la VariZIG si los resultados serológicos no pueden estar listos en 3 días.

Virus de hepatitis B y C

El manejo de estas infecciones durante el embarazo y las cuestiones relacionadas con la trasmisión materno-fetal se discuten en el Capítulo 13.

Enterovirus

Los enterovirus son virus ARN no encapsulados e incluyen poliovirus, coxsackievirus A y B y echovirus. Los recientemente clasificados parechovirus humanos (PeVH) se discuten en la siguiente sección. Los enterovirus pueden transmitirse *in utero*, de forma intraparto, o en forma posnatal. En un estudio a 12 años fueron la infección viral más comúnmente diagnosticada en una unidad de cuidados intensivos neonatales (UCIN). En un estudio multicéntrico fueron la tercera causa viral más común de brotes en la UCIN (16%), solo por debajo del rotavirus (23%) y el VSR (17%). El Sistema Nacional de Vigilancia de Enterovirus de los CDC reportó 2 544 infecciones enterovirales neonatales durante un periodo de 20 años. Los serotipos más comunes fueron el echovirus 11 y el coxsackievirus B2. La tasa de mortalidad fue de 12% entre los neonatos en comparación con 3% en los demás grupos de edad. Un estudio unicéntrico de 214 lactantes de < 90 días de nacidos con infección enteroviral reportó una edad promedio al momento de la infección de 33 días, con 18% menores de 14 días de edad y 5% menores de 7 días. Ninguno de los pacientes en el estudio falleció.

Las infecciones enterovirales son más comunes en los meses de verano. En alrededor de dos tercios de los casos existe el antecedente materno de una enfermedad febril en las 2 sem previas al parto de neonatos infectados. Aquellos que se presentan en la primera semana de vida tienen un cuadro que imita a una sepsis bacteriana, con fiebre, irritabilidad y una alimentación deficiente. De estar presentes, el exantema o la elevación de enzimas hepáticas son pistas que orientan a una infección viral. Puede haber miocarditis, y se asocia con una tasa de mortalidad de 30%. Aquellos que se presentan con un inicio más tardío tienen mayor probabilidad de presentar meningitis con pleocitosis linfocítica, aunque un tercio de los pacientes tendrá un perfil de LCR normal.

> **⤴ Perla clínica:** a todos los neonatos con sospecha de infección enteroviral se les debe realizar un ecocardiograma debido a la posibilidad de miocarditis.

El diagnóstico se establece mejor mediante PCR en LCR, sangre o hisopado faríngeo o rectal. El tratamiento es sobre todo de apoyo. Aunque hay escasez de datos, los pacientes gravemente enfermos con infección enteroviral a menudo son tratados con IGIV con la esperanza de que el anticuerpo pueda neutralizar al virus. Existe un reporte de caso detallando el uso al parecer exitoso del pocapavir, un medicamento en investigación, para tratar la sepsis enteroviral grave causada por coxsackievirus B3.

Parechovirus humano

En la década de 1990 se determinó, mediante secuenciación genética, que dos serotipos de enterovirus, los echovirus 22 y 23, eran diferentes a otros enterovirus, y fueron reclasificados como PeVH 1 y 2. En 2004, investigadores en Japón reportaron un tercer serotipo (PeVH-3), y en 2005, médicos canadienses reportaron el primer caso de sepsis neonatal causada por PeVH-3. Se han descrito al menos 16 serotipos de PeVH. El PeVH-3 es el tipo más comúnmente asociado con sepsis neonatal.

Al igual que con las infecciones enterovirales, en Estados Unidos la mayoría de los casos se presenta de julio a octubre. La presentación de la infección por PeVH es a menudo similar a la de una infección enteroviral, con algunas excepciones. Las infecciones por PeVH tienden a presentarse de forma un poco más tardía que las infecciones enterovirales (edad promedio, 41 días *versus* 31 días en un estudio). Los lactantes con infecciones por PeVH a menudo tienen fiebre más alta y de mayor duración. Los conteos leucocitarios periféricos en general son más bajos con el PeVH. La proteína C reactiva usualmente es normal. Los neonatos con infección por PeVH, particularmente por PeVH-3, desarrollan más a menudo encefalitis con convulsiones y daño difuso a la materia blanca en la RM. A pesar de ello, la pleocitosis en el LCR es común. Algunos pacientes se recuperan, mientras que otros quedan con secuelas neurológicas.

El diagnóstico de infección por PeVH es mediante PCR, que está disponible en algunos laboratorios de referencia. Es importante destacar que las plataformas de PCR enterovirales estándar no detectan el PeVH, aunque las pruebas de PCR multiplex incluyen PeVH como parte del panel. Al igual que con el enterovirus, no existe terapia aprobada, pero se ha reportado el uso de IGIV.

INFECCIONES NEONATALES (SEPSIS DE INICIO TEMPRANO Y TARDÍO)

Como se mencionó en la introducción de este capítulo, las infecciones bacterianas (y fúngicas) en neonatos en general se clasifican como de inicio temprano y de inicio tardío, dependiendo del momento en el que comienzan los síntomas. Los agentes de la sepsis de inicio temprano pueden ser adquiridos *in utero*, en forma perinatal, o de manera menos común, en el periodo neonatal. A menudo el mecanismo es la aspiración de líquido amniótico contaminado antes o durante el parto. Los agentes de la sepsis de inicio tardío se adquieren más comúnmente en el periodo neonatal, pero algunas veces puede darse colonización inicial durante el nacimiento.

La identidad del patógeno infectante es un predictor más importante para el pronóstico de la sepsis neonatal que el momento de la infección, aunque las infecciones de inicio temprano por estreptococo del grupo B y por *Listeria* tienen un peor pronóstico que las formas de inicio tardío.

Sepsis neonatal de inicio temprano

La sepsis de inicio temprano se define como sepsis que se presenta durante los primeros 3 días de vida. La gran mayoría de los lactantes con sepsis de inicio temprano desarrollará síntomas en las primeras 24 h de vida. La incidencia general es de alrededor de uno por cada 1 000 nacidos vivos, pero es de ocho por cada 1 000 nacidos vivos en aquellos con un peso al nacer de entre 1 000 y 1 500 g, y 26 por cada 1 000 nacidos vivos entre aquellos con un peso al nacer < 1 000 g.

De acuerdo con el Programa Central de Vigilancia Bacteriana Activa de los CDC, el organismo más común que causa sepsis de inicio temprano sigue siendo el *Streptococcus agalactiae* (estreptococo del grupo B, o EGB), aunque con la implementación del tamizaje materno y los antibióticos intraparto, la incidencia ha disminuido. La segunda causa más frecuente de sepsis de inicio temprano es la *Escherichia coli*; en lactantes prematuros, es la causa más común. Quizá de forma sorprendente, el tercer grupo más común de organismos responsables de sepsis de inicio temprano son los estreptococos del grupo viridans, seguidos del *Staphylococcus aureus*, *Haemophilus influenzae* (principalmente no tipo b), *Enterococcus*, *Listeria* y *Streptococcus pneumoniae*. Otras enterobacterias además de la *E. coli*, como el *Cronobacter* (antes *Enterobacter*) *sakazakii* y el *Citrobacter koseri* (antes *C. diversus*), son causas raras pero importantes de sepsis y meningitis en el recién nacido debido a su predilección por causar abscesos cerebrales graves. Como se discutió en la sección previa, el VHS también es una consideración importante a tener en cuenta en el recién nacido con características clínicas de sepsis de inicio temprano.

La siguiente sección se enfoca en el manejo general de la sepsis de inicio temprano, seguida de secciones individuales sobre EGB, *E. coli* y *Listeria monocytogenes*, que son las causas mejor estudiadas. La AAP ha publicado guías para el manejo de neonatos con sepsis bacteriana de inicio temprano sospechada o demostrada (Polin y cols.), y se puede consultar este documento para una información más detallada.

Manejo inicial de la sospecha de sepsis de inicio temprano

Los factores de riesgo para sepsis neonatal pueden dividirse en factores maternos y neonatales. El factor de riesgo materno más importante es la corioamnionitis, cuya única manifestación puede ser la fiebre materna. La incidencia de corioamnionitis varía con la edad gestacional; se presenta en < 1% de las mujeres con embarazos de término y membranas intactas, pero en hasta 28% de las mujeres con partos antes de las 28 sem de gestación. Por lo tanto, no es de sorprender que el parto prematuro sea el factor de riesgo neonatal más fuertemente asociado con sepsis de inicio temprano.

El diagnóstico inicial de sepsis neonatal es clínico. Los síntomas pueden incluir cualquier combinación de fiebre, hipotermia, dificultad respiratoria, apnea, irritabilidad, letargo, alimentación deficiente, cianosis, bradicardia, disminución de la saturación de oxígeno e hipoglucemia.

En un lactante con sospecha de sepsis se debe tomar un hemocultivo de al menos 1 mL antes de iniciar los antibióticos. Los volúmenes más bajos disminuyen el rendimiento diagnóstico tanto como 50%. No son necesarios el examen general de orina ni el urocultivo para la evaluación del lactante con posible sepsis de inicio temprano. Las secreciones traqueales obtenidas inmediatamente después de una intubación endotraqueal pueden enviarse para tinción de Gram y cultivo. Si el lactante ha estado intubado durante más de 48 horas, los aspirados endotraqueales no tienen valor. Si el lactante está lo suficientemente estable para someterlo al procedimiento, se debe realizar una punción lumbar. Uno no puede depender de los resultados del hemocultivo para determinar si el niño tiene meningitis, ya que puede ser estéril en hasta 25% de los recién nacidos con meningitis. Si el niño está clínicamente inestable, se puede diferir la PL hasta que el niño mejore. En el caso de meningitis bacteriana, el conteo celular en el LCR permanecerá elevado durante varios días después de iniciar los antibióticos.

Los estudios de laboratorio inespecíficos (p. ej., conteo leucocitario total, índice de neutrófilos inmaduros a totales, proteína C reactiva, procalcitonina) no son lo suficientemente sensibles para decidir qué neonato necesita cultivos y terapia antimicrobiana empírica. Sin embargo, si la proteína C reactiva o la procalcitonina permanecen normales, pueden ser útiles para decidir cuándo suspender la terapia en el lactante con cultivos negativos. En neonatos con sepsis, los valores de proteína C reactiva aumentan en 6 a 8 h y tienen un pico a las 24 h. Dos valores normales de proteína C reactiva (8 a 24 h después del nacimiento y 24 h más tarde) tienen un valor predictivo negativo para sepsis de 99.7%. La procalcitonina se eleva y disminuye un poco más rápido de lo que lo hace la proteína C reactiva. Es un poco más sensible que esta última, pero menos específica. Algunas veces se utiliza el índice de neutrófilos inmaduros (bandas) a neutrófilos totales (índice I/T). Un índice IT normal de < 0.2 tiene un valor predictivo de 99%. Sin embargo, el valor predictivo positivo de un índice elevado es bajo.

La terapia antimicrobiana empírica debe basarse en los datos locales de susceptibilidad. La mayoría de los centros (y las guías de la AAP) recomienda el uso inicial de ampicilina y gentamicina para la sepsis de inicio temprano sin meningitis. Esta combinación tiene sinergia contra EGB y contra *Listeria*. Algunos centros utilizan ampicilina y cefotaxima para la terapia inicial. Sin embargo, el uso rutinario de cefotaxima se asocia con tasas más altas de resistencia en bacilos gramnegativos, tasas más altas de candidiasis invasiva y quizá con un aumento de la mortalidad general. Debido a su penetración superior al SNC, se debe añadir cefotaxima al esquema del recién nacido con meningitis sospechada o demostrada.

En general, si los cultivos son negativos a las 48 a 72 h, y la proteína C reactiva es normal, se deben suspender los antibióticos. Los estudios muestran que el tratamiento de los lactantes con sospecha de sepsis de inicio temprano, pero con cultivos negativos por > 5 días se asocia con un aumento del riesgo de enterocolitis necrotizante (ECN) y posiblemente muerte.

Estreptococo del grupo B

En la década de 1970, el EGB emergió como la causa más común de sepsis neonatal, con más de 75% de los casos presentándose como sepsis de inicio temprano y 25% como enfermedad de inicio tardío. A finales de la década de 1980 se inició la práctica del tamizaje de las mujeres embarazadas para colonización con EGB, y la administración intraparto de antibióticos si los resultados eran positivos; se publicaron guías en 1996, y se revisaron en 2002 y 2010. Desde la publicación de las guías iniciales, la incidencia de EGB de inicio temprano ha disminuido en 80%. La incidencia de enfermedad de inicio tardío sigue siendo la misma. Por lo tanto, en la actualidad alrededor de la mitad de las infecciones por EGB son de inicio temprano, y cerca de la mitad son de inicio tardío. Cerca de 75% de los casos de infecciones por EGB de inicio temprano se presenta en niños nacidos a término.

Aproximadamente 25% de las mujeres embarazadas están colonizadas con EGB en la mucosa rectal o vaginal. En ausencia de profilaxis, alrededor de 50% de los recién nacidos de mujeres colonizadas se colonizará también ya sea *in utero* o durante el parto, y de 1 a 2% desarrollará enfermedad invasiva por EGB.

A todas las mujeres embarazadas se les debe realizar cultivo para EGB tanto de la parte inferior de la vagina como del recto a las 35 y 37 semanas de gestación. Se debe incubar el cultivo en medios con caldo en lugar de placas de agar. Las madres cuyos cultivos son positivos para EGB deben recibir profilaxis antibiótica intraparto (PAI), de preferencia utilizando penicilina, comenzando al menos 4 h antes del parto. Si la mujer tiene antecedente de alergia a las penicilinas o cefalosporinas manifestada por anafilaxia, angioedema, urticaria o dificultad respiratoria, se debe utilizar clindamicina (asumiendo que la cepa sea susceptible a la clindamicina). Si es alérgica a la penicilina, pero sin las manifestaciones mencionadas antes, se debe administrar cefazolina, pero alrededor de 15% de las cepas aisladas es resistente a clindamicina. La profilaxis antibiótica no es necesaria para las mujeres en quienes se realizará una operación cesárea programada con membranas intactas.

Además de un cultivo de tamizaje positivo, las indicaciones para PAI incluyen bacteriuria por EGB en cualquier momento durante el embarazo actual, y el parto previo de un lactante con enfermedad invasiva por EGB. Para las mujeres que no se someten a tamizaje para EGB (ya sea por un parto previo al tamizaje programado o porque se omitió inadvertidamente el tamizaje), se debe administrar PAI si cualesquiera de las siguientes aplica: (a) parto antes de las 37 sem, (b) ruptura de membranas ≥ 18 h o (c) temperatura intraparto ≥ 38 °C. Aunque es una inquietud justificada, el uso de PAI para EBG no se ha acompañado de un incremento en la incidencia de sepsis de inicio temprano causada por otros patógenos, incluyendo aquellos que son resistentes a los antimicrobianos.

Un tamizaje negativo para EGB se considera válido durante 5 sem. Si una mujer es reingresada durante el trabajo de parto y han pasado más de 5 sem desde que fue evaluada, se le debe repetir la prueba para detectar colonización.

El manejo de un bebé nacido de una mujer que ha recibido profilaxis para EGB se muestra en la Figura 19-2. El antecedente de un tamizaje materno negativo para EGB no debe disuadir al médico de realizar una evaluación en un recién nacido de aspecto enfermo. En la era del tamizaje universal, > 60% de los casos de EGB de inicio temprano se presentan en lactantes nacidos de mujeres que han tenido un cultivo prenatal de tamizaje para EGB negativo.

Como se discutió antes, al inicio se utilizan gentamicina y ampicilina; la gentamicina se suspende una vez que los cultivos confirman la presencia de EGB, hay mejoría clínica y los cultivos repetidos en LCR son estériles. La bacteriemia se trata durante un mínimo de 10 días y la meningitis durante un mínimo de 14 días. La mayoría de los expertos recomienda repetir la punción lumbar a las 48 horas de haber iniciado la terapia para documentar un LCR estéril, y de nuevo antes de suspender los antibióticos. Si los neutrófilos en el LCR son > 30% de los leucocitos en el LCR, o si el nivel de proteínas en el LCR es > 200 mg/dL, se administra una semana adicional de terapia antibiótica. Se deben considerar TC contrastada o RM de encéfalo antes de suspender la terapia para detectar complicaciones como absceso intracraneal o empiema subdural.

Escherichia coli

En la mayoría de las series recientes, la *E. coli* es ahora la segunda causa principal de sepsis de inicio temprano, y en algunas series pequeñas es más común que el EGB. A diferencia del EGB, > 80% de los lactantes con sepsis de inicio temprano por *E. coli* nace en forma prematura. La *E. coli* también se asocia con una tasa de mortalidad más alta (25% contra 7% para el EGB).

Los síntomas de presentación más comunes en los lactantes con sepsis por *E. coli* son inespecíficos: dos tercios de los pacientes presentan apnea, bradicardia y cianosis. En general, los síntomas son indistinguibles de otras causas de sepsis neonatal. La meningitis es común, presentándose en 10 a 20% de los lactantes con bacteriemia. La terapia empírica es como ya se describió. Debido al aumento en la incidencia de *E. coli* productora de betalactamasas de espectro extendido en la comunidad, si se sospecha *E. coli* en base a la presencia de bacilos gramnegativos en la tinción de Gram en LCR, el meropenem es una terapia empírica razonable hasta que estén disponibles los resultados de las pruebas de susceptibilidad. La bacteriemia se trata durante un mínimo de 14 días, y la meningitis durante un mínimo de 21 días desde el primer cultivo negativo. Se recomienda repetir la punción lumbar cerca del final de la terapia para documentar un LCR estéril. Algunos expertos también recomiendan una punción lumbar al inicio de la terapia para documentar la esterilidad del LCR. Sin embargo, a diferencia del EGB, que usualmente se aclara del LCR en las primeras 24 a 48 h de terapia, el tiempo promedio para los cultivos negativos de LCR en neonatos con meningitis por *E. coli* es de 5.5 días.

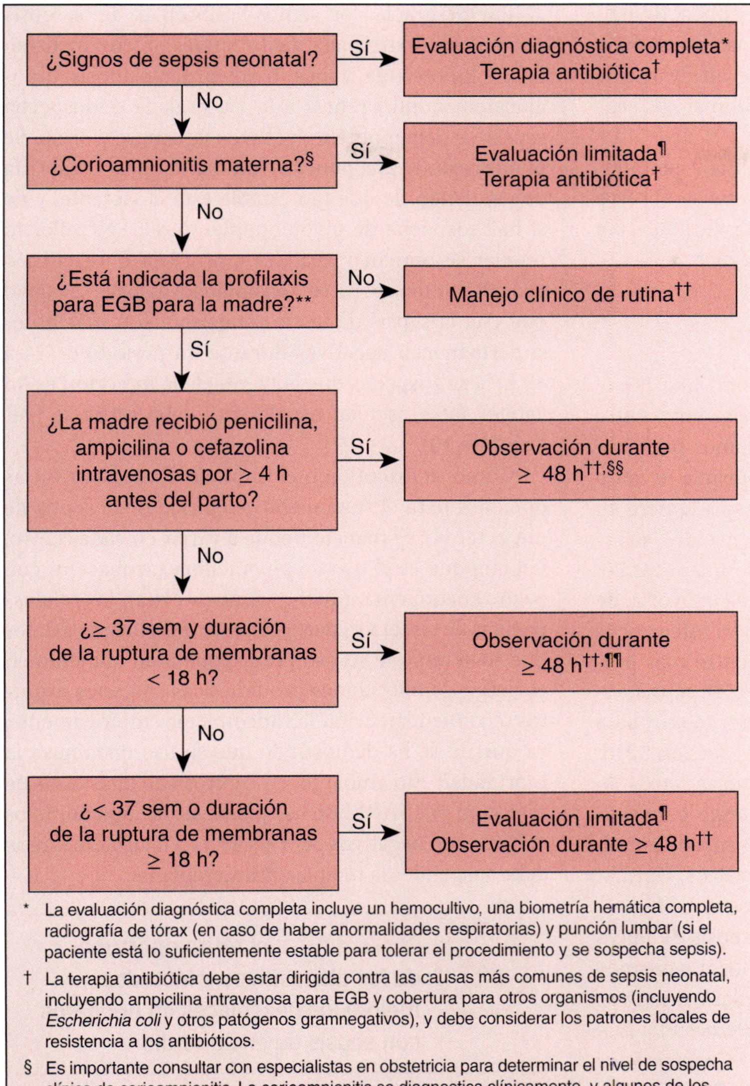

* La evaluación diagnóstica completa incluye un hemocultivo, una biometría hemática completa, radiografía de tórax (en caso de haber anormalidades respiratorias) y punción lumbar (si el paciente está lo suficientemente estable para tolerar el procedimiento y se sospecha sepsis).

† La terapia antibiótica debe estar dirigida contra las causas más comunes de sepsis neonatal, incluyendo ampicilina intravenosa para EGB y cobertura para otros organismos (incluyendo *Escherichia coli* y otros patógenos gramnegativos), y debe considerar los patrones locales de resistencia a los antibióticos.

§ Es importante consultar con especialistas en obstetricia para determinar el nivel de sospecha clínica de corioamnionitis. La corioamnionitis se diagnostica clínicamente, y algunos de los signos son inespecíficos.

¶ La evaluación limitada indica hemocultivo (al nacimiento) y BH (al nacimiento o a las 6 a 12 h de vida).

** Consultar el texto para las indicaciones de profilaxis contra EGB intraparto.

†† Si se desarrollan signos de sepsis, se debe realizar una evaluación diagnóstica completa e iniciar terapia antibiótica.

§§ Si ≥ 37 sem de gestación, la observación puede darse en casa después de 24 h si se han cumplido otros criterios de alta, si se tiene fácil acceso a la atención médica y estará presente una persona capaz de cumplir al pie de la letra con las instrucciones para observación en el hogar. Si alguna de estas condiciones no se cumple, se debe observar al lactante en el hospital durante al menos 48 h, y hasta que se cumplan los criterios de alta.

¶¶ Algunos expertos recomiendan una BH a las 6 a 12 h de vida.

Figura 19-2. Algoritmo para la prevención secundaria de la enfermedad por EGB de inicio temprano en recién nacidos. (Adaptado de Verani JR, *et al.* MMWR Recomm Rep 2010;59(RR10):1-32.)

Listeria monocytogenes

La *listeriosis* se ha vuelto una causa poco común de sepsis neonatal de inicio temprano, y en la mayoría de las series es responsable de 1 a 2% de los casos; sin embargo, continúan presentándose brotes locales. Es causada por infección con un bacilo grampositivo intracelular, y es más común en lactantes prematuros. En mujeres embarazadas es una enfermedad transmi-tida por alimentos, típicamente adquirida a través de la ingesta de carnes procesadas contaminadas, quesos suaves o vegetales frescos. La infección materna a menudo es asintomática o resulta en una infección inespecífica tipo influenza. Después se transmite la infección al feto por vía transplacentaria, y puede resultar en muerte fetal, sepsis de inicio temprano o tardío, o meningitis. La enfermedad de inicio temprano por lo regular se manifiesta con apnea, dificultad respiratoria y cianosis. La neumonía es común, y en los casos graves puede presentarse un exantema granulomatoso, conocido como granulomatosis séptica infantil.

El tratamiento inicial es con ampicilina y gentamicina; esta última se suspende una vez que se observa mejoría clínica. La bacteriemia se trata durante 10 a 14 días, y la meningitis, durante 14 a 21 días.

Sepsis neonatal de inicio tardío

La sepsis de inicio tardío se define como una infección del torrente sanguíneo que se presenta entre los 3 y los 90 días de vida. Los organismos que causan sepsis de inicio tardío pueden adquirirse *in utero* o en forma perinatal, pero la mayoría se adquiere en forma posnatal. Aunque los lactantes nacidos a término pueden presentar enfermedad de inicio tardío, los lactantes prematuros constituyen la mayoría de los casos, y casi todos se presentan como infecciones nosocomiales. Como es de esperarse, entre más prematuro es el lactante, mayor es el riesgo de sepsis. En estudios de grandes números de lactantes de muy bajo peso al nacer (< 1 500 g y < 28 sem de gestación), 21 a 36% desarrollaron sepsis de inicio tardío. Además de la edad gestacional, otros factores de riesgo para sepsis incluyen la presencia de un catéter venoso central, hiperalimentación, procedimientos invasivos, ventilación mecánica, displasia broncopulmonar y ECN.

En un estudio de 424 episodios de sepsis de inicio tardío durante un periodo de 19 años, los organismos más comunes fueron estafilococos coagulasa-negativos (38%), *S. aureus* (11%), *E. coli* (8%), *Enterococcus faecalis* (7%), *Klebsiella pneumoniae* (6%), *Pseudomonas aeruginosa* (6%), *Candida albicans* (5%) y EGB (5%). La edad promedio al inicio de los síntomas fue de 25 días, y 11% de los lactantes falleció por causas relacionadas con la sepsis. Dos terceras partes de las muertes se dieron en aquellos con sepsis por gramnegativos.

Manejo inicial de la sospecha de sepsis de inicio tardío

El manejo de la sepsis de inicio tardío es complejo, y varía dependiendo de la presencia de catéteres vasculares, otros factores de riesgo para sepsis y los datos locales de susceptibilidad a los antimicrobianos. Aunque la infección del torrente sanguíneo es la causa más común (responsable de 50% de los casos de sepsis de inicio tardío), son posibles otros síndromes anatómicos, incluyendo neumonía asociada con el ventilador (NAV) (15%), infección de vías urinarias (9%), peritonitis (7%) y meningitis (1%). En algunos casos no se descubre la fuente.

Por desgracia, los signos y síntomas de la sepsis pueden ser extremadamente sutiles. Estos incluyen fiebre, hipotermia, apnea, bradicardia, cianosis, hipoglucemia e intolerancia a la vía oral. Si se sospecha sepsis, se deben obtener cultivos de sangre y orina. Se puede realizar una punción lumbar al inicio o diferirla dependiendo de qué tan estable está el lactante, y de si hay sospecha de involucramiento del SNC. Por lo regular se obtienen una BH y proteína C reactiva o procalcitonina, pero su sensibilidad es baja. Al igual que con la sepsis de inicio temprano, son más útiles si permanecen negativas durante un periodo de 24 a 48 h. Si se sospecha que la fuente de la infección es un catéter intravascular, usualmente debe retirarse (ver Capítulo 10).

Como se discutió en el Capítulo 10, existen varias opciones para el tratamiento empírico de la sepsis de inicio tardío. El manejo tiende a variar en cada centro. Un enfoque es el uso de piperacilina-tazobactam con o sin vancomicina. Muchos centros evitan las cefalosporinas de tercera y cuarta generaciones debido a datos que sugieren que su uso predispone a un aumento en el riesgo de infecciones candidiásicas. Algunos expertos recomiendan evitar la vancomicina empíricamente, ya que no se ha demostrado que su uso disminuya la mortalidad. Sin embargo, en centros con altas tasas de infección por SARM, su uso puede ser apropiado. Si los cultivos son negativos para las 48 a 72 h, usualmente se debe suspender la terapia antimicrobiana.

Perla clínica: el retiro oportuno de los dispositivos infectados mejora los desenlaces en neonatos con sepsis de inicio tardío.

Staphylococcus aureus

El *S. aureus* es una causa común de sepsis de inicio tardío. En algunos centros, el SARM se ha vuelto una causa común de infección en las unidades de cuidados intensivos neonatales, UCIN. Las infecciones por *S. aureus* en la UCIN conlleva una tasa de mortalidad de 10 a 25%, sin importar si la infección es por una cepa de *S. aureus* resistente a meticilina o sensible a meticilina. El *S. aureus* tiene una mayor probabilidad que cualquier otro organismo de resultar en focos distantes de infección (p. ej., osteomielitis o endocarditis), en particular si la bacteriemia es prolongada. En un estudio en una UCIN ocurrieron complicaciones focales en un tercio de los bebés con infección por *S. aureus* en la sangre, con una duración media de la bacteriemia de 6 días. Por el contrario, la duración promedio de la bacteriemia en aquellos sin complicaciones focales fue de 1 día. Al igual que en niños mayores, la neumonía necrotizante con neumoatoceles en un lactante debe sugerir *S. aureus* como la causa (Fig. 19-3).

El tratamiento de las infecciones por *S. aureus* es similar al de los niños mayores. Es crítico el control de la fuente; los abscesos deben ser drenados y los cuerpos extraños infectados, retirados. Las infecciones por SASM se tratan con una penicilina antiestafilocócica (nafcilina u oxacilina) o una cefalosporina de primera generación (como cefazolina). Las infecciones por SARM en general se tratan con vancomicina. Con esta última se deben monitorear los niveles con una meta habitual de 10 a 15 mcg/mL como mínimo. La duración del tratamiento intravenoso para la infección aislada del torrente sanguíneo es de mínimo 14 días a partir del primer cultivo negativo. El tratamiento es prolongado si están involucrados focos metastásicos o si la bacteriemia inicial tarda en aclarar, incluso sin focos secundarios evidentes.

Staphylococcus epidermidis

En muchos laboratorios microbiológicos, estos se identifican solo como estafilococos coagulasa-negativos, de los cuales el *S. epidermidis* es la especie más común. Debido a que es un comensal común en la piel, la infección por *S. epidermidis* puede ser difícil de distinguir de una colonización o contaminación. Los estudios de investigación requieren que se aísle en al menos dos hemocultivos, un hemocultivo y otro cultivo de un sitio estéril, o un hemocultivo con una infección significativa. El *S. epidermidis*

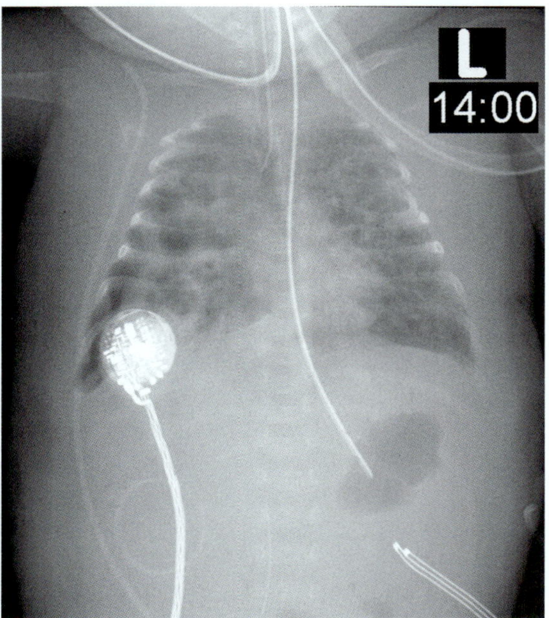

Figura 19-3. Neumatoceles del lado derecho en un lactante prematuro con enfermedad pulmonar crónica y neumonía grave por *S. aureus*.

es una causa común de infección de la sangre relacionada con catéter, pero (a diferencia del *S. aureus*) no es una causa común de focos infecciosos distantes.

El tratamiento exitoso sin el retiro del catéter depende de la duración de la bacteriemia. En un estudio, si la bacteriemia tenía ≤ 2 días, el tratamiento fue 79% exitoso; si tenía entre 3 y 4 días, fue 44% exitoso; si tenía ≥ 4 días, no hubo intentos exitosos por salvar el catéter. En el lactante clínicamente estable es razonable intentar conservar la línea durante 1 a 2 días, en particular dado que puede ser difícil saber si el catéter está en verdad infectado. El tratamiento por lo regular es con vancomicina durante 10 días a partir del primer hemocultivo negativo.

Bacilos gramnegativos

Estos agentes representan entre 20 y 25% de los casos de sepsis de inicio tardío. Sin embargo, causan un número desproporcionado de muertes. La tasa de mortalidad para las infecciones invasivas por *Pseudomonas* en la UCIN se aproxima a 50%. Las infecciones por gramnegativos también se asocian a menudo con ECN, discutida más adelante. A diferencia de los estafilococos, los organismos gramnegativos tienen una probabilidad mucho mayor de asociarse a meningitis. Por lo tanto, se debe realizar una punción lumbar en el neonato con bacteriemia por gramnegativos. Si el lactante está demasiado inestable para tolerar el procedimiento, se debe asumir el diagnóstico de meningitis.

Las infecciones relacionadas con catéter con bacilos gramnegativos por lo regular requieren el retiro rápido del catéter para lograr la curación. El tratamiento inicial debe incluir dos agentes, como piperacilina-tazobactam (o ceftazidima) y un aminoglucósido. Una vez que se conocen las susceptibilidades y los hemocultivos repetidos son estériles, se puede utilizar un solo agente. La infección del torrente sanguíneo se trata durante un mínimo de 14 días; la meningitis, durante un mínimo de 21 días.

Candidiasis

La *Candida* puede causar enfermedad de inicio temprano, pero por lo común se asocia mucho más con enfermedad de inicio tardío en lactantes de muy bajo peso al nacer. En la mayoría de las series de sepsis de inicio tardío, es responsable de alrededor de 5% de los casos. Además de la prematuridad, los factores de riesgo incluyen catéteres intravasculares, uso de antibióticos de amplio espectro, nutrición parenteral, corticoesteroides y ECN (en especial con perforación). Los organismos más comunes son *C. albicans* y *C. parapsilosis*. La tasa de mortalidad está entre 13 y 19%. La infección de la sangre relacionada con catéter es la manifestación más común. Sin embargo, es posible la siembra de otros sitios, en especial el riñón, la retina y el LCR. A diferencia de otras situaciones en las que a menudo no se le da importancia a la candiduria, su presencia en un lactante de muy bajo peso al nacer amerita la búsqueda de otros sitios infectados, y requiere tratamiento. Las especies de *Candida* crecen bien en los medios estándar utilizados para cultivo bacteriano; no se requieren medios especiales para detectar su crecimiento.

El uso de fluconazol para prevenir la candidiasis invasiva en la UCIN es controversial. Esto quizá se relaciona con la variación en la incidencia en diferentes UCIN. Los esquemas también varían, pero uno común es utilizar fluconazol intravenoso 3 mg/kg/dosis cada 48 a 72 h en recién nacidos con un peso al nacer < 1 000 g. Esto se continúa hasta que se han retirado todos los catéteres venosos centrales. Cabe destacar que el fluconazol enteral no parece tener el mismo efecto protector.

El tratamiento de las infecciones invasivas por *Candida* requiere el pronto retiro de todo material extraño infectado. El intentar conservar dispositivos infectados se asocia con un aumento en la mortalidad. La terapia antifúngica inicial es con anfotericina B, que en general es bien tolerada por los neonatos. Se pueden utilizar fórmulas liposomales a menos que esté involucrada la vía urinaria. Si se encuentra que la cepa es susceptible al fluconazol, por lo regular se prefiere este medicamento. Algunas veces se utilizan equinocandinas, pero no penetran de manera adecuada en el LCR como para ser utilizadas como monoterapia para la meningitis candidiásica.

La candidiasis congénita es mucho menos común. Por lo regular se presenta como un exantema maculopapular con múltiples pústulas, aunque también puede ocurrir enfermedad invasiva. La candidiasis congénita grave en un lactante nacido a término amerita la consideración de inmunodeficiencia celular.

Enterocolitis necrotizante

La ECN es un padecimiento común en los lactantes de bajo peso al nacer, y una de las principales causas de morbilidad y mortalidad en la UCIN. En un estudio multicéntrico de más de 9 500 lactantes de < 1 500 g y nacidos antes de las 28 semanas de gestación, 11% desarrolló ECN. Las tasas de mortalidad estuvieron en un rango de 15 a 30%. No se conoce del todo la causa de ECN, pero se ha postulado que la prematuridad, la alimentación con fórmula y la alteración de la microflora intestinal predisponen al lactante a inflamación e isquemia intestinal. La ECN a veces se presenta en lactantes nacidos a término, a menudo en aquellos con enfermedad cardiaca congénita compleja que presumiblemente tienen isquemia intestinal.

La ECN típicamente se presenta en la segunda semana de vida, cuando se inicia la alimentación ente-ral. El inicio puede ser retardado en lactantes extremadamente prematuros. La presentación inicial es a menudo con distención abdominal y retención del alimento. Los síntomas pueden progresar con rapidez a un cuadro que semeja una sepsis. Alrededor de la cuarta parte de los pacientes desarrolla heces sanguinolentas. Un abdomen descolorido sugiere perforación. La neumoatosis intestinal (Fig. 19-4) en la radiografía simple de abdomen es altamente específica para ECN, pero tiene una sensibilidad de < 75%. La TC puede ser más sensible. Se está utilizando el ultrasonido abdominal con mayor frecuencia para el diagnóstico y para guiar las decisiones quirúrgicas. El gas venoso portal es un signo de enfermedad grave; el neumoperitoneo indica una perforación. Se han desarrollado sistemas de puntaje para estadificar la enfermedad desde sospecha de ECN hasta ECN grave.

Los hallazgos de laboratorio incluyen leucocitosis o leucopenia, trombocitopenia, hiponatremia, acidosis metabólica, e hipo o hiperglucemia. La proteína C reactiva puede estar elevada, pero no distingue entre sepsis y ECN. Se están estudiando biomarcadores más específicos para ECN. Los hemocultivos son positivos en hasta 40% de los pacientes, típicamente con organismos entéricos gramnegativos.

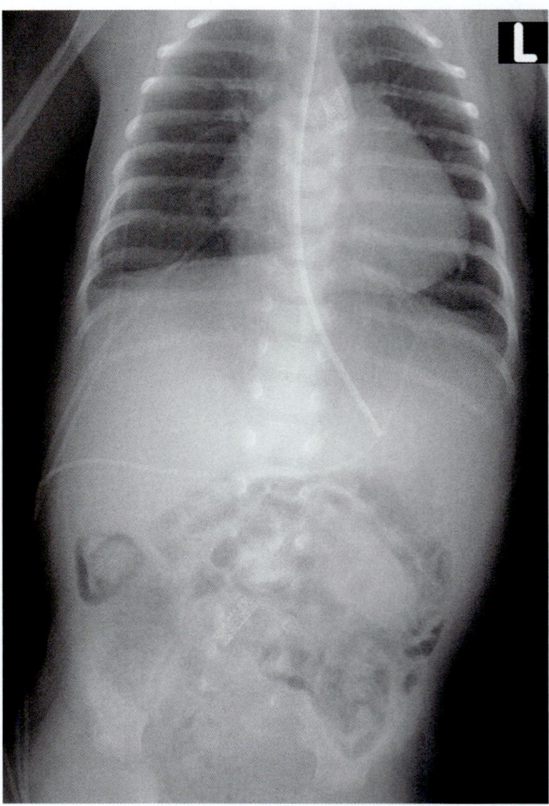

Figura 19-4. Neumatosis extensa en la pared intestinal en un neonato con enterocolitis necrotizante.

El tratamiento consiste en reposo intestinal, succión gástrica, nutrición parenteral y antibióticos intravenosos (como piperacilina-tazobactam). Por lo regular no es necesaria la vancomicina. Se debe consultar a un cirujano pediatra, y obtener radiografías (o ultrasonidos) abdominales seriadas. Entre 20 y 40% de los niños con ECN requiere cirugía, ya sea un drenaje peritoneal primario o una laparotomía. Si se realiza una exploración abdominal y hay evidencia de perforación, ascitis o colecciones localizadas de líquido, se deben obtener cultivos bacterianos para anaerobios, y anaerobios y cultivos fúngicos.

Existen datos que sugieren que el uso de probióticos en lactantes de muy bajo peso al nacer puede reducir el riesgo de ECN. Algunos grupos han aconsejado su uso, pero no se conoce con certeza el esquema óptimo ni tampoco el momento adecuado para administrarlos.

Neumonía asociada con el ventilador

Este diagnóstico es difícil de establecer en cualquier niño, pero en el neonato representa un reto en particular por varias razones. Los signos de dificultad respiratoria (apnea, bradicardia y la necesidad de aumento en el oxígeno o en la tasa de ventilación) son comunes en el neonato bajo estrés, y no son específicos de la vía respiratoria. Los hallazgos de neumonía en la radiografía de tórax, ya sea neumonía primaria o NAV, pueden ser indistinguibles de los de un síndrome de dificultad respiratoria (SDR) neonatal. Los lactantes con enfermedad pulmonar crónica (displasia broncopulmonar) típicamente tienen opacidades radiográficas persistentes que pueden enmascarar a un infiltrado infeccioso subyacente. Por último, los cultivos de secreciones endotraqueales no son ni sensibles ni específicos para el diagnóstico de NAV en neonatos.

Las causas más comunes de NAV en neonatos son bacilos gramnegativos como *Pseudomonas*, *Klebsiella*, *E. coli* y *Enterobacter*. El *S. aureus* también es una causa común, y puede resultar en abscesos pulmonares graves (Fig. 19-3). Aunque comúnmente cultivados en las secreciones traqueales, el estafilococo coagulasa-negativo, el *Enterococcus* y la *Candida* rara vez causan NAV. Los factores de riesgo incluyen el grado de prematuridad, infección reciente del torrente sanguíneo y la duración de la intubación endotraqueal. Los criterios de los CDC para el diagnóstico de NAV fueron publicados en línea en 2016 (Cuadro 19-2) y pueden consultarse en la siguiente dirección electrónica: http://www.cdc.gov/nhsn/PDFs/pscManual/6psc-VAPcurrent.pdf. Cabe destacar que los resultados del cultivo y de la tinción de Gram de los aspirados endotraqueales no están incluidos dentro de los criterios diagnósticos, ya que es común la colonización del tubo endotraqueal, y los resultados son malos predictores

---

Cuadro 19-2. Criterios de los CDC para neumonía asociada con el ventilador en el neonato

Empeoramiento en el intercambio de gases (p. ej., desaturaciones de oxígeno a < 94%, aumento de los requerimientos de oxígeno o incremento de la demanda del ventilador) Y
> **> 48 horas con ventilación mecánica Y**
> **Evidencia en los estudios de imagen (uno o más de los siguientes):**

- **Infiltrado de nueva aparición o progresivo y persistente**
- **Consolidación**
- **Cavitación**
- **Neumatoceles**

Y al menos tres de los siguientes:

- **Temperatura inestable**
- **Leucopenia (≤ 4000 leucocitos/mcL) o leucocitosis (≥ 15 000 leucocitos/mcL) y desplazamiento hacia la izquierda (≥ 10% bandas)**
- **Esputo purulento de nueva aparición o cambio en las características del esputo o aumento en las secreciones respiratorias o incremento en los requerimientos de succión**
- **Apnea, taquipnea, aleteo nasal con retracción de la pared torácica o aleteo nasal con gruñido**
- **Sibilancias, estertores crepitantes o roncantes**
- **Tos**
- **Bradicardia (< 100 latidos/min) o taquicardia (> 170 latidos/min)**

---

de la causa de neumonía. Los cultivos de sangre y de líquido de lavado broncoalveolar (si es que se realiza) son criterios de apoyo.

La terapia empírica para la NAV en el neonato debe incluir cobertura contra bacilos gramnegativos, incluyendo *Pseudomonas*. Las opciones incluyen piperacilina-tazobactam, ceftazidima o meropenem, dependiendo de los datos locales de susceptibilidad. En unidades con una alta prevalencia de SARM se añade vancomicina. El tratamiento es usualmente de 7 a 10 días para las infecciones no complicadas; los pacientes con abscesos pulmonares u otras complicaciones son tratados durante más tiempo. Al igual que en los niños de mayor edad, los empiemas requieren drenaje con tubo (Capítulo 8).

Tuberculosis

Es importante diagnosticar la tuberculosis (TB) durante el embarazo, ya que hasta dos tercios de las mujeres embarazadas con tuberculosis pulmonar son asintomáticas, y los recién nacidos tienen un riesgo muy alto de TB diseminada si se exponen a un caso activo. La TB congénita es muy común, y se discute más adelante en este capítulo.

Todos los medicamentos de primera línea (isoniazida, rifampina, etambutol y pirazinamida) tienen un excelente registro de seguridad en el embarazo, y no han sido asociados con malformaciones congénitas. La estreptomicina se asocia fuertemente con problemas de audición y del equilibro en niños expuestos *in utero*, y su uso está contraindicado en el embarazo.

Las mujeres embarazadas con infección latente por TB que han adquirido la infección recientemente, y aquellas con infección por VIH, pueden tener una rápida progresión a enfermedad activa y deben ser tratadas de forma oportuna con isoniazida durante 9 meses. Aunque no se han observado efectos nocivos de la isoniazida al feto, algunos expertos retrasan la terapia para la infección latente hasta después del parto en ausencia de infección por VIH, inmunosupresión o infección reciente por TB. Las mujeres embarazadas o lactando en tratamiento con isoniazida deben recibir piridoxina (vitamina B_6) 25 mg diarios.

Recién nacido expuesto a tuberculosis en forma posnatal

Los recién nacidos expuestos a pacientes con TB pulmonar activa tienen un alto riesgo de infectarse. Se deben reportar rápidamente los casos a las autoridades de salud pública, ya que es crítica la investigación de los contactos para detectar casos adicionales. Si el caso activo es la madre, el lactante debe ser evaluado por la posibilidad de TB congénita (ver el siguiente texto). El bebé debe recibir isoniazida incluso si no hay evidencia de enfermedad y a pesar de una prueba cutánea negativa y una radiografía de tórax normal. Idealmente, el lactante debe ser separado del adulto con TB activa hasta que se asegura la no contagiosidad. Sin embargo, cuando el caso activo es la madre, esto por lo regular no es práctico. La isoniazida en el lactante debe suspenderse a los 3 a 4 meses y se debe repetir la prueba cutánea de tuberculina.

Si se encuentra que la madre u otro contracto en el hogar de un recién nacido tiene infección latente por TB (ILTB) únicamente (no enfermedad activa), de nuevo es crítica la investigación de los contactos para asegurarse de que no hay casos de enfermedad activa a los cuales pueda haber estado expuesto el lactante. No es necesaria la separación, y el bebé no requiere isoniazida y puede seguir alimentándose con seno materno.

Si la madre está tomando isoniazida, tanto la madre como el bebé deben recibir piridoxina (vitamina B_6). Para el bebé, esta puede administrarse en forma de un multivitamínico líquido estándar.

Tuberculosis congénita

La TB congénita es poco común, pero es importante identificarla. Puede ser causada por diseminación hematógena a través de la placenta o por aspiración de líquido amniótico infectado. Los síntomas de presentación son inespecíficos. Los signos más comunes son hepatoesplenomegalia, dificultad respiratoria y fiebre. Puede haber coriorretinitis, imitando otras causas de infección congénita, como CMV y toxoplasmosis. A veces los lactantes pueden presentar un cuadro fulminante de choque séptico y coagulación intravascular diseminada.

La edad promedio de presentación es a los 24 días (rango, 1 a 84 días). En una revisión, 24 (75%) de 32 madres estuvieron por completo asintomáticas antes del parto. Esto resalta la importancia de realizar una prueba de tuberculina en todas las mujeres embarazadas con factores de riesgo epidemiológicos para TB, como haber nacido en el extranjero.

Si se sospecha, se debe realizar la prueba cutánea de tuberculina (aunque por lo regular es negativa en lactantes); cualquier induración es sugerente de TB. Se deben enviar aspirados gástricos, aspirados endotraqueales (si el niño está intubado), y líquido cefalorraquídeo para tinción para bacterias ácido-alcohol resistentes y cultivo micobacteriano. Si aún se cuenta con ella, se debe examinar la placenta en búsqueda de evidencia histológica de TB. La madre debe ser evaluada para excluir TB pulmonar y extrapulmonar. Si la sospecha de TB congénita es alta, se inicia terapia con cuatro medicamentos (usualmente isoniazida, rifampina, pirazinamida y estreptomicina) y se continúa durante 2 meses. Si las cepas son susceptibles a isoniazida y rifampina, se continúan estos agentes hasta completar un curso de 12 meses. A diferencia de la mayoría de los niños con TB, los lactantes con TB congénita pueden ser contagiosos, y usualmente deben ser manejados utilizando precauciones de transmisión por aire.

INFECCIONES NEONATALES MISCELÁNEAS

Neumonitis intersticial afebril

Se puede recuperar una gran variedad de flora cervical materna aspirada en los lactantes con neumonía en las primeras semanas de vida, en especial en aquellos nacidos en forma prematura. Estos organismos incluyen CMV, *Chlamydia trachomatis*, mycoplasmas, ureaplasmas, virus del herpes simple, adenovirus y *Pneumocystis jirovecii*. Algunos de estos organismos pueden presentarse de forma coincidente en un lactante en particular, pero las asociaciones etiológicas están bien documentadas para la mayoría de estos patógenos en neonatos de 2 a 12 sem de edad. Los macrólidos son el tratamiento de elección para la neumonía por *Chlamydia*, que es la causa infecciosa tratable más probable de neumonía intersticial afebril. No está claro si la infección por *Ureaplasma* en los lactantes prematuros se asocia con el desarrollo de enfermedad pulmonar crónica.

Infecciones piógenas

Pueden ocurrir abscesos en el cuero cabelludo en el sitio de colocación de electrodos intrauterinos, y pueden ser causados por la flora cervical materna. La mastitis neonatal por lo regualr es causada por *S. aureus*, pero puede ser causada por cualquier bacteria, incluyendo estreptococos del grupo B y organismos gramnegativos.

La infección del cordón umbilical (onfalitis) usualmente es secundaria a *S. aureus* o estreptococos, y se manifiesta con eritema, inflamación o secreción en el cordón. La complicación más grave de la onfalitis es la fascitis necrotizante (Capítulo 17), que se presenta en 13 a 26% de los casos.

Puntos clave

- Las infecciones congénitas se adquieren *in utero*, las infecciones perinatales durante el parto, y las infecciones neonatales, en forma posnatal.
- El CMV es la infección congénita más común en Estados Unidos; la secuela más frecuente es la pérdida de la audición neurosensorial.
- En un lactante con coriorretinitis congénita cuyas pruebas son negativas para toxoplasmosis y CMV, considere infección por VCML.
- El parvovirus B19 es la causa infecciosa más común de hidrops fetal.
- Todo lactante que en las primeras 4 a 5 sem de vida presenta vesículas, sepsis o meningitis, con una tinción de Gram en LCR negativa, debe ser evaluado en busca de infección por VHS.
- La mayoría de los lactantes con sepsis de inicio temprano se presenta en las primeras 24 h de vida; el EGB y la *E. coli* son las causas más frecuentes.
- La causa de la sepsis de inicio tardío con la mayor tasa de mortalidad es la *P. aeruginosa*.
- Los recién nacidos expuestos a un caso de TB activa requieren ser evaluados de inmediato, ya que la enfermedad puede progresar rápidamente en el lactante pequeño.

REFERENCIAS SELECCIONADAS

General

http://www.pediatrics.emory.edu/divisions/neonatology/dpc/conginf.html (Congenital infections)

Ford-Jones EL, Kellner JD. "Cheap Torches": an acronym for congenital and perinatal infections. *Pediatr Infect Dis J* 1995;14:638–9.

Ville Y, Leruez-Ville M. Managing infections in pregnancy. *Curr Opin Infect Dis* 2014;27:251–7.

Citomegalivirus (CMV)

Boppana SB, Ross SA, Novak Z, et al. Dried blood spot real-time polymerase chain reaction assays to screen newborns for congenital cytomegalovirus infection. *JAMA* 2010;303:1375–82.

Boppana SB, Ross SA, Shimamura M, et al. Saliva polymerase-chain-reaction assay for cytomegalovirus screening in newborns. *N Engl J Med* 2011;364:2111–8.

Duval M, Park AH. Congenital cytomegalovirus: what the otolaryngologist should know. *Curr Opin Otolaryngol Head Neck Surg* 2014;22:495–500.

Fowler KB, Dahle AJ, Boppana SB, et al. Newborn hearing screening: will children with hearing loss caused by congenital cytomegalovirus infection be missed? *J Pediatr* 1999;135:60–4.

Fowler KB, Stagno S, Pass RF, et al. The outcome of congenital cytomegalovirus infection in relation to maternal antibody status. *N Engl J Med* 1992;326:663–7.

Gandhi RS, Fernandez-Alvarez JR, Rabe H. Management of congenital cytomegalovirus infection: an evidence-based approach. *Acta Paediatr* 2010;99:509–15.

Johnson J, Anderson B, Pass RF. Prevention of maternal and congenital cytomegalovirus infection. *Clin Obstet Gynecol* 2012;55:521–30.

Kimberlin DW, Chin-Yu L, Sanchez PJ, et al. Effect of ganciclovir therapy on hearing in symptomatic congenital virus disease involving the central nervous system: a randomized, controlled trial. *J Pediatr* 2003;143:16–25.

Kimberlin DW, Jester PM, Sanchez PJ, et al. Valganciclovir for symptomatic congenital cytomegalovirus disease. *N Engl J Med* 2015;372:933–43.

Lanzieri TM, Dollard SC, Josephson CD, et al. Breast milk-acquired cytomegalovirus infection and disease in VLBW and premature infants. *Pediatrics* 2013;131:e1937–45.

Oliver SE, Cloud GA, Sanchez PJ, et al. Neurodevelopmental outcomes following ganciclovir therapy in symptomatic congenital cytomegalovirus infections involving the central nervous system. *J Clin Virol* 2009;46:S22–6.

Revello MG, Lazzarotto T, Guerra B, et al. A randomized trial of hyperimmune globulin to prevent congenital cytomegalovirus. *N Engl J Med* 2014;370:1316–26.

Ross SA, Fowler KB, Ashrith G, et al. Hearing loss in children with congenital cytomegalovirus infection born to mothers with preexisting immunity. *J Pediatr* 2006;148:332–6.

Stagno S, Pass RF, Dworksy ME, et al. Congenital cytomegalovirus infection: the relative importance of primary and recurrent maternal infection. *N Engl J Med* 1982;306:945–9.

Wang C, Zhang X, Bialek S, Cannon MJ. Attribution of congenital cytomegalovirus infection to primary versus non-primary maternal infection. *Clin Infect Dis* 2011;52:e11–3.

Toxoplasmosis

Boyer KM. Diagnostic testing for congenital toxoplasmosis. *Pediatr Infect Dis J* 2001;20:59–60.

Jones JL, Lopez A, Wilson M, et al. Congenital toxoplasmosis: a review. *Obstet Gynecol Surv* 2001;56:296–305.

Lopez A, Dietz VJ, Wilson M, et al. Preventing congenital toxoplasmosis. *MMWR Recomm Rep* 2000;49(RR02):57–75.

Marangoni A, Capretti MG, de Angelis M, et al. Evaluation of a new protocol for retrospective diagnosis of congenital toxoplasmosis by use of Guthrie cards. *J Clin Microbiol* 2014;52:2963–70.

Olariu TR, Remington JS, McLeod R, et al. Severe congenital toxoplasmosis in the United States: clinical and serologic findings in untreated infants. *Pediatr Infect Dis J* 2011;30:1056–61.

Olariu TR, Remington JS, Montoya JG. Polymerase chain reaction in cerebrospinal fluid for the diagnosis of congenital toxoplasmosis. *Pediatr Infect Dis J* 2014;33:566–70.

Phan L, Kasza K, Jalbrzikowski J, et al. Longitudinal study of new eye lesions in children with toxoplasmosis who were not treated during the first year of life. *Am J Ophthalmol* 2008;146:375–84.

Wallon M, Garweg JG, Abrahamowicz M, et al. Ophthalmologic outcomes of congenital toxoplasmosis followed until adolescence. *Pediatrics* 2014;133:e601–8.

Wallon M, Peyron F, Cornu C, et al. Congenital toxoplasma infection: monthly prenatal screening decreases transmission rate and improves clinical outcome at age 3 year. *Clin Infect Dis* 2013;56:1223–31.

Virus de la coriomeningitis linfocítica (VCML)

Anderson JL, Levy PT, Leonard KB, et al. Congenital lymphocytic choriomeningitis virus: when to consider the diagnosis. *J Child Neurol* 2014;29:837–42.

Barton LL, Mets MB. Congenital lymphocytic choriomeningitis virus infection: decade of rediscovery. *Clin Infect Dis* 2001;33:370–4.

Bonthius DJ. Lymphocytic choriomeningitis virus: an underrecognized cause of neurologic disease in the fetus, child, and adult. *Semin Pediatr Neurol* 2012;19:89–95.

Bonthius DJ, Wright R, Tseng B, et al. Congenital lymphocytic choriomeningitis virus infection: spectrum of disease. *Ann Neurol* 2007;62:347–55.

Parvovirus B19

Bonvicini F, Puccetti C, Salfi NC, et al. Gestational and fetal outcomes in B19 maternal infection: a problem of diagnosis. *J Clin Microbiol* 2011;49:3514–8.

Dijkmans AC, de Jong EP, Dijkmans BAC, et al. Parvovirus B19 in pregnancy: prenatal diagnosis and management of fetal complications. *Curr Opin Obstet Gynecol* 2012;24: 95–101.

Nagel HT, de Haan TR, Vandernbussche FP, et al. Long-term outcome after fetal transfusion for hydrops associated with parvovirus B19 infection. *Obstet Gynecol* 2007;109:42–7.

Young NS, Brown KE. Parvovirus B19. *N Engl J Med* 2004; 350:580–92.

Rubeola

Centers for Disease Control and Prevention. Three cases of congenital rubella syndrome in the postelimination era—Maryland, Alabama, and Illinois, 2012. *MMWR Recomm Rep* 2013;62:226–9.

Grant GB, Reef SE, Dabbagh A, et al. Global progress toward rubella and congenital rubella syndrome control and elimination—2000-2014. *MMWR Recomm Rep* 2015;64:1052–5.

Pitts SI, Wallace GS, Montana B, et al. Congenital rubella syndrome in child of woman without known risk factors, New Jersey, USA. *Emerg Infect Dis* 2014;20:307–9.

Sífilis

Bowen V, Su J, Torrone E, et al. Increase in incidence of congenital syphilis—United States, 2012–2014. *MMWR Recomm Rep* 2015;64:1241–5.

Centers for Disease Control and Prevention. Sexually transmitted diseases treatment guidelines, 2015. *MMWR Recomm Rep* 2015;64(RR-3):34–51.

Morshed MG, Singh AE. Recent trends in the serologic diagnosis of syphilis. *Clin Vaccine Immunol* 2015;22:137–47.

Woods CR. Congenital syphilis—persisting pestilence. *Pediatr Infect Dis J* 2009;28:536–7.

Virus Zika

Fauci AS, Morens DM. Zika virus in the Americas—yet another arbovirus threat. *N Engl J Med* 2016;374:601–4.

Fleming-Dutra KE, Nelson JM, Fischer M, et al. Update: interim guidelines for health care providers caring for infants and children with possible Zika virus infection—United States, February 2016. *MMWR Recomm Rep* 2016;65:182–7.

Hennessey M, Fischer M, Staples JE. Zika virus spreads to new areas—region of the Americas, May 2015-January 2016. *MMWR Recomm Rep* 2016;65:55–8.

Petersen LR, Jamieson DJ, Powers AM, et al. Zika virus. *N Engl J Med* 2016; 374:1552–63.

Tang H, Hammock C, Ogden SC, et al. Zika virus infects human cortical neural progenitors and attenuates their growth. *Cell Stem Cell* 2016;18:1–4.

Virus del herpes simple (VHS)

Brown ZA, Wald A, Morrow RA, et al. Effect of serologic status and cesarean delivery on transmission rates of herpes simplex virus from mother to infant. *JAMA* 2003;289:203–9.

Corey L, Wald A. Maternal and neonatal herpes simplex virus infections. *N Engl J Med* 2009;361:1376–85.

Kimberlin DW. Neonatal herpes simplex infection. *Clin Microbiol Rev* 2004;17:1–13.

Kimberlin DW, Baley J, et al. Guidance on management of asymptomatic neonates born to women with active genital herpes lesions. *Pediatrics* 2013;131:e635–e646.

Kimberlin DW, Whitley RJ, Wan W, et al. Oral acyclovir suppression and neurodevelopment after neonatal herpes. *N Engl J Med* 2011;365:1284–92.

Tiffany KF, Benjamin DK Jr, Palasanthiran P, O'Donnell K, Gutman LT. Improved neurodevelopmental outcomes following long-term high-dose oral acyclovir therapy in infants with central nervous system and disseminated herpes simplex disease. *J Perinatol* 2005;25:156–61.

Virus varicela-zoster (VVZ)

Enders G, Miller E, Cradock-Watson J, et al. Consequences of varicella and herpes zoster in pregnancy: prospective study of 1739 cases. *Lancet* 1994;343:1548–51.

Enterovirus

Civardi E, Tzialla C, Baldanti F, et al. Viral outbreaks in neonatal intensive care units: what we do not know. *Am J Infect Cont* 2013;41:854–6.

Khetsuriani N, Lamonte A, Oberste MS, Pallansch M. Neonatal enterovirus infections reported to the national enterovirus surveillance system in the United States, 1983–2003. *Pediatr Infect Dis J* 2006;25:889–93.

Rittichier KR, Bryan PA, Bassett KE, et al. Diagnosis and outcomes of enterovirus infections in young infants. *Pediatr Infect Dis J* 2005;24:546–50.

Seiden JA, Zorc JJ, Hodinka RL, Shah SS. Lack of cerebrospinal fluid pleocytosis in young infants with enterovirus infections of the central nervous system. *Pediatr Emerg Care* 2010;26:77–81.

Torres-Torres S, Myers AL, Klatte JM, et al. First use of investigational antiviral drug pocapavir (v-073) for treating neonatal enteroviral sepsis. *Pediatr Infect Dis J* 2015;34:52–4.

Verboon-Maciolek MA, Krediet TG, Gerards LJ, et al. Clinical and epidemiologic characteristics of viral infections in a neonatal intensive care unit during a 12-year period. *Pediatr Infect Dis J* 2005;24:901–4.

Parechovirus humano (PeVH)

Selvarangan R, Nzabi M, Selvaraju SB, et al. Human parechovirus 3 causing sepsis-like illness in children from Midwestern United States. *Pediatr Infect Dis J* 2011;30:238–42.

Sharp J, Harrison CJ, Puckett K, et al. Characteristics of young infants in whom human parechovirus, enterovirus or neither were detected in cerebrospinal fluid during sepsis evaluations. *Pediatr Infect Dis J* 2013;32:213–6.

Verboon-Maciolek MA, Groenendaal F, Hahn CD, et al. Human parechovirus causes encephalitis with white matter injury in neonates. *Ann Neurol* 2008;64:266–73.

Sepsis neonatal de inicio temprano

Clark RH, Bloom BT, Spitzer AR, Gerstmann DR. Empiric use of ampicillin and cefotaxime, compared with ampicillin and gentamicin, for neonates at risk for sepsis is associated with an increased risk of neonatal death. *Pediatrics* 2006;117:67–74.

McCracken GH Jr. The rate of bacteriologic response to antimicrobial therapy in neonatal meningitis. *Am J Dis Child* 1972;123:547–53.

Polin RA, et al. Clinical report: management of neonates with suspected or proven early-onset bacterial sepsis. *Pediatrics* 2012;129:1006–15.

Simonson KA, Anderson-Berry AL, Delair SF, et al. Early-onset neonatal sepsis. *Clin Microbiol Rev* 2014;27:21–47.

Stoll BJ, Hansen NI, Sanchez PJ, et al. Early onset neonatal sepsis: the burden of group B streptococcal and E. coli disease continues. *Pediatrics* 2011;127:817–26.

Weston EJ, Pondo T, Lewis MM, et al. The burden of invasive early-onset neonatal sepsis in the United States, 2005–2008. *Pediatr Infect Dis J* 2011;30:937–41.

Sepsis neonatal de inicio tardío

Ericson JE, Thaden J, Cross HR, et al. No survival benefit with empirical vancomycin therapy for coagulase-negative staphylococcal bloodstream infections in infants. *Pediatr Infect Dis J* 2015;34:371–5.

Kaufman D, Boyle R, Hazen KC, et al. Fluconazole prophylaxis against fungal colonization and infection in preterm infants. *N Engl J Med* 2001;345(23):1660–6.

Levit OL, Bhandari V, Li FY, et al. Clinical and laboratory factors that predict death in very low birth weight infants presenting with late-onset sepsis. *Pediatr Infect Dis J* 2014;33:143–6.

Shane AL, Stoll BJ. Neonatal sepsis: progress towards improved outcomes. *J Infect* 2014;68:524–32.

Stoll BJ, Hansen NI, Bell EF, et al. Neonatal outcomes of extremely preterm infants from the NICHD neonatal research network. *Pediatrics* 2010;126:443–56.

Enterocolitis necrotizante

Downward CD, Renaud E, St Peter SD, et al. Treatment of necrotizing enterocolitis: an American Pediatric Surgical Association Outcomes and Clinical Trials Committee systematic review. *J Pediatr Surg* 2012;47:2111–22.

Muchantef K, Epelman M, Darge K, et al. Sonographic and radiographic imaging features of the neonate with necrotizing enterocolitis: correlating findings with outcomes. *Pediatr Radiol* 2013;43:1444–52.

Niemarkt JH, de Meij TG, van de Velde ME, et al. Necrotizing enterocolitis: a clinical review of diagnostic biomarkers and the role of the intestinal microbiota. *Inflam Bowel Dis* 2015; 21:436–44.

Neumonía asociada con el ventilador

Apisarnthanarak A, Holzmann-Pazgal G, Hamvas A, et al. Ventilator-associated pneumonia in extremely preterm neonates in a neonatal intensive care unit: characteristics, risk factors, and outcomes. *Pediatrics* 2003;112: 1283–9.

Cernada M, Aguar M, Brugada M, et al. Ventilator-associated pneumonia win newborn infants diagnosed with an invasive bronchoalveolar lavage technique: a prospective observational study. *Pediatr Crit Care Med* 2013;14: 55–61.

Hocevar SN, Edwards JR, Horan TC, et al. Device-associated infections among neonatal intensive care unit patients: incidence and associated pathogens reported to the national healthcare safety network, 2006–2008. *Infect Cont Hosp Epidemiol* 2012;33:1200–6.

Willson DF, Conaway M, Kelly R, et al. The lack of specificity of tracheal aspirates in the diagnosis of pulmonary infection in intubated children. *Pediatr Crit Care Med* 2014;15:299–305.

Tuberculosis

Abughali N, Van der Kuyp F, Annable W, Kumar ML. Congenital tuberculosis. *Pediatr Infect Dis J* 1994;13:738–41.

Cantrell MF, Shebab ZM, Costello AM, et al. Congenital tuberculosis. *N Engl J Med* 1994;330:1051–4.

Lee LH, LeVea CM, Graman PS. Congenital tuberculosis in a neonatal intensive care unit: case report, epidemiological investigation, and management of exposures. *Clin Infect Dis* 1998;27:474–7.

Mazade MA, Evans EM, Starke JR, et al. Congenital tuberculosis presenting as sepsis syndrome: case report and review of the literature. *Pediatr Infect Dis J* 2001;20:439–42.

Infecciones neonatales misceláneas

Ameh EA, Nmadu PT. Major complications of omphalitis in neonates and infants. *Pediatr Surg Int* 2002;18:413–6.

Brasfield DM, Stagno S, Whitley, RJ, et al. Infant pneumonitis associated with cytomegalovirus, *Chlamydia*, *Pneumocystis*, and *Ureaplasma*: follow-up. *Pediatrics* 1987;79:76–83.

Waites KB, Katz B, Schelonka RL. Mycoplasmas and ureaplasmas as neonatal pathogens. *Clin Microbiol Rev* 2005; 18:757–89.

20 Infección por VIH y sida

En este capítulo se revisarán varios aspectos de la infección por VIH y sida, incluyendo la transmisión materno-infantil, pruebas diagnósticas, tratamiento y pronóstico. La información detallada acerca del manejo de la infección en niños escapa del alcance de este libro. El cuidado del bebé, niño o adolescente con VIH es complejo y evoluciona con rapidez. Se espera que el médico pueda aprender lo suficiente de este capítulo para sentirse cómodo con los datos básicos y saber cuándo y cómo hacer pruebas de VIH para buscar la infección. Una vez que se hace el diagnóstico de infección por VIH, el manejo de estos niños debe ser coordinado con un médico especializado en infectología pediátrica y tenga experiencia en el cuidado de los niños con infección por VIH. Los médicos de primer contacto desempeñan un papel vital en ayudar al especialista en el manejo de estos niños.

> **Perla clínica:** la manera más eficaz para prevenir la transmisión perinatal de VIH es realizando de manera rutinaria la prueba de infección por VIH a todas las mujeres embarazadas.

FORMAS DE CONTAGIO

Materno-fetal (transmisión vertical)

La trasmisión vertical sigue siendo la forma más común en que los pacientes pediátricos se infectan con VIH, aunque las tasas de infección han disminuido de manera considerable en los últimos años. El contagio puede suceder durante la gestación, durante el periodo intraparto o en el periodo posparto (mediante la lactancia). En ausencia de medidas para prevenir el contagio, 20 a 40% de los bebés de madres VIH positivas adquirirá la enfermedad. Se piensa que la mayoría de los bebés que se contagia lo hace durante el periodo intraparto. Sí es posible la infección temprana, puesto que se ha detectado al VIH mediante PCR en tejidos de fetos abortados durante el segundo trimestre. La transmisión a bebés después de su nacimiento por lo general ocurre mediante la lactancia. Esto sigue siendo un problema en los países en vías de desarrollo, en los cuales la lactancia materna puede ser la única forma de nutrición posible; sin embargo, ha sido prácticamente eliminada en Estados Unidos, donde ya se cuenta con agua limpia para la fórmula.

El factor más importante que determina el riesgo de transmisión es la carga viral en el plasma materno. En un estudio realizado a 552 parejas materno-lactantes, ninguno de los 57 bebés cuyas madres tuvieron carga viral menor de 1 000 copias/mL se contagió, mientras que 26 (41%) de los 64 bebés cuyas madres tuvieron carga viral mayor de 100 000 copias/mL se contagiaron. La carga viral en plasma ha correlacionado con la cantidad de VIH tanto en moco cervical como en secreciones vaginales, que es una explicación factible para el fenómeno. La transmisión de VIH también aumenta por la presencia concomitante de sífilis materna.

A principios de la década de 1990, el Protocolo 076 del Pediatric AIDS Clinical Trials Group (PACTG) demostró la prevención eficaz de transmisión materno-infantil. Este estudio doble ciego, prospectivo, controlado con placebo, demostró que la administración de zidovudina (ZDV) a madres embarazadas durante los últimos 2 trimestres del embarazo, junto con ZDV intravenosa en el periodo intraparto inmediato y 6 sem de ZDV oral para los neonatos, redujo la transmisión materno-infantil de 28 a 8%. La transmisión materno-infantil disminuyó en gran medida tras haberse adoptado este estándar y sigue disminuyendo. Hoy en día, las tasas de contagio se encuentran por lo general entre 0.5 y 2%. Por supuesto, el éxito de este tipo de profilaxis depende de saber cuáles madres están infectadas. Esto depende, a su vez, del consejo prenatal y de realizar la prueba universal de VIH a todas las mujeres embarazadas. Cuando se ofrece la prueba de VIH a las mujeres embarazadas, la mayoría la acepta. Realizar la prueba de VIH a las mujeres embarazadas debería ser rutinario, igual que la prueba contra sífilis o rubeola.

> **Perla clínica:** los CDC (por sus siglas en inglés) recomiendan que se haga la prueba de VIH a todas las mujeres embarazadas mediante el enfoque de opción por salida, en el cual se hace la prueba en forma rutinaria, sin embargo la paciente puede declinarla. Esto da como resultado mayores tasas de pruebas que el enfoque de opción por entrada, en el cual se le pregunta a la paciente si acepta hacerse la prueba.

Gran parte de la disminución en las tasas de contagio se debe al control de carga viral materna mediante la terapia antirretroviral combinada (TARc). El protocolo original 076 enfatizó el empleo de ZDV en tres etapas: prenatal a la madre, perinatal mediante infusión IV a la madre y vía oral por 6 sem después del nacimiento al bebé. Dada la gran reducción en las tasas de contagio, las primeras dos partes del protocolo se cambian selectivamente. En la primera etapa, cualquier TARc que resulte en la menor carga viral materna posible es la mejor para reducir la transmisión. A menudo estos tratamientos ya no contienen ZDV. Para las madres cuya carga viral es indetectable al momento del trabajo de parto, ahora se considera opcional de ZDV intravenosa. La única parte del protocolo que no ha cambiado es la tercera: los bebés aún reciben manejo con ZDV oral durante las primeras 4 a 6 sem de vida. La dosis de ZDV para bebés expuestos a VIH es más sencilla y consiste en 4 mg/kg cada 12 horas.

El temor a efectos adversos a largo plazo en los bebés no infectados por VIH cuyas madres recibieron antirretrovirales durante el embarazo ha disminuido en forma muy importante. Originalmente se sospechaba que los tratamientos antirretrovirales eran un factor de riesgo para bajo peso al nacer y parto prematuro, pero la mayoría de los estudios grandes ha demostrado que no es así. Los efectos adversos se relacionan más con el estado de la enfermedad por VIH, así que se piensa que el empleo de TARc que mejora la salud materna reduce en realidad los desenlaces negativos. Son un poco más comunes la anemia y diabetes gestacional en las madres tratadas con TARc, pero los óbitos y partos pretérmino son menos frecuentes en la mayoría de los estudios.

Otros factores que se asocian de manera independiente con mayor riesgo de transmisión materno-fetal son obesidad materna y procedimientos que favorecen el contagio con la sangre o secreciones cervicales maternas. En vista de este hallazgo, no es sorprendente que la cesárea electiva antes de la rotura de membranas reduce la transmisión a la mitad. El riesgo de parto por cesárea por lo general sobrepasa los beneficios cuando la enfermedad de VIH materna se encuentra bajo buen control (carga viral materna < 1 000 copias/mL).

La transmisión posnatal mediante lactancia materna ocurre en cerca de 15% de los bebés que recibe lactancia materna exclusiva. Por lo tanto, en Estados Unidos, las madres VIH positivas no deben dar lactancia a sus bebés. En el contexto de bajos recursos económicos, la Organización Mundial de la Salud recomienda la lactancia materna exclusiva junto con TARc materna o del lactante para prevenir el contagio.

Transmisión sexual y parenteral (transmisión horizontal)

La transmisión horizontal del VIH puede ser ya sea por contacto sexual o por uso de drogas intravenosas. Cada vez hay más infecciones en adolescentes, con frecuencia por relaciones sexuales sin protección. Se ha estimado que al menos la mitad de las nuevas infecciones por VIH en Estados Unidos son en personas menores de 25 años, y la mayoría de los jóvenes adquieren la enfermedad por vía sexual. El mensaje del llamado sexo seguro (más apropiadamente, sexo más seguro) ha llegado a un gran número de personas en riesgo. Por desgracia, el apego a esta idea ha ido disminuyendo conforme mejoran los tratamientos para VIH y son utilizados con más amplitud. Parte de esto se debe a la percepción que quienes reciben TARc no transmiten la enfermedad. Esta actitud más relajada acerca del posible contagio por VIH se debe en gran parte a la percepción de que la infección por VIH es ahora una infección tratable. En una encuesta realizada a 80 mujeres, si bien 95% de quienes la respondieron consideraban que es importante el sexo más seguro, 15% dijo que ya no insiste en el uso de preservativo y 40% considera que "El sida ya no es una enfermedad tan grave". Muchos adolescentes llevan a cabo actividades de alto riesgo a pesar de conocer los factores de riesgo para el contagio con VIH. Esto puede deberse a una tendencia de los adolescentes a sentirse inmortales.

El uso de drogas inyectables representa un riesgo no solo para contraer la enfermedad mediante compartir agujas, sino porque quienes usan drogas inyectables (y alcohol) tienen prácticas sexuales de mayor riesgo.

CARACTERÍSTICAS DE PRESENTACIÓN DE LA INFECCIÓN POR VIH

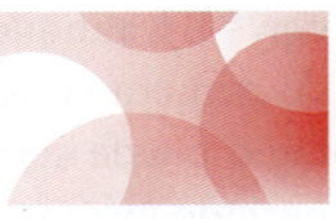

Hacer la prueba de VIH a las mujeres embarazadas durante el cuidado prenatal identifica de manera oportuna el riesgo del lactante. Los bebés que nacen de dichas madres deben seguirse muy de cerca, y hacerles pruebas seriadas buscando el virus. El manejo de estos bebés se detalla en el Cuadro 20-1. Con excepción de los bebés infectados en el útero, que pueden haber nacido de manera prematura y desarrollar signos y síntomas graves en forma temprana, la mayoría de los bebés con exposición conocida y que portan la infección no son sintomáticos al momento

---

Cuadro 20-1. Manejo del bebé con exposición conocida a VIH*

En el hospital:

- Exploración física completa.
- Historia clínica materna cuidadosa (carga viral materna, conteo de células CD4, terapia antirretroviral, haber recibido ZDV IV intraparto, otras enfermedades de transmisión por sangre o sexual, tipo de parto).
- Comenzar ZDV oral, 4 mg/kg/dosis[†] cada 12 h; la primera dosis en las primeras 2 h de vida.
- Prueba de ADN o ARN de VIH por PCR al momento del alta hospitalaria (nunca utilizar sangre del cordón).
- Asegurarse de que la madre busque un pediatra general para iniciar manejo primario.

Después del alta:

- Consultas de seguimiento tanto con un pediatra general como con un especialista en enfermedades infecciosas.
- Exploraciones físicas completas, con énfasis especial en el crecimiento, presencia o ausencia de linfadenopatía y hepatoesplenomegalia, condición de la piel y examen neurológico.
- Recalcular la dosis de ZDV, ya que el crecimiento rápido puede conducir a una dosis inadecuada.
- Repetir prueba de PCR para ADN o ARN, de preferencia después de las 4 sem de edad y después de los 4 meses de edad.
- Suspender la ZDV a las 4 a 6 sem de edad (se deben reservar 4 sem de terapia para los bebés nacidos a término de madres con cargas virales indetectables; sin embargo, algunos expertos continúan el medicamento hasta las 6 semanas).
- A las 6 sem de edad, los bebés cuyo crecimiento, desarrollo y exploración física son completamente normales y que tienen dos pruebas de PCR negativas, tienen una probabilidad posprueba de VIH que se acerca a 1 en 10 000. Por lo tanto, es probable que no sea necesaria la profilaxis con trimetoprim-sulfametoxazol para neumonía por *Pneumocystis jirovecii*.
- Cualquier bebé que no cumple con TODOS los criterios antes mencionados debe iniciar trimetoprim-sulfametoxazol hasta que se obtenga la PCR después de los 4 meses y el resultado sea negativo.
- Cuando el bebé tiene al menos 4 meses de edad, ha tenido al menos dos pruebas de PCR negativas (una después de las 4 sem de edad y otra después de los 4 meses de edad), y está clínicamente bien, puede ser dado de alta de la clínica de enfermedades infecciosas. No es necesario documentar la serorreversión.

*Modificado de Benjamin DK Jr, Miller WC, Fiscus SA, et al. rational testing of the HIV-exposed infant. *Pediatrics* 2001;108:e3.

[†]Para los bebés nacidos de término que requieren ZDV IV porque están en ayuno por cualquier motivo, la dosis es 3 mg/kg IV c/12 h. Los bebés prematuros nacidos antes de las 30 sem de edad gestacional deben recibir 2 mg/kg VO (o 1.5 mg/kg IV) c/12 h; la dosis aumenta a 3 mg/kg VO (2.3 mg/kg IV) c/12 h a las 4 sem de edad. Los bebés nacidos ≥ 30 a < 35 sem de edad gestacional reciben la misma dosis, pero se aumenta a los 15 días de edad. Los bebés nacidos a ≥ 35 sem de edad gestacional reciben la misma dosis que los bebés nacidos a término.

---

de su diagnóstico. Hay una tendencia de los bebés infectados por VIH por nacer un poco antes de término y ser pequeños para la edad gestacional. Otros signos tempranos, si están presentes, incluyen linfadenopatías generalizadas, eccema, hepatoesplenomegalia, candidiasis oral recalcitrante, diarrea crónica, falla para progresar, espasticidad/hipertonía e infecciones bacterianas recurrentes. Hoy en día es poco común la presentación dramática en los primeros meses de vida con infecciones que amenazan la vida como neumonía por *Pneumocystis jirovecii* (antes llamado *carinii*), pero puede ocurrir en ocasiones.

Algunas veces nacen de madres cuyo estado de VIH es desconocido, ya sea porque no acudieron a atención prenatal o porque no aceptaron o no se les ofreció la prueba de VIH durante el embarazo. Otras tienen al inicio la prueba negativa, pero se infectan con VIH durante el transcurso del embarazo. La prueba rápida para buscar infección por VIH es útil para ayudar en el manejo de estas madres en alto riesgo y sus hijos.

El curso natural de la infección por VIH en lactantes en el caso de infección vertical varía mucho. La mayoría desarrolla altas cargas virales, que pueden bajar de manera espontánea dentro de los primeros meses de vida y alcanzar un estado estable que sigue siendo bastante alto (por lo general > 100 000/mL). La falla para progresar es un problema común. El crecimiento lineal disminuye en los primeros 6 meses de vida en los lactantes infectados con VIH, y la gravedad del problema se correlaciona con la magnitud de la carga viral. También es frecuente el retraso en el desarrollo neurológico. Los patrones de crecimiento lento se mantienen al menos hasta la edad de 5 años. En un estudio que comparó a 95 niños infectados con 439 controles sin la infección, el crecimiento más lento se relacionó con antecedente de neumonía (riesgo relativo 9), uso materno de cocaína (RR 3), bajas cuentas de CD4 (RR 2) e inicio del manejo antirretroviral hasta los 3 meses de edad (RR 3). Tras ajustar para neumonía y tratamiento antirretroviral, la carga viral del niño sigue estando asociada con la falla para progresar.

PRUEBAS PARA LA INFECCIÓN POR VIH

Muchos médicos obvian la posibilidad de infección por VIH. El VIH es parte del diagnóstico diferencial de muchos cuadros clínicos. El Cuadro 20-2 señala algunas indicaciones para llevar a cabo pruebas para detectar VIH. Además, la probabilidad pre-prueba es mucho mayor si el paciente tiene uno o más factores de riesgo para adquirir la enfermedad. Es por ello que los pacientes sexualmente activos o con antecedente de uso de drogas intravenosas, es razonable buscar VIH incluso si los síntomas del paciente son inespecíficos.

Perla clínica: llevar a cabo la prueba de VIH no requiere un consentimiento especial. Si el paciente tiene factores de riesgo para contagiarse de VIH o síntomas compatibles con VIH, informe al paciente que parte de la evaluación incluye pruebas para VIH.

Se recomienda que al menos una vez en la vida se haga la prueba de VIH entre los 13 y 64 años, incluso si la persona se encuentra del todo asintomática. Quienes se encuentren en alto riesgo por uso de fármacos intravenosos o actividad sexual deben hacerse la prueba cada año. Todas las mujeres embarazadas deben recibir la prueba al principio del embarazo; aquellas en riesgo deben volver a hacerse la prueba en el tercer trimestre.

Seleccionando la prueba adecuada

En el pasado, la prueba se hacía con tamizaje de anticuerpos y se confirmaba mediante Western blot. Sin embargo, esta secuencia tiene varios problemas. La prueba con anticuerpos tiene en ocasiones falsos positivos, detectaba solo anticuerpos contra VIH-1 que podrían ser negativos tempranos en la enfermedad por VIH antes que el paciente monte una respuesta con anticuerpos.

Las pruebas de tamizaje de VIH de cuarta generación detectan anticuerpos contra VIH-1 y VIH-2 y también buscan el antígeno p24, una proteína viral que se encuentra en la sangre durante la infección activa. Ya

Cuadro 20-2. Algunos indicadores para analizar en busca de infección por VIH

- **Retraso en el crecimiento, específicamente si se asocia a microcefalia**
- **Diarrea crónica con pérdida de peso y sin causa evidente**
- **Molusco contagioso o verrugas graves o recalcitrantes**
- **Candidiasis oral después de los 12 meses de edad sin un factor de riesgo aparente (como uso de antibióticos o esteroides inhalados)**
- **Linfadenopatía generalizada, en especial con hepatoesplenomegalia**
- **Infecciones con organismos oportunistas**
- **Infecciones graves, recurrentes o persistentes, en especial por neumococo**
- **Parotiditis recurrente**
- **Sospecha de abuso sexual**
- **Enfermedad tipo mononucleosis no causada por infección por VEB o CMV, en especial en un adolescente en riesgo**

no es necesario realizar la prueba confirmatoria con Western blot. Ya están disponibles también pruebas de quinta generación más sensibles en etapas tempranas de la enfermedad. Cualquier persona con resultado positivo en cualquiera de estas pruebas debe ser referida al especialista en VIH para valoración y manejo.

ESTADIAJE (CATEGORIZACIÓN INMUNOLÓGICA)

El método de estadificación de los CDC para lactantes y niños ha cambiado en múltiples ocasiones. Hoy en día se describen cinco estadios de la infección por VIH: 0, 1, 2, 3 y desconocido. Si hubo una prueba de VIH negativa en los últimos 6 meses desde el diagnóstico de la infección por VIH, el estadio es 0, y sigue siendo 0 hasta 6 meses luego del diagnóstico. El estadio se determina por la cuenta de células CD4 como se muestra en el Cuadro 20-3. El estadio 3 también puede diagnosticarse por la presencia de infecciones oportunistas (ver Cuadro 20-3). Ya que el paciente ha experimentado una de esas condiciones que definen al estadio 3, permanece en el estadio 3 de por vida. Se considera que un paciente con enfermedad en estadio 3 tiene sida.

TERAPIA ANTIRRETROVIRAL
Momento de inicio del tratamiento

La respuesta a cuándo iniciar el tratamiento ha cambiado a lo largo de los años. En adultos, las recomendaciones

Cuadro 20-3. Esquema de clasificación de los CDC para los pacientes con infección por VIH

Enfermedades definitorias de etapa 3

Infecciones bacterianas múltiples o recurrentes (sólo se utiliza en niños < 6 años de edad); candidiasis de bronquios, tráquea, pulmones o esófago; cáncer cervical invasivo; coccidioidomicosis extrapulmonar diseminada; criptococosis extrapulmonar; criptosporidiosis intestinal crónica; enfermedad por CMV en otro sitio además del hígado, bazo o nódulos linfáticos, con inicio después del primer mes de edad; encefalopatía por VIH; infección por VIH crónica, esofágica o de vías respiratorias inferiores, con inicio después del primer mes de edad; histoplasmosis diseminada; isosporiasis intestinal crónica; cánceres incluyendo sarcoma de Kaposi, linfoma de Burkitt, linfoma inmunoblástico, o linfoma cerebral primario; enfermedad micobacteriana no tuberculosa diseminada o extrapulmonar; tuberculosis de cualquier sitio; neumonía por *P. jirovecii*; neumonía recurrente (no es un criterio para niños < 6 años de edad); leucoencefalopatía multifocal progresiva; septicemia recurrente por *Samonella*; toxoplasmosis cerebral con inicio después del primer mes de edad; síndrome de desgaste atribuido a VIH

Designaciones de etapa

Categoría inmunológica	< 12 MESES CD4/mcL	1 A 5 AÑOS CD4/mcL	≥ 6 AÑOS CD4/mcL
Etapa 1: Sin supresión	≥ 1 500	≥ 1 000	≥ 500
Etapa 2: Supresión moderada	750 a 1 499	500 a 999	200 a 499
Etapa 3: Supresión intensa	< 750	< 500	< 200

---

actuales son que todas las personas infectadas reciban tratamiento, sin importar su carga viral de base o cuenta de CD4. En pediatría, las recomendaciones se dividen entre aquellos que requieren tratamiento urgente, en quienes se recomienda el tratamiento y en quienes se puede considerar el tratamiento.

- El **tratamiento urgente** se recomienda para todos los niños infectados por VIH menores a 12 meses de edad, sin importar la carga viral o cuenta de CD4. Los niños de cualquier edad que se encuentran en el estadio 3 de los CDC también deben recibir tratamiento.
- Se **recomienda el tratamiento** para todos los niños con infección por VIH y edad ≥ 1 año con síntomas moderados, carga viral > 100 000 copias/mL, y aquellos en estadio CDC 2.
- **Se puede considerar el tratamiento** para niños con infección por VIH de 1 a 6 años de edad y cuenta de CD4 ≥ 1 000 por mcL o ≥ 6 años de edad y cuenta de CD4 ≥ 500 por mcL que se encuentren ya sea con síntomas mínimos o asintomáticos.

En la siguiente sección se presenta una introducción a los distintos tipos de fármacos antirretrovirales, sus usos, efectos adversos y limitantes. Después se analiza su uso clínico.

Análogos nucleósidos de transcriptasa reversa

La primera clase de antirretrovirales efectivos fue la de análogos nucleósidos. Estos medicamentos funcionan bloqueando la acción de la transcriptasa reversa, una enzima que el virus utiliza para cambiar su ARN genómico a ADN. Una vez que se forma el ADN, este se integra al genoma de la célula huésped. Cuando se inhibe la transcriptasa reversa, la RNasa del citoplasma es capaz de destruir el ARN viral.

ZDV es el prototipo de fármaco análogo de nucleósido. Se han desarrollado muchos otros (ver Cuadro 20-4). El virus es capaz de desarrollar resistencia a estos agentes con rapidez; por lo tanto, nunca deben ser utilizados solos como tratamiento. Se utilizan combinaciones de inhibidores de nucleósidos (e inhibidores de nucleótidos) como "columna vertebral" del tratamiento, al cual se agrega un poderoso antirretroviral (como un inhibidor de integrasa, un inhibidor de proteasa [IP] o un inhibidor de transcriptasa reversa no nucleósido [ITRNN]). La primera combinación fija fue zidovudina/lamivudina (Combivir) y se utilizó con amplitud durante muchos años; ya ha sido sustituida en adultos y adolescentes por dos tabletas combinadas: tenofovir/emtricitabina (Truvada) y abacavir/lamivudina (Epzicom).

Cuadro 20-4. Agentes antirretrovirales

Inhibidores de la transcriptasa reversa análogos de los nucleósidos
Zidovudina (ZDV, azidotimidina, AZT, retrovir)
Lamivudina (3TC, epivir)
Estavudina (d4T, Zerit)
Didanosina (ddI, Videx)
Abacavir (Ziagen)
Emtricitabina (Emtriva)
Tenofovir (Viread, técnicamente un inhibidor nucleótido de la TR)

Inhibidores de la transcriptasa reversa no nucleósidos
Nevirapina (Viramune, Viramune XR)
Efavirenz (Sustiva)
Etravirina (Intelence)
Rilpivirina (Edurant)

Inhibidores de la proteasa
Nelfinavir (Viracept)
Saquinavir (Invirase)
Ritonavir (Norvir) [ya no se utiliza como IP, sino como potenciador (ver texto)]

Indinavir (Crixivan)
Lopinavir/ritonavir (Kaletra)
Fosamprenavir (Lexiva)
Atazanavir (Reyataz)
Darunavir (Prezista)
Tipranavir (Aptivus)

Inhibidores de la integrasa
Dolutegravir (Tivicay)
Elvitegravir (Vitekta)
Raltegravir (Isentress)

Inhibidores de la entrada
Maraviroc (Selzentry)

Inhibidores de la fusión
Enfuvirtida (Fuzeon)

Potenciadores farmacocinéticos
Cobicistat (Tybost)
Ritonavir (Norvir) [también clasificado como un IP; ya no se utiliza para dicho propósito]

Los tratamientos combinados o "cocteles" son llamados TARc o terapia antirretroviral altamente activa (HAART, por sus siglas en inglés) y se revisan más delante.

Inhibidores de transcriptasa reversa no nucleósidos

Estos fármacos también inhiben la transcriptasa reversa, pero lo hacen por un mecanismo distinto. Los agentes no nucleósidos son mucho más potentes que los nucleósidos. La combinación de dos agentes nucleósidos y no nucleósidos ha demostrado ser igual de efectiva que dos nucleósidos y un IP. La nevirapina se administra dos veces al día. Se ha asociado con hepatotoxicidad grave e incluso fatal. Rara vez se ha asociado la nevirapina con efectos no deseados en mujeres embarazadas, en especial en aquellas con cuenta de CD4 > 250/mcL. El efavirenz es un agente no nucleósido que se administra una vez al día. Su toxicidad principal involucra el sistema nervioso central; los pacientes pueden presentar disforia y quejarse de sentirse "espaciado". Se han reportado sueños vívidos y en ocasiones atemorizadores. Este efecto adverso es mucho más frecuente en adultos que en niños y tiende a desaparecer con el tiempo, aunque en un subgrupo de adultos o adolescentes estos efectos adversos pudieran continuar de manera indefinida.

También hay un incremento con la idea suicida en los pacientes que toman efavirenz. Existe preocupación sobre posible teratogenicidad basada en estudios animales. Por lo tanto, el efavirenz no debe utilizarse en pacientes embarazadas o en adolescentes que pudieran embarazarse.

La etravirina y la rilpivirina son ITRNN nuevos. Por lo general mantienen su eficacia en pacientes con mutaciones que confieren resistencia a otros inhibidores de transcriptasa reversa no nucleósidos.

Inhibidores de proteasa

Durante la replicación, el VIH produce una poliproteína (una cadena larga de aminoácidos que incluye múltiples moléculas de proteínas unidas). Esta poliproteína no es funcional y debe fraccionarse para separarla en sus proteínas constituyentes por una enzima viral llamada proteasa. Los IP actúan impidiendo que esta enzima divida a la poliproteína en moléculas de proteínas útiles. Estos fármacos solo son muy efectivos cuando se emplean en combinación con otros antirretrovirales. Si se emplean solos o con otro fármaco, se desarrolla resistencia con rapidez.

En la actualidad hay 8 IP aprobados para su uso por la FDA. De ellos, el ritonavir ya no se utiliza como un IP *per se*. Su principal función es incrementar los niveles séricos de otros IP mediante su interacción con el citocromo p450 en el hígado. Por lo tanto, se le ha llamado refuerzo. Un paciente que, por ejemplo, toma ritonavir y darunavir, se dice que toma "darunavir reforzado".

Los efectos colaterales de los IP son muchos. Quizá el más difícil es la hipertrigliceridemia, hipercolesterolemia y lipodistrofia (que se analiza a continuación).

Inhibidores de la integrasa

Están disponibles tres inhibidores de la integrasa (ver Cuadro 20-4). Actúan bloqueando el nuevo ADN formado (que fabricó la transcriptasa reversa) e impiden que se integre al cromosoma de la célula huésped. Son antirretrovirales potentes y efectivos para el tratamiento inicial de adolescentes y adultos con infección por VIH de reciente diagnóstico.

Inhibidores de entrada

El maraviroc es un fármaco que bloquea la entrada del VIH a la célula uniéndose a CCR5, un correceptor de CD4 para el virus. La mayoría de los tipos de VIH utilizan CCR5 en forma temprana como correceptor primario; sin embargo, conforme pasa el tiempo e incrementa la experiencia antirretroviral (ARV), muchos virus cambian y utilizan CXCR4 como correceptor primario. Puesto que este correceptor no es inhibido por el maraviroc, este fármaco no es de utilidad en pacientes infectados con el virus con trofismo por CXCR4. Existe un ensayo comercial disponible para determinar el tropismo por el receptor de quimocinas del virus del paciente. Esta prueba debe realizarse antes de iniciar el tratamiento con maraviroc.

Inhibidores de la fusión

El enfuvirtida es un fármaco cuya función es inhibir la fusión de la cápside viral con las membranas celulares. Está aprobado por la FDA para su uso en adultos y niños de 6 años o mayores. La inhibición de la fusión bloquea la diseminación del virus de célula a célula y enlentece la fase de penetración de la replicación viral. En pacientes con gran experiencia con antirretrovirales, la adición de enfuvirtida *versus* placebo a un régimen base optimizado mejora el control viral e incrementa las cuentas de CD4. Como sucede con otras clases de antirretrovirales, se desarrolla resistencia muy rápido si se utiliza solo. El enfuvirtida debe administrarse mediante inyección subcutánea dos veces al día, lo cual puede ser un impedimento para algunos pacientes. En un estudio clínico se observaron reacciones en el sitio de inyección (incluyendo nódulos subcutáneos, prurito, eritema, edema y rara vez celulitis) en 98% de los participantes, aunque la mayoría de estos eventos fue manejable y no limitó la dosis. Dada su inconveniencia, rara vez ese utiliza este fármaco.

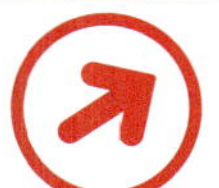

Perla clínica: una vez que se presenta resistencia a un fármaco antirretroviral, el ADN proviral resistente es incorporado a los cromosomas del huésped y permanece de por vida.

Terapia antirretroviral combinada

Idealmente los tratamientos antirretrovirales se administran combinados. La razón principal de esto es que la resistencia emerge con rapidez cuando se emplean solos. Una analogía acerca de los conceptos básicos de la terapia con ARV es la "Compañía de mudanzas de Arnold e hijos". Arnold mide 1.95 m (6'5") y pesa 79 kg (265 lb). Sus hijos tienen 8 y 10 años de edad. En sí ellos son inútiles, pero cuando trabajan con Arnold, pueden asegurarse que los muebles sean guiados de manera adecuada y no choque con las paredes. La terapia de combinación, de forma similar, suele tener un "cargador pesado" y dos ayudantes. Los "cargadores pesados" son IP, ITRNN o inhibidores de integrasa. Los ayudantes en general son inhibidores de transcriptasa reversa análogos de nucleósidos (ITRN). Varias combinaciones buenas de ITRN ya se encuentran en presentación de una sola tableta. Por otra parte, ya existen combinaciones de una tableta, una vez al día que contienen al "cargador pesado" y los ayudantes. Más allá de este concepto sencillo, el trabajo clínico de iniciar, monitorizar, mantener y cambiar terapias antirretrovirales es bastante complicado. Por lo tanto, una discusión detallada se sale del objetivo de este libro.

Cada vez más los médicos se dan cuenta que el tratamiento antirretroviral debe ser individualizado. Gran parte del éxito de cualquier régimen depende del apego del paciente. Un estudio en adultos demostró una notable diferencia en las tasas de falla virológica (definida como > 400 copias virales/mL en una mediana de 6 meses después) entre aquellos con apego ≥ 95% (22% tuvo falla virológica) y aquellos con apego de 80 a 94.9% (61% tuvo falla virológica). Ochenta por ciento de aquellos que tomaron < 80% de las dosis prescritas tuvieron falla virológica. Este problema es complejo en especial en pediatría, ya que el apego es en parte trabajo de alguien distinto al paciente, por lo regular del cuidador primario. Los cuidadores primarios también podrían tener infección por VIH y en ocasiones se encuentran enfermos o padecen demencia asociada con la infección por VIH. También pudieran no estar bien organizados y no poder recordar cada dosis. Además, los niños pequeños (en especial de 18 meses a 4 años) pueden negarse a tomar el tratamiento. En estos niños deben considerarse la colocación de una sonda de gastrostomía para administrar los medicamentos. Por fortuna los esquemas de tratamientos cada vez son más fáciles de conseguir en combinaciones con mayores intervalos entre dosis, lo cual facilita el apego al tratamiento. Existen muchos tratamientos de "una tableta, una vez al día".

El médico se enfrenta a muchas decisiones difíciles. La infección por VIH debe ser conceptualizada como una enfermedad que "dura décadas" y el enfoque debe ser concordante con dicho concepto. En otras palabras, en ocasiones debe preferirse el esquema que es más posible que el paciente siga y tolere, en lugar del régimen óptimo. En especial en el caso de VIH en niños, es desesperantemente fácil "quemar" regímenes y clases completas de antirretrovirales, dejando al paciente con opciones muy limitadas para el manejo futuro. Incluso si el apego es excelente, los tratamientos antirretrovirales a menudo causan efectos adversos y complicaciones que limitan la dosis y afectan la calidad de vida del paciente. Algunas de esas complicaciones se discuten a continuación. Los esquemas recomendados de TARc cambian con frecuencia y son distintos en adultos que en niños. Las guías clínicas también son modificadas de manera constante y se encuentran disponibles en *aidsinfo.nih.gov*. El tratamiento solo debe ser iniciado bajo indicación de un especialista.

Complicaciones del tratamiento antirretroviral

Lipodistrofia, lipoatrofia y síndrome metabólico

Entre 14 y 40% de los pacientes con VIH que reciben TARc a largo plazo desarrollan alteraciones en la distribución de la grasa. La incidencia de casos nuevos de hipercolesterolemia, hipertrigliceridemia e hiperglucemia es 24, 19 y 5%, respectivamente. Existen diferentes formas de síndrome metabólico: algunos pacientes tienen disminución de la grasa periférica, otros tienen acumulación de grasa en el tronco, algunos tienen dislipidemia e hipercolesterolemia y algunos más tienen

resistencia a la insulina. En muchos casos, los pacientes tienen una combinación de estos problemas.

La frecuencia de lipodistrofia está disminuyendo, ya que la mayoría de los nuevos fármacos antirretrovirales (ARV) son mucho menos propensos a causar este efecto. El riesgo de alteraciones en colesterol/lípidos es mayor para pacientes que toman efavirenz que para aquellos con ITRNN más nuevos, aunque es rara la lipodistrofia clínicamente evidente por efavirenz. Algunos IP (en especial lopinavir/ritonavir) conllevan el mayor riesgo de dislipidemia, y los ITRN son quizás el tipo de fármaco con el mayor riesgo de lipodistrofia, en especial en cuanto a pérdida de grasa periférica. Los factores de riesgo para el desarrollo de lipodistrofia incluyen enfermedad avanzada; duración de la positividad de VIH; uso de estavudina (d4T), ZDV o didanosina, y empleo de indinavir, lopinavir o ritonavir. Las mujeres parecen tener un mayor riesgo que los hombres, y los adultos tienen mayor riesgo que los niños.

Los pacientes con lipodistrofia dicen que su calidad de vida disminuye debido a la reducción en la autoestima. El apego al tratamiento también puede verse afectado, ya que los pacientes a menudo dejan de tomar el tratamiento para mejorar el síndrome. Por desgracia, la lipodistrofia no se revierte con facilidad. No obstante, un programa de ejercicios combinado con una dieta con grasa en cantidad moderada, bajo índice glucémico y alta en fibra ha demostrado mejorar varios aspectos de la lipodistrofia.

La lipoatrofia es frecuente en pacientes que han usado ZDV o d4T por mucho tiempo. Cambiar el tratamiento a tenofovir o abacavir, de ser posible, impide el empeoramiento de la lipoatrofia, pero la recuperación de la grasa suele ser lenta y a veces incompleta.

Los pacientes adultos con TAR de largo plazo también pueden tener marcadores de aterosclerosis y un mayor riesgo de enfermedades cardiovasculares. En ocasiones, cambiar un fármaco del régimen puede reducir el problema; por ejemplo, sustituir atazanavir o rilpivirina reforzada, dolutegravir o raltegravir por lopinavir/ritonavir ha mostrado normalizar los perfiles de lípidos y colesterol mientras se mantiene suprimido al virus. En otras ocasiones, debe hacerse un cambio completo de régimen. Además, se emplean como terapia adyuvante las estatinas, fibratos o inhibidores de la absorción del colesterol.

Toxicidad mitocondrial/acidosis láctica

La toxicidad principal de los análogos de nucleósidos ocurre en la mitocondria y es una extensión directa de la actividad de estos medicamentos. La mitocondria contiene transcriptasas reversas (sobre todo polimerasa gamma y telomerasa), y son inhibidas en distintos grados por los inhibidores de la transcriptasa reversa. Cualquier fármaco de esta clase puede causar toxicidad mitocondrial, pero es más probable que la ocasionen didanosina y estavudina que lamivudina y ZDV. Abacavir es el fármaco que condiciona menos toxicidad mitocondrial de todos los ITRN. Cuando ocurre la supresión de las polimerasas mitocondriales, es más probable que se afecten tejidos con mayores tasas metabólicas. El síndrome clínicamente se presenta con síntomas vagos como malestar gastrointestinal, disnea y fatiga. En ocasiones se manifiesta como mialgias graves o miocarditis. Los estudios de laboratorio muestran elevación en los niveles de lactato y aminotransferasas. Los factores de riesgo para el desarrollo de toxicidad mitocondrial sintomática son género femenino, obesidad y hepatopatía preexistente. Las deficiencias de micronutrientes pueden aumentar el riesgo de desarrollar el síndrome. Los síntomas de toxicidad mitocondrial por lo general desaparecen cuando se suspende el nucleósido causante. La toxicidad mitocondrial/acidosis láctica se está volviendo menos frecuente porque cada vez se usan menos los ITRN primitivos análogos a timidina. Los tratamientos recomendados para adolescentes y adultos ya no contienen zidovudina, estavudina o didanosina. La ZDV aún se utiliza en terapias combinadas para lactantes y niños.

La pancreatitis y neuropatía periférica también pueden ser efectos adversos de estos medicamentos.

Síndrome de reconstitución inmune inflamatorio

Los pacientes que tienen inmunosupresión grave pueden desarrollar empeoramiento clínico paradójico luego de iniciar el manejo antirretroviral. Esto se debe a la nueva capacidad de sus sistemas inmunes de responder de manera vigorosa a infecciones que ya tenían. Se puede equiparar como un "desenmascaramiento" de infecciones oportunistas. Este fenómeno se ha visto con múltiples agentes infecciosos, pero se describe con mayor frecuencia en casos de tuberculosis, infecciones por complejo *Mycobacterium avium* (MAC) y meningitis por criptococo. Los síntomas del síndrome inflamatorio de reconstitución inmune (SIRI) pueden ser graves y es posible que mortales. Iniciar el tratamiento para la infección por VIH cerca de 4 sem tras haber iniciado el manejo antituberculoso reduce la mortalidad por todas las causas. El SIRI-Tb parece ser mucho menos frecuente en niños; en un estudio, solo siete (7%) de 104 niños sudafricanos desarrollaron SIRI-Tb cuando se inició TARc durante el manejo antituberculosis.

Las características del SIRI son mayor activación del sistema inmune, incremento en las células T de memoria efectoras circulantes y aumento en las citocinas proinflamatorias y marcadores de inflamación. En la meningitis por criptococo, los niveles elevados de citocinas en LCR predisponen a SIRI, mientras que la respuesta de células T CD4 tipo Th1 causa una mayor velocidad de curación.

El manejo de los pacientes con SIRI es complicado y debe hacerse por un especialista en infectología. A veces son necesarios los corticoesteroides u otros antiinflamatorios.

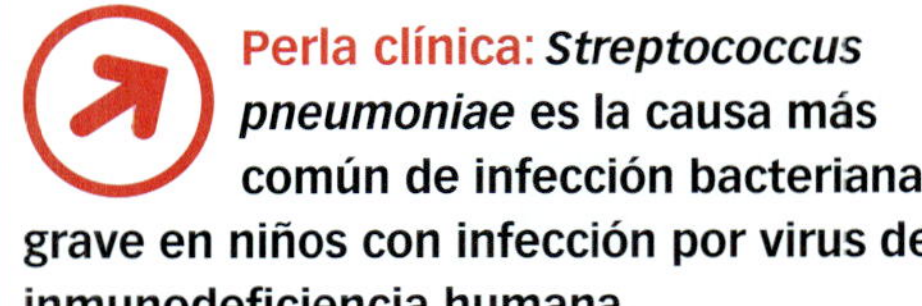

EVALUACIÓN DEL PACIENTE PEDIÁTRICO CON FIEBRE E INFECTADO POR VIH

El enfoque de cualquier niño infectado por VIH que se presenta con fiebre comienza con una valoración de su estado inmune. Las causas de fiebre en niños con enfermedad estadio 1 (definido por las cuentas de CD4 que se muestran en el Cuadro 20-3) no difieren de forma importante de aquellas observadas en niños sin VIH. La excepción sería que los niños con infección por VIH tienen una mucho mayor incidencia de infección por neumococo que sus contrapartes sanas (ver más adelante). Los niños en estadio 2 aún tienen más posibilidades de adquirir enfermedades frecuentes que infecciones oportunistas. Sin embargo, en pacientes con cuentas absolutas de linfocitos bajas, aquellos en la etapa más baja del estadio 2 de los CDC pueden tener un estado inmune relativamente comprometido, que pudiera predisponer a una cantidad mucho mayor de infecciones. En todos los niños con VIH y fiebre, si no puede encontrarse una causa obvia de local, o si la fuente es neumonía, deben obtenerse hemocultivos antes de administrar cualquier antibiótico. Los antibióticos utilizados deberán tener buena actividad contra *S. pneumoniae*, ya que es el patógeno más frecuente. Igual que las infecciones en otros pacientes inmunocomprometidos, la vía intravenosa puede ser necesaria al inicio y la duración del tratamiento es mayor que en el huésped sano.

Para los pacientes con inmunosupresión estadio 3 (Cuadro 20-3), es posible la infección con una amplia variedad de patógenos (incluyendo infección concomitante con más de un patógeno). Dado que la inmunidad se encuentra gravemente suprimida, los signos y síntomas de la enfermedad pueden ser leves. Es necesaria una evaluación cuidadosa, y estos pacientes por lo general requieren ser ingresados en el hospital. Es prudente involucrar a un especialista en infectología pediátrica desde el principio. El enfoque debe ser más extenso de lo sugerido por la gravedad de los síntomas; por ejemplo, una cefalea intermitente o persistente con fiebre baja en este tipo de pacientes pudiera ser indicación de TC y punción lumbar. Deben obtenerse hemocultivos, incluyendo cultivos especiales para MAC (ver adelante). Si se encuentra cualquier signo o síntoma de localización, puede iniciarse el estudio concentrándose en dichas áreas. Muchos de los problemas que presentan los niños con VIH y sida se revisan en el resto de este capítulo.

PROBLEMAS EN PACIENTES CON INFECCIÓN POR VIH

Problemas en sistema nervioso central

Encefalopatía

La incidencia de encefalopatía por VIH ha ido disminuyendo en los últimos años, tal vez debido al tratamiento más temprano y agresivo con TARc en niños infectados con VIH. La encefalopatía por VIH con frecuencia se manifiesta como espasticidad periférica, seguida o acompañada por retraso en el desarrollo o pérdida de hitos del desarrollo y deterioro cognitivo, con o sin microcefalia. El curso puede ser progresivo o puede estacionarse y ser estático. Puede semejar a la parálisis cerebral.

Los cambios clínicos compatibles con encefalopatía por VIH en general se acompañan de cambios neurorradiográficos, incluyendo atrofia cerebral, lesiones en sustancia blanca y calcificaciones en ganglios basales. De estos, la atrofia se correlaciona más estrechamente con los hallazgos clínicos de la encefalopatía por VIH. En general, la cuenta basal de CD4, carga viral y examen clínico correlacionan bien con la gravedad de la atrofia en la TC de cráneo. Es probable que el marcador más sensible de falla cortical asociada con VIH es una valoración detallada neurológica y del desarrollo. Una manifestación temprana en lactantes que puede predecir la progresión a encefalopatía por VIH es la hiperreflexia. Algunos niños presentarán al inicio cardiomiopatía debida a tono adrenérgico excesivo (Fig. 20-1).

Aunque el uso de TARc ha disminuido la incidencia de encefalopatía por VIH, la infección por VIH aún se asocia con una amplia gama de problemas cognitivos. Muchos adolescentes que fueron infectados con VIH

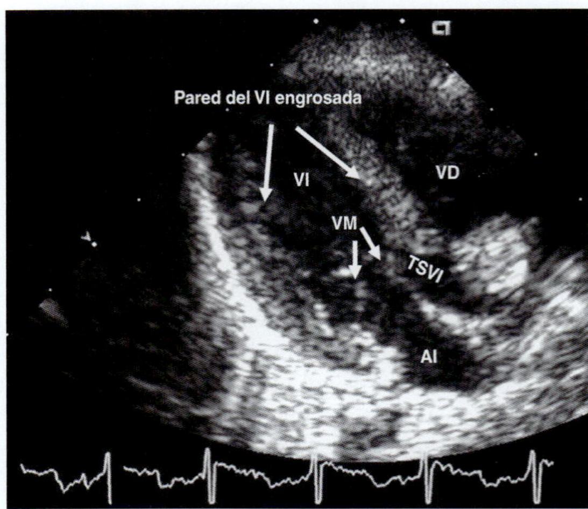

Figura 20-1. Ecocardiograma de un niño de 3 meses de edad que presentó neumonía por *Pneumocystis* o cardiomiopatía hipertrófica obstructiva debido a una infección previamente no diagnosticada por VIH. La cardiomiopatía se revirtió con TARc, sin embargo después se desarrolló parálisis cerebral asociada con VIH.

en la etapa perinatal tienen dificultad cognitiva leve a moderada. Los problemas psiquiátricos y de salud mental también son más frecuentes que en la población general. En el caso de pacientes que adquirieron el VIH en forma horizontal, el riesgo de padecimientos cognitivos y de salud mental por lo general se relaciona con la gravedad de la enfermedad antes de iniciar el manejo.

Meningitis por criptococo

La meningitis por criptococo ocurre sólo en pacientes con supresión grave de la inmunidad celular. Es más común en adultos con sida que en niños, y se ha vuelto incluso menos frecuente en la era de TARc.

El diagnóstico debe sospecharse en cualquier paciente con sida en estadio avanzado que tiene fiebre y cefalea, incluso si ambos síntomas son sutiles. La meningitis por criptococo puede tener un curso muy indolente. Las alteraciones en el estado mental, signos neurológicos localizados o convulsiones son infrecuentes e indican un mal pronóstico. La respuesta inflamatoria en LCR contra criptococo por lo general no es impresionante. Por lo tanto, el hallazgo de cuenta celular, glucosa y niveles de proteínas normales en LCR no deben hacer al médico descartar el diagnóstico y habrá que realizar determinación de antígeno de criptococo en suero y LCR así como cultivo. Debe medirse la presión de apertura del LCR; los niveles > 250 mm H_2O indican un mal pronóstico.

El tratamiento de elección es anfotericina B combinada con flucitosina. Estos medicamentos se deben continuar durante las primeras 2 sem, y luego se inicia tratamiento de consolidación con fluconazol por al menos 8 sem. La mortalidad es mayor en pacientes en quienes se retrasa el manejo del patógeno del LCR. Puede sobrevenir una elevación crítica de la presión intracraneal, que en ocasiones requiere derivación ventrículo-peritoneal o colocación de un drenaje lumbar o reservorio ventricular. Puede hacerse medición seriada de antígeno de criptococo en LCR para vigilar la respuesta al manejo. Los signos y síntomas de meningitis por criptococo a menudo empeoran por la reconstitución inmune (ver la sección acerca de síndrome inflamatorio de reconstitución inmune).

Tras completar el tratamiento, se mantiene al paciente en profilaxis secundaria por al menos un año. Después puede considerarse suspender la profilaxis en niños que se encuentran asintomáticos, son de ≥ 6 años de edad, tienen una cuenta de CD4 ≥ 100 y mantienen una carga viral indetectable por al menos 3 meses estando en tratamiento estable con TARc. La profilaxis debe reiniciarse si la cuenta de CD4 cae a menos de 100. La profilaxis no se suspende en pacientes menores de 6 años.

Toxoplasmosis cerebral

La toxoplasmosis cerebral por lo general representa reactivación de toxoplasmosis latente. Es más común en adultos. Todos los niños con VIH positivo que no son lactantes deben ser estudiados con anticuerpos contra *Toxoplasma gondii*. Si se detecta IgG medible, ha habido infección antigua, lo cual significa que el paciente está en riesgo de desarrollar la enfermedad si cae en inmunosupresión. La toxoplasmosis cerebral suele verse en pacientes con enfermedad avanzada por virus de inmunodeficiencia humana.

La toxoplasmosis cerebral era una enfermedad poco frecuente en pacientes pediátricos incluso antes de la era de TARc; en un estudio a largo plazo, multicéntrico realizado en la era de TARc, ocurrió solo en 5 (0.2%) de 2 767 pacientes. Trimetoprim-sulfametoxazol (TMP-SMX), administrado para profilaxis de PCP, también es profilaxis efectiva contra la toxoplasmosis cerebral.

El diagnóstico se considera cuando un paciente con enfermedad avanzada por VIH tiene fiebre y cefalea, en ocasiones acompañada de alteración en el estado de conciencia o convulsiones focales. Diferenciar la encefalitis por toxoplasma de otras condiciones del sistema nervioso central, en especial linfoma, puede ser difícil. No siempre es confiable el resultado de la tomografía de emisión por fotón único (SPECT, por sus siglas en inglés). La mayoría de los expertos recomienda tratarla como toxoplasmosis a todos los pacientes VIH positivos que tienen tanto serología positiva como lesiones cerebrales múltiples en la TC. El manejo es con pirimetamina, sulfadiazina y ácido folínico por 3 a 6 sem. Tras 2 sem de haber completado el tratamiento se realiza estudio de imagen de seguimiento. En pacientes sin sida debe obtenerse una biopsia, así como en aquellos con lesiones solitarias, o en aquellos con lesiones múltiples que no responden a un curso de tratamiento.

Los pacientes seropositivos menores a 6 años que tienen un porcentaje de CD4 < 15% y aquellos mayores de 6 años con cuentas de CD4 < 100 deben iniciar profilaxis con TMP-SMX. La profilaxis puede suspenderse cuando la TARc incrementa el porcentaje a > 15% en menores de 6 años o a > 200 en mayores de 6 meses, una vez que la respuesta es sostenida por más de 6 meses. De forma alterna, puede considerarse suspenderla en aquellos cuyas cuentas alcanzan los niveles mencionados antes por más de 3 meses y que han estado bajo manejo efectivo con TARc por > 6 meses.

Alteraciones hematológicas

Anemia

La anemia es la alteración hematológica más común en el paciente con infección por VIH. Hacia el segundo mes de vida, los niveles de hemoglobina son más bajos en bebés expuestos a VIH, pero sin infección, y los niveles difieren a lo largo del primer año de vida. La incidencia de anemia aumenta a mayor edad. Existen muchas posibles causas de anemia en el paciente con VIH. La mayoría de los casos se atribuye a inflamación crónica. Sin embargo, se ha descrito también debido a deficiencias nutricionales, hemólisis autoinmune, efecto adverso de medicamentos e infección persistente por parvovirus B19. Los autores tuvieron un paciente cuyo síntoma de presentación fue anemia prolongada por infección crónica con parvovirus. ZDV es en especial importante como causa de mielosupresión extensa; sin embargo, se usa hoy en día con menor frecuencia que en el pasado.

Los pacientes infectados con VIH con anemia leve a moderada suelen estar asintomáticos, aunque los médicos a menudo obvian los síntomas. Las manifestaciones más comunes son fatiga e intolerancia al ejercicio. La fatiga puede ser tan grave que afecte la calidad de vida. Lo más importante: se ha demostrado que la anemia es un factor de riesgo independiente para progresión de la enfermedad y muerte. Resolver la anemia aumenta de forma cuantificable la calidad de vida y prolonga la sobrevida.

Para los pacientes con anemia por inflamación, el manejo antirretroviral efectivo a menudo soluciona la anemia. Si puede encontrarse una causa obvia, es apropiado dar tratamiento dirigido. En ocasiones es necesario el cambio de medicamentos. Si la anemia persiste a pesar de TARc, el manejo semanal con eritropoyetina alfa suele ser efectivo.

Algunos datos sugieren que administrar dosis altas de hierro exógeno incrementa la replicación del VIH; sin embargo, debe tratarse la deficiencia de hierro documentada, en especial si el paciente se encuentra recibiendo TARc. Puesto que las transfusiones de PG pueden reducir la función de los linfocitos, células asesinas naturales y monocitos, deben reservarse para pacientes con anemia grave que ameritan corrección de emergencia.

Trombocitopenia

Definida como una cuenta plaquetaria < 100 000 por mcL, la trombocitopenia es frecuente en las personas con VIH y ocurre en cerca de 10 a 15% de los pacientes. La trombocitopenia puede ocurrir por múltiples vías, incluyendo menor sobrevida y disminución en la producción de plaquetas viables a la circulación periférica a partir de la médula ósea. En un estudio pequeño que comparó a seis pacientes con VIH y trombocitopenia con 98 controles sanos, los pacientes con trombocitopenia mediada por VIH tuvieron una sobrevida de sus plaquetas de dos tercios de lo normal y cerca del doble de secuestro esplénico que los pacientes control.

Se ha demostrado que los precursores de megacariocitos tienen tanto CD4 como el correceptor CXCR4 para VIH en sus superficies, lo cual pudiera volverlos objetivos potenciales de replicación activa del VIH. *In vitro*, dichos precursores han podido ser infectados con VIH.

La trombocitopenia por VIH puede ser breve, se resuelve con manejo antirretroviral efectivo, o puede ser crónica y más refractaria al control viral. Los adolescentes también pueden desarrollar púrpura trombocitopénica trombótica que amerita plasmaféresis.

Los niños con trombocitopenia asociada con VIH pueden presentarse de forma similar a los niños con púrpura trombocitopénica autoinmune (PTI). Pueden tener equimosis de fácil aparición y petequias, o la cuenta baja de plaquetas puede ser detectada en forma incidental. La trombocitopenia asintomática con una cuenta plaquetaria > 20 000 por mcL por lo general puede ser vigilada. La mayoría de los expertos recomienda tratamiento si la cuenta plaquetaria disminuye de 20 000 por mcL

o si se desarrolla sangrado. Cuando se requiere un incremento rápido en la cuenta plaquetaria, dosis bajas de IgG IV (40 mg/kg/sem por 5 sem) ha sido eficaz en la mayoría de los pacientes, aunque en un estudio se observó respuesta sostenida en sólo un tercio de los pacientes. De forma alterna se pueden administrar 30 mcg/kg de antiRhoD (Rhogam) intramuscular en los días 1, 3 y 4, seguida por una dosis de mantenimiento de 6 mcg/kg por sem durante un total de 8 sem. Aunque la respuesta al tratamiento con inmunoglobulina anti-RhoD es un poco más lenta que la IVIG, cerca de 70 a 80% de los pacientes responde, y la respuesta parece ser más duradera. Para casos refractarios, la esplenectomía total o parcial puede ser curativa. En respuesta a la esplenectomía, los pacientes con trombocitopenia relacionada con VIH recuperan los números plaquetarios de forma mucho más completa que los pacientes con PTI no relacionada con VIH. La esplenectomía debe ser el último recurso, puesto que los pacientes con infección por VIH ya tienen susceptibilidad a infección por neumococo, que es exacerbada en ausencia de bazo.

Neutropenia/leucopenia

En algún punto, la neutropenia (definida como una cuenta absoluta de neutrófilos < 1 000 por mcL) ocurre en 20 a 35% de los adultos con infección por VIH. También es muy común en niños. La causa probable es multifactorial: (1) el VIH puede infectar directamente a algunas células precursoras en la médula ósea; (2) puede ocurrir infección secundaria a la médula, como por MAC; (3) puede ser resultado de tratamientos inmunosupresores como ZDV, ganciclovir o TMP-SMX; (4) pueden contribuir deficiencias nutricionales; (5) los neutrófilos de pacientes infectados con VIH tienden a tener una mayor tasa de muerte celular programada, y (6) es común la desregulación de citocinas. La neutropenia en pacientes con VIH causa tanto mayores episodios de infecciones bacterianas como más hospitalizaciones, pero en general se tolera mucho mejor que en los pacientes con cáncer.

La neutropenia grave (CAN < 250) o neutropenia moderada (CAN 251 a 500) que se asocia a episodios de infecciones puede ser tratada con la administración subcutánea de factor estimulante de colonias de granulocitos recombinante (G-CSF por sus siglas en inglés, *filgrastim*). En un estudio, el tratamiento concomitante con G-CSF permitió a > 80% de los pacientes con sida recibir tratamiento inmunosupresor necesario.

La leucopenia es un hallazgo frecuente como presentación inicial de infección por VIH en adolescentes. En ocasiones se resuelve con tratamiento. La leucopenia leve prolongada en ausencia de neutropenia o cuentas bajas de células CD4 parece ser benigna.

Problemas dermatológicos

Dermatitis atópica y seborreica

Ambas condiciones son frecuentes en niños con infección por VIH y sida. En ocasiones este problema de piel es la característica de presentación de la infección por VIH en bebés. Sin embargo, la dermatitis seborreica también es común en lactantes sin infección por VIH, así que este hallazgo es inespecífico.

No se cuenta con estudios detallados acerca de los problemas de piel en niños con infección por VIH. Un estudio prospectivo en que siguió a 151 adultos con VIH por 4 meses documentó condiciones dermatológicas en 138 (91%). La dermatitis atópica y seborreica se manejan en el paciente con VIH de la misma forma que en paciente sin VIH. En casos graves, es útil la interconsulta a dermatología.

Molusco contagioso

Los niños con infección por VIH en ocasiones desarrollan infección extensa y refractaria por molusco contagioso. Las lesiones pueden ser en especial numerosas en la cara, lo que puede causar considerables problemas sociales. En ocasiones los párpados se encuentran muy involucrados, en especial en pacientes con enfermedad avanzada por VIH. En una serie de 11 pacientes con molusco en párpados, 10 (91%) de los pacientes estaba en estadio 3 de los CDC, con una cuenta promedio de CD4 en 72 por mcL. En la mayoría de los casos, controlar la enfermedad de VIH con tratamiento con TARc causa resolución espontánea incluso en las lesiones de más difícil control. El imiquimod tópico (un inmunomodulador) y cidofovir al 1% (un fármaco antiviral) también han sido útiles en el tratamiento del molusco contagioso refractario.

Herpes zoster

El herpes zoster aislado o recurrente son problemas ocasionales en la población infectada por VIH. Es más probable que se desarrolle herpes zoster cuando el paciente adquiere varicela primaria ya que está sumamente inmunosuprimido. A diferencia de PCP o MAC, el herpes zoster puede ocurrir en cualquier estadio de la infección por VIH.

El herpes zoster en el paciente con VIH debe ser tratado con rapidez con aciclovir intravenoso. Es más probable que los pacientes con VIH desarrollen enfermedad diseminada (por varios dermatomas), que por lo general se considera más contagiosa que la forma de un solo dermatoma. Se han descrito manifestaciones prolongadas, graves o atípicas, pero en nuestra experiencia son la excepción y no la regla. El herpes zoster y varicela primaria combinados explicaron sólo 44 (2.7%) de 746 hospitalizaciones de niños infectados por VIH en una institución.

La incidencia de herpes zoster es más baja con el uso de la vacuna viva atenuada contra varicela que en personas que contraen la varicela silvestre; la vacuna debe ser administrada en forma temprana a los pacientes, cuando el sistema inmune se encuentra intacto (ver la sección sobre prevención, más adelante).

Reacciones cutáneas a fármacos

Las reacciones adversas cutáneas ocurren con mucha más frecuencia en las personas con infección por VIH que en la población general. Al igual que en la población general, las erupciones morbiliformes son el tipo más común de erupción por fármacos, y la urticaria es el siguiente tipo más frecuente. Las sulfonamidas son el fármaco que condiciona erupciones con mayor frecuencia, seguidas por las aminopenicilinas, como amoxicilina.

Problemas pulmonares

Neumonía

La incidencia y gravedad de las infecciones bacterianas del tracto respiratorio inferior aumentan con el grado de inmunosupresión. En adultos con infección por VIH, la neumonía bacteriana predice una menor sobrevida. En un grupo de niños con infección perinatal en Tailandia, 16 (52%) de 31 murieron por neumonía, convirtiéndola en la principal causa de muerte.

El patógeno más frecuente es *S. pneumoniae*. El aspecto radiográfico de la neumonía por neumococo en VIH no difiere de aquel en pacientes sin VIH. Sin embargo, las neumonías virales en pacientes infectados por VIH tienden a causar consolidación, lo cual en ocasiones puede confundir el cuadro clínico.

Los pacientes con inmunosupresión avanzada tienen riesgo de desarrollar neumonía por agentes oportunistas, como *Rhodococcus equi*, *Pseudomonas aeruginosa* y *P. jirovecii* (antes llamado *P. carinii*), entre otros. Cuando los pacientes con VIH avanzado desarrollan neumonía grave, es de importancia vital obtener el diagnóstico mediante broncoscopia o biopsia pulmonar.

Neumonía por Pneumocystis jirovecii

Es común la exposición a este hongo ubicuo, pero un sistema inmune intacto protege contra la enfermedad.

Los pacientes con enfermedad por VIH relativamente avanzada (por lo general, en estadio 3 de acuerdo con los criterios de los CDC [ver Cuadro 20-3]) tienen riesgo de adquirir NPJ (neumonía por *Pneumocystis jiroveii*) sintomática. Los bebés en el primer año de vida tienen el mayor riesgo (Fig. 20-2), quizá debido a alteraciones inmunológicas adicionales propias del lactante. También se encuentran cursando primoinfección, a diferencia de la reactivación o reinfección. Aunque la cuenta de CD4 predice con exactitud el riesgo de NPJ en niños mayores y adultos, no hay una cuenta de CD4 que proteja del todo contra NPJ en lactantes menores a 12 meses. Por lo tanto, NPJ siempre ha sido la enfermedad definitoria de sida en la población pediátrica. También se ha estimado que, sin profilaxis, entre 7 y 20% de los lactantes con infección por VIH adquirirán NPJ. La incidencia de NPJ es máxima entre los 3 y 8 meses de edad. En un estudio, NPJ explicó 60% de las enfermedades definitorias de sida en el primer año de vida, pero solo 19% después de esa edad. La incidencia de NPJ ha disminuido de manera dramática en la era de TARc. Esto también aplica a lactantes con infección perinatal, debido en gran parte a la identificación de mujeres embarazadas con infección por VIH, seguimiento cuidadoso de los bebés expuestos y empleo de profilaxis con TMP-SMX en niños que se encuentran en riesgo.

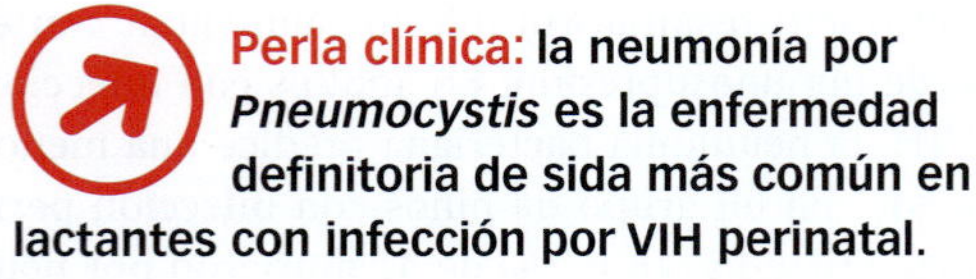

Perla clínica: la neumonía por *Pneumocystis* es la enfermedad definitoria de sida más común en lactantes con infección por VIH perinatal.

Clínicamente, la enfermedad se puede presentar como fiebre de inicio agudo, tos, disnea y taquipnea. Otros pacientes tienen una presentación subaguda. Pueden progresar con rapidez a falla respiratoria. La radiografía de tórax por lo general muestra un infiltrado difuso reticulonodular, pero es posible tener hallazgos atípicos. La mayoría de los pacientes tienen hipoxemia, incluso sin hipercapnia. La hipoxemia puede ocurrir antes de los hallazgos radiográficos. Incluso si el paciente no tiene hipoxemia en reposo, se vuelven hipoxémicos con rapidez incluso con ejercicio leve. Una cifra normal de lactato deshidrogenasa (LDH) y ausencia de hipoxemia sugieren un diagnóstico alterno. El diagnóstico definitivo requiere demostrar el microorganismo, por lo general a partir de lavado broncoalveolar o biopsia pulmonar. La expectoración inducida puede ser diagnóstica en niños mayores y adolescentes. El esputo producido en forma espontánea tiene una baja sensibilidad y no debe

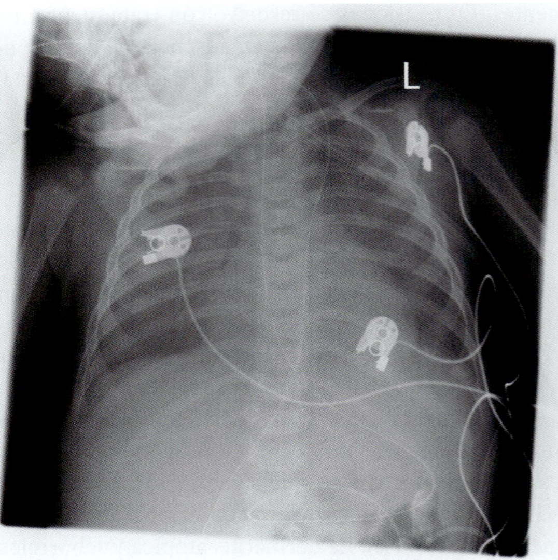

Figura 20-2. Radiografía de tórax de una niña de 5 meses de edad con tos de 3 sem de evolución e hipoxia y fiebre de bajo grado de 1 día de evolución. Muestra infiltrados intersticiales bilaterales. El lavado broncoalveolar fue positivo para *P. jirovecii* por PCR. Se encontró que tanto ella como su madre eran positivas para VIH.

emplearse. Puesto que *P. jirovecii* no crece en cultivos, se emplean tinciones especiales; Gomori plata-metenamina (GMS, por sus siglas en inglés), GramWeigert, crisol violeta y azul de toluidina tiñen la pared del quiste y por lo tanto son más sensibles que otras tinciones, como Giemsa y Wright. La prueba de PCR se utiliza cada vez más y es claramente más sensible que las tinciones. Si se utiliza PCR cuantitativa, aquellos con infección tendrán una carga mucho mayor que los pacientes con colonización. El beta-D-glucano por lo general es > 100 pg/mL en aquellos con verdadera infección, pero es una prueba inespecífica.

El TMP-SMX es el tratamiento de elección para NPJ. Se administra a dosis de 15 a 20 mg/kg/día del componente de TMP en dosis divididas cada 6 a 8 h por 21 días. Los casos moderados a graves deben recibir también esteroides, los cuales deben iniciarse lo antes posible. Las indicaciones de tratamiento con corticoesteroides incluyen una PaO_2 < 70 mm Hg o un gradiente alveolo-arterial > 35 mm Hg. Para estos pacientes, se administra prednisona a 1 mg/kg (máximo 40 mg) vía oral cada 12 h por 5 días, seguido por 1 mg/kg (máximo 40 mg) vía oral diario por 5 días, seguido de 0.5 mg/kg (máximo 20 mg) vía oral diario por 11 días.

La combinación de clindamicina y primaquina o pentamidina intravenosa son esquemas alternativos para aquellos con enfermedad moderada a grave. La seguridad y eficacia de la clindamicina más primaquina se ha establecido en adultos, pero no en niños. No debe utilizarse como tratamiento la pentamidina aerosolizada. Para los pacientes con enfermedad leve, TMP-SMX sigue siendo el tratamiento de elección; los regímenes alternativos incluyen dapsona, TMP solo, primaquina más clindamicia o atovacuona. La atovacuona funciona mejor si es la suspensión, en lugar de tabletas, incluso si el paciente puede tomar las tabletas. Cuando sea posible, debe realizarse la prueba para descartar deficiencia de G6PD antes del tratamiento con primaquina o dapsona. La prevención de NPJ se revisa en la sección de prevención, más adelante.

Neumonitis intersticial linfocítica/ hiperplasia pulmonar linfoide

La neumonitis intersticial linfocítica (NIL) es una enfermedad pulmonar crónica de etiología y patogénesis desconocida que afectaba del 20 a 40% de los niños con infección por VIH, antes del uso extendido de TARc. En la era de la TARc, se ha vuelto extremadamente rara en países en desarrollo; su incidencia en contextos de pobreza también está disminuyendo.

La NIL se presenta como tos y taquipnea crónicas. La radiografía de tórax muestra infiltrados intersticiales difusos, por lo regular sin adenomegalias. Esta última característica y la buena salud en general del paciente ayudan a distinguir la NIL de la tuberculosis pulmonar. Los pacientes con NIL a menudo tienen inflamación recurrente parotídea o de otras glándulas salivales, así como linfadenopatía generalizada y hepatoesplenomegalia. Conforme progresa la enfermedad, puede haber dedos en palillo de tambor. La enfermedad tiende a ser fluctuante, con periodos de hipoxemia en casos graves. Pueden auscultarse sibilancias o estertores que desaparecen con la tos. Los pacientes con NIL también pueden desarrollar neumonía bacteriana secundaria, que por lo general se acompaña de fiebre, toxicidad u otros síntomas sistémicos.

Se desconoce la causa de la NIL/HPL. Hay algo de evidencia que relaciona al VEB con la enfermedad, pero en otros estudios, no se ha encontrado asociación. Histológicamente, hay un infiltrado mononuclear compuesto por células plasmáticas, inmunoblastos y linfocitos T CD8+.

El pronóstico es variable. En ocasiones la enfermedad mejora de manera espontánea, pero en otros casos, se observa progresión. En casos raros, desaparece por completo. Los niños con NIL ingresan al hospital con una frecuencia de más del doble que quienes no tienen la condición. La mayoría de este exceso de internamientos se debe a neumonía bacteriana, en general por *S. pneumoniae.*

El tratamiento es de apoyo. Las exacerbaciones leves pueden responder a broncodilatadores nebulizados. Debe administrarse oxígeno a los pacientes hipoxémicos. Muchos pacientes responden bien a corticoesteroides orales. Por lo general se administra prednisona a dosis de 1 a 2 mg/kg/día por 1 a 2 sem seguida por destete lento.

Problemas del tracto gastrointestinal

Padecimientos de la mucosa oral

La incidencia de problemas orales en niños con infección por VIH es mucho mayor que en la población general. Un estudio de prevalencia transversal encontró algún tipo de lesión oral en 30 (38%) de 80 niños con infección por VIH. La candidiasis oral es el problema más frecuente en todas las series, pero otras condiciones incluyen eritema gingival lineal, glositis romboidal mediana, xerostomía, úlceras aftosas recurrentes y refractarias, gingivoestomatitis herpética, molusco contagioso labial y leucoplaquia vellosa oral. Se ha demostrado que la cuenta de CD4 correlaciona de manera inversa con la presencia de lesiones orales. Algunas de estas condiciones, como la leucoplaquia oral vellosa, son mucho más comunes en adultos. Todas ellas disminuyen en frecuencia al administrar tratamiento efectivo contra virus de inmunodeficiencia humana.

La candidiasis oral en niños con enfermedad avanzada por VIH puede no tener el aspecto clásico. La lengua puede verse cubierta o estar eritematosa, sin placas blancas. Los tratamientos locales pueden tener una alta tasa de error. El fluconazol sistémico por lo general es efectivo para erradicar la enfermedad. La dosis es 6 mg/kg (máximo 200 mg) VO el primer día, seguido de 3 mg/kg/día (máximo 100 mg) para completar un curso de 14 a 21 días.

Antes de la terapia antirretroviral efectiva, un subgrupo de pacientes con VIH desarrollaba úlceras aftosas extensas y en extremo dolorosas. Tendían a ser refractarias al tratamiento y podían llegar a ser incapacitantes. En ocasiones se trataban con talidomida. Por fortuna esto se ve rara vez en la actualidad.

Padecimientos del esófago

La odinofagia y disfagia son síntomas iniciales usuales de candidiasis esofágica, el problema esofágico más común en el paciente con infección por VIH. Los factores de riesgo para el desarrollo de candidiasis esofágica son bajas cuentas de CD4 y antibioticoterapia reciente. También puede desarrollarse enfermedad ulcerativa del esófago y por lo general se debe a infección por CMV. Los pacientes con candidiasis por lo general tienen síntomas más leves y es más probable que tengan candidiasis oral concomitante que los pacientes con esofagitis por CMV. Son mucho menos comunes la enfermedad ulcerativa idiopática y la infección por VHS.

Se requiere endoscopia para establecer el diagnóstico de enfermedad esofágica en pacientes con VIH. Sin embargo, es costo-eficiente el diagnóstico presuntivo de candidiasis y una prueba con fluconazol antes de proceder a endoscopia. En un estudio aleatorizado prospectivo, 56 (82%) de 68 pacientes tuvieron alivio sintomático completo con fluconazol empírico, por lo general en 1 sem. De los 66 pacientes aleatorizados a endoscopia, se encontró que 42 (64%) tuvieron esofagitis por *Candida* y 10 (15%) tuvieron enfermedad ulcerativa.

La candidiasis esofágica por lo general responde bien al tratamiento antifúngico sistémico. El fármaco que se utiliza con mayor frecuencia es fluconazol. En casos en los cuales la gravedad del dolor se vuelve impráctica, puede administrarse vía entravenosa el fluconazol. Es poco frecuente la resistencia al fluconazol y el tratamiento debe ser por 14 a 21 días.

Diarrea crónica o recurrente

Los pacientes con infección por VIH tienen una mayor incidencia de diarrea que la mayoría de la población. Al menos una parte de la explicación en los pacientes aún sin tratamiento se debe a una proteína producida por el virus (Tat), que puede afectar la proliferación de los enterocitos y alterar los canales de iones. En pacientes con tratamiento, la diarrea crónica puede ser un efecto secundario de los antirretrovirales. Algunos IP pueden aumentar la motilidad intestinal, que puede controlarse por lo común con loperamida.

Los pacientes con enfermedad avanzada por VIH a menudo tienen diarrea crónica. Puede ser muy complicado elucidar la causa. A menor cuenta de CD4 y mayor tiempo de evolución de la diarrea, es más probable que se trate de una infección oportunista, sobre todo por protozoarios. El más importante de dichos patógenos es *Cryptosporidium parvum*. Sin embargo, la criptosporidiosis se ha vuelto rara en la era de TARc en los países industrializados, presentándose ahora en < 1 caso por 1 000 pacientes-año. La TARc protege contra la enfermedad (razón de momios 0.072; *p* = 0.0001). La criptosporidiosis por lo general ocurre cuando la cuenta de CD4 se encuentra muy disminuida, por lo general < 100 por mcL. Rara vez una diarrea crónica con caquexia puede ser el dato de presentación en niños mayores o adolescentes.

La microsporidiosis es otra causa importante de diarrea crónica. La enfermedad no es estacional y su prevalencia general está disminuyendo. En la mayoría de las series, fue la segunda causa de diarrea crónica identificada en sida avanzado. La microsporidiosis por lo general es causada por *Enterocytozoon bieneusi* y es un marcador de sida avanzado. Otras causas como *Cyclospora cayetanensis* y *Cystoisospora belli* se revisan con mayor detalle en el Capítulo 12.

En pacientes con enfermedad avanzada por VIH y diarrea crónica, deben solicitarse estudios repetidos de heces, seguidos por colonoscopia con toma de biopsias. La colitis por CMV también puede causar diarrea crónica y caquexia. Incluso con una valoración completa, la causa de diarrea crónica no puede establecerse en cerca de 40% de los pacientes. La enteritis bacteriana es una posibilidad en pacientes con enfermedad más aguda caracterizada por fiebre, calambres y diarrea, con o sin vómito. Las descripciones y principios de tratamiento para patógenos comunes causantes de diarrea se señalan en el Capítulo 12. No se requieren antibióticos para el manejo de gastroenteritis por *Salmonella* en niños inmunocompetentes, pero deben utilizarse en niños con infección por VIH para impedir desarrollo de enfermedad extraintestinal. La prevención de diarrea crónica se discute en la sección sobre prevención.

La reconstitución inmune es el tratamiento más importante para la criptosporidiosis y microsporidiosis; la enfermedad por lo general no desaparece sin ella. Los IP tienen algo de actividad contra criptosporidiosis, así que algunos expertos recomiendan un régimen basado en IP para aquellos con criptosporidiosis grave. La criptosporidiosis también se puede tratar con nitazoxanida, pero de forma concomitante con TARc. No existen medicamentos con eficacia demostrada en el tratamiento de la microsporidiosis excepto la terapia antirretroviral combinada.

Problemas misceláneos o sistémicos

Malignidad

Los niños con infección por VIH tienen un mayor riesgo de malignidad. En áreas con acceso limitado a TARc, 2% de los niños desarrolla cáncer como enfermedad que define su sida. Esto contrasta con la población pediátrica general, en la que alrededor de 0.013% desarrolla una malignidad. Al igual que en los adultos, la malignidad más común es el linfoma de células B. El sarcoma de Kaposi, etiológicamente vinculado a la infección por VHH-8 y común en varones homosexuales con sida, es raro en niños excepto en el África subsahariana.

En raras ocasiones, una malignidad o un síndrome hemofagocítico asociado con una malignidad subyacente es la característica de presentación de la infección por VIH en un niño infectado de forma vertical. Los tumores relacionados con VEB, incluyendo los sarcomas y leiomiomas, son tumores inusuales en niños con sida. Pueden involucrar casi cualquier tejido, incluyendo el cerebro o la médula espinal. Reportes de niños infectados por VIH con casos refractarios de "sinusitis" que resultaron ser linfomas invasivos, sirven como recordatorios de que la lista de diagnósticos diferenciales debe ser amplia en los niños con VIH, incluso si parecen tener padecimientos comunes.

El uso de TARc ha disminuido de manera significativa la incidencia de malignidades definitorias de sida.

Infección por complejo Mycobacterium avium-intracellulare

La infección diseminada por organismos del complejo *Mycobacterium avium-intracellulare* se presenta solo en pacientes con enfermedad avanzada por VIH, manifestada por conteos de células CD4 < 50 por mcL. Los niños pequeños están quizás en riesgo con números poco más elevados. En un estudio sobre "momento de muerte" de 58 niños que fallecieron por sida, el MAC fue el organismo infeccioso aislado más común, encontrado en 26% de los casos. Por fortuna, la incidencia de infección diseminada por MAC ha disminuido de una basal de 3.7 a 0.2 por 100 personas-año en la era de la terapia antirretroviral combinada.

Los síntomas de infección por MAC son inespecíficos y en general incluyen fiebre, sudoración nocturna, pérdida de peso y dolor abdominal. Puede haber alteraciones hematológicas por infiltración de la médula ósea. Un estudio de rayos X de 16 pacientes pediátricos con infección por MAC reveló que 15 (94%) tenían linfadenopatía de los módulos mesentéricos retroperitoneales. Dos tercios tenían hepatoesplenomegalia. El diagnóstico se establece por cultivo del organismo en la sangre, médula ósea, nódulos linfáticos u otros sitios normalmente estériles.

Los esquemas de tratamiento siempre deben incluir un macrólido a menos que se sepa que el organismo es resistente a los macrólidos. Algunos expertos prefieren la claritromicina a la azitromicina, a menos que los resultados de las pruebas de susceptibilidad indiquen lo contrario. Siempre se usa un segundo medicamento, en general etambutol. Algunos expertos recomiendan añadir rifabutina como tercer medicamento, aunque esta ocasiona más problemas en niños. Las interacciones entre medicamentos son comunes, en especial con los IP. Estudios iniciales mostraron una ventaja en la sobrevivencia con la terapia de combinación triple *versus* claritromicina con etambutol. En ciertos casos, puede requerirse añadir un cuarto o quinto medicamento; la terapia para la MAC diseminada debe ser manejada por un médico con experiencia en VIH. El tratamiento se continúa durante al menos 12 meses, tras lo cual se puede considerar suspenderlo en aquellos sin signos de enfermedad activa y reconstitución inmunológica por TARc (CD4 > 100 por mcL durante al menos 6 meses).

Infección neumocócica invasiva y recurrente

Al inicio de la epidemia de VIH, los pacientes infectados por el virus tenían una tasa de enfermedad neumocócica invasiva entre 40 y 55 veces más alta que la de la población general. En un estudio, la tasa de enfermedad neumocócica invasiva en los pacientes pediátricos con VIH fue de 5.5 casos por cada 100 niños-año. Ha disminuido hasta alrededor de 0.2 casos por 100 niños-año. Los factores de riesgo para infección neumocócica en los pacientes adultos son raza afroamericana, conteo de CD4 < 200 por mcL, antecedente de cualquier tipo de neumonía y albúmina sérica < 0.3 mg/dL.

Algunos niños infectados por VIH tienen infecciones neumocócicas recurrentes. Estos niños por lo demás son indistinguibles de los demás niños infectados por VIH, excepto quizá por la presencia de NIL o edema parotídeo. No tienden a tener "progresión rápida" ni tampoco son siempre los pacientes con enfermedad por VIH más avanzada.

El estado de portador nasofaríngeo de neumococo no difiere entre los niños infectados por VIH y los no infectados. A pesar de la mayor frecuencia, la gravedad de la enfermedad invasiva por neumococo en la infección por VIH es idéntica, o quizás incluso menor, a la observada en los pacientes seronegativos para VIH. Algunas veces en niños infectados por VIH, se cultivará neumococo de infecciones que se esperaba que fueran estafilocócicas, como la peritonitis bacteriana, abscesos de tejidos blandos y osteomielitis. Estos escenarios se han vuelto menos comunes durante la última década, quizá debido a una combinación de una mejor terapia ARV y un enfoque más agresivo para la prevención, como se analiza en la siguiente sección.

PREVENCIÓN DE LA INFECCIÓN EN EL NIÑO CON VIH

Neumonía recurrente e infección neumocócica

Debido a que el riesgo de infección neumocócica invasiva es mayor en los pacientes infectados por VIH, se recomienda la vacunación contra neumococo. Para adolescentes y adultos, se aplica la PCV-13 al momento de iniciar el tratamiento médico. En pacientes con conteos de CD4 > 200 por mcL, se aplica un refuerzo de PPSV-23 al menos 8 sem después. Algunos expertos recomiendan esperar hasta los 6 meses después de haber iniciado la terapia ARV, pero un estudio sugirió que las respuestas fueron similares sin importar el momento de la vacunación. Las respuestas inmunológicas engendradas por la vacunación se desvanecen en parte con el paso del tiempo. La mayoría de los expertos recomiendan la revacunación con vacuna PPSV-23 5 años más tarde. Si un adolescente recién diagnosticado ha recibido la vacuna PPSV-23, se debe aplicar la PCV-13 al menos 2 meses después de la dosis de PPSV-23. En adultos, el intervalo es > 1 año.

Las respuestas a la vacuna contra neumococo en pacientes con VIH pueden ser menos fuertes que en la población general, y pueden ser incluso más bajas hacia algunos serotipos específicos. Algunos estudios también sugieren que las respuestas son peores en pacientes con inmunosupresión avanzada. Sin embargo, parece ser que la vacunación es útil.

Los niños con infección por VIH de entre 2 y 59 meses de edad deben recibir la vacuna contra neumococo de acuerdo al esquema habitual. Aquellos > 2 años deben recibir la vacuna PPSV-23 al menos 8 sem después de su última dosis de PCV-13, y luego recibir un refuerzo 5 años después. Los niños de 6 a 17 años de edad que nunca han recibido la PCV-13, deben recibir al menos una dosis. Esta puede ser seguida de PPSV-23 al menos 8 sem después. En pediatría, algunos expertos recomiendan que se repita la vacunación cada 5 años, en lugar de aplicar un refuerzo solo una vez como en las recomendaciones para los adultos. Sin embargo, la vacunación repetida con PPSV-23 resulta en un mayor riesgo de reacciones locales en el sitio de inyección. En este momento no existen datos científicos específicos que comparen un enfoque con otro. El esquema de vacunación contra neumococo en un niño inmunocomprometido, incluyendo uno con infección por VIH, se detalla en las Tablas 22-2 y 22-3.

Neumonía por pneumocystis jirovecii

La prevención de la neumonía por *Pneumocystis* es bastante sencilla en los pacientes pediátricos con VIH. El umbral para iniciar profilaxis varía de acuerdo a la edad: para pacientes de 6 años en adelante, un conteo de CD4 < 200 por mcL o un porcentaje < 15; para 1 a 6 años de edad, CD4 < 500 por mcL o porcentaje < 15. Esto es equivalente a enfermedad en etapa 3. Todos los lactantes infectados menores de 12 meses de edad deben recibir profilaxis. El medicamento de elección es el TMP-SMX. Tradicionalmente, la dosis recomendada ha sido 150 mg/m^2 del componente de trimetoprim en dos dosis divididas en 3 días consecutivos por sem, pero tal vez dosis más bajas también son efectivas. Si es probable que haya un buen apego al tratamiento, el medicamento se puede administrar diariamente. En un estudio retrospectivo, 4 mg/kg del componente de trimetoprim (1/2 mL/kg de suspensión líquida de TMP-SMX) diariamente fue una dosis suficiente. Para los niños mayores que pesan >

40 kg, se pueden administrar 160 mg del componente de trimetoprim (una tableta de doble potencia) una vez al día durante 3 días consecutivos por sem. El TMP-SMX es alrededor del doble de efectivo para prevenir la neumonía por *Pneumocystis* en comparación con los esquemas alternativos. Además, el TMP-SMX proporciona cierta protección contra la toxoplasmosis, salmonelosis, así como contra la infección por *S. pneumoniae*, *H. influenzae* y *S. aureus*. Los esquemas alternativos para la profilaxis para neumonía por *Pneumocystis* incluyen dapsona, atovacuona y la pentamidina aerosolizada mensual. Sin embargo, estos esquemas son menos efectivos que el TMP-SMX para prevenir la neumonía por *Pneumocystis*. Además, la pentamidina aerosolizada requiere apego a la terapia, lo cual no puede asegurarse en niños menores de 6 años de edad. Si se desea, los pacientes con alergia a las sulfas pueden ser desensibilizados y se les puede administrar TMP-SMX; de ahí en adelante, debe administrarse todos los días para evitar la resensibilización por dosis intermitentes. En adultos, la atovacuona es tan efectiva como la dapsona o la pentamidina aerosolizada, pero es mucho más costosa.

La intolerancia al TMP-SMX es menos común en los pacientes pediátricos que en los adultos. En nuestra experiencia, únicamente 17% presentó efectos adversos y solo 6% tuvo que suspender el medicamento debido a efectos secundarios. En los pacientes adultos que tuvieron que suspender el TMP-SMX, el reto al escalar la dosis fue exitoso en 75%. Se puede suspender de forma segura la profilaxis contra neumonía por *Pneumocystis* cuando el paciente que ha estado bajo tratamiento con TARc durante al menos 6 meses tiene un rebote en el conteo de CD4 hasta más allá del límite superior para el inicio de la profilaxis listado antes y lo mantiene durante al menos 3 meses.

Infecciones enterales

La mayoría de los casos de diarrea crónica en los pacientes infectados por VIH son causados por infecciones bacterianas o parasitarias. Estas infecciones pueden ser adquiridas de varias formas: consumo de agua potable contaminada o agua de uso recreativo, transmisión por heces humanas o animales, consumo de ostiones crudos o vegetales mal lavados, o consumo de alimentos contaminados al ser manipulados por una persona infectada. El seguir varias prácticas de sentido común puede reducir el riesgo individual del paciente. Los pacientes infectados por VIH deben evitar el contacto con heces humanas o animales y deben practicar el lavado cuidadoso de manos cuando ocurra un contacto así. El contacto puede provenir de cambiarle el pañal a un bebé, recoger las heces del perro al pasearlo, o incluso durante actividades de jardinería. Deben evitarse las prácticas sexuales que puedan poner a la persona en contacto con heces, como el contacto oral-anal. Los cachorros mascota representan un riesgo particularmente alto. Los pacientes infectados por VIH no deben adoptar animales menores de 6 meses de edad a menos que un veterinario los haya tamizado en busca de patógenos fecales. Los pacientes infectados por VIH nunca deben adoptar animales callejeros.

No es seguro beber agua directamente de lagos, ríos o arroyos. En general, los pacientes pueden beber agua de los sistemas de agua potable públicos, ya que esta agua está tratada. Los pacientes con pozos privados deben considerar ya sea beber agua embotellada o instalar y mantener un filtro con un tamaño de poros < 0.6 micras. Es aceptable nadar en agua libre de contaminación visible o conocida (ya sea cuerpos de agua naturales o albercas cloradas). Sin embargo, no debe ingerirse el agua en instalaciones recreativas (como parques acuáticos, albercas y fuentes decorativas). En situaciones de brote, las autoridades locales pueden pedirles a los residentes que hiervan el agua municipal durante 1 min antes del consumo. Los pacientes infectados por VIH deben seguir estas recomendaciones.

Los ostiones crudos pueden contener una variedad de patógenos y no deben ser consumidos. No se debe consumir carne, mariscos o huevos crudos o mal cocidos. Los huevos crudos o poco cocidos algunas veces son ingredientes de ciertas salsas, mayonesa u otros aderezos para ensalada, mezcla para galletas, brownies o pasteles, rompope y algunas comidas asiáticas, como el sukiyaki, donburi, etc. Deben evitarse la leche, quesos y jugos de frutas no pasteurizados, así como los germinados de frijol y alfalfa. Los alimentos estilo deli, los *hot dogs*, los patés y los quesos suaves son vehículos potenciales para listeriosis.

Las precauciones requeridas son mayores en los países en desarrollo. Si se planea un viaje al extranjero, el paciente con VIH debe visitar una clínica de medicina del viajero 6 sem antes de partir.

Infección por complejo mycobacterium avium-intercellulare

Las infecciones diseminadas por MAC son con facilidad prevenibles con profilaxis con azitromicina una vez por sem. También puede utilizarse claritromicina, aunque no es tan conveniente. Por desgracia, solo alrededor de 40% de los pacientes en quienes se recomienda profilaxis para MAC en realidad la reciben. Las tasas de profilaxis adecuada son más bajas en los pacientes que reciben atención en consultorios que no manejan muchos pacientes infectados por VIH. El conteo apropiado de CD4 al cual se debe iniciar profilaxis para MAC depende de la edad del paciente de la siguiente forma: ≥ 6 años de edad, < 50 por mcL; 2 a 6 años, < 75 por mcL; 1 a 2 años, < 500 por mcL; y

< 12 meses, < 750 por mcL. La profilaxis se logra mejor con azitromicina administrada a dosis de 20 mg/kg (máximo 1 200 mg) una vez por semana.

Toxoplasmosis

Como se mencionó antes, todos los pacientes VIH positivos deben ser revisados en rastreo de anticuerpos contra *T. gondii*, ya que la mayoría de los casos de enfermedad se deben a reactivación de una infección previa. Aquellos que al inicio son seronegativos deben ser reevaluados si el conteo de CD4 cae por debajo de 100 por mcL. Aquellos que se seroconvierten y aquellos cuyas pruebas de anticuerpo iniciales fueron positivas deben recibir quimioprofilaxis cuando cumplen con los siguientes umbrales: para niños < 6 años, un porcentaje de CD4 < 15 y para aquellos de 6 años o más, un conteo de CD4 < 100 por mcL. El agente más efectivo es el TMP-SMX, que casi todos los pacientes ya estarán recibiendo para profilaxis contra neumonía por *Pneumocystis*. Aquellos que no toleran el TMP-SMX pueden recibir dapsona-pirimetamina o atovacuona. La profilaxis puede suspenderse cuando exista una elevación sostenida en los CD4 a > 15% en aquellos < 6 años de edad, o a > 200 por mcL en aquellos de 6 años y más.

La toxoplasmosis por lo general se adquiere por consumo de carne cruda o mal cocida. Menos común, puede ser adquirida por contacto con heces de animales o tierra que ha sido contaminada con estas. También puede ocurrir transmisión materno-fetal, como se analiza en el Capítulo 19. Los pacientes con infección por VIH deben evitar la ingesta de carne mal cocida, en especial de cordero, vaca o cerdo. Es útil un termómetro para carnes, ya que el hecho de que no haya partes rosadas en la carne no siempre se correlaciona con una temperatura adecuada de la misma. Las aves deben ser cocinadas al menos a 165 °F y dejar reposar durante al menos 3 min; las demás carnes deben ser cocinadas a 160 °F, y los cortes enteros de carne que no es de ave deben ser cocinados al menos a 145 °F y dejar reposar durante al menos 3 min. Las frutas y vegetales deben lavarse bien antes de comerse. Los pacientes deben lavarse las manos después de tener contacto con carne cruda o tierra. Las cajas de arena de los gatos deben ser vaciadas todos los días, de preferencia por alguien que no sea la persona infectada por VIH. Si debe ser esta persona la que vacíe la caja de arena, debe utilizar guantes de nitrilo y se recomienda lavarse de manera vigorosa las manos de inmediato después de hacerlo.

Varicela-zoster primaria

Se puede aplicar la vacuna viva atenuada contra varicela a los niños infectados por VIH desde 1 hasta los 8 años de edad que no son inmunes contra varicela y que tienen un porcentaje de CD4 > 15. Se recomienda la aplicación de una segunda dosis de la vacuna ≥ 3 meses después de la primera dosis. La primera dosis debe aplicarse a los 12 a 15 meses siempre que sea posible. No debe utilizarse la vacuna SRP. Nunca debe administrarse vacuna contra el herpes zoster a los niños.

Los pacientes infectados por VIH que son seronegativos para varicela deben evitar la exposición a cualquier persona que se sepa que tiene varicela o zoster. Los otros miembros del hogar que no tienen antecedente de varicela y que son seronegativos deben ser vacunados a fin de disminuir la probabilidad de exposición. Para los casos en los que existe exposición conocida, la persona infectada por VIH debe ser evaluada en búsqueda de anticuerpos contra varicela (si se desconoce su estatus). Si el paciente es seronegativo para varicela, debe recibir globulina inmune contra varicela zoster (VariZIG) tan pronto como sea posible. Lo ideal es administrar la VariZIG en las primeras 96 h después de la exposición, aunque puede haber cierta eficacia incluso si se administra hasta 10 días después. La dosis es una ampolleta (125 unidades) de VariZIG por 10 kg de peso corporal, administrada en forma intramuscular (dosis máxima 625 unidades [cinco viales]). Algunos expertos recomiendan solo utilizar VariZIG cuando el paciente entra dentro de la etapa 3 de la clasificación de los CDC. Si no se cuenta con VariZIG, el paciente puede recibir IGIV 400 mg/kg dosis única.

Zoonosis

Las personas infectadas por VIH deben evitar las mascotas exóticas, en especial reptiles, tortugas y roedores. No deben adoptarse gatos ni perros cuando tienen menos de 6 meses de edad, o si presentan una enfermedad diarreica. Deben evitarse los rasguños de gato. No se les debe permitir a gatos o perros lamer cualquier área donde la piel no está íntegra. Los gatos que no salen de casa presentan un riesgo mucho menor. Las heridas asociadas con gatos deben ser lavadas con rapidez. Los pacientes con enfermedad avanzada por VIH deben evitar los zoológicos y el contacto con animales de granja.

Vacunas

Los niños con infección por VIH deben recibir todas las vacunas que hoy en día son recomendadas y en el mismo esquema que los niños VIH negativos, con la excepción de ciertas vacunas vivas atenuadas (SRP, vacuna intranasal contra la influenza y vacuna contra la varicela). Se deben aplicar dos dosis de SRP en todos los niños mayores de 12 meses que no tienen inmunosupresión grave (p. ej., puede aplicarse a aquellos de 5 años de edad o menos con un porcentaje de CD4 > 15 durante al menos 6 meses, y a aquellos mayores de 5 años de edad con un porcentaje de CD4 > 15% y

un conteo absoluto > 200 por mcL durante al menos 6 meses). Los niños que han recibido la vacuna SRP antes de la terapia TARc tienen respuestas deficientes; la ACIP recomienda repetir la serie después de que el paciente haya iniciado TARc con una reconstitución inmunológica estable. Las guías para la administración de vacuna contra la varicela ya se han descrito antes.

Los pacientes con VIH también deben recibir vacunación anual contra la influenza. No debe utilizarse la vacuna viva atenuada intranasal. También deben vacunarse contra la influenza todos los miembros elegibles en el hogar. Es permisible la vacuna viva atenuada para los miembros en el hogar y otros contactos cercanos.

La infección por VIH no es una contraindicación ni una precaución para las dos vacunas vivas atenuadas contra rotavirus que cuentan en la actualidad con licencia. La vacuna viva atenuada monovalente contra rotavirus (RV1) fue segura e inmunogénica en 178 lactantes infectados con VIH, incluyendo 13 con porcentajes de células CD4 menores a 25.

Los niños con infección por VIH tienen un mayor riesgo de infección meningocócica, y por lo tanto deben ser inmunizados de forma rutinaria. Se debe aplicar cuatro dosis de Menveo (a los 2, 4, 6 y 12 a 15 meses de edad) o dos dosis de Menactra (entre los 9 y los 23 meses de edad, con 12 sem de separación entre las aplicaciones). Para los pacientes infectados por VIH mayores de 2 años de edad, se deben aplicar dos dosis de cualquiera de las vacunas, con 8 a 12 sem de separación. Si la primera dosis de la vacuna se aplicó cuando el niño tenía menos de 7 años de edad, debe reforzarse en 3 años y después de ello cada 5 años. Si el paciente tenía más de 7 años al momento de recibir la primera vacuna, el primer refuerzo debe aplicarse 5 años después y luego cada 5 años.

Anticuerpo pasivo

No se administra de rutina la globulina inmune intravenosa a los niños con infección por VIH. Sin embargo, se debe considerar su uso en los pacientes con hipogammaglobulinemia documentada e infecciones recurrentes.

PROFILAXIS PREEXPOSICIÓN 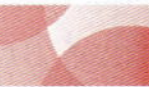

La FDA ha aprobado el uso del tenofovir/emtricitabina (Truvada) en combinación fija en una pastilla que se toma todos los días como medida preventiva para adultos en riesgo significativo de adquirir VIH. Puede recomendarse como una opción de prevención para hombres que tienen sexo con hombres, usuarios de drogas intravenosas, heterosexuales activos y parejas VIH-discordantes. Es crítico el apego estricto al tratamiento para que tenga éxito.

Los datos acerca de la seguridad y eficacia de la profilaxis preexposición (PPrE) en adolescentes son escasos; se deben sopesar de manera cuidadosa los riesgos y beneficios antes de empezar esta opción preventiva.

A todas las personas consideradas para PPrE se les debe excluir la presencia de infección aguda o crónica por VIH de inmediato antes de iniciar la terapia. Deben ser evaluados en búsqueda de VIH al menos cada 3 meses de ahí en adelante, ya que esta combinación no es una terapia apropiada para la infección establecida por VIH y la protección contra la infección no es perfecta. También se debe proporcionar acceso a otros servicios de reducción de riesgo. Se debe evaluar la función renal en forma basal y monitorearla al menos cada 6 meses mientras la persona esté bajo tratamiento con profilaxis preexposición.

Profilaxis posexposición

Los pacientes con exposición potencial a VIH, ya sea exposición ocupacional, exposición sexual, o uso de drogas inyectadas, deben ser evaluados para profilaxis posexposición (PPE) con antirretrovirales. Los detalles de la PPE se describen en el documento de los Centers for Diseases Control and Prevention en el apartado de Referencias seleccionadas, y se resumen en el Capítulo 21.

Perla clínica: no se han documentado casos de transmisión de VIH en las escuelas o estancias infantiles.

CUESTIONES SOBRE INFORMACIÓN

Existen dos principales cuestiones en relación a la revelación del estatus de VIH: informar al niño de su diagnóstico e informar a otros.

El informar al niño se realiza en colaboración con los cuidadores principales del niño. De hecho, el niño no puede ser informado hasta que los cuidadores estén preparados. La mayoría de los niños están listos, desde un punto de vista del desarrollo, para ser informados de su diagnóstico para los 9 a 10 años de edad. El informarlos demasiado pronto conlleva el riesgo de que el niño le dirá a otras personas, algunas veces con consecuencias desastrosas. Por otro lado, esperar demasiado tiempo conlleva el peligro de que el niño descubra el diagnóstico antes de que se le revele. Cuando esto sucede, el niño o adolescente a menudo guarda resentimiento por no haber sido informado antes. Por desgracia, muchos padres tienen una sensación de culpa en relación a la infección del niño y tienen dificultad para acceder a informar al niño. Existe evidencia de que la información de hecho les ayuda a los niños a lidiar con su enfermedad.

De acuerdo a Gerson y cols., la información es un proceso que puede dividirse en los siguientes pasos:

1. Recopilar información y establecer confianza
2. Educación (p. ej., cuestiones sobre privacidad)
3. Determinar el mejor momento para informar
4. Informar del evento
5. Monitorear la forma en la que se toma la información

El proceso de información puede realizarse en el consultorio del médico, aunque algunos padres eligen informar al niño en el hogar. La mayoría de los niños tiene preguntas sobre el diagnóstico. Es importante darle seguimiento al paciente para asegurarse de que no surjan más preguntas a medida que el niño crece.

En relación a informar a otros, los padres deben saber que no es obligatorio informar a nadie más sobre el estatus de VIH del niño. Los niños con infección por VIH deben ser aceptados en escuelas y estancias infantiles sin restricciones. Si los padres desean informar a otros, deben ser aconsejados acerca de la posibilidad de discriminación inapropiada hacia su hijo. Si se notifica a otras personas, debe hacerse en forma limitada y confidencial. Se deben utilizar precauciones estándar para todos los estudiantes, sin importar su estatus de VIH, en todas las escuelas y estancias infantiles.

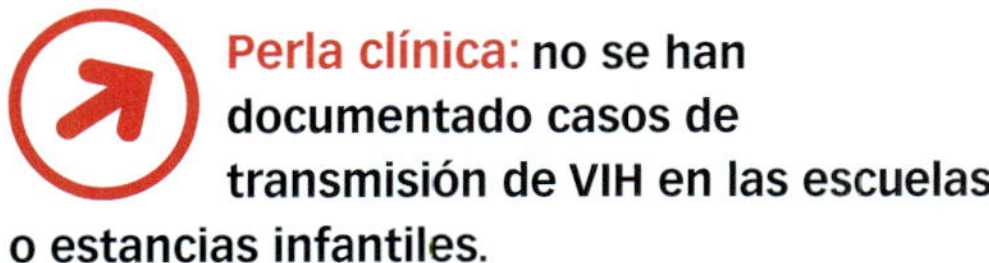

Puntos clave

- **El VIH puede transmitirse de forma horizontal (sexualmente o por agujas infectadas) o en forma vertical de la madre al niño (*in utero*, intraparto, o en forma posnatal a través de la lactancia).**
- **Todas las mujeres deben ser evaluadas de forma rutinaria en busca de infección por VIH durante el embarazo.**
- **El mejor predictor de transmisión materna-fetal es la carga viral materna al momento del parto.**
- **Los adolescentes de alto riesgo (aquellos que son sexualmente activos o que utilizan drogas intravenosas) deben ser evaluados en rastreo de VIH, al igual que cualquiera con síntomas compatibles con infección por VIH.**
- **El uso de antirretrovirales potentes utilizados en combinación ha reducido de manera dramática la morbilidad y mortalidad asociadas con la infección por VIH.**
- **El apego al esquema prescrito es crítico para prevenir la resistencia y la falla terapéutica.**

REFERENCIAS SELECCIONADAS

https://aidsinfo.nih.gov/guidelines/html/2/pediatric-treatment-guidelines/0# (Guidelines for the use of antiretroviral agents in pediatric HIV infection)

Abay SM, Deribe K, Reda AA, et al. The effect of early initiation of antiretroviral therapy in TB/HIV coinfected patients: a systematic review and meta-analysis. *J Int Assoc Provid AIDS Care* 2015;14:560–70.

American Academy of Pediatrics. Committee on Pediatric AIDS. Disclosure of illness status to children and adolescents with HIV infection. *Pediatrics* 1999;103:164–6.

American Academy of Pediatrics. Committee on Pediatric AIDS and Committee on Infectious Diseases. Issues related to human immunodeficiency virus transmission in schools, child care, medical settings, the home, and community. *Pediatrics* 1999;104:318–24.

Brouwers P, Civitelo L, DeCarli C, et al. Cerebrospinal fluid viral load is related to cortical atrophy and not to intracerebral calcifications in children with symptomatic HIV disease. *J Neurovirol* 2000;6:390–7.

Centers for Disease Control and Prevention. Updated guidelines for antiretroviral postexposure prophylaxis after sexual, injection drug use, or other nonoccupational exposure to HIV—United States. 2016. http://www.cdc.gov/hiv/pdf/programresources/cdc-hiv-npep-guidelines.pdf, accessed October 24, 2016.

Chelucci C, Federico M, Guerriero R, et al. Productive human immunodeficiency virus-1 infection of purified megakaryocytic progenitors/precursors and maturing megakaryocytes. *Blood* 1998;91:1225–34.

Chiappini E, Berti E, Gianesin K, et al. Pediatric human immunodeficiency virus infection and cancer in the highly active antiretroviral treatment (HAART) era. *Cancer Lett* 2014;347:38–45.

Cohen S, Ter Stege JA, Geurtsen GU, et al. Poorer cognitive performance in perinatally HIV-infected children versus healthy socioeconomically matched controls. *Clin Infect Dis* 2015;60:1111–9.

Cole JL, Marzec UM, Gunthel CJ, et al. Ineffective platelet production in thrombocytopenic human immunodeficiency virus-infected patients. *Blood* 1998;91:3239–46.

Connor EM, Sperling RS, Gelber R, et al. Reduction of maternal-infant transmission of human immunodeficiency virus type 1 with zidovudine treatment. Pediatric AIDS Clinical Trials Group Protocol 076 Study Group. *N Engl J Med* 1994;331:1173–80.

Fisher RG, Nageswaran S, Valentine ME, et al. Successful prophylaxis against *Pneumocystis carinii* pneumonia in HIV-infected children using smaller than recommended dosages of trimethoprim-sulfamethoxazole. *AIDS Patient Care STDS* 2001;15:263–9.

Garcia PM, Kalish LA, Pitt J, et al. Maternal levels of plasma human immunodeficiency virus type 1 RNA and the risk of perinatal transmission. Women and Infants Transmission Study Group. *N Engl J Med* 1999;341:441–3.

Gerson AC, Joyner M, Fosarelli P, et al. Disclosure to HIV diagnosis to children: when, where, why, and how. *J Pediatr Health Care* 2001;15:161–7.

Koenig HC, Garland JM, Weissman D, et al. Vaccinating HIV patients: focus on human papillomavirus and herpes zoster vaccines. *AIDS Rev* 2013;15:77–86.

Liliang PC, Liang CL, Chang WN, et al. Use of ventriculoperitoneal shunts to treat uncontrollable intracranial hypertension in patients who have cryptococcal meningitis without hydrocephalus. *Clin Infect Dis* 2002;34:e64–8.

Mauss S, Corzillius M, Wolf E, et al. Risk factors for the HIV-associated lipodystrophy syndrome in a closed cohort of patients after 3 years of antiretroviral treatment. *HIV Med* 2002;3:49–55.

Miller TL, Easley KA, Zhang W, et al. Maternal and infant factors associated with failure to thrive in children with vertically transmitted human immunodeficiency virus-1 infection: the prospective, P2C2 human immunodeficiency virus multicenter study. *Pediatrics* 2001;108:1287–96.

Mofenson LM, Brady MT, Danner SP, et al. Guidelines for the prevention and treatment of opportunistic infections among HIV-exposed and HIV-infected children. *MMWR Recomm Rep* 2009;58:1–166.

Mofensen LM, Lambert JS, Stiehm ER, et al. Risk factors for perinatal transmission of human immunodeficiency virus type 1 in women treated with zidovudine. Pediatric AIDS clinical trials group study 185 team. *N Engl J Med* 1999;341:385–93.

Moore DAJ, Benepal T, Portsmouth S, et al. Etiology and natural history of neutropenia in human immunodeficiency virus disease: a prospective study. *Clin Infect Dis* 2001;32:469–76.

Paterson DL, Swindells S, Mohr J, et al. Adherence to protease inhibitor therapy and outcomes in patients with HIV infection. *Ann Intern Med* 2000;133:21–30.

Roubenoff R, Schmitz H, Bairos L, et al. Reduction of abdominal obesity in lipodystrophy associated with human immunodeficiency virus infection by means of diet and exercise: case report and proof of principle. *Clin Infect Dis* 2002;34:390–3.

Rubin LG, Levin MJ, Ljungman P, et al. 2013 IDSA clinical practice guideline for vaccination of the immunocompromised host. *Clin Infect Dis* 2013:1–57.

Shelburne SA, Hamill RJ, Rodriguez-Barradas MC, et al. Immune reconstitution inflammatory syndrome. Emergence of a unique syndrome during highly active antiretroviral therapy. *Medicine* 2002;81:213–27.

Shingadia D. Viani RM. Yogev R, et al. Gastrostomy tube insertion for improvement of adherence to highly active antiretroviral therapy in pediatric patients with human immunodeficiency virus. *Pediatrics* 2000;105:e80.

Shivakoti R, Yang WT, Gupte N, et al. Concurrent anemia and elevated C-reactive protein predicts HIV clinical treatment failure, including tuberculosis, after antiretroviral therapy initiation. *Clin Infect Dis* 2015;61:102–10.

Steele AD, Madhi SA, Louw CE, et al. Safety, reactogenicity, and immunogenicity of human rotavirus vaccine RIX4414 in human immunodeficiency virus-positive infants in South Africa. *Pediatr Infect Dis J* 2011;30:125–30.

Sullivan P. Associations of anemia, treatments for anemia, and survival in patients with human immunodeficiency virus infection. *J Infect Dis* 2002;185(Suppl 2):S138–42.

Wilcox CM, Alexander LN, Clark WS, et al. Fluconazole compared with endoscopy for human immunodeficiency virus-infected patients with esophageal symptoms. *Gastroenterology* 1996;110:1803–9.

21

Problemas por exposiciones

Cuando el paciente se presenta con síntomas compatibles con un proceso infeccioso, una de las piezas de información más importantes que se debe recabar es la historia clínica sobre exposiciones. Muchas enfermedades infecciosas se sospechan ante el antecedente de exposición. Se debe preguntar al paciente o a sus padres si existe alguien con una enfermedad similar en la familia, escuela, trabajo o la comunidad donde se desenvuelve el paciente. También se deben hacer preguntas específicas sobre la historia personal del paciente, como pasatiempos, mascotas, viajes, asistencia a estancia infantil, ocupación del paciente o sus padres, exposición sexual y automedicación o uso de drogas. La exposición a personas con tos crónica no explicada podría ser una clave para tuberculosis o pertussis. Una dieta inusual (como ingesta de leche no pasteurizada) o ingesta de agua de pozo podría señalar a un patógeno entérico como causa de la enfermedad. Un antecedente de picadura de garrapata o mosquito por lo general se refiere a enfermedades causadas por vectores. Un antecedente de transfusiones abre la posibilidad de varias infecciones asociadas con este factor.

Este capítulo proporciona un enfoque general a exposiciones de modo que un diagnóstico diferencial pueda ser generado una vez que se conoce la enfermedad actual y los antecedentes de exposiciones. En capítulos previos pueden encontrarse los detalles de las manifestaciones clínicas causadas por microorganismos particulares. El capítulo termina con un análisis acerca de un problema muy frecuente: la infestación por piojos.

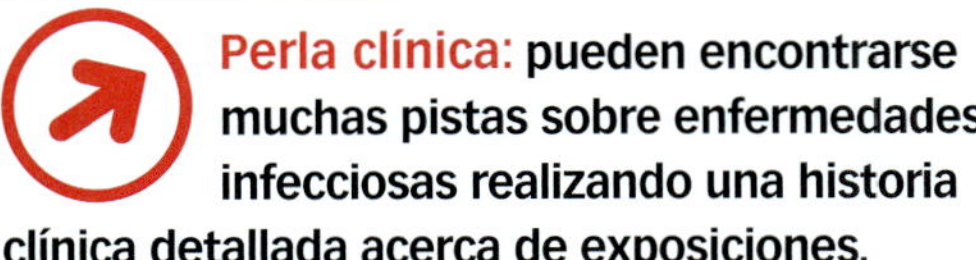

EXPOSICIONES OCUPACIONALES Y AMBIENTALES

Las posibles exposiciones de este tipo y los microorganismos y síndromes asociados se listan en la Tabla 21-1.

TRANSFUSIÓN SANGUÍNEA

Con los procedimientos de las pruebas actuales, la sangre y sus derivados disponibles para transfusión son mucho más seguros que en décadas anteriores. Sin embargo, la exposición pudo haber ocurrido hace muchos años (como una transfusión del paquete globular indicada por anemia del prematuro), en cuyo caso podría no recordarla el paciente a menos que se haga la pregunta específica. La Tabla 21-2 lista las infecciones asociadas con hemoderivados, en específico en paquetes globulares y plaquetas. En la década de 1990, algunos productos de inmunoglobulinas se implicaron en la transmisión del virus de hepatitis C (VHC). En la actualidad todos los productos de inmunoglobulinas se tratan con un procedimiento de fraccionamiento de etanol frío, que es muy efectivo para inactivar agentes infecciosos.

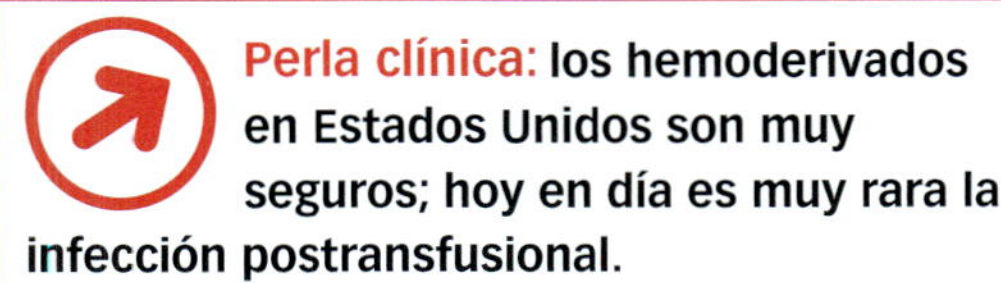

EXPOSICIÓN A ANIMALES

Los niños tienen una alta tasa de exposición a animales por su comportamiento explorador. Se encuentran disponibles múltiples revisiones excelentes sobre infecciones asociadas a animales. Las enfermedades asociadas con animales específicos y los síndromes que causan se muestran en la Tabla 21-3. La rabia es una importante preocupación cuando hay mordeduras de animales. Los protocolos de profilaxis para rabia se muestran en la Tabla 21-4.

Infecciones por mordeduras de perro y gato

Frecuencia y patrones clínicos

Las mordeduras de animales representan 1% de todas las visitas al departamento de emergencias, y la mayoría involucra a niños. Entre 70 y 90% de esas visitas son por

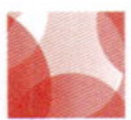

Tabla 21-1 Exposiciones ocupacionales y ambientales y microorganismos asociados*

EXPOSICIÓN	MICROORGANISMOS (LISTA PARCIAL)
Tierra, polvo	Histoplasmosis, coccidioidomicosis, blastomicosis
Vivienda cerca de ríos o canales	Blastomicosis
Guano de aves y murciélagos (cuevas, gallineros, nidos de aves, edificios abandonados)	Histoplasmosis, criptococosis (sobre todo por heces de palomas)
Arbustos con espinas, musgo esfagno	Esporotricosis (úlceras cutáneas)
Jacuzzi o hidromasaje	*Pseudomonas* (exantemas); queratitis herpética, *Legionella*, neumonitis por *Mycobacterium avium*
Albercas	*Pseudomonas* (exantemas); enterovirus (fiebre, vómito); adenovirus (fiebre, faringitis, conjuntivitis); *E. coli* O157:H7, *Shigella, Cryptosporidium, Giardia* (diarrea); *Aeromonas* (bacteriemia), molusco contagioso, *tinea pedis*
Peceras	*Mycobacterium marinum* (úlceras cutáneas)
Ríos o lagos de agua dulce	Larvas de *Schistosoma* (comezón del nadador), esquistosomiasis (viajeros), leptospirosis, *Edwardsiella* (diarrea), *Aeromonas* (infección de heridas), *Naegleria* (encefalitis)
Agua salada o aguas salobres	*Vibrio vulnificus* y *Vibrio damsela* (celulitis o sepsis), *V. parahaemolyticus* (diarrea), *Edwardsiella* (diarrea), *Erysipelothrix, Streptococcus iniae*
Arroyos, pozas	Leptospirosis
Heno mohoso, agua en aires acondicionados o humidificadores	Actinomicetos termofílicos (y otros causantes de neumonitis por hipersensibilidad)
Construcciones nuevas	*Legionella*, histoplasmosis
Insectos	Ver Tabla 21-6.
Transfusiones de hemoderivados	Ver Tabla 21-2.
Lesión con aguja contaminada	Hepatitis B, hepatitis C, VIH
Usuario de drogas intravenosas	Igual que lesiones por agujas; además *S. aureus* (endocarditis aguda), *Pseudomonas* (osteomielitis), botulismo por heridas

*Ver Tabla 21-7 respecto a distribuciones geográficas.

mordedura de perro; los niños de 5 a 9 años de edad tienen la mayor incidencia. Las mordeduras graves por perros con mayor frecuencia ocurren en menores de 5 años e involucran cabeza y cuello. Casi siempre son causadas por perros grandes que conocen al niño. Los gatos representan solo 3 a 15% de las mordeduras de animales, pero ya que causan heridas por punción, es mucho más probable que se infecte una mordedura de gato (más del 50% comparado contra 15 a 20% en el caso de mordeduras de perro).

Las mordeduras de perro suelen ser por aplastamiento en lugar de laceraciones limpias. En niños, tres cuartas partes de las mordeduras de perro ocurren en la cara, cuello o cabeza, y es frecuente que queden cicatrices en la cara. Las mordeduras en la cabeza pueden complicarse con fractura de cráneo oculta y absceso cerebral subsecuente.

Las heridas infectadas se caracterizan por edema, eritema y calor en el sitio de la lesión. Pueden encontrarse también drenaje purulento, formación de abscesos, fiebre, adenitis regional y leucocitosis. El intervalo entre la lesión y la evidencia de infección es en especial breve en casos de infección por *Pasteurella*, a menudo dentro de 6 a 12 horas.

En los niños asplénicos o con otras condiciones de inmunocompromiso, incluso una mordedura por perro o gato en apariencia insignificante puede causar infección por la *Capnocytophaga canimorsus*, que causa septicemia fulminante en este grupo de pacientes. Rara vez este microorganismo puede causar sepsis en personas antes sanas, tras mordeduras de perro o gato. *Pasteurella* también puede condicionar bacteriemia en sujetos inmunocomprometidos, con una mortalidad de 30% en una serie pequeña.

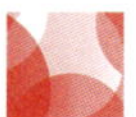

Tabla 21-2 Infecciones transmitidas por transfusiones

CATEGORÍA	MICROORGANISMO	COMENTARIOS
Bacterias	*Yersinia enterocolitica*	El microorganismo crece bien a temperaturas frías (4° C) a las cuales se almacenan los glóbulos rojos (GR)
	Pseudomonas fluorescens	Crece bien a 4° C; alta tasa de mortalidad
	Otros estafilococos	Riesgo de 1 en 500 000 unidades de PG y alrededor de 1 en 12 000 unidades de plaquetas
Parásitos	Paludismo	< 1 en 1 millón de unidades
	Babesiosis	Riesgo muy bajo, incluso en zonas endémicas
	Tripanosomiasis	En áreas endémicas (partes de América Latina), la transfusión es una importante forma de contagio
Rickettsia	Fiebre moteada de las Montañas Rocosas	Raro
Espiroquetas	Sífilis	Raro en Estados Unidos
Virus	Hepatitis A	Riesgo ~ 1 en 1 millón de unidades
	Hepatitis B	Riesgo ~ 1 en 800 000 unidades
	Hepatitis C	Riesgo ~ 1 en 1.6 millones de unidades
	VIH	Riesgo ~ 1 en 2 millones de unidades
	HTLV I y II	Riesgo ~ 1 en 600 000 de unidades
	Citomegalovirus	El riesgo se evita empleando hemoderivados negativos a CMV o con filtro para leucocitos en pacientes inmunocomprometidos (incluyendo neonatos)
	Virus de Epstein-Barr	Quizá se previene empleando sangre filtrada sin leucocitos
	Parvovirus B19	Riesgo ~ 1 en 10 000 unidades
	Virus del oeste del Nilo	Raro
	Virus Zika	Desconocido

VIH, virus de inmunodeficiencia humana; HTLV, virus de células T linfotrópico humano.

Bacterias infectantes

En el estudio prospectivo más grande realizado hasta la fecha, las especies de *Pasteurella* fueron la bacteria aislada con mayor frecuencia tanto en mordeduras de perro (50%) como de gato (75%). La mayoría de las infecciones es polimicrobiana e involucra tanto a aerobios como anaerobios. En un estudio, en el cual se cultivaron en laboratorio de referencia 107 heridas infectadas por mordeduras de gato o perro, la mediana de bacterias aisladas por cultivo fue 5. Luego de *Pasteurella*, los aerobios más frecuentes son estreptococos, estafilococos, difteroides y especies de *Neisseria*. En ocasiones pueden encontrarse bacilos entéricos gramnegativos. Las bacterias anaerobias que por lo general están más implicadas son especies de *Fusobacterium*, *Bacteroides*, *Porphyromonas*, *Prevotella*, *Propionibacterium* y *Peptostreptococcus*.

Tratamiento inicial

Debe revisarse el estado de vacunación contra tétanos (ver Tabla 17-2) y considerar el riesgo de rabia (Tabla 21-4). No debe descuidarse el control del dolor. Las heridas deben revisarse para determinar su profundidad y ver si involucra alguna estructura profunda (como hueso, articulaciones o los tendones). Realizar irrigación abundante y debridación reduce la tasa de infecciones. Las heridas en las manos tienen elevadas tasas de infección y por lo general no deben suturarse. Otras heridas no infectadas y recientes en otras partes del cuerpo por lo general pueden suturarse.

El uso de antibióticos profilácticos suele recomendarse para ciertas mordeduras que se consideran con alto riesgo de infección. Algunos ejemplos incluyen heridas graves con lesión por machacamiento; heridas por punción que no pueden irrigarse de manera adecuada; mordeduras en cara, manos, pies o genitales, y heridas en pacientes inmunocomprometidos. Una revisión sistemática de ocho estudios controlados aleatorizados encontró que los antibióticos profilácticos no parecen disminuir la tasa de infección tras mordeduras de perro o gato, y que el tipo de herida (laceración *versus* punción) no parece influir en su efectividad. Sin embargo, la tasa de infección en mordeduras de manos disminuyó de manera significativa con el uso de antibióticos (2 contra el 28%, razón de momios 0.10, intervalo de confianza 95% 0.01 a 0.86). En ninguno de los estudios mencionados antes se uilizó amoxicilina-clavulanato como agente profiláctico.

A pesar de la falta de evidencia, la amoxicilina-clavulanato es una opción razonable si se elige dar pro-

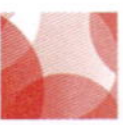

Tabla 21-3 Exposición a animales mediante mordeduras, rasguños, ingesta de carne o contacto con parásitos de animales

ANIMAL	MICROORGANISMO Y SÍNDROMES (LISTA PARCIAL)
Perros	Leptospirosis (hepatitis), tenia del perro, dirofilaria (gusano del corazón), *Bordetella bronchiseptica* (tos), *Brucella canis* (fiebre), *Malassezia pachydermatis* (infecciones de catéteres centrales en unidades de cuidados intensivos, adquiridas de forma indirecta por los perros de trabajadores de la salud)
Gatos	Enfermedad por arañazo de gato (adenitis cervical), toxoplasmosis (síndrome similar a mononucleosis), fiebre Q (neumonía), plaga (neumonía), tularemia (múltiples formas de la enfermedad)
Gatos y perros	Tiña (la mayoría de los casos no se asocia a animales), escabiasis, larva migrans cutánea, larva migrans visceral, rabia, salmonelosis, campilobacteriosis, criptosporidiosis, giardiasis
Mordeduras de perro o gato	*Pasteurella*, estreptococos, estafilococos, anaerobios, rabia, otros
Caballos	Salmonelosis, neumonía o faringitis por estreptococo del grupo C, *Rhodococcus equi* (neumonía subaguda en sujetos inmunocomprometidos), *Actinobacillus*
Cerdos	Brucelosis, *Salmonella choleraesuis*
Ganado vacuno o leche o queso no pauteurizado	Brucelosis (fiebre), actinomicosis (adenitis cervical), nocardiosis, leptospirosis, tuberculosis bovina (adenitis cervical), *Taenia saginata* o solitaria, *E. coli* O157:H7, campilobacteriosis, *Listeria* (meningitis)
Pollos	Salmonelosis, campilobacteriosis
Cabras, ovejas	Dermatitis pustulosa, brucelosis, fiebre Q (neumonía), ántrax
Ratas, ratones, conejillos de Indias, hámsteres	Coriomeningitis linfocítica viral (meningitis aséptica o fiebre), campilobacteriosis, fiebre por mordedura de rata (exantema, cefalea, poliartralgias), síndrome pulmonar por hantavirus
Peces mascota	*Mycobacterium marinum* (úlcera cutánea), edwardsielosis (diarrea, infección de heridas)
Reptiles (tortugas, serpientes, lagartijas, iguanas)	Salmonelosis, campilobacteriosis, *Aeromonas*
Periquitos australianos, palomas, otras aves, heces de ave	Psittacosis (neumonía atípica), neumonitis por hipersensibilidad (infiltrados pulmonares con eosinofilia), histoplasmosis, criptococosis
Zorrillos, zorros, murciélagos, coyotes	Rabia
Conejos, ratas almizcleras, venados, castor, ardillas	Tularemia, leptospirosis, fiebre Q, giardiasis, tifoidea
Monos, chimpancés	Virus B simiano (meningoencefalitis; por lo general fatal a menos que se trate con aciclovir), melioidosis, tuberculosis, amibiasis, virus de hepatitis A
Hurones	Influenza, salmonelosis, campilobacteriosis
Mapaches	Rabia, larva migrans visceral, encefalitis por ascáride de mapache
Cualquier mordedura por animales salvajes o de zoológico	Especies de *Pasteurella*

Tabla 21-4 Profilaxis contra rabia

GUÍA DE PROFILAXIS POSEXPOSICIÓN[*,†]		
ANIMAL	**DISPOSICIÓN DEL ANIMAL**	**TRATAMIENTO DE LA VÍCTIMA**
Perro, gato o hurón	Saludable, disponible para observación por 10 días Rabioso o con sospecha de rabia Desconocido (escapó)	Profilaxis solo si el animal desarrolla signos de rabia[‡] Vacuna e IgR inmediata Consultar con autoridades de salud pública
Zorrillo, mapache, zorro, coyote, gato montés, otros carnívoros, murciélagos[§]	Considerados rabiosos a menos que se demuestre lo contrario por estudios de laboratorio[‖]	Vacuna e IgR inmediata
Ganado, roedores pequeños, roedores grandes (marmotas, castores), conejos, otros mamíferos	Considere cada caso individualmente y consulte con las autoridades de salud pública. Mordeduras de ardillas, hámsteres, conejillos de indias, gerbos, ratas, ratones, otros roedores, conejos y liebres casi nunca requieren profilaxis contra rabia. Es más probable que los roedores grandes (como las nutrias) tengan rabia, en lugar de los roedores pequeños, pero aun el riesgo es pequeño	
INMUNIZACIÓN POSEXPOSICIÓN		
Personas no vacunadas previamente	**IgR:** 20 UI/kg, la dosis total se infiltra en la herida de ser posible (cualquier volumen restante se administra IM en un sitio distante a la vacuna), solo en el día 0 **Vacuna:** VCHD o VPCEP 1 mL IM en los días 0, 3, 7 y 14 (una quinta dosis se administra en el día 28 en pacientes inmunocomprometidos)	
Personas previamente vacunadas[¶]	**IgR:** No se administra **Vacuna:** VCHD o VPCEP 1 mL IM en los días 0 y 3	
INMUNIZACIÓN PREEXPOSICIÓN[**]		
Primaria	Intramuscular	VCHD o VPCEP; 1 mL (deltoides), en los días 0, 7 y 21 o 28
Refuerzo[††]	Intramuscular	VCHD o VPCEP; 1 mL (deltoides), solo el día 0

[*] Todas las mordeduras o heridas deben limpiarse con cuidado con agua y jabón y solución de yodo povidona. Si está indicada la profilaxis contra rabia, debe administrarse lo antes posible la inmunoglobulina contra rabia (IgR) y la vacuna, sin importar el tiempo pasado desde la mordedura. Son comunes las reacciones locales a la vacuna y no contraindican continuar el manejo.

[†] Deben considerarse dos tipos de exposiciones posibles de un animal rabioso, exposición por mordida y sin mordida. Si no hubo exposición (es decir, sin mordida ni con mordida), no es necesaria la profilaxis. Cualquier penetración de la piel por dientes constituye una exposición por mordida y representa un potencial riesgo de transmisión de rabia. La contaminación de heridas abiertas, abrasiones o membranas mucosas con saliva de un animal rabioso constituye una exposición sin mordedura y requiere profilaxis. Además, dos casos de rabia se han atribuido a exposición aérea en cuevas con incontables murciélagos.

[‡] Durante el periodo de observación de 10 días, inicie la profilaxis ante el primer signo de rabia en el perro, gato o hurón que mordió a alguien. Si el animal muestra signos clínicos de rabia, debe practicarse eutanasia de manera inmediata y hacer pruebas.

[§] Las mordeduras de murciélago producen lesiones menores y pasan desapercibidas. La profilaxis posexposición debe considerarse cuando ocurrió un contacto directo entre un humano y el murciélago, a menos que la persona expuesta pueda estar segura que no hubo mordedura, rasguño o exposición de membranas mucosas.

[‖] Debe practicarse eutanasia al animal y realizar pruebas lo antes posible. No se recomienda mantener en observación. Suspender el esquema de vacunación si la prueba de inmunofluorescencia con el animal es negativa.

[¶] Cualquier persona con antecedente de vacuna contra la rabia preexposición o profilaxis previa posexposición con vacuna contra la rabia.

[**] Considere profilaxis preexposición en niños que viajan a áreas en vías de desarrollo donde la rabia en perros es enzoótica, sobre todo en estancias prolongadas (> 3 meses) o si visitan áreas remotas (> 24 h de una fuente confiable con vacuna contra rabia). Todas las mordeduras o rasguños en esas zonas deben considerarse graves y buscar profilaxis posexposición, incluso en personas ya vacunadas.

[††] El título aceptable de anticuerpos es 1:5. Para personas con riesgo constante de exposición a la rabia, pruebe la serologia cada 2 años y aplique refuerzos si los títulos caen bajo 1:5.

Abreviaturas: IgR, inmunoglobulina contra rabia; VCHD, vacuna de células humanas diploides; VPCEP, vacuna purificada de células de embrión de pollo; IM, intramuscular.

Adaptada de CDC. Use of a reduced (4-dose) vaccine schedule for postexposure prophylaxis to prevent human rabies. MMWR 2010;59(RR-02):1–12.

filaxis, dada su actividad contra el amplio rango de microorganismos que infectan estas heridas. En niños alérgicos a penicilina, es razonable emplear trimetoprim-sulfametoxazol más clindamicina.

Prevención

Deben supervisarse muy de cerca a los niños pequeños cuando se encuentren cerca de cualquier perro. Debe aconsejarse a los padres y dueños de perros acerca de cómo prevenir mordeduras de perros.

Infecciones por mordeduras de humanos

Frecuencia

Las mordeduras por humanos son el tercer tipo de mordedura que se observa con mayor frecuencia en las salas de emergencias, solo después de las mordeduras de perros y gatos. Aunque las mordeduras por humanos tienen fama de infectarse con mayor frecuencia y tener mayor gravedad, los datos sugieren que las mordeduras en cualquier parte de cuerpo (excepto las manos) tienen un pronóstico similar a las mordeduras de otros mamíferos. Si se irrigan de manera adecuada, las mordeduras por humanos en otras partes del cuerpo excepto en las manos, tienen tasas de infección del 10 por ciento.

En un estudio de 322 mordeduras de humanos en niños, las áreas afectadas incluyeron las extremidades inferiores en 42%, cara y cuello en 33% y el tronco en 22%. Ninguna de las 242 abrasiones se infectó, comparado con 16 (38%) de 42 heridas con punción y 13 (37%) de 35 laceraciones. Es crítica la debridación e irrigación vigorosa con solución salina. La mayoría de los expertos recomienda evitar el cierre primario si hay herida por punción o si la lesión tiene más de 8 a 12 h de evolución, excepto en el caso de heridas faciales.

Mordeduras de manos

Las mordeduras de manos por humanos son de dos tipos: oclusal, en la cual el paciente es mordido de manera deliberada, y de puño cerrado, en la cual la lesión se sufre al golpear los dientes de alguien más con la mano. Ambas formas de lesión conllevan un importante riesgo de lesión a tejidos profundos como artritis séptica y osteomielitis. Las lesiones por mordedura humana de manos nunca deben clasificarse como insignificantes y es crítica la debridación quirúrgica. Los factores asociados con progresión a osteomielitis incluyen retraso de la debridación quirúrgica mayor a 24 h y no apreciar la gravedad de la herida en la visita inicial del paciente. La importancia de profilaxis antibiótica para mordeduras por humanos ha sido confirmada por un estudio aleatorizado con 48 pacientes. Se

observó infección en 7 (47%) de 15 pacientes que recibieron placebo; por el contrario, no hubo infección en los 33 pacientes que recibieron antibióticos.

Bacterias infectantes

Las mordidas por humanos o heridas causadas por puño cerrado a menudo se asocian con machacamiento del tejido y condiciones anaerobias. Las heridas infectadas por mordedura de humano con frecuencia contienen bacterias que forma parte de la flora normal de boca o piel. Los cultivos aerobios de dichas heridas por lo general tienen estreptococos alfa o beta hemolíticos, *Staphylococcus aureus*, especies de *Haemophilus* o de *Eikenella corrodens*. Este último microorganismo tiene tendencia a causar infecciones graves difíciles de tratar. Los cultivos de anaerobios a menudo aíslan especies de *Bacteroides, Fusobacterium, Peptococcus, Peptostreptococcus* y *Veillonella*. La mayoría de las infecciones es polimicrobiana; un estudio demostró un promedio de 5 microorganismos por espécimen. Se requiere de múltiples procedimientos quirúrgicos para la curación.

Profilaxis con antibióticos

Aquellos pacientes con simples abrasiones no requieren de profilaxis antibiótica. Los niños con laceraciones o heridas por punción causadas por mordedura humana quizá deberían recibir profilaxis con antibióticos. Por lo general es suficiente con tres días de tratamiento, a menos que haya datos visibles de infección al momento de la presentación, en cuyo caso es adecuado dar un curso de tratamiento por 10 días. Algunos médicos también recomiendan un mayor tiempo de tratamiento en el caso de pacientes inmunocomprometidos o si ha habido penetración a hueso, articulaciones o tendones. Es necesario que el antibiótico brinde cobertura contra aerobios y anaerobios, tanto en el caso de profilaxis como para el manejo empírico, incluso si no aparecen anaerobios en el cultivo. Amoxicilina-clavulanato es una elección adecuada para profilaxis. También puede ser usada en forma empírica a menos que se desee un manejo con antibiótico intravenoso, en cuyo caso puede emplearse ampicilina-sulbactam. En niños alérgicos a penicilina, la clindamicina más trimetoprim-sulfametoxazol es una buena elección.

Transmisión de infecciones virales

Si hay una solución de continuidad de la piel, debe considerarse el riesgo de transmisión de virus de inmunodeficiencia humana (VIH), virus de hepatitis B (VHB) y virus de hepatitis C (VHC). La transmisión de la infección por VIH por una mordedura es muy rara; solo se ha documentado en mordeduras en adultos que incluyen el intercambio de sangre. En mordeduras graves por humanos, es razonable realizar la prueba de antígeno/anticuerpos contra VIH en suero a quien mordió, en especial si hay sangre en la salida. Si fuera posible, sería apropiado hacer estudios seriados y dar profilaxis posexposición a la víctima, como se señala en el capítulo de lesiones por agujas.

La transmisión de VHB por mordedura de humano se encuentra bien documentada en la literatura. La necesidad de administrar la vacuna contra el VHB y la inmunoglobulina contra hepatitis B depende de si quien mordió tiene antígeno de superficie positivo y de la historia de vacunación de la víctima (ver Tabla 13-4). Aunque la transmisión de VHC por mordedura humana está bien documentada, no existe profilaxis posexposición. Sin embargo, deben solicitársele a la víctima anticuerpos contra VHC al inicio del estudio y a los 6 meses para determinar si hubo transmisión de la enfermedad.

MECANISMOS ADICIONALES DE EXPOSICIÓN

Exposiciones por punción con aguja

Con las exposiciones con agujas u ocupacionales que involucran sangre, la principal preocupación es la transmisión con VHB, VHC y VIH. La posibilidad de transmisión de estos microorganismos varía según el título de virus en la sangre de quien fue el contacto, la profundidad de penetración y el uso de guantes. Un estimado grueso de los riesgos comparativos se obtiene con la "regla de los tres": VHB se contagia en alrededor de 30% de las exposiciones, VHC en 3% y VIH en 0.3%. El riesgo de transmisión de VHB puede ser tan alto como 40% si la fuente es positiva a HBeAg y tan bajo como 2% si es negativo

a HBeAg. El enfoque de otros tipos de exposiciones (como tras abuso sexual) es similar al descrito aquí. Se explica con detalle en el documento de Lecturas recomendadas por los Centers for Disease Control and Prevention (CDC).

En el caso de lesión con aguja, es importante realizar pruebas serológicas a la fuente (HBsAg, anticuerpos contra VHC y antígeno/anticuerpos contra VIH). Si la fuente es positiva a HBsAg, el manejo depende de si la persona que se expuso tiene la vacuna contra VHB y, de ser así, si se sabe si ha desarrollado una respuesta adecuada con anticuerpos tras la vacunación. Si se ha documentado ausencia de inmunidad, se administra profilaxis posexposición con inmunoglobulina contra hepatitis B y vacuna contra VHB, como se detalla en la Tabla 13-4.

Si el caso fuente tiene anticuerpos contra VHC, debe estudiarse a la persona expuesta de forma basal con anticuerpos contra VHC y alanina-aminotransferasa (ALT), repitiéndolo a los 6 meses. No se recomienda profilaxis posexposición.

Si se conoce o sospecha que el caso fuente tiene infección por VIH, la persona expuesta debe estudiarse sin demora y solicitar prueba de antígeno/anticuerpo contra VIH basal. La profilaxis posexposición depende de varios factores, como se menciona en la Tabla 21-5. Antes de comenzar la profilaxis posexposición, se debe documentar que hubo exposición. Por ejemplo, el contacto de fluidos con la piel no se considera exposición, mientras que si fluidos potencialmente contaminados penetraron una herida abierta, sí se considera una exposición.

Una exposición significativa con cualesquiera de los siguientes líquidos corporales tiene el potencial de transmitir el VIH: líquido amniótico, sangre, líquido cefalorraquídeo, líquido pericárdico, líquido peritoneal, líquido pleural, semen y líquido sinovial. Los fluidos corporales que no representan riesgo de transmisión de VIH a menos que estén visiblemente conta-

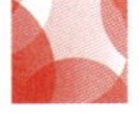

Tabla 21-5 **Profilaxis posexposición (PPE) a VIH recomendada dentro de las primeras 72 h tras exposición por vía percutánea o sexual**

ESTADO DE INFECCIÓN DE LA FUENTE			
VIH positivo*	Se desconoce el estado de VIH[†]	Fuente desconocida[‡]	VIH negativo
Se recomienda PPE	Intente hacer la prueba a la fuente; considere PPE si la fuente tiene factores de riesgo para VIH	Considere PPE en lugares donde es probable la exposición a persona infectadas con VIH[¶]	No se requiere PPE

*VIH positivo por antígeno, anticuerpo o ARN.
[†]Por ejemplo la fuente es una persona finada sin muestras disponibles para prueba de VIH.
[‡]Por ejemplo con una aguja del contenedor de punzocortantes.
[¶]Si se inicia PPE y después se determina que la fuente es VIH negativa, debe suspenderse la PPE.

minados con sangre incluyen secreciones gástricas y nasales, saliva, heces, sudor, lágrimas, orina y vómito. El tratamiento debe iniciarse solo si puede administrarse dentro de las primeras 72 h tras la exposición y se emplea por 28 días.

Para pacientes que pesan más de 35 kg y que pueden tragar pastillas, la profilaxis posexposición consiste en dolutegravir 50 mg VO diario y la combinación de tenofovir 300 mg con emtricitabina 200 mg (la tableta combinada se comercializa como Truvada) una tableta diaria. Para niños que pesan menos de 35 kg, una opción es zidovudina 180 mg/m^2/dosis cada 12 h, lamivudina 4 mg/kg/dosis cada 12 h y Kaletra 230 mg/m^2/dosis del componente lopinavir cada 12 h. Se deben pedir antígeno y anticuerpos contra VIH tras 1 y 3 meses.

Es frecuente que exista lesión por aguja en la comunidad, pero es rara la transmisión de infecciones. De esta forma se ha reportado un solo caso de transmisión por VHB. No se han reportado casos de VHC o VIH transmitidos por este tipo de exposición. En este tipo de exposición, debe verificarse el estado de vacunación contra VHB del paciente y debe administrarse tanto vacuna como IgG contra VHB en caso que no cuente con el esquema completo. Por lo general, no es necesaria la profilaxis posexposición contra VIH pero puede considerarse en algunas circunstancias. No es de utilidad ni es seguro realizar pruebas a la aguja o jeringa.

Exposición a insectos

Muchas enfermedades infecciosas son transmitidas por insectos vectores (Tabla 21-6). El reservorio animal por lo general determina la zona geográfica en donde la enfermedad es más frecuente.

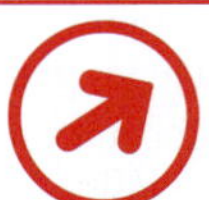

Perla clínica: en el viajero que regresa con enfermedad, es útil hacer dos diagnósticos diferenciales: uno que considere el antecedente del viaje y otro que lo ignore.

Exposiciones geográficas

Una exposición geográfica es un concepto amplio que implica que el paciente ha estado en un lugar donde pudo exponerse a una enfermedad que no sería sos-

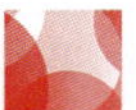

Tabla 21-6 Algunas enfermedades transmitidas por insectos

INSECTO	ENFERMEDAD	CAPÍTULO/SECCIÓN DEL LIBRO
Garrapatas	Fiebre moteada de las montañas Rocosas	Exantemas/Petequiales
	Enfermedad de Lyme	Exantemas; Artritis
	Enfermedad similar a Lyme	Exantemas
	Ehrlichiosis (granulocítica y monocítica)	Fiebre
	Babesiosis	Fiebre
	Fiebre de garrapatas de Colorado	Fiebre
	Tularemia	Fiebre, Neumonía, Piel/Úlceras
	Fiebre con recaídas	Fiebre
	Parálisis por garrapatas	Neurológico/Parálisis
Mosquitos	Encefalitis de La Crosse (California)	Neurológico/Encefalitis
	Encefalitis equina del oriente	
	Encefalitis equina del occidente	
	Encefalitis de San Luis	
	Encefalitis del oeste del Nilo	
	Paludismo	
	Fiebre chikungunya	Exantema, artritis
	Fiebre por dengue y virus Zika	
	Fiebre amarilla	
Pulgas	Plaga	Úlceras en la piel, linfadenopatía
Piojos	Tifo epidémico	
	Tifo murino	Exantemas
Ácaros	Exantema por rickettsia	Exantemas
Moscas	Tularemia (mosca de los venados)	Fiebre; Neumonía; Linfadenopatía

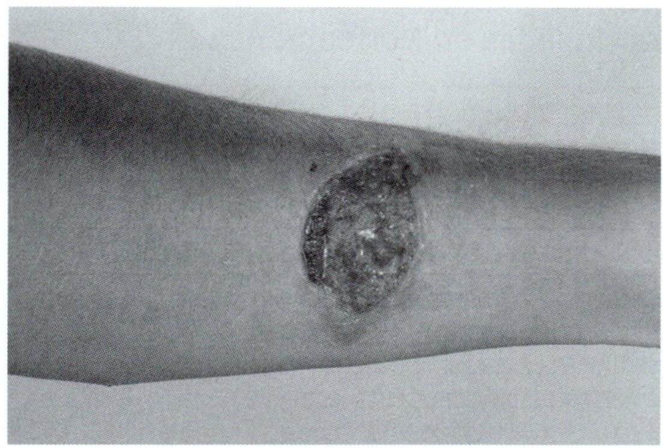

Figura 21-1. Fotografía de la superficie dorsal del antebrazo distal derecho de un niño de 14 años de edad, dos meses tras haber regresado de un viaje a Costa Rica. Hay una úlcera superficial no dolorosa de 5 × 3 cm con bordes elevados. También tenía una linfadenopatía no dolorosa proximal a la úlcera hacia el hombro derecho. La biopsia fue positiva para *Leishmania panamensis* al microscopio, cultivo y PCR, confirmándose leishmaniasis cutánea.

pechada en la región donde el paciente se encuentra ahora. Por lo tanto, es importante hacer una historia clínica para conocer los viajes de cada paciente en quien se sospecha una enfermedad infecciosa (Fig. 21-1). Hay varias zonas en América del Norte con incidencia inusualmente alta de infecciones por microorganismos particulares, algunos de los cuales se listan en la Tabla 21-7.

La limitación de una enfermedad a una región geográfica particular por lo general se relaciona con el hábitat del reservorio animal o vector, pero podría deberse al clima requerido, como en el caso de los hongos. La distribución geográfica de varias enfermedades tropicales escapa del objetivo de este libro pero puede encontrarse en libros de medicina tropical y en la página de los CDC: www.cdc. gov. El paludismo y tuberculosis son dos enfermedades graves pero tratables que son muy frecuentes en países en desarrollo y siempre deben considerarse como posibles en los viajeros que regresan enfermos.

Los niños que viajarán a países en desarrollo deben ser evaluados en la clínica del viajero 6 a 8 sem antes del viaje. Además de asegurarse que estén al corriente en sus vacunas de rutina, podrían estar indicadas vacunas específicas por el viaje (como fiebre amarilla o fiebre tifoidea). Si viajan a una zona donde el paludismo es endémica, podría prescribirse profilaxis antipaludismo. Se les debe explicar a sus cuidadores las medidas para prevenir enfermedades transmitidas por

insectos, comida y agua. Dependiendo de su destino, pudiera ser apropiado que al niño se le haga la prueba para tuberculosis latente con prueba cutánea o estudio de liberación de interferón gamma a su regreso.

Niños inmigrantes, refugiados y niños adoptados internacionalmente

Están disponibles varias revisiones excelentes sobre los problemas de salud comunes en estos tres grupos de niños. La Tabla 21-8 lista algunos componentes y pruebas de tamizaje para la evaluación inicial de estos niños.

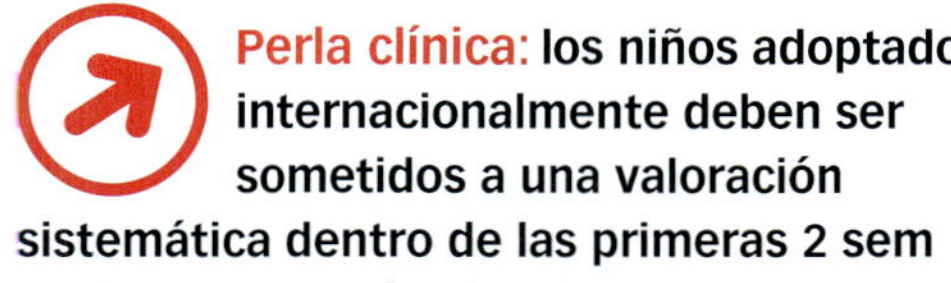

Perla clínica: los niños adoptados internacionalmente deben ser sometidos a una valoración sistemática dentro de las primeras 2 sem de llegar a su país adoptivo.

Exposición a personas enfermas

En la Tabla 21-9 se presenta la profilaxis tras exposición a varicela, *Haemophilus influenzae*, meningococo y sarampión.

Otras exposiciones

Las enfermedades por alimentos se analizan en el Capítulo 12. La exposición sexual se discute en el Capítulo 15. El tratamiento de un niño expuesto a tuberculosis activa se revisa en el Capítulo 8. El manejo de la exposición fetal al virus Zika se analiza en el Capítulo 19. El tratamiento tras exposición a pertussis se revisa en el Capítulo 7, y el de paperas en el Capítulo 4. Las exposiciones a hepatitis se revisan en el Capítulo 13 y la exposición a VIH se aborda en el Capítulo 20.

Piojos de la cabeza (*Pediculosis capitis*)

La infestación con piojos de la cabeza es muy frecuente, tiene una prevalencia de 1 a 3%; en algunas escuelas primarias la tasa de infestación es tan alta como 25%. Los piojos son inofensivos, pero por desgracia la histeria que ocasionan no lo es. La infestación por lo general es asintomática; el prurito se incrementa a menudo cuando se le dice al paciente que tiene piojos. Afecta a personas de todos los niveles socioeconómicos. El contagio es sobre todo por contacto cabeza con cabeza. La mayoría de los expertos considera que compartir

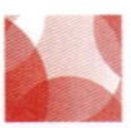 **Tabla 21-7 Exposiciones geográficas seleccionadas en Norteamérica**

SITIO	ENFERMEDAD (CAPÍTULO)
Suroeste de Estados Unidos (en especial CA y AZ) y México	Coccidioidomicosis (Neumonía)
Suroeste; norte de NM, norte de AZ y sur de CO	Plaga (Síndromes cutáneos); hantavirus (Neumonía)
México	Cisticercosis (Síndromes neurológicos) Tuberculosis (Neumonía) Fiebre tifoidea, paludismo (Fiebre) Leishmaniasis (Síndromes cutáneos) Virus Zika (Síndromes exantemáticos)
Oeste: CA, sur de OR y extremo oeste de NV	Plaga (Síndromes cutáneos)
Mitad oeste de Estados Unidos	Encefalitis equina de oeste (Síndromes neurológicos)
Estados montañosos del oeste	Fiebre por garrapata de Colorado (Fiebre)
Estados del noroeste y medio atlánticos (sobre todo la zona rural de WV)	Encefalitis de La Crosse (Síndromes neurológicos)
Estados Unidos del noroeste medio	Ehrlichiosis humana granulocítica (Fiebre)
Costa este y del Golfo	Encefalitis del oeste del Nilo, encefalitis equina del este (Síndromes neurológicos); *Vibrio vulnificus* (Síndromes cutáneos)
Costa del Golfo (FL, TX), Ohio y valle del Mississippi	Encefalitis de San Luis (Síndromes neurológicos)
Nantucket, Martha´s Vineyard, Isla Shelter y partes de Long Island	Babesiosis (Fiebre)
Estados Unidos del sur-centro, sureste y medio oeste (en especial valles de Ohio y del río Mississippi)	Blastomicosis; histoplasmosis (Neumonía)
Estados Unidos del sur-centro y sureste	Fiebre moteada de las montañas Rocosas (sobre todo NC); ehrlichiosis humana monocítica (en especial OK); enfermedad similar a Lyme (enfermedad del sur por garrapatas asociada con exantema) (Fiebre); enfermedad por arañazo de gato, linfadenitis no tuberculosa (Adenopatía)
Estados Unidos del sur-centro y oeste	Tularemia (Adenopatía)
Costa del noreste y medio Atlántico, Estados Unidos del norte-centro, algunos condados de California del norte	Enfermedad de Lyme (Fiebre)
Puerto Rico y otros países del Caribe	Dengue (Fiebre); chikungunya (Artritis); virus Zika (Exantema)
Hawái	Leptospirosis (Fiebre, Hepatitis)
Canadá marítima y Maine	Fiebre Q por gatas parturientas

cepillos, peines y sombreros pudiera transmitir los piojos, pero esto no ha sido comprobado. Los piojos que se conservan en objetos inanimados por lo general no son viables, ya que los piojos sanos tienden a no abandonar a su huésped. Los piojos suelen requerir proximidad cercana al cuero cabelludo por el calor y para alimentarse de sangre o mueren tras uno a dos días de haber sido alejados. Por lo tanto no es necesaria una limpieza exhaustiva de la casa tras el diagnóstico. Los piojos no brincan ni vuelan y las mascotas no participan en su transmisión.

Diagnóstico

Los piojos deben ser visualizados para confirmar el diagnóstico. Las liendres (los paquetes de huevecillos) pueden persistir durante varias sem a meses tras el tratamiento efectivo, de manera que su presencia no necesariamente indica infestación actual. Pueden encontrarse huevecillos viables hasta a 6 mm del cuero cabelludo. Los huevos que contienen remanentes de piojos no viables o incluso restos de varios como caspa, fibras o restos de epidermis a menudo pueden ser identificados como signos de infestación por piojos de la

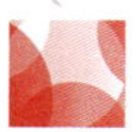

Tabla 21-8 Valoración inicial sugerida y pruebas de tamizaje para inmigrantes, refugiados y niños adoptados internacionalmente

COMPONENTE	COMENTARIOS
Historia clínica y examen físico completo	Revisar los expedientes disponibles; obtener detalles acerca de su situación de vida previa
Actualizar el esquema de vacunas	A menudo su inmunidad contra enfermedades prevenibles por vacunación es inadecuada; considerar iniciar desde cero cada serie o medir títulos
Prueba de tuberculina cutánea o prueba de liberación de interferón gamma	El riesgo de tuberculosis es de alrededor de 100 veces mayor que el de niños nacidos en Estados Unidos
Coproparasitoscópico para buscar huevecillos o parásitos	Positivo en cerca de 15% de los niños; considere pruebas específicas para *Giardia*
Serología para hepatitis B (HBsAg, anti-HBs y anti-HBc)	Sobre todo, común en niños asiáticos
Prueba serológica para sífilis	Si es positiva, valorar la extensión de la enfermedad y tratar con dosis completa de penicilina, incluso si se ha tratado antes en el país de origen
Prueba de anticuerpo/antígeno VIH	Confirmar resultado positivo con PCR
Biometría hemática completa	Es común la anemia (puede ser por deficiencia de hierro, rasgo talasémico, intoxicación por plomo, hemoglobinopatías, desnutrición, enfermedad crónica o combinación de estos factores)
Valoración nutricional	Sobre todo, frecuente el raquitismo y deficiencia de yodo en niños de China y Rusia
Tamizaje de visión, audición y dental	A menudo hay mala salud dental
Valoración del desarrollo	A menudo con retraso pero puede haber recuperación significativa

cabeza, incluso por médicos. Usar un peine de cerdas finas especial para piojos facilita su detección. En un estudio de 280 niños en edad escolar, se encontraron piojos en solo 6% de los niños por visualización directa y en 25% con el uso de un peine especial para piojos.

Tratamiento

Están disponibles múltiples manejos tópicos efectivos, como se menciona en la Tabla 21-10. Dado su bajo costo, disponibilidad y seguridad, los tratamientos de venta libre son la primera elección. La permetrina al 1% (por ejemplo Nix o Lyclear) y las piretrinas (por ejemplo Rid, A-200) tienen eficacia similar. La permetrina al 1% deja una capa residual sobre el cabello que permite acción prolongada, y está aprobada para el tratamiento de niños de hasta 2 meses de edad, que son ventajas sobre las piretrinas. Ambas son parcialmente ovicidas y se requiere repetir el tratamiento.

Debe considerarse resistencia a tratamientos de venta libre cuando se encuentran piojos vivos tras un corto tiempo después del primer tratamiento. Es una fuerte posibilidad si se encuentran piojos vivos luego del actual pretratamiento, suponiendo que el tratamiento fue llevado a cabo de manera correcta. Un brote en la comunidad de piojos difíciles de tratar

puede ser una pista de que hay resistencia. Si fallan los agentes de venta libre, debe seleccionarse otro tratamiento de la siguiente lista de medicamentos de farmacia.

El malatión al 0.5% (Ovide) suele ser efectivo con una sola aplicación dada su buena actividad ovicida y la capa residual. No obstante si se observan piojos vivos tras la aplicación, se recomienda retratamiento en 7 a 10 días. Aunque es un organofosforado, no se ha descrito toxicidad neurológica. La loción de malatión es flamable, por lo que deben evitarse secadoras de pelo y dispositivos eléctricos para rizar el cabello.

Además el tratamiento debe permanecer en la piel cabelluda por 8 a 12 h, lo cual lo vuelve menos conveniente que otros tratamientos. En Europa se ha descrito resistencia a malatión, pero no se considera que este problema se presente en Estados Unidos.

Otras opciones de tratamiento más nuevas incluyen alcohol bencílico al 5% (Ulesfia), spinosad al 0.9% (Natroba) e ivermectina al 0.5% (Sklice). El alcohol bencílico al 5% mata por asfixia y no es ovicida, lo que vuelve necesario el tratamiento posterior. El spinosad es ovicida. La ivermectina no es directamente ovicida, pero inhibe la sobrevida de las ninfas, causando el mismo efecto. Por lo tanto, tanto la ivermectina como

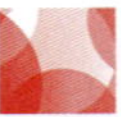 **Tabla 21-9 Tratamiento de exposiciones a enfermedades seleccionadas**

ENFERMEDAD	PROFILAXIS
Varicela	
• Niños inmunosuprimidos susceptibles expuestos • Recién nacido de madre con inicio del exantema dentro de 5 días antes o 48 h después del parto • Mujer embarazada susceptible • Lactante prematuro (≥ 28 sem de gestación) sin antecedente materno de varicela • Lactante prematuro (< 28 sem de gestación o ≤ 1 000 g) sin importar el antecedente materno de varicela	Inmunoglobulina contra varicela zoster (VariZIG) idealmente dentro de 96 h de exposición (puede ser efectiva hasta 10 días tras la exposición); 125 unidades por cada 10 kg de peso corporal vía intramuscular (dosis mínima: 62.5 unidades; dosis máxima: 625 unidades) Si no está disponible VariZIG, utilice IgIV 400 mg/kg/dosis en una ocasión
Contactos en casa sanos expuestos (≥ 12 meses de edad, sin antecedente de vacuna contra varicela, sin antecedente de enfermedad natural por varicela, no inmunocomprometidos)	Vacunar contra varicela dentro de las primeras 72 h de la exposición (puede ser benéfica hasta 5 días después de la exposición)
Enfermedad invasiva por *H. influenzae* tipo b (Hib)	
Contactos en casa • Niño < 4 años de edad en casa que no tiene el esquema de vacunación completo • Niño < 12 meses de edad en casa, sin importar estado de vacunación • Niño inmunocomprometido en casa, sin importar la edad y estado de vacunación	Rifampicina 20 mg/kg diario (máximo 600 mg/d) durante 4 días a todos los contactos en casa no gestantes*
Contactos en preescolar o estancia infantil cuando han ocurrido dos o más casos de enfermedad invasiva por Hib dentro de 60 días	Rifampicina como se señala antes, a todos los contactos en prescolares y estancia infantil,* adultos no gestantes y niños, sin importar la edad
Caso índice	Rifampicina como se señala antes, si la enfermedad invasiva es tratada con un esquema distinto a cefotaxima o ceftriaxona
Enfermedad invasiva por menigococo	
• Contacto en casa,[†] en especial en niños < 2 años de edad • Contacto en estancia infantil o preescolar[†] • Exposición directa a secreciones del paciente índice mediante besos o compartir cepillo dental o cubiertos[†] • Reanimación boca a boca, contacto no protegido durante la intubación endotraqueal[†]	Rifampicina 10 mg/kg/dosis (máximo 600 mg) VO BID por 2 días (si es ≤ 1 mes de edad, 5 mg/kg/dosis VO BID por 2 días) O Ceftriaxona (125 mg IM una dosis si es < 15 años de edad, 250 mg IM una dosis si ≥ 15 años de edad); se prefiere durante el embarazo O Ciprofloxacino 20 mg/kg (máximo 500 mg) VO una dosis en adultos no gestantes ≥ 18 años de edad
Sarampión	
Contacto susceptible expuesto nacido después de 1956 (excepto mujeres embarazadas y personas inmunocomprometidas)	Vacuna contra sarampión con virus vivos atenuados[‡] (dentro de 72 h de exposición) *e* inmunoglobulina[§] 0.5 mL/kg IM (dentro de los primeros 6 días después de la exposición), máximo 15 mL
Mujeres embarazadas susceptibles expuestas y personas inmunocomprometidas expuestas	IVIG 400 mg/kg (dentro de los primeros 6 días de la exposición)

*Para *H. influenzae*, un contacto se define como una persona que vive con el paciente índice o una persona que no vive con el paciente índice pero que pasó 4 o más h con el caso índice durante al menos 5 de los días antes del ingreso del paciente índice al hospital.
[†]Durantte los 7 días antes del inicio de la enfermedad del caso índice.
[‡]Niños pequeños de hasta 6 meses pueden recibir la vacuna contra sarampión durante un brote o si se expusieron a un caso de sarampión; sin embargo deben ser revacunados entre los 12 y 15 meses y a los 4 a 6 años de edad.
[§]La inmunoglobulina no está indicada para contactos de casa que han recibido una dosis de la vacuna a los 12 años de edad o mayores a menos que estén inmunocomprometidos.
Adaptada de American Academy of Pediatrics. En: Kimberlin DW, Brady MT, Jackson MA, *et al.*, eds. Red Book: 2015 Report of the Committee on Infectious Diseases. 30.ª Edición. Elk Grove Village, IL: American Academy of Pediatrics.

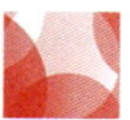

Tabla 21-10 Opciones de tratamiento para pediculosis

MEDICAMENTO	FORMA	EDAD APROBADA POR LA FDA	OVICIDA	COMENTARIOS
De venta libre				
Piretrinas	Tópica (champú, gel)	≥ 2 años	Parcial	Enjuagar después de 10 min; repetir a los 7-10 días O a los 7 y 14 días
Permetrina al 1%	Tópico (loción, enjuague en crema)	≥ 2 meses	Parcial	Enjuagar después de 10 min; repetir a los 7-10 días O a los 7 y 14 días
De venta con receta				
Malatión al 0.5%		≥ 6 años	Sí	Enjuagar después de 8-12 h, flamable; repetir después de 7-10 días si hay piojos vivos
Alcohol bencílico al 5%	Tópico (loción)	≥ 6 meses	No	Enjuagar después de 10 min; repetir a los 7 días O a los 7 y 14 días
Spinosad al 0.9%	Tópico (suspensión)	≥ 4 años	Sí	Enjuagar después de 10 min; repetir si hay piojos vivos a los 7 días
Ivermectina al 0.5%	Tópico (loción)	≥ 6 meses	No, pero limita la sobrevida de las ninfas	Enjuagar después de 10 min; repetir si hay piojos vivos a los 7 días
Ivermectina tabletas 3 mg	Oral (tableta)	No aprobada	No, pero limita la sobrevida de las ninfas	400 mcg/kg; repetir a los 7 días

spinosad suelen ser efectivos con una sola aplicación, pero se recomienda retratamiento si se encuentran piojos vivos luego de la primera aplicación.

La ivermectina oral no ha sido evaluada por la FDA como pediculicida. Sin embargo, un estudio clínico multicéntrico aleatorizado y cegado comparó la ivermectina oral, administrada en dos dosis de 400 mcg/kg separadas por 1 sem, con una aplicación de malatión al 0.5%. La ivermectina oral fue superior en el tratamiento de piojos de difícil manejo, sugiriendo que pudiera ser una opción de manejo valiosa en casos en los cuales los agentes de primera y segunda líneas han fallado o cuando no es factible el uso de manejo tópico.

El lindano al 1% (Kwell) es un organoclorado con neurotoxicidad conocida en humanos, lo cual es peligroso sobre todo en niños. Tiene una menor eficacia que los agentes tópicos antes mencionados y se ha descrito mucha resistencia. Debido a su perfil de efectos colaterales adverso y a la existencia de otras opciones más seguras y eficaces, no debe ser utilizado.

Algunos médicos recomiendan utilizar un peine de cerdas finas para las liendres durante varios días tras aplicar el manejo tópico. Esto no debe hacerse de forma rutinaria, puesto que no hay evidencia que el peinar incremente la tasa de cura y es difícil retirar las liendres. No obstante, un beneficio potencial de pei-

nar y retirar las liendres como adyuvante al manejo médico es mejorar la estética e impedir un diagnóstico erróneo posterior de infestación, basado en la presencia de liendres. Además, el peinado da la oportunidad a los cuidadores de vigilar el éxito del tratamiento, ya que es más probable descubrir piojos vivos cuando se revisa de manera cuidadosa el cabello, como ocurre al peinar. El empleo de remedios caseros (por ejemplo mayonesa, jalea de petróleo, aceite de oliva) para "asfixiar" a los piojos no ha sido bien estudiado, sin embargo se piensa que no son efectivos. No se recomienda el uso de remedios caseros ya que a menudo son laboriosos, tardados y traumáticos para el niño. Además algunas sustancias que se han utilizado (como el keroseno) son un peligro para la seguridad. Resulta innecesario afeitar la cabeza y es una medida extrema para una condición benigna.

Exclusión de la escuela

Una encuesta realizada a 382 personas de enfermería escolar encontró que 60% apoya una regla de "cero piojos" que obliga a los niños a faltar si tienen liendres. No obstante las liendres pueden permanecer en el cabello durante varias sem, aun tras un tratamiento efectivo para los piojos. Incluso en niños sin tratamiento reciente, la mayoría de las liendres no se desarrolla

Puntos clave

- Los antecedentes de exposición son una parte importante de la evaluación de un niño con una posible enfermedad infecciosa.
- Incluso un antecedente remoto de viaje puede ser relevante, por ejemplo en el caso de paludismo por *Plasmodium vivax* o *P. ovale* o en el caso de *Mycobacterium tuberculosis*.
- Es sobre todo importante diagnosticar condiciones tratables, como el paludismo y tuberculosis, y aquellas de importancia para la salud pública, como sarampión y virus de Ébola.
- Existen múltiples tratamientos efectivos para los piojos de la cabeza; los niños no deben ser excluidos de la escuela debido a contagio con piojos.

hasta ser piojos. De 50 niños en edad escolar con liendres de reciente diagnóstico, solo 9 (18%) desarrollaron piojos en las siguientes 2 sem. Era por lo regular poco probable que se encontraran después piojos si las liendres se localizaban a más de ¼ de pulgada del cuero cabelludo. Muchos niños son privados de la escuela basándose en un diagnóstico erróneo de piojos; de hecho, los niños sin la enfermedad son puestos en cuarentena al menos con la misma frecuencia que los niños enfermos. Como es de esperarse, las políticas de "cero piojos" no son efectivas para controlar el problema de piojos en la cabeza. Por el contrario, sí causan pérdida de millones de días escolares perdidos en niños de Estados Unidos cada año, un ejemplo clásico de que el remedio es peor que la enfermedad.

LECTURAS SELECCIONADAS

Brogan TV, Bratton SL, Dowd MD, et al. Severe dog bites in children. *Pediatrics* 1995;96:947–50.

Burgess IF. Current treatments for *Pediculosis capitis*. *Curr Opin Infect Dis* 2009;22:131–6.

Centers for Disease Control and Prevention. *Updated guidelines for antiretroviral postexposure prophylaxis after sexual, injection drug use, or other nonoccupational exposure to HIV—United States. 2016.* http://www.cdc. gov/ hiv/pdf/programresources/cdc-hiv-npep-guidelines. pdf, consultado el 24 de octubre de 2016.

Chosidow O, Giraudeau B, Cottrell J, et al. Oral ivermectin versus malathion lotion for difficult-to-treat head lice. *N Engl J Med* 2010;362:896–905.

Dodd CS. Interventions for treating head lice. Cochrane *Database Syst Rev* 2001:CD001165.

Frankowski BL, Bocchini JA Jr; Council on School Health and Committee on Infectious Diseases. Clinical report—head lice. *Pediatrics* 2010;126:392–403.

Freedman DO, Chen LH, Kozarsky PE. Medical considerations before international travel. *N Engl J Med* 2016;375:247–60.

Freedman DO, Weld LH, Kozarsky PE, et al. Spectrum of disease and relation to place of exposure among ill returned travelers. *N Engl J Med* 2006;354:119–30.

Garcia-Algar O, Vall O. Hepatitis B virus infection from a needle stick. *Pediatr Infect Dis J* 1997;16:1099.

Glaser C, Lewis P, Wong S. Pet-, animal-, and vector-borne infections. *Pediatr Rev* 2000;21:219–32.

Jones N, Khoosal M. Infected dog and cat bites. *N Engl J Med* 1999;340:1841.

Lee PJ. Vaccines for travel and international adoption. *Pediatr Infect Dis J* 2008;27:351–4.

LaRocque RC, Jentes ES. Health recommendations for international travel: a review of the evidence base of travel medicine. *Curr Opin Infect Dis* 2011;24:403–9.

Medeiros I, Saconato H. Antibiotic prophylaxis for mammalian bites. *Cochrane Database Syst Rev* 2001:CD001738.

Pickering LK, Marano N, Bocchini JA, et al. Exposure to nontraditional pets at home and to animals in public settings: risks to children. *Pediatrics* 2008;122:876–86.

Pollack RJ, Kiszewski AE, Spielman A. Overdiagnosis and consequent mismanagement of head louse infestations in North America. *Pediatr Infect Dis J* 2000;19:689–93.

Roberts RJ. Head lice. N Engl J Med 2002;346:1645–50.

Ryan ET, Wilson ME, Kain KC. Illness after international travel. *N Engl J Med* 2002;347:505–16.

Starr M. Paediatric travel medicine: vaccines and medications. *Br J Pharmacol* 2012;75:1422–32.

Talan DA, Citron DM, Abrahamian FM, et al. Bacteriologic analysis of infected dog and cat bites. *N Engl J Med* 1999;340:85–92.

Tan JS. Human zoonotic infections transmitted by dogs and cats. *Arch Intern Med* 1997;157:1933–43.

Warrell MJ. Emerging aspects of rabies infection with a special emphasis on children. *Curr Opin Infect Dis* 2008;21:251–7

22

Infecciones que complican enfermedades crónicas

Determinadas enfermedades crónicas de los niños se asocian con mayor frecuencia de la esperada de las complicaciones infecciosas. Algunos de estos pacientes son huéspedes inmunocomprometidos (HIC), y a sus organismos infectantes inusuales se les denomina patógenos oportunistas, dado que el microorganismo puede ser parte de la flora normal o bien puede producir enfermedad solo en raras ocasiones en niños sanos. Otros pacientes pueden tener un sistema inmunológico normal, pero la presencia de anormalidades anatómicas los predispone a infecciones particulares. A menudo existe una combinación de estos factores.

Este capítulo clasifica las infecciones de acuerdo al sistema orgánico anormal o a la enfermedad en lugar de clasificarlas por el agente infectante o por defecto fisiológico del huésped (Tabla 22-1). Las infecciones en receptores de trasplante se incluyen aquí. El enfoque del niño con una posible, aunque desconocida, deficiencia inmunológica se cubre en el capítulo 23, al igual que el manejo del niño con trastorno inmunológico primario conocido. La infección por VIH se analiza en el Capítulo 20.

Otras infecciones en los niños con enfermedades crónicas se discuten en otras secciones de este libro, donde es más lógico hacerlo. El problema de la fiebre en pacientes con enfermedad cardiaca se analiza en la sección sobre Endocarditis en el Capítulo 18. Las infecciones en dispositivos intravasculares se cubren en el Capítulo 10, las infecciones neuroquirúrgicas en el Capítulo 9 y las infecciones en heridas posquirúrgicas en el Capítulo 17.

DISFUNCIÓN O AUSENCIA DEL BAZO

Los individuos nacidos sin bazo (asplenia congénita), los sujetos que han sido esplenectomizados por cualquier motivo, o aquellos cuya función esplénica está alterada por una enfermedad, como la anemia de células falciformes, tienen un riesgo significativo mayor de septicemia mortal. En muchos casos, la infección es fulminante, y es por lo general causada por bacterias encapsuladas, sobre todo *Streptococcus pneumoniae*. En lactantes menores a 6 meses de edad con asplenia congénita, es más probable que el organismo sea una cepa encapsulada de *Klebsiella* o *Escherichia coli*. Otras infecciones a las que los pacientes asplénicos son en especial susceptibles incluyen meningococemia, malaria, babesiosis e infección por *Capnocytophaga canimorsus*, que se asocia a mordeduras de perro. El *Haemophilus influenzae* tipo b es una posible causa en el niño no vacunado.

Funciones del bazo

La frecuencia de organismos encapsulados en la bacteriemia en un paciente asplénico es evidencia de que el bazo ayuda en la fagocitosis, tanto por el efecto filtrante de los macrófagos como por la producción de anticuerpos IgM específicos contra las bacterias opsonizadas. Las bacterias con cápsulas densas, como el neumococo, no son bien opsonizadas por el complemento. El paciente sin anticuerpos capsulares específicos por una infección previa o por inmunización, depende de los macrófagos del bazo para identificar y eliminar las bacterias antes de que se presente una sepsis abrumadora. La importancia del bazo es mucho mayor durante los primeros 2 años de vida, quizá debido a que después de ese tiempo, otros órganos toman parte de su función. Otros papeles protectores del bazo incluyen la síntesis de tuftsina (un estimulador de los fagocitos) y el aclaramiento de parásitos intraeritrocíticos, como la malaria. Se piensa que el bazo es necesario para la maduración normal del timo durante el periodo neonatal, y que está involucrado en las interacciones de las células B y células T. Los pacientes asplénicos tienen números bajos de células B de memoria periféricas, así como respuestas de anticuerpos reducidas contra antígenos polisacáridos.

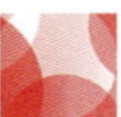

Tabla 22-1 Contenido de este capítulo

SISTEMA ORGÁNICO	ENFERMEDADES
Ausencia o disfunción esplénica	Anemia de células falciformes, otras hemoglobinopatías, posesplenectomía, asplenia congénita, asplenia funcional
Enfermedad reumatológica	Lupus eritematoso sistémico, otras
Enfermedad pulmonar	Fibrosis quística, síndrome de Down
Enfermedad endocrina	Diabetes mellitus, poliendocrinopatías
Enfermedad cardiaca	Enfermedad cardiaca congénita, OMEC
Enfermedad renal	Síndrome nefrótico, uremia, diálisis peritoneal, hemodiálisis
Enfermedad hepática	Cirrosis, otras
Enfermedad intestinal inflamatoria	Enfermedad de Crohn, colitis ulcerativa
Enfermedad neoplásica	Malignidades hematológicas, tumores sólidos
Trasplante de células madre hematopoyéticas	
Trasplante de órgano sólido	

Evaluación de la función esplénica

A lo largo de la historia el tamizaje de la disfunción esplénica se ha realizado buscando cuerpos de Howell-Jolly en el frotis de sangre periférica (Fig. 22-1). Los cuerpos de Howell-Jolly son inclusiones muy pequeñas de color azul oscuro dentro de los eritrocitos, y están compuestas por detritus nucleares. El bazo por lo general elimina los eritrocitos que contienen estas inclusiones, y por lo tanto su presencia es sugerente de hipoesplenismo. Por desgracia, la presencia de cuerpos de Howell-Jolly no es ni muy sensible ni específica para hipofunción esplénica. Se puede utilizar microscopia de contraste por interferencia diferencial para detectar eritrocitos que se ven "picoteados", que tiene una sensibilidad y especificidad un poco más alta para asplenia de la que tiene la presencia de cuerpos de Howell-Jolly. Los pacientes con una función esplénica normal tienen < 4% de eritrocitos "picados". La mayoría de los pacientes con hipoesplenismo relevante tendrá > 15% de estas células.

Otras manifestaciones de hipofunción esplénica incluyen una disminución en el número de células B de memoria no activadas (IgD+IgM+CD27+) en la citometría de flujo, y una pobre respuesta de IgM contra la vacuna neumocócica de polisacárido. La prueba más sensible y específica de la función esplénica utiliza cintigrafía de eritrocitos análogos, alterados por calor, marcados con tecnecio-99m (^{99m}Tc), combinada con una TC-SPECT multimodalidad. Sin embargo, esta prueba es demasiado costosa como para recomendarla como herramienta de tamizaje. Si se cuenta con microscopia de contraste de fase, el porcentaje de eritrocitos picados es una buena prueba de tamizaje. Si no está disponible dicha prueba, es razonable un frotis de sangre periférica para buscar cuerpos de Howell-Jolly.

Si se descubren cuerpos de Howell-Jolly de forma incidental en un frotis de sangre periférica, se debe obtener una historia clínica, tanto en relación a episodios previos de sepsis como para buscar causas de asplenia e hipoesplenia. Se debe realizar un ultrasonido abdominal, buscando el bazo. Si el bazo está presente, se debe realizar un escaneo de bazo con TC-SPECT con tecnecio-99m (descrita antes). Si no

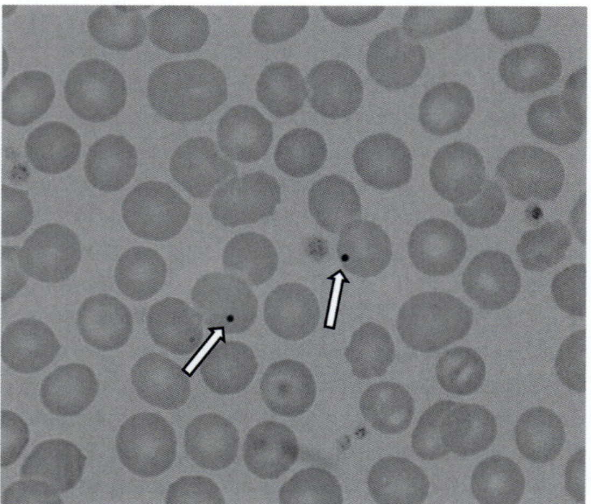

Figura 22-1. Tinción de Wright-Giemsa en un frotis de sangre periférica (1 000x) de un paciente con asplenia. Los cuerpos de Howell-Jolly están indicados por las *flechas*. (Fotografía cortesía del Dr. Dragan Jevremovic.)

hay captación del marcador radiactivo por el bazo, se establece un diagnóstico de hipoesplenismo funcional.

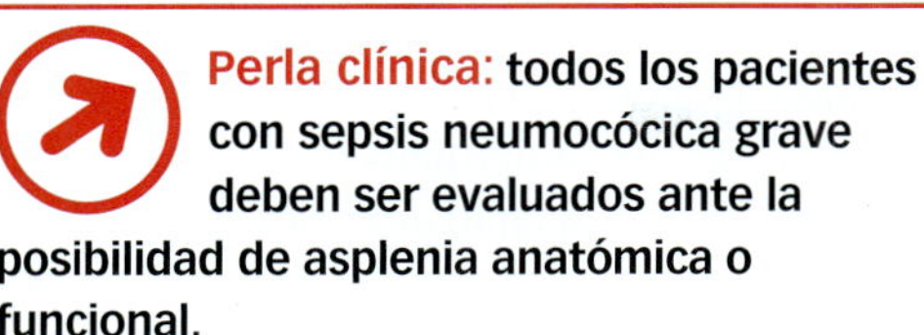

Manifestaciones clínicas

La infección abrumadora posesplenectomía a menudo comienza con un pródromo inespecífico tipo influenza, acompañado de fiebre, calosfríos, malestar general y cefalea. Además, los síntomas gastrointestinales como el vómito, diarrea y dolor abdominal, pueden ser importantes, distrayendo al médico del diagnóstico real y resultando en un retraso en el tratamiento. El pródromo, que puede durar unos cuantos días o solo unas horas, es seguido por la progresión rápida a choque séptico, con hipotensión y coagulación intravascular diseminada. Puede haber gangrena periférica simétrica. La mortalidad es > 50%. Por el contrario, si se identifica y trata la bacteriemia antes del desarrollo de sepsis clínica, la tasa de mortalidad es < 10 por ciento.

Padecimientos específicos

Asplenia congénita

Esta puede ocurrir como un hallazgo aislado, pero se asocia más en general con defectos cardiacos congénitos complejos, en especial en canal auriculoventricular, transposición de grandes vasos, estenosis o atresia pulmonar y retorno venoso pulmonar totalmente anómalo. A los niños con estos defectos se les debe realizar un ultrasonido abdominal en busca de la presencia de bazo. Luego del primer mes de vida, estos niños tienen un mayor riesgo de fallecer de sepsis que a causa de su defecto cardiaco; por lo tanto, está indicada la profilaxis antibacteriana. Algunos de estos niños tienen tejido esplénico accesorio en la cavidad peritoneal (poliesplenia). Sin embargo, el grado de protección ofrecida por el tejido esplénico accesorio es variable, y quizá está indicada la profilaxis antibacteriana. Los síndromes de heterotaxia con frecuencia están asociados con asplenia o poliesplenia. Además de los defectos cardiacos, los pacientes pueden tener disquinesia ciliar primaria, atresia biliar, malrotación intestinal y otras múltiples anomalías.

Posesplenectomía

Puede ser necesaria la extracción del bazo por trauma esplénico, malignidad o hiperesplenismo (como ocurre en la púrpura trombocitopénica). Los niños tienen un mayor riesgo de sepsis posesplenectomía que los adultos, y el riesgo es aún mayor en personas sometidas a esplenectomía debido a malignidad o talasemia en comparación con aquellas esplenectomizadas por trauma. Esto quizá se deba a la frecuente presencia de implantes esplénicos (esplenosis) en pacientes esplenectomizados por trauma, que son algunas veces protectores, aunque esto no es predecible.

El mayor riesgo de infección es durante los primeros 2 años después de la esplenectomía. Sin embargo, un tercio de las infecciones se presenta hasta 5 años después, y se han reportado casos de infección fulminante décadas posteriores a una esplenectomía. El aumento en el riesgo de muerte por infección grave, aunque no cuantificable, es clínicamente significativo y sin duda dura toda la vida.

Asplenismo funcional

Además de las hemoglobinopatías, la disfunción esplénica ha sido vinculada a una variedad de padecimientos, incluyendo enfermedad celiaca, enfermedad intestinal inflamatoria (EII), hipertensión portal, lupus eritematoso sistémico (LES), enfermedad de Graves, poliarteritis nodosa, sarcoidosis e infección por VIH. Otros pacientes con hipoesplenismo funcional son los que han recibido radiación esplénica por cáncer y aquellos que han recibido un trasplante de células madre y han desarrollado enfermedad injerto contra huésped (EICH).

Anemia de células falciformes

Debido a autoinfartos en el bazo, los niños con anemia de células falciformes tienen un riesgo significativo mayor de sepsis. En los primeros 5 años de vida, el riesgo de sepsis por neumococo es alrededor de 400 veces mayor al de la población general. Los pacientes con otras hemoglobinopatías, como enfermedad de células falciformes, tienen un riesgo intermedio. El mayor riesgo lo tienen los niños pequeños con fiebre alta y elevación del conteo leucocitario. Sin embargo, algunos niños tendrán una presentación más sutil. Se debe considerar bacteriemia en todos los niños con anemia de células falciformes y fiebre (temperatura > 38.4 °C) en especial en los primeros 5 años de vida. En estos niños se deben obtener hemocultivos y se debe administrar tratamiento empírico con ceftriaxona. Los niños con mayor riesgo (< 2 años de edad, temperatura > 40 °C, conteo leucocitario < 5 000 por mcL o > 30 000 por mcL, aquellos de aspecto enfermo o que tienen infiltrados pulmonares u otro foco de infección) deben ser hospitalizados para recibir antibióticos intravenosos. Los niños que no se ven enfermos y que tienen un menor riesgo a menudo son tratados de forma ambulatoria, con un seguimiento cuidadoso y una segunda dosis de ceftriaxona intramuscular hasta que el cultivo inicial sea negativo a las 48 horas.

Además de la sepsis por bacterias encapsuladas, los pacientes con anemia de células falciformes también tienen riesgo de otras complicaciones infecciosas. Como se describió en el Capítulo 11, la infección con parvovirus B19, el agente del eritema infeccioso, puede precipitar una crisis hipoplásica grave en los pacientes con enfermedad de células falciformes. El aumento en el riesgo de osteomielitis (en especial por especies de *Salmonella*), y la dificultad para distinguir esta condición del infarto óseo, que es más común, se discuten en el Capítulo 16.

El *síndrome torácico agudo* es la principal causa de muerte en pacientes con enfermedad de células falciformes. Puede definirse como un nuevo infiltrado pulmonar que involucra al menos un segmento pulmonar completo y uno o más de los siguientes hallazgos: temperatura > 38.5 °C (observada en 80% de los pacientes), tos (62%), dolor torácico (44%) o sibilancias (26%). Por lo general están involucrados los lóbulos inferiores, y en alrededor de la mitad de los casos se presentan derrames. El síndrome torácico agudo con mayor frecuencia es causado por infección; el infarto y el embolismo graso son también causas frecuentes. En un estudio multicéntrico prospectivo de 671 episodios en 538 pacientes (a todos los cuales se les realizó un lavado broncoalveolar [LBA]), se encontró una causa infecciosa en 249 (37%). De los 249 episodios desencadenados por infección, la *Chlamydophila pneumoniae* fue el organismo que más a menudo fue identificado y encontrado en 71 (29%). Otras causas frecuentes fueron *Mycoplasma pneumoniae* (20%), virus sincicial respiratorio (VSR) (10%), y *Staphylococcus aureus*, *S. pneumoniae*, *Mycoplasma hominis*, y parvovirus B19 (4% cada uno). Dieciocho (3%) de los 528 pacientes fallecieron, y la infección fue un factor en 10 de las muertes. En los casos fatales estuvieron implicados *S. pneumoniae*, *E. coli*, *H. influenzae*, *Legionella*, citomegalovirus (CMV), *S. aureus* y *Chlamydophila*. El manejo apropiado del síndrome torácico agudo incluye una cefalosporina de tercera generación y un macrólido, así como oxígeno, terapia con broncodilatadores y a menudo transfusión de eritrocitos.

Prevención

La prevención efectiva de la enfermedad invasiva en pacientes con un bazo disfuncional o ausente requiere un enfoque de tres puntos, consistente en educación, vacunación y antibióticos profilácticos.

Educación

En una investigación de 63 pacientes que habían sido sometidos a esplenectomía unos cuantos años atrás, solo 10 (16%) estaban al tanto de cualquier tipo de precaución. Los pacientes asplénicos deben saber de la necesidad de notificar a su médico o buscar atención médica inmediata ante cualquier enfermedad febril aguda. Se les debe recomendar a los pacientes utilizar un brazalete Medi-Alert indicando su estatus asplénico. Deben ser aconsejados en relación al riesgo de sepsis por *C. canimorsus* después de una mordedura de perro.

El consejo experto en relación a los viajes es en especial importante. Se deben desaconsejar los viajes a zonas donde la malaria es endémica. Si es necesario viajar a esas áreas, se les debe concientizar a los pacientes acerca del riesgo inminente de malaria *falciparum* grave y a la necesidad de un apego estricto a la profilaxis antimalárica efectiva, así como a medidas de protección, como el uso de repelente para insectos que contenga *N,N*-dietil-toluamida,conocida como DEET, así como telas de mosquitero. Los pacientes que viajan al África subsahariana deben recibir la vacuna meningocócica tetravalente y la vacuna meningocócica B si es que no las han recibido aún.

En niños con asplenia funcional o anatómica, tanto padres como pacientes deben comprender el riesgo de enfermedad neumocócica fulminante y saber que la vacunación no garantiza protección. El paciente debe acudir con rapidez al departamento de emergencias en caso de cualquier fiebre > 38 °C que dura > 4 h, o de inmediato si la fiebre es > 39 °C o si el paciente no se siente bien. Luego de obtener hemocultivos, se debe administrar tratamiento antimicrobiano expectante inmediato para la sospecha de bacteriemia, cuyos signos y síntomas iniciales pueden ser sutiles.

Vacunación contra neumococo

Los pacientes con bazo disfuncional o ausente deben en definitiva ser vacunados contra *S. pneumoniae*. Por desgracia, 30 a 60% de los elegibles nunca recibe la vacuna neumocócica. En el caso de una esplenectomía electiva, se debe administrar la vacuna al menos 2 sem antes de la cirugía, ya que los individuos asplénicos tienen una producción de anticuerpos alterada. Si no se ha aplicado antes de la esplenectomía, debe administrarse al menos 2 sem después de la cirugía.

La introducción de la vacuna neumocócica conjugada (PCV-13) representa un avance significativo en la prevención de la enfermedad invasiva por neumococo. A diferencia de la vacuna neumocócica de polisacárido 23-valente (PPSV-23), la vacuna conjugada

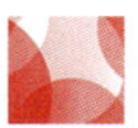

Tabla 22-2 Esquema recomendado para el uso de vacuna neumocócica conjugada 13-valente (PCV-13)

EDAD AL MOMENTO DE LA PRIMERA DOSIS (MESES)	SERIE PRIMARIA	DOSIS ADICIONAL
2 a 6	3 dosis, con 2 meses de separación	1 dosis a los 12 a 15 meses
7 a 11	2 dosis, con 2 meses de separación	1 dosis a los 12 a 15 meses
12 a 23	2 dosis, con 2 meses de separación	–
≥ 24		
Niños sanos de 24 a 59 meses de edad	1 dosis	–
Niños de alto riesgo de 24 a 71 meses de edad*,†	2 dosis, con 2 meses de separación	–
Niños de alto riesgo de 6 a 18 años de edad	1 dosis	–

*Enfermedad de células falciformes, asplenia, infección por VIH, enfermedad crónica, padecimiento inmunocomprometedor.
†Los pacientes sometidos a una esplenectomía planeada deben recibir la vacuna neumocócica al menos 14 días antes de la esplenectomía o 14 días después de la esplenectomía.
Adaptada de los Centros de Control y Prevención de Enfermedades. Prevention of pneumococcal disease among infants and children—use of a 13-valent pneumococcal conjugate vaccine and 23-valent pneumococcal polysaccharide vaccine. Recommendations of the Advisory Committee on Immunization Practices (ACIP). MMWR Morb Mortal Wkly Rep 2010;59(RR-11):1–19.

es inmunogénica en lactantes pequeños, e induce memoria inmunológica tanto en los niños sanos como en niños con enfermedad de células falciformes. Los niños deben recibir la serie primaria de PCV-13 como se describe en la Tabla 22-2. Los niños > 2 años de edad que han sido vacunados antes con PCV-13 tienen una respuesta de refuerzo significativa a la PPSV-23. Por lo tanto, a fin de recibir protección contra los serotipos adicionales contenidos en la vacuna 23-valente, los niños de alto riesgo que han recibido PCV-13 deben también recibir la PPSV-23, de acuerdo al esquema ilustrado en la Tabla 22-3.

Los niños de alto riesgo de enfermedad neumocócica invasiva que ya han recibido la PPSV-23 (pero que no han recibido la PCV-13) deben recibir una dosis de PCV-13 al menos 2 meses después de recibir la PPSV-23.

Vacuna contra Haemophilus influenzae *tipo b*

A los niños con disfunción o ausencia del bazo se les deben revisar los antecedentes de vacunación. La mayoría de los niños en Estados Unidos habrá recibido la vacuna conjugada contra *H. influenzae* tipo b. Los niños que no han completado la serie primaria y el refuerzo a los 12 a 15 meses de edad, deben ser vacunados. Los niños asplé-

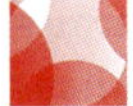

Tabla 22-3 Esquema de vacunación utilizando la vacuna neumocócica de polisacárido 23-valente (PPSV-23) para niños de 2 o más años de edad que antes han recibido la vacuna conjugada 13-valente (PCV-13)

POBLACIÓN	ESQUEMA PARA PPSV-23	REVACUNACIÓN CON PPSV-23
Niños sanos	Ninguno	No
Niños con enfermedad de células falciformes o asplenia, infección por VIH, u otra condición inmunocomprometedora	1 dosis de PPSV-23 a la edad ≥ 2 años (y ≥ 2 meses después de la última dosis de PCV-13)	Sí (una revacunación 5 años después de la dosis previa de PPSV-23)*
Otras enfermedades crónicas	≥ 2 años (y ≥ 2 meses después de la última dosis de PCV-13)	No se recomienda

*Algunos expertos recomiendan que los pacientes con infección por VIH reciban la PPSV-23 cada 5 años.
Adaptada de los Centros de Control y Prevención de Enfermedades. Prevention of pneumococcal disease among infants and children—use of a 13-valent pneumococcal conjugate vaccine and 23-valent pneumococcal polysaccharide vaccine. Recommendations of the Advisory Committee on Immunization Practices (ACIP). MMWR Morb Mortal Wkly Rep 2010;59(RR-11):1–19.

nicos mayores de 5 años que no han sido vacunados deben recibir una dosis única de vacuna Hib. De ser posible, debe aplicarse al menos 14 días antes de la esplenectomía programada o 14 días después de la cirugía.

Vacunas contra Neisseria meningitidis

Existen dos vacunas meningocócicas conjugadas tetravalentes (MCV-4) que cuentan con licencia en Estados Unidos, y ambas contienen antígenos de los serotipos A, C, Y y W135. La Menactra está aprobada para su uso en niños de al menos 9 meses de edad, y la Menveo está aprobada para niños tan pequeños como de 2 meses de edad. Los niños con asplenia que no han sido con anterioridad vacunados contra meningococo deben recibir dos dosis de la vacuna meningocócica conjugada 4-valente (*meningococcal conjugate vaccine 4-valent*) con al menos 2 meses de separación. Si el niño recibió una sola dosis en los 5 años previos, es apropiada otra dosis. No se debe utilizar la Menactra antes de las 4 sem de haber completado la serie de 4 dosis de la PCV-13, debido a interferencia con la respuesta de anticuerpos a la PCV-13 cuando las vacunas se administran de forma concurrente. La Menveo puede aplicarse sin importar la administración reciente de PCV-13. Se deben aplicar dosis de reforzamiento de MCV-4 cada 5 años. De manera ideal, estas vacunas se aplican alrededor de 14 días después de la esplenectomía; si esto no es posible, los CDC recomiendan retrasar la administración hasta al menos 14 días después de la esplenectomía.

Dos vacunas contra el serogrupo B de meningococo fueron aprobadas por la FDA en 2015. La Trumenba se aplica como una serie de tres dosis a los 0, 2 y 6 meses. La Bexsero se aplica como una serie de dos dosis, con 1 mes de separación. Se recomiendan para personas de al menos 10 años de edad con las siguientes indicaciones: deficiencia de componentes del complemento, asplenia anatómica funcional, microbiólogos expuestos a meningococo, y personas en riesgo debido a un brote de enfermedad por meningococo de serogrupo B. Al igual que con otras vacunas en un paciente que se someterá a una esplenectomía programada, debe ser aplicada 14 días antes de la esplenectomía o bien 14 días después del procedimiento para asegurar una respuesta inmunológica óptima. No existen datos en relación a la necesidad de dosis de refuerzo.

Vacuna contra la influenza

La vacunación contra la influenza es efectiva para reducir el riesgo de infección bacteriana secundaria. Por lo tanto, los niños con hipoesplenia y sus contactos en el hogar deben recibir vacunación anual contra la influenza. A pesar de esta recomendación, las tasas de inmunización en estos pacientes de alto riesgo menores de 65 años son por lo general bajas (30 a 50%).

Antibióticos profilácticos

Se ha demostrado que la penicilina oral diaria disminuye el riesgo de infección bacteriana grave en un 84% en niños pequeños con enfermedad de células falciformes. La profilaxis debe comenzar tan pronto como se sepa que el niño tiene enfermedad de células falciformes y de preferencia para los 2 meses de edad. La mayoría de los expertos recomienda penicilina V 125 mg BID para niños menores de 5 años, y 250 mg BID para aquellos de 5 años de edad o más (de forma alternativa, se puede administrar amoxicilina a 20 mg/kg al día). Para el niño alérgico a la penicilina, las opciones son limitadas. Se puede administrar trimetoprim-sulfametoxazol o azitromicina, pero las tasas de resistencia neumocócica contra estos medicamentos son mayores que contra las penicilinas.

La profilaxis con penicilina en general resulta en disminución general en el estado de portador nasofaríngeo de *S. pneumoniae*. Algunos estudios han reportado un aumento en la proporción de neumococo resistente a penicilina que coloniza la nasofaringe en niños que toman profilaxis con penicilina, sin embargo otros estudios no han reportado este hallazgo. A pesar de la inquietud sobre aumentar las tasas de resistencia, el perfil de seguridad de la penicilina, su bajo costo y la falta de un agente oral alternativo adecuado, son argumentos a favor de su continuación como medicamento profiláctico de elección.

Se desconoce la duración óptima de la terapia. Un estudio multicéntrico comparó la profilaxis continua con penicilina con placebo después de los 5 años de edad en 400 niños con anemia de células falciformes. Cuatro (2%) de aquellos que recibieron placebo desarrollaron infección sistémica con *S. pneumoniae* en comparación con dos (1%) de los que reciben profilaxis con penicilina, un resultado que no fue de manera estadística significativo. Los autores concluyeron que los niños con anemia de células falciformes que no habían tenido infección grave previa por neumococo o una esplenectomía y que están recibiendo una atención médica completa, pueden suspender de forma segura la penicilina profiláctica a los 5 años de edad. Sin embargo, los límites de confianza alrededor de sus estimaciones fueron amplios, y es posible que un estudio de mayor tamaño hubiera demostrado un resultado estadísticamente significativo. Muchos expertos continúan la profilaxis con penicilina de forma indefinida.

La duración de la profilaxis en personas con asplenia anatómica o funcional por otra causa no ha sido estudiada. El *Libro rojo* establece solo que se considere fuertemente la profilaxis para todos los niños asplénicos < 5 años de edad y por al menos durante 1 año después de la esplenectomía (en pacientes de cualquier edad). Sin embargo, un grupo británico estableció que se debe ofrecer profilaxis de por vida en todos los casos. Recomiendan en especial profilaxis en pacientes que cumplen con cualesquiera de los siguientes criterios: pacientes en los primeros 2 años después de esplenectomía, pacientes < 16 años de edad y pacientes que tienen una función inmunológica alterada.

Ya sea que el paciente esplénico esté recibiendo antibióticos profilácticos o no sea así, los pacientes y los padres deben ser concientizados acerca de la importancia de buscar atención médica inmediata si el paciente desarrolla fiebre. Es preferible a la autoadministración de antibióticos cuando el paciente desarrolla fiebre, aunque esta autoadministración puede considerarse en circunstancias inusuales cuando el paciente no cuenta con acceso rápido a un hospital o clínica.

ENFERMEDAD REUMATOLÓGICA

Los niños con enfermedades reumatológicas crónicas a menudo tienen fiebre o complicaciones que no son infecciosas. Algunas veces se utilizan corticoesteroides u otros medicamentos inmunosupresores, resultando en la misma clase de infecciones oportunistas encontradas en los niños con trasplantes.

Lupus eritematoso sistémico

La infección es una de las causas más importantes de muerte en el LES. En un estudio prospectivo de 200 pacientes con LES, 65 (32%) desarrollaron infección durante un periodo de 2 años. La actividad de la enfermedad fue la única variable asociada de forma independiente con la infección.

La mayoría de los pacientes con LES no tiene defectos específicos del complemento. Sin embargo, el diagnóstico de LES en un paciente masculino joven debe alertar al médico sobre la posibilidad de deficiencia de complemento (en especial C1q, C2 y C4), con la consecuente predisposición a desarrollar infección grave con bacterias encapsuladas (Capítulo 23). Algunos pacientes con LES tienen una mutación en el gen de la lecitina de unión a manosa, que se asocia tanto a una mayor actividad de la enfermedad como a un aumento en el riesgo de infección.

En una revisión de 63 adultos hospitalizados con LES y fiebre, alrededor de 60% de las fiebres fueron causadas por la propia enfermedad, y alrededor de 23% fueron causadas por infecciones, mientras que la leucopenia era más probable que indicara un proceso no infeccioso. La velocidad de sedimentación globular (VSG) tiende a reflejar actividad de la enfermedad, mientras que la proteína C reactiva (PCR) por lo regular no está muy elevada a menos que el paciente tenga

una infección. La PCR es un marcador más sensible y específico de infección en pacientes con LES que la procalcitonina.

Se ha utilizado un factor estimulante de colonias de granulocitos para incrementar el conteo de neutrófilos en pacientes con neutropenia asociada a LES. Desafortunadamente en un estudio 3 (33%) de 9 pacientes desarrollaron efectos adversos graves (exacerbación de los síntomas en el SNC en dos y vasculitis leucitoclástica en uno).

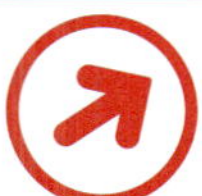

> **Perla clínica:** es útil conocer los niveles basales de VSG y PCR en un paciente con LES. Durante un episodio de fiebre, si la PCR se eleva de manera significativa, esto sugiere infección como causa de la fiebre.

Artritis idiopática juvenil

Algunas veces se presenta artritis séptica en adultos con artritis reumatoide, pero es muy rara en niños. Pueden ocurrir pericarditis y miocarditis, sin embargo no tienen un origen infeccioso. Los niños que reciben aspirina de mantenimiento tienen un aumento en el riesgo de encefalopatía por síndrome de Reye (Capítulo 9). También puede ocurrir hepatotoxicidad sin encefalopatía en forma secundaria a la terapia con salicilatos. Los niños que reciben aspirina a largo plazo deben ser vacunados contra la influenza y la varicela.

La linfohistiocitosis hemofagocítica (LHH), también llamada síndrome de activación de macrófagos, es una complicación rara pero potencialmente mortal de la artritis idiopática juvenil (AIJ) de inicio sistémico. Aunque la LHH no es un proceso infeccioso *per se*, parece ser que ciertos agentes infecciosos (p. ej., virus Epstein-Barr [VEB]) pueden desencadenarlo en huéspedes susceptibles. En niños con AIJ, la presentación es terrible, con inicio agudo de fiebre, linfadenopatía y hepatoesplenomegalia. Una o más líneas celulares están deprimidas, las enzimas hepáticas están elevadas, y pueden ocurrir anormalidades de la coagulación. El nivel de ferritina con frecuencia está en extremo elevado, y la VSG a menudo está de manera inexplicable baja. El diagnóstico puede establecerse al cumplir con criterios específicos, que se describen en el Capítulo 23 (ver Cuadro 23-1). El tratamiento inicial es con altas dosis de corticoesteroides y otros agentes inmunosupresores, pero algunos pacientes no responden. Es de vital importancia consultar de forma temprana con un reumatólogo o hematólogo pediatra.

Enfermedad mixta del tejido conectivo

Esta enfermedad tiene semejanza con una mezcla de LES, esclerosis sistémica, artritis reumatoide y dermatomiositis, y produce un título elevado de anticuerpo antinuclear moteado. La característica serológica definitoria de la enfermedad mixta del tejido conectivo (EMTC) es una respuesta inmunológica contra la proteína ribonuclear (PRN). La enfermedad a menudo se presenta con fenómeno de Raynaud, seguido de fiebre y artralgia. LA linfadenopatía y el crecimiento de la glándula parótida también pueden semejar la apariencia de una enfermedad infecciosa. Los pacientes pueden tener hipergammaglobulinemia y factor reumatoide positivo. Puede haber trombocitopenia grave, y se ha reportado la meningococemia fatal.

En una revisión de 224 niños reportados en la literatura durante un periodo de 25 años, los problemas comunes a largo plazo incluyeron pérdida de la función articular, enfermedad pulmonar restrictiva, cambios cutáneos tipo esclerodermia, afección renal y dismotilidad esofágica. Los problemas cardiovasculares incluyeron cardiomiopatía, miopericarditis, e hipertensión pulmonar. Dieciocho (8%) de los 224 pacientes fallecieron. La infección (por lo común la sepsis) fue la causa más frecuente de muerte, y estuvo implicada en siete pacientes.

Prevención de las infecciones en pacientes con enfermedades reumatológicas

Los pacientes con estos padecimientos a menudo están bajo tratamiento con medicamentos inmunosupresores, como los corticoesteroides y los inhibidores del FNT (u otras llamadas terapias biológicas). En general deben evitarse las vacunas con organismos vivos atenuados. Sin embargo, están indicadas las vacunas inactivadas. Aunque su inmunogenicidad puede ser poco menor debido a la depresión de la inmunidad celular, por lo general son efectivas. Los pacientes deben ser tamizados en busca de infección latente con tuberculosis, hepatitis B y hepatitis C antes de iniciar la terapia biológica. También se debe considerar el uso de trimetoprim-sulfametoxazol para profilaxis contra *Pneumocystis*, de manera particular si el paciente está tomando más de un agente inmunosupresor.

FIBROSIS QUÍSTICA

La fibrosis quística es común, afectando a cerca de 30 000 personas en Estados Unidos. Las mutaciones en el gen del regulador de la conductancia transmembrana de la fibrosis quística (CTFR, por sus siglas en inglés) resultan en un transporte de cloro defectuoso en las células epiteliales de los tractos respiratorio, hepatobiliar, gastrointestinal y reproductivo, así como en el páncreas. Se han identificado múltiples mutaciones diferentes, y la gravedad de la enfermedad varía de manera considerable entre los pacientes. Las principales causas de morbilidad y mortalidad son la inflamación de la vía respiratoria, bronquiectasias y enfermedad pulmonar obstructiva, que puede ocurrir como resultado indirecto de una infección endobronquial bacteriana persistente.

Patogénesis y microbiología

En el pulmón, la disminución en el transporte de cloro, sodio y agua da lugar a secreciones deshidratadas y viscosas que causan obstrucción de la vía respiratoria y crean un ambiente favorable para la colonización bacteriana persistente. Al inicio, la vía respiratoria es colonizada con *S. aureus* y *H. influenzae* no tipificable. Sin embargo, para el final de la primera década, la *Pseudomonas aeruginosa* de manera gradual se convierte en el patógeno predominante. Durante la transición de infección intermitente a colonización permanente, la *P. aeruginosa* se transforma de un fenotipo móvil no mucoide a un fenotipo inmóvil muy mucoide. La *P. aeruginosa* mucoide forma una biopelícula que la vuelve bastante resistente a los antibióticos. Esta endobronquitis bacteriana crónica se asocia con una respuesta inflamatoria neutrofílica intensa que daña la vía respiratoria y altera los mecanismos locales de defensa del huésped. Otras bacterias que algunas veces causan infecciones pulmonares en pacientes con fibrosis quística incluyen *Burkholderia cepacia*, *Serratia marcescens*, especies de *Acinetobacter* y *Stenotrophomonas maltophilia*. Los hongos (en especial las especies de *Aspergillus*) y las micobacterias no tuberculosas también pueden contribuir a la enfermedad.

Manifestaciones clínicas y terapia

Las exacerbaciones intermitentes de la infección pulmonar crónica son frecuentes en aquellos pacientes con fibrosis quística. Dichas exacerbaciones con frecuencia van precedidas de un aumento en la tos y en la producción de esputo. La exploración física puede mostrar aumento de la frecuencia respiratoria y un aumento cre o nueva aparición de sibilancias o estertores. La radiografía de tórax a menudo mostrará infiltrado nuevo o progresivo además de cambios crónicos típicos (Fig. 22-2), y la espirometría demostrará una disminución de la función pulmonar. La sinusitis crónica (con o sin poliposis nasal) es común en niños con

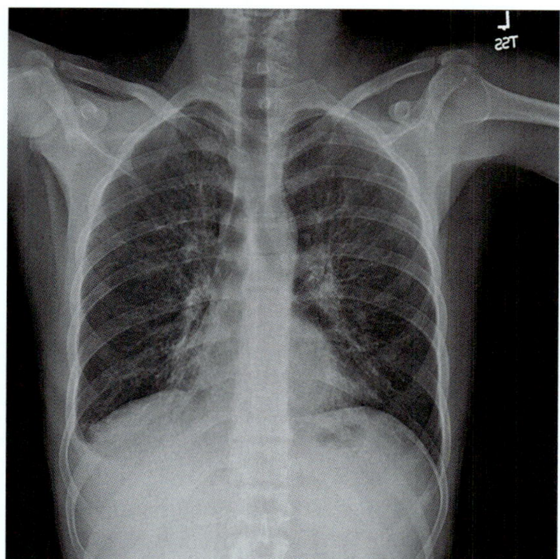

Figura 22-2. Radiografía de tórax típica de un paciente con fibrosis quística. Los hallazgos incluyen bronquiectasias bilaterales predominantemente en los lóbulos superiores, engrosamiento de la pared bronquial, infiltrados lineales en las bases, y atrapamiento de aire.

fibrosis quística y puede requerir cirugía endoscópica de senos paranasales además de antibióticos.

La terapia para las exacerbaciones debe estar basada en los resultados del cultivo de esputo y las pruebas de sensibilidad. A menudo se utiliza el cultivo faríngeo para niños demasiado pequeños para producir esputo. Por lo común se administra terapia intravenosa combinada con un agente betalactámico antiseudomona (como ceftazidima o cefepime) y un aminoglucósido durante alrededor de 14 días. Para las exacerbaciones más leves, algunas veces se utiliza una fluoroquinolona oral, como ciprofloxacina. Aunque no están aprobadas para utilizarse en niños, las fluoroquinolonas son en general bien toleradas en niños con fibrosis quística, y el beneficio de su uso parece superar a los riesgos en esta población. También puede utilizarse un antibiótico inhalado, como tobramicina, aztreonam o la colistina; sin embargo, no han sido estudiados en el contexto de exacerbaciones agudas. Se puede administrar ADNasa recombinante por inhalación para reducir la viscosidad del esputo, y se utiliza alguna variante de fisioterapia pulmonar para mejorar el aclaramiento de las secreciones pulmonares. Se piensa que este enfoque agresivo para las exacerbaciones pulmonares y el apoyo nutricional son algunas de las principales razones del aumento en la expectativa de vida de los pacientes con fibrosis quística durante las últimas décadas.

La terapia antibiótica crónica para prevenir exacerbaciones pulmonares es controversial. Se llevó a cabo un estudio multicéntrico de 119 niños con fibrosis quística de reciente diagnóstico para determinar si la terapia continua con cefalexina era superior al placebo. Después de 7 años, no hubo diferencias significativas entre ambos grupos en cuanto a la función pulmonar, la frecuencia de exacerbaciones, el estado nutricional o los puntajes en la radiografía de tórax. Aunque los niños en el grupo de cefalexina tuvieron menor probabilidad de estar colonizados con *S. aureus*, tuvieron el doble de probabilidad de estar colonizados con *P. aeruginosa*. Un estudio retrospectivo de 639 niños alemanes con fibrosis quística también mostró un aumento en el riesgo de colonización con *P. aeruginosa* en aquellos que habían recibido profilaxis antiestafilocócica. Sin embargo, un estudio australiano demostró que la terapia antiestafilocócica reducía la frecuencia de infección de vías respiratorias sin la emergencia temprana de colonización por *Pseudomonas*.

En un estudio controlado con placebo se estudió la tobramicina inhalada intermitente. Un total de 520 pacientes fueron asignados a recibir ya fuese 300 mg de tobramicina inhalada o placebo dos veces al día durante 4 sem, seguido de 4 sem sin el medicamento de estudio. Los pacientes recibieron el medicamento o el placebo en tres ciclos "on-off" durante un total de 24 sem. Al final del periodo de estudio, los pacientes que recibieron tobramicina tuvieron una mejor función pulmonar, disminución de la densidad de la colonización con *P. aeruginosa*, y una tasa 26% menor de hospitalización por exacerbaciones pulmonares. El medicamento fue bien tolerado. Sin embargo, sigue habiendo varias preguntas importantes. El medicamento es costoso y es posible que la administración una sola vez al día hubiese sido igual de efectiva. Se ha estudiado el aztreonam para inhalación con resultados similares. No se sabe si el uso intermitente a largo plazo de los antibióticos inhalados aumentará el desarrollo de *P. aeruginosa* resistente a los antibióticos. Debido a esta inquietud, algunos centros reservan su uso para las exacerbaciones, cuando se administran en forma simultánea uno o más antibióticos sistémicos.

Una revisión del registro de pacientes de la CF Foundation de más de 20 000 pacientes demostró una correlación general entre una mejor función pulmonar y el aumento en el uso de antibióticos. A pesar de las inquietudes en relación al desarrollo de resistencia a los antibióticos, la terapia antibiótica sigue siendo una piedra angular del tratamiento de la fibrosis quística.

Las infecciones virales son un factor predisponente común para las exacerbaciones de la fibrosis quística. Los pacientes y sus contactos en el hogar deben ser vacunados contra la influenza cada año. Aunque el *S. pneumoniae* no es una causa común de infección en pacientes con fibrosis quística, es razonable aplicar también la vacuna contra neumococo.

> **Perla clínica:** considere la posibilidad de fibrosis quística en el niño con cualesquiera de los siguientes hallazgos, incluso si ya habían sido tamizados para FB al nacer: infecciones respiratorias recurrentes, retraso en el crecimiento, prolapso rectal o pólipos nasales.

Aspergilosis broncopulmonar alérgica

La aspergilosis broncopulmonar alérgica es una enfermedad pulmonar por hipersensibilidad causada por colonización bronquial con *Aspergillus fumigatus*. La presencia de colonización con *A. fumigatus* en pacientes con fibrosis quística puede ser tan alta como 50%; sin embargo, < 10% de los pacientes desarrolla aspergilosis broncopulmonar alérgica (ABPA). Un grupo de consenso ha propuesto criterios diagnósticos estándar. Estos requieren la presencia de dos de tres criterios mayores (reactividad inmediata en la prueba cutánea a *A. fumigatus*, anticuerpos precipitantes contra *A. fumigatus*, y una IgE sérica total > 1 000 UI/mL) y dos de seis criterios menores (*A. fumigatus* en esputo, broncoconstricción, conteo eosinofílico periférico > 1 000/mcL, infiltrados pulmonares, elevación de la IgE o IgG contra *A. fumigatus* en suero, y respuesta a los corticoesteroides).

Si no se trata, pueden desarrollarse bronquiectasias irreversibles. La terapia convencional ha consistido sobre todo en corticoesteroides sistémicos que, aunque efectivos, tienen numerosos efectos secundarios. Aunque no hay estudios aleatorizados, reportes anecdóticos sugieren que el tratamiento con itraconazol y voriconazol se asocia con menos episodios de ABPA y permite un menor uso de esteroides. Se han utilizado las inyecciones mensuales de omalizumab, un bloqueador del receptor de IgE, para controlar los síntomas y mejorar la función pulmonar en la ABPA. También se ha utilizado la anfotericina B aerosolizada en este contexto, pero no hay datos disponibles sobre su efectividad.

Micobacterias no tuberculosas

Estos organismos (en especial el complejo *Mycobacterium avium* y el *M. absessus*) son aislados de los cultivos de esputo en 3 a 30% de los pacientes con fibrosis quística. No se ha establecido un papel patogénico, pero algunos pacientes parecen mejorar clínicamente después de un curso de terapia antimicobacteriana. Se debe considerar esta terapia para el paciente con cultivos de esputo repetidamente positivos, síntomas persistentes, y disminución de la función pulmonar a pesar del tratamiento antibacteriano, y en algunos casos antifúngico, de rutina.

Manifestaciones extrapulmonares

Como es de esperarse por la fisiopatología, hay múltiples sistemas orgánicos involucrados en la fibrosis quística. Alrededor de 80% de los pacientes sufren deficiencia pancreática exocrina, un 30% tiene diabetes mellitus, y 15 a 20% de los pacientes presenta enfermedad obstructiva de la vía biliar. Algunos pacientes presentan artritis recurrente, en ocasiones acompañada de eritema nodoso.

Desenlace

La expectativa de vida promedio es hoy en día > 37 años, y se ha proyectado que, para los recién nacidos, seguirá incrementándose de una manera significativa. El trasplante pulmonar es una opción para algunos pacientes para incrementar aún más la sobrevivencia, pero está limitado por la disponibilidad de órganos donados. La tasa de sobrevivencia a 5 años para los receptores de un trasplante pulmonar con fibrosis quística es de alrededor de 50%. Hoy en día está bajo investigación la terapia de transferencia genética para la fibrosis quística, pero aún existen muchos obstáculos para su implementación exitosa. Nuevas clases de potenciadores y correctores del CFTR han demostrado una reducción significativa en la frecuencia de exacerbaciones pulmonares, trabajando a nivel celular para mejorar la función de las células epiteliales respiratorias. Estos medicamentos son específicos para ciertos tipos de genotipos de FQ, y representan un avance significativo en el manejo médico de esta enfermedad genética al tratar el defecto molecular.

SÍNDROME DE DOWN

Los niños con síndrome de Down tienen alteraciones inmunológicas bien documentadas, incluyendo un número reducido de células B, números más bajos de subclases IgG2 e IgG4, un índice CD4/CD8 invertido, y disminución de las respuestas proliferativas de células T a los mitógenos. También tienen una respuesta inmunológica disminuida contra antígenos polisacáridos. Aunque es una realidad que no está bien estudiado, parece ser que los niños con síndrome de Down tienen un aumento en la incidencia de infecciones respiratorias virales y bacterianas, en especial neumonía y otitis media. En una serie de 100 niños con síndrome de Down que fueron sometidos a corrección quirúrgica de sus defectos cardiacos, 38% tuvo neumonía posoperatoria.

Parte de la predisposición a las infecciones se relaciona a anormalidades anatómicas, como hipoplasia pulmonar y trompas de Eustaquio colapsadas. Los niños con síndrome de Down también con frecuencia tienen canales auditivos estenóticos, lo que dificulta la visualización de la membrana timpánica y conduce a un subdiagnóstico y subtratamiento de la otitis media. Cuando estos niños son explorados a menudo por un otorrinolaringólogo, se encontrará que hasta 80% tiene otitis media crónica. Aunque la pérdida de la audición en niños con síndrome de Down es común, estudios recientes sugieren que es en su mayor parte prevenible con el manejo temprano e intensivo de la otitis media crónica. La mayoría de los niños con síndrome de Down requerirá colocación de tubos de timpanostomía en los primeros 2 años de vida.

Varios estudios han encontrado que el síndrome de Down es un factor de riesgo independiente para infección grave de vías respiratorias inferiores con VSR en los primeros dos años de vida. En un estudio, 7.6% de los niños con síndrome de Down, pero sin enfermedad cardiaca congénita (ECC), fueron hospitalizados por infección por VSR, en comparación con 0.7% de los controles pareados por edad. La duración promedio de la hospitalización por VSR en niños con síndrome de Down fue de 10 días y 13% requirió ventilación mecánica. En otro estudio, los niños < 2 años de edad con síndrome de Down que recibieron profilaxis con palivizumab tuvieron una reducción de 72% en las hospitalizaciones por VSR en comparación con aquellos niños con síndrome de Down que no recibieron profilaxis contra virus sincicial respiratorio.

El síndrome de Grisel es una subluxación atlanto-axial relacionada a infección a la que los pacientes con síndrome de Down están predispuestos. Esta rara condición se presenta cuando hay infección en la faringe y los tejidos circundantes con extensión hacia el ligamento transverso de la articulación C1-C2 y aflojamiento del mismo, resultando en mielopatía. El diagnóstico puede establecerse por RM. Además de la terapia antibiótica e inmovilización, puede ser necesaria la corrección quirúrgica.

Algunos pacientes con síndrome de Down que tienen infecciones recurrentes pulmonares y de senos paranasales y una alteración funcional significativa en el sistema inmunológico pueden beneficiarse de la terapia de reposición con globulina inmune.

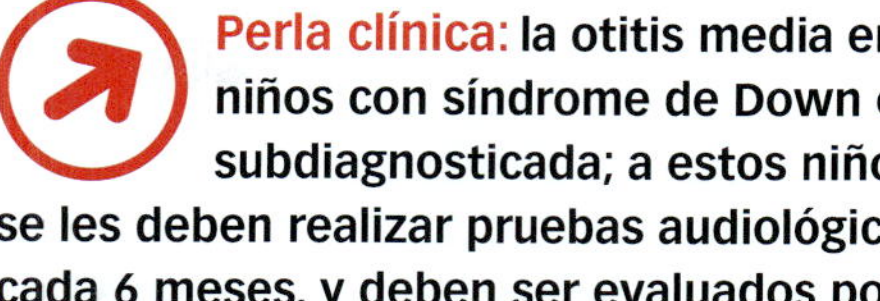

> **Perla clínica:** la otitis media en niños con síndrome de Down está subdiagnosticada; a estos niños se les deben realizar pruebas audiológicas cada 6 meses, y deben ser evaluados por un otorrinolaringólogo al menos de forma anual durante los primeros 2 años de vida.

ENFERMEDADES ENDOCRINAS 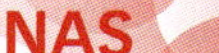

Diabetes mellitus

En un paciente con diabetes, las infecciones agudas dificultan el control de los niveles de glucosa en la sangre, y son el factor precipitante más común de cetoacidosis. Los pacientes adultos con diabetes tienen un aumento en la susceptibilidad a ciertas infecciones, pero no está claro si esto es cierto para los niños con diabetes. Los pacientes diabéticos adultos tienen un aumento en la frecuencia de candidiasis (sobre todo vaginal), infecciones estafilocócicas (en especial forúnculos), úlceras por decúbito infectadas, mucormicosis rinocerebral y otitis externa maligna. Estas infecciones rara vez ocurren en niños con diabetes.

Los neutrófilos de los pacientes con diabetes muestran una disminución de la quimiotaxis, fagocitosis y su capacidad de eliminación, y esta disminución de la función de los neutrófilos es más pronunciada en pacientes cuya diabetes está mal controlada. Además, algunos organismos (como la *Candida albicans* y la *E. coli*) son más virulentos en un ambiente rico en glucosa.

Poliendocrinopatías

El síndrome de poliendocrinopatía autoinmune (SPA) tipo 1 (también llamado poliendocrinopatía autoinmune-candidiasis-distrofia ectodérmica o PACDE) es un padecimiento autosómico recesivo que resulta de una mutación en el gen regulador autoinmune (AIRE). El SPA-1 se diagnostica mediante la presencia de dos de las siguientes tres condiciones: candidiasis mucocutánea crónica, hipoparatiroidismo e insuficiencia suprarrenal o autoanticuerpos contra glándula suprarrenal. Algunos pacientes tienen otras características como diabetes mellitus tipo 1 o enfermedad tiroidea autoinmune. El grado de disfunción inmunológica celular es variable. Los síntomas a menudo comienzan en la infancia. Los pacientes con SPA-1 tienen altos títulos de autoanticuerpos contra interleucina-17 e interleucina-22, que son importantes en la inmunidad epitelial. El SPA-1 se discute más a detalle en el Capítulo 23.

El SPA tipo 2 es una asociación de enfermedad de Addison con enfermedad tiroidea autoinmune, diabetes tipo 1, o ambas. Su herencia es poligénica. La enfermedad tiende a presentarse en la niñez tardía o en la etapa adulta.

Hace poco se ha definido un raro síndrome ligado al X llamado IPEX (inmunodesregulación, poliendocrinopatía, enteropatía, ligado al X). Los niños presentan en etapas tempranas de la vida combinaciones variables de diabetes tipo 1, diarrea, eccema, anemia, trombocitopenia, linfadenopatía e hipotiroidismo. Por lo general es mortal en la lactancia o la niñez. Es causado por una mutación en el gen *FOXP3*. El FOXP3 es un factor de transcripción para las células T reguladoras CD4+CD25+ (Tregs), las cuales regulan la auto-tolerancia. Con la pérdida de la función de las Treg, se genera inmunodeficiencia y autoinmunidad. De manera subsecuente se han descrito otros padecimientos tipo IPEX. La sepsis es una causa común de muerte. Algunos pacientes responden a la terapia inmunosupresora crónica, y unos cuantos de ellos han sido sometidos con éxito a trasplante de médula ósea.

La enfermedad relacionada a IgG4 es una enfermedad inflamatoria multiorgánica descrita por primera vez en 2001 cuando Hamano y cols. reportaron elevación de la IgG4 en suero en pacientes con pancreatitis esclerosante, después denominada pancreatitis autoinmune. De forma subsecuente, se ha reportado afección de múltiples sistemas orgánicos y muchas presentaciones imitan una infección. Estas incluyen a la colangitis esclerosante, sialadenitis, pericarditis, tiroiditis, neumonitis intersticial, paquimeningitis y glomerulonefritis. La mayoría de los órganos afectados muestra fibrosis estoriforme e infiltrados linfoplasmacíticos densos ricos en células plasmáticas IgG4+. Los pacientes en general tienen elevación de la IgG4 sérica y flebitis. La mayoría de los casos han sido reportados en adultos. El tratamiento es con glucocorticoides, y se utiliza el rituximab para los casos refractarios; ambos pueden conducir a un aumento en el riesgo de infección.

ENFERMEDAD CARDIACA

Enfermedad cardiaca congénita

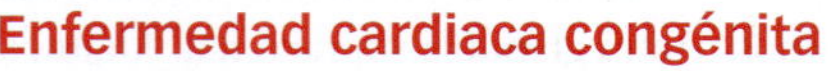

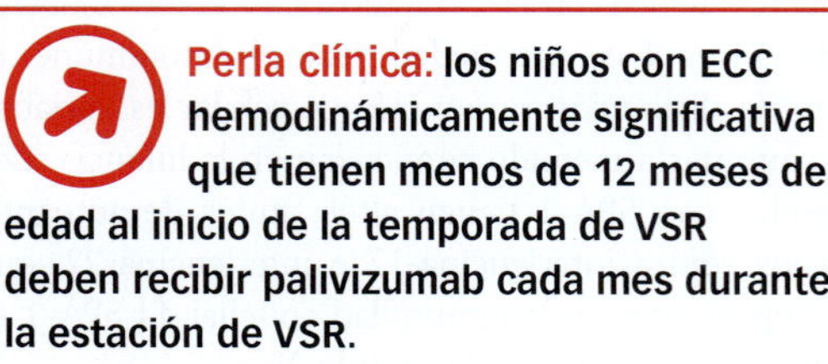

Los niños con ECC tienen un aumento en el riesgo de neumonía, en particular si el defecto se asocia con congestión pulmonar crónica. Tienen un riesgo en especial alto de neumonía neumocócica, y deben recibir las vacunas PCV-13 y PPSV-23 como se describe en las Tablas 22-2 y 22-3.

Los niños con ECC tienen una tasa de hospitalización por infección por VSR de 3 a 5 veces más alta que la de controles pareados por edad. Una vez hospitalizados, requieren con mayor frecuencia ventilación mecánica (20%) y tienen una tasa de mortalidad más alta (3%) que los niños sin enfermedad cardiaca. Un estudio multicéntrico comparó la administración mensual de palivizumab contra placebo durante la estación de VSR en 1 287 niños menores de 2 años de edad con ECC. La intervención fue segura y efectiva. Entre quienes recibieron placebo, la tasa de hospitalización por VSR fue de 10%; la tasa en los niños que recibieron palivizumab fue 5%. Los niños con ECC que con mayor seguridad se beneficiarán de la terapia con palivizumab son aquellos < 12 meses de edad y que tienen falla cardiaca congestiva, hipertensión pulmonar o enfermedad cardiaca cianótica.

El diagnosticar infecciones posoperatorias, como neumonía asociada al ventilador, en niños con enfermedad cardiaca puede ser difícil. La fiebre durante el periodo posoperatorio inmediato es común, y en general no indica infección. Sin embargo, la fiebre que se presenta 2 a 3 días después de la cirugía es más probable que se deba a infección. De forma similar, los infiltrados en la radiografía de tórax puede que se deban a líquido, sangre, atelectasias o neumonía. Es importante comparar las radiografías de tórax antes y después de la cirugía, ya que algunas veces pueden presentarse atelectasias por obstrucción bronquial en pacientes con cardiomegalia, de manera particular en el lóbulo inferior izquierdo. A menudo se obtienen hemocultivos, y se inicia terapia antibiótica empírica (p. ej., cefepime con o sin vancomicina). Se pueden enviar aspirados del tubo endotraqueal para tinción de Gram y cultivo. La tinción es más útil que el cultivo, ya que es muy común la colonización del tubo con bacterias. Es más fácil determinar si un paciente tuvo una infección por su curso subsecuente. Por ejemplo, un infiltrado focal que se resuelve en 24 h seguramente se debió a atelectasias. Debe explorarse la posibilidad de infección del torrente sanguíneo relacionada a catéter como se discute en el Capítulo 10. Las infecciones de vías urinarias (IVU) asociadas a catéter no son comunes en esta población.

Se debe revisar con cuidado la incisión esternal en busca de signos de infección. De estar presentes, por lo común se debe revisar, irrigar y debridar la herida, además de obtener cultivos. Algunas veces se coloca un apósito con succión de vacío. La mediastinitis con frecuencia se presenta de 1 a 3 sem después de una esternotomía media y puede diagnosticarse al momento de la exploración de la herida o mediante una TC. Se administra terapia antimicrobiana durante un mínimo de 3 sem; en caso de haber osteomielitis esternal concomitante, el tratamiento dura alrededor de de 4 a 6 semanas.

Un subgrupo de pacientes con ECC grave, así como otros pacientes con falla cardiaca o respiratoria, requerirán de oxigenación con membrana extracorpórea (OMEC). La infección es una causa común de morbilidad y mortalidad en pacientes con OMEC. Por desgracia, los parámetros habituales que podrían hacer sospechar una infección, por lo general están ausentes en el paciente con OMEC. La temperatura es regulada por el circuito, de modo que los pacientes con OMEC casi nunca desarrollan fiebre. Ni el conteo leucocitario ni la PCR son marcadores confiables de infección en los pacientes con OMEC. Las plaquetas con frecuencia se dañan por el circuito, de modo que la trombocitopenia tampoco refleja en general infección. Algunos centros realizan hemocultivos de rutina, pero los resultados se retrasan y esta práctica aumenta la necesidad de transfusiones sanguíneas. De forma similar, algunos centros utilizan agentes antibacterianos o antifúngicos profilácticos. Se desconoce el enfoque óptimo para la prevención y detección de infección en pacientes con OMEC. A menudo, la terapia antimicrobiana empírica se basa en la inquietud del especialista en OMEC de que el paciente está requiriendo un mayor apoyo cardiovascular o respiratorio.

Entre 10 y 30% de los niños con varias anormalidades cardiacas conotruncales tendrá síndrome de DiGeorge, y la mayoría de estos niños tendrá una deleción en el 22q11.2. Estos pacientes, así como aquellos con síndrome CHARGE, se discuten en el Capítulo 23.

La fiebre en un paciente con enfermedad cardiaca congénita o reumática se discute en la sección sobre Endocarditis (Capítulo 18). Las infecciones en los pacientes con trasplante cardiaco se discuten más adelante en este capítulo.

ENFERMEDAD RENAL

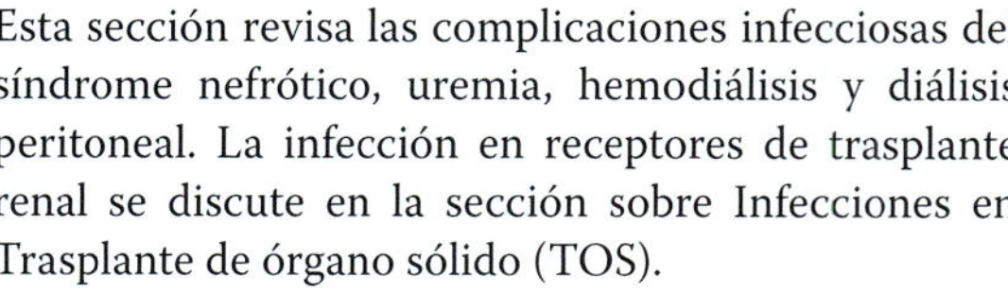

Esta sección revisa las complicaciones infecciosas del síndrome nefrótico, uremia, hemodiálisis y diálisis peritoneal. La infección en receptores de trasplante renal se discute en la sección sobre Infecciones en Trasplante de órgano sólido (TOS).

Síndrome nefrótico

Este síndrome se caracteriza por edema, hipoalbuminemia, proteinuria e hiperlipidemia. Las infecciones respiratorias virales parecen ser un desencadenante común de exacerbaciones de nefrosis. Los niños con síndrome nefrótico tienen un mayor riesgo de infección por varias razones. En parte debido a la pérdida de proteínas en la orina, tienen niveles disminuidos de inmunoglobulinas y complemento en suero. También tienen alteración de la blastogénesis de los linfocitos e hipofunción esplénica. Por otra parte, los pacientes con síndrome nefrótico con frecuencia reciben corticoesteroides u otros agentes inmunosupresores.

Peritonitis

La infección clásica en niños con síndrome nefrótico es la peritonitis bacteriana espontánea (PBE) causada por *S. pneumoniae*. Sin embargo, en algunas ocasiones se observan otros organismos grampositivos, como el *Enterococcus* y los estreptococos viridans, al igual que organismos gramnegativos (en especial *E. coli*). La sepsis en pacientes con peritonitis no es infrecuente, y es en ocasiones mortal. Los pacientes con un episodio de peritonitis tienen un mayor riesgo de un segundo episodio.

Los niños con PBE por lo común presentan inicio agudo de fiebre y dolor abdominal, aunque en ocasiones, el inicio es subagudo y los síntomas son sutiles. El dolor a la palpación abdominal es evidente en un niño de mayor edad, pero puede ser difícil de distinguir en un lactante. Si se sospecha PBE, se deben obtener cultivos de sangre y de líquido peritoneal. El líquido peritoneal con frecuencia contiene > 250 neutrófilos por mcL. Se deben administrar antibióticos empíricos de amplio espectro para cubrir neumococo y organismos gramnegativos. La combinación de vancomicina y una cefalosporina de tercera o cuarta generación es una cobertura inicial razonable. En el paciente gravemente enfermo, es probable que se deba añadir un aminoglucósido. Los pacientes con síndrome nefrótico recidivante pueden tener un componente de insuficiencia renal aguda. Por lo tanto, los antibióticos nefrotóxicos deben utilizarse con cautela, y se deben monitorear los niveles séricos. Los antibióticos se ajustan de acuerdo a las pruebas de susceptibilidad y se administran durante 10 a 14 días.

Otras infecciones

Además de la peritonitis y la sepsis, la celulitis es más común en niños con síndrome nefrótico. Durante la terapia con corticoesteroides u otros agentes inmunosupresores, el niño con síndrome nefrótico está en riesgo de padecer muchas de las infecciones descritas en las secciones sobre leucemia y trasplante.

Prevención

Todos los niños con síndrome nefrótico deben recibir la vacuna contra neumococo (Tablas 22-2 y 22-3) y vacunación anual contra influenza. No está claro si la penicilina profiláctica es benéfica. En un estudio, no hubo incremento en la peritonitis neumocócica durante los 7 años posteriores a que se suspendiera la profilaxis con penicilina. Se debe considerar el uso de TMP-SMX para profilaxis contra neumonía por *Pneumocystis* en niños que están recibiendo cursos prolongados (> 14 días) de altas dosis de prednisona (> 20 mg/día o > 2 mg/kg/día).

Uremia

Los pacientes con uremia tienen un aumento en el riesgo de infecciones, las cuales son una causa común de muerte en esta población. Estos pacientes tienen una función alterada de los neutrófilos secundaria a un exceso de hormona paratiroidea y elevación del calcio intracelular. El uso de bloqueadores de los canales del calcio ha demostrado mejorar la fagocitosis de los neutrófilos en pacientes urémicos. Sin embargo, no se sabe si esto se traduce en una disminución en la incidencia de las infecciones. Otros mecanismos, como la sobrecarga de hierro, contribuyen al aumento en el riesgo de infección en pacientes con insuficiencia renal crónica. Como se discute en la siguiente sección, el uso de diálisis conlleva un riesgo de infección adicional.

Además de las vacunas rutinarias en la infancia, los niños con falla renal crónica deben recibir la vacuna contra neumococo (Tablas 22-2 y 22-3), así como vacunación anual contra la influenza.

Diálisis peritoneal

Peritonitis

La peritonitis es una complicación común de la diálisis peritoneal. En dos estudios en niños con diálisis peritoneal, la tasa de peritonitis varió de un episodio por cada 5.6 meses-paciente a un episodio por cada 13.2 meses-paciente. Puede ocurrir infección con cualquier organismo contaminante, de manera particular con *S. aureus* y *S. epidermidis*. Si se ha realizado una nefrectomía, los organismos gramnegativos entéricos son más comunes. Los hongos, en particular la *C. albicans*, son menos comunes.

El diagnóstico de peritonitis en general se sospecha cuando el líquido en el efluente está turbio, lo cual es un hallazgo mucho más confiable que la fiebre o la leucocitosis periférica. El dolor abdominal es común, pero no universal. Los cultivos rutinarios del dializado como tamizaje no son útiles. Los sitios en la piel rara vez se ven infectados. En general, el diagnóstico de peritonitis requiere la presencia de al menos dos de los siguientes criterios: (1) organismos en la tinción de Gram o en el cultivo del líquido de diálisis peritoneal; (2) líquido turbio (> 100 leucocitos por mcL con > 50% de neutrófilos), y (3) síntomas de irritación peritoneal. Las tinciones de Gram falsas negativas son comunes. En alrededor de 20% de los casos, el cultivo es negativo también, sobre todo si ha habido terapia antimicrobiana previa. De forma óptima, se deben centrifugar de 50 a 100 mL del líquido del efluente y se les debe realizar tinción de Gram. Después se debe inyectar el concentrado en botellas de hemocultivo.

Para los pacientes sin toxicidad sistémica, se prefiere la administración intraperitoneal de antibióticos, y por lo general puede hacerse de forma ambulatoria. Si el paciente tiene un aspecto tóxico, se administran antibióticos intravenosos ajustando las dosis por falla renal. La International Society for Peritoneal Dialysis publicó guías detalladas para la prevención y tratamiento de la peritonitis en niños que reciben diálisis peritoneal en el 2000 y estas fueron actualizadas en 2012. La terapia empírica inicial con frecuencia debe ser con cefepime intraperitoneal. Para la terapia antibiótica continua, la cual se prefiere, se administra a dosis de carga de 500 mg en el primer litro de dializado, seguidos de 125 mg en cada litro subsecuente de dializado. El líquido de diálisis peritoneal que contiene la dosis de carga debe permanecer en el abdomen durante 3 a 6 h. Para la terapia intermitente, que tiene una mayor tasa de falla, la dosis es de 15 mg/kg en un solo recambio de diálisis peritoneal cada 24 horas.

El esquema de los antibióticos puede ajustarse de acuerdo a los resultados del cultivo y de las pruebas de susceptibilidad. Las cepas que requieren terapia con vancomicina pueden ser tratadas de forma intraperitoneal con una dosis de carga de 100 mg/L de dializado, seguidos de una dosis de mantenimiento de 25 mg/L de dializado. Para la terapia intermitente, se proporcionan 30 mg/kg de forma intraperitoneal; se administran dosis subsecuentes cuando el nivel sérico es menor a 15 mcg/mL, alrededor de 5 a 7 días después. Para los pacientes con peritonitis con cultivo negativo que mejoran clínicamente con el cefepime, se continúa este agente durante 2 sem. La mayoría de las infecciones con cultivo positivo se trata durante 2 sem también. Las excepciones incluye infecciones por *S. aureus*, *Pseudomonas*, *Stenotrophomonas*, anaerobios, organismos gramnegativos multirresistentes, e infecciones polimicrobianas, las cuales se tratan durante 3 sem, y pueden a menudo requerir el retiro del catéter de diálisis peritoneal. La falta de respuesta clínica a los antibióticos apropiados durante 3 días es una indicación adicional para el retiro del catéter. Alrededor de 20% de los pacientes tendrá aún cultivos positivos del líquido peritoneal a los 3 días de terapia; esto no necesariamente es una indicación para el retiro del catéter o para cambiar los antibióticos.

El tratamiento exitoso de la peritonitis fúngica por lo regular requiere el retiro del catéter. El tratamiento se administra en forma sistémica durante un mínimo de 2 sem a partir del primer cultivo negativo. En el pasado se utilizaba la anfotericina B para tratar la peritonitis fúngica. Sin embargo, su penetración peritoneal es baja. Dependiendo del organismo y las susceptibilidades, se pueden utilizar fluconazol, voriconazol o una equinocandina (como la caspofungina). Para las infecciones que requieren ya sea retiro del catéter, se puede colocar un nuevo catéter peritoneal usual de 2 a 3 sem después.

Algunas veces se utilizan terapias adyuvantes para los pacientes con peritonitis, que incluyen disminuir el volumen de llenado en pacientes con dolor abdominal significativo, heparina intraperitoneal a dosis bajas para mantener la permeabilidad del catéter, y globulina inmune intravenosa para los niños con hipogammaglobulinemia documentada. Algunos médicos utilizan profilaxis antifúngica con nistatina o fluconazol oral durante la terapia antibacteriana prolongada, y existe cierta evidencia de que esto disminuye la incidencia de peritonitis secundaria por *Candida*. Para la peritonitis recidivante que no es explicable por una infección del túnel, algunos expertos recomiendan la administración intraluminal de un agente fibrinolítico.

Infecciones del sitio de salida y del túnel

En un estudio multicéntrico grande de niños con diálisis peritoneal, 11% de los pacientes tuvo infección del sitio de salida o del túnel en los primeros 30 días después de la colocación del catéter; para los 12 meses, el porcentaje se elevó a 30%. Los pacientes con estas infecciones locales tuvieron una probabilidad del doble de desarrollar peritonitis o requerir una revisión del acceso peritoneal, y tuvieron tres veces mayor probabilidad de ser hospitalizados en comparación con los pacientes sin estas infecciones locales. Cuando se infecta, el sitio de salida está elevado y eritematoso, y puede haber drenaje purulento o seroso. Las infecciones del túnel son más profundas, a lo largo del trayecto de la cánula. Por lo general se diagnostican clínicamente, pero el ultrasonido puede ser útil en los casos dudosos. Se debe cultivar cualquier exudado del sitio de infección. Las infecciones del sitio de salida con fre-

cuencia se tratan con una combinación de antibióticos tópicos y orales durante 2 a 4 sem. Las infecciones del túnel en general requieren retiro del catéter para lograr la curación.

Prevención

Las tasas de peritonitis son más bajas con el uso de un catéter de doble manguito, con un túnel dirigido hacia abajo, colocado por un cirujano que tenga experiencia. El uso de un antibiótico preoperatorio administrado por vía intravenosa disminuye la incidencia de peritonitis posoperatoria. Se recomienda una sola dosis de cefazolina a menos que se sepa que el paciente está colonizado por *S. aureus* resistente a meticilina, en cuyo caso se puede utilizar vancomicina. En la mayoría de los centros se recomienda la limpieza diaria del sitio de salida con solución antiséptica estéril y gazas estériles. El uso de ungüento de mupirocina aplicado al sitio de salida del catéter ha demostrado disminuir la incidencia de infecciones del sitio de salida y de peritonitis causada por *S. aureus*. Algunos estudios han mostrado el desarrollo de resistencia a la mupirocina con el uso crónico, mientras que otros no lo han hecho.

Hemodiálisis

Se puede realizar hemodiálisis utilizando varios tipos diferentes de accesos. Las fístulas arteriovenosas nativas tienen el menor riesgo de infección, seguidas de los injertos arteriovenosos protésicos, los catéteres venosos centrales tunelizados, y los catéteres centrales no tunelizados, que tienen el mayor riesgo de infección. Las causas más comunes son *S. aureus* y estafilococos coagulasa-negativos. A los pacientes en hemodiálisis con fiebre se les deben tomar hemocultivos tanto periféricos como del sitio de acceso, si es posible. Los escaneos con leucocitos marcados con indio pueden ser sobre todo útiles para localizar el sitio de infección en un sitio de acceso coagulado, no funcional. Los pacientes con síntomas de sepsis grave en general deben recibir vancomicina intravenosa, gentamicina y cefepime o piperacilina-tazobactam a la espera de los resultados de los cultivos. Los pacientes que no se ven tóxicos y sin colonización conocida con SARM pueden ser tratados al inicio con cefazolina (con o sin gentamicina). Si la bacteriemia se aclara con rapidez, se puede dejar el catéter en su sitio y administrar antibióticos durante un mínimo de 2 sem; las infecciones por *S. aureus* se tratan durante al menos 4 sem. Para los pacientes con bacteriemia persistente, se debe retirar el catéter y considerar la posibilidad de endocarditis.

Los pacientes en hemodiálisis tienen aumento en el riesgo de infección tanto por virus de hepatitis B (VHB) como por virus de hepatitis C (VHC) (Capítulo 13). Es necesario un estricto apego a las prácticas de control de infecciones en las unidades de hemodiálisis a fin de prevenir la transmisión de estos virus. Todos los pacientes en hemodiálisis deben recibir la serie de vacunas contra VHB y documentar su estado de inmunidad. La dosis de vacuna contra VHB utilizada en los pacientes en diálisis es más alta que en personas normales. A los pacientes en hemodiálisis también se les deben hacer pruebas basales de ALT y anti-VHC. Los pacientes anti-VHC negativos deben ser evaluados cada 6 meses. No se ha documentado la transmisión de VIH en los centros de diálisis en Estados Unidos, y no se recomienda realizar en forma rutinaria pruebas para infección por virus de inmunodeficiencia humana.

Prevención

Existen guías publicadas para la prevención de las infecciones asociadas a fístulas, injertos y catéteres en esta población de pacientes. Se utiliza la mupirocina nasal para erradicar el estado de portador nasal de *S. aureus*. En un estudio, su uso resultó en una disminución de cuatro veces en la incidencia de bacteriemia por *S. aureus* en comparación con controles históricos. El tratamiento se administra dos veces al día durante 5 días, y después en forma semanal para prevenir la recolonización. Puede ser más efectivo tratar a todos los pacientes en hemodiálisis, sin importar su estado de portador. Para los pacientes con catéteres, también es apropiada la aplicación de mupirocina en el sitio de salida como parte de la atención diaria del sitio.

ENFERMEDAD HEPÁTICA

La enfermedad hepática en niños puede ser crónica, como la cirrosis secundaria a colangitis esclerosante primaria, o aguda, como aquella causada por el virus de la hepatitis A. Las complicaciones de la hepatitis se discuten en el capítulo sobre Síndromes de hepatitis (Capítulo 13). Los niños con enfermedad hepática crónica tienen un aumento en la frecuencia de infecciones graves, lo cual puede deberse en parte a desnutrición, motilidad defectuosa de los neutrófilos y disminución de los niveles de complemento.

Cirrosis

Los pacientes con cirrosis y ascitis tienen un riesgo sobre todo alto de PBE. En este contexto, la PBE puede definirse como líquido de ascitis con > 250 neutrófilos por mcL y un cultivo positivo. Alrededor de dos tercios de los pacientes presentan fiebre y dolor abdominal. Las bacterias entéricas gramnegativas (como *E. coli* y *Klebsiella pneumoniae*) son las que con más

frecuencia están implicadas, pero los cocos grampositivos (en especial *S. pneumoniae*) son una causa desde el punto de vista relativo común en niños.

La piperacilina-tazobactam es una terapia empírica razonable para la PBE en pacientes con cirrosis, a la espera de los resultados del cultivo y las pruebas de la susceptibilidad. La duración de la terapia depende de la presencia de bacteriemia y de la respuesta inicial, sin embargo, por lo general es de 7 a 14 días. La PBE con cultivo negativo en pacientes con > 250 neutrófilos por mcL debe ser tratada de la misma manera que los casos con cultivo positivo. Los pacientes con < 250 neutrófilos por mcL, pero con crecimiento de un solo organismo, se tratan si tienen síntomas consistentes con PBE. A los pacientes con infección polimicrobiana se les debe realizar una TC abdominal y deben ser evaluados por un cirujano ante la posibilidad de una fuente intraabdominal de infección.

Los pacientes con cirrosis y sangrado gastrointestinal activo tienen un incremento en el riesgo de infecciones bacterianas, tal vez debido a que el choque aumenta la translocación bacteriana. La profilaxis antibiótica administrada por vía oral durante 7 días disminuye de manera significativa el riesgo de infección en adultos cirróticos con sangrado gastrointestinal. Una revisión de Cochrane de ocho estudios mostró que la profilaxis antibacteriana oral reduce los episodios de PBE y mejora la sobrevivencia a corto plazo en pacientes con cirrosis crónica. Un estudio reciente sugirió que este beneficio no se sostiene a largo plazo, y otro estudio demostró un alta tasa de infecciones por gramnegativos multirresistentes en pacientes que habían recibido profilaxis contra PBE por largo plazo. Los datos en la población pediátrica son escasos, aunque muchos expertos utilizan la profilaxis en el paciente cirrótico con ascitis significativa. Los esquemas profilácticos por lo regular utilizados incluyen ciprofloxacina o trimetoprim-sulfametoxazol (TMP-SMX). En el paciente que ha estado bajo profilaxis y que desarrolla signos de infección, puede tener que utilizarse de manera empírica un agente de espectro más amplio, como el meropenem, hasta que estén disponibles los resultados del cultivo.

Nutrición parenteral total (NPT) prolongada

Los niños que cursan con síndrome de intestino corto resultado de enterocolitis necrotizante, anomalías congénitas, gastrosquisis, y ciertos otros padecimientos, requieren terapia nutricional prolongada por vía intravenosa para sobrevivir. Como resultado de la translocación bacteriana a través de la pared intestinal, estos pacientes tienen un riesgo en particular alto de bacteriemia. En un estudio, los niños con síndrome de intestino corto experimentaron infecciones relacionadas a catéter con una frecuencia seis veces más alta que los niños sin síndrome de intestino corto. Mientras que en otras poblaciones la flora cutánea son los organismos predominantes que causan infecciones relacionadas a catéter, los organismos entéricos son responsables de alrededor de dos tercios de las infecciones en niños con síndrome de intestino corto. Las levaduras son también relativamente más comunes. El enfoque para la prevención y tratamiento de las infecciones relacionadas a catéter en esta población es similar al de otros pacientes (Capítulo 10).

Desnutrición

La desnutrición, con la resultante deficiencia inmunológica e infección, es la principal causa de muerte infantil a nivel mundial. Las enfermedades infecciosas que son más frecuentes o más graves en el niño desnutrido incluyen sarampión, malaria, tuberculosis, diarrea infecciosa, neumonía e infección por VIH. La interacción entre la desnutrición y la infección es compleja: la infección predispone a desnutrición y la desnutrición predispone a infección. Los niños con ambas formas de desnutrición proteico-energética (marasmo y kwashiorkor) presentan una inmunodeficiencia profunda, en especial la reducción en la función de las células T. También, hay cada vez más evidencia que apunta al efecto independiente de las deficiencias de micronutrientes en el riesgo de infección en los países en desarrollo. En general, la deficiencia inmunológica se relaciona con la duración y el grado de desnutrición, y es reversible con una nutrición adecuada.

Portoenterostomía hepática

Los niños con atresia biliar tienen riesgo de colangitis, incluso después de una portoenterostomía correctiva (procedimiento de Kasai). En una serie de 75 niños con fiebre después de portoenterostomía hepática, la colangitis fue la causa más común de fiebre en los primeros 3 meses, y la neumonía fue una causa más común de ahí en adelante. Sin embargo, los casos de colangitis tardía no son infrecuentes. En los niños con fiebre después de una portoenterostomía se deben obtener hemocultivos, y deben recibir terapia empírica para cubrir *S. pneumoniae*, organismos entéricos, y *P. aeruginosa*. El cefepime y la piperacilina tazobactam son opciones razonables. Si el paciente tiene un aspecto enfermo se añade un aminoglucósido. La incidencia de colangitis luego de un procedimiento de Kasai es más alta en los primeros 12 meses, y muchos de los expertos recomiendan el TMP-SMX profiláctico durante este periodo, ya que los

pacientes que desarrollan colangitis tienen un mayor riesgo de cirrosis y la eventual necesidad de un trasplante hepático.

ENFERMEDAD INTESTINAL INFLAMATORIA

Las complicaciones infecciosas son comunes en pacientes tanto con enfermedad de Crohn como con colitis ulcerativa. Pueden ser divididos en dos categorías generales: complicaciones dependientes de la terapia, sobre todo las relacionadas a los efectos inmunosupresores de los corticoesteroides, inmunomoduladores y agentes biológicos, y las complicaciones no dependientes de la terapia, que se discuten con menor frecuencia. Las complicaciones no dependientes de la terapia son más comunes en pacientes con enfermedad de Crohn que en pacientes con colitis ulcerativa, debido a que se pueden formar fístulas que conducen a la formación de abscesos perianales, intraabdominales o intrahepáticos. La extensión de la infección puede conducir a osteomielitis sacra. Las IVU son más comunes en pacientes con enfermedad de Crohn y, si son recurrentes, sugieren la presencia de una fístula enterovesical.

Las infecciones enterales son comunes en pacientes con cualquier forma de EII, y pueden confundirse con, o conducir a, una recidiva de la enfermedad subyacente. Un organismo por lo común implicado es el CMV. Sin embargo, el organismo que por lo regular más causa infección enteral en pacientes con EII es el *Clostridium difficile*. Los pacientes con EII tienen un riesgo de 10 a 40 veces más alto de colitis por *C. difficile* en comparación con la población general. El estado de portador asintomático es más común en los niños con EII (17%) en comparación con controles pareados por edad (3%).

Los médicos deben considerar la posibilidad de EII y referir a un gastroenterólogo pediatra a los pacientes con infección grave, recurrente o refractaria por *C. difficile*. Asimismo, los niños con EII grave, en especial cuando se presenta en los primeros 5 años de vida, tienen una alta incidencia de deficiencia inmunológica subyacente, lo cual requiere referencia a un inmunólogo.

Las complicaciones dependientes de la terapia son frecuentes en los pacientes con EII. Fuera de la mesalamina y la sulfasalazina, los agentes utilizados para el tratamiento de la EII son inmunosupresores. Esto es de manera particular cierto para los corticoesteroides y los agentes biológicos. Los esteroides bloquean la expresión de citocinas derivadas de células T y de células presentadoras de antígenos, y también suprimen la inmunidad humoral y la función de los neutrófilos. Los agentes biológicos, como el infliximab, adalimumab y el vedolizumab, conducen a múltiples defectos inmunológicos sobre todo a través de la inhibición del FNT-alfa

<table>
<tr><td>

Cuadro 22-1. Infecciones reportadas en pacientes con EII que reciben terapia inmunosupresora

Virus
VHB, VHC, VVZ, VHS, CMV, VEB, VPH, molusco

Bacterias
C. difficile, E. coli, Salmonella, S. pneumoniae, M. tuberculosis, micobacterias no tuberculosas, *Legionella, Listeria, Nocardia, Bartonella, S. aureus, S. pyogenes*

Hongos
Candida, Pneumocystis, Aspergillus, Histoplasma, Cryptococcus, Blastomycosis, Coccidioides

Protozoarios
Toxoplasma, Leishmania

</td></tr>
</table>

o la alfa-4-beta-7 integrina. Causan alteración en las respuestas reguladoras y en el reclutamiento, disminución en la formación de granulomas, disminución de la activación y proliferación de las células T y B, alteración en la producción de citocinas y quimiocinas, disminución de la quimiotaxis de los neutrófilos, y alteración en la actividad de los macrófagos. Como es de esperarse, se ha reportado una larga lista de patógenos que causan infecciones en pacientes con EII que reciben terapia inmunosupresora (Cuadro 22-1).

Un estudio retrospectivo en adultos con EII determinó el riesgo de infección basado en los antecedentes de terapia. En comparación con los pacientes con EII que no estaban recibiendo terapia, aquellos que recibían corticoesteroides tuvieron un incremento de tres veces en el riesgo de infección, y aquellos que recibían un agente biológico tuvieron un incremento de cuatro veces en el riesgo de infección. Los pacientes que recibían dos o más agentes inmunosupresores tuvieron un incremento de 15 veces en el riesgo de infección. Debido a que las infecciones son a menudo causadas por patógenos oportunistas, la presentación puede ser sutil, requiriendo un alto índice de sospecha (Fig. 22-3).

Prevención de infecciones en pacientes con EII

De ser posible, los pacientes deben ser evaluados para determinar el riesgo de infección antes de iniciar la terapia para EII. Esto incluye preguntar en la historia clínica por los siguientes puntos:

- Viajes o residencia en el extranjero
- Residencia en áreas con micosis endémicas

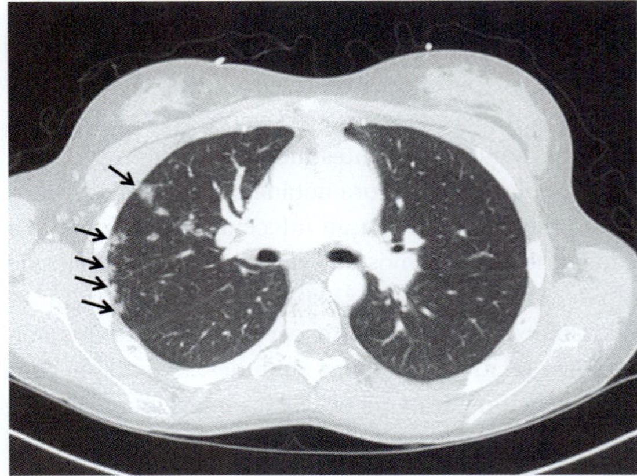

Figura 22-3. Una niña de 17 años que recibía un inhibidor del FNT por enfermedad de Crohn se presentó con un cuadro de dolor torácico pleurítico del lado derecho y sudoración nocturna de 6 sem de evolución. No tenía fiebre ni tos. La radiografía de tórax fue normal. La TC de tórax muestra múltiples nódulos pleurales en el lóbulo superior derecho (*flechas*). La biopsia toracoscópica en cuña mostró granulomas no necrotizantes mal formados; el cultivo fue positivo para *Aspergillus niger*, y se recuperó después de un curso de 5 meses con voriconazol.

- Infecciones
- Inmunizaciones
- Factores de riesgo para infección por tuberculosis
- Exposición a mascotas u otros animales

A los pacientes se les debe realizar una BH con diferencial, poniendo particular atención en la presencia de eosinofilia, que podría ser una pista hacia una infección helmíntica oculta. Deben ser evaluados para hepatitis B (HBsAg y HBsAb) y hepatitis C (VHC Ab), así como pruebas para infección latente por TB (prueba cutánea de tuberculina o ensayo de liberación de interferón gamma). Si la prueba es positiva (y la radiografía de tórax es negativa), el paciente debe recibir un curso de 9 meses con isoniazida, completando al menos 1 mes de terapia antes de iniciar terapia inmunosupresora.

Las vacunas con organismos vivos atenuados están contraindicadas en pacientes que reciben > 20 mg de prednisona al día o cualquier dosis de un agente biológico. Los datos son escasos, pero algunos expertos también evitan el uso de vacunas vivas atenuadas en pacientes en tratamiento con inmunomoduladores, como la azatioprina. Pueden aplicarse una vez que el paciente ha estado al menos durante 1 mes sin tratamiento con corticoesteroides o inmunomoduladores. No se conoce cuál es el periodo de espera apropiado para la aplicación de vacunas vivas atenuadas después de suspender los agentes biológicos, sin embargo, sin duda es mucho mayor. Algunos de los expertos recomiendan esperar al menos 3 meses. Las vacunas vivas atenuadas pueden aplicarse al menos 2 sem antes de iniciar la terapia, si es que no es urgente el inicio de la terapia para EII. Los contactos en el hogar pueden recibir vacunas vivas atenuadas sin restricciones.

> **Perla clínica:** antes de iniciar la terapia para EII, los pacientes deben recibir una evaluación infectológica, incluyendo una revisión de su registro de inmunizaciones; no es suficiente con reportar qué inmunizaciones están "al corriente".

A pesar del potencial para respuestas inmunológicas disminuidas a las vacunas inactivadas, estas deben aplicarse en el esquema habitual, incluyendo la vacuna neumocócica como se describe en las Tablas 22-2 y 22-3 y la vacuna anual contra la influenza.

Los pacientes con conteos de células T CD4+ < 200 por mcL y aquellos en tratamiento con múltiples agentes inmunosupresores son candidatos para profilaxis contra neumonía por *Pneumocystis* con TMP-SMX. A los pacientes con enfermedad recurrente por virus del herpes simple (VHS) o virus varicela-zoster (VVZ) se les puede iniciar profilaxis con valaciclovir.

ENFERMEDAD NEOPLÁSICA

Es útil diferenciar entre las infecciones que complican a las malignidades hematológicas, como la leucemia, el linfoma y la enfermedad de Hodgkin, y aquellas que complican a malignidades no hematológicas, como neuroblastoma y tumor de Wilms. La infección es la causa de muerte en alrededor de 30% de los niños que fallece por neoplasias hematológicas; causa un porcentaje menor de muertes en pacientes con tumores sólidos. En un estudio de niños con leucemia, el síndrome de Down fue el factor de riesgo más significativo para mortalidad relacionada a infección. Muchos de los principios que involucran infecciones en la leucemia y otras malignidades hematológicas son aplicables a la anemia aplásica, trasplante y malignidades no hematológicas. La leucemia es el ejemplo prototipo en términos de frecuencia y número de problemas.

Mecanismos

La leucemia por lo general se asocia con una inmunodeficiencia adquirida secundaria a quimioterapia, y a una alteración en la proliferación de células normales causada por las células malignas. El efecto puede ser directo (factores secretados) o indirecto (falta de un microambiente adecuado en la médula ósea). La terapia con corticoesteroides actúa inhibiendo el proceso inflamatorio y alterando la función linfocitaria. Los medicamentos anticancerosos causan supresión de la médula ósea, así como disminución de la inmunidad celular mediada por anticuerpos. También causan ulceración de las superficies mucosas, lo que permite la invasión por flora colonizadora.

Neutropenia y linfopenia

La neutropenia, definida como un conteo absoluto de neutrófilos (CAN) < 500 por mcL, es el factor de riesgo más importante para el desarrollo de infección en el niño en tratamiento con quimioterapia. La probabilidad de infección se relaciona de manera directa tanto a la gravedad como a la duración de la neutropenia. En ausencia de terapia antibiótica empírica, la mayoría de los niños con neutropenia prolongada (> 3 sem), grave (VAN < 100 por mcL) desarrollará infección bacteriana invasiva. Aun con la terapia empírica, la incidencia de infección en este subgrupo de pacientes es bastante alta. Debido al bajo conteo leucocitario, los signos clásicos de inflamación (edema, enrojecimiento y calor) pueden estar ausentes. El dolor a menudo está conservado, y no debe ser tomado a la ligera. De igual forma, los síntomas de infección respiratoria (taquipnea, hipoxia) pueden preceder a la aparición de un infiltrado en la radiografía de tórax. Es evidente que los pacientes neutropénicos no desarrollarán piuria con una IVU, pleocitosis con una meningitis bacteriana, o leucocitosis con una infección sistémica.

El paciente neutropénico está en riesgo de infección con varios agentes infecciosos que pueden involucrar múltiples sistemas orgánicos diferentes. Estos se discutirán bajo las categorías de profilaxis, manejo cuando se presenta fiebre, y diagnóstico y manejo de las infecciones focales. La fiebre asociada a dispositivos intravasculares es común, y se discute en el Capítulo 10.

Aunque algunas veces no se toman en cuenta, la linfopenia y la función linfocítica alterada también son factores de riesgo importantes en pacientes que reciben quimioterapia. Como se discute en el Capítulo 20, el conteo linfocitario normal varía con la edad. La supresión inmunológica celular grave puede definirse como un conteo de células T CD4+ < 750 por mcL en niños < 12 meses, < 500 por mcL en aquellos de 1 a 5 años de edad, y < 200 por mcL en aquellos ≥ 6 años de edad.

Profilaxis

Algunas infecciones específicas pueden ser prevenidas en los pacientes con cáncer durante la quimioterapia utilizando agentes antimicrobianos de manera relativa no tóxicos. Aunque también reduce la frecuencia de fiebre e infecciones bacterianas, el principal objetivo de la profilaxis con TMP-SMX es prevenir la neumonía por *Pneumocystis*. Los pacientes con leucemia, linfoma o enfermedad de Hodgkin deben recibir profilaxis de PCP durante su quimioterapia y hasta que el conteo de células T CD4+ sea >200 por mcL. Algunos centros continúan con la profilaxis de PCP durante 3 a 6 meses después de haber completado la quimioterapia. Debido a su eficacia superior, se debe utilizar TMP-SMX a menos que el paciente sea alérgico a las sulfas. La dosis con frecuencia es de 5 mg/kg/día del componente de trimetoprim en dos dosis divididas, 3 días/semana. No existen datos sobre una dosis menos frecuente. Los agentes de segunda línea, todos los cuales son menos efectivos que el TMP-SMX, incluyen dapsona, atovacuona, y pentamidina aerosolizada. La mayoría de los niños con tumores sólidos que recibe quimioterapia cíclica de rutina no requiere profilaxis para neumonía por *Pneumocystis*. Sin embargo, los pacientes con tumores cerebrales que reciben corticoesteroides tienen riesgo de neumonía por este organismo, y deben recibir profilaxis.

El uso de antibióticos de espectro más amplio para prevenir infecciones en pacientes neutropénicos afebriles es controversial. Algunas veces se utilizan fluoroquinolonas para este propósito en adultos. Aunque disminuyen la incidencia de infecciones por gramnegativos, no alteran la morbilidad relacionada a infección o la mortalidad general. Debido al riesgo de emergencia de cepas resistentes, en general no se aconseja esta práctica en niños, aunque algunos centros utilizan profilaxis antibacterial para pacientes de alto riesgo.

De igual forma, no está indicado el uso rutinario de agentes antifúngicos profilácticos, pero puede considerarse en ciertas circunstancias. Un ejemplo puede ser el niño que recibe quimioterapia de inducción para leucemia mielocítica aguda y que se espera que presente neutropenia profunda después de las 4 semanas.

Por lo general no existe indicación para el uso empírico de medicamentos antivirales para el tratamiento de los pacientes neutropénicos febriles sin evidencia de enfermedad viral.

Los factores estimulantes de colonias (G-CSF y GM-CSF) han demostrado acortar la duración de la neutropenia, disminuir el uso de antibióticos, y reducir el tiempo que pasan en el hospital los niños tratados con quimioterapia mielosupresora. Sin embargo, el uso profiláctico de estos agentes no disminuye las infecciones documentadas o la mortalidad general. Las guías actuales de la American Society of Clinical Oncology establecen que los factores estimulantes de colonias son razonables como profilaxis primaria para los pacientes pediátricos con una alta probabilidad (> 20%) de neutropenia febril. En la práctica, su uso a menudo está guiado por protocolos clínicos.

Fiebre

La fiebre en este contexto puede definirse como una sola toma de temperatura oral ≥ 38.3 °C, o una temperatura de 38.0 °C durante > 1 hora. La fiebre en el paciente neutropénico debe considerarse una emergencia médica, ya que hasta un tercio de estos pacientes tendrá infección bacteriana invasiva como la causa de la fiebre, y es difícil discriminar a aquellos con infección bacteriana de aquellos que no la presentan. Aunque se pueden utilizar ciertos factores para estratificar a los pacientes en categorías de alto riesgo y de bajo riesgo, esto por lo regular no modifica el manejo inicial en los niños con neutropenia febril. De acuerdo a las guías de la Infectious Diseases Society of America (IDSA) sobre fiebre y neutropenia, el presentar cualesquiera de los siguientes factores en general califica a un paciente como de alto riesgo:

- Duración anticipada de la neutropenia > 7 días
- Neutropenia profunda (CAN < 100 por mcL)
- Cualquiera de las siguientes: hipotensión, neumonía, dolor abdominal de nuevo inicio, cambios neurológicos

Casi todos los niños que reciben quimioterapia para malignidades hematológicas caerán dentro de la categoría de alto riesgo, al igual que la mayoría de los niños con tumores sólidos. Aunque algunas veces se utilizan los antibióticos orales y el manejo ambulatorio en pacientes adultos de bajo riesgo con neutropenia, los datos son más escasos en niños, y la mayoría de los centros trata a todos los niños con fiebre y neutropenia como se describe más adelante para el paciente de alto riesgo.

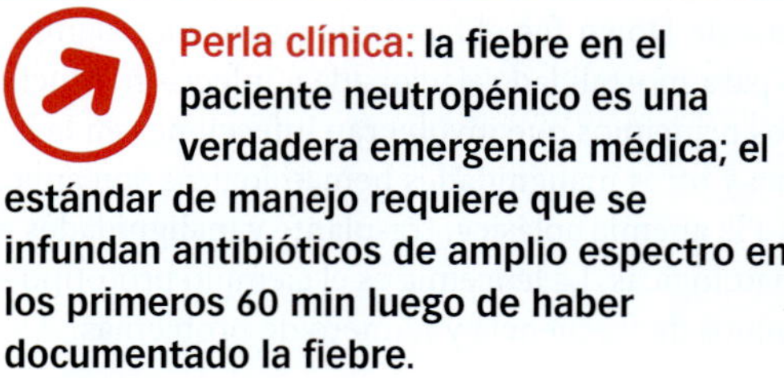

Para los pacientes con fiebre neutropénica, se debe obtener la historia clínica y llevar a cabo la exploración física. De ser posible, se deben obtener dos hemocultivos e iniciar con rapidez la terapia antibiótica intravenosa. Esto requiere comunicación verbal entre el médico, el farmacéutico y la enfermera. Por lo general es apropiada la terapia con un solo medicamento, utilizando una cefalosporina antiseudomona. Se prefiere el cefepime a la ceftazidima debido a su cobertura superior contra estreptococos viridans. El cefepime también tiene mayor probabilidad de conservar actividad contra organismos que poseen betalactamasas de espectro extendido o betalactamasas inducibles tipo 1.

Se debe considerar la adición de vancomicina en las siguientes situaciones: (a) sospecha clínica de infecciones relacionadas a catéteres, (b) colonización conocida con neumococo resistente a penicilina o *S. aureus* resistente a meticilina, (c) inestabilidad hemodinámica, (d) infección de piel y tejidos blandos y (e) neumonía. También se administra con frecuencia vancomicina de forma empírica a los pacientes con antecedente reciente de haber recibido citarabina a dosis altas, en especial en centros con una alta incidencia de estreptococos viridans resistentes a cefalosporinas. Si se inicia vancomicina, debe suspenderse si los hemocultivos son negativos a las 48 h. En el paciente de aspecto séptico, se añade un aminoglucósido al esquema de los medicamentos antes mencionado. De igual forma, si el cultivo es positivo para bacilos gramnegativos, se debe añadir un aminoglucósido hasta que se cuente con los resultados de las pruebas de susceptibilidad. Se debe continuar un agente activo contra organismos gramnegativos mientras dure la neutropenia, incluso si los cultivos permanecen negativos.

En el paciente con infección del torrente sanguíneo, se realizan hemocultivos diarios para documentar el aclaramiento. Como se discutió en el Capítulo 10, las indicaciones para retirar el catéter incluyen sepsis refractaria, infección del bolsillo o del túnel, cultivos positivos persistentes por más de 48 h, e infección por hongos o micobacterias. Se debe considerar fuertemente el retirar los catéteres infectados con *S. aureus* o *P. aeruginosa*.

Como se mencionó antes, en algunos centros, los niños con bajo riesgo de infecciones graves y aquellos cuyos cultivos son negativos son cambiados a un antibiótico oral, como cefixime. En adultos, algunas veces se utiliza una fluoroquinolona más amoxicilina con clavulanato. Esta práctica por lo general debe reservarse para pacientes en quienes la fiebre desaparece rápido o que tienen fiebre de bajo grado, que se ven clínicamente bien, y aquellos en quienes la duración esperada de la neutropenia es corta (< 7 días).

Para los pacientes que permanecen febriles durante 5 a 7 días después de haber iniciado un curso de antibióticos de amplio espectro, está indicada la terapia antifúngica empírica. Las opciones incluyen una equinocandina (como la caspofungina), voriconazol, o una de las fórmulas lipídicas de la anfotericina B. La caspofungina ha demostrado ser tan efectiva como la anfotericina y mejor tolerada.

Infecciones focales

Neumonía

Los pulmones son un sitio común de infección en el niño con cáncer. También se deben tener en mente las causas no infecciosas de los infiltrados pulmonares. Estas incluyen al edema o hemorragia pulmonar, infiltrados leucémicos o linfomatosos, metástasis (p. ej., sarcoma osteogénico), neumonitis por radiación, toxicidad medicamentosa (p. ej., por metotrexate), atelectasias y síndrome de dificultad respiratoria del adulto.

Tanto las causas probables como el enfoque diagnóstico dependen del patrón radiológico. Las neumonías focales son quizá bacterianas o fúngicas (Fig. 22-4) pero pueden ser causadas por virus (en especial adenovirus) o *Pneumocystis*. Los infiltrados intersticiales difusos por lo común son más causados por infecciones virales, *Pneumocystis* (Fig. 22-5) o bacterias atípicas. Los infiltrados nodulares solitarios o múltiples son sospechosos de infección fúngica (en especial por *Aspergillus*) o *Nocardia*. Aunque dichas infecciones en algunas ocasiones son detectadas por radiografía de tórax, una radiografía normal no descarta la posibilidad de neumonía fúngica, y se debe considerar una TC de tórax en el paciente neutropénico con varios días de

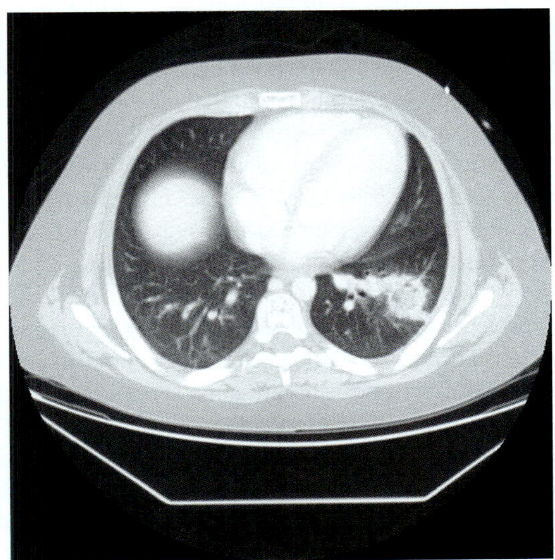

Figura 22-4. Niño de 15 años de edad con LMA que desarrolló fiebre persistente mientras estaba neutropénico. La radiografía de tórax fue negativa, pero la TC de tórax mostró un nódulo en el lóbulo inferior izquierdo con cavitación central. Fue sometido a una lobectomía inferior izquierda. Los cultivos fueron positivos para *Aspergillus flavus*.

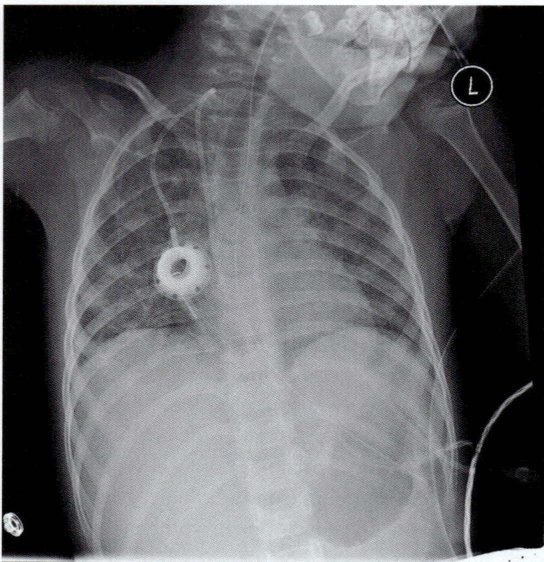

Figura 22-5. Radiografía de tórax de una niña de 3 años de edad con LLA, neutropenia febril persistente e hipoxemia de reciente inicio. Muestra infiltrados difusos, bilaterales. El lavado broncoalveolar fue positivo para *Pneumocystis* por PCR. Había estado tomando TMP-SMX para profilaxis contra neumonía por *Pneumocystis*

fiebre inexplicable. Las especies de *Candida* con frecuencia no causan neumonía.

La tuberculosis es un problema diagnóstico difícil, ya que los pacientes a menudo están anérgicos, con una prueba cutánea de tuberculina negativa. Un ensayo de liberación de interferón gamma es más confiable, ya que existe un control positivo. Es de vital importancia obtener una historia de exposiciones. Las micosis endémicas (criptococosis, blastomicosis, histoplasmosis y coccidioidomicosis) son causas ocasionales de neumonía en los pacientes con leucemia. La *Legionella* es una causa rara de neumonía focal o multifocal.

Se deben obtener hemocultivos e iniciar terapia antibacteriana empírica. Dependiendo de la gravedad de la enfermedad, el ritmo de progresión, y la respuesta inicial a la terapia, pueden estar indicados procedimientos diagnósticos invasivos. Debe considerarse el riesgo de dichos procedimientos a la luz del valor potencial del resultado. En general, es importante intentar establecer un diagnóstico etiológico, ya que la lista de causas posibles es larga. A menudo es útil el lavado broncoalveolar para diagnosticar la causa de los infiltrados difusos, como neumonía por *Pneumocystis jirovecii* o virus. El rendimiento diagnóstico es mucho más bajo para los infiltrados focales. Por desgracia, la biopsia transbronquial es un tanto insensible para detectar infección por hongos, y puede requerirse una biopsia pulmonar abierta o por toracos-

copia. Con cualquiera de estos procedimientos, es esencial la comunicación con el laboratorio de microbiología a fin de asegurar que se realicen los estudios apropiados para patógenos comunes y oportunistas.

Neumonía por Pneumocystis jirovecii

La neumonía por *Pneumocystis* es rara cuando se prescribe TMP-SMX profiláctico, pero incluso así se debe considerar la posibilidad. Por lo general hay fiebre de inicio subagudo, taquipnea marcada, hipoxia y densidades alveolares o intersticiales bilaterales difusas, pero puede presentarse casi en cualquier patrón radiológico. Al igual que con la neumonía por hongos, la TC es más sensible que la radiografía de tórax. Los pulmones a menudo se escuchan claros a la auscultación. La hipoxemia con frecuencia es secundaria a un bloqueo en la difusión alveolar-capilar, y es más pronunciada con el ejercicio (incluyendo el llanto de un niño). La deshidrogenasa láctica (DHL) en suero está característicamente elevada. Los síntomas a menudo comienzan al tiempo que se están reduciendo los corticoesteroides. El diagnóstico puede confirmarse observando al organismo en frotis obtenidos de aspiraciones traqueales teñidos con tinciones especiales, lavado broncoalveolar o biopsia pulmonar abierta. De forma alternativa, puede utilizarse la PCR; ha demostrado ser más sensible que la visualización con tinciones especiales. El tratamiento de elección es con TMP-SMX 15 a 20 mg/kg/día divididos cada 6 a 8 h durante 3 sem, al inicio administrado de forma intravenosa. A los niños con hipoxemia grave ($PaO_2 < 70$ mm Hg) se les administra metilprednisolona 2 mg/kg/día al principio, y luego a dosis de reducción. La profilaxis con TMP-SMX es dos veces más efectiva en comparación con los agentes de segunda línea para prevenir la neumonía por *Pneumocystis*. Debe administrarse 3 días a la semana; no existen datos sobre su efectividad cuando se administra dos veces por semana.

Infecciones cutáneas

Las infecciones cutáneas pueden ser causadas por patógenos virales, bacterianos o fúngicos, y pueden representar infección local o bien ser una manifestación de una enfermedad sistémica. Además, las lesiones cutáneas pueden derivarse de una fuente no infecciosa, como un infiltrado leucémico o una de las dermatosis neutrofílicas (pioderma gangrenoso o síndrome de Sweet). El ectima gangrenoso se caracteriza por uno o más nódulos subcutáneos dolorosos con necrosis central (Fig. 22-6). Clásicamente es causado por infección sistémica por *P. aeruginosa*, pero también puede ser causado por otros varios agentes, incluyendo organismos entéricos gramnegativos, *Aeromonas*, *Stenotrophomonas*, *S. aureus*, estreptococo del grupo A, virus del herpes simple (VHS), *Candida*, *Aspergillus*, *Fusarium*, y los agentes de

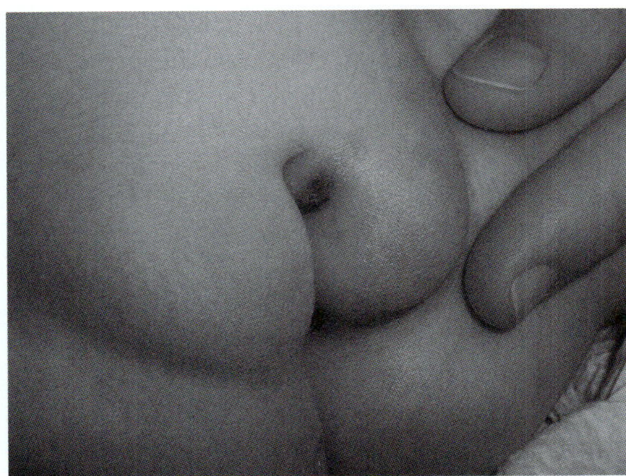

Figura 22-6. Lesión temprana por ectima en el labio izquierdo de una lactante con neutropenia por quimioterapia por neuroblastoma. La biopsia fue positiva para *Pseudomonas aeruginosa*.

la mucormicosis. A los pacientes con fiebre, neutropenia y lesión cutánea focal se les debe practicar una biopsia de piel, lo que resulta en un diagnóstico específico y alrededor de 50% de los casos.

Infecciones del tracto gastrointestinal

Las infecciones que involucran el tracto gastrointestinal son comunes en los pacientes neutropénicos, ya que la quimioterapia causa daño a la mucosa en cualquier punto desde la boca hasta el ano. La mucositis oral predispone al paciente a bacteriemia con flora oral, incluyendo estreptococos viridans y anaerobios. Por lo tanto, los antibióticos empíricos en el paciente con fiebre, neutropenia y mucositis grave deben incluir un agente con actividad contra anaerobios. Esto puede lograrse añadiendo metronidazol al esquema o utilizando piperacilina-tazobactam en lugar de cefepime.

La esofagitis es por lo común más causada por la *Candida*, pero el VHS y el CMV son otras causas posibles. El diagnóstico definitivo requiere esofagoscopia con biopsia y cultivo. Los pacientes por lo general son tratados de manera empírica con fluconazol, y la endoscopia se reserva para aquellos que no responden clínicamente a la terapia.

La diarrea es común en niños que reciben quimioterapia, y a menudo no se encuentra cuál sea la causa. La causa infecciosa más común es la colitis asociada a antibióticos por *C. difficile*. En ocasiones pueden estar implicadas bacterias entéricas típicas, virus o parásitos (Capítulo 12).

La enterocolitis neutropénica (también conocida como tiflitis) es una complicación de la quimioterapia (en especial con citarabina) que puede poner en peligro la vida en pacientes con malignidades hematológicas o sólidas. Se caracteriza por inflamación necrotizante del

ciego y el colon ascendente. Los pacientes con frecuencia presentan fiebre, diarrea (a menudo sanguinolenta), y dolor abdominal intenso, que puede ser difuso o localizado (en general en el cuadrante inferior derecho). El diagnóstico se confirma encontrando engrosamiento de la pared del ciego por ultrasonido o TC (Fig. 22-7). Los hemocultivos son positivos en alrededor de 50% de los pacientes. El manejo incluye reposo intestinal, succión nasogástrica y antibióticos de amplio espectro, incluyendo cobertura contra anaerobios intestinales y enterococos. Las radiografías simples seriadas permiten buscar evidencia de perforación intestinal. La mayoría de los casos son manejados médicamente, pero la perforación, obstrucción, la hemorragia masiva y la formación de absceso son indicaciones para cirugía. Se debe consultar a un cirujano para evaluar al paciente en busca de estas complicaciones. La tasa de mortalidad es de alrededor de 20%.

Las infecciones diseminadas por *Candida* a menudo involucran al hígado y al bazo, y por lo común se les llama candidiasis hepatoesplénica (CHE). La presentación típica es con fiebre inexplicable que persiste una vez que la neutropenia se resuelve. El dolor abdominal

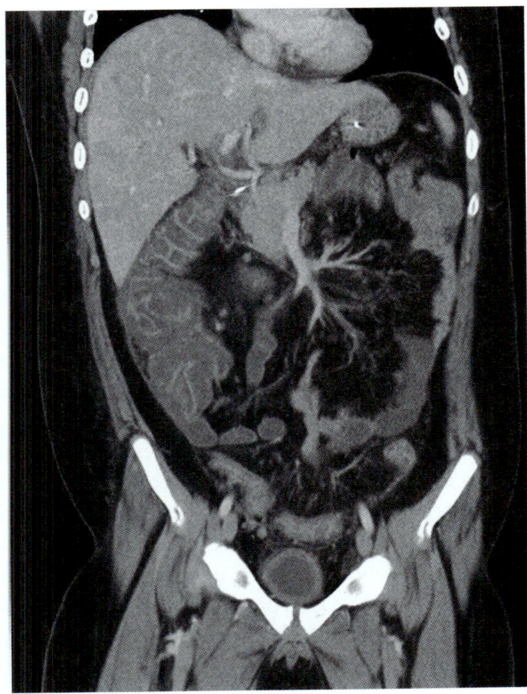

Figura 22-7. Un niño de 12 años de edad con un tumor desmoplásico de células grandes presentó fiebre, neutropenia, dolor abdominal y diarrea. La TC coronal del abdomen muestra engrosamiento edematoso marcado de las paredes del colon ascendente y, en especial, del ciego, consistente con colitis neutropénica.

y la hepatoesplenomegalia son variables. Al inicio, los estudios de laboratorio e imagen son normales, pero luego de varios días, el nivel de fosfatasa alcalina se eleva y se pueden ver múltiples lesiones de baja atenuación en la TC. La RM es un poco más sensible, y el ultrasonido menos sensible, que la TC para detectar las lesiones, que no son específicas de *Candida*. Por lo tanto, puede estar indicada la biopsia para establecer el diagnóstico, aunque la mayoría de los pacientes es tratada de forma empírica primero. El tratamiento inicial es casi siempre con una equinocandina o una fórmula lipídica de anfotericina B durante 1 a 2 sem. Después se administra fluconazol oral hasta la calcificación o resolución de las lesiones (lo que ocurre en general en 3 a 4 meses). No hay que retener la quimioterapia durante el tratamiento de la candidiasis hepatoesplénica.

Infecciones de oídos y senos paranasales

La otitis media es una infección común en niños con y sin malignidad. Están implicados los organismos típicos, pero la resistencia puede ser más común en el niño con quimioterapia debido al uso frecuente de antibióticos. En ocasiones, la causa son *Pseudomonas* u otros organismos gramnegativos. Debido a la falta de leucocitos, la aparición del derrame en el oído medio puede ser silenciosa. La otitis externa necrotizante y la mastoiditis son complicaciones más comunes que en el huésped sano.

Las infecciones de senos paranasales también son comunes en niños con malignidad, en especial en los pacientes con sonda nasogástrica durante un tiempo prolongado. La fiebre y el dolor facial son las características de presentación habituales, algunas veces acompañadas de eritema sutil o inflamación sobre los senos paranasales. Los cultivos nasofaríngeos no predicen la causa de la infección de senos paranasales. Se debe realizar una TC de senos paranasales para documentar la infección y buscar evidencia de destrucción ósea. Está indicada la cobertura con antibióticos de amplio espectro (incluyendo anaerobios). Si no hay respuesta clínica después de 48 h de terapia, se debe consultar con un otorrinolaringólogo y tomar biopsias para descartar la posibilidad de sinusitis fúngica. Si se sospecha sinusitis fúngica, se deben tomar TC de cabeza y tórax para evaluar la afección de esos órganos. En el paciente neutropénico, la infección fúngica de los senos paranasales requiere manejo médico y quirúrgico agresivo para prevenir la extensión hacia el cerebro.

TRASPLANTE DE CÉLULAS MADRE HEMATOPOYÉTICAS

El término trasplante de células madre hematopoyéticas (TCMH) abarca trasplante de médula ósea (TMO) así como el trasplante de células madre de sangre periférica y células madre del cordón umbilical. El TCMH se está utilizando cada vez con mayor frecuencia para tratar una variedad de malignidades así como ciertas condiciones hematológicas no malignas, inmunológicas y metabólicas. La mayoría de los conceptos discutidos en la sección previa acerca de infecciones en niños con enfermedad neoplásica es de manera directa aplicables a los receptores de TCMH. Sin embargo, ciertas infecciones son más comunes o más graves en los receptores de TCMH y, en general, están indicadas estrategias de profilaxis más agresivas. Esto es en especial cierto para los receptores de TCMH alogénico. Los pacientes que reciben trasplantes autólogos tienen un riesgo algo menor de infecciones. El tipo de trasplante alogénico también afecta el riesgo de infección. Los pacientes que reciben trasplantes de hermanos compatibles por HLA (siglas en inglés de *human leukocyte antigen*) tienen un riesgo menor en comparación con aquellos que reciben trasplantes compatibles de donadores no emparentados con el paciente. Los pacientes que reciben un injerto sin células T de un donador parcialmente compatible tienen el mayor riesgo. Se han desarrollado guías muy completas para la prevención de infecciones en los receptores de TCMH, y deben consultarse para mayores detalles.

Evaluación pretrasplante

Se deben obtener los antecedentes de infecciones previas, exposiciones inusuales y alergias, y realizar una exploración física completa. Además de la prueba cutánea de tuberculina o el ensayo de liberación de interferón gamma, se deben realizar las siguientes pruebas serológicas tanto en los candidatos como en los donadores de TCMH: virus del grupo del herpes (CMV, VEB, VHS, VVZ), virus de hepatitis (A, B y C), VIH, HTLV, y serología para sífilis. Otras pruebas serológicas (por ejemplo, para micosis endémicas o toxoplasmosis) varían de acuerdo al centro. También, algunos centros toman cultivos de vigilancia en los candidatos para TCMH de varios sitios (p. ej., nasofaringe y recto) para hongos, virus y bacterias. Es apropiado obtener una radiografía de tórax basal en el candidato a trasplante de células madre hematopoyéticas.

Mecanismo y momento

Después del esquema de acondicionamiento y hasta que funcione el injerto de médula (en general a las 3 a 4 sem), el receptor de TCMH está en gran medida neutropénico. Las infecciones bacterianas y fúngicas son más comunes durante el primer mes postrasplante, al igual que la infección por VHS. La fiebre y la neutropenia son casi universales durante el primer mes posterior al trasplante, requiriendo el uso de antibióticos de amplio espectro y poniendo al paciente en riesgo de colitis por *C. difficile*. Otra posible causa de diarrea en el paciente recien trasplantado es la EICH aguda.

Los receptores de TCMH tienen también una profunda inmunodeficiencia tanto celular como humoral. Esto es de manera particular cierto si el paciente ha recibido un injerto al que se le han eliminado las células T. Los inmunosupresores (como la prednisona y el tacrolimús) utilizados para prevenir la EICH alteran aún más el sistema inmunológico celular. Por lo tanto, las infecciones que se presentan entre 1 y 3 meses postrasplante a menudo son causadas por virus, como el CMV, o por *P. jirovecii*. Algunos receptores de TCMH (en especial aquellos con EICH crónica o un injerto de células T retardado) continúan estando en alto riesgo de infección incluso durante el periodo postrasplante tardío (> 100 días después del trasplante) (Fig. 22-8). Durante este periodo predominan las infecciones por VVZ y bacterias encapsuladas.

Aunque una infinidad de organismos pueden causar infección en el receptor de TCMH, aquellos que son sobre todo importantes y pueden ser blanco de prevención serán resaltados aquí.

Infecciones bacterianas

En general, el enfoque es similar al discutido en la sección sobre pacientes con cáncer. Una excepción posible es que algunos expertos no recomiendan el uso de monoterapia en el receptor de trasplante con fiebre y neutropenia. En este contexto es apropiada una cefalosporina antiseudomonas junto con vancomicina, en parte debido a que la toxicidad mucosa es tan común. En algunos centros se utilizan los antibióticos profilácticos en ausencia de fiebre, pero en otros no. De igual forma, el uso de factores de crecimiento (G-CSF y GM-CSF) depende del centro hospitalario. El uso de inmunoglobulina intravenosa (IGIV) quizá debe limitarse a aquellos pacientes con hipogammaglobulinemia documentada o EICH grave.

Infecciones fúngicas

Los hongos que por lo regular más causan infecciones en los receptores de TCMH son las especies de *Candida* y las especies de *Aspergillus*. Los síndromes asociados con la infección por *Candida* incluyen candidiasis oral, esofagitis, fungemia e infección diseminada (en especial candidiasis hepatoesplénica). La incidencia de cada una de estas manifestaciones se ha reducido de manera dramática por el uso rutinario de profilaxis con fluconazol desde el momento del acondicionamiento hasta la aplicación del injerto (algunas veces durante más tiempo). Aunque esto se ha asociado con un aumento en las infecciones por *C. krusei* y *C. glabrata* (que son con frecuencia resistentes al fluconazol), esto no ha sido un problema significativo en la mayoría de los centros.

El fluconazol no tiene actividad contra el *Aspergillus* (u otros hongos filamentosos), y estos se han vuelto la causa más común de infección fúngica en los pacientes con TCMH en algunos centros. Los pacientes que reciben médula donada compatible de un donador no emparentado o reciben un trasplante de sangre de cordón de donador no emparentado tienen un riesgo mayor que aquellos que reciben trasplantes autólogos o trasplantes compatibles de hermanos. Los pacientes con EICH grave tienen una probabilidad ocho veces mayor de desarrollar aspergilosis. Los síndromes clínicos más comunes asociados con la infección por *Aspergillus* son la neumonía focal, sinusitis y enfermedad del SNC. Los hemocultivos positivos son raros. A los pacientes con aspergilosis pulmonar demostrada o sospechada se les debe realizar una TC de cabeza para descartar involucramiento del SNC. Aunque existen pruebas no invasivas (ensayos de galactomanano y beta-D-glucano), carecen de sensibilidad y especificidad; en general, se debe intentar establecer un diagnóstico tisular.

El tratamiento de la aspergilosis es con voriconazol o una fórmula lipídica de anfotericina B, a menudo utilizando dosis más altas de lo normal. Se deben monitorear los niveles séricos de voriconazol. En algunos pacientes, se añade al esquema una equinocandina,

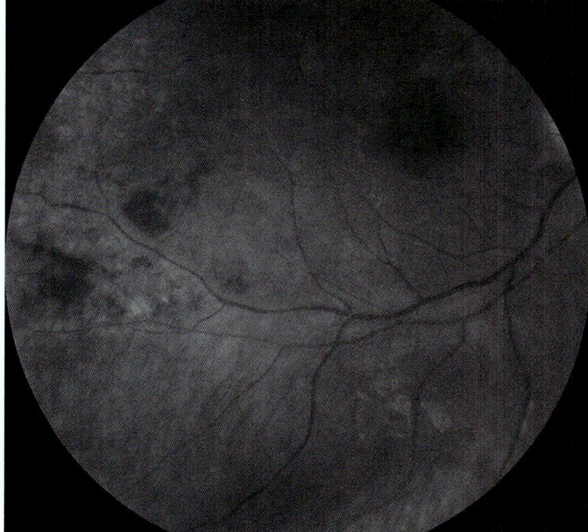

Figura 22-8. Retinitis por CMV en una niña de 17 años de edad a los 9 meses de estatus postrasplante de médula ósea con un injerto retardado de células T. Nótese el moteado y las hemorragias retinianas del lado derecho y el aspecto característico "en flama" en la parte inferior.

como la caspofungina. En general se aconseja el drenaje quirúrgico de la infección sinusal y la resección de la enfermedad pulmonar localizada.

A pesar de la terapia, la mortalidad de la aspergilosis invasiva sigue siendo muy alta. Esto ha conducido a que algunos centros intenten prevenir la infección en aquellos pacientes de más alto riesgo (p. ej., los receptores de injertos alogénicos compatibles de donadores no emparentados o injertos sin células T). Las opciones incluyen compuestos de anfotericina aerosolizada o intravenosa, voriconazol o posaconazol orales, o caspofungina intravenosa (u otra equinocandina). Muchos centros continúan utilizando fluconazol, que no tiene actividad contra los mohos, y monitoreando de manera cuidadosa para detectar este tipo de infecciones. Las guías actuales no recomiendan un enfoque por encima de otro.

Neumonía por Pneumocystis jirovecii

Al igual que en los pacientes con malignidades hematológicas, la neumonía por *Pneumocystis* es una infección importante y prevenible en el receptor de TCMH. Se debe utilizar TMP-SMX para profilaxis desde el momento del injerto hasta al menos 6 meses después del trasplante (o más tiempo en caso de EICH o linfopenia). Es 85 a 90% efectivo para prevenir la neumonía por este organismo. Otros esquemas son inferiores, en particular la pentamidina aerosolizada. La supresión medular con TMP-SMX es infrecuente cuando se utiliza en un esquema de tres veces por semana.

Virus adquiridos en la comunidad

Los niños que reciben un TCMH tienen un riesgo en especial alto de enfermedad grave causada por virus respiratorios. De 281 trasplantes de células madre realizados en el St. Jude Children's Research Hospital durante un periodo de 4 años, 32 (11%) se complicaron con infección respiratoria viral en el primer año después del trasplante. El virus por lo común más implicado fue el virus de la parainfluenza, seguido del adenovirus, virus de la influenza y VSR. Los factores de riesgo para infección fueron el trasplante alogénico y la EICH grave. Si se desarrolla una infección de vías respiratorias inferiores, la mortalidad es alta; por lo tanto, es de vital importancia la prevención. Los pacientes deben ser manejados en habitaciones con aislamiento de presión positiva. Algunos centros utilizan profilaxis mensual con palivizumab durante la estación de VSR para pacientes de alto riesgo < 4 años de edad. Aunque hay escasez de datos publicados, este es un enfoque razonable.

La detección temprana y el tratamiento oportuno de las infecciones pueden conducir a mejores desenlaces en comparación con intentar el tratamiento una vez que la enfermedad de vías respiratorias inferiores es evidente. Por lo tanto, se deben realizar cultivos virales o prueba de PCR en los pacientes al primer signo de síntomas respiratorios. Los niños con cáncer, muchos de los cuales han recibido TCMH, que desarrollaron infecciones de vías respiratorias inferiores con VSR tuvieron una mortalidad más baja (0/6 contra 3/4) cuando fueron tratados con ribavirina y palivizumab en comparación con monoterapia con ribavirina. Debido al pequeño número de pacientes y a la naturaleza retrospectiva del estudio, es difícil saber si esta combinación es en realidad superior a la ribavirina por sí sola. La ribavirina puede administrarse a 6 g/día ya sea por 18 h o como una aerosolización continua o tres veces al día durante 2 a 3 h cada vez. La ribavirina también tiene actividad contra el virus de la parainfluenza, y ha sido utilizada para tratar a los receptores de TCMH con infección por dicho virus.

Además de la enfermedad de vías respiratorias, el adenovirus causa cistitis hemorrágica, hepatitis y gastroenteritis en el receptor de TCMH. El cidofovir, un análogo nucleósido de la citocina, tiene actividad *in vitro* contra el adenovirus. Aunque no hay estudios comparativos, reportes anecdóticos sugieren que este agente es efectivo contra el adenovirus en el contexto de un TCMH. Por lo común se observa nefrotoxicidad con la dosis habitual (5 mg/kg/sem), y se atenúa con el uso concomitante de probenecid. En nuestra experiencia, las dosis más bajas de 1 mg/kg tres veces por semana son efectivas, y mucho menos nefrotóxicas.

Al igual que con los otros virus antes mencionados, la enfermedad por influenza puede ser mortal en esta población. Antes del trasplante, los candidatos a TCMH y sus contactos en el hogar deben recibir la vacuna contra la influenza. Es improbable que los receptores de TCMH hagan respuesta de anticuerpos en los primeros 6 meses después del trasplante, y en general no se recomienda la vacunación durante este periodo. Puede aplicarse tan pronto como 4 meses después del trasplante si existe un brote de influenza en la comunidad. Sin embargo, puede no ser protectora. Si se presenta un brote de influenza en la comunidad durante este periodo y el paciente no está en aislamiento, debe considerarse la profilaxis con oseltamivir. Este agente también debe utilizarse para el tratamiento de la infección documentada en esta población de pacientes, como se discutió en el Capítulo 7.

Citomegalovirus

Es útil diferenciar entre la infección por CMV (detección del virus, proteínas virales o ácido nucleico) y la enfermedad por CMV (síntomas referibles a un órgano en particular junto con la detección del virus). Antes del uso rutinario de la profilaxis o el monitoreo para CMV, este virus era una causa común de neumonía en los receptores de TCMH, y era con frecuencia mortal. La neumonía por CMV se presenta en forma inespecífica con fiebre, tos, hipoxemia e infiltrados intersticiales difusos en la radiografía de tórax. El tratamiento es con ganciclovir, pero se prefiere en mucho mayor medida la prevención. El CMV también puede causar enfermedad del tracto gastrointestinal; la esofagitis y la colitis son síndromes comunes y requieren biopsia para el diagnóstico definitivo. La retinitis por CMV es menos común, pero en ocasiones ocurre (ver Fig. 22-8).

Entre los receptores de TCMH, los individuos con el riesgo más alto de infección (y enfermedad) son aquellos que son seropositivos para CMV antes del trasplante, en especial cuando el donador es seronegativo. Esto se debe a que con el TCMH la inmunidad proviene del donador. Los pacientes seronegativos para CMV que reciben médula trasplantada de un donador positivo para CMV tienen un riesgo intermedio. Si tanto el receptor como el donador son negativos para CMV, el riesgo es mínimo siempre y cuando se utilicen productos sanguíneos (o con leucocitos filtrados) negativos para CMV. En los pacientes en riesgo de enfermedad por CMV (p. ej., donador o receptor seropositivo), se debe emplear una de dos estrategias: profilaxis o terapia preventiva.

La profilaxis involucra el administrar ganciclovir intravenoso (o valganciclovir oral) durante el periodo de alto riesgo para infección por CMV (desde el injerto hasta alrededor de 100 días postratamiento). Esta estrategia es muy efectiva, pero está limitada por la neutropenia inducida por ganciclovir, cosa que se presenta en alrededor de una tercera parte de los pacientes. Además, puede ocurrir enfermedad por CMV de inicio tardío después de que se ha suspendido la profilaxis. Algunos centros utilizan Ig-CMV además de la profilaxis con ganciclovir, pero el efecto de esta combinación comparada con el ganciclovir por sí solo no ha sido estudiado. La profilaxis es quizá la mejor opción para los pacientes de alto riesgo, como aquellos que reciben células madre sin células T.

La terapia preventiva involucra tamizar la sangre de los pacientes de alto riesgo en forma semanal para detectar la presencia de CMV por PCR o detección de antígeno pp65. (Se prefiere la PCR, ya que el antígeno pp65 se expresa en los leucocitos, de modo que los resultados falsos negativos son comunes en los pacientes neutropénicos). A los pacientes con pruebas positivas se les administra ganciclovir hasta que la prueba sea negativa y durante un mínimo de 3 sem (algunos centros continúan la terapia hasta los 100 días postrasplante). Si se cuenta con pruebas de tamizaje, se prefiere este enfoque para los pacientes de bajo riesgo para enfermedad por CMV, como los receptores de TCMH autólogo y los receptores de TCMH alogénico que son seronegativos para CMV y reciben un injerto seropositivo para CMV. Los pacientes de alto riesgo para enfermedad tardía por CMV (como aquellos con EICH o conteos crónicamente bajos de CD4) quizás deben continuar siendo monitoreados incluso después del día 100.

Virus varicela-zoster

La varicela primaria e incluso la reactivación de la varicela latente/zoster) son complicaciones potencialmente mortales en receptores de TCMH. En la varicela primaria, las lesiones cutáneas son numerosas e intensas, y pueden ser hemorrágicas. También, alrededor de la mitad de los pacientes desarrollará involucramiento orgánico, en especial neumonitis y hepatitis. El zoster en los receptores de TCMH es en general por dermatomas, pero puede causar enfermedad diseminada, algunas veces con involucramiento cutáneo tardío o atípico (Fig. 22-9). La identificación oportuna de la infección por VVZ y la administración de aciclovir intravenoso (a dosis de 1 500 mg/m^2/día divididos cada 8 h) reduce de manera dramática las tasas de morbilidad y mortalidad de estas infecciones. Los pacientes son tratados durante 10 a 14 días y hasta que todas las lesiones tengan costra. Aunque no está bien estudiado, tal vez se puede utilizar el valaciclovir oral una vez que el paciente ha tenido respuesta clínica. Los receptores de TCMH que son seronegativos para VVZ deben recibir VariZIG o IGIV de manera ideal dentro de las primeras 96 h después de la exposición a una persona con varicela. Deben ser observados de cerca para detectar el desarrollo de lesiones cutáneas ya que la eficacia de la profilaxis posexposición en esta población es un tanto baja. Todos los contactos cercanos, tanto dentro y fuera del hogar, de los receptores de TCMH que no tienen antecedente de varicela deben recibir la vacuna contra varicela.

Virus del herpes simple (VHS)

La infección por VHS en general es causada por reactivación del virus latente en un receptor de TCMH seropositivo. Sin profilaxis, 75% de los pacientes seropositivos para VHS (y hasta 15% de los pacientes seronegativos) desarrollará enfermedad sintomática por VHS, en alrededor de 2 a 3 sem después del trasplante. La presentación más común es con mucositis ulcerativa intensa, que puede ser difícil de distinguir de la causada por el esquema de acondicionamiento. Por lo tanto, las lesiones orales en general deben ser evaluadas para VHS por cultivo o PCR. También pueden ocurrir esofagitis, neu-

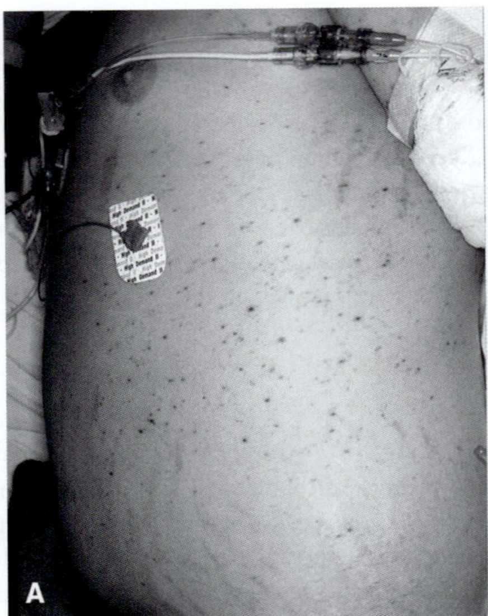
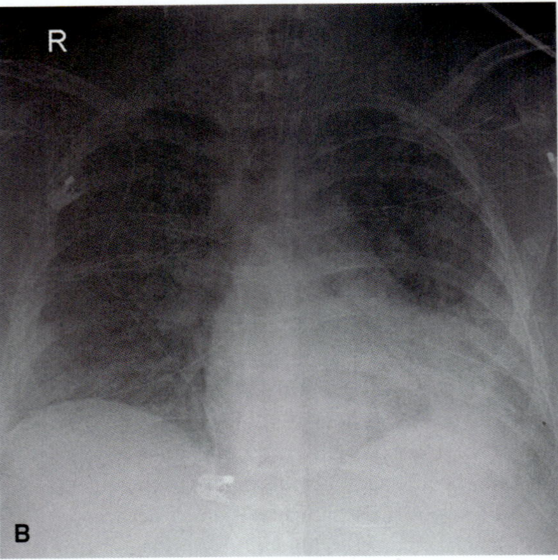

Figura 22-9. Un niño de 17 años de edad a los 12 meses de estatus pos-TCMH por, leucemia mielógena aguda presentó dolor abdominal e ictericia escleral de 4 días de evolución. Tenía trombocitopenia, linfopenia y elevación de los niveles de lipasa, aminotransferasa y bilirrubina. Al tercer día de estancia intrahospitalaria desarrolló un exantema petequial **(Panel A)**, seguido de coagulación intravascular diseminada y síndrome de dificultad respiratoria del adulto **(Panel B)**, que resultó fatal. Se detectó ADN de varicela-zoster por PCR de lesiones cutáneas y un hisopado faríngeo. Tenía el antecedente de zoster previo.

monitis, hepatitis y enfermedad diseminada. Todos los receptores de TCMH que son seropositivos para VHS deben recibir profilaxis con aciclovir, que disminuye la incidencia de infección a < 5%. Algunos centros proporcionan profilaxis también para los receptores seronegativos para VHS. El esquema varía de acuerdo al centro hospitalario, pero las guías recomiendan aciclovir y valaciclovir desde el inicio del acondicionamiento hasta que se acepte el injerto o 30 días posteriores al trasplante, lo que ocurra más tarde. El valaciclovir se ha asociado con el desarrollo de púrpura trombocitopénica trombótica en los receptores de TCMH y debe utilizarse con precaución en esta población. Los pacientes que reciben ganciclovir o valganciclovir para la profilaxis para CMV no necesitan recibir aciclovir.

Virus Epstein-Barr

A diferencia de la situación en los receptores de trasplante de órgano sólido (TOS), la enfermedad linfoproliferativa postrasplante (ELPT) es relativamente poco común entre los receptores de TCMH. La incidencia es más alta en aquellos que reciben un trasplante alogénico con HLA no compatible de un donador seropositivo para VEB, en especial si el injerto carece de células T. En un estudio de 18 niños con ELPT luego de un trasplante de médula ósea, el promedio de inicio de los síntomas fue 137 días (rango, 48 a 617 días) después del trasplante. Las manifestaciones iniciales habituales son fiebre y adenopatía, pero pueden estar afectados múltiples órga-

nos. Es poco frecuente que los síntomas pueden imitar una EICH. La enfermedad es resultado de una proliferación descontrolada de células B infectadas por VEB y transformadas, que en el huésped normal son mantenidas a raya por la respuesta inmunológica de las células T. El diagnóstico definitivo requiere biopsia del tejido afectado con confirmación histológica. Se debe consultar a un oncólogo pediatra. El tratamiento de primera línea consiste en disminuir la inmunosupresión, de ser posible. Ningún agente antiviral ha demostrado eficacia. El rituximab, un anticuerpo anti-CD20 (célula B), es efectivo en la mayoría de los casos, aunque algunos tipos histológicos requieren quimioterapia adicional. En los receptores de TCMH con ELPT, las células B infectadas por VEB se originan del donador. Por lo tanto, un enfoque prometedor para el tratamiento y prevención en este grupo de pacientes involucra la infusión de linfocitos T citotóxicos específicos para VEB preparados a partir de leucocitos donadores.

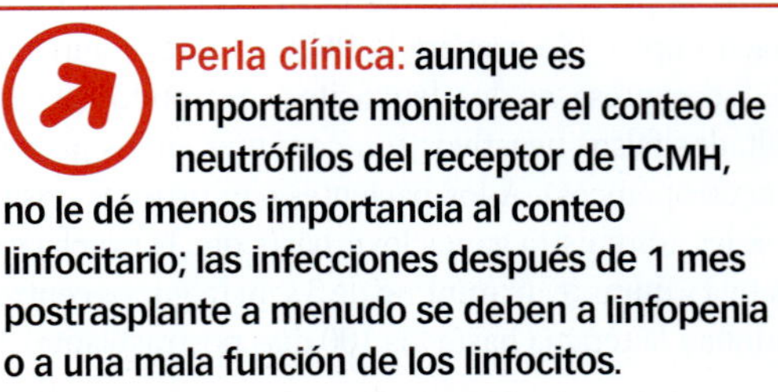

Inmunización del receptor de TCMH

La mayoría de los receptores de TCMH pierde la inmunidad contra las infecciones prevenibles por vacunación después de su trasplante. Sin embargo, no responden a la inmunización en el periodo postrasplante inmediato; por lo tanto, en general se difieren las vacunas inactivadas hasta los 3 a 6 meses después del trasplante, dependiendo de su estatus inmunológico (Tabla 22-4). Las vacunas vivas atenuadas se difieren hasta al menos 24 meses después del TCMH, asumiendo que el paciente no tiene EICH o inmunosupresión concurrente.

TRASPLANTE DE ÓRGANO SÓLIDO

Al igual que el receptor de TCMH, los receptores de un TOS tienen mayor riesgo de una variedad de infecciones comunes y oportunistas. Sin embargo, muchas de las cuestiones relacionadas al riesgo infeccioso son

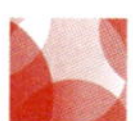

Tabla 22-4 Vacunas recomendadas para los receptores de TCMH*

ENFERMEDAD PREVENIBLE POR VACUNA	VACUNA	MOMENTO MÁS TEMPRANO POSTRASPLANTE	DOSIS Y SEPARACIÓN
Vacunas inactivadas[†]			
Haemophilus influenzae tipo b (Hib)	Conjugado Hib	3 meses	3 dosis, con 1 mes de separación
Hepatitis A (VHA)	Vacuna contra VHA	6 meses	2 dosis, con 6 meses de separación
Hepatitis B (VHB)	Vacuna contra VHB	6 meses	3 dosis; la 2.ª dosis al 1 mes y la 3.ª dosis 6 meses después de la 1.ª dosis
Difteria, tétanos, pertussis			
< 7 años de edad	DTaP	6 meses	3 dosis, con 1 mes de separación
≥ 7 años de edad	DTap[†]	6 meses	3 dosis, con 1 mes de separación
Virus del papiloma humano (VPH) (≥ 9 años de edad)	Vacuna HPV-9	6 meses	3 dosis; la 2.ª dosis a los 2 meses y la 3.ª dosis 6 meses después de la 1.ª dosis
Influenza	Vacuna inactivada contra la influenza	4 a 6 meses	1 dosis cada otoño de por vida
Meningocócica A/C/Y/W135	Vacuna MCV-4	6 meses	2 dosis, con 2 meses de separación
Meningocócica B	No está indicada de rutina; aplíquese en caso de asplenia funcional (ver texto)		
Pneumocócica	Vacuna PCV-13	3 meses	3 dosis, con 1 mes de separación
Pneumocócica	Vacuna PPSV-23	12 meses	1 dosis (≥ 2 meses después de la última dosis de PCV-13)
Polio inactivada (IPV)	Vacuna IPV	3 meses	3 dosis, con 1 mes de separación
Vacunas vivas atenuadas[‡]			
Sarampión, paperas, rubeola (MMR)	Vacuna MMR	24 meses	2 dosis, con 1 mes de separación
Varicela	Vacuna contra varicela	24 meses	2 dosis, con 1 mes de separación

*Para pacientes en tratamiento con IGIV, se pueden diferir todas las vacunas, excepto por la vacuna inactivada contra la influenza.
[†]Algunos centros administran DTaP sin importar la edad del receptor de TCMH.
[‡]Administre vacunas vivas atenuadas solo si el receptor de TCMH no está bajo terapia inmunosupresora y ni tiene EICH. Si el paciente ya es seropositivo para el padecimiento en cuestión, no debe administrarse la vacuna. Además, muchos centros evalúan la inmunidad celular (estatus numérico y funcional) antes de administrar vacunas vivas atenuadas. Las vacunas vivas atenuadas orales contra el rotavirus y las vacunas vivas atenuadas intranasales contra la influenza están contraindicadas en los receptores de TCMH.
Abreviaturas: TCMH, trasplante de células madre hematopoyéticas; EICH, enfermedad injerto contra huésped; PCV-13, vacuna neumocócica 13-valente; PPSV-23, vacuna neumocócica de polisacárido 23-valente; MCV4, vacuna de conjugado meningocócico tetravalente.
Adaptada de Rubin LG, Levin MJ, Ljungman P, et al. 2013 IDSA clinical practice guideline for vaccination of the immunocompromised host. Clin Infect Dis 2014;58:309–18, con autorización.

bastante diferentes entre ambos grupos. A diferencia de los receptores de TCMH, los receptores de TOS con frecuencia no están inmunocomprometidos antes del trasplante, no se someten a un esquema de acondicionamiento que los vuelve profundamente neutropénicos, y en general no están en riesgo de EICH. Por otro lado, el esquema de inducción al momento del trasplante induce una alteración profunda en el sistema inmunológico celular, y deben seguir en tratamiento con una combinación de agentes inmunosupresores de por vida para prevenir el rechazo del aloinjerto. Por lo tanto, desde el punto de vista infeccioso, los receptores de varios órganos sólidos tienen más en común unos con otros que con los receptores de TCMH.

Existen varios aspectos relacionados a la infección en los TOS que varían con base al órgano en particular que está siendo trasplantado. Algunos órganos donadores tienen mayor probabilidad de portar (y transmitir) un patógeno particular en comparación con otros (Tabla 22-5). En general, para estos organismos, la situación de más alto riesgo es cuando el donador es seropositivo y el receptor es seronegativo antes del trasplante, que es la situación opuesta al TCMH. Muchas de estas infecciones en el periodo postrasplante inmediato son únicas para el área anatómica del órgano injertado (Tabla 22-5). Se han reportado algunas infecciones inusuales derivadas del donador, incluyendo aquellas causadas por virus del Nilo del oeste, virus de la rabia, virus de la coriomeningitis linfocítica, *Balamuthia mandrillaris* (una amiba de vida libre), y microsporidios (intracelulares obligados, antes clasificados como protozoarios).

Los siguientes TOS se discutirán en esta sección: riñón, hígado, intestino, corazón y pulmón. Algunas veces, se trasplanta más de un órgano en forma simultánea (p. ej., corazón-pulmón o intestino-hígado), o en forma secuencial (p. ej., trasplante de riñón después de un trasplante de corazón), pero por cuestiones de simplicidad, consideraremos solo trasplantes de un solo órgano. El trasplante de páncreas es infrecuente en niños y no se discutirá.

Evaluación pretrasplante

Esta evaluación en general consiste en una historia clínica sobre exposiciones detallada, una evaluación por infecciones recientes y remotas, una revisión de los antecedentes de vacunación y de alergia a medicamentos, y la exploración física. En todos los candidatos a TOS se realiza una prueba cutánea de tuberculina o un ensayo de liberación de interferón gamma, así como en todos los donadores vivos. A los candidatos se les realizan pruebas serológicas para CMV, VHS, VVZ, VEB, VIH, sífilis, VHA, VHB, VHC y sarampión. A los donadores se les realizan pruebas para VIH, CMV, VEB, VHB, VHC y sífilis. Para los trasplantes de corazón, también se debe obtener serología para toxoplasma tanto en el donador como en los candidatos. Para los pacientes en el sur de Estados Unidos, se obtiene serología para *Coccidioides immitis*. Se debe obtener un cultivo de esputo en el candidato a trasplante de pulmón. Se deben aplicar las inmunizaciones para poner el esquema del niño al corriente. Esto incluye vacunas vivas atenuadas, a menos que existan otras contraindicaciones para su uso (p. ej., el paciente está recibiendo > 20 mg o > 2 mg/kg/día de prednisona). Las vacunas vivas atenuadas deben aplicarse al menos 4 sem antes de la fecha del trasplante. Están contraindicadas después del trasplante.

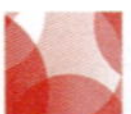

Tabla 22-5 Infecciones comunes en trasplantes de órganos sólidos con base al órgano trasplantado*

ÓRGANO	INFECCIONES TRANSMITIDAS POR EL ÓRGANO DONADOR	INFECCIONES ESPECÍFICAS DEL ÁREA ANATÓMICA
Riñón	CMV, VEB, virus BK	Infección de vías urinarias, en especial pielonefritis (CGP, BGN, *Candida*)
Hígado	CMV, VEB	Absceso intraabdominal, colangitis (BGN, enterococos, *Candida*, *Aspergillus*)
Intestino	CMV, VEB	Bacteriemia (flora intestinal), absceso intraabdominal (BGN, enterococos, *Candida*)
Corazón	CMV, VEB, toxoplasmosis	Mediastinitis (*S. aureus*)
Pulmón	CMV, VEB	Mediastinitis, neumonía, absceso pulmonar (*S. aureus*, BGN, *Aspergillus*)

*La bacteriemia y las infecciones de la herida son un tanto comunes en todos los pacientes postrasplantados.
Abreviaturas: CGP, cocos grampositivos; BGN, bacilos gramnegativos; CMV, citomegalovirus; VEB, virus Epstein-Barr.

Momento en que se presentan las infecciones

La gráfica de tiempo de las infecciones después de un TOS está organizada en tres segmentos: el primer mes, de 1 a 6 meses, y más de 6 meses después del trasplante. Durante el primer mes postrasplante, la mayoría de las infecciones es nosocomial o relacionada a complicaciones quirúrgicas. Estas incluyen infecciones bacterianas y candidiásicas del torrente sanguíneo e infecciones de la herida, así como infecciones órgano-específicas (Tabla 22-5). Además, las infecciones transmitidas por el donador, en general por bacterias u hongos, pueden presentarse durante este periodo si el órgano estaba infectado al momento del trasplante. Al igual que en el receptor de un TCMH, también es común la reactivación del VHS durante el primer mes. Del segundo al sexto mes es cuando el paciente está en mayor riesgo de infecciones oportunistas, como CMV, neumonía por *Pneumocystis*, y aspergilosis. Después de 6 meses postrasplante, las infecciones adquiridas en la comunidad y la reactivación del VVZ son las más comunes.

Profilaxis contra patógenos bacterianos y fúngicos

Están indicados los antibióticos intravenosos perioperatorios al momento del trasplante, y con frecuencia se administran hasta las 24 a 48 h después del trasplante. El esquema utilizado depende del tipo de trasplante y de los antecedentes de infección reciente del paciente. Los receptores de trasplantes de riñón y corazón por lo común reciben cefazolina. Dependiendo de los resultados del cultivo de esputo, los receptores de trasplante de pulmón deben recibir cefepime y vancomicina. Los receptores de trasplante de hígado e intestino por lo regular reciben cefotaxima o piperacilina-tazobactam. El TMP-SMX, que se utiliza para profilaxis contra neumonía por *Pneumocystis* en todos los receptores de TOS, tiene el beneficio adicional de proporcionar cobertura contra muchas bacterias comunes, así como contra *Nocardia*. También proporciona profilaxis efectiva contra la toxoplasmosis, la cual puede ser un problema en los receptores de trasplante cardiaco seronegativos para toxoplasma cuyo donador era seropositivo. También ofrece una profilaxis efectiva contra IVU bacteriana en los receptores de trasplante renal. El uso de descontaminación intestinal selectiva por vía oral antes de un trasplante de hígado es controversial; algunos estudios han sugerido un beneficio, mientras que otros no.

El tema de la profilaxis antifúngica en los receptores de TOS es complejo, y varía de acuerdo al órgano trasplantado, el perfil de riesgo y las prácticas institucionales. Muchos centros utilizan un agente oral no absorbible como la nistatina; sin embargo, su eficacia es cuestionable. Algunos centros administran fluconazol durante 4 sem antes del trasplante para prevenir la infección por *Candida*. La literatura en relación a la eficacia de este enfoque es contradictoria. También, el fluconazol no tiene actividad contra *Aspergillus*, el cual es un problema importante en los receptores de trasplante de hígado y pulmón. El itraconazol y el voriconazol son opciones para agentes administrados por vía oral pero, al igual que el fluconazol, causan incrementos significativos en los niveles de ciclosporina y tacrolimús. Debido a que el riesgo de infecciones fúngicas en los receptores de trasplante hepático se da sobre todo durante el primer mes postrasplante, puede ser razonable administrar uno de estos agentes (o incluso una equinocandina o anfotericina lipídica) durante este periodo a pacientes seleccionados de alto riesgo. El periodo de riesgo para infecciones fúngicas en los receptores de trasplante pulmonar es más prolongado, y muchos centros administran itraconazol durante al menos 6 meses después del trasplante. Por lo general no se administra voriconazol a largo plazo debido a un aumento en el riesgo de cáncer de piel y fluorosis asociada con el uso prolongado.

Neumonía por Pneumocystis jirovecii

La neumonía por *Pneumocystis* se presenta de forma similar a la de los pacientes con cáncer antes descrita. El TMP-SMX a dosis bajas tres veces por semana es muy efectivo para prevenir esta enfermedad potencialmente grave. Aunque el pico en la incidencia es entre los 2 y 6 meses postrasplante, hasta un tercio de los casos ocurre más de 1 año después del trasplante. Se debe iniciar TMP-SMX tan pronto como el paciente pueda tomar medicamentos orales después del trasplante. Si se tolera, en general debe continuarse de forma indefinida, aunque algunos centros suspenden la profilaxis después de 6 a 12 meses en pacientes seleccionados.

Virus adquiridos en la comunidad

Si se adquieren durante un periodo de máxima inmunosupresión (p. ej., inmediatamente después del trasplante o durante el tratamiento para un rechazo de aloinjerto), estas infecciones pueden ser graves, como se discutió antes para los receptores de TCMH, en especial en niños pequeños. De acuerdo con esto, en los niños < 2 años de edad puede ser razonable utilizar palivizumab mensual como profilaxis contra infección por VSR durante el primer invierno después del trasplante.

La infección por adenovirus es de manera particular problemática. En una serie, 49 (10%) de 484 receptores pediátricos de trasplante hepático desarrollaron infección por adenovirus. Los sitios más comunes de involucramiento fueron el hígado, el pulmón y el tracto gastrointestinal. Reportes anecdóticos sugieren un beneficio con cidofovir a dosis bajas (1 mg/kg tres días por semana). En los receptores pediátricos de trasplante de corazón, la identificación de genoma adenoviral por PCR en las biopsias miocárdicas se asocia con una reducción significativa en la sobrevivencia del injerto.

Citomegalovirus

A diferencia de los receptores de TCMH, en donde la seropositividad del receptor es el mejor predictor de enfermedad por CMV, el paciente con TOS con mayor riesgo de enfermedad por CMV es aquel que es seronegativo para CMV y que recibe un órgano de un donador seropositivo (D+/R−). El siguiente grupo con más alto riesgo incluye a aquellos en quienes tanto el donador como el receptor son seropositivos para CMV (D+/R+), seguidos del grupo en el que solo el receptor es seropositivo (D−/R+). Los pacientes que reciben anticuerpos anticélulas T para prevenir o tratar el rechazo tienen un riesgo en particular alto de enfermedad por CMV, sin importar si es el donador o el receptor quien es seropositivo para CMV. En general, si tanto el donador como el receptor son seronegativos, el riesgo de enfermedad por CMV es insignificante. Sin embargo, el virus puede ser adquirido a través de exposición en la comunidad. Además, dado que puede ser adquirido por transfusión, los pacientes seronegativos para CMV deben recibir transfusiones eritrocitarias de un donador que sea seronegativo para CMV o se debe filtrar la sangre para eliminar los leucocitos.

Es controversial si debe utilizarse valganciclovir de forma profiláctica o preventiva con monitoreo. La profilaxis quizá es mejor para los pacientes de más alto riesgo (D+/R− o aquellos que están recibiendo terapia anti-células T por rechazo). La duración de la profilaxis varía de acuerdo al centro hospitalario, el perfil de riesgo, y el tipo de órgano trasplantado, pero en general es de 3 a 6 meses. Los receptores de trasplante pulmonar reciben al menos 12 meses. Los pacientes de riesgo más bajo pueden ser monitoreados de forma semanal con prueba de antígeno pp65 o PCR, y tratados solo si la prueba se eleva por encima de cierto umbral (p. ej., > 1 000 copias/mL). El tratamiento con ganciclovir o valganciclovir por vía intravenosa en general dura un mínimo de 3 sem y hasta que la prueba sea negativa.

Virus varicela-zoster

La infección por VVZ puede ser grave en los pacientes con TOS, y por lo regular se presenta más de 6 meses después del trasplante. El enfoque a la prevención, la profilaxis posexposición y el tratamiento es similar al antes discutido para el receptor de TCMH.

Virus del herpes simple

La infección por VHS puede ser grave en los receptores de TOS, y el aciclovir (o valaciclovir) es seguro y efectivo para prevenir la enfermedad por VHS. Si ni el donador ni el receptor son seropositivos para VHS, en general se administra el aciclovir por vía oral a 10 mg/kg BID (o 5 mg/kg BID intravenoso) durante las primeras 4 a 6 sem después del trasplante. También debe administrársele al paciente que está siendo tratado por un episodio de rechazo agudo a un aloinjerto, y en este contexto puede presentarse neumonía grave por VHS (Fig. 22-10). No es necesaria la profilaxis con aciclovir si el paciente ya está bajo tratamiento con el ganciclovir o valganciclovir.

Virus Epstein-Barr

La ELPT asociada a VEB es una complicación potencialmente mortal del TOS. Es un problema sobre todo frecuente en los niños, que tienen mayor probabilidad de ser seronegativos para VEB antes del trasplante. El riesgo de ELPT es de alrededor de 20 a 25% en niños seronegativos para VEB, y 5% en aquellos que son seropositivos antes del trasplante hepático. Los pacientes seronegativos que reciben un órgano seropositivo para VEB (D+/R−)

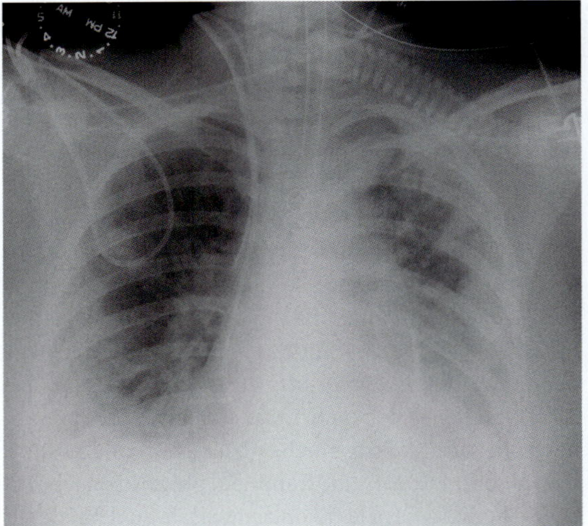

Figura 22-10. Una mujer de 18 años de edad presentó disfunción cardiaca intensa debido a rechazo agudo 3 años después de un trasplante cardiaco. Se administró reinducción de la supresión inmunológica con anticuerpos anticélulas T y metilprednisolona a dosis altas. Aunque la fracción de eyección mejoró, desarrolló infiltrados intersticiales y alveolares bilaterales progresivos. El lavado broncoalveolar al sexto día de estancia intrahospitalaria fue positivo para VHS-1 por cultivo viral. Fue tratada con un curso de 14 días de aciclovir intravenoso y se recuperó.

tienen el riesgo más alto en el primer año después del trasplante. Los pacientes seronegativos que reciben un órgano seronegativo para VEB pueden desarrollar infección adquirida en la comunidad en cualquier momento después del trasplante, algunas veces varios años después (con riesgo de ELPT de inicio tardío). Otros factores de riesgo se relacionan al tipo, duración e intensidad de los agentes inmunosupresores utilizados.

La infección por VEB en los receptores de trasplante puede resultar en varios síndromes diferentes: (1) infección asintomática o síndrome viral inespecífico, (2) mononucleosis infecciosa clásica y (3) ELPT. La ELPT puede dividirse a su vez en categorías basadas en la histología y en marcadores genéticos (hiperplasia plasmocítica policlonal, ELPT polimórfica monoclonal, y linfoma maligno). Estos síndromes representan un espectro de continuidad, y las manifestaciones benignas pueden evolucionar a síndromes más graves. La fiebre y la adenopatía son síntomas de presentación comunes, pero pueden estar involucrados múltiples órganos, incluyendo el aloinjerto, el tracto gastrointestinal, el hígado y el cerebro (Fig. 22-11).

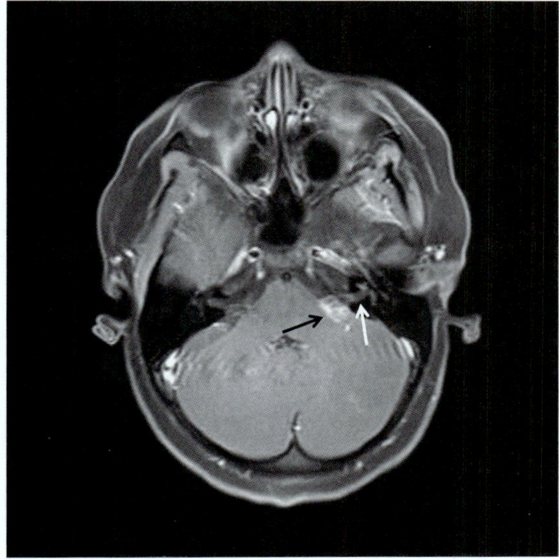

Figura 22-11. Un niño de 11 años de edad a los 5 meses de estatus postrasplante cardiaco presentó parálisis facial izquierda de 1 sem de evolución. La RM con gadolinio muestra reforzamiento por una lesión en el pedúnculo cerebelar medio izquierdo (*flecha negra*) que se extiende hasta involucrar el complejo de los pares craneales VII y VIII del lado izquierdo (*flecha blanca*) en la cisterna y el canal auditivo interno izquierdo. También tenía lesiones con reforzamiento en el lóbulo frontal derecho y temporal izquierdo (no se muestran). La PCR para VEB fue negativa en la sangre, pero positiva en el LCR. La biopsia de encéfalo confirmó trastorno linfoproliferativo postrasplante, tipo monomórfico (linfoma de células B grandes difusas), que fue positivo para VEB.

Se requiere biopsia de tejido para establecer el diagnóstico de ELPT. Es crítica la detección temprana, pero por desgracia las pruebas de PCR en sangre para VEB no han demostrado ser muy sensibles ni específicas para ELPT. En nuestra experiencia, no existe un nivel de corte que prediga el desarrollo de ELPT. A pesar de esto, es una práctica estándar el monitorear a los receptores de órgano sólido de alto riesgo (D+/R+) con PCR en sangre para VEB cada mes durante los primeros 1 a 2 años postrasplante. Los niveles > 2 000 copias/mL en general dan lugar a una reducción en la supresión inmunológica y la búsqueda de enfermedad focal.

La piedra angular de la terapia para la enfermedad demostrada por histología también consiste en reducir la inmunosupresión. Otras terapias incluyen anticuerpos monoclonales anti-CD20 (rituximab) y quimioterapia adicional. Los agentes antivirales (como el ganciclovir) y los anticuerpos pasivos (como la Ig-CMV) no han demostrado ser benéficos en la prevención o tratamiento de la ELPT. La terapia celular es más problemática en el contexto del TOS debido a que los linfocitos B infectados vienen del receptor (no del donador) y porque los pacientes son con frecuencia seronegativos para VEB antes del trasplante. Por lo tanto, no poseen linfocitos T citotóxicos específicos contra VEB que pudieran ser expandidos *ex vivo*.

Virus BK

El virus BK es un poliomavirus, y es la causa habitual de la nefropatía por poliomavirus (NPV). Se observa casi exclusivamente en los receptores de trasplante renal, donde puede conducir a falla renal. El otro contexto en el que el virus BK por lo común causa más enfermedad es en el TCMH, donde puede causar cistitis hemorrágica. La NPV se presenta en alrededor de 4% de los receptores de aloinjerto renal, aunque el rango es amplio entre los centros hospitalarios. El uso de tacrolimús y micofenolato mofetilo para prevenir el rechazo parecen ser factores de riesgo. Se ha utilizado PCR en sangre como marcador para probable NPV, pero la mayoría de los casos se diagnostica por biopsia renal. La NPV grado 1 en general se presenta durante el periodo postrasplante temprano, y se asocia con una tasa de sobrevivencia del injerto de 90%. Los grados 2 y 3 de NPV ocurren más de 6 meses después del trasplante y tienen una tasa de sobrevivencia del injerto de 70 y 50%, de manera respectiva. El principal tratamiento es la reducción de la supresión inmune. La mayoría de los centros tamiza a los receptores de trasplante renal con PCR para virus BK en sangre durante los primeros 1 a 2 años después del trasplante. Cuando los niveles alcanzan > 10 000 copias/mL, se reduce la supresión inmune. Si la creatinina está elevada, se toma una biopsia renal.

Inmunización de los receptores de TOS

Es una paradoja de la medicina moderna que tantos como dos tercios de los niños no han recibido su esquema de inmunizaciones completo al momento del trasplante.

Vacunas vivas atenuadas

La mayoría de los candidatos de TOS no está inmunocomprometida antes del trasplante, y debe recibir vacunas tanto inactivadas como vivas atenuadas. Idealmente, las vacunas vivas atenuadas deben aplicarse al menos 4 sem antes del trasplante. Sin embargo, si hay un órgano disponible poco después de que se ha aplicado una vacuna viva atenuada, la mayoría de los centros administrará IGIV y procederá con el trasplante. Por lo general no se administran vacunas vivas atenuadas después del trasplante.

Vacunas inactivadas

Si un niño recibe un trasplante antes de completar la serie primaria, con frecuencia deben retomarse las vacunas comenzando 6 a 12 meses después del trasplante (y al menos 3 meses después de haber completado la terapia para un episodio de rechazo a un aloinjerto). Una excepción es la vacuna inactivada contra la influenza, que debe aplicarse a todos los pacientes con TOS mayores de 6 meses de edad y a sus contactos en el hogar tan pronto como esté disponible cada otoño. Para la mayoría de las enfermedades prevenibles por vacunación, no se cuenta con parámetros serológicos que se correlacionen con la inmunidad. Por lo tanto, en general no se realizan pruebas serológicas para confirmar inmunidad, excepto para los virus de hepatitis A y B, donde pueden considerarse. Aunque no está bien estudiado en esta población, un enfoque razonable a la vacunación neumocócica involucra el uso secuencia de vacuna conjugada y vacuna de polisacárido, como se describe en las Tablas 22-2 y 22-3. Para mayores detalles sobre la vacunación del receptor de TOS, se deben consultar las guías de vacunación de la IDSA de 2013 del ICH por Rubin y colaboradores.

Puntos clave

- La prevención de infecciones graves en pacientes sin función esplénica incluye la tríada de inmunización, antibióticos profilácticos y educación.
- La fibrosis quística es la enfermedad autosómica recesiva grave más común en caucásicos. Se debe obtener medición de cloro en sudor en el niño con cualesquiera de las siguientes: infecciones respiratorias

recurrentes, retraso en el crecimiento, prolapso rectal o poliposis nasal.
- Por lo común se utilizan agentes biológicos para tratar tanto padecimientos reumatológicos como enfermedad intestinal inflamatoria. Estos pacientes tienen un alto riesgo de infecciones oportunistas, cuyos síntomas pueden ser sutiles.
- La fiebre en el paciente neutropénico es una emergencia médica sin importar qué tan bien se vea el paciente. Los antibióticos oportunos pueden salvar la vida.
- Para el CMV, el estatus serológico de mayor riesgo para los receptores de TOS es donador positivo/receptor negativo (D+/R−), mientras que para el receptor de TCMH, la categoría de riesgo más alto es donador negativo/receptor positivo (D−/R+).

REFERENCIAS SELECCIONADAS

Ausencia y disfunción esplénica

American Academy of Pediatrics. Asplenia and functional asplenia. In: Kimberlin DW, Brady MT, Jackson MA, et al., eds. *Red Book: 2015 Report of the Committee on Infectious Diseases.* 30th ed. Elk Grove Village, IL: *American Academy of Pediatrics,* 2015:86–8.

Centers for Disease Control and Prevention. *Prevention of pneumococcal disease among infants and children—use of a 13-valent pneumococcal conjugate vaccine and 23-valent pneumococcal polysaccharide vaccine. Recommendations of the Advisory Committee on Immunization Practices* (ACIP). MMWR Morb Mortal Wkly Rep 2010;59(RR-11):1–19.

Centers for Disease Control and Prevention. *Use of 13-valent pneumococcal conjugate vaccine and 23-valent pneumococcal polysaccharide vaccine among children aged 6–18 years with immunocompromising conditions. Recommendations of the Advisory Committee on Immunization Practices* (ACIP). MMWR Morb Mortal Wkly Rep 2013;62:521–4.

Centers for Disease Control and Prevention. *Prevention and control of meningococcal disease.* MMWR Morb Mortal Wkly Rep 2013;62(RR-2):1–28.

Centers for Disease Control and Prevention. *Prevention and Control of Haemophilus influenzae type b disease. Recommendations of the Advisory Committee on Immunization Practices (ACIP).* MMWR Morb Mortal Wkly Rep 2014;63(RR-1):1–14.

Centers for Disease Control and Prevention. *Use of MenACWY-CRM vaccine in children aged 2 through 23 months at increased risk for meningococcal disease: recommendations from the Advisory Committee on Immunization Practices,* 2013. MMWR Morb Mortal Wkly Rep 2014;63:527–30.

Centers for Disease Control and Prevention. *Use of serogroup B meningococcal vaccines in persons aged ≥10 years at increased risk for serogroup B meningococcal disease. Recommendations of the Advisory Committee on Immunization Practices, 2015.* MMWR Morb Mortal Wkly Rep 2015;64:608–12.

Davies JM, Barnes R, Milligan D. Update of guidelines for the prevention and treatment of infection in patients with an absent or dysfunctional spleen. *Clin Med* 2002;2:440–3.

de Porto A, Lammers AJJ, Bennink RJ, et al. Assessment of splenic function. *Eur J Clin Microbiol Infect Dis* 2010;29:1465–73.

Falletta JM, Woods GM, Verter JI, et al. Discontinuing penicillin prophylaxis in children with sickle cell anemia. Prophylactic Penicillin Study II. *J Pediatr* 1995;127:685–90.

Feder HM Jr, Pearson HA. Assessment of splenic function in familial asplenia. *N Engl J Med* 1999;341:210–2.

Gaston MH, Verter JI, Woods G, et al. Prophylaxis with oral penicillin in children with sickle cell anemia. A randomized trial. *N Engl J Med* 1986;314:1593–9.

Guidelines for the prevention and treatment of infection in patients with an absent or dysfunctional spleen. Working Party of the British Committee for Standards in Haematology Clinical Haematology Task Force. *Br Med J* 1996;312:430–34.

Kalhs P, Panzer S, Kletter K, et al. Functional asplenia after bone marrow transplantation. A late complication related to extensive chronic graft-versus-host disease. *Ann Intern Med* 1988;109:461–4.

Lammers AJJ, de Porto A, Bennink RJ, et al. Hyposplenism: comparison of different methods for determining splenic function. *Am J Hematol* 2012;87:484–9.

Lin AE, Ticho BS, Houde K, et al. Heterotaxy: associated conditions and hospital-based prevalence in newborns. *Genet Med* 2000;2:157–72.

O'Brien KL, Steinhoff MC, Edwards K, et al. Immunologic priming of young children by pneumococcal glycoprotein conjugate, but not polysaccharide, vaccines. *Pediatr Infect Dis J* 1996;15:425–30.

O'Brien KL, Swift AJ, Winkelstein JA, et al. Safety and immunogenicity of heptavalent pneumococcal vaccine conjugated to CRM(197) among infants with sickle cell disease. Pneumococcal Conjugate Vaccine Study Group. *Pediatrics* 2000;106:965–72.

Oller-Sales B, Troya-Diaz J, Martinez-Arconada MJ, et al. Post traumatic splenic function depending on severity of injury and management. *Transl Res* 2011;158:118–28.

Price VE, Blanchette VS, Ford-Jones EL. The prevention and management of infections in children with asplenia or hyposplenia. *Infect Dis Clin North Am* 2007;21:697–710.

Ticho BS, Goldstein AM, Van Praagh R. Extracardiac anomalies in the heterotaxy syndromes with focus on anomalies of midline-associated structures. *Am J Cardiol* 2000;85:729–34.

Vichinsky EP, Neumayr LD, Earles AN, et al. Causes and outcomes of the acute chest syndrome in sickle cell disease. National Acute Chest Syndrome Study Group. *N Engl J Med* 2000;342:1855–65.

White KS, Covington D, Churchill P, et al. Patient awareness of health precautions after splenectomy. *Am J Infect Control* 1991;19:36–41.

Wilimas JA, Flynn PM, Harris S, et al. A randomized study of outpatient treatment with ceftriaxone for selected febrile children with sickle cell disease. *N Engl J Med* 1993;329:472–6.

Enfermedad reumatológica

Bansal AS. Predispositions to meningococcemia. *N Engl J Med* 1997;337:204.

Barber C, Gold WL, Fortin PR. Infections in the lupus patient: perspectives on prevention. *Curr Opin Rheumatol* 2011;23:358–65.

Becker GJ, Waldburger M, Hughes GR, et al. Value of serum C-reactive protein measurement in the investigation of fever in systemic lupus erythematosus. *Ann Rheum Dis* 1980;39:50–2.

Euler HH, Harten P, Zeuner RA, et al. Recombinant human granulocyte colony stimulating factor in patients with systemic lupus erythematosus associated neutropenia and refractory infections. *J Rheumatol* 1997;24:2153–7.

Hoffman RW, Greidinger EL. Mixed connective tissue disease. *Curr Opin Rheumatol* 2000;12:386–90.

Hohler T, Buschenfelde KH. Systemic lupus erythematosus. *N Engl J Med* 1994;331:1235.

Iliopoulos AG, Tsokos GC. Immunopathogenesis and spectrum of infections in systemic lupus erythematosus. *Semin Arthritis Rheum* 1996;25:318–36.

Kim HA, Jeon JY, An JM, et al. C-reactive protein is a more sensitive and specific marker for diagnosing bacterial infections in systemic lupus erythematosus compared to S100AB/A9 and procalcitonin. *J Rheumatol* 2012;39:728–34.

Novosad SA, Winthrop KL. Beyond tumor necrosis factor inhibition: the expanding pipeline of biologic therapies for inflammatory diseases and their associated infectious sequelae. *Clin Infect Dis* 2014;58:1587–98.

Palazzi DL, McClain KL, Kaplan SL. Hemophagocytic syndrome in children: an important diagnostic consideration in fever of unknown origin. *Clin Infect Dis* 2003;36:306–12.

Pasoto SG, Ribeiro AC, Bonfa E. Update on infections and vaccinations in systemic lupus erythematosus and Sjogren's syndrome. *Curr Opin Rheumatol* 2014;26:528–37.

Rennebohm RM, Heubi JE, Daugherty CC, et al. Reye syndrome in children receiving salicylate therapy for connective tissue disease. *J Pediatr* 1985;107:877–80.

Sawhney S, Woo P, Murray KJ. Macrophage activation syndrome: a potentially fatal complication of rheumatic disorders. *Arch Dis Child* 2001;85:421–6.

Van Assen S, Agmon-Levin N, Eikayam O, et al. EULAR recommendations for vaccination in adult patients with autoimmune inflammatory rheumatic diseases. *Ann Rheum Dis* 2011;70:414–22.

Vananuvat P, Suwannalai P, Sungkanuparph S, et al. Primary prophylaxis for Pneumocystis jirovecii pneumonia in patients with connective tissue diseases. *Semin Arthritis Rheum* 2011;41:497–502.

Zonana-Nacach A, Camargo-Coronel A, Yanez P, et al. Infections in outpatients with systemic lupus erythematosus: a prospective study. *Lupus* 2001;10:505–10.

Fibrosis quística

Amaral MD. Novel personalized therapies for cystic fibrosis: treating the basic defect in all patients. *J Intern Med* 2015;277:155–66.

Braun AT, Merlo CA. Cystic fibrosis lung transplantation. *Curr Opin Pulm Med* 2011;17:467–72.

Byrnes CA, Vidmar S, Cheney JL, et al. Prospective evaluation of respiratory exacerbations in children with cystic fibrosis from newborn screening to 5 years of age. *Thorax* 2013;68: 643–51.

Campbell PW, III, Saiman L. Use of aerosolized antibiotics in patients with cystic fibrosis. *Chest* 1999;116:775–88.

Chiappini E, Taccetti G, de Martino M. Bacterial lung infections in cystic fibrosis patients: an update. *Pediatr Infect Dis J* 2014;33:653–4.

Flotte TR, Laube BL. Gene therapy in cystic fibrosis. *Chest* 2001;120:124S–31S.

Fuchs HJ, Borowitz DS, Christiansen DH, et al. Effect of aerosolized recombinant human DNase on exacerbations of respiratory symptoms and on pulmonary function in patients with cystic fibrosis. The Pulmozyme Study Group. *N Engl J Med* 1994;331:637–42.

Gentile VG, Isaacson G. Patterns of sinusitis in cystic fibrosis. *Laryngoscope* 1996;106:1005–9.

Hampel B, Hullmann R, Schmidt H. Ciprofloxacin in pediatrics: worldwide clinical experience based on compassionate use—safety report. *Pediatr Infect Dis J* 1997;16:127–9.

Milla CE, Wielinski CL, Regelmann WE. Clinical significance of the recovery of Aspergillus species from the respiratory secretions of cystic fibrosis patients. *Pediatr Pulmonol* 1996;21:6–10.

Nepomuceno IB, Esrig S, Moss RB. Allergic bronchopulmonary aspergillosis in cystic fibrosis: role of atopy and response to itraconazole. *Chest* 1999;115:364–70.

Newman AJ, Ansell BM. Episodic arthritis in children with cystic fibrosis. *J Pediatr* 1979;94:594–6.

Oliver A, Maiz L, Canton R, et al. Nontuberculous mycobacteria in patients with cystic fibrosis. *Clin Infect Dis* 2001;32:1298–303.

O'Sullivan BP, Freedman SD. Cystic fibrosis. *Lancet* 2009;373:1891–904.

Ramsey BW. Management of pulmonary disease in patients with cystic fibrosis. *N Engl J Med* 1996;335:179–88.

Ramsey BW, Pepe MS, Quan JM, et al. Intermittent administration of inhaled tobramycin in patients with cystic fibrosis. Cystic Fibrosis Inhaled Tobramycin Study Group. *N Engl J Med* 1999;340:23–30.

Ratjen F, Comes G, Paul K, et al. Effect of continuous anti-staphylococcal therapy on the rate of P. aeruginosa acquisition in patients with cystic fibrosis. *Pediatr Pulmonol* 2001;31:13–6.

Richard DA, Nousia-Arvanitakis S, Sollich V, et al. Oral ciprofloxacin vs. intravenous ceftazidime plus tobramycin in pediatric cystic fibrosis patients: comparison of antipseudomonas efficacy and assessment of safety with ultrasonography and magnetic resonance imaging. Cystic Fibrosis Study Group. *Pediatr Infect Dis J* 1997;16:572–8.

Smyth AR, Walters S. Prophylactic anti-staphylococcal antibiotics for cystic fibrosis. *Cochrane Database Syst Rev* 2014;(11):CD001912.

Stutman HR, Lieberman JM, Nussbaum E, et al. Antibiotic prophylaxis in infants and young children with cystic fibrosis: a randomized controlled trial. *J Pediatr* 2002;140:299–305.

Thomas J, Cook DJ, Brooks D. Chest physical therapy management of patients with cystic fibrosis. A meta-analysis. *Am J Respir Crit Care Med* 1995;151:846–50.

Síndrome de Down

Bloemers BLP, van Furth AM, Weijerman ME, et al. Down syndrome: a novel risk factor for respiratory syncytial virus bronchiolitis—a prospective birth-cohort study. *Pediatrics* 2007;120:e1076–81.

Cooney TP, Thurlbeck WM. Pulmonary hypoplasia in Down's syndrome. *N Engl J Med* 1982;307:1170–3.

Cuadrado E, Barrena MJ. Immune dysfunction in Down's syndrome: primary immune deficiency or early senescence of the immune system? *Clin Immunol Immunopathol* 1996;78:209–14.

Joshi AY, Abraham RS, Snyder MR, et al. Immune evaluation and vaccine responses in Down syndrome: evidence of immunodeficiency? *Vaccine* 2011;29:5040–6.

Malec E, Mroczek T, Pajak J, et al. Results of surgical treatment of congenital heart defects in children with Down's syndrome. *Pediatr Cardiol* 1999;20:351–4.

Ram G, Chinen J. Infections and immunodeficiency in Down syndrome. *Clin Exp Immunol* 2011;164:9–16.

Shott SR, Joseph A, Heithaus D. Hearing loss in children with Down syndrome. *Int J Pediatr Otorhinolaryngol* 2001;61:199–205.

Yamazaki M, Someya Y, Aramomi M, et al. Infection-related atlantoaxial subluxation (Grisel syndrome) in an adult with Down syndrome. *Spine* 2008;33:E156–60.

Yi H, Lanctot KL, Bont L, et al. Respiratory syncytial virus prophylaxis in Down syndrome: a prospective cohort study. *Pediatrics* 2014;133:1031–7.

Enfermedad endocrina

Geerlings SE, Hoepelman AI. Immune dysfunction in patients with diabetes mellitus (DM). FEMS Immunol Med Microbiol 1999;26:259–65.

Joshi N, Caputo GM, Weitekamp MR, et al. Infections in patients with diabetes mellitus. *N Engl J Med* 1999;341: 1906–12.

Kisand K, Peterson P. Autoimmune polyendocrinopathy candidiasis ectodermal dystrophy and other primary immunodeficiency diseases help to resolve the nature of protective immunity against chronic mucocutaneous candidiasis. *Curr Opin Pediatr* 2013;25:715–21.

McCrory MC, Moore BA, Nakagawa TA, et al. Disseminated mucormycosis in an adolescent with newly diagnosed diabetes mellitus. *Pediatr Infect Dis J* 2014;33:1094–6.

Nambam B, Winter WE, Schatz DA. IgG4 antibodies in autoimmune polyglandular disease and IgG4-related endocrinopathies: pathophysiology and clinical characteristics. *Curr Opin Pediatr* 2014;26:493–499.

Verbsky JW, Chatila TA. Immune dysregulation, polyendocrinopathy, enteropathy, X-linked (IPEX) and IPEX-related disorders: an evolving web of heritable autoimmune diseases. *Curr Opin Pediatr* 2013;25:708–14.

Enfermedad cardiaca

American Academy of Pediatrics Committee on Infectious Diseases; American Academy of Pediatrics Bronchiolitis Guidelines Committee. Updated guidance for palivizumab prophylaxis among infants and young children at increased risk of hospitalization for respiratory syncytial virus infection. *Pediatrics* 2014;134:415–20.

Baldini A. DiGeorge syndrome: an update. *Curr Opin Cardiol* 2004;19:201–4.

Bizzaro MJ, Conrad SA, Kaufman DA, et al. Infections acquired during extracorporeal membrane oxygenation in neonates, children, and adults. *Pediatr Crit Care Med* 2011;12:277–81.

Boyce TG, Mellen BG, Mitchel EF Jr, et al. Rates of hospitalization for respiratory syncytial virus infection among children in Medicaid. *J Pediatr* 2000;137:865–70.

Brown KL, Ridout DA, Shaw M, et al. Healthcare-associated infection in pediatric patients on extracorporeal life support: the role of multidisciplinary surveillance. *Pediatr Crit Care Med* 2006;7:546–50.

Feltes TF, Cabalka AK, Meissner HC, et al. Palivizumab prophylaxis reduces hospitalization due to respiratory syncytial virus in young children with hemodynamically significant congenital heart disease. *J Pediatr* 2003;1432:532–40.

Navas L, Wang E, de Carvalho V, et al. Improved outcome of respiratory syncytial virus infection in a high-risk hospitalized population of Canadian children. Pediatric Investigators Collaborative Network on Infections in Canada. *J Pediatr* 1992;121:348–54.

Enfermedad renal

Annigeri R, Conly J, Vas S, et al. Emergence of mupirocin-resistant Staphylococcus aureus in chronic peritoneal dialysis patients using mupirocin prophylaxis to prevent exit-site infection. *Perit Dial Int* 2001;21:554–9.

Auron A, Simon S, Andrews W, et al. Prevention of peritonitis in children receiving peritoneal dialysis. *Pediatr Nephrol* 2007;22:578–85.

Boelaert JR, Van Landuyt HW, Godard CA, et al. Nasal mupirocin ointment decreases the incidence of *Staphylococcus aureus* bacteraemias in haemodialysis patients. *Nephrol Dial Transplant* 1993;8:235–9.

Furth SL, Donaldson LA, Sullivan EK, et al. Peritoneal dialysis catheter infections and peritonitis in children: a report of the North American Pediatric Renal Transplant Cooperative Study. *Pediatr Nephrol* 2000;15:179–82.

Kemper MJ, Altrogge H, Ganschow R, et al. Serum levels of immunoglobulins and IgG subclasses in steroid sensitive nephrotic syndrome. *Pediatr Nephrol* 2002;17:413–17.

MacDonald NE, Wolfish N, McLaine P, et al. Role of respiratory viruses in exacerbations of primary nephrotic syndrome. *J Pediatr* 1986;108:378–82.

Massry S, Smogorzewski M. Dysfunction of polymorphonuclear leukocytes in uremia: role of parathyroid hormone. *Kidney Int* 2001;78:S195–6.

McCarthy JT, Steckelberg JM. Infective endocarditis in patients receiving long-term hemodialysis. *Mayo Clin Proc* 2000;75:1008–14.

McVicar MI, Chandra M, Margouleff D, et al. Splenic hypofunction in the nephrotic syndrome of childhood. *Am J Kidney Dis* 1986;7:395–401.

Sewell DL, Golper TA, Hulman PB, et al. Comparison of large volume culture to other methods for isolation of microorganisms from dialysate. *Perit Dial Int* 1990;10:49–52.

Tain YL, Lin G, Cher TW. Microbiological spectrum of septicemia and peritonitis in nephrotic children. *Pediatr Nephrol* 1999;13:835–37.

Thodis E, Bhaskaran S, Pasadakis P, et al. Decrease in *Staphylococcus aureus* exit-site infections and peritonitis in CAPD patients by local application of mupirocin ointment at the catheter exit site. *Perit Dial Int* 1998;18:261–70.

Tokars JI, Arduino MJ, Alter MJ. Infection control in hemodialysis units. *Infect Dis Clin North Am* 2001;15:797–812.

Warady BA, Bakkaloglu S, Newland J, et al. Consensus guidelines for the prevention and treatment of catheter-related infections and peritonitis in pediatric patients receiving peritoneal dialysis: 2012 update. *Perit Dial Int* 2012;32:S29–86.

Warady BA, Bashir M, Donaldson LA. Fungal peritonitis in children receiving peritoneal dialysis: a report of the NAPRTCS. *Kidney Int* 2000;58:384–9.

Warady BA, Fenneberg B, Verrina E, et al. Peritonitis in children who receive long-term dialysis: a prospective evaluation of therapeutic guidelines. *J Am Soc Nephrol* 2007;18:2172–9.

Enfermedad hepática

Bu L-N, Chen H-L, Chang C-J, et al. Prophylactic oral antibiotics in prevention of recurrent cholangitis after the Kasai portoenterostomy. *J Pediatr Surg* 2003;38:590–3.

Buchman AL. Complications of long-term home total parenteral nutrition: their identification, prevention and treatment. *Dig Dis Sci* 2001;46:1–18.

Campbell H, Gove S. Integrated management of childhood infections and malnutrition: a global initiative. *Arch Dis Child* 1996;75:468–71.

De Onis M, Monteiro C, Akre J, et al. The worldwide magnitude of protein-energy malnutrition: an overview from the WHO Global Database on Child Growth. *Bull World Health Organ* 1993;71:703–12.

Felisart J, Rimola A, Arroyo V, et al. Cefotaxime is more effective than is ampicillin-tobramycin in cirrhotics with severe infections. *Hepatology* 1985;5:457–62.

Fernandez J, Acevedo J, Castro M, et al. Prevalence and risk factors of infections by multiresistant bacteria in cirrhosis: a prospective study. *Hepatology* 2012;55:1551–61.

Guerrant RL, Lima AA, Davidson F. Micronutrients and infection: interactions and implications with enteric and other infections and future priorities. *J Infect Dis* 2000;182:S134–8.

Kurkchubasche AG, Smith SD, Rowe MI. Catheter sepsis in short-bowel syndrome. *Arch Surg* 1992;127:21–4.

Maggiore G, De Giacomo C, Marconi M, et al. Defective neutrophil motility in children with chronic liver disease. *Am J Dis Child* 1983;137:768–70.

O'Leary JG, Reddy KR, Wong F, et al. Long-term use of antibiotics and proton pump inhibitors predict development of infections in patients with cirrhosis. *Clin Gastroenterol Heptatol* 2015;13:753–9.

Rolachon A, Cordier L, Bacq Y, et al. Ciprofloxacin and long-term prevention of spontaneous bacterial peritonitis: results of a prospective controlled trial. *Hepatology* 1995;22:1171–4.

Saab S, Hernandez JC, Chi AC, et al. Oral antibiotic prophylaxis reduces spontaneous bacterial peritonitis occurrence and improves short-term survival in cirrhosis: a meta-analysis. *Am J Gastroenterol* 2009;104:993–1001.

Singh N, Gayowski T, Yu VL, et al. Trimethoprim-sulfamethoxazole for the prevention of spontaneous bacterial peritonitis in cirrhosis: a randomized trial. *Ann Intern Med* 1995;122:595–8.

Wong KKY, Fan AH, Lan LCL, et al. Effective antibiotic regime for postoperative acute cholangitis in biliary atresia—an evolving scene. *J Pediatr Surg* 2004;39:1800–2.

Enfermedad intestinal inflamatoria

Epple H-J. Therapy- and non-therapy-dependent infectious complications in inflammatory bowel disease. *Dig Dis* 2009; 27:555–9.

Hourigan SK, Chirumamilla SR, Ross T, et al. *Clostridium difficile* carriage and serum antitoxin responses in children with inflammatory bowel disease. *Inflamm Bowel Dis* 2013;19:2744–52.

Kuntz JL, Chrischilles EA, Pendergast JF, et al. Incidence of and risk factors for community-associated *Clostridium difficile* infection: a nested case–control study. *BMC Infect Dis* 2011;11:194–200.

Mann EA, Saeed SA. Gastrointestinal infection as a trigger for inflammatory bowel disease. *Curr Opin Gastroenterol* 2012;28:24–9.

Martinelli M, Strisciuglio C, Veres G, et al. *Clostridium difficile* and pediatric inflammatory bowel disease: a prospective, comparative, multicenter, ESPGHAN study. *Inflamm Bowel Dis* 2014;20:2219–25.

Nylund CM, Goudie A, Garza JM, et al. *Clostridium difficile* infection in hospitalized children in the United States. *Arch Pediatr Adolesc Med* 2011;165:451–7.

Rubin LG, Levin MJ, Ljungman P, et al. 2013 IDSA clinical practice guideline for vaccination of the immunocompromised host. *Clin Infect Dis* 2014;58:309–18.

Samady W, Pong A, Fisher E. Risk factors for the development of *Clostridium difficile* infection in hospitalized children. *Curr Opin Pediatr* 2014;26:568–72.

Toruner M, Loftus EV Jr, Harmsen WS, et al. Risk factors for opportunistic infections in patients with inflammatory bowel disease. *Gastroenterology* 2008;134:929–36.

Viget N, Vernier-Massouille G, Salmon-Ceron D, et al. Opportunistic infections in patients with inflammatory bowel disease: prevention and diagnosis. *Gut* 2008;57:549–58.

Yang LS, Alex G, Catto-Smith AG. The use of biologic agents in pediatric inflammatory bowel disease. *Curr Opin Pediatr* 2012;24:609–14.

Yeung JH, Goodman KJ, Fedorak RN. Inadequate knowledge of immunization guidelines: a missed opportunity for preventing infection in immunocompromised IBD patients. *Inflamm Bowel Dis* 2012;18:34–40.

Enfermedad neoplásica

Allen U, Smith CR, Prober CG. The value of skin biopsies in febrile, neutropenic, immunocompromised children. *Am J Dis Child* 1986;140:459–61.

Barone SR, Aiuto LT, Krilov LR. Increased survival of young infants with *Pneumocystis carinii* pneumonia and acute respiratory failure with early steroid administration. *Clin Infect Dis* 1994;19:212–3.

Bodey GP, Buckley M, Sathe YS, et al. Quantitative relationships between circulating leukocytes and infection in patients with acute leukemia. *Ann Intern Med* 1966;64: 328–40.

Bow EJ, Laverdiere M, Lussier N, et al. Antifungal prophylaxis for severely neutropenic chemotherapy recipients: a meta-analysis of randomized-controlled clinical trials. *Cancer* 2002;94:3230–46.

Fergie JE, Patrick CC, Lott L. *Pseudomonas aeruginosa* cellulitis and ecthyma gangrenosum in immunocompromised children. *Pediatr Infect Dis J* 1991;10:496–500.

Freifeld AG, Bow EJ, Sepkowitz KA, et al. Clinical practice guideline for the use of antimicrobial agents in neutropenic patients with cancer: 2010 update by the Infectious Diseases Society of America. *Clin Infect Dis* 2011;52:e56–93.

Gomez L, Martino R, Rolston KV. Neutropenic enterocolitis: spectrum of the disease and comparison of definite and possible cases. *Clin Infect Dis* 1998;27:695–9.

Kavanagh KT, Hughes WT, Parham DM, et al. Fungal sinusitis in immunocompromised children with neoplasms. *Ann Otol Rhinol Laryngol* 1991;100:331–6.

Kontoyiannis DP, Luna MA, Samuels BI, et al. Hepatosplenic candidiasis. A manifestation of chronic disseminated candidiasis. *Infect Dis Clin North Am* 2000;14:721–39.

Lear JT, Atherton MT, Byrne JP. Neutrophilic dermatoses: pyoderma gangrenosum and Sweet's syndrome. *Postgrad Med J* 1997;73:65–8.

O'Connnor D, Bate J, Wade R, et al. Infection-related mortality in children with acute lymphoblastic leukemia: an analysis of infectious deaths on UKALL2003. *Blood* 2014;124:1056–61.

Palazzi DL. The use of antimicrobial agents in children with fever during chemotherapy-induced neutropenia. *Pediatr Infect Dis J* 2011;30:887–90.

Pappas PG, Kauffman CA, Andes D, et al. Clinical practice guidelines for the managementof candidiasis: 2009 update by the Infectious Diseases Society of America. *Clin Infect Dis* 2009;48:503–35.

Pui C-H, Hughes WT, Evans WE, et al. Prevention of *Pneumocystis carinii* pneumonia in children with cancer. *J Clin Oncol* 1994;12:1522–5.

Smith TJ, Bohlke K, Lyman GH, et al. Recommendations for the use of WBC growth factors: American Society of Clinical Oncology clinical practice guideline update. *J Clin Oncol* 2015;33:1–16.

Stern A, Green H, Paul M, et al. Prophylaxis for *Pneumocystis* pneumonia (PCP) in non-HIV immunocompromised patients. *Cochrane Database Syst Rev* 2014;(10):CD005590.

Walsh TJ, Teppler H, Donowitz GR, et al. Caspofungin versus liposomal amphotericin B for empirical antifungal therapy in patients with persistent fever and neutropenia. *N Engl J Med* 2004;351:1391–402.

Walsh TJ, Whitcomb PO, Revankar SG, et al. Successful treatment of hepatosplenic candidiasis through repeated cycles of chemotherapy and neutropenia. *Cancer* 1995;76: 2357–62.

Trasplante de células madre hematopoyéticas

Benjamin DK Jr, Miller WC, Bayliff S, et al. Infections diagnosed in the first year after pediatric stem cell transplantation. *Pediatr Infect Dis J* 2002;21:227–34.

Bordigoni P, Carret AS, Venard V, et al. Treatment of adenovirus infections in patients undergoing allogeneic hematopoietic stem cell transplantation. *Clin Infect Dis* 2001;32:1290–7.

Chermaly RF, Ghantoji SS, Shah DP, et al. Respiratory syncytial virus infections in children with cancer. *J Pediatr Hematol Oncol* 2014;36:e376–81.

Chiang KY, Hazlett LJ, Godder KT, et al. Epstein-Barr virus-associated B cell lymphoproliferative disorder following mismatched related T cell-depleted bone marrow transplantation. *Bone Marrow Transplant* 2001;28:1117–23.

Claviez A, Tiemann M, Wagner HJ, et al. Epstein-Barr virus-associated post-transplant lymphoproliferative disease after bone marrow transplantation mimicking graft-versus-host disease. *Pediatr Transplant* 2000;4:151–5.

Cox GJ, Matsui SM, Lo RS, et al. Etiology and outcome of diarrhea after marrow transplantation: a prospective study. *Gastroenterology* 1994;107:1398–407.

Englund JA. Diagnosis and epidemiology of community-acquired respiratory virus infections in the immunocompromised host. *Biol Blood Marrow Transplant* 2001;7:2S–4S.

Legrand F, Berrebi D, Houhou N, et al. Early diagnosis of adenovirus infection and treatment with cidofovir after bone marrow transplantation in children. *Bone Marrow Transplant* 2001;27:621–6.

Lujan-Zilbermann J, Benaim E, Tong X, et al. Respiratory virus infections in pediatric hematopoietic stem cell transplantation. *Clin Infect Dis* 2001;33:962–8.

Morgan ER, Smalley LA. Varicella in immunocompromised children. Incidence of abdominal pain and organ involvement. *Am J Dis Child* 1983;137:883–5.

Rooney CM, Smith CA, Ng CY, et al. Infusion of cytotoxic T cells for the prevention and treatment of Epstein-Barr virus-induced lymphoma in allogeneic transplant recipients. *Blood* 1998;92:1549–55.

Rubin LG, Levin MJ, Ljungman P, et al. 2013 IDSA clinical practice guideline for vaccination of the immunocompromised host. *Clin Infect Dis* 2013;1–57.

Sable CA, Donowitz GR. Infections in bone marrow transplant recipients. *Clin Infect Dis* 1994;18:273–81.

Skinner J, Finlay JL, Sondel PM, et al. Infectious complications in pediatric patients undergoing transplantation with T lymphocyte-depleted bone marrow. *Pediatr Infect Dis* 1986;5:319–24.

Tomblyn M, Chiller T, Einsele H, et al. Guidelines for preventing infectious complications among hematopoietic cell transplantation recipients: a global perspective. *Biol Blood Marrow Transplant* 2009;15:1143–238.

Vasconcelles MJ, Bernardo MV, King C, et al. Aerosolized pentamidine as pneumocystis prophylaxis after bone marrow transplantation is inferior to other regimens and is associated with decreased survival and an increased risk of other infections. *Biol Blood Marrow Transplant* 2000;6:35–43.

Zaia JA. Prevention of cytomegalovirus disease in hematopoietic stem cell transplantation. *Clin Infect Dis* 2002;35:999–1004.

Trasplante de órgano sólido

Arend SM, van't Wout JW. Editorial response: prophylaxis for *Pneumocystis carinii* pneumonia in solid organ transplant recipients—as long as the pros outweigh the cons. *Clin Infect Dis* 1999;28:247–9.

Avery RK. Recipient screening prior to solid-organ transplantation. *Clin Infect Dis* 2002;35:1513–19.

Chadburn A, Chen JM, Hsu DT, et al. The morphologic and molecular genetic categories of posttransplantation lymphoproliferative disorders are clinically relevant. *Cancer* 1998;82:1978–87.

Collins LA, Samore MH, Roberts MS, et al. Risk factors for invasive fungal infections complicating orthotopic liver transplantation. *J Infect Dis* 1994;170:644–52.

Fishman JA, Rubin RH. Infection in organ-transplant recipients. *N Engl J Med* 1998;338:1741–51.

Florescu DF, Sandkovsky U. Fungal infections in intestinal and multivisceral transplant recipients. *Curr Opin Organ Transplant* 2015;20:295–302.

Ginsburg CM, Andrews W. Orthotopic hepatic transplantation for unimmunized children: a paradox of contemporary medical care. *Pediatr Infect Dis J* 1987;6:764–5.

Gordon SM, LaRosa SP, Kalmadi S, et al. Should prophylaxis for *Pneumocystis carinii* pneumonia in solid organ transplant recipients ever be discontinued? *Clin Infect Dis* 1999;28:240–6.

Green M, Michaels M. Preemptive therapy of cytomegalovirus disease in pediatric transplant recipients. *Pediatr Infect Dis J* 2000;19:875–7.

Ison MG. Influenza prevention and treatment in transplant recipients and immunocompromised hosts. *Influenza Other Respir Viruses* 2013;7 Suppl 3:60–6.

Letourneau AR, Issa NC, Baden LR. Pneumonia in the immunocompromised host. *Curr Opin Pulm Med* 2014;20:272–9.

Lin PL, Vats AN, Green M. BK virus infection in renal transplant recipients. *Pediatr Transplant* 2001;5:398–405.

Michaels MG, Wald ER, Fricker FJ, et al. Toxoplasmosis in pediatric recipients of heart transplants. *Clin Infect Dis* 1992;14:847–51.

Nickeleit V, Singh HK. Polyomaviruses and disease: is there more to know than viremia and viruria? *Curr Opin Organ Transplant* 2015;20:348–58.

Pham P-T, Schaenman J, Pham P-C. BK virus infection following kidney transplantation: an overview of risk factors, screening strategies, and therapeutic interventions. *Curr Opin Organ Transplant* 2014;19:401–12.

Razonable RR, Hayden RT. Clinical utility of viral load in management of cytomegalovirus infection after solid organ transplantation. *Clin Microbiol Rev* 2013;26:703–27.

Rubin LG, Levin MJ, Ljungman P, et al. 2013 IDSA clinical practice guideline for vaccination of the immunocompromised host. *Clin Infect Dis* 2013;1–57.

Schaenman JM. Is universal antifungal prophylaxis mandatory in lung transplant patients? *Curr Opin Infect Dis* 2013;26:317–25.

Shirali GS, Ni J, Chinnock RE, et al. Association of viral genome with graft loss in children after cardiac transplantation. *N Engl J Med* 2001;344:1498–503.

Singh N. Antifungal prophylaxis for solid organ transplant recipients: seeking clarity amidst controversy. *Clin Infect Dis* 2000;31:545–53.

Soltys K, Green M. Posttransplant lymphoproliferative disease. *Pediatr Infect Dis J* 2005;24:1107–8.

Thall TV, Rosh JR, Schwersenz AH, et al. Primary immunization status in infants referred for liver transplantation. *Transplant Proc* 1994;26:191.

23

El niño con infecciones frecuentes, graves o inusuales: síndromes de inmunodeficiencia primarios

Es imposible pasar la vida sin adquirir cierta cantidad de infecciones. Muchas de ellas se presentan durante la infancia temprana. El sistema inmunológico del niño comienza a desarrollar defensas contra la infección al ser expuesto a varios patógenos, y las infecciones disminuyen con el paso del tiempo. Sin embargo, algunos niños tienen defectos en su capacidad para combatir a las infecciones, las llamadas inmunodeficiencias primarias. Estas pueden ser defectos ya sea en la inmunidad innata o en la adaptativa. El sistema inmunológico innato, que incluye componentes celulares así como proteínas secretadas circulantes, responde con rapidez a las infecciones sin necesidad de una exposición previa. El sistema inmunológico adaptativo es específico para el antígeno (microorganismo) con el que se enfrenta. Las células T y B, los anticuerpos y varias citocinas le permiten al sistema inmunológico adaptativo desarrollar una "memoria" para exposiciones previas, permitiendo una respuesta rápida y específica ante encuentros subsecuentes con un organismo determinado. La memoria inmunológica también es la base de las vacunas.

El número de inmunodeficiencias primarias identificadas se ha incrementado de manera exponencial durante la última década, sobre todo debido a los avances en las pruebas de citometría de flujo, moleculares y genéticas. Hoy en día existen más de 300 síndromes de inmunodeficiencia primaria descritos. Estos han sido categorizados por la International Union of Immunological Societies en varios tipos (Tabla 23-1). En lugar de ello, la clasificación en este libro seguirá un abordaje por síndromes, pero por desgracia muchas condiciones llegan a caer dentro de más de un síndrome.

Claro está que no todos los niños con un aumento en la incidencia de infecciones tienen una inmunodeficiencia. El niño preescolar promedio experimenta 4 o 5 infecciones respiratorias al año, pero el 5% con "la peor suerte" puede tener hasta 12 por año. Cuando uno considera que el resfriado común dura aproximadamente entre 10 y 14 días en un niño de esta edad, y que la mayoría de estas infecciones se agrupa en los meses de invierno, queda claro porqué los padres comentan que su niño "siempre está enfermo". Los lactantes alimentados con fórmula tienen un poco más infecciones que aquellos alimentados con leche materna. Los niños expuestos a humo de tabaco tienen un aumento en la frecuencia de infecciones. El acudir a una estancia infantil incrementa la exposición a patógenos, resultando también en más infecciones.

Muchas condiciones subyacentes predisponen a una mayor frecuencia de infecciones. Por ejemplo, los niños con asma tienen más infecciones de senos paranasales que aquellos sin asma. Algunas de estas condiciones subyacentes se discuten en el capítulo anterior. Es importante excluir la infección por virus de inmunodeficiencia humana (VIH) en el niño con infecciones recurrentes, como se revisa en el Capítulo 20. Por último, algunos niños tienen infecciones recurrentes debido a un defecto anatómico (Fig. 23-1). Es en especial importante considerar este hecho si las infecciones recurren en el mismo sitio anatómico.

> **Perla clínica:** aunque a menudo se consideran por separado, los componentes de los sistemas inmunológicos innato y adaptativo trabajan en conjunto para combatir las infecciones.

Diferenciación entre estado normal y de inmunodeficiencia

Por desgracia, puede ser difícil saber en qué momento uno debe considerar una inmunodeficiencia primaria. La mayoría de los criterios que se ha propuesto no es ni adecuadamente sensible ni específica para diferenciar entre el niño normal y el que tiene inmunodeficiencia. Adicionalmente, la utilidad de dichos criterios depende en gran medida tanto de la edad del niño como de la inmunodeficiencia específica bajo consideración. Por ejemplo, la otitis media recurrente por sí sola en un niño pequeño rara vez es indicativa de inmunodeficiencia; sin embargo, podría ser la mani-

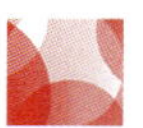 **Tabla 23-1** **Clasificación de las inmunodeficiencias primarias con ejemplos seleccionados**

CATEGORÍA	EJEMPLOS SELECCIONADOS	COMENTARIOS
Inmunodeficiencia combinada severa (IDCS)	Cadena gamma común del receptor de interleucina (LX) Deficiencia de adenosina deaminasa (AR)	Conteo de células T < 300 células por mcL; el diagnóstico es una emergencia; el tratamiento es con TCMH
IDCS permeable	Mutaciones hipomórficas en uno de varios genes causando IDCS, p. ej., RAG1, RMRP e IL2RG	Conteo de células T de 300 a 1 500 células por mcL
Síndrome de Omenn	IDCS permeable con características clínicas exclusivas; a menudo debida a una mutación hipomórfica en el RAG1	Conteo de células T de 300 a 1 500 células por mcL; eritrodermia, hepatoesplenomegalia, eosinofilia y elevación de los niveles de IgE en suero
Inmunodeficiencias combinadas (IDC)	Deficiencia del ligando CD40 (síndrome de hiper-IgM LX) Deficiencia de purina nucleósido fosforilasa (PNP)	En general menos grave y se presenta después que la IDSC, pero algunas veces puede requerir TCMH
Inmunodeficiencias combinadas con características asociadas	Síndrome de Wiskott-Aldrich (LX) Síndrome de DiGeorge (esporádico) Síndrome de hiper-IgE (formas AD y AD)	Tríada de trombocitopenia, eccema e infecciones; los casos graves se tratan con TCMH Defectos cardiacos conotruncales, hipocalcemia, fascies dismórfica e inmunodeficiencia de células T; los casos graves se tratan con trasplante de timo Por lo regular tratada con antibióticos profilácticos
Deficiencias predominantemente de anticuerpos	Agammaglobulinemia ligada al X (LX) Inmunodeficiencia común variable (por lo regular esporádica)	El tratamiento es con reposición de IgG Un tercio de los pacientes tiene fenómenos autoinmunes; la mayoría de los pacientes requiere reemplazo de IgG
Enfermedades de la desregulación inmunológica	Síndromes de linfohistiocitosis hemofagocítica autoinmune (la mayoría AR, algunas LX) Síndromes linfoproliferativos autoinmunes (AD o AR)	Tratadas al inicio con supresores inmunes y agentes quimioterapéuticos; muchos pacientes requieren TCMH Tratada con supresión inmune
Defectos congénitos de la fagocitosis	Neutropenia congénita grave (AD o AR) Enfermedad granulomatosa crónica (LX o AR)	Tratada con inyecciones de G-CSF Formas graves de EGC se tratan con TCMH
Defectos de la inmunidad innata	Susceptibilidad mendeliana a enfermedad micobacteriana (mutaciones múltiples) Defectos en los receptores tipo Toll (AR) Candidiasis mucocutánea crónica (por lo regular AR)	Algunas condiciones se tratan con interferón gamma; otras requieren TCMH Susceptibilidad aumentada a infecciones piógenas; el tratamiento es con antibióticos profilácticos Algunas formas asociadas con poliendocrinopatía; tratada con agentes antifúngicos profilácticos
Padecimientos autoinflamatorios	Fiebre mediterránea familiar (AR) Deficiencia de mevalonato quinasa (síndrome de hiper-IgD, AR) Síndrome periódico asociado con receptor de FNT (TRAPS, AD)	Algunos pacientes tienen solo una mutación única; el tratamiento es con colchicina profiláctica Tratar con bloqueo de IL-1 (anakinra) Tratar con bloqueo del receptor de FNT (etanercept)
Deficiencias del complemento	Deficiencia de componentes tempranos (C1-C4) Deficiencia de componentes tardíos (C5-C9)	Infecciones piógenas; autoinmunidad Infecciones por *Neisseria*

AR, autosómica recesiva; AD, autosómica dominante; EGC, enfermedad granulomatosa crónica; FNT, factor de necrosis tumoral; LX, ligada al X; IgG, inmunoglobulina G; TCMH, trasplante de células madre hematopoyéticas; G-CSF, factor estimulante de colonias de granulocitos; RAG, gen activador de recombinasa; RMRP, componente de ARN de la endorribonucleasa mitocondrial procesadora de ARN; IL2GR, receptor gamma de interleucina 2.

Modificada de Al-Herz W, Bousfiha A, Casanova J-L, *et al.* Front Immunol 2014;5;1–33; Kwan A, Abraham AS, Currier R, *et al.* JAMA 2014;312:729–38.

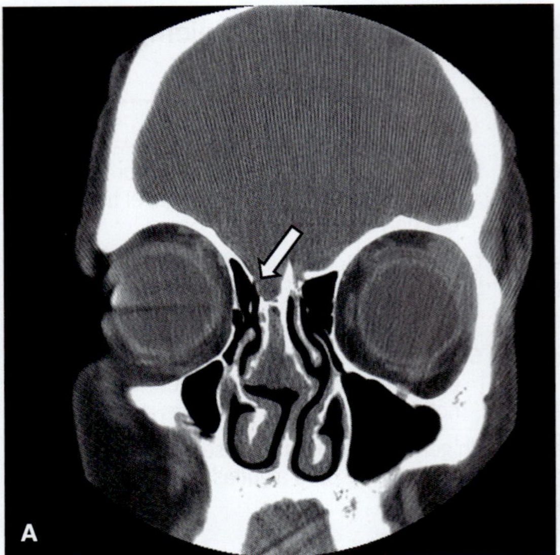
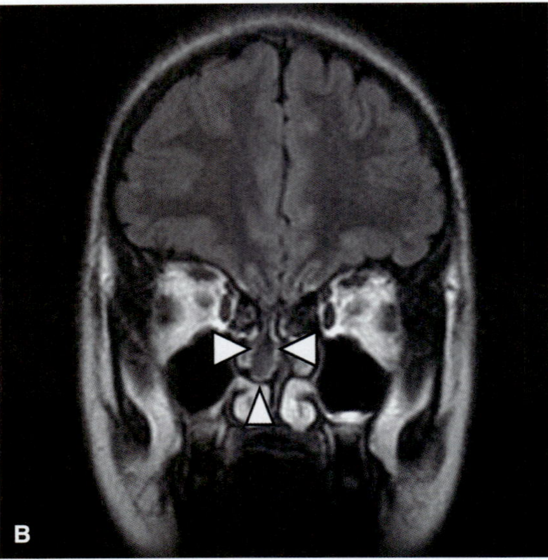

Figura 23-1. Una niña de 16 años de edad tuvo dos episodios de meningitis bacteriana, uno causado por *S. pneumoniae* y otro por *N. meningitidis*. La evaluación inmunológica fue normal. Una TC de senos paranasales **(A)** muestra un defecto en la lámina cribiforme derecha (*flecha*). Una RM **(B)** muestra un gran seudomeningocele (*puntas de flecha*), que se retiró exitosamente de forma quirúrgica.

festación inicial de una inmunodeficiencia común variable (IDCV) en un adolescente. Junto con otras características, la falla para crecer es una presentación común de la inmunodeficiencia combinada severa (IDCS) en lactantes, pero los niños con otros tipos de inmunodeficiencia a menudo crecen y se desarrollan de manera normal. Incluso los niños con IDCS, solo alrededor de la mitad tendrán retraso en el crecimiento. En caso de presentarse, el antecedente familiar es el predictor más importante de inmunodeficiencia primaria; sin embargo, solo alrededor de un tercio de los pacientes con inmunodeficiencia prima-

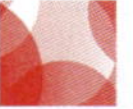

Tabla 23-2 Algunos factores que deben hacer considerar la posibilidad de una inmunodeficiencia primaria

FACTOR	EJEMPLOS
Retraso en el crecimiento en un lactante	Una manifestación común de la IDCS e infección por VIH
Infecciones con patógenos inusuales (oportunistas)	*Nocardia*, *Serratia* y *Burkholderia* sugieren EGC Neumonía por *Pneumocystis* sugiere deficiencia de células T o infección por VIH Especies inusuales de *Neisseria* sugieren un defecto en el complemento La infección candidiásica fuera de la lactancia sugiere un defecto en la inmunidad innata
Infecciones en sitios inusuales	Un absceso hepático o esplénico sugiere un defecto en los neutrófilos
Infecciones de gravedad inusual	La meningitis enteroviral grave o prolongada sugiere un defecto de anticuerpo
Infecciones por vacunas de virus vivos	La infección por vacuna contra varicela, sarampión o rotavirus sugiere un defecto de células T
Características clínicas de un padecimiento inmunológico específico	Defecto conotruncal cardiaco, hipocalcemia y características faciales dismórficas sugieren síndrome de DiGeorge
Antecedente familiar de inmunodeficiencia, una muerte inexplicable en la lactancia, o consanguineidad	Un tercio de los pacientes con inmunodeficiencia tiene antecedentes familiares positivos La consanguineidad aumenta el riesgo de trastorno autosómico recesivo
Infecciones recurrentes	El umbral aquí depende de la edad del niño, la gravedad de las infecciones, su respuesta a la terapia y la presencia de otros factores

ria tiene antecedentes familiares positivos. La Tabla 23-2 enumera los hallazgos que, de estar presentes, deben hacer al médico considerar la posibilidad de una inmunodeficiencia primaria.

INFECCIONES FRECUENTES DE LAS VÍAS RESPIRATORIAS

El tipo y gravedad de las infecciones deben ser cuidadosamente documentados. Se deben revisar las radiografías de tórax para verificar el diagnóstico de neumonía y para determinar si están involucrados uno o varios lóbulos. La aspiración de cuerpos extraños es una causa común de neumonía unilobar recurrente.

Los niños con una función inmunológica normal a menudo adquieren resfriados comunes, cuya duración es en general es < 2 sem y de los cuales la recuperación es completa. La otitis media aguda (OMA) es una complicación en alrededor de 30% de los resfriados en los primeros años de vida debido a disfunción de las trompas de Eustaquio (Capítulo 5). Los niños normales pueden tener episodios frecuentes de OMA, pero los episodios individuales usualmente responden a la terapia antimicrobiana adecuada. Si se requieren tubos de miringotomía, la incidencia de infecciones de oído por lo regular disminuye dramáticamente después de su colocación. Dado que la sinusitis bacteriana verdadera es menos común que la OMA, complicando alrededor de 5 a 10% de los resfriados, los episodios múltiples de sinusitis apropiadamente diagnosticados son más sugerentes de inmunodeficiencia o bien de problemas en el aclaramiento mucociliar, como en la fibrosis quística (FQ) o en la discinesia ciliar primaria (DCP). Por desgracia, la sinusitis bacteriana puede ser difícil de diagnosticar.

Un episodio aislado de neumonía, bien sea con una historia clínica sugerente de infección viral o de un patógeno causal de neumonía atípica, o con una causa común confirmada de neumonía como el *Streptococcus pneumoniae*, no es sospechoso de una inmunodeficiencia. Algunos padres reportarán que su niño ha tenido una "neumonía recurrente", cuando de hecho la historia es más compatible con múltiples episodios de enfermedad por hiperreactividad pulmonar. Un niño que ha tenido varios episodios de "neumonía", que se tratan y responden a los broncodilatadores inhalados, probablemente tiene asma. Sin embargo, varios episodios de neumonía lobar radiográficamente documentada, neumonía que requiere hospitalización en más de una ocasión, o neumonía junto con sinusitis u otitis media frecuentes, son indicaciones para una evaluación inmunológica.

Posibilidades diagnósticas en el niño con infecciones frecuentes de vías respiratorias

Niño normal

Como se discutió antes, muchos niños inmunológicamente normales experimentan infecciones de vías respiratorias frecuentes, transitorias y no graves, a veces en conjunto con OMA. Si el niño no ha tenido infecciones invasivas, está sano entre los episodios, tiene un crecimiento y desarrollo normales, tiene una exploración física normal, y nunca ha sido hospitalizado por infección, es improbable que se trate de una inmunodeficiencia. Sin embargo, puede ser difícil excluir una inmunodeficiencia humoral solo por la historia clínica; en caso de incertidumbre, una prueba sérica de inmunoglobulinas es un tamizaje simple que puede realizarse.

Fibrosis quística

Los niños con FQ a menudo tienen el antecedente de infecciones respiratorias frecuentes y un pobre crecimiento en los primeros años de vida. Puede haber antecedente de paso lento de meconio en el periodo neonatal. Los padres también pueden comentar que al besar al niño quedan con un sabor salado en la boca. Dado que la FQ es común (prevalencia ~1 en 2 500), se diagnostica con facilidad, y requiere atención médica compleja, se debe solicitar una prueba en sudor siempre que se considere el diagnóstico. Hoy en día, muchos estados realizan pruebas para FQ como parte del tamizaje neonatal.

Discinesia ciliar primaria

Este es el término preferido para un grupo de padecimientos caracterizados por una estructura y función ciliar anormales. Alrededor de 50% de los pacientes con DCP tiene *situs inversus*, en cuyo caso se utiliza el término síndrome de Kartagener. Al igual que la FQ, la DCP por lo regular se transmite de forma autosómica recesiva. Es mucho menos común que la FQ; la prevalencia estimada es de 1 en 20 000. Sin embargo, los síntomas son más leves que en pacientes con FQ, y quizás es infradiagnosticada. En una serie de 55 niños con DCP, 37 (67%) tuvieron antecedente de dificultad respiratoria neonatal, 38 (69%) tenían *situs inversus* y 42 (76%) tuvieron antecedente de rinorrea persistente de inicio temprano. La edad media al diagnóstico fue 4.4 años, que es considerablemente más joven que en la mayoría de las series. Son frecuentes las bronquiectasias y pólipos nasales pero por lo general se manifiestan hasta la segunda década de la vida. Un grupo ha propuesto los siguientes criterios para investigar la posibilidad de DCP: (a) pacientes con otitis, rinosinusitis y bronquitis crónica en quienes se han excluido otras enfermedades (FQ, alergias, trastornos inmunológicos y deficiencia de α_1-antitripsina), (b) lactantes a término con síndrome de dificultad respiratoria de causa desconocida y (c) pacientes con *situs inversus* e infecciones recurrentes de la vía aérea.

El diagnóstico por lo general se establece por cepillado del epitelio de los cornetes nasales o bronquios. La frecuencia de batido de los cilios se evalúa a través de microscopia de contraste de fase y los cambios ultraestructurales se detectan mediante microscopia electrónica. La infección bacteriana concomitante puede causar discinesia ciliar secundaria, por lo que los cepillados de cilios deben obtenerse al menos tras 4 a 6 sem después de la resolución de una infección respiratoria. Los pacientes con algunas mutaciones pueden tener cilios de apariencia normal, pero cuya función no lo es; los laboratorios comerciales cuentan con pruebas genéticas para detectar a estos pacientes.

Anormalidades estructurales del pulmón

Un niño con neumonía recurrente, en especial si todos los episodios se presentan en el mismo lóbulo, puede tener una anormalidad estructural que predispone al desarrollo de la infección, como una malformación adenomatoide quística congénita o un secuestro pulmonar (Capítulo 8). Estas condiciones se diagnostican mejor mediante tomografía computarizada de cortes finos.

Hipogammaglobulinemia transitoria de la infancia

Quizás el más común de los síndromes de inmunodeficiencia humoral usualmente sintomáticos, la hipogammaglobulinemia transitoria de la infancia (HTI), puede ser solo una exageración de la prolongación del nadir fisiológico de gammaglobulina que todos los lactantes experimentan. Estos niños por lo regular están bien durante los primeros 3 a 6 meses de vida, cuando los anticuerpos pasivos de sus madres les proporcionan protección contra la mayoría de los patógenos comunes. Sin embargo, a medida que este reservorio de anticuerpos desaparece, estos pacientes comienzan a experimentar infecciones recurrentes de vías respiratorias. Los resfriados comunes y las OMA son los síndromes más comunes, pero también pueden presentarse sinusitis, bronquiolitis y neumonía. También se ha descrito la gastroenteritis recurrente o "intolerancia a la fórmula".

Los niños con este síndrome no se infectan con patógenos atípicos, ni tampoco experimentan infecciones graves o que pongan en peligro la vida. A diferencia de los pacientes con agammaglobulinemia ligada al X (discutida en el siguiente texto), los pacientes con HTI tienen niveles normales de células B y desarrollan respuestas normales a las inmunizaciones contra la difteria y el tétanos. Aunque la IgG es el principal isotipo de anticuerpo afectado, los niveles de otros anticuer-

pos también pueden estar disminuidos. En una serie de 40 pacientes, los niveles de IgG estuvieron bajos en 30 (75%), los de IgA bajos en 17 (43%), y los de IgM bajos en 10 (25%). La exploración física puede revelar la presencia de tejido linfoide normal. Los niveles de inmunoglobulina eventualmente se normalizan; en raras ocasiones, los pacientes requerirán terapia con inmunoglobulina intravenosa (IGIV) durante unos cuantos meses o hasta por un año. En la mayoría de los pacientes, los niveles de inmunoglobulina son normales para los 3 años de edad, pero en algunos, pueden permanecer bajos hasta los 5 años de edad. En una pequeña minoría, la HTI es un precursor de un problema persistente de inmunoglobulinas, por lo regular deficiencia de IgA.

Agammaglobulinemia ligada al X (ALX, Enfermedad de Bruton)

La ALX se debe a un defecto en la maduración de las células B. Es causada por una mutación en el gen que codifica la tirosina quinasa Bruton (Btk), una proteína citoplasmática requerida para el crecimiento y el desarrollo de los precursores de las células B. Sin ella, las células B nunca se convierten en células secretoras de anticuerpos; por lo tanto, el anticuerpo es escaso o ausente. Las células B circulantes en la sangre están similarmente ausentes. Al igual que con la HTI, no se presentan problemas en los primeros meses de vida, cosa atribuible a los anticuerpos maternos pasivos. De ahí en adelante, el niño desarrolla infecciones de senos paranasales y pulmonares frecuentes, sobre todo causadas por organismos encapsulados, en especial *S. pneumoniae*. La mayoría de estas infecciones bacterianas puede tratarse de manera adecuada con antibióticos; sin embargo, su frecuencia puede conducir a procesos destructivos en los pulmones y senos paranasales. Algunos pacientes también pueden desarrollar infecciones bacterianas invasivas, como bacteriemia y meningitis.

Los pacientes con ALX también están sujetos a infecciones graves o prolongadas con virus no encapsulados, en especial los enterovirus. La meningitis enteroviral crónica se observa de manera casi exclusiva en pacientes con ALX. En estos pacientes también se ha descrito la viremia progresiva y la poliomielitis paralítica secundaria a la ingesta de la vacuna oral de virus vivos atenuados contra la polio (en la actualidad ya no se encuentra disponible en Estados Unidos). La función de las células T es normal. Por lo tanto, los pacientes con este padecimiento no padecen infecciones fúngicas o infección prolongada con virus encapsulados, como el virus sincicial respiratorio (VSR) o virus de influenza. La exploración física de estos niños en general no revela alteraciones, excepto que el tejido linfoide es escaso.

Al igual que con otras inmunodeficiencias primarias, no todos los pacientes tendrán la forma clásica o completa de la enfermedad. Algunas mutaciones causan solo una pérdida parcial de la función de la proteína, y se denominan mutaciones hipomórficas o permeables. Estos pacientes pueden tener niveles de células B e inmunoglobulinas disminuidos, pero no ausentes. Las mujeres portadoras casi siempre son inmunológicamente normales, aunque se ha reportado una mujer con ALX sintomática debido a lionización sesgada. También se han reportado formas raras de agammaglobulinemia autosómica recesiva debido a mutaciones en diferentes genes.

Inmunodeficiencia común variable

La IDCV es un síndrome complejo y heterogéneo de desregulación inmunológica que se caracteriza por hipogammaglobulinemia, infecciones bacterianas recurrentes, y por una variedad de anormalidades inmunológicas. Mientras que otras inmunodeficiencias primarias se deben a defectos en un solo gen, se piensa que la mayoría de las formas de IDCV es de naturaleza poligénica. La mayoría de los casos es esporádica, pero algunas veces existe el antecedente familiar de IDCV (o deficiencia selectiva de IgA). Además de las infecciones recurrentes (sobre todo de vías respiratorias superiores e inferiores), los pacientes con este síndrome también tienen un mayor riesgo de enfermedades autoinmunes o malignidad. La incidencia estimada es entre 1 en 25 000 y 1 en 50 000 personas. La IDCV puede presentarse a cualquier edad; en la mayoría de los pacientes, la enfermedad no se vuelve clínicamente evidente sino hasta la segunda o tercera década de la vida. El retraso entre el inicio de los síntomas y el diagnóstico por lo regular es de 5 años. A diferencia de los pacientes con ALX, los números circulantes de células B en general son normales. Sin embargo, los niveles de IgG son bajos, y los niveles de IgM e IgA por lo común también se encuentran disminuidos. En un subgrupo de pacientes con IDCV, existe evidencia de una función defectuosa de las células T.

Al igual que los pacientes con ALX, los pacientes con IDCV padecen infecciones recurrentes (en especial sinusitis, otitis media y neumonía) con organismos encapsulados. La diarrea es común, en particular causada por *Giardia*. También se ha descrito la meningitis enteroviral persistente, pero es menos común que en los pacientes con agammaglobulinemia ligada al X.

Alrededor de 30% de los pacientes con IDCV desarrolla una enfermedad autoinmune. La anemia hemolítica y la púrpura trombocitopénica inmune son los dos padecimientos más comúnmente observados. También puede haber linfoproliferación en alrededor de 30% de los pacientes, y se manifiesta con adenopatía y esplenomegalia. Cerca de 8% de los pacientes desarrolla linfoma. La gravedad y el pronóstico de la IDCV son altamente variables. En un estudio grande,

un tercio de los pacientes tuvo infecciones recurrentes pero sin otras complicaciones: su sobrevivencia a largo plazo fue de 95% comparada con la de los controles normales; dos tercios de los pacientes tuvieron una o más complicaciones no infecciosas: su sobrevivencia a largo plazo fue de 42% de lo esperado.

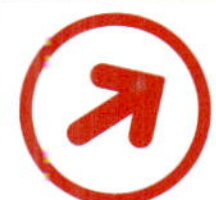

Perla clínica: considere el diagnóstico de IDCV en cualquier paciente con citopenias autoinmunes que involucran a más de una línea celular, y obtenga pruebas de inmunoglobulinas en estos pacientes antes de tratar con IGIV.

Síndrome de hiper-IgM

Los primeros reportes del síndrome hoy en día conocido como síndrome de hiper-IgM fueron dos niños con un síndrome clínico semejando una agammaglobulinemia ligada al X que tenían niveles francamente elevados de IgM y niveles de IgG e IgA bajos o ausentes. Subsecuentemente se reportaron casos también en mujeres. El fenotipo es similar al de la ALX o la IDCV grave, excepto que los pacientes con algunas formas de síndrome de hiper-IgM también son propensos a infecciones oportunistas, en especial neumonía por *Pneumocystis jirovecii*. Los pacientes con este síndrome tienen una alta incidencia de problemas autoinmunes hematológicos, incluyendo anemia hemolítica, púrpura trombocitopénica y, en especial neutropenia.

Este padecimiento es causado por la incapacidad de "cambiar de clase". Las células B en reposo expresan IgM en su superficie; por lo tanto, la estimulación antigénica produce primero IgM. A fin de producir IgG o IgA, debe haber un cambio de clase. En ausencia de capacidad para realizar este cambio, los niveles de IgM se elevan. Aunque la mayoría de los pacientes con este síndrome tiene niveles totales de IgM muy elevados (> 1 000 mg/dL), algunos de ellos tienen niveles dentro de rangos normales. Los niveles de IgG por lo regular son < 150 mg/dL, y la IgA no es detectable. El cambio de clase requiere dos señales, una de las cuales es la interacción del CD40 (expresado en las células B) y del ligando de CD40 (expresado en las células T). Los pacientes con la forma ligada al X de síndrome de hiper-IgM son incapaces de producir un ligando de CD40 funcional. Los pacientes con la variante autosómica recesiva menos común tienen una mutación en el CD40 que causa un cambio defectuoso de isotipos y alteración de la señalización de las células dendríticas. Las manifestaciones clínicas son similares a las de la forma ligada al X. Existen otras formas menos comunes de síndrome de hiper-IgM que no se describen aquí. Además, los niveles de IgM algunas veces están elevados en otras inmunodeficiencias combinadas, como la NEMO (por las siglas en inglés de *Nuclear essential modulator*, descrita más adelante).

Deficiencia selectiva de IgA

La IgA es la inmunoglobulina más abundante en el cuerpo. Una gran parte es producida y secretada a nivel local, y la presencia de IgA específica en la superficie mucosa ha demostrado ser protectora contra una variedad de infecciones que comienzan con replicación en dichos sitios. Esto sugeriría que la deficiencia de IgA debería predisponer a infecciones frecuentes y graves de los tractos respiratorio y gastrointestinal. De hecho, la mayoría de las personas con deficiencia de IgA está enteramente asintomática. Ha sido postulado que se secreta IgG en las superficies mucosas para compensar la falta de IgA en estos pacientes. Dependiendo de la población estudiada, alrededor de 1 en 200 a 1 en 1 000 individuos carecen de IgA apreciable, lo que hace que la deficiencia de IgA sea la deficiencia de inmunoglobulina más común. Algunos pacientes con deficiencia selectiva de IgA (definida como un nivel sérico < 7 mg/dL en un paciente de al menos 4 años de edad) tienen un aumento en la frecuencia de infecciones pulmonares y de senos paranasales o fenómenos autoinmunes. Los padecimientos autoinmunes más comúnmente observados en estos pacientes con deficiencia selectiva de IgA son la enfermedad celiaca, el lupus eritematoso sistémico, la artritis reumatoide, la enfermedad de Graves y la diabetes tipo 1.

Deficiencia de subclase de IgG

La IgG puede dividirse en cuatro subtipos diferentes. Alrededor de 20% de la población tiene un nivel total normal de IgG con deficiencia de una o más subclases. La mayoría de estos pacientes está asintomática, pero una minoría puede tener una pobre respuesta con anticuerpos a antígenos específicos, así como infecciones pulmonares y de senos paranasales recurrentes. En general, es más útil evaluar la respuesta funcional de anticuerpos a las inmunizaciones que determinar las mediciones de subclases de IgG.

Respuesta alterada a los polisacáridos

Los anticuerpos contra antígenos proteicos y polisacáridos se forman a través de diferentes vías. Los anticuerpos contra polisacáridos se forman por vías independientes de células T, las cuales no están bien desarrolladas en los niños en los primeros 1 a 2 años de vida. Esto explica porqué los lactantes a menudo no desarrollan buenas respuestas a las vacunas de polisacáridos (como la vacuna contra neumococo 23-valente de polisacárido). Algunos pacientes nunca desarrollan por completo la capacidad de generar respuestas contra antígenos polisacáridos. A pesar de niveles normales de inmunoglobulinas, estos pacientes pueden verse afectados por infecciones recurrentes con bacterias encapsuladas, en especial *S. pneumoniae*.

Infección por Virus de Inmunodeficiencia Humana

Aunque las infecciones recurrentes de vías respiratorias no son la presentación usual en los niños con infección no tratada por VIH, se debe verificar el estatus de VIH de la madre en todos los niños con infecciones frecuentes, y se debe evaluar al niño en busca de anticuerpo/antígeno de VIH si se desconoce el estatus de la madre.

Deficiencia de componentes tempranos del complemento

Las deficiencias de complemento son considerablemente menos comunes que las de inmunoglobulinas. Sin embargo, la deficiencia de uno de los componentes tempranos semeja una deficiencia de inmunoglobulina. Estos pacientes en general padecen infecciones recurrentes pulmonares y de senos paranasales con bacterias encapsuladas como *S. pneumoniae*.

Los pacientes con deficiencia de C3 por lo general son los más gravemente afectados. También tienen mayor probabilidad de padecer infecciones sistémicas como la bacteriemia o la meningitis. Alrededor de 80% de estos niños desarrolla también padecimientos autoinmunes.

Evaluación

Se debe llevar a cabo una evaluación del sistema inmunológico cuando el niño sobrepasa el número esperado, tipo o gravedad de las infecciones. A menudo, la historia clínica y la exploración física por sí solas sugerirán fuertemente que el sistema inmunológico del niño es normal; en ese caso, hay que asegurarse que todo está bien mediante seguimiento en caso de que el problema persista. Los siguientes son elementos que pueden ser incluidos cuando parece indicado un abordaje.

Biometría hemática completa

Aunque inespecífica, se puede obtener información muy útil a partir de una biometría hemática completa, incluyendo la presencia o ausencia de anemia, trombocitopenia, neutropenia, neutrofilia, eosinofilia y linfopenia.

Frotis de sangre periférica

La presencia de cuerpos de Howell-Jolly (ver Fig. 22-1) o eritrocitos con fosetas sugiere asplenia funcional o anatómica (discutida en el Capítulo 22).

Niveles de inmunoglobulina

La mayoría de los laboratorios médicos es capaz de determinar los niveles séricos totales de inmunoglobulinas. Por lo general se reportan los niveles de IgG, IgA e IgM a menos que se especifiquen otros. Es razonable revisar los niveles de IgE así como evaluar en busca de atopia y quizás excluir síndrome de hiper-IgE (se analizan más adelante). No es necesario solicitar niveles de subclases de IgG en forma rutinaria.

Las inmunoglobulinas son proteínas; por lo tanto, si los niveles de IgG están bajos, uno debe excluir la posibilidad de pérdida de proteínas en la orina o las heces como la causa de hipogammaglobulinemia. Si el nivel sérico de albúmina es normal, es poco probable que se trate de una pérdida considerable de proteínas. Si la albúmina está baja, se puede buscar el sitio de la pérdida mediante un examen general de orina y nivel de α_1-antitripsina.

Títulos de anticuerpos específicos

Es útil saber si el paciente es capaz de desarrollar una respuesta con anticuerpos a un antígeno al que ha sido expuesto. La mayoría de los pacientes ha recibido algunas vacunas; por lo tanto, se pueden obtener los niveles de anticuerpos contra uno o más de estos inmunógenos. Existen pruebas comerciales para medir los títulos de anticuerpos antitétanos y antidifteria. Estos anticuerpos son del tipo dependiente de células T. Si el niño tiene un título bajo de anticuerpo ya sea contra tétanos o difteria, se le debe administrar un refuerzo de la vacuna y revisar de nuevo el nivel de anticuerpo en 1 mes. Si el nivel sube hasta un rango normal, el paciente es capaz de generar una respuesta apropiada con anticuerpos dependientes de células T.

Para evaluar las respuestas independientes de las células T, uno puede administrar la vacuna neumocócica 23-valente de polisacárido y medir la respuesta con anticuerpo específico 1 mes después. Se deben medir los títulos antes y después de la vacunación en el mismo laboratorio. Si el niño ha recibido antes una vacuna conjugada contra neumococo (PCV, por sus siglas en inglés) 7-valente o 13-valente, uno no puede asumir que la respuesta a esos serotipos es indicativa de una respuesta funcional contra antígenos polisacáridos. (La PCV-7 contiene los serotipos 4, 6B, 9V, 14, 18C, 19F, y 23F; la PCV-13 contiene los mismos serotipos más los serotipos 1, 3, 5, 6A, 7F, y 19A.) Además, recuerde que se espera que los niños menores de 2 años de edad tengan una respuesta inmunológica mínima a antígenos polisacáridos. Para los niños > 2 años de edad, es aceptable una respuesta a al menos la mitad de los antígenos. La respuesta a un antígeno neumocócico específico puede considerarse positiva si hay una elevación del doble o mayor en el título en la muestra posvacunación en comparación con la muestra prevacunación, o si el título posvacunación es de al menos 1.3 mcg/mililitro.

Una alternativa para detectar la respuesta inmunológica independiente de células T es medir los anticuerpos contra el polisacárido capsular de la *S. typhi* 1 mes después de administrar la vacuna inactivada contra la fiebre tifoidea. Este método es en particular útil para pacientes que están recibiendo terapia de reposición de IgG, ya que los anticuerpos contra *S.typhi* en general no están presentes en la inmunoglobulina intravenosa.

Anticuerpo/antígeno de VIH

Realizar prueba de anticuerpo/antígeno de VIH como parte del abordaje de un niño con infecciones frecuentes, recurrentes o recalcitrantes. La infección con un patógeno oportunista es aún más sugerente de riesgo de infección por virus de inmunodeficiencia humana.

Medición de cloro en sudor

El cloro en sudor es una prueba simple de tamizaje para FQ. Esta prueba es confiable cuando se lleva a cabo en un sitio con experiencia considerable.

Evaluación de la estructura y función ciliar

Si se han descartado causas más comunes de infecciones respiratorias recurrentes, se debe pedir a un especialista en oídos, nariz y garganta que realice una biopsia ciliar.

Imagenología pulmonar

Se debe obtener una radiografía de tórax para buscar evidencia de enfermedad pulmonar crónica o bronquiectasias. Si existe sospecha de alguna anormalidad anatómica o de un cuerpo extraño, se debe obtener una TC de tórax de cortes finos.

CH50 (complemento hemolítico total)

La CH50 es una prueba de tamizaje razonable para pacientes en quienes se sospecha una deficiencia de componente temprano del complemento.

Pruebas para asma y alergia

Si se sospecha con base en la historia clínica y la exploración física, se deben considerar las pruebas de función pulmonar en niños > 6 años de edad o una prueba con terapia broncodilatadora en niños más pequeños. Puede estar indicada la referencia a un alergólogo para la realización de pruebas cutáneas si el niño tiene síntomas sugerentes de alergia (como estornudos, prurito o un componente estacional importante).

Manejo

Debido a que las infecciones no son graves, los pacientes con HTI por lo regular no requieren terapia con IGIV. Pueden ser seguidos cada 3 a 6 meses con evaluación seriada de sus niveles de inmunoglobulina. La recuperación de los niveles séricos a rangos normales por lo regular se presenta de manera espontánea para la edad de 3 años. El pronóstico es excelente.

Dado que los pacientes con ALX son incapaces de desarrollar respuestas con anticuerpos, no se necesita administrar vacunas estándar. Se requiere terapia de por vida con reposición de inmunoglobulina (ya sea en forma de IGIV o IgG subcutánea).

A diferencia de los pacientes con ALX, no todos aquellos con IDCV requieren terapia de reposición con inmunoglobulina. La decisión de tratar a aquellos pacientes con IgG debe estar basada en la medición de la respuesta funcional con anticuerpos del paciente, así como en la frecuencia y gravedad de las infecciones recurrentes. Para los pacientes en quienes está indicada la IGIV, se administran 400 a 500 mg/kg (mensualmente por vía IV o divididos en dosis semanales en caso de administrarse en forma subcutánea). Estudios han demostrado que mantener los niveles séricos en un rango de 800 a 1 000 mg/dL resulta en una menor probabilidad de enfermedad pulmonar crónica en pacientes con inmunodeficiencia común variable.

El tratamiento del síndrome de hiper-IgM con IGIV corrige la inmunodeficiencia y por lo regular también la neutropenia, en caso de estar presente. Algunos pacientes pueden requerir además factor estimulante de colonias de granulocitos (G-CSF). Los que tienen formas graves han sido sometidos exitosamente a trasplante de células madre hematopoyéticas (TCMH).

La IGIV está contraindicada en aquellos con deficiencia selectiva de IgA, ya que algunos de ellos tienen anticuerpos anti-IgA, y la IGIV contiene trazas de IgA. La mayoría de estos anticuerpos es de isotipo IgG, aunque en ocasiones son anticuerpos IgE, lo que conduce a anafilaxia grave. Por fortuna esta complicación es rara.

En la mayoría de los casos, no están indicados los antibióticos profilácticos para estos padecimientos. Sin embargo, se debe perseguir de forma agresiva el diagnóstico de infecciones, incluyendo la identificación del organismo responsable. Para los síndromes de inmunodeficiencia grave en esta categoría (p. ej., ALX, síndrome de hiper-IgM), el tratamiento de las infecciones a menudo requiere administración de antibióticos intravenosos, al menos inicialmente. Además, por lo general las infecciones deben tratarse de forma más prolongada en comparación con los pacientes inmunocompetentes.

IGIV como prueba diagnóstica

Uno debe ser cuidadoso en relación con el uso de IGIV como "prueba diagnóstica" en el paciente con infecciones recurrentes, pero sin hipogammaglobulinemia. La IGIV proporciona inmunidad pasiva muy efectiva contra muchos de los patógenos normalmente encontrados en los primeros años de vida. Por ejemplo, los niños varones con ALX a quienes se les administra IGIV mensualmente durante los primeros meses de vida tienen menos de los 6 a 8 episodios de resfriado común al año que experimentan los niños normales. El mismo beneficio se obtiene en los niños sanos, en quienes evidentemente no está indicada esta intervención.

ABSCESOS RECURRENTES, FORÚNCULOS O LINFADENITIS

Algunos niños acuden a consulta por abscesos cutáneos superficiales. La mayoría de ellos es causado por infección por *S. aureus*. Es frecuente que un niño con un sistema inmunológico normal desarrolle una infección cutánea o en un nódulo linfático por estafilococo. Si responden al drenaje y a la terapia con antibióticos y no recurren, no se requiere mayor evaluación. Sin embargo, algunos pacientes desarrollan abscesos de forma recurrente, abscesos profundos u otros en órganos sólidos, o desarrollan abscesos que son recalcitrantes a la terapia. Esto puede despertar inquietudes en relación con la función del sistema inmunológico.

Un padecimiento crónico que con frecuencia es mal diagnosticado como forunculosis en la adolescencia o después es la hidradenitis supurativa (HS), también conocida como acné inverso. Esta es una enfermedad folicular oclusiva que afecta sobre todo las regiones axilar, inguinal, perianal e inframamaria. Las manifestaciones clínicas de la HS van desde nódulos inflamados recurrentes hasta tractos que drenan y cicatrización grave. El manejo es complejo, y es mejor que lo administre un dermatólogo familiarizado con la enfermedad.

Posibilidades diagnósticas en el niño con abscesos recurrentes

Niño normal

En ocasiones un niño normal se verá afectado por forunculosis recurrente. Los abscesos pueden formarse en cualquier sitio, pero los glúteos y el periné son los sitios más comunes, en especial en los niños que utilizan pañal. Pueden presentarse en racimos o en forma única. Cuando los abscesos se drenan o cultivan, siempre son estafilocócicos. Las cepas cultivadas pueden ser ya sea sensibles o resistentes a meticilina. Siempre responden al drenaje y a la terapia antibiótica. El periodo entre recurrencias es variable. Por lo regular no hay fiebre.

La mayoría de aquellos pacientes que presenta forunculosis recurrente es inmunológicamente normal y portadora de estafilococo (Capítulo 17). Los organismos pueden residir en la nariz, recto u otras áreas del cuerpo. Algunas veces, también otros miembros en el hogar tendrán abscesos. Una vez que la infección se ha resuelto, se puede intentar la erradicación del organismo y por ende del estado de portador. El ungüento intranasal de mupirocina dos veces al día durante 5 días por lo general erradica al organismo en la nariz, pero muchos pacientes se vuelven portadores de nuevo en unos cuantos meses. Algunos pacientes responden a baños semanales utilizando clorhexidina o cloro diluido (un cuarto de tasa de cloro en un cuarto de la tina de agua, o dos cucharadas de cloro por galón de agua). En el caso de los niños pequeños con abscesos recurrentes en el área del pañal, una vez que el niño ya no lo utiliza, la incidencia por lo general disminuye de manera drástica.

Síndrome de hiper-IgE

Hoy en día se sabe que el síndrome de hiper-IgE es una enfermedad sistémica, de la cual la inmunodeficiencia es una manifestación. Los pacientes afectados por lo regular padecen dermatitis atópica moderada a intensa –a menudo comenzando en la infancia y que responde pobremente a la terapia– y abscesos cutáneos estafilocócicos recurrentes. Con frecuencia no hay signos locales de inflamación, conduciendo a la formación de abscesos "fríos". Las verrugas y la infección candidiásica también son comunes; puede haber abscesos fúngicos. Los lactantes pueden presentar neumonía por *P. jirovecii*, mientras que los niños de mayor edad a menudo desarrollan neumonía con formación de neumatocele o absceso. Los niveles de inmunoglobulina E están extremadamente elevados (por lo regular > 2 000 UI/mL), pero tienden a disminuir con el tiempo. Sin embargo, los niveles extremadamente altos de IgE no son específicos de este padecimiento, ya que los pacientes con atopia también pueden tener niveles muy elevados de IgE.

Una serie de 30 pacientes con síndrome de hiper-IgE, todos ellos mayores de 8 años de edad tuvieron manifestaciones sistémicas, sobre todo en los dientes y los huesos. Tres cuartas partes de los pacientes tuvieron falla o retraso en la caída de los dientes de leche, presumiblemente por falta de resorción de la raíz. Más de la mitad tuvo fracturas recurrentes de huesos largos, y alrededor de 70% tuvo articulaciones hiperextensibles. Para la edad de 16 años, 75% tuvo escoliosis. La cara a menudo se describe como de aspecto áspero, pero esto por lo regular no es evidente hasta la adolescencia.

El síndrome se hereda de forma autosómica dominante con penetrancia variable, pero a menudo se trata de un defecto *de novo*. El padecimiento es resultado de una mutación heterocigótica negativa dominante en el gen del transductor de señal y activador de transcripción 3 (*STAT3*). Las mutaciones en el *STAT3*

resultan en una falla en la diferenciación de las células Th17, con falla subsecuente en la secreción de IL-17. Adicionalmente, la secreción de citocinas tanto proinflamatorias como antiinflamatorias está alterada. El tratamiento es con antibióticos antiestafilocócicos profilácticos, y algunas veces con inmunoglobulina intravenosa. El TCMH por lo regular no tiene éxito.

Las formas autosómicas recesivas del síndrome de hiper-IgE son menos comunes. La mayoría es causada por una mutación en el gen dedicador de citoquinesis 8 (*DOCK8*, por sus siglas en inglés). Al igual que con la forma autosómica dominante, los pacientes desarrollan neumonía y abscesos recurrentes, eccema grave, niveles elevados de IgE en suero y eosinofilia. Sin embargo, los pacientes carecen de anormalidades en el tejido conectivo y esqueléticas. Adicionalmente, los pacientes con mutaciones en el *DOCK8* tienen un aumento en la frecuencia de infecciones en la piel, alteración neurológica y autoinmunidad. La muerte por lo regular se presenta para los 20 años de edad. Datos preliminares sugieren que el TCMH puede ser una opción de cura para estos pacientes.

Enfermedad granulomatosa crónica

La enfermedad granulomatosa crónica (EGC) es un padecimiento raro en el que los neutrófilos son capaces de fagocitar a ciertos microbios, pero no los matan. El problema se deriva de defectos en cualesquiera de las cinco subunidades de la NADPH oxidasa, la enzima que forma especies reactivas de oxígeno para matar bacterias y hongos. Alrededor de 70% de los individuos afectados tiene la forma ligada al X, que tiende a ser más grave. El resto de las formas autosómico recesivo. La incidencia es de alrededor de 1 en 250 000. Se han reportado mujeres con lionización sesgada con EGC ligada al X.

Los niños con EGC en general son sanos al nacimiento; sin embargo, algunos pacientes desarrollan abscesos perirrectales en el periodo neonatal. En la infancia temprana, a menudo desarrollan infecciones recurrentes y recalcitrantes con organismos catalasa positivos como *S. aureus*, *Serratia marcescens*, *Burkholderia cepacia*, especies de *Nocardia* y de *Aspergillus*. La inmunidad contra los virus no está alterada. Pueden formarse abscesos en el hígado, pulmones o nódulos linfáticos, que deben ser manejados de manera agresiva con drenaje quirúrgico oportuno y antibióticos intravenosos. Las infecciones óseas en pacientes con EGC tienden a ser causadas por *S. marcescens* o *Aspergillus*. Los signos y síntomas de infecciones graves pueden ser sutiles o aparecer en forma tardía.

Además de las infecciones, los pacientes pueden desarrollar granulomas en los tractos respiratorios, gastrointestinales o genitourinarios, conduciendo a síntomas de obstrucción. También pueden desarrollar una forma intensa y temprana de enfermedad inflamatoria intestinal.

El trimetoprim-sulfametoxazol (TMP-SMX) administrado diariamente reduce la incidencia de infecciones bacterianas graves sin alterar el riesgo de infecciones por hongos. Las infecciones fúngicas pueden reducirse mediante profilaxis con itraconazol. Aunque el mecanismo no está claro, el interferón gamma, administrado por inyección subcutánea tres veces por semana, disminuye también el número de infecciones invasivas. Sin embargo, algunos pacientes no son capaces de tolerar los efectos secundarios, como las mialgias. El TCMH ha sido exitoso en algunos pacientes, en especial si hay un hermano donador compatible y si el paciente está libre de infección al momento del trasplante. La terapia genética aún se encuentra en etapas experimentales.

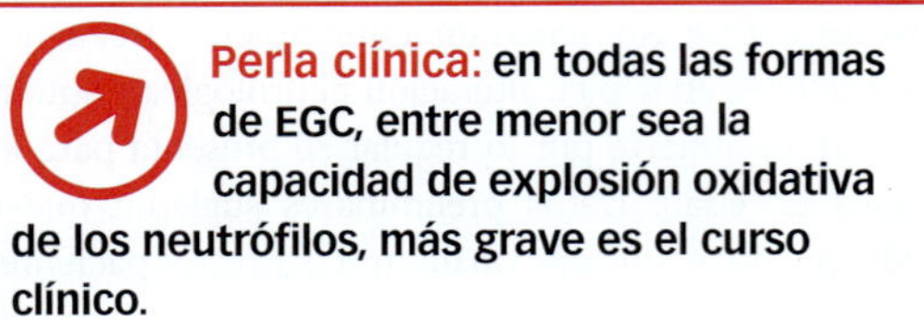

Perla clínica: en todas las formas de EGC, entre menor sea la capacidad de explosión oxidativa de los neutrófilos, más grave es el curso clínico.

Síndrome de hiper-IgM

Este síndrome, discutido antes, algunas veces se acompaña con formación frecuente de abscesos.

Evaluación del niño con abscesos recurrentes

La mayoría de los niños con abscesos estafilocócicos recurrentes no requiere evaluación inmunológica. Si los abscesos tienen una frecuencia o intensidad inusual, o si están asociados con otras infecciones o síntomas sistémicos, se deben considerar las pruebas de laboratorio.

Inmunoglobulinas séricas

Los pacientes con síndrome de hiper-IgE por lo regular tienen niveles de IgE extremadamente elevados, casi siempre > 2 000 UI/mL. La mayoría de los pacientes con síndrome de hiper-IgM tiene niveles elevados de IgM y niveles bajos de IgA e IgG.

Prueba de estallido oxidativo de los neutrófilos

El diagnóstico de EGC se establece mejor utilizando métodos de citometría de flujo. La activación química de los neutrófilos resulta en oxidación de la dihidrorrodamina (DHR) a un compuesto fluorescente, que puede ser medido por citometría de flujo. Otros métodos más antiguos, como la prueba de nitroazul de tetrazolio, son menos confiables.

Manejo

El manejo del niño inmunológicamente normal con forunculosis recurrente se discutió en el texto previo y con mayor detalle en el Capítulo 17. Los pacientes con síndrome de hiper-IgE o EGC deben ser referidos a un subespecialista en enfermedades infecciosas e inmunología, ya que su manejo es complejo.

INFECCIONES INVASIVAS CON HONGOS U OTROS PATÓGENOS OPORTUNISTAS

En ausencia de un cuerpo extraño, los pacientes que desarrollan infecciones invasivas con organismos poseedores de una baja virulencia inherente por lo regular tienen algún trastorno en el sistema inmunológico. En pacientes con estados de inmunodeficiencia grave, la erradicación de estas infecciones puede ser difícil. Los pacientes con defectos en las células T (inmunodeficiencias celulares) tienen dificultad para combatir las infecciones virales, en especial aquellas causadas por virus encapsulados (p. ej., VSR, influenza y virus del grupo herpes). También tienen dificultad para controlar las infecciones fúngicas y pueden presentar candidiasis oral o infecciones pulmonares fúngicas persistentes o agresivas. Existen varios patrones de infección que pueden observarse. Estos se discutirán por separado, aunque puede haber una superposición considerable en la forma en la que los pacientes se presentan.

Neumonía fulminante por *Pneumocystis jirovecii* de inicio temprano

La *P. jirovecii* se encuentra en todas partes en el medio ambiente. Típicamente, la infección pulmonar con este organismo no causa ningún síntoma ya que es eliminado con rapidez por el sistema inmunológico. Los pacientes con estados de inmunodeficiencia pueden enfermarse gravemente con una neumonía por *Pneumocystis jirovecii* durante los primeros meses de vida. A menudo están muy hipóxicos y con dificultad respiratoria notoria. Muchos de ellos requieren ventilación mecánica y terapia de apoyo agresiva.

Posibilidades diagnósticas en el niño con neumonía fulminante por *Pneumocystis jirovecii* de inicio temprano

Inmunodeficiencia combinada grave

La IDCS es el nombre asignado a un grupo genéticamente heterogéneo de padecimientos que tienen en común una alteración grave tanto de las ramas celular como humoral del sistema inmunológico. Todos los pacientes con IDCS tienen conteos de células T muy bajos. Algunos pacientes también tienen disminución o aun ausencia de células B o NK, pero incluso los pacientes con células B no pueden producir anticuerpos sin la ayuda de las células T. La IDCS típica en un lactante se define como un conteo de células T CD3 < 300 por mcL con < 10% de proliferación normal a fitohemaglutinina (PHA, por sus siglas en inglés). Datos recientes de tamizaje para IDCS en recién nacidos demuestran una incidencia de alrededor de 1 por cada 60 000 nacimientos en Estados Unidos.

La causa más común de IDCS en Estados Unidos es resultado de una mutación en el gen de la cadena gamma común del receptor de citocinas para varias interleucinas. Se denomina *IL2RG*. El gen se localiza en el cromosoma X, y es responsable de alrededor de una cuarta parte de todos los casos de IDCS. Hay ausencia total o casi total de células T y NK. Hay células B, pero la producción de inmunoglobulinas está gravemente afectada. Dicho patrón se denomina IDCS T-B+NK-.

La mayoría de los demás tipos de IDCS se hereda de forma autosómica recesiva. Estas incluyen deficiencia de adenosina deaminasa (ADA) (T-B-NK-), deficiencia de la cadena alfa del receptor de IL-7 (T-B+NK+), y deficiencia de quinasa 3 activadora de Janus (JAK3) (T-B+NK-). Todos estos tipos de IDCS pueden ser detectados mediante el tamizaje de los recién nacidos, que mide los círculos de escisión de receptor de células T (TREC, por sus siglas en inglés) en manchas de sangre seca. Los TREC son un biomarcador de la linfopoyesis de células T en el timo, y se encuentran uniformemente bajos en los casos de IDCS. Ciertas poblaciones étnicas (p. ej., somalíes, navajos, amish y menonitas) son portadoras de mutaciones en genes específicos, y estas poblaciones tienen una incidencia mucho más alta de ciertos tipos de IDCS.

> **Perla clínica:** se debe considerar IDCS en un lactante con un conteo absoluto de linfocitos < 2 500 por mcL. Este diagnóstico es una emergencia médica, ya que el desenlace favorable depende del TCMH en los primeros meses de vida, y antes de que se presenten infecciones que pongan en peligro la vida.

A pesar de la variedad de causas genéticas, todos los tipos de IDCS tienen en común una profunda incapacidad para combatir las infecciones. El conteo absoluto de linfocitos es bajo en casi todos los casos. Las inmunoglobulinas séricas a menudo están presentes a niveles bajos debido a transferencia placentaria. Los nódulos linfáticos, amígdalas y tejido tímico son escasos o ausentes. Los pacientes a menudo tienen antecedente de un pobre crecimiento o diarrea persistente antes de presentar una neumonía fulminante por *Pneumocystis*. Además de dicha neumonía, los pacientes con IDCS pueden padecer infecciones que ponen en peligro la vida con virus de varicela, VSR, adenovirus, parainfluenza, citomegalovirus, virus de Epstein-Barr, hongos o bacterias. Los lactantes con IDCS pueden desarrollar sarampión o varicela diseminados al recibir las vacunas con virus vivos atenuados. Los bebés provenientes de otros países pueden tener infección diseminada por BCG (la vacuna con bacilos vivos atenuados contra la tuberculosis). En ausencia de un tamizaje neonatal, la edad promedio al momento del diagnóstico es a los 6 meses de edad. La IDCS es uniformemente fatal durante la lactancia o la infancia temprana si no se trata con TCMH. Los desenlaces son mejores si el niño es trasplantado para los 3 meses de edad.

IDCS permeable

Este es el término utilizado para los lactantes con mutaciones hipomórficas en genes que en el formato completamente nulo causan IDCS típica. Por definición, estos lactantes tienen conteos de células T CD3 de 300 a 1 500, pocas células T indiferenciadas, y una proliferación a PHA reducida (entre 10 y 50% de lo normal).

Síndrome de Omenn

Este comprende un subgrupo de lactantes con IDCS permeable que tienen células T oligoclonales, proliferación a PHA de 10 a 50% de lo normal, y características específicas: eritrodermia, hepatoesplenomegalia, linfadenopatía, autoinmunidad, eosinofilia y niveles elevados de IgE en suero.

Inmunodeficiencia combinada (IDC)

Este es un término aplicado a varios padecimientos con disfunción inmunológica celular que no cumplen los criterios para IDCS. Los niños típicamente se presentan pasada la lactancia. Las distintas formas de síndrome de hiper-IgM (antes descritas) caen dentro de esta categoría.

Síndrome de hiper-IgE

En ocasiones, la presentación inicial de este padecimiento (descrito previamente) es una neumonía por *Pneumocystis jirovecii* durante la lactancia.

Sida

La neumonía fulminante por *Pneumocystis jirovecii* de inicio temprano fue alguna vez una forma común en la que el bebé infectado por VIH era llevado en busca de atención médica. Por fortuna, esta presentación se está volviendo muy infrecuente, gracias a la institución del tamizaje universal de las mujeres embarazadas para detección de VIH. A los pacientes infectados por VIH se les prescribe TMP-SMX hasta la edad de 1 año, sin importar el conteo de células T CD4+ ya que, en los bebés infectados por VIH, el conteo de células DC4 no predice el riesgo de neumonía grave por *Pneumocystis*.

Evaluación

Biometría hemática completa

Casi todos los lactantes con IDCS tienen conteos linfocitarios absolutos bajos. Nunca se debe ignorar la linfopenia en un lactante, incluso si se detecta de forma incidental. El conteo linfocitario absoluto promedio en un niño de 6 meses de edad es de 6 500 por mcL, y el límite inferior normal es 4 000 por mcL. Para un niño de 2 meses de edad, los valores correspondientes son 6 000 y 3 000 por mcL, respectivamente.

Alrededor de 5% de los lactantes con IDCS tiene conteos linfocitarios normales o elevados, presumiblemente por paso transplacentario y expansión subsecuente. Sin embargo, sus conteos de TREC serán muy bajos y la función de sus células T estará alterada.

Antígeno/anticuerpo de VIH

Se debe descartar la infección por VIH en cualquier paciente con neumonía por *Pneumocystis jirovecii* de inicio temprano.

Inmunoglobulinas séricas (IgA, IgG, IgM e IgE)

Las inmunoglobulinas séricas estarán bajas en los bebés con IDCS. Sin embargo, la mayoría de los lactantes tendrá algo de IgG adquirida en forma pasiva si se evalúa durante los primeros 6 meses de vida.

Células T, B, y NK

Estas deben cuantificarse en un bebé con sospecha de IDCS. Adicionalmente, se deben evaluar los valores y porcentajes de células T CD45RA (indiferenciadas) CD45RO (memoria). Las primeras están gravemente disminuidas en lactantes con IDCS. Se puede evaluar la función de las células T mediante pruebas de proliferación de linfocitos por estimulación mitogénica, como hacia fitoaglutinina.

Tratamiento

El paciente debe ser ingresado a la unidad de cuidados intensivos y colocado en una habitación con filtro HEPA (por las siglas en inglés de High Efficiency Particle Arresting, recogedor de partículas de alta eficiencia). Si se sospecha neumonía por *Pneumocystis*, se debe llevar a cabo un lavado broncoalveolar. Se deben realizar pruebas para neumonía por *Pneumocystis* con PCR o tinciones especiales, al igual que para otras causas de hipoxia e infiltrado pulmonar (influenza, adenovirus, VSR, etc.). Si se determina que el lactante tiene neumonía por *Pneumocystis jirovecii*, se debe iniciar terapia con TMP-SMX. En el tratamiento del niño se debe involucrar a un intensivista, un especialista en enfermedades infecciosas y a un inmunólogo. Si hay fuerte sospecha de IDCS por el cuadro clínico y los valores de laboratorio, se deben hacer arreglos para trasladar al paciente a un centro con experiencia en TCMH pediátrico. Un infectólogo pediatra puede manejar al niño con sida. En cualquier caso, si se excluye neumonía por *Pneumocystis*, se debe prescribir TMP-SMX profiláctico. El niño con IDCS tal vez requerirá IGIV antes del traslado. Los pacientes con IDCS no deben recibir ninguna vacuna (no responderán a las vacunas con organismos inactivados y pueden desarrollar infecciones mortales con las vacunas con organismos vivos atenuados). En caso de que sean necesarios los derivados sanguíneos, deben irradiarse para prevenir enfermedad injerto contra huésped (EICH). Los lactantes sin infección que reciben TCMH por IDCS en los primeros 3 meses de vida tienen tasas de sobrevivencia que se aproximan a 90 por ciento.

INMUNODEFICIENCIAS CON CARACTERÍSTICAS NOTORIAS ASOCIADAS

Síndrome de DiGeorge (Síndrome de deleción 22q11.2)

El síndrome de DiGeorge (SDG) por lo regular se debe a una microdeleción cromosomal en el 22q11.2, y produce variedad de anormalidades en los tejidos derivados del tercer y cuarto arcos faríngeos, incluyendo el tracto de flujo de salida del corazón, el timo y la glándula parótida. Aunque a menudo se le llama síndrome de deleción 22q11, algunos pacientes con el fenotipo característico carecen de la deleción cromosómica. El SDG es común, presentándose en alrededor de 1 de cada 3 000 recién nacidos. El SDG completo es el más grave en términos de déficits inmunológicos, debido a que estos pacientes carecen de actividad de las células T y se presentan de forma similar a los lactantes con IDCS. Por fortuna, esta forma es rara (< 0.5% de todos los pacientes con SDG).

La mayoría de los lactantes con SDG tiene alteración leve a moderada en el número y función de las células T, y ambas tienden a mejorar con el paso del tiempo. Aunque clásicamente visto como una inmunodeficiencia puramente celular, un pequeño porcentaje de pacientes tiene hipogammaglobulinemia, requiriendo terapia de reposición. La presentación más común en la lactancia se debe a un defecto cardiaco asociado. Los padecimientos cardiacos con frecuencia asociados con el SDG son el arco aórtico interrumpido, tronco arterioso, tetralogía de Fallot y defectos del septum ventricular. Los pacientes también presentan convulsiones por hipocalcemia. Los niños con SDG

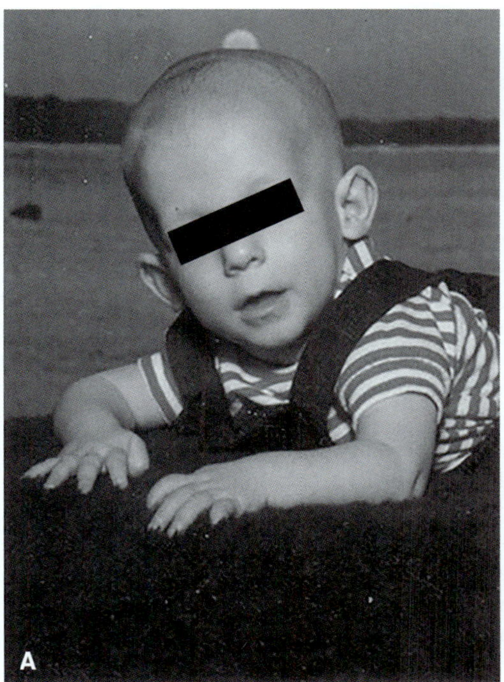 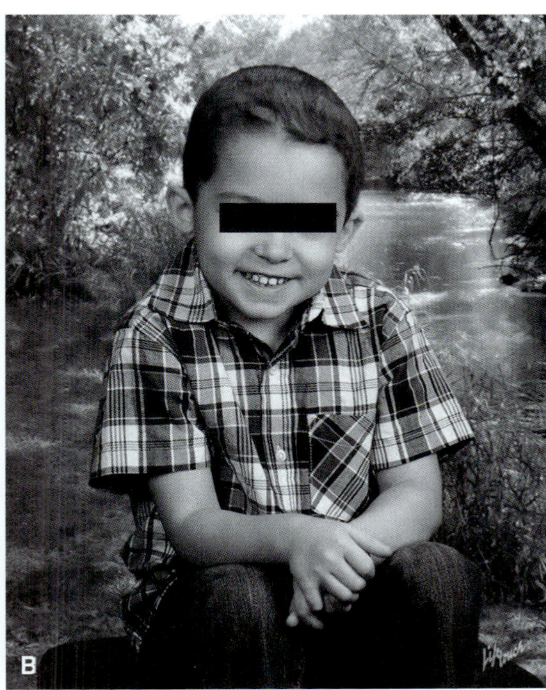

Figura 23-2. **(A)** Un lactante con síndrome de DiGeorge. Nótense las orejas de implantación baja y rotadas hacia atrás, la punta bulbosa de la nariz, la boca pequeña y la barbilla pequeña. (Fotografía cortesía del Dr. David Driscoll). **(B)** Un niño de 4 años de edad con SDG debido a una deleción en el cromosoma 22q11.2.

por lo regular tienen rasgos faciales típicos (Fig. 23-2) con orejas de implantación baja y rotadas hacia atrás, hipertelorismo, nariz bulbosa, boca pequeña y micrognatia. Es común el paladar hendido o con arco alto, asociado con incompetencia velofaríngea. Puede haber retraso en el aprendizaje y en el habla, problemas de alimentación con retraso en el crecimiento, y defectos musculoesqueléticos.

El diagnóstico debe sospecharse en un paciente con dos de las siguientes: defecto cardiaco congénito, hipocalcemia y características dismórficas. El diagnóstico de una deleción del 22q11.2 se establece mediante pruebas de microarreglo cromosómico o con hibridación fluorescente *in situ*. El tratamiento del defecto inmunológico es sobre todo con terapia de apoyo. Los pacientes con < 15% de células T CD4+/mcL y aquellos con anormalidades funcionales de las células T deben recibir profilaxis contra *Pneumocystis* con TMP-SMX –y evitar las vacunas con organismos atenuados– hasta que su inmunidad celular mejore. La inmunodeficiencia del paciente con SDG completo puede curarse con un TCMH o trasplante de timo, que se realiza en centros especializados.

Síndrome CHARGE

El acrónimo CHARGE se deriva de *c*oloboma, *h*eart defects (defectos cardiacos, en inglés), *a*tresia de coanas, *r*etraso en el crecimiento y desarrollo, hipoplasia *g*enital, *e*ar anomalies (anormalidades en los oídos, en inglés) o sordera. Casi de tres cuartas partes de los casos tienen mutación autosómica dominante en el gen *CHD7*. Algunos sujetos con síndrome CHARGE tienen inmunodeficiencias celulares similares a las observadas en pacientes con síndrome de DiGeorge.

Deficiencia de GATA2

Aunque se describió apenas recientemente, la haploinsuficiencia del factor de transcripción hematopoyético GATA2 es frecuente. La mutación puede transmitirse de forma autosómica dominante o surgir de forma espontánea. Puede causar una variedad de manifestaciones clínicas aparentemente dispares, incluyendo linfedema, proteinosis pulmonar alveolar, susceptibilidad a la infección por VPH y micobacterias, y mielodisplasia. El padecimiento puede presentarse desde la infancia hasta la etapa adulta. Una pista que puede orientar a una deficiencia de GATA2 es un conteo de monocitos bajo en la biometría hemática. Los niveles de células B, células NK y en ocasiones células CD4+, pueden estar bajos también. El diagnóstico puede confirmarse mediante pruebas genéticas. El tratamiento es con TCMH debido al alto riesgo de por vida de mielodisplasia mortal o leucemia.

Síndrome de Wiskott-Aldrich

El síndrome de Wiskott-Aldrich (SWA) es un trastorno ligado al X marcado por la tríada clásica de trombocitopenia, eccema e infecciones recurrentes.

Sin embargo, solo 25% de los pacientes tendrá los tres componentes. Es causado por una de varias mutaciones en el gen que codifica la proteína del síndrome de Wiskott-Aldrich (WASp). La WASp es importante para la polimerización de la actina y la formación del citoesqueleto de las células hematopoyéticas. Los eventos inmunológicos dependen de la reorganización de la actina en respuesta a señales que provienen de la superficie celular a través de receptores de células T y Fc-gamma. Las mutaciones que causan pérdida de la función del gen *WAS* pueden resultar en SWA o trombocitopenia ligada al X, mientras que las mutaciones de aumento de la función, que son menos frecuentes, causan neutropenia ligada al X o mielodisplasia ligada al X. Alrededor de la mitad de los pacientes tiene problemas autoinmunes y 10 a 15% desarrollará linfoma. Las mujeres portadoras rara vez se ven afectadas.

El diagnóstico de SWA debe considerarse en los pacientes varones con trombocitopenia refractaria, con o sin eccema, e infección recurrente. La mayoría de los pacientes tendrá plaquetas pequeñas en el frotis de sangre periférica. Los pacientes tienen diversos defectos inmunológicos, incluyendo células B de memoria defectuosas. El diagnóstico puede establecerse mediante citometría de flujo buscando la expresión de WASp seguida de secuenciación del gen *WAS*. De ser posible, se debe evitar la esplenectomía. El tratamiento es con reposición de inmunoglobulina a espera de evaluación para TCMH. Los desenlaces con el TCMH son mejores en los niños trasplantados antes de los 5 años de edad. Todos los pacientes esplenectomizados con SWA deben recibir suplementación con inmunoglobulina, aun después de un TCMH, debido a su incapacidad para desarrollar respuestas efectivas contra antígenos polisacáridos.

Ataxia-telangiectasia

Como el nombre lo implica, este padecimiento causa ataxia y telangiectasias conjuntivales, junto con un grado variable de inmunodeficiencia, por lo regular manifestada como infecciones recurrentes pulmonares y de senos paranasales. La enfermedad es causada por un defecto autosómico recesivo en el gen mutante de ataxia-telangiectasia (ATM), que es importante para reparar el daño oxidativo y por irradiación al ADN. Por este motivo, los pacientes con ataxia-telangiectasia también tienen un mayor riesgo para cáncer, en especial leucemia y linfoma. La anormalidad más común es la deficiencia de IgA (> 50%), seguida de una respuesta alterada a los polisacáridos (50%) y deficiencia de IgG (20%). A pesar de una disminución de células T CD4+, las infecciones oportunistas no son frecuentes.

El diagnóstico se realiza clínicamente y se confirma con pruebas genéticas. Los pacientes tienen elevación en los niveles séricos de alfa-fetoproteína después del primer año de edad. En los primeros años de vida se encuentran pistas sutiles de ataxia, como tambalearse al sentarse o caminar. Las telangiectasias típicamente no están presentes hasta la segunda década de la vida.

Síndrome de Chédiak-Higashi

Este raro padecimiento autosómico recesivo en el que la disfunción de los lisosomas secretores resulta en albinismo oculocutáneo parcial, anormalidades hematológicas, supresión inmunológica y, a menudo, una neuropatía periférica debilitante progresiva causada por disfunción axonal. La causa genética es una mutación en el gen *CHS1* (antes *LYST*), que es importante en el rastreo lisosomal. Los pacientes usualmente padecen infecciones bacterianas recurrentes. Los defectos inmunológicos incluyen alteración de la quimiotaxis y disminución de la función de las células naturales asesinas. Muchos pacientes entrarán en la llamada fase acelerada, causada por infiltrado linfohistiocítico no maligno en múltiples órganos. El resultado es a menudo mortal debido a complicaciones infecciosas y hemorrágicas. El TCMH restablece la función inmunológica, pero no parece modificar el desenlace neurológico.

Deficiencia en la adhesión de los leucocitos

La deficiencia de adhesión de los leucocitos (DAL) tipo I es un trastorno autosómico recesivo causado por mutaciones en el gen *ITGB2*, que codifica la subunidad beta (CD18) de varias integrinas de superficie celular; estas son moléculas de adhesión en los leucocitos que les permiten adherirse a las superficies de las células endoteliales, permitiendo a los leucocitos abandonar la circulación y migrar a los sitios de infección. Las características clínicas de la enfermedad incluyen retraso en la separación del cordón umbilical, con o sin onfalitis, pobre cicatrización de las heridas, gingivitis, disminución de la formación de pus, e infecciones bacterianas recurrentes de la piel y las membranas mucosas. En algunos casos, pueden desarrollarse infecciones más profundas, como neumonía, sinusitis o mastoiditis. Otros pacientes padecen lesiones ulcerativas recurrentes en la piel. Los pacientes con DAL tipo I tienen conteos leucocitarios elevados aun cuando están bien, y pueden ser extremadamente altos (> 50 000 células por mcL) durante las infecciones.

El diagnóstico se establece buscando la presencia de CD11/CD18 por citometría de flujo. El tratamiento exitoso de la DAL tipo I requiere trasplante de células madre hematopoyéticas.

Un padecimiento autosómico recesivo denominado DAL tipo II (deficiencia de proteína selectina

E CD15) se asocia con retraso mental extenso, convulsiones, retraso en el crecimiento y microcefalia. Al igual que con la DAL tipo I, la formación de pus es defectuosa, y existe falla en el reclutamiento de neutrófilos a sitios de inflamación. El defecto leucocitario es causado por ausencia de proteínas fucosiladas de superficie celular en los neutrófilos. La DAL tipo III es una enfermedad rara asociada con las infecciones observadas en la LAD tipo I junto con problemas hemorrágicos intensos. Es causada por mutaciones en el gen *FERMT3*, que codifica una proteína involucrada en la función de una integrina llamada Quindlina 3.

Neutropenia cíclica

En este padecimiento autosómico dominante, defectos en el gen de la elastasa de neutrófilos (*ELANE*) hacen que los pacientes tengan una neutropenia profunda de forma cíclica, generalmente cada 21 días. Los periodos de neutropenia duran de 3 a 6 días. Los episodios neutropénicos por lo regular se acompañan de fiebre; por lo tanto, la fiebre periódica con malestar general leve puede dominar el cuadro clínico (Capítulo 10). También son comunes las úlceras orales, la gingivitis y la enfermedad periodontal. Durante los periodos de neutropenia, estos pacientes son propensos a las infecciones. La mayoría de ellos padece infecciones leves de la piel o de las vías respiratorias. Sin embargo, los pacientes con neutropenia cíclica tienen riesgo de infecciones oportunistas graves. Algunos han contraído infecciones que ponen en peligro la vida, como septicemia por *Clostridium septicum*, que por lo regular solo se ve en pacientes con malignidades hematológicas o colónicas. La atención cuidadosa en la higiene dental puede detener la progresión de la enfermedad periodontal. El tratamiento es con factor estimulante de colonias de granulocitos.

Neutropenia congénita grave

Las mutaciones en al menos cinco genes diferentes pueden resultar en una neutropenia congénita grave (NCS). La NCS1 se debe a mutación en el gen *ELANE* (que causa neutropenia cíclica en algunos pacientes). La NCS2 es causada por un gen *GFI1* mutado. Ambos padecimientos se heredan de manera autosómica dominante.

La NCS3 (enfermedad de Kostmann) es causada por una mutación en el *HAX1*. La NCS4 se debe a una mutación en el *G6PC3*. La SCN5 es debido a una mutación en el *VPS45*. Estos tres padecimientos se transmiten en forma autosómica recesiva. Aunque las características asociadas varían, en todas estas formas de NCS se presentan infecciones bacterianas graves y recurrentes debido a neutropenia persistente. El tratamiento es con factor estimulante de colonias de granulocitos.

PADECIMIENTOS AUTOINFLAMATORIOS (SÍNDROMES DE FIEBRE PERIÓDICA)

Estos se clasifican hoy en día como inmunodeficiencias primarias (ver Tabla 23-1), y la base genética para la mayoría de estas tres condiciones ya se ha esclarecido. Se discuten en el capítulo sobre síndromes febriles (Capítulo 10).

ENFERMEDADES DE DESREGULACIÓN INMUNOLÓGICA

Las principales consideraciones en este apartado son la linfohistiocitosis hemofagocítica (LHH) y el síndrome linfoproliferativo autoinmune (SLPA). Varias mutaciones diferentes pueden predisponer al desarrollo de LHH. Con la excepción del síndrome linfoproliferativo ligado al X (LPX) tipos 1 y 2, la mayoría se transmite de forma autosómica recesiva. La LHH es causada por una proliferación descontrolada de linfocitos activados y macrófagos, resultando en una tormenta no regulada de citocinas. Típicamente se manifiesta con fiebre, exantema, hepatoesplenomegalia y citopenias (Fig. 23-3). Los niveles séricos de ferritina por lo regular están elevados. Los episodios a menudo son desencadenados por una infección, de las cuales la más común es la infección primaria por VEB. La clave es considerar el diagnóstico (Cuadro 23-1)

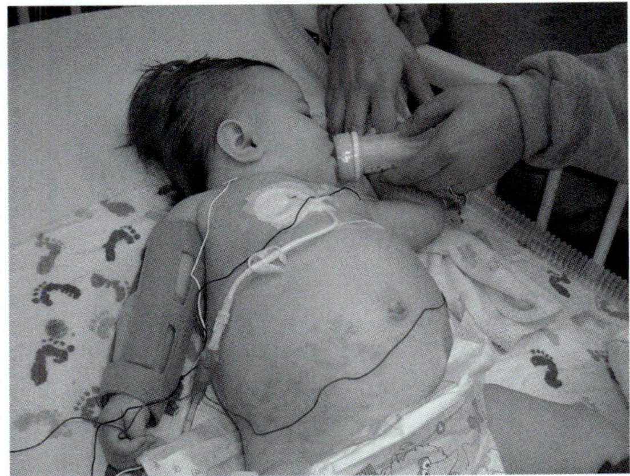

Figura 23-3. Una niña de 4 meses de edad se presentó con antecedente de fiebre alta, exantema y pancitopenia. Tenía distensión abdominal por hepatoesplenomegalia. Se encontró que la niña era un heterocigoto compuesto para una mutación de cambio de sentido en el gen *PRF1*, confirmando el diagnóstico de LHH familiar. Se le realizó con éxito trasplante de médula ósea.

Cuadro 23-1. Criterios para el diagnóstico de linfohistiocitosis hemofagocítica (LHH)

1. **Fiebre**
2. **Esplenomegalia**
3. **Citopenias (afectando al menos dos de las tres líneas celulares)**
4. **Hipertrigliceridemia o hipofibrinogenemia**
5. **Hemofagocitosis en la médula ósea, bazo, hígado o nódulos linfáticos**
6. **Función disminuida o ausente de las células NK**
7. **Hiperferritinemia (> 500 ng/mL)**
8. **IL-2r soluble elevada (> 2 400 U/mL)**

Para el diagnóstico deben estar presentes cinco de los ocho criterios. El diagnóstico molecular consistente con LHH también es diagnóstico.

y referir al paciente a un inmunólogo o hematólogo familiarizado con el manejo de este padecimiento, ya que el desenlace depende de la terapia inmunomoduladora pronta. Una vez en remisión, los pacientes con formas familiares de LHH al final requieren TCMH para prevenir episodios recurrentes.

El SLPA es causado por apoptosis (muerte celular programada) defectuosa de los linfocitos. La mayoría de estos defectos se hereda de forma autosómica recesiva, aunque algunos de ellos son autosómicos dominantes. Los defectos mejor descritos son aquellos que involucran el FAS o ligando de FAS, que son moléculas críticas para la homeostasia de los linfocitos. Debido a la acumulación de linfocitos, los pacientes con SLPA desarrollan linfadenopatía no maligna, esplenomegalia y citopenias autoinmunes. También están en riesgo de malignidades linfoides. Una pista para el diagnóstico es un aumento en la proporción de las llamadas células T dobles-negativas. Estas son células que no expresan ni CD4 ni CD8. Otra pista es la elevación en el nivel de vitamina B_{12} (> 1 500 ng/L). Las pruebas de citometría de flujo que miden la apoptosis *in vitro* por activación o la secuenciación genética confirman el diagnóstico. El tratamiento es a base de agentes inmunomoduladores como los corticoesteroides y el micofenolato mofetilo. Las manifestaciones tienden a mejorar con la edad, pero el riesgo de linfoma persiste.

CANDIDIASIS MUCOCUTÁNEA CRÓNICA

Los lactantes < 6 meses de edad a menudo padecen candidiasis oral, y puede ser difícil de erradicar, aun en ausencia de inmunodeficiencia. Estos bebés pueden reinocularse frecuentemente con el organismo a través de los biberones, chupones o incluso los pezones de la madre.

La terapia antibiótica puede predisponer a candidiasis oral al permitir un sobrecrecimiento de la levadura. Los corticoesteroides tópicos o sistémicos pueden de igual forma predisponer a candidiasis oral. Este padecimiento también se observa en pacientes con diabetes mellitus mal controlada. En ausencia de cualesquiera de estos casos, la candidiasis oral después de los 6 a 12 meses no es frecuente, y debe hacer al clínico sospechar una inmunodeficiencia. La candidiasis del esófago o del árbol traqueobronquial sugiere inmunodeficiencia grave de células T. La infección fúngica crónica de las uñas no necesariamente implica inmunodeficiencia, pero cuando están involucradas varias uñas, la piel y las membranas mucosas, es sugerente de candidiasis mucocutánea crónica (CMC).

Posibilidades diagnósticas en el niño con candidiasis

Inmunodeficiencia combinada grave
Discutida previamente.

VIH/sida
Discutido previamente y en el Capítulo 20.

Síndrome de hiper-IgE
En una revisión, 25 (83%) de 30 pacientes con el síndrome de hiper-IgE autosómico dominante (previamente descrito) también tuvieron candidiasis crónica de las membranas mucosas y las uñas.

Deficiencia de GATA2
En un pequeño porcentaje de los pacientes con deficiencia de GATA2 (discutida antes) se observa candidiasis mucosa recalcitrante.

Síndrome de DiGeorge
Ver páginas anteriores.

Candidiasis mucocutánea crónica
Este es el nombre asignado a un grupo heterogéneo de padecimientos que comparten la predilección hacia

candidiasis crónica, recurrente o recalcitrante de las membranas mucosas, piel o las uñas.

Recientemente se determinó que la forma autosómica dominante de la CMC es causada por una mutación de aumento de función en el *STAT1*. Esto resulta en alteración en el desarrollo de células T productoras de IL-17, conocidas como células Th17. La IL-17 es crítica en la inmunidad mucosa y epitelial. En una serie de pacientes con esta forma de CMC, 98% tuvo candidiasis orofaríngea; otros sitios de infección candidiásica incluyeron las uñas (58%), piel (46%) y esófago (20%). Estos pacientes también tienen riesgo de infecciones invasivas causadas por hongos, bacterias, micobacterias y virus, autoinmunidad y aneurismas.

La forma autosómica recesiva de la CMC se conoce ya sea como síndrome de poliendocrinopatía autoinmune 1 (SPA tipo 1) o como poliendocrinopatía autoinmune, candidiasis y distrofia ectodérmica (PEACDE). Es causada por una mutación en el gen regulador autoinmune (*AIRE*). Estos pacientes desarrollan autoanticuerpos contra la IL-17, explicando la dificultad que tienen para erradicar las infecciones mucosas. Por lo regular también tienen manifestaciones autoinmunes, siendo las dos más comunes el hipoparatiroidismo y la enfermedad de Addison.

Varias otras inmunodeficiencias primarias tienen como característica potencial la candidiasis crónica.

Evaluación del niño con candidiasis invasiva o persistente

Se debe preguntar por el antecedente de terapia con corticoesteroides o antibióticos. El paciente debe ser evaluado en busca de infección por VIH y tamizado en busca de diabetes mellitus con medición de la glucosa sérica. Se deben obtener subgrupos de células T y B. En el niño de mayor edad, se pueden realizar pruebas de hipersensibilidad retardada con antígenos intradérmicos de *Candida*. En el paciente con CMC no habrá induración; por desgracia, incluso los pacientes con sistemas inmunológicos normales algunas veces no serán capaces de desarrollar una respuesta positiva. Por lo tanto, en general se recomienda realizar una evaluación *in vitro* de proliferación linfocitaria contra *Candida* en un laboratorio de referencia.

Tratamiento

Puede estar indicado el fluconazol intravenoso o la caspofungina intravenosa, dependiendo de la gravedad y distribución de la infección candidiásica. Están indicados los cultivos para hongos y las pruebas de

susceptibilidad. Puede requerirse tratamiento dirigido a eliminar o anular la causa subyacente, dependiendo de la condición predisponente. Es aconsejable consultar con un experto en enfermedades infecciosas pediátricas o con un inmunólogo.

INFECCIONES RECURRENTES O PERSISTENTES POR MICOBACTERIAS

Las infecciones por micobacterias no tuberculosas (MNT) son poco comunes y usualmente indican un defecto en la inmunidad innata. La excepción es el niño pequeño con linfadenitis cervical unilateral subaguda causada por MNT (Capítulo 6), que es común en niños por lo demás sanos. Sin embargo, otras infecciones por MNT pueden ser una manifestación de uno de varios padecimientos en la categoría denominada susceptibilidad mendeliana a la enfermedad micobacteriana (SMEM).

La vía de la IL-12, IL-13 e interferón gamma es crítica para el control de las infecciones micobacterianas. Las principales causas de SMEM son las mutaciones en estas citocinas o en sus receptores. Estos pacientes también son susceptibles a las infecciones por la *Salmonella*. Las pruebas inmunológicas estándar en estos pacientes por lo regular son normales. El diagnóstico se establece por secuenciación genética dirigida en un laboratorio de referencia.

Los pacientes con deficiencia de GATA2, descrita antes, también son susceptibles a enfermedad micobacteriana persistente, al igual que los pacientes con mutación de pérdida de función del STAT1. Existen otros genes que causan susceptibilidad mendeliana a las infecciones micobacterianas, además de las descritas aquí.

INFECCIONES INVASIVAS RECURRENTES POR *NEISSERIA*

Más de un episodio de infección por *Neisseria* (ya sea menigocócica, gonocócica o debida a especies "no patogénicas") es altamente sospechosa de la presencia ya sea de un defecto en un componente tardío del complemento (en especial deficiencia de C6, C7 o C8) o un defecto alternativo del complemento (casi siempre deficiencia de properdina). Los pacientes con deficiencias del complemento tardío no pueden formar el complejo de ataque a membrana (CAM) requerido para lisar a las especies de *Neisseria*. Dos tercios de los pacientes con deficiencias en el complemento tardío padecen al menos una infección meningocócica, y alrededor de la mitad tiene enfermedad recurrente. La infección recurrente es menos común con deficiencias de C9 (autosómica recesiva), factor D (autosómica recesiva) y properdina (ligada al X).

Existen varias características de la enfermedad meningocócica que difieren entre los pacientes con y sin defectos en el complemento tardío. En el paciente normal, la edad promedio al momento de la infección es 3 años, y > 50% de todas las infecciones se presenta antes de los 5 años de edad. En el paciente con defectos de los componentes tardíos del complemento, la edad promedio al momento de la primera infección es entre los 14 y 17 años. Además, estos pacientes tienden a ser infectados con serogrupos menos comunes, como el Y y el W-135, y algunas veces desarrollan infección invasiva con especies de *Neisseria* de baja virulencia, como *N. lactamica* y *N. subflava*. Tanto la recurrencia como la recaída son mucho más comunes en aquellos con defectos en el complemento tardío.

Es razonable llevar a cabo pruebas para deficiencia de complemento con CH50 en cualquier paciente con infección invasiva por *Neisseria*. Está claramente indicado hacerlo en cualquier paciente con infecciones recurrentes por *Neisseria* y en cualquiera con infección causada por alguna de las especies no patogénicas. En general se debe esperar hasta que el paciente se haya recuperado de la enfermedad aguda antes de realizar las pruebas, ya que el complemento puede haberse consumido durante cualquier infección grave. Si el CH50 está bajo, se pueden obtener pruebas para los componentes individuales. Los pacientes con deficiencia del complemento deben ser vacunados con vacuna meningocócica cuadrivalente de conjugado proteico y con vacuna meningocócica para serogrupo B.

INFECCIONES NEUMOCÓCICAS INVASIVAS GRAVES

El *S. pneumoniae* es una de las causas bacterianas de infección más comunes en la pediatría. Es una causa común de otitis media, sinusitis y neumonía lobar en los primeros años de vida. Estas también son manifestaciones típicas de infección neumocócica en pacientes con inmunodeficiencia humoral como la IDCV, solo que con mayor frecuencia. Sin embargo, algunos pacientes están predispuestos a infecciones invasivas graves por neumococo. Por lo tanto, los pacientes con una infección neumocócica que pone en peligro la vida deben ser evaluados en busca de factores de riesgo subyacentes.

Infección por VIH

A diferencia de los adultos con infección por VIH, que por lo regular presentan infecciones oportunistas, los niños con VIH a menudo presentarán infección neumocócica grave o recurrente (Capítulo 20).

Disfunción esplénica

Esta puede deberse a asplenia congénita o quirúrgica, o por asplenia funcional como en el caso de la anemia de células falciformes. Estos pacientes tienen alto riesgo de púrpura fulminante por *S. pneumoniae*, con frecuencia manifestada como gangrena periférica simétrica. Como ya fue discutido en el capítulo 22, se puede tamizar en busca de hipoesplenismo con un frotis de sangre periférica buscando la presencia de cuerpos de Howell-Jolly u observando un incremento en el porcentaje de eritrocitos con foseta.

Fuga de LCR

Esta puede deberse a defectos congénitos o a trauma facial o craneoencefálico. Aunque esto predispone a cualquier tipo de meningitis bacteriana, el *S. pneumoniae* es el organismo más común. Una TC de cortes finos o una RM pueden detectar defectos anatómicos. La rinorrea con LCR puede confirmarse por la presencia de β-2 transferrina.

Trastornos del sistema inmunológico adaptativo

Los pacientes con ALX, síndrome de hiper-IgM, IDCS, SWA y ataxia-telangiectasia (discutida previamente) tienen todos un riesgo particularmente elevado de enfermedad neumocócica.

Trastornos del sistema inmunológico innato

Los defectos de componentes tempranos del complemento, en especial la deficiencia de C3, confieren un riesgo aumentado de infección neumocócica grave.

La deficiencia de NEMO es un padecimiento inmunológico ligado al X que algunas veces se asocia con displasia ectodérmica anhidrótica. Se debe a una mutación hipomórfica en el gen que codifica el modulador esencial del factor nuclear kappa B (NF-κB) (NEMO). Estos niños tienen ausencia de respuesta de anticuerpos contra el *S. pneumoniae* y con frecuencia presentan sepsis neumocócica grave. También pueden desarrollar infecciones micobacterianas. Las portadoras de este defecto por lo general tienen incontinencia pigmentosa. Los pacientes se tratan con inmunoglobulina y antibióticos profilácticos. Algunos niños han recibido TCMH con éxito.

Existen dos trastornos autosómicos recesivos que alteran la señalización a través de receptores tipo

Toll (TLR), resultando en infecciones piógenas graves, en especial con neumococo. Estas son la deficiencia de quinasa 4 asociada con receptor de interleucina 1 (IRAK-4) y la deficiencia de factor 88 de diferenciación mieloide (MyD88). Las características clínicas de estas dos condiciones son indistinguibles. En ambos casos, la respuesta inflamatoria a la infección (fiebre, PCR, leucocitosis) pueden estar abatidas o retardadas. En una serie de 60 pacientes con deficiencia ya sea de IRAK-4 o de MyD88, 41 (68%) desarrollaron una o más infecciones invasivas por neumococo. La mayoría de las estas infecciones se presentó en los primeros dos años de vida, y 16 (39%) de 41 niños con infección neumocócica fallecieron. La función inmunológica tiende a mejorar con la edad. Los pacientes deben recibir antibióticos profilácticos y vacunas antineumocócicas.

ABORDAJE AL PACIENTE

Como puede verse de la discusión previa, determinar si un paciente tiene una deficiencia inmunológica –y de ser así, ¿cuál?– puede ser complicado. La Tabla 23-3 ofrece un marco para el abordaje inicial del paciente con infecciones frecuentes, graves o inusuales.

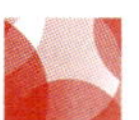

Tabla 23-3 Abordaje del niño con posible inmunodeficiencia

CUANDO VEA ESTO	PIENSE EN ESTO	Y SOLICITE ESTO
Infecciones recurrentes de senos paranasales y pulmonares con organismos encapsulados, algunas veces con citopenias autoinmunes	IDCV, ALX, deficiencia de IgA e infección por VIH	BH; IgA, IgM e IgG; títulos de tétanos y difteria; prueba de anticuerpo/antígeno de VIH
Abscesos recurrentes de la piel, hígado o nódulos linfáticos; infecciones recurrentes en huesos	Enfermedad graulomatosa crónica y síndrome de hiper-IgE	BH, IgE, y estallido oxidativo de neutrófilos
Infecciones invasivas con hongos u otros patógenos oportunistas (p. ej., neumonía por *Pneumocystis jirovecii*)	VIH, IDCS e IDC	Anticuerpo/antígeno de VIH, subgrupos de células T y B, y pruebas de proliferación de linfocitos
Linfopenia, defecto cardiaco e hipocalcemia	Síndrome de DiGeorge	Subgrupos de células T y B y microarreglo cromosómico
Linfedema, verrugas recurrentes, infección micobacteriana y bajo conteo de monocitos	Deficiencia de GATA2	BH, subgrupos de células T y B, y pruebas de mutación en GATA2
Trombocitopenia, eccema, autoinmunidad e infecciones recurrentes en un hombre	Síndrome de Wiskott-Aldrich	NH, frotis de sangre periférica (plaquetas pequeñas) y expresión de proteína WASp
Candidiasis mucocutánea crónica	Diabetes mellitus, infección por VIH, APS-1, aumento de función en STAT1 y anticuerpos contra IL-17 e IL-22	Glucosa, anticuerpo/antígeno de VIH, IgE, Ca, Phos, PTH, cortisol (prueba mutacional STAT1/AIRE)
Infecciones micobacterianas recurrentes	IL-12, IL-23, defecto en la vía del interferón gamma y deficiencia de GATA2	Consulta inmunológica
Infecciones recurrentes por *Neisseria*	Defectos en el complemento tardío	CH50
Infecciones neumocócicas graves	VIH, asplenia, ALX, hiper-IgM, IDCS, NEMO, IRAK-4 y MyD88	Anticuerpo/antígeno de VIH; frotis de sangre periférica (o prueba para eritrocitos con foseta); IgG, IgA e IgM; y pruebas funcionales de TLR
Infecciones invasivas recurrentes en el mismo sitio anatómico	Defecto anatómico	Estudios de imagen

Puntos clave

- Los pacientes con inmunodeficiencia humoral presentan infecciones pulmonares y de senos paranasales frecuentes con organismos encapsulados después de los primeros 3 a 6 meses de vida.
- La inmunodeficiencia combinada severa (IDCS) es una emergencia médica; cualquier lactante con un conteo linfocitario absoluto < 2 500 células/mcL debe ser referido de inmediato para su evaluación.
- La EGC se presenta con infecciones profundas recurrentes por bacterias catalasa-positivas y hongos, como *S. aureus*, *Burkholderia* y *Aspergillus*.
- Debe considerarse la infección por VIH en cualquier paciente con infecciones frecuentes, graves o inusuales.

REFERENCIAS SELECCIONADAS

https://www.clinimmsoc.org/ (Clinical Immunology Society)

Al-Herz W, Bousfiha A, Casanova J-L, *et al*. Primary immunodeficiency diseases: an update on the classification from the International Union of Immunological Societies Expert Committee for Primary Immunodeficiency. *Front Immunol* 2014;5;1–33.

Bode SFN, Lehmberg K, Maul-Pavicic A, et al. Recent advances in the diagnosis and treatment of hemophagocytic lymphohistiocytosis. *Arthritis Res Ther* 2012;14:213–24.

Buckley RH, Schiff RI, Schiff SE, et al. Human severe combined immunodeficiency: genetic, phenotypic, and functional diversity in one hundred eight infants. *J Pediatr* 1997;130:378–87.

Coren ME, Meeks M, Morrison I, et al. Primary ciliary dyskinesia: age at diagnosis and symptom history. *Acta Paediatr* 2002;91:667–9.

Cunningham-Rundles C. How I treat common variable immune deficiency. *Blood* 2010;116:7–15.

Fleisher TA. Primary immune deficiencies: windows into the immune system. *Pediatr Rev* 2006;27:363–71.

Fleisher TA, Oliveira JB. Monogenic defects in lymphocyte apoptosis. *Curr Opin Allergy Clin Immunol* 2012;12:609–15.

Gathmann B, Mahlaoui N, Gerard L, et al. Clinical picture and treatment of 2212 patients with common variable immunodeficiency. *J Allergy Clin Immunol* 2014;134:116–26.

Grimbacher B, Holland SM, Gallin JI, et al. Hyper-IgE syndrome with recurrent infections—an autosomal dominant multisystem disorder. *N Engl J Med* 1999;340:692–702.

Huppler AR, Shrinivas B, Gaffen SL. Mucocutaneous candidiasis: the IL-17 pathway and implications for targeted immunotherapy. *Arthritis Res Ther* 2012;14:217–25.

Kwan A, Abraham AS, Currier R, et al. Newborn screening for severe combined immunodeficiency in 11 screening programs in the United States. *JAMA* 2014;312:729–38.

Lanternier F, Cypowyj S, Picard C, et al. Primary immunodeficiencies underlying fungal infections. *Curr Opin Pediatr* 2013;25:736–47.

Markert ML, Boeck A, Hale LP, et al. Transplantation of thymic tissue in complete DiGeorge syndrome. *N Engl J Med* 1999;341:1180–9.

Picard C, Puel A, Bustamante J, et al. Primary immunodeficiencies associated with pneumococcal disease. *Curr Opin Allergy Clin Immunol* 2003;3:451–9.

Resnick ES, Moshier EL, Godbold JH, Cunningham-Rundles C. Morbidity and mortality of common variable immune deficiency over 4 decades. *Blood* 2012;119:1650–7.

Seger RA. Advances in the diagnosis and treatment of chronic granulomatous disease. *Curr Opin Hematol* 2011;18:36–41.

Sokolic R. Neutropenia in primary immunodeficiency. *Curr Opin Hematol* 2013;20:55–65.

Spinner MA, Sanchez LA, Hsu AP, et al. GATA2 deficiency: a protean disorder of hematopoiesis, lymphatics, and immunity. *Blood* 2014;123:809–21.

Subbarayan A, Colarusso G, Hughes SM, et al. Clinical features that identify children with primary immunodeficiency diseases. *Pediatrics* 2011;127:810–6.

Wald ER, Dashefsky B, Byers C, et al. Frequency and severity of infections in day care. *J Pediatr* 1998;112(4):540–6.

Yong PFK, Freeman AF, Engelhardt KR, et al. An update on the hyper-IgE syndromes. *Arthritis Res Ther* 2012;14:228–37.

Índice alfabético de materias